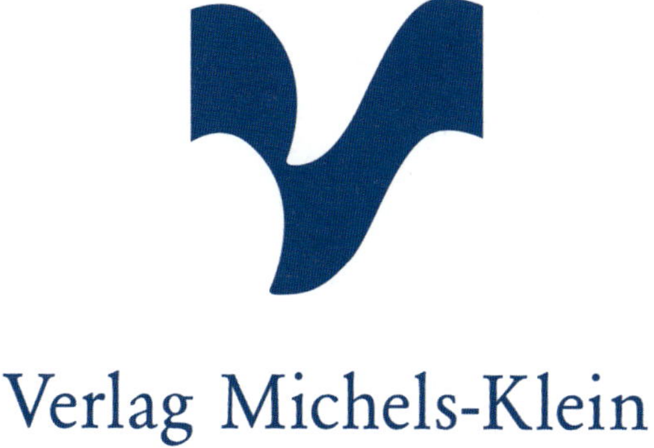
Verlag Michels-Klein

Dr. med. Christoph Klein

# Orthopädie für Patienten

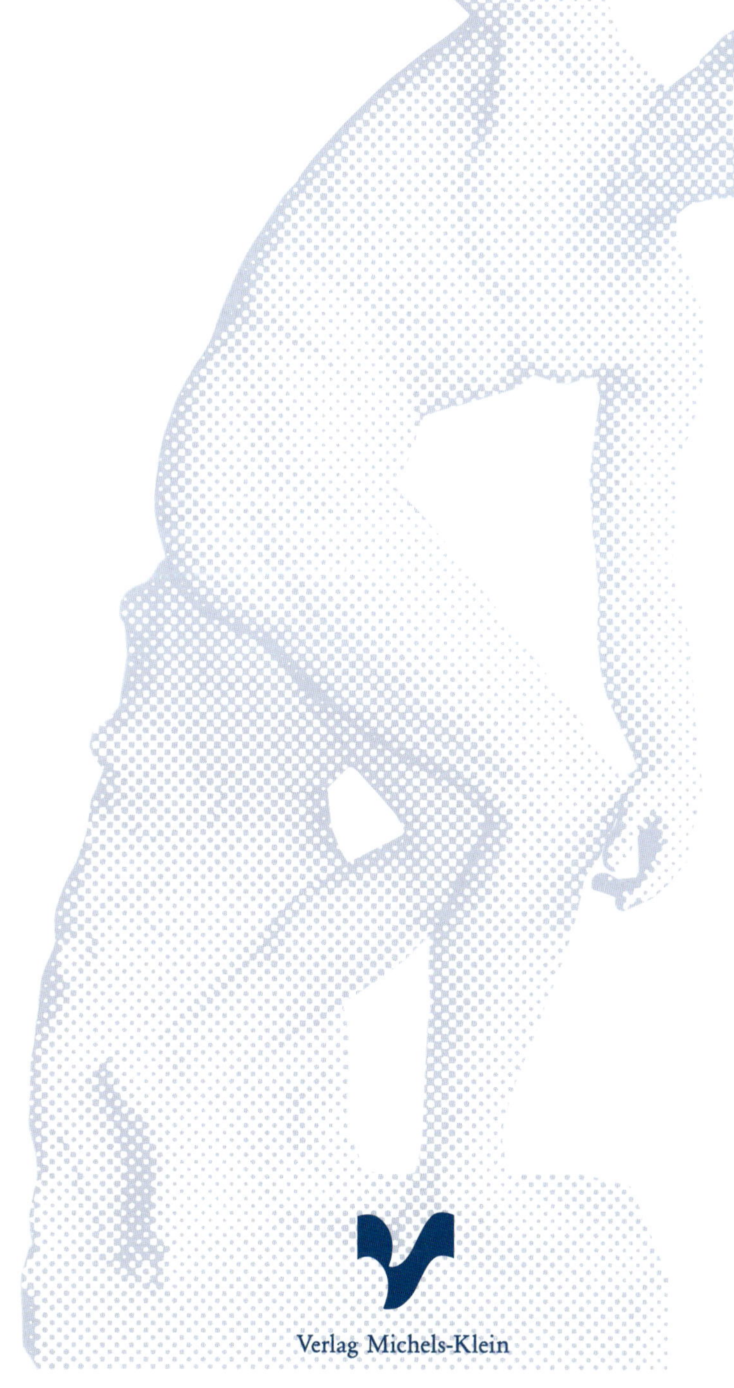

Verlag Michels-Klein

*Bibliografische Information der Deutschen Bibliothek*
Die Deutsche Bibliothek verzeichnet diese Publikation in der Deutschen Nationalbibliografie. Detaillierte bibliographische Daten sind im Internet über http://dnb.ddb.de abrufbar.

***Wichtiger Hinweis***
Die in diesem Buch enthaltenen Informationen verstehen sich als Ergänzung, keinesfalls als Ersatz für eine professionelle Beratung und Behandlung durch ausgebildete und anerkannte Ärzte. **Der Inhalt des Buches kann und darf nicht verwendet werden, um eigenständig und ohne ärztlichen Rat eine Diagnose zu stellen oder eigenständig und ohne ärztlichen Rat eine Behandlung zu beginnen oder abzubrechen.** Gerade die in den Abbildungen und auf den Fotos dargestellten Krankheitszustände dürfen nicht mit Veränderungen am eigenen Körper verglichen und daraus Rückschlüsse auf das Vorliegen von krankhaften Zuständen gezogen werden. Die im Buch angeführten Anzeichen können auch solche anderer krankhafter Zustände sein, die - ebenso wie die hier beschriebenen Krankheiten - Gefahren mit sich bringen und eine umgehende ärztliche Behandlung erfordern können. Die Verantwortung der Diagnostik- und Therapieentscheidung liegt bei den behandelnden Ärzten. Dem Buch sind diesbezüglich keine Vorgaben oder Empfehlungen zu entnehmen.

Die Medizin ist ständigen Entwicklungen und Fortschritten unterworfen. Daraus ergeben sich fortlaufend Änderungen in der Behandlung von Erkrankungen und in der Anwendung von Medikamenten. **Die in diesem Werk aufgeführten Therapieverfahren sind keine Empfehlungen zur Therapie, sondern haben ausschließlich informativen Charakter.** Sie entsprechen dem bei Fertigstellung des Werks aktuellen Wissensstand. Neuere Therapieverfahren oder Änderungen in den angeführten Therapien sind daher möglicherweise noch nicht berücksichtigt. Es wird kein Anspruch darauf erhoben, alle möglichen Therapiemöglichkeiten oder Aspekte einer Erkrankung vollständig und fehlerfrei aufgeführt zu haben.

Angaben zu Dosierungen und Applikationsformen von Medikamenten wurden bewusst nicht gemacht. **Die Anwendung und Dosierung von Präparaten sollte nur nach Rücksprache mit einem Arzt und dessen ärztlicher Empfehlung und Verordnung erfolgen.** Bezüglich Dosierungen und möglichen Kontraindikationen sollten die Beipackzettel der verwendeten Präparate sorgfältig gelesen und ggf. mit dem behandelnden Arzt besprochen werden. Dies gilt besonders für Präparate, die neu auf dem Markt sind oder selten verordnet werden. Die Einnahme und Dosierung erfolgt auf eigene Gefahr.

Es ist ausschließlich der besseren Lesbarkeit geschuldet, dass im Buch die männliche Sprachform verwendet wird. Die Leserinnen des Buches bitte ich um ihr Verständnis, selbstverständlich sind sie immer mit angesprochen.


Inhaberin: Petra Michels-Klein
ISBN 978-3-944070-00-1
Mittelstraße 134
53424 Remagen
www.verlag-michels-klein.de

*Textzeichnungen, Abbildungen und Fotos:* Verlag Michels-Klein, Remagen
*Umschlaggestaltung, Inhaltsverzeichnis und Kapitelcover:* Mike Flinzner, Flinzner Medienagentur & Handel, Bonn
*Umschlagfoto:* Verlag Michels-Klein, Remagen
*Layout und Satz:* medienAtelier Werf, Andernach
*Lektorat und Korrektorat:* Dr. Katja Flinzner, mehrsprachig handeln, Bonn
*Druck und Weiterverarbeitung:* Görres Druckerei, Neuwied

*Für Petra*

## Vorwort

Sehr verehrte Leserin, sehr verehrter Leser,

krank zu sein bedeutet Belastung im körperlichen und seelischen Befinden und führt zu Einschränkungen im Berufs- und Privatleben. Eine Krankheit kann den Menschen prägen und ihn verändern. In dieser schwierigen, oftmals belastenden Situation wünscht sich der Kranke einen Arzt, der ihm mit der gebotenen Sorgfalt, Ruhe und Kompetenz menschlich und fachlich seine ganze Aufmerksamkeit widmet. Zu Recht darf der Patient erwarten, dass der Arzt ausschließlich zum Wohl des Patienten agiert und dabei seine eigenen Interessen und die Dritter zurückstellt. In Anlehnung an den Eid des Hippokrates heißt es in der Berufsordnung für Ärztinnen und Ärzte, dass sie „ihr ärztliches Handeln am Wohl der Patientinnen und Patienten auszurichten" haben und dass sie „nicht das Interesse Dritter über das Wohl der Patientinnen und Patienten stellen" (§ 2 [2] Allgemeine ärztliche Berufspflichten) dürfen.

Auf der anderen Seite wird der Arzt von Politik und gesetzlichen Krankenkassen zu Rationalisierungsmaßnahmen gezwungen, dabei kontrolliert und bei Zuwiderhandlung persönlich haftbar gemacht. Der Arzt befindet sich in einem ethischen Konflikt zwischen der Sorge vor drohenden Konsequenzen eines von den Versicherungen als zu „großzügig" betrachteten Mittel- und Zeiteinsatzes auf der einen und der Vernachlässigung der Patienteninteressen auf der anderen Seite. Arzt und Patient werden immer wieder mit der Begrenztheit der zur Verfügung gestellten Mittel konfrontiert und sind doch beide nicht dafür verantwortlich. Unter diesen Umständen kann der Arzt nur noch eingeschränkt als Anwalt des Patienten arbeiten.

Statt das vertrauensvolle Gespräch und die bewusst eingesetzte Zeit für und mit dem Patienten wertzuschätzen und angemessen zu vergüten, wird in den vom Gesundheitswesen gesteckten Rahmenbedingungen technischen Leistungen, Krankenhausbehandlungen oder Operationen ein höherer Wert beigemessen. Dies entspricht aber nicht dem ärztlichen Selbstverständnis, in einem freien Beruf patientenorientiert und individuell auf die Bedürfnisse des Erkrankten eingehen zu können. Denn ärztliche Behandlung geht über die schematische Anwendung wissenschaftlicher Erkenntnisse hinaus.

***„Die ärztliche Praxis ist eine Kunst, kein Handelsgeschäft, eine Berufung, kein Laden; eine Art Erwählung, die das Herz ebenso wie den Kopf fordert". Sir William Osler, kanadischer Mediziner***

Das für den Aufbau einer vertrauensvollen Patienten-Arzt-Beziehung bedeutende Gespräch, in dem der Charakter der Erkrankung ebenso erkannt werden kann wie die Individualität des Hilfesuchenden, verkümmert in einer zeitgetakteten Medizin. So bleibt die Gesamtheit des Patienten unentdeckt, die oftmals für das Erkennen einer Erkrankung unentbehrlich ist. Der Versuch, die fehlende Zeit durch den Einsatz von Technik zu ersetzen, kann nicht gelingen und ist medizinisch sowie ökonomisch sinnlos.

***„Denn das ist der größte Fehler bei der Behandlung der Krankheiten, dass es Ärzte für den Körper und Ärzte für die Seele gibt, wo beides doch nicht getrennt werden kann – aber das gerade übersehen die griechischen Ärzte, und nur darum entgehen ihnen so viele Krankheiten, sie sehen nämlich niemals das Ganze. Dem Ganzen sollten sie ihre Sorge zuwenden; denn dort, wo das Ganze sich übel befindet, kann unmöglich ein Teil gesund sein." Platon***

Dies hat zur Folge, dass Patienten und Ärzte ein Gesundheitssystem vorfinden, in dem zu wenig Zeit für Fragen und Erklärungen bleibt. Dies wird das vorliegende Buch nicht ändern. Es kann aber die Verständigung zwischen Patient und Arzt verbessern, indem es den Patienten informiert. Umfassende Informationen zu seiner Erkrankung machen den Patienten kompetenter und sicherer und verbessern den Dialog zwischen Patient und Arzt. Eine erfolgreiche Kommunikation ist letztendlich zentrale Voraussetzung für eine erfolgreiche Behandlung. Sie kann dem Patienten häufig Angst nehmen und Zuversicht geben und ihm helfen, die für ihn richtigen Entscheidungen zu treffen.

***„Was man zu verstehen gelernt hat, fürchtet man nicht mehr." Marie Curie, polnische Physikerin***

Wenn ein Patient sich informieren möchte, bietet ihm vor allem das Internet zahlreiche Möglichkeiten dazu. Dabei steht er einer Fülle von Aussagen gegenüber, deren Qualität oder Zielsetzung er kaum einschätzen kann. Der Großteil der angebotenen Informationen ist häufig einseitig oder oberflächlich, im schlimmsten Falle falsch und damit entbehrlich. Das Herausfiltern verlässlicher, vertrauenswürdiger Informationen ist für den medizinischen Laien dabei meist unmöglich.

Die fundierten Erläuterungen in diesem Buch basieren auf aktuellen wissenschaftlichen Veröffentlichungen, einschlägigen Lehrbüchern und der Erfahrung aus langjähriger Tätigkeit als Klinikarzt und Leiter einer eigenen orthopädischen Praxis. Das Buch beschäftigt sich ausführlich mit den häufigen orthopädischen Krankheitsbildern und ist an der täglichen Praxis orientiert. Es ist kein Lehrbuch und hat nicht zum Ziel, alle orthopädischen Erkrankungen darzustellen. Dieses Buchprojekt ist ohne finanzielle Unterstützung von außen und dadurch unbeeinflusst von Interessen Dritter entstanden. Es konnte somit unabhängig und ausschließlich unter dem Aspekt der Informationsvermittlung geschrieben werden.

Ein wichtiges Anliegen des Buches ist die Darstellung der vielfältigen Aspekte einer Erkrankung. Dies betrifft die Ursachen einer Erkrankung, die Möglichkeiten ihrer Diagnostik, ihren Verlauf und vor allem die zahlreichen Möglichkeiten ihrer Behandlung, vor allem auch die nicht-operativen, sog. *konservativen* Behandlungsmethoden.

***„Es ist eine große Kunst, ein Mittel zu verabreichen, um eine Krankheit zu behandeln, aber die größere Kunst ist zu wissen, wann man auf eine Behandlung verzichtet". Philippe Pinel, franz. Psychiater***

Angehenden Ärzten soll vermittelt werden, dass am Anfang einer Behandlung die Befragung und die körperliche Untersuchung des Patienten stehen und dass diese in aller Regel bereits mehr zur Diagnosestellung beitragen als der Einsatz von Technik. Die Fähigkeit zur Diagnosestellung auf dieser Grundlage sollte nicht verloren gehen.

***„Nicht das ist das Ärgerliche an den Ärzten, dass sie nicht genug wissen, sondern dass sie nicht genug sehen". Sir Dominic John Corrigan, irischer Arzt***

Das unter diesen Aspekten erstellte Buch spricht neben Patienten auch nicht-orthopädisch tätige Ärzte, Studenten der Medizin, Physiotherapeuten und viele andere in der Medizin tätige oder an der Medizin interessierte Menschen an. Vielleicht kann es einen Beitrag dazu leisten, Erkrankungen besser zu erkennen und im Sinne der Patienten, auch gemeinsam, besser zu behandeln. Werden überflüssige Untersuchungen vermieden und zielführende Untersuchungen veranlasst, wird dem Gespräch und der körperlichen Untersuchung mehr Wert beigemessen als der vorschnellen Anwendung von Technik, dient dies dem Wohl des Patienten und einem verantwortungsvollen Umgang mit den Ressourcen im Gesundheitswesen.

Um ein Höchstmaß an Verständlichkeit zu erreichen, wurden alle Texte von einer nicht-medizinischen Lektorin bearbeitet. Auch wenn die medizinische Fachsprache einer effektiven Kommunikation in Fachkreisen dient, so wird sie vom Patienten häufig als unverständlich und ausgrenzend empfunden. Im Buch werden daher medizinische Fachbegriffe sowie medizinische Zusammenhänge ausführlich und verständlich erläutert. Über 300 Zeichnungen wurden ausschließlich für dieses Buch erstellt. Sie geben die wichtigsten Aspekte einer Erkrankung anschaulich wieder und verzichten auf unnötige Details. Viele weitere Abbildungen zeigen Fotos sowie Röntgen-, Kernspintomographie-, Computertomographie-Aufnahmen und vieles mehr.

Ich hoffe, dass Sie, verehrte Leserin und verehrter Leser, von diesem Buch profitieren, dass es Ihnen hilft, Ihre Erkrankung besser zu verstehen und zu bewältigen. Wenn das gelingt, dann hat sich die Mühe gelohnt.

Mit den besten Wünschen für Ihre Gesundheit

Dr. med. Christoph Klein
Remagen 2014

## Danksagung

Ich möchte mich bei meiner Frau, meiner Familie, meinen Freunden und meinem Praxisteam für ihre Unterstützung und ihr Verständnis bedanken. Das einzige, was ich bedaure, ist, dass ich die für das Buch verwendete Zeit nicht mit ihnen verbringen konnte. Ich hoffe, sie sehen es mir nach; es war mir ein wichtiges Bedürfnis, dieses Buch zu schreiben.

Mein besonderer Dank gilt Frau Dr. Katja Flinzner für ihr exaktes und herzliches Lektorat. Sie erst hat es ermöglicht, dass meine Texte so verstanden werden können, wie ich es erhofft hatte. Herrn Mike Flinzner danke ich für seine Gabe, meine unausgesprochenen Vorstellungen in der Gestaltung wesentlicher Teile des Buches mit viel Kreativität umsetzen zu können. Ich wüsste nicht, wie wir das Buch hätten schöner gestalten können. Eine unermüdliche Arbeit haben Herr Jan Werf und Herr Stefan Klothen geleistet, indem sie alle Texte, Abbildungen und Fotos in eine perfekte Ordnung gebracht haben. Für die geduldige Bewältigung dieser großen Aufgabe danke ich ihnen sehr. Dir, liebe Kirsten, danke ich für die Umwandlung meiner Zeichnungen in sehenswerte Abbildungen. Ohne Dich wäre das Buch recht farblos geblieben. Meinen Patienten danke ich sehr für ihre stete Bereitwilligkeit, für Fotos zur Verfügung zu stehen. Das ist nicht selbstverständlich - danke Ihnen allen!

Schließlich und endlich bin ich meinen medizinischen Lehrern zu Dank verpflichtet, die mir gezeigt haben, wie wichtig es ist, als Arzt gewissenhaft und verantwortungsvoll zu handeln und mir dafür alles nötige Handwerkszeug mitgegeben haben.

Allen Leserinnen und Lesern sowie meinen Kolleginnen und Kollegen bin ich für konstruktive Kritik, Vorschläge und Empfehlungen stets dankbar. Sowohl in der Praxis-Tätigkeit als auch in der weiteren Bearbeitung dieses Buches lassen sich wertvolle Hinweise und Erfahrungen immer zum Wohle der Patienten einsetzen.

Orthopädie für Patienten

# Inhaltsverzeichnis

Themenübersicht



Kapitel 1

## Allgemeine Erkrankungen

KAPITEL 2

## Erkrankungen an der Wirbelsäule



KAPITEL 3

## Erkrankungen an der Halswirbelsäule



KAPITEL 4

## Erkrankungen an Brustwirbelsäule und Brustkorb



KAPITEL 5

## Erkrankungen an der Lendenwirbelsäule

Kapitel 6

# Erkrankungen an der Schulter



Kapitel 7

# Erkrankungen am Ellenbogen



Kapitel 8

# Erkrankungen an der Hand

Fortsetzung: Erkrankungen an der Hand



KAPITEL 9

## Erkrankungen an der Hüfte



KAPITEL 10

## Erkrankungen am Knie

KAPITEL 11

# Erkrankungen am Fuß



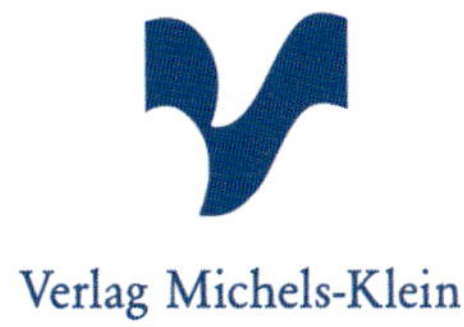

Verlag Michels-Klein

# Allgemeine Erkrankungen

## Kapitel 1

ALLGEMEINES

# Untersuchungsmethoden in der Orthopädie

Um bei einer orthopädischen Erkrankung die richtige Diagnose stellen zu können, sind sowohl Gespräche als auch Untersuchungen notwendig. Dabei wird in der Regel zunächst in einem persönlichen Gespräch die Erhebung der Krankengeschichte *(Anamnese)* und das genaue Abfragen der Beschwerden erfolgen. Auf Basis der Ergebnisse dieses Gesprächs dienen anschließende Untersuchungen dazu, die vermutete Diagnose zu bestätigen oder andere Ursachen der Beschwerden auszuschließen.

Generell sollte gelten, dass Untersuchungen nur dann durchgeführt werden, wenn sich aus ihrem Ergebnis auch Konsequenzen für die weitere Behandlung ableiten. Konsequenzen können etwa darin bestehen, dass bestimmte Behandlungsmethoden zur Anwendung kommen, dass andere Erkrankungen durch die Untersuchung möglichst sicher ausgeschlossen werden können oder dass mehr Informationen über die Erkrankung gewonnen werden.

Bei der Veranlassung von Untersuchungen sind eventuelle **Belastungen für den Patienten** zu berücksichtigen, wie etwa eine Strahlenbelastung, mögliche Reaktionen auf Kontrastmittel, aber auch eine eventuell bestehende Platzangst sowie der Zeitaufwand für den Patienten.

***Ökonomische Aspekte sind wichtig, um begrenzt vorhandene Mittel sinnvoll einzusetzen und sie nicht für unnötige Untersuchungen zu vergeuden.***

Welche Untersuchungen bei welchen orthopädischen Erkrankungen sinnvoll eingesetzt werden, wird in jedem einzelnen Kapitel des Buches erläutert. Im Folgenden werden die einzelnen Schritte der Diagnosestellung und die verschiedenen möglichen Untersuchungsmethoden unabhängig von konkreten Krankheitsbildern in einem kurzen Überblick vorgestellt.

## Erheben der Krankengeschichte *(Anamnese)*

Am Beginn der Behandlung steht das Gespräch mit dem Patienten. Er sollte in ausreichender Zeit und in eigenen Worten seine Beschwerden schildern. Aus der Schilderung ergeben sich für den Arzt die ersten Hinweise darauf, um welche Erkrankung es sich handeln könnte. An die Schilderung durch den Patienten schließen sich gezielte Fragen des Arztes zu Art und Dauer der Beschwerden an. Mit Hilfe dieser *Anamnese* lassen sich in der Regel bereits 80% der Diagnosen stellen. Anhand des Ergebnisses wird entschieden, ob und welche weiteren Untersuchungsmethoden noch notwendig sind.

***Die Anamnese ist zur Stellung der Diagnose meistens weitaus wichtiger als andere Untersuchungsmethoden.***

## Körperliche Untersuchung

Die körperliche Untersuchung des Patienten durch den Arzt wird häufig auch als *klinische Untersuchung* bezeichnet. Gemeint ist, dass der Arzt den Patienten durch Beobachtung *(Inspektion)*, durch Hören, ggf. auch durch Riechen und mit seinen Händen untersucht. Dabei werden auch Instru-

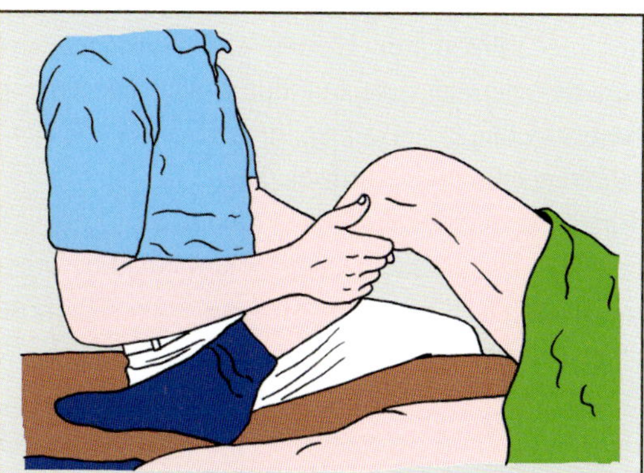

Die Abbildung zeigt den Test der *vorderen Schublade*. Dabei zieht der Untersucher den Unterschenkel zu sich heran. Ist das vordere Kreuzband gerissen, ist dies zum Vergleich zur gesunden Seite vermehrt möglich.

mente, wie z.B. ein Reflexhammer zur Prüfung der Reflexe, verwendet.

***Nach der Anamnese ist die körperliche Untersuchung in der Orthopädie die wichtigste Methode zur Diagnosestellung.***

Die einzelnen Körperregionen und Gelenke können zum Teil sehr genau auf Erkrankungen und Funktionseinschränkungen untersucht werden. Dazu tragen auch Untersuchungstechniken bei, die bei der Ausbildung zum *Manualtherapeuten* oder *Osteopathen* vermittelt werden.

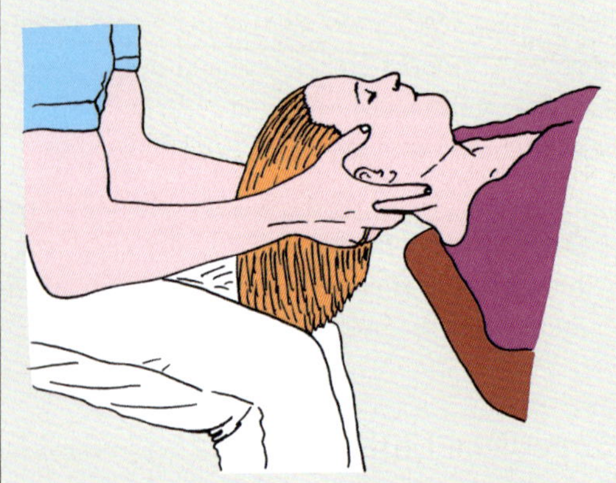

Eine gezielte Untersuchung der Halswirbelsäule ergibt oft wichtigere Informationen über eine Erkrankung als eine Röntgenuntersuchung oder eine Kernspintomographie.

Vor allem Erkrankungen der Wirbelsäule, der Sehnen und der Muskulatur können auf Störungen der Funktion beruhen, die nur durch eine körperliche Untersuchung zu erkennen sind. Bildgebende Verfahren wie Röntgen, Ultraschall oder Kernspintomographie können zwar Veränderungen von Knochen oder Gewebe erfassen, jedoch kaum Funktionsstörungen abbilden, was zur Stellung einer Diagnose jedoch von großer Bedeutung ist.

Befragung und körperliche Untersuchung des Patienten sind Grundlage jeder Diagnosestellung. Sie bilden die Basis, auf der entschieden wird, ob und wann welche **weiteren Untersuchungen** notwendig sind. Die Ergebnisse bildgebender Diagnostik gewinnen erst vor dem Hintergrund der Beschwerden und der körperlichen Untersuchung eine Bedeutung. In vielen Fällen kann nicht auf sie verzichtet werden, da sie eine Fülle an Informationen über die Erkrankung liefern. Die wichtigsten bildgebenden Verfahren werden im Folgenden kurz beschrieben.

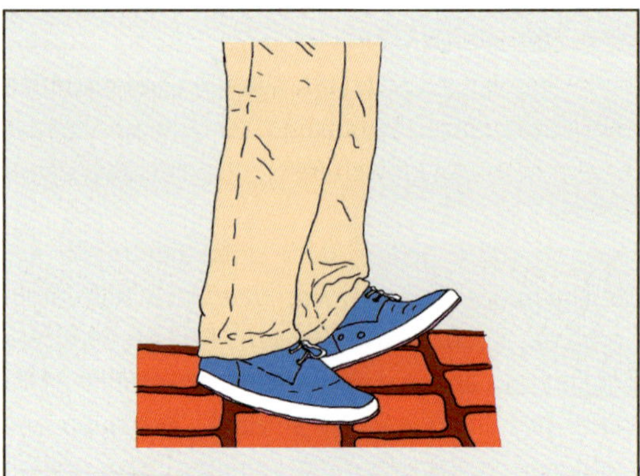

Einfachste Untersuchungsmethoden liefern häufig viel wichtigere Informationen über eine Erkrankung als bspw. eine Kernspintomographie. Auf dieser Abbildung ist zu erkennen, dass der Patient den rechten Fuß nicht mehr anheben kann. Dies ist für die Behandlung von großer Bedeutung und gibt eine Aussage über die Folgen eines Bandscheibenvorfalls - Informationen, die mit Hilfe einer Kernspintomographie nicht gewonnen werden können.

## Röntgen

Eine in der Orthopädie **sehr häufig** angewendete

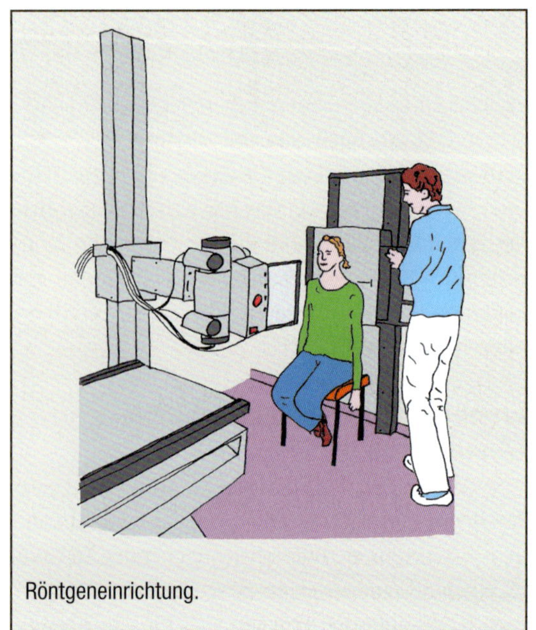

Röntgeneinrichtung.

Methode ist das Röntgen. Mit Hilfe einer Röntgenuntersuchung lassen sich vor allem Veränderungen an **Knochen und Gelenken** erfassen.

Auch wenn sie mit einer **Strahlenbelastung** für den Patienten einhergeht, so hat sie den Vorteil, meist schnell verfügbar und kostengünstig zu sein. In vielen Fällen liefert sie bereits ausreichende Informationen zur Erkrankung. Das Röntgen macht in sehr vielen Fällen weitere Untersuchungen überflüssig.

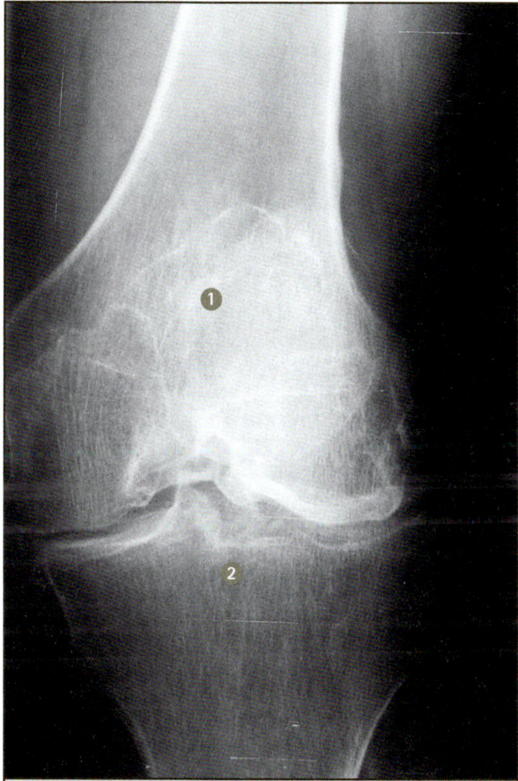


Röntgenbild des Kniegelenks einer 79-jährigen Patientin in der Betrachtung von vorne. Es zeigt einen fortgeschrittenen Verschleiß *(Arthrose)* des Gelenks zwischen Oberschenkel 1 und Schienbein 2. Untersuchungen wie eine Kernspintomographie bringen in solchen Fällen keine wesentlichen Zusatzinformationen. Sie sind für die weitere Behandlung nicht notwendig und in Fällen wie diesem überflüssig.

Um Veränderungen am Knochen zuverlässig abbilden zu können, werden meist Röntgenaufnahmen in verschiedenen Positionen des Knochens zur Röntgenröhre angefertigt. Dabei wird der Knochen oder das Gelenk z.B. von vorne oder hinten sowie von der Seite betrachtet. Dies wird als „Röntgen in 2 Ebenen" bezeichnet. Zudem gibt es zahlreiche spezielle Einstellungen, die sich besonders gut eignen, um Knochen und Gelenk gut zu beurteilen.

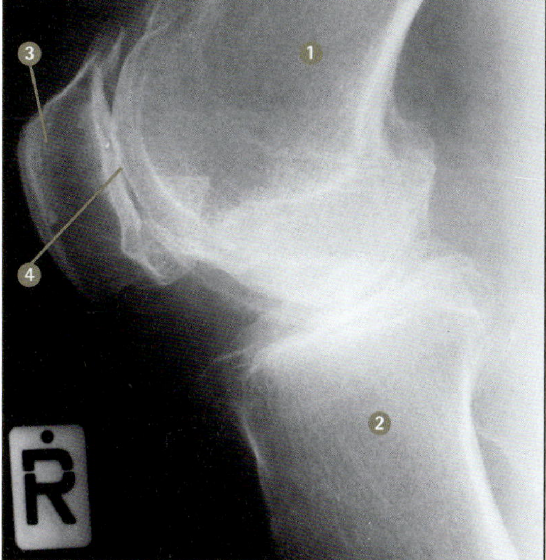


Das Röntgenbild zeigt das gleiche Kniegelenk, jetzt von der Seite. Bei dieser Aufnahme sind wieder der Oberschenkel 1, das Schienbein 2 und jetzt auch die Kniescheibe 3 zu erkennen. Zwischen der Kniescheibe und dem Oberschenkel hat ebenfalls ein starker Verschleiß 4 stattgefunden. Das „R" zeigt an, dass es sich um ein rechtes Knie handelt, für ein linkes Knie würde entsprechend ein „L" verwendet.

## Ultraschalluntersuchung

Die Ultraschalluntersuchung bildet vor allem Veränderungen in den **Weichgeweben** ab, also an Muskeln, Sehnen, Sehnenscheiden, Schleimbeu-

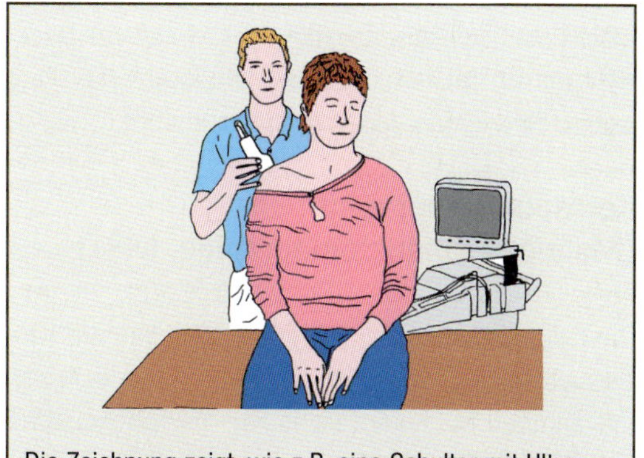

Die Zeichnung zeigt, wie z.B. eine Schulter mit Ultraschall untersucht wird.

teln, Gelenkkapseln und Blutgefäßen. Die Schallwellen sind nicht in der Lage, Knochen zu durchdringen, so dass Veränderungen im Knochen nicht zu erkennen sind. Lediglich Veränderungen der Knochenkontur können zu sehen sein.

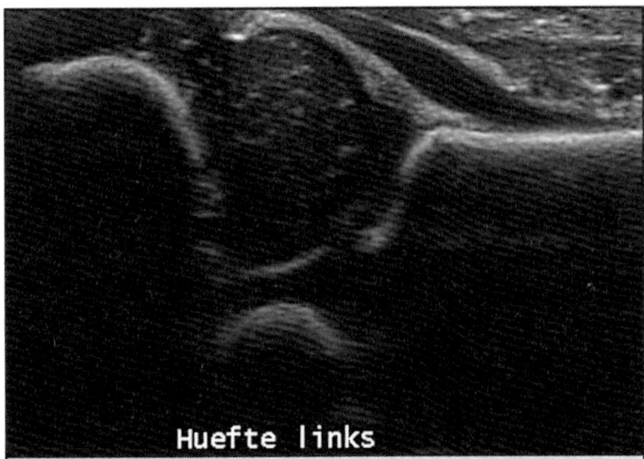


Die Abbildung zeigt ein Ultraschallbild des linken Hüftgelenks eines fünf Wochen alten Kindes. Dank dieser Methode können Reifungsstörungen der Hüftgelenke sehr früh erkannt und erfolgreich behandelt werden. Erläuterungen zum Bild und zur Erkrankung finden sich im Kapitel *Reifungsstörungen des Hüftgelenks und Hüftdysplasie*.

Die großen Vorteile der Ultraschalluntersuchung sind ihre rasche Verfügbarkeit, die geringen Kosten der Untersuchung und natürlich die Tatsache, dass sie ohne **Strahlenbelastung** arbeitet. Außerdem kann während der Ultraschalluntersuchung auch die Funktion einer Sehne überprüft werden. Dies ist z.B. bei Rissen der Achillessehne oder der Sehnen an der Schulter von großer Bedeutung.

Der Ultraschall kann ebenfalls genutzt werden, um Spritzen *(Injektionen)* gezielt zu platzieren. Dabei macht man sich zunutze, dass das Metall der Nadel sich im Ultraschall gut abbilden lässt, was eine exakte Platzierung der Nadelspitze erlaubt.

## Kernspintomographie (Magnetresonanztomographie, MRT)

Die Kernspintomographie ist eine **sehr genaue Untersuchung**, da sie zahlreiche Details abbildet, was mit anderen Methoden nicht oder nur ungenügend gelingt. Dies betrifft das Weichgewebe wie Menisken, Knorpel, Muskeln und Sehnen, aber auch den Knochen mit seinem Knochenmark.

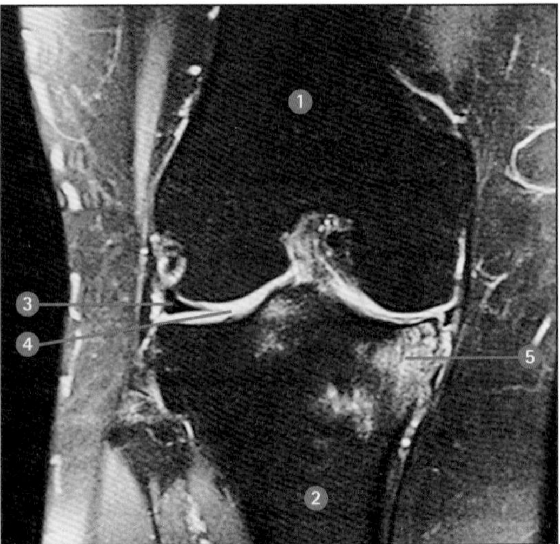


Kernspintomographie eines Kniegelenks in der Betrachtung von vorne. Zu erkennen sind u.a. der Oberschenkel ❶ und das Schienbein ❷. Sowohl der Meniskus ❸ wie auch der Knorpel ❹, der den Knochen überzieht, können abgebildet werden. Auch eine Veränderung im Knochenmark, ein sog. *Knochenmarködem* ❺, welches hier im Schienbein vorliegt und weiß erscheint, lässt sich sehr gut erkennen.

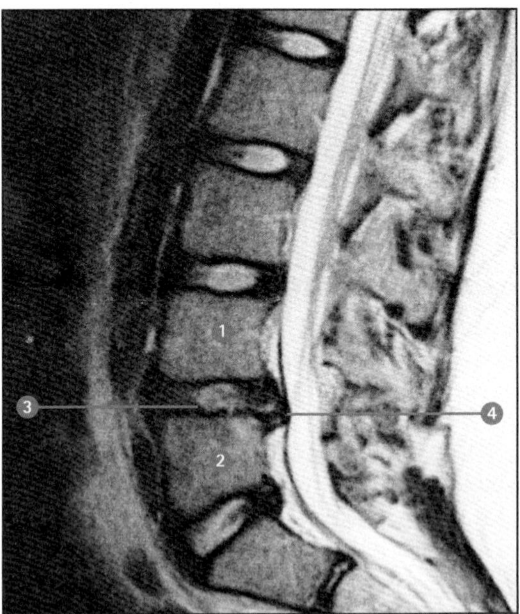


Seitliche Kernspintomographie-Aufnahme der Lendenwirbelsäule eines 14-jährigen Patienten. Die linke Bildhälfte weist in Richtung Bauch, die rechte in Richtung Rücken. An der zwischen dem 4. ❶ und dem 5. ❷ Lendenwirbelkörper gelegenen Bandscheibe L 4/5 ❸ ist es zu einem Bandscheibenvorfall ❹ gekommen.

Mit Hilfe der Kernspintomographie können Veränderungen sichtbar gemacht werden, die mit anderen Untersuchungsmethoden nicht zu erkennen sind. Die Kernspintomographie arbeitet **ohne Strahlenbelastung**. Die Kernspintomographie ist aus der Orthopädie nicht mehr wegzudenken. Zahlreiche Verdachtsdiagnosen können erst durch eine solche Untersuchung erhärtet oder ausgeschlossen werden. Häufig werden mit Hilfe der Kernspintomographie entscheidende Aussagen für die weitere Behandlung getroffen.

## Computertomographie (CT)

Die Computertomographie arbeitet wie eine Röntgenuntersuchung mit Röntgenstrahlen, was eine Strahlenbelastung für den Patienten bedeutet. Sie liefert genaue Informationen über den Zustand des Knochens und wird oft zur Planung operativer Eingriffe eingesetzt. Gerade in der Darstellung von Veränderungen am Knochen ist sie häufig einer Röntgenuntersuchung und einer Kernspintomographie überlegen.

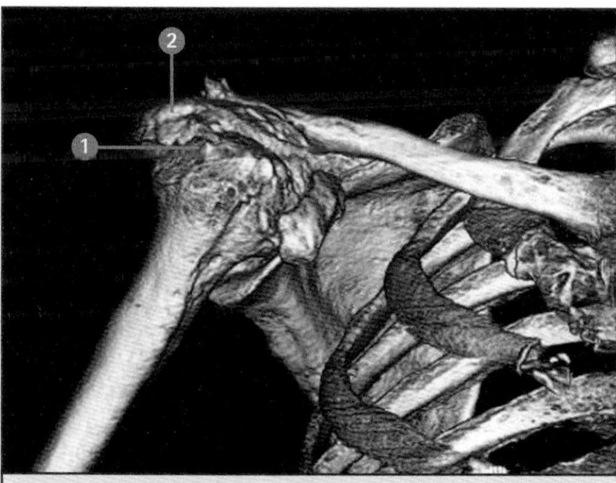


Die Abbildung zeigt die Computertomographie einer rechten Schulter in der Betrachtung von vorne. Der Oberarmkopf ❶ ist nicht mehr von einer glatten Knorpelschicht überzogen, sondern zerfurcht und durch Verschleiß *(Arthrose)* verändert. Durch einen Schaden an den Sehnen hat er sich bis unter das Schulterdach ❷ geschoben.

## Knochenszintigraphie

Bei der szintigraphischen Untersuchung wird eine **radioaktiv markierte Substanz** in die Blutbahn gespritzt. Innerhalb von Stunden verteilt sich die Substanz im Körper. Kommt es aufgrund einer Erkrankung zu einer erhöhten Aktivität des Knochenstoffwechsels, sammelt sich die Substanz im Knochen oder in der Gelenkinnenhaut an. Diese Anreicherung kann sichtbar gemacht werden und gibt wichtige Hinweise zur Erkrankung.

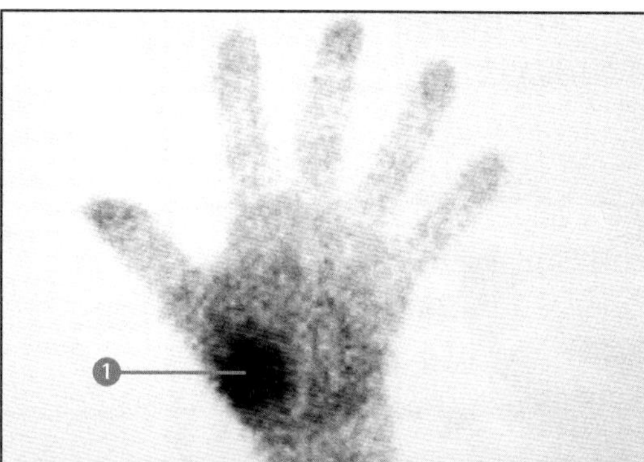


Die Abbildung zeigt eine Knochenszintigraphie der Hand. Dabei ist deutlich zu erkennen, dass sich die radioaktiv markierte Substanz am Daumensattelgelenk ❶ anreichert.

Die Untersuchung wird zur Klärung spezieller Fragen eingesetzt. Sie ist nicht notwendig, wenn die Beschwerden des Patienten bereits durch die Veränderungen im Röntgenbild zu erklären sind.

## (Funktions-)Myelographie

Bei der (Funktions-)Myelographie wird ein Kontrastmittel in den Schlauch *(Duraschlauch)* gespritzt, in dem das Rückenmark verläuft. Hat sich das Kontrastmittel im Schlauch verteilt, werden Röntgenbilder oder eine Computertomographie *(Post-Myelo-CT)* durchgeführt. Die Röntgenbilder können in vorgebeugter Haltung oder mit zurückgeneigtem Oberkörper angefertigt werden und werden als *Funktionsaufnahmen* bzw. *Funktionsmyelographie* bezeichnet. Diese Untersuchung liefert zum Teil wichtige zusätzliche Informationen.

## Knochendichtemessung *(Densitometrie)*

Mit Hilfe einer Knochendichtemessung lässt sich abschätzen, wie hoch das Risiko für einen Knochenbruch durch Osteoporose ist und welche Therapiemaßnahmen notwendig sind. Es gibt verschiedene Verfahren der Knochendichtemessung.

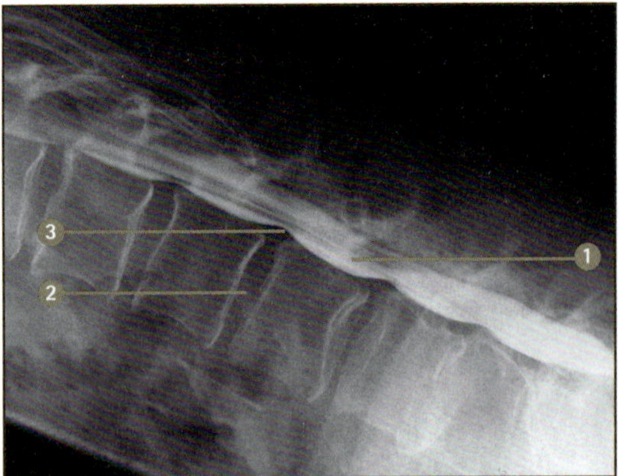


Seitliches Röntgenbild einer sog. *Funktionsmyelographie* der Lendenwirbelsäule einer 72-Jährigen. Die weiße Säule ist das Kontrastmittel ❶, welches sich im Wirbelkanal verteilt, wodurch dieser gut zu erkennen ist. In Höhe der Bandscheiben ❷, die sich im Röntgen nicht darstellen, wird der Wirbelkanal ❸ leicht eingeengt. Zum Zeitpunkt der Aufnahme befand sich die Patientin in Vorbeugung *(Inklination)*, wodurch sich der Wirbelkanal erweitert.

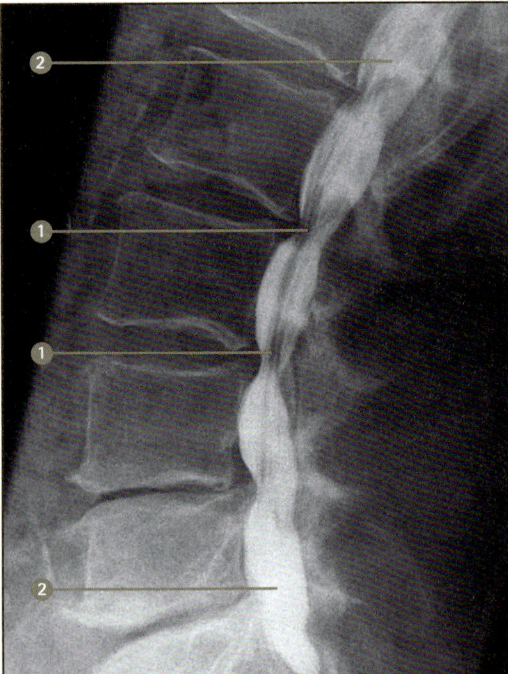


Das Röntgenbild der gleichen Patientin, jetzt in Rückneigung *(Reklination)* des Oberkörpers. Bei der Rückneigung verengt sich der Wirbelkanal. Er ist jetzt an mehreren Stellen ❶ deutlich eingeengt. Im unteren und oberen Bereich ❷ der Lendenwirbelsäule zeigt das Kontrastmittel (weiß) eine normale Weite des Wirbelkanals.

Aktuell empfohlen wird in der Regel die *DXA-Messung*. *DXA* oder auch *DEXA* ist die Abkürzung für engl. *Dual Energy X-Ray Absorptiometry* und beschreibt eine spezielle Röntgentechnik.

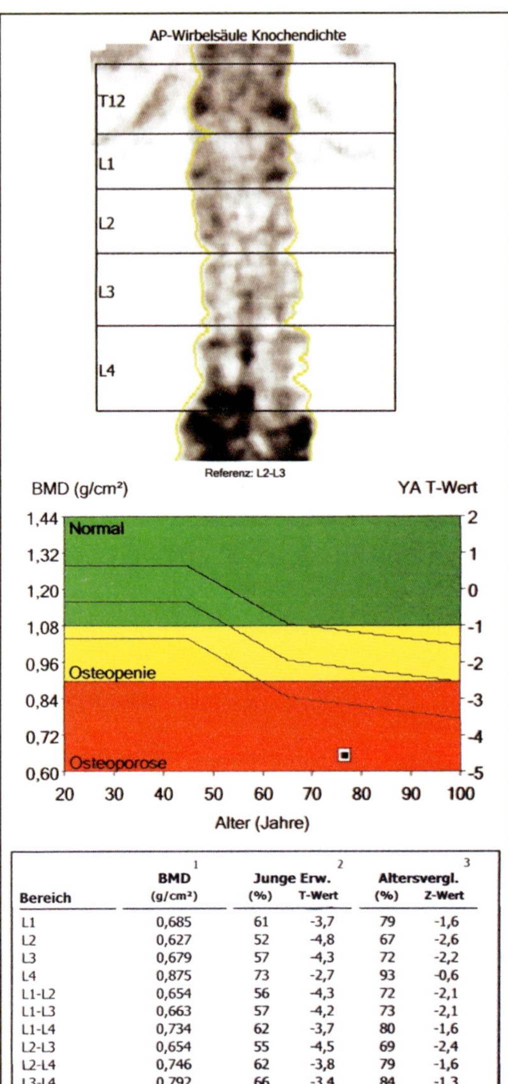


| Bereich | BMD[1] (g/cm²) | Junge Erw.[2] (%) | Junge Erw. T-Wert | Altersvergl.[3] (%) | Altersvergl. Z-Wert |
|---|---|---|---|---|---|
| L1 | 0,685 | 61 | -3,7 | 79 | -1,6 |
| L2 | 0,627 | 52 | -4,8 | 67 | -2,6 |
| L3 | 0,679 | 57 | -4,3 | 72 | -2,2 |
| L4 | 0,875 | 73 | -2,7 | 93 | -0,6 |
| L1-L2 | 0,654 | 56 | -4,3 | 72 | -2,1 |
| L1-L3 | 0,663 | 57 | -4,2 | 73 | -2,1 |
| L1-L4 | 0,734 | 62 | -3,7 | 80 | -1,6 |
| L2-L3 | 0,654 | 55 | -4,5 | 69 | -2,4 |
| L2-L4 | 0,746 | 62 | -3,8 | 79 | -1,6 |
| L3-L4 | 0,792 | 66 | -3,4 | 84 | -1,3 |

Die Abbildung zeigt das Ergebnis einer Knochendichtemessung mit dem DXA-Verfahren. Gemessen wurde an der Lendenwirbelsäule einer 77-jährigen Frau. Es liegt eine speziell zu behandelnde Osteoporose vor.

Der deutsche Begriff ist *2-Spektren Röntgenabsorptiometrie*. Im Alltag werden wegen der Sperrigkeit der Begriffe die Bezeichnungen *DXA-Messung* oder *DEXA-Messung* verwendet.

Die Methode wird an der Lendenwirbelsäule und am Schenkelhals angewendet und arbeitet mit

Röntgenstrahlen - die Strahlenbelastung ist jedoch gering. Auf den Messungen wird für die Knochendichte die Abkürzung des englischen Begriffs *Bone Mineral Density* mit *BMD* angegeben. Über diese Messtechnik kann eine Osteoporose diagnostiziert und in Abhängigkeit vom sogenannten *T-Wert* definiert werden. Der *T-Wert* oder *T-Score* ist ein Maß für die Abweichung der Knochendichte von den Werten einer gesunden 30-jährigen Frau. Er wird in Standardabweichungen (*SD*, engl. *standard deviation*) angegeben. Meistens wird in den Messungen zusätzlich ein *Z-Wert (Z-Score)* angegeben. Er vergleicht den gemessenen Wert mit dem anderer Menschen gleichen Alters.

Eine weitere Messmethode ist die *Quantitative Computertomographie (QCT)*. Sie kann relativ exakt die Knochendichte in einem Wirbelkörper bestimmen, geht aber mit einer höheren Strahlenbelastung einher und wird in den Richtlinien zur Therapie der Osteoporose weniger berücksichtigt.

Wird sie nicht an der Wirbelsäule, sondern an Armen oder Beinen durchgeführt, wird die Messmethode als *periphere quantitative Computertomographie (pQCT)* bezeichnet. Mit Hilfe der *hochauflösenden quantitativen Computertomographie (HRQCT)* kann die Knochenstruktur sehr genau dargestellt werden.

Der *Quantitative Ultraschall (QUS)* ist nicht in der Lage, die Knochendichte zu messen. Die Messung wird an den Fingern und am Fersenbein durchgeführt. Sie kann Aussagen zur Knochenfestigkeit machen und Hinweise auf ein allgemeines Risiko für Knochenbrüche geben, ist aktuell aber keine Grundlage für die Behandlung der Osteoporose.

## Elektronische (Fuß-)Druckverteilungsmessung *(Pedobarographie)*

Mit Hilfe einer (Fuß-)Druckverteilungsmessung *(Pedobarographie)* werden Zonen hoher Belastung am Fuß gemessen. Dies kann bei der Anfertigung von **Einlagen** wichtig sein, um mit der Einlage eine gleichmäßige Druckverteilung an der Fußsohle zu erreichen. Die elektronische Druckverteilungsmessung erfolgt mit Messfolien, die in den Schuh gelegt werden. Die Messung erfolgt im Stand und im Gehen. Nach Fertigstellung der Einlage überprüft diese Messung auch, ob die Einlage den gewünschten entlastenden Effekt erbracht hat.

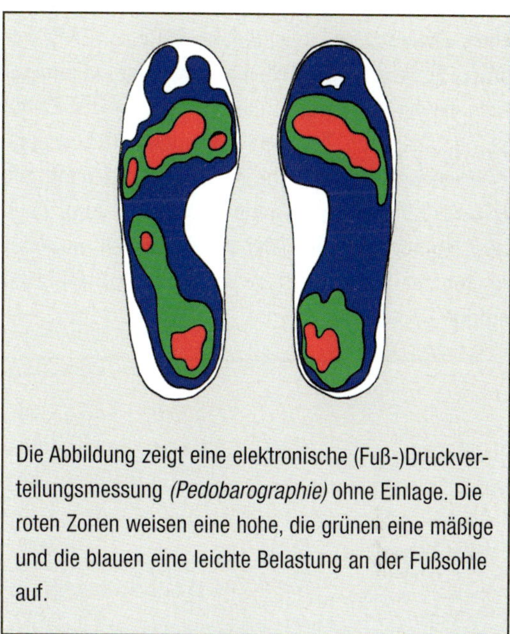

Die Abbildung zeigt eine elektronische (Fuß-)Druckverteilungsmessung *(Pedobarographie)* ohne Einlage. Die roten Zonen weisen eine hohe, die grünen eine mäßige und die blauen eine leichte Belastung an der Fußsohle auf.

## Laboruntersuchungen

In einigen Fällen ist es notwendig, das **Blut** des Betroffenen zu untersuchen. Dies wird bspw. durchgeführt, wenn sich der Verdacht auf eine rheumatoide Arthritis, eine Harnsäureerhöhung oder eine durch Zecken übertragene Erkrankung ergibt oder entzündliche Veränderungen im Körper vermutet werden. Erkrankungen wie die *Osteoporose* bedürfen ebenfalls einer Untersuchung des Blutes, um mögliche Ursachen der Osteoporose feststellen zu können.

| *Analyt (Methode) :* | *Ergebnis :* | *Einheit :* | *Normalbereich :* |
|---|---|---|---|
| Harnsäure (PHOT) | + 6.2 | mg/dl | 2.3 - 6.1 |
| RF-Titer (Rheumafaktor) (TURB) | * 202 | IE/ml | < 14 |
| AK g. cycl.citrull.Peptid (CCP) | *!>200 | E/ml | < 5.0 |

Antikörper gegen CCP gehören überwiegend der Klasse IgG an und besitzen eine Spezifität von 97% für die RA. Sie werden sehr früh im Verlauf einer Erkrankung beobachtet und haben einen hohen prognostischen Wert:
Patienten mit Anti-CCP-AK entwickeln signifikant mehr radiologisch nachweisbare Gelenkschädigungen als Anti-CCP-Negative.
Eine sofortige, konsequente Therapie ist daher von großer Bedeutung!
! Die Sensitivität für die RA entspricht der des Rheumafaktors (Anti-CCP 80%, RF 79%) bei d e u t l i c h höherer Spezifität (RF nur 62%).

Zu sehen ist ein Teil der Ergebnisse einer Blutuntersuchung einer 68-jährigen Frau, bei der der Verdacht auf das Vorliegen einer rheumatoiden Arthritis bestand. Der Verdacht wurde durch das Ergebnis der Untersuchung und durch einen Rheumatologen bestätigt.

Zur Einschätzung einer entzündlichen Aktivität im Körper wird unter anderem die *Blutsenkungsgeschwindigkeit (BSG)* bestimmt und das Vorliegen eines Eiweißes, des *C-reaktiven Proteins (CRP)*, geprüft. Es wird gemessen, um wie viele Millimeter sich die festen Bestandteile im Blut in der ersten Stunde absenken. Zum Teil wird auch der Wert nach 2 Stunden abgelesen. Die Angabe lautet dann z.B. *BSG 35/55 mm* (nach einer Stunde 35 mm, nach zwei Stunden 55 mm). Bei entzündlichen Veränderungen im Körper sind diese Werte grundsätzlich erhöht.

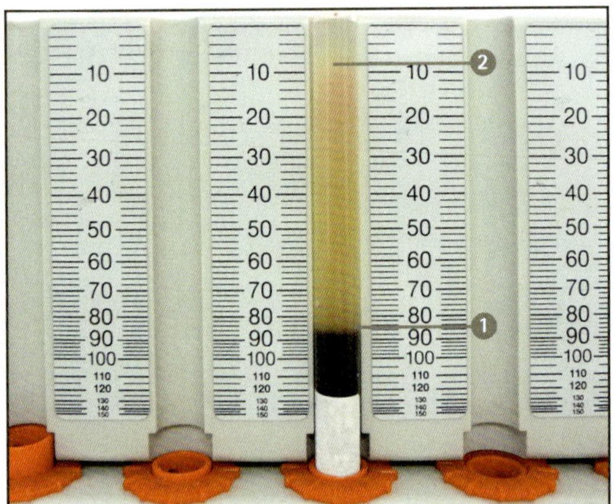

Das Foto zeigt ein Röhrchen, mit dem die *Blutsenkungsgeschwindigkeit (BSG)* bestimmt wird. Die festen Anteile des Blutes haben sich in nur einer Stunde um einen Wert von 85 mm ❶ abgesenkt. Dieser Befund weist deutlich auf das Vorliegen einer Entzündung hin. Normalerweise beträgt dieser Wert nur wenige Millimeter ❷.

Das Eiweiß *C-reaktives Protein (CRP)* reagiert schneller und empfindlicher auf entzündliche Veränderungen im Blut. Auch dieses Eiweiß weist allgemein auf eine Entzündung im Körper. Beim Gesunden ist es nur in geringen Mengen im Blut nachweisbar.

Neben dem Blut kann auch die Zusammensetzung von **Flüssigkeit im Gelenk** *(Gelenkerguss)* oder in Schleimbeuteln untersucht werden. Die Flüssigkeit wird durch das Einstechen einer Spritze in den Gelenkinnenraum *(Punktion)* bzw. den Schleimbeutel gewonnen. Die gewonnene Flüssigkeit *(Punktat)* wird auf das Vorliegen bestimmter Eiweiße oder Zellen und bei Verdacht auf das Vorliegen einer **Infektion** *(Infekt)* auf das Wachstum von Bakterien geprüft. Zum Nachweis von Bakterien wird versucht, diese auf speziellen Nährmedien zum Wachsen anzuregen. Im Rahmen dieser Untersuchung testet das Labor aus, welche Antibiotika gegen nachgewiesene Bakterien wirksam sind (*Antibiogramm* oder *Resistogramm*) und zur Behandlung in Frage kommen.

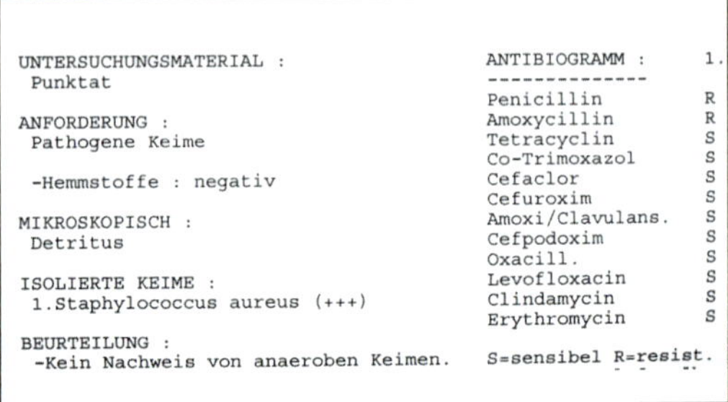

```
UNTERSUCHUNGSMATERIAL :                    ANTIBIOGRAMM :        1.
 Punktat                                   --------------
                                           Penicillin            R
ANFORDERUNG :                              Amoxycillin           R
 Pathogene Keime                           Tetracyclin           S
                                           Co-Trimoxazol         S
 -Hemmstoffe : negativ                     Cefaclor              S
                                           Cefuroxim             S
MIKROSKOPISCH :                            Amoxi/Clavulans.      S
 Detritus                                  Cefpodoxim            S
                                           Oxacill.              S
ISOLIERTE KEIME :                          Levofloxacin          S
 1.Staphylococcus aureus (+++)             Clindamycin           S
                                           Erythromycin          S
BEURTEILUNG :
 -Kein Nachweis von anaeroben Keimen.      S=sensibel R=resist.
```

Beispiel für ein *Antibiogramm*, welches nach Feststellung von Bakterien in der Gelenkflüssigkeit *(Punktat)* erstellt wurde. Der Name des identifizierten Bakteriums ist *Staphylococcus aureus*.

## Das Wichtigste für Sie:

- Für die Diagnosestellung in der Orthopädie sind das Gespräch mit dem Patienten und die körperliche Untersuchung am wichtigsten.
- Weitere diagnostische Maßnahmen werden durchgeführt, wenn sich aus ihnen wichtige Konsequenzen ergeben.
- Unnötige Untersuchungen sollten nicht nur aus ökonomischen Gründen unterbleiben.
- Einfache Untersuchungsmethoden können bereits ausreichende Informationen ergeben und machen zum Teil aufwendige Untersuchungsmethoden überflüssig.
- Das Ergebnis weiterführender diagnostischer Maßnahmen ist in der Regel nur vor dem Hintergrund der Befragung und der körperlichen Untersuchung sinnvoll verwertbar.

# Behandlungsmethoden in der Orthopädie

Um orthopädische Erkrankungen zu behandeln, gibt es zahlreiche unterschiedliche Behandlungsmethoden. Welche dieser Methoden bei welcher Erkrankung zur Anwendung kommt, richtet sich nach vielen Faktoren. So beeinflussen Qualifikation und Praxisausstattung des behandelnden Arztes die in Frage kommenden Behandlungen ebenso wie weitere Erkrankungen des Patienten, sein Alter, seine Ansprüche an die körperliche Belastung und seine Einstellung gegenüber den Behandlungsmethoden.

Daraus ergibt sich, dass jede Erkrankung bei jedem Patienten **stets individuell** behandelt wird. Allgemeingültige Therapieempfehlungen können daher nur selten gegeben werden. Die folgende Übersicht gibt einen Überblick über die möglichen Therapieformen bei orthopädischen Erkrankungen (ohne Anspruch auf Vollständigkeit). Auf die für einzelne Erkrankungen sinnvollen Behandlungsmethoden wird in den jeweiligen Kapiteln nochmals näher eingegangen.

Im Wesentlichen unterscheidet man *nicht-operative* und *operative* Behandlungsmethoden. Nicht-operative Maßnahmen werden auch als *konservative* Maßnahmen und operative Maßnahmen als *invasive* Maßnahmen bezeichnet. Unter einer invasiven Therapie versteht man Behandlungen, die mit einer Operation, also dem Eröffnen des Körpers durch einen Hautschnitt, einhergehen. *Minimalinvasive* Therapien sind Behandlungen mit Spritzen, Kathetern oder feinen Instrumenten *(Endoskop, Sonden)*, die durch die Haut erfolgen.

***Die allermeisten Erkrankungen in der Orthopädie können nicht-operativ (konservativ) behandelt werden.***

## Medikamentöse Behandlung

Medikamente können in Form von Tabletten, Zäpfchen *(Suppositorien)*, Salben, Pflastern oder Spritzen verabreicht werden. Wird die Spritze unter die Haut gesetzt, spricht man von einer *subkutanen (s.c.)* Injektion, bei einer Spritze in ein Gelenk von einer *intraartikulären (i.a.)* Injektion. Das Einspritzen in einen Muskel wird *intramuskulär (i.m.)* genannt, die Gabe über die Venen bezeichnet man als *intravenöse (i.v.)* Therapie.

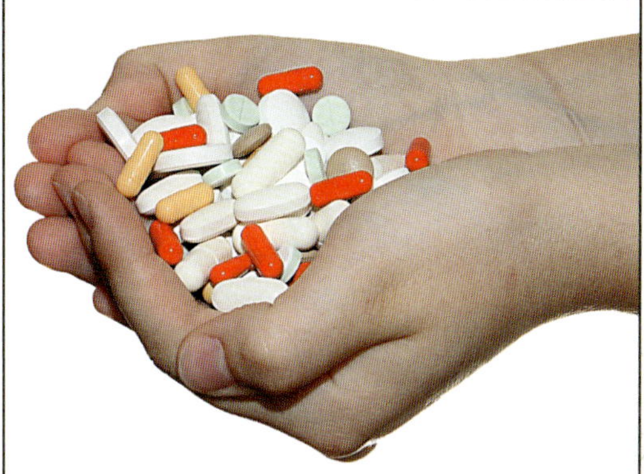

Tabletten können Beschwerden lindern und wirken zum Teil auch gezielt auf die Erkrankungen ein.

Medikamente können einem allgemeinen Behandlungsziel wie z.B. der Schmerzlinderung dienen oder sind für eine spezielle Behandlung von Erkrankungen wie z.B. der rheumatoiden Arthritis, der Gicht oder der Osteoporose geeignet. Welche Medikamente bei welchen Erkrankungen angewendet werden können, wird in jedem einzelnen Kapitel des Buches ausführlich erläutert.

Eine in der Orthopädie sehr häufig angewendete Behandlungsmethode ist das **Spritzen** *(Injizieren)* eines Medikaments in ein Gelenk, an Sehnen, in Muskeln oder an die Wirbelsäule. Die Verabreichung einer Spritze wird als *Injektion* bezeichnet. Dabei gibt es eine Fülle von Injektionsverfahren, die bei verschiedenen Erkrankungen zur Anwendung kommen und ebenfalls in den entsprechenden Kapiteln des Buches erklärt werden.

In Fällen, in denen sich Flüssigkeit in einem Gelenk oder einem Schleimbeutel gebildet hat, kann diese abgesaugt werden. Dieses Absaugen wird als *Punktion* bezeichnet.

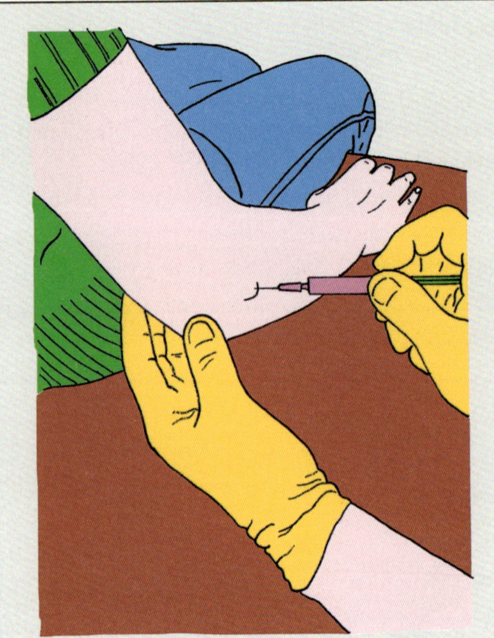

Bei der Behandlung eines sog. *Tennisellenbogens* mit Spritzen *(Injektionen)* wird an den schmerzhaften Sehnenursprung ein Gemisch aus einem örtlichen Betäubungsmittel *(Lokalanästhetikum)* und einem pflanzlichen Präparat oder (selten) einem Kortisonpräparat gespritzt.

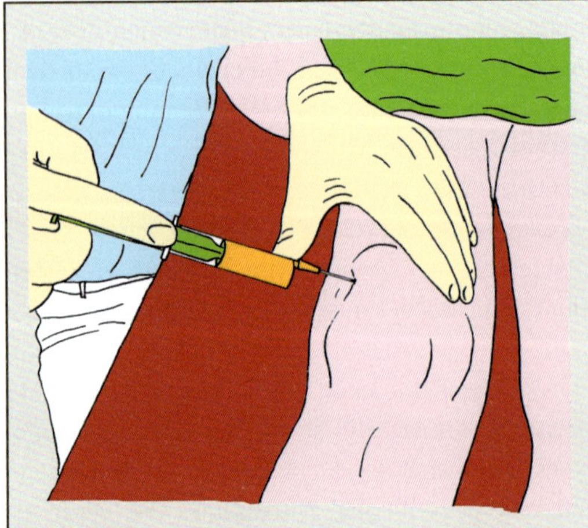

Die Abbildung zeigt, wie aus einem *Gelenkerguss* am Kniegelenk Flüssigkeit abgesaugt *(punktiert)* wird. Über die gleiche Nadel kann anschließend ein schmerz- und entzündungshemmendes Präparat wie Kortison gespritzt *(injiziert)* werden.

Treten anhaltende schmerzhafte Entzündungszustände an Gelenken auf, können sie durch eine *Radiosynoviorthese (RSO)* behandelt werden. Bei dieser Methode wird von einem Röntgenarzt *(Radiologe)* eine **radioaktive Substanz** in das Gelenk gespritzt. Das Verfahren wird im Kapitel *Der Gelenkverschleiß – Die Arthrose* näher erläutert.

## Manuelle Therapie *(Chirotherapie)*

Als *Blockierung* oder *Blockade* wird eine gestörte Gelenkfunktion bezeichnet, die mit einer umkehrbaren *(reversiblen)* eingeschränkten Beweglichkeit einhergeht. Oftmals gelingt es, durch gezielte Handgriffe und das Einsetzen eines Impulses die Blockierung zu lösen. Der **Impuls** wird mit hoher Geschwindigkeit und wenig Kraft gesetzt, behebt die Funktionsstörung und verbessert die gestörte Beweglichkeit des Gelenks. Das Vorgehen wird als *Manipulation (Einrenken)* bezeichnet.

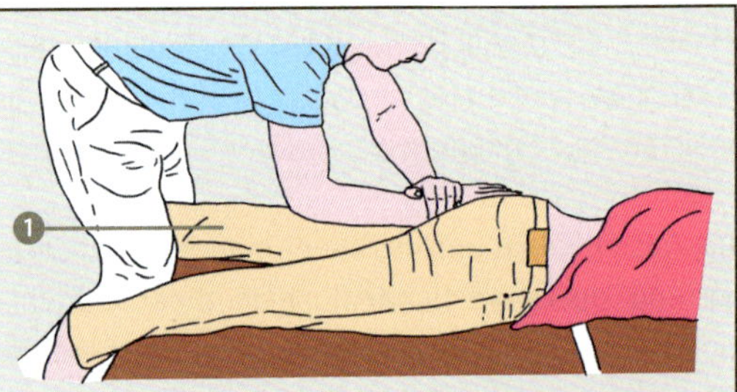


Bei dieser Patientin besteht eine Funktionsstörung am linken Kreuzbein-Darmbein-Gelenk. Der Arzt behebt die Funktionsstörung, indem er mit seinen Beinen das Bein der Patientin ① nach hinten zieht und gleichzeitig mit seinen Händen einen kurzen Impuls an das Kreuzbein nach vorne setzt.

Wird zur Behandlung der Funktionsstörung kein Impuls eingesetzt, sondern wiederholte passive Bewegungen der Wirbelsäule, spricht man von einer *Mobilisierung*. Verkürzte Muskeln werden mit dehnenden Techniken sanft behandelt, ebenso Verklebungen von Bindegewebsschichten. Eine *osteopathische Behandlung* wirkt ähnlich und kann ebenfalls zur Behandlung von Blockierungen angewendet werden.

Mit Hilfe der Hände kann die Wirbelsäule leicht auseinandergezogen werden. Dies führt zur Entlastung von Bandscheiben und Wirbelgelenken und löst oftmals die Blockierungen. Die Behandlung wird als *Streckung* (*Extension* oder *Traktion*) bezeichnet.

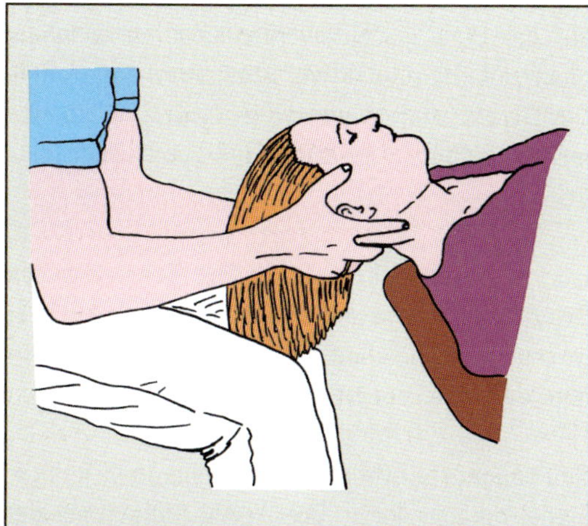

In Rückenlage und leichter Vorhaltung des Kopfes kann der Therapeut durch leichtes Ziehen *(Traktion)* an der Halswirbelsäule sowie durch vorsichtiges passives Bewegen *(Mobilisieren)* zu einer Entlastung von Bandscheiben, Nerven und Wirbelgelenken beitragen.

## Physiotherapie

Die Physiotherapie, die früher als *Krankengymnastik* bezeichnet wurde, stellt **eine der wichtigsten Säulen** in der Behandlung orthopädischer Krankheitsbilder dar. Sie ist unentbehrlich in der Behandlung von **akuten Krankheitsbildern** wie dem *Kreuzschmerz (Lumbalgie)* oder dem *Nackenschmerz (Zervikalgie)* und vielen anderen akuten Erkrankungen. Sie führt oftmals zur Schmerzlinderung und behebt Funktionsstörungen an Gelenken, Muskeln, Sehnen und Bändern.

Auch bei **chronischen Beschwerden** am Bewegungsapparat oder bei Fehlstellungen ist oftmals ein gezieltes und richtiges Training notwendig, um

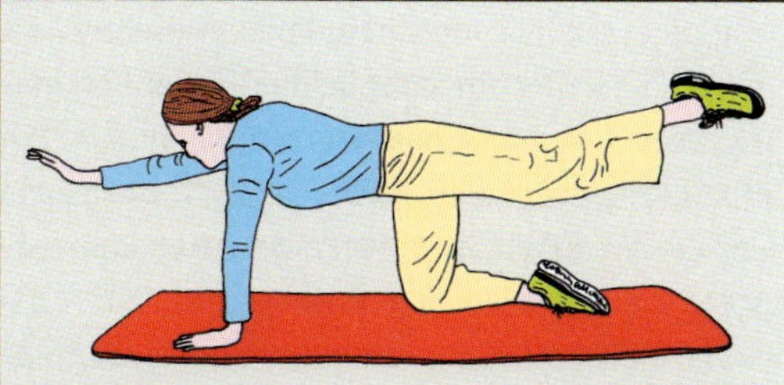

Beispiel für eine Übung, die die Rückenmuskulatur trainiert und vom Patienten selbstständig durchgeführt werden kann. Diese und weitere Übungen werden im Kapitel *Der Kreuzschmerz – Die Lumbalgie* erläutert.

eine anhaltende Besserung von Beschwerden zu erreichen. Der Physiotherapeut wählt die dazu notwendigen Übungen aus und leitet den Patienten an, diese später selbstständig und regelmäßig fortzuführen.

In der Nachbehandlung von operativen Eingriffen gelingt meist nur mit Hilfe der Physiotherapie die Wiederherstellung der Funktion von Gelenken, Bändern, Sehnen und Muskeln. Auch zur Behandlung von Erkrankungen an Gelenk, Sehnen und Muskeln kennt die Physiotherapie eine Vielzahl an Techniken.

## Physikalische Therapie

Der Begriff *Physikalische Therapie* umfasst die therapeutische Anwendung von Wärme oder Kälte, die Anwendung von Wasser *(Balneotherapie)*, von elektrischen Strömen sowie die physiotherapeutische Behandlung.

**Kälte** setzt die Stoffwechselaktivität des Gewebes herab, Entzündungen werden gedämpft. Dazu erfolgen 3- bis 5-mal täglich Anwendungen für je 15-20 Minuten. Mehr als 30 Minuten am Stück sollte nicht gekühlt werden, da es sonst zu einer Verschlechterung der Gewebeernährung kommt. Verwendet werden Umschläge mit kaltem Wasser,

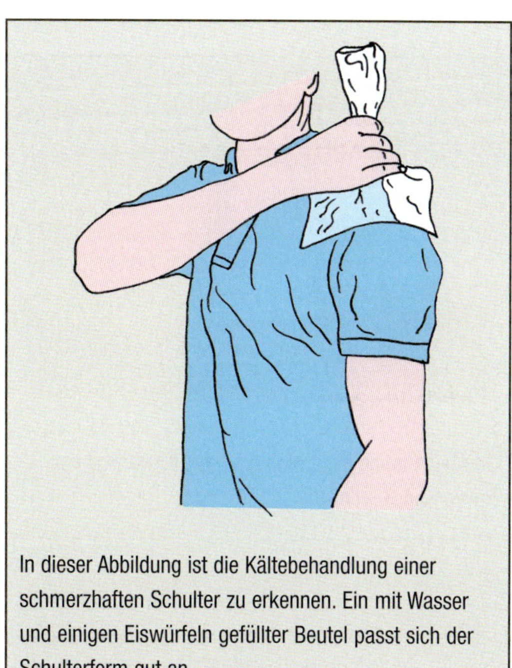

In dieser Abbildung ist die Kältebehandlung einer schmerzhaften Schulter zu erkennen. Ein mit Wasser und einigen Eiswürfeln gefüllter Beutel passt sich der Schulterform gut an.

Quarkpackungen und Kühlkompressen. Kälte von 7° Celsius aus dem Kühlschrank ist ausreichend, tiefere Temperaturen aus dem Gefrierfach sind zu vermeiden. Sie können zu Erfrierungen der Haut führen und verschlechtern die Durchblutung.

Manche Erkrankungen der Gelenke, der Muskeln und Sehnen reagieren gut auf **Wärme**. Wärme verbessert die Durchblutung, entspannt die Muskeln und steigert die Beweglichkeit. Wärme kann durch Bäder, durch warme Wickel, durch wärmende Bandagen, Rotlicht oder wärmende Salben zugeführt werden. Die Dauer der Anwendung liegt bei je 15-20 Minuten und kann mehrmals täglich wiederholt werden.

Die Anwendung **elektrischer Ströme** *(Elektrotherapie)* fördert die Durchblutung, entkrampft die Muskeln und lindert Schmerzen. *Niederfrequente Impuls-Gleichströme* führen zu einer Reizung der Vibrationsrezeptoren und senken damit die Schmerzwahrnehmung. In der ärztlichen oder physiotherapeutischen Praxis wird diese Form der elektrischen Ströme als *Iontophorese* angewendet. Auf die Gelenke aufgetragene schmerzlindernde Salben werden durch elektrische Ströme in ihrer Wirkung unterstützt. Durch *mittelfrequente Ströme* erfolgt eine schmerzlindernde Durchflutung des Gewebes über 2 Stromkreise *(Interferenz)*, meist in Form der *Nemectrodyn-Therapie*.

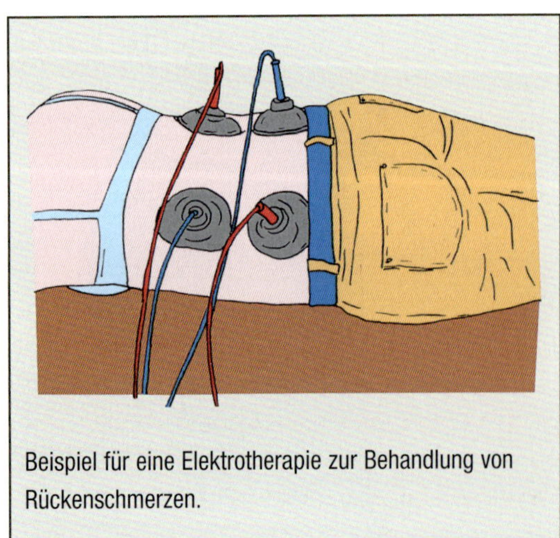

Beispiel für eine Elektrotherapie zur Behandlung von Rückenschmerzen.

Zu Hause eignet sich die Anwendung der *Transkutanen elektrischen Nervenstimulation (TENS)*. Dabei handelt es sich um kleine, handliche Geräte, an die Klebeelektroden angeschlossen werden, die auf die Haut geklebt werden und ihre Wirkung durch die Haut hindurch *(transkutan)* entfalten. Die Geräte sind jederzeit verfügbar und können mehrmals täglich 20-60 Minuten verwendet werden.

Eine **Ultraschalltherapie** lindert Schmerzen an Gelenkkapseln und Sehnenansätzen sowie bei Verwachsungen. Sie wirkt erwärmend und entkrampfend und steigert den Stoffwechsel im Gewebe.

Die **Magnetfeldtherapie** oder eine pulsierende Signaltherapie kann über eine Steigerung der Stoffwechselaktivität und eine Erhöhung der Durchblutung schmerzlindernd wirken. Vorteilhaft ist, dass auch kleinere sowie mehrere Gelenke gleichzeitig behandelt werden können. Eine zuverlässige Wirkung besteht jedoch nicht.

Bei der **Lasertherapie** gelangt ein gebündelter Lichtstrahl in tiefere Gewebsschichten. Die Therapie regt den Zellstoffwechsel und die Zellerneuerung an. Sie wird zur Behandlung von Schmerzen an Sehnen und an der Gelenkkapsel eingesetzt.

Die langwelligen Rot-Anteile des natürlichen Lichts verfügen über eine große Eindringtiefe in das Gewebe. Deshalb wird die **Rotlichttherapie** oder *Infrarotlichttherapie* zur Behandlung von muskulären Verspannungen und bei Arthrosen im nicht-entzündlichen Zustand eingesetzt. Bei der Infrarotlichttherapie werden die oberflächlichen Hautschichten erwärmt, was einen entkrampfenden Effekt hat und die Durchblutung fördert.

## Orthopädie(schuh)technik

Orthopädietechnik und Orthopädieschuhtechnik stellen einen wichtigen Bestandteil in der Behandlung von orthopädischen Erkrankungen dar. Mit ihrer Hilfe werden Gelenke, Sehnen, Muskeln und Teile der Wirbelsäule gestützt, gebettet und entlastet. Viele Erkrankungen werden so zur Ausheilung gebracht oder zumindest ihre Symptome gebessert.

Es ist wichtig, dass diese Maßnahmen individuell für den Patienten ausgewählt, angepasst und ggf. angefertigt werden. Nur so können sie ihre volle Wirkung entfalten.

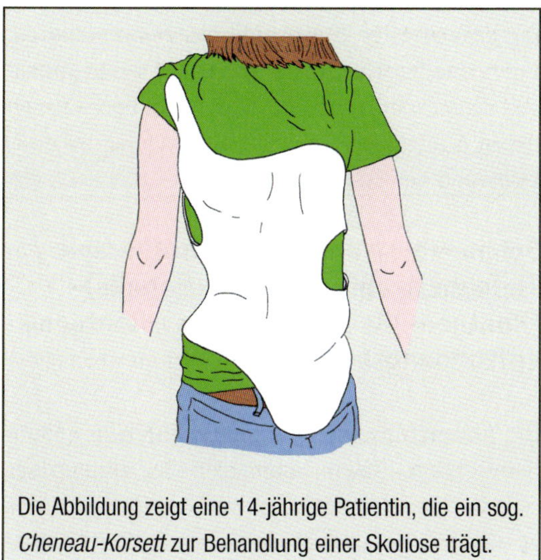

Die Abbildung zeigt eine 14-jährige Patientin, die ein sog. *Cheneau-Korsett* zur Behandlung einer Skoliose trägt.

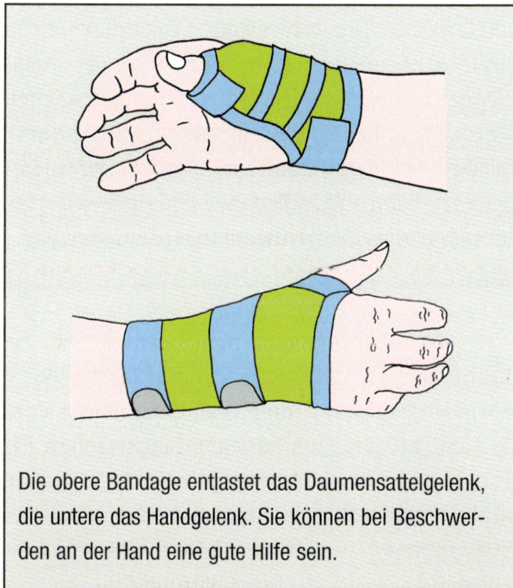

Die obere Bandage entlastet das Daumensattelgelenk, die untere das Handgelenk. Sie können bei Beschwerden an der Hand eine gute Hilfe sein.

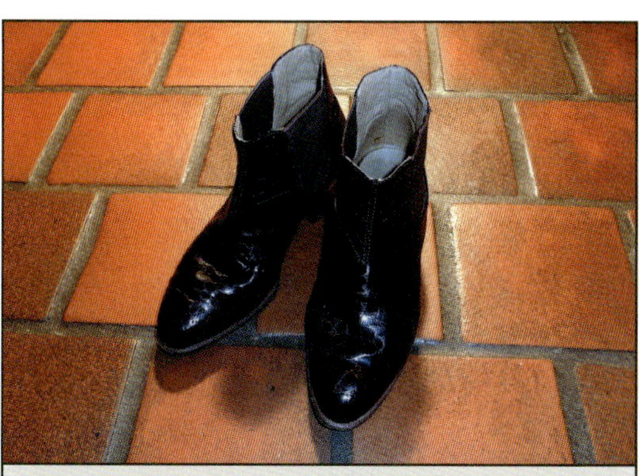

Orthopädische Schuhe einer Frau mit ausgeprägten Krallenzehen und schiefen Großzehen, die ihr ein schmerzfreies Gehen ermöglichen.

## Stoßwellentherapie

Eine Behandlung mit **Schockwellen**, sog. *(extrakorporalen) Stoßwellen*, kann in Fällen von chronischen Sehnenerkrankungen oder Muskelerkrankungen hilfreich sein. Dazu wird mit niedrig-energetischen sog. *radialen Stoßwellen* oder *elektromagnetischen Stoßwellen* behandelt. Der genaue Wirkmechanismus ist noch nicht bekannt. Näheres wird in den Kapiteln über *Erkrankungen der Muskeln* und *Der Fersensporn* erläutert.

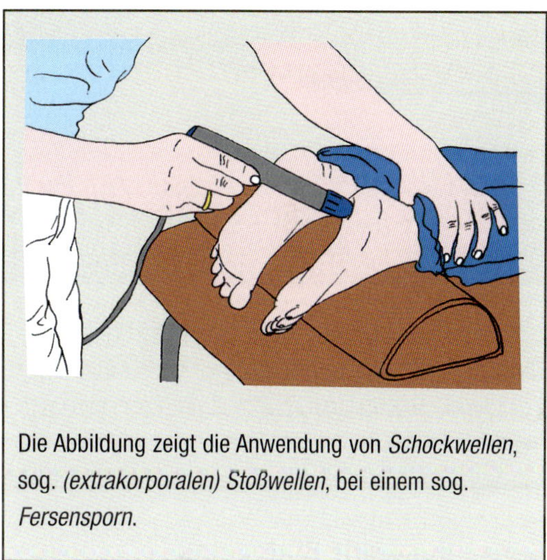

Die Abbildung zeigt die Anwendung von *Schockwellen*, sog. *(extrakorporalen) Stoßwellen*, bei einem sog. *Fersensporn*.

## Traditionelle Chinesische Medizin (TCM)

Die **traditionelle chinesische Medizin** *(TCM)* beinhaltet verschiedene Behandlungsmethoden, die ausführlicher im Kapitel *Der Gelenkverschleiß – Die Arthrose* erläutert werden. Bei der *Akupunktur* werden Punkte unter der Haut, im Muskel, in der Gelenkkapsel oder in Nervennähe mit dünnen sterilen Einmalnadeln stimuliert. Im Gegensatz zur westlichen Medizin werden Beschwerden aus Sicht der traditionellen chinesischen Medizin in Zusammenhang mit dem gesamten Körper und Geist gestellt, also auch mit anderen Beschwerden und Veränderungen in Verbindung gebracht. Die Auswahl der Akupunkturpunkte sowie die Art und Weise, die Nadeln zu bewegen, richtet sich dabei nach der aus TCM-Sicht zu erkennenden Ursache.

Eine Wärmetherapie, ebenfalls Bestandteil der traditionellen chinesischen Medizin, kann mit glimmenden Stängeln aus Beifußkraut, ähnlich einer Zigarre, durchgeführt werden. Dies wird als *Moxi-*

*bustion* bezeichnet. Ähnlich einer chiropraktischen Behandlung kennt die traditionelle chinesische Medizin auch die *Tuina-Therapie* (eine spezielle Massagetherapie), darüber hinaus wird auch das *Schröpfen* zur Behandlung z.B. von Verspannungen und Verhärtungen eingesetzt. Eine weitere chinesische Behandlungsmethode ist der Einsatz von Kräutern oder Tees sowie die Empfehlung einer Ernährungsumstellung.

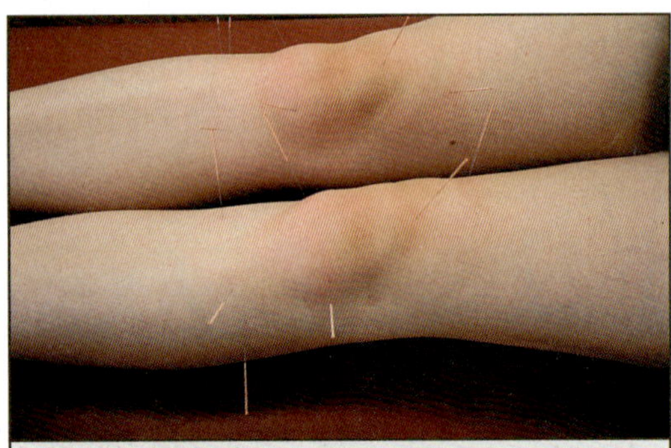

Das Foto zeigt Akupunkturnadeln in beiden Kniegelenken. Akupunktur kann zur Linderung von Beschwerden beitragen, die z.B. durch Verschleiß *(Arthrose)* hervorgerufen werden.

## Behandlung mit Blutegeln

Eine Behandlung mit Blutegeln kann bei einigen Gelenkerkrankungen, wie z.B. Verschleiß *(Arthrose)*, oder auch bei Erkrankungen von Sehnen angewendet werden. Die **Blutegel** werden speziell für medizinische Zwecke gezüchtet. Bei ihrem Biss geben sie verschiedene Stoffe in das menschliche Gewebe ab.

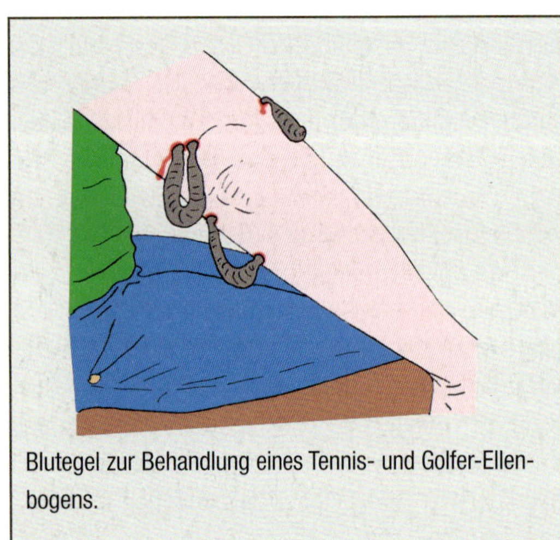

Blutegel zur Behandlung eines Tennis- und Golfer-Ellenbogens.

Die bekanntesten Stoffe sind das *Hirudin* und das *Calin*. Über entzündungshemmende Effekte und direkt schmerzstillende Effekte der vom Egel abgegebenen Substanzen kann die Behandlung zu einer Linderung der Beschwerden führen.

## Schmerzbestrahlung / Radiotherapie / Tiefenbestrahlung / (funktionelle) (Röntgen-)Reizbestrahlung / Röntgenentzündungsbestrahlung

Die Anwendung von **Röntgenstrahlen** in gebündelter Form lindert Schmerzen bei chronischen Gelenk- und Sehnenbeschwerden. Dabei kommt es durch eine direkte Schädigung von Entzündungszellen zu einer entzündungshemmenden Wirkung und zu einer Beeinflussung von Zellen und Eiweißen. Die Anwendung erfolgt durch einen Strahlentherapeuten (ein speziell ausgebildeter Röntgenarzt/*Radiologe*). Für die Therapie werden verschiedene Begriffe mit gleicher Bedeutung verwendet: *Schmerzbestrahlung, Radiotherapie, Tiefenbestrahlung, (funktionelle) (Röntgen-)Reizbestrahlung* und *Röntgenentzündungsbestrahlung.*

In 5-10 Einzelsitzungen im Abstand von wenigen Tagen wird das schmerzhafte Gelenk bestrahlt. Die Bestrahlung ist schmerzfrei und dauert wenige Sekunden. Aufgrund der Strahlenbelastung wird sie nicht bei jüngeren Patienten angewendet. Bei Frauen ist bei der Anwendung an der **Schulter** die Strahlenempfindlichkeit der Brustdrüse zu berücksichtigen.

## Minimalinvasive Verfahren

Unter minimalinvasiven Therapien werden Behandlungen mit Spritzen, Kathetern oder feinen Instrumenten *(Endoskop, Sonden)* verstanden, die durch die Haut erfolgen. Im Gegensatz zur (offenen) Operation erfolgt kein größerer Hautschnitt und es wird kein „offener" Zugang zu der erkrankten Region geschaffen. Die Therapie ist für den Patienten weniger belastend als eine Operation. Bei vielen Erkrankungen der Wirbelsäule kommen minimalinvasive Verfahren zur Anwendung.

In den einzelnen Kapiteln zu Erkrankungen an Hals- und Lendenwirbelsäule wird genau auf die Anwendung dieser Verfahren eingegangen.

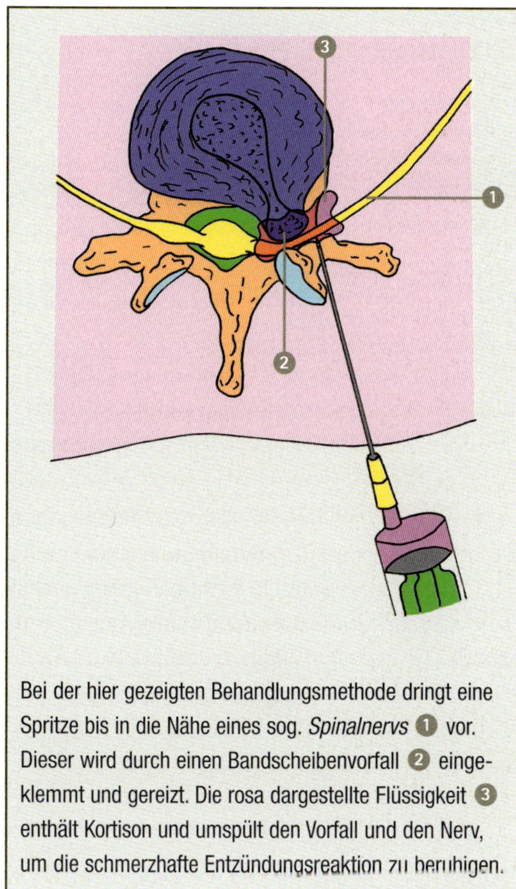

Bei der hier gezeigten Behandlungsmethode dringt eine Spritze bis in die Nähe eines sog. *Spinalnervs* ❶ vor. Dieser wird durch einen Bandscheibenvorfall ❷ eingeklemmt und gereizt. Die rosa dargestellte Flüssigkeit ❸ enthält Kortison und umspült den Vorfall und den Nerv, um die schmerzhafte Entzündungsreaktion zu beruhigen.

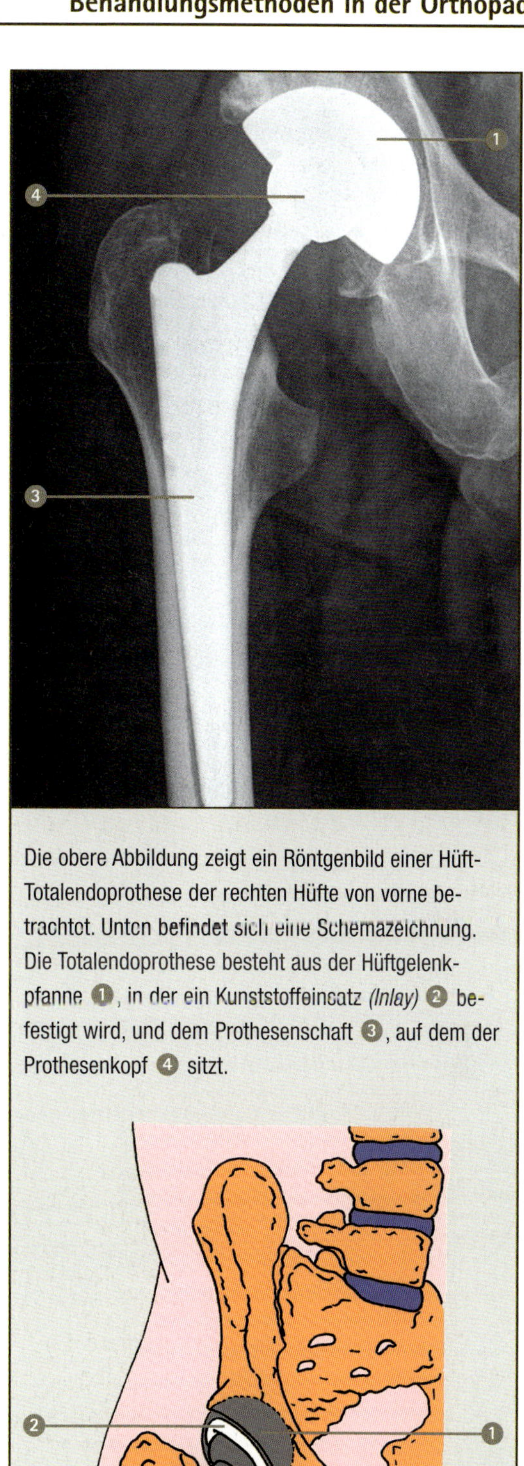

Die obere Abbildung zeigt ein Röntgenbild einer Hüft-Totalendoprothese der rechten Hüfte von vorne betrachtet. Unten befindet sich eine Schemazeichnung. Die Totalendoprothese besteht aus der Hüftgelenkpfanne ❶, in der ein Kunststoffeinsatz *(Inlay)* ❷ befestigt wird, und dem Prothesenschaft ❸, auf dem der Prothesenkopf ❹ sitzt.

## Operationen

Auch wenn die meisten Erkrankungen in der Orthopädie nicht-operativ behandelt werden können, so sind Operationen in einigen Fällen in der Lage, Patienten besser zu helfen. Prinzipiell besteht jedoch bei jeder Operation ein Operationsrisiko, welches je nach Eingriff unterschiedlich hoch ist. Die Behandlungsmethode Operation sollte erst dann gewählt werden, wenn die nicht-operativen Behandlungen erfolglos bleiben oder wenn keine Aussicht besteht, dass es ohne Operation zur Heilung bzw. zur Besserung der Beschwerden kommt.

Operationen verfolgen unterschiedliche Ziele. Häufig stehen die Beseitigung von Schmerzen und die Wiederherstellung der Gelenkfunktion im Vordergrund. Beispiele hierfür sind der meist sehr erfolgreiche Ersatz eines schwer erkrankten Hüft- oder Kniegelenks. Dank eines künstlichen Gelenks können die meisten Betroffenen nach der Operation wieder schmerzfrei gehen.

Ein anderes Therapieziel besteht darin, mit der Zeit zunehmende Schäden einer erkrankten Region zu verhindern. Dafür ist z.B. der Ersatz eines gerissenen vorderen Kreuzbandes bei einem jungen und sportlich aktiven Patienten ein Beispiel. Wird das Kreuzband nicht ersetzt und das Knie weiter belastet, kann es zu Folgeschäden an Menisken und Knorpel kommen.

Ein weiteres Beispiel sind Bandscheibenvorfälle, die zu schweren Muskellähmungen führen. Schwere Lähmungen durch einen Bandscheibenvorfall sind zwar selten, werden sie jedoch nicht rechtzeitig behandelt, kann der anhaltende Druck des Vorfalls auf den Nerv diesen dauerhaft in seiner Funktion schädigen.

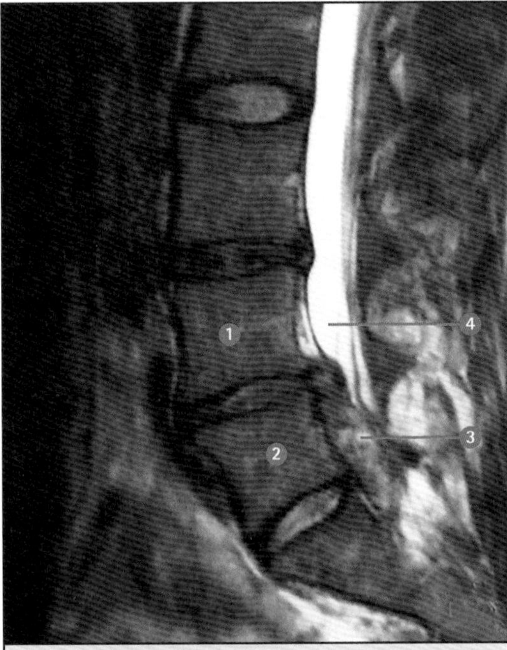


Seitliche Kernspintomographie-Aufnahme der Lendenwirbelsäule einer 30-jährigen Patientin. Es liegt ein seltener sog. *Massenvorfall* vor. Aus der Bandscheibe zwischen dem 4. ① und dem 5. Lendenwirbelkörper ② hat sich eine große Menge (Masse) Bandscheibengewebe ③ in den Wirbelkanal ④ verlagert. Der Patientin konnte durch eine rechtzeitige Operation geholfen werden, bleibende Lähmungen konnten verhindert werden.

## Das Wichtigste für Sie:

- Zur Behandlung orthopädischer Erkrankungen stehen zahlreiche Behandlungsmethoden zur Verfügung.
- Welche Methoden bei welcher Erkrankung und bei welchem Patienten angewendet werden, wird in jedem Einzelfall festgelegt.
- Verschiedene Behandlungsmethoden ergänzen sich und werden gleichzeitig angewendet.
- Die meisten orthopädischen Erkrankungen können nicht-operativ *(konservativ)* behandelt werden.
- Operationen helfen, das Fortschreiten von Erkrankungen aufzuhalten. Sie stellen in vielen Fällen eine gestörte Funktion wieder her oder führen zu anhaltender Schmerzfreiheit.

# Der Gelenkverschleiß – Die *Arthrose*

Als *Arthrose* wird eine Gelenkerkrankung bezeichnet, die Folge einer Schädigung des Gelenkknorpels ist. Sie ist weltweit die häufigste Gelenkerkrankung. In Deutschland leiden Millionen Menschen an einer Arthrose.

Der Begriff leitet sich vom griechischen *arthro* für *Gelenk* ab. Er wird für alle betroffenen Gelenke im menschlichen Körper verwendet, egal ob eine Arthrose am kleinen Finger, eine Arthrose am Ellenbogengelenk oder eine Arthrose am Kniegelenk vorliegt.

Weitere Bezeichnungen für diese Erkrankung sind *Arthrosis deformans* oder *Osteoarthrose*.

Für Arthrosen an besonders häufig betroffenen Gelenken gibt es eigenständige Bezeichnungen.

- Arthrose des Kniegelenks: *Gonarthrose*, vom griechischen *goni* für *Knie*
- Arthrose des Hüftgelenks: *Koxarthrose*, vom lateinischen *coxa* für *Hüfte*
- Arthrose des Schultergelenks: *Omarthrose*, vom griechischen *omos* für *Schulter*
- Arthrose des Daumensattelgelenks: *Rhizarthrose*, vom griechischen *rhiza* für *Wurzel*
- Arthrose der kleinen Wirbelgelenke: *Spondylarthrose*, vom griechischen *spondylos* für *Wirbelknochen*
- Vielzahl an Arthrosen (z. B. der Hände): *Polyarthrose*, vom griechischen *poly* für *viel*

Im Gegensatz zum Begriff *Arthrose* bezeichnet der Begriff *Arthritis* ein Gelenk im entzündeten Zustand. Dabei wird nicht unterschieden, welche Ursache dieser **Entzündung** zu Grunde liegt. Auf den ersten Blick ist dies verwirrend. So führt eine rheumatische Erkrankung zu einer *Gelenk-Entzündung*, ebenso kann sich ein von Arthrose befallenes Gelenk *entzünden*. Breiten sich Bakterien in einem Gelenk aus *(Infektion)*, kommt es ebenfalls zu einer *Entzündung*. In allen Fällen ist die Bezeichnung *Arthritis* zutreffend, obwohl ihre Ursachen völlig unterschiedlich sind.

Im Rahmen einer Arthrose kann es zu einer Phase der Entzündung der Gelenkinnenhaut kommen, was mit einer schmerzhaften Schwellung, Überwärmung, Rötung des Gelenks sowie mit einer Flüssigkeitsbildung im Gelenk *(Ergussbildung)* einhergeht. Auch dies ist eine Form der *Arthritis*, die besser als *aktivierte Arthrose* bezeichnet wird, um sie von den erwähnten anderen Ursachen einer Arthritis abzugrenzen.

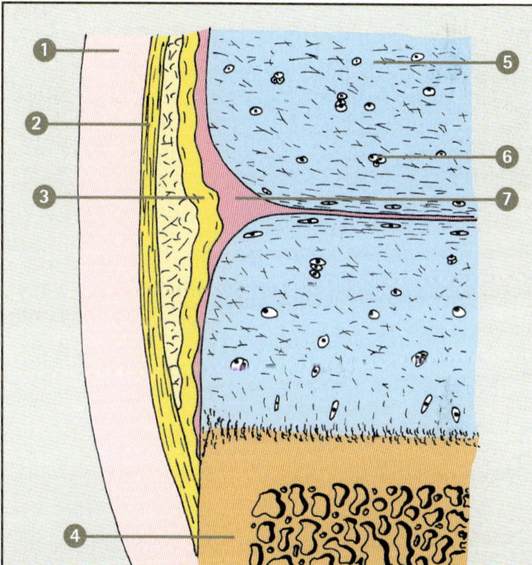

In dieser Abbildung ist ein Ausschnitt aus einem gesunden Gelenk dargestellt. Unter der Haut ❶ liegt die Gelenkkapsel ❷. Von innen ist das Gelenk mit einer dünnen Schleimhaut *(Synovialis)* ❸ ausgekleidet. Auf dem Knochen ❹ liegt der hellblau gezeichnete Gelenkknorpel ❺. Im Knorpel liegen wenige Knorpelzellen ❻. Zwischen den Knorpelschichten bildet die Gelenkschmiere ❼, hier rosa dargestellt, einen dünnen Film und verbessert damit die Reibung der Knorpelflächen gegeneinander.

### ■ Aufbau und Struktur des Gelenkknorpels

Gelenkknorpel besteht aus Knorpelzellen *(Chondrozyten)* und der Knorpelgrundsubstanz *(Knorpelmatrix)*. Die Dicke der Knorpelschicht hängt vom Gelenk und seiner Belastung ab. Beim Menschen wird der Knorpel der Kniescheibe am meisten belastet. Hier beträgt die Knorpeldicke 5 mm, an anderen Gelenken ist sie dünner.

Knorpel enthält **keine Blutgefäße**, keine Nervenfasern und keine Lymphgefäße. Seine Ernährung erfolgt über die Gelenkschmiere von der Innenseite des Gelenks, nicht über die Blutbahn. Damit Nährstoffe in den Gelenkknorpel gelangen, ist es notwendig, dass er sich durch Gelenkbewegungen verformt. Unter Belastung wird er leicht zusammengedrückt, um sich dann bei Entlastung wieder auszudehnen und wie ein Schwamm Teile der Gelenkschmiere aufzusaugen. Dies erklärt, warum Bewegung für Gelenke von großer Bedeutung ist. Dies gilt für gesunde und kranke Gelenke gleichermaßen.

***Ohne Bewegung verschlechtert sich die Ernährung des Gelenkknorpels erheblich.***

Aufgrund fehlender Nervenfasern kann Knorpelgewebe keine Schmerzsignale senden. Dies ist ein Grund, warum Arthrosen gerade zu Beginn nicht schmerzhaft sind. Die Schmerzvermittlung erfolgt in späteren Stadien über den veränderten Knochen, die gereizte Gelenkkapsel und die Gelenkinnenhaut.

**Knorpelzellen** *(Chondrozyten)* liegen vereinzelt im Knorpel und machen bis zu 5% der Knorpelsubstanz aus. Anders als andere Gewebszellen bilden sie keinen dichten Zellverbund, die einzelnen Zellen oder Gruppen von wenigen Zellen liegen relativ weit voneinander entfernt. Die Knorpelzellen produzieren die Knorpelgrundsubstanz *(Matrix)*. Im Erwachsenenalter sind sie kaum noch teilungsfähig, ihr Stoffwechsel ist langsam und Reparaturvorgänge des Knorpels finden daher nur in geringem Umfang statt.

Die **Knorpelgrundsubstanz** *(Matrix)* besteht zu etwa 25% aus Bindegewebe und zu etwa 75% aus großen eiweißhaltigen Molekül-Komplexen *(Makromoleküle)*. Der Wassergehalt des Knorpels beträgt etwa 70%. Das Wasser ist an das Bindegewebe und die Kohlenhydrate *(Glykosaminoglykane)* gebunden. Bei Belastung verliert der Knorpel bis zu 20% seiner Höhe, da sich das Wasser von der belasteten in die unbelastete Zone des Knorpels verschiebt. Nimmt die Belastung ab, fließt es zurück.

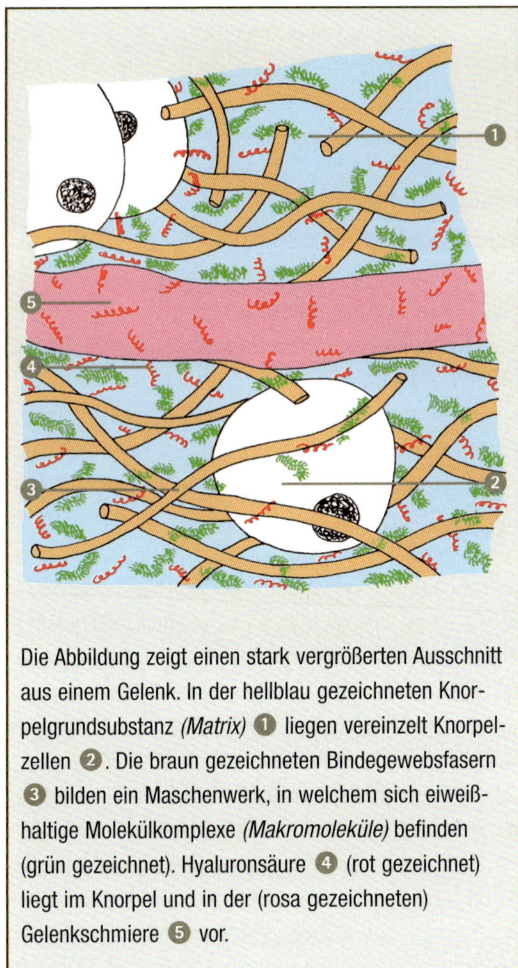


Die Abbildung zeigt einen stark vergrößerten Ausschnitt aus einem Gelenk. In der hellblau gezeichneten Knorpelgrundsubstanz *(Matrix)* ❶ liegen vereinzelt Knorpelzellen ❷. Die braun gezeichneten Bindegewebsfasern ❸ bilden ein Maschenwerk, in welchem sich eiweißhaltige Molekülkomplexe *(Makromoleküle)* befinden (grün gezeichnet). Hyaluronsäure ❹ (rot gezeichnet) liegt im Knorpel und in der (rosa gezeichneten) Gelenkschmiere ❺ vor.

Das **Bindegewebe** ist für die Stabilität des Knorpels und seine Befestigung am Knochen verantwortlich. Es besteht hauptsächlich aus *Kollagen Typ II*. Die Kollagenfasern bilden ein Maschenwerk, in welches die Knorpelzellen und die großen Moleküle *(Makromoleküle)* eingebunden sind.

Ein wesentlicher Bestandteil des Knorpels ist eine Gruppe Kohlenhydrate, die *Glykosaminoglykane*. Dazu gehören z. B. *Chondroitin* und *Hyaluronsäure*. Ketten dieser **Glykosaminoglykane** bilden zusammen mit einem Bindegewebseiweiß die Stoffgruppe der *Proteoglykane*.

Ein weiterer wichtiger Baustein dieser Proteoglykane ist das *Glucosamin*. Das wichtigste Proteoglykan ist das *Aggrekan*. Es ist wesentlich für die Druckfestigkeit und die Elastizität des Knorpels verantwortlich. Durch seine hohe Wasserbindungskapazität gibt es dem Knorpel seine prallelastischen Eigenschaften.

*Hyaluronsäure* wird von den Knorpelzellen und den Zellen der Gelenkinnenhaut hergestellt. Auch sie ist für die Elastizität des Knorpels verantwortlich und ist Bestandteil der Gelenkschmiere.

Die **Gelenkschmiere** *(Synovialflüssigkeit, Synovia)* wird von der Gelenkinnenhaut *(Synovialmembran, Synovialis)* gebildet. Ihre Funktion besteht in der Ernährung und Schmierung des Gelenkknorpels. Je nach Gelenkgröße befinden sich in einem normalen Gelenk Mengen von 0,15 ml bis 4 ml. Bei einer Gelenkreizung kann diese relativ geringe Menge auf das 10 - bis 20-Fache anwachsen.

***Die Gelenkschmiere überzieht wie ein Gleitfilm den spiegelglatten Knorpel mit einer schützenden Schicht und ermöglicht normalerweise ein abriebfreies Gleiten der Knorpelflächen aufeinander.***

Der Gleitfilm verhindert eine direkte Berührung der Gelenkflächen und damit einen Abrieb des Knorpels. Das Rollen und Gleiten der Gelenkflächen aufeinander ist damit fast reibungsfrei möglich. Wird ein Gelenk regelmäßig und normal belastet, gibt es auch in hohem Alter keinen *natürlichen* Verschleiß.

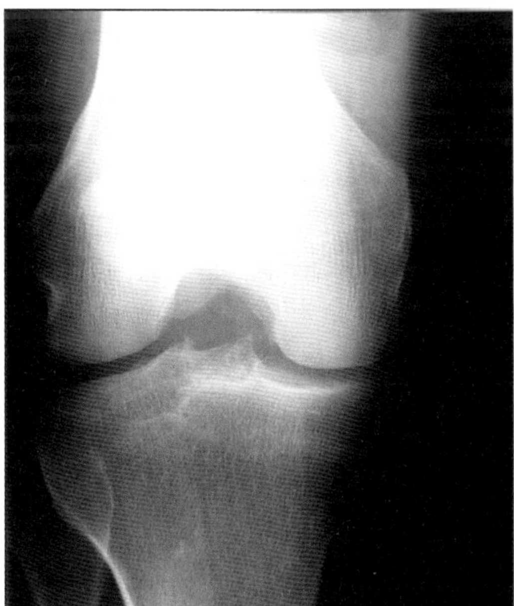

Dies ist ein Röntgenbild des Kniegelenks eines 86-jährigen Patienten in der Betrachtung von vorne. Trotz des hohen Alters finden sich kaum Anzeichen eines Verschleißes (= einer *Arthrose*).

## Ursachen und Herkunft

Ein Gelenkverschleiß entsteht nicht zwangsläufig als Folge einer Abnutzung oder eines Abriebs. Gelenke sind so aufgebaut, dass es bei normaler Belastung gar nicht zu einem Abrieb kommt. Auch sehr alte Menschen haben zum Teil noch völlig intakte Gelenke. Dagegen kann es bei Jüngeren zum Auftreten einer Arthrose kommen, wenn ein **Auslöser** das Gleichgewicht im Gelenkknorpel stört und damit der Verschleiß beginnt.

***Ursächlich für eine Arthrose ist ein Missverhältnis zwischen der Belastung des Gelenkknorpels und seiner Belastbarkeit mit der Folge einer Schädigung des Gelenkknorpels.***

Da sich der Gelenkknorpel nur in sehr begrenztem Umfang erholen und reparieren kann, dehnt sich ein entstandener Schaden im Knorpel aus und erfasst im Laufe von Monaten oder Jahren das ganze Gelenk.

Während beispielsweise eine Schnittverletzung der Haut problemlos verheilt, ist dies beim Knorpel kaum oder gar nicht möglich. Dies liegt an seiner besonderen Struktur. Er ist nicht von Blutgefäßen durchzogen und die in ihm liegenden Knorpelzellen sind kaum noch vermehrungsfähig. Lediglich in den äußeren Knorpelzonen finden sich noch junge und teilungsfähige Knorpelzellen, von denen geringe Reparaturvorgänge an der Knorpeloberfläche ausgehen können.

Die Knorpelzellen sind in eine sehr dichte Struktur eingebettet und können daher beim Auftreten einer Schädigung nicht in die beschädigte Stelle einwachsen. Eine Reparaturreaktion bleibt aus, die beschädigte Stelle kann sich nicht mehr schließen. Ein einmal im Gelenkknorpel bestehender größerer Schaden kann sich nicht mehr verkleinern, sondern immer nur vergrößern. Die Arthrose schreitet deshalb weiter fort, sie entwickelt sich nicht zurück. Daher ist die *Heilung* einer Arthose nicht möglich.

***Der Körper kann allenfalls oberflächliche Schäden im Knorpel reparieren. Starke Schäden im Knorpel heilen nicht mehr.***

Man kann dies mit einem Schlagloch in einer Straße vergleichen. Je mehr Autos darüber hinwegfahren, desto größer wird es. Es wird nie kleiner werden und sich nie von alleine schließen. Wird es ausgebessert, kann es später wieder aufbrechen. Zu einer festen Verbindung mit dem alten Belag kommt es nicht.

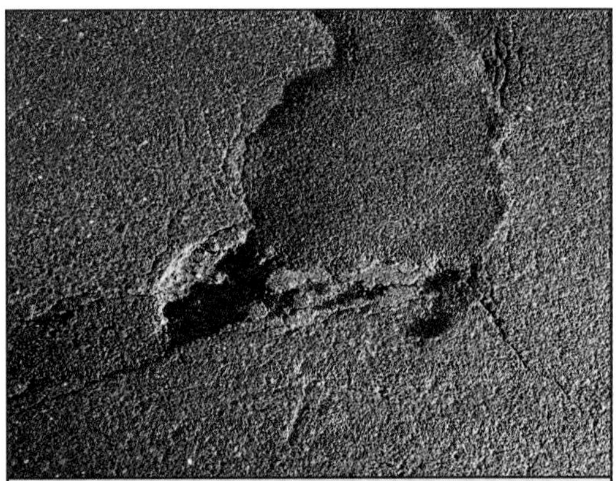

Das Foto zeigt einen beschädigten Straßenbelag. Er wird sich nicht von alleine wieder schließen, sondern mit der Zeit größer und tiefer werden, je mehr Autos darüber fahren. Knorpelschäden beim Menschen verhalten sich ähnlich: Sie nehmen zu, wenn das betroffene Gelenk stark beansprucht und durch ein hohes Körpergewicht zusätzlich belastet wird.

Eine Arthrose, die keine erkennbare Ursache hat, entsteht *aus sich heraus*. Dies beruht wahrscheinlich auf einer **genetischen Veranlagung** und wird als *primäre Arthrose* bezeichnet. Arthrosen der Fingergelenke werden häufig vererbt, andere Arthrosen weniger häufig.

Als Folge umfangreicher biologischer Veränderungen, die im **Alter** zunehmen, kommt es zu einer Größenzunahme *(Hypertrophie)* der Knorpelzellen und zu einer Verkalkung im Knorpelgewebe. Die Summe der Veränderungen führt im Alter nicht zwangsläufig zu einer Arthrose, sie tritt jedoch mit zunehmendem Alter immer häufiger auf. Männer und Frauen sind bis etwa 60 Jahre gleich häufig von einer Arthrose betroffen. In höherem Lebensalter erkranken deutlich mehr Frauen als Männer an einer Arthrose.

***Frauen sind insgesamt häufiger von Arthrosen betroffen als Männer.***

Wahrscheinlich ist die Arthrose keine einheitliche Erkrankung, sondern die Folge verschiedener Schädigungsmuster mit der gemeinsamen Folge der Knorpelschädigung. Neueren Erkenntnissen zufolge ist bei Arthrose-Patienten ein Eiweiß-Molekül *(Syndecan 4)* auf der Oberfläche der Knorpelzellen für die Bildung eines zerstörerischen anderen Eiweißes *(ADAMTS 5)* verantwortlich, das zunehmende Knorpelschäden verursacht.

Liegt der Arthrose eine **erkennbare Ursache** als Auslöser zu Grunde, wird dies als *sekundäre Arthrose* bezeichnet. Erst nach Auftreten dieser Ursache kommt es im zweiten Schritt (daher *sekundär*) zur zunehmenden Schädigung des bis dahin intakten Gelenkknorpels.

Beispielsweise können **Überlastungen** in Beruf und Sport Auslöser für einen Knorpelschaden sein. Schweres Heben bei gleichzeitiger Kniebeugung sowie längeres Arbeiten im Knien tritt bei körperlich stark arbeitenden Menschen wie Landwirten oder Handwerkern häufig auf. Solche Belastungen können langfristig zu einer Arthrose führen.

Jedes Kilogramm **Körpergewicht** bewirkt eine Belastung am Knie von etwa 3 Kilogramm. Mit zunehmendem Übergewicht steigt daher das Risiko für eine Kniearthrose.

Auch Abweichungen der **Gelenkachsen** wie beim O-Bein oder X-Bein führen häufig zu einer Kniearthrose.

Des Weiteren kann die Knorpelschicht durch **Unfälle** direkt geschädigt werden, Knorpelstücke können sich vom Knochen lösen, sie werden als *Knorpel-Flake* bezeichnet. Knochenbrüche können bis in den Gelenkknorpel reichen und dabei eine Stufe im Knorpel hinterlassen, was aufgrund der entstandenen Unebenheit langfristig zur Arthrose führt.

**Gelenkentzündungen** treten im Rahmen einer rheumatischen Erkrankung, Gicht, Schuppenflechte oder einer Infektion mit Bakterien auf. Das Entzündungsgeschehen greift den Knorpel direkt an und führt zu einer Abnahme der Knorpeldicke. Auch Stoffwechselerkrankungen können zu einer Ausweitung bestehender Knorpelschäden führen.

**Mangelnde körperliche Aktivität** trägt ebenfalls zur Entwicklung einer Arthrose bei. Ein Gelenk lebt von Bewegung, der Knorpel wird nur bei Bewegung ernährt. Ohne Bewegung wird der Knorpel dünner, er sammelt mehr Wasser und verliert wertvolle Substanzen. Wie schnell eine Arthrose fortschreitet, ist nicht vorherzusagen. Manche Arthrosen verändern sich über Jahrzehnte kaum und führen zu keinen Beschwerden. Andere Arthrosen schreiten innerhalb von Monaten rasch fort und enden in einer schmerzhaften Gelenkzerstörung.

***Die Arthrose tritt am häufigsten an den kleinen Gelenken der Wirbelsäule und an den großen Gelenken wie Knie- und Hüftgelenk auf. Prinzipiell können alle Gelenke des Körpers von einer Arthrose befallen werden.***

## ■ Veränderungen des Knorpels bei Arthrose

Eine der ersten Veränderungen bei der Arthrose ist der Verlust von großen Molekülen *(Proteoglykanen)* im Knorpel. Das Netzwerk aus Bindegewebe *(Kollagen)* wird lockerer, was zu einer Erweichung des Knorpels und zu vermehrter Wassereinlagerung führt. Dies hat einen Verlust an Belastbarkeit zur Folge.

Im Knorpel treten Auffaserungen und kleine Risse auf, die sich zu immer größeren Knorpelschäden ausweiten. Anfangs sind nur oberflächliche Schichten des Knorpels betroffen. Später reichen die Risse bis in tiefe Schichten des Knorpels und bis zum Knochen hin. Dehnen sich die Risse aus, können sich Knorpelstücke vom Knochen lösen.

Damit ist das Endstadium der Arthrose erreicht: Der Knochen ist nicht mehr von Knorpel bedeckt und liegt blank. Man spricht von einer *Knorpelglatze.*

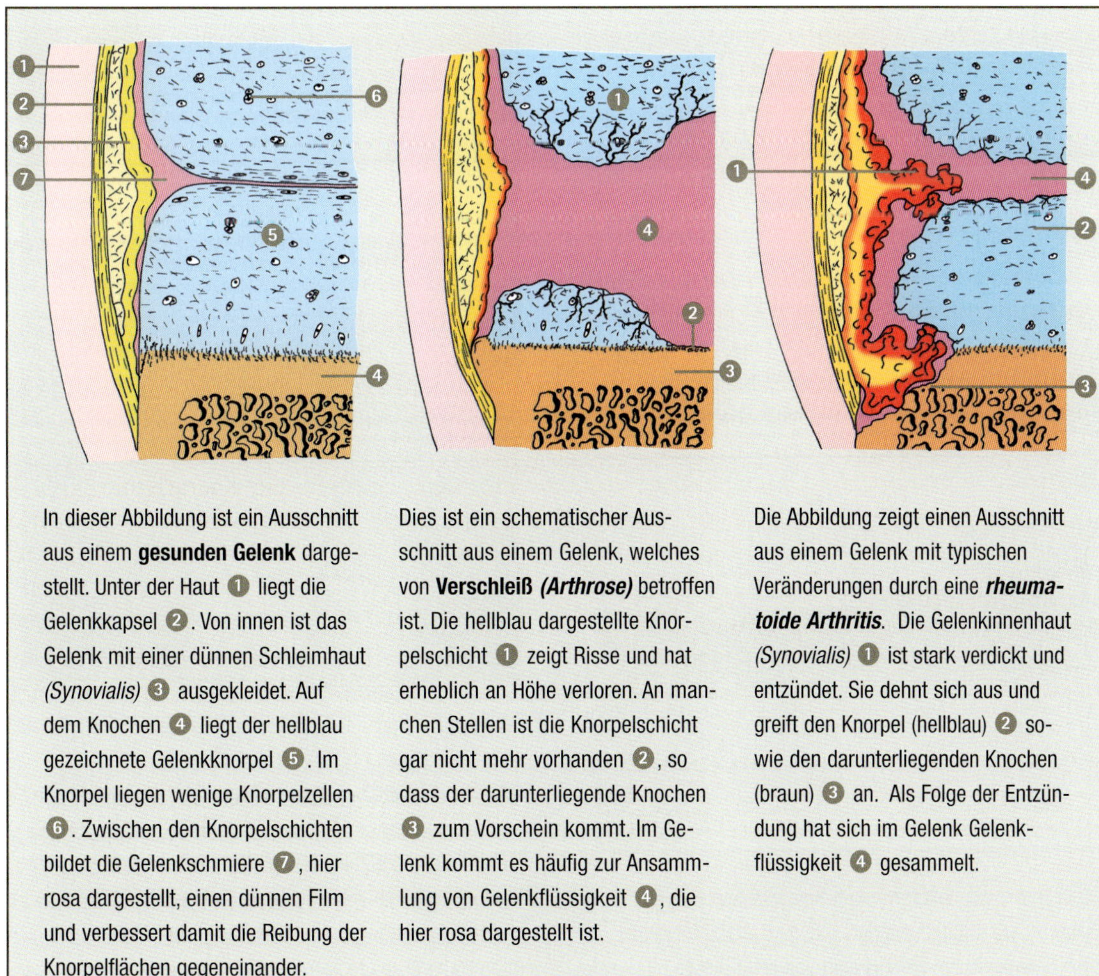

In dieser Abbildung ist ein Ausschnitt aus einem **gesunden Gelenk** dargestellt. Unter der Haut ❶ liegt die Gelenkkapsel ❷. Von innen ist das Gelenk mit einer dünnen Schleimhaut *(Synovialis)* ❸ ausgekleidet. Auf dem Knochen ❹ liegt der hellblau gezeichnete Gelenkknorpel ❺. Im Knorpel liegen wenige Knorpelzellen ❻. Zwischen den Knorpelschichten bildet die Gelenkschmiere ❼, hier rosa dargestellt, einen dünnen Film und verbessert damit die Reibung der Knorpelflächen gegeneinander.

Dies ist ein schematischer Ausschnitt aus einem Gelenk, welches von **Verschleiß *(Arthrose)*** betroffen ist. Die hellblau dargestellte Knorpelschicht ❶ zeigt Risse und hat erheblich an Höhe verloren. An manchen Stellen ist die Knorpelschicht gar nicht mehr vorhanden ❷, so dass der darunterliegende Knochen ❸ zum Vorschein kommt. Im Gelenk kommt es häufig zur Ansammlung von Gelenkflüssigkeit ❹, die hier rosa dargestellt ist.

Die Abbildung zeigt einen Ausschnitt aus einem Gelenk mit typischen Veränderungen durch eine ***rheumatoide Arthritis***. Die Gelenkinnenhaut *(Synovialis)* ❶ ist stark verdickt und entzündet. Sie dehnt sich aus und greift den Knorpel (hellblau) ❷ sowie den darunterliegenden Knochen (braun) ❸ an. Als Folge der Entzündung hat sich im Gelenk Gelenkflüssigkeit ❹ gesammelt.

Durch die Knorpelschädigung entstehen Knorpelabriebprodukte, die zu einer Reizung der Gelenkinnenhaut und der Gelenkkapsel führen. Dies löst in Abwehrzellen *(Makrophagen, Lymphozyten)* die Freisetzung von Stoffen *(Interleukine, Tumor-Nekrose-Faktor alpha)* aus, die den Stoffwechsel der Knorpelzellen hemmen oder den Knorpel direkt schädigen *(Kollagenasen, Aggrekanasen)*.

Produktion und Qualität der **Hyaluronsäure** nehmen ab. Dadurch wird die Gelenkschmiere dünnflüssiger. Ihr schützender Effekt geht zunehmend verloren, was ein weiteres Fortschreiten der Arthrose begünstigt. Durch den Verlust an Hyaluronsäure reagieren Schmerzrezeptoren empfindlicher, das Gelenk ist schmerzhafter.

## ■ Einteilung der Knorpelschäden und Arthrosestadien

Es gibt **zahlreiche Klassifikationen** zur Einteilung der Knorpelschäden und der Arthrosestadien. Sie werden nicht einheitlich verwendet. Am häufigsten wird die Einteilung nach *Outerbridge* (Grad I-IV, Grad 1-4) und zunehmend die Einteilung nach

**Stadium 0** / Grad 0 / **keine Arthrose**:
Es liegt kein Knorpelschaden vor.

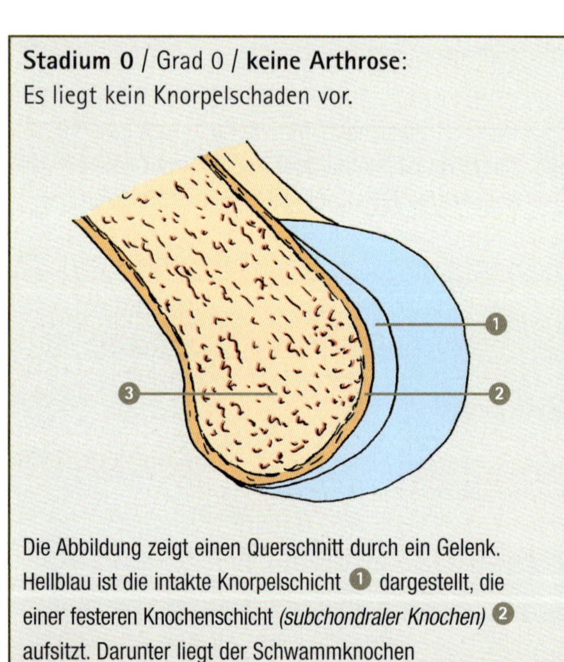


Die Abbildung zeigt einen Querschnitt durch ein Gelenk. Hellblau ist die intakte Knorpelschicht ❶ dargestellt, die einer festeren Knochenschicht *(subchondraler Knochen)* ❷ aufsitzt. Darunter liegt der Schwammknochen *(Spongiosa)* ❸, der das Knochenmark enthält.

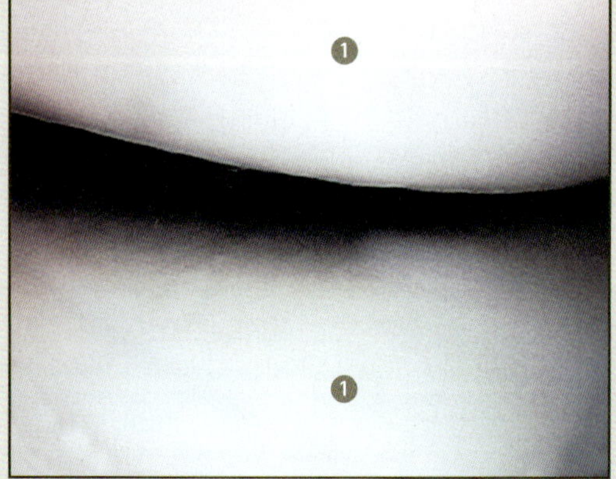


Das Foto wurde während einer Kniegelenkspiegelung *(Arthroskopie)* aufgenommen und zeigt intakten Knorpel. Die Gelenkflächen ❶ sind glatt und ohne Risse.

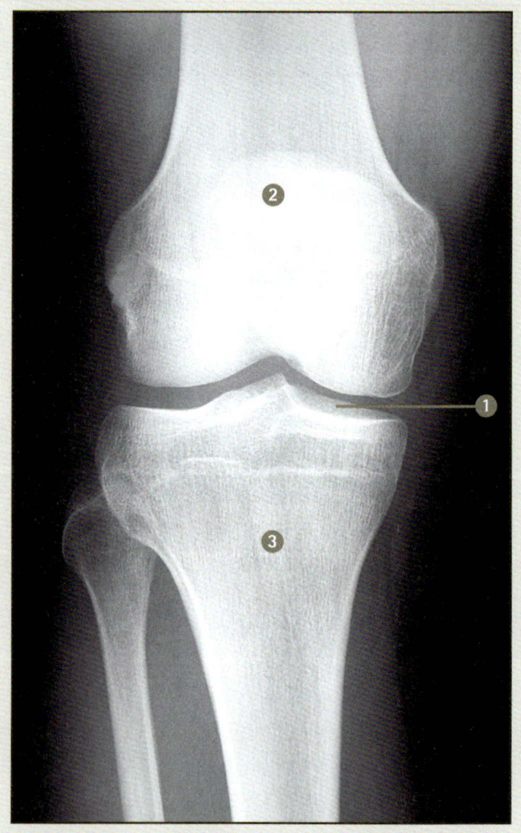


Röntgenbild eines intakten rechten Kniegelenks von vorne betrachtet. Als *Gelenkspalt* ❶ wird der im Röntgenbild sichtbare Spalt zwischen Oberschenkel ❷ und Unterschenkel ❸ bezeichnet. Dabei handelt es sich nicht um einen wirklichen Spalt, sondern um die Knorpelschichten von Ober- und Unterschenkel, die *strahlendurchlässig* sind und deshalb von Röntgenstrahlen nicht dargestellt werden.

**Stadium I** / Grad I / **beginnende Arthrose**:
Der Knorpel ist *erweicht* oder er weist sehr oberflächliche Risse auf. Im Röntgenbild zeigen sich erste Reaktionen am Knochen (Verdichtungen, sog. *Sklerosen*). Durch die erhöhte Druckbelastung des Knochens unter dem geschädigten Knorpel werden knochenbildende Zellen *(Osteoblasten)* stimuliert, was zu einer Verdichtung der Knochensubstanz, einer *subchondralen Sklerosierung*, führt.

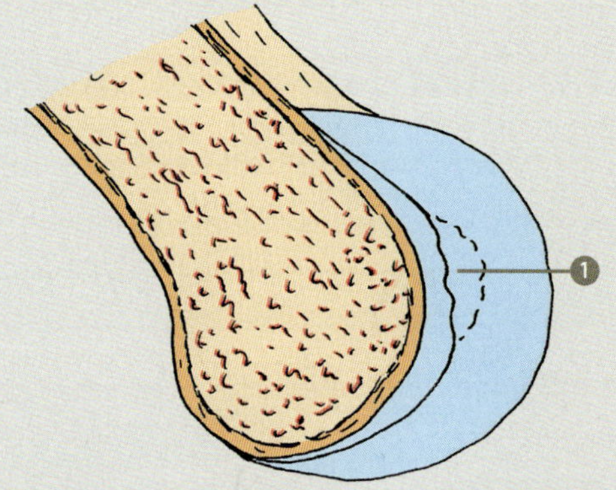


Der Knorpel ist an dieser Stelle ❶ weicher oder weist sehr oberflächliche Risse auf.

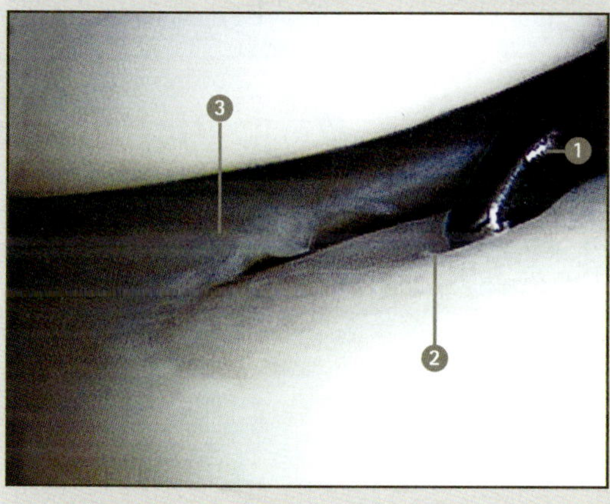


Auch dieses Foto wurde während einer Kniegelenkspiegelung aufgenommen. Bei stärkerem Druck durch den Tasthaken ❶ lässt sich der Knorpel ❷ im Anfangsstadium einer Arthrose stärker eindrücken. Im Hintergrund ist der Meniskus ❸ zu erkennen.

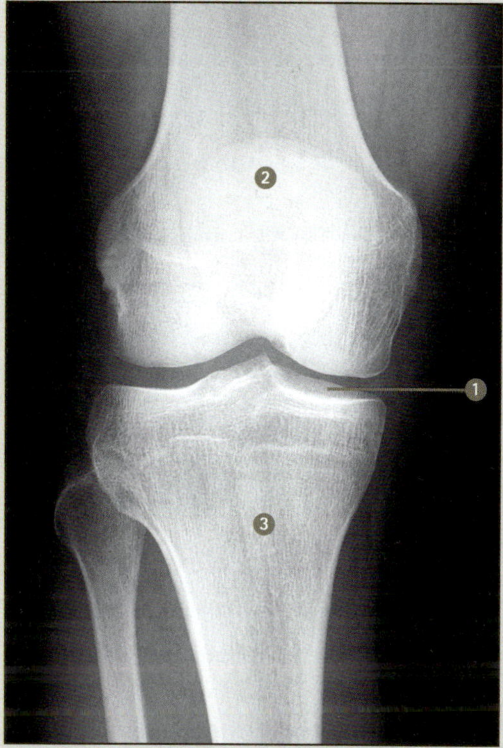


Röntgenbild eines intakten rechten Kniegelenks von vorne betrachtet. Als *Gelenkspalt* ❶ wird der im Röntgenbild sichtbare Spalt zwischen Oberschenkel ❷ und Unterschenkel ❸ bezeichnet. Dabei handelt es sich nicht um einen wirklichen Spalt, sondern um die Knorpelschichten von Ober- und Unterschenkel, die *strahlendurchlässig* sind und deshalb von Röntgenstrahlen nicht dargestellt werden. Veränderungen im 1. Stadium sind im Röntgenbild noch nicht zu erkennen.

der ICRS (*International Cartilage Repair Society*; Grad 0-4 mit weiteren Unterteilungen) vorgenommen. Dabei wird zwischen Beschwerden, Veränderungen im Röntgenbild, in der Kernspintomographie sowie während einer Gelenkspiegelung *(Arthroskopie)* sichtbaren Veränderungen unterschieden. Im Rahmen einer Gelenkspiegelung werden Knorpelschäden häufig als *Chondropathie* oder *Chondromalazie* bezeichnet und nach *Outerbridge* in Grad 0-IV eingeteilt (0°-IV°).

Die Einteilung in den Kästen gibt eine Zusammenfassung der am häufigsten verwendeten Klassifikationen.

## Symptome und Beschwerden

Der Beginn einer Arthrose kann zunächst ohne Symptome einhergehen. Das Gelenk bleibt trotz eines Knorpelschadens oft erstaunlich lange schmerzfrei, so dass der Patient nicht merkt, dass ein Knorpelschaden besteht und fortschreitet.

**Stadium II** / Grad II / **geringe Arthrose**:
Die Risse im Knorpel reichen höchstens bis zur Hälfte der Knorpeldicke. Die Knorpelschicht wird dünner, an den Gelenkrändern bildet sich neuer Knochen. Diese Knochenwülste *(Osteophyten)* lassen sich im Röntgenbild ebenso erkennen wie eine Verschmälerung des Gelenkspalts. Mit der Ausbildung der Knochenwülste versucht der Körper, die Last auf eine größere Fläche zu verteilen.

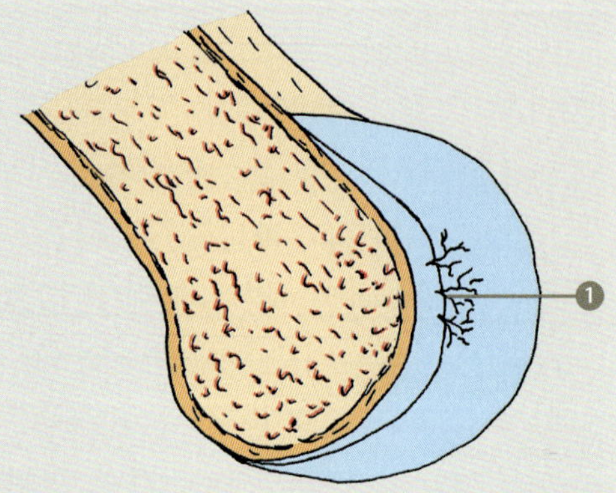


Im Knorpel sind deutlich Risse 1 zu erkennen, die bis in die Mitte der Knorpelschicht reichen.

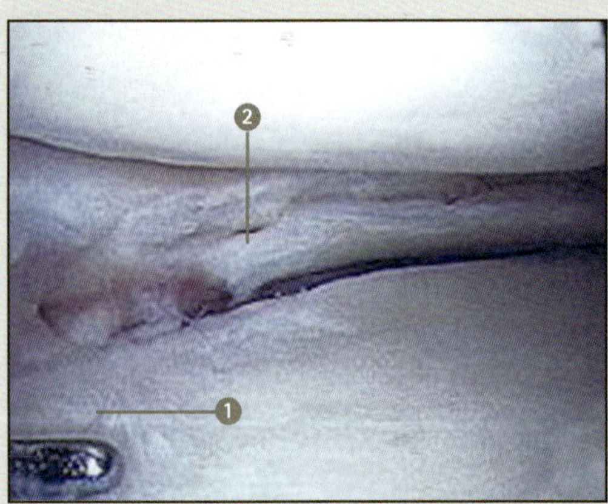


Die Knorpeloberfläche des Unterschenkels weist leichte Auffaserungen und kleine Risse 1 auf. Das Foto wurde während einer Kniegelenkspiegelung aufgenommen, die wegen eines Meniskusschadens 2 durchgeführt wurde.

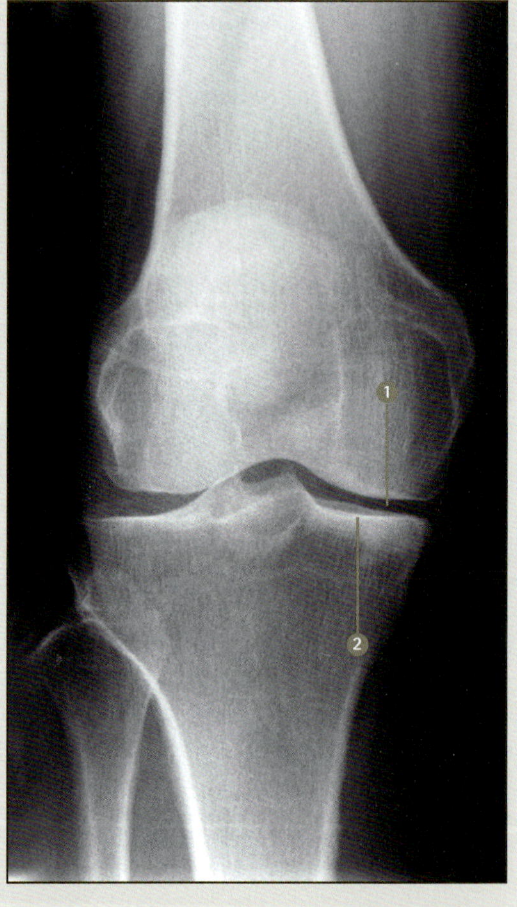


Röntgenbild des rechten Knies einer 69-jährigen Patientin. Der sog. *Gelenkspalt* 1 ist an der Innenseite leicht verschmälert. An dem darunterliegenden Knochen liegen bereits Verdichtungen *(Sklerosen)* 2 vor.

***Aus der Ausprägung einer Arthrose im Röntgenbild können nicht automatisch Rückschlüsse auf die Beschwerden des Patienten gezogen werden. Nur 20–30% der Patienten mit Veränderungen im Röntgenbild durch eine Arthrose beklagen auch Beschwerden.***

Daher suchen die meisten Patienten erst einen Arzt auf, wenn die Knorpelschäden ausgeprägt sind und zu Symptomen führen. Andererseits kann durch die im Röntgenbild zu sehende Arthrose nicht immer auf Beschwerden geschlossen werden. So sind im Röntgenbild deutlich sichtbare Arthrosen für den Patienten oft erträglich, während leichtere Veränderungen im Röntgenbild durchaus Beschwerden machen können.

## Gelenksteifigkeit

Ein erstes Symptom der Arthrose ist ein **Steifigkeitsgefühl** im betroffenen Gelenk. Es tritt vor allem nach Ruhephasen auf, z. B. morgens nach dem Aufstehen oder nach längerem Sitzen. In der Anfangsphase einer Arthrose verschwindet es mit

Bewegung des Gelenks. Nimmt die Arthrose zu, dauern die Phasen des Steifigkeitsgefühls länger an. Kälte verschlimmert das Gefühl.

## Schmerzen

**Schmerzen** sind das **Hauptsymptom** der Arthrose. In den Anfangsstadien tritt der Schmerz kurzzeitig nach einer Ruhephase auf und klingt nach wenigen Bewegungen des Gelenks wieder ab. Man spricht von *Einlaufschmerzen*. Je schwerer die Arthrose wird, desto länger dauert die Schmerzphase an, bis schließlich ein Dauerschmerz bleiben kann.

Eine zunehmende Belastung des Gelenks verschlimmert die Schmerzen. Können Patienten z.B. mit einer Kniearthrose anfangs noch mehrere Stunden gehen, so wird das Gehvermögen durch einsetzende Schmerzen mit der Zeit immer geringer. In der

**Stadium III** / Grad III / **mäßige Arthrose**:
Die gesamte Knorpeldicke ist bis zum darunterliegenden *(subchondralen)* Knochen aufgerissen. Die sonst glatte Knorpeloberfläche ist in weiten Teilen tief zerklüftet und ähnelt im Aussehen einem *Eisbärenfell*. Auf Röntgenaufnahmen ist eine weitere Verschmälerung des Gelenkspalts zu beobachten. Die Gelenkfläche wird uneben und die seitlichen Knochenwülste *(Osteophyten)* nehmen zu.

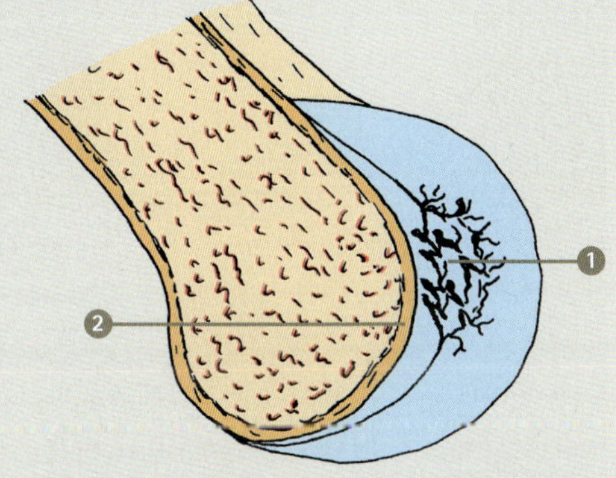


Es ist zu erkennen, dass sich die Risse im Knorpel ❶ bis zur darunterliegenden Knochenschicht ❷ ausgedehnt haben. Die Oberfläche des Knorpels ist zudem tief zerklüftet und ähnelt dem Aussehen eines *Eisbärenfells*.

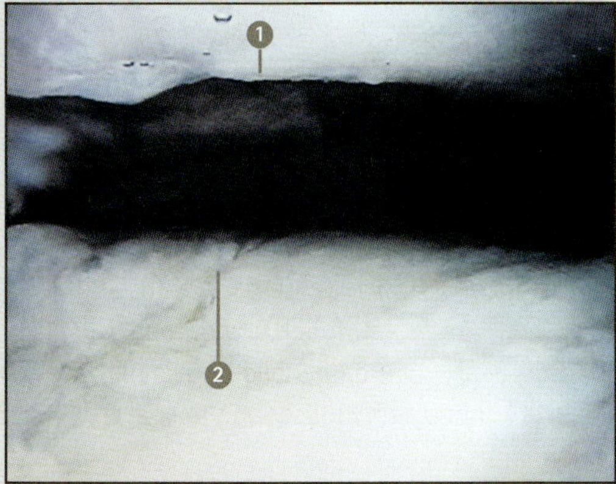


Das Foto zeigt einen deutlichen Knorpelschaden an der Rückfläche der Kniescheibe ❶ und an deren Gleitlager ❷. Die raue und zerklüftete Struktur wird häufig mit einem *Eisbärenfell* verglichen.

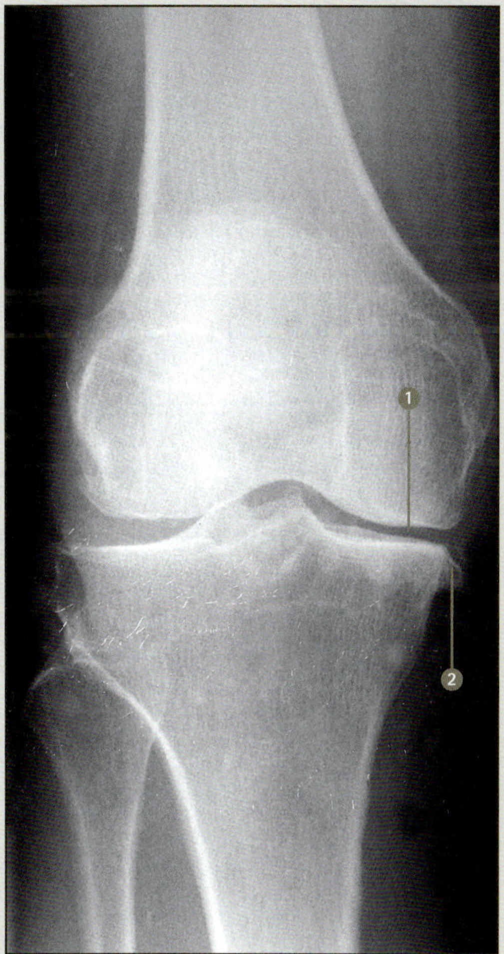


Das Röntgenbild zeigt das Knie der gleichen Patientin, jetzt im Alter von 74 Jahren. Der sog. *Gelenkspalt* ❶ hat sich weiter verschmälert und die Knochenneubildungen am Gelenkrand *(Osteophyten)* ❷ haben zugenommen.

**Stadium IV** / Grad IV / **schwere Arthrose**:
Der Knorpel ist bis zur Knochenschicht abgerieben oder aufgebrochen, der Knochen liegt blank. Dies wird als *Knorpelglatze* bezeichnet und ist das Endstadium der Arthrose. Der Gelenkspalt ist im Röntgenbild kaum oder gar nicht mehr zu erkennen. Die Knochenwülste nehmen an Größe zu und es treten weitere Schäden am Gelenk auf. So kann das Gelenk zur Seite abweichen, was zu einer Änderung der Gelenkachse führt. Im Knochen bilden sich Hohlräume *(Zysten)* und zum Teil kommt es zu Einbrüchen in die Knochensubstanz.

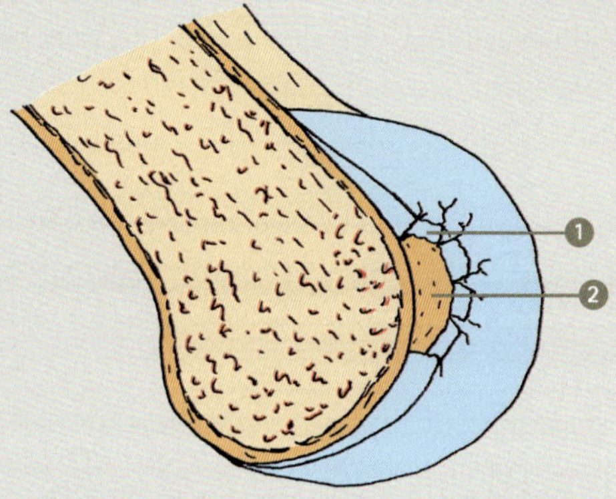


Die Knorpelschicht ❶ ist in ihrer gesamten Dicke weggebrochen, so dass der darunterliegende *(subchondrale)* Knochen ❷ zum Vorschein kommt.

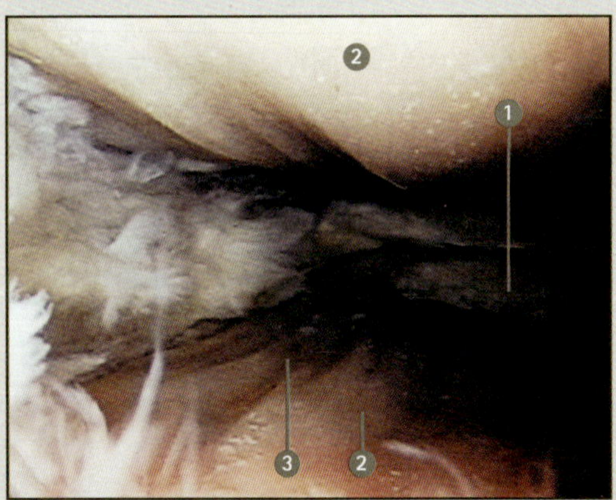


Das Foto zeigt das Endstadium einer Arthrose. Es findet sich nur noch wenig Knorpel ❶. Auf einer großen Fläche ist am Ober- und Unterschenkel der Knochen ❷ zu sehen, die Knorpelschicht ist hier vollständig verschwunden. Im Knochen haben sich bereits tiefe Rillen ❸ gebildet.

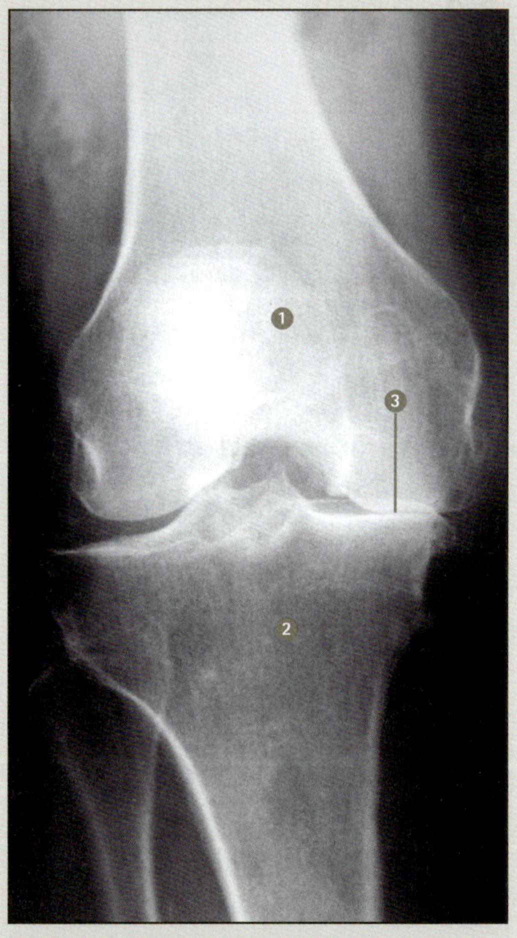


Als dieses Röntgenbild aufgenommen wurde, war dieselbe Patientin 76 Jahre alt. Der Knorpel an Oberschenkel ❶ und Unterschenkel ❷ ist aufgebraucht, der sog. *Gelenkspalt* ❸ damit auf der Innenseite nicht mehr zu erkennen. Die Knochenflächen berühren sich.

Endphase der Erkrankung kann jede Gelenkbewegung schmerzhaft sein.

## ■ Gelenkschwellung

Als Folge des Knorpelabriebs bildet die Gelenkinnenhaut vermehrt Flüssigkeit, die sich im Gelenk sammelt. Dies wird als **Ergussbildung** oder *Gelenkerguss* bezeichnet. Je nach Größe des Gelenks können sich Ergüsse von über 100 Milliliter bilden.

Das Gelenk kann prall gefüllt sein und die Gelenkbeweglichkeit damit deutlich einschränken. Gleichzeitig liegen oft eine Überwärmung und eine leichte Rötung des Gelenks vor. Diese schmerzhafte Phase einer Arthrose wird als *aktivierte Arthrose* bezeichnet.

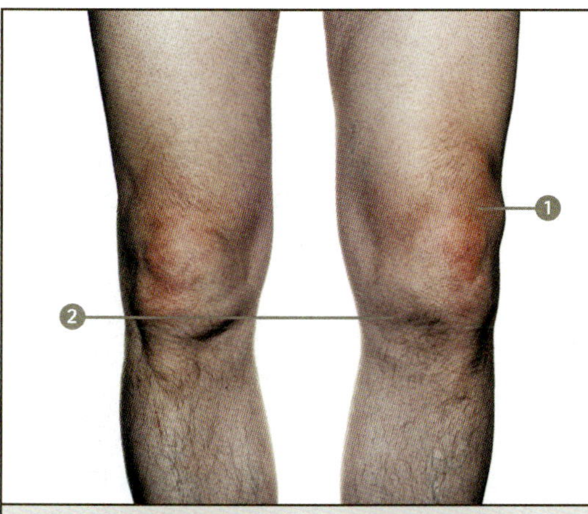


Das Foto zeigt die Knie eines 52-jährigen Patienten. Im Vergleich zum gesunden rechten Knie hat sich im linken Knie Flüssigkeit *(Gelenkerguss)* gebildet, die sich oberhalb ❶ der Kniescheibe ansammelt. Zudem weist das betroffene Knie eine vermehrte O-Bein-Stellung sowie eine Verbreiterung der Gelenkfläche des Unterschenkels ❷ auf. Es besteht eine fortgeschrittene Arthrose des Knies, eine *Gonarthrose*.

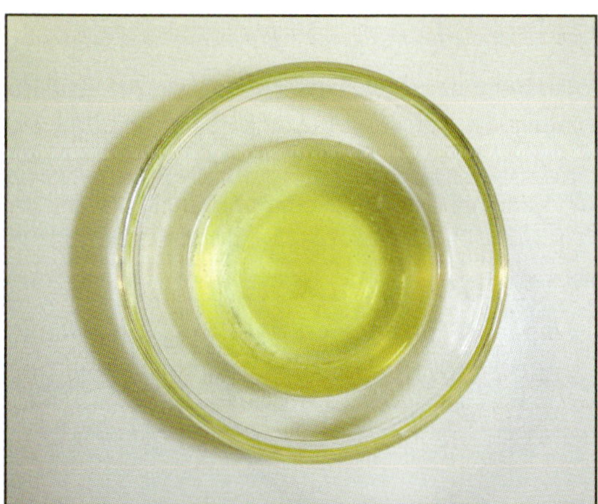

Dieses Foto zeigt Flüssigkeit aus einem Kniegelenk, welche sich als Folge einer Arthrose gebildet hat. Es handelt sich um eine leicht gelbe, relativ klare und etwas zähflüssige *(visköse)* Flüssigkeit *(Gelenkerguss)*.

### ■ Gelenkvergrößerung (Verplumpung)

Der Körper versucht, durch eine Vergrößerung der Gelenkflächen den Druck im geschädigten Gelenk besser zu verteilen. Dazu bilden sich an den Gelenkrändern **knöcherne Wülste** *(Osteophyten)*. Das Gelenk wird breiter als ein gesundes, es wirkt *verplumpt*. Die knöchernen Wülste sind z. B. bei Arthrosen der Hände gut zu sehen und zu tasten.

### ■ Bewegungsverlust

Schmerzen, Knochenwülste und die Schäden am Gelenkknorpel führen zu einem zunehmenden **Verlust der Gelenkbeweglichkeit**. Das Beugen des Gelenks fällt zunehmend schwer, später kann es nicht mehr gerade gestreckt werden. Bei der Knie-Arthrose ist z. B. die Kniehocke kaum noch durchführbar. Arthrosen der Hüftgelenke erschweren durch den Bewegungsverlust z. B. die Fußpflege oder das Binden der Schuhe. Werden die Hände von Arthrose befallen, kann die Hand nicht mehr ganz geschlossen werden.

Oftmals kommt es mit einer Abnahme der Beweglichkeit auch zu einer Abnahme der Beschwerden. Lässt man der Arthrose ihren natürlichen Verlauf, kommt es nach Jahren zu einer völligen **Einsteifung** des Gelenks. Es hat dann im Wesentlichen seine Funktion verloren, ist oftmals aber auch schmerzfrei.

### ■ Weitere Folgen des Gelenkverschleißes

Als Folge einer Arthrose sind auch **Bänder** und Gelenkkapseln betroffen. Sie werden falsch beansprucht, stark gedehnt und schmerzhaft gereizt. Aufgrund der geringeren Beanspruchung schwindet die **Muskulatur** *(Atrophie)* und wird schwächer. Bei einer Knie-Arthrose ist z. B. der Umfang der Oberschenkelmuskeln verringert. Schwache

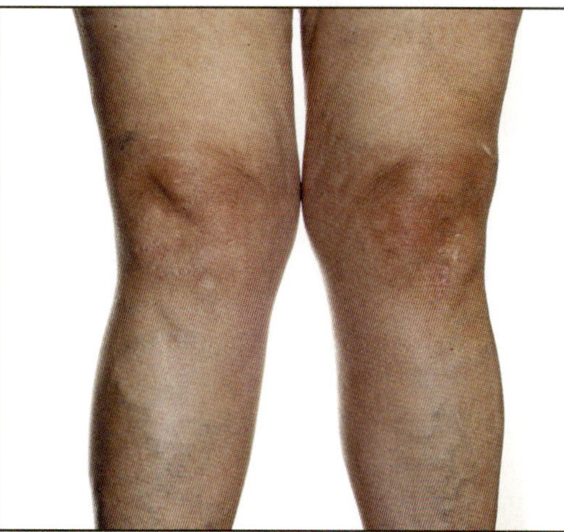

Diese Patientin leidet an einem Gelenkverschleiß an der Außenseite des Knies (v.a. rechts). Als Folge des Verschleißes hat sich ein X-Bein entwickelt. Diese Fehlstellung verstärkt wiederum den Verschleiß an der Außenseite, womit wiederum die X-Bein-Fehlstellung weiter zunimmt.

Muskeln verschlechtern jedoch die Gelenkstabilität. Ein Teufelskreis entsteht: Die Arthrose schwächt die Muskeln und die schwachen Muskeln wiederum fördern die Arthrose.

Die genannten Veränderungen an Bändern, Kapseln, Sehnen und Muskeln führen zusammen mit den Veränderungen an Knorpel und Knochen zu Abweichungen der **Gelenkachse**. An den Knien können sich O-Beine oder X-Beine ausbilden, bei Arthrosen der Fingergelenke *schiefe* Finger.

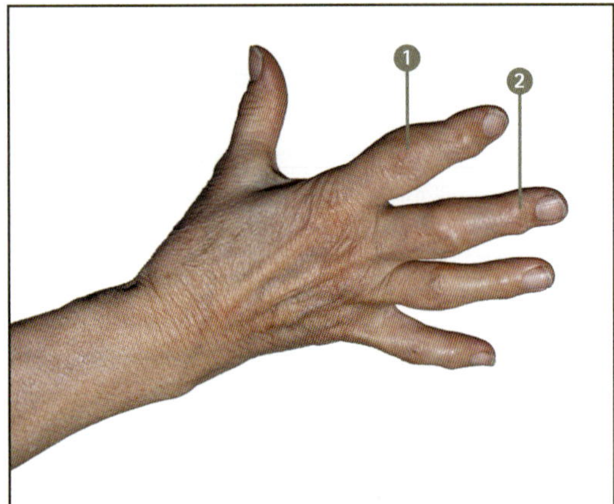


Das Foto zeigt fortgeschrittene Arthrosen vor allem an den Mittelgelenken ❶ und an den Endgelenken ❷ vieler Finger. Als Folge hat sich die Stellung der Finger deutlich geändert.

Schrumpfende Bänder halten das Gelenk in der Fehlstellung. So führt eine Hüft-Arthrose z. B. dazu, dass die Hüfte nicht mehr gestreckt und gedreht werden kann. Der betroffene Patient steht vorgebeugt und verdreht.

## Untersuchung und Diagnostik

Mit der Erhebung der Krankengeschichte *(Anamnese)* werden die Art, die Häufigkeit und die Dauer der Beschwerden durch den Verschleiß genau erfasst. Sie ist die wesentliche Grundlage für die spätere Therapie, die sich vor allem nach den Beschwerden des Patienten und weniger nach den Veränderungen im Röntgenbild richtet.

An die Befragung schließt sich die Untersuchung des betroffenen Gelenks an. Es wird betrachtet, um Deformierungen zu erkennen, und genau abgetastet, um die Ursache der Beschwerden zuordnen zu können. Daran schließen sich je nach Gelenk spezielle Funktionstest an, die Auskunft darüber geben, wie stark das Gelenk durch die Arthrose in seiner Funktion eingeschränkt ist. Meist werden die umliegenden Gelenke mit untersucht.

Weitere diagnostische Maßnahmen:

### ■ Röntgen

Die **häufigste** Methode zur Darstellung einer Gelenkschädigung ist das Röntgen. Das Röntgenbild stellt in erster Linie den Knochen dar. Knorpelgewebe ist strahlendurchlässig, so dass seine Schäden anhand der Röntgenuntersuchung nicht direkt dargestellt werden können. Als Folge der Knorpelschäden kommt es jedoch mit der Zeit auch zu Veränderungen am Knochen, die dann im Röntgenbild zu erkennen sind.

Eine Veränderung im Röntgenbild, die auf eine Arthrose hinweist, ist eine Höhenabnahme der Knorpeldicke, was sich in einer Höhenabnahme des sog. *Gelenkspalts* zeigt. Aufgrund der höheren Belastung des Knochens kommt es zu Verdichtungen der Knochensubstanz *(Sklerose)* und zur Ausbildung knöcherner Anbauten *(Osteophyten)*. Im Knochen können sich Hohlräume bilden, die sich mit weichem Bindegewebe füllen *(Zysten)*.

***In vielen Fällen liefert das Röntgenbild bereits ausreichende Informationen, so dass weitere Untersuchungen nicht notwendig sind.***

### ■ Ultraschalluntersuchung

Mit Hilfe einer Ultraschalluntersuchung können Flüssigkeitsansammlungen in und um das Gelenk dargestellt werden. Veränderungen der Gelenkinnenhaut werden zum Teil sichtbar. Eine direkte Darstellung der Veränderungen am Knorpel gelingt mit dieser Methode nicht.

### ■ Kernspintomographie (Magnetresonanztomographie, MRT)

Mit der Kernspintomographie kann die Knorpelschicht am besten dargestellt werden. Es ist eine Technik, die ohne Röntgenstrahlen auskommt. Sie ist in der Frühphase der Arthrose, bei jungen Patienten und bei umfassenderen Gelenkschäden unentbehrlich. Zur Darstellung einer im Röntgenbild bereits klar zu erkennenden Arthrose ist sie in der Regel nicht notwendig, da sie kaum weitere Informationen bietet.

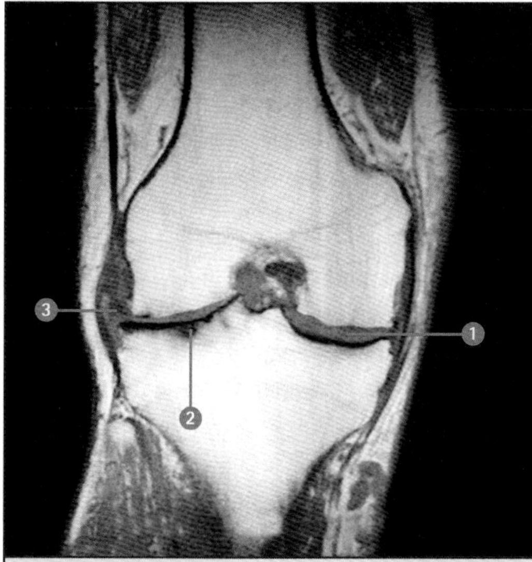


Kernspintomographie eines Knies (von vorne betrachtet). Es zeigen sich viele Zeichen einer Arthrose, z. B. eine Verschmälerung des Gelenkspalts ①, die Bildung von sog. *Zysten* im Knochen ② und das Vorhandensein von knöchernen Wülsten *(Osteophyten)* ③.

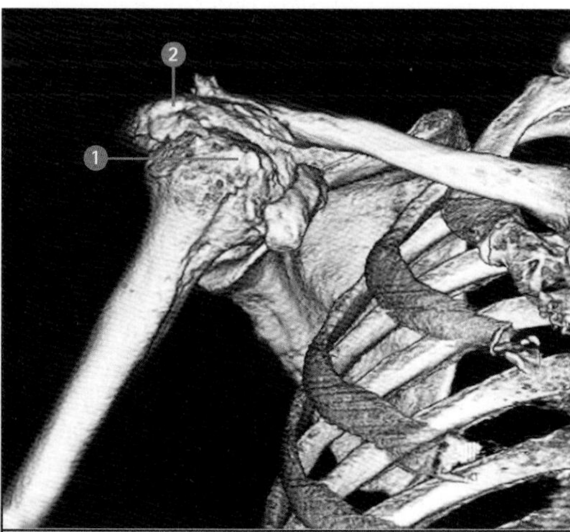


Die Abbildung zeigt die Computertomographie einer rechten Schulter in der Betrachtung von vorne. Der Oberarmkopf ① ist nicht mehr von einer glatten Knorpelschicht überzogen, sondern ist zerfurcht und durch Verschleiß *(Arthrose)* verändert. Durch einen Schaden an den Sehnen hat er sich bis unter das Schulterdach ② geschoben.

### ■ Computertomographie (CT)

Die Computertomographie arbeitet ebenfalls mit Röntgenstrahlen. Sie liefert genaue Informationen über den Zustand des Knochens und wird zur Planung operativer Eingriffe eingesetzt. Zur Darstellung einer *einfachen* Arthrose ist sie meist nicht notwendig. Ein Röntgenbild reicht dazu in der Regel aus.

### ■ Knochenszintigraphie

Bei der szintigraphischen Untersuchung wird eine radioaktiv markierte Substanz in die Blutbahn gespritzt. Innerhalb von Stunden verteilt sich die Substanz im Körper. Kommt es im Rahmen einer Arthrose zu einer erhöhten Aktivität des Knochenstoffwechsels, sammelt sich die Substanz im Knochen oder der Gelenkinnenhaut an. Diese Anreicherung kann sichtbar gemacht werden und gibt wichtige Hinweise zur Erkrankung.

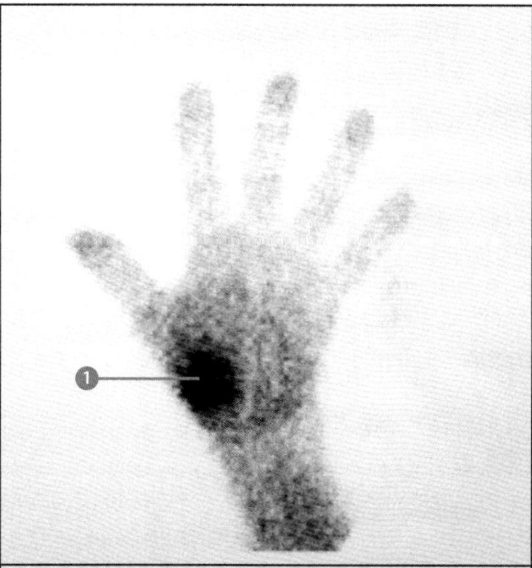


Die Abbildung zeigt eine Knochenszintigraphie der Hand. Dabei ist deutlich zu erkennen, dass sich die radioaktiv markierte Substanz am Daumensattelgelenk ① anreichert.

Die Untersuchung wird zur Klärung spezieller Fragen eingesetzt. Sie ist nicht notwendig, wenn die Beschwerden des Patienten bereits durch die Veränderungen im Röntgenbild zu erklären sind.

## Therapie

Das Ziel der Therapie einer Arthrose ist die Linderung von Schmerzen, die Verbesserung der Gelenkfunktion und der Versuch, das Fortschreiten der Arthrose zu verlangsamen. Dazu werden häufig mehrere Therapien miteinander kombiniert.

Die Heilung einer Arthrose ist nicht möglich. Durch keine Maßnahme lässt sich zum heutigen Zeitpunkt ein geschädigter Gelenkknorpel wieder in seinen ursprünglichen Zustand zurückversetzen.

***Eine Arthrose kann nicht geheilt, aber in jeder Phase der Erkrankung behandelt werden.***

Auch wenn eine *Heilung* nicht in Aussicht gestellt werden kann, gibt es in jeder Phase der Arthrose gute und sinnvolle Behandlungsmöglichkeiten. Diese Möglichkeiten, ihre Grenzen und Risiken werden im Folgenden erläutert. Welche dieser Maßnahmen in Frage kommen, wird vom Patienten und seinem behandelnden Arzt entschieden.

## Nicht-operative *(konservative)* Therapie

### ■ Entlastung

Durch eine **Entlastung** des Gelenks werden die auf den Knorpelschaden einwirkenden Kräfte vermindert. Damit wird das Fortschreiten der Arthrose verlangsamt. Die Möglichkeiten der Entlastung sind von Gelenk zu Gelenk verschieden.

Sind Hüftgelenke, Kniegelenke, Fußgelenke oder Gelenke der Lendenwirbelsäule von einer Arthrose betroffen, sollte ein bestehendes **Übergewicht** abgebaut werden, da es zu einem Fortschreiten der Arthrose führt. Jedes Kilogramm Körpergewicht belastet die Gelenke der Beine um drei Kilogramm.

Die Ernährung sollte unter professioneller Anleitung von Ärzten oder einem Ernährungsberater umgestellt werden. Daneben ist ein aktives Bewegungsprogramm notwendig, was sich daran orientiert, wie stark ein geschädigtes Gelenk belastet werden kann.

***Eine der wichtigsten Maßnahmen in der Therapie von Arthrosen an Hüft-, Knie oder Fußgelenken ist die Normalisierung des Körpergewichts. Sie ist wirkungsvoller als jedes Medikament.***

Sportliche oder berufliche **Tätigkeiten**, die ein Gelenk dauernd belasten, sollten vermindert oder ganz eingestellt werden. So führt beispielsweise Tennisspielen zu einem rascheren Fortschreiten einer bestehenden Kniearthrose, leichtes Radfahren dagegen ist weniger problematisch. Ein Schlosser oder Maurer leidet stärker unter einer Arthrose der Hände als ein Büroangestellter. Da er die Hände berufsbedingt stetig stark belastet, schreitet die Arthrose außerdem schneller fort. Zum Teil können erhebliche Änderungen der Lebensumstände notwendig werden, wie z.B. ein Berufswechsel oder die Aufgabe einer über Jahre praktizierten Sportart.

**Bandagen**, **Gelenkstützen** *(Orthesen)* und andere **Hilfsmittel** führen bei vielen Patienten zu einer Entlastung der Gelenke. Die Stimulation von Druckrezeptoren in der Haut bewirkt eine bessere *Wahrnehmung* des Gelenks *(Propriozeption)* durch das Gehirn und lindert Schmerzen. In stehenden Berufen kann eine Stehhilfe zur Entlastung beitragen. Hilfsmittel wie eine Toilettensitzerhöhung, ein Handstock, Einlagen und vieles mehr können die Gelenke ebenfalls entlasten. Auf spezielle Entlastungsmöglichkeiten wird in den Kapiteln über die Arthrosen der jeweiligen Gelenke eingegangen.

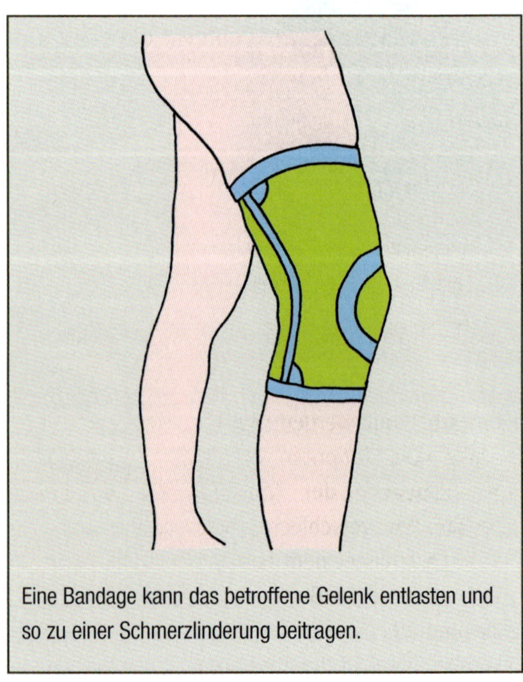

Eine Bandage kann das betroffene Gelenk entlasten und so zu einer Schmerzlinderung beitragen.

### ■ Bewegungstherapie

Knorpel und Gelenke leben von der **Bewegung**.

Mangelnde Bewegung verschlechtert die Ernährung des Knorpels und lässt eine Arthrose rascher fortschreiten. Daher sollten auch geschädigte Gelenke regelmäßig bewegt und beübt werden.

***Bewegung ja, Belastung nein. Von Arthrose befallene Gelenke sollen regelmäßig bewegt, jedoch nicht überlastet werden.***

Gleichmäßige Bewegungen, wie sie beim Schwimmen, Aqua-Joggen, Walken oder Skilanglauf ausgeführt werden, sind günstig. Sportarten, die zu hohen Belastungsspitzen und zu starken Reibekräften *(Scherkräften)* an den Knorpelflächen führen, wie Tennis, Volleyball, alpines Skifahren etc., stellen eine hohe Belastung der Gelenke dar. Sie tragen zu einer Verschlimmerung bestehender Gelenkschäden bei.

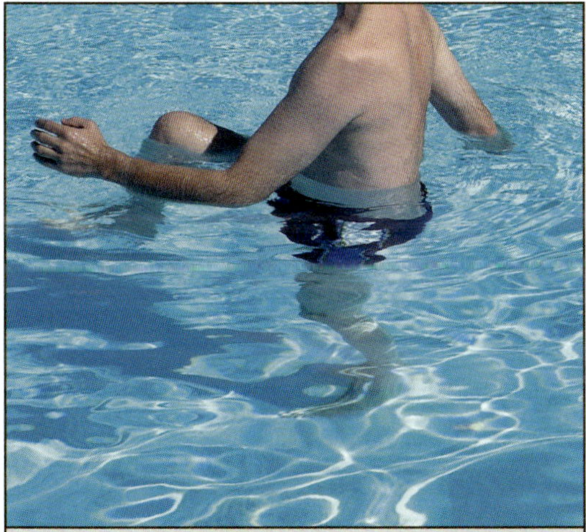

Übungen im Wasser schonen die Gelenke und ermöglichen die auch für ein verschlissenes Gelenk wichtige Bewegung.

Schmerzbedingt werden von Arthrose geschädigte Gelenke vom Patienten geschont. Dies führt zu einer **Schwäche der Muskeln**, die das Gelenk umgeben. Die verschlechterte muskuläre Führung des Gelenks leistet dem Fortschreiten der Arthrose Vorschub. Ziel einer Bewegungstherapie ist die Verbesserung der Kraft, die Steigerung der Gelenkbeweglichkeit und die Förderung der Koordination. Anfänglich leitet ein Physiotherapeut den Patienten zu entsprechenden Übungen an. Später wird das Training vom Patienten selbstständig umgesetzt. Dies kann zu Hause oder in speziellen Trainingseinrichtungen erfolgen. Die Angebote zum Training sind groß. Training ist in Fitnessstudios, in örtlichen Gymnastikvereinen, in Kursen der Krankenkassen und in Kursen von Physiotherapeuten möglich.

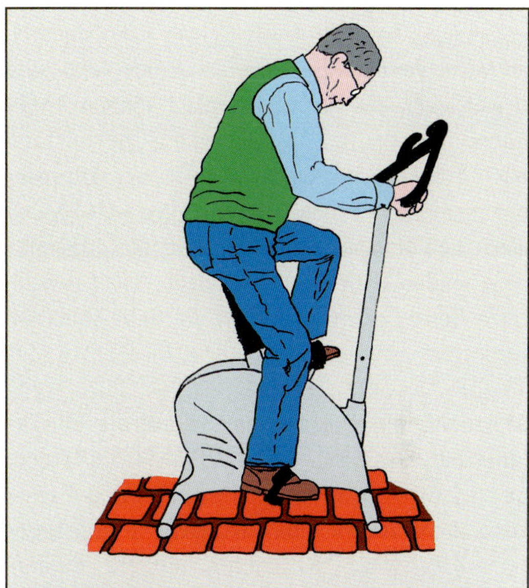

Ein Standfahrrad ist ideal, um von Arthrose betroffene Knie- oder Hüftgelenke regelmäßig zu bewegen, ohne sie zu überlasten. Gleichzeitig wird die Ausdauer gefördert und die Kraft der Beine verbessert.

Gelenke mit einer starken Arthrose, die kaum noch beübt werden können, profitieren von der Anwendung einer **Bewegungsschiene**. Dabei wird das Gelenk ohne Aktivität des Patienten *(passiv)* von der Maschine bewegt. Der Fachbegriff für diese Methode ist *Continuous Passive Motion (CPM)*.

***Regelmäßiges tägliches Training lindert den Schmerz, verbessert die Gelenkfunktion und senkt den Bedarf an Schmerzmitteln.***

Die einzelnen Übungen werden dem jeweiligen Arthrose-Stadium angepasst. Patienten mit einer beginnenden Arthrose können das Gelenk anders belasten als Patienten mit einer fortgeschrittenen Arthrose. Prinzipiell sollen die Übungen keine Schmerzen auslösen oder Schmerzen verstärken. Sie sollen langsam und kontrolliert durchgeführt werden. Das Gelenk sollte täglich etwa 20-30 Minuten lang trainiert werden, mindestens jedoch 3-mal in der Woche.

Andere Behandlungsformen sind die **manuelle Therapie** oder die **Osteopathie**. Arzt oder Physiotherapeut behandeln mit ihren Händen *(manuell)* die Gelenkkapsel, die Bänder und die Muskeln. So lassen sich wirksam Verklebungen, Verkürzungen und Verhärtungen des Gewebes um das Gelenk behandeln. Das betroffene Gelenk kann dadurch entlastet werden. Es schmerzt weniger und wird beweglicher. Bei kleinen Gelenken können Angehörige oder der Patient selber diese Therapieform nach Anleitung anwenden (z. B. bei der Arthrosebehandlung der Großzehe). Durch den Arzt können zusätzlich Manipulationen der Gelenke vorgenommen werden. Dabei wird mit kurzen, leicht ruckartigen Bewegungen *(Impulsen)* die Gelenkfunktion verbessert.

**Massagen** wirken entkrampfend auf die Muskulatur und das Gewebe um das Gelenk. Sie fördern den Stoffwechsel des Gelenks und seine Beweglichkeit. Es gibt verschiedene Massagetechniken wie z. B. Kneten, Rollen, Reiben, Streichen und Drücken. Zudem existieren spezielle Massageformen wie die *Lymphdrainage*, die Behandlung nach *Cyriax (Deep Friction)*, die *Bindegewebsmassage* und viele mehr.

## Physikalische Therapie

Der Begriff *Physikalische Therapie* umfasst die therapeutische Anwendung von Wärme oder Kälte, die Anwendung von Wasser *(Balneotherapie)*, von elektrischen Strömen sowie die physiotherapeutische Behandlung.

Sind Gelenke durch eine Arthrose gerötet, überwärmt und geschwollen, lindert die Behandlung mit **Kälte** die Schmerzen. Die Kälte setzt die Stoffwechselaktivität des Gelenks herab, die Entzündung wird gedämpft. Dazu erfolgen 3- bis 5-mal täglich Anwendungen für je 15-20 Minuten. Mehr als 30 Minuten am Stück sollte ein Gelenk nicht gekühlt werden, da es sonst zu einer Verschlechterung der Gewebeernährung kommt. Verwendet werden Umschläge mit kaltem Wasser, Quarkpackungen und Kühlkompressen.

Für manche Gelenke gibt es spezielle Kühlgeräte, um eine längere Kühldauer zu erreichen. Kälte von 7° Celsius aus dem Kühlschrank ist ausreichend, tiefere Temperaturen aus dem Gefrierfach sind zu vermeiden. Sie können zu Erfrierungen der Haut führen und verschlechtern die Durchblutung.

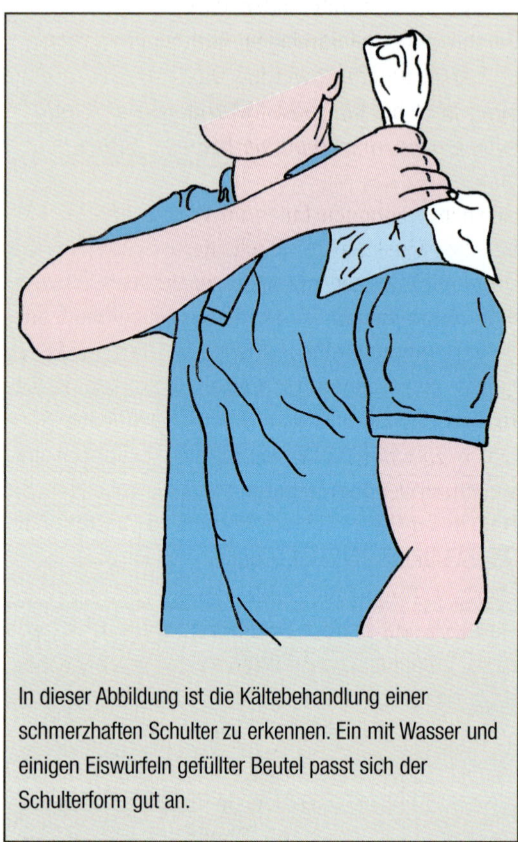

In dieser Abbildung ist die Kältebehandlung einer schmerzhaften Schulter zu erkennen. Ein mit Wasser und einigen Eiswürfeln gefüllter Beutel passt sich der Schulterform gut an.

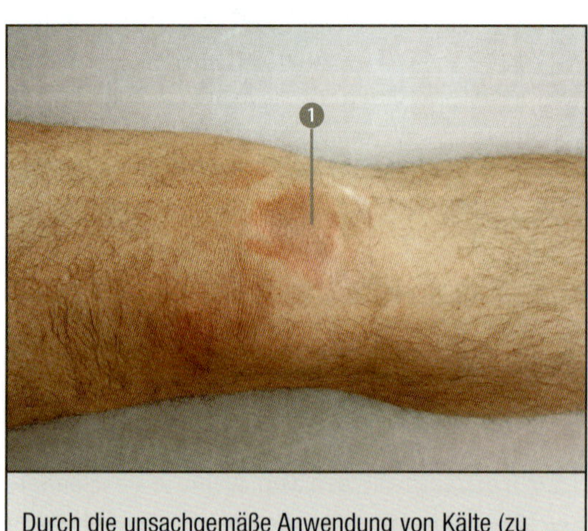


Durch die unsachgemäße Anwendung von Kälte (zu kalt, zu lange) ist es am Kniegelenk zu einer Schädigung der Haut durch Erfrierung (1) gekommen.

Durch Arthrose geschädigte Gelenke, die sich nicht im *entzündlichen* Stadium befinden, reagieren gut auf **Wärme**. Wärme verbessert die Durchblutung, entspannt die Muskeln und steigert die Beweglichkeit. Den meisten Patienten mit Arthrose ist dieser Zusammenhang bekannt, der auch ihr Wohlbefinden bei warmem, trockenem Wetter erklärt. Wärme kann durch Bäder, durch warme Wickel, durch wärmende Bandagen, Rotlicht oder wärmende Salben zugeführt werden. Die Dauer der Anwendung liegt bei je 15-20 Minuten und kann mehrmals täglich wiederholt werden.

Gelenkbewegungen fallen im **Wasser** viel leichter, da die Muskulatur durch den Auftrieb keine Haltearbeit leisten muss. Schwache Muskeln können trainiert und in der Bewegung eingesteifte Gelenke einfacher bewegt werden. Die Wassertemperatur sollte etwa 33° Celsius betragen. Bei Patienten mit einer Herzschwäche ist beim Aufenthalt in zu warmem Wasser aufgrund der Kreislaufbelastung Vorsicht geboten.

Die Anwendung **elektrischer Ströme** *(Elektrotherapie)* fördert die Durchblutung, entkrampft die Muskeln und lindert Schmerzen. *Niederfrequente Impuls-Gleichströme* führen zu einer Reizung der Vibrationsrezeptoren und senken damit die Schmerzwahrnehmung. Die Anwendung ist schmerzfrei und kann in allen Phasen einer Arthrose eingesetzt werden. In der ärztlichen oder physiotherapeutischen Praxis wird sie als *Iontophorese* angewendet. Auf die Gelenke aufgetragene schmerzlindernde Salben werden durch elektrische Ströme in ihrer Wirkung unterstützt.

Durch *mittelfrequente Ströme* erfolgt eine schmerzlindernde Durchflutung des Gewebes über 2 Stromkreise *(Interferenz)*, meist in Form der *Nemectrodyn-Therapie.*

***Bei Patienten mit Herzschrittmachern oder Defibrillatoren ist ein Einsatz der Elektrotherapie nicht möglich.***

Zu Hause eignet sich die Anwendung der *Transkutanen elektrischen Nervenstimulation (TENS).* Dabei handelt es sich um kleine, handliche Geräte, an die Klebeelektroden angeschlossen werden, die auf die Haut geklebt werden und ihre Wirkung durch die Haut hindurch *(transkutan)* entfalten. Die Geräte sind jederzeit verfügbar, können mehrmals täglich 20-60 Minuten angewendet werden und helfen, den Schmerzmittelbedarf zu senken.

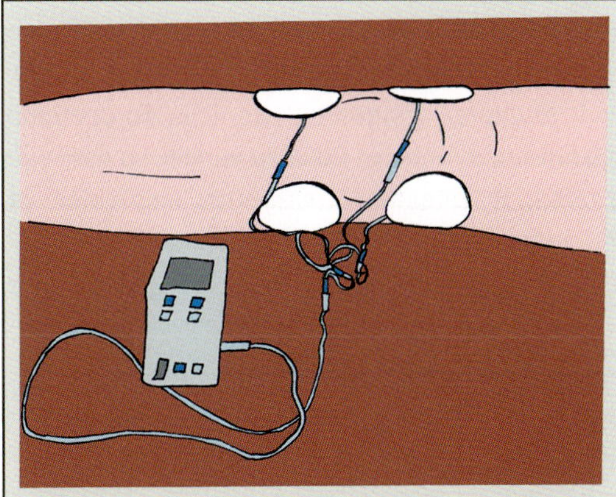

Anwendung der *Transkutanen elektrischen Nervenstimulation (TENS)* bei einer Arthrose des Kniegelenks. Die Behandlung kann zur Linderung der Beschwerden beitragen.

Eine **Ultraschalltherapie** lindert Schmerzen an Gelenkkapseln, Sehnenansätzen und bei Verwachsungen. Sie wirkt erwärmend und entkrampfend und steigert den Stoffwechsel im Gewebe.

Die **Magnetfeldtherapie** oder eine pulsierende Signaltherapie kann über eine Steigerung der Stoffwechselaktivität und eine Erhöhung der Durchblutung schmerzlindernd wirken. Vorteilhaft ist, dass auch kleinere sowie mehrere Gelenke gleichzeitig behandelt werden können. Eine zuverlässige Wirkung besteht jedoch nicht.

Bei der **Lasertherapie** gelangt ein gebündelter Lichtstrahl in tiefere Gewebsschichten. Die Therapie regt den Zellstoffwechsel und die Zellerneuerung an. Sie wird zur Behandlung von Schmerzen an Sehnen und an der Gelenkkapsel eingesetzt.

Die langwelligen Rotanteile des natürlichen Lichts verfügen über eine große Eindringtiefe in das Gewebe *(Rotlichttherapie).* Sie werden mit der **Rotlichttherapie** oder Infrarotlichttherapie zur Behandlung von muskulären Verspannungen und bei Arthrosen im nicht-entzündlichen Zustand eingesetzt. Die Behandlungsdauer liegt bei 15 Minuten. Bei der Infrarotlichttherapie werden die oberflächlichen Hautschichten erwärmt, was einen entkrampfenden Effekt hat und die Durchblutung fördert.

### ■ Medikamentöse Therapie

Führt eine leichte Arthrose zu seltenen Beschwerden, die etwa 1- bis 2-mal im Monat auftreten, können **Schmerzmedikamente** wie *Paracetamol* und *Ibuprofen* eingesetzt werden. *Paracetamol* scheint nur in höherer Dosis zu wirken, so dass eine langfristige Einnahme weniger zu empfehlen ist. *Ibuprofen* entfaltet mit einer geringen Dosis von 3x400 mg täglich bereits eine gute Wirkung.

***Auch rezeptfreie Medikamente sollten erst nach Rücksprache mit dem behandelnden Arzt eingenommen werden.***

Eine stärkere Arthrose führt oft zur Schwellung und Überwärmung des Gelenks. Es bleibt über Tage schmerzhaft und schränkt den Patienten stark ein. Für diese schmerzhafte Phase können über 7-14 Tage *nichtsteroidale Antirheumatika (NSAR)* verordnet werden. In diese Medikamenten-Gruppe fallen Substanzen wie *Diclofenac, Ibuprofen* und andere Wirkstoffe. Ihre Stärke liegt in einer Hemmung der entzündlichen Vorgänge. Die gute Wirksamkeit verleitet oft zu einer gefährlich langen Einnahme. Dies kann vor allem bei Patienten über 60 Jahre zu Komplikationen führen. Das Risiko für eine Herzerkrankung steigt, die Nierenfunktion kann um bis zu 50% absinken und es besteht ein erhöhtes Risiko für eine Magenschleimhautentzündung *(Gastritis)* oder ein Magengeschwür *(Ulkus)*. Dabei verläuft das Magengeschwür in 40% der Fälle schmerzlos und damit meist unerkannt.

***Wirkstoffe wie Ibuprofen, Diclofenac oder andere sog. nichtsteroidale Antirheumatika sind für Patienten mit einer koronaren Herzerkrankung (KHK), einer Nieren- oder Herzschwäche (Insuffizienz) und einem empfindlichen Magen (Schleimhautentzündung, Geschwür) besonders ungeeignet.***

Neuere Präparate, die selektiven *COX 2-Hemmer (Coxibe)*, haben eine bessere Magen-Verträglichkeit. Allerdings haben sie ebenfalls ein Risikopotential für Erkrankungen am Magen, an den Nieren und am Herz, das nicht unterschätzt werden sollte.

Bei älteren Patienten mit chronischen Schmerzen durch eine Arthrose ist oft eine langfristige Einnahme von Schmerzmitteln erforderlich. Vielfach ist der gesundheitliche Zustand durch andere Erkrankungen zusätzlich beeinträchtigt oder eine Operation des Gelenks vom Patienten nicht mehr gewünscht oder wegen zu hoher Risiken nicht mehr möglich. Dann werden **stärkere, verschreibungspflichtige Medikamente** wie *Novaminsulfon (Metamizol)* oder *Tramadol* eingesetzt. Sie eignen sich aufgrund ihrer relativ guten Verträglichkeit besser für eine Dauertherapie. Wichtig ist die tägliche Einnahme in regelmäßigen Abständen, damit sich der Schmerz nicht immer wieder aufbaut. Auf den Arthroseprozess haben sie keinen direkten Einfluss, sie dämpfen lediglich die Schmerzempfindung. Präparate mit *Morphin* haben bei Arthrose oftmals eine enttäuschende Wirkung.

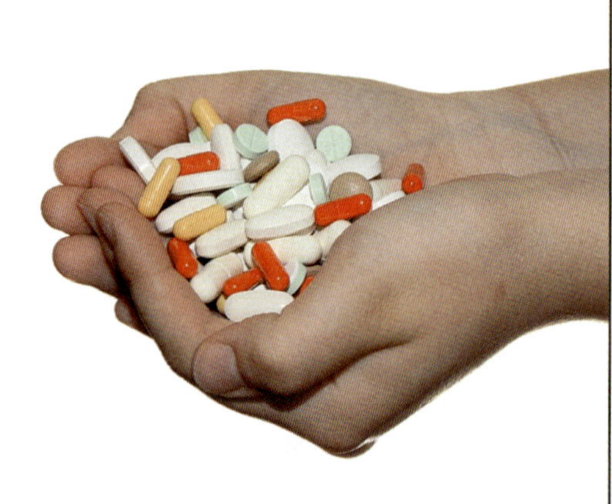

Es gibt keine Tabletten, die eine Arthrose heilen. Tabletten sind jedoch eine Möglichkeit, sowohl akute als auch chronische Beschwerden durch eine Arthrose zu lindern.

Die Substanzen *Chondroitin(-sulfat)* und *Glucosamin(-sulfat; D-Glucosaminsulfat)* werden in unzähligen Präparaten als **Nahrungsergänzungsmittel** angeboten, gelten als Lebensmittel und sind daher frei verkäuflich. Ihnen wird vielfach eine Funktion als *Knorpelschützer (Chondroprotektiva)* zugesprochen. Chondroitin und Glucosamin sind wichtige Bestandteile des Gelenkknorpels. Glucosamin wird aus den Schalen von Meeresschalentieren gewonnen. Chondroitin zum Teil aus Haifischknorpel, aus Schweineohren oder aus der Luftröhre von Rindern.

Über den Magen-Darm-Trakt wird ein Teil der Präparate in die Blutbahn aufgenommen. Da der Gelenkknorpel keine eigenen Blutgefäße besitzt, können die Substanzen nicht auf direktem Wege in den Knorpel gelangen. Sie werden von der Gelenkschleimhaut in die Gelenkschmiere abgesondert und erreichen dann erst den Knorpel. Welche Menge der zugeführten Substanzen den Knorpel tatsächlich erreicht, ist unklar. Die Wirksamkeit beider Präparate ist nicht gesichert. Sie können möglicherweise über eine Hemmung von Entzündungsprozessen zu einer Schmerzlinderung und einer Verbesserung der Gelenkfunktion führen. Eine Stimulation des Knorpelwachstums ist unwahrscheinlich und eine Heilung der Arthrose nicht möglich. Ebenso wird eine schützende Funktion für den Gelenkknorpel angezweifelt.

***Die Einnahme von Substanzen wie Chondroitin oder Glucosamin wird zur Vorbeugung von Knorpelschäden nicht empfohlen.***

Da sie im Vergleich zu anderen Schmerzmitteln eine gute Verträglichkeit aufweisen, können die Präparate zur Linderung von leichten Beschwerden versuchsweise über 3 Monate eingenommen werden. Dabei scheint die Kombination beider Präparate wirkungsvoller zu sein als eine Einzeleinnahme. Dazu werden täglich 1.200-1.500 mg Glucosaminsulfat und 800-1.200 mg Chondroitinsulfat eingenommen. Ist die Therapie erfolgreich, kann sie fortgeführt oder nach einem Intervall bei erneuten Beschwerden wieder aufgenommen werden. Wird kein Effekt erreicht, beenden die meisten Patienten die Einnahme.

Über die Einnahme von *Kollagen-Hydrolysat* werden dem Körper Eiweiße zur Verfügung gestellt, die im Knorpel vorkommen. Da der Knorpel nicht durchblutet ist und zudem einen extrem langsamen Stoffwechsel aufweist, ist nicht klar, ob die Einnahme der Präparate zu einer wesentlichen Beeinflussung von Knorpelschäden beiträgt.

Die meisten **pflanzlichen Schmerzmittel** wirken über eine Hemmung der Entzündung im Gelenk. Damit beeinflussen sie die Arthrose günstig und wirken schmerzstillend. Eine Rückbildung oder Heilung der Arthrose ist nicht möglich. Die Mittel wirken ähnlich wie die bekannten Entzündungshemmer *Diclofenac* oder *Ibuprofen*, haben jedoch deutlich weniger unerwünschte Wirkungen und sind besser verträglich. Für die Langzeitbehandlung einer schmerzhaften Arthrose sind sie deshalb besser geeignet.

Wirkstoffe der *Teufelskralle*, einer Pflanze aus Süd- und Südwestafrika, sind unter anderem *Harpagosid, Harpagid* und *Procumbid*. Sie wirken über eine Entzündungshemmung schmerzstillend. Wirksam sind Präparate, mit denen täglich 50-100 mg *Harpagosid* aufgenommen werden.

Zur Behandlung akuter Schmerzen ist die Teufelskralle weniger geeignet, da der Wirkeintritt erst nach 1-2 Wochen beginnt. Bei chronischen Schmerzen durch Arthrose wird sie aufgrund ihrer guten Verträglichkeit in der Langzeitbehandlung eingesetzt.

Extrakte aus der *Brennnessel* wirken ebenfalls über eine Hemmung schmerzhafter Entzündungsprozesse. Sie sind zur Langzeitbehandlung von Arthroseschmerzen geeignet. Auf Wechselwirkungen mit *Marcumar* oder ähnlichen Präparaten zur Blutverdünnung ist zu achten.

Produkte aus *Weidenrinde* entfalten über den Wirkstoff *Salicin* und ihren *Polyphenolgehalt* eine entzündungshemmende und damit schmerzlindernde Wirkung. Bei guter Verträglichkeit können sie über einen langen Zeitraum eingenommen werden. Sie scheinen stärker als Präparate aus Teufelskralle oder Brennnesseln zu wirken.

*Bromelain* ist ein Wirkstoff, der aus Ananas-Pflanzen gewonnen wird. Er entfaltet über einen eiweißspaltenden Effekt eine abschwellende und schmerzstillende Wirkung. Das Präparat kann zu Verdauungsproblemen führen, ist aber sonst für eine längere Therapiedauer geeignet.

Darüber hinaus gibt es zahlreiche Präparate, die eine Kombination von pflanzlichen Entzündungshemmern enthalten und schmerzlindernd wirken.

Die äußerliche Anwendung von **Salben** ist eine nebenwirkungsarme Therapieform zur Symptomlinderung. Geschwollene und überwärmte Gelenke befinden sich im Zustand der *aktivierten Arthrose*. Sie werden mit kühlenden Salben, Sprays oder einem Sport-Gel behandelt.

***Die Behandlung mit schmerzmittelhaltigen Salben ist langfristig wirksam und kann auch in höherem Lebensalter empfohlen werden.***

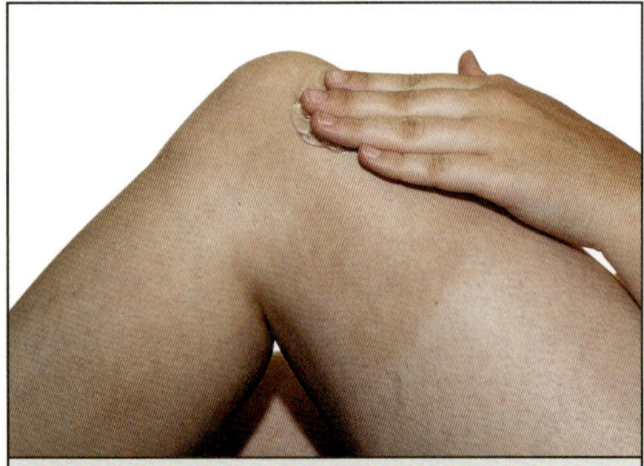

Das regelmäßige Einsalben eines Gelenks lindert Beschwerden auf eine sanfte Art.

Geeignet sind auch **Umschläge** mit pflanzlichen Präparaten oder Anwendungen mit Quark. Dazu lässt man den Quark im Kühlschrank durch ein Tuch abtropfen. Die kalte Masse wird mit dem Tuch zuerst auf die Haut gelegt, dann wird ein weiteres Tuch um das Gelenk und den Quark geschlagen. Alternativ kann Quark in einen Beutel aus Cellophan gefüllt, im Kühlschrank aufbewahrt und dann immer wieder verwendet werden.

Wickel aus *Kohlblättern* sind in allen Phasen der Arthrose zur Schmerzlinderung geeignet. Bei mehreren Blättern werden die dicken Blattadern entfernt und die Blätter dann mit einer Küchenrolle gewalzt. Sie werden mit Hilfe einer Binde um das betroffene Gelenk gewickelt und dort für mehrere Stunden oder über Nacht belassen.

Schmerzhafte Gelenke im nicht aktivierten Stadium können gut mit wärmenden Wickeln oder mit *Bockshornklee* behandelt werden. Aus der Substanz wird ein Brei angerührt, der mit Umschlägen um das Gelenk befestigt und dort bis zu zwei Stunden belassen wird. Bei kälteempfindlichen Gelenken ist generell das Tragen von wärmenden Stulpen zu empfehlen.

## ■ Ernährung bei Arthrose

Durch eine **Ernährung** mit häufigem Verzehr von viel Obst, Gemüse und Hülsenfrüchten werden dem Körper neben anderen wichtigen Pflanzenbestandteilen die Vitamine C und E zugeführt. Beide Vitamine beeinflussen Entzündungsprozesse, Schmerzen und den Knorpel bei Arthrose positiv. Eine Heilung der Arthrose ist damit nicht zu erreichen. Jedoch kann die richtige Ernährung in gewissem Maß vor dem Auftreten einer Arthrose schützen. Dabei ist eine natürliche Aufnahme der Vitamine über Nahrungsmittel der Aufnahme über Vitamin-Tabletten oder Nahrungsergänzungsmittel vorzuziehen. In Tabletten sind zwar hohe Mengen an Vitaminen vorhanden, ebenfalls wichtige Stoffe, wie sie in natürlichen Lebensmitteln vorkommen, fehlen jedoch.

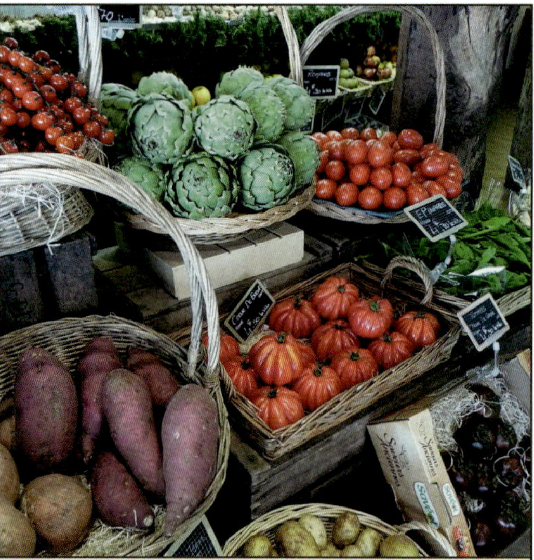

Die Aufnahme von Vitaminen durch natürliche Lebensmittel ist der Aufnahme über Tabletten in aller Regel vorzuziehen.

*Vitamin D (-Hormon)* hat ebenfalls einen günstigen Einfluss auf die Arthrose. Ein Mangel kann zum Fortschreiten der Erkrankung führen. Für die Bildung von Vitamin D ist es notwendig, dass Sonnenlicht in ausreichendem Maße auf unbedeckte Haut fällt. In den Wintermonaten oder bei Personen, die das Haus gar nicht oder nur selten verlassen, kann es zu einem Mangel an Vitamin D kommen.

***Einer gesunden und ausgewogenen Ernährung sollte gegenüber der Einnahme von Nahrungsergänzungsmitteln der Vorzug gegeben werden.***

**Vollkornprodukte** sind empfehlenswerter als Weißmehlprodukte wie Weißbrot oder Brötchen. Eher ungünstig wirkt sich ein hoher Konsum von raffinierten Zuckererzeugnissen aus, wie sie sich in Süßigkeiten und vielen (Erfrischungs-) Getränken finden. Zu meiden sind *Fast Food*-Produkte, fettreiche Wurst und fettreiches Fleisch, außerdem zuviel Alkohol.

Mehrfach **ungesättigte Fettsäuren** wie (langkettige) *Omega-3-Fettsäuren* unterdrücken Entzündungsprozesse und hemmen den Knorpelabbau. Daher sind hochwertige pflanzliche Speiseöle wie Olivenöl oder Rapsöl empfehlenswert. Umgekehrt begünstigen gesättigte Fettsäuren (z. B. die *Arachidonsäure*), wie sie in den meisten tierischen Fetten vorkommen, Entzündungsprozesse und Schmerzen. Sie sollten daher nur in geringem Maße aufgenommen werden.

### ■ Behandlung mit Kortison-Spritzen *(Injektionen)*

**Kortison** ist ein Präparat zur Behandlung von Entzündungen. Ist ein Gelenk durch eine Arthrose überwärmt, geschwollen und gerötet, liegt eine Entzündung, eine *aktivierte Arthrose*, vor. Die Gelenkinnenhaut produziert zuviel Gelenkflüssigkeit, die zur Entlastung mit einer **Spritze** abgesaugt *(punktiert)* werden kann. Dabei können Mengen von 100 ml und mehr entfernt werden.

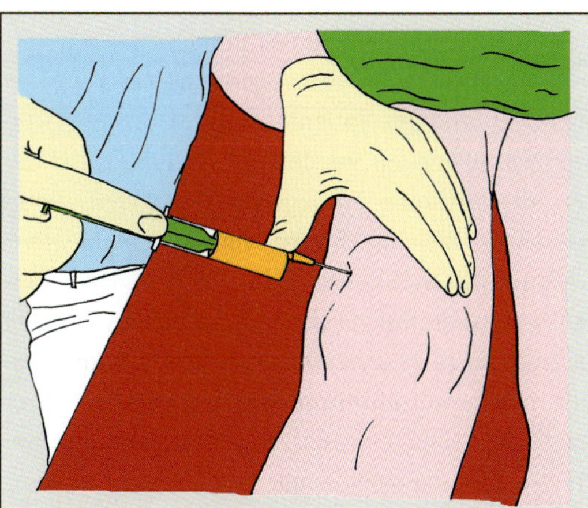

Die Abbildung zeigt, wie aus einem Kniegelenk Flüssigkeit *(Gelenkerguss)* abgesaugt *(punktiert)* wird. Über die gleiche Nadel kann anschließend ein schmerz- und entzündungshemmendes Präparat wie Kortison gespritzt *(injiziert)* werden.

Gleichzeitig wird eine Mischung aus einem örtlichen Betäubungsmittel *(Lokalanästhetikum)* und einem Kortisonpräparat in das Gelenk gespritzt.

In dieser entzündlichen Phase einer Arthrose hat Kortison eine schmerzstillende und entzündungshemmende Wirkung. Diese kann über Tage oder sogar über Monate anhalten. Arthrosen, die sich nicht im entzündeten Zustand befinden, profitieren dagegen kaum von einer Kortisonbehandlung. Auf Schäden am Gelenkknorpel hat Kortison keine heilende Wirkung - im Gegenteil. Wird es zu oft gegeben, greift es den Knorpel an und verschlimmert die Schäden. Daher werden nicht mehr als 2-3 Injektionen pro Jahr und Gelenk vorgenommen. Am Hüftgelenk ist nur eine einmalige Gabe möglich. Manche Ärzte lehnen eine Kortisonbehandlung des Hüftgelenks generell ab.

***Kortison ist kein Mittel zur Behandlung von Knorpelschäden. Es eignet sich gut zur Beruhigung eines im Rahmen einer Arthrose schmerzhaft entzündeten Gelenks.***

### ■ Behandlung mit Hyaluronsäure

**Hyaluronsäure** ist Bestandteil des Gelenkknorpels und für seine Elastizität mitverantwortlich. In der Gelenkschmiere kommt Hyaluronsäure ebenfalls vor. Die Gelenkschmiere ermöglicht das reibungsfreie Gleiten der Gelenkflächen gegeneinander. Bei einer Arthrose verliert die Hyaluronsäure ihre Eigenschaften zunehmend, was ein Fortschreiten der Arthrose begünstigt. In das Gelenk eingespritzte Hyaluronsäure kann einen Teil dieser Funktionen übernehmen. Die behandelten Gelenke schmerzen dann oft weniger, Entzündungen nehmen ab, die Beweglichkeit nimmt zu, ebenso die Belastbarkeit des Gelenks. Die Hyaluronsäure bewirkt keine Heilung der Gelenkschäden und es ist nicht nachgewiesen, ob sie den Arthroseprozess aufhält. Möglicherweise kann sie ein Fortschreiten der Arthrose verzögern. Das Ansprechen auf die Behandlung ist jedoch unterschiedlich. Der Erfolg kann viele Monate und Jahre oder nur wenige Wochen anhalten. In manchen Fällen bringt es den Betroffenen überhaupt keine Linderung. Dies ist von Gelenk zu Gelenk und von Patient zu Patient sehr unterschiedlich und kann nicht vorhergesagt werden.

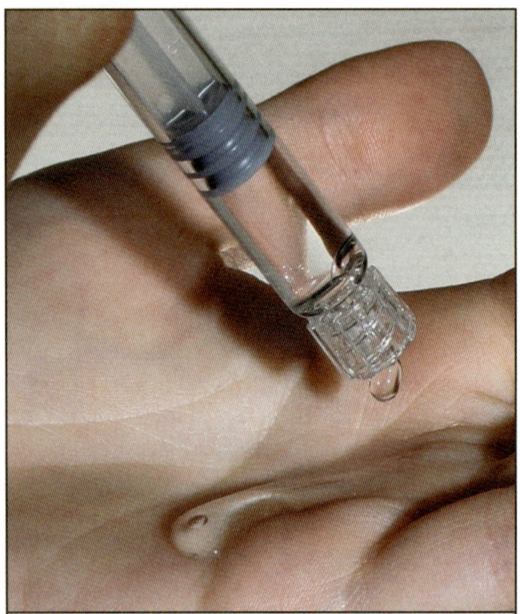

Hyaluronsäure ist eine gelartige *(visköse)* transparente Flüssigkeit.

Die zur Behandlung hergestellte Hyaluronsäure wird aus Hahnenkämmen oder aus dem Schleim von Bakterien gewonnen. Letzterer Herstellungsart wird wegen der geringeren Allergiegefahr und der höheren Qualität der Vorzug gegeben. Wird Hyaluronsäure in Form von Tabletten eingenommen, erfolgt eine Aufspaltung im Magen-Darm-Trakt. Eine bedeutsame Beeinflussung der Arthrose ist bei dieser Aufnahmeform deshalb nicht zu erwarten.

***Eine Spritzenbehandlung mit Hyaluronsäure bewirkt keine Heilung der Arthrose, denn ein Wiederaufbau des Knorpels ist nicht möglich. Symptome einer Arthrose können jedoch in vielen Fällen durch die Gabe für eine Zeit gelindert werden.***

Der zu erwartende Nutzen der Behandlung sollte sorgfältig gegen das Risiko eines Gelenkinfekts *(bakterielle Infektion)* durch die Injektionen abgewogen werden. Je nach Größe des Gelenks werden 1-2,5 ml Hyaluronsäure verwendet, die 3- bis 5-mal im Abstand von etwa einer Woche gespritzt wird. Am Tag der Injektion wird eine stärkere Belastung des Gelenks vermieden. Bei gutem Erfolg der Behandlung ist eine Wiederholung möglich. Konnte keine oder nur eine kurzzeitige Linderung erreicht werden, ist eine Wiederholung wenig sinnvoll.

### Eigenplasma / *Autologes Konditioniertes Plasma (ACP)* oder *Serum (ACS)* / *Platelet-rich plasma (PRP)* / *Interleukin-1*

Die Verwendung von *Autologem konditioniertem Plasma (ACP)* (engl. *Autologuous Condititioned Plasma*) ist eine weitere Möglichkeit der Arthrosebehandlung. Dazu wird dem Patienten Blut abgenommen (10 ml), das zur Entfernung der roten Blutkörperchen anschließend zentrifugiert wird. Das gewonnene **Eigenplasma** enthält Blutplättchen *(Thrombozyten)* und weiße Blutkörperchen *(Leukozyten)* in 3- bis 7-fach erhöhter Konzentration. Diese Zellen enthalten Wachstumsfaktoren und Eiweiße, die normalerweise für eine Wundheilung notwendig sind. In wöchentlichen Abständen wird das Eigenplasma etwa 6-mal in das betroffene Gelenk gespritzt und soll durch eine positive Beeinflussung von Knorpelschäden zu einer Schmerzlinderung führen. Darüber hinaus kann es heilend auf erkrankte Sehnen, Bänder und Menisken wirken. Eine abschließende Bewertung des Verfahrens ist zurzeit noch nicht möglich.

In ähnlicher Weise wird das sog. *Platelet-rich plasma (PRP)* verwendet, ein Konzentrat aus Blut, das mindestens eine 2-fach erhöhte Konzentration an Blutplättchen *(Thrombozyten)* und anderen Zellen sowie Eiweißen enthält. Es gibt unterschiedliche Zusammensetzungen. Über verschiedene Mechanismen kommt es zu einer Verminderung der Schmerzen bei Arthrose, die genaue Wirkweise ist noch nicht abschließend geklärt.

Aus dem Blut des Patienten können weitere Substanzen gewonnen werden, die einem Fortschreiten der Arthrose entgegenwirken sollen. Dabei handelt es sich um Stoffe, die das Eiweiß *Interleukin-1 (IL-1)* in seiner Funktion hemmen. Interleukin-1 ist ein Faktor, der zum Abbau des Knorpels beiträgt. Wird er gehemmt, soll die Arthrose weniger rasch fortschreiten, die Schmerzen sollen nachlassen und eine Entzündungshemmung eintreten. Ob und wie lange eine Wirkung eintritt, kann nicht sicher vorhergesagt werden.

### Behandlung mit pflanzlichen Präparaten und örtlichen Betäubungsmitteln

**Pflanzliche Präparate** können in das Gelenk oder in die gelenknahe Umgebung gespritzt werden. Über eine leichte Entzündungshemmung entfalten sie eine schmerzlindernde Wirkung. Nachteilig ist die Notwendigkeit der häufigen Gabe. So sind bis zu 10 Behandlungen oder mehr notwendig. Der zu erwartende Nutzen der Behandlung sollte daher sorgfältig gegen das Risiko eines Gelenkinfekts durch die Behandlung abgewogen werden.

An die Ansätze von Sehnen, in die Umgebung der Gelenkkapsel oder in schmerzhafte Muskelpunkte *(Triggerpunkte, Tenderpoints)* können neben pflanzlichen Wirkstoffen auch örtliche Betäubungsmittel *(Lokalanästhetika, LA)* gespritzt werden. Über eine Steigerung der Durchblutung und eine Verminderung der Erregbarkeit der Nerven kommt es zu einer Erholung des Stoffwechsels und damit zu einer Schmerzlinderung in dieser Region. Der Effekt steigt, wenn die Maßnahme öfter wiederholt wird. Einen ähnlichen Effekt dürfte die Behandlung mit Akupunkturnadeln oder eine örtliche Massage erbringen.

### ■ *Radiosynoviorthese (RSO)*

Eine Arthrose kann mit einer Entzündung der Gelenkinnenhaut *(Synovialitis)* einhergehen, was zu einer Schwellung, Überwärmung und Ergussbildung des Gelenks führt. Treten diese schmerzhaften Entzündungszustände bei einer mittleren bis schweren Arthrose häufig auf, können sie durch eine *Radiosynoviorthese (RSO)* behandelt werden. Bei der Methode wird von einem Röntgenarzt *(Radiologe)* eine **radioaktive Substanz** in das Gelenk gespritzt. Verwendet werden Betastrahler *(ß-Strahler)* wie *Yttrium, Rhenium* oder *Erbium.* Die gespritzte Substanz wird von den Zellen der Gelenkinnenhaut aufgenommen und zerstört diese durch ihre nur wenige Millimeter reichende Strahlenwirkung. Auf den Knorpel hat die Behandlung einen eher negativen Einfluss, da die Strahlung auch die Knorpelzellen schädigt und die Arthrose damit möglicherweise fördert. Ziel der Behandlung ist eine Schmerzlinderung sowie eine Verminderung der Ergussbildung und der Schwellung.

***Durch eine Radiosynoviorthese werden die Symptome einer Arthrose behandelt, nicht die Arthrose selbst.***

Bei vielen Patienten kann dieser Effekt über Monate und Jahre anhalten. Andere Patienten profitieren wenig oder gar nicht von der Behandlung. Aufgrund der Strahlenbelastung kommt das Verfahren nicht bei jüngeren Patienten zum Einsatz. Es kann bei gutem Erfolg mehrmals wiederholt werden.

### ■ Schmerzbestrahlung / Radiotherapie / Tiefenbestrahlung / (funktionelle) (Röntgen-)Reizbestrahlung / Röntgenentzündungsbestrahlung

Die Anwendung von **Röntgenstrahlen** in gebündelter Form lindert Schmerzen bei chronischen Gelenkbeschwerden. Dabei kommt es durch eine direkte Schädigung von Entzündungszellen zu einer entzündungshemmenden Wirkung und zu einer Beeinflussung von Zellen und Eiweißen. Die Anwendung erfolgt durch einen Strahlentherapeuten (ein speziell ausgebildeter Röntgenarzt/ *Radiologe*). Für die Therapie werden verschiedene Begriffe mit gleicher Bedeutung verwendet: *Schmerzbestrahlung, Radiotherapie, Tiefenbestrahlung, (funktionelle) (Röntgen-)Reizbestrahlung* und *Röntgenentzündungsbestrahlung.*

In 5-10 Einzelsitzungen im Abstand von wenigen Tagen wird das schmerzhafte Gelenk bestrahlt. Die Bestrahlung ist schmerzfrei und dauert wenige Sekunden. Aufgrund der Strahlenbelastung wird sie nicht bei jüngeren Patienten angewendet. Bei Frauen ist bei der Anwendung an der **Schulter** die Strahlenempfindlichkeit der Brustdrüse zu berücksichtigen. Die Radiotherapie ist eine Therapieergänzung und kommt vor allem bei älteren Patienten zur Schmerzlinderung in Frage, wenn eine Operation nicht gewünscht ist oder eine Blutverdünnung mit z. B. Marcumar eine Spritzenbehandlung nicht zulässt. In bis zu 70% der Fälle kann eine Schmerzlinderung erreicht werden. Die Wirkung der Bestrahlung setzt 4-6 Wochen nach der letzten Behandlung ein. Bei einer guten Linderung kann die Methode nach 6-12 Wochen wiederholt werden.

### ■ Radon-Kur

Bei *Radon* handelt es sich um ein natürlich vorkommendes radioaktives Edelgas. Es entsteht aus dem Zerfall von Radium und zerfällt seinerseits unter Abgabe radioaktiver Strahlung. Durch die Hemmung entzündungsfördernder Eiweiße und die Ausschüttung von körpereigenen Schmerzmitteln, sog. *Endorphinen*, wirkt die Strahlung schmerzlindernd. Sie kann bei Patienten angewendet werden, die an einer rheumatischen Erkrankung leiden oder bei denen viele Gelenke von Arthrose *(Polyarthrose)* betroffen sind. Die Therapieform der **Radon-Kur** ist an das örtliche Vorkommen von Radon in Gesteinen gebunden und ist deshalb nur an speziellen Orten möglich. Die Wirkung setzt meist erst Wochen nach der Behandlung ein. Es ist nicht abschließend geklärt, ob es in Folge der Behandlung möglicherweise ein gewisses Risiko gibt, an Lungenkrebs zu erkranken.

### ■ Behandlung mit Blutegeln

Zur Behandlung eingesetzte **Blutegel** werden speziell für medizinische Zwecke gezüchtet, damit sie möglichst keimarm sind. 3-6 Egel werden in ausgehungertem Zustand um das Gelenk gesetzt. Bei ihrem Biss geben sie verschiedene Stoffe in das menschliche Gewebe ab. Die bekanntesten Stoffe sind das *Hirudin* und das *Calin*. Die Therapie dauert 30-90 Minuten, dann fällt der vollgesogene Egel ab. Die Wunde blutet noch über Stunden nach, so dass ein dicker Verband notwendig ist. Die Behandlung wird im Abstand von einigen Wochen 1- bis 3-mal wiederholt. Über entzündungshemmende Effekte und direkt schmerzstillende Effekte der vom Egel abgegebenen Substanzen kann sie zum Teil zu einer monatelangen Linderung von Arthrosebeschwerden führen. Hat die Behandlung Erfolg, kann sie etwa zweimal im Jahr angewendet werden. Einige Patienten profitieren nicht von der Behandlung.

### ■ Traditionelle Chinesische Medizin *(TCM)*

Die **traditionelle chinesische Medizin** *(TCM)* besteht aus verschiedenen Behandlungsmethoden. Bei der *Akupunktur* werden Punkte unter der Haut, im Muskel, in der Gelenkkapsel oder in Nervennähe mit dünnen sterilen Einmalnadeln stimuliert. Sie ist in der Regel frei von Nebenwirkungen und viele Patienten profitieren von einer anhaltenden Schmerzlinderung. Ihre Wirkung kann unter verschiedenen Gesichtspunkten gesehen werden. Im Gegensatz zur westlichen Medizin werden Beschwerden aus Sicht der traditionellen chinesischen Medizin in Zusammenhang mit dem gesamten Körper und Geist gestellt, also auch mit anderen Beschwerden und Veränderungen. Schmerzen in den Gelenken treten z. B. als Folge einer *Schwächeerkrankung* des Patienten, aufgrund eines *gestörten Energieflusses* oder aufgrund von *schädigenden äußeren Faktoren* auf. Die Auswahl der Akupunkturpunkte und wie sie behandelt werden, richtet sich dabei nach der aus TCM-Sicht zu erkennenden Ursache.

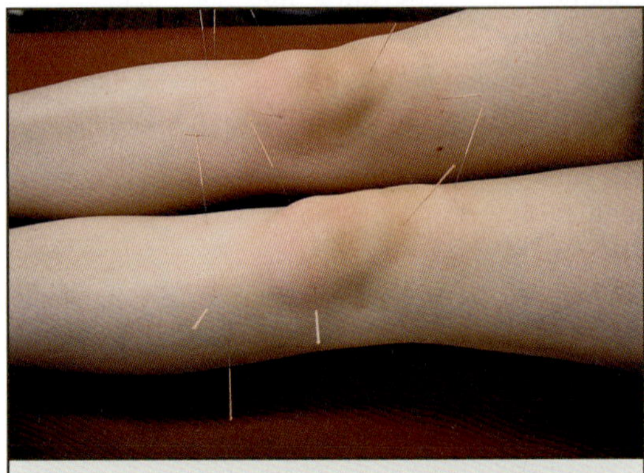

Das Foto zeigt Akupunkturnadeln in beiden Kniegelenken. Akupunktur kann zur Linderung von Beschwerden beitragen, die durch Arthrose hervorgerufen werden.

Die Wirkung der Akupunktur kann auf der anderen Seite auch naturwissenschaftlich erklärt werden. Es ist erwiesen, dass der Reiz, der durch die Stimulation mit einer Akupunkturnadel ausgelöst wird, verschiedene Wirkungen entfaltet. Im Rückenmark kommt es zur Hemmung eingehender Schmerzreize durch die Freisetzung von Überträgerstoffen *(Transmitter)* wie *Endorphinen.* Weitere Effekte konnten im Mittelhirn und an der Hirnanhangdrüse *(Hypophyse)* festgestellt werden. In der Muskulatur entstehen Wirkungen durch die direkte Behandlung schmerzhafter Muskelpunkte *(Triggerpunkte).*

***Dass Akupunktur wirkt, ist auf naturwissenschaftlicher Grundlage gesichert. Warum einzelne Punkte eine spezielle Wirkung entfalten, ist (noch) nicht abschließend geklärt.***

Eine Wärme- und Kräutertherapie, ebenfalls Bestandteil der traditionellen chinesischen Medizin, kann mit glimmenden Stängeln aus Beifußkraut, ähnlich einer Zigarre, durchgeführt werden. Dies wird als *Moxibustion* bezeichnet und dicht über der Hautoberfläche des Patienten an speziellen Punkten durchgeführt. Ähnlich einer chiropraktischen Behandlung kennt die traditionelle chinesische Medizin die *Tuina-Therapie.* Dabei wird der

Bewegungsapparat massiert, geknetet und mobilisiert. *Schröpfen* ist ebenfalls Bestandteil der TCM. Dazu können Glasgefäße oder Saugnäpfe aus Gummi verwendet werden. Eine weitere chinesische Behandlungsmethode ist der Einsatz von Kräutern oder Tees sowie die Empfehlung einer Ernährungsumstellung.

## Operative Behandlung

Größere Knorpelschäden heilen nicht von alleine - weder ein Knorpelschaden, der sich langsam aus einer kleinen Schädigung entwickelt, noch ein Knorpelschaden, der durch eine plötzliche Verletzung *(Trauma)* entsteht. In letzterem Fall sind häufig junge Patienten betroffen, bei denen es durch einen Unfall zu einer Abscherung großer Knorpelstücke kommen kann.

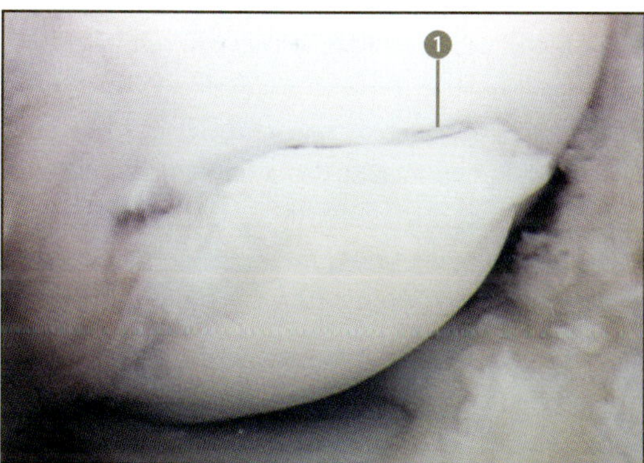

Die Fotos wurden während einer Gelenkspiegelung des Kniegelenks aufgenommen. Sie zeigen einen großen Riss ❶ im Knorpel der Oberschenkelrolle. Mit einem Tasthaken ❷ wurde festgestellt, dass sich ein großes Knorpelstück ❸ von dem darunter liegenden Knochen ❹ gelöst hat. Ohne Behandlung bliebe ein großer Defekt in der Knorpelschicht. Die Folge wäre ein rasch fortschreitender Schaden am Gelenkknorpel *(Arthrose)*.

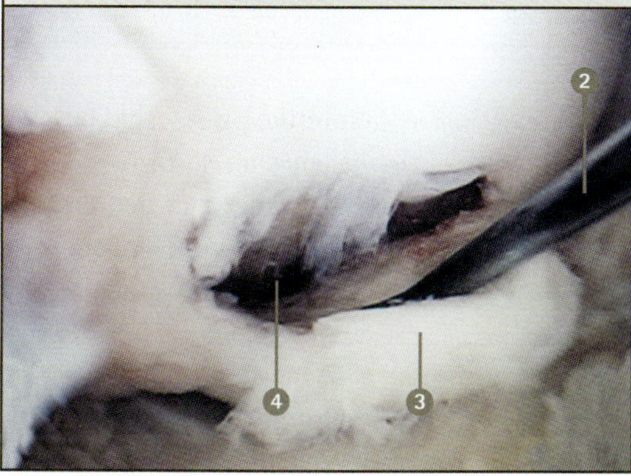

Diese Knorpelstücke *(Knorpel-Flake)* wachsen spontan nicht wieder an. Der Defekt im Knorpel dehnt sich weiter aus und befällt mit der Zeit das gesamte Gelenk.

***Ziel operativer Verfahren ist es, ein Fortschreiten der Knorpelschäden zu verhindern oder geschädigte Knorpelregionen durch körpereigenes Gewebe zu ersetzen. Bei fortgeschrittener Schädigung können auch Kunstgelenke eingesetzt werden.***

### ■ Knorpelglättung / *Knorpel-Débridement* / *Shaving* / Gelenkspülung / *Gelenk-Lavage* / Gelenk-Toilette

Gesunder Gelenkknorpel ist glatt und prallelastisch. Durch Schäden am Knorpel kommt es zur Ausdünnung und zu Einrissen der Knorpelschicht. Diese Einrisse können tief reichen und zu Zerklüftungen sowie Aufbrüchen der Knorpelschicht führen. Um zu verhindern, dass sich kleine Aufbrüche bis tief zum Knochen ausdehnen, werden diese geglättet *(débridiert)*. Bei der **Knorpelglättung** (*Débridement* oder *Shaving*) werden Knorpelstücke entfernt, die sich vom gesunden Knorpel abgelöst haben. Gesunder Knorpel wird belassen.

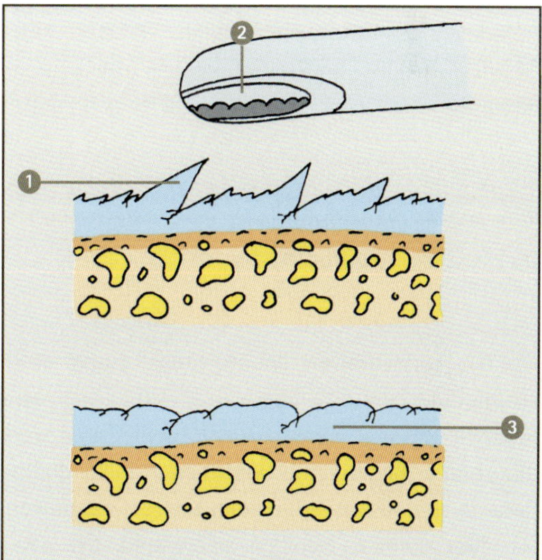

Die Abbildungen zeigen das Prinzip der *Knorpelglättung*. Im oberen Teil der Abbildung sind stark vorspringende Anteile der Knorpelschicht ❶ zu sehen. Um zu verhindern, dass sie weiter einreißen, können sie mit einer rotierenden Fräse ❷ geglättet werden. Der untere Teil der Abbildung zeigt den geglätteten Knorpel ❸ nach der Behandlung.

Die Therapie erfolgt im Rahmen einer Gelenkspiegelung *(Arthroskopie)*. Zur Glättung werden kleine Fräsen oder elektrische Instrumente eingesetzt. Andere Begriffe für diese Maßnahme sind *Gelenkspülung, Gelenk-Lavage* oder auch *Gelenk-Toilette.*

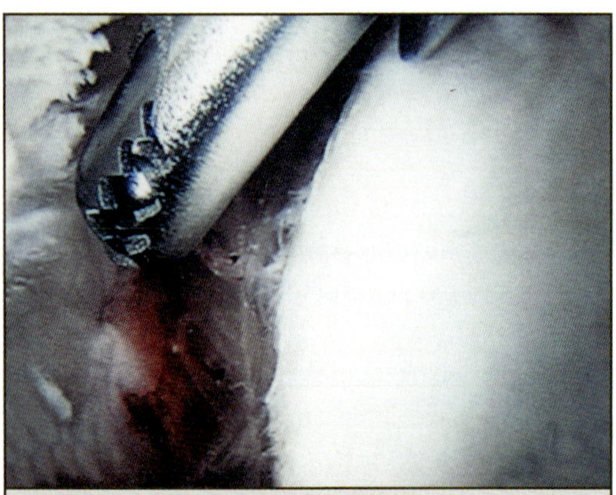

Das Foto zeigt eine kleine Fräse, wie sie zur Glättung des Knorpels und zur Entfernung der Gelenkinnenhaut eingesetzt wird.

Der durch eine Arthrose entstehende Knorpelabrieb reizt die Gelenkinnenhaut. Dies führt zu einer schmerzhaften Schwellung und Entzündung. Das Ausspülen des Knorpelabriebs im Rahmen einer Gelenkspiegelung lindert Schmerzen und Entzündung.

***Alleine zur Knorpelglättung und Gelenkspülung wird eine Gelenkspiegelung nicht mehr vorgenommen, da der Effekt zu kurzfristig ist.***

Ob ein Fortschreiten der Arthrose durch diese Maßnahme herausgezögert wird, kann nicht mit Sicherheit gesagt werden. Aus diesem Grund werden in aller Regel keine Operationen mehr durchgeführt, um ausschließlich den Knorpel zu glätten. Die Maßnahmen erfolgen begleitend bei einer Gelenkspiegelung, die z. B. zur Behandlung eines Meniskusrisses durchgeführt wird.

### Bohrungen *(Pridie-Bohrung) / Mikrofrakturierung (Microfracture)*

Behandlungsmethoden, bei denen **Bohrungen** *(Pridie-Bohrung, Mikrofrakturierung)* durchgeführt werden, kommen in Frage, wenn eine bis zum Knochen reichende Knorpelschädigung auf einer Fläche bis zu 3 cm² vorliegt. Dann besteht eine sog. *Knorpelglatze*, das Stadium 4 der Arthrose. Großflächigere Defekte werden besser durch ein Verfahren mit Transplantation von Knorpelzellen behandelt.

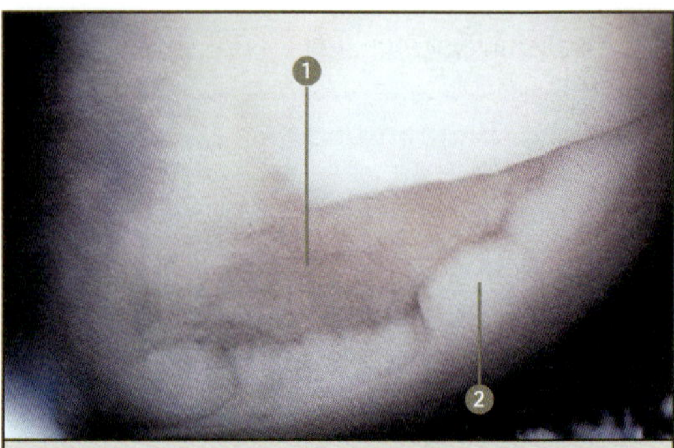


Das Foto zeigt einen Knorpelschaden 4. Grades, eine sog. *Knorpelglatze*. An einer umschriebenen Stelle ist der Knorpel in seiner gesamten Dicke verschwunden, so dass die unter dem Knorpel liegende *(subchondrale)* Knochenschicht ❶ zu sehen ist. Die direkte Umgebung des Defekts weist noch eine ausreichend hohe Knorpelschicht mit einem intakten Knorpelrandwall ❷ auf, Voraussetzung für das Gelingen der *Mikrofrakturierung.*

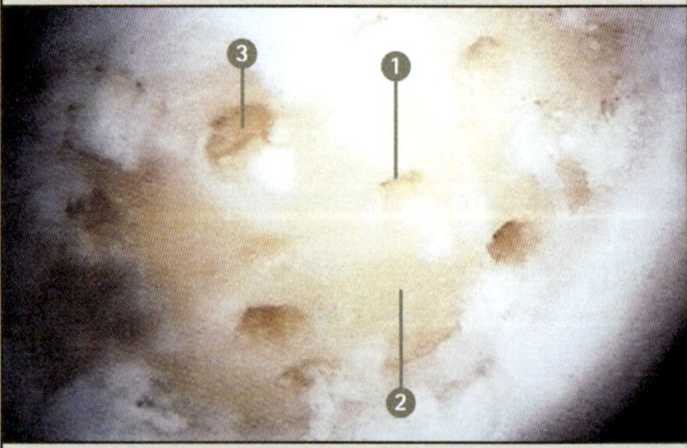


Auf diesem Foto sind die eingeschlagenen *Mikrofrakturierungen* ❶ zu erkennen. Die Löcher reichen durch die direkt unter dem Knorpel liegende *(subchondrale)* Knochenschicht ❷ bis in das Knochenmark ❸.

An den meisten Gelenken wird diese Methode im Rahmen einer Gelenkspiegelung *(Arthroskopie)* durchgeführt. Dünne Bohrer *(Pridie-Bohrung)* oder Metalldorne *(Mikrofrakturierung)* durchbrechen die Knochenschicht und dringen wenige Millimeter in den Knochen ein. Die *Mikrofrakturierung* wird bevorzugt eingesetzt. Wie ein Sieb wird dabei die defekte Stelle alle 3-4 mm mit einer Perforation von etwa 3-4 mm Tiefe versehen. Damit wird das Knochenmark erreicht und es kommt zum Austritt von Blut in das Gelenkinnere. Mit der Blutung gelangen Zellen aus dem Knochenmark in den Knorpeldefekt. Die Zellen bilden im Knorpeldefekt einen **Faserknorpel**, der den Defekt auffüllt. Dieser Faserknorpel ist vermindert belastbar und in seinen Eigenschaften dem natürlichen Knorpel unterlegen. Dennoch ist es besser, den Defekt mit Faserknorpel zuwachsen zu lassen, als den natürlichen Verlauf mit einer stetigen Zunahme des Defekts abzuwarten.

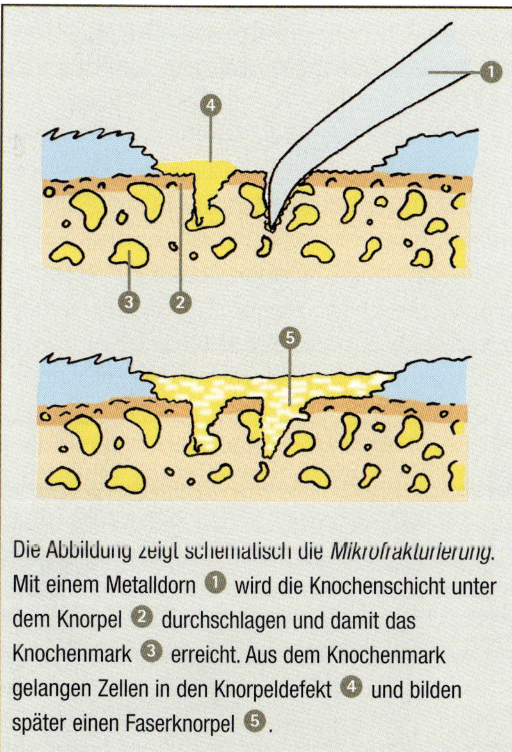

Die Abbildung zeigt schematisch die *Mikrofrakturierung.* Mit einem Metalldorn ❶ wird die Knochenschicht unter dem Knorpel ❷ durchschlagen und damit das Knochenmark ❸ erreicht. Aus dem Knochenmark gelangen Zellen in den Knorpeldefekt ❹ und bilden später einen Faserknorpel ❺.

Ein Verwachsen mit dem Gelenkknorpel ist nicht möglich. Indem der Faserknorpel den Defekt schließt, übernimmt er einen Teil der Belastung, stabilisiert die Ränder des Knorpeldefekts und verhindert ein Fortschreiten des Defekts. Schmerzen werden geringer und weitere Therapiemaßnahmen lassen sich oft über viele Jahre hinauszögern.

***Bei der Mikrofrakturierung handelt es sich um ein häufig angewendetes Verfahren, von dem viele Patienten profitieren.***

Damit sich der Faserknorpel ausbilden kann, ist eine mehrwöchige Entlastung des Gelenks notwendig. Eine sanfte Bewegung des Gelenks ist auch während der Entlastung wichtig, um die Ernährung des Knorpels zu gewährleisten.

## ■ Abrasion / *(subchondrale) Abrasionsarthroplastik / Bioprothese*

Diese Methode findet Anwendung, wenn der Knorpel stark geschädigt ist und er ganz oder fast bis zum darunterliegenden Knochen ausgedünnt ist (Stadium 3 und Stadium 4). Durch eine Fräse werden die Knorpelreste an der betroffenen Stelle entfernt. Darunter liegt eine sehr feste Knochenschicht *(subchondraler Knochen)*, bevor das Knochenmark erreicht wird. Diese feste Knochenschicht wird mit der Fräse um 1 mm punktuell abgetragen, bis es zur Blutung aus dem Knochen kommt. Aus den Zellen, die mit der Blutung in den Defekt gelangen, bildet sich ein Faserknorpel. Der Vorgang der Faserknorpelbildung dauert mehrere Wochen, in denen das Gelenk bewegt, aber nicht voll belastet werden darf. Der Faserknorpel entspricht in seiner Qualität bei weitem nicht dem ursprünglichen Knorpel. Er ist weniger belastbar und verschleißt schnell. Eine Zeit lang kann eine Schmerzlinderung erreicht werden. Der Begriff *Bioprothese* wird selten verwendet, weil er unrealistische Erwartungen weckt.

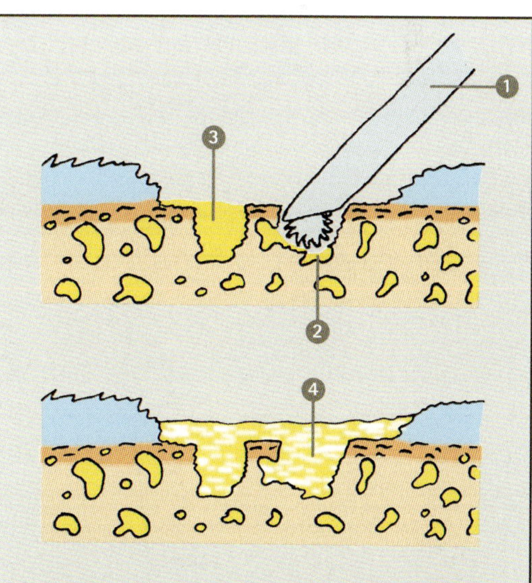

Die Abbildungen zeigen schematisch das Vorgehen bei einer sog. *Abrasionsarthroplastik.* Mit einer Fräse ❶ wird die unter dem Knorpel liegende *(subchondrale)* Knochenschicht punktuell entfernt und dabei der Raum zum Knochenmark ❷ eröffnet. Aus diesem wandern dann Zellen in den Defekt ❸, die sich später zu einem Faserknorpel ❹ umwandeln und den Defekt schließen.

Das Verfahren kann von jedem arthroskopisch tätigen Arzt im Rahmen einer Gelenkspiegelung *(Arthroskopie)* durchgeführt werden. Es wird jedoch nur noch **selten** eingesetzt, da die langfristigen Ergebnisse nicht immer zufriedenstellend sind und sich die meist effizientere Behandlung durch die Mikrofrakturierung durchgesetzt hat.

### ■ Transplantation von Knochen-Knorpel-Zylindern / *Osteochondrale Transplantate / OATS / Mosaikplastik*

Die Eigenschaften des natürlichen Knorpels werden von gezüchtetem Knorpel oder nachwachsendem Faserknorpel nicht erreicht. Daher wird mit der Transplantation von körpereigenen Knochen-Knorpel-Zylindern versucht, einen tiefen Knorpelschaden durch körpereigenes Gewebe von hoher Qualität zu ersetzen. Behandelt werden bis zum Knochen reichende Knorpeldefekte (Stadium 4) in einem Ausmaß von 1-2 $cm^2$. Mit Hilfe einer Hohl-Stanze werden der defekte Knorpel und einige Millimeter des darunterliegenden Knochens entfernt. Das Vorgehen ähnelt dem Ausstanzen eines Apfelkerns. Die Stanzen haben einen Durchmesser von 0,5 bis 1,5 cm. Von Stellen im Gelenk, die keiner hohen Belastung unterliegen, werden gering größere und intakte Knochen-Knorpel-Stücke ausgestanzt. Diese werden anschließend in den defekten Bereich eingepresst *(transplantiert)*. Da die den Knorpel ernährende Knochenschicht mit verpflanzt wird, wachsen die Zylinder in der Regel gut ein. Zu einem Verwachsen des Knorpels mit der umliegenden Knorpelschicht kommt es nicht. Die verbleibende Lücke an der Entnahmestelle verschließt sich in den nächsten Wochen mit Faserknorpel.

Schematische Darstellung der Transplantation eines Knochen-Knorpelzylinders. Von einer gesunden Stelle des Knorpels ❶ wird mit einer Stanze ein Knochenzylinder entnommen ❷. Die beschädigte Stelle am Knorpel ❸ wird vorbereitet ❹ und in diesen Defekt wird der entnommene Knochen-Knorpelzylinder ❺ eingesetzt.

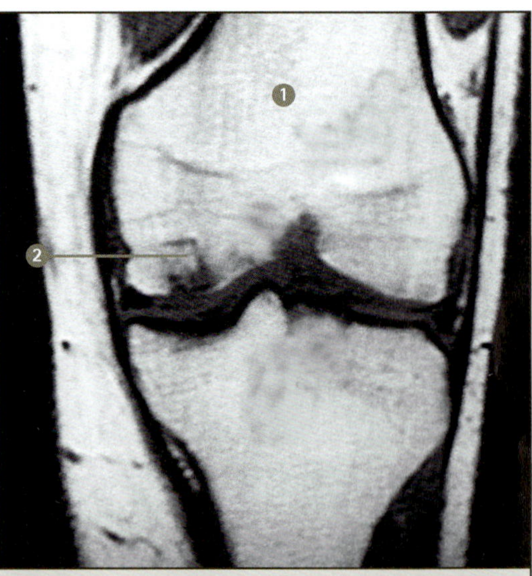


Kernspintomographie eines Kniegelenks in der Betrachtung von vorne. In den Oberschenkelknochen ❶ wurde ein Knochen-Knorpelzylinder ❷ eingesetzt. An dieser Stelle bestand vorher ein kleiner, aber tief reichender Knorpelschaden.

Je nach Größe des Knorpelschadens werden mehrere der Knochen-Knorpelzylinder nebeneinander eingebracht. Dies ähnelt einem Mosaik, woraus sich der Begriff der *Mosaikplastik* abgeleitet hat. Üblich ist ebenso die Abkürzung *OATS* (*Osteochondrales Autograft Transfer System* oder *Osteochondral Autologous Transfer System*).

Das Verfahren kann in den meisten Fällen im Rahmen einer Gelenkspiegelung *(Arthroskopie)* durchgeführt werden. Damit der Knochen-Knorpel-Zylinder unverschoben einheilen kann, ist eine Entlastung bzw. eine Teilbelastung über mehrere Wochen notwendig.

### ■ Transplantation von Knorpelzellen: *Autologe Chondrozytentransplantation (ACT) / matrixgebundene* Verfahren *(MACI, MACT) / AMIC / Sphäroide*

Zur Züchtung von Knorpelzellen *(Chondrozyten)* können diese von körpereigenem *(autologem)* Gewebe entnommen werden. Mit Hilfe dieses Verfahrens werden bei jüngeren Patienten umschriebene Knorpeldefekte bis 4 cm² behandelt, die z. B. im Rahmen eines Unfalls entstanden sind. Von manchen Ärzten werden noch großflächigere Schäden damit behandelt. Es ist kein Verfahren zur Behandlung einer über Jahre entstandenen Arthrose, da hierbei die Knorpelschicht großflächig ausgedünnt ist und Knorpelzellen nicht anwachsen würden. Ein tiefer Defekt im Knorpel (z. B. durch einen Unfall) kann dagegen mit diesem Verfahren aufgefüllt werden, da der umgebende Knorpel noch in voller Dicke erhalten ist.

Um Knorpelgewebe im Labor zu züchten, wird bei der ersten Operation gesundes Knorpelgewebe an einer Stelle im Gelenk entnommen, die wenig beansprucht wird. Die Knorpelzellen werden über 2-3 Wochen im Labor vermehrt und bei einer zweiten Operation in den Defekt gespritzt. Pro Quadratzentimeter werden etwa 1 Million Knorpelzellen an die defekte Stelle im Knorpel gebracht. Damit die Zellen vor Ort bleiben, werden sie mit einer Membran aus Bindegewebe *(Kollagenmembran)* abgedeckt. Die Membran wird mit feinen Nähten eingenäht. Dieser Technik wird heute entgegen der früher verwendeten Technik mit Aufnähen eines Stücks Knochenhaut *(Periost-Lappen)* der Vorzug gegeben. Die *autologe Chondrozytentransplantation (ACT)* wird häufig auch *Autologous Chondrocyte Implantation* oder *ACI* genannt. Der gezüchtete Knorpel weist wahrscheinlich bessere Eigenschaften auf als der Faserknorpel, der sich bei einer Mikrofrakturierung bildet. Die Qualität und die Belastbarkeit des natürlichen Knorpels erreicht er jedoch auch nicht.

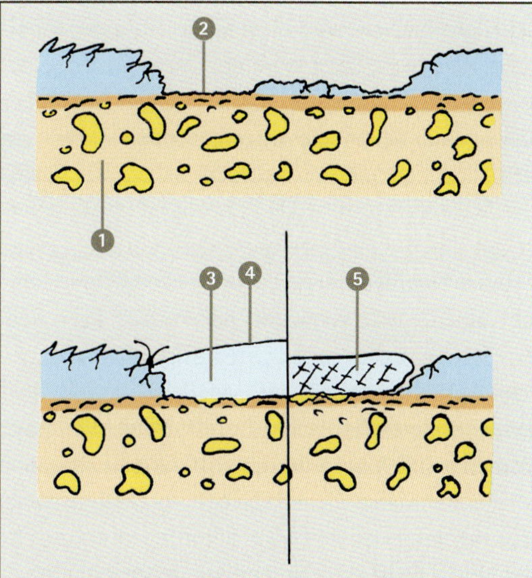


Die Abbildung zeigt schematisch zwei Möglichkeiten der Knorpelzelltherapie. In der oberen Abbildung ist die Ausgangssituation mit einem bis zum Knochen ❶ reichenden Knorpeldefekt ❷ dargestellt. Die Abbildung darunter zeigt auf der linken Bildhälfte, wie Knorpelzellen ❸ durch eine Membran ❹ abgedeckt werden. Auf der rechten Bildhälfte wachsen die Knorpelzellen in einem speziellen Gewebe *(Matrix)* ❺. Beide Verfahren schließen den Knorpeldefekt mit einem sich bildenden Faserknorpel.

In einer anderen Technik, den matrixgebundenen Verfahren (*MACI - Matrixgekoppelte autologe Chondrozyten-Implantation* oder *MACT - Matrixgekoppelte autologe Chondrozyten-Transplantation*), werden bei der ersten Operation entnommene Knorpelzellen über einige Wochen vermehrt. Anschließend werden sie in ein dreidimensionales Trägermaterial *(Matrix)* eingebracht, das der Matrix des natürlichen Knorpelgewebes ähneln soll. Dort werden sie weiter zur Vermehrung angeregt. Bei der notwendigen zweiten Operation wird das Gewebe mit den Zellen in den Knorpeldefekt eingeklebt oder eingenäht. Dazu wird das Gelenk meist eröffnet. Die Gewebe bestehen vorwiegend aus Eiweiß oder Kohlenhydraten oder sie werden synthetisch hergestellt. Über langfristige Ergebnisse liegen noch keine ausreichenden Berichte vor.

Bei der *AMIC-Methode (Autologe Matrixinduzierte Chondrogenese)* wird die Knochenschicht in der Defektzone wie bei der Mikrofrakturierung eröffnet. Damit die Zellen in der Zone des Knorpelschadens bleiben, wird diese Zone mit einer Membran abgedeckt. Diese Membran bzw. *Kollagenmatrix* enthält Bindegewebsfasern, sog. *Kollagenfasern*, mit denen die einwachsenden Zellen aus dem Knochenmark verwachsen sollen. Ein Vorteil der Methode ist, dass keine gezüchteten Knorpelzellen durch einen zweiten Eingriff in das Gelenk gebracht werden müssen. Dies senkt Kosten, erübrigt eine 2. Operation und der Patient kann sein Knie früher belasten. Nachteilig ist, dass das Gelenk zur Einbringung der Membran häufig über einen größeren Hautschnitt eröffnet werden muss. Wahrscheinlich wird der Eingriff zunehmend auch im Rahmen einer Gelenkspiegelung *(Arthroskopie)* mit mehreren kleinen Hautschnitten durchzuführen sein. Langfristige Ergebnisse liegen noch nicht in ausreichendem Maße vor.

***Alle bisherigen Verfahren der Knorpelzüchtung sind nicht in der Lage, ein zum natürlichen Knorpel qualitativ gleichwertiges Gewebe zu schaffen.***

Möglich ist auch das Einbringen gezüchteter Knorpelzellen in Form kleiner **Kügelchen** *(Sphäroide)*. Ein Kügelchen von etwa 0,6 mm Durchmesser enthält dabei etwa 200.000 Knorpelzellen. Sie werden in den Defekt gespritzt und verkleben dort. Das nachwachsende Knorpelgewebe ist hochwertiger als der Faserknorpel, der bei anderen Verfahren wie der Anbohrung entsteht. An die stabile Struktur des natürlichen Knorpels reicht er nicht heran. Das Verfahren kann an Stellen im Gelenk vorgenommen werden, die mit anderen Verfahren nicht oder kaum zu behandeln sind (bspw. an der Knorpelfläche der Kniescheibe). Auf langfristige gute Ergebnisse wird gehofft, zu dieser Methode liegen jedoch noch nicht in ausreichendem Maße Ergebnisse vor.

### Künstlicher Gelenkersatz *(Endoprothese)*, Versteifung *(Arthrodese)*

Wenn alle Therapieverfahren nicht mehr zu einer für den Patienten befriedigenden Situation führen, kann an manchen Gelenken ein künstlicher (Teil-)Ersatz *(Endoprothese)* vorgenommen werden. Ist dies nicht möglich, können die verschlissenen Teile eines Gelenks durch eine Gelenkversteifung *(Arthrodese)* zusammengefügt werden. Damit ist die schmerzhafte Bewegung des Gelenks vollständig aufgehoben.

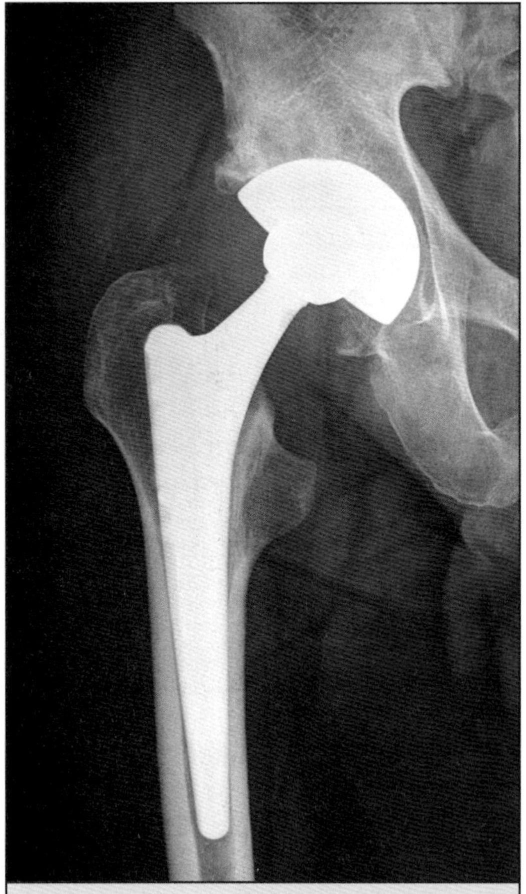

Röntgenbild eines künstlichen Hüftgelenks.

2010 wurden nach Angaben des Statistischen Bundesamtes in Deutschland 209.000 künstliche Hüftgelenke, 157.000 künstliche Kniegelenke, 3.000 künstliche Schultergelenke und 5.000 sonstige Kunstgelenke an anderen Gelenken eingesetzt.

Auf die speziellen Möglichkeiten des künstlichen Gelenkersatzes und der Gelenkversteifung wird ausführlich in den jeweiligen Kapiteln über das von einer Arthrose betroffene Gelenk (Knie, Hüfte, Schulter, Ellenbogen, Sprunggelenk, Handgelenk, Finger usw.) eingegangen.

## Zukünftige Therapieverfahren

In Zukunft ist zu erwarten, dass neuere Erkenntnisse dazu führen werden, **Hinweise** auf eine Arthrose **im Blut** oder in der Gelenkschleimhaut durch sog. *Biomarker* zu finden. Dann könnte eine wesentlich frühere Therapie erfolgen, die nicht erst dann einsetzt, wenn ein fortgeschrittener Knorpelschaden zu den ersten Symptomen führt. Es befinden sich viele Verfahren zur Arthrosebehandlung in Erprobung. Für den Einsatz am Menschen sind sie noch nicht zugelassen. Eine mögliche Behandlungsstrategie der Arthrose ist, weitere Abbauvorgänge des Knorpels zu stoppen. Dazu könnten **Eiweiße** hergestellt werden, die die Abbauvorgänge unterbrechen. Diese müssten in das betroffene Gelenk gespritzt werden. Zurzeit wird an der Herstellung eines Stoffs gearbeitet, der den Abbau von Knorpelmolekülen *(Aggrekan)* hemmt *(Aggrecanase Selective Inhibitors)*. Antikörper gegen ein Eiweiß, das an der Auslösung der Arthrose beteiligt ist *(Syndecan 4)* wurden bereits entwickelt. Für die Anwendung beim Menschen ist es derzeit noch zu früh.

Durch eine Unterstützung schützender Faktoren für den Knorpel könnte dessen weiterer Abbau eventuell verhindert werden. Zudem wird versucht, den Knorpelstoffwechsel anzuregen. Diesbezüglich wurde die Wirksamkeit zahlreicher **Wachstumsfaktoren** untersucht. Aufgrund des komplizierten Zusammenwirkens dieser Stoffe scheint die Gabe eines einzelnen Faktors wenig erfolgversprechend. Erst die Kombination zahlreicher Faktoren könnte effektiv sein, ähnlich wie dies heute schon bei der Anwendung des *Autologen Konditionierten Plasmas (ACP)* praktiziert wird.

Auch aus **Knochenmark** kann ein Konzentrat *(Knochenmarkkonzentrat, Bone Marrow Concentrate, BMC)* hergestellt werden, welches neben den Wachstumsfaktoren auch sog. *mesenchymale Stammzellen* enthält. Es könnte zur Erneuerung von Zellen, auch von Knorpelzellen, beitragen. Damit kann es zur Verbesserung der Heilvorgänge kommen, vor allem wohl in der Frühphase der Arthrose. Das Verfahren wird bisher nur vereinzelt angewendet, weshalb noch keine zuverlässigen Daten über seine Effektivität vorliegen.

Ebenso ist es denkbar, die Knorpelzellen durch Übertragung von **Genen** dazu zu bringen, vermehrt Eiweiße herzustellen, die die Produktion von Knorpelbestandteilen anregen. Generell ist eine Gentherapie noch umstritten.

**Stammzellen** *(Mesenchymale Knochenmark-Stammzellen)* oder andere Zellen könnten durch einen zellvermittelten Gentransfer dazu stimuliert werden, sich zu Knorpelzellen zu entwickeln. Diese Zellen könnten dann in den Knorpeldefekt gebracht werden, wo sie dessen Heilung einleiten würden.

Weiterhin gibt es Bestrebungen, **Gelenkschmiere** künstlich herzustellen, die neben der bekannten Hyaluronsäure zudem das Eiweiß *Lubricin* enthält. Damit soll die Gleitfähigkeit des Knorpels verbessert werden.

## Prognose und Verlauf

Der Verlauf einer Arthrose ist von Gelenk zu Gelenk und von Patient zu Patient **unterschiedlich**. Er kann meist nicht vorhergesagt werden. Teilweise führen stark verschlissene Gelenke zu wenigen Beschwerden, wohingegen geringere Arthrosen manchmal zu starken Schmerzen führen können.

***Am besten ist es, einer Arthrose durch regelmäßige Bewegung, gesunde Ernährung und eine Vermeidung von Übergewicht vorzubeugen.***

Prinzipiell ist die Heilung einer Arthrose nicht möglich, so dass ein Knorpelschaden nicht abnehmen, sondern nur zunehmen kann. Dennoch gibt es in jeder Phase der Arthrose zahlreiche und erfolgreiche Methoden der Behandlung, die dem Patienten oft über lange Zeit eine schmerzfreie oder schmerzarme Benutzung des Gelenks ermöglichen. Durch sein Verhalten kann der Patient den Verlauf der Arthrose und seine Beschwerden wesentlich beeinflussen.

### Das Wichtigste für Sie:

- Als *Arthrose* bezeichnet man den an der Knorpelschicht beginnenden Verschleiß eines Gelenks.
- Prinzipiell kann jedes Gelenk des Menschen daran erkranken.
- Der Prozess der Arthrose ist nicht umkehrbar und die Arthrose damit nicht heilbar.
- In jeder Phase der Arthrose stehen zahlreiche Behandlungsmöglichkeiten zur Verfügung.
- Der Patient kann durch sein Verhalten den Verlauf der Arthrose beeinflussen.

## Die Osteochondrosis dissecans

Die *Osteochondrosis dissecans* (abgekürzt *OD*) ist eine Gelenkerkrankung, die den Knochen und die ihm aufliegende Knorpelschicht betrifft. Man spricht von einer sog. *Knochen-Knorpel-Einheit.* Meist sind Kinder und Jugendliche betroffen. Eine deutsche Bezeichnung für die Erkrankung gibt es nicht. Der Begriff leitet sich vom lateinischen *os* für *Knochen,* dem griechischen *chondros* für *Knorpel* und vom lateinischen *dissecare* für *auseinanderschneiden* ab. Die Erkrankung tritt an verschiedenen Gelenken auf und durchläuft mehrere Stadien. Besonders häufig sind Knie-, Sprung- und Ellenbogengelenk betroffen.

Die weich-elastische Knorpelschicht eines Gelenks ist mit dem darunterliegenden Knochen fest verbunden. Aufgrund seiner Lage wird der Knochen als *subchondraler Knochen* (lat. *sub = unter*) bezeichnet. Er bietet normalerweise eine stabile Grundlage für den Knorpel, Belastungen im Gelenk werden durch diese Kombination gut abgefedert.

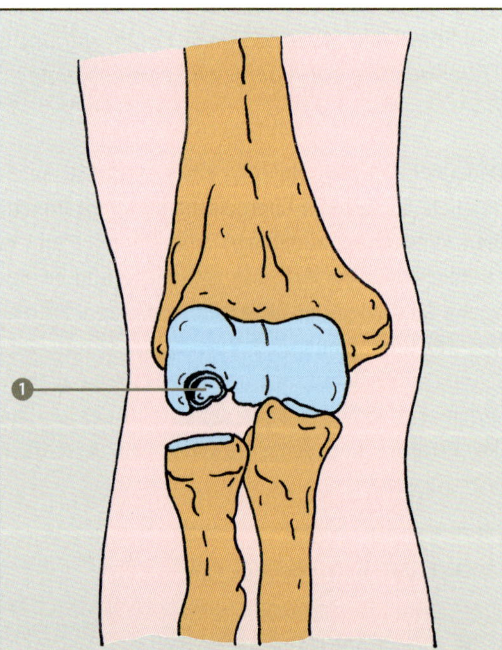


In der Abbildung ist ein rechter Ellenbogen von vorne zu sehen. An einer Stelle des Oberarmknochens ist es zu einer *Osteochondrosis dissecans* gekommen. Als Folge der Erkrankung hat sich ein kleines Knochen-Knorpel-Stück *(Dissekat)* ❶ vom übrigen Knochen gelöst. Weil das Knochen-Knorpel-Stück sich lösen kann und dann frei im Gelenk liegt, wird es häufig als „(Gelenk-) Maus" bezeichnet. In diesem Fall liegt es noch in seiner alten Position („Mausbett") und man spricht von einem *Dissekat in situ* oder einer „Maus in ihrem Bett".

Bei der Osteochondrosis dissecans erkrankt eine kleine Region des Knochens, etwa in der Größe einer Fingerkuppe, unmittelbar unterhalb der Knorpelschicht. Die Knorpelschicht ist daher unmittelbar mitbetroffen, da ihr festes „Fundament" weich wird und der Knorpel größeren Belastungen nicht mehr gewachsen ist. Er kann einbrechen und die ehemals glatte Oberfläche wird rau und rissig. Dehnt sich der Knorpelschaden auf die angrenzende Gelenkfläche aus, entsteht ein Gelenkverschleiß, eine *Arthrose.*

### Ursachen und Herkunft

Die genaue Herkunft der Erkrankung ist noch nicht abschließend geklärt. Verschiedene Gründe können dazu führen, dass es zu einem langsamen **Absterben** *(Nekrose)* des betroffenen Knochenabschnitts unmittelbar unter der Knorpelschicht kommt. Dies können etwa hohe und wiederkehrende **Belastungen** des Knorpels sein, denen der darunterliegende Knochen nicht gewachsen ist. Die Belastungen treten z. B. bei Sportarten wie Tennis, Laufen, Squash oder Kontaktsportarten (z. B. Kampfsport) auf. Es kommt zu wiederkehrenden kleinen Verletzungen des Knochens und der Blutgefäße, sog. *Mikrotraumen,* die aufgrund der immer wiederkehrenden Belastung nicht ausheilen.

***Vor allem sportlich aktive Kinder und Jugendliche können von einer Osteochondrosis dissecans betroffen sein. Dennoch ist das mögliche Auftreten dieser Erkrankung auf keinen Fall ein Grund, von vorneherein auf Sport zu verzichten.***

Weitere Ursachen einer Osteochondrosis dissecans sind **Störungen des Stoffwechsels**, wie sie z. B. bei hohen Blutfettwerten oder unter der hoch dosierten Einnahme von Kortison auftreten können. Erkrankungen, die einen negativen Einfluss auf die Durchblutung haben, sowie hormonelle und genetische Faktoren sind ebenfalls mögliche Auslöser.

***Wahrscheinlich führt das Zusammentreffen einer gewissen Veranlagung und äußerer Faktoren wie Belastungen oder Durchblutungsstörungen zur Entstehung einer Osteochondrosis dissecans.***

Tritt die Osteochondrosis dissecans im Kindes- und Jugendalter auf, was am häufigsten der Fall ist, spricht man von einer *juvenilen* Form. Die sog. *Wachstumsfugen* sind noch offen.

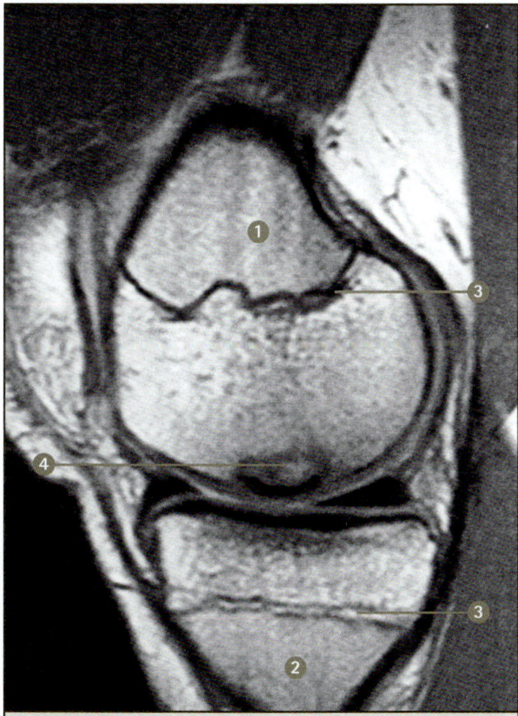

Kernspintomographie des Kniegelenks eines 16-jährigen Jungen. Der linke Bildrand weist nach vorne, der rechte in Richtung Kniekehle. Am Oberschenkelknochen ❶ und Unterschenkelknochen ❷ sind die Wachstumsfugen ❸ noch deutlich zu erkennen. An typischer Stelle ist es zu einer Osteochondrosis dissecans gekommen. Das betroffene Knochenareal ❹ ist deutlich zu erkennen.

Es wird vermutet, dass es in einigen Fällen schon im Kindes- oder Jugendalter zu einer Störung in der Knochen- bzw. Knorpelentwicklung kommt, die dann erst im Erwachsenenalter zu Symptomen führt und diagnostiziert wird. Dann liegt eine sog. *adulte* Form der Osteochondrosis dissecans vor. Die Wachstumsfugen sind im Alter bereits verschlossen.

Die Osteochondrosis dissecans durchläuft **verschiedene Stadien**, deren Kenntnis für das Verstehen der Erkrankung, ihrer Folgen und der Therapiemöglichkeiten hilfreich ist und die deshalb im Folgenden kurz skizziert werden. Eine gängige Einteilung folgt einem Vorschlag der internationalen Gesellschaft *ARCO (Association Research Circulation Osseus)* und wird in Stadium 0 bis Stadium VI vorgenommen. In Deutschland wird häufig die Einteilung nach *Bruns* verwendet, die im Wesentlichen 4 Stadien unterteilt (Stadium I-IV). Darüber hinaus gibt es auch weitere Einteilungen, die hier nicht zusätzlich erwähnt werden.

### ■ Stadium 1 (I) nach *Bruns*

Hier beginnt die Erkrankung. Es kommt zu Veränderungen im Knochen, die Knorpelschicht ist noch intakt. In diesem Stadium kann die Erkrankung nur selten im Röntgenbild erkannt werden. In der Kernspintomographie ist sie jedoch gut zu erkennen. Hier zeigen sich Wassereinlagerungen *(Knochenmarködeme)* im Knochen und weitere Veränderungen der Knochenstruktur.

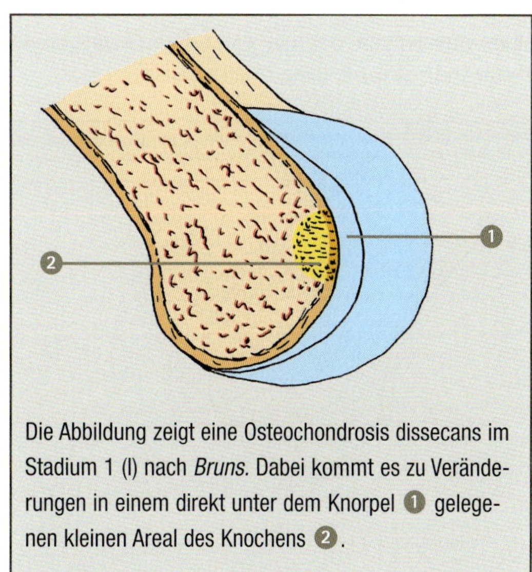

Die Abbildung zeigt eine Osteochondrosis dissecans im Stadium 1 (I) nach *Bruns*. Dabei kommt es zu Veränderungen in einem direkt unter dem Knorpel ❶ gelegenen kleinen Areal des Knochens ❷.

### ■ Stadium 2 (II) nach *Bruns*

Das betroffene Knochenareal umgibt sich mit Bindegewebe, es beginnt sich abzukapseln. Diese Bindegewebsschicht unterbricht die Versorgung des Knochenareals mit Blut durch das umgebende Knochenmark, was jedoch für seine Ernährung erforderlich ist. Der Knochen wird weicher und beginnt abzusterben.

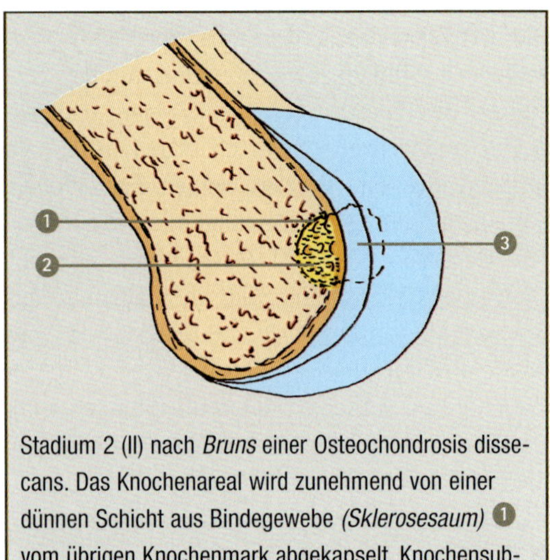


Stadium 2 (II) nach *Bruns* einer Osteochondrosis dissecans. Das Knochenareal wird zunehmend von einer dünnen Schicht aus Bindegewebe *(Sklerosesaum)* ❶ vom übrigen Knochenmark abgekapselt. Knochensubstanz ❷ und Knorpel ❸ werden an der betroffenen Stelle weicher.

Der Saum aus Bindegewebe zeigt sich im Röntgenbild und in der Kernspintomographie als sog. *Sklerosesaum.* Die Knorpelschicht ist noch intakt, eventuell kann die Knorpelsubstanz über dem betroffenen Areal etwas weicher als die Umgebung sein, was jedoch nur bei einer Gelenkspiegelung festgestellt werden kann.

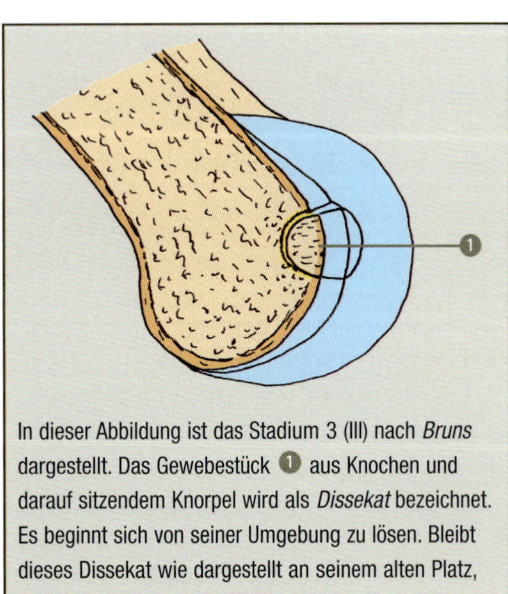


In dieser Abbildung ist das Stadium 3 (III) nach *Bruns* dargestellt. Das Gewebestück ❶ aus Knochen und darauf sitzendem Knorpel wird als *Dissekat* bezeichnet. Es beginnt sich von seiner Umgebung zu lösen. Bleibt dieses Dissekat wie dargestellt an seinem alten Platz, wird es als *Dissekat in situ* bezeichnet.

### Stadium 3 (III) nach *Bruns*

Bleibt die Bindegewebsschicht bestehen, stirbt der von der Blutversorgung abgeschnittene Knochen ab. Er löst sich mit seiner dazugehörigen Knorpelschicht aus dem Knochenverbund. Dieses kleine Knochen-Knorpel-Stück wird als *Dissekat* bezeichnet.

Es bleibt ohne feste Verbindung mit dem Knochen in seiner Position. Mit dem Begriff *in situ* ist der Zustand gemeint, dass das abgelöste Gewebe an seiner alten Stelle bleibt. Man spricht von einem *Dissekat in situ.* Sowohl im Röntgenbild wie auch in der Kernspintomographie ist dieses Stadium gut zu erkennen.

### Stadium 4 (IV) nach *Bruns*

Das **Endstadium** der Erkrankung besteht darin, dass das Knochen-Knorpel-Stück seine bisherige Position verlässt und in das Gelenk fällt. Diesen Vorgang bezeichnet man als *Dislokation.* Ebenfalls gebräuchlich ist die Bezeichnung des Knochen-Knorpel-Stücks als *Maus.* Im Stadium 4 (IV) verlässt die *Maus* das *Mausbett.* Im Gelenk wird das Gewebestück zerrieben und zum Teil vom Körper abgebaut.

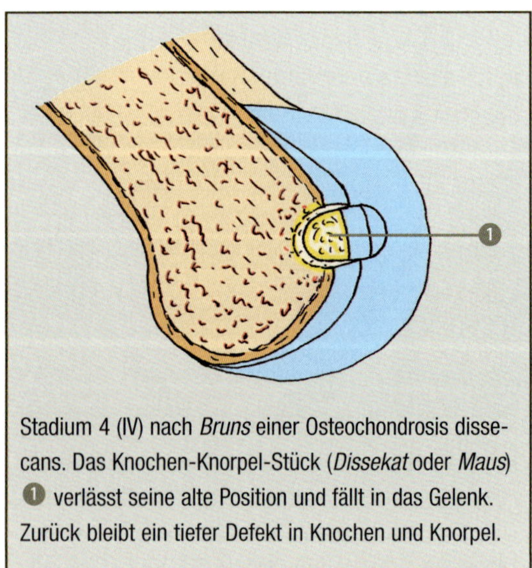


Stadium 4 (IV) nach *Bruns* einer Osteochondrosis dissecans. Das Knochen-Knorpel-Stück (*Dissekat* oder *Maus*) ❶ verlässt seine alte Position und fällt in das Gelenk. Zurück bleibt ein tiefer Defekt in Knochen und Knorpel.

Auch wenn das Gewebestück nicht in das Gelenk fällt, stirbt es ab, weil keine Verbindung mehr zum ernährenden Knochenmark besteht. Es wird weich und zerfällt schließlich. Im Gelenk bleibt ein Krater zurück, der sich mit der Zeit ausdehnt und zu einem zunehmenden Gelenkverschleiß *(Arthrose)* führen kann.

## Symptome und Beschwerden

Von einer Osteochondrosis dissecans können **verschiedene Gelenke** betroffen sein, besonders häufig tritt die Erkrankung an der inneren *(medialen)* Oberschenkelrolle des Kniegelenks, am oberen Sprunggelenk und am Ellenbogen auf. Am Kniegelenk und am Sprunggelenk sind eher männliche Jugendliche oder junge Erwachsene im Alter von **20–30 Jahren** betroffen.

Die Beschwerden, die von einer Osteochondrosis dissecans ausgelöst werden können, hängen davon ab, in welchem Stadium sich die Erkrankung befindet.

Im **Stadium 1** (I) nach *Bruns* kann es zu leichten Schmerzen im betroffenen Gelenk kommen, die vor allem bei Beanspruchung des Gelenks auftreten und in Ruhe häufig wieder abklingen. Wird das Gelenk geschont, kann die Erkrankung in dieser Phase von alleine ausheilen und wird zum Teil nicht entdeckt, weil der Betroffene keinen Arzt aufsucht.

Erst häufig wiederkehrende Beschwerden über Wochen oder Monate am gleichen Gelenk veranlassen den Betroffenen schließlich, einen Arzt aufzusuchen. Schmerzen unter Belastung und Schwellungen des Gelenks nehmen von Stadium zu Stadium zu. Die Schwellungen können über Tage bestehen bleiben.

***Anhand der Symptome kann nicht unterschieden werden, in welchem Stadium sich die Erkrankung genau befindet.***

Lösen sich im **Endstadium** der Erkrankung Knochen-Knorpel-Stücke ab, kann dies zu schmerzhaften **Blockaden** in der Gelenkbewegung führen. Solche Knochen-Knorpel-Stücke werden auch *Gelenkmaus* oder *Maus* genannt, weil sie frei im Gelenk hin und her wandern. Damit werden sie zu sog. *freien Gelenkkörpern.* Dies sind kleine Kugeln, die frei im Gelenk liegen und ihre Position ändern. Sie können sich zwischen den Gelenkpartnern einklemmen und die Bewegung blockieren. Dann schwillt das Gelenk an, ist überwärmt und kaum belastbar. Auch diese Phase kann abklingen.

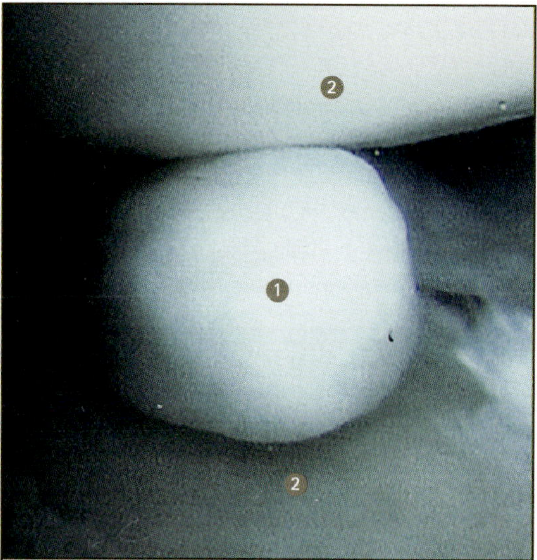


Das Foto zeigt einen sog. *freien Gelenkkörper* ❶. Er ist wenige Millimeter groß und bildet sich aus Knochen- und Knorpelresten, die im Rahmen einer Osteochondrosis dissecans entstehen können. Zwischen den Gelenkpartnern ❷ liegend kann er zu einer schmerzhaften *Blockade* der Gelenkbewegung führen.

Der Defekt im Knorpel bleibt jedoch bestehen und der Schaden am Knorpel kann sich über Monate oder Jahre ausdehnen. Damit kann aus einem zunächst kleinen Defekt ein Verschleiß des gesamten Gelenks entstehen. Dies wird als *Arthrose* bezeichnet und wird im Kapitel *Der Gelenkverschleiß – Die Arthrose* ausführlich beschrieben.

## Untersuchung und Diagnostik

Die Beschwerden des Patienten werden ausführlich erfragt *(Anamnese).* Das betroffene Gelenk und die umgebenden Gelenke werden auf ihren Zustand und ihre Funktion untersucht. Die genauen Veränderungen bei einer Osteochondrosis dissecans können jedoch durch eine einfache Untersuchung nicht erkannt werden. Meist kann der Untersucher lediglich eine Schwellung und eine leichte Überwärmung feststellen.

***Da eine Osteochondrosis dissecans durch eine Untersuchung nicht erkannt werden kann, sind bildgebende Untersuchungstechniken wie Röntgen oder Kernspintomographie zur Diagnosestellung notwendig.***

Weitere diagnostische Maßnahmen:

## Röntgen

Eine Röntgenaufnahme wird häufig zur Klärung von Schmerzen an einem Gelenk angefertigt. Dabei wird umso eher geröntgt, je älter der Patient ist, so dass bei Erwachsenen mit Gelenkbeschwerden das Anfertigen einer Röntgenaufnahme fast die Regel ist.

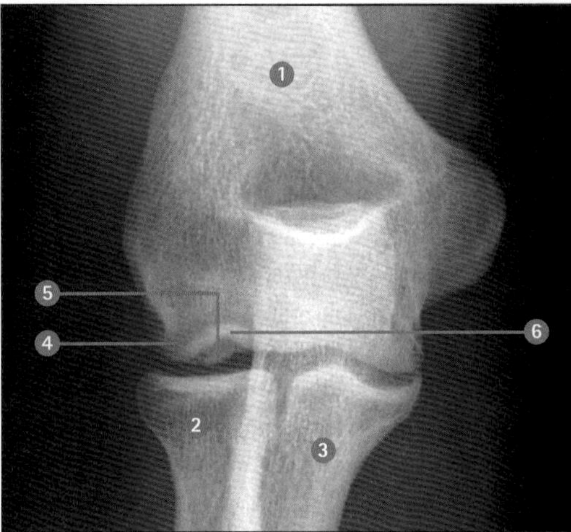


Röntgenbild eines rechten Ellenbogens von vorne betrachtet. Zu sehen sind der Oberarmknochen ❶, die Speiche ❷ und die Elle ❸. Am Köpfchen des Oberarms *(Capitulum humeri)* ❹ ist es zu einer Osteochondrosis dissecans gekommen, in deren Folge noch ein Knochen-Knorpel-Stück *(Dissekat)* ❺ zu erkennen ist, was seine alte Position noch nicht verlassen hat. Es liegt ein Stadium 3 (III) nach *Bruns* vor, *Dissekat in situ.* Umgeben ist es von einer deutlichen *Sklerosezone* ❻, die sich hier wie ein weißer Bogen darstellt.

Die ersten Stadien einer Osteochondrosis dissecans sind im Röntgenbild zum Teil nicht zu erkennen. Da zudem häufig Kinder und Jugendliche von der Erkrankung betroffen sind, wird bei Verdacht auf das Vorliegen einer solchen Erkrankung zunächst meist auf ein Röntgenbild verzichtet und eher eine Kernspintomographie-Untersuchung veranlasst.

## Ultraschalluntersuchung

Die Ultraschalluntersuchung kann eine Ansammlung von Flüssigkeit im Gelenk zeigen. Zur Darstellung der Osteochondrosis dissecans ist die Methode jedoch nicht geeignet, da die Ultraschallwellen Knochen nicht durchdringen und diese Erkrankung damit nicht genau darstellen können.

## Kernspintomographie (Magnetresonanztomographie, MRT)

Die Kernspintomographie ist die beste Methode zur genauen Abbildung einer Osteochondrosis dissecans. Ihr Vorteil liegt darin, schon früh Veränderungen an Knochen und Knorpel zu erfassen, wenn diese im Röntgenbild noch nicht erkannt werden können. Vor allem bei Kindern und Jugendlichen bietet sie zudem den Vorteil, dass sie keine Strahlenbelastung mit sich bringt.

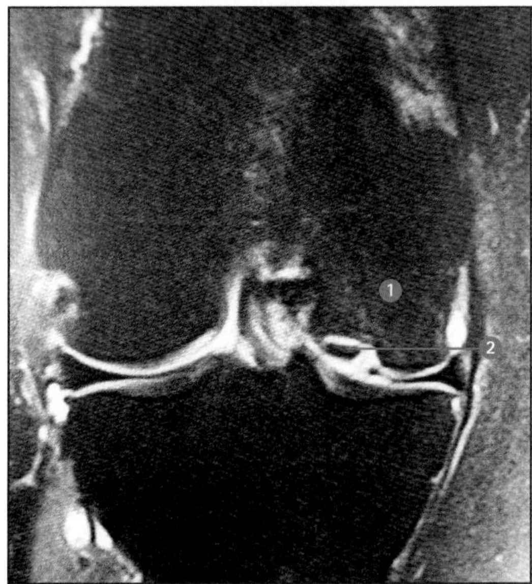


Kernspintomographie eines rechten Knies von vorne betrachtet. An der inneren *(medialen)* Oberschenkelrolle ❶ hat sich eine Osteochondrosis dissecans entwickelt. Das Knochen-Knorpel-Stück *(Dissekat)* ❷ hat sich vom übrigen Knochen gelöst, liegt jedoch noch an seiner alten Stelle. Damit liegt auch in diesem Fall ein Stadium 3 (III) nach *Bruns* vor, *Dissekat in situ.*

Mit der Kernspintomographie können Veränderungen an Knochen oder Knorpel wie z. B. Wassereinlagerungen im Knochen *(Knochenödeme)* oder kleine Einbrüche in der Schwammsubstanz *(Spongiosa)* des Knochens *(bone bruise)* sichtbar gemacht werden. Auch eventuelle Knorpeldefekte sind zu sehen. In einigen Fällen ist die Gabe eines *Kontrastmittels* sinnvoll, um abzuschätzen, ob noch eine Verbindung zum gesunden Knochen besteht.

## Gelenkspiegelung *(Arthroskopie)*

Eine Gelenkspiegelung wird heutzutage nur noch ausnahmsweise zur Stellung einer Diagnose durchgeführt, da die Kernspintomographie meistens zur Behandlung ausreichende Informationen liefert. Dennoch kann bei einer Osteochondrosis dissecans zum Teil erst während einer Gelenkspiegelung beurteilt werden, in welchem Zustand sich das Knochen-Knorpel-Stück befindet. Davon ist dann das weitere therapeutische Vorgehen abhängig, welches meist im Rahmen der gleichen Operation mit ausgeführt wird.

***Kann beim Erwachsenen durch ein Röntgenbild eine Osteochondrosis dissecans problemlos nachgewiesen werden, ist eine Kernspintomographie häufig nicht mehr notwendig, da sie keine bedeutenden Zusatzinformationen liefert.***

## Therapie

Die Therapie richtet sich danach, welches Gelenk betroffen ist und in welchem Stadium sich die Erkrankung befindet sowie nach dem Alter des Betroffenen. In Abhängigkeit von diesen Faktoren wird eine nicht-operative oder operative Therapie eingeleitet.

### ■ Nicht-operative *(konservative)* Therapie

Im Anfangsstadium, **Stadium 1** (I) nach *Bruns*, kann eine **Entlastung und Schonung** des betroffenen Gelenks dazu führen, dass der Knochen sich wieder erholt und die Erkrankung ausheilt. Dies ist umso wahrscheinlicher, je jünger ein Patient ist und je weniger weit die Erkrankung fortgeschritten ist.

Das Gelenk wird geschont und je nach Befund vollständig entlastet (beispielsweise mit Gehstützen) oder teilbelastet. Sport ist für die Dauer der Entlastung tabu. Die Bewegung des Gelenks fördert die Heilung, weshalb eine Ruhigstellung im Gips vermieden wird. Klingen die Beschwerden ab, kann bei **Kindern und Jugendlichen** eine Entlastung für 6-12 Wochen durchgeführt werden. Damit besteht eine gute Aussicht auf eine folgenlose Ausheilung.

Bei **Erwachsenen** erfolgt eine Entlastung für maximal 6 Wochen und auch nur dann, wenn die Beschwerden unter der Entlastung abklingen. Mittels Verlaufskontrolle durch eine Kernspintomographie wird sichergestellt, dass die Erkrankung nicht weiter fortschreitet. Schreitet sie fort, sind operative Maßnahmen notwendig, damit das Knochen-Knorpel-Stück nicht unwiederbringlich abstirbt.

Zu einer solchen Ausheilung kann es auch im **Stadium 2** (II) nach *Bruns* kommen, wenn der Knochen beginnt, sich vom übrigen Knochen abzukapseln. Dies ist vor allem bei Kindern und Jugendlichen der Fall.

Zuverlässige Methoden, um die Heilung von alleine *(Spontanheilung)* zu unterstützen, gibt es außer der Entlastung nicht. Unterstützend können physiotherapeutische Behandlungen, eine Magnetfeldtherapie oder eine Akupunktur angewendet werden. Damit scheint eine Linderung von Beschwerden möglich, eine direkte Beeinflussung der Durchblutung und des Knochenstoffwechsels ist eher unwahrscheinlich.

Eine Kernspintomographie wird häufig im Verlauf der Erkrankung durchgeführt und zeigt an, ob es zu einer Ausheilung gekommen ist oder nicht. Ist dies der Fall, dann kann der Patient langsam über Wochen und Monate die Belastung des Gelenks wieder steigern. Ist es zu einer **vollständigen Ausheilung** gekommen, hinterlässt die Erkrankung am Gelenk keinen Schaden und es kann wie ein gesundes Gelenk beansprucht werden. Ein erneutes Auftreten der Erkrankung ist unwahrscheinlich.

Klingen die Beschwerden nicht ab und zeigt sich nach 6 Wochen keine Besserung in der Kernspintomographie, wird bei Erwachsenen häufig die operative Behandlung eingeleitet. Bei Kindern und Jugendlichen kann die Entlastung in den frühen Stadien noch einige Zeit fortgesetzt werden.

***Die Therapie wird in jedem Einzelfall individuell entschieden. Je jünger ein Patient und je geringer die Osteochondrosis dissecans fortgeschritten ist, desto zurückhaltender wird operiert.***

### ■ Operative Behandlung

Eine operative Behandlung kommt dann in Frage, wenn die Erkrankung in den **frühen Stadien**, vor allem im **Stadium 2** (II) nach *Bruns*, nicht von alleine ausheilt. Bevor es zu einem vollständigen

Absterben des Knochen-Knorpel-Stücks kommt, kann versucht werden, die das betroffene Areal umgebende Schicht aus Bindegewebe *(Sklerosesaum)* zu durchbrechen. Damit wird ein Anschluss an das gesunde Knochenmark und damit an die normale Blutversorgung erreicht. Die Erkrankung schreitet dann nicht weiter fort und das betroffene Knochenareal kann heilen.

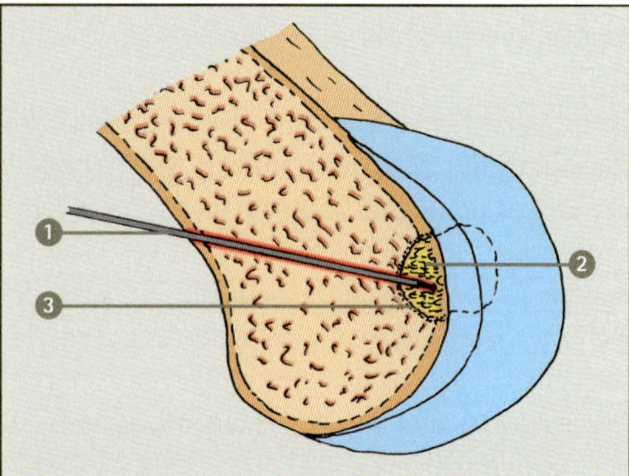


Die Abbildung zeigt, wie ein Draht ❶ durch den Knochen *(retrograd)* bis in das erkrankte Areal ❷ vorgebohrt wird. Dabei durchbricht er einen Streifen aus Bindegewebe *(Sklerosesaum)* ❸, der das Knochenstück zunehmend vom gesunden Knochen abgrenzt. So wird eine Art „Versorgungskanal“ geschaffen, über den das Knochenstück wieder ernährt wird und damit ausheilen kann.

Dazu werden wenige Millimeter dicke Drähte oder Bohrer durch den Knochen und durch die Bindegewebsschicht gebohrt, ohne die noch intakte Knorpelschicht dabei zu durchbrechen. Über die Bohrkanäle kommt es zu einer Verbindung des von der Durchblutung abgeschnittenen Knochenstückes mit dem übrigen gesunden Knochen. Das betroffene Knochenstück wird wieder mit Blut und Blutgefäßen versorgt, so dass der weitere Knochenabbau aufgehalten und eine Heilung des Knochens eingeleitet werden kann. Da diese Bohrung möglichst nicht von der Gelenkinnenseite aus *(antegrad)* durchgeführt wird – dabei würde die Knorpelschicht beschädigt –, sondern durch den Knochen hindurch, wird sie als *retrograde* Bohrung bezeichnet.

Ist ein sehr **großes Knochenareal** betroffen, kann eine Auffüllung des knöchernen Defekts mit körpereigenem Knochen erfolgen *(Spongiosaplastik)*.

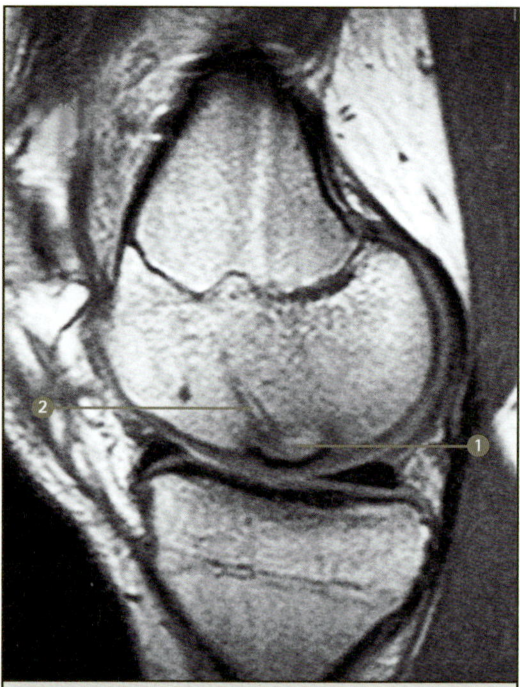


Kernspintomographie des Kniegelenks des o.g. 16-jährigen Jungen nach erfolgter Operation. Es wurde eine *retrograde* Bohrung in das von der Osteochondrosis dissecans betroffene Knochenareal ❶ vorgenommen. Der verbliebene Bohrkanal ❷ ist noch gut zu erkennen. Über ihn wird die Versorgung des Knochenareals nun wieder gewährleistet.

Im **Stadium 3** (III) nach *Bruns* ist eine Ausheilung von alleine nicht mehr möglich, da sich das Knochen-Knorpel-Stück vom gesunden Gewebe abgelöst hat. Operativ kann es gelingen, das Knochen-Knorpel-Stück durch Schrauben oder kleine Stifte wieder an seiner alten Stelle zu befestigen *(Refixation)*. Findet das abgelöste Stück anschließend wieder Anschluss an die Blutversorgung, dann kann es ernährt werden und der Defekt heilt fast folgenlos aus.

Befindet sich die Erkrankung jedoch bereits im Endstadium, also **Stadium 4** (IV) nach *Bruns*, dann kann das Knochen-Knorpel-Stück nicht mehr gerettet werden. Es wird operativ entfernt, um im Gelenk nicht zu weiteren Schäden zu führen. Je nach Lage und Ausprägung des zurückbleibenden Knochen-Knorpel-Defekts sollte der Defekt geschlossen werden. Sonst besteht die Gefahr, dass der den Defekt umgebende Knorpel geschädigt wird und sich der Knorpelschaden mit der Zeit auf das ganze Gelenk ausdehnt. Dazu kann eine Knochen-Knorpel-Transplantation oder eine Knorpelzelltransplantation erfolgen sowie ein knochenmarkstimulierendes Verfahren angewendet werden. Auf diese Behandlungsmethoden wird ausführlich im Kapitel *Der Gelenkverschleiß – Die Arthrose* eingegangen.

## Prognose und Verlauf

Gerade in den frühen Stadien der Erkrankung und bei jungen Betroffenen hat die Osteochondrosis dissecans eine **sehr gute Prognose**, da sie häufig von alleine ausheilt. Ist eine Osteochondrosis dissecans vollständig ausgeheilt, kann das Gelenk wieder uneingeschränkt belastet werden. Auch mit dem späteren Auftreten eines Verschleißes ist nicht zu rechnen.

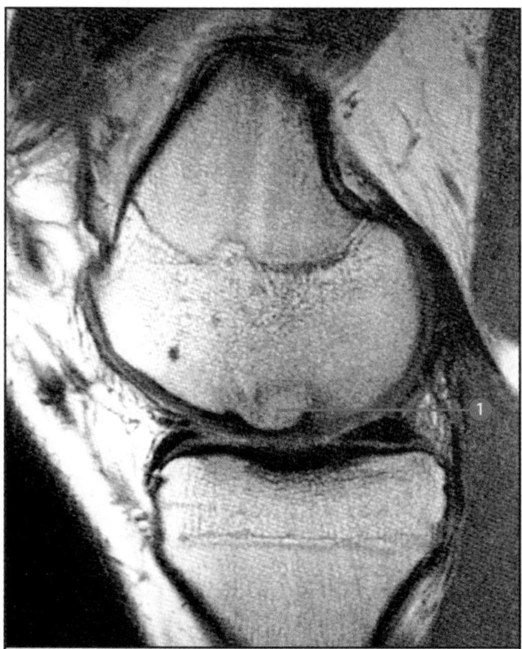


Kernspintomographie des mittlerweile 17-jährigen Patienten. Die Aufnahme wurde ein Jahr nach der Operation durchgeführt und zeigt, dass die Erkrankung ausgeheilt ist. Das Knochenareal ❶ ist nicht weiter abgestorben, sondern hat sich wieder in den gesunden Knochen integriert.

***Je jünger der Betroffene und je weniger weit fortgeschritten die Erkrankung ist, desto besser ist ihre Prognose.***

Auch nicht jede Osteochondrosis dissecans führt automatisch zu Beschwerden. In manchen Fällen beklagt der Betroffene selbst in fortgeschrittenen Stadien der Erkrankung keine oder nur geringe Beschwerden.

***Nicht in jeder Phase der Erkrankung kann eine Heilung erreicht werden, aber eine Linderung von Beschwerden und das Aufhalten eines zunehmenden Gelenkschadens gelingen häufig.***

In anderen Fällen ist die Erkrankung jedoch Ausgangspunkt für einen **Knorpelschaden**, der sich mit der Zeit auf das ganze Gelenk ausdehnt und es schädigt. Am Kniegelenk kann in etwa einem Drittel der Fälle mit einem solchen Knorpelschaden gerechnet werden. Die so entstandene Arthrose kann zu chronischen Schmerzen und Funktionsstörungen des Gelenks führen. Es ist schwer abzuschätzen, ob und wann es dazu kommt und welchen Verlauf die Erkrankung nimmt.

### Das Wichtigste für Sie:

- Bei der *Osteochondrosis dissecans* handelt es sich um eine Erkrankung der Knochen-Knorpel-Einheit.
- Ein kleines Areal von unmittelbar unter dem Knorpel gelegenem Knochengewebe wird dabei nicht mehr ernährt.
- Die Erkrankung durchläuft verschiedene Stadien.
- Je jünger der Betroffene ist, desto eher kann die Erkrankung von alleine wieder heilen.
- Um weiteren Gelenkschäden vorzubeugen, sind in fortgeschrittenen Stadien der Erkrankung operative Maßnahmen sinnvoll.

## Die Infektion eines Gelenks

Als *Infektion* bezeichnet man den Befall eines Gelenks mit Bakterien. Dabei handelt es sich um eine schwerwiegende Erkrankung, da die Ausbreitung von Bakterien im Gelenk und im Körper zu großen Schäden führen kann.

Es handelt sich um eine seltene Erkrankung, die ohne Verzögerung diagnostiziert und behandelt werden muss. Nur auf diese Weise kann verhindert werden, dass das Gelenk schweren Schaden nimmt oder sich die Infektion im Körper ausbreitet.

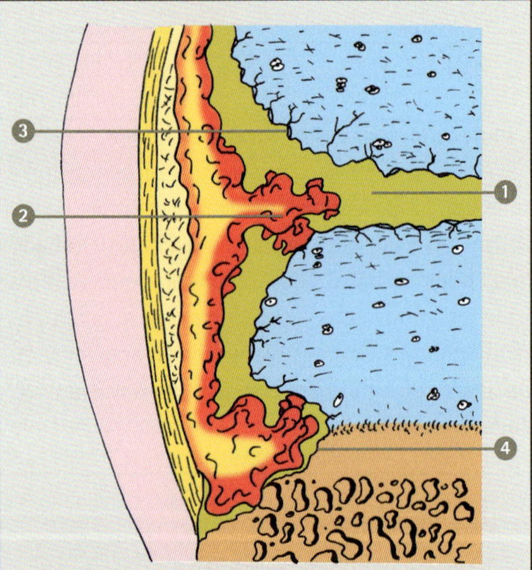


Die Abbildung zeigt schematisch einen Querschnitt durch ein Gelenk. Durch die Ausbreitung von Bakterien im Gelenk ❶ ist es zu einer starken Rötung und Verdickung der Gelenkinnenhaut ❷ gekommen. Wenn der Gelenkinfekt nicht rechtzeitig behandelt wird, kommt es zu Schäden am Knorpel (hellblau) ❸ und am Knochen (braun) ❹.

Für die Erkrankung gibt es eine Vielzahl von Begriffen, die gleichbedeutend verwendet werden. Dies sind *Gelenkinfekt, Gelenkinfektion, infektiöse Arthritis, septische Arthritis, bakterielle Arthritis* oder *Pyarthros.*

### Ursachen und Herkunft

Bakterien können auf unterschiedliche Weise in ein Gelenk gelangen. Über die **Blutbahn** etwa können Bakterien von einer anderen Stelle des Körpers (z.B. durch eine Zahninfektion) in ein Gelenk gelangen. Auch während einer **Operation** kann die Operationswunde von Keimen infiziert werden. Durch eine Behandlung mit **Spritzen** (*Injektion* und *Punktion*) ist es möglich, dass Keime von der Haut des Patienten durch die Nadelspitze in das Gelenk gelangen. In der Öffnung der Nadel können sich zudem kleine Teile der Haut befinden, die von Bakterien besiedelt sind. Beim Einspritzen können diese winzigen Hautzylinder ins Gelenk gelangen. Mit einer geeigneten Injektionstechnik kann dies weitgehend verhindert werden.

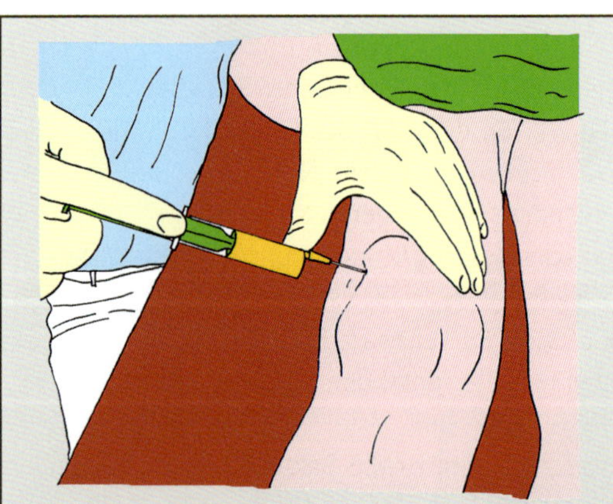

Die Abbildung zeigt, wie aus einem Kniegelenk Flüssigkeit abgesaugt *(punktiert)* wird. Bei diesem Vorgang oder beim Einspritzen von Flüssigkeit *(Injektion)* in das Gelenk können über die Nadel Bakterien in das Gelenk gelangen und sich im Gelenk vermehren.

Insgesamt kommt es **selten** zu den geschilderten Ereignissen. Nach einer Gelenkspiegelung *(Arthroskopie)* des Kniegelenks tritt in 0,05-0,4% der Fälle eine solche Gelenkinfektion auf. Umgerechnet bedeutet dies, dass es nach jeder 2.000.-250. Gelenkspiegelung zu einem solchen Ereignis kommen kann. Das Infektionsrisiko nach einer Spritze in das Kniegelenk liegt bei etwa 0,04%. Damit kommt es statistisch betrachtet nach 2.500 Injektionen zum Auftreten einer Infektion.

***Um der Infektion eines Gelenks vorzubeugen, ist die sachgerechte Vorbereitung und Durchführung einer Operation oder Injektion ausschlaggebend und unerlässlich.***

Ob sich die eingeschleppten Bakterien im Gelenk vermehren können und damit einen Gelenkinfekt auslösen, hängt u.a. von Anzahl und Art der eingeschleppten Bakterien ab. Darüber hinaus spielt der Zustand des Immunsystems des betroffenen Patienten eine Rolle. Junge und abwehrstarke Patienten sind seltener betroffen als ältere und abwehrgeschwächte Patienten.

***Der Keim, der in über 80% der Fälle für einen Gelenkinfekt verantwortlich ist, ist eine Bakterienart mit dem Namen Staphylococcus aureus.***

Es gibt eine sehr hohe Anzahl an **verschiedenen Bakterien**, die zu einer Gelenkinfektion führen. Sie können von der Haut des Patienten stammen, von den Händen oder dem Nasen-Rachen-Raum des Behandlers, von anderen Körperstellen des Patienten oder aus der Umgebung. Meist sind es Bakterien von der Haut des Patienten und hier besonders häufig die Bakterienart *Staphylococcus aureus*, die zu einer Gelenkinfektion führen.

Im Gelenk können die Bakterien sich ungehindert vermehren. Hier sind sie für das körpereigene Abwehrsystem kaum oder gar nicht zu erreichen. Die Gelenkinnenhaut *(Synovialis)* wird von den Bakterien befallen und entzündet sich. Sie schwillt an, wird schmerzhaft und sondert vermehrt Gelenkflüssigkeit *(Synovia)* ab. Von anhaltenden Entzündungsprozessen können auch Knorpel und Knochen geschädigt werden.

Wird die Infektion nicht behandelt, können Bakterien in die Blutbahn gelangen und zu einer **Blutvergiftung** *(Sepsis)* des Patienten führen. Auch eine Ausdehnung der Bakterien auf das umliegende Gewebe ist möglich. Es kann zum Befall einer ganzen Extremität (Arm oder Bein) kommen. Dies sind seltene, aber schwerwiegende Komplikationen und zeigen, wie ernst eine Gelenkinfektion genommen werden muss.

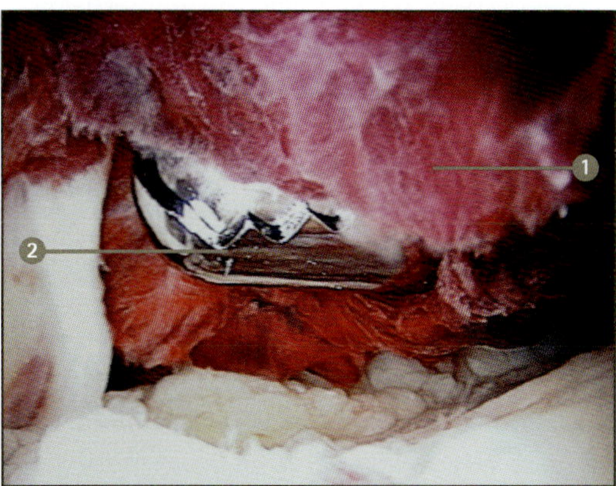


Das Foto wurde während einer Spiegelung *(Arthroskopie)* des Kniegelenks aufgenommen. Es zeigt eine stark entzündete Gelenkinnenhaut ❶. Sie ist deutlich gerötet und erheblich verdickt. Befallene Teile der Gelenkinnenhaut werden mit einer Fräse ❷ entfernt.

## Symptome und Beschwerden

Die Infektion eines Gelenks beginnt meist **langsam**. Zu Beginn ist sie von einer Gelenkreizung durch andere Ursachen zum Teil kaum zu unterscheiden. Zu einer Gelenkreizung mit leichtem Schmerz, leichter Überwärmung und Schwellung kann es als Folge eines operativen Eingriffs kommen oder wenn andere Erkrankungen wie z. B. ein Gelenkverschleiß bestehen.

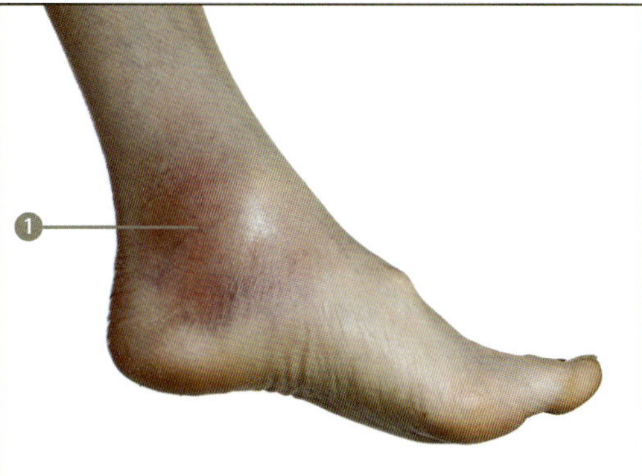


Das Foto zeigt ein entzündetes oberes Sprunggelenk. Es liegt eine Rötung ❶, eine Schwellung und Überwärmung vor - Zeichen, die auch bei einem Gelenkinfekt vorliegen. In diesem Fall lag jedoch kein Infekt vor.

Daher sollte auf wichtige **Warnsymptome** geachtet werden. So ist der Zeitpunkt von Bedeutung, an dem die Beschwerden beginnen. Beim Gelenkinfekt beginnen sie frühestens 12 Stunden, meist 2-5 Tage nach einer Injektion, Punktion oder einem operativen Eingriff. Ein weiteres Symptom ist ein stetig zunehmender Schmerz in Ruhe und in Bewegung. Das Gelenk wird wärmer und schwillt zunehmend an.

***Die anhaltende Verschlimmerung von Symptomen wie Schmerz, Schwellung, Rötung und Überwärmung kann ein Hinweis auf das Vorliegen eines Gelenkinfekts sein und ist ein Grund, sich umgehend in fachärztliche Behandlung zu begeben.***

Schreitet der Infekt fort, wird das Gelenk sehr schmerzhaft und spürbar wärmer, zum Teil sogar heiß. **Fieber** kann als ein weiteres Symptom auftreten.

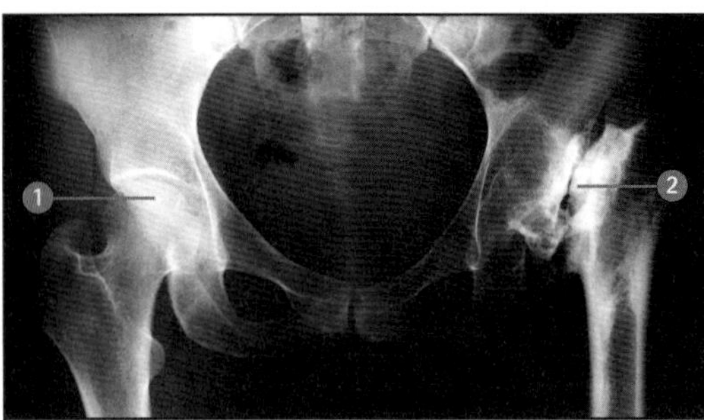


Das Röntgenbild zeigt einen Teil des Beckens einer jungen Frau von vorne. Die rechte Hüfte ❶ weist keine krankhaften Veränderungen auf. Die linke Hüfte ❷ wurde im Kindesalter von Bakterien befallen. Dabei kam es zu einer schweren Schädigung des Gelenks. Dennoch kann die Patientin weitgehend beschwerdefrei laufen. Solche Ereignisse sind allerdings sehr selten.

Kommt es nach einem operativen Eingriff oder einer Behandlung mit Spritzen zu einer Schmerzzunahme oder zu den oben geschilderten Symptomen, sollte umgehend der behandelnde Facharzt aufgesucht werden. Es ist entscheidend, **möglichst früh** die Diagnose zu stellen und die richtige Behandlung einzuleiten. Ein abwartendes Verhalten oder die alleinige Verordnung von Antibiotika-Tabletten kann die falsche Therapie sein und zu einer Verschlimmerung der Erkrankung führen.

***Die Infektion eines Gelenks ist ein Notfall und sollte als solcher umgehend vom Facharzt behandelt werden.***

Eine besondere Situation besteht, wenn sich **Kunstgelenke** infizieren. Der Befall kann rasch verlaufen, so wie er bisher geschildert wurde. Es kann aber auch zeitlich versetzt erst viele Monate oder Jahre nach erfolgter Operation zu den ersten Symptomen kommen. Man spricht dann von einem *schleichenden Infekt.*

## Untersuchung und Diagnostik

Die Erfassung der Krankengeschichte *(Anamnese)* mit Schilderung der Symptome und den eventuellen Umständen (Operation, Spritzenbehandlung) steht am Beginn der Diagnosestellung. Das Gelenk wird genau betrachtet und untersucht.

Weitere diagnostische Maßnahmen:

### ■ Röntgen

Kommt es unmittelbar nach einer Operation oder einer Spritzenbehandlung zu einer Infektion, ist die Durchführung einer Röntgenuntersuchung meist wenig hilfreich. Da sich die Veränderungen zunächst im Weichgewebe darstellen, sind sie auf einem Röntgenbild nicht zu erkennen. Erst in späten Stadien eines Gelenkinfekts kommt es zu Veränderungen am Knochen.

Anders verhält es sich bei **Kunstgelenken**, bei denen ein Infekt zum Teil erst Monate oder Jahre später ausbricht *(schleichender Infekt).* In diesen Fällen sind Röntgenaufnahmen wichtig, da sie Hinweise auf eine Lockerung der Prothese aufgrund eines Infekts geben. Dies ist einer der Gründe, warum Kunstgelenke nach der Operation in regelmäßigen Abständen geröntgt werden sollten.

### ■ Ultraschalluntersuchung, Magnetresonanztomographie (MRT), Computertomographie (CT)

Weitere bildgebende Verfahren wie eine Ultraschalluntersuchung, eine Kernspintomographie oder eine Computertomographie (CT) liefern kaum bedeutende Informationen. Sie werden in Ausnahmefällen zur Klärung nicht eindeutiger Befunde eingesetzt.

### ■ Laboruntersuchung

Zur Diagnostik der eventuellen bakteriellen Entzündung im Körper wird die **Temperatur** des Patienten gemessen und Blut abgenommen. Um zeitliche Verzögerungen bei der Blutuntersuchung und der weiteren Diagnostik zu vermeiden, wird der Patient ggf. **frühzeitig in eine Klinik** eingewiesen. Zeitliche Verzögerungen durch ein Wochenende oder Feiertage sind nicht zu vertreten.

Im Blut wird vorrangig ein Eiweiß bestimmt, das im Rahmen eines bakteriellen Infekts in erhöhtem Maße auftritt, das sog. *C-reaktive Protein (CRP)*. Es wird schon zu Beginn eines Infekts vermehrt gebildet und zeigt zuverlässig an, ob die Infektion weiter zunimmt oder abklingt. Daher wird es im weiteren Verlauf regelmäßig bestimmt.

```
CRP quantitativ (TURB)             * 8.7         mg/dl      < 0.5

        Bei CRP-Werten < 1.0 mg/dl sind  a k u t  entzündliche
        Prozesse weitgehend auszuschliessen.
```

(Teil-)Ergebnis einer Laboruntersuchung, bei der als Hinweis auf eine Entzündung im Körper (z. B. einen Gelenkinfekt) ein Eiweiß, das sog. *C-reaktive Protein (CRP)*, erhöht ist.

Weiterhin werden die weißen Blutkörperchen *(Leukozyten)* und die Blutsenkung *(Blutsenkungsgeschwindigkeit, BSG)* bestimmt. Sie geben weitere Hinweise über das Ausmaß einer Entzündung.

In vielen Fällen wird die Flüssigkeit untersucht, die sich im Gelenk gesammelt hat *(Gelenkerguss)*. Dazu wird die Flüssigkeit mit einer Spritze abgesaugt *(Punktion)*. Im Falle eines Infekts ist die punktierte Gelenkflüssigkeit trüb, gelb-grau und rahmig. Das Punktat wird in einem Labor weiter auf seine Zusammensetzung und das eventuelle Vorhandensein von Bakterien untersucht. Dazu wird versucht, eventuell vorhandene Bakterien auf speziellen Nährmedien zum Wachsen anzuregen. Im Rahmen dieser Untersuchung testet das Labor, welche Antibiotika gegen nachgewiesene Bakterien wirksam sind (*Antibiogramm* oder *Resistogramm*) und zur Behandlung in Frage kommen.

```
UNTERSUCHUNGSMATERIAL :                   ANTIBIOGRAMM :      1.
 Punktat                                  --------------
                                          Penicillin          R
ANFORDERUNG :                             Amoxycillin         R
 Pathogene Keime                          Tetracyclin         S
                                          Co-Trimoxazol       S
 -Hemmstoffe : negativ                    Cefaclor            S
                                          Cefuroxim           S
MIKROSKOPISCH :                           Amoxi/Clavulans.    S
 Detritus                                 Cefpodoxim          S
                                          Oxacill.            S
ISOLIERTE KEIME :                         Levofloxacin        S
 1.Staphylococcus aureus (+++)            Clindamycin         S
                                          Erythromycin        S
BEURTEILUNG :
 -Kein Nachweis von anaeroben Keimen.     S=sensibel R=resist.
```

Beispiel für ein *Antibiogramm*, welches nach Feststellung von Bakterien in der Gelenkflüssigkeit *(Punktat)* erstellt wurde. Der Name des identifizierten Bakteriums ist Staphylococcus aureus. Die mit „S" (= „sensibel") markierten Antibiotika können wirksam gegen dieses Bakterium eingesetzt werden, gegen die mit „R" markierten ist es resistent.

Nicht in allen Fällen kann der Erreger nachgewiesen werden. Hat der Patient bereits Antibiotika eingenommen, ist das Ergebnis der Untersuchung kaum noch verwertbar.

***Eine ungezielte Behandlung des Patienten mit Antibiotika sollte vor Einleitung gezielter diagnostischer und therapeutischer Maßnahmen unterbleiben.***

## Therapie

Es ist wichtig, bei Diagnosestellung und Behandlung **keine Zeit zu verlieren**. Wird ein Gelenkinfekt früh erkannt und behandelt, sind die Heilungsaussichten gut. Werden Diagnostik und Therapie verzögert, kommt es zu zunehmenden Schäden des Gelenks, die zum Teil nicht mehr rückgängig zu machen sind. Die Folgen sind Schmerzen, ein Verlust an Gelenkbeweglichkeit und ein Gelenkverschleiß *(Arthrose)*. Es gibt Fälle, in denen sich der Infekt eines Gelenks auf die ganze Extremität (Bein oder Arm) ausdehnt oder zu einer Blutvergiftung *(Sepsis)* führt. Dies kann gefährliche Ausmaße annehmen.

### ■ Nicht-operative *(konservative)* Therapie

Eine alleinige nicht-operative Behandlung eines Gelenkinfekts ist i**n aller Regel nicht möglich und nicht sinnvoll**. Als begleitende Therapie zur operativen Behandlung werden entzündungshemmende und schmerzstillende **Medikamente** wie *Ibuprofen, Diclofenac* oder andere Medikamente dieser Wirkstoffgruppe verordnet. Das betroffene Gelenk wird geschont, regelmäßig mit milder **Kälte** behandelt und ggf. in einer Schiene ruhiggestellt.

Da die Erstellung eines Antibiogramms eine gewisse Zeit in Anspruch nimmt, wird **nach** Gewinnung des Untersuchungsmaterials meist bereits mit einem **Antibiotikum** therapiert, welches möglichst viele Bakterien und vor allem den Keim *Staphylococcus aureus* bekämpft *(Breitspektrum-Antibiotikum)*. Nachdem genau festgestellt wurde, welche Bakterien für den Infekt verantwortlich sind, werden die Antibiotika meist in Form von Infusionen über die Venen *(intravenös, i.v.)* verabreicht. Dies wird als *systemische Antibiotikatherapie (Antibiose)* bezeichnet. Die Gabe von antibiotisch wirksamen Medikamenten in Tablettenform ist zum Teil noch über viele Wochen notwendig, um zu verhindern, dass sich die Bakterien erneut ausdehnen.

***Auch wenn naturheilkundliche oder alternative Behandlungsmethoden Patienten mit orthopädischen Erkrankungen in vielen Fällen helfen können, sollte auf Grund ihrer Unwirksamkeit gegen Bakterien bei einem Gelenkinfekt auf sie verzichtet werden.***

### ■ Operative Behandlung

Die Therapie eines Gelenkinfekts ist **in fast allen Fällen** eine operative Therapie. Beim Verdacht auf einen Gelenkinfekt sollte diese umgehend eingeleitet werden. Es ist nicht sinnvoll, eine unklare Situation auszusitzen, über ein Wochenende zu „retten" oder mit einem ungezielten Antibiotikum eine „Pseudotherapie" zu beginnen.

Zur Behandlung eines Gelenkinfekts wird in den meisten Fällen eine **Gelenkspiegelung** *(Arthroskopie)* durchgeführt, um das Gelenk von den Bakterien zu befreien. Die dabei verwendete Spülflüssigkeit wäscht die Bakterien zum Großteil aus dem Gelenk *(Lavage)*. Von den Bakterien angegriffene Teile der Gelenkinnenhaut *(Synovialis)* können entfernt werden. Dies bezeichnet man als *Teil-Synovialektomie*. Intakte Anteile werden geschont. Bei schweren Verläufen werden auch andere Gewebeteile sowie befallene Teile des Knorpels und des Knochens abgetragen *(Débridement)*. In einigen Fällen ist es erforderlich, das Gelenk über einen größeren Hautschnitt zu öffnen, um das infizierte Gewebe besser entfernen zu können. Dies wird als *offene Operation (Arthrotomie)* bezeichnet.

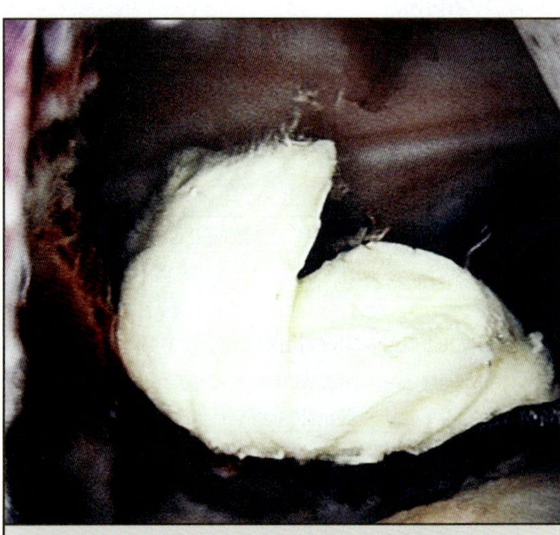

Das Foto zeigt ein antibiotikahaltiges schwammartiges Plättchen *(Kollagenvlies)*, welches zum Ende der Operation in das infizierte Gelenk gelegt wird. Es soll noch vorhandene Bakterien vor Ort bekämpfen.

Zum Abschluss der Operation können noch örtlich *(lokal)* wirkende Antibiotika in Form von kleinen schwammartigen Plättchen *(Kollagenvlies)* in das Gelenk eingebracht werden.

***Für eine erfolgreiche Behandlung ist die möglichst vollständige Beseitigung der Bakterien entscheidend.***

Dazu kann es auch erforderlich sein, das Gelenk mehrmals zu operieren oder nach der Operation dafür zu sorgen, dass weiterhin Spülflüssigkeit das Gelenk reinigt. Dazu verbleiben Schläuche im Gelenk, durch die Flüssigkeit ein- bzw. ausläuft. Dies wird als *Spül-Saug-Drainage* bezeichnet und ist eine nicht unumstrittene Maßnahme, die von den meisten Ärzten zugunsten einer erneuten Operation eher unterlassen wird.

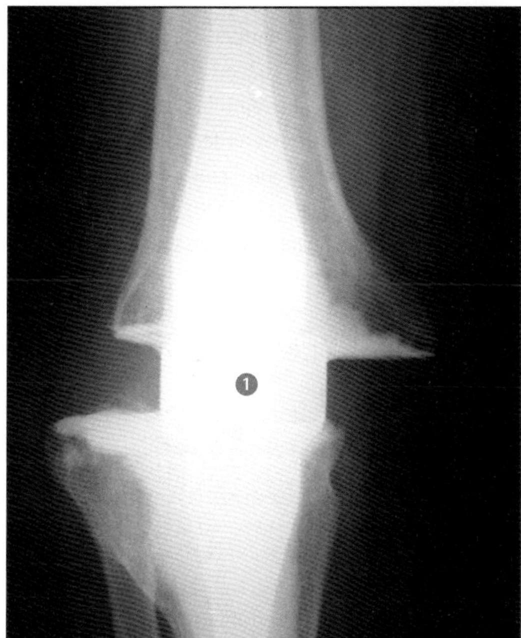

Das Röntgenbild zeigt ein Kniegelenk, bei dem ein künstliches Gelenk eingesetzt wurde. Aufgrund eines Gelenkinfekts mussten das Kunstgelenk und große Teile des Knochens entfernt werden. Das Gelenk wurde mit einem unbeweglichen Metallstück ① versteift und ist nicht mehr beweglich.

Kommt es bei einem **Kunstgelenk** zu einem Infekt, dann ist meist der Ausbau der Prothese *(Explantation)* erforderlich. Ob dann eine erneute Prothese eingesetzt wird oder ein anderes Vorgehen, wie z.B. die Versteifung *(Arthrodese)*, gewählt wird, ist von Fall zu Fall verschieden. In jedem Fall handelt es sich um einen größeren Eingriff.

## Prognose und Verlauf

Die Infektion eines Gelenks ist eine schwerwiegende Erkrankung. Erfolgt die richtige Therapie zum richtigen, d.h. möglichst frühen Zeitpunkt, kann der Gelenkinfekt ohne größeren Schaden ausheilen. Wird ein früher Zeitpunkt verpasst oder eine falsche Therapie eingeleitet, kann das Gelenk großen Schaden nehmen. Daher sollte schon bei Verdacht auf das Vorliegen eines Gelenkinfekts immer eine umgehende fachärztliche Behandlung erfolgen.

### Das Wichtigste für Sie:

- Von einer *Infektion* eines Gelenks spricht man, wenn es im Gelenk zur Ausbreitung von Bakterien kommt.
- Dabei handelt es sich um eine ernste Erkrankung.
- Wichtig sind eine frühe Diagnosestellung und eine gezielte Behandlung.
- Es ist so gut wie immer eine operative Behandlung notwendig.
- Eine frühzeitige und gezielte Behandlung kann meist einen schweren Schaden des Gelenks verhindern.

# Der Ermüdungsbruch

Mit dem Begriff *Ermüdungsbruch* ist das schleichende Auftreten eines Knochenbruchs gemeint. Im Gegensatz zu einem Bruch, der durch ein Unfallereignis plötzlich ausgelöst wird, entwickelt sich beim Ermüdungsbruch der Bruch langsam über Wochen oder Monate.

Zu Ermüdungsbrüchen kann es an vielen Stellen im menschlichen Körper kommen, am häufigsten treten sie am Fuß und am Unterschenkel auf. Gleichbedeutend werden die Begriffe *Stressbruch* oder *Stressfraktur* verwendet, *Fraktur* bedeutet *Bruch*.

Die Abbildung zeigt die Außenseite eines linken Fußes. An den rot markierten Stellen sind sog. *Ermüdungsbrüche* eingezeichnet: am Schienbein *(Tibia)* ❶, am 4. Mittelfußknochen *(Metatarsale)* ❷ und am 5. Mittelfußknochen ❸.

Für Ermüdungsbrüche am Fuß wird selten noch die Bezeichnung *Marschfraktur* verwendet. Sie stammt aus dem 19. Jahrhundert und beschreibt das Auftreten von Knochenbrüchen an den Füßen bei jungen Rekruten, die unvorbereitet lange *marschieren* mussten.

## Ursachen und Herkunft

Ursächlich für einen Ermüdungsbruch ist eine häufig **wiederkehrende Belastung** des Knochens. Vor allem Biegebeanspruchungen sind von Bedeutung. Dabei ist der Knochen zunächst völlig gesund und auch die Einzelereignisse lösen noch keinen Bruch aus. Erst die Summe der Belastungen über einen längeren Zeitraum führt zum Bruch. Der Knochen hat nicht genügend Zeit, sich auf die Belastung einzustellen und stabiler zu werden, die Reparatur- und Umbauvorgänge im Knochen halten mit den wiederkehrenden Belastungen nicht Schritt. Der Knochen wird zunehmend schwächer und bricht schließlich.

Dieser Effekt tritt auch bei anderen, sonst sehr stabilen Materialien auf, wie sich z.B. an einer Büroklammer veranschaulichen lässt. Wenn sie immer an der gleichen Stelle auf- und zugebogen wird, bricht sie spätestens nach 10-20 Biegungen durch, wie der Knochen bei einem Ermüdungsbruch.

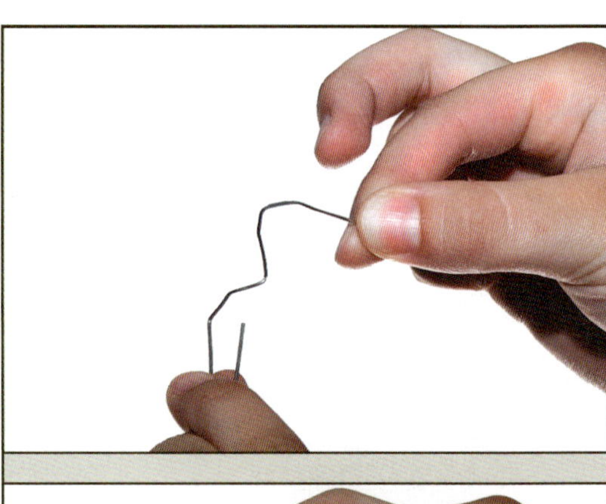

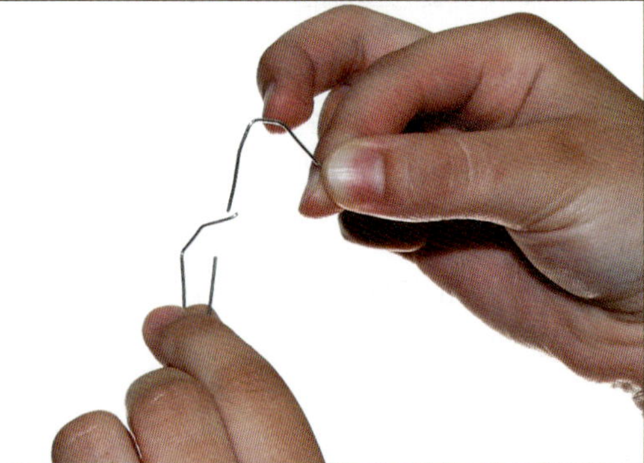

Die Fotos zeigen, wie eine Büroklammer nach mehrmaligem Hin- und Herbiegen durchbricht. An der Stelle der Biegung kommt es zu einer Ermüdung des Materials und folgend zu einem Bruch, wie bei einem Ermüdungsbruch des Knochens.

Von den Ermüdungsbrüchen werden die sog. **Insuffizienzbrüche** unterschieden (lat. *in = nicht, sufficere = ausreichen*). In diesen Fällen brechen erkrankte Knochen z.B. im Rahmen einer Osteoporose auch bei einer normalen Belastung.

Ein zu intensives oder zu häufiges **Training** kann zur Überlastung der Knochen führen. Weitere Faktoren, die das Auftreten von Ermüdungsbrüchen begünstigen, sind eine schwache Muskulatur, harter Untergrund für das Training, falsches Schuhwerk und Übergewicht. Ess- und Hormonstörungen können besonders bei Frauen ein weiterer Grund sein. Wiederkehrende Belastungen führen über Wochen oder Monate zum Bruch, aber auch einmalige Ereignisse, wie z.B. eine ungewohnte lange Wanderung, kommen als Auslöser in Frage.

Am **Fuß** können prinzipiell alle Knochen von einem Ermüdungsbruch betroffen sein. Am häufigsten ereignen sich Brüche an den Mittelfußknochen. Fersenbein, Sprungbein, Kahnbein und selbst die kleinen Sesambeine sind in einigen Fällen betroffen.

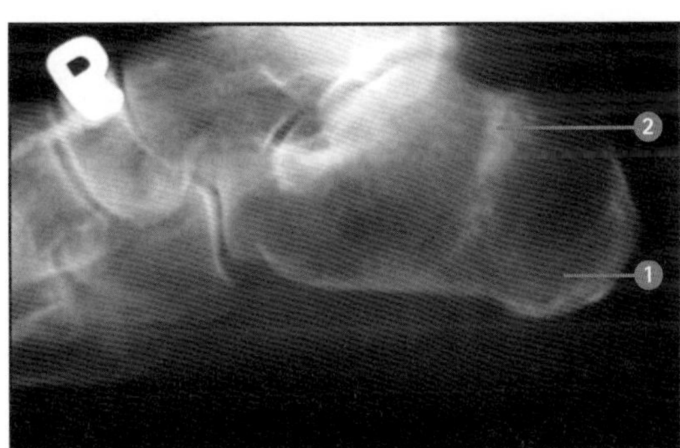


Seitliche Röntgenaufnahme des Fersenbeins ❶ eines 48-jährigen Läufers. Es ist zu einem deutlich sichtbaren Bruch gekommen, der sich als weiße Linie ❷ darstellt.

Das **Schienbein** *(Tibia)* ist vor allem bei Sportlern häufig betroffen, selten das Wadenbein *(Fibula)*. Die Erkrankung tritt meist nach dem 30. Lebensjahr auf. Bei Frauen ist sie bis zu 3-mal häufiger als bei Männern. Die Ursache liegt überwiegend in einer zu hohen Lauf- oder Sprungbelastung. Besonders Anfänger sind davon betroffen, da die Muskulatur noch nicht ausreichend trainiert ist und der Knochen noch keine Zeit hatte, sich wachsender Belastung anzupassen. Die meisten Brüche liegen im unteren Drittel des Unterschenkels.

Auch **andere Regionen** des Körpers können betroffen sein. So kann es am Beckenring einschließlich des Kreuzbeins *(Sakrum)* und am Oberschenkelhals je nach Belastung zu einer Überlastung und damit zu einem Ermüdungsbruch kommen. Die Rippen können vor allem bei Golfern betroffen sein.

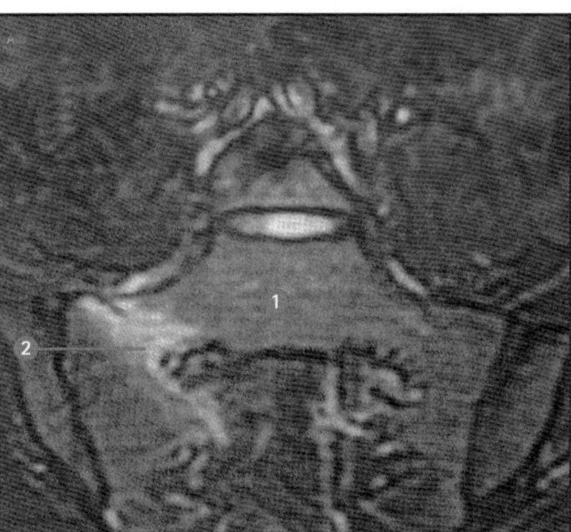


Kernspintomographie des Kreuzbeins ❶ eines 25-jährigen Patienten von vorne betrachtet. Durch eine Hälfte des Kreuzbeins zieht eine Bruchlinie ❷, die sich hier weiß darstellt.

## Symptome und Beschwerden

Zu Beginn der Erkrankung tritt **Schmerz** in Abhängigkeit von der Belastung auf. In Ruhe klingt er zunächst wieder ab. Wird die Belastung verringert, kann die Erkrankung in diesem Stadium völlig ausheilen und wird dann meist nicht erkannt, weil der Patient aufgrund abklingender Beschwerden keinen Arzt mehr aufsucht.

Wird die Belastung jedoch unverändert fortgeführt, kommt es zu einer **Schwellung** und **Überwärmung** der betroffenen Region. Diese kann sehr ausgeprägt sein, der meist dumpfe und ziehende Schmerz nimmt zu. Jeder Schritt kann schließlich schmerzhaft werden und auch in Ruhe bestehen Beschwerden. Eine Belastung oder eine sportliche Betätigung sind dann kaum noch möglich.

## Untersuchung und Diagnostik

Der Patient wird im Rahmen der Erhebung der Krankengeschichte *(Anamnese)* ausführlich nach akuten und chronischen Belastungen gefragt. Dies gibt Hinweise auf den möglichen Auslöser der Erkrankung. Durch Betrachten und Betasten der schmerzhaften Region ergibt sich der Verdacht auf einen Ermüdungsbruch.

***Um die Diagnose mit Sicherheit stellen zu können, sind bildgebende Verfahren erforderlich.***

Weitere diagnostische Maßnahmen:

## Röntgen

An erster Stelle steht die Röntgendiagnostik. Zeigt sich der vermutete Ermüdungsbruch, ist die Diagnose durch das Röntgen ausreichend gesichert. Im Anfangsstadium der Erkrankung stellt sich ein Ermüdungsbruch jedoch nur in einem Drittel der Fälle im Röntgenbild dar.

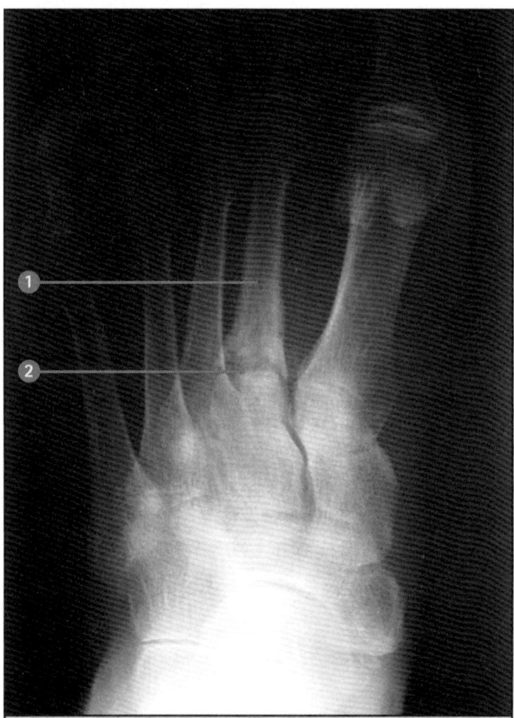


Röntgenbild des linken Fußes einer 70-Jährigen von oben betrachtet. An der sog. *Basis* des 2. Mittelfußknochens ❶ ist es zu einem Ermüdungsbruch ❷ gekommen.

Bleibt trotz eines unauffälligen Röntgenbilds der Verdacht auf einen Ermüdungsbruch bestehen, wird meist eine Kernspintomographie veranlasst.

## Kernspintomographie (Magnetresonanztomographie, MRT), Computertomographie (CT)

In unklaren Fällen ist die Kernspintomographie die Methode der Wahl. Sie weist zuverlässig Brüche nach und erfasst schon die Vorstufen eines Bruchs, die im Röntgenbild noch nicht zu erkennen sind. Hierzu zählen Entzündungsreaktionen des Knochens, sog. *Ödeme* (Flüssigkeitseinlagerungen) und kleine Einbrüche (engl. *bone bruise*) des Schwammknochens *(Spongiosa)*.

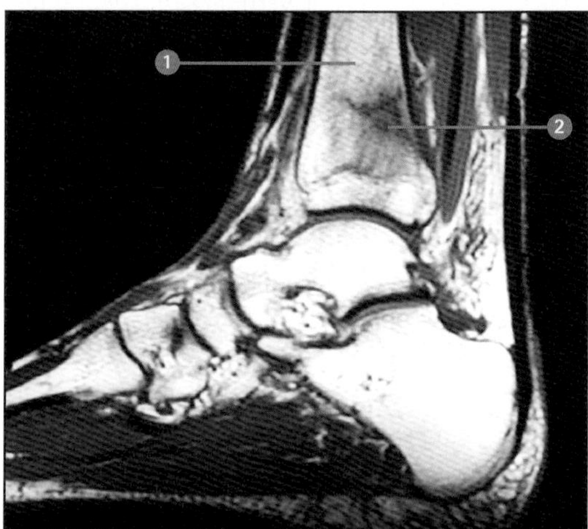


Kernspintomographie des Fußes eines 43-Jährigen, der nach langer Ruhepause wieder mit dem Lauftraining begonnen hat. Durch das Schienbein *(Tibia)* ❶ zieht eine deutlich sichtbare, dunkel dargestellte Bruchlinie ❷.

In einigen Fällen ist das Anfertigen einer Computertomographie sinnvoll, da es die knöchernen Strukturen besonders gut abbilden kann.

## Knochenszintigraphie

Eine Knochenszintigraphie deckt ebenfalls zuverlässig die Stressreaktionen des Knochens sowie Knochenbrüche auf. Sie geht mit einer Strahlenbelastung einher und ist aufwendiger, weshalb meist der Kernspintomographie der Vorzug gegeben wird.

***Bei einem normalen Erkrankungsverlauf ist das Anfertigen von weiteren Röntgenbildern oder Kernspintomographien nicht notwendig. Es kann durch die Therapie (s.u.) von einer normalen Bruchheilung durch neue Knochenbildung ausgegangen werden.***

Klingen die Beschwerden jedoch nicht ab oder kommt es bereits nach leichter Belastung rasch zu neuen Schmerzen, wird der Heilverlauf durch Röntgen oder eine Kernspintomographie kontrolliert.

## Therapie

Die meisten Fälle eines Ermüdungsbruchs können in den Anfangsstadien durch eine Verminderung oder Umstellung der Belastung bzw. des Trainings ausheilen. Viele Sportler verringern instinktiv den Trainingsumfang, wenn sie merken, dass die betroffene Region schmerzhaft auf Belastung reagiert. Wenn die verringerte Belastung lange genug erfolgt, heilt die Erkrankung von alleine aus.

***Alle Fälle eines Ermüdungsbruchs werden nicht-operativ behandelt. Zu einer Operation kommt es so gut wie nie.***

**■ Nicht-operative *(konservative)* Therapie**

Zu den **allgemeinen Maßnahmen** bei Ermüdungsbrüchen gehören Schonung, bei einer Lokalisation am Bein das Hochlagern des Beins und die Anwendung von Kälte 3- bis 5-mal täglich. Dazu wird milde Kälte aus dem Kühlschrank verwendet. Praktikabel sind fertige Kältepackungen, Gelkissen oder Quarkpackungen.

Entzündungshemmende Wirkstoffe wie *Diclofenac*, *Ibuprofen* oder andere werden nur kurzfristig für wenige Tage zur Schmerzlinderung eingesetzt. Möglicherweise beeinflussen sie die Knochenbruchheilung ungünstig. Andere Wirkstoffe oder pflanzliche Präparate können dagegen über einen längeren Zeitraum eingenommen werden.

Eine Magnetfeldtherapie, Elektrotherapien und Akupunktur können den Heilvorgang und die Abschwellung beschleunigen. Sicher bewiesen ist die Wirkung dieser Maßnahmen nicht.

Bei einem **Ermüdungsbruch am Fuß** wird die Belastung des Fußes reduziert, indem der Trainingsumfang gesenkt wird und zusätzliche Belastungen durch langes Gehen oder langes Stehen gemieden werden. Tritt der Schmerz nur im Rahmen sportlicher Belastung auf und ist der Fuß leicht geschwollen, dann ist eine leichte Belastung möglich. Dazu zählt z.B. leichtes Gehen, Fahrradfahren und Schwimmen. Eine vollständige Ruhigstellung unterbleibt dann. Festes Schuhwerk wird empfohlen, weil es den Fuß wie eine Schiene stützt. Zu diesem Zweck ist auch die Verordnung von festen Einlagen möglich. Sie werden aus Kork und Leder angefertigt oder werden mit dünnen und festen Kunststoffen verstärkt. Werden diese Maßnahmen über 1-2 Wochen angewendet, kann anschließend über weitere 2-3 Wochen die Belastung gesteigert werden.

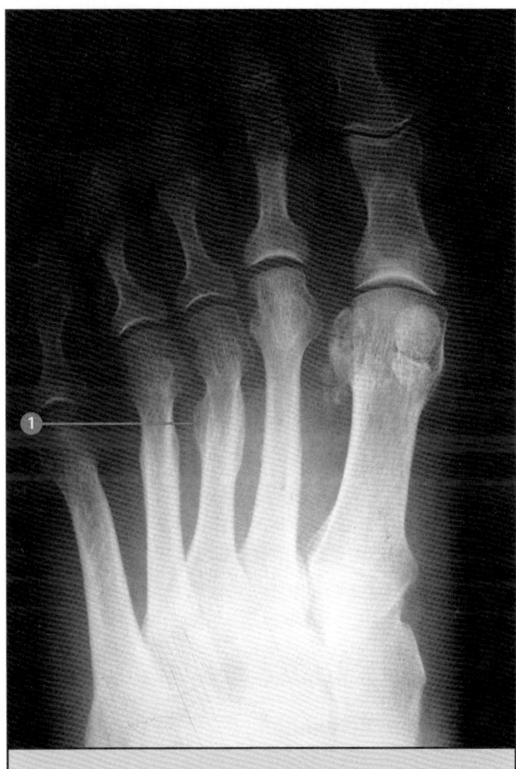


Das Röntgenbild zeigt einen ausgeheilten Ermüdungsbruch ❶ des 3. Mittelfußknochens.

**Schwere Verlaufsformen** am Fuß, bei denen jeder Schritt schmerzhaft ist und die mit einer massiven Schwellung des Vorfußes einhergehen, werden stärker ruhiggestellt. Dazu werden Unterarmgehstützen und Heparin-Spritzen gegen eine Thrombosebildung in den Beinvenen verordnet. Wenn es die Schmerzen erlauben, ist eine Abrollbelastung des Fußes wünschenswert. Selten wird eine Gipsschiene angelegt. Mit zunehmender Abschwellung und Schmerzlinderung wird die Belastung nach etwa 2-3 Wochen gesteigert.

Die wichtigste Therapiemaßnahme bei **Ermüdungsbrüchen von Schien- und Wadenbein** ist die Vermeidung der auslösenden Überlastung für 3-6 Wochen. Sportarten wie Radfahren oder Schwimmen belasten den Unterschenkel kaum und können in dieser Phase ausgeführt werden. Voraussetzung ist, dass dies schmerzfrei möglich ist. Ist bereits jeder Schritt mit Schmerzen verbunden, kann eine Entlastung durch Unterarmgehstützen notwendig werden. In den ersten Wochen hat sich bei knöchelnahen Ermüdungsbrüchen die Anlage einer Schiene bewährt, nicht jedoch wenn der Bruch oberhalb des Endes der Schiene liegt. Nach 2-3 Wochen klingen Schwellung und Schmerz meist deutlich ab, so dass die Belastung langsam wieder gesteigert werden kann.

***Für alle Ermüdungsbrüche gilt, dass eine zunehmende Belastung erst dann wieder erfolgt, wenn Schmerz und Schwellung abklingen. Kommt es unter Belastung erneut zu Beschwerden, muss die Belastung wieder gesenkt werden. Die Auslöser der Erkrankung sollten auch im Weiteren berücksichtigt werden, damit es nicht zu einem erneuten Bruch kommt.***

Eine Therapie mit hochenergetischen **Stoßwellen** kann eingesetzt werden, wenn die knöcherne Heilung ausbleibt. Der Einsatz dieser Technik soll eine bisher ausgebliebene Knochenbruchheilung anregen.

### ■ Operative Behandlung

Selten wächst der betroffene Knochen nicht wieder zusammen. Zwischen den Bruch-Enden hat sich Bindegewebe gebildet und verhindert ein Zusammenwachsen der Knochen. Dann kann ein sog. *Falschgelenk (Pseudarthrose)* entstehen. Die Therapie erfolgt in diesen Fällen durch eine Operation, bei der das Bindegewebe entfernt und durch körpereigenen Knochen, der z.B. am Beckenknochen entnommen werden kann, ersetzt wird. Im Rahmen der daran anschließenden Ruhigstellung verwächst der Bruch in aller Regel.

Bei einigen Ermüdungsbrüchen kann es sinnvoll sein, durch eine Operation direkt eine Stabilisierung vorzunehmen. Dies kann den Schenkelhals, den Innenknöchel, das Schienbein und andere Knochen betreffen. Ob eine solche Stabilisierung sinnvoll ist, wird in jedem Fall individuell entschieden.

## Prognose und Verlauf

Die allermeisten Ermüdungsbrüche haben eine **sehr gute** Prognose. Viele Fälle werden erst gar nicht diagnostiziert, weil sie durch eine Entlastung bereits von alleine ausheilen.

Auch die diagnostizierten Fälle heilen in aller Regel **von alleine** aus, die Rahmenbedingungen können jedoch durch zahlreiche Behandlungsmöglichkeiten verbessert werden. Dies kann die Beschwerden lindern und den natürlichen Heilungsverlauf fördern und verkürzen.

Es ist eine Ausnahme, dass nach einem Ermüdungsbruch Beschwerden zurückbleiben oder gar eine Operation erforderlich wird. In einigen Fällen kann die Heilung eines Ermüdungsbruchs Wochen und manchmal sogar Monate dauern.

### Das Wichtigste für Sie:

- Als *Ermüdungsbruch* wird das Brechen eines Knochens durch wiederholte Überlastung bezeichnet.
- Vor allem die Knochen an Fuß und Unterschenkel sind betroffen.
- Unter Entlastung wachsen die Knochen in den meisten Fällen von alleine wieder zusammen.
- Bis zur Ausheilung vergehen Wochen, manchmal Monate.
- Operative Maßnahmen sind so gut wie nie erforderlich.

## Der Knochenschwund - Die *Osteoporose*

Als *Knochenschwund* oder *Osteoporose* wird die krankhafte Verringerung der Festigkeit des Knochens bezeichnet. Diese verminderte Festigkeit ergibt sich aus einer Abnahme der Knochendichte und der Knochenqualität und geht mit einer erhöhten Gefahr für Knochenbrüche einher.

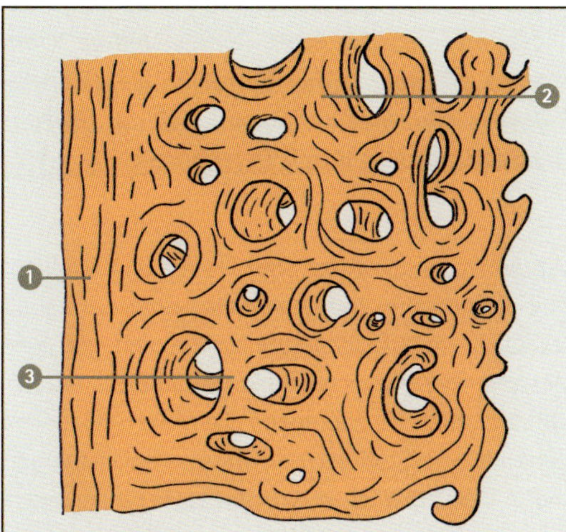


Die Abbildung zeigt gesundes Knochengewebe. Am linken Bildrand befindet sich die äußere feste Knochenschicht, der Rindenknochen, die *Kortikalis* ❶. Daran schließt sich der Schwammknochen ❷ an. Er wird als *Spongiosa* bezeichnet und besteht aus Knochenbälkchen *(Trabekeln)* ❸.

Schon alltägliche Belastungen können den durch Osteoporose veränderten Knochen überfordern und zum Knochenbruch führen. Da meist Ältere betroffen sind, ergeben sich daraus zum Teil ernste Konsequenzen, die zu Bettlägerigkeit, zu einer Operation oder einer bleibenden Pflegebedürftigkeit führen können. Ist ein Knochenbruch auf eine Osteoporose zurückzuführen, spricht man von einer *manifesten Osteoporose*.

***Die Osteoporose sollte aufgrund der Gefahr von zum Teil folgenschweren Knochenbrüchen als Erkrankung ernst genommen und nicht nur als eine unabwendbare Folge des Älterwerdens angesehen werden.***

### Ursachen und Herkunft

Das Skelett ist der Stabilisator des menschlichen Körpers. Es dient Muskeln, Sehnen und Bändern als stabiler Ansatz und ermöglicht überhaupt erst Bewegung. Des Weiteren haben seine Knochen eine Schutzfunktion für die inneren Organe und das Nervensystem. Der nicht-organische *(anorganische)* Anteil der Knochen besteht vorwiegend aus **Kalzium** *(Kalziumhydroxylapatit)*. Die Knochen eines Erwachsenen enthalten etwa 1 kg Kalzium. Das für den Knochen notwendige Kalzium wird aus der Nahrung über den Dünndarm aufgenommen. Mit dem Alter nimmt die Fähigkeit des Dünndarms, Kalzium aufzunehmen, zunehmend ab. Grundsätzlich kann der Dünndarm nur kleinere Mengen Kalzium auf einmal aufnehmen. Es ist deshalb besser, Kalzium häufiger und in kleineren Mengen über die Nahrung aufzunehmen, als einmalig eine große Menge an Kalzium z. B. in Tablettenform.

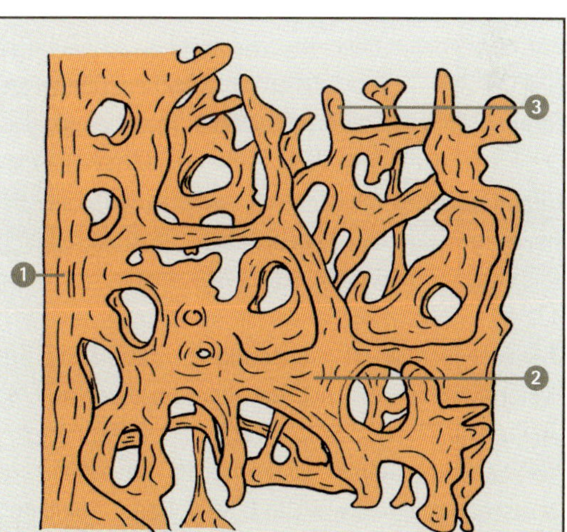


Durch *Osteoporose* veränderter Knochen. Sowohl der Rindenknochen *(Kortikalis)* ❶ wie auch der Schwammknochen *(Spongiosa)* ❷ sind ausgedünnt. Die Knochenbälkchen *(Trabekel)* ❸ sind dünner und zum Teil fehlt die Verbindung untereinander.

Um das Kalzium aus dem Dünndarm aufnehmen zu können ist das **Vitamin-D-Hormon** notwendig.

Dabei handelt es sich eigentlich nicht um ein Vitamin, da es im Gegensatz zu anderen Vitaminen im menschlichen Körper gebildet wird. In seiner Eigenschaft als Hormon reguliert es verschiedene Vorgänge im Stoffwechsel und in der Immunabwehr. Die Vorstufe des Vitamin-D-Hormons wird in der Haut gebildet, dann zunächst in der Leber und schließlich in der Niere zum fertigen Vitamin-D-Hormon umgebaut. Es ist unter anderem notwendig, um Kalzium aus dem Dünndarm aufzunehmen und eine vermehrte Ausscheidung über die Niere zu verringern. Zudem fördert es die Entwicklung von Knochenzellen und beeinflusst sowohl das Nervensystem wie auch die Muskulatur. Ohne das Vitamin-D kann Kalzium nicht in den Knochen eingebaut werden.

**Knochen** ist kein starres, unveränderliches Gewebe. Im Gegenteil, es unterliegt einem ständigen Umbau durch Abbau und Aufbau von Knochensubstanz. Dadurch passt sich der Knochen den aktuellen Bedingungen und Anforderungen kontinuierlich an. Diese andauernde Erneuerung von Knochengewebe wird *remodeling* genannt. Wird der Knochen nicht belastet, wird er abgebaut. Wird er Belastungen ausgesetzt, baut der Körper ein stabileres Knochengerüst auf. Für den Abbau des Knochens sind Zellen zuständig, die als *Osteoklasten* bezeichnet werden. Der Aufbau der Knochensubstanz erfolgt über die *Osteoblasten*. Je nachdem welcher Anteil dieser Zellen im Knochen überwiegt, kommt es eher zum Knochenaufbau oder zum Knochenabbau. Entwickelt sich ein Missverhältnis, kommt es bei zu schwachem Knochenaufbau oder bei einem gesteigerten Knochenabbau zur Ausbildung eines Knochenschwunds, einer *Osteoporose*.

Die Osteoporose ist die häufigste Erkrankung des Skelettsystems und tritt vor allem im Alter auf. So sind etwa 7% der 55-Jährigen und 20% der 80-Jährigen von einer Osteoporose betroffen. In Deutschland leiden etwa 6-8 Millionen Frauen und Männer an einer Osteoporose, weltweit wahrscheinlich mehr als 100 Millionen Menschen.

Für den Erhalt eines gesunden Skelettsystems spielen viele Faktoren eine Rolle. Daher gibt es auch zahlreiche Gründe, die zu einer Osteoporose führen können. Oft kommen mehrere Gründe zusammen, so dass von einer *multifaktoriellen Ursache* gesprochen wird.

Es wird eine *primäre* von einer *sekundären Osteoporose* unterschieden. Die *primäre Osteoporose* entwickelt sich aufgrund genetischer Faktoren, ohne dass eine andere Erkrankung dafür verantwortlich ist. Entsteht sie bei Frauen nach den sog. **Wechseljahren** *(Menopause)*, wird häufig von einer *postmenopausalen Osteoporose* gesprochen. Eine Osteoporose im Alter kann als *senile Osteoporose* bezeichnet werden.

***Ein wichtiger Faktor für die Entstehung einer Osteoporose ist das Alter. Frauen sind im Schnitt etwa 10 Jahre früher betroffen als Männer. Mit jedem Jahrzehnt verdoppelt sich das Risiko eines Knochenbruchs durch Osteoporose.***

Mit zunehmenden **Alter** wird Frauen und Männern eine körperliche Untersuchung, eine Befragung bezüglich eines Osteoporose-Risikos und ggf. eine Messung der Knochendichte empfohlen. Altersbedingt führen zahlreiche Veränderungen im menschlichen Stoffwechsel, in der Lebensführung und in der körperlichen Aktivität zu Veränderungen, die in ihrer Summe zur Osteoporose führen können.

Von der primären Osteoporose werden *sekundäre Osteoporosen* abgegrenzt, bei denen erkennbar eine Erkrankung zur Entstehung einer Osteoporose führt. Bei Erkrankungen der Verdauungsorgane wie Bauchspeicheldrüse, Magen oder Darm kann es zu einer nicht ausreichenden Aufnahme *(Resorption)* von Kalzium und damit zu einem **Kalziummangel** kommen. Dieser entsteht auch, wenn dem Körper über die Nahrung nicht genügend Kalzium zur Verfügung gestellt wird. Hiervon können vor allem Menschen betroffen sein, die kein Fleisch und keine Milchprodukte zu sich nehmen.

Kommt es zu einem **Mangel an Vitamin-D-Hormon**, steht dem Knochenstoffwechsel ebenfalls nicht genügend Kalzium zur Verfügung. Ursachen für einen Vitamin-D-Hormon-Mangel können unter anderem Erkrankungen der Niere sein oder ein zu seltener Aufenthalt in der Sonne. Als Folge des Mangels wird ein Hormon der Nebenschilddrüse, das *Parathormon (PTH)*, vermehrt gebildet und ausgeschüttet. Dies führt dazu, dass der Knochenabbau beginnt und damit vermehrt Kalzium aus dem Knochen freigesetzt wird – eine mögliche Ursache für Osteoporose. Eine anhaltend hohe Menge an Parathormon im Blut wird als *Hyperparathyeroidismus* bezeichnet.

Damit Knochen seine Festigkeit behält, muss er täglich beansprucht werden. Wird er nicht durch körperliche Aktivität gefordert, verliert er an Masse und Festigkeit. **Inaktivität** oder Immobilität durch Bettruhe sowie geringe Beanspruchung des Körpers sind häufig Ursache einer Osteoporose. Dies ist ein Grund, weshalb Patienten mit Osteoporose sich körperlich durchaus anstrengen sollen, um den Knochenstoffwechsel anzuregen. Leichte Tätigkeiten wie Schwimmen oder Fahrradfahren beanspruchen den Knochen so gering, dass er damit noch nicht zu einem Aufbau angeregt wird.

Auch die regelmäßige Einnahme von **Medikamenten** kann eine Osteoporose auslösen. Hier ist an erster Stelle das Kortison zu nennen, dessen regelmäßige Einnahme in hohen Mengen zu einem raschen Abbau von Knochensubstanz führt. Auch andere Medikamente können zur Verschlechterung der Knochenqualität beitragen, z.B. einige Mittel gegen Epilepsie oder Depressionen, Schilddrüsenhormone oder auch Präparate, die dem Schutz der Magenschleimhaut dienen. Ein hoher Konsum von **Alkohol** und **Nikotin** ist ebenfalls schädlich für den Knochenstoffwechsel.

Sehr häufig entwickelt sich auch bei Diabetes mellitus (Typ 1), Erkrankungen der Niere und bei rheumatischen Erkrankungen eine Osteoporose.

## Symptome und Beschwerden

In den Anfangsstadien einer Osteoporose bestehen bei den Betroffenen keine Beschwerden - der Beginn der Osteoporose ist **schmerzlos**. Erst mit zunehmender Abnahme der Knochendichte sinken auch die Dicke und die Stabilität der Knochenbälkchen, bis sie schließlich beginnen einzubrechen. Diese kleinsten Brüche der Knochenbälkchen des Schwammknochens *(Spongiosa)* werden als *Mikrofrakturen* bezeichnet. Sie können zu **dumpfen Schmerzen** an der Brustwirbelsäule, der Lendenwirbelsäule und am Brustkorb führen. Die Rückenschmerzen sind für den Betroffenen vor allem unter Belastung, also bei langem Stehen oder Tragen, spürbar.

***Die Osteoporose kann über viele Jahre ohne Symptome bleiben und wird daher oftmals erst bei auftretenden Komplikationen erkannt.***

Schreitet die Osteoporose fort, kann der Knochen in seiner Stabilität so weit geschwächt werden, dass nicht nur der Schwammknochen, sondern auch die ihn umgebende äußere Knochenschicht *(Kortikalis)* einbricht. **Brüche von Wirbelkörpern** können die Folge sein. Davon sind besonders die mittleren und unteren Wirbel der Brustwirbelsäule sowie die oberen Wirbel der Lendenwirbelsäule betroffen. Den Einbruch eines Wirbelkörpers verspürt der Patient als plötzlichen und heftigen Schmerz, der bei einer Belastung auftritt. Zu dieser Belastung kommt es meist beim Anheben von Gegenständen oder bei Tätigkeiten in vorgebeugter Haltung. Bei Gesunden würden diese Tätigkeiten nicht zu einem Bruch eines Wirbelkörpers führen. Während es bei manchen Patienten zu wochenlang anhaltenden starken Schmerzen aufgrund des Wirbelbruchs kommt, bemerken andere Patienten nur leichte Beschwerden über wenige Tage.

Nicht selten zeigen sich bei der Röntgenuntersuchung eingebrochene Wirbel, ohne dass sich der Patient an ein stark schmerzhaftes Ereignis erinnert.

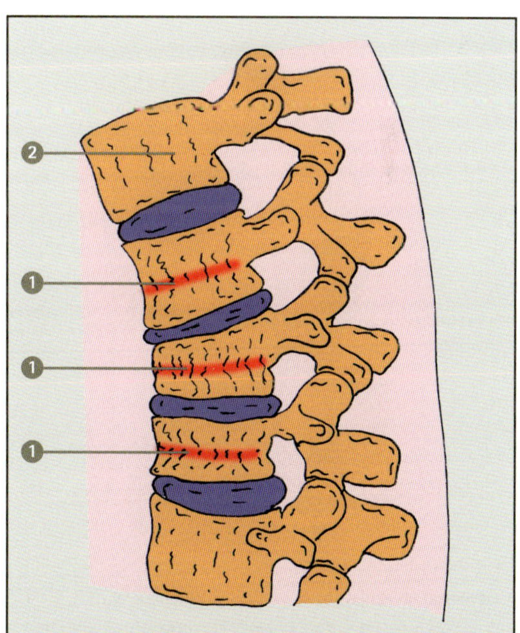


Die Abbildung stellt eine Brustwirbelsäule dar, von der Seite betrachtet. Im rechten Anteil der Abbildung liegt der Rücken, der linke Anteil weist nach vorne zum Brustkorb. Drei Wirbelkörper sind durch Osteoporose eingebrochen und verformt ❶. Sie sind gegenüber einem normalen Wirbelkörper ❷ keilförmig verändert oder in ihrer ganzen Höhe vermindert.

Das Einbrechen oder Zusammenbrechen eines Wirbels bei Osteoporose unterscheidet sich vom Auseinanderbrechen eines gesunden Knochens z.B. durch einen Unfall. Bei der Osteoporose wird der Wirbel eher zusammengepresst, man spricht von *sintern* und auch von einem *Sinterungsbruch* oder einer *Sinterungsfraktur*. Dieses Ineinander-Sintern stabilisiert den Knochen, so dass er selten auseinander bricht und umliegende Strukturen wie etwa das Rückenmark gefährdet. Es wird geschätzt, dass es in Deutschland jedes Jahr zu mehr als 100.000 solcher Wirbelkörperbrüche durch Osteoporose kommt.

Als Folge der Wirbelkörperbrüche nimmt die **Körpergröße** ab und es kommt zu einer *Verkrümmung des Rückens*. Dabei verstärkt sich die natürliche Wölbung der Brustwirbelsäule *(Kyphose)* zum Teil erheblich, was früher mit dem unschönen Begriff eines *Witwenbuckels* beschrieben wurde. Die korrekte Bezeichnung für die vermehrte *Kyphose* ist *Rundrücken* oder *Hyperkyphose*. Als Folge gehen die Betroffenen nach vorne gebeugt, mit kleinen Schritten und sind im Gang unsicher.

Zu sehen ist eine alte Frau, die an einer schweren Osteoporose leidet. Der Rücken ist verkrümmt, sie steht deutlich nach vorne geneigt. Aufgrund einer Gangunsicherheit wird ein Gehstock verwendet und sie muss sich häufig festhalten, wie hier an einem Tisch.

Eine fortgeschrittene Osteoporose kann auch an anderen Knochen zu Brüchen führen. Vor allem **Beckenknochen** und **Schenkelhals** sind davon betroffen, da sie beim Gehen Belastungen ausgesetzt sind. Dies kann den durch Osteoporose geschwächten Knochen überbelasten, so dass er spontan oder bei einem Sturz bricht. Die Betroffenen beklagen dann starke Schmerzen am Becken, in der Leiste oder am Kreuzbein. Vor allem das Gehen ist schmerzhaft und bei einem Schenkelhalsbruch zum Teil gar nicht möglich.

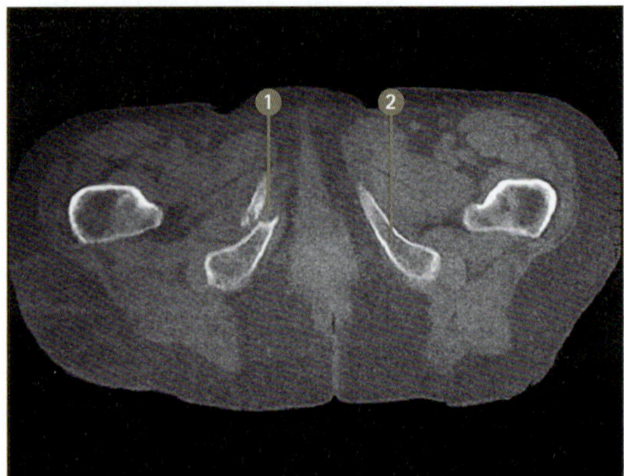


Die Computertomographie zeigt einen Teil der Beckenknochen einer 75-jährigen Frau, die an einer rheumatoiden Arthritis und an einer Osteoporose leidet. Der Bruch im unteren Teil des Schambeins ❶ ist gegenüber einem intakten Schambein ❷ gut zu erkennen.

Im Alter treten viele Faktoren auf, die einen **Sturz** begünstigen können. Durch Schwindel oder eine gestörte Gefühlswahrnehmung an den Füßen kann es zu einer Gang- und Standunsicherheit kommen. Herz-Kreislauf-Erkrankungen führen zu Schwächeanfällen und Kraftlosigkeit. Vielfach bestehen Schmerzen und Bewegungseinschränkungen aufgrund von Erkrankungen am Bewegungsapparat. Besteht dann zusätzlich eine Osteoporose, ist die Gefahr groß, dass es durch einen Sturz zu folgenschweren Knochenbrüchen kommt.

## Untersuchung und Diagnostik

Wichtig ist die ausführliche Erhebung der Krankengeschichte *(Anamnese)*, um Beschwerden, Sturzereignisse, vorhergehende Knochenbrüche und Risikofaktoren für eine Osteoporose zu erfassen. Zu den **Risikofaktoren** gehören unter anderem Untergewicht, eine geringe körperliche Aktivität, der regelmäßige Konsum von Nikotin, das Vorliegen von Brüchen an der Wirbelsäule, die Kenntnis von einem

Knochenbruch durch Osteoporose bei einem Elternteil, die Einnahme bestimmter Medikamente oder das frühzeitige Einsetzen der Menopause vor dem 45. Lebensjahr. Da es noch zahlreiche andere Risikofaktoren gibt, wird in jedem Einzelfall geprüft, ob und wann weitere Untersuchungen sinnvoll sind.

Im Rahmen der körperlichen Untersuchung werden zu Beginn einer Osteoporose kaum Auffälligkeiten entdeckt. Nimmt die Osteoporose zu, kann das Abklopfen der Wirbelsäule schmerzhaft sein.

Im weiteren Verlauf der Erkrankung sind Deformierungen des Oberkörpers auffällig. Ein *Rundrücken* kann entstehen, wenn sich die Wirbelkörper an der Brustwirbelsäule durch Brüche keilförmig verändern. Der Betroffene wirkt wie in sich gesunken und der Bauch wölbt sich nach vorne. Liegen **Knochenbrüche** vor, bestehen je nach Ort des Bruchs Schmerzen an der Wirbelsäule, an den Beckenknochen oder an den Rippen. Wenn der Schenkelhals gebrochen ist, ist das Gehen häufig unmöglich.

Bei der körperlichen Untersuchung sollten einfache **Funktionstest** durchgeführt werden, um abzuschätzen, ob eine erhöhte Sturzgefahr besteht. Dazu gehören das mehrmalige Aufstehen aus dem Sitzen ohne Zuhilfenahme der Arme und das Stehen auf einer Linie mit hintereinander gestellten Füssen. Auf Unsicherheiten beim Gehen und spontanes Stolpern sollte geachtet werden. Schwindel und ein eingeschränktes Hör- oder Sehvermögen müssen ggf. weiter behandelt werden, da auch sie die Gefahr eines Sturzes erhöhen können.

***Die Erfassung des Sturzrisikos ist von großer Bedeutung, da bei Osteoporose ein hohes Risiko besteht, dass es bei einem Sturz durch Aufprall auf die Hüfte zu einem Bruch des Schenkelhalses kommt. Angehörige sollten in der Umgebung des Betroffenen Stolperfallen wie Teppichkanten, Kabel oder kleine Gegenstände rechtzeitig beseitigen.***

Weitere diagnostische Maßnahmen:

Weitere Untersuchungen sind sinnvoll, wenn aus der Befragung ein **Risiko** zu erkennen ist, dass der Patient mit einer höheren Wahrscheinlichkeit aufgrund einer Osteoporose einen Knochenbruch erleidet. Dieses Risiko besteht besonders bei Frauen über 70 und Männern über 80 Jahren.

Ergeben sich Hinweise auf das Vorliegen einer Osteoporose oder besteht der begründete Verdacht, dass eine Osteoporose vorliegt, wird eine sogenannte *Basisdiagnostik* empfohlen. Diese setzt sich neben der Befragung und der körperlichen Untersuchung des Patienten aus einer Knochendichtemessung durch das *DXA-Verfahren*, einer Blutuntersuchung und eventuell einer Röntgenuntersuchung der Lendenwirbelsäule und Brustwirbelsäule zusammen.

***Durch die frühzeitige Diagnose und Therapie einer Osteoporose lässt sich in vielen Fällen verhindern, dass die Erkrankung fortschreitet, zu Knochenbrüchen führt und dann das Leben des Betroffenen erheblich belastet.***

## ■ Röntgen

Das Röntgen ist eines der wichtigsten Verfahren, um eine Osteoporose und deren Folgen festzustellen.

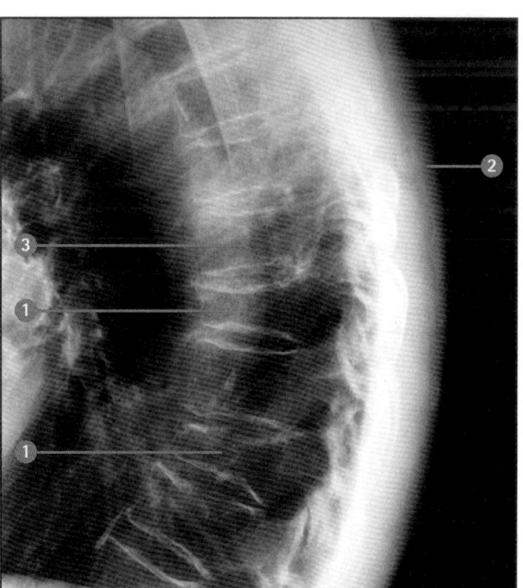


Dies ist ein Röntgenbild einer Brustwirbelsäule, das von der Seite aufgenommen wurde. Der rechte Bildrand weist zum Rücken, der linke Bildrand nach vorne zum Brustkorb. Mindestens zwei Wirbelkörper-Brüche sind deutlich zu erkennen ❶. Die Brustwirbelsäule weist als Folge eine vermehrte Krümmung *(Kyphose)* ❷ auf. Als Folge der Osteoporose wirken alle Wirbelkörper vermehrt strahlendurchlässig ❸.

Häufig ergeben sich bereits bei der Betrachtung eines Röntgenbildes Hinweise auf eine Osteoporose. Der Schwammknochen *(Spongiosa)* erscheint fast transparent und hebt sich im Röntgenbild kaum von seiner Umgebung ab. Der Rindenknochen *(Kortikalis)* ist ausgedünnt, sticht aber oftmals besonders hervor. Diese Hinweise finden sich vor allem bei einer fortgeschrittenen Osteoporose, in den ersten Jahren einer Osteoporose können sie fehlen.

Das Röntgenbild weist Knochenbrüche nach und wird daher beim Verdacht auf das Vorliegen eines Knochenbruchs angefertigt. Der Verdacht ergibt sich aus Schmerzen, einem Sturzereignis oder einer deutlichen Abnahme der Körpergröße. Zum Teil ist im Röntgenbild nicht zu erkennen, ob der festgestellte Bruch sich aktuell ereignet hat oder lange zurückliegt. Dann sind weitere Untersuchungen sinnvoll.

### ■ Knochendichtemessung *(Densitometrie)*

Bei einem erhöhten Risiko für das Vorliegen einer Osteoporose wird eine Knochendichtemessung empfohlen. Mit ihrer Hilfe lässt sich genauer abschätzen, wie hoch das Risiko für einen Knochenbruch durch Osteoporose ist und welche Therapiemaßnahmen notwendig sind. Es gibt verschiedene Verfahren der Knochendichtemessung.

Aktuell empfohlen wird in der Regel die *DXA-Messung*. *DXA* oder auch *DEXA* ist die Abkürzung für *Dual Energy X-ray Absorptiometry* und beschreibt eine spezielle Röntgentechnik. Der deutsche Begriff ist *2-Spektren-Röntgenabsorptiometrie*. Im Alltag werden wegen der Sperrigkeit der Begriffe die Bezeichnungen *DXA-* oder *DEXA-Messung* verwendet.

Genau genommen wird bei dieser Messung nicht die Dichte *(Masse pro Volumen)* des Knochens bestimmt, sondern die auf eine Fläche projizierte Masse *(Gramm pro Quadratzentimeter)*. Die Messung kann keine Aussage zur Architektur des Knochens, sondern nur zu seiner Dichte treffen. Die Methode wird an der Lendenwirbelsäule und am Schenkelhals angewendet und arbeitet mit Röntgenstrahlen - die Strahlenbelastung ist jedoch gering. Auf den Messungen wird für die Knochendichte die Abkürzung des englischen Begriffs *Bone Mineral Density* mit *BMD* angegeben. Über diese Messtechnik kann eine Osteoporose diagnostiziert und in Abhängigkeit vom sogenannten *T-Wert* definiert werden. Der *T-Wert* oder *T-Score* ist ein Maß für die Abweichung der Knochendichte von den Werten einer gesunden 30-jährigen Frau. Er wird in Standardabweichungen *(SD)* angegeben. Die übliche Schreibweise ist z.B. *T-Score -3,4 SD*. Werte der Standardabweichung über oder gleich -1 gelten als normal. Als Vorstufe einer Osteoporose oder als *Osteopenie* werden Werte der Standardabweichung *(SD)* zwischen -1 und -2,5 bezeichnet. Eine Osteoporose liegt gemäß Definition dann vor, wenn der sogenannte *T-Wert* um 2,5 Standardabweichungen *(SD)* oder mehr erniedrigt ist (*T-Score -2,5 SD* oder mehr).

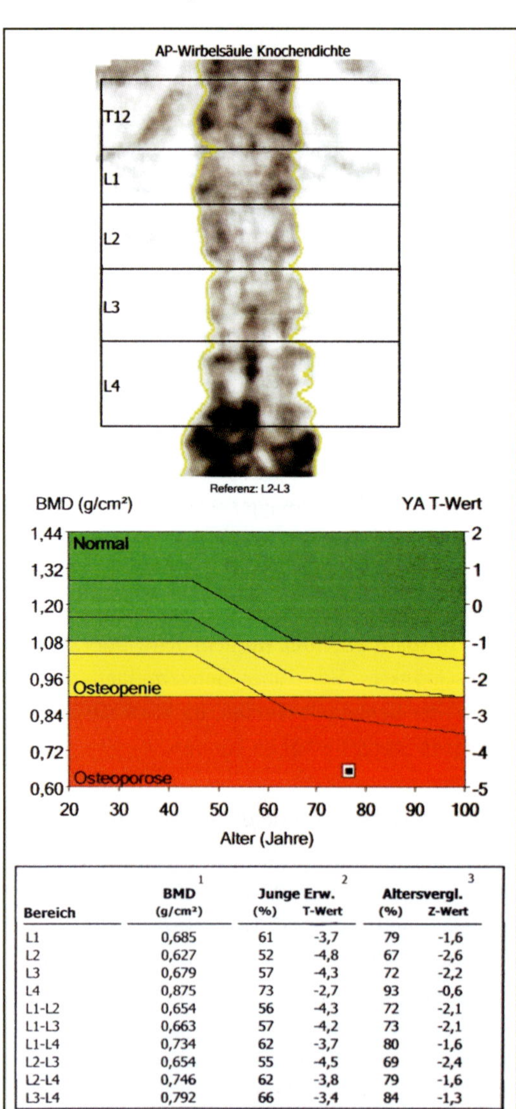


| Bereich | BMD[1] (g/cm²) | Junge Erw.[2] (%) | T-Wert | Altersvergl.[3] (%) | Z-Wert |
|---|---|---|---|---|---|
| L1 | 0,685 | 61 | -3,7 | 79 | -1,6 |
| L2 | 0,627 | 52 | -4,8 | 67 | -2,6 |
| L3 | 0,679 | 57 | -4,3 | 72 | -2,2 |
| L4 | 0,875 | 73 | -2,7 | 93 | -0,6 |
| L1-L2 | 0,654 | 56 | -4,3 | 72 | -2,1 |
| L1-L3 | 0,663 | 57 | -4,2 | 73 | -2,1 |
| L1-L4 | 0,734 | 62 | -3,7 | 80 | -1,6 |
| L2-L3 | 0,654 | 55 | -4,5 | 69 | -2,4 |
| L2-L4 | 0,746 | 62 | -3,8 | 79 | -1,6 |
| L3-L4 | 0,792 | 66 | -3,4 | 84 | -1,3 |

Die Abbildung zeigt das Ergebnis einer Knochendichtemessung mit dem DXA-Verfahren. Gemessen wurde an der Lendenwirbelsäule einer 77-jährigen Frau. Es liegt eine speziell zu behandelnde Osteoporose vor.

Meistens wird in den Messungen zusätzlich ein *Z-Wert (Z-Score)* angegeben. Er vergleicht den gemessenen Wert mit dem anderer Menschen gleichen Alters.

Geräte der neueren Generation sind in der Lage, nicht nur die Wirbelkörper der Lendenwirbelsäule, sondern die gesamte Wirbelsäule von der Seite zu messen. Damit lassen sich auch Veränderungen in der Form der Wirbelsäule und der Wirbelkörper darstellen.

***Die Messmethode, die aktuell zur Bestimmung der Knochendichte allgemein empfohlen und wichtige Informationen für die Behandlung liefert, ist die DXA-Messung. Ihr Ergebnis ist jedoch nur einer von vielen Faktoren, die für die Entscheidung zu einer Therapie der Osteoporose zu berücksichtigen sind.***

Eine weitere Messmethode ist die *Quantitative Computertomographie (QCT)*. Sie kann relativ exakt die Knochendichte in einem Wirbelkörper bestimmen, geht aber mit einer höheren Strahlenbelastung einher und wird in den festgelegten Therapierichtlinien weniger berücksichtigt. Wird sie nicht an der Wirbelsäule, sondern an Armen oder Beinen durchgeführt, wird die Messmethode als *periphere quantitative Computertomographie (pQCT)* bezeichnet. Mit Hilfe der *hochauflösenden quantitativen Computertomographie (HRQCT)* kann die Knochenstruktur sehr genau dargestellt werden.

Der *Quantitative Ultraschall (QUS)* ist nicht in der Lage, die Knochendichte zu messen. Die Messung wird an den Fingern und am Fersenbein durchgeführt. Sie kann Hinweise auf ein allgemeines Risiko für Knochenbrüche geben, ist aktuell aber keine Grundlage für die Behandlung der Osteoporose.

Die Knochendichtemessung ist nur eingeschränkt in der Lage, den Erfolg einer medikamentösen Therapie zu beurteilen, da positive Änderungen im Feinbau des Knochens *(Mikrostruktur)* sich nicht unbedingt in einem besseren Messergebnis niederschlagen müssen. Dennoch wird in vielen Fällen einer Osteoporose-Therapie eine erneute Messung durchgeführt, vor allem, um einen starken Abfall der Knochendichte als Hinweis auf ein mögliches Versagen der Therapie zu erfassen.

Zeigt die Knochendichtemessung einen guten Wert, so ist eine erneute Messung nur bei neu auftretenden Risiken notwendig. Sonst kann im Allgemeinen davon ausgegangen werden, dass die Knochendichte nur noch gering abnimmt oder stabil bleibt.

### ■ Blutuntersuchung

Wird eine Osteoporose festgestellt, werden im Blut Werte bestimmt, die Aufschluss über Erkrankungen der Niere, der Leber und der Schilddrüse geben. Weiterhin wird die Zusammensetzung des Blutes in Bezug auf den Zellgehalt, den Mineralgehalt und das Vorliegen von krankhaften Eiweißen *(Proteinen)* untersucht. Damit sollen Krankheiten erkannt werden, die zu einer *sekundären Osteoporose* führen. Denn eine Osteoporose kann auch als Symptom einer anderen Krankheit auftreten. In Einzelfällen werden Laborwerte des Knochenstoffwechsels und des Hormonstoffwechsels bestimmt. Auch eine Urin-Untersuchung kann notwendig werden.

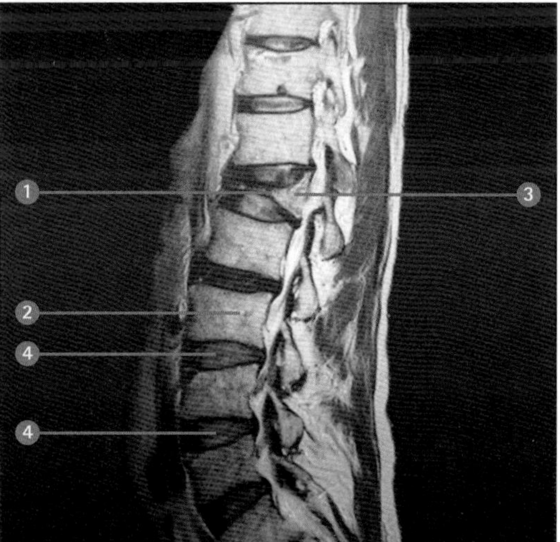


Kernspintomographie mit Darstellung der Lendenwirbelsäule einer 62-jährigen Frau. Die Betrachtung erfolgt von der Seite. Der rechte Bildrand weist zum Rücken, der linke Bildrand nach vorne zum Bauch. Der 1. Lendenwirbel ist vollständig eingebrochen ❶. Im Vergleich zu einem normalen Wirbel ❷ hat er fast seine gesamte Höhe verloren, lediglich seine hintere Kante ❸ zum Rückenmark ist noch erhalten. Zwischen den Wirbelkörpern liegen die Bandscheiben ❹.

### Knochenbiopsie

In seltenen Fällen wird Knochengewebe direkt unter dem Mikroskop untersucht. Dazu wird das Knochengewebe meist aus dem Beckenkamm des Patienten entnommen *(Beckenkammbiopsie)*.

### Kernspintomographie (Magnetresonanztomographie, MRT)

Zur Diagnosestellung einer Osteoporose ist die Kernspintomographie nicht notwendig. Liegen jedoch Knochenbrüche vor, wird sie relativ häufig eingesetzt. Der Vorteil der Kernspintomographie ist die Möglichkeit, das Alter von Brüchen an der Wirbelsäule zu bestimmen, was im Röntgenbild nur zum Teil gelingt. Zudem liefert sie Aussagen über das Ausmaß der Zerstörung eines Wirbelkörpers und die mögliche Beteiligung von Rückenmark und Nerven.

### Computertomographie (CT)

Die Computertomographie eignet sich gut zur Darstellung von Knochenbrüchen durch eine Osteoporose, vor allem am Becken.

### Knochenszintigraphie

Bei dieser Methode wird eine radioaktiv markierte Substanz in die Venen gespritzt. Sie lagert sich in Zonen vermehrten Knochenstoffwechsels ein, wie sie bei **Knochenbrüchen** vorliegen. Zudem können Aussagen über das Alter des Bruchs gemacht werden. Damit können Knochenbrüche sichtbar gemacht werden, die im Röntgenbild nicht sicher zu erkennen sind oder über deren Alter keine Aussage getroffen werden kann.

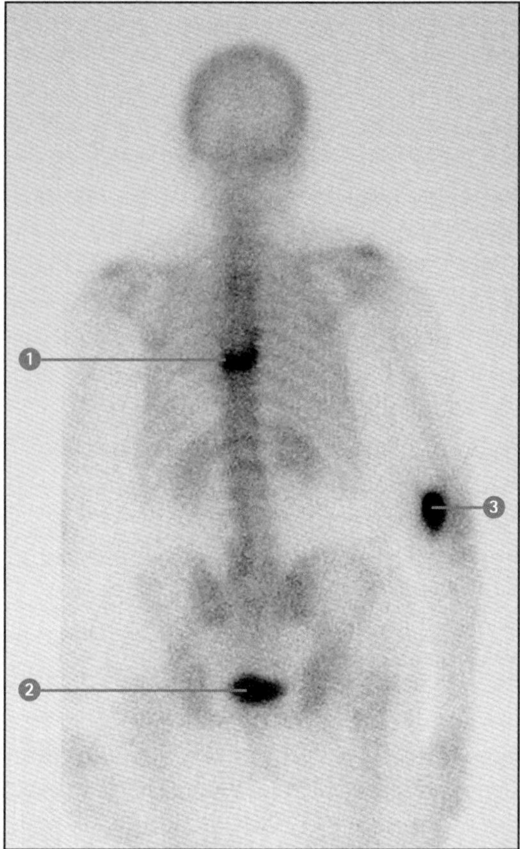


Dies ist ein Knochenszintigramm einer 74-jährigen Frau. Die drei schwarzen Flecke zeigen die Zonen an, in denen sich die radioaktiv markierte Substanz im Körper verteilt hat. An der Brustwirbelsäule hat sie sich in einen gebrochenen Wirbel ❶ eingelagert. Da sie über die Nieren wieder ausgeschieden wird, sammelt sie sich zudem in der Blase ❷. Ebenso ist die Injektionsstelle am Arm zu erkennen ❸.

### Verlaufskontrollen

Über die Notwendigkeit, im Verlauf der Erkrankung die Knochendichte zu messen oder Röntgenbilder anzufertigen, wird in jedem Fall einzeln entschieden. Eine Befragung und eine körperliche Untersuchung des Patienten sind ein- oder zweimal im Jahr sinnvoll.

Ob eine regelmäßige Kontrolle der Knochendichte erforderlich ist, wird im Einzelfall entschieden. Kommt es durch die Therapie nicht zu einer messbaren Zunahme der Knochendichte, darf dies nicht als Misserfolg gewertet werden – der Erhalt der bestehenden Knochendichte ist bereits ein Anzeichen für eine erfolgreiche Therapie. Bei einem starken Abfall der Werte in der Knochendichte unter einer laufenden Therapie ist eine Überprüfung der Behandlung sinnvoll.

Vor allem wenn es zu Schmerzen an der Wirbelsäule, zu Stürzen oder zu einer Größenabnahme des Patienten von mehr als 2 cm kommt, sind Röntgenaufnahmen der Brustwirbelsäule und Lendenwirbelsäule sinnvoll.

## Therapie

Bei der Osteoporose ist es wichtig, **rechtzeitig** mit einer Therapie zu beginnen, wenn eine hohe Wahrscheinlichkeit besteht, dass der Betroffene eine Komplikation in Form eines Knochenbruchs erleidet.

***Es ist sinnvoller, eine Osteoporose rechtzeitig zu behandeln und damit Komplikationen wie Knochenbrüche und eine anhaltende Pflegebedürftigkeit zu verhindern, als bei erkennbarem Risiko mit wichtigen Untersuchungen und Therapien zu warten, bis es zu einer Komplikation gekommen ist.***

### ■ Bewegung und Belastung

Um die Knochenqualität stabil zu halten oder gar zu verbessern, muss das Skelettsystem gefordert, also Belastungen ausgesetzt werden.

***Regelmäßig sollte 2- bis 3-mal pro Woche ein Training der Ausdauer, der Kraft, der Balance und der Koordination erfolgen. Dies stimuliert den Knochenaufbau und schützt vor folgenschweren Stürzen.***

Unerlässlich ist daher eine regelmäßige körperliche **Bewegung** und **Belastung**. Schwimmen, Walken und Fahrradfahren trainieren die Ausdauer und sind zu empfehlen, regen den Knochenstoffwechsel jedoch kaum an, da sie das Skelett nicht belasten. Dazu ist ein **Krafttraining** geeignet, welches dem Alter und den Fähigkeiten des Betroffenen angepasst sein muss. Übungen mit Gummibändern oder das Training mit vibrierenden Geräten *(Vibrationstraining)* regen den Muskel- und Knochenaufbau an. Leichte Sprungübungen fordern den Knochen, ohne ihn zu überfordern. Gymnastik, Tanzen, Yoga und Tai-Chi fördern **Balance** und **Koordination**, was gleichzeitig Schutz vor folgenschweren Stürzen bietet. Das Anheben von Gegenständen in vorgebeugter Haltung sollte generell vermieden werden.

Um auch in höherem Alter die Mobilität zu ermöglichen, sind zum Teil Hilfsmittel wie ein Gehstock oder ein Rollator notwendig. Sie geben Sicherheit und beugen Stürzen vor. Je nach Befinden des Betroffenen sind sog. *Hüftprotektoren* sinnvoll, die möglicherweise einen Schenkelhalsbruch vermeiden helfen, wenn es trotz aller Hilfsmaßnahmen zu wiederholten Stürzen kommt. Sie werden meist in Form einer festen Hose getragen, bei der seitlich über den Hüften feste Polster angebracht sind, die die bei einem Sturz einwirkenden Kräfte dämpfen sollen.

### ■ Vitamin-D3-Hormon

Damit durch die UV-B-Strahlung das wichtige Vitamin-D-Hormon in der Haut gebildet werden kann, ist es wichtig, sich möglichst viel dem **natürlichen Licht** auszusetzen. Dazu muss die Haut unbekleidet und ungeschminkt sein. Die meisten Schminkmittel und Hautcremes enthalten einen UV-Filter. Der Aufenthalt im Freien sollte täglich mindestens 20-30 Minuten betragen, dabei sollten Gesicht sowie Arme dem Sonnenlicht ausgesetzt sein.

Die Aufnahme von Vitamin-D-Hormon über die Nahrung ist kaum möglich, da es in nennenswerten Mengen nur in fettem Seefisch wie Hering, Lachs oder Makrele vorhanden ist. Daher kann es sinnvoll sein, bei Älteren und bei Patienten, die selten ins

**Kleines Übungsprogramm für ältere Patienten mit einer Osteoporose, die sich nicht mehr regelmäßig sportlich betätigen.**

Es sollte dreimal täglich, z.B. vor den Mahlzeiten, durchgeführt werden.

- Langsames Aufstehen von einem Stuhl, möglichst ohne Einsatz der Arme. Dann 3-5 Meter gehen und sich wieder hinsetzen, möglichst ohne Hilfe der Arme. Bis zu 10-mal wiederholen.
- Auf der Stelle laufen und möglichst nur die Vorfüße belasten. Eine halbe Minute oder wenn möglich länger. Pausieren über 1 Minute. Dann erneut auf der Stelle laufen.
- Dehnen von Bauch und Rücken durch langsames Beugen nach hinten, nach vorne, zur Seite und durch Drehen des Oberkörpers. Jeweils 5 Sekunden in der Position verweilen und in jede Richtung 3-mal durchführen.
- Im Stehen den einen Fuß möglichst vor den anderen stellen und versuchen, etwa 20 Sekunden das Gleichgewicht zu halten. Zur Sicherheit sollten Möglichkeiten zum Festhalten in der Nähe sein. 3-mal hintereinander durchführen.

Freie gelangen, Vitamin-D-Hormon in Form von **Tabletten** zu verabreichen. Eine Bestimmung des Vitamin-D-Hormon-Spiegels im Blut *(25-OH-Vitamin D3)* ist möglich. In vielen Fällen ist die Einnahme von etwa 1.000 IE *(internationale Einheit)* Vitamin-D3-Hormon pro Tag sinnvoll. Um die Aufnahme durch den Körper zu gewährleisten, sollte es zu oder nach den Mahlzeiten und nicht nüchtern eingenommen werden. Solarien, die UV-B-Strahlung enthalten, können ebenso zur Bildung von Vitamin-D-Hormon beitragen.

***Alle Patienten mit einer Osteoporose sollten auf die regelmäßige Bildung von Vitamin-D-Hormon achten (etwa durch regelmäßigen Aufenthalt im Sonnenlicht) und ggf. 1.000 Einheiten Vitamin-D-Hormon täglich zu sich nehmen.***

Die positiven Wirkungen des Vitamin-D-Hormons sind nicht nur auf den Knochenstoffwechsel beschränkt, sondern betreffen auch die Muskulatur, die Koordination und das Herz-Kreislauf-System. Alle diese Faktoren tragen dazu bei, die Sturzgefahr zu verringern.

### Ernährung

Ein wichtiger Bestandteil des Knochens ist das Kalzium. Es sollte dem Körper in ausreichenden Mengen zur Verfügung stehen. Der Patient mit Osteoporose benötigt etwa **1.000 mg Kalzium pro Tag**. Dieses kann meist über die Nahrung aufgenommen werden. Empfehlenswert ist dabei die Aufnahme kleinerer Mengen mehrmals am Tag. Da der Dünndarm nur eine begrenzte Menge Kalzium auf einmal aufnehmen kann, ist die ein- oder zweimalige Gabe von großen Mengen ungünstig. **Mineralwasser** stellt eine ideale Möglichkeit dar, Kalzium zu sich zu nehmen.

***Patienten mit einer Osteoporose wird empfohlen, täglich 1.000 mg Kalzium zu sich nehmen. Dazu eignen sich vor allem Mineralwässer und Milchprodukte. Erst wenn dies nicht über die Nahrung möglich ist, werden Kalzium-Tabletten eingenommen. Die Menge von 1.500 mg Kalzium sollte nicht überschritten werden. Ohne eine gleichzeitig ausreichende Versorgung mit Vitamin-D-Hormon ist die Einnahme von Kalzium nicht effektiv.***

Der Inhalt an Kalzium beträgt bei manchen Wässern bis zu 600 mg pro Liter. Der jeweilige Kalzium-Gehalt kann dem Etikett entnommen werden. Grünes Gemüse (Spinat, Grünkohl, Brokkoli) und Milchprodukte enthalten ebenfalls viel Kalzium. Mit zunehmender Härte eines Käses steigt sein Gehalt an Kalzium.

Jeder Patient mit einer Osteoporose sollte sich die Mühe machen, seine Essgewohnheiten zu überprüfen. Mit einer Küchenwaage wird über 3 Tage die Nahrung gewogen und anhand einer Ernährungstabelle errechnet, wie hoch die Gesamtmenge an Kalzium ist, die durchschnittlich an einem Tag aufgenommen wird. Dann kann sich der Patient entscheiden, ob er die Ernährung umstellt, zu einem anderen Mineralwasser wechselt oder zu Kalzium-Tabletten greift.

### Schmerztherapie

Führt eine starke Osteoporose zu chronischen Schmerzen an der Wirbelsäule, kann die regelmäßige Einnahme eines verträglichen **Schmerzmittels** erforderlich sein. Oftmals verlieren sich die Beschwerden, wenn spezielle Osteoporose-Medikamente den weiteren Knochenabbau verhindern und beginnen, den Knochen wieder zu festigen.

Ist es durch die Osteoporose zu einem Knochenbruch gekommen, kann die regelmäßige Gabe von stark wirksamen Schmerzmitteln notwendig werden. Notwendig ist dann auch eine Physiotherapie zur Behandlung der Muskulatur und zur Förderung der Mobilität.

Verfahren der Elektrotherapie, Bewegungsbäder und weitere Maßnahmen lindern ebenfalls die Beschwerden. Magnetfeldtherapien, Verfahren der Naturheilkunde oder Therapien der traditionellen chinesischen Medizin *(TCM)* ergänzen die Schmerztherapie.

Da bei Älteren oftmals die Rückenmuskeln geschwächt sind und die Wirbelsäule gekrümmt ist, kann ein **Mieder**, eine *Orthese*, den Rücken stützen. Es gibt verschiedene Formen von Orthesen. Ein *elastisches Stützmieder* entlastet und stabilisiert eine bestimmte Region der Wirbelsäule. Spezielle *Osteoporose-Orthesen* verlaufen über die gesamte Wirbelsäule, stabilisieren sie und richten sie auf.

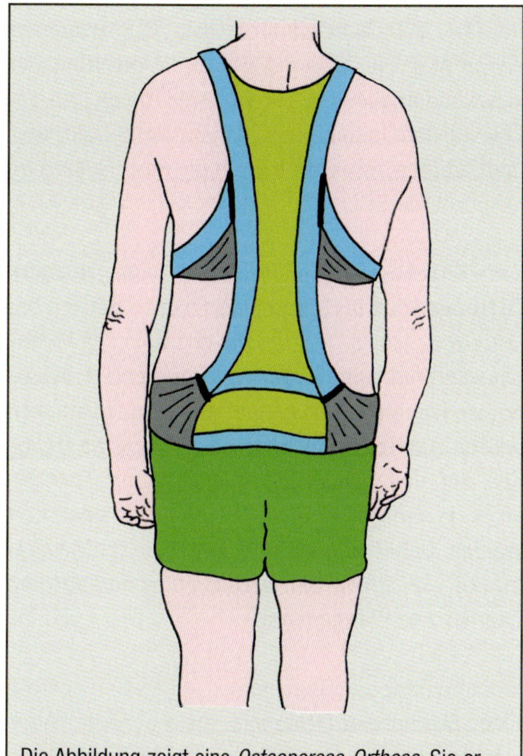

Die Abbildung zeigt eine *Osteoporose-Orthese*. Sie erstreckt sich über den gesamten Rücken, stützt und entlastet ihn und richtet ihn auf. Viele Patienten profitieren davon.

Noch festere Orthesen werden *Hyperextensions-Orthesen* genannt und stützen die Wirbelsäule nach schmerzhaften Wirbelkörperbrüchen. Von diesen starren Orthesen werden die Patienten nach 6-12 Wochen langsam wieder entwöhnt, da sie auf Dauer die Muskeln und den Knochen schwächen. Leichtere Orthesen können über einen längeren Zeitraum verordnet werden. Mit ihrer Hilfe bessern sich oftmals Beschwerden und der Patient wird wieder mobiler.

**Operative Maßnahmen** sind bei der Osteoporose selten erforderlich. Führen Wirbelkörperbrüche zu anhaltenden Schmerzen, die durch eine umfassende Schmerztherapie nicht ausreichend zu behandeln sind, bricht der Wirbel zunehmend weiter ein oder bestehen starke Deformierungen des Wirbels, dann kann dem Patienten eine operative Therapie angeboten werden. Zur Behandlung von Wirbelkörperbrüchen durch Osteoporose kommen im Wesentlichen drei Verfahren zur Anwendung, die *Vertebroplastie*, die *Kyphoplastie* und die *Radiofrequenzkyphplastie*.

***Eine Kyphoplastie oder eine Vertebroplastie sollten aufgrund der Risiken des Eingriffs nicht voreilig erfolgen, sondern erst, wenn eine umfassende Schmerztherapie keine ausreichende Linderung mit sich bringt oder der Wirbel weiter einbricht.***

Bei der *Vertebroplastie* wird über die Wirbelbögen flüssiger Knochenzement in den gebrochenen Wirbel gespritzt. Dieser härtet nach einer Stunde weitgehend aus und stabilisiert den Wirbelkörper von innen, so dass schmerzhafte Bewegungen im Wirbel unterbleiben. Etwa 10 Jahre nach diesem Verfahren wurde die *Kyphoplastie* entwickelt. Dieses Verfahren arbeitet ähnlich, bevor jedoch der Zement in den gebrochenen Wirbel eingespritzt wird, wird der Wirbel zuvor von innen durch einen Ballon wieder aufgerichtet. Zum Teil kann so die Änderung der Wirbelform wieder rückgängig gemacht werden. Beim Verfahren der *Radiofrequenzkyphplastie* wird ein besonders zähflüssi-

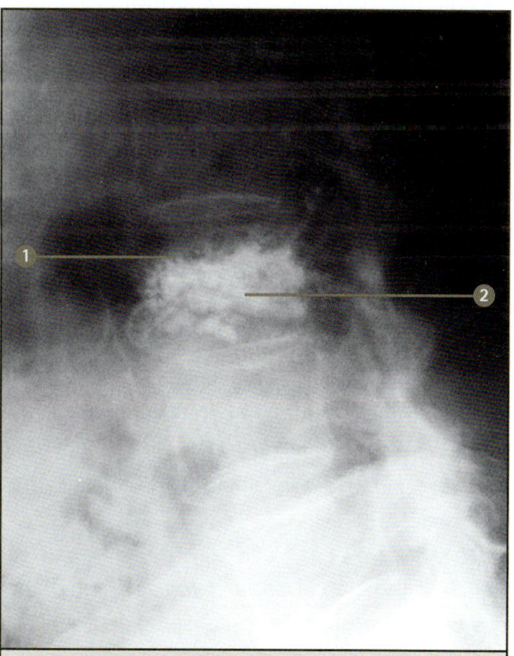


Seitliches Röntgenbild einer Lendenwirbelsäule. Der rechte Bildrand weist zum Rücken, der linke Bildrand nach vorne zum Bauch. In einen eingebrochenen Wirbel ❶ wurde aufgrund lang anhaltender Schmerzen flüssiger Zement eingespritzt. Er härtet im Wirbelkörper aus und stabilisiert ihn von innen. Im Röntgenbild stellt sich der Zement weiß dar ❷.

ger (ultrahoch-visköser) Knochenzement verwendet, wodurch das Risiko eines unerwünschten Austritts des Knochenzements aus dem Wirbel vermindert wird.

Der Vorteil dieser Methoden liegt vor allem in einer raschen **Schmerzlinderung**. Dies kann in bis zu 95% der Fälle erreicht werden. Unter einer effektiven Schmerztherapie klingen Schmerzen jedoch meist auch ohne Operation innerhalb von wenigen Tagen oder Wochen ab. Dann können dem Patienten die Risiken eines operativen Eingriffs erspart werden.

### ■ Medikamentöse Therapie

Durch den Einsatz von Medikamenten soll der weitere Verlust an Knochenmasse, also ein Fortschreiten der Osteoporose, verhindert werden. Die Knochenfestigkeit soll verbessert und somit Knochenbrüche verhindert werden. Dazu stehen verschiedene Medikamentengruppen zur Verfügung. Werden sie eingesetzt, spricht man von einer *spezifischen Therapie* der Osteoporose. Zur *allgemeinen Therapie*, die auch *Basistherapie* genannt wird, zählt die Gabe von Kalzium und Vitamin-D-Hormon.

Zu der Gruppe der *Bisphosphonate* zählen Präparate mit Inhaltsstoffen wie z.B. *Alendronat, Risedronat, Ibandronat* und *Zoledronat*. Gleichbedeutend werden sie auch *Risedronsäure, Alendronsäure* usw. genannt. Sie hemmen im Wesentlichen den weiteren Abbau des Knochens, so dass im Verhältnis der Knochenaufbau überwiegt und die Knochenmasse steigt. Dies geschieht über eine Hemmung der *Osteoklasten*, die zum Abbau des Knochens beitragen. Präparate mit diesem Wirkmechanismus werden auch als *Antiresorptiva* bezeichnet.

Das Medikament *Strontium(-ranelat)* soll einen *dualen Wirkmechanismus* haben, indem es den weiteren Knochenabbau bremst und gleichzeitig den Knochenaufbau stimuliert. Die Stimulation des Knochenaufbaus wird als *anabole* oder *osteoanabole Wirkung* bezeichnet.

Eiweiße, die in ihrer Wirkung dem Hormon *Parathormon (PTH)* ähneln, sollen ebenfalls einen Knochen aufbauenden *(osteoanabolen)* Effekt haben. Dabei gibt es aktuell zwei Präparate, das intakte *PTH-Molekül* und das *PTH-Fragment Teriparatid*. Sie führen zu einer Vermehrung der knochenaufbauenden *Osteoblasten*. Da es sich um Eiweiße handelt, die im Magen-Darm-Trakt verdaut würden, müssen sie unter die Haut *(subkutan)* gespritzt werden.

Der Knochenstoffwechsel wird vom **Hormon Östrogen** stark beeinflusst. Durch das Absinken des Östrogenspiegels im Blut, wie er z.B. in der Menopause erfolgt, kann es zur Ausbildung einer Osteoporose kommen. *Raloxifen* und andere Substanzen weisen zum Teil ähnliche Eigenschaften wie Östrogen auf und können deshalb etwa zur Therapie einer postmenopausalen Osteoporose eingesetzt werden. Daher wird die Wirkgruppe dieser Medikamente *Selektive Östrogenrezeptormodulatoren* oder kurz *SERMs* genannt.

Früher wurde zur Behandlung einer Osteoporose eine *Hormonersatztherapie* durchgeführt. Auch wenn es zu einer Verbesserung des Knochens kam, überwogen doch die unerwünschten Wirkungen, so dass sie zur ausschließlichen Behandlung einer Osteoporose nicht mehr empfohlen wird.

Eine relativ neue Substanz zur Behandlung der Osteoporose ist *Denosumab*. Dabei handelt es sich um ein sog. *Biologikum*, einen Antikörper, der sich an ein bestimmtes Eiweiß (*Receptor Activator for Nuclear Factor-kB Ligand;* kurz *RANK-L*) bindet. Dieses Eiweiß stimuliert die knochenabbauenden Zellen, die *Osteoklasten*. Wird es blockiert, werden auch die *Osteoklasten* blockiert, so dass der Anteil der knochenaufbauenden Zellen überwiegt und die Masse des Knochens zunimmt.

Der Einsatz dieser spezifischen Medikamente wird in jedem Fall individuell festgelegt. Er richtet sich im Wesentlichen nach dem Geschlecht, dem Alter, der gemessenen Knochendichte, der Ursache der Osteoporose und weiteren Erkrankungen sowie der Einnahme anderer Medikamente. Erst wenn sich aus diesen Faktoren gemeinsam ein erkennbares Risiko für Knochenbrüche ergibt, ist der Einsatz von Medikamenten sinnvoll. Ohne oder mit geringen Risikofaktoren wird die prophylaktische Einnahme nicht empfohlen. Die Medikamente haben mögliche unerwünschte Wirkungen, über die der behandelnde Arzt informiert. Sie können zudem nur über einen begrenzten Zeitraum genommen werden. Viele Fragen zur Dauer der Therapie, zu Therapiepausen und zur Kombination von Medikamenten sind noch nicht endgültig geklärt.

***Die Dauer einer Osteoporose-Therapie richtet sich nach dem aktuellen Risiko, einen Knochenbruch durch Osteoporose zu erleiden. Ziel der Therapie ist die Verhinderung von Knochenbrüchen.***

## Prognose und Verlauf

In den meisten Fällen ist die Osteoporose eine chronische Erkrankung, die **über viele Jahre** verläuft. Eine Heilung ist nur selten möglich, da in der Regel die Faktoren, die zur Entstehung der Osteoporose geführt haben, nicht zu verändern sind. Wahrscheinlich kann durch die Medikamente kein über den Einnahmezeitraum anhaltender Effekt auf den Knochen erreicht werden. Zudem ist die Abnahme der Knochenmasse ein Vorgang, der natürlicherweise mit dem Alter zunimmt. Daher ist es meist notwendig, die Osteoporose regelmäßig zu überprüfen und über viele Jahre oder Jahrzehnte mit verschiedenen Medikamenten zu behandeln. In Einzelfällen kann die Therapie unterbrochen oder auch beendet werden. Die Basistherapie mit Kalzium und Vitamin-D3-Hormon wird meist durchgehend fortgeführt.

***Es sollte als Therapieerfolg anerkannt werden, wenn es im Laufe der Behandlung nicht zu Knochenbrüchen aufgrund der Osteoporose kommt.***

Der Sinn einer jahrelangen Therapie ist dem Patienten oftmals schwierig zu vermitteln, da sich Therapieentscheidungen oftmals auf Wahrscheinlichkeiten stützen und auch die Gefahr eines Knochenbruchs mit seinen Folgen häufig als abstrakt empfunden wird. Aus diesem Grunde beenden einige Patienten ohne Rücksprache mit ihrem behandelnden Arzt eine begonnene Therapie. Dann besteht die Gefahr, dass die Osteoporose fortschreitet und es zu Knochenbrüchen kommt.

So wie es sinnvoller ist, z. B. einen herzkranken Patienten zu behandeln, bevor es zu einem Herzinfarkt kommt, sollte idealerweise eine Osteoporose behandelt werden, bevor sie zu einem Knochenbruch führt.

Aktuell kann davon ausgegangen werden, dass nur 20% aller Osteoporose-Patienten eine angemessene Behandlung erhalten. Auch diese Tatsache trägt dazu bei, dass noch zu viele Patienten an oft folgenschweren Knochenbrüchen durch Osteoporose leiden.

### Das Wichtigste für Sie:

- Eine Verminderung der Knochenfestigkeit wird *Knochenschwund* oder *Osteoporose* genannt.
- Viele Ursachen, vor allem das Alter, können zu einer Osteoporose führen.
- Unbehandelt können folgenschwere Knochenbrüche die Folge sein.
- Diagnose und Therapie sollten frühzeitig und vor Eintreten von Knochenbrüchen erfolgen.
- Wichtige Pfeiler der Therapie sind Vitamin-D-Hormon, Kalzium, körperliches Training und Medikamente.

## Erkrankungen der Muskeln

Im menschlichen Körper gibt es die sog. *glatte Muskulatur*, die am Bau der inneren Organe beteiligt ist, und die sog. *quergestreifte Muskulatur*, zu der der *Herzmuskel* sowie die *Skelettmuskeln* gehören. Die Skelettmuskeln verbinden und bewegen die Skelettelemente miteinander. Über eine *Sehne* (lat. *tendo*) an ihrem Ursprung und an ihrem Ansatz sind sie mit dem Knochen fest verbunden. Der Muskel enthält Muskelfasern, die sich zusammenziehen *(kontrahieren)* können oder dehnen lassen. Zieht sich der Muskel zusammen, nähern sich die Skelettelemente durch die damit einhergehende Verkürzung des Muskels einander an.

Die Muskulatur hat einen Anteil von fast 40% an der Körpermasse des Menschen und besteht aus über 600 Muskeln. Dabei gibt es Muskeln, die eher eine Haltefunktion haben, und Muskeln, die der raschen Bewegung dienen. Beispiele für die **Haltemuskeln** sind die Muskeln, die unmittelbar neben der Wirbelsäule liegen und die aufrechte Haltung ermöglichen. Sie besitzen vor allem sog. *Ausdauerfasern (Typ-1-Fasern)* und können so ihrer Funktion dauerhaft nachgehen, neigen jedoch bei fehlender Beanspruchung zu Verspannung und Verkürzung.

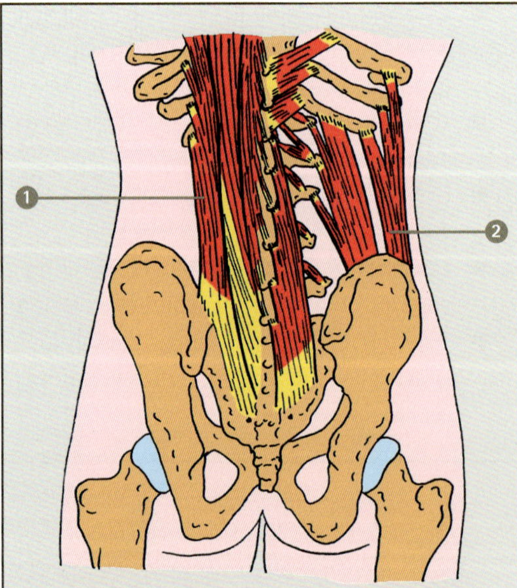


Die Abbildung zeigt einen Teil der *tiefen Rückenmuskeln* von hinten betrachtet. Sie werden unter der Bezeichnung *M. erector spinae* zusammengefasst. An der linken Körperhälfte ❶ sind der besseren Übersichtlichkeit halber andere Muskeln dieser Muskelgruppe abgebildet als an der rechten Körperhälfte ❷. Diese Muskeln bestehen vorwiegend aus *Ausdauerfasern.*

Andere Muskeln führen Bewegungen rasch und kraftvoll aus, ermüden jedoch schneller und entwickeln bei mangelnder Beanspruchung eine Schwäche. Sie bestehen überwiegend aus sog. *Schnellkraftfasern (Typ-2-Fasern).*

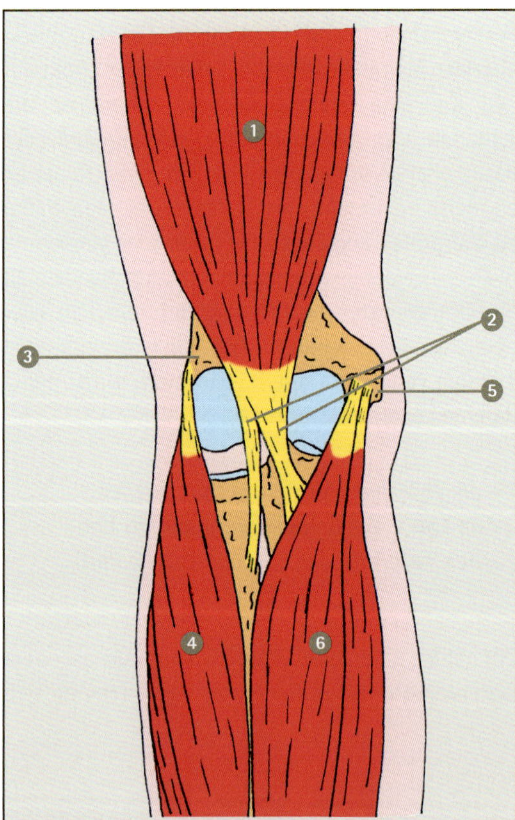


Die Abbildung zeigt den rechten Ellenbogen von vorne betrachtet. Der Bizepsmuskel ❶ setzt mit seinen Sehnen ❷ an Speiche und Elle an. Vom äußeren Epikondylus ❸ entspringen einige Muskeln ❹, die Handgelenk und Finger strecken, vom inneren Epikondylus ❺ entspringen einige Beugemuskeln ❻. Die Muskeln bestehen vorwiegend aus *Schnellkraftfasern.*

Allgemein werden Muskeln, die in einem Gelenk zur *Streckung (Extension)* führen, als *Streckmuskeln* oder *Extensoren* bezeichnet. Löst ihre Anspannung eine *Beugung (Flexion)* aus, werden sie *Beugemuskeln* oder *Flexoren* genannt.

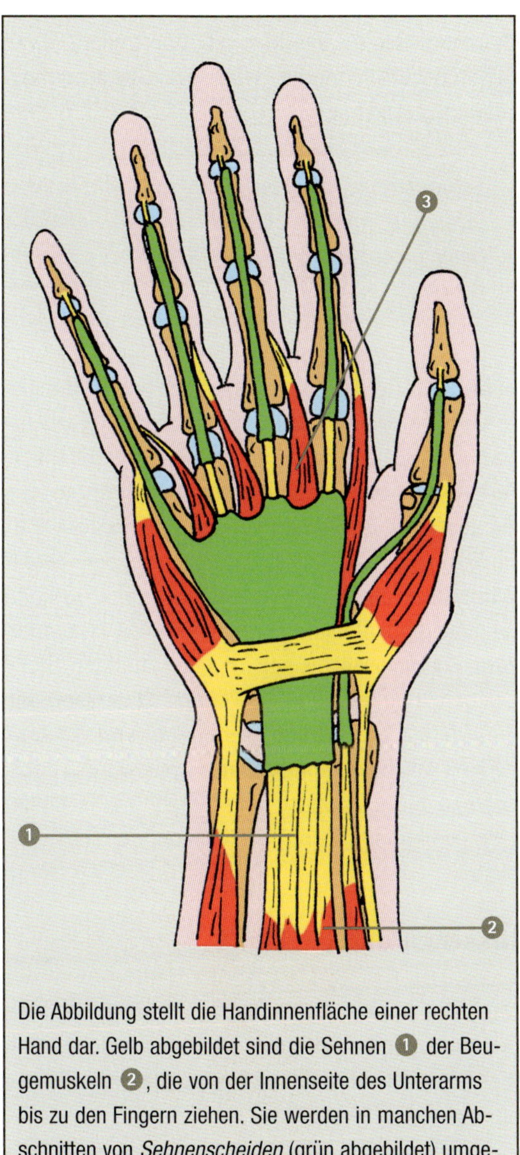


Die Abbildung stellt die Handinnenfläche einer rechten Hand dar. Gelb abgebildet sind die Sehnen ❶ der Beugemuskeln ❷, die von der Innenseite des Unterarms bis zu den Fingern ziehen. Sie werden in manchen Abschnitten von *Sehnenscheiden* (grün abgebildet) umgeben. Weiterhin ist ein Teil der Handmuskeln ❸ zu sehen.

Lässt ein Gelenk weitere Bewegungsrichtungen zu, werden die Muskeln, die eine *Abspreizung (Abduktion)* ermöglichen, als *Abduktoren(muskeln)* und die Muskeln, die ein *Anspreizen (Adduktion)* ermöglichen, als *Adduktoren(muskeln)* bezeichnet. Ein bekanntes Beispiel ist die *Adduktorenmuskulatur* am Oberschenkel.

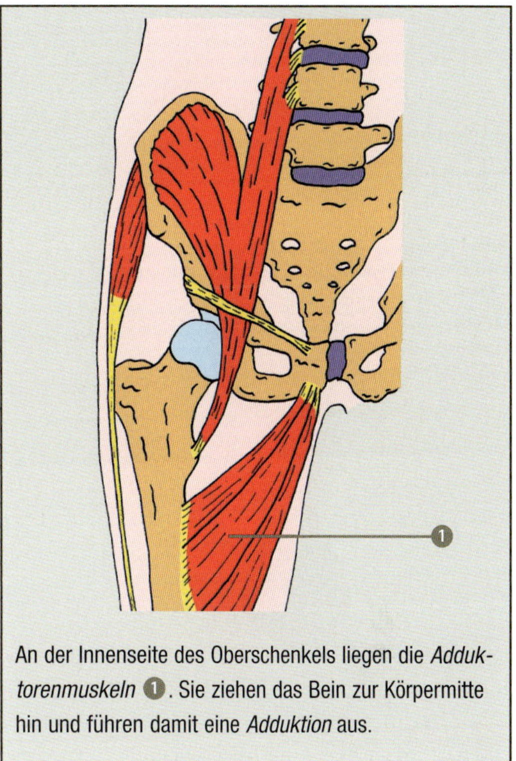


An der Innenseite des Oberschenkels liegen die *Adduktorenmuskeln* ❶. Sie ziehen das Bein zur Körpermitte hin und führen damit eine *Adduktion* aus.

Ein Skelettmuskel besteht aus mehreren größeren *Muskelfaserbündeln (Muskelfaszikeln, Sekundärbündeln, Fleischfasern)*. Es ist wenige Millimeter stark und mit bloßem Auge zu erkennen. Es wird von mehreren kleineren Muskelfaserbündeln, den sog. *Primärbündeln* gebildet, die sich wiederum aus etwa 250 *Muskelzellen (Muskelfasern)* zusammensetzen und einen Querschnitt von etwa 1 $mm^2$ aufweisen.

***Beim Skelettmuskel wird die Muskelzelle Muskelfaser genannt.***

Eine **Muskelzelle** ist etwa so dick wie der Faden einer Spinne und kann viele Zentimeter lang sein. Die Muskelzellen wiederum enthalten hunderte von *Muskelfibrillen (Myofibrillen)*, die in Bündeln angeordnet sind. In den *Myofibrillen* bewirken die *Mikrofilamente* durch das Zusammenspiel ihrer Eiweiße *Aktin* und *Myosin* ein Zusammenziehen *(Kontraktion)* der Muskelfaser.

**Muskelschmerzen** werden vom Gehirn wahrgenommen, weil in den Muskeln *Schmerzrezeptoren (Nozizeptoren)* liegen, die über dünne Nervenfasern mit dem Rückenmark verbunden sind.

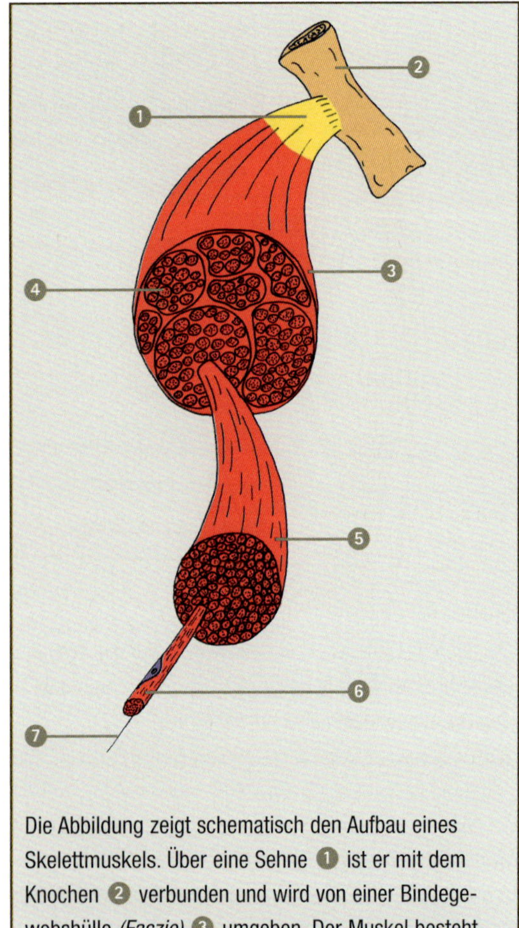


Die Abbildung zeigt schematisch den Aufbau eines Skelettmuskels. Über eine Sehne ❶ ist er mit dem Knochen ❷ verbunden und wird von einer Bindegewebshülle *(Faszie)* ❸ umgeben. Der Muskel besteht aus größeren *(Sekundärbündel)* ❹ und kleineren *(Primärbündel)* ❺ *Muskelfaserbündeln (Faszikeln)*. Die Muskelfaserbündel setzen sich aus den *Muskelfasern (Muskelzellen)* ❻ zusammen, die wiederum etwa 1.000 *Muskelfibrillen* ❼ enthalten.

Verletzungen und Überbeanspruchung des Muskelgewebes führen neben anderen Gründen zu einer Reizung dieser Schmerzrezeptoren. Eine mangelnde Durchblutung, eine anhaltende Verkrampfung oder die Fehlbeanspruchung eines Muskels verändern den Stoffwechsel und führen zu einem sog. *sauren Milieu* des Gewebes (gesenkter pH-Wert). Dieses saure Gewebemilieu ist ein weiterer Reiz, der zur Sensibilisierung der Schmerzfasern und damit zur bewussten Schmerzwahrnehmung führt.

Die Schmerzreize aus dem Muskel werden im **Rückenmark** „umgeschaltet" und zum Gehirn weitergeleitet. Bei einem anhaltenden Schmerz im Muskel können sich die Schmerzreize im Rückenmark ausdehnen und andere Nervenfasern reizen, die gar nicht mit dem schmerzenden Muskel in Verbindung stehen. Durch deren Reizung nimmt das Gehirn Schmerzen aus einer Region des Körpers wahr, die eigentlich nicht schmerzhaft erkrankt ist. Der Schmerzreiz aus dem erkrankten Muskel wird im Rückenmark auf Nerven aus einer gesunden Region des Körpers „übertragen". Diese Schmerzwahrnehmung wird als *Übertragungsschmerz* bezeichnet.

***Schmerzreize, die von einem erkrankten Muskel ausgehen, können zur Schmerzwahrnehmung aus einer eigentlich gesunden Region des Körpers führen.***

In ähnlicher Weise kann es zu Funktionsstörungen in Muskeln kommen, wenn Wirbelsäule, Kreuzbein-Darmbein-Gelenke oder andere Gelenke erkranken. Aufgrund dieser komplizierten Verschaltung von Nervenfasern im Rückenmark gibt der Patient häufig Schmerzen in Muskeln, in Gelenken oder an der Wirbelsäule an, die eigentlich nicht direkt *(primär)* erkrankt sind. Sie sind erst nachträglich *(sekundär)* zum Projektionsort einer an einer anderen Stelle gelegenen Erkrankung geworden. Dies kann die Zuordnung und Diagnosestellung von Erkrankungen am Bewegungsapparat erschweren. Dabei nehmen diese Prozesse umso mehr zu, je länger eine Funktionsstörung besteht und unbehandelt bleibt.

## Ursachen und Herkunft

Muskeln können von ganz unterschiedlichen Erkrankungen betroffen sein. Im Wesentlichen sind dies Funktionsstörungen, Verletzungen oder Folgen anderer Erkrankungen.

### Muskelfunktionsstörungen

Sehr häufig kommt es durch eine **Über- und Fehlbelastung** zu Schmerzen in der Muskulatur. Dies kann durch eine anhaltende **Fehlhaltung** ausgelöst werden, wie sie bspw. bei Tätigkeiten am Schreibtisch auftritt. Der Kopf wird dabei in einer ungünstigen, meist vorgeneigten Stellung gehalten, was die Haltefunktion der Muskeln überfordert. Der anhaltende Spannungszustand führt zu einer Erschöpfung der Muskeln, einer Verhärtung und Verkürzung. In ähnlicher Weise kann es auch bei sich stetig wiederholenden Tätigkeiten, wie z.B. dem Bedienen einer Computer-Maus, zu einer Erkrankung von Muskeln am Unterarm, an der Schulter und im Nacken kommen. Schmerzhafte Überlastungen der Sehnen am Knochen, wie z.B. bei einem sog. *Tennis-Ellenbogen*, können die Folge sein.

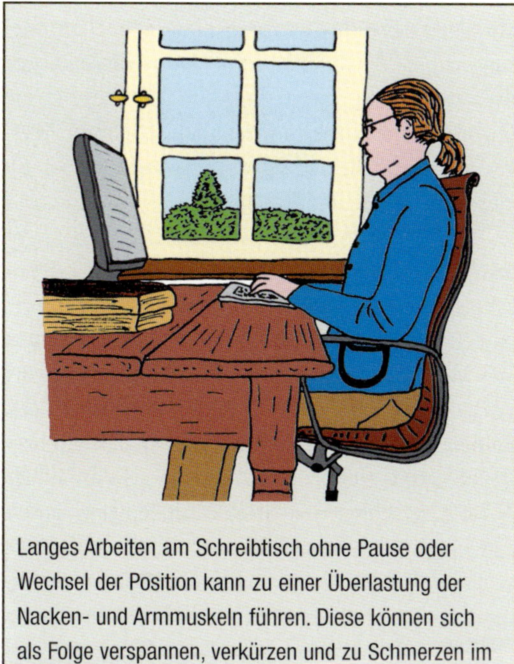

Langes Arbeiten am Schreibtisch ohne Pause oder Wechsel der Position kann zu einer Überlastung der Nacken- und Armmuskeln führen. Diese können sich als Folge verspannen, verkürzen und zu Schmerzen im Nacken und Arm führen.

**Mangelndes körperliches Training** ist eine häufige Ursache für zu schwache und verkürzte Muskeln, die Belastungen nicht mehr gewachsen sind. Bei Belastungen kommt es dann zu Schmerzen. Oft sind es auch einfache Dinge wie Kälte oder Wind, die schmerzhafte Verspannungen der Muskeln auslösen.

**Psychische Belastungen** durch Stress, Kummer und Sorgen können ebenfalls eine meist unbewusste Anspannung von Muskeln, besonders am Nacken, bedingen. Häufig besteht bei psychischen Belastungen gleichzeitig eine gestörte Schmerzwahrnehmung.

Bei einer **Muskelverspannung** liegt eine vorübergehende Funktionsstörung der Muskulatur vor. Eine verlängernde Bewegung des Muskels ist dann nicht ohne Schmerzen möglich. Der Muskel bleibt unwillkürlich und anhaltend angespannt. Besteht dieser Zustand über längere Zeit, dann führt die Muskel-Verspannung zu einer **Muskelverkürzung**. In diesem Fall bildet sich die Funktionsstörung ohne spezielle Behandlung nicht mehr zurück, da einzelne Muskelfasern durch Bindegewebsfasern miteinander verwachsen sind. Ursachen können ein schmerzhaftes Gelenk in der Nähe der Muskel-Verspannung oder auch andere schmerzhafte Muskeln sein.

Veränderungen in der Muskulatur können auch in Form von **Verhärtungen** bestehen, die auf Druck schmerzhaft reagieren. Sie werden als *Myogelosen* bezeichnet. Punkte in der Muskulatur, die ebenfalls druckschmerzhaft sind, darüber hinaus jedoch zusätzlich aufgrund einer Übererregbarkeit von Schmerzrezeptoren zu weiteren Phänomenen wie einem Schmerz an einer anderen Stelle des Körpers führen (sog. *Übertragungsschmerz*), werden als *myofasziale Triggerpunkte* bezeichnet. Beschwerden, die von diesen *myofaszialen Triggerpunkten* ausgehen, werden unter dem Begriff des *myofaszialen (Schmerz-)Syndroms* zusammengefasst. Sie sind z.B. dafür verantwortlich, dass ein schmerzhafter Muskelpunkt am Nacken als Schmerz im Arm wahrgenommen wird, oder ein schmerzhafter Muskelpunkt im Gesäß zu einem Schmerz im Bein führt.

Die leichte **Schädigung einer Muskelfaser** führt zu ihrer anhaltenden Anspannung *(Kontraktion)*. Dies vermindert die Durchblutung der Muskelfaser, was wiederum zur Reizung von Schmerzrezeptoren *(Nozizeptoren)* im Muskel führt. Wird der betroffene Muskel angespannt oder wird Druck auf ihn ausgeübt, verstärkt dies die Reizung der Schmerzrezeptoren, was vom Patienten als Schmerz wahrgenommen wird.

Von einer *muskulären Dysbalance* spricht man, wenn das Zusammenspiel mehrerer Muskelgruppen aufgrund einer **Funktionsstörung einer Muskelgruppe** gestört ist. Dann kommt es zu einer Schwächung der einen Gruppe gegenüber einer anderen Muskelgruppe. Da ein ungestörtes Gleichgewicht der Muskelgruppen Voraussetzung für eine funktionsfähige Muskulatur ist, können Störungen dieses Gleichgewichts zu hartnäckigen Beschwerden führen.

Als **Muskelkrampf** wird ein dauerhaftes Zusammenziehen *(Kontraktur)* eines Muskels bezeichnet. Ursächlich kann eine zu lange anhaltende Belastung des Muskels sein, die zu einer Störung des Mineralstoffwechsels *(Elektrolythaushalt)* führt. Durch intensives Schwitzen verliert der Körper Natrium und Magnesium, was zu Krämpfen führen kann, wenn der Verlust nicht ausgeglichen wird. Von **nächtlichen Krämpfen** ist häufig der Schollenmuskel der Wade *(Musculus soleus)* betroffen. Gründe für die nächtlichen Krämpfe können andere Erkrankungen sein, häufig bleibt die Ursache der nächtlichen Wadenkrämpfe jedoch ungeklärt.

Die Kreuze in der Abbildung zeigen sog. *myofasziale Triggerpunkte* in den Muskeln an der Halswirbelsäule. Sie können zu Beschwerden führen, die der Patient in der gestrichelten Region wahrnimmt.

Von einem **Muskelkater** sind Muskeln betroffen, die einer zu hohen oder ungewohnten Beanspruchung ausgesetzt waren. Die Beanspruchung führt zu kleinsten Rissen in den Muskelfibrillen, die nach kurzer Zeit ohne Folgen ausheilen.

## ■ Muskelverletzungen

Der Übergang von einer Funktionsstörung des Muskels in eine Verletzung des Muskels ist fließend. Bei einer **Muskelverhärtung** durch Überlastung oder Ermüdung eines Muskels in Beruf und beim Sport kommt es bereits zu geringen Schäden der Muskelfasern. Diese Schäden sind jedoch nur mikroskopisch zu erkennen. Weiterhin besteht eine leichte Entzündungsreaktion im Muskel. Diese Veränderungen heilen meist folgenlos aus.

Einer Muskelverhärtung ähnlich ist eine **Muskelzerrung**. Unterschiede zwischen diesen Begriffen sind nicht genau definiert. Eine Zerrung wird eher als akutes Ereignis in Folge einer schnellen oder ruckartigen Bewegung aufgefasst, während sich die Verhärtung meist langsam entwickelt. Ein unzureichend aufgewärmter und gedehnter Muskel, der einer Belastung ausgesetzt wird, ist für diese Art Verletzung anfälliger.

Im Rahmen von **Rückenschmerzen**, Kreuz-Beinschmerzen oder Nacken-Armschmerzen kann es begleitend zu einer Fehlspannung bzw. Verhärtung von Muskeln kommen. Davon sind Muskeln an der Wirbelsäule wie auch Muskeln an Armen und Beinen betroffen. Durch die Fehlspannung bzw. Verhärtung werden sie für Verletzungen anfälliger. Auf die verschiedenen Gründe für Rückenschmerzen wird ausführlich in den verschiedenen Kapiteln zu Erkrankungen an der Hals-, der Brust- und der Lendenwirbelsäule eingegangen.

Weitere Gründe für Muskelverletzungen sind **Prellungen** durch eine direkte Gewalteinwirkung oder eine hohe **Zugbeanspruchung** des Muskels. Zu einer hohen Zugbeanspruchung kann es willkürlich beim Sport (z.B. Sprint, Tritt) kommen, aber auch unwillkürlich bei einem Sturz.

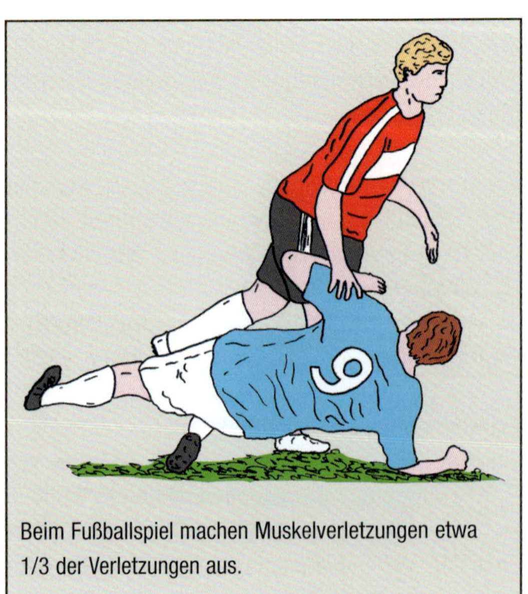


Beim Fußballspiel machen Muskelverletzungen etwa 1/3 der Verletzungen aus.

Der **Riss** einer einzelnen Muskelfaser (Muskelzelle) führt aufgrund der geringen Größe kaum zu Beschwerden und ist durch eine körperliche Untersuchung oder eine Kernspintomographie nicht feststellbar. Er kann Ursache einer Muskelverhärtung sein. Erst wenn mehrere Muskelfasern reißen, ist dies für den Patienten deutlich spürbar und man spricht von einem *Muskelfaserriss.* Damit sind Verletzungen im Muskel mit einem Querdurchmesser von wenigen Millimetern gemeint.

Ist die **Verletzung ausgeprägte**r, reißen zahlreiche Muskelfasern und damit also mehrere *Muskelfaserbündel.* Dann liegt ein *Muskelbündelriss* vor, der zu einem Schaden im Muskel von mehreren Millimetern im Querdurchmesser führt. Selten kommt es dazu, dass der gesamte Muskel reißt oder seine sehnige Verbindung zum Knochen. Dann liegt ein *Muskelriss* bzw. ein *sehniger Muskelausriss* vor.

### ■ Weitere Erkrankungen der Muskulatur

Zu **Schmerzen in der Muskulatur** *(Myalgie)* kann es im Rahmen von Virusinfektionen, Nervenerkrankungen (z.B. *Polyneuropathien*), entzündlichen Muskelerkrankungen *(Myositiden)* und Stoffwechselerkrankungen (z.B. Schilddrüsenfunktionsstörungen) kommen. Die Einnahme von *Betablockern* oder von Medikamenten mit Wirkstoffen, die die Blutfette senken (sog. *Statine*), kann ebenfalls Schmerzen in der Muskulatur auslösen.

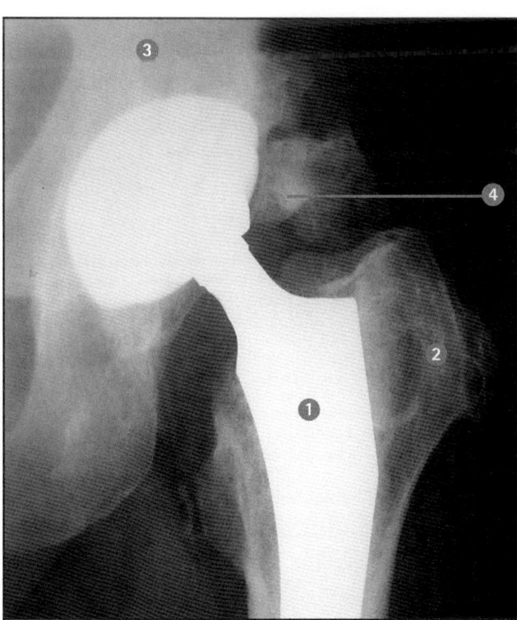


Röntgenbild eines künstlichen Hüftgelenks ❶ von vorne. Zwischen dem Oberschenkelknochen ❷ und dem Beckenknochen ❸ hat sich nach der Operation im Muskel Knochen ❹ gebildet. Man spricht von *heterotopen Ossifikationen.*

Verletzungen der Muskulatur durch einen Unfall oder durch eine Operation (z.B. Einsetzen einer Hüft-Endoprothese) können die Umwandlung von Zellen in **knochenbildende Zellen** auslösen. Auch Schädel-Hirn-Verletzungen *(Schädel-Hirn-Traumen, SHT)* können zu diesen Veränderungen führen. Als Folge bildet sich im Muskel Knochen, man spricht von sog. *heterotopen Ossifikationen* oder einer *Myositis ossificans.*

**Bindegewebserkrankungen** befallen das Bindegewebe, die Muskeln oder die Blutgefäße. Sie werden als *Kollagenosen* und *Vaskulitiden* bezeichnet. Zu ihnen zählen das *Weichteilrheuma*, die *Polymyalgie (Polymyalgia rheumatica)*, der *Lupus erythematodes* und weitere Erkrankungen. Die Polymyalgia rheumatica tritt im höheren Alter auf, das Erkrankungsalter liegt meist über dem 60. Lebensjahr. Symptome sind beidseitige Schulter- und Nackenschmerzen, die zum Teil stark ausgeprägt sind. Dazu können Schmerzen am Gesäß und an den Muskeln des Beckens auftreten. Schwellungen des Handrückens sowie der Finger- und Handgelenke weisen ebenfalls auf eine Polymyalgia rheumatica hin.

Bei einem *Fibromyalgiesyndrom (FMS)* verspürt der Betroffene Schmerzen in **mehreren Regionen des Körpers** über einen Zeitraum von mehreren Monaten. Hinzu kommen Symptome wie ein Gefühl der Steifigkeit und Schwellung an Händen, Füßen und im Gesicht. Die Muskulatur kann auf Druck besonders empfindlich reagieren. Eine einheitliche Definition dieses Krankheitsbildes gibt es nicht. Ebenso sind die Ursachen eines Fibromyalgiesyndroms noch nicht endgültig geklärt. Vermutet wird das Zusammenwirken verschiedener Faktoren wie eine Störung der Schmerzverarbeitung im Gehirn, die anhaltende Einwirkung von Stress und zahlreiche andere Faktoren.

## Symptome und Beschwerden

Verschiedene Erkrankungen der Muskulatur lösen auch verschiedene Symptome aus. Bis auf verletzte Muskeln werden Muskelschmerzen meist als **dumpf und ziehend** beschrieben. Oft können sie nicht genau lokalisiert werden und treten großflächig auf. Je nach Ursache werden Schmerzen von der Muskulatur an andere Stellen des Körpers „übertragen" (s. *Übertragungsschmerz*). Außerdem können andere Erkrankungen zu Schmerzen in der umliegenden, aber auch entfernt liegenden Muskulatur führen.

### Muskelfunktionsstörungen

Neben den dumpfen und ziehenden Schmerzen führt körperliche Belastung bei Muskelfunktionsstörungen häufig zu einer Verschlimmerung, während in Ruhe und nachts die Muskulatur entlastet wird und die Schmerzen nachlassen. Die sehnigen Ursprünge und Ansätze der Muskeln sind oftmals schmerzhaft gereizt.

Bei einem *myofaszialen (Schmerz-)Syndrom* kommt es zu langsam zunehmenden Schmerzen in den Muskeln oder zu wiederholt, vor allem bei stärkerer Belastung auftretenden Schmerzen. **Muskelverhärtungen** (*Myogelosen* oder *myofasziale Triggerpunkte*) können zu in die Arme oder Beine ausstrahlenden Beschwerden führen. Damit verbunden sind zum Teil Missempfindungen wie Kribbeln und ein Taubheitsgefühl. Die Symptome können einer Nervenreizung durch einen Bandscheibenvorfall ähneln.

Beschwerden, die durch emotionale und **psychische** Erkrankungen ausgelöst oder unterhalten werden, stellen sich vielfältig dar. Oft wird von den Patienten ein anhaltender Schmerz beschrieben, der abwechselnd in verschiedene Körperregionen ausstrahlt. Auch der Schmerzcharakter wechselt häufig. Eine Regelmäßigkeit, wann die Schmerzen schlimmer werden oder wann sie wieder nachlassen, liegt häufig nicht vor.

**Muskelkrämpfe** sind zum Teil sehr schmerzhaft. Treten sie bei Belastung auf, zwingen sie den Betroffenen zur Aufgabe der Tätigkeit. Eine Belastung der betroffenen Körperregion ist dann nicht mehr möglich. Krämpfe, die nachts auftreten, reißen den Patienten aus dem Schlaf.

Einen **Muskelkater** spürt der Betroffene erst einige Stunden nach der zu hohen Belastung, am stärksten ist er 1-3 Tage nach der Belastung zu spüren. Das Anspannen und Abtasten des Muskels ist schmerzhaft.

### Muskelverletzungen

Bei einer **Muskelverhärtung** und einer **Muskelzerrung** werden ziehende oder stechende Schmerzen beklagt. Weiterhin wird ein Gefühl der Spannung oder des Krampfes beschrieben. Der Muskel kann als verhärtet getastet werden. Druck auf den Muskel und Bewegungen des Muskels sind schmerzhaft, während leichtes Dehnen die Beschwerden etwas lindert.

**Muskelfaserrisse** und **Muskelbündelrisse** lösen einen stichartigen Schmerz im Muskel aus. Kommt es zu einer umfangreichen Verletzung von Muskelbündeln, dann kann ein Reißen verspürt werden. Ein Bluterguss *(Hämatom)* kann bis unter die Haut vordringen und sichtbar werden. Das Abtasten der betroffenen Region ist schmerzhaft und mit den Fingerspitzen kann je nach Größe der Verletzung eine Delle in der Muskulatur ertastet werden. Im Gegensatz zur Muskelzerrung löst der Versuch, den Muskel zu dehnen, Schmerzen aus.

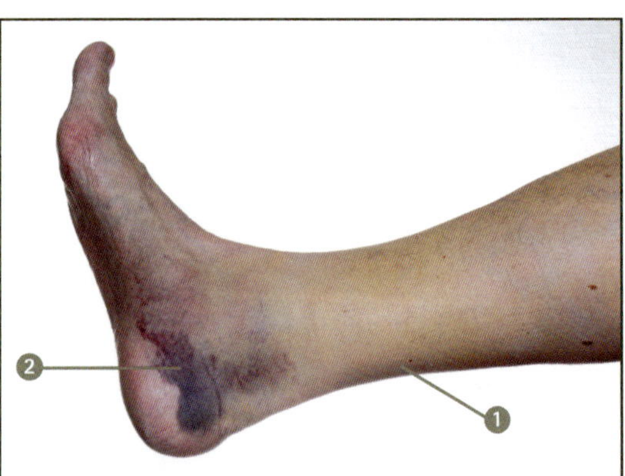


Das Foto zeigt den Unterschenkel eines 72-jährigen Patienten, bei dem ein falscher Schritt einen Riss von Muskelbündeln in der Wade verursacht hat. Als Folge ist es zu einer Einblutung im Unterschenkel ❶ und zur Ansammlung eines Blutergusses *(Hämatom)* ❷ im Fuß gekommen.

Ein **Muskelriss** geht mit einem heftigen Schmerz einher. Aufgrund der umfangreichen Schädigung bildet sich ein großer Bluterguss. Im Muskel ist die Unterbrechung zu tasten und teilweise mit bloßem

Auge sichtbar. Ist es zu einem sehnigen Ausriss am Ansatz oder Ursprung des Muskels gekommen, bestehen an dieser Stelle Schmerzen, die durch Druck verstärkt werden können. Die Muskelfunktion kann zum Teil erheblich gestört sein.

### ■ Weitere Erkrankungen der Muskulatur

Viele weitere Erkrankungen der Muskulatur lösen dumpfe und ziehende Beschwerden in großen Muskelgruppen oder am ganzen Körper aus. Die schmerzenden Regionen wechseln häufig und sind meist unabhängig von körperlicher Belastung, treten also auch in Ruhe auf. Verknöcherungen der Muskeln *(heterotope Ossifikationen)* bilden sich innerhalb von Wochen bzw. Monaten und können in dieser Zeit schmerzhaft sein. Anschließend gehen sie in eine Ruhephase über und schmerzen weniger oder gar nicht mehr, können jedoch aufgrund ihrer Größe stören.

## Untersuchung und Diagnostik

Zur Diagnosestellung von Erkrankungen der Muskulatur ist die genaue **Befragung** des Patienten *(Anamnese)* sehr wichtig. Dabei werden Hinweise auf andere Erkrankungen gesammelt, die zu Muskelerkrankungen führen können. Auch Hinweise, die auf eine Überlastung von Muskeln schließen lassen, sind zu berücksichtigen. Bei Muskelverletzungen ist die genaue Erfassung der Ursache besonders bedeutsam und für die weitere Behandlung wichtig.

An die Befragung schließt sich die **körperliche Untersuchung** an, die je nach Art der Muskelbeschwerden unterschiedlich ausfällt. Die Betrachtung *(Inspektion)*, die Betastung *(Palpation)* und die Funktionsprüfung der betroffenen Muskeln sind Bestandteil dieser Untersuchung.

***Für die Einschätzung von Funktionsstörungen und Verletzungen der Muskulatur hat das Abtasten der Muskeln einen hohen Stellenwert.***

Sowohl für Muskelfunktionsstörungen wie auch für Muskelverletzungen ist die Abtastung der Muskeln die wichtigste Untersuchungsmethode. Bei einem *myofaszialen (Schmerz-)Syndrom* können durch Druck auf die schmerzhaften Muskelpunkte auch dem Patienten bekannte Schmerzen an anderen Stellen des Körpers ausgelöst werden. Da Muskeln auch aufgrund von Funktionsstörungen an Gelenken und der Wirbelsäule schmerzen können, werden diese entsprechend mit untersucht.

Weitere diagnostische Maßnahmen:

### ■ Röntgen

Muskeln gehören zu den strahlendurchlässigen Weichgeweben, so dass eine Muskelerkrankung, mit Ausnahme von Verknöcherungen, mit Röntgenbildern nicht direkt abgebildet werden kann. Eine Röntgenuntersuchung macht jedoch den Knochen sichtbar, an dem der Muskel über Sehnen verankert ist. Bei einer Verletzung kann es dazu kommen, dass Teile des Knochens von der Sehne herausgerissen werden *(knöcherner Sehnenausriss)*, was dann im Röntgenbild zu erkennen ist.

Da auch andere Erkrankungen am Bewegungsapparat zu Beschwerden in den Muskeln führen können, werden auch bei Muskelerkrankungen in bestimmten Fällen z.B. die Lendenwirbelsäule, das Becken und andere Regionen geröntgt.

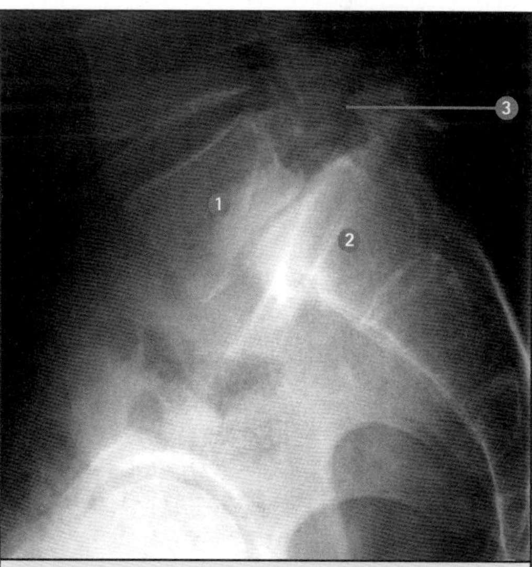


Seitliches Röntgenbild der Lendenwirbelsäule eines 49-jährigen Mannes. Der 5. Lendenwirbel ❶ hat sich deutlich auf dem Kreuzbein ❷ nach vorne verlagert. Grund ist eine Spaltbildung im Wirbelbogen ❸. Neben Schmerzen im Kreuz kann es auch zu Beschwerden in den Beinmuskeln kommen.

### Ultraschalluntersuchung

Eine Ultraschalluntersuchung ist sehr gut geeignet, Muskeln und die Folgen von Verletzungen darzustellen. Die Untersuchung ist für den Patienten nicht belastend, schnell verfügbar und zudem kostengünstig.

***Die Ultraschalluntersuchung macht in vielen Fällen weitere Untersuchungen überflüssig.***

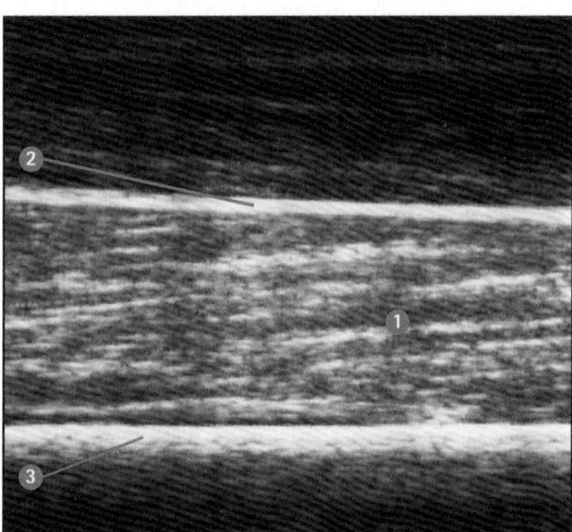


Ultraschallbild einer gesunden Oberschenkel-Muskulatur im Längsverlauf. Der Aufbau eines Muskels durch viele Muskelfaserbündel ❶ ist gut zu erkennen. Die einzelnen Muskeln sind von einer festen Hülle aus Bindegewebe umgeben, der *Muskelfaszie* ❷. Sie ist als helles Band im Ultraschall zu sehen. Unter der Muskelschicht liegt der Oberschenkelknochen ❸, der sich ebenfalls als helles Band darstellt und für Ultraschallwellen undurchdringlich ist.

### Kernspintomographie (Magnetresonanztomographie, MRT)

Mit Hilfe der Kernspintomographie kann die Struktur eines Muskels sehr gut dargestellt werden. Vor allem Verletzungen von Sehnen und Muskelgewebe sind deutlich zu erkennen. Dennoch ist eine solche Untersuchung nicht notwendig, wenn das Ertasten und eine Ultraschalluntersuchung bereits eine Diagnosestellung ermöglichen.

Die Methode sollte auch aus ökonomischen Gründen erst zum Einsatz kommen, wenn sie zur Diagnosestellung erforderlich ist und sich aus ihrem Ergebnis Konsequenzen für die Behandlung ergeben. Die Untersuchungsmethode geht für den Patienten nicht mit einer Strahlenbelastung einher.

### Untersuchungen des Blutes

Die Untersuchung des Blutes wird durchgeführt, wenn sich aus der Befragung und aus dem körperlichen Befund Hinweise auf rheumatische Erkrankungen, Erkrankungen des Stoffwechsels oder entzündliche Erkrankungen des Muskels ergeben.

### Weitere Untersuchungen

Je nachdem welche Muskelerkrankung besteht, wird die Behandlung von einem Arzt für Innere Medizin *(Internist)*, einem Rheumatologen oder einem Arzt für Nervenheilkunde *(Neurologe)* übernommen.

## Therapie

Voraussetzung für eine zielgerichtete Therapie ist die genaue Diagnosestellung. Dann kann dem Patienten in den meisten Fällen einer Muskelerkrankung gut geholfen werden.

### Muskelfunktionsstörungen

Es ist immer sinnvoll, muskulären Funktionsstörungen **vorzubeugen**. Dies betrifft sowohl Funktionsstörungen, die sich beim Sport entwickeln, wie auch solche, die am Arbeitsplatz entstehen können. So sollten die sportlichen Aktivitäten so gestaltet sein, dass Muskeln regelmäßig trainiert, aber nicht überlastet werden. Am Arbeitsplatz werden Fehlhaltungen über einen längeren Zeitraum vermieden, wozu bspw. die richtige Gestaltung eines Büros und eines **Bildschirmarbeitsplatzes** beiträgt. Hierauf wird im Kapitel *Der Nackenschmerz – Die Zervikalgie* genauer eingegangen. Ebenso führt eine dauernde sitzende Tätigkeit ohne Wechsel der Position zur einseitigen Belastung der Muskeln. Etwa 50% der beruflichen Tätigkeit sollte im Sitzen und möglichst je 25% im Stehen und Gehen geleistet werden.

Viele Muskelfunktionsstörungen werden anfänglich mit **Wärme** behandelt. Diese fördert die Durchblutung im Muskel und trägt damit zu seiner Entkrampfung bei. Wärme kann in Form eines heißen Bades, einer Wärmflasche oder einer Behandlung mit Rotlicht zugeführt werde. Weiterhin gibt es wärmende Salben oder Salben, die

Rosmarin bzw. ätherische Öle enthalten, sowie wärmende Pflaster. Sehr heiße Wärmflaschen können zu einer Verbrennung der Haut führen, wenn sie zu lange an einer Stelle angewendet werden. Vor allem nachts sollten sie daher nicht zur Anwendung kommen. Die schmerzende Region sollte vor Zugluft und Kälte geschützt werden.

Regelmäßige Lockerungs- und Dehnübungen während der Arbeit können einer muskulären Überlastung vorbeugen.

In der Praxis des Therapeuten kann eine **Elektrotherapie** durchgeführt werden. Hochfrequente Ströme wie *Kurzwelle* oder *Mikrowelle* haben eine wärmende Wirkung. Mittelfrequente Ströme wie *Interferenzstrom* entkrampfen den Muskel durch eine Steigerung der Durchblutung. Zu Hause eignet sich die Anwendung der *Transkutanen elektrischen Nervenstimulation (TENS).* Dabei handelt es sich um kleine, handliche Geräte, an die Klebeelektroden angeschlossen werden, die auf die Haut geklebt werden und ihre Wirkung durch die Haut hindurch *(transkutan)* entfalten. Die Geräte sind jederzeit verfügbar und können mehrmals täglich 20-60 Minuten angewendet werden.

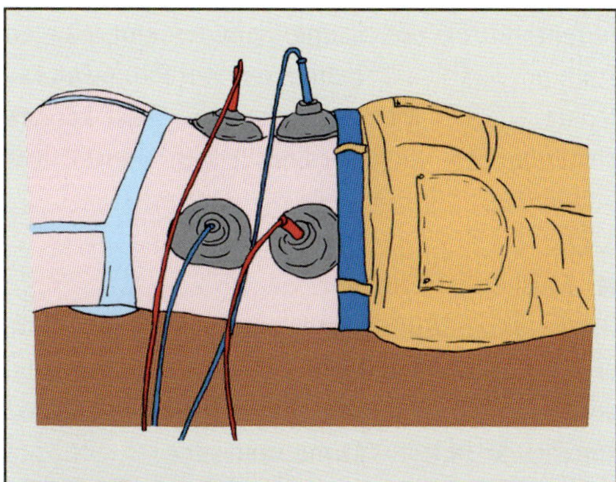

Beispiel für eine *Elektrotherapie* zur Behandlung von Rückenschmerzen.

**Massagen** lockern die Muskeln, fördern die Durchblutung und können zu einer raschen Besserung der Beschwerden beitragen. Verfahren aus der **Manuellen Therapie** und der **Osteopathie** sind ebenfalls geeignet, bestehende Muskelfunktionsstörungen zu behandeln.

Bestehen muskuläre Schmerzen über einen **längeren Zeitraum**, können sich im Muskel Verhärtungen *(Myogelosen)* und schmerzhafte Muskelpunkte *(myofasziale Triggerpunkte)* bilden. Die *Triggerpunkte* sind oftmals für ausstrahlende Schmerzen verantwortlich. Zur Behandlung bieten sich punktuelle Massagen an. In die Muskelknoten und unter die Haut kann mit einer dünnen Nadel ein örtliches Betäubungsmittel oder ein pflanzliches Präparat gespritzt werden. Auch **Akupunktur** wird zur Behandlung von Schmerzen häufig eingesetzt. Mit Hilfe von **Schockwellen** (sog. *Stoßwellen*) lassen sich chronische Muskelschmerzen und schmerzhafte Muskelpunkte ebenfalls behandeln. Dabei werden die Druckwellen entweder durch einen Kompressor *(radiale Stoßwellen)* oder auf elektrischem Wege (*elektromagnetische Stoßwellen* oder *fokussierte Stoßwellen*) erzeugt.

Neben der muskulären Verhärtung kommt es bei chronischen Problemen zu einer muskulären Verkürzung und zu einer Muskelschwäche. Zur Behandlung dieser Funktionsstörungen sowie bestehender Muskelungleichgewichte *(muskuläre Dysbalancen)* ist eine **physiotherapeutische Behandlung** dieser Störungen sinnvoll. Dabei wird der Patient dazu angeleitet, die Übungen später regelmäßig selbstständig durchzuführen. Dies kann er zu Hause, in Kursen zur Rückenschule, in Fitnessstudios oder in anderen geeigneten Einrichtungen umsetzen.

***Für einen langfristigen Therapieerfolg ist es entscheidend, dass der Patient die erlernten Übungen regelmäßig aktiv durchführt.***

Bei den sog. *isometrischen Entspannungstechniken* wird der erkrankte Muskel über etwa 20 Sekunden angespannt gehalten. *Isometrisch* bedeutet dabei, den Muskel bei der Anspannung nicht zu verkürzen. Wird dies mehrmals hintereinander und etwa dreimal täglich durchgeführt, kann dies eine schmerzlindernde Behandlung bei muskulär bedingten Beschwerden sein.

Auslöser für manche muskuläre Störung können auch **seelische Anspannungen**, emotionale und psychische Erkrankungen, Sorgen oder eine Überforderung im Alltag oder Beruf sein. Sie tragen teilweise dazu bei, dass ein anfänglich leichter Schmerz sich zu einem bleibenden Dauerschmerz entwickelt. Diese Auslöser sollten erkannt und wenn möglich behandelt werden. Zur Entspannung der Muskulatur eignen sich Verfahren wie autogenes Training, Meditation, Taichi, Yoga und viele andere.

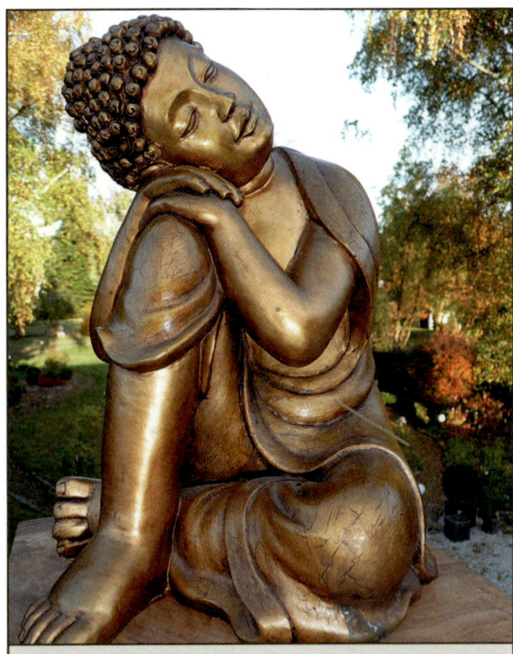

Die Anwendung von entspannenden Verfahren kann dazu beitragen, Muskelschmerzen und Schmerzverarbeitung zu verbessern sowie die Schmerzwahrnehmung zu verändern.

Der Patient sollte vermehrt den Interessen nachgehen, die ihm Erholung und Entspannung verschaffen. Bei der sog. *progressiven Muskelrelaxation* wird ein Wechsel von muskulärer Anspannung und anschließender Entspannung praktiziert. Muskeln können sich damit erholen und schmerzen weniger. Je nach Ursache ist eine weiterreichende psychologische Betreuung sinnvoll.

Bei hohem Schweißverlust wird der Entwicklung von **Krämpfen** durch die ausreichende Gabe natrium- und magnesiumhaltiger Getränke vorgebeugt. Bei einer hohen und regelmäßigen sportlichen Belastung kann die Einnahme von Mineralstoffen, Spurenelementen und Vitamin-D-Hormon sinnvoll sein. Jedoch sollten weder Mineralstoffe noch Spurenelemente unbegründet und in hoher Dosis eingenommen werden. Ihr Einsatz sollte deshalb immer mit einem Sport- oder Ernährungswissenschaftler abgestimmt werden.

Bei einem **akuten Krampf** wird die Belastung umgehend beendet und es werden passive Dehnungen durchgeführt. Es bedarf der Ruhe und Erholung der Muskeln, damit sich die gestörte Muskelfunktion wieder normalisieren kann.

Besteht die Neigung zu **chronischen Krämpfen in der Nacht**, ohne dass eine spezielle Ursache gefunden wird, kann ein regelmäßiges passives Dehnen der Wadenmuskeln sinnvoll sein. Zur Behandlung kann außerdem **Magnesium** eingenommen werden, welches beruhigend auf übererregbare Muskeln wirkt. Daneben gibt es auch andere Wirkstoffe, die zur Behandlung von chronischen Krämpfen eingesetzt werden.

Bei einem **Muskelkater** werden eher wärmende Maßnahmen empfohlen, die die Durchblutung fördern. Dies können warme Wickel oder auch ein Aufenthalt in der Sauna sein. Einem leichten Training kann nachgegangen werden. Medikamente wie bei Muskelverletzungen (s.u.) können eingenommen werden, sind jedoch meist nicht notwendig.

### ■ Muskelverletzungen

Durch aktives **Aufwärmen** wird die Durchblutung bzw. der Stoffwechsel im Muskel gesteigert und der Muskel erwärmt sich. Dies bereitet ihn auf eine kommende Belastung vor und kann so Schäden durch Überlastung vorbeugen. Dehnübungen bereiten Sehnen und Muskeln ebenfalls auf eine Belastung vor.

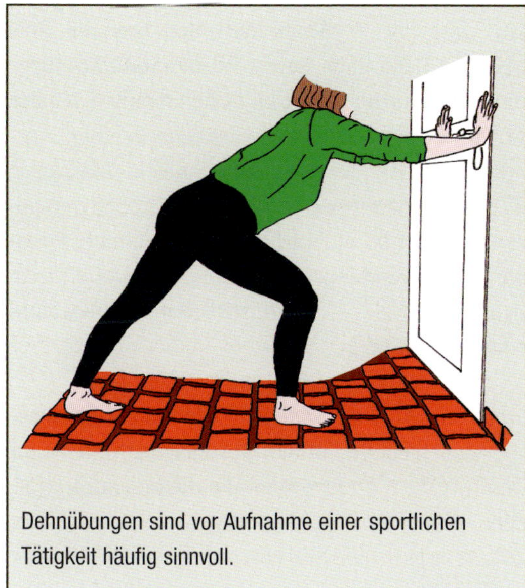

Dehnübungen sind vor Aufnahme einer sportlichen Tätigkeit häufig sinnvoll.

Ist es zur Verletzung eines Muskels gekommen, dann werden vom Körper in der ersten Heilungsphase die geschädigten Strukturen abgebaut, bevor in der zweiten **Heilungsphase** neues Gewebe gebildet wird. In der dritten Heilungsphase schließlich formt sich das neue Gewebe so um, dass es die geschädigten Strukturen ersetzt und deren Funktion übernimmt. Je nach Ausmaß einer Verletzung dauert die Heilung einige Wochen, mindestens jedoch 14 Tage.

Die **akuten Maßnahmen** bei einer Muskelverletzung umfassen die Anwendung von Schonung, Kälte, Kompression und Hochlagerung. Dies findet Ausdruck in der Kurzform *PECH-Schema* (Pause, Eis, Compression, Hochlagern) oder im Englischen *RICE-Schema* (Rest, Ice, Compression, Elevation).

***Ein wichtiges Therapieziel der Erstmaßnahmen ist die Verhinderung einer größeren Einblutung in den Muskel, um späteren Vernarbungen und damit einhergehenden Beschwerden vorzubeugen. Die Erstmaßnahmen werden möglichst rasch nach der Verletzung umgesetzt.***

Die Anwendung von **Kälte** sollte umgehend nach der Verletzung erfolgen, um die entzündliche Reaktion des Gewebes auf die Verletzung sowie eine Einblutung möglichst gering zu halten. Am besten wird dazu Wasser verwendet, das Eisklümpchen enthält *(Eiswasser)*. Es wird mit einem Tuch oder Schwamm über 15-20 Minuten auf den verletzten Muskel aufgetragen. Geeignet sind auch wassergefüllte Beutel mit Eisklümpchen, kalte Umschläge oder fertige Kühlkompressen mit einer Gel-Füllung. Kühlschrank-Temperaturen von etwa 7° Celsius sind ausreichend. Kältere Temperaturen aus dem Gefrierfach werden vermieden, da es zu Hauterfrierungen kommen kann und aggressive Kälte eher schadet. Die Anwendung der Kälte erfolgt über mehrere Stunden. Nach 10-20 Minuten Behandlung wird über 5-10 Minuten pausiert.

Das Anlegen eines **festen Wickels** *(Kompression)* wirkt der Einblutung entgegen und erfolgt ebenfalls unmittelbar nach der Verletzung. Wenn möglich, wird auf die verletzte Stelle ein nass-kalter dünner Schwamm oder ein Stück nass-kalter Schaumstoff gelegt und mit eingewickelt. In den ersten 20 Minuten kann der Verband durch kaltes Wasser *(Eiswasser)* großzügig durchtränkt werden. Anschließend wird er durch einen trockenen Verband ersetzt. Die kühlenden Maßnahmen werden z.B. durch Kühlkompressen fortgesetzt. Der Muskel wird vom Verletzten nicht mehr belastet und das betroffene Körperteil möglichst über Herzhöhe gelagert.

***Auf den Genuss von Alkohol sollte in den ersten 24 Stunden nach einer Muskelverletzung verzichtet werden, da Alkohol die Blutgefäße erweitert und damit die Entzündungsreaktion zu Beginn einer Verletzung verstärken kann.***

Entzündungshemmende **Medikamente** wie *Ibuprofen, Diclofenac* oder andere Wirkstoffe dieser sog. *nichtsteroidalen Antirheumatika (NSAR)* tragen zur Schmerzlinderung in den ersten 3-5 Tagen bei. Dabei ist streng auf die Verträglichkeit dieser Wirkstoffe v.a. bei älteren Patienten und Patienten mit einem „empfindlichen" Magen zu achten. Länger sollten sie nicht angewendet werden, da sie auf die weitere Muskelheilung keinen positiven Effekt haben. Manche Ärzte verzichten ganz auf die Gabe dieser Medikamente.

Pflanzliche Wirkstoffe wie *Aescin* können in Form von **Salben**, Wirkstoffe wie *Bromelain* in Form von **Tabletten** verwendet werden, um den Entzündungsvorgängen entgegenzuwirken. Ähnlich wirken Arnika-haltige Präparate und möglicherweise homöopathische Substanzen. Ist es zu einer größeren Muskelverletzung gekommen, dann sollten Heparin-haltige Salben am ersten Tag der Verletzung nicht angewendet werden, um der natürlichen Gerinnung des Blutes nicht entgegenzuwirken. Zu einem späteren Zeitpunkt können sie zur Behandlung von Blutergüssen *(Hämatomen)* angewendet werden.

Auch Behandlungen mit **Spritzen** sind möglich. Dazu werden örtliche Betäubungsmittel *(Lokalanästhetika)*, pflanzliche Substanzen, homöopathische oder andere Wirkstoffe gespritzt *(injiziert)*. Ein bestehender Bluterguss im Muskel kann vor der Behandlung mit einer Spritze sanft abgesaugt werden.

**Muskelverhärtungen** und **Muskelzerrungen** bedürfen keiner Ruhigstellung. Hier kommen Muskeldehntechniken, Stützverbände (z.B. *Tapeverband*), Elektrotherapie, Ultraschall, Massage und eine Trainingstherapie zur Anwendung. Die Beschwerden klingen meist nach 3-5 Tagen ab.

In der ersten Phase einer Muskelverletzung wie etwa einem **Muskelfaserriss** oder **Muskelbündelriss** sollte der Muskel bis zu 5 Tage ruhiggestellt werden. In dieser Zeit bildet sich ein weitgehend stabiles Narbengewebe. Bei einer umfangreicheren Muskelschädigung kann der Zeitraum der Ruhigstellung jedoch länger sein. Im Anschluss an die Phase der Ruhigstellung und Narbenbildung wird mit einem leichten Training begonnen.

Diese frühe und leichte Mobilisierung des Muskels fördert seine Regeneration. Stützverbände (z.B. ein *Tapeverband*) können zu Beginn des Trainings noch eingesetzt werden. Kleinere Muskelfaserrisse benötigen bis zur Heilung etwa 14 Tage. Sie heilen vollständig aus. Bei verletzten Muskelbündeln vergehen etwa 6 Wochen, bis eine stärkere Belastung wieder möglich ist. Schwerere Muskelverletzungen benötigen einen noch längeren Zeitraum. Bei einer gestörten Heilung kann es zur Narbenbildung im Muskel und damit zu anhaltenden Beschwerden kommen.

***Verletztes Muskelgewebe heilt gut, benötigt dazu aber Zeit und die richtige Behandlung.***

Ein wesentlicher Bestandteil der Therapie aller Muskelverletzungen ist die **Mitbehandlung durch einen Physiotherapeuten**. Dabei kommen je nach Art der Verletzung unterschiedliche Behandlungsmethoden wie Muskeldehntechniken, Massagen, muskelentspannende Techniken, Verbandstechniken sowie verschiedene Formen der Trainingstherapie zur Anwendung. Zudem werden *manualtherapeutische* und *osteopathische* Behandlungstechniken angewendet.

Ergänzend können therapeutischer **Ultraschall** sowie verschiedene Formen der **Elektrotherapie** die Beschwerden lindern und die Regeneration fördern. Eine Form der Elektrotherapie ist die *Transkutane elektrische Nervenstimulation (TENS)*, die der Patient auch zu Hause anwenden kann.

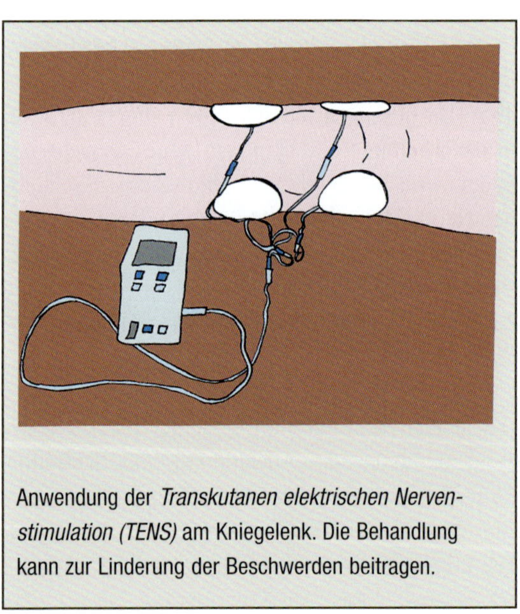

Anwendung der *Transkutanen elektrischen Nervenstimulation (TENS)* am Kniegelenk. Die Behandlung kann zur Linderung der Beschwerden beitragen.

Behandlungen mit dem **Laser** oder der **Akupunktur** sind möglich, ebenso der Einsatz von **Schockwellen**, sog. *(extrakorporalen) Stoßwellen*.

Eine **operative Behandlung** kann bei Ausrissen einer Muskelsehne aus dem Knochen, bei Ausrissen von Knochenstücken *(knöchernen Sehnenausrissen)* oder bei ausgeprägten Muskelrissen erforderlich werden. Dann wird meist durch Nähte oder durch Schrauben, an denen Fäden zur Naht bereits befestigt sind *(Fadenanker)*, eine Verbindung der gerissenen Strukturen wiederhergestellt. Schmerzhafte Vernarbungen im Muskel nach einer Verletzung können ebenfalls Anlass für eine Operation sein.

■ **Weitere Erkrankungen der Muskulatur**
Die Behandlung weiterer Erkrankungen der Muskulatur richtet sich nach ihrer Ursache. So werden Stoffwechselerkrankungen oder neurologische Krankheitsbilder ebenso speziell behandelt wie Bindegewebserkrankungen oder die *Polymyalgie*. Störende Verknöcherungen *(heterotope Ossifikationen)* können eine Operation erforderlich machen. Zur Behandlung des *Fibromyalgiesyndroms* werden aktuell ein Ausdauertraining im Freien, der Wirkstoff *Amitryptilin*, eine Verhaltenstherapie und weitere Behandlungen empfohlen.

## Prognose und Verlauf

**Muskelfunktionsstörungen** lassen sich durch entsprechende vorbeugende Maßnahmen gut verhindern. Treten sie doch auf, können sie meist erfolgreich behandelt werden. Zur Vorbeugung eines wiederholten Auftretens gehört auch die regelmäßige Durchführung der bei einer Behandlung erlernten Übungen.

**Verletztes Muskelgewebe** heilt durch körpereigene Vorgänge meist sehr gut. Um dies zu ermöglichen, sind die richtigen Maßnahmen unmittelbar nach dem Unfall *(Primärmaßnahmen)* von großer Bedeutung. Weiterhin ist die richtige Einschätzung des Ausmaßes der Verletzung und die diesem Ausmaß angepasste spezielle Behandlung Voraussetzung für eine ungestörte Heilung. Dann haben Muskelverletzungen eine sehr gute Prognose.

Zu den **weiteren Erkrankungen der Muskulatur** kann keine allgemeine Aussage getroffen werden, da sie sehr unterschiedlicher Herkunft sein können. In vielen Fällen können sie gut behandelt werden und haben dann eine gute Prognose und einen guten Verlauf.

### Das Wichtigste für Sie:

- Die häufigsten Erkrankungen der Muskeln sind Muskelverletzungen oder Funktionsstörungen.
- Es gibt zahlreiche andere Erkrankungen, die zu Schmerzen in den Muskeln führen.
- An vielen Erkrankungen des Bewegungsapparates sind Muskeln mitbeteiligt.
- Der Vorbeugung von Funktionsstörungen und Verletzungen kommt eine große Bedeutung zu.
- Erkrankungen der Muskeln können in den meisten Fällen gut behandelt werden.

# Erkrankungen der Schleimbeutel

Schleimbeutel sind Gebilde unterschiedlicher Größe, die aus einer Kapsel aus Bindegewebe bestehen. In ihrem Inneren sind sie wie Gelenke von einer Schleimhaut *(Synovialis)* ausgekleidet, die im gesunden Zustand eine geringe Menge von Flüssigkeit *(Synovialflüssigkeit, Synovia)* bildet.

Aufgabe der Schleimbeutel ist die Verteilung von Druck, wie er z.B. entsteht, wenn ein Muskel, eine Sehne oder auch Haut über Knochen reibt. In der Nähe der meisten Gelenke liegen zahlreiche Schleimbeutel. Sie wirken wie ein mit Wasser gefülltes Kissen und schützen so die weichen Muskeln oder Sehnen vor einer Reizung durch den harten Knochen. Ein Schleimbeutel wird als *Bursa* bezeichnet, eine Schleimbeutelentzündung als *Bursitis*.

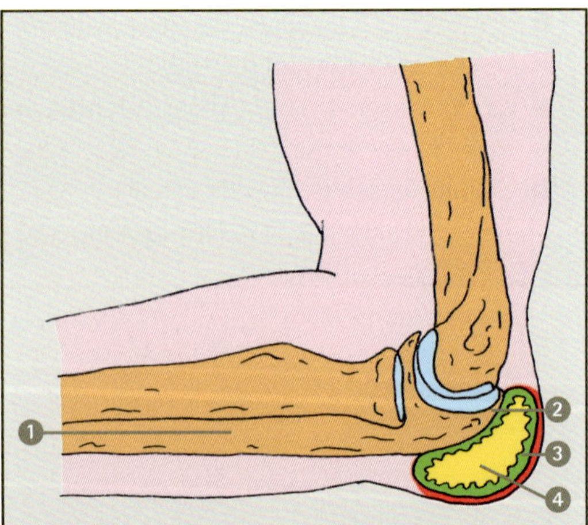


Die Abbildung zeigt einen Ellenbogen von der Seite betrachtet. Das körpernahe Ende der Elle ❶ heißt *Olekranon* ❷. Zwischen diesem Knochen und der Haut liegt ein Schleimbeutel *(Bursa)* ❸. Er hat sich als Folge einer Schleimbeutelentzündung *(Bursitis)* mit Flüssigkeit ❹ gefüllt.

In einigen Fällen besteht eine Verbindung zwischen einem Schleimbeutel und dem Inneren eines Gelenks. Das bekannteste Beispiel hierfür ist die sog. *Baker-Zyste* am Knie. Damit ist ein Schleimbeutel in der Kniekehle gemeint, in dem sich in Folge einer Erkrankung am Kniegelenk überschüssige Gelenkflüssigkeit ansammelt. Der Name *Baker-Zyste* geht auf den englischen Chirurgen *W.M. Baker* zurück, der im 19. Jahrhundert lebte.

## Ursachen und Herkunft

Aus ganz unterschiedlichen Gründen kann es dazu kommen, dass die Innenhaut eines Schleimbeutels gereizt wird. Als Folge der **Reizung** bildet sie mehr Flüssigkeit, als der Körper zunächst abbauen kann und der Schleimbeutel schwillt an.

Grund für eine Reizung kann eine **Anprallverletzung** sein, wie z.B. der Sturz auf das Knie oder das Stoßen des Ellenbogens an einem spitzen Gegenstand oder einer Kante.

Wird durch einen solchen Unfall die Haut verletzt, besteht die Gefahr, dass **Bakterien** in die Wunde und den Schleimbeutel gelangen, was zu einer **Infektion** führen kann. Vermehren sich die Bakterien im Schleimbeutel und greift die Infektion auf das umgebende Gewebe über, stellt dies eine ernste Erkrankung dar.

Neben diesen direkten Verletzungen ist auch eine hohe **Beanspruchung von Muskeln und Sehnen** im Beruf oder Sport ein Grund, der zur Überforderung eines Schleimbeutels führen kann. Die Überforderung führt zur schmerzhaften Reizung.

In ähnlicher Weise wird ein Schleimbeutel gereizt, wenn er anhaltend zwischen Haut und Knochen gequetscht wird. Bekannte Beispiele dafür sind **chronische Schleimbeutelentzündungen**, wie sie bei Fliesen- oder Parkettlegern durch anhaltendes Knien auftreten. Durch das häufige Auflegen des Ellenbogens auf einen Schreibtisch kann sich ebenfalls eine Schleimbeutelentzündung entwickeln. Dies wird als *Studenten-Ellenbogen (engl. student's elbow)* bezeichnet. Darüber hinaus können Schleimbeutel auch von Erkrankungen betroffen sein, die generell Schleimhäute betreffen. Dies sind z.B. die *rheumatoide Arthritis* oder die *Harnsäureerhöhung* bzw. *Gicht*.

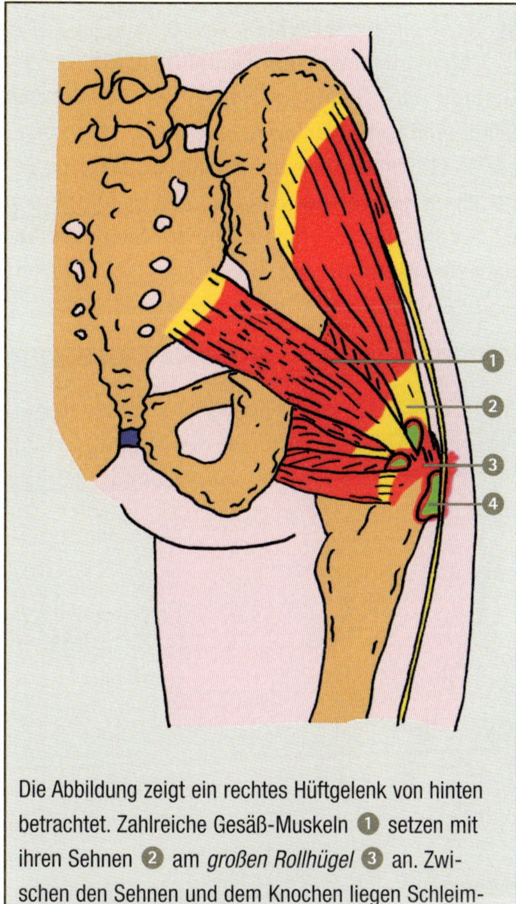


Die Abbildung zeigt ein rechtes Hüftgelenk von hinten betrachtet. Zahlreiche Gesäß-Muskeln ❶ setzen mit ihren Sehnen ❷ am *großen Rollhügel* ❸ an. Zwischen den Sehnen und dem Knochen liegen Schleimbeutel ❹, die sich entzünden können.

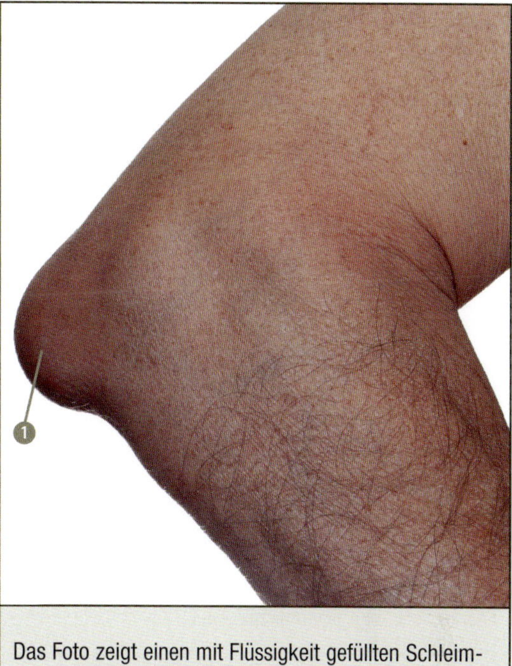


Das Foto zeigt einen mit Flüssigkeit gefüllten Schleimbeutel ❶ am Ellenbogen. Die ausgeprägte Schwellung war für den 63-jährigen Patienten schmerzfrei.

## Symptome und Beschwerden

Wird ein Schleimbeutel gereizt, dann produziert er vermehrt Flüssigkeit und schwillt an. Liegen die Schleimbeutel oberflächlich, dann ist häufig eine sichtbare **Schwellung** zu erkennen. Die Schwellung alleine muss nicht mit Schmerzen einhergehen, sie ist häufig schmerzfrei.

In anderen Fällen bestehen jedoch typische Zeichen einer **Entzündung**. Der Schleimbeutel ist dann überwärmt, leicht gerötet und schmerzhaft. Der Patient meidet die Bewegung des benachbarten Gelenks. So ist z.B. die Beugung des Ellenbogens oder Knies schmerzhaft, weil sie zu einem zusätzlichen Druck auf den betroffenen Schleimbeutel führt.

***Die Symptome einer Schleimbeutelentzündung sind Schwellung, Überwärmung, Rötung und Schmerz.***

## Untersuchung und Diagnostik

Der Patient wird zunächst ausführlich zu seinen Beschwerden und den möglichen Ursachen einer Schleimbeutelentzündung befragt *(Anamnese)*. Daran schließt sich die körperliche Untersuchung an. Liegen die betroffenen Schleimbeutel direkt unter der Haut, können sie leicht ertastet und untersucht werden. In einigen Fällen führt das Betasten zu Schmerzen, in anderen Fällen ist es schmerzfrei. Überwärmungen sind häufig spürbar, Rötungen teilweise sichtbar.

Liegen Verletzungen der Haut über dem Schleimbeutel vor, dann besteht die Gefahr einer **Infektion** des Schleimbeutels durch Bakterien. Daher sollte der Patient bis zum Abklingen der Symptome regelmäßig untersucht werden, um eine Ausbreitung von Keimen rechtzeitig zu erkennen.

In vielen Fällen einer Schleimbeutelerkrankung sind die Befragung und die körperliche Untersuchung ausreichend und weitere diagnostische Maßnahmen nicht notwendig. Ergeben sich jedoch Schwierigkeiten oder Unklarheiten bei der Diagnosestellung sowie im Behandlungsverlauf, dann können weitere diagnostische Maßnahmen notwendig werden.

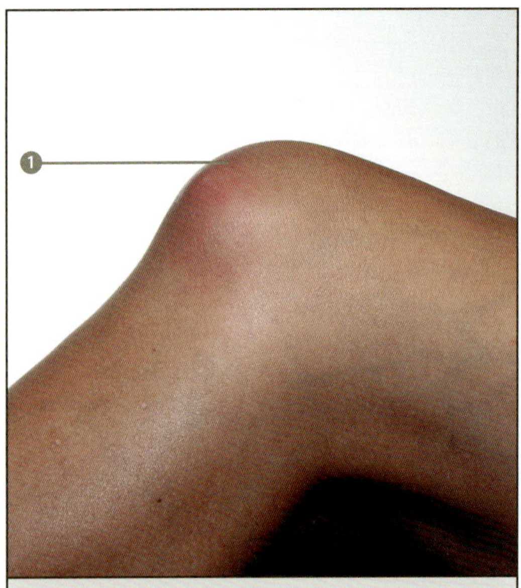


Dieses Foto zeigt einen entzündeten Schleimbeutel ❶, der auf der Kniescheibe liegt. In diesem Fall bestand eine Infektion mit Bakterien, was eine Therapie mit Antibiotika und eine Operation zur Folge hatte.

***Zur Diagnosestellung reichen die Befragung und die körperliche Untersuchung meist aus.***

Weitere diagnostische Maßnahmen:

### ■ Röntgen

Da es sich bei Schleimbeuteln um strahlendurchlässiges Weichgewebe handelt, kann eine Schleimbeutelerkrankung mit Röntgenbildern nicht direkt abgebildet werden. Eine Röntgenuntersuchung stellt jedoch die knöchernen Anteile eines Gelenks dar und wird daher angewendet, wenn die Vermutung besteht, dass das Gelenk die Ursache für die Schleimbeutelerkrankung ist.

### ■ Ultraschalluntersuchung

Eine Ultraschalluntersuchung ist sehr gut geeignet, Schleimbeutel darzustellen. Auch tiefer liegende Schleimbeutelerkrankungen können mit Hilfe des Ultraschalls erkannt werden. Die Untersuchung ist für den Patienten nicht belastend, schnell verfügbar und zudem kostengünstig.

***Die Ultraschalluntersuchung macht in vielen Fällen weitere Untersuchungen überflüssig.***

### ■ Kernspintomographie (Magnetresonanztomographie, MRT)

Gelingt ein Sichtbarmachen der vermuteten Schleimbeutelerkrankung mit dem Ultraschall nicht und ist die Darstellung für die weitere Behandlung notwendig, dann ist die Durchführung einer Kernspintomographie sinnvoll. Sie ist die **genaueste Methode** der Bildgebung bei Schleimbeutelerkrankungen.

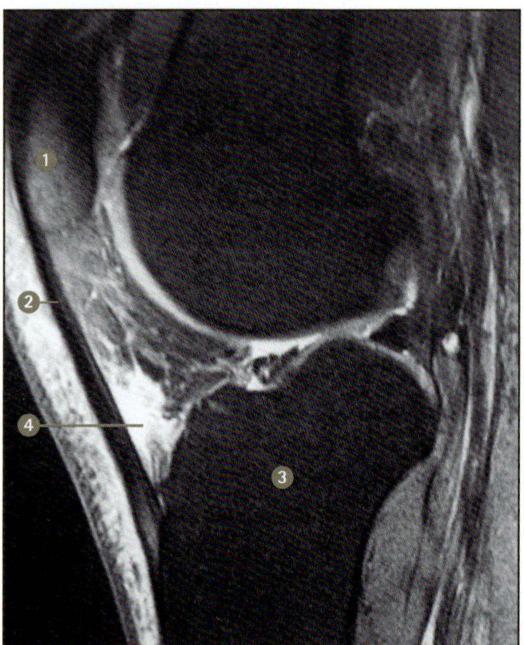


Seitliche Kernspintomographie-Aufnahme eines Kniegelenks. Der linke Bildrand weist nach vorne, der rechte nach hinten in Richtung Kniekehle. Von der Kniescheibe *(Patella)* ❶ zieht das Kniescheibenband *(Ligamentum patellae)* ❷ zum Schienbein ❸. Zwischen dem Band und dem Schienbein liegt ein Schleimbeutel ❹, der sich in diesem Fall entzündet hat und sich daher vergrößert und hell darstellt.

### ■ Laboruntersuchung

Zur Diagnostik einer eventuellen bakteriellen Entzündung wird **Blut** abgenommen. Im Blut wird vorrangig ein Eiweiß bestimmt, das im Rahmen eines bakteriellen Infekts in erhöhtem Maße auftritt, das sog. *C-reaktive Protein (CRP)*. Es wird schon zu Beginn eines Infekts vermehrt gebildet und zeigt zuverlässig an, ob die Infektion weiter zunimmt oder abklingt. Weiterhin werden die weißen Blutkörperchen *(Leukozyten)* und die *Blutsenkung (Blutsenkungsgeschwindigkeit, BSG)* bestimmt. Sie geben weitere Hinweise über das Ausmaß einer Entzündung.

***Eine Laboruntersuchung wird durchgeführt, wenn der Verdacht auf eine bakterielle Infektion des Schleimbeutels besteht.***

In vielen Fällen wird die **Flüssigkeit** untersucht, die sich im Schleimbeutel gesammelt hat. Dazu wird die Flüssigkeit mit einer Spritze abgesaugt *(Punktion)*. Das sog. *Punktat* wird in einem Labor auf seine Zusammensetzung und das eventuelle Vorhandensein von Bakterien untersucht.

## Therapie

Zu Beginn einer Schleimbeutelerkrankung kann es schwierig sein zu unterscheiden, ob eine Infektion mit Bakterien vorliegt oder nicht. Daher ist es von Bedeutung, den Verlauf der Erkrankung **regelmäßig zu beobachten**. Fehlen Symptome wie Schmerz, Rötung oder Überwärmung, dann ist eher nicht von einer bakteriellen Infektion auszugehen.

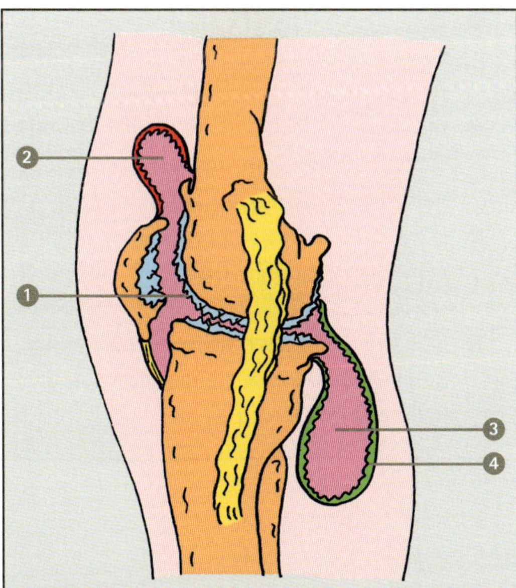


Zu sehen ist die Innenseite eines rechten Kniegelenks. Der blau dargestellte Gelenkknorpel ❶ ist durch eine rheumatoide Arthritis stark geschädigt. Durch die Entzündung der Gelenkinnenhaut hat sich vorne im Knie Flüssigkeit gebildet ❷. Diese gelangt in einen Schleimbeutel in der Kniekehle. Füllt dieser sich mit Gelenkflüssigkeit ❸, spricht man von einer *Baker-Zyste* ❹.

Erkrankt ein Schleimbeutel im Rahmen einer anderen Erkrankung wie z.B. einer *rheumatoiden Arthritis* oder einer Kniegelenkserkrankung, dann ist die spezielle Behandlung dieser zugrundeliegenden Erkrankung notwendig, damit sich der Schleimbeutel wieder beruhigt.

Die meisten Fälle einer Schleimbeutelerkrankung werden nicht durch Bakterien ausgelöst und bedürfen nur selten einer operativen Behandlung.

### ■ Nicht-operative *(konservative)* Therapie

Das Gelenk, welches sich in der Nähe des betroffenen Schleimbeutels befindet, sollte **geschont** werden. In schweren Fällen einer Schleimbeutelentzündung kann es sinnvoll sein, dieses Gelenk mit einer Schiene ruhigzustellen, um weitere Reizungen des Schleimbeutels zu vermeiden.

Sehr hilfreich ist in der Phase der Entzündung die Anwendung von milder **Kälte** mit Kühlschrank-Temperaturen von etwa 7° Celsius. Kältere Temperaturen aus dem Gefrierfach werden vermieden, da es zu Hauterfrierungen kommen kann und aggressive Kälte schadet. Geeignet sind kalte Umschläge, Wickel aus Quark oder fertige Kühlkompressen mit einer Gel-Füllung. Die Anwendung erfolgt mindestens 3- bis 5-mal täglich für die Dauer von 10-15 Minuten.

Entzündungshemmende **Medikamente** wie *Ibuprofen, Diclofenac* oder andere Wirkstoffe dieser sog. *nichtsteroidalen Antirheumatika (NSAR)* tragen zur Schmerzlinderung bei. Dabei ist streng auf die Verträglichkeit dieser Wirkstoffe v.a. bei älteren Patienten und bei Patienten mit einem „empfindlichen" Magen zu achten.

Diese entzündungshemmenden Maßnahmen sind bei Schleimbeutelerkrankungen, die „nur" mit einer Schwellung einhergehen, jedoch keine Rötung oder Überwärmung aufweisen, meist wenig effektiv und daher nicht notwendig.

Das **Absaugen** *(Punktion)* der Flüssigkeit im Schleimbeutel ist in vielen Fällen anfangs nicht notwendig, da die Möglichkeit besteht, dass der Körper die Flüssigkeit wieder von alleine aufnimmt. Dieser Vorgang kann Tage bis Wochen dauern.

Empfindet der Patient einen gefüllten Schleimbeutel jedoch als störend, kann ihm das Absaugen der Flüssigkeit angeboten werden. Diese *Punktion* kann auch sinnvoll sein, wenn starke Schmerzen bestehen, die sich nicht durch Schonung, Kälte und Tabletten bessern. Gleichzeitig wird in vielen Fällen ein kortisonhaltiger Wirkstoff zusammen mit einem örtlichen Betäubungsmittel in den Schleimbeutel **gespritzt** *(Injektion)*. Dies soll die Schleimhaut im Schleimbeutel anhaltend beruhigen.

Besteht eine **bakterielle Infektion** eines Schleimbeutels, ist die Gabe von Antibiotika in Form von Infusionen über die Venen *(intravenös, i.v.)* oder in Form von Tabletten notwendig. Welches Antibiotikum in welcher Form verabreicht und wie lange es verordnet wird, wird in jedem Fall individuell entschieden. Die Anwendung kann über viele Wochen notwendig werden, um zu verhindern, dass sich die Bakterien ausdehnen.

### ■ Operative Behandlung

In den meisten Fällen ist eine operative Behandlung nicht notwendig. Sie kann jedoch erforderlich werden, wenn es immer wieder zu Entzündungen und Schwellungen eines Schleimbeutels kommt. Ein weiterer Grund für eine Operation ist eine **bakterielle Infektion**, wenn diese durch die alleinige Gabe von Antibiotika nicht ausreichend zu behandeln ist. Dann ist es wichtig, zu verhindern, dass sich der Infekt auf das den Schleimbeutel umgebende Gewebe wie Muskel und Gelenk ausdehnt. Sonst kann es zu schweren Schäden an diesen Geweben kommen. Auf die Folgen eines Gelenkinfekts wird speziell im Kapitel *Die Infektion eines Gelenks* eingegangen.

Bei der Operation wird der betroffene Schleimbeutel vollständig entfernt *(Bursektomie)*. Ggf. mit von der Infektion betroffenes Gewebe wird neben dem Schleimbeutel ebenfalls entfernt.

## Prognose und Verlauf

Die meisten Schleimbeutelerkrankungen haben eine **gute Prognose** und einen guten Verlauf. In vielen Fällen bestehen bis auf eine vorübergehende Schwellung kaum Beschwerden. Unter Anwendung einer nicht-operativen Therapie klingen viele Schleimbeutelerkrankungen wieder ab.

Kommt es jedoch zur Infektion eines Schleimbeutels, dann besteht eine **ernste Erkrankung**, die u.a. mit Antibiotika und einem operativen Eingriff behandelt wird. Durch eine Operation kann in den meisten Fällen eine weitere Ausbreitung der Bakterien verhindert werden.

### Das Wichtigste für Sie:

- Schleimbeutel haben eine schützende Funktion für Haut, Muskeln und Sehnen.
- Verschiedene Ursachen können zu einer Reizung der Schleimhaut im Schleimbeutel führen.
- Als Folge der Schleimhautreizung kommt es zur Schwellung, zum Teil auch zur Rötung und Überwärmung des Schleimbeutels.
- Die meisten Schleimbeutelerkrankungen können erfolgreich ohne Operation behandelt werden.
- Eine Operation kann bei wiederkehrenden Beschwerden oder bei einer Infektion mit Bakterien notwendig werden.

# Rheumatische Erkrankungen

Bei kaum einer anderen Erkrankung gibt es so viele Missverständnisse, Ungenauigkeiten und Unklarheiten wie bei Erkrankungen, die von vielen Patienten als *Rheuma* bezeichnet werden. Einige Patienten glauben, sie litten an *Rheuma* und verwechseln es mit Verschleißerkrankungen wie *Arthrose* oder einer Stoffwechselerkrankung wie z.B. der Harnsäureerhöhung, die zu *Gicht* führen kann. Es gibt jedoch nicht *die* Rheuma-Erkrankung. Vielmehr werden zahlreiche Erkrankungen unter dem Sammelbegriff *Erkrankungen des rheumatischen Formenkreises* zusammengefasst. Über einige dieser Erkrankungen wird im Folgenden ein kurzer Überblick gegeben, bevor auf die häufigste Erkrankung aus dem rheumatischen Formenkreis, die *rheumatoide Arthritis*, genauer eingegangen wird.

Zu den Erkrankungen des **rheumatischen Formenkreises** zählen:

■ ***Chronische Polyarthritis* (cP) oder *rheumatoide Arthritis* (RA)**

Die Begriffe *chronische Polyarthritis* (cP) und *rheumatoide Arthritis* (RA) werden in Deutschland mit der gleichen Bedeutung verwendet. Die Bezeichnung *rheumatoid* bedeutet übersetzt *rheumaähnlich*, die Wortwahl ist verwirrend. Sie passt sich dem im englischsprachigen Raum verwendeten Begriff *rheumatoid arthritis* an.

Diese Erkrankung macht etwa 80% der Erkrankungen des rheumatischen Formenkreises aus. Sie ist die Erkrankung, die meist gemeint ist, wenn von *Rheuma* gesprochen wird. Auch sie wird in weitere verschiedene Formen eingeteilt, worauf später etwas näher eingegangen wird.

Die rheumatoide Arthritis ist eine chronisch-entzündliche Erkrankung des menschlichen Bindegewebes. Da das Bindegewebe Bestandteil vieler Strukturen ist, betrifft die rheumatoide Arthritis zwar hauptsächlich die Gelenke, aber auch andere Bereiche des Körpers. Am häufigsten ist die Schleimhaut betroffen, die ein Gelenk von innen auskleidet. Sie wird als *Gelenkinnenhaut* oder *Synovialis* bezeichnet.

Eine solche dünne Schleimhaut liegt auch an der Innenseite der Sehnenscheiden und der Schleimbeutel. Sie findet sich an inneren Organen, Blutgefäßen und Augen. Daher können all diese Bereiche des menschlichen Körpers von der rheumatoiden Arthritis mitbetroffen sein.

■ ***Spondylarthropathien***

Für diese Gruppe von Erkrankungen gibt es keine einfache Übersetzung. Der Name leitet sich aus dem Griechischen von *spondylos* für *Wirbelkörper*, von *arthros* für *Gelenk* und von *pathos* für *krank* ab. Er bedeutet somit, dass von diesen Erkrankungen typischerweise die Gelenke an der Wirbelsäule betroffen sind. Dazu zählt die *Bechterew-Erkrankung*, auf die in einem eigenen Kapitel ausführlich eingegangen wird.

Auch Erkrankungen wie die Schuppenflechte *(Psoriasis)*, der *Morbus Crohn* des Darms, eine Gelenkentzündung *(Arthritis)* als Folge von Infektionen der Atemwege oder des Darms *(reaktive Arthritis)* sowie eine Gelenkentzündung *(Arthritis)* als Folge einer Zeckenerkrankung (*Lyme-Arthritis* bei *Borreliose*) sowie andere seltenere Erkrankungen zählen zu dieser Gruppe.

■ **Verschleißerkrankungen, *degenerative* Erkrankungen, *Arthrose***

Die zunehmende Zerstörung der Knorpelschicht eines Gelenks wird als *Arthrose* bezeichnet. Die Entstehung einer Arthrose hat mit der Entstehung einer rheumatoiden Arthritis nur wenig gemeinsam.

Bei der **Arthrose** ist der Krankheitsprozess ausschließlich auf das Gelenk beschränkt und beginnt in der Knorpelschicht. Dagegen beginnt der entzündliche Krankheitsprozess bei der rheumatoiden Arthritis in der Gelenkinnenhaut und dehnt sich dann erst auf den Knorpel des Gelenks aus. Beide Erkrankungen führen zur Schädigung des Knorpels und des Gelenks. Der Arthrose ist ein umfangreiches eigenes Kapitel gewidmet.

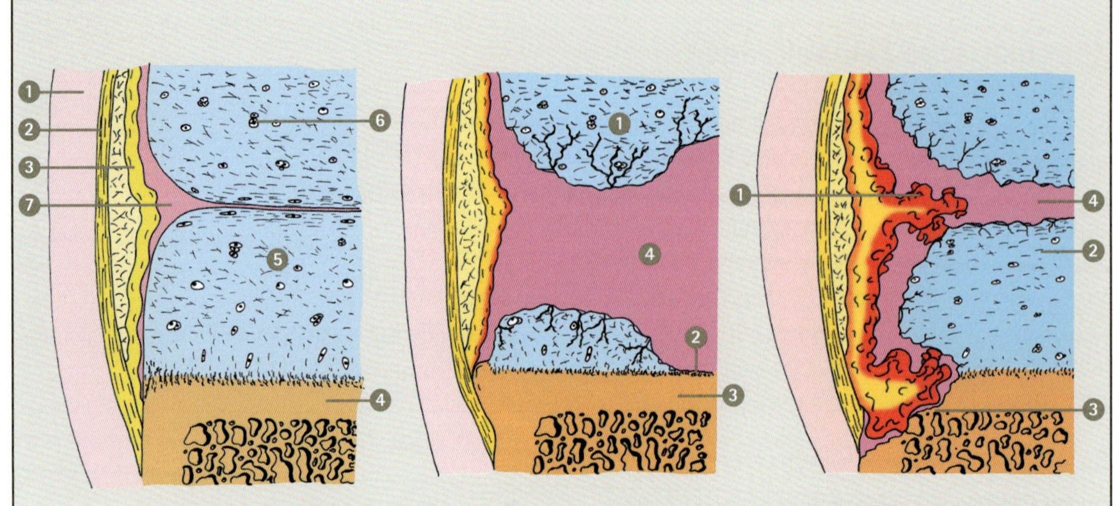

In dieser Abbildung ist ein Ausschnitt aus einem **gesunden Gelenk** dargestellt. Unter der Haut ❶ liegt die Gelenkkapsel ❷. Von innen ist das Gelenk mit einer dünnen Schleimhaut *(Synovialis)* ❸ ausgekleidet. Auf dem Knochen ❹ liegt der hellblau gezeichnete Gelenkknorpel ❺. Im Knorpel liegen wenige Knorpelzellen ❻. Zwischen den Knorpelschichten bildet die Gelenkschmiere ❼, hier rosa dargestellt, einen dünnen Film und verbessert damit die Reibung der Knorpelflächen gegeneinander.

Dies ist ein schematischer Ausschnitt aus einem Gelenk, welches von **Verschleiß *(Arthrose)*** betroffen ist. Die hellblau dargestellte Knorpelschicht ❶ zeigt Risse und hat erheblich an Höhe verloren. An manchen Stellen ist die Knorpelschicht nicht mehr vorhanden ❷, so dass der darunterliegende Knochen ❸ zum Vorschein kommt. Im Gelenk kommt es häufig zur Ansammlung von Gelenkflüssigkeit ❹, die hier rosa dargestellt ist.

Die Abbildung zeigt einen Ausschnitt aus einem Gelenk mit typischen Veränderungen durch eine **rheumatoide Arthritis**. Die Gelenkinnenhaut *(Synovialis)* ❶ ist stark verdickt und entzündet. Sie dehnt sich aus und greift den Knorpel (hellblau) ❷ sowie den darunterliegenden Knochen (braun) ❸ an. Gelenkflüssigkeit ❹ hat sich als Folge der Entzündung im Gelenk gesammelt.

***Der Begriff Arthritis beschreibt den entzündlichen Zustand eines Gelenks. Er sagt nichts über die Herkunft dieser Entzündung aus. So kann ein Verschleiß, eine Arthrose, ebenso zu einer Arthritis führen wie eine rheumatoide Arthritis, wo der Begriff schon im Namen der Erkrankung enthalten ist und auf den entzündlichen Charakter hinweist.***

## Stoffwechselerkrankungen

Zu den Stoffwechselerkrankungen, die Gelenke betreffen können, zählen vor allem die Harnsäureerhöhung *(Gicht)* und die *Pseudogicht (Chondrokalzinose)*. Beiden ist jeweils ein eigenes Kapitel gewidmet. Auch die Zuckerkrankheit, Erkrankungen der Schilddrüse oder des Blutes können zu Gelenkproblemen führen.

## Bindegewebserkrankungen

Diese Erkrankungen befallen das Bindegewebe, die Muskeln oder die Blutgefäße. Sie werden als *Kollagenosen* und *Vaskulitiden* bezeichnet. Zu ihnen zählen das *Weichteilrheuma*, die *Polymyalgie (Polymyalgia rheumatica)*, der *Lupus erythematodes* und weitere Erkrankungen.

Die *Polymyalgia rheumatica* nimmt eine besondere Stellung ein, da sie die Erkrankung des rheumatischen Formenkreises ist, die im höheren Alter am häufigsten neu auftritt. Das Erkrankungsalter liegt meist über dem 60. Lebensjahr. Symptome sind beidseitige Schulter- und Nackenschmerzen, die zum Teil stark ausgeprägt sind.

Dazu können Schmerzen am Gesäß und an den Muskeln des Beckens auftreten. Schwellungen des

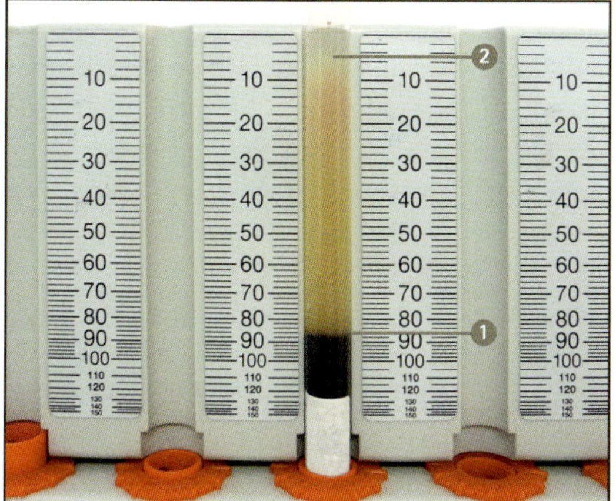

Das Foto zeigt ein Röhrchen, mit dem die *Blutsenkungsgeschwindigkeit (BSG)* bestimmt wird. Die festen Anteile des Blutes haben sich in nur einer Stunde um einen Wert von 85 mm ❶ abgesenkt. Dieser Befund weist deutlich auf das Vorliegen einer Entzündung hin. Normalerweise beträgt dieser Wert nur wenige Millimeter ❷.

Handrückens sowie der Finger- und Handgelenke weisen ebenfalls auf eine *Polymyalgia rheumatica* hin. Die Bestimmung von **Entzündungszeichen im Blut**, wie z. B. der *Blutsenkungsgeschwindigkeit (BSG)* und eines Entzündungseiweißes mit dem Namen *C-reaktives Protein (CRP)* geben wichtige Hinweise auf die Erkrankung.

Auf jede der erwähnten Erkrankungen einzugehen, würde den Rahmen dieser Ausführungen sprengen. Daher wird im Weiteren ausführlich die am häufigsten vorkommende rheumatoide Arthritis und ihre Auswirkungen auf den Bewegungsapparat erläutert.

## Rheumatische Erkrankungen: Die rheumatoide Arthritis

Die rheumatoide Arthritis ist eine chronisch-entzündliche Erkrankung des menschlichen Bindegewebes. Da das Bindegewebe Bestandteil vieler Strukturen ist, betrifft die rheumatoide Arthritis zwar hauptsächlich die Gelenke, aber auch andere Bereiche des Körpers.

Am häufigsten ist die **Schleimhaut** betroffen, die ein Gelenk von innen auskleidet. Sie wird als *Gelenkinnenhaut* oder *Synovialis* bezeichnet.

Eine solche dünne Schleimhaut liegt auch an der Innenseite der Sehnenscheiden und der Schleimbeutel. Sie findet sich an inneren Organen, Blutgefäßen und Augen. Daher können all diese Bereiche des menschlichen Körpers von der rheumatoiden Arthritis mitbetroffen sein.

### Ursachen und Herkunft

Bis heute ist die Herkunft der rheumatoiden Arthritis **nicht abschließend geklärt**. Vermutet wird ein entzündlicher Prozess im Körper, der sich gegen das eigene (Binde-)Gewebe richtet. Auch eine genetische Veranlagung ist für diese Erkrankung von Bedeutung.

***Auch wenn eine genetische Veranlagung für die Entstehung der rheumatoiden Arthritis von Bedeutung ist, tritt sie meist spontan auf und wird selten in der Familie vererbt.***

Hinzu kommt möglicherweise eine **Immunreaktion** des Körpers auf Bakterien oder Viren, die zur Entstehung und zum Ausbruch der Erkrankung beiträgt. Dabei werden Zellen aktiviert, die im Körper für die Immunabwehr verantwortlich sind, die sog. *T-Lymphozyten*. Dies löst bei anderen Arten von Zellen eine Reaktion aus, die wiederum bestimmte Eiweiße, Enzyme und Antikörper produzieren, was die Entzündung im Gewebe auslöst. Das Bindegewebe, welches von der rheumatoiden Arthritis betroffen ist, ist die *Synovialis*, die oft auch als *Synovia* bezeichnet wird. Sie ist eine dünne Schleimhaut, die von innen Gelenke und Sehnenscheiden auskleidet sowie innere Organe umgibt. In der Synovialis beginnen die entzündlichen Veränderungen der Erkrankung. Die Entzündung der Synovialis wird als *Synovialitis* oder auch als *Synovitis* bezeichnet. Ihre Vergrößerung als Folge der Entzündung wird *Hyperplasie* oder *Hypertrophie* genannt.

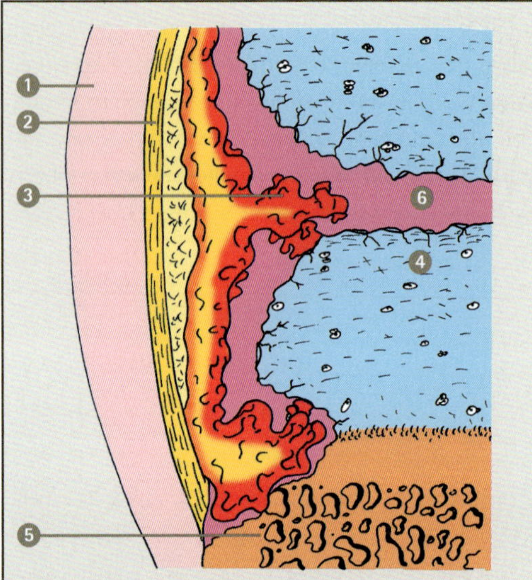


Die Abbildung zeigt einen Ausschnitt aus einem Gelenk mit typischen Veränderungen durch eine *rheumatoide Arthritis*. Unter der Haut ❶ liegt die Gelenkkapsel ❷. Darauf folgt die Gelenkinnenhaut *(Synovialis)* ❸, welche verdickt und stark entzündet ist. Sie dehnt sich aus und greift den Knorpel (hellblau) ❹ sowie den darunterliegenden Knochen (braun) ❺ an. Gelenkflüssigkeit ❻ hat sich als Folge der Entzündung im Gelenk gesammelt.

Wenn die Synovialis in Folge der Entzündung vermehrt Flüssigkeit produziert, führt dies zum **Anschwellen der Gelenke**, in denen sich diese Flüssigkeit als *Gelenkerguss* sammelt. Je nach Ausmaß der Entzündung kommt es zu einer spürbaren Überwärmung und einer Rötung des Gelenks. Die Zusammensetzung der Gelenkflüssigkeit ist verändert. Sie weist einen verminderten Anteil an elastischen Substanzen auf, was ihre Funktion als Gleitfilm einschränkt. Zudem befinden sich in ihr aggressive Substanzen wie Enzyme und Zellen, die den Gelenkknorpel angreifen.

Die entzündlichen Prozesse in der Schleimhaut bleiben nicht auf sie beschränkt, sondern dehnen sich auf das umgebende Gewebe aus. Bei einem Gelenk sind dies vor allem der Gelenkknorpel und der Knochen. Der direkte Kontakt der stark vergrößerten und entzündeten Schleimhaut mit dem *Knorpel* und dem *Knochen* führt zu einem Übergreifen der Entzündung. Das aggressiv wirkende Schleimhautgewebe wird oft als *Pannus* bezeichnet. Als Folge der Entzündung werden der **Knorpel** und der **Knochen** zunehmend zerstört. Hinzu kommt, dass von der Ergussbildung im Gelenk auch die Bänder und die Kapsel des Gelenks betroffen sind. Sie dehnen sich, werden zum Teil in den Entzündungsprozess mit einbezogen und verlieren zunehmend ihre Funktion der Gelenkstabilisierung. Dies überfordert den ohnehin schon angegriffenen Knorpel und trägt zu einem Fortschreiten des Knorpelschadens bei.

***Die Folge der rheumatoiden Arthritis an einem Gelenk ist die zunehmende Zerstörung seines Knorpels, seiner Kapsel, seiner Bänder, seines Knochens und damit schließlich seiner gesamten Struktur und Funktion.***

Bei Frauen entwickelt sich die Erkrankung meist im Alter von etwa 30 Jahren. Sie sind fast dreimal so häufig betroffen wie Männer, die außerdem eher in einem höheren Alter zwischen 50 und 60 Jahren erkranken. Insgesamt sind von der rheumatoiden Arthritis 1% der Bevölkerung betroffen.

## Symptome und Beschwerden

Zu den Frühsymptomen einer rheumatoiden Arthritis gehören **allgemeine Beschwerden** wie Müdigkeit, verminderte Leistungsschwäche, Verlust an Gewicht und auch eine leichte Erhöhung der Körpertemperatur sowie Fieber. Vorübergehende Beschwerden an den Kiefergelenken, ein steifes Gefühl an den Gelenken nach dem Aufstehen oder eine Entzündung von Sehnenscheiden, ohne dass eine Überlastung vorlag, können weitere Hinweise auf eine beginnende rheumatoide Arthritis sein.

In mehr als der Hälfte der Fälle entwickeln sich die Beschwerden langsam über mehrere Wochen. An den Gelenken kommt es auf beiden Seiten des Körpers *(symmetrisch)* zu weichen **Schwellungen**, typischerweise an den Grund- und Mittelgelenken der Finger.

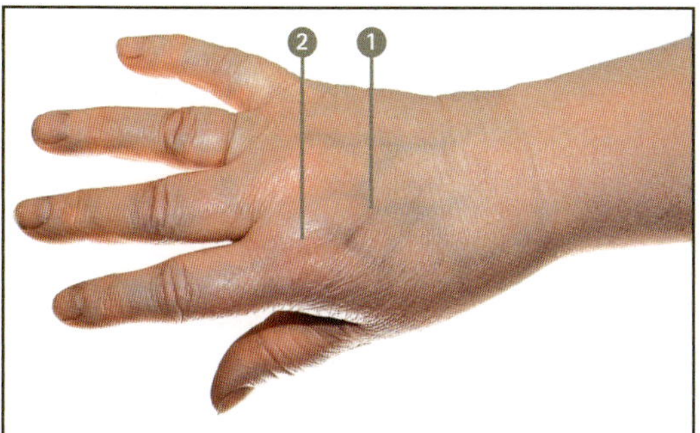


Das Foto zeigt die Hand einer Patientin mit Schwellungen am Handrücken ❶ und an den Grundgelenken ❷ der Finger.

Betroffenen ist es mitunter sehr schmerzhaft, mit einem festen **Händedruck** begrüßt zu werden. Das schmerzhafte Zusammendrücken der Fingergrundgelenke wird *Gaenslen-Zeichen* genannt. Darüber hinaus beklagen die Betroffenen eine gewisse **Kraftlosigkeit** beim Versuch, die Faust fest zu schließen. Die Endgelenke der Finger werden nur selten von einer rheumatoiden Arthritis, viel häufiger von einem Verschleiß (*Arthrose* oder *Heberden-Arthrose*) befallen.

***Kommt es zu wiederkehrenden Schwellungen von Gelenken und besteht nach dem morgendlichen Aufstehen ein anhaltendes Steifigkeitsgefühl von einer halben Stunde und mehr, dann sollte im Blut nach Entzündungszeichen gesucht und an das mögliche Vorliegen einer rheumatoiden Arthritis gedacht werden.***

Auch an den **Füßen** sind häufig die Grundgelenke der Zehen betroffen. Mit den Schwellungen kann es zu Schmerzen, zu einer Überwärmung der betroffenen Region und zu einer Rötung kommen. Morgens besteht ein Steifigkeitsgefühl der Gelenke, das über eine Stunde anhält. Die Gelenke sind in ihrer Funktion gestört, weil sie schmerzen und die Bewegung die Schmerzen verstärkt. Nach den Fingern erkranken der Häufigkeit nach die Kniegelenke, die Handgelenke und die Sprunggelenke. Später die Schultergelenke, Ellenbogengelenke und seltener die Hüftgelenke.

Ein akuter Beginn der rheumatoiden Arthritis mit starken Schmerzen und leichtem Fieber wird in fast 20% der Fälle beobachtet.

***Die rheumatoide Arthritis beginnt bei Frauen meist an den Grundgelenken und den Mittelgelenken der Finger beider Hände. Bei Männern beginnt sie meist am Kniegelenk. Im weiteren Verlauf der Erkrankung kommt es oft zu über Wochen anhaltenden Entzündungen von drei oder mehr Gelenken, typischerweise gleichzeitig an der rechten und linken Körperhälfte (symmetrischer Befall).***

Die Dauer der **Morgensteifigkeit** nimmt zu und beträgt bei einem Patienten mit rheumatoider Arthritis über eine Stunde. Bei Patienten mit einem *einfachen Verschleiß (Arthrose)* der Gelenke hält diese Steifigkeit nicht so lange an. Fast rund um die Uhr wird der Patient mit einer rheumatoiden Arthritis von Schmerzen geplagt. Seine Gelenke schmerzen in Ruhephasen, zu Anfang einer Bewegung und bei einer längeren oder stärkeren Belastung.

Später sind auch **Sehnen** und **Schleimbeutel** von den entzündlichen Veränderungen betroffen. Als Folge kann es zu Rissen der Sehnen ebenso kommen wie zu chronischen Schwellungen und Flüssigkeitsansammlungen in Sehnenscheiden und Schleimbeuteln. Dies kann zu Druck auf Nerven führen, die in der Nähe von Sehnenscheiden verlaufen. An der Hand führt dies je nach Ausprägung zu einem *Karpaltunnelsyndrom*, am Fuß zu einem *Tarsaltunnelsyndrom*. Beiden Erkrankungen ist ein eigenes Kapitel gewidmet.

*Rheumaknoten* sind weiche Veränderungen in der Haut und haben eine Größe von 0,5 cm bis etwa 2 cm. Sie bestehen aus abgestorbenem Gewebe, das sich als Folge der Entzündung im Rahmen der rheumatoiden Arthritis gebildet hat. Typischerweise liegen sie an der Rückseite des Ellenbogens und des Arms sowie an Fingern und Handgelenken. Das Abtasten der **Rheumaknoten** ist nicht schmerzhaft. Rheumaknoten finden sich in der Regel nur bei Patienten, bei denen im Blut auch ein Rheumafaktor nachgewiesen wurde.

Löst die rheumatoide Arthritis Veränderungen im Körper aus, die nicht die Gelenke betreffen, spricht man von einer *extraartikulären Manifestation*. Dazu gehören beispielsweise Rötungen und Entzündungen an den **Augen** oder Erkrankungen an Herz, Lunge, Niere oder Leber.

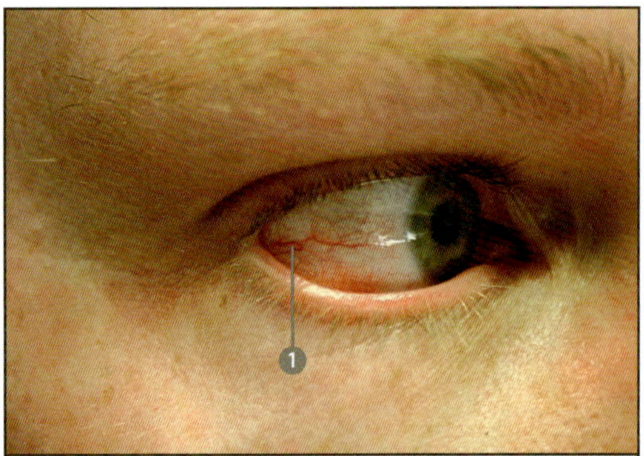


Das Foto zeigt das Auge eines jungen Mannes, bei dem es zu einer oberflächlichen Entzündung der Lederhaut des Auges (sog. *Episkleritis*) ❶ kam. Das wiederholte Auftreten dieser Erkrankung kann ein Hinweis auf eine vorliegende Autoimmunerkrankung sein, unter anderem eine rheumatische Erkrankung.

Der weitere **Verlauf** einer rheumatoiden Arthritis kann sehr unterschiedlich sein. Schreitet sie weiter fort, führt sie zu einer über Jahre zunehmenden Zerstörung der Gelenke. Damit gehen wiederkehrende Schmerzzustände, Schwellungen und schließlich die Unmöglichkeit, Gelenke zu beanspruchen, einher.

Eine bereits im Kindes- oder Jugendalter auftretende rheumatoide Arthritis wird als *juvenile rheumatoide Arthritis* bezeichnet. Sie wird weiter in Untergruppen unterteilt. Die häufigste Form der rheumatoiden Arthritis tritt im Alter zwischen 20 und 60 Jahren auf und wird als *adulte rheumatoide Arthritis* bezeichnet. Entwickelt sich die Erkrankung nach dem 60. Lebensjahr, spricht man von einer *senilen rheumatoiden Arthritis*, die auch mit den englischsprachigen Begriffen *Elderly Onset Rheumatoid Arthritis (EORA)* oder *Late Onset Rheumatoid Arthritis (LORA)* beschrieben wird. Sie macht bis zu 15% aller Fälle einer rheumatoiden Arthritis aus.

## Untersuchung und Diagnostik

Zur Diagnosestellung einer rheumatoiden Arthritis ist die genaue Erhebung der **Krankengeschichte** *(Anamnese)* wichtig. Alle Symptome und Beschwerden, die auf die Erkrankung hinweisen können, werden erfasst. Daran schließt sich eine umfangreiche körperliche **Untersuchung** an, bei der die Gelenke betastet und auf ihre Funktion überprüft werden. Befindet sich ein Gelenk in einem entzündeten Zustand, reagiert es auf Druck schmerzhaft, es ist überwärmt, geschwollen und zum Teil gerötet.

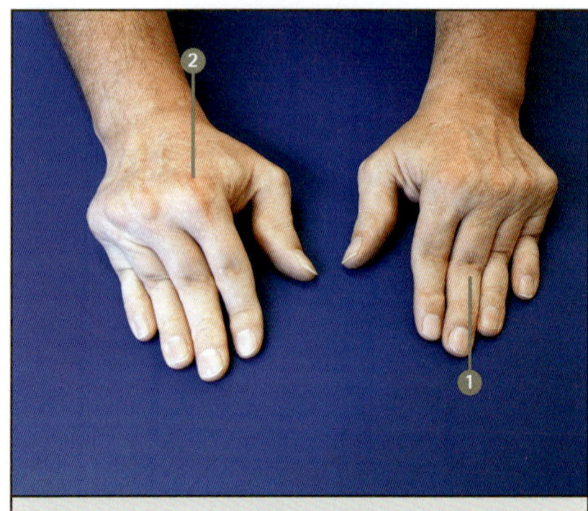


Das Foto zeigt die Hände eines 48-jährigen Mannes, der an einer rheumatoiden Arthritis leidet. An den Fingern ist die sog. *Schwanenhalsdeformität* zu erkennen ❶. Die Grundgelenke der Finger sind geschwollen ❷.

Weitere diagnostische Maßnahmen:

### ■ Röntgen

Das Röntgenbild zeigt typische Veränderungen am Knochen durch die rheumatoide Arthritis, wie Entkalkung *(Osteoporose)*, Zeichen des Verschleißes *(Arthrose)* und sog. *Zysten*. Diese Zysten sind Hohlräume in Knochen, die sich bilden, wenn sich entzündetes Gewebe im Knochen ausdehnt. Sie führen zu Veränderungen, die typisch für eine rheumatoide Arthritis sind, und sind meist schon 1 Jahr nach Beginn der Erkrankung sichtbar. Nach 2 Jahren sind die Veränderungen regelmäßig zu finden. Frühe Veränderungen finden sich meist an den Händen (Fingergrundgelenke) und den Füßen (Zehengrundgelenke), sie werden mit der Lupe gesucht.

Das Röntgenbild zählt zu den wichtigsten Methoden, um das Fortschreiten einer rheumatoiden Arthritis zu erfassen. Veränderungen des Weichgewebes stellen sich im Röntgenbild kaum dar. Daher sind die typischen Veränderungen an der Gelenkinnenhaut *(Synovialis)* mit dieser Methode nicht zu erkennen.

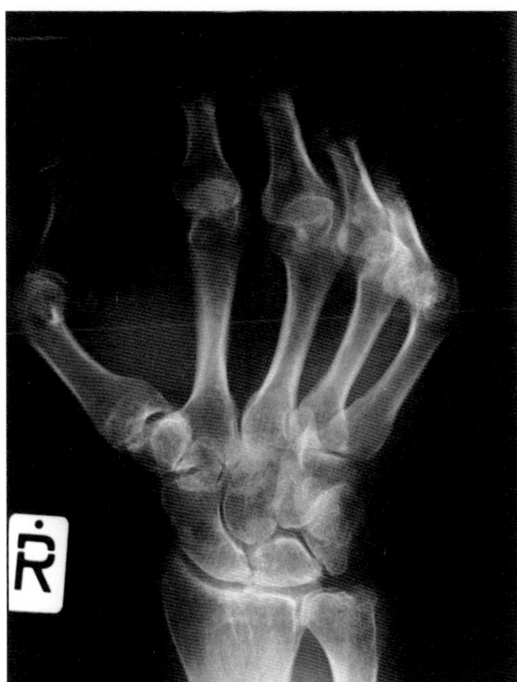


Röntgenbild der rechten Hand eines Patienten mit rheumatoider Arthritis. Neben den Fehlstellungen der Finger kann auch der Zustand der Gelenke gut beurteilt werden.

***Eine Behandlung der rheumatoiden Arthritis sollte möglichst schon beginnen, bevor es im Röntgenbild zu sichtbaren Schäden am Knochen kommt.***

### ■ Ultraschalluntersuchung

Die Untersuchung der Gelenke, der Sehnen und der Schleimbeutel mit Ultraschall ist eine sehr wichtige Untersuchungsmethode. Sie ist für den Patienten schmerzfrei und bringt keine Strahlenbelastung mit sich. Mit ihrer Hilfe lassen sich Flüssigkeitsansammlungen *(Ergüsse)* in Gelenken feststellen. Sie kann die Dicke und die Durchblutung der von der Erkrankung betroffenen Gelenkinnenhaut sichtbar machen. Zum Teil sind auch Veränderungen an der Oberfläche des Knochens zu erkennen.

***Die Ultraschalluntersuchung ist eine unentbehrliche Methode zur Untersuchung der von der rheumatoiden Arthritis befallenen Weichgewebe.***

### ■ Kernspintomographie (Magnetresonanztomographie, MRT)

Die Kernspintomographie bildet neben dem Knochen vor allem auch die Weichgewebe sehr gut ab. Veränderungen an der Gelenkkapsel, den Bändern, den Menisken und vor allem an der Gelenkinnenhaut werden mit der Kernspintomographie sehr gut und schon frühzeitig erfasst. Ebenso sind Erkrankungen der Sehnen und Schleimbeutel sehr gut zu beurteilen. Daher ist die Methode in den Frühstadien der Erkrankung besonders wertvoll. Ist ein Gelenk bereits massiv durch eine rheumatoide Arthritis zerstört, ergeben sich oftmals keine zusätzlichen Informationen für die weitere Behandlung. Bei Befall der Halswirbelsäule ist die Methode unentbehrlich, da sie die umfangreichen Schäden, ein starkes Schleimhautwachstum *(Pannus)* und die Stellung der Knochen zueinander, exakt darstellen kann.

### ■ Computertomographie (CT)

Auch die Computertomographie liefert wertvolle Informationen über den Zustand eines Gelenks. Die Methode geht mit einer Belastung durch Röntgenstrahlen einher, wird aber eingesetzt, wenn Veränderungen am Knochen genau beurteilt werden müssen.

### ■ Laboruntersuchungen

Das Blut des Betroffenen wird auf das Vorliegen bestimmter Werte überprüft. Dazu zählt auch die Bestimmung des *Rheumafaktors (RF)*. Dabei handelt es sich um einen *Antikörper (AK)*, der in der Gelenkinnenhaut gebildet wird und sich gegen das Gewebe des eigenen Körpers richtet. Daher wird er als *Autoantikörper* bezeichnet. Bei Patienten mit einer rheumatoiden Arthritis ist er in den ersten Monaten der Erkrankung in etwa 50% und im weiteren Verlauf in bis zu 80% der Fälle nachzuweisen. Zu berücksichtigen ist, dass mehr als 10% der 50-Jährigen in der Bevölkerung auch ohne eine rheumatoide Arthritis einen erhöhten Rheumafaktor haben, dass der Anteil mit dem Alter weiter steigt und dass der **Rheumafaktor** auch bei anderen Erkrankungen auftreten kann. Lässt sich der Rheumafaktor bei einer rheumatoiden Arthritis nachweisen, liegt eine *seropositive rheumatoide Arthritis* vor, lässt er sich nicht nachweisen, spricht man von einer *seronegativen rheumatoiden Arthritis*.

***Der alleinige Nachweis des Rheumafaktors im Blut erlaubt noch nicht die sichere Diagnose einer rheumatoiden Arthritis.***

In frühen Stadien der Erkrankung kann oft ein **weiterer Antikörper** (AK) im Blut nachgewiesen werden. Dieser richtet sich gegen ein bestimmtes Eiweiß *(Peptid)* mit dem Namen *cyklisches citrulliniertes Peptid*. In der Kurzform werden die Antikörper *Anti-CCP-AK* genannt. Sie sind typischer für eine rheumatoide Arthritis als der Rheumafaktor, lassen sich jedoch bei etwa 2% der Patienten mit rheumatoider Arthritis nicht nachweisen.

| *Analyt (Methode) :* | *Ergebnis :* | *Einheit :* | *Normalbereich :* |
|---|---|---|---|
| Harnsäure (PHOT) | + 6.2 | mg/dl | 2.3 - 6.1 |
| RF-Titer (Rheumafaktor) (TURB) | * 202 | IE/ml | < 14 |
| AK g. cycl.citrull.Peptid (CCP) | *!>200 | E/ml | < 5.0 |

Antikörper gegen CCP gehören überwiegend der Klasse IgG an und besitzen eine Spezifität von 97% für die RA. Sie werden sehr früh im Verlauf einer Erkrankung beobachtet und haben einen hohen prognostischen Wert:
Patienten mit Anti-CCP-AK entwickeln signifikant mehr radiologisch nachweisbare Gelenkschädigungen als Anti-CCP-Negative.
Eine sofortige, konsequente Therapie ist daher von großer Bedeutung!
! Die Sensitivität für die RA entspricht der des Rheumafaktors (Anti-CCP 80%, RF 79%) bei d e u t l i c h höherer Spezifität (RF nur 62%).

Zu sehen ist ein Teil der Ergebnisse einer Blutuntersuchung einer 68-jährigen Frau, bei der der Verdacht auf das Vorliegen einer rheumatoiden Arthritis bestand. Der Verdacht wurde durch das Ergebnis der Untersuchung und durch einen Rheumatologen bestätigt.

Es gibt **weitere Faktoren**, die bei Verdacht auf eine rheumatoide Arthritis im Blut untersucht werden. Zur Einschätzung der entzündlichen Aktivität wird unter anderem die *Blutsenkungsgeschwindigkeit (BSG)* bestimmt und das Vorliegen eines Eiweißes, des *C-reaktiven Proteins (CRP)*, geprüft. Es wird gemessen, um wie viel Millimeter sich die festen Bestandteile im Blut in der ersten Stunde absenken. Bei einer Frau über 50 Jahre sollte die Blutsenkungsgeschwindigkeit unter 30 mm in der ersten Stunde, bei einem gleichaltrigen Mann unter 20 mm liegen. Zum Teil wird auch der Wert nach 2 Stunden abgelesen. Die Angabe lautet dann z. B. *BSG 35/55 mm*. Die Werte sind allgemein bei entzündlichen Veränderungen im Körper erhöht, nicht nur speziell bei der rheumatoiden Arthritis. Das Eiweiß *C-reaktives Protein (CRP)* reagiert schneller und empfindlicher auf entzündliche Veränderungen im Blut. Auch dieses Eiweiß weist nicht speziell auf eine rheumatoide Arthritis hin, sondern allgemein auf eine Entzündung im Körper.

Neben dem Blut wird die Zusammensetzung eines Gelenkergusses untersucht. Die Flüssigkeit wird durch das Einstechen einer Spritze in den Gelenkinnenraum *(Punktion)* gewonnen. Die gewonnene Flüssigkeit *(Punktat)* wird auf das Vorliegen bestimmter Eiweiße und Zellen geprüft.

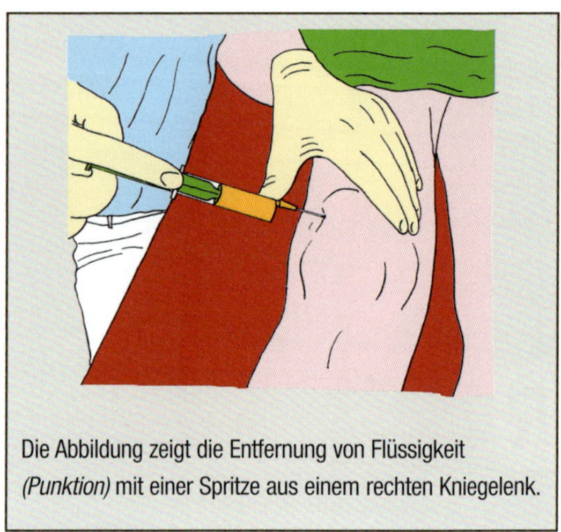

Die Abbildung zeigt die Entfernung von Flüssigkeit *(Punktion)* mit einer Spritze aus einem rechten Kniegelenk.

### ■ Knochenszintigraphie

Bei diesem Verfahren wird dem Patienten eine radioaktiv markierte Substanz in eine Vene des Arms gespritzt. Die Substanz verteilt sich über die Blutbahn im ganzen Körper. In Regionen mit einer erhöhten Stoffwechselaktivität in Gelenken und Knochen, wie dies bei einer rheumatoiden Arthritis oft schon zu Beginn der Erkrankung der Fall ist, reichert sie sich vermehrt an. Die Anreicherung an mehreren Gelenken des Körpers kann gleichzeitig durch ein Messgerät sichtbar gemacht werden. Je nach Erkrankung ergibt sich dabei ein typisches Verteilungsmuster, das zeigt, welche Gelenke betroffen sind.

***Die Diagnose einer rheumatoiden Arthritis wird vor allem durch die Befragung und die Untersuchung des Betroffenen gestellt. Veränderungen im Röntgenbild oder im Blut tragen zur Diagnosestellung bei.***

## Therapie

Die Heilung einer rheumatoiden Arthritis ist nicht möglich. Sie schreitet in unterschiedlicher Intensität weiter fort. Das Ziel der Therapie ist die Schmerzlinderung und der Erhalt funktionsfähiger Gelenke. Dazu ist es notwendig, die mit der Erkrankung einhergehenden entzündlichen Vorgänge möglichst vollständig zu unterdrücken oder zumindest gering zu halten, um das damit verbundene aggressive Fortschreiten der Erkrankung einzudämmen. Dabei richtet sich die Therapie nach dem Alter des Patienten, der Dauer und Intensität der Erkrankung sowie nach der Art der betroffenen Gelenke. Daraus ergibt sich eine stets **individuelle Behandlung**.

Im Folgenden wird zunächst auf die allgemeinen Behandlungsmöglichkeiten eingegangen und dann speziell auf die Möglichkeiten der Therapie einzelner Gelenke. Da die rheumatoide Arthritis zu einem Verschleiß der Gelenke *(Arthrose)* führen kann und dem Thema *Arthrose* ein umfangreiches eigenes Kapitel gewidmet ist, können darin viele weitere Informationen zur Behandlung nachgelesen werden.

## ■ Ernährung

Die Art der Ernährung kann die im Rahmen der rheumatoiden Arthritis auftretenden Entzündungsvorgänge beeinflussen. Diese sinken durch Fasten mit Einschränkung der Nahrungszufuhr deutlich ab. So lässt sich durch Fasten zumindest kurzfristig eine Besserung von Schmerzen und Funktionsdefiziten erreichen.

Günstig wirkt sich der regelmäßige Verzehr von vollwertiger Kost, Gemüse und Obst aus. Auch die Zufuhr von Omega-3-Fettsäuren wird empfohlen. Fleisch sollte in Maßen zu sich genommen werden. Günstig sind Geflügel, Wild und vor allem Fisch. Über Milchprodukte und Mineralwässer kann der Bedarf von etwa 1.000 mg Kalzium pro Tag gedeckt werden. Häufig besteht ein Mangel an **Vitamin-D-Hormon**, der durch Ernährung kaum ausgeglichen werden kann. Kann durch den Aufenthalt in der Sonne nicht genug Vitamin-D-Hormon gebildet werden, sollte die Gabe von 1.000 IE (Internationale Einheiten) Vitamin-D-Hormon erwogen werden. Zink, Selen und Vitamin C und E werden bei der rheumatoiden Arthritis in höherem Maß verbraucht und sollten dem Körper in ausreichender Menge zur Verfügung stehen.

## ■ Medikamentöse Therapie

Die **Basis der Therapie** der rheumatoiden Arthritis ist die Behandlung mit Medikamenten. Mit ihrer Hilfe soll es gelingen, die entzündliche Aktivität der Erkrankung und damit ihr Fortschreiten frühzeitig zu verlangsamen sowie die Schmerzen zu lindern. Da es sich um eine chronische Erkrankung handelt, ist die Einnahme der Medikamente meist ein Leben lang erforderlich. Durch die Gabe von entzündungshemmenden Medikamenten können zwei Ziele erreicht werden: eine Schmerzlinderung und ein Bremsen der entzündlichen Aktivität der Erkrankung. Je geringer die entzündliche Aktivität der Erkrankung, desto langsamer schreitet sie fort.

Häufig werden Präparate aus der Wirkstoffgruppe der *nichtsteroidalen-Antirheumatika (NSAR)* eingesetzt. Dies sind Wirkstoffe wie *Indometacin, Piroxicam, Meloxicam, Diclofenac, Naproxen* oder andere, die kein Kortison *(Steroid)* enthalten. Daher der Name der Wirkstoffgruppe. Ähnlich wirken *Coxibe*, eine Wirkstoffgruppe, zu der Substanzen wie *Celecoxib* oder *Etoricoxib* zählen. Jeder Patient reagiert anders auf die Medikamente, so dass nicht selten verschiedene Präparate versucht werden, bis klar ist, welches dem Patienten am besten hilft. Diese Wirkgruppe an Medikamenten hemmt die schmerzhaften entzündlichen Vorgänge bei der rheumatoiden Arthritis. Ein Fortschreiten der Erkrankung und die aggressive Schädigung von Gelenken, Sehnen und anderen Geweben können sie nicht aufhalten.

Präparate, die **Kortison** enthalten *(Glukokortikoide)*, hemmen in besonders intensiver Weise die entzündlichen Vorgänge bei der rheumatoiden Arthritis. Es gibt zahlreiche Präparate mit unterschiedlicher Wirkdauer und unterschiedlicher Wirkkraft. Sie können in Tablettenform *(oral)* oder in einer Infusion gelöst über die Blutbahn *(intravenös)* verabreicht werden. Prinzipiell sollten sie in möglichst geringer Dosis und über einen möglichst kurzen Zeitraum gegeben werden, da die unerwünschten Wirkungen mit der Höhe der Dosis und der Länge der Einnahme zunehmen. Unerwünschte Wirkungen sind unter anderem die Einlagerung von Fett im Gesicht *(Vollmondgesicht)* und am Körperstamm *(Stammfettsucht)*, die Verschlechterung des Haut- und Muskelgewebes sowie die Entkalkung der Knochen *(Osteoporose)*. Werden die Präparate zur Behandlung einer Gelenkentzündung in ein Gelenk gespritzt, helfen sie oft enorm, die Schmerzen und die Entzündung zu dämpfen, ohne dass die erwähnten unerwünschten Wirkungen auftreten.

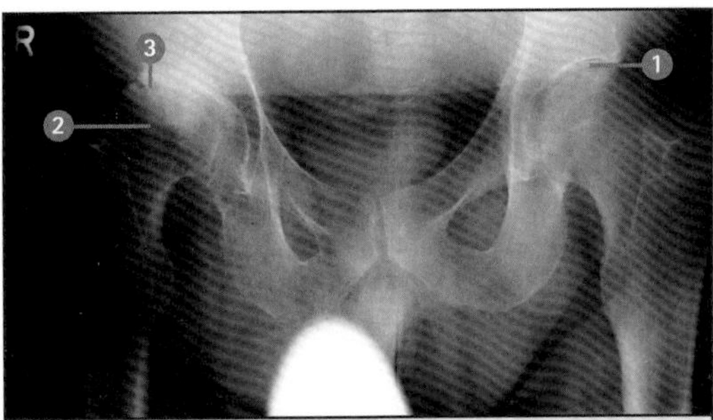


Das Röntgenbild zeigt beide Hüftgelenke eines 51-jährigen Mannes von vorne betrachtet. Während die linke Hüfte ❶ kaum Veränderungen durch die rheumatoide Arthritis zeigt, ist der Hüftkopf ❷ der rechten Hüfte eingebrochen ❸. Man spricht von einer *Hüftkopfnekrose*. Ursache dafür war wahrscheinlich die Einnahme von hohen Dosen Kortison über einen langen Zeitraum. Das schwer geschädigte Gelenk wurde durch ein künstliches Hüftgelenk ersetzt.

Die Glukokortikoide haben keinen lang anhaltenden und nur einen gering verändernden Effekt auf die rheumatoide Arthritis. Dagegen sollen die *langwirksamen Antirheumatika* auch nach ihrem Absetzen noch weiter wirken und den Krankheitsprozess möglichst stark verlangsamen. Sie werden oft auch als *Basistherapeutika* bezeichnet und sollten schon zu Beginn der Erkrankung eingesetzt werden, um eine Ausbreitung der entzündlichen Veränderungen frühzeitig einzudämmen. Eine andere, englische Bezeichnung lautet *Disease Modifying Antirheumatic Drugs (DMARD)*, was bedeutet, dass sie die Krankheit modifizieren, ihren Verlauf also im Sinne einer Verlangsamung oder Beendigung der Entzündung positiv beeinflussen.

Zu ihnen gehören unterschiedliche Präparate wie *Methotrexat, Leflunomid, Sulfasalazin, Hydroxychloroquin* oder *Azathioprin.* Sie werden entsprechend ihren Wirkungen und ihren unerwünschten Wirkungen individuell eingesetzt. Methotrexat, abgekürzt *MTX*, gehört dabei zu den am häufigsten verordneten Wirkstoffen.

Ist die Therapie nicht ausreichend effektiv oder belasten unerwünschte Wirkungen den Patienten, kann eine Wirkstoffgruppe eingesetzt werden, die als *Biologika* bezeichnet wird. Sie richten sich als Antikörper gegen ein Eiweiß, den *Tumor-Nekrose-Faktor alpha*, das eine bedeutende Rolle in der Entstehung von Entzündungen spielt. Wird die Bildung dieses Eiweißes gehemmt, sinkt die entzündliche Aktivität der Erkrankung. So sollen Schmerzen, Entzündung und damit ein Fortschreiten der rheumatoiden Arthritis verhindert werden. Zu diesen Substanzen zählen *Etanercept, Adalimumab, Golimumab, Infliximab* und *Certolizumab pegol.* Die Präparate ähneln einem natürlich vorkommenden Eiweiß und werden biotechnologisch hergestellt. Es gibt auch Biologika der zweiten und dritten Generation, die bei Versagen der erstgenannten Präparate eingesetzt werden können. Dazu zählen *Abatacept, Tocilizumab* und *Rituximab.*

***Sämtliche Präparate zur Behandlung einer rheumatoiden Arthritis werden nach sorgfältiger Abwägung von Nutzen und Risiken von einem in der Behandlung der rheumatoiden Arthritis erfahrenen Arzt eingesetzt.***

## Synoviorthese, Synovialektomie und Tendosynovialektomie

Die rheumatoide Arthritis entwickelt sich in der Innenhaut von Gelenken und Sehnenscheiden, der *Synovialis.* Im Rahmen der chronischen Entzündung verdickt sich die *Synovialis* und sondert Flüssigkeit ab, was die Ursache von Gelenkergüssen und Sehnenscheidenentzündungen ist. Zudem greift die entzündete Gelenkinnenhaut auf den Knochen, Knorpel und die Sehne über und zerstört sie. Ihr kommt in der Erkrankung also eine Schlüsselrolle zu.

***Die Entfernung der Innenhaut (Synovialis) in Gelenken und Sehnenscheiden sollte erwogen werden, wenn es trotz Therapie über Monate zu keiner Besserung einer ausgeprägten Entzündung kommt und diese Gelenk und Sehne nachhaltig zu schädigen droht.***

Durch eine *Synoviorthese* kann die Gelenkinnenhaut direkt zerstört werden. Dies wird seltener durch den Einsatz von chemischen Substanzen erreicht, häufiger durch den Einsatz **radioaktiver Wirkstoffe.** Dann wird das Verfahren *Radiosynoviorthese (RSO)* genannt. Radioaktive Wirkstoffe wie *Erbium, Yttrium* oder *Rhenium* werden in das betroffene Gelenk gespritzt und zerstören durch ihre radioaktiven Strahlen *(ß-Strahlung)* die Gelenkinnenhaut. Diese vernarbt und ist damit zunächst nicht mehr in der Lage, sich zu entzünden oder Flüssigkeit abzugeben. Dabei ist der Effekt der Behandlung sehr unterschiedlich, da sich die Gelenkinnenhaut wieder erneut bilden kann und dann wieder Ausgangspunkt des Krankheitsprozesses ist. Aus diesem Grund kann eine (Radio-)Synoviorthese wiederholt werden. Durch die Radiosynoviorthese kommt es auch zu einer Schädigung des Gelenkknorpels, der jedoch geringer ausfällt als der Schaden, der durch eine nicht behandelte aggressive Gelenkinnenhaut entsteht.

Auch auf operativem Wege kann die Gelenkinnenhaut entfernt werden. Dies wird als *Synovialektomie* oder als *Synovektomie* bezeichnet. Der Begriff *Synovektomie* ist gebräuchlicher, der Begriff *Synovialektomie* genauer.

Das Verfahren kann im Rahmen einer offenen Operation durchgeführt werden, bei der das Gelenk durch einen großen Hautschnitt eröffnet wird. Häufig gelingt es auch im Rahmen einer Gelenkspiegelung *(Arthroskopie)*, große Teile der Gelenkinnenhaut zu entfernen. Dann sind nur wenige kleine Hautschnitte erforderlich. Besonders effektiv ist es, an das operative Verfahren der Synovialektomie einige Wochen später das Verfahren der Radiosynoviorthese anzuschließen, um möglichst die gesamte Gelenkinnenhaut zu zerstören.

Wiederkehrende Entzündungen der Sehnenscheiden führen zu Verklebungen der durch sie hindurch gleitenden Sehnen oder zu einem Sehnen-Riss, wenn die Entzündung auf sie übergreift. Bevor es dazu kommt, können Teile der Sehnenscheiden operativ entfernt werden. Dies wird als *Tendosynovialektomie* bezeichnet (vom griechischen *tendo* für *Sehne*). Die Eingriffe werden meist an den Händen, an den Füßen und zum Teil an der langen Bizepssehne an der Schulter durchgeführt.

### ■ Bewegungstherapie

Jedes Gelenk lebt davon, dass es bewegt wird. Auch das von einer rheumatoiden Arthritis befallene Gelenk sollte daher bewegt werden. Inwieweit dies möglich ist, richtet sich nach dem Ausmaß des Gelenkbefalls und den Schmerzen. Bewegungen durch Spazieren, Wandern, Walken und Radfahren sind schonender für die Gelenke als Sportarten, bei denen die Gelenke abrupt belastet werden, wie etwa Tennis, Squash, Fußball und ähnliche Sportarten. Während Bewegungen im Wasser prinzipiell sehr gut geeignet sind, kann Brustschwimmen die Schulter- und Ellenbogengelenke falsch belasten und zu Schmerzen an der Halswirbelsäule führen, wenn diese von der rheumatoiden Arthritis betroffen ist.

Der Patient mit einer rheumatoiden Arthritis sollte seine **Gelenke vor starken Überlastungen** schützen, um sie nicht zu schädigen. Vor allem die Hände, die im Laufe der Erkrankung meistens betroffen sind, bedürfen einer besonderen Beachtung. Schwere handwerkliche Arbeiten sollten vermieden werden, ebenso Tätigkeiten, bei denen das Handgelenk und die Finger gedrückt oder abgewinkelt gehalten werden. Auch kleine Belastungen der Hände in ungünstiger Stellung können, wenn sie oft wiederholt durchgeführt werden, die Gelenke der Hand nachhaltig schädigen.

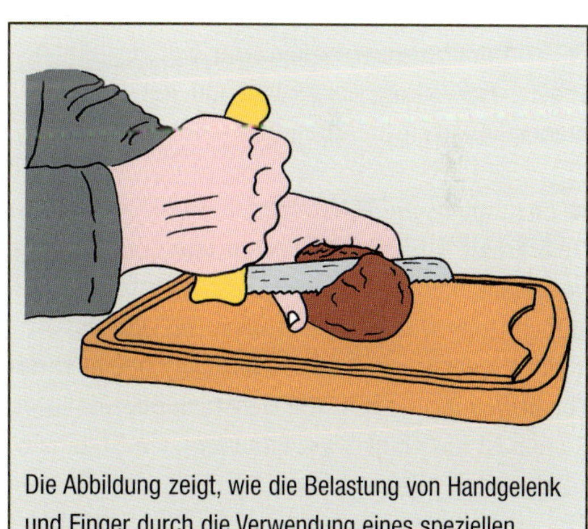

Die Abbildung zeigt, wie die Belastung von Handgelenk und Finger durch die Verwendung eines speziellen Messergriffs verringert werden kann.

Kann der Patient in den Anfangsstadien der Erkrankung noch weitgehend selbstständig eine Bewegungstherapie durchführen, so ist bei einer zunehmenden Zerstörung der Gelenke die Hilfe durch einen Krankengymnasten *(Physiotherapeuten)* notwendig. Dieser kann durch eine passive Bewegung der Gelenke, durch Massagen und den Einsatz manualtherapeutischer oder osteopathischer Verfahren zu einer Schmerzlinderung beitragen. Von Beginn der Erkrankung an sollte der

Patient zu einem **regelmäßigen Training** seiner Ausdauer, seiner Gelenkbeweglichkeit und zu vorbeugenden Übungen mit den Händen angehalten werden. Der Verlust von Beweglichkeit und Funktion sollte früh erkannt und früh behandelt werden, da einmal verlorene Fähigkeiten nur mühsam wieder zu erlangen sind.

Übungen im warmen Wasser fallen vielen Patienten leichter, da es die Muskeln entspannt und die Gelenke lockert. Zudem kommt im Wasser nur ein Zehntel des Körpergewichts zum Tragen, was die Gelenke entsprechend schont.

***Die physiotherapeutische Behandlung und die eigenständige Übung des Patienten sind wesentlicher Bestandteil der Therapie.***

*Ergotherapeutische Maßnahmen* sind sinnvoll, wenn die rheumatoide Arthritis zu zunehmenden Schwierigkeiten bei der Bewältigung von Hausarbeiten, der Körperpflege oder der Nahrungsaufnahme führt. Durch die Ergotherapie wird der Patient in der Verwendung von Hilfsmitteln geschult. Ziel ist die Förderung und der Erhalt der Eigenständigkeit im Alltag und im Berufsleben.

### Orthopädische Hilfsmittel

Dem Erhalt der Eigenständigkeit und der Schmerzlinderung dient der Einsatz von orthopädischen Hilfsmitteln. Dazu zählen Hilfsmittel, die das Ankleiden erleichtern, das Essen ermöglichen oder der Fortbewegung dienen, wie Gehstock oder Rollator. Zudem ist das Tragen von Bandagen zur Stabilisierung und Entlastung von Gelenken oft sinnvoll. Einlagen, Bettungen oder orthopädische Schuhe erleichtern das Gehen.

### Physikalische Therapie

Zu den Maßnahmen der physikalischen Therapie gehört die Anwendung von medizinischen elektrischen Strömen oder von therapeutischem Ultraschall. **Wärme** wird zur Behandlung schmerzhaft verkrampfter Muskulatur eingesetzt. An Gelenken wird allenfalls eine milde Wärme angewendet, und nur wenn keine Entzündung besteht. Wärme führt sonst zu einer Verschlimmerung der durch die rheumatoide Arthritis hervorgerufenen Entzündung. Die Anwendung von **Kälte** dagegen ist geeignet, die entzündliche Aktivität auf sanftem Weg zu behandeln und Schmerzen zu lindern. Dies kann erfolgen, indem das betroffene Gelenk durch Kältekompressen oder Kühlkissen direkt behandelt wird. Die Temperatur der Kompressen oder Kissen sollte etwa 7 Grad Celsius betragen. Ist das Gelenk erheblich überwärmt, können auch niedrigere Temperaturen angewendet werden. Dann ist jedoch zu beachten, dass ein trockenes Tuch als Schutz auf die Haut gelegt wird. Die Kälteanwendungen sollten viermal täglich über etwa 20 Minuten erfolgen. Eine andere Form der Kältetherapie ist die Ganzkörperkältetherapie durch einen Aufenthalt in Kältekammern oder das Anwenden von Kaltwind.

### Operative Behandlung

Die operative Entfernung der Gelenkinnenhaut wird als *Synovialektomie* oder *Synovektomie* bezeichnet. In frühen Stadien der Erkrankung soll sie eine weitere Ausbreitung der rheumatoiden Arthritis im Gelenk unterbinden und wird daher als *Frühsynovialektomie* bezeichnet. Die Entfernung in späten Stadien der Erkrankung dient vorwiegend der Schmerzlinderung und wird als *Spätsynovialektomie* bezeichnet. Die Synovialektomie kann *offen* erfolgen, nach Eröffnung des Gelenks über einen Hautschnitt oder durch eine Gelenkspiegelung *(Arthroskopie)*.

Die zunehmende Zerstörung der Gelenke macht häufig operative Eingriffe notwendig, in denen die Gelenke stabilisiert werden. Bei anderen Eingriffen werden Teile des Gelenks entfernt oder das gesamte Gelenk wird durch ein künstliches Gelenk ersetzt.

In den Abschnitten über die einzelnen Gelenke wird speziell auf die operativen Behandlungsmöglichkeiten eingegangen.

## Die rheumatoide Arthritis an der Wirbelsäule

An der Wirbelsäule ist vorwiegend der obere Teil der Halswirbelsäule *(HWS)* betroffen. Die Brustwirbelsäule *(BWS)*, die Lendenwirbelsäule *(LWS)* und das Kreuzbein-Darmbein-Gelenk zeigen eher selten Veränderungen durch die rheumatoide Arthritis.

Die Halswirbelsäule ist mit zunehmender Dauer der Erkrankung in bis zu 80% der Fälle betroffen. Nur die Hände und die Füße (auch als *Extremitäten* bezeichnet) weisen einen noch häufigeren Befall durch die rheumatoide Arthritis auf. Daher wird die Halswirbelsäule oft als *5. Extremität* bezeichnet.

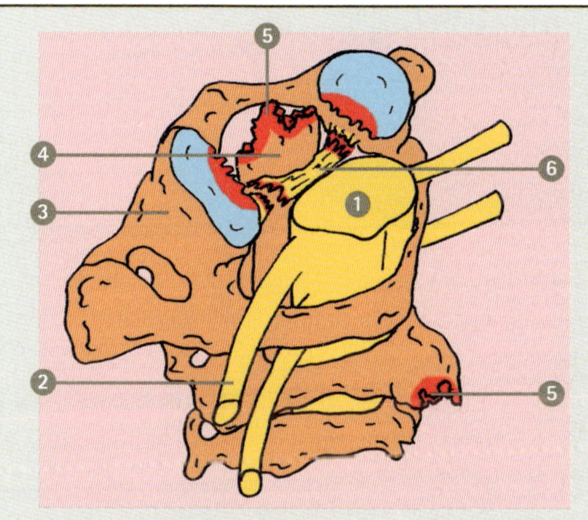


In der Abbildung ist der obere Teil der Halswirbelsäule dargestellt. Die Betrachtung erfolgt von schräg hinten links. Der gelbe Strang ist das Rückenmark ❶ mit den seitlich abgehenden Nerven *(Spinalnerven)* ❷. Auf den blau dargestellten Gelenkflächen des ersten Halswirbels *(Atlas)* ❸ ruht der Kopf. Dazwischen ragt der Zahn *(Dens)* ❹ des zweiten Wirbels *(Axis)* hervor. Er und andere Stellen am Knochen ❺ sind hier von der rheumatoiden Arthritis befallen. Ebenso ein ihn haltendes, aufgrund des Befalls jetzt zerrissenes Band ❻.

Vor allem der Befall und die Schäden der Bänder sind von großer Bedeutung. So verlieren die Knochen ihre festen Verbindungen untereinander und es kann zu **gefährlichen Verschiebungen** der Knochen gegeneinander kommen. Dies wird als *Instabilität* bezeichnet. Besonders wichtig sind die Bänder, die den *Zahn (Dens)* des 2. Halswirbels *(Axis)*, den *Dens axis*, mit dem 1. Halswirbel *(Atlas)* verbinden. Werden sie stark geschädigt, kann es zu einer bedrohlichen Verlagerung des Dens axis in Richtung Rückenmark kommen. Ruckartige Bewegungen oder das Überstrecken der Halswirbelsäule nach hinten, wie es beispielsweise für eine künstliche Beatmung *(Intubation)* notwendig ist, können dann zu einer Verletzung des Rückenmarks mit nachfolgenden Lähmungen führen. Wenn sich der 1. Halswirbel *(Atlas)* und der darauf sitzende Kopf nach vorne schieben, wird dies als *atlantodentale Dislokation* bezeichnet. Zusätzlich dehnt sich die Entzündung und Zerstörung auf den Knorpel der Wirbelverbindungen und den Knochen der Wirbel in dieser Region aus. Der Schädel senkt sich durch das Einbrechen der ihn haltenden Knochen nach unten ab. Damit verlagert sich der *Dens* nach oben. Auch diese Veränderungen können zu einer gefährlichen Bedrängung *(Kompression)* des Rückenmarks führen.

### Symptome und Beschwerden

Die Beschwerden, die die rheumatoide Arthritis an der Wirbelsäule auslöst, gehen meist von den Veränderungen an der Halswirbelsäule aus. Einige Patienten beklagen trotz nachgewiesener schwerer Veränderungen keine oder kaum Beschwerden. Viele leiden an anhaltenden **Schmerzen am Hinterkopf** und im oberen Anteil des Nackens.

Schreiten die Veränderungen weit fort, können sich Teile des Knochens oder der Bandscheibe dem Rückenmark oder den seitlich von der Wirbelsäule abgehenden Nerven, den Spinalnerven, nähern. Dann können Schmerzen, Missempfindungen oder auch Schwächen in den Armen die Folge sein. Wird das Rückenmark stark eingeengt und erheblich geschädigt, ist auch eine Mitbeteiligung der Nerven der Beine möglich. Wichtige Funktionen wie das Schlucken, das Atmen und das Sprechen sind dann ebenfalls betroffen. Der Druck von Knochen oder Bandscheiben auf das Rückenmark kann zur Schädigung von Rückenmarksgewebe führen. Dies wird als

*Myelopathie* bezeichnet und sollte durch eine rechtzeitige Therapie unbedingt verhindert werden, da die Veränderungen nicht mehr umkehrbar sind.

***Die rheumatoide Arthritis kann an der Halswirbelsäule Bänder, Knochen und Gelenke betreffen, die für die Stabilität von großer Bedeutung sind. Wird die Stabilität geschwächt, ist das Rückenmark gefährdet.***

Auch wenn es nicht zur Wirbelsäule gehört, sollte an dieser Stelle erwähnt werden, dass das **Kiefergelenk** oft früh von der rheumatoiden Arthritis betroffen ist und im Verlauf der Erkrankung in bis zu 70% der Fälle erkrankt. Die Folge sind Schmerzen an den Kiefergelenken und eine eingeschränkte Fähigkeit, den Mund weit zu öffnen.

## Untersuchung und Diagnostik

Die Untersuchung der Wirbelsäule erfolgt besonders **behutsam**, da ohne Röntgenbilder oder eine Kernspintomographie nicht abgeschätzt werden kann, wie ausgeprägt die Veränderungen sind. Neben einer Prüfung der Beweglichkeit und dem Abtasten der Region werden auch Zeichen einer möglichen Beteiligung des Rückenmarks und der Nerven geprüft. Ergeben sich Hinweise auf eine Beteiligung von Rückenmark und Nerven an den Beschwerden, kann ein Arzt für Nervenheilkunde *(Neurologe)* weitere Untersuchungen durchführen.

***Eine Untersuchung der Halswirbelsäule, eine Röntgendiagnostik oder eine Kernspintomographie sollten regelmäßig durchgeführt werden, um Schäden an Bändern, Knochen und Rückenmark rechtzeitig zu erkennen.***

Weitere diagnostische Maßnahmen:

### Röntgen

Die Röntgenuntersuchung ist wesentlich zur Erfassung von Veränderungen an der Halswirbelsäule. Das Ausmaß der Schädigung des Knochens und eine Änderung der Stellung einzelner Knochen zueinander können damit beurteilt werden. Dies gelingt besonders gut durch das Anfertigen von sog. *Funktionsaufnahmen.* Dabei neigt der Patient den Kopf nach vorne *(Inklination)* und nach hinten *(Reklination)* und wird in diesen Positionen geröntgt.

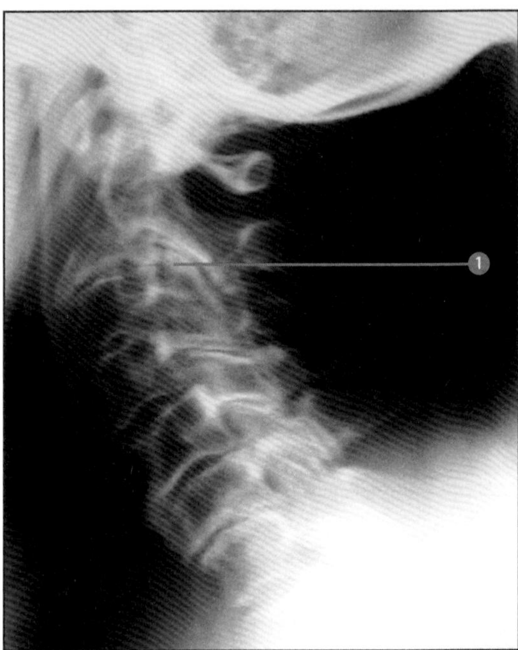


Seitliches Röntgenbild der Halswirbelsäule einer älteren Frau mit rheumatoider Arthritis. Die linke Bildhälfte weist nach vorne, die rechte nach hinten. Am oberen Anteil der Halswirbelsäule ❶ ist es zu deutlichen Veränderungen gekommen.

### Kernspintomographie (Magnetresonanztomographie, MRT)

Die Kernspintomographie zeigt neben Veränderungen am Knochen sehr gut Veränderungen der Weichteile an. So können **frühzeitig** Schwellungen der Schleimhaut und Schäden an den Bändern erkannt werden. Dies gelingt wesentlich früher als mit einer Röntgenaufnahme. Auf die Methode kann nicht verzichtet werden, wenn es darum geht, Veränderungen am Rückenmark darzustellen.

***Die Kernspintomographie stellt die Veränderungen an der Halswirbelsäule durch die rheumatoide Arthritis frühzeitig und am besten dar.***

### Computertomographie (CT)

Mit Hilfe der Computertomographie lassen sich sehr genau Veränderungen am Knochen erfassen. Sie wird seltener durchgeführt als die Kernspintomographie.

■ **Elektrodiagnostik**
Hat die rheumatoide Arthritis zu einer Schädigung der Halswirbelsäule geführt, kann es zur Mitbeteiligung von Nervengewebe kommen. Im Rahmen einer Elektrodiagnostik prüft ein Nervenarzt *(Neurologe)* unter anderem die Funktion der Nerven durch die Messung der *Nervenleitgeschwindigkeit* und der Muskeln durch die *Elektromyographie.* Weitere Untersuchungen sind möglich.

## Therapie

Die Therapie richtet sich im Wesentlichen nach den Beschwerden des Patienten, nach den bereits bestehenden Schäden an der Wirbelsäule und nach der Schwere der Erkrankung. Die **medikamentöse Therapie** der rheumatoiden Arthritis und der Schmerzen ist dabei die Basis der Behandlung.

Maßnahmen der nicht-operativen Therapie tragen zur Schmerzlinderung bei. Operative Verfahren kommen bei starken und anhaltenden Schmerzen in Frage und wenn es gilt, Komplikationen am Rückenmark und den Nerven rechtzeitig zu verhindern.

■ **Nicht-operative *(konservative)* Therapie**
Durch eine **physiotherapeutische Behandlung** können akute Schmerzen gelindert werden. Ein Training der Muskulatur trägt zu einer Stabilisierung der Wirbelsäule bei. Vorsichtige Lockerungsmassage und die Anwendung von Verfahren der physikalischen Therapie wirken schmerzlindernd. Auch eine vorsichtige mobilisierende Behandlung ist möglich. Methoden wie das Einrenken *(Chirotherapie)* werden nicht angewendet, da auch ein kleinerer Kraftimpuls das von der rheumatoiden Arthritis betroffene Gewebe verletzen kann. Schäden an Rückenmark und Nerven können dann die Folge sein.

Die kurzfristige Anlage einer **Stütze für die Halswirbelsäule** *(Zervikalstütze, Zervikalorthese)* entlastet die Muskulatur und die Halswirbelsäule. Nachts kann sie eine schmerzhafte Bewegung der Halswirbel verhindern. Tagsüber sollte sie nur bei starken Schmerzen und über einen kurzen Zeitraum getragen werden, um die Muskeln nicht auf Dauer zu schwächen. Sie kann jedoch notwendig werden, wenn die Stabilität der Halswirbelsäule gesichert und vor Schäden bewahrt werden muss.

■ **Operative Behandlung**
Schreitet die rheumatoide Arthritis an der Halswirbelsäule weit fort, kann eine operative Behandlung notwendig werden, um Schäden am Rückenmark und an den Nerven zu verhindern.

Dabei kann die Entfernung von Knochen, Bändern und entzündeter Schleimhaut notwendig werden *(Resektion).* Der gefährlichen Verschiebung der Knochen gegeneinander, der *Instabilität,* kann durch das feste Verbinden der Knochen miteinander begegnet werden.

Dies wird als *Fusion* bezeichnet und erfolgt mit Drähten, Schrauben, Haken, Platten oder körpereigenem Knochen.

## Die rheumatoide Arthritis an der Schulter

In bis zu 10% der Fälle wird das Schultergelenk als erstes Gelenk von der rheumatoiden Arthritis erfasst. In höherem Alter steigt der Wert auf über 20% und nach einer Krankheitsdauer von mehreren Jahren auf über 50%. Neben dem Schultergelenk sind auch das Schultereckgelenk, die Sehne des Bizepsmuskels und die Sehnen der Rotatorenmanschette betroffen.

Die **Rotatorenmanschette** besteht aus verschiedenen Muskeln und deren Sehnen. Sie umgibt den Oberarmkopf, hält ihn bei Bewegungen im Gelenk und ist für die Funktion des Schultergelenks von großer Bedeutung.

Diese Muskelmanschette kann mit Fortschreiten der Erkrankung ausdünnen und einreißen. Die entstehenden Sehnendefekte führen zu Schmerzen und zu einer Funktionsstörung der Schulter.

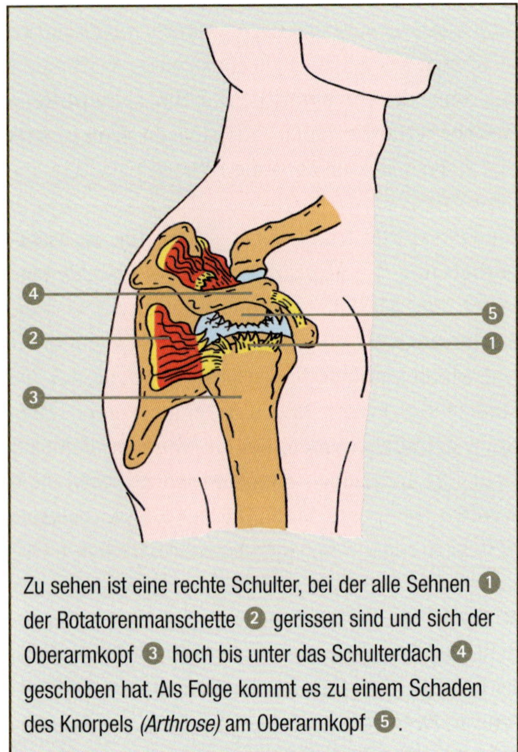


Zu sehen ist eine rechte Schulter, bei der alle Sehnen ❶ der Rotatorenmanschette ❷ gerissen sind und sich der Oberarmkopf ❸ hoch bis unter das Schulterdach ❹ geschoben hat. Als Folge kommt es zu einem Schaden des Knorpels *(Arthrose)* am Oberarmkopf ❺.

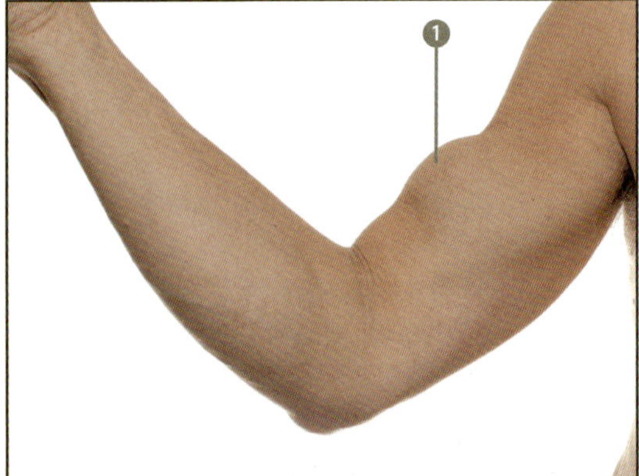


Das Foto zeigt den rechten Oberarm eines 74-jährigen Patienten mit einem Riss der langen Bizepssehne. Der Riss liegt viele Jahre zurück. Als Folge des Risses hat sich der Muskelbauch des Bizepsmuskels ❶ deutlich zur Ellenbeuge hin verlagert.

## Symptome und Beschwerden

Zu Beginn der Erkrankung entzündet sich die Gelenkinnenhaut *(Synovialis)*. Dies ist mit Beschwerden, einer Überwärmung und einer Schwellung der Schulter verbunden. Im Vergleich zu einem Befall der Hände durch eine rheumatoide Arthritis sind diese Symptome **nicht so offensichtlich**, was zu einer verzögerten Diagnosestellung führen kann.

Ist ein Schleimbeutel in der Schulter befallen, schwillt er an und wird schmerzhaft. Dies verändert die Kontur der Schulter und kann von außen sichtbar sein. Der entzündete Schleimbeutel verengt den Platz unter dem Schulterdach und löst damit oft ein *Subakromialsyndrom* aus. Das Anheben des Armes wird dann schmerzhaft. Mit dem *Subakromialsyndrom* befasst sich das Kapitel *Engpass-Syndrome der Schulter – Subakromialsyndrome (Impingementsyndrome)* genauer.

Die rheumatoide Arthritis kann auch die Sehnen der Schultermuskeln und des Bizepsmuskels betreffen. Die lange Sehne des Bizepsmuskels reißt häufig, weil die Entzündung von der sie umgebenden Sehnenscheide auf die Sehne übergreift.

Der Riss der Sehne bedingt einen Kraftverlust des Muskels. Auch die Sehnen der Rotatorenmanschette werden dünner und reißen schließlich ein. Neben Kraftlosigkeit beim Anheben der Schulter kann auch hier eine schmerzhafte Reizung unter dem Schulterdach, ein *Subakromialsyndrom*, die Folge sein.

Die rheumatoide Arthritis führt auf Dauer zu einer ausgedehnten Schädigung des Gelenkknorpels des Schultergelenks. Allgemein wird die Schädigung des Gelenkknorpels an der Schulter als *Omarthrose* bezeichnet. Bewegungen werden schmerzhaft und sind nur noch eingeschränkt möglich. Je nach Verlauf der rheumatoiden Arthritis steift das Gelenk ein oder wird durch eine Zerstörung des Gelenkknochens instabil.

Da das Schultergelenk nicht so hohen Belastungen ausgesetzt ist wie z. B. die Gelenke der Beine, treten Beschwerden vielfach erst später auf. Oft sind die Auswirkungen auf die Funktion nicht so störend wie beim Befall der Beingelenke. Der Schultergürtel ist durch seine hohe Beweglichkeit recht gut in der Lage, Funktionsstörungen der Gelenke auszugleichen.

## Untersuchung und Diagnostik

Durch Betrachten und Ertasten wird das Schultergelenk auf Schwellungen, Überwärmungen und

Funktionseinschränkungen überprüft. Die Kraft der Muskeln und Sehnen wird getestet.

Weitere diagnostische Maßnahmen:

**■ Röntgen**

Die Röntgenuntersuchung gilt als die Standardmethode zur Darstellung von Schäden am Knochen. Mit ihr lässt sich der Verlauf der Erkrankung auch an der Schulter gut verfolgen.

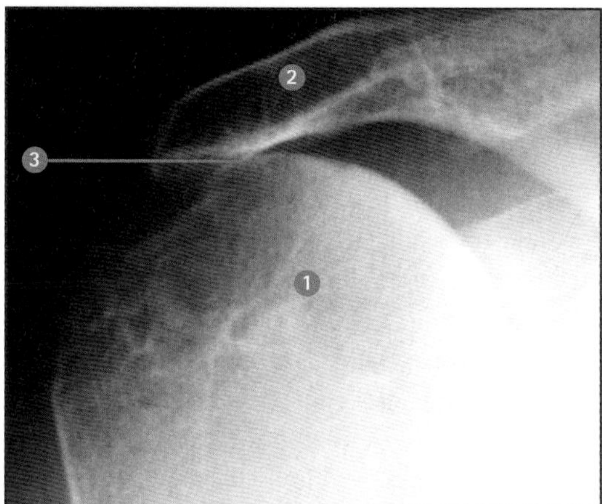


Röntgenbild einer rechten Schulter in der Projektion von vorne. An der Außenseite des Oberarmkopfes ❶ ist der Knochen von der rheumatoiden Arthritis befallen. Er hat sich bis unter das Schulterdach ❷ geschoben ❸, weil gerissene Sehnen ihn nicht mehr in seiner ursprünglichen, tieferen Position halten. Dies führt zu einem Einklemmungssyndrom *(Subakromialsyndrom)*.

**■ Ultraschalluntersuchung**

Mit Hilfe des Ultraschalls *(Sonographie)* werden Veränderungen der Gelenkschleimhaut, der Schleimbeutel und der Sehnen sowie Flüssigkeitsansammlungen im Gelenk *(Gelenkerguss)* dargestellt. Die Methode wird bei Schulterschmerzen eingesetzt. An der Schulter gelingt es besonders gut, die Rotatorenmanschette in Bezug auf ihre Schäden und ihre Funktion zu beurteilen.

**■ Kernspintomographie (Magnetresonanztomographie, MRT)**

Die Kernspintomographie zeigt Weichteile, Knochen und Knorpel der Schulter. Ihr gelingt die Darstellung von Sehnenrissen, Schleimhautentzündungen *(Synovialitis)*, Schleimbeutelentzündungen *(Bursitis)* und frühen Veränderungen am Knorpel.

## Therapie

Die rheumatoide Arthritis wird im Wesentlichen medikamentös behandelt. Die Medikation richtet sich nach dem Verlauf und der Schwere der Erkrankung. Neben den bereits zu Beginn des Kapitels über die rheumatoide Arthritis aufgeführten Therapien werden am Schultergelenk die nachfolgenden Maßnahmen angewendet.

**■ Nicht-operative *(konservative)* Therapie**

Befindet sich das Gelenk in einer schmerzfreien und ruhigen Phase, sind ein leichtes Muskeltraining und Bewegungsübungen sinnvoll. Das **Training** wird anfangs von einem Physiotherapeuten geleitet und später selbstständig vom Patienten fortgesetzt. Eine Überlastung des Gelenks durch das Heben schwerer Gewichte sollte vermieden werden.

Ist es zu einer deutlichen Schädigung des Schultergelenks gekommen, kann der Einsatz einer *Ergotherapie* notwendig werden. Diese Therapie schult den Patienten darin, im Alltag mit seinem erkrankten Schultergelenk besser zurechtzukommen. Zusätzlich gibt es Bandagen, die die Schulter stabilisieren, Schmerzen bei Bewegung vermindern und damit die Gebrauchsfähigkeit der Schulter verbessern.

Akute Entzündungen gehen mit einer ausgeprägten Ergussbildung im Gelenk, mit Schwellungen von Schleimbeuteln und Schmerzen einher. Zur Entlastung kann die Flüssigkeit aus dem Gelenk oder den Schleimbeuteln durch eine **Spritze** entfernt werden *(Punktion)*. Gleichzeitig besteht die Möglichkeit, ein kortisonhaltiges Medikament einzuspritzen *(Injektion)*, was die Entzündung oft lang anhaltend beruhigt. Auch im Raum unter dem Schulterdach, dem *Subakromialraum*, kommt es häufig zu Reizungen und Einklemmungen von Sehnen und Schleimbeuteln. Die Anwendung von Kortison-Spritzen trägt auch hier zur Besserung der Entzündung und der Schmerzen bei. Dabei wird die Anzahl der Injektionen mit Kortison möglichst gering gehalten, um einer Schädigung des Sehnengewebes vorzubeugen. Ergänzend können Injektionen mit pflanzlichen Wirkstoffen vorgenommen werden. Weitere Maßnahmen sind die Schonung des Gelenks, die Anwendung von Kälte und Salben sowie die Einnahme von Schmerzmitteln.

Gelingt mit diesen Maßnahmen keine ausreichende Beruhigung oder kehren akute Entzündungen rasch zurück, sind Therapien wie die *Radiosynoviorthese* oder operative Maßnahmen erforderlich. Die Radiosynoviorthese wird bei wiederkehrenden Entzündungen und Gelenkergüssen eingesetzt. Eine in das Gelenk eingespritzte radioaktive Substanz zerstört die entzündete Gelenkinnenhaut, die den wesentlichen, schädigenden Faktor darstellt. Damit wird nicht nur die aktuell schmerzhafte Entzündung positiv beeinflusst, sondern auch das weitere Fortschreiten der Erkrankung verzögert. An der Schulter wird sie eher bei älteren Patienten angewendet.

### ■ Operative Behandlung

Die *Synovialektomie* oder *Synovektomie* ist ein operatives Verfahren zur Entfernung der Gelenkschleimhaut *(Synovialis)*. Sie wird eingesetzt, wenn eine medikamentöse Therapie und Gelenkinjektionen nicht mehr ausreichen, um wiederkehrende Entzündungen des Gelenks zu verhindern. Besonders in frühen Stadien können Schmerzen und Schwellung erfolgreich behandelt und damit die Funktion der Schulter verbessert werden. Ein Fortschreiten der Rheuma-Erkrankung kann damit möglicherweise verlangsamt werden. Die operative Entfernung der Gelenkinnenhaut kann über einen größeren Hautschnitt (sog. *offenes Verfahren*), oder durch eine Gelenkspiegelung *(Arthroskopie)* vorgenommen werden.

Wiederkehrende Schmerzen durch ein *Subakromialsyndrom* können ebenfalls operativ therapiert werden. Darauf wird näher im Kapitel *Engpass-Syndrome der Schulter – Subakromialsyndrome (Impingementsyndrome)* eingegangen.

Die rheumatoide Arthritis greift zunehmend die knorpelige Gelenkfläche und den gelenknahen Knochen des Schultergelenks an. Damit wird das Gelenk so stark geschädigt, dass ein künstlicher Gelenkersatz *(Schulter-Endoprothese)* notwendig werden kann. In mehr als 90% der Fälle wird damit eine erhebliche Verminderung der Schmerzen erreicht. Die Funktion der Schulter dagegen lässt sich in der Regel nicht deutlich verbessern, sie bleibt auch nach einem Gelenkersatz zum Teil eingeschränkt. In Abhängigkeit vom Ausmaß des Gelenkschadens und dem Zustand der Rotatorenmanschette werden unterschiedliche Prothesentypen eingesetzt. Prinzipiell ist die Verankerung der Prothese in dem durch die Erkrankung und die Medikamente geschwächten Knochen *(Osteoporose, Osteopenie)* erschwert. Eine vorzeitige Lockerung und eine Infektion des Kunstgelenks treten bei Patienten mit einer rheumatoiden Arthritis häufiger auf als bei sonst gesunden Patienten.

## Die rheumatoide Arthritis am Ellenbogen

Das Ellenbogengelenk wird selten als erstes Gelenk von der rheumatoiden Arthritis befallen. Nach einer Krankheitsdauer von 10-15 Jahren sind jedoch mehr als zwei Drittel der Patienten von einem Befall der Ellenbogengelenke betroffen.

Das Ellenbogengelenk ist für die selbstständige Versorgung im **Alltag** (Waschen, Essen, Trinken) von großer Bedeutung. Eine Funktionseinschränkung oder ein Funktionsverlust des Gelenks wirkt sich daher für den Patienten besonders ungünstig aus.

### Symptome und Beschwerden

Die Beschwerden, die eine rheumatoide Arthritis am Ellenbogen auslöst, sind wiederkehrende Schmerzen, Schwellungen und Entzündungsphasen. Damit geht eine **verminderte Beweglichkeit** und Belastbarkeit des Gelenks einher. Ein frühes Symptom der rheumatoiden Arthritis kann die Unmöglichkeit sein, das Ellenbogengelenk ganz zu strecken. Dies ist anfangs schmerzfrei und fällt dem Betroffenen zum Teil nicht auf.

Die Entzündungen führen zu einer zunehmenden Schädigung des gesamten Ellenbogengelenks. Zu-

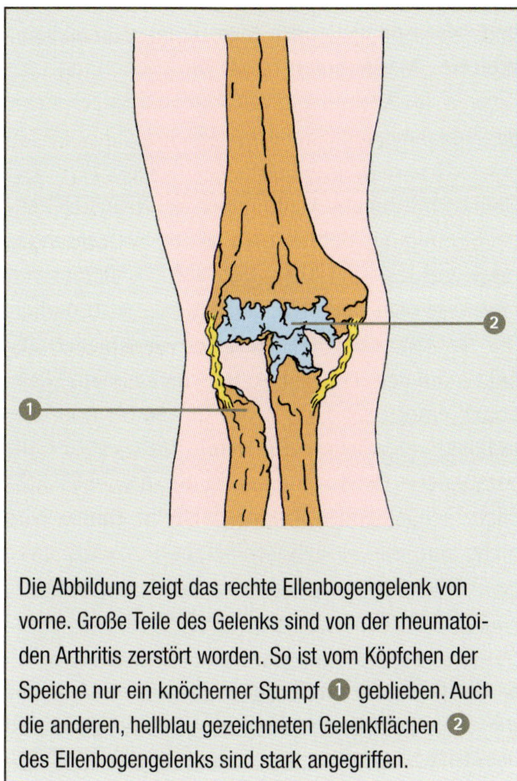


Die Abbildung zeigt das rechte Ellenbogengelenk von vorne. Große Teile des Gelenks sind von der rheumatoiden Arthritis zerstört worden. So ist vom Köpfchen der Speiche nur ein knöcherner Stumpf ❶ geblieben. Auch die anderen, hellblau gezeichneten Gelenkflächen ❷ des Ellenbogengelenks sind stark angegriffen.

nächst ist der Gelenkknorpel betroffen. Sein Verlust führt zu einem Gelenkverschleiß *(Arthrose)*. Das entzündliche Gewebe dehnt sich dann auf die Gelenkkapsel und die Bänder aus, wodurch das Gelenk seine Stabilität verliert *(Schlottergelenk)*. Bei langer Dauer der Erkrankung ist das Gelenk so stark betroffen, dass es nicht mehr belastbar und kaum noch aktiv beweglich ist.

Auch die Armnerven können durch die Veränderungen schmerzhaft gereizt werden. So kann der *Ulnaris-Nerv* an der dem Körper zugewandten Seite des Arms betroffen sein. Veränderungen am Knochen oder an der Gelenkschleimhaut reizen und bedrängen ihn in seinem Verlauf durch einen knöchernen Kanal, den *Sulkus*. Es kommt zu Schmerzen und Kribbeln entlang der Innenseite des Unterarms, die bis in den Kleinfinger und Ringfinger ausstrahlen. Mit diesem *Kubitaltunnelsyndrom* oder *Ulnarisrinnensyndrom* beschäftigt sich ein eigenes Kapitel.

## Untersuchung und Diagnostik

Durch Betrachten und Ertasten wird das Ellenbogengelenk auf Schwellungen, Überwärmungen und Funktionseinschränkungen überprüft. Die Stabilität der Bänder wird ebenfalls getestet.

Weitere diagnostische Maßnahmen:

### ■ Röntgen

Die Röntgenuntersuchung gilt als die Standardmethode zur Abbildung von Schäden am Knochen. Mit ihr lässt sich der Verlauf der Erkrankung auch am Ellenbogengelenk gut verfolgen.

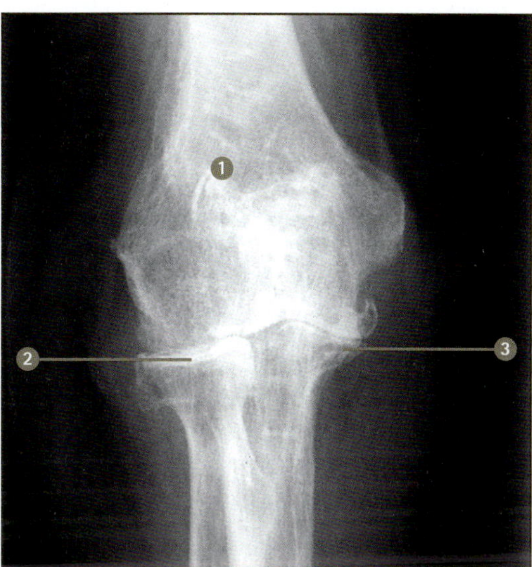


Röntgenbild eines rechten Ellenbogens in der Betrachtung von vorne. Die Knorpelflächen von Oberarm ❶, Speichenköpfchen *(Radiusköpfchen)* ❷ und Elle ❸ sind von der rheumatoiden Arthritis sehr angegriffen. Durch den fehlenden Knorpel berühren sich die einzelnen Knochen und reiben bei Bewegung gegeneinander.

### ■ Ultraschalluntersuchung

Mit Hilfe des Ultraschalls *(Sonographie)* werden Veränderungen der Gelenkschleimhaut, der Gelenkkapsel und der Schleimbeutel sowie Gelenkergüsse dargestellt. Die Methode wird bei Schmerzen am Ellenbogengelenk routinemäßig eingesetzt. Manche Veränderungen an Knochen und Knorpel lassen sich mit hochauflösenden Geräten sogar früher erkennen als im Röntgen.

### ■ Kernspintomographie (Magnetresonanztomographie, MRT)

Mit keinem anderen Verfahren sind die Veränderungen an der Schleimhaut, im Knochen oder an der Oberfläche des Knorpels so gut und so frühzeitig zu erfassen wie mit der Kernspintomographie. Daraus ergeben sich für die Therapieplanung wichtige Aspekte, weshalb die Methode häufig angewendet wird.

■ **Computertomographie (CT)**
Die Anwendung dieses Verfahrens ist speziellen Fragestellungen vorbehalten und kommt z. B. zur Planung einer Operation in Frage. Die Computertomographie liefert vor allem wichtige Informationen über den knöchernen Zustand und die Stellung der Gelenkknochen zueinander.

## Therapie

Das Ziel der Therapie ist die Behandlung von Schmerzen sowie der Erhalt oder die **Verbesserung der Funktion** des Ellenbogengelenks. Zudem sollte ein Fortschreiten der rheumatoiden Erkrankung mit Zerstörung des Gelenks möglichst verlangsamt werden. Neben der medikamentösen Therapie der rheumatoiden Arthritis und der Schmerzen fließen nichtoperative und operative Behandlungsmethoden in die Behandlung am Ellenbogen mit ein.

■ **Nicht-operative *(konservative)* Therapie**
Befindet sich das Gelenk in einer schmerzfreien und ruhigen Phase, sind ein leichtes Muskeltraining und Bewegungsübungen sinnvoll. Das Training sollte zu Anfang von einem Physiotherapeuten begleitet und später selbstständig vom Patienten fortgesetzt werden. Eine Überlastung des Gelenks durch Heben schwerer Gewichte sollte vermieden werden. Geschwächte Bänder können in begrenztem Umfang mit einer Bandage am Ellenbogen unterstützt werden.

Ist es bereits zu einer schweren Schädigung des Ellenbogengelenks gekommen, wird der Einsatz einer *Ergotherapie* notwendig. Diese Therapie schult den Patienten darin, im Alltag mit seinem erkrankten Gelenk besser zurechtzukommen.

Entzündungen gehen mit einer ausgeprägten Ergussbildung im Gelenk, mit Schleimbeutelschwellungen und Schmerzen einher. Zur Entlastung kann Flüssigkeit aus Gelenk oder Schleimbeutel durch eine **Spritze** entfernt *(Punktion)* und gleichzeitig ein kortisonhaltiges Medikament eingespritzt werden *(Injektion)*. Dies beruhigt die Entzündung oftmals anhaltend. Die Anzahl der Injektionen mit Kortison wird möglichst gering gehalten, da häufigere Kortisoninjektionen den Knorpel schädigen. Weitere Maßnahmen sind die Schonung des Gelenks, die Anwendung von Kälte und Salben sowie die Einnahme von Schmerzmitteln.

Gelingt mit diesen Maßnahmen keine ausreichende Beruhigung oder kehren akute Entzündungen rasch zurück, sind Therapien wie die *Radiosynoviorthese* oder operative Maßnahmen erforderlich. Die *Radiosynoviorthese* wird bei wiederkehrenden Entzündungen und Gelenkergüssen auch am Ellenbogen eingesetzt. Eine in das Gelenk eingespritzte radioaktive Substanz *(Rhenium-186)* zerstört die entzündete Gelenkinnenhaut, die den wesentlichen, schädigenden Faktor darstellt. Damit wird nicht nur die aktuell schmerzhafte Entzündung positiv beeinflusst, sondern auch das weitere Fortschreiten der Erkrankung verzögert.

■ **Operative Behandlung**
Die *Synovialektomie* oder *Synovektomie* ist ein operatives Verfahren zur Entfernung der Gelenkschleimhaut *(Synovialis)*. Der Vorteil der Methode ist, dass auch eine bereits stark verdickte Schleimhaut entfernt werden kann. Eine Radiosynoviorthese kann diese nur noch bedingt beeinflussen. Synovektomie und Radiosynoviorthese werden häufig kombiniert. Dazu wird ein möglichst großer Teil der Schleimhaut operativ entfernt und etwa 6 Wochen später eine Radiosynoviorthese durchgeführt. Das gemeinsame Ziel besteht in der möglichst vollständigen Zerstörung der Schleimhaut.

Als *Frühsynovialektomie* wird die frühzeitige operative Entfernung der Schleimhaut bezeichnet, noch bevor es zu schweren Gelenkschäden gekommen ist. Sie wird eingesetzt, wenn eine medikamentöse Therapie, Gelenkinjektionen oder eine Radiosynoviorthese nicht mehr ausreichen, um schnell wiederkehrende Entzündungen des Gelenks zu verhindern. In bis zu 90% der Fälle ist sie erfolgreich – deutlich häufiger, als wenn sie zu einem späteren Zeitpunkt durchgeführt wird *(Spätsynovialektomie)*. Die operative Entfernung kann über einen größeren Hautschnitt durchgeführt werden (sog. *offenes Verfahren*). Oder sie wird durch eine Gelenkspiegelung *(Arthroskopie)* durchgeführt. Die Wahl des operativen Verfahrens richtet sich danach, wie eine möglichst vollständige Entfernung der Schleimhaut am besten gelingt.

Zeigt sich im Rahmen der Operation, dass das Gelenkköpfchen der Speiche *(Radiusköpfchen)* stark von der rheumatoiden Arthritis geschädigt ist, wird es entfernt *(reseziert; Resektion)*. Durch die Operation werden anfangs in 70% der Fälle die Schmerzen gelindert und die Beweglichkeit verbessert. Die Entfernung des Radiusköpfchens wird zunehmend seltener durchgeführt. Stattdessen wird häufiger ein künstliches Gelenk eingesetzt, weil sich die Erfolge dieser Behandlungsmethode verbessert haben.

***Die Entfernung der Gelenkinnenhaut führt zu einem verzögerten Krankheitsverlauf, nicht zur Heilung der Erkrankung.***

Aufgrund der fortschreitenden Gelenkschäden am Ellenbogen sind häufig Gelenkersatzoperationen *(künstlicher Gelenkersatz; Endoprothese)* notwendig. Da die Bänder, die Gelenkkapsel, die Muskeln und der Knochen beim Rheumatiker stark betroffen sind, sind die Voraussetzungen für einen Protheseneinbau erschwert. Die Prothese muss in einem oft weichen Knochen *(Osteopenie, Osteoporose)* stabil verankert werden. Die verwendeten Prothesen reichen dazu tief in den Schaft von Oberarm und Elle.

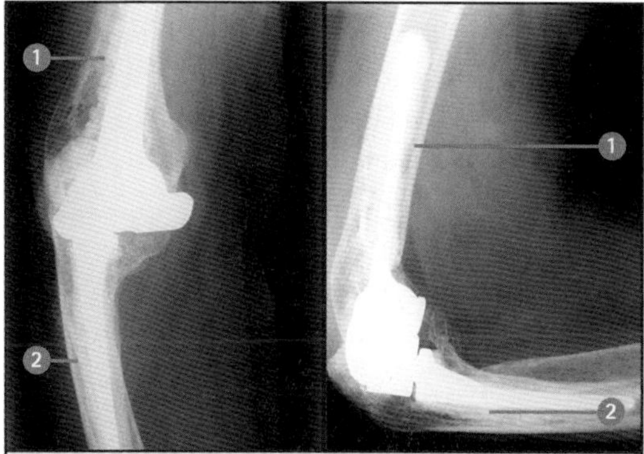


Das Röntgenbild zeigt den rechten Ellenbogen einer Patientin mit rheumatoider Arthritis. Vor Jahren wurde das Gelenk durch ein künstliches Gelenk ersetzt. Ein Teil des Kunstgelenks ist im Oberarm ❶ und der andere Teil in der Elle ❷ mit Knochenzement verankert.

Das Kunstgelenk befreit den Patienten von Schmerzen und sichert ihm eine bessere Bewegung. Infektionen und eine vorzeitige Lockerung des Kunstgelenks treten häufiger auf als beim sonst gesunden Patienten. Die Gefahr einer Infektion liegt zwischen 2% und 13%. In 10% der Fälle kann es nach zehn Jahren zu einer Lockerung der Prothese kommen.

## Die rheumatoide Arthritis der Hand

Die rheumatoide Arthritis beginnt in 20-40% der Fälle an der Hand. Am häufigsten sind die Grundgelenke und die Mittelgelenke der Finger betroffen, die Endgelenke selten.

Ist das **Handgelenk** von der rheumatoiden Arthritis befallen, werden Kapsel und Bänder des Handgelenks zunehmend geschädigt. Schwellungen der Gelenkinnenhaut zeigen sich an dem zum Handrücken gelegenen Teil des Handgelenks.

Die Hand weicht zur Seite des kleinen Fingers ab, was als *Handskoliose* bezeichnet wird. Mitbetroffen ist die gelenkige Verbindung zwischen Speiche und Elle. Durch die Zerstörung der Bänder und Sehnen tritt das Köpfchen der Elle *(Caput ulnae)* besonders hervor. Dafür wird der Begriff des *Caput-ulnae-Syndroms* verwendet.

An den **Fingern** befällt die rheumatoide Arthritis Gelenke, Sehnenscheiden, Sehnen, Gelenkkapseln und Bänder. Die Zerstörung dieser Strukturen, die Lockerung der Bandverbindungen und die Verschiebungen der Knochen im Gelenk führen zu typischen Veränderungen. So weichen die Finger in Richtung des kleinen Fingers ab *(Ulnardeviation)*. Als Folge von Sehnenschäden kommt es zur Überstreckung der Finger im Mittelgelenk und zur Beugung im Endgelenk. Diese Verformung trägt den Namen *Schwanenhalsdeformität*, tritt in etwa 20% der Fälle auf und schränkt die Funktion der Hand deutlich ein. Als *Knopflochdeformität* wird eine Fehlstellung mit starker Beugung des Fingers im Mittelgelenk und Überstreckung im Endgelenk bezeichnet. Sie stört die Funktion der Hand weniger stark.

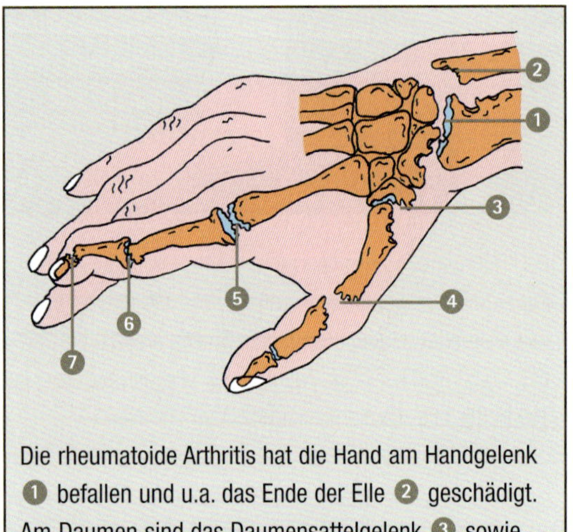


Die rheumatoide Arthritis hat die Hand am Handgelenk ❶ befallen und u.a. das Ende der Elle ❷ geschädigt. Am Daumen sind das Daumensattelgelenk ❸ sowie das Daumengrundgelenk ❹ betroffen. Die Fingergrundgelenke ❺, Fingermittelgelenke ❻ und Endgelenke ❼ zeigen ebenfalls Veränderungen durch die rheumatoide Arthritis.

## Symptome und Beschwerden

Der Befall der Hand durch die rheumatoide Arthritis stellt für den betroffenen Patienten eine besonders deutliche Behinderung dar. Sie kann ihn in Dingen des täglichen Lebens einschränken und eine Selbstversorgung erschweren.

Die betroffenen Gelenke schwellen an, werden warm und schmerzhaft. Neben einem Steifigkeitsgefühl kommt es zu einer zunehmenden Einschränkung der Beweglichkeit. Bei Fortschreiten der Erkrankung entwickeln sich deutliche **Fehlstellungen** in den Fingergelenken. Der Befall der Sehnen führt zu einer Zunahme dieser Fehlstellungen und zu einem Funktionsverlust der Finger. Die Gelenke werden durch die Schädigung ihrer Haltebänder instabil. Greifen und Zupacken wird dadurch erschwert.

Folge einer Sehnenscheidenentzündung durch die rheumatoide Arthritis kann auch ein *Karpaltunnelsyndrom* sein. Die Sehnenscheiden im Karpalkanal, der an der Innenseite des Handgelenks gelegen ist, schwellen an und bedrängen den dort verlaufenden Nerv, den *Medianus-Nerv*. Symptome und Therapie

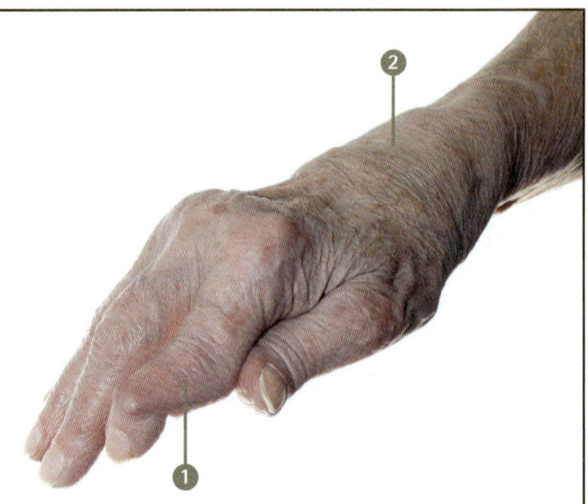


Das Foto zeigt die Hand einer 75-jährigen Frau, die seit Jahren an einer rheumatoiden Arthritis leidet. Neben der sog. *Schwanenhalsdeformität* des Zeigefingers ❶ ist auch eine Schwellung der Handwurzel und des Handgelenks ❷ zu erkennen.

sind im Kapitel *Das Karpaltunnelsyndrom* ausführlich beschrieben.

## Untersuchung und Diagnostik

Bei einem Patienten mit rheumatoider Arthritis werden die Hände besonders ausführlich betrachtet und betastet. Sie werden auf ihre Funktion und Stabilität geprüft. Entzündete Gelenke sind auf Druck empfindlich, geschwollen und überwärmt. Die Bewegung kann schmerzhaft und eingeschränkt sein.

Weitere diagnostische Maßnahmen:

### ■ Röntgen

Die Röntgenuntersuchung ist eine geeignete Methode zur Feststellung von Schäden an Gelenken der Hand. Zusammen mit dem Ultraschall ist sie die häufigste Untersuchungsmethode bei Patienten mit einer rheumatoiden Arthritis. Besonders in den frühen Stadien wird der Knochen auf kleinste Veränderungen untersucht, da eine Behandlung der Erkrankung schon erfolgen sollte, bevor es zu stärkeren Schäden kommt.

### ■ Ultraschalluntersuchung

Mit Hilfe des Ultraschalls können Schwellungen der Gelenkinnenhaut und der Sehnenscheide gut erkannt werden. Ebenso Flüssigkeitsansammlungen in den Gelenken und um die Sehnen.

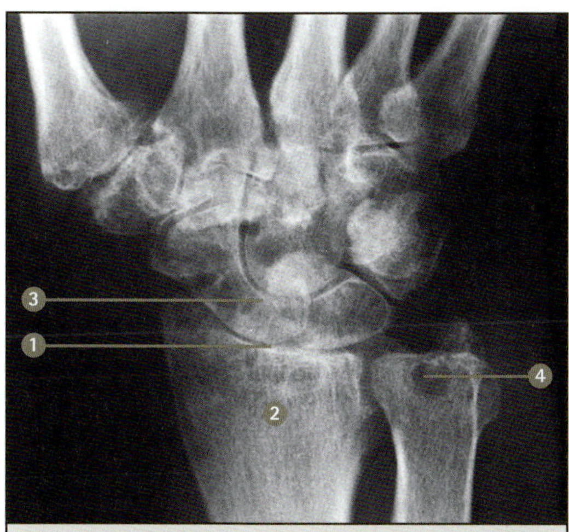


Das Röntgenbild zeigt das Handgelenk einer 71-jährigen Frau, die an einer rheumatoiden Arthritis leidet. Am Handgelenk ❶ wurden die Gelenkflächen der Speiche ❷ und der Handwurzelknochen ❸ so stark geschädigt, dass als Folge die Knochen aufeinander reiben. Die Gelenkinnenhaut ist an vielen Stellen in Form von runden Hohlräumen *(Zysten)* ❹ in den Knochen vorgedrungen.

■ **Kernspintomographie (Magnetresonanztomographie, MRT) und Computertomographie (CT)**

Diese Untersuchungsmethoden werden in Einzelfällen zur Klärung bestimmter Fragen eingesetzt. Vor allem die Kernspintomographie zeigt genauer und frühzeitiger als das Röntgen Veränderungen an den Knochen, Sehnen und Bändern an.

## Therapie

Die rheumatoide Arthritis wird im Wesentlichen durch die regelmäßige Einnahme von Medikamenten behandelt. Ergänzend werden nicht-operative und operative Therapien an der Hand eingesetzt.

■ **Nicht-operative *(konservative)* Therapie**

Zur Stabilisierung und Entlastung des Handgelenks und der Finger werden Schienen *(Orthesen)* und Bandagen eingesetzt.

Physiotherapie und Ergotherapie sollen die Funktion der Hand erhalten und dem Patienten aufzeigen, wie er mit seiner Erkrankung im Alltag zurechtkommt. Der Patient sollte täglich leichte Bewegungsübungen durchführen, um einem Funktionsverlust der Finger vorzubeugen.

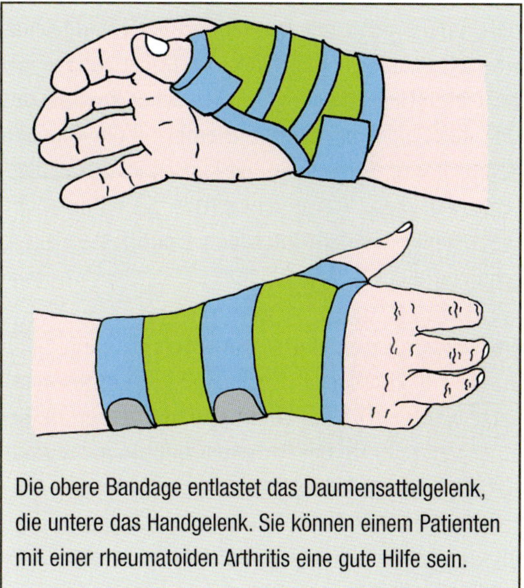

Die obere Bandage entlastet das Daumensattelgelenk, die untere das Handgelenk. Sie können einem Patienten mit einer rheumatoiden Arthritis eine gute Hilfe sein.

Bei starken Schwellungen am Handgelenk und an den Fingergelenken wird Gelenkflüssigkeit durch eine **Spritze** abgesaugt *(punktiert)*. Gleichzeitig kann über die Spritze ein kortisonhaltiges Medikament verabreicht werden *(Injektion)*, was die schmerzhafte Gelenkinnenhaut oft lang anhaltend beruhigt.

Wiederkehrende Schwellungen der Gelenkinnenhaut *(Synovialis)* können durch eine *Radiosynoviorthese* oder durch eine operative Entfernung der Gelenkinnenhaut *(Synovialektomie)* behandelt werden. Bei der Radiosynoviorthese der Hand wird als radioaktive Substanz meist *Rhenium* oder *Erbium* in die Gelenke gespritzt, was zum Absterben der entzündeten Gelenkinnenhaut führt. Das sich bildende Narbengewebe ist nicht mehr so schmerzhaft und produziert nicht mehr soviel Gelenkflüssigkeit. Möglicherweise wird der Krankheitsverlauf durch die Entfernung der Gelenkinnenhaut verzögert.

■ **Operative Behandlung**

Bei einer operativen Entfernung der Gelenkinnenhaut des Handgelenks *(Synovialektomie)*, wird oftmals gleichzeitig ein Teil der Sehnenscheiden der Strecksehnen am Handrücken entfernt. Damit kann einer zunehmenden Schädigung der Strecksehnen durch wiederkehrende Entzündungen der Sehnenscheiden vorgebeugt werden.

Ist es zu schweren Schäden der Gelenke und Knochen am Handgelenk gekommen, stellt die **Versteifung** *(Arthrodese)* einzelner Handwurzelknochen miteinander oder eine Versteifung des Handgelenks eine Behandlungsmöglichkeit dar. Dabei werden die zerstörten Gelenkflächen vom restlichen Knorpel befreit, die Gelenkinnenhaut entfernt und die Knochen durch Drähte, Schrauben und Platten zusammengeführt. Auf diese Weise verwachsen sie miteinander. Die Gelenke werden durch den Eingriff stabilisiert, schmerzfreier und belastbarer.

Ein schwer geschädigtes **Handgelenk** kann auch durch ein künstliches Gelenk *(Endoprothese)* ersetzt werden. Die Funktion ist dann besser als bei einer Versteifung. Bei Patienten mit einer rheumatoiden Arthritis kann es jedoch aufgrund der umfangreichen Schäden an Knochen, Kapseln und Bändern eher zu Komplikationen und zu einer vorzeitigen Lockerung des Kunstgelenks kommen.

Auch die Gelenkinnenhaut der **Fingergelenke** kann operativ entfernt werden. Je nach Befund werden gleichzeitig korrigierende Eingriffe an den Sehnen durchgeführt. An den Fingergelenken führen **Versteifungen** der Grund- und Mittelgelenke zu einer erheblichen Funktionseinschränkung der Hand. Vor allem die Fingergrundgelenke *(Metacarpophalangealgelenke, MCP-Gelenke)* werden nicht versteift. Daher werden in diesen Fällen eher Kunstgelenke eingesetzt, die eine Beweglichkeit ermöglichen und im Sinne eines *Platzhalters (Spacer)* wirken. Die rheumatoide Arthritis bedingt durch die Zerstörung des Knochens am Gelenk eine Verkürzung des Fingers. Der *Platzhalter* korrigiert die Verkürzung, so dass Gelenkkapsel und Bänder sich wieder straffen und die Funktion des Gelenks verbessern.

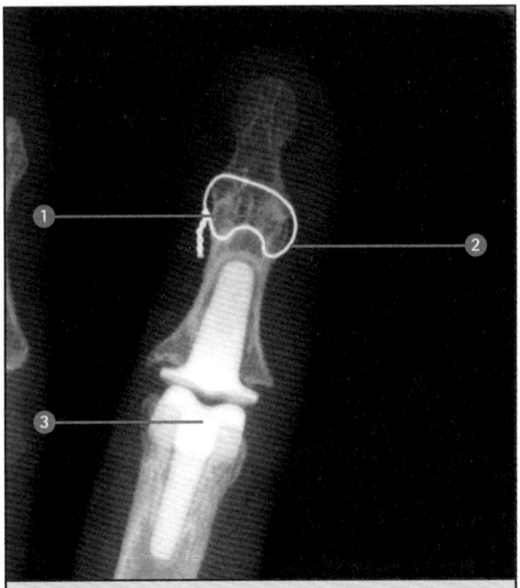

Röntgenbild eines Zeigefingers von vorne betrachtet. Das Endgelenk ❶ wurde mit Hilfe einer Drahtschlinge ❷ versteift. In das Mittelgelenk des Fingers wurde ein künstliches Gelenk ❸ eingesetzt.

Die **Endgelenke** der Finger werden eher versteift und nicht durch einen *Platzhalter* ersetzt. Der damit einhergehende Funktionsverlust ist relativ gering.

Fehlstellungen der Finger können durch Raffung, Verlagerung und Durchtrennung von Sehnen korrigiert werden. Je nach Befund werden gleichzeitig operative Eingriffe an den Sehnen und an den Gelenken vorgenommen.

Kommt es trotz einer medikamentösen Therapie zu wiederkehrenden Entzündungen der Sehnenscheiden, können die Sehnenscheiden und gleichzeitig bestehende Rheumaknoten entfernt werden. Dies sollte rechtzeitig geschehen, bevor die Entzündung der Sehnenscheiden zu einer Schwächung und einem Riss der Sehne führt. Kommt es zu Sehnenrissen *(Rupturen)*, sollten sie möglichst bald behandelt werden. Gerissene Sehnen können genäht, verlagert, an benachbarte Sehnen angenäht oder durch eine Verpflanzung von anderen Sehnen behandelt werden. Haben Veränderungen am Knochen durch die rheumatoide Arthritis zu einem Riss geführt, werden die knöchernen Veränderungen mitbehandelt.

Die Schwellung der Sehnenscheiden an der Innenseite des Handgelenks führt oftmals zu einer Bedrängung des *Medianus-Nervs* und löst damit ein *Karpaltunnelsyndrom* aus. Gelingt es nicht, durch Schienen oder Spritzen den Druck auf den Nerv anhaltend zu lindern, kann eine operative Behandlung erfolgen, bevor es zu bleibenden Schäden des Nervs kommt. Dazu wird ein festes Band *(Retinakulum)* gespalten, welches am Handgelenk über dem Medianus-Nerv verläuft. Außerdem werden die Innenhäute der Sehnenscheiden entfernt. Dem *Karpaltunnelsyndrom* ist, ebenso wie dem *Loge du Guyon-Syndrom* ein eigenes Kapitel gewidmet. Bei letzterem wird an der Hand ein Teil des *Ulnaris-Nerv* in der sog. *Loge du Guyon* bedrängt. Diagnostik und Therapie sind ähnlich wie beim Karpaltunnelsyndrom.

## Die rheumatoide Arthritis am Hüftgelenk

Selten, etwa in 1% bis 20% der Fälle, ist in frühen Phasen der rheumatoiden Arthritis das Hüftgelenk betroffen. In den späten Phasen der Erkrankung nimmt die Häufigkeit auf 20-50% zu. Am Hüftgelenk findet die Entzündung der Gelenkinnenhaut vorwiegend in der Tiefe der Gelenkpfanne und um den Schenkelhals herum statt.

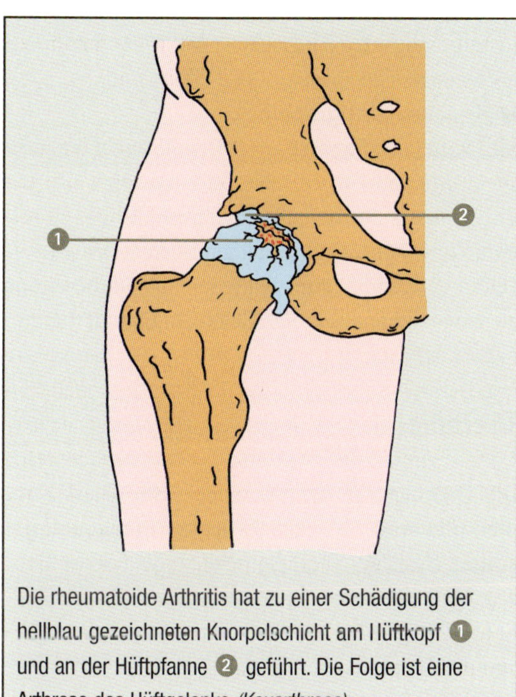


Die rheumatoide Arthritis hat zu einer Schädigung der hellblau gezeichneten Knorpelschicht am Hüftkopf ❶ und an der Hüftpfanne ❷ geführt. Die Folge ist eine Arthrose des Hüftgelenks *(Koxarthrose)*.

### Symptome und Beschwerden

Im Rahmen der rheumatoiden Arthritis kommt es auch am Hüftgelenk zu einer Entzündung des Gelenks, was als *Koxitis* bezeichnet wird. Dies ist stark schmerzhaft und geht mit einer Flüssigkeitsbildung *(Erguss)* im Gelenk einher. Die Folge sind starke Schmerzen beim Bewegen und Belasten der Hüfte sowie in Ruhe.

Häufige Phasen der Entzündung greifen die Knorpelsubstanz an. Die Folge ist ein Verschleiß *(Arthrose)* des Hüftgelenks *(Koxarthrose)*, der sich mit der Zeit über das gesamte Gelenk ausdehnt. Dies führt zu den typischen Symptomen eines Hüftgelenk-Verschleißes wie Einlaufschmerz, Bewegungsschmerz, Hinken, Einknicken im Gelenk, Ruheschmerz und Abnahme des Gehvermögens. Die meisten Schmerzen werden dabei in der Leiste, an der Außenseite der Hüfte und im Oberschenkel empfunden. Darauf wird ausführlich im Kapitel *Der Verschleiß des Hüftgelenks – Die Koxarthrose* eingegangen.

Wird zur Behandlung der rheumatoiden Arthritis Kortison in höheren Dosen und über einen längeren Zeitraum eingenommen, kann es dadurch zu einem Absterben des Hüftkopfes kommen, was als *Hüftkopfnekrose* bezeichnet wird. Dies führt zu einem vorzeitigen Verschleiß und zur Zerstörung des Gelenks. Näher wird darauf im Kapitel *Das Absterben des Hüftkopfes (Hüftkopfnekrose) des Erwachsenen* eingegangen.

### Untersuchung und Diagnostik

Liegt eine Entzündung *(Koxitis)* oder ein Verschleiß *(Koxarthrose)* der Hüfte durch eine Rheumaerkrankung vor, wird bei der Untersuchung eine schmerzhafte Bewegungseinschränkung festgestellt. Vor allem die Fähigkeit zur Innendrehung *(Innenrotation)* ist vermindert. Ein Hinken fällt auf.

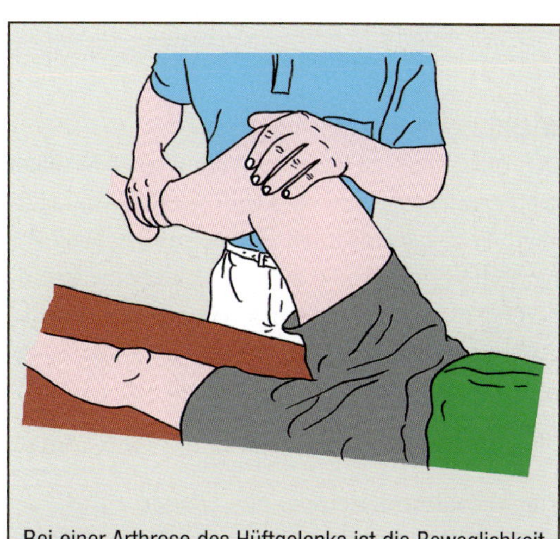

Bei einer Arthrose des Hüftgelenks ist die Beweglichkeit meist stark eingeschränkt und eine in der Abbildung dargestellte Innendrehung des Beins ist schmerzhaft.

Weitere diagnostische Maßnahmen:

### Röntgen

Die Röntgenuntersuchung ist die **Standarduntersuchung** zur Beurteilung von Gelenkschäden bei der rheumatoiden Arthritis. Sie liefert wesentliche Informationen über den Zustand des Gelenks und den umgebenden Knochen. Bei sehr jungen Patienten wird zur Vermeidung von Strahlenbelastung bisweilen der Kernspintomographie der Vorzug gegeben.

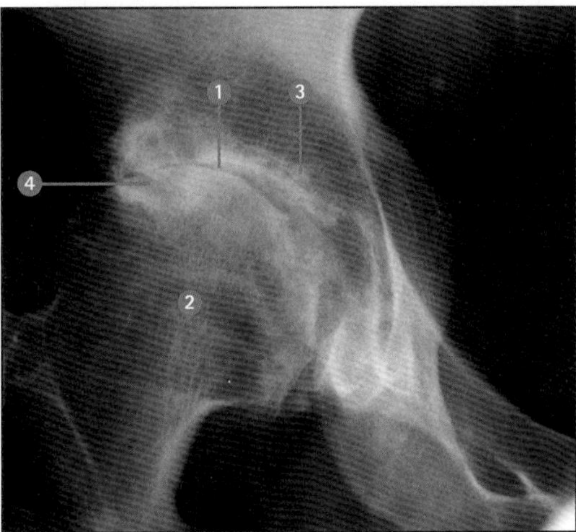


Das Röntgenbild zeigt ein von der rheumatoiden Arthritis betroffenes rechtes Hüftgelenk von vorne. Durch den Verlust der Knorpelschicht ist der normalerweise im Röntgen sichtbare Gelenkspalt ❶ zwischen Hüftkopf ❷ und Hüftpfanne ❸ aufgehoben. Die Knochen reiben aufeinander. Zudem haben sich im Knochen durch Vordringen von Schleimhautgewebe und Flüssigkeit Hohlräume *(Zysten)* ❹ gebildet.

### Ultraschalluntersuchung

Der Ultraschall ist eine gute Methode, bei einer rheumatoiden Arthritis das Hüftgelenk zu untersuchen. Er zeigt verlässlich Gelenkergüsse, Schleimhautschwellungen und zum Teil knöcherne Veränderungen an. Mit seiner Hilfe können Spritzen zur Gabe von Medikamenten *(Injektionen)* und Spritzen zum Entfernen von Gelenkergüssen *(Punktionen)* sicherer gegeben werden.

Zur Verlaufsbeobachtung der Erkrankung ist der Ultraschall vor allem bei betroffenen jungen Patienten ideal, da er keine Strahlenbelastung mit sich bringt und kostengünstiger ist als eine Kernspintomographie.

### Kernspintomographie (Magnetresonanztomographie, MRT)

In den meisten Fällen liefern Ultraschall und Röntgen ausreichende Informationen über den Gelenkzustand. Der Vorteil der Kernspintomographie besteht in der Aufdeckung von Erkrankungen, die sich erst später im Röntgenbild zeigen (z. B. *Hüftkopfnekrose*) sowie in der fehlenden Strahlenbelastung, weshalb sie gerne bei Kindern und Jugendlichen eingesetzt wird.

### Knochenszintigraphie

Sie wird im Rahmen der Diagnosestellung der rheumatoiden Arthritis häufig eingesetzt, um das Befallmuster der Gelenke am ganzen Körper zu zeigen. Zur Diagnostik speziell am Hüftgelenk wird sie selten verwendet, zum Teil jedoch als Vorbereitung zu einer Behandlung der Gelenkinnenhaut *(Radiosynoviorthese)*.

## Therapie

Die Therapie der rheumatoiden Arthritis ist komplex und wird für jeden Patienten **individuell** gestaltet. Basis der Therapie ist die regelmäßige Gabe von Medikamenten. Nicht-operative und operative Behandlungsmöglichkeiten am Hüftgelenk ergänzen die Therapie.

### Nicht-operative *(konservative)* Therapie

Befindet sich das Gelenk in einer schmerzfreien, ruhigen Phase, sind ein **leichtes Muskeltraining** und Bewegungsübungen sinnvoll. Das Training wird anfänglich von einem Physiotherapeuten begleitet und später selbstständig vom Patienten fortgesetzt. Eine Überlastung des Gelenks ist zu vermeiden. Vor diesem Hintergrund sind Sportarten mit hohen Belastungen des Hüftgelenks, wie z. B. Tennis oder Fußball, ungeeignet. Um Beugefehlstellungen an Hüft- und Kniegelenken vorzubeugen, sollte sich der Patient mit einer rheumatoiden Arthritis morgens und abends für etwa 10-15 Minuten auf den Bauch legen. Dies streckt die Gelenke.

Eine Entlastung mit Bandagen ist am Hüftgelenk kaum möglich, ein **Gehstock** kann jedoch Entlastung bringen. Dabei sollte auf eine breite Handauflage des Stocks geachtet werden. Die richtige Stocklänge liegt vor, wenn der Patient bei aufrechtem Stand den Griff erreicht und er dazu das Ellenbogengelenk nur leicht beugen muss.

Im Alltag wird empfohlen, ein Sitzen in Sofas oder Sesseln zu vermeiden, bei denen es durch **tiefes Sitzen** zu einer übermäßigen Beugung in der Hüfte kommt. Dem gleichen Zweck dient eine Erhöhung der Bettpfosten. Die Matratze sollte nicht zu weich sein, um eine Fehlbelastung von Gelenken und Wirbelsäule zu vermeiden. Es wird empfohlen, beim Schlafen ein Kissen zwischen die Knie zu legen, damit vor allem die Hüftgelenke entlastet werden.

Eine akute Entzündung geht mit einer ausgeprägten Ergussbildung und Schmerzen einher. Zur Entlastung des Gelenks wird ein großer Erguss durch das Einführen einer **Spritze** entfernt *(Punktion)*. Gleichzeitig kann ein kortisonhaltiges Medikament eingespritzt werden *(Injektion)*, was die Entzündung oft lang anhaltend beruhigt. Weitere Maßnahmen sind die Schonung des Gelenks sowie die Einnahme von Schmerzmitteln. Am tief im Körper liegenden Hüftgelenk ist die Wirkung von Kälte und Salben begrenzt.

Gelingt mit diesen Maßnahmen keine ausreichende Beruhigung oder kehren akute Entzündungen rasch zurück, sind andere Therapien erforderlich. Bei wiederkehrenden Entzündungen und Gelenkergüssen wird die **Radiosynoviorthese** eingesetzt. Eine in das Gelenk eingespritzte radioaktive Substanz zerstört die entzündete Gelenkinnenhaut, die den wesentlichen, schädigenden Faktor darstellt. Damit wird die aktuell schmerzhafte Entzündung positiv beeinflusst und das weitere Fortschreiten der Erkrankung verzögert.

## ■ Operative Behandlung

Die operative Entfernung der Gelenkschleimhaut *(Synovialis)* wird als *Synovialektomie* oder *Synovektomie* bezeichnet. Als *Frühsynovialektomie* bezeichnet man die frühzeitige operative Entfernung der Schleimhaut, bevor es zu schweren Gelenkschäden gekommen ist. Sie wird eingesetzt, wenn eine medikamentöse Therapie, Gelenkinjektionen oder eine Radiosynoviorthese nicht mehr ausreichen, um schnell wiederkehrende Entzündungen des Gelenks zu verhindern. Wird die Entfernung zu einem späteren Zeitpunkt durchge-

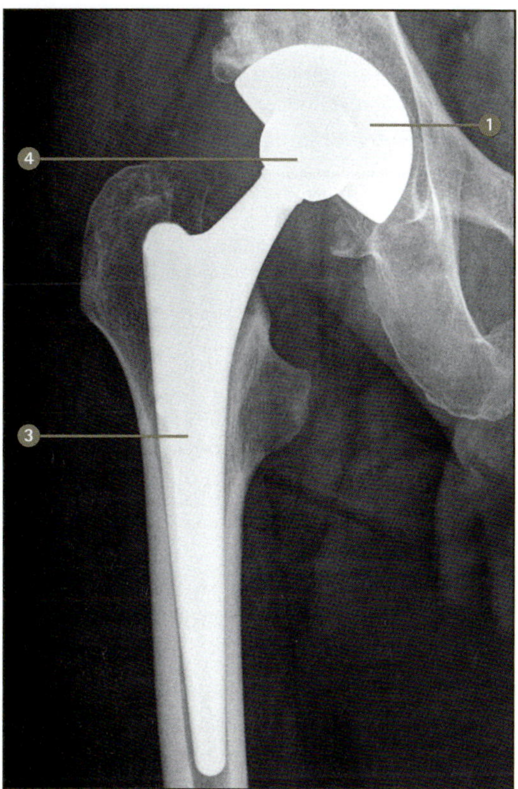


Die obere Abbildung zeigt ein Röntgenbild einer Hüft-Totalendoprothese der rechten Hüfte von vorne betrachtet. Darunter befindet sich eine Schemazeichnung. Die Totalendoprothese besteht aus der Hüftgelenkpfanne ❶, in der ein Kunststoffeinsatz *(Inlay)* ❷ befestigt wird, und dem Prothesenschaft ❸, auf dem der Prothesenkopf ❹ sitzt.

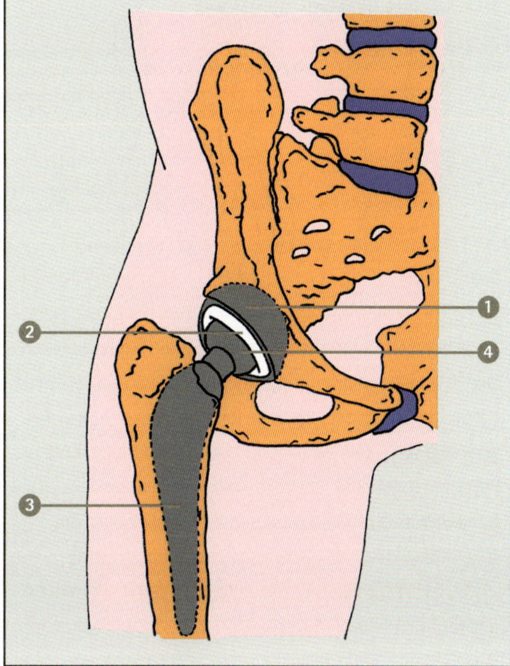

führt, bezeichnet man sie als *Spätsynovialektomie*. Die operative Entfernung wird über einen größeren Hautschnitt vorgenommen (sog. *offenes Verfahren*). Wenn möglich wird sie durch eine Gelenkspiegelung *(Arthroskopie)* durchgeführt. Aus anatomischen Gründen können an der Hüfte mit der Gelenkspiegelung nicht alle Bereiche des Gelenks erreicht werden. Daher schließt sich oftmals einige Wochen später eine Radiosynoviorthese an.

Aufgrund der fortschreitenden Gelenkzerstörung sind häufig Gelenkersatzoperationen *(künstliches Hüftgelenk; Hüft-Endoprothese)* notwendig. Da die rheumatoide Arthritis schneller als ein *einfacher* Gelenkverschleiß das Hüftgelenk schädigt, sind die Patienten mit einer rheumatoiden Arthritis zum Zeitpunkt der Operation fast 10 Jahre jünger. Durch die Erkrankung und die häufige Einnahme von Kortison verliert die Knochensubstanz an Festigkeit *(Osteoporose)*.

Dies kann die Verankerung der Prothese erschweren. Infektionen und eine vorzeitige Lockerung des künstlichen Gelenks treten bei Patienten mit einer rheumatoiden Arthritis häufiger auf. Dennoch ist der künstliche Gelenkersatz beim Rheumatiker ein erfolgreicher Eingriff, der über viele Jahre ein schmerzärmeres und besseres Gehen ermöglicht.

## Die rheumatoide Arthritis am Kniegelenk

Die rheumatoide Arthritis betrifft sehr häufig die Kniegelenke. Schädigungen durch die Erkrankung betreffen neben dem Gelenkknorpel auch die Kreuzbänder und die Seitenbänder. Die Folge ist ein Verschleiß des Gelenks *(Arthrose)* und ein Funktionsverlust der Bänder.

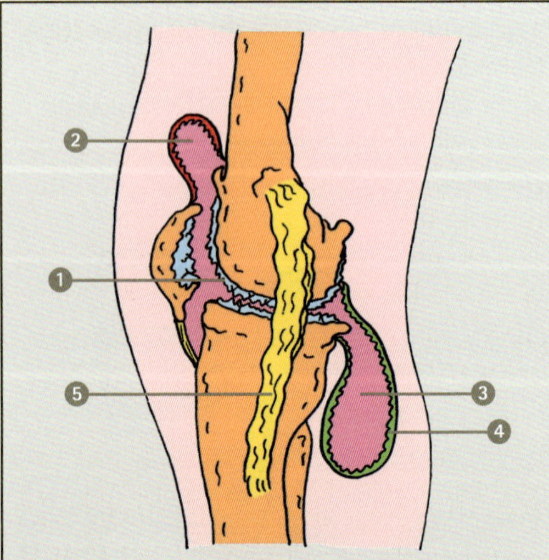


Zu sehen ist die Innenseite eines rechten Kniegelenks. Der blau dargestellte Gelenkknorpel ❶ ist durch die rheumatoide Arthritis stark geschädigt. Durch die Entzündung der Gelenkinnenhaut hat sich vorne im Knie Flüssigkeit gebildet ❷. Diese gelangt in einen Schleimbeutel in der Kniekehle. Füllt dieser sich mit Gelenkflüssigkeit ❸, spricht man von einer *Baker-Zyste* ❹. Auch das hier gezeigte Innenband ❺ ist von der rheumatoiden Arthritis betroffen.

Daraus ergibt sich eine *Instabilität*, die den Schädigungsprozess am Knie beschleunigt. Sichtbar ist dies vor allem an einer **Änderung der normalen Beinachse** hin zu einem *X-Bein*.

### Symptome und Beschwerden

Im Vordergrund der Beschwerden steht die Entzündung des Kniegelenks. Es kommt zu Schmerzen, zu Schwellungen der Gelenkinnenhaut, zu einer Überwärmung, einer Ergussbildung, einer eingeschränkten Funktion und seltener zu einer Rötung. Im Gegensatz zum Gelenkverschleiß *(Arthrose)* sind die Symptome ausgeprägter. Wiederkehrende Schwellungen und Schmerzen gehen mit einer eingeschränkten Belastbarkeit des Knies einher. Folge ist eine Rückbildung der Beinmuskeln *(Muskelatrophie)*.

Da die Bänder und die Kapsel des Kniegelenks von der Erkrankung mitbetroffen sind, führt dies zusammen mit dem Muskelschwund zu einer *Instabilität* des Gelenks. Häufig ist z. B. das vordere Kreuzband so stark betroffen, dass es bis auf wenige Fasern aufgelöst wird. Wird ein Knie durch eine *einfache Arthrose* eher steif und unbeweglich, so ist das Kniegelenk des Rheumatikers eher *wackelig* und *instabil*. Daraus entwickelt sich häufig eine ausgeprägte X-Bein-Stellung.

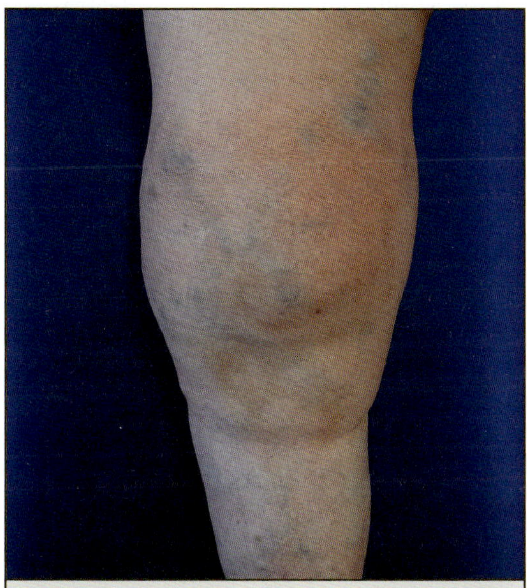

Das Foto zeigt das rechte Knie einer 75-jährigen Frau. Sie leidet seit Jahren an einer rheumatoiden Arthritis. Das Knie ist geschwollen und mit Gelenkflüssigkeit gefüllt.

Ein in der Kniekehle gelegener Schleimbeutel wird oft von der rheumatoiden Arthritis erfasst und bildet Flüssigkeit. In diesen Schleimbeutel fließt zusätzlich die Gelenkflüssigkeit aus den vorderen Anteilen des Knies. So kann sich in diesem Schleimbeutel eine große Menge Flüssigkeit ansammeln. Dieser flüssigkeitsgefüllte Schleimbeutel in der Kniekehle wird allgemein als *Baker-Zyste* bezeichnet.

## Untersuchung und Diagnostik

Bei der Untersuchung wird das Gangbild betrachtet und neben den Kniegelenken besonders die Hüftgelenke und die Gelenke des Fußes untersucht. Am Kniegelenk wird auf eine Schleimhautschwellung, eine Überwärmung und eine Ergussbildung geachtet. Funktionstests dienen der Überprüfung der Stabilität und der Beweglichkeit des Knies.

Weitere diagnostische Maßnahmen:

### ■ Röntgen

Im Röntgenbild zeigt sich das Ausmaß des Gelenkbefalls. Der Verschleiß und die Veränderungen des Knochens können anhand der Aufnahmen beurteilt werden. Das Eindringen der aggressiven Schleimhaut in den Knochen kann zu großen Höhlen im Knochen führen *(Zysten)*. Wird der Knochen von seiner Außenseite ausgehöhlt, liegt eine *Usur* vor. Es kommt zu einem gelenknahen Mangel an Knochensubstanz *(Osteopenie)* oder zur Ausbildung einer Knochenarmut *(Osteoporose)*.

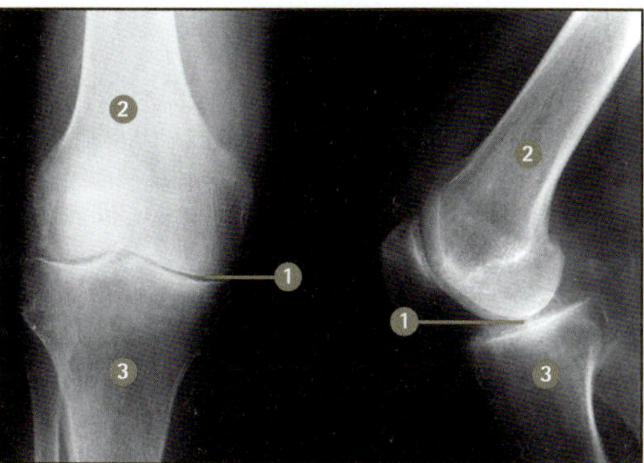


Röntgenbilder eines 54-jährigen Mannes mit einer rheumatoiden Arthritis. In der rechten Bildhälfte ist das leicht gebeugte Knie von der Seite zu sehen. Daneben ist das Knie von vorne geröntgt. Der Gelenkspalt ❶ zwischen Oberschenkel ❷ und Unterschenkel ❸ ist stark verschmälert - ein Zeichen, dass die Höhe der Knorpelschicht stark abgenommen hat.

### ■ Ultraschalluntersuchung

Die Ultraschalluntersuchung *(Sonographie)* ist eine gute Methode zur Darstellung der Schleimhautschwellung. Auch Gelenkergüsse und flüssigkeitsgefüllte Schleimbeutel, so z. B. eine *Baker-Zyste*, werden erfasst.

### ■ Kernspintomographie (Magnetresonanztomographie, MRT)

Röntgen und Ultraschall sind in der Diagnostik oftmals ausreichend. Die Kernspintomographie liefert zusätzliche wertvolle Hinweise zum Zustand des Knorpels und zu möglichen Rissbildungen der Kreuzbänder, der Seitenbänder oder der Menisken.

### ■ Knochenszintigraphie

Sie wird in der Diagnosestellung einer rheumatoiden Arthritis häufig angewendet, da sie den Befall mehrerer Gelenke nachweisen kann. Im Verlauf der Erkrankung wird mit der Methode das Ausmaß der Gelenkentzündung erfasst.

## Therapie

Die rheumatoide Arthritis wird vor allem durch die regelmäßige Gabe von Medikamenten behandelt. Ist das Kniegelenk betroffen, stehen zur Behandlung weitere nicht-operative und operative Verfahren zur Verfügung.

### Nicht-operative *(konservative)* Therapie

Befindet sich das Gelenk in einer schmerzfreien und ruhigen Phase, sind ein **leichtes Muskeltraining** und Bewegungsübungen sinnvoll. Das Training sollte anfänglich von einem Physiotherapeuten begleitet und später durch selbstständige Übungen fortgesetzt werden. Eine Überlastung der Knie ist zu vermeiden. Vor diesem Hintergrund sind Sportarten mit hohen Belastungen des Kniegelenks wie Tennis oder Fußball ungeeignet.

Die geschwächten Bänder können mit **Bandagen** unterstützt werden. Kniebandagen gibt es in leichten Ausführungen und in Ausführungen mit seitlichen Schienen. Welche Ausführung für den Patienten geeignet ist, muss sorgfältig ausprobiert werden.

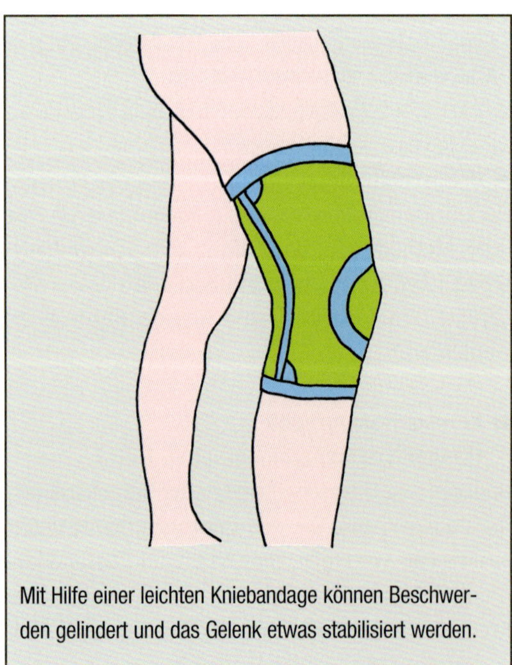

Mit Hilfe einer leichten Kniebandage können Beschwerden gelindert und das Gelenk etwas stabilisiert werden.

Ein **Gehstock** entlastet das Gelenk. Dabei sollte auf eine breite Handauflage geachtet werden. Die richtige Stocklänge liegt vor, wenn der Patient bei aufrechtem Stand den Griff erreicht und er dazu das Ellenbogengelenk nur leicht beugen muss.

Eine **akute Entzündung** des Knies geht mit einer ausgeprägten Ergussbildung und Schmerzen einher. Zur Entlastung des Gelenks wird der Erguss mit einer Spritze entfernt *(Punktion)*. Gleichzeitig kann ein kortisonhaltiges Medikament eingespritzt werden *(Injektion)*, was die Entzündung beruhigt. Je nach weiterem Verlauf wird die Injektion wiederholt. Die Anzahl der Injektionen mit Kortison wird möglichst gering gehalten, um den Knorpel im Gelenk nicht zu schädigen. Ein in der Kniekehle häufig anzutreffender flüssigkeitsgefüllter Schleimbeutel *(Baker-Zyste)* kann ebenfalls durch eine Punktion entlastet werden.

Weitere Maßnahmen sind die Schonung des Gelenks, die Anwendung von Kälte und Salben sowie die Einnahme von Schmerzmitteln

***Ein schmerzendes Knie sollte möglichst nicht durch das Unterlegen eines Kissens in die Kniekehle entlastet werden. Dadurch kann es schnell zu einer anhaltenden Beugefehlstellung kommen, die sich kaum oder gar nicht mehr durch Übungen beseitigen lässt.***

Gelingt mit diesen Maßnahmen keine ausreichende Beruhigung oder kehren akute Entzündungen rasch zurück, sind andere Therapien erforderlich. Die *Radiosynoviorthese* wird bei wiederkehrenden Entzündungen und Gelenkergüssen eingesetzt. Eine in das Kniegelenk eingespritzte radioaktive Substanz zerstört die aggressive Gelenkinnenhaut. Damit wird nicht nur die aktuell schmerzhafte Entzündung positiv beeinflusst, sondern auch das weitere Fortschreiten der Erkrankung verzögert.

### Operative Behandlung

*Synovialektomie* und *Synovektomie* beschreiben ein operatives Verfahren zur Entfernung der entzündeten Gelenkschleimhaut *(Synovialis)*. Der Vorteil der Methode ist, dass auch eine bereits stark verdickte Schleimhaut abgetragen werden kann. Eine Radiosynoviorthese kann diese nur begrenzt beeinflussen.

Synovektomie und Radiosynoviorthese werden häufig kombiniert. Zunächst wird die Schleimhaut operativ entfernt und etwa 6 Wochen später eine Radiosynoviorthese durchgeführt. Das gemeinsame Ziel besteht in der möglichst vollständigen Zerstörung der Schleimhaut. Es kommt zu einer Narbenbildung und damit zur Ausbildung eines festen Bindegewebes, was nicht mehr die aggressive Wirkung wie die Schleimhaut auf das Gelenk hat. Nach Monaten oder Jahren bildet sich die Schleimhaut jedoch neu.

Der Eingriff kann als *Frühsynovialektomie* in frühen Stadien der rheumatoiden Arthritis und als *Spätsynovialektomie* in fortgeschrittenen Stadien eingesetzt werden. Er soll weitere Gelenkschäden verzögern und wird eingesetzt, wenn die medikamentöse Behandlung, Gelenkinjektionen oder eine Radiosynoviorthese zur Entzündungshemmung nicht mehr ausreichen. Die operative Entfernung kann über einen größeren Hautschnitt durchgeführt werden (sog. *offenes Verfahren*). Alternativ wird sie durch eine Gelenkspiegelung *(Arthroskopie)* durchgeführt, was sich zunehmend durchsetzt, da es den Patienten weniger belastet. Die Wahl des operativen Verfahrens orientiert sich am Ziel einer möglichst vollständigen Entfernung der Schleimhaut. Gleichzeitig wird in vielen Fällen eine bestehende *Baker-Zyste* entfernt.

Aufgrund der fortschreitenden Gelenkzerstörung wird häufig der **künstliche Gelenkersatz** durch eine Endoprothese notwendig. Die rheumatoide Arthritis führt frühzeitiger zu einer schweren Schädigung des Gelenks als ein *einfacher* Verschleiß. Daher sind die Patienten mit einer rheumatoiden Arthritis zum Zeitpunkt des Einsetzens eines künstlichen Kniegelenks deutlich jünger.

Da die Bänder, die Gelenkkapsel, die Muskeln und der Knochen durch die rheumatoide Arthritis mitbetroffen sind, sind die Voraussetzungen für einen Protheseneinbau erschwert. Die Prothese muss in einem oft weichen Knochen *(Osteopenie, Osteoporose)* stabil verankert werden. Zerstörte Seitenbänder und Kreuzbänder fehlen in der Stabilisierung des künstlichen Gelenks. Die verwendeten Prothesen reichen daher meist tiefer in den Schaft von Ober- und Unterschenkel und sind in sich stabiler. Wegen der fortgeschrittenen Schäden des Gelenks wird in der Regel kein Teilgelenkersatz *(Schlittenprothese)* durchgeführt. Infektionen und eine vorzeitige Lockerung des Kunstgelenks treten im Rahmen einer rheumatoiden Arthritis häufiger auf.

## Die rheumatoide Arthritis am Fuß

Zu Beginn der rheumatoiden Arthritis sind die Füße in etwa 20% der Fälle betroffen – eine Mitbeteiligung folgt fast immer im Laufe der Erkrankung. Meist werden die Grundgelenke der Zehen befallen. Das sind die Gelenke, die die Zehen mit den Mittelfußknochen verbinden (auch *Metatarsophalangealgelenke* genannt).

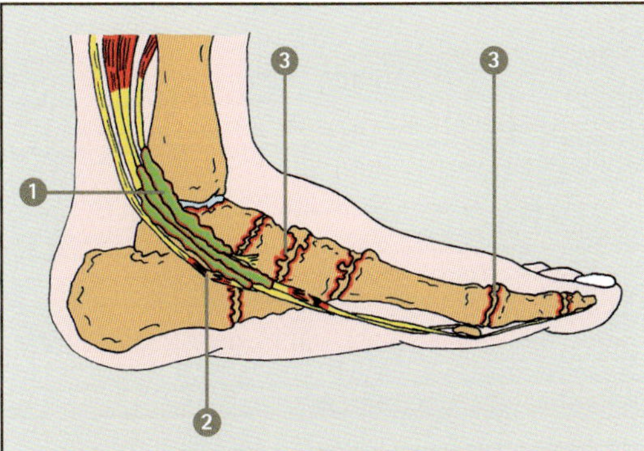


Die Abbildung zeigt die Innenseite eines linken Fußes. Durch die rheumatoide Arthritis sind Sehnenscheiden ❶ und Sehnen ❷ stark angegriffen. Ebenso finden sich Schäden an den Knochen und Gelenken ❸.

Die Gelenke des Mittelfußes sowie das obere und das untere Sprunggelenk werden seltener von der Erkrankung erfasst.

Die Belastung des Fußes durch das Körpergewicht führt zu einer starken Beanspruchung von Gelenken und Bändern. Dies verstärkt die durch die rheumatoide Arthritis entstandenen Schäden.

### Symptome und Beschwerden

Bei einer beginnenden rheumatoiden Arthritis zeigen die Grundgelenke der Zehen und insbesondere die zum Innenrand des Fußes gelegenen Anteile der Gelenkköpfchen im Röntgenbild oft die ersten

Veränderungen. Dies löst anfangs keine oder kaum Beschwerden aus.

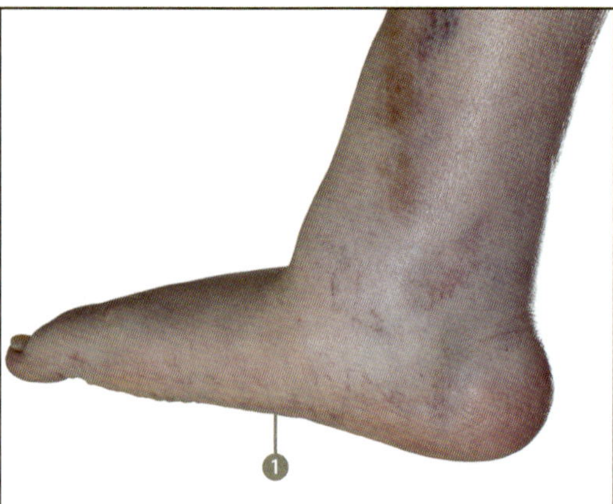


Zu sehen ist der rechte Fuß einer 77-jährigen Frau, die seit Jahren an einer rheumatoiden Arthritis leidet. Das Längsgewölbe des Fußes ist eingesunken ❶ und der gesamte Fuß ist geschwollen.

Prinzipiell kann jeder Knochen, jedes Band und jedes Gelenk am Fuß von der rheumatoiden Arthritis betroffen sein. Dies führt zu Schmerzen, Entzündungen und zu Funktionseinschränkungen. An der Großzehe können sich eine *schiefe Großzehe (Hallux valgus)* und eine Arthrose ausbilden.

Die Grundgelenke der kleinen Zehen können sich entzünden, womit eine zunehmende Schädigung dieser Gelenke einhergeht. Dadurch verlagern sich die Gelenkköpfchen in Richtung zur Fußsohle. Dies führt zu heftigen Schmerzen und Schwielen unter dem Vorfuß, ein schmerzfreies Gehen kann fast unmöglich werden. Begleitend treten oft ein *Spreizfuß* sowie *Hammer-* oder *Krallenzehen* auf.

Werden Rück- und Mittelfuß befallen, kann das Längsgewölbe des Fußes nicht mehr gehalten werden und es bildet sich ein **Knick-Plattfuß** aus.

## Untersuchung und Diagnostik

Die Füße sowie Knie- und Hüftgelenke werden betrachtet, auf schmerzhafte Stellen untersucht und auf ihre Funktion überprüft. Ganganalysen und Druckmessungen am Fuß sind sinnvoll.

Durch **Druckmessungen** können Zonen starker Belastung am Fuß bildlich dargestellt und anschließend Maßnahmen zu deren Entlastung ergriffen werden.

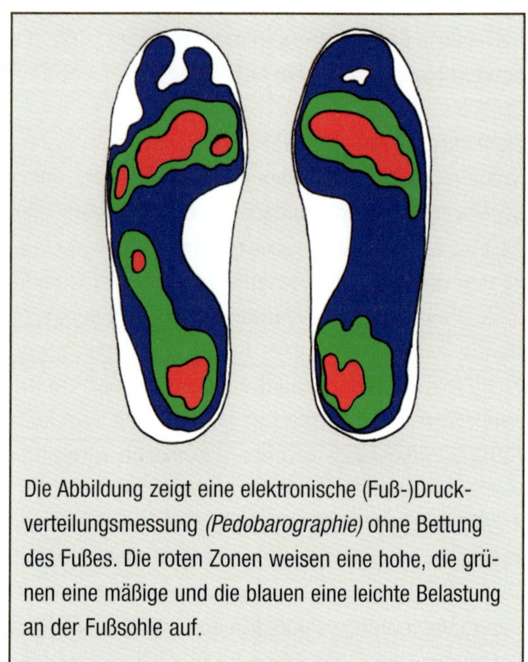

Die Abbildung zeigt eine elektronische (Fuß-)Druckverteilungsmessung *(Pedobarographie)* ohne Bettung des Fußes. Die roten Zonen weisen eine hohe, die grünen eine mäßige und die blauen eine leichte Belastung an der Fußsohle auf.

Weitere diagnostische Maßnahmen:

### Röntgen

Röntgenuntersuchungen zeigen typische Veränderungen durch eine rheumatoide Arthritis auf und sind wesentlich zur Erfassung der Schäden an Knochen und Gelenken des Fußes.

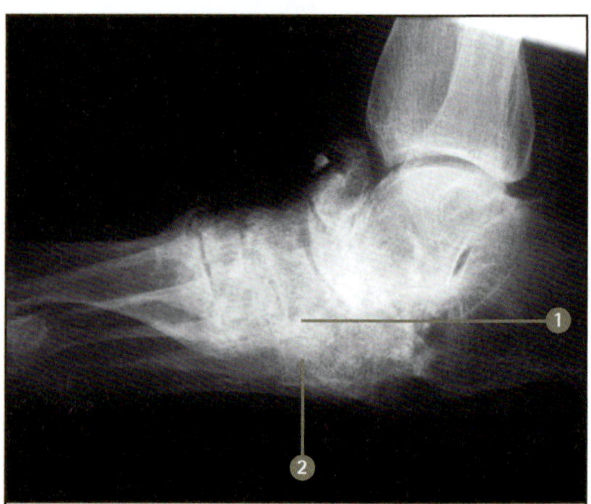


Dies ist das Röntgenbild des Fußes einer 77-jährigen Patientin. Die Fußwurzelknochen und ihre Gelenke zeigen schwere Veränderungen ❶, das normalerweise vorhandene Längsgewölbe ist eingesunken ❷.

■ **Ultraschalluntersuchung**
Die Untersuchung mit Ultraschall *(Sonographie)* ist bei der rheumatoiden Arthritis eine große Hilfe. Entzündliche Veränderungen der Sehnen, der Gelenkkapsel und der Gelenkinnenhaut sowie Gelenkergüsse können auch am Fuß gut erkannt werden.

■ **Kernspintomographie (Magnetresonanztomographie, MRT)**
Die Kernspintomographie liefert umfangreiche Aussagen über den gesamten Fuß. Sie wird vor allem zur Erkennung von Veränderungen der Weichteile wie Sehnen und Gelenkkapsel genutzt.

■ **Computertomographie (CT)**
Zum Teil sind die Schäden an Knochen und Gelenken so ausgedehnt, dass erst die Computertomographie eine umfassende Darstellung ermöglicht.

## Therapie

Als Basis der Therapie der rheumatoiden Arthritis gilt die regelmäßige Einnahme von Medikamenten. Hinzu kommen bei Befall des Fußes zahlreiche Maßnahmen der nicht-operativen und der operativen Therapie.

■ **Nicht-operative *(konservative)* Therapie**
Der Patient mit einer rheumatoiden Arthritis sollte **Schuhe** mit weichem Oberleder und einer festen Sohle tragen. Die feste Sohle schützt die Grundgelenke der Zehen vor Druck von unten und vermindert eine schmerzhafte Bewegung. Leichte Fehlstellungen und Veränderungen am Fuß werden mit **Einlagen**, Fußbettungen oder orthopädischen Schuhen behandelt.

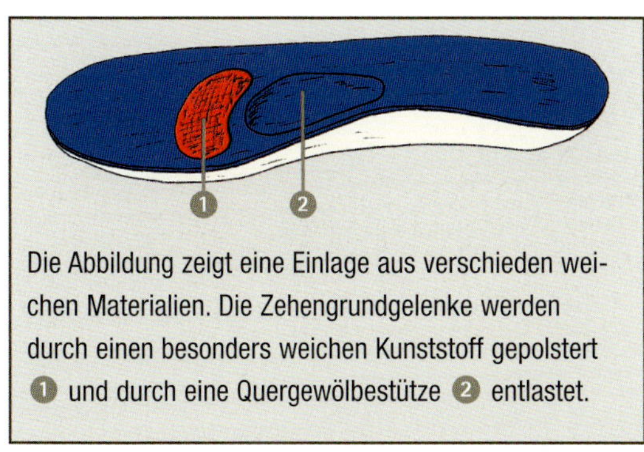


Die Abbildung zeigt eine Einlage aus verschieden weichen Materialien. Die Zehengrundgelenke werden durch einen besonders weichen Kunststoff gepolstert ❶ und durch eine Quergewölbestütze ❷ entlastet.

Schuhtechnische Änderungen am Schuhwerk, sog. *Zurichtungen*, umfassen z. B. Abrollsohlen oder Schmetterlingsrollen. Sie werden am Konfektionsschuh angebracht und tragen zur Entlastung von Gelenken und Druckstellen bei. Da die Veränderungen bei Belastung fortschreiten, sollte ein bestehendes Übergewicht reduziert werden. Sportarten, die die Gelenke stark beanspruchen, wie Tennis, Fußball oder Leichtathletik, werden nicht empfohlen.

In Phasen stärkerer Schmerzen oder Entzündungen können gezielte **Injektionen** in die Gelenke, an Bändern und Sehnen vorgenommen werden. Geschwollene Gelenke werden durch ein Absaugen von Gelenkflüssigkeit *(Punktion)* behandelt. Den Spritzen können kortisonhaltige oder pflanzliche Substanzen zur Unterdrückung der Entzündung zugesetzt werden.

Bei häufig wiederkehrenden Gelenkentzündungen und Gelenkergüssen wird eine *Radiosynoviorthese* eingesetzt. Die Maßnahme greift an der entzündeten Gelenkinnenhaut an, indem diese durch das Einspritzen einer radioaktiven Substanz zerstört wird. Da bei der rheumatoiden Arthritis im Wesentlichen die Gelenkinnenhaut befallen wird, kann mit dieser Maßnahme oft über einen langen Zeitraum eine Beruhigung des betroffenen Gelenks erreicht werden.

■ **Operative Behandlung**
Aufgrund des Fortschreitens der Erkrankung mit Schäden an Knochen und Gelenken sind oftmals operative Maßnahmen notwendig. In den Frühstadien können Eingriffe vorgenommen werden, bei denen die Gelenkinnenhaut *(Synovialektomie)* oder die Sehnenscheiden (*Tenosynovektomie* oder *Tendosynovialektomie*) entfernt werden. Da von diesen Strukturen der Großteil der Entzündung ausgeht, hat ihre Entfernung einen vorbeugenden Effekt. Nach dem Eingriff schreitet die Erkrankung nicht mehr so rasch voran.

In fortgeschrittenen Stadien der rheumatoiden Arthritis können Eingriffe am Knochen notwendig werden. Kleinere Gelenke wie die Zehengrundgelenke werden zum Teil entfernt *(Resektion)*, in ihrer Ausrichtung verändert *(Osteotomie)* oder versteift *(Arthrodese)*. Größere Gelenke wie das Grundgelenk der Großzehe oder das obere Sprunggelenk können auch durch ein künstliches Gelenk *(Endoprothese)* ersetzt werden. Unterhalb des

Innenknöchels kann es im *Tarsaltunnel* durch eine Sehnenscheidenentzündung zur Bedrängung eines kleinen Nervs kommen. Dies wird als *Tarsaltunnelsyndrom* bezeichnet. Ihm ist ein eigenes Kapitel gewidmet. Führen Spritzen zu keiner anhaltenden Besserung, wird ein festes Band *(Retinakulum)* operativ durchtrennt und die Innenhaut der dort verlaufenden Sehnenscheiden entfernt.

## Prognose und Verlauf

Die rheumatoide Arthritis kann **in unterschiedlicher Weise** verlaufen. Sie kann kontinuierlich fortschreiten, zu häufigen Entzündungsschüben führen und die Gelenke zunehmend zerstören. Dies trifft auf etwa 50-70% der Verläufe zu. In etwa einem Viertel dieser Fälle schreitet die Erkrankung besonders schnell und aggressiv fort.

Die Erkrankung kann auch einen eher langsamen Verlauf nehmen, in dem Entzündungen seltener auftreten oder phasenweise ganz verschwinden. Dies wird in etwa 15-30% der Fälle beobachtet. In weniger als 10% aller Fälle schreitet die rheumatoide Arthritis nicht weiter fort.

Allgemein verläuft die rheumatoide Arthritis bei Frauen ungünstiger als bei Männern. Das Ansprechen der Erkrankung auf die Medikamente ist ebenfalls von Fall zu Fall unterschiedlich, so dass **keine einheitliche Prognose** gestellt werden kann.

***Der Verlauf der rheumatoiden Arthritis ist von Patient zu Patient verschieden und kann nicht sicher vorhergesagt werden.***

### Das Wichtigste für Sie:

- Die *rheumatoide Arthritis* ist eine chronisch-entzündliche Erkrankung des Bindegewebes.
- Am häufigsten sind Gelenke betroffen, aber auch Sehnenscheiden, Schleimbeutel und Organe.
- Von der Schleimhaut *(Synovialis)* dehnt sich die Entzündung auf das umliegende Gewebe aus.
- Die Entzündungsvorgänge führen zu Schmerzen und zu einer Schädigung des betroffenen Gewebes.
- Therapeutisch stehen neben Medikamenten zahlreiche nicht-operative und operative Behandlungsmöglichkeiten zur Verfügung.

## Die Harnsäureerhöhung und die Gicht

Bei der Erhöhung der Harnsäure im Blut handelt es sich um eine Erkrankung des Stoffwechsels, was als *Hyperurikämie* bezeichnet wird. Man spricht von einer Erhöhung, wenn der Harnsäurewert im Blut den Wert von 7,0 mg/dl (Milligramm pro Deziliter) übersteigt. Dieser (Grenz-)Wert und die Maßeinheit sind je nach untersuchendem Labor etwas unterschiedlich.

Der Begriff *Hyperurikämie* bedeutet übersetzt soviel wie *zuviel Harnsäure im Blut* und leitet sich von *hyper* (griech. *über*), von *Urat (Salz der Harnsäure)* und *ämie* (griech. *im Blut*) ab.

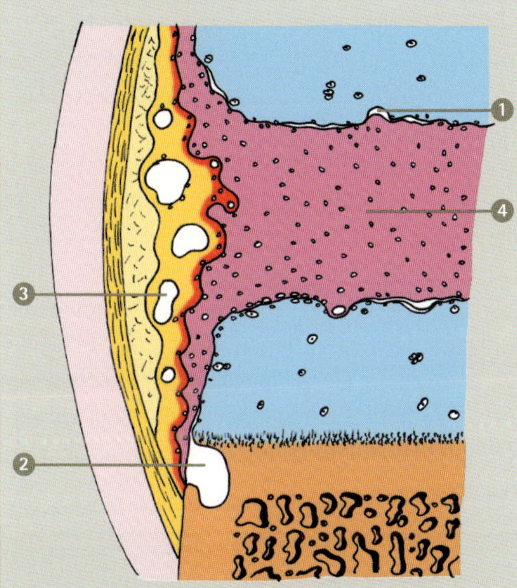


Die Abbildung zeigt einen Querschnitt durch ein Gelenk, welches durch anhaltend hohe Harnsäurewerte im Blut und die Ablagerung von Harnsäuresalzen im Gelenk geschädigt wurde. Harnsäuresalze (weiß) lagern sich auf dem Knorpel (hellblau) ab und greifen ihn an ❶. Weiterhin dringen sie bis in den Knochen (braun) vor und verdrängen ihn ❷. Die Einlagerung in der Gelenkinnenhaut *(Synovialis)* ❸ führt zu deren Schwellung und Entzündung, was mit einer vermehrten Bildung von Gelenkflüssigkeit (rosa) ❹ einhergeht. Das Gelenk schwillt an und erwärmt sich.

Kommt es durch die Harnsäureerhöhung zu einer schmerzhaften entzündlichen Ablagerung der Harnsäure in Form von Harnsäurekristallen (Salz der Harnsäure, *Urat*) in Geweben oder Gelenken, wird dies als *Gicht* oder als *Gichtanfall* bezeichnet.

### Ursachen und Herkunft

Ursache von erhöhten Harnsäurewerten im Blut ist meist eine vererbte, **gestörte Harnsäureausscheidung** aufgrund eines *Gendefekts*. Nierenerkrankungen, wie etwa eine Nierenschwäche *(Niereninsuffizienz)*, können ebenfalls zu einer verminderten Ausscheidung von Harnsäure führen. In bis zu 90% der Fälle liegt die Ursache erhöhter Harnsäurewerte in einer verminderten Ausscheidung der Harnsäure über die Niere.

Andere Erkrankungen oder eine falsche Ernährung bewirken eine **erhöhte Zufuhr an Harnsäure**. In beiden Fällen kommt es zu einem Ansteigen des Harnsäurewerts im Blut.

Fast 30% der **Männer** in Deutschland weisen erhöhte Harnsäurespiegel auf, dagegen nur 3% der Frauen. Das typische Erkrankungsalter liegt um das 40. Lebensjahr.

***Über 90% aller Gichtpatienten sind Männer.***

Die Mehrzahl der Patienten mit erhöhten Harnsäurewerten entwickelt keinen **Gichtanfall**. Ein Gichtanfall wird durch Schwankungen des Harnsäurespiegels ausgelöst. Dies können sowohl Schwankungen nach oben, beispielsweise durch ausgiebigen Alkoholgenuss oder durch opulentes Essen, wie auch Schwankungen nach unten sein, beispielsweise im Rahmen einer Diät.

In einem solchen **akuten Fall** kann die ohnehin schon stark erhöhte Harnsäure nicht mehr ausreichend im Blut gelöst werden und Harnsäurekristalle lagern sich im Gewebe ab. Bei dem Versuch des Körpers, diese Kristalle abzubauen, kommt es zu einer äußerst schmerzhaften Entzündungsreaktion. Ist die Gelenkinnenhaut *(Synovialis)* betroffen, kommt es zu einer starken Schwellung, Rötung, Überwärmung und Bildung von Flüssigkeit *(Ergussbildung)* im Gelenk. Das Gelenk kann kaum oder nur unter starken Schmerzen bewegt werden.

Da die Körpertemperatur an den körperfernen Gelenken etwas geringer ist und sich die Löslichkeit der Harnsäure im Blut bei kälteren Temperaturen verringert, kommt es an diesen Gelenken (Großzehengrundgelenk, Sprunggelenk, Kniegelenk) häufiger zu einem Gichtanfall.

Bei einer **andauernden** *(chronischen)* **Erhöhung** der Harnsäure können sich Kristalle in Gelenkschleimhäuten, in Sehnen, Sehnenscheiden und der Haut ablagern. Die Kristalle führen zu wiederkehrenden Entzündungsreaktionen. Dabei kann der Gelenkknorpel so stark betroffen sein, dass er zerstört wird und es zum vorzeitigen Gelenkverschleiß *(Arthrose)* kommt.

## Symptome und Beschwerden

Die alleinige Erhöhung der Harnsäurewerte im Blut führt in den meisten Fällen nicht zu Beschwerden.

Ein **Gichtanfall** geht am betroffenen Gelenk mit einer extrem schmerzhaften Rötung, Schwellung, Überwärmung und Ergussbildung einher. Der Anfall beginnt oft nachts und ist am ersten und zweiten Tag am stärksten ausgeprägt. Jede Bewegung des Gelenks ist stark schmerzhaft und wird vom Patienten vermieden. Fieber, Schüttelfrost und Übelkeit können Begleitsymptome sein. Ohne Therapie dauert ein Gichtanfall etwa eine Woche.

Von einem Gichtanfall ist in über 50% die Großzehe betroffen. Wenn, wie in den häufigsten Fällen, das Großzehengrundgelenk betroffen ist, spricht man von einem *Podagra.* Weniger oft befällt die Gicht das obere Sprunggelenk oder die Fußwurzelgelenke. Das Kniegelenk ist in 10% des ersten Gichtanfalls betroffen, Armgelenke nur selten.

***Der erste Gichtanfall tritt zwar häufig, aber nicht immer, an der Großzehe, sondern auch an anderen Gelenken, wie dem Sprunggelenk, dem Knie oder dem Mittelfuß auf.***

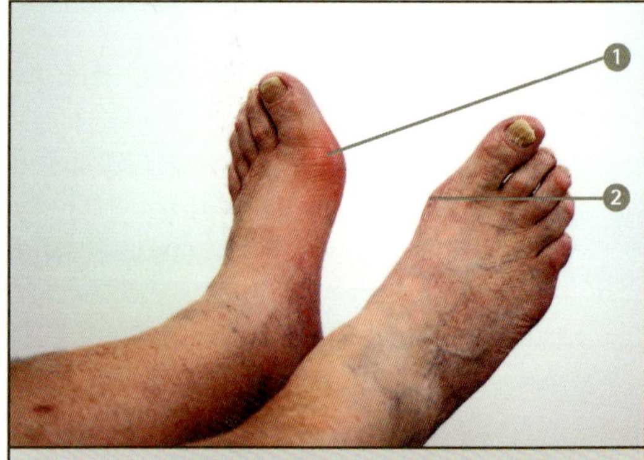


Das Foto zeigt die Füße eines 55-jährigen übergewichtigen Patienten. Am linken Großzehengrundgelenk ❶ ist es zu einem Gichtanfall gekommen. Dies zeigt sich in einer deutlichen Rötung, Schwellung und Überwärmung - besonders gut zu erkennen im Vergleich zum nicht betroffenen rechten Großzehengrundgelenk ❷.

Gichtpatienten haben ein erhöhtes Risiko für Herz- und Kreislauferkrankungen, Schlaganfälle und Nierensteine.

Über Jahre bestehende chronische Erhöhungen der Harnsäure können zu deren Ablagerung in Geweben wie Nieren, Herzklappen, Haut, Knochen und Knorpel führen. Solche Ablagerungen sind als kleine Knötchen *(Tophi)* häufig an der Ohrmuschel zu erkennen.

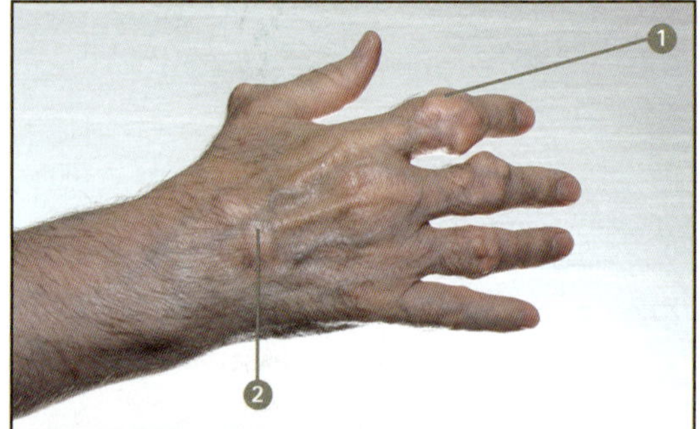


Das Foto zeigt sichtbare Ablagerungen von Harnsäuresalzen in Form sog. *Tophi* um die Gelenke ❶ und an Sehnen ❷ der Hand. Solche ausgeprägten Formen der Erkrankung sind selten.

Am Bewegungsapparat können wiederkehrende Gelenk- und Sehnenentzündungen auftreten. Hierbei ist vor allem die Achillessehne an ihrem Ansatz an der Ferse von den Ablagerungen betroffen.

## Untersuchung und Diagnostik

Die Diagnose eines **Gichtanfalls** kann oft aufgrund der typischen Beschwerden, einer beim Patienten schon bekannten Harnsäureerhöhung und dem zu ermittelnden Auslöser wie Alkoholgenuss oder üppiges Essen gestellt werden. Als Folge der Entzündung ist das betroffene Gelenk **stark geschwollen**, deutlich **gerötet** und erheblich **überwärmt**. Die Bewegung und Betastung des Gelenks ist schmerzhaft. Zu Beginn eines Gichtanfalls kann die Unterscheidung von anderen Ursachen einer Gelenkentzündung wie z.B. einer *aktivierten Arthrose*, einer *Pseudogicht (Chondrokalzinose)* oder einer Gelenkinfektion schwierig sein. Bei einer längjährigen und nicht behandelten Erhöhung der Harnsäure lagert diese sich nicht nur in Gelenken, sondern auch in anderen Geweben wie Haut, Sehnen und auch den inneren Organen ab. Dies ist bei der Untersuchung des Patienten augenfällig.

Weitere diagnostische Maßnahmen:

### ■ Röntgen

Das betroffene Gelenk sollte geröntgt werden, um festzustellen, ob die Gicht bereits zu Schäden am Knochen geführt hat. Der Knochen kann durch die Einlagerung von Harnsäure verdrängt werden. Es entstehen kleine, rundliche Defekte *(Osteolysen)*, der Knochen wirkt wie ausgestanzt. Erreichen die Knochendefekte die Gelenkfläche, kann es zu einer zunehmenden Schädigung des Gelenkknorpels *(Arthrose)* kommen.

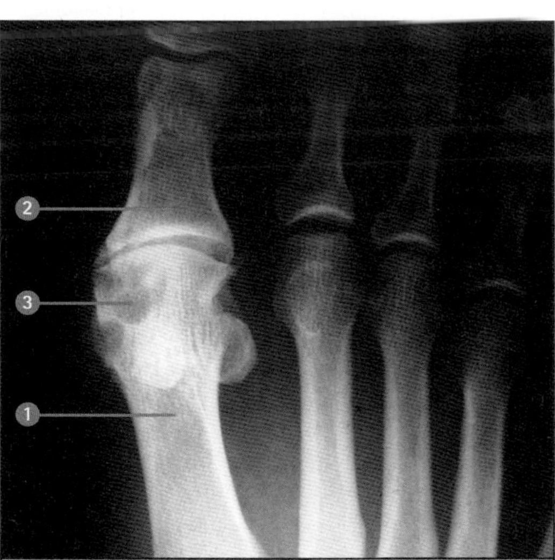


Das Röntgenbild zeigt einen Fuß von oben betrachtet mit dem Großzehengrundgelenk, welches vom 1. Mittelfußknochen ❶ und vom Grundglied der Großzehe ❷ gebildet wird. Im sog. Köpfchen des Mittelfußknochens sind dunkle runde Stellen ❸ zu erkennen, was sog. *Osteolysen* entspricht. An diesen Stellen haben sich Harnsäurekristalle im Knochen abgelagert.

Ablagerungen der Harnsäure in Weichteilen, wie etwa Sehnen oder Bändern, können ebenfalls im Röntgenbild zu erkennen sein

### ■ Blutuntersuchung

Die Untersuchung des Blutes zeigt bei einem **Gichtanfall** hohe Entzündungswerte an. So sind die *Blutsenkungsgeschwindigkeit (BSG)* und ein Eiweiß, das *C-reaktive Protein (CRP)*, meist deutlich erhöht.

| *Analyt (Methode) :* | *Ergebnis :* | *Einheit :* | *Normalbereich :* |
|---|---|---|---|
| Harnsäure (PHOT) | * 11.3 | mg/dl | 3.5 - 7.2 |

Auszug aus einer laborchemischen Untersuchung. Der Wert der Harnsäure ist mit einem Wert von 11,3 mg/dl stark erhöht.

Der Harnsäurewert ist dagegen während eines Gichtanfalls in 30% der Fälle normal oder sogar erniedrigt. Daher ist eine Bestimmung der Harnsäure während des Anfalls wenig sinnvoll und wenig hilfreich. Erst nach 2-3 Wochen ist eine Messung wieder verlässlich.

***Bei einem Gichtanfall kann ein normaler oder sogar ein erniedrigter Harnsäurewert vorliegen.***

Regelmäßige Kontrollen des Harnsäurewerts sind nach dem Anfall sinnvoll und dienen der Therapiekontrolle. Sie werden über Wochen und Monate regelmäßig durchgeführt.

Zur Ermittlung der Ursache einer Harnsäureerhöhung kann die Bestimmung weiterer Werte im Blut notwendig sein.

### ■ Untersuchung der Gelenkflüssigkeit

Wird aus dem Gelenk Gelenkflüssigkeit mit einer

Spritze entfernt *(Punktion)*, wird die gewonnene Flüssigkeit *(Gelenkpunktat)* untersucht. Unter dem Mikroskop zeigen sich bei einer Gicht die Harnsäurekristalle. Sie sind *nadelförmig* und brechen das Licht in der Polarisationsmikroskopie doppelt. Damit sind eine sichere Diagnosestellung und eine Abgrenzung zu anderen Erkrankungen möglich.

## Therapie

In der Therapie wird die Behandlung des Gichtanfalls von der Behandlung der chronischen Gicht und der chronischen Harnsäureerhöhung unterschieden.

### Therapie des akuten Gichtanfalls

Bei einem Gichtanfall wird das schmerzhafte Gelenk geschont und mit milder **Kälte** (Kühlschrank-Temperaturen von etwa 7° Celsius) behandelt. Kältere Temperaturen aus dem Gefrierfach werden vermieden, da es zu Hauterfrierungen kommen kann und aggressive Kälte schadet. Geeignet sind kalte Umschläge, Wickel aus Quark oder fertige Kühlkompressen mit einer Gel-Füllung. Die Anwendung kann stündlich für die Dauer von 5-10 Minuten erfolgen.

Die Einnahme von **Schmerztabletten** ist meist unumgänglich. Zur Hemmung der Entzündung können Medikamente wie *Diclofenac*, *Ibuprofen* oder andere Stoffe der Wirkgruppe für die Dauer der Beschwerden (meist 5-7 Tage) eingesetzt werden. Ist damit keine ausreichende Linderung zu erreichen, wird die Medikation durch Wirkstoffe wie *Novaminsulfon (Metamizol)* oder *Tramadol* ergänzt.

***Medikamente mit dem Wirkstoff Acetylsalicylsäure (ASS) eignen sich nicht zur Behandlung eines Gichtanfalls, da sie je nach Dosis zu einer Erhöhung des Harnsäurespiegels führen können.***

*Kortison* in Tablettenform kann zur Bekämpfung der Entzündung über einen Zeitraum von 5 Tagen gegeben werden. Auch der Wirkstoff *Colchizin* kann zur Behandlung eines Gichtanfalls und zur Vorbeugung weiterer Anfälle eingesetzt werden. Wird eine geringe Dosis gegeben, verringern sich unerwünschte Wirkungen wie Übelkeit und Erbrechen.

***Mit der Einnahme von harnsäuresenkenden Wirkstoffen wie Allopurinol sollte während des Anfalls nicht begonnen werden.***

Während des Gichtanfalls sollte ausreichend **getrunken** werden, um die Harnausscheidung zu steigern. Alkohol und fleischreiche Mahlzeiten sind zu vermeiden. Gut ist eine leichte Diätkost.

Führen die genannten Maßnahmen nicht zu einer raschen Besserung, kann das Gelenk durch Entfernen des Ergusses mit einer **Spritze** entlastet *(punktiert)* und durch das gleichzeitige Einspritzen von Kortison behandelt werden.

Damit lässt sich das stark entzündete Gelenk meist rasch beruhigen. Die gewonnene Flüssigkeit *(Punktat)* sollte zur Untersuchung eingeschickt werden.

Eine Behandlung mit harnsäuresenkenden Medikamenten beginnt je nach Fall etwa 2 Wochen nach dem Gichtanfall.

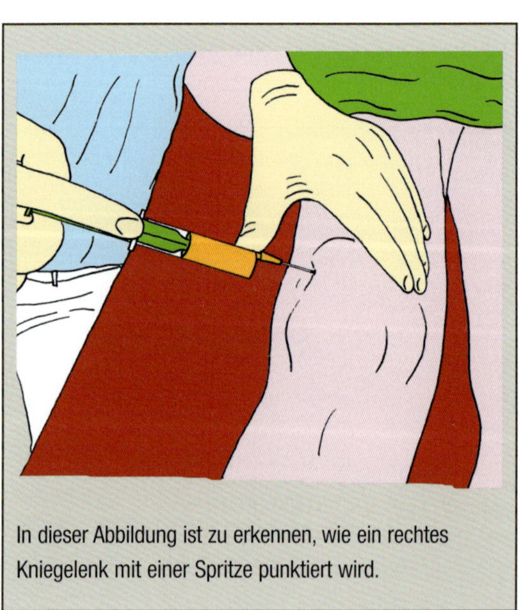

In dieser Abbildung ist zu erkennen, wie ein rechtes Kniegelenk mit einer Spritze punktiert wird.

### Therapie der chronischen Harnsäureerhöhung und der chronischen Gicht

Eine leichte *chronische Harnsäureerhöhung* muss nicht zwingend behandelt, sollte jedoch regelmäßig kontrolliert werden. Sind die Harnsäurewerte dauerhaft stark erhöht oder bestehen Erkrankungen der Nieren wie eine Nierenschwäche oder Nierensteine, erfolgt meist eine Behandlung.

Viele weitere Faktoren spielen bei der Entscheidung, eine harnsäuresenkende Therapie zu beginnen, eine Rolle.

Den Betroffenen wird empfohlen, mindestens zwei Liter **Flüssigkeit** am Tag zu trinken. Dies kann bevorzugt Wasser, Milch oder Tee sein, in Maßen auch Kaffee.

***Ist es zu mehreren Gichtanfällen gekommen, besteht eine behandlungsbedürftige chronische Gicht.***

Da die Betroffenen meist übergewichtig sind, ist eine langsame **Gewichtsreduktion** sinnvoll. Mit einer Diät kann der Harnsäurewert um 10-20% gesenkt werden. Nahrungsmittel wie Innereien, Bratensoßen, Fleischbrühen, Hering, Wein, Softdrinks und vor allem Bier sollten vermieden werden.

Sie enthalten sog. *Purine*, Stoffe die unter anderem zu Harnsäure abgebaut werden, also den Harnsäurespiegel erhöhen. Alkohol hemmt generell die Harnsäureausscheidung und sollte daher vermieden werden.

Günstig ist eine **Ernährung**, die reich an Gemüse, Früchten, Käse, Eiern, Milch und pflanzlichen Eiweißen ist. Vitamin C begünstigt die Harnsäureausscheidung.

**Therapieziel** ist die dauerhafte Senkung des Harnsäurespiegels **unter 6 mg/dl**. Reichen dazu diätetische Maßnahmen nicht aus, werden **Medikamente** verordnet.

Dabei vermindern die sog. *Urikostatika* die Harnsäurebildung. Ein bekannter Wirkstoff ist *Allopurinol*, ein neuerer *Febuxostat*. Andere Wirkstoffe wie *Benzbromaron* erhöhen die Harnsäureausscheidung und werden *Urikosurika* genannt.

Durch eine **dauerhafte Senkung der Harnsäurewerte** im Blut können bereits bestehende Ablagerungen wieder ausgeschwemmt werden. Bestehende Schäden am Knochen kann der Körper zum Teil wieder reparieren. Dazu ist es sinnvoll, die harnsäuresenkende Therapie über mindestens 5 Jahre beizubehalten.

Zur **Verlaufskontrolle** sind regelmäßige Bestimmungen des Harnsäurespiegels sinnvoll. Die Medikamente werden nach ärztlicher Anordnung über Jahre eingenommen und sollten nicht ohne Rücksprache abgesetzt werden.

## Prognose und Verlauf

Leicht erhöhte Harnsäurewerte im Blut *(Hyperurikämie)* führen in den meisten Fällen zu keinen Beschwerden. Sie sollten jedoch regelmäßig **kontrolliert** werden, um einen therapiebedürftigen Anstieg nicht zu übersehen. Zwingend therapiert werden müssen sie nicht.

Ein **Gichtanfall** ist für den Patienten sehr unangenehm. Er kann gut behandelt werden und endet dann meist innerhalb von 1-2 Tagen. Unbehandelt dauert er deutlich länger. Da sich in der Folgezeit meistens weitere Gichtanfälle anschließen, ist der Beginn einer Dauertherapie nach dem ersten Anfall bereits in Betracht zu ziehen, nach mehreren Anfällen ist er sicher sinnvoll. Damit können nicht nur weitere schmerzhafte Anfälle, sondern auch Folgeschäden an inneren Organen und Gelenken vermieden werden.

### Das Wichtigste für Sie:

- *Gicht* ist eine Erkrankung, die durch erhöhte Harnsäurewerte *(Hyperurikämie)* im Blut ausgelöst wird.
- Übermäßiger Alkoholgenuss und opulentes Essen sind typische Auslöser eines *Gichtanfalls*.
- Ein Gichtanfall ist sehr schmerzhaft und sollte rasch behandelt werden.
- Die Gicht schädigt auf Dauer Gelenke und andere Gewebe.
- Eine dauerhafte Therapie mit Medikamenten kann notwendig sein.

## Die Pseudogicht – Die *Chondrokalzinose*

Als *Pseudogicht* oder *Chondrokalzinose* bezeichnet man eine Gelenkerkrankung, bei der es zur Ablagerung einer kalkartigen Substanz in Knorpelgeweben kommt. Mit einer Gicht-Erkrankung, die auf einer Erhöhung der Harnsäurewerte im Blut beruht, hat die Erkrankung nichts zu tun. Jedoch können beide Erkrankungen zur schmerzhaften Entzündung eines Gelenks führen. Weil die Erkrankung in ihrer akuten Form einem Gichtanfall ähnelt, wird sie bei Auftreten dieser Entzündung auch als *Pseudogicht* bezeichnet.

Die treffendere Bezeichnung der Erkrankung ist *Chondrokalzinose*, für die es jedoch keinen deutschen Begriff gibt. Aus dem Begriff ist abzuleiten, dass es bei der Erkrankung zu einer Ablagerung von *Kalk (Kalzinose)* in Form von Kristallen v.a. im Knorpel (griech. *chondros = Knorpel*) kommt.

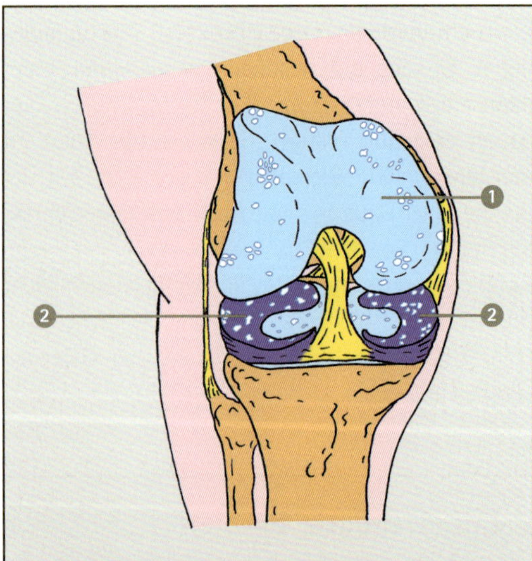


Die Abbildung zeigt ein rechtes Knie von vorne. Für eine bessere Übersicht ist die Kniescheibe hier nicht abgebildet. Auf dem Gelenkknorpel ❶ (hellblau) und in den Menisken ❷ haben sich weiße Kalk-Ablagerungen gebildet. Es liegt eine *Chondrokalzinose* vor.

Der vollständige und genaue Name der Erkrankung ist *Kalziumpyrophosphatarthropathie*. Er wird jedoch auch unter Medizinern wegen seiner Sperrigkeit nur selten verwendet.

Prinzipiell kann jedes Gelenk und auch anderes Gewebe im menschlichen Körper von einer Chondrokalzinose betroffen sein. Mit mindestens 50% ist das Knie mit seinen Menisken am weitaus häufigsten befallen.

### Ursachen und Herkunft

Die Chondrokalzinose ist deutlich seltener als die Gicht. Ursächlich sind vor allem Störungen des Kalzium- und Phosphatstoffwechsels. Warum es dazu kommt, ist weitgehend **unklar**, Ernährungsgewohnheiten spielen eher keine Rolle. Daher hat der Patient, anders als bei der Gicht, die zum Teil durch Gewicht und Ernährung zu beeinflussen ist, keinen direkten Einfluss auf die Erkrankung.

Die Ablagerung der sog. *Kalziumpyrophosphatkristalle* ist meist das einzige Symptom dieser eher **harmlosen Stoffwechselstörung.** Die Kristalle lagern sich in den oberflächlichen Schichten des Gelenkknorpels und im Faserknorpel ab. Die Menisken des Menschen bestehen aus Faserknorpel und sind am häufigsten betroffen.

Die Verkalkungen können aber auch eine Rissbildung im Meniskus begünstigen. Außerdem können sich in Bandscheiben, an den Handgelenken und an der vorderen Verbindung der Beckenknochen *(Symphyse)* solche Ablagerungen finden. An diesen Stellen führen sie jedoch meist zu keinerlei Beschwerden.

***Während eine Gichterkrankung vor allem Männer um das 40. Lebensjahr betrifft, ist die Chondrokalzinose eine Erkrankung, die meist ab dem 60. Lebensjahr bei Frauen und Männern gleichermaßen auftritt.***

Die Erkrankung tritt vor allem im höheren Lebensalter auf. So weisen etwa 5% der sechzigjährigen Patienten diese Art Kristalle im Röntgenbild auf. Bei Achtzigjährigen erhöht sich der Anteil auf etwa 30%. In den meisten Fällen einer Chondrokalzinose verläuft diese ohne Symptome *(asymptomatisch)*.

Zu einer Entzündung kommt es, wenn die Kristalle die **Gelenkinnenhaut** *(Synovialis)* reizen. Dies tritt in etwa einem Viertel der Fälle einer Chondrokalzinose auf und wird dann als *Pseudogicht* bezeichnet. Diese Reizung ähnelt sehr der Reizung der Gelenkinnenhaut durch die Harnsäure-Kristalle bei einer Gichterkrankung. Die Gelenkinnenhaut (eine Schleimhaut) schwillt an, verursacht Schmerzen und produziert einen Überschuss an Gelenkflüssigkeit.

Die Verkalkung des Gelenkknorpels kann diesen schädigen, so dass die Chondrokalzinose in einigen Fällen die Ursache eines sich anschließend langsam entwickelnden **Gelenkverschleißes** *(Arthrose)* ist.

## Symptome und Beschwerden

Die Einlagerung der Kristalle in das Knorpelgewebe alleine ist nicht schmerzhaft und kann lange Zeit **ohne Beschwerden** einhergehen. Sie bedarf daher keiner Therapie, wenn sie nur zufällig in einem Röntgenbild auffällt.

Wie bei einem akuten Gichtanfall können die Kristalle jedoch auch plötzlich zu einer **heftigen Gelenkentzündung** *(Arthritis)* führen. Eine auslösende Ursache ist nicht bekannt. Im Gegensatz zur Gicht ist das Großzehengrundgelenk jedoch nicht betroffen. Die Entzündung betrifft die Gelenkinnenhaut *(Synovialis)* und kann über Tage und Wochen anhalten. Das meist betroffene Kniegelenk ist stark überwärmt, geschwollen und gerötet. In diesem Zustand ist es schmerzhaft und Bewegungen sind kaum möglich. Als Folge der Reizung bildet sich im Gelenk vermehrt Flüssigkeit *(Gelenkerguss)*. Zum Teil besteht bei den Betroffenen leichtes Fieber.

In einigen Fällen schädigt die Verkalkung den Knorpel, so dass es zur Ausbildung eines Verschleißes *(Arthrose)* kommt. Darauf wird ausführlich im Kapitel der *Der Gelenkverschleiß – Die Arthrose* und *Der Verschleiß des Kniegelenks – Die Gonarthrose* eingegangen.

## Untersuchung und Diagnostik

Ist ein Gelenk von einer Chondrokalzinose befallen, so ist dies von außen nicht zu erkennen. Erst im akuten Fall *(Pseudogicht)* lassen sich bei der Untersuchung die beschriebenen Entzündungszeichen feststellen: Schmerz, Schwellung, Wärme und Rötung. Aufgrund der zum Teil heftigen Beschwerden werden weitere spezielle Tests zunächst nicht durchgeführt.

Die Symptomatik kann so stark ausgeprägt sein, dass eine äußerliche Unterscheidung von einem Gichtanfall oder einem Gelenkinfekt durch eine Tastuntersuchung alleine nicht möglich ist. Zeigen sich im Röntgenbild jedoch die typischen Verkalkungen und ist die Gelenkflüssigkeit milchig und etwas trüb, ist eine Chondrokalzinose als Ursache des Gelenkschmerzes so gut wie bewiesen.

Weitere diagnostische Maßnahmen:

### ■ Röntgen

Bei einem schmerzhaften Gelenk eines älteren Patienten wird in der Regel immer ein Röntgenbild angefertigt. Darin zeigen sich die Kristalle in Form von *Kalkablagerungen* in den Menisken oder im Gelenkknorpel. Gleichzeitig liefert das Röntgenbild wertvolle Informationen über einen möglichen Verschleiß *(Arthrose)* und andere Ursachen für ein

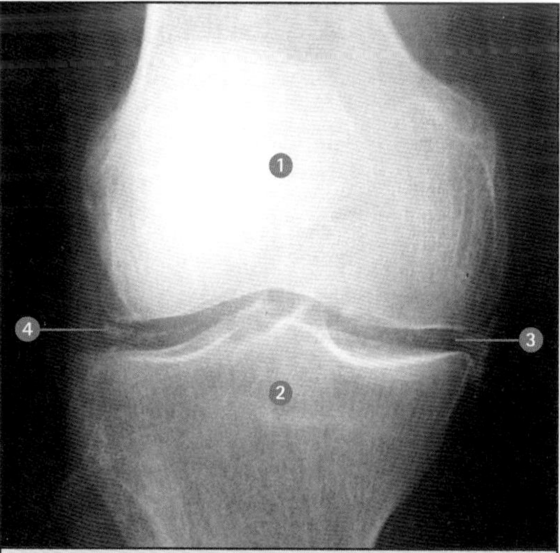


Röntgenbild eines rechten Kniegelenks von vorne. Zwischen dem Oberschenkelknochen ➊ und dem Schienbeinknochen ➋ liegen die Menisken. Als Weichgewebe sind sie normalerweise nicht in einem Röntgenbild zu erkennen. Da es im Rahmen einer Pseudogicht zur Ablagerung von Kristallen u.a. in den Menisken kommt, stellen sich in diesem Fall sowohl der Innenmeniskus ➌ wie auch der Außenmeniskus ➍ als eine Art weißer Streifen dar.

schmerzhaftes Gelenk. Lassen sich im Röntgenbild die Kalkablagerungen gut erkennen, sind weitere Untersuchungen wie eine Kernspintomographie meist nicht notwendig.

***Eine Röntgenuntersuchung ist in vielen Fällen die einzig notwendige bildgebende Diagnostik.***

**■ Kernspintomographie (Magnetresonanztomographie, MRT)**

Die Durchführung einer Kernspintomographie ist in aller Regel nicht erforderlich, da ein Röntgenbild meist ausreichend Informationen liefert. Sie macht Sinn, wenn die Symptome nicht rasch abklingen und sich zusätzlich der Verdacht auf andere Schädigungen im Knie ergibt. So kommt es häufig zu Rissen in den Menisken, die in der Kernspintomographie gut zu erkennen sind.

**■ Ultraschalluntersuchung**

Eine Ultraschalluntersuchung ist in der Lage, Flüssigkeitsansammlungen im Gelenk und Schwellungen der Gelenkinnenhaut darzustellen. Sie kann weder die Verkalkung noch weitere Veränderungen im Gelenk aufzeigen und ist daher nicht zwingend notwendig.

**■ Laboruntersuchungen**

Die abgesaugte Gelenkflüssigkeit *(Punktat)* wird zur Untersuchung meist in ein Labor geschickt. Unter dem Mikroskop wird dort die Diagnose *Chondrokalzinose* mit dem Nachweis von *(positiv doppelt brechenden Kalziumpyrophosphat-)*Kristallen in den weißen Blutkörperchen *(Leukozyten)* gesichert. Bei Verdacht auf einen Gelenkinfekt durch Bakterien sind weitere Blutuntersuchungen zwingend notwendig. Ergeben sich zusätzliche Hinweise auf Störungen im Kalzium- und Phosphat-Stoffwechsel, wird diesen durch weitere Blutuntersuchungen nachgegangen. In den meisten Fällen ist dies jedoch nicht notwendig.

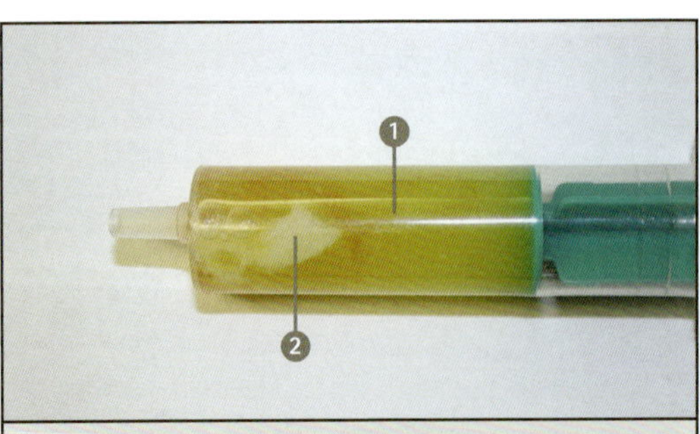


Das Foto zeigt Flüssigkeit, die aus einem schmerzhaften Gelenk entfernt wurde, welches von einer *Pseudogicht* betroffen ist. In der gelben Gelenkflüssigkeit ❶ befindet sich auch eine weiße Substanz ❷, die den Kristallen bei der *Pseudogicht* entspricht.

## Therapie

Eine Behandlung der Pseudogicht ist nur dann notwendig, wenn akute Beschwerden auftreten. Werden die Verkalkungen **zufällig** im Röntgenbild, z. B. zur Abklärung der Folgen eines Unfalls oder Sturzes, entdeckt, hat dies keine Konsequenzen. Eine prophylaktische Entfernung der verkalkten Strukturen ist nicht sinnvoll und eine medikamentöse Behandlung nicht möglich. Es gibt keine Medikamente, um bestehende Verkalkungen aufzulösen oder weitere Verkalkungen zu verhindern.

***Eine direkte medikamentöse Beeinflussung der Pseudogicht ist nicht möglich.***

**■ Nicht-operative *(konservative)* Therapie**

Eine durch eine Pseudogicht ausgelöste akute Gelenkentzündung ist für den Patienten häufig stark schmerzhaft. Das betroffene Gelenk sollte dann geschont und nicht belastet werden. Bewegungen sind möglich, werden jedoch aufgrund der Beschwerden häufig vermieden. Sehr hilfreich ist in der Phase der Entzündung die Anwendung von milder **Kälte** mit Kühlschrank-Temperaturen von etwa 7° Celsius. Kältere Temperaturen aus dem Gefrierfach werden vermieden, da es zu Hauterfrierungen kommen kann und aggressive Kälte schadet. Geeignet sind kalte Umschläge, Wickel aus Quark oder fertige Kühlkompressen mit einer Gel-Füllung. Die Anwendung erfolgt mindestens 3- bis 5-mal täglich für die Dauer von 10-15 Minuten.

Entzündungshemmende **Medikamente** wie *Ibuprofen, Diclofenac* oder andere Wirkstoffe dieser sog. *nichtsteroidalen Antirheumatika (NSAR)* tragen zur Schmerzlinderung bei. Aufgrund des meist höheren Alters der Betroffenen ist bei der Anwendung dieser Substanzen besondere Vorsicht geboten. Das Risiko für eine Herzerkrankung steigt, die Nierenfunktion kann um bis zu 50% absinken und es besteht ein erhöhtes Risiko für eine Magenschleimhautentzündung *(Gastritis)* oder ein Magengeschwür *(Ulkus)*. Kortisontabletten oder andere schmerzstillende Substanzen können verordnet werden.

Besteht eine deutlich schmerzhafte Schwellung, kann das Gelenk durch ein **Absaugen** *(Punktion)* der Gelenkflüssigkeit *(Gelenkerguss)* entlastet werden. Gleichzeitig wird ein kortisonhaltiger Wirkstoff zusammen mit einem örtlichen Betäubungsmittel in das Gelenk **gespritzt** *(Injektion)*.

***Die Entlastung des Gelenks durch das Absaugen der Gelenkflüssigkeit und das Einspritzen eines kortisonhaltigen Präparats führt häufig schlagartig und anhaltend zum Abklingen der Symptome.***

Nach einer solchen Punktion klingt die Entzündung meist innerhalb weniger Stunden ab. Ggf. muss dieser Vorgang in den folgenden Tagen wiederholt werden, wenn es zu einem erneuten Aufflackern der Entzündung kommt.

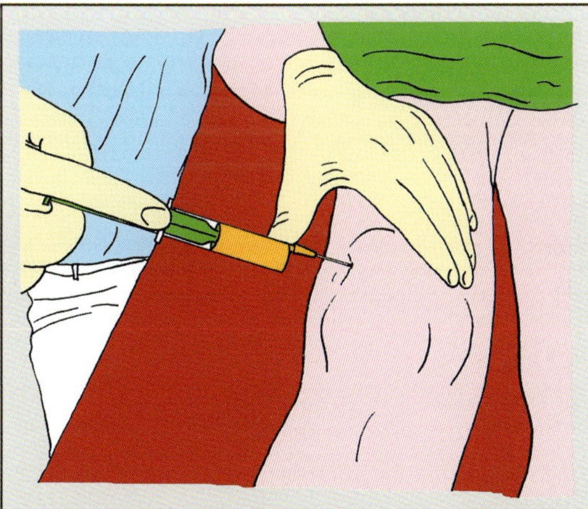

Die Abbildung zeigt, wie aus einem Kniegelenk Flüssigkeit *(Gelenkerguss)* abgesaugt *(punktiert)* wird. Über die gleiche Nadel kann anschließend ein schmerz- und entzündungshemmendes Präparat wie Kortison gespritzt *(injiziert)* werden.

Die durch die Pseudogicht ausgelöste Entzündung kann durch die genannten Maßnahmen meist innerhalb weniger Tage beruhigt werden. Dann folgen oft lange Intervalle von Monaten oder Jahren, in denen keine erneuten Beschwerden auftreten und eine weitere Behandlung nicht notwendig ist.

Die Ablagerungen bleiben jedoch im Gelenk erhalten. Sie bilden sich nicht zurück und können jederzeit Auslöser einer erneuten Entzündungsattacke sein.

### ■ Operative Behandlung

Treten die Entzündungsschübe durch eine Pseudogicht häufig und in rascher Abfolge auf, kann dem Patienten eine operative Behandlung angeboten werden. Am Kniegelenk kann durch eine Gelenkspiegelung *(Arthroskopie)* ein Teil der Verkalkungen entfernt werden. Die Verkalkungen werden vorsichtig gelockert und ausgespült. Dabei wird keinesfalls wertvolle Knorpelsubstanz entfernt, in deren oberster Schicht die Kristalle eingelagert sind.

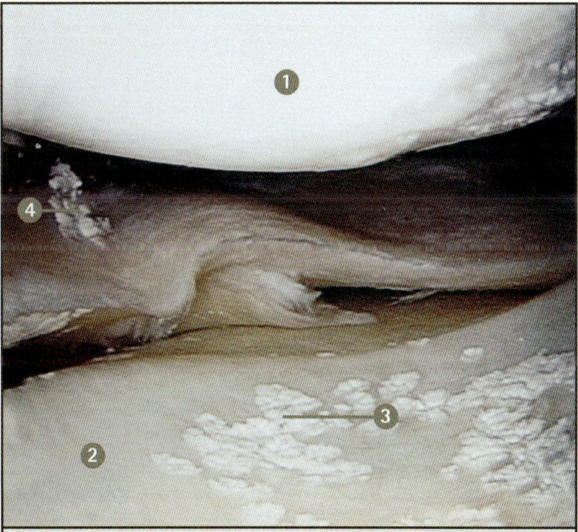


Das Foto wurde während einer Kniegelenkspiegelung eines 60-jährigen Patienten aufgenommen. Im oberen Bildrand ist die Gelenkrolle des Oberschenkels ❶ zu sehen, im unteren Teil des Bildes die Gelenkfläche des Schienbeins ❷. Es sind deutliche weißliche Ablagerungen von Kristallen auf dem Knorpel ❸ zu erkennen, ebenso auch im Meniskus ❹.

An den Menisken führen die Kalkeinlagerungen nicht selten zu einer spröden Struktur des Faserknorpels und begünstigen damit eine **Rissbildung**. Neben den durch eine Pseudogicht ausgelösten Beschwerden kann es dann zu den Symptomen eines Meniskusrisses kommen. Darauf wird im Kapitel *Erkrankungen der Menisken* ausführlich eingegangen. Auch in höherem Lebensalter kann ein Meniskusriss eine Indikation zur Operation sein.

## Prognose und Verlauf

Die Prognose und der Verlauf der Pseudogicht sind **sehr gut**. Zum einen führen die Kristallablagerungen nicht immer zu Beschwerden und sind damit weitgehend harmlos. Zum anderen können akute Entzündungsreaktionen durch die Pseudogicht zwar kurzfristig äußerst unangenehm sein, sind jedoch erfolgreich zu behandeln, so dass die Patienten meist nur vorübergehend von der Erkrankung wirklich betroffen sind.

Auch wenn es nicht zu einer Rückbildung der Verkalkungen kommt, geht dies keineswegs mit einer zunehmenden Häufung von Schmerzen durch die Pseudogicht einher. Daher sind auch operative Behandlungen meistens nicht notwendig.

### Das Wichtigste für Sie:

- Als *Pseudogicht* oder *Chondrokalzinose* wird die Ablagerung von Kalk in Gelenkknorpel und Faserknorpel (z. B. Menisken) bezeichnet.
- In vielen Fällen führt die harmlose Stoffwechselstörung zu keinen Beschwerden.
- Teilweise kann sie jedoch vor allem am Knie zu einer heftigen Entzündung des Gelenks führen.
- Das Absaugen der Gelenkflüssigkeit und das Einspritzen eines Kortisonpräparats führen oft zu einer anhaltenden Besserung.
- Wiederholte Entzündungen oder ein Riss eines durch den Kalk spröde gewordenen Meniskus können eine Operation erforderlich machen.

Orthopädie für Patienten

# Erkrankungen an der Wirbelsäule

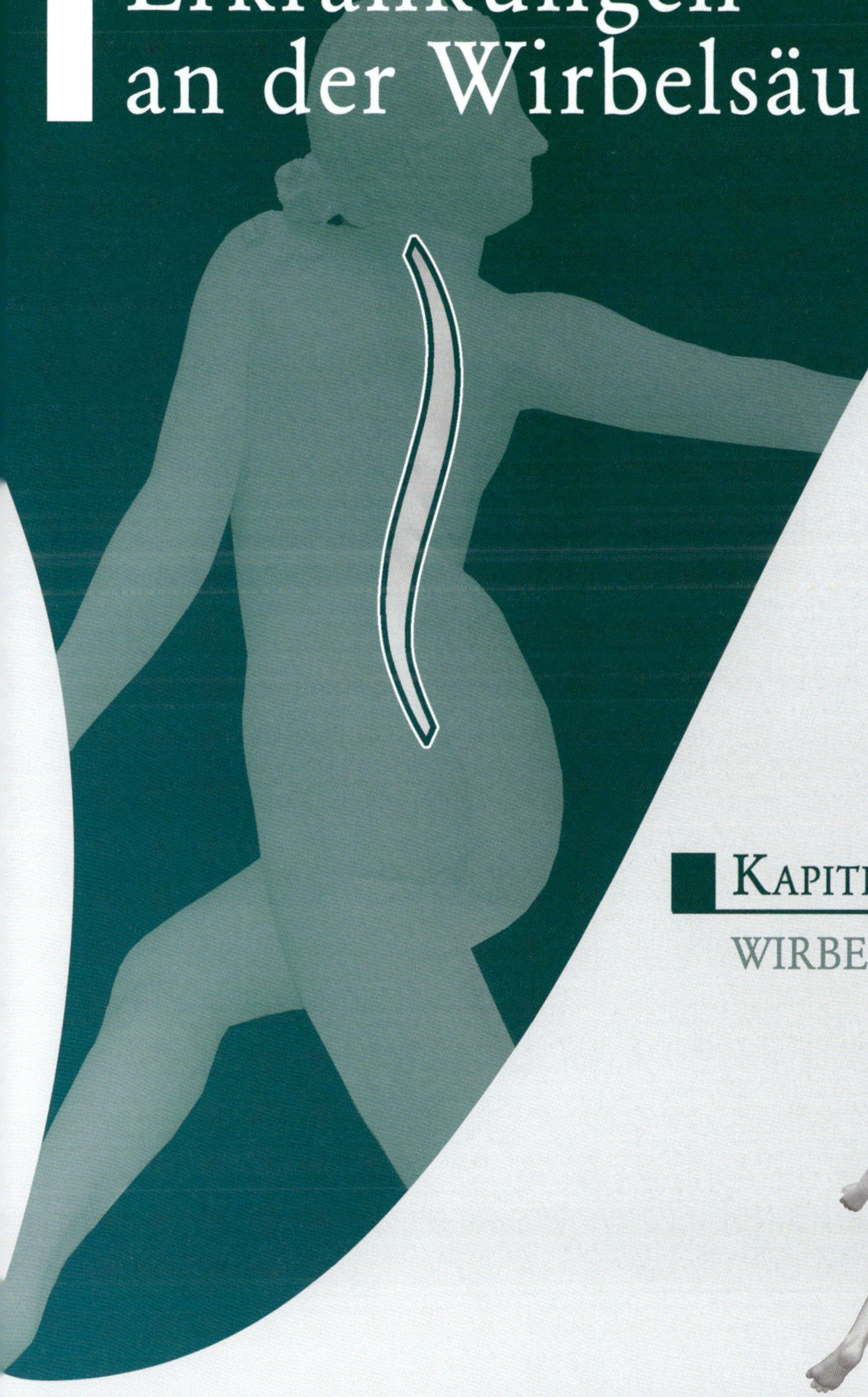

## Kapitel 2

Wirbelsäule

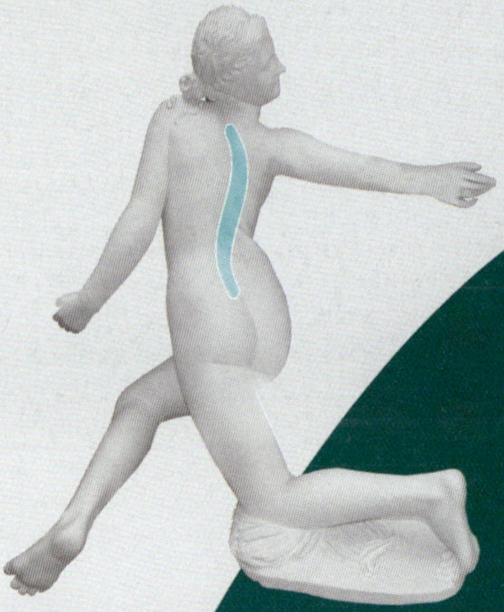

# Die Wirbelsäule – Anatomische Grundlagen

Für ein besseres Verständnis der Erkrankungen an der Wirbelsäule werden in diesem Kapitel die wichtigsten anatomischen Strukturen benannt und ihre Funktionen erläutert. Auf die Anatomie der Blutgefäße wird bewusst kaum eingegangen. Obwohl deren genaue Kenntnis für die ärztliche Behandlung von größter Bedeutung ist, ist sie für den Patienten eher verwirrend, zu komplex und für das Verständnis von Erkrankungen an der Wirbelsäule von geringerer Bedeutung.

Allgemein sei darauf hingewiesen, dass die anatomischen Bezeichnungen in Deutschland in lateinischer Sprache gelehrt werden. Wo im Lateinischen der Buchstabe *C* steht, wird im Deutschen das *K* verwendet. Daraus ergeben sich unterschiedliche Schreibweisen z.B. für das Kreuzbein, das im Lateinischen als *Sacrum* bezeichnet wird und in der deutschen Schreibweise *Sakrum* heißt. Der Buchstabe *C* kann also durch den Buchstaben *K* ersetzt werden, was u.a. für das Verständnis von Abkürzungen wichtig sein kann. In anderen Fällen wird der lateinische Buchstabe *C* im Deutschen durch den Buchstaben *Z* ersetzt. So können die Wirbelgelenke als *Fazetten* oder auch als *Facetten* bezeichnet werden. Als Abkürzung für den Begriff *Musculus (Muskel)* wird häufig das Kürzel *M.* verwendet (für mehrere Muskeln das Kürzel *Mm.*) und für den Begriff *Nervus (Nerv)* das Kürzel *N.*

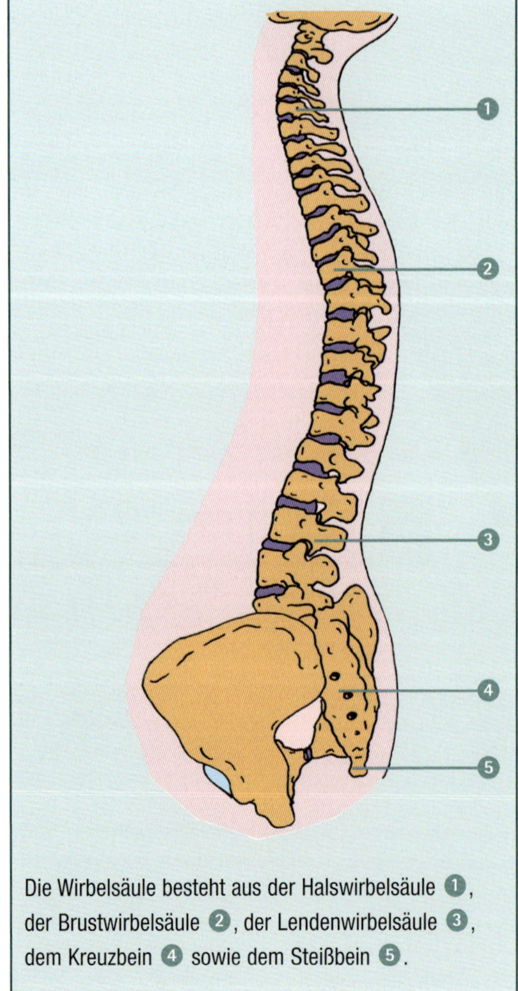


Die Wirbelsäule besteht aus der Halswirbelsäule ❶, der Brustwirbelsäule ❷, der Lendenwirbelsäule ❸, dem Kreuzbein ❹ sowie dem Steißbein ❺.

Die Wirbelsäule wird auch als *Achsenskelett* bezeichnet und trägt Kopf und Rumpf. Über den Schultergürtel bzw. die Schultergelenke ist sie mit den Armen verbunden. Der unterste Anteil der Wirbelsäule, das *Kreuzbein (Sakrum)*, steht über den Beckengürtel bzw. die Hüftgelenke mit den Beinen in Verbindung. In ihrer tragenden *(statischen)* Funktion hält die Wirbelsäule den Körper in einer aufrechten Haltung. Ihr spezieller **Aufbau** ermöglicht zudem eine hohe Beweglichkeit des Körpers *(dynamische Funktion)*. Dazu ist die Wirbelsäule normalerweise wie ein doppelt s-förmig gebogener und flexibler Stab aufgebaut.

Auf dem obersten Anteil der Wirbelsäule, der Halswirbelsäule *(HWS)*, sitzt der Kopf. Die Halswirbelsäule besteht aus 7 Halswirbeln. Den mittleren Anteil der Wirbelsäule bildet die Brustwirbelsäule *(BWS)* mit 12 Brustwirbeln. Von diesen gehen seitlich die Rippen ab. Die Lendenwirbelsäule *(LWS)* stellt den unteren Anteil der Wirbelsäule dar und setzt sich aus 5 Lendenwirbeln zusammen. Sie sitzt dem *Kreuzbein (Os sacrum, Sakrum)* auf, welches aus 5 Kreuzwirbeln zu einem Knochen verschmolzen ist. Das Kreuzbein ist zu beiden Seiten über das Kreuzbein-Darmbein-Gelenk *(Sakroiliakalgelenk)* mit dem rechten und linken Darmbein als Teil des Beckens verbunden. An das Kreuzbein schließt sich das

Steißbein *(Os coccygis)* an, bestehend aus 4 Steißwirbeln, die ebenfalls zu einem Knochen verschmolzen sind.

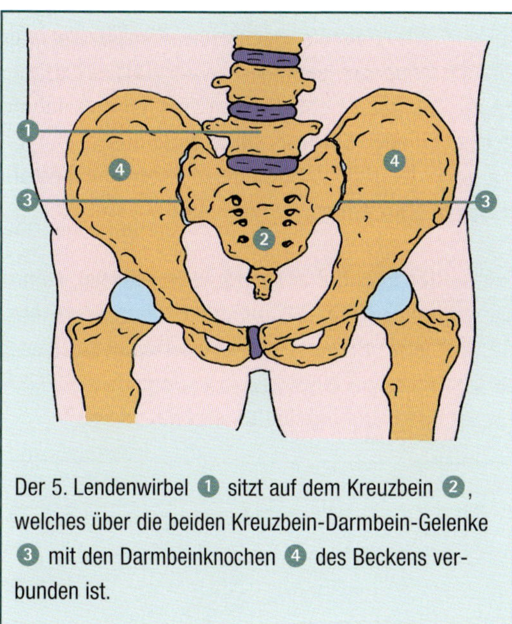


Der 5. Lendenwirbel ❶ sitzt auf dem Kreuzbein ❷, welches über die beiden Kreuzbein-Darmbein-Gelenke ❸ mit den Darmbeinknochen ❹ des Beckens verbunden ist.

Die Abkürzungen *LWS*, *BWS* und *HWS* sind gebräuchlich. Auch für die einzelnen **Wirbel** werden häufig Kurzformen verwendet. Die Halswirbelkörper werden mit *HWK 1-7* oder *C 1-7* (*C* für *cervikal;* lat. *cervix = Hals*), die Brustwirbelkörper mit *BWK 1-12* oder *Th 1-12* (*Th* für *thorakal;* lat. *thorax = Brustkorb*) und die Lendenwirbelkörper mit *LWK 1-5* oder *L1-5* (*L* für *lumbal;* lat. *lumbus = Lende*) bezeichnet. Gezählt wird von oben nach unten. Obwohl das Kreuzbein *(Sakrum)* ein einziger Knochen ist, werden die Anteile, aus denen es besteht, zur besseren Lokalisation noch einzeln benannt. So steht *S1* für den 1. Sakralwirbel, *S2* für den 2. Sakralwirbel usw.

Die Stellung der Wirbelsäule wird im Wesentlichen von zwei Faktoren bestimmt. Zum einen von der Rückenform, die durch die Lage der Wirbelkörper zueinander vorgegeben ist (Vererbung). Zum anderen von der **Haltung**, der willentlichen Beeinflussung der Stellung der Wirbelsäule. Die Haltung spiegelt oftmals die Verfassung eines Menschen wider. Ist er niedergeschlagen oder in gedrückter Stimmung, ist die Haltung in sich zusammengesunken und vorgebeugt. Bei Begeisterung und starkem Antrieb richtet sich der Mensch eher auf und streckt die Brust nach vorne.

Als *Kyphose* wird eine nach hinten gewölbte *(konvexe)* **Form** eines Wirbelsäulenabschnitts bezeichnet, die sich bei der Betrachtung von der Seite zeigt. Die Brustwirbelsäule weist im Normalfall eine solche konvexe Form auf. Die Krümmung liegt beim Erwachsenen zwischen 30° und 50° mit dem Scheitelpunkt zwischen dem 6. und dem 7. Brustwirbel. Auf eine krankhaft vergrößerte Kyphose und ihre Folgen wird im Kapitel *Erkrankungen und Beschwerden an Brustwirbelsäule und Brustkorb* eingegangen.

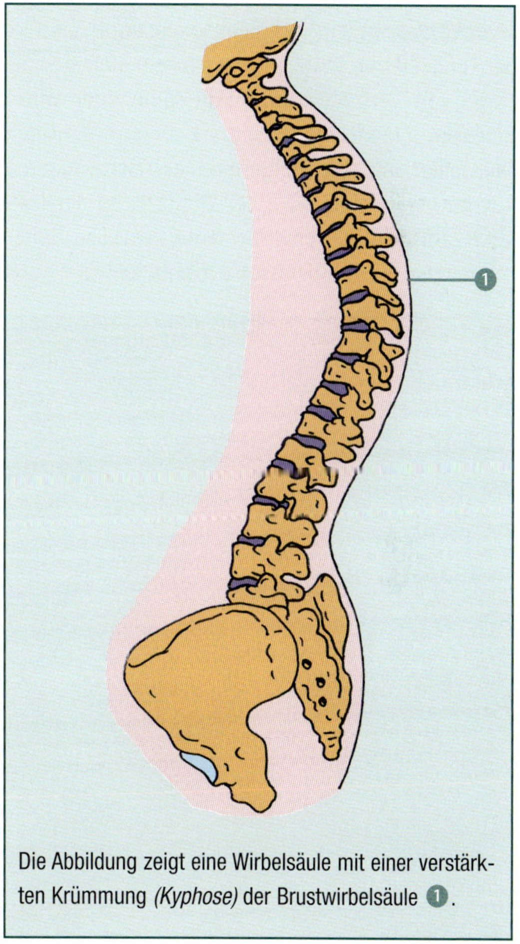


Die Abbildung zeigt eine Wirbelsäule mit einer verstärkten Krümmung *(Kyphose)* der Brustwirbelsäule ❶.

Die nach innen (in Richtung Bauch) gewölbte *(konkave)* Form eines Wirbelsäulenabschnitts bezeichnet man als *Lordose*. Dies ist die normale Wölbung der Halswirbelsäule und der Lendenwirbelsäule.

Eine normale **Rückenform** ist also durch eine leichte Wölbung der Brustwirbelsäule nach außen *(Kyphose)* und eine Wölbung der Halswirbelsäule und der Lendenwirbelsäule nach innen *(Lordose)* gekennzeichnet. Ist die Wölbung der Brustwirbelsäule besonders ausgeprägt, liegt ein *Rundrücken* vor. Wenn zusätzlich die Lordose der Lendenwirbelsäule stärker ist, spricht man von einem *hohlrunden Rücken*. Bei Kleinkindern ist dieser auch im Rahmen einer völlig normalen Entwicklung häufig zu beobachten. Beim *Flachrücken* sind die natürlichen Wölbungen der Wirbelsäule vermindert (abgeflacht). Weder eine bestimmte Haltung noch eine bestimmte Rückenform gehen regelmäßig mit Beschwerden einher.

Die Verstärkung einer natürlichen Lordose wird als *Hyperlordose* bezeichnet. Eine solche Form kann an der Lendenwirbelsäule angeboren sein oder sich als Folge von Verschleiß an Wirbelsäule oder Hüftgelenken entwickeln. Bei stark übergewichtigen Menschen und vorübergehend bei Schwangeren kommt es ebenfalls zu einer Verstärkung der Lordose an der Lendenwirbelsäule, was zu einer schmerzhaften Fehlbelastung führen kann.

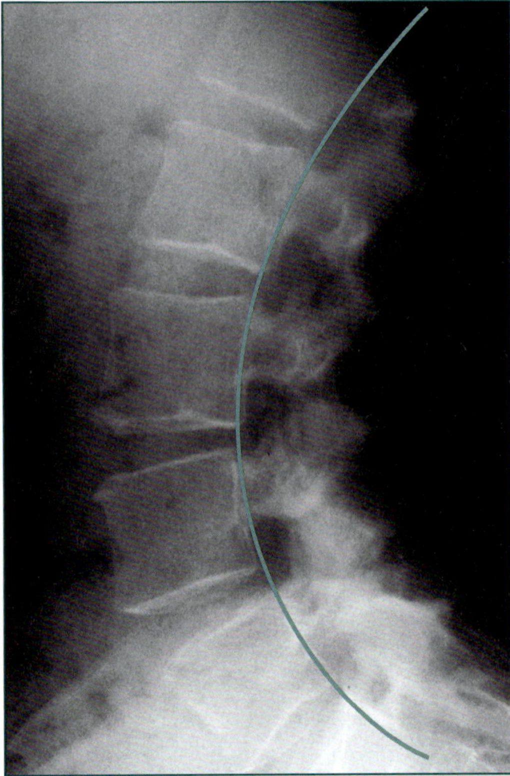

Das Röntgenbild zeigt eine Lendenwirbelsäule von der Seite. Der linke Bildrand weist nach vorne zum Bauch, der rechte Bildrand zum Rücken. Die natürliche Wölbung der Lendenwirbelsäule, die *Lordose*, ist stärker ausgeprägt als normal, es besteht eine *Hyperlordose*.

An der Halswirbelsäule ist eine Zunahme der natürlichen Lordose in der Regel auf Verschleißerscheinungen zurückzuführen. Erkrankungen, die an der Brustwirbelsäule zu einer Verkrümmung führen, wie z. B. die *Bechterew-Erkrankung* oder eine *Osteoporose*, bedingen an der Halswirbelsäule häufig als ausgleichende Reaktion eine Zunahme der natürlichen Lordose. Ohne diese ausgleichende Haltung der Halswirbelsäule müssten die Betroffenen den Kopf nach unten halten.

Betrachtet man die Wirbelsäule von hinten, so hat sie normalerweise die gerade Form eines Stabs. Besteht eine Biegung der Wirbelsäule zur Seite, spricht man von einer *Skoliose*. Dem Thema *Skoliose* ist das gleichnamige Kapitel gewidmet.

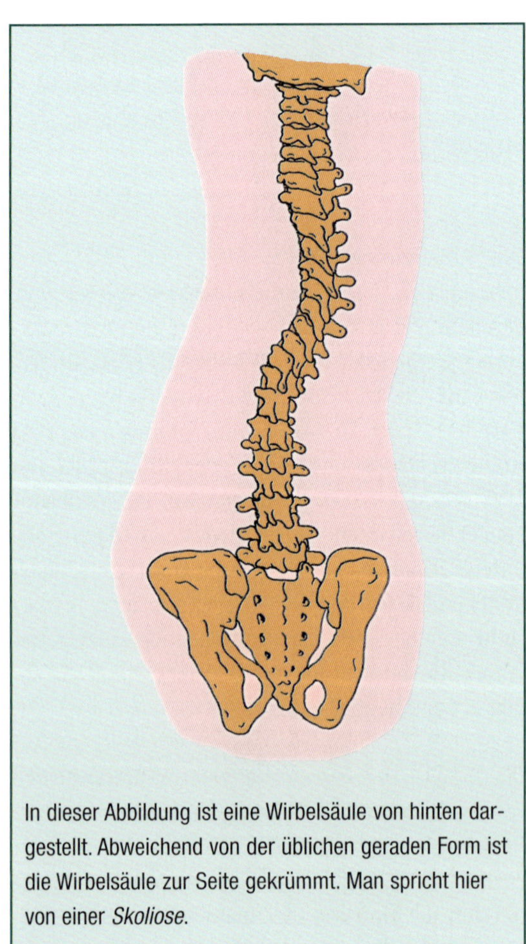

In dieser Abbildung ist eine Wirbelsäule von hinten dargestellt. Abweichend von der üblichen geraden Form ist die Wirbelsäule zur Seite gekrümmt. Man spricht hier von einer *Skoliose*.

## Knochen

Die Wirbelsäule besteht aus einzelnen Wirbeln und dazwischen liegenden Bandscheiben. Bis auf die beiden oberen Halswirbel besteht jeder Wirbel aus dem vorne gelegenen *Wirbelkörper (Corpus)* und dem hinten gelegenen *Wirbelbogen (Arcus)*. Sie umschließen eine große Öffnung, durch die das Rückenmark zieht. Diese Öffnung wird *Wirbelloch (Foramen vertebrale)* genannt. Die Gesamtheit der Wirbellöcher bildet den *Wirbelkanal* oder *Spinalkanal*, durch den das Rückenmark zieht.

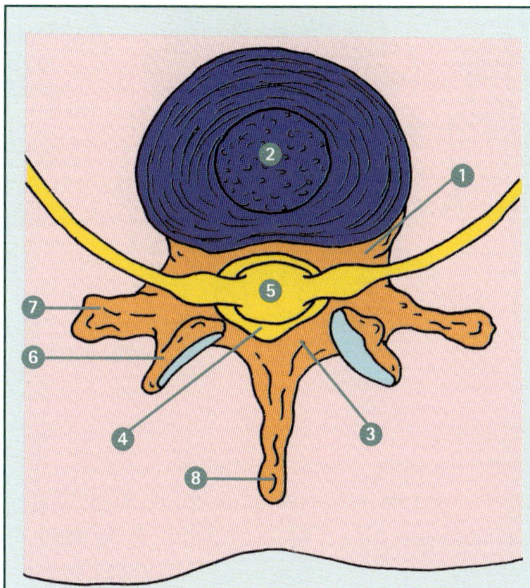


Die Abbildung zeigt einen Querschnitt durch die Lendenwirbelsäule. Der obere Bildrand weist in Richtung Bauch, der untere Bildrand zum Rücken. Auf dem *Wirbelkörper* ❶ liegt die *Bandscheibe* ❷. Der *Wirbelbogen* ❸ umschließt mit dem Wirbelkörper das *Wirbelloch* ❹, durch das das *Rückenmark* ❺ zieht. Zum Wirbelbogen gehören die *Wirbelgelenke* ❻, die *Querfortsätze* ❼ und der *Dornfortsatz* ❽.

Am Wirbelbogen liegen auf beiden Seiten die *Wirbelgelenke*, über die ein oberer Wirbel mit einem unteren Wirbel verbunden ist. Sie werden gleichbedeutend als *Fazettengelenke*, als *Fazetten*, als *kleine Wirbelgelenke* oder als *Wirbelbogengelenke* bezeichnet. Ihre Gelenkflächen sind von dünnem Knorpel überzogen und von einer Gelenkkapsel umgeben. Sie tragen bis zu 20% der senkrecht auf die Wirbelsäule einwirkenden Belastung.

Die Ausrichtung der Gelenkflächen ist an den verschiedenen Abschnitten der Wirbelsäule unterschiedlich. Je nach Ausrichtung lassen sie an dem jeweiligen Wirbelsäulenabschnitt bestimmte Bewegungen wie ein Neigen zur Seite oder nach vorne zu. Sie begrenzen vor allem die Drehbewegungen der Wirbelsäule.

Der rechte und linke Anteil des Wirbelbogens, der am Wirbelkörper beginnt, wird auch *Wurzelstück* oder *Pedikulus (Pediculus, Pedikel)* genannt. Die beiden Pedikel sind über das sog. *Schlussstück*, die *Lamina*, miteinander verbunden. Diese Bezeichnungen sind für das Verständnis operativer Eingriffe an der Wirbelsäule von Bedeutung. So werden bspw. Schrauben zur Versteifung durch die Pedikel in den Wirbelkörper eingebracht und als *Pedikelschrauben* bezeichnet. Werden Anteile des Wirbelbogens bei einer Operation entfernt, spricht man in Anlehnung an die *Lamina* von einer *Laminotomie*.

Die *Wurzelstücke (Pedikel)* sind am Übergang in den Wirbelkörper dünner als an anderen Stellen. Durch diese Ausdünnungen bilden der jeweils obere und untere Anteil des Wurzelstücks zusammen eine seitliche Öffnung an der Wirbelsäule. Diese Öffnung wird als *Zwischenwirbelloch (Foramen intervertebrale, Neuroforamen, Foramen)* bezeichnet. Durch diese Öffnung verlassen die sog. *Spinalnerven*, die dem Rückenmark entspringen, die Wirbelsäule. Auf die Spinalnerven wird weiter unten genauer eingegangen.

Als *Querfortsätze (Processus transversus)* werden knöcherne Ausziehungen an beiden Seiten eines Wirbelbogens bezeichnet. An ihnen setzen Bänder und Muskeln an. Nach hinten setzt sich der Wirbelbogen in Form des sog. *Dornfortsatzes (Processus spinosus)* fort. Die Dornfortsätze sind bei schlanken Menschen gut sichtbar und unter der Haut zu tasten. Der Dornfortsatz des 7. Halswirbels ist besonders stark ausgeprägt.

Der **1. Halswirbel** wird *Atlas* (*HWK1* oder *C1*) genannt. Auf ihm ruht der Schädel. Der Atlas hat im Gegensatz zu allen anderen Wirbeln keinen Wirbelkörper, sondern stellt im Wesentlichen einen knöchernen Ring dar. Er besitzt einen relativ breiten sog. *Querfortsatz*, den *Atlasquerfortsatz*. Mit dem Hinterhaupt bildet der Atlas die *Atlantooccipital-Gelenke* oder *oberen Kopfgelenke*. In diesen Gelenken neigt sich der Kopf nach vorne und hinten.

Auf den Atlas folgt der **2. Halswirbel**, der *Axis*.

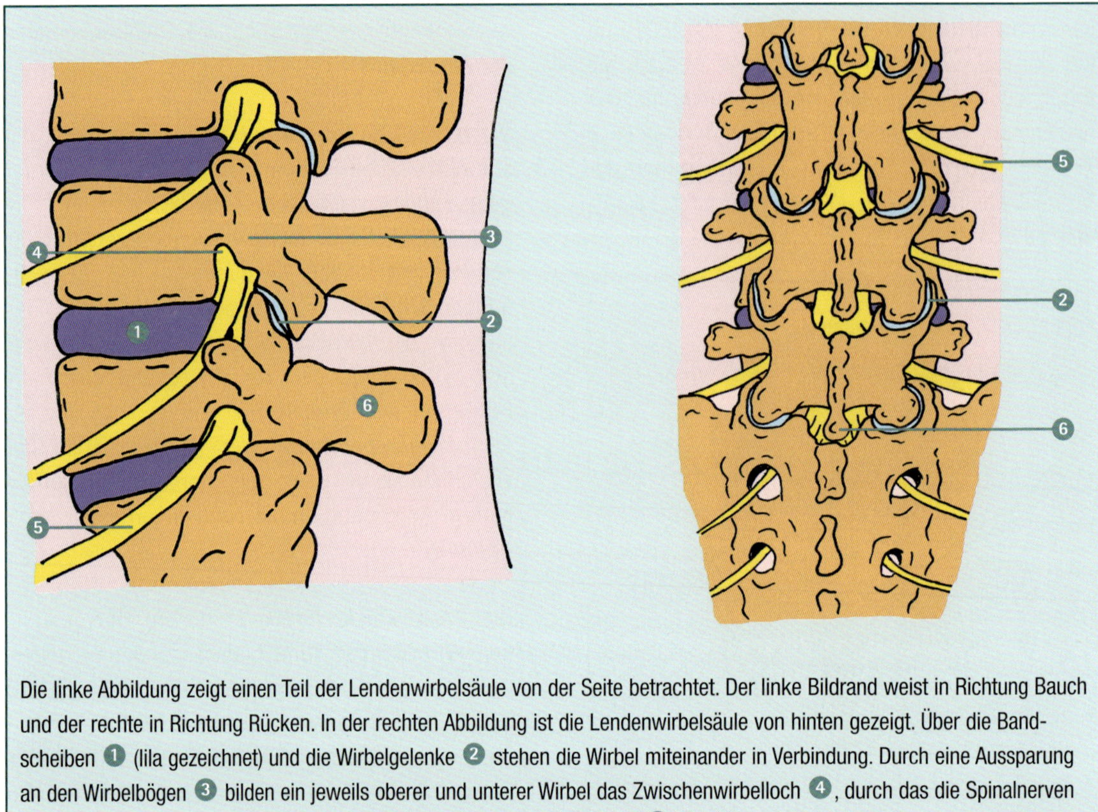

Die linke Abbildung zeigt einen Teil der Lendenwirbelsäule von der Seite betrachtet. Der linke Bildrand weist in Richtung Bauch und der rechte in Richtung Rücken. In der rechten Abbildung ist die Lendenwirbelsäule von hinten gezeigt. Über die Bandscheiben ❶ (lila gezeichnet) und die Wirbelgelenke ❷ stehen die Wirbel miteinander in Verbindung. Durch eine Aussparung an den Wirbelbögen ❸ bilden ein jeweils oberer und unterer Wirbel das Zwischenwirbelloch ❹, durch das die Spinalnerven ❺ ziehen. Den hinteren Anteil eines Wirbelbogens bildet der Dornfortsatz ❻.

Als Besonderheit besitzt der Axis eine Art knöchernen Zapfen, der aufgrund seiner Ähnlichkeit mit einem Zahn (lat. *dens = Zahn*) als *Dens axis* bezeichnet wird. Um diesen Zahn dreht sich der Atlas. Die Drehbewegungen werden durch Bänder gesichert und geführt. Daraus ergibt sich in diesem Gelenk eine besondere Fähigkeit zur Drehung *(Rotation)* des Kopfes. Etwa 50% der Drehung des Kopfes finden in diesem Gelenk statt. Der 1. und der 2. Halswirbel sind über mehrere kleine Gelenke miteinander verbunden - diese werden *atlantoaxiale-Gelenke* oder *untere Kopfgelenke* genannt.

Im Gegensatz zu den Wirbelkörpern der Brust- und Lendenwirbelsäule bestehen an der Halswirbelsäule seitliche Ausziehungen am Oberrand der Wirbelkörper *(Processus uncinati)*. Sie sind mit Knorpel überzogen und stehen mit dem darüberliegenden Wirbel *(Unkovertebralgelenk)* in gelenkiger Verbindung.

Als weitere Besonderheit an der Halswirbelsäule durchlaufen ab dem 6. Halswirbelkörper zu beiden Seiten Arterien und Venen (*Arteria* und *Vena vertebralis*) knöcherne Öffnungen in den einzelnen Halswirbeln. Durch diese ziehen die Blutgefäße nach oben in die hintere Schädelgrube.

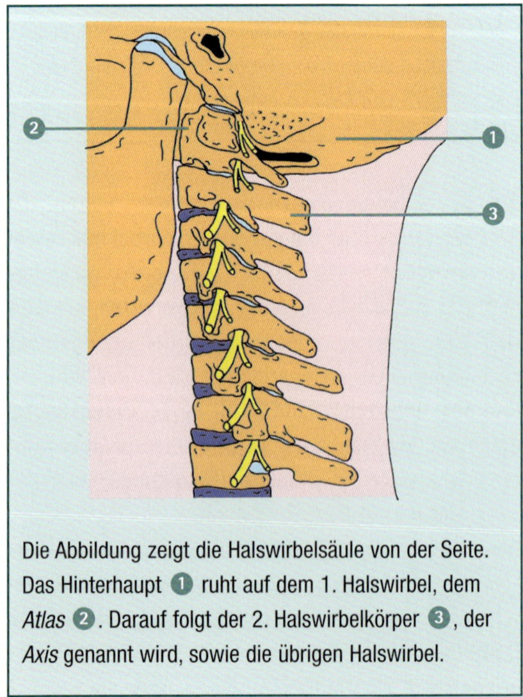

Die Abbildung zeigt die Halswirbelsäule von der Seite. Das Hinterhaupt ❶ ruht auf dem 1. Halswirbel, dem *Atlas* ❷. Darauf folgt der 2. Halswirbelkörper ❸, der *Axis* genannt wird, sowie die übrigen Halswirbel.

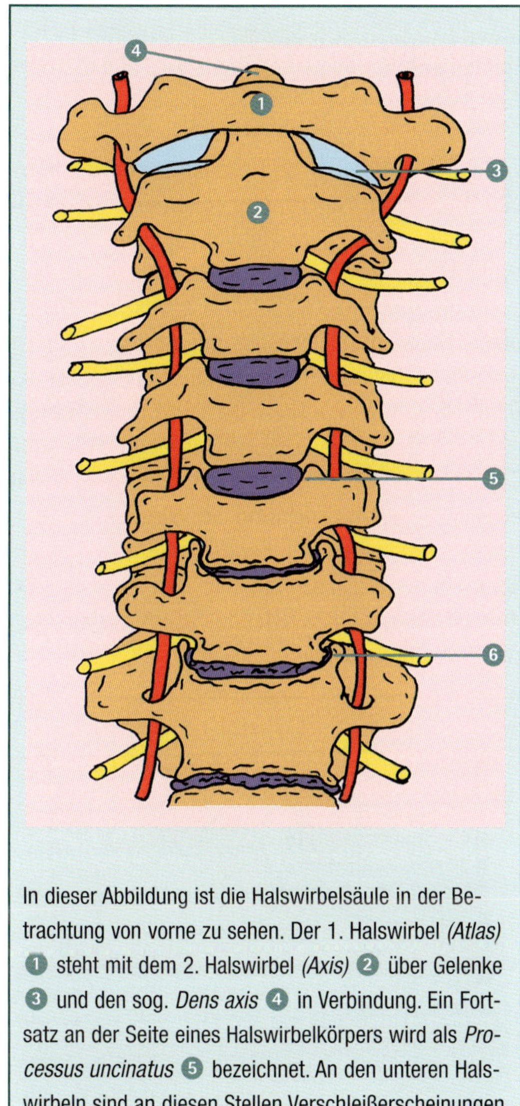


In dieser Abbildung ist die Halswirbelsäule in der Betrachtung von vorne zu sehen. Der 1. Halswirbel *(Atlas)* ❶ steht mit dem 2. Halswirbel *(Axis)* ❷ über Gelenke ❸ und den sog. *Dens axis* ❹ in Verbindung. Ein Fortsatz an der Seite eines Halswirbelkörpers wird als *Processus uncinatus* ❺ bezeichnet. An den unteren Halswirbeln sind an diesen Stellen Verschleißerscheinungen ❻ eingezeichnet.

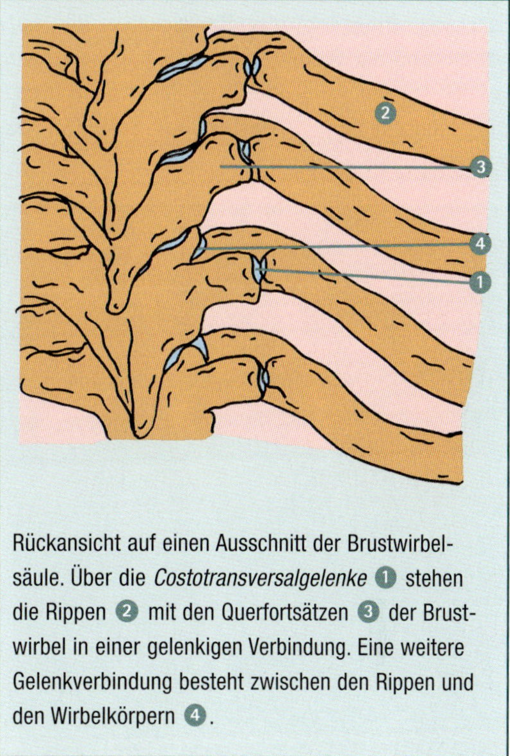


Rückansicht auf einen Ausschnitt der Brustwirbelsäule. Über die *Costotransversalgelenke* ❶ stehen die Rippen ❷ mit den Querfortsätzen ❸ der Brustwirbel in einer gelenkigen Verbindung. Eine weitere Gelenkverbindung besteht zwischen den Rippen und den Wirbelkörpern ❹.

Von der Verbindung zwischen dem 2. und dem 3. Halswirbelkörper bis hinunter zum Steißbein weist die Wirbelsäule eine gleichmäßige Abfolge von ähnlich aufgebauten Wirbeln und verbindenden Gelenken auf.

Die **Brustwirbel** weisen als Besonderheit ihre gelenkige Verbindung mit den Rippen auf. Gelenkflächen an den Wirbelkörpern und den Querfortsätzen sowie an den Rippen bilden die *Rippenwirbelgelenke*. Diese Gelenke ermöglichen bei der Atmung das Heben und Senken des Brustkorbs *(Thorax)*. Die Gelenkverbindung zwischen einer Rippe und dem Querfortsatz eines Brustwirbels wird auch *Costotransversalgelenk (CTG)* genannt.

## Bandscheiben und Bänder

Die **Bandscheiben** *(Zwischenwirbelscheiben)* liegen zwischen den Wirbelkörpern und verbinden diese miteinander. Je nach Wirbelsäulenabschnitt sind sie zwischen 5 und 10 mm dick. Ihre lateinische Bezeichnung ist *Discus intervertebralis* oder kurz *Discus (Diskus)*. Sie bestehen im Wesentlichen aus dem außen liegenden *Faserring*, dem *Anulus fibrosus*, und dem innen gelegenen *Gallertkern (Nucleus pulposus)*. Der Faserring setzt sich aus mehreren Lagen kreisförmig verlaufender stabiler Kollagenfasern zusammen, die mit dem Knochen der Wirbelkörper verwachsen sind. Er umschließt den Gallertkern, der im Querschnitt fast die Hälfte der Bandscheibe ausmacht.

Wie der Name sagt, besteht der Gallertkern aus einer gallertartigen Flüssigkeit. Diese enthält zu 80% Wasser *(Wasserkissen)* und als weitere Bestandteile *Glykosaminoglykane* wie *Hyaluronsäure* oder *Chondroitin*. Die Zusammensetzung ähnelt der von Knorpel. Durch seinen inneren Druck hält der Gallertkern den Faserring gespannt.

Die Kombination aus dem weichen, aber prall-elastischen Kern und dem ihn umgebenden festen

Faserring ermöglicht der Bandscheibe die Aufnahme und die Weiterleitung von auf sie einwirkenden Kräften. Aufgrund dieser Funktionen tragen die Bandscheiben wesentlich zur Stabilität der Wirbelsäule bei.

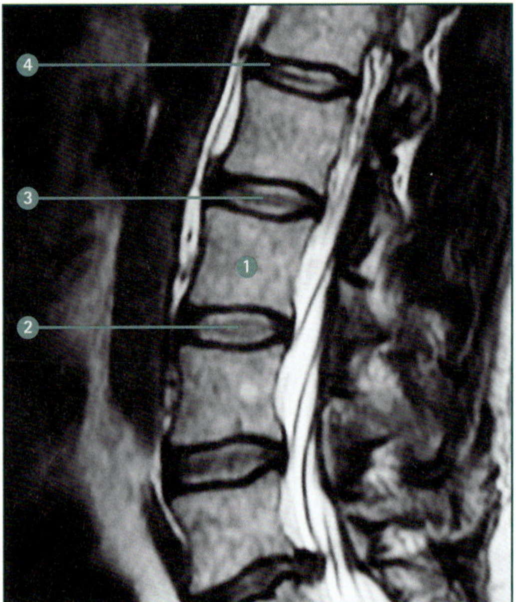


Ausschnitt aus einer Kernspintomographie der Lendenwirbelsäule. Die Betrachtung erfolgt von der Seite und der linke Bildrand zeigt in Richtung Bauch, der rechte in Richtung Rücken. Zwischen den Wirbelkörpern ❶ liegen die Bandscheiben ❷. Sie bestehen aus dem hier heller abgebildeten *Gallertkern* ❸, der vom schwarz abgebildeten *Faserring* ❹ umgeben ist.

Die Bandscheibe ist in ihrem Inneren weder durchblutet, noch mit Nerven durchzogen. Die Ernährung erfolgt daher ausschließlich durch sog. *Diffusion*, ähnlich wie beim Knorpelgewebe. Bei der Diffusion gelangen die Nährstoffe über die Verteilung von Flüssigkeit in das Bandscheibengewebe. Dazu ist die Bandscheibe auf einen regelmäßigen Wechsel von Belastung und Entlastung angewiesen, damit Flüssigkeit und damit Nährstoffe ins Innere gelangen.

Die **Bezeichnung** der Bandscheiben richtet sich nach den Wirbeln, die sie miteinander verbinden. So heißt z.B. die Bandscheibe zwischen dem 5. und dem 6. Halswirbelkörper *Bandscheibe C5/C6* oder noch kürzer *C5/6*, die Bandscheibe zwischen dem 12. Brustwirbel und dem 1. Lendenwirbel *Bandscheibe Th12/L1*, die Bandscheibe zwischen dem 5. Lendenwirbel und dem Kreuzbein *Bandscheibe L5/S1* usw.

Entlang der Vorder- und Seitenflächen der Wirbelkörper zieht das *vordere Längsband (Ligamentum longitudinale anterius)*. An der Rückfläche der Wirbelkörper verläuft von der Halswirbelsäule hinunter bis zur Lendenwirbelsäule das *hintere Längsband (Ligamentum longitudinale posterius)*. Es ist mit den Wirbelkörpern und den mittleren Teilen der Bandscheiben verwachsen. Die Funktion der Längsbänder ist die Stabilisierung der Wirbelsäule und der Bandscheiben, sie begrenzen die Möglichkeit einer Vor- und Rückneigung der Wirbelsäule. Stärkere Vorwölbungen der Bandscheibe gegen dieses Band können Auslöser von Rückenschmerzen sein, da das Band schmerzleitende Fasern enthält, genauer den *Ramus meningeus* des Spinalnervs.

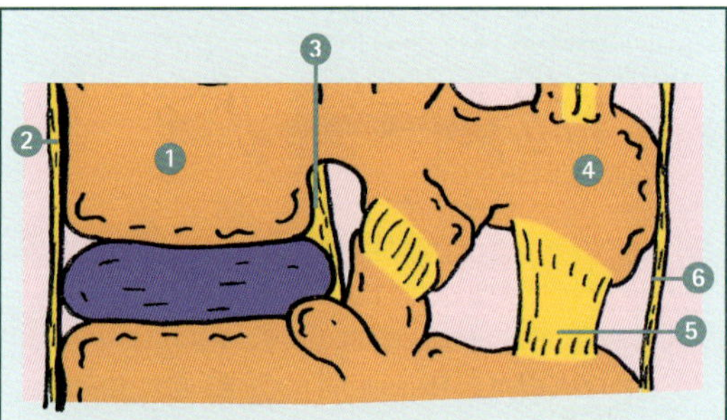


Die Abbildung zeigt in seitlicher Darstellung einen Ausschnitt aus der Lendenwirbelsäule. Der linke Bildrand weist in Richtung Bauch, der rechte in Richtung Rücken. An der Vorderseite der Wirbelkörper ❶ liegt das *vordere Längsband* ❷, an der Rückseite das *hintere Längsband* ❸. Zwischen den *Dornfortsätzen* ❹ sind die *interspinösen Bänder* ❺ gespannt und über die Enden der Dornfortsätze zieht das *supraspinale Band* ❻.

Zwischen den Dornfortsätzen liegen die sog. *interspinösen Bänder (Ligamenta interspinalia)*, die das Vor- und Rückneigen der Wirbelsäule abfedern. Ein weiteres Band *(Ligamentum supraspinale)* zieht über die Dornfortsätze hinweg. Die genannten Bänder stabilisieren die Wirbelsäule.

Der **Wirbelkanal** wird an seiner hinteren Fläche von einem elastischen Band mit dem Namen *gelbes Band (Ligamentum flavum)* überzogen. Es reicht seitlich bis zu den Wirbelgelenken. Seine Bestandteile sind vorwiegend elastische Fasern, was der Verspannung und Stabilisierung der Wirbelsäule dient.

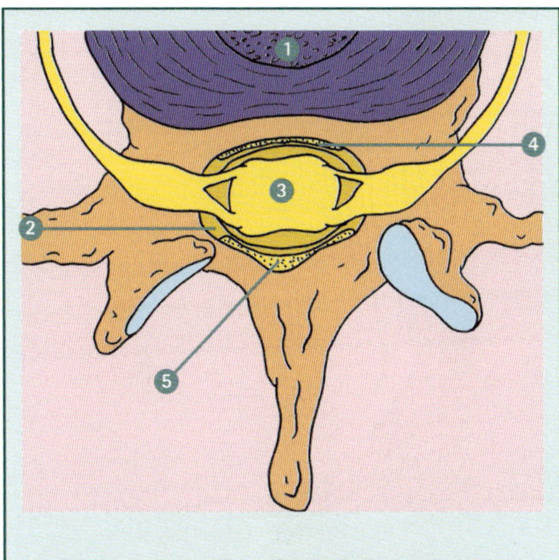


Die Abbildung zeigt einen Querschnitt durch die Lendenwirbelsäule. Am oberen Bildrand, in Richtung Bauch, liegt die Bandscheibe ❶. Im Wirbelkanal ❷ verläuft das Rückenmark ❸. Am Vorderrand des Wirbelkanals liegt das hintere Längsband ❹ und am hinteren Rand des Wirbelkanals das gelbe Band ❺.

Der Oberkörper kann durch das Zusammenwirken von Brust und Lendenwirbelsäule um mehr als 100° nach vorne und etwa 60° nach hinten geneigt werden. Eine Neigung zur Seite ist jeweils um 40° möglich. Drehungen *(Rotationen)* finden an der Lendenwirbelsäule vor allem in den oberen Abschnitten statt, das Neigen zur Seite vorwiegend in den mittleren Abschnitten. Die meiste Last ruht auf den unteren Abschnitten.

**Funktionell** kann man die Wirbelsäule in einen vorderen Abschnitt (vordere Säule) und einen hinteren Abschnitt (hintere Säule) unterteilen. Zur **vorderen Säule** gehören die Wirbelkörper, die Bandscheiben und die Längsbänder. Auf sie wirken hauptsächlich Druckkräfte *(Kompressionskräfte)* ein und ihre Funktion ist vorwiegend die Aufnahme und Weiterleitung dieser Belastungen.

Die **hintere Säule** besteht aus Wirbelgelenken, Bändern und Muskeln. Auf sie wirken eher Schubkräfte nach vorne oder hinten sowie Zugkräfte ein. Wirbelgelenke, Bänder und Muskeln begrenzen stärkere Verschiebungen der Wirbelkörper gegeneinander.

## Muskeln

Am Rücken gibt es verschiedene Schichten von Muskeln. Unter der Haut liegen die *oberflächlichen Muskeln* und in der Tiefe an der Wirbelsäule liegt eine weitere Muskelschicht, die auch als *autochtone Rückenmuskulatur* bezeichnet und unter dem Begriff *Musculus erector spinae* zusammengefasst wird. Die Rückenmuskeln sind für die Bewegung und die Haltung der Wirbelsäule entscheidend. Sie ermöglichen überhaupt erst eine aufrechte Körperhaltung.

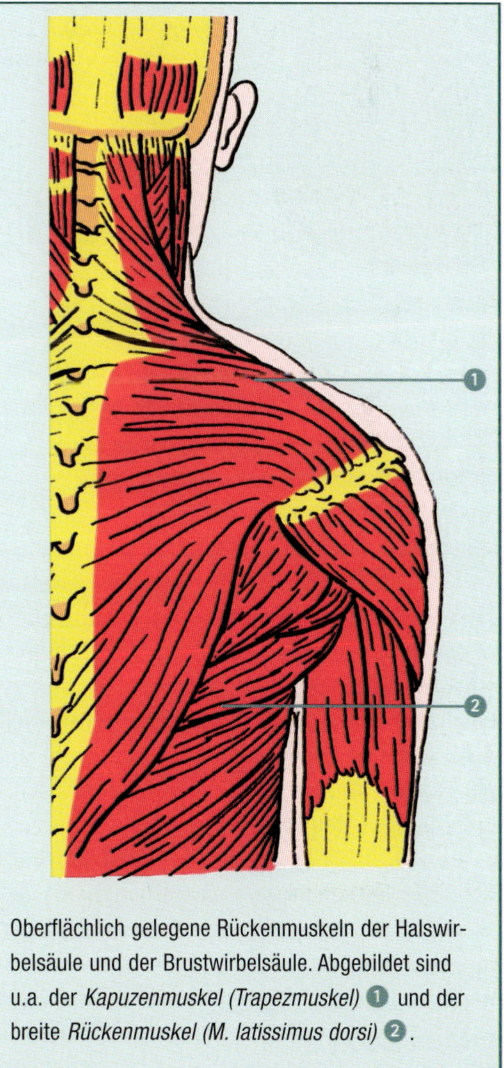


Oberflächlich gelegene Rückenmuskeln der Halswirbelsäule und der Brustwirbelsäule. Abgebildet sind u.a. der *Kapuzenmuskel (Trapezmuskel)* ❶ und der breite *Rückenmuskel (M. latissimus dorsi)* ❷.

Zu den **oberflächlichen Muskeln** gehören z.B. der bekannte *Kapuzenmuskel (Trapezmuskel, Muscu-*

*lus trapezius)* oder der *breite Rückenmuskel (Musculus latissimus dorsi)*. Etwas tiefer liegen z.B. die *Rhomboidal-Muskeln (M. rhomboideus minor, M. rhomboideus major)* oder der *Schulterhebermuskel (M. levator scapulae)*.

Diese Abbildung zeigt die unteren Anteile des *breiten Rückenmuskels (M. latissimus dorsi)* ❶ und des *Kapuzenmuskels (M. trapezius)* ❷. Weiterhin ist der *große Gesäßmuskel (M. glutaeus maximus)* ❸ zu erkennen.

Beide sind für die Funktion des Schulterblatts *(Skapula)* von großer Bedeutung. Der Schulterhebermuskel setzt am Hinterhaupt an und ist daher auch mit an der Bewegung der Halswirbelsäule und des Kopfes beteiligt. Darüber hinaus gibt es noch weitere Muskeln, die hier nicht alle aufgeführt werden sollen.

Die *tiefen Rückenmuskeln* werden unter der Bezeichnung *M. erector spinae* zusammengefasst. Im Wesentlichen bestehen sie aus großen Muskelsträngen, die jeweils rechts und links unmittelbar auf den Knochen der Wirbelsäule aufliegen.

Sie entspringen am Kreuzbein sowie am Darmbein und ziehen bis an die Wirbelsäule. Einige Muskeln verbinden Abschnitte der Wirbelsäule miteinander. Die tiefen Rückenmuskeln reichen hinauf bis zum Hinterkopf.

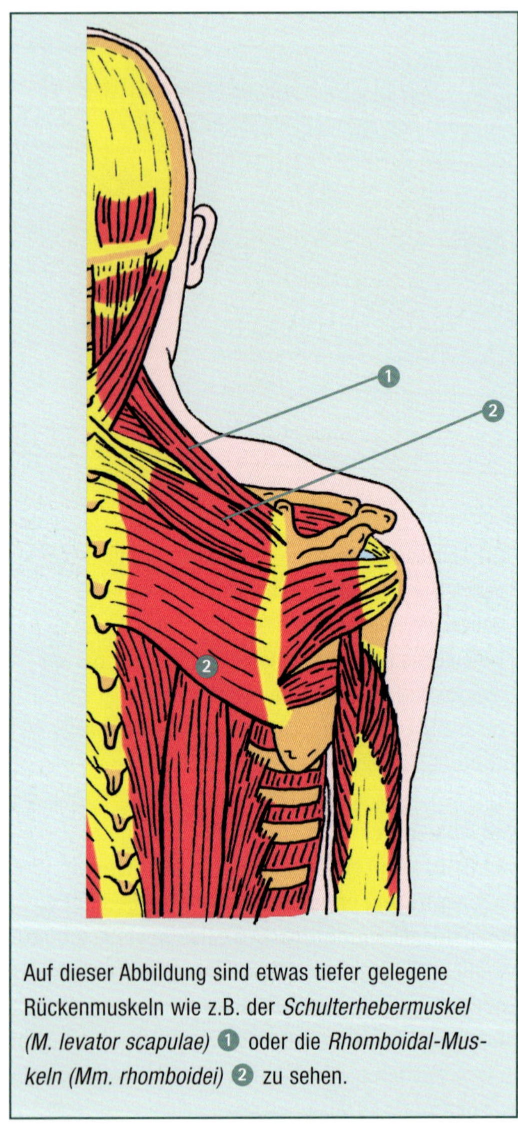


Auf dieser Abbildung sind etwas tiefer gelegene Rückenmuskeln wie z.B. der *Schulterhebermuskel (M. levator scapulae)* ❶ oder die *Rhomboidal-Muskeln (Mm. rhomboidei)* ❷ zu sehen.

Die *tiefen Rückenmuskeln* stabilisieren die Wirbelsäule und ermöglichen Bewegungen wie Drehen oder Beugen nach vorne, nach hinten bzw. zur Seite. Je präziser Bewegungen in den einzelnen Wirbelsäulenabschnitten möglich sind, desto vielfältiger ist die Anordnung und Aufteilung der Muskulatur.

An der Halswirbelsäule besteht daher ein besonders komplexes Zusammenspiel von Muskeln, die vorne, seitlich und hinten am Hals verlaufen. Sie einzeln aufzuführen würde den Rahmen dieses Kapitels sprengen.

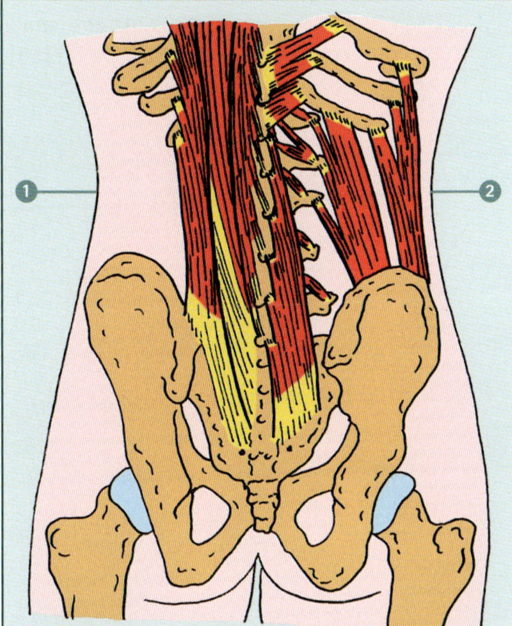


Die Abbildung zeigt einen Teil der *tiefen Rückenmuskeln* von hinten betrachtet. Sie werden unter der Bezeichnung *M. erector spinae* zusammengefasst. Zur besseren Übersicht sind in dieser Darstellung an der linken Körperhälfte ❶ andere Muskeln dieser Muskelgruppe abgebildet als an der rechten Körperhälfte ❷.

## Nerven

Gehirn und Rückenmark bilden das *Zentralnervensystem (ZNS)*. Die Gesamtheit der Nerven, die von Gehirn und Rückenmark weiter in den Körper ziehen, wird als *peripheres Nervensystem* bezeichnet.

Die Wirbelsäule umgibt das Rückenmark in Form des sog. *Wirbelkanals (Spinalkanal)*. In diesem Kanal zieht das Rückenmark vom Gehirn bis hinunter zur Lendenwirbelsäule. Zu beiden Seiten der Wirbelsäule verlassen Nerven das Rückenmark, die *Rückenmarknerven* oder *Spinalnerven (Nervi spinales)*. An der Halswirbelsäule sind dies 8 Zervikalnerven, an der Brustwirbelsäule 12 Thorakalnerven, an der Lendenwirbelsäule 5 Lumbalnerven, am Kreuzbein 5 Sakralnerven und am Steißbein ein Kokzygealnerv.

Die **Spinalnerven** entstehen im Zwischenwirbelloch aus der Vereinigung der sog. *vorderen Wurzel* und *hinteren Wurzel (Radix)*. Beide entspringen dem Rückenmark. Über die vordere Wurzel werden vor allem Befehle des Gehirns zur Muskulatur *(motorische Funktion)* geleitet. Über die hintere Wurzel gelangen Reize, die über die Haut aufgenommen werden, weiter zum Gehirn *(sensible Funktion)*.

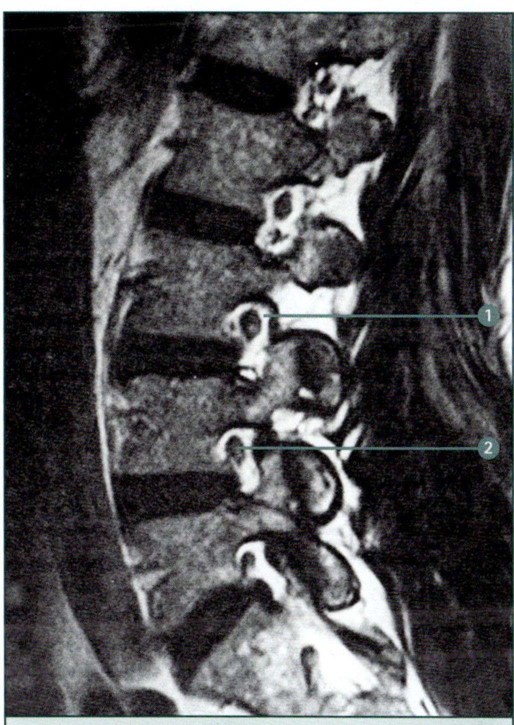


Seitliche Kernspintomographie-Aufnahme einer Lendenwirbelsäule. Der linke Bildrand weist zum Bauch, der rechte zum Rücken. Durch die sog. *Zwischenwirbellöcher (Neuroforamen)* ❶ verlassen die *Spinalnerven* ❷ das Rückenmark und ziehen weiter in den Körper.

Das eigentliche **Rückenmark** endet an der oberen Lendenwirbelsäule und setzt sich in Form eines Bündels von Nerven *(Cauda equina)* nach unten fort. Umgeben ist das Rückenmark vom sog. *Hirnwasser (Liquor)*, einer Flüssigkeit, die im Kopf gebildet wird.

Flüssigkeit und Rückenmark umschließt ein Sack aus Bindegewebe, der *Duralsack*. Der Raum zwischen Duralsack und Wirbelkanal wird als *Epiduralraum* bezeichnet.

Die einzelnen Spinalnerven teilen sich auf, nachdem sie das Rückenmark seitlich durch das Zwischenwirbelloch verlassen haben. Ein *vorderer Ast (Ramus ventralis)* zieht nach vorne und bildet mit anderen vorderen Ästen der Spinalnerven neben der Wirbelsäule ein Nervengeflecht *(Plexus)*.

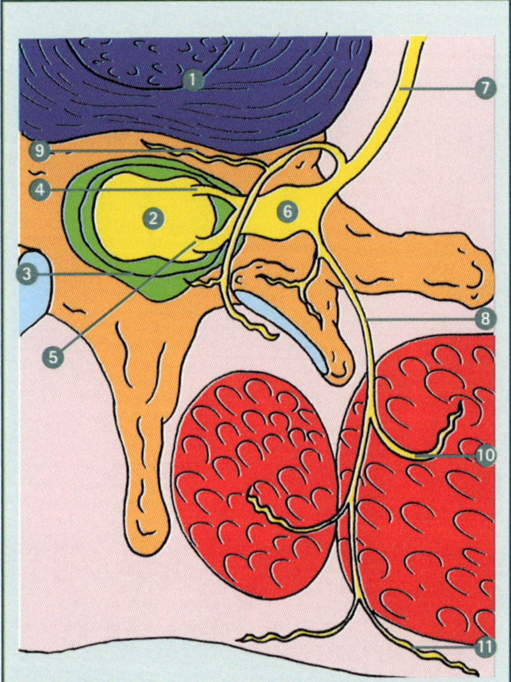

In dieser Abbildung ist ein Querschnitt durch die Wirbelsäule dargestellt. Oben im Bild, in Richtung Bauch, ist noch ein Teil einer Bandscheibe ❶ zu sehen. Das Rückenmark ❷ wird von der harten Hirnhaut ❸ umgeben. Aus dem Rückenmark entspringen die vordere ❹ und hintere ❺ Wurzel *(Radix)* und vereinigen sich zu einem Spinalnerv ❻. Dieser teilt sich in einen *vorderen Ast (Ramus ventralis)* ❼ und einen *hinteren Ast (Ramus dorsalis)* ❽ sowie in einen Ast, der zurück in den Wirbelkanal zieht, den *Ramus meningeus* ❾. Der hintere Ast gelangt u.a. zur Muskulatur ❿ und zur Haut ⓫.

Aus dem Nervengeflecht am Hals *(Plexus cervicalis)* bilden sich die **Armnerven**, aus einem Nervengeflecht neben der Lendenwirbelsäule *(Plexus lumbosacralis)* die **Beinnerven**. Die vorderen Äste der Spinalnerven an der Brustwirbelsäule verlaufen zwischen den Rippen und werden als *Intercostalnerven* bezeichnet. Der *hintere Ast (Ramus dorsalis)* eines Spinalnervs gelangt zur tiefen Rückenmuskulatur und zur Haut. Der sog. *Ramus meningeus* zieht wieder durch das Zwischenwirbelloch zurück, u.a. an die Rückenmarkshäute.

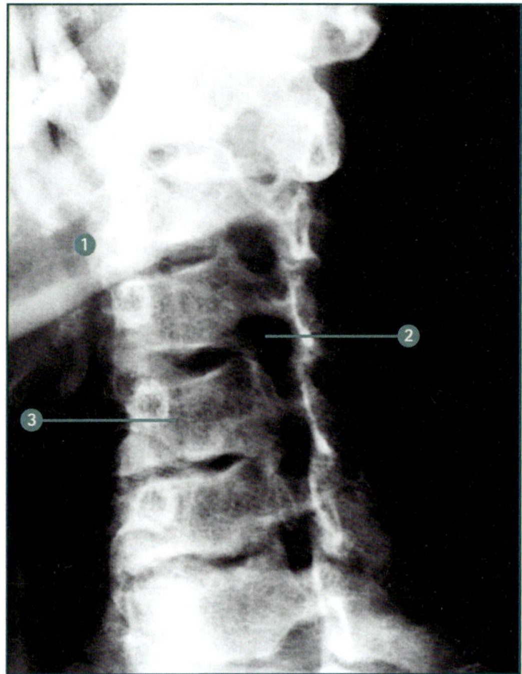

Das Röntgenbild zeigt eine sog. *Schrägaufnahme* der Halswirbelsäule. Links oben im Bild ist ein Teil des Unterkiefers ❶ abgebildet, der rechte Bildrand weist in Richtung Rücken. Gut zu erkennen sind die *Zwischenwirbellöcher (Neuroforamen)* ❷, die von den Wirbelkörpern ❸ gebildet werden und durch die die Spinalnerven in die Arme ziehen.

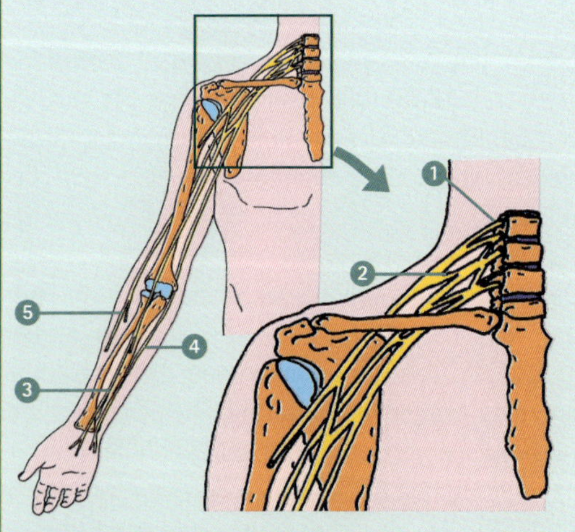

Die Abbildung zeigt, wie die Spinalnerven ❶ seitlich aus der Halswirbelsäule treten und ein Nervengeflecht ❷ bilden. Daraus entstehen die drei großen Armnerven: der *Mittelarmnerv (Medianus-Nerv)* ❸, der *Ellennerv (Ulnaris-Nerv)* ❹ und der *Speichennerv (Radialis-Nerv)* ❺.

Die wichtigsten **großen Nerven** am Arm sind der *Mittelarmnerv (Medianus-Nerv)*, der *Ellennerv (Ulnaris-Nerv)* und der *Speichennerv (Radialis-Nerv)*. Am Bein verläuft ein großer Nerv an der Vorderseite des Beins, der *Femoralnerv (Nervus femoralis)*, an der Rückseite des Beins verläuft der *Ischiasnerv (Nervus ischiadicus)*.

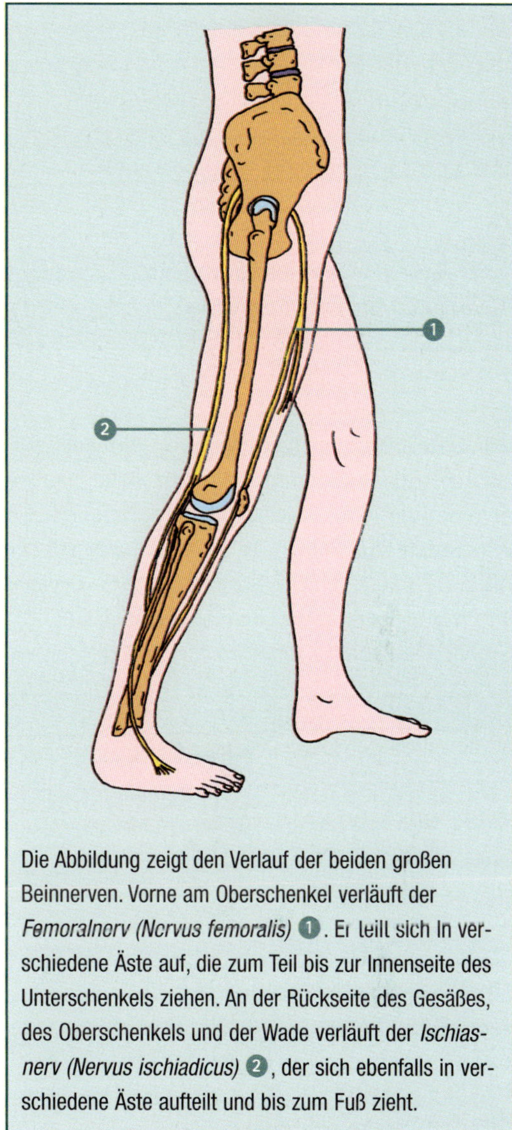


Die Abbildung zeigt den Verlauf der beiden großen Beinnerven. Vorne am Oberschenkel verläuft der *Femoralnerv (Nervus femoralis)* ❶. Er teilt sich in verschiedene Äste auf, die zum Teil bis zur Innenseite des Unterschenkels ziehen. An der Rückseite des Gesäßes, des Oberschenkels und der Wade verläuft der *Ischiasnerv (Nervus ischiadicus)* ❷, der sich ebenfalls in verschiedene Äste aufteilt und bis zum Fuß zieht.

## Die Skoliose

Betrachtet man die Wirbelsäule von hinten, so hat sie normalerweise die gerade Form eines Stabes. Besteht eine dauerhafte Biegung der Wirbelsäule zur Seite, die sich weder aktiv noch passiv ausgleichen lässt, spricht man von einer *Skoliose*. Der Begriff leitet sich aus dem griechischen *skolio* für *krumm* ab. Bei einer Skoliose sind einzelne Wirbelkörper in sich verdreht *(rotiert)*, was eine Verdrehung der gesamten Wirbelsäule nach sich zieht. Daher besteht ein komplexes Bild einer anhaltenden *(fixierten)* Formstörung *(Deformität)* der Wirbelkörper und der Wirbelsäule.

Von einer anhaltenden Formstörung wird eine *skoliotische Fehlhaltung* unterschieden. Dabei handelt es sich um eine vorübergehende Neigung der Wirbelsäule zur Seite, wie sie bei einem starken Rückenschmerz, einem Schiefstand des Beckens durch ein verkürztes Bein oder aus anderen Gründen auftreten kann.

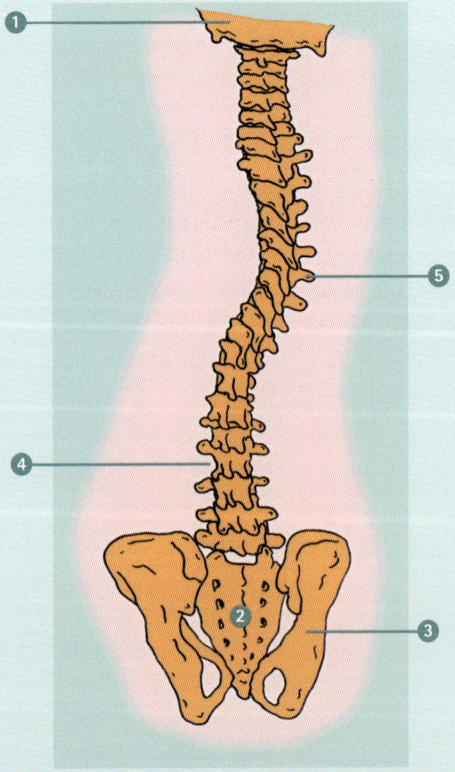

Die Abbildung zeigt eine Wirbelsäule von hinten betrachtet. Oben im Bild ist noch ein Anteil des Hinterkopfes ❶ zu erkennen, unten im Bild befinden sich Kreuzbein ❷ und Becken ❸. Es ist deutlich zu erkennen, wie sich die Lendenwirbelsäule leicht konvex nach links ❹ ausbiegt und die Brustwirbelsäule deutlich konvex nach rechts ❺.

Einer Skoliose können Unfälle, Erkrankungen der Muskulatur, der Nerven oder des Stoffwechsels zugrunde liegen. Rheumatische Erkrankungen, Entzündungen und Tumore können ebenfalls zu einer Skoliose führen. Sie werden gemeinsam als *symptomatische* oder *sekundäre* Skoliosen bezeichnet. Aufgrund ihrer Vielfalt und Komplexität können sie hier nicht näher beschrieben werden.

Im Weiteren wird auf die *idiopathische Skoliose* eingegangen. Diese Bezeichnung für eine Skoliose wird gewählt, wenn **keine Ursache** ihrer Entstehung zu erkennen ist. Sie ist mit 80-90% die häufigste Form der Skoliose.

### Ursachen und Herkunft

Die *idiopathische Skoliose* definiert sich dadurch, dass ihre **Ursache nicht vollständig geklärt** ist. Eine genetische Veranlagung spielt sicher eine Rolle. Kinder von Patienten mit Skoliose haben ein deutlich erhöhtes Risiko, ebenfalls eine Skoliose zu entwickeln. Sie sollten daher früh und regelmäßig untersucht werden, um ein beginnende Skoliose nicht zu übersehen.

***Es ist das Zusammentreffen verschiedener Faktoren (multifaktorielle Ursache), das zur Ausbildung einer Skoliose führt.***

Zur Verformung der Wirbelsäule kommt es wahrscheinlich, weil die vorderen Anteile der Wirbelkörper schneller wachsen als die hinteren. Während des Wachstums kommt es daher bei der Skoliose am Wirbelkörper zu bleibenden Änderungen seiner Form. Dies zu verdeutlichen, ist wichtig für das Verständnis der **komplexen Fehlstellung**, die sich bei einer

Skoliose entwickelt. Als Folge bilden sich Veränderungen im Muskelrelief heraus. So wölbt sich die Muskulatur auf einer Seite der Lendenwirbelsäule hervor, was als *Lendenwulst* bezeichnet wird. Durch eine veränderte Stellung der Rippen, die sich mit den betroffenen Wirbeln verdrehen, treten sie an der Rückseite des Brustkorbs *(Thorax)* stärker hervor. Dafür wurde der Begriff *Rippenbuckel* gewählt.

Bei etwas mehr als 1% aller 14-Jährigen liegt eine Skoliose von über 10 Grad vor. Mädchen sind dabei mehr als dreimal so häufig betroffen. Bis zu 90% dieser Skoliosen entwickeln sich nach dem 10. Lebensjahr und werden als *adoleszente* Skoliose oder *Adoleszentenskoliose* bezeichnet. Eine Skoliose, die sich schon vor dem 3. Lebensjahr entwickelt, ist eine *infantile* Skoliose. Sie ist selten. Eine *juvenile* Skoliose entsteht im Alter zwischen 3 und 10 Jahren und macht bis zu 20% der idiopathischen Skoliosen aus. Besteht bei Erwachsenen eine Skoliose, spricht man von einer *adulten* Skoliose.

***Je jünger ein Patient bei der Diagnosestellung und je ausgeprägter die Skoliose, desto schneller schreitet sie voran.***

Besonders in der **Wachstumsphase** kann sich eine Skoliose erheblich verschlimmern, weshalb die Betroffenen in diesem Zeitraum in besonders kurzen Abständen untersucht werden sollten. Dieser Zeitraum liegt bei Mädchen zwischen 10 und 13 Jahren, bei Jungen zwischen 12 und 15 Jahren.

Im **Erwachsenenalter** entwickelt sich eine Skoliose häufig als Folge von Verschleißerscheinungen. Veränderungen durch Verschleiß werden als *degenerative Veränderungen* und die Skoliose daher als *degenerative Skoliose* bezeichnet. Da sie in der Jugend noch nicht bestand und sich erst im Alter entwickelt, wird sie häufig auch *de novo Skoliose* genannt. Sie wird bei fast 2/3 der Patienten über 60 Jahren gefunden und geht nicht unbedingt mit Schmerzen einher.

## Symptome und Beschwerden

Die betroffenen Kinder und Jugendlichen haben durch die Skoliose zunächst keine oder kaum Beschwerden. Erst bei einer deutlichen Zunahme der Fehlstellung treten Rückenschmerzen und eine schmerzhafte Ermüdung der Muskulatur auf. Vielfach fällt den Eltern oder dem Kinderarzt eine veränderte Form der Wirbelsäule auf, die Anlass für eine weitere Untersuchung ist.

Bestehen dagegen deutliche Schmerzen, schreitet die Skoliose rasch fort oder kommt es zu Zeichen einer Nervenbeteiligung, können diese Hinweise auf eine ursächliche Erkrankung am Rückenmark sein.

Werden Skoliosen nicht rechtzeitig erkannt und behandelt, besteht die Gefahr, dass sie im jugendlichen Alter und im Erwachsenenalter stetig weiter zunehmen. Damit steigt die Wahrscheinlichkeit, dass der Betroffene später an Rückenschmerzen leidet.

## Untersuchung und Diagnostik

Die genaue Betrachtung und die gründliche Untersuchung des Patienten stehen am Anfang der Diagnosestellung einer Skoliose. Es ist oft erstaunlich, wie sich eine deutliche Skoliose in einem auf den ersten Blick unauffälligen Rückenprofil verstecken kann. Das gilt besonders für Kinder und Jugendliche mit Übergewicht. Beugen sich die Betroffenen weit nach vorne, treten die **Veränderungen der Rückenoberfläche** hervor *(Vorneigetest)*. Durch die Verdrehung der Wirbel werden die Rippen an der konvexen Seite der Skoliose nach hinten gedreht und stehen sichtbar vor.

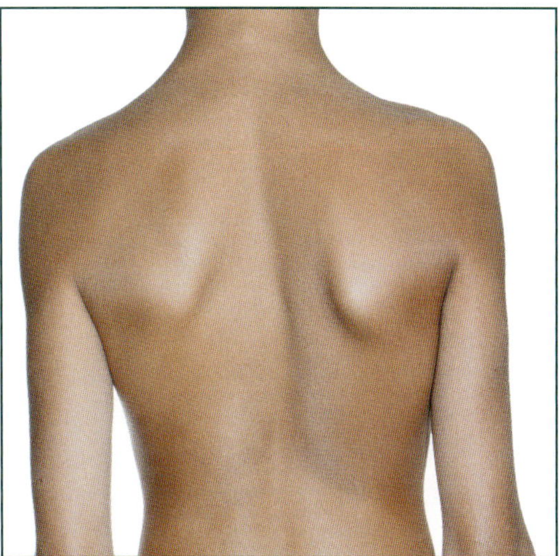

Das Foto zeigt einen 12-jährigen Jungen. Bei genauer Betrachtung erkennt man, dass das Rückenprofil der rechten Seite anders aussieht als das der linken Seite.

Daraus ergibt sich ein Bild mit der unschönen Bezeichnung *Rippenbuckel*, auf der Gegenseite flachen die Rippen ab *(Rippental)*. In den meisten Fällen krümmt sich die Brustwirbelsäule bei der Skoliose nach rechts vor, es entsteht eine *rechtskonvexe thorakale Krümmung*. Der Rippenbuckel führt dazu, dass sich das Schulterblatt oftmals sichtbar mehr vom Brustkorb *(Thorax)* abhebt als auf der Gegenseite und dass die Schulter höher steht.

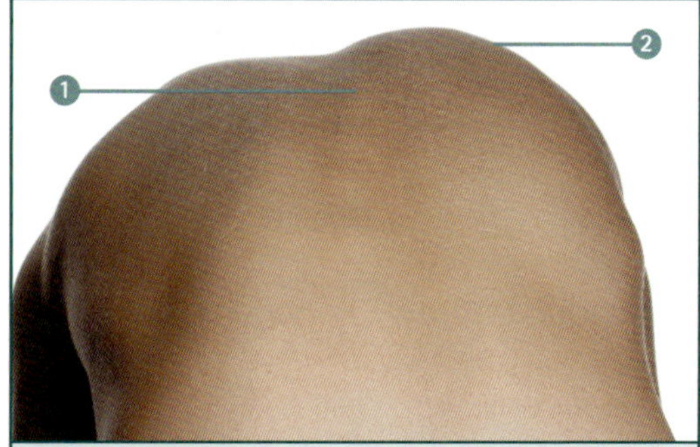


Im sog. *Vorbeugetest* sind die Verkrümmung der Wirbelsäule im Sinne einer Skoliose ❶ und das Hervortreten der Rippen ❷ deutlich zu erkennen. Das Hervortreten der Rippen durch die Skoliose wird als *Rippenbuckel* bezeichnet.

An der Lendenwirbelsäule führt die Verdrehung zur Vorwölbung eines Muskelstrangs neben der Wirbelsäule. Dies wird *Lendenwulst* genannt. Weiterhin können Fehlstellungen der Schulterblätter, der Schulterhöhen, des Brustkorbes und der Beckenkämme bestehen.

Hüft- und Kniegelenke werden mit untersucht und es wird auf eine unterschiedliche Beinlänge geachtet.

Weitere diagnostische Maßnahmen:

## Röntgen

Durch eine Röntgenuntersuchung wird das Ausmaß der Skoliose festgestellt. Dazu wird ein Skoliosewinkel im Röntgenbild bestimmt. Er wird *nach Cobb* in Winkelgraden angegeben.

Man sieht, wie stark die Wirbel verdreht und welche Abschnitte der Wirbelsäule betroffen sind. Werden die oberen Anteile des Beckens *(Beckenkämme)* mit geröntgt, kann anhand ihrer Ausreifung bestimmt werden, wie lange das Wirbelsäulenwachstum noch anhält. Zur Planung der Therapie ist dies von zentraler Bedeutung.

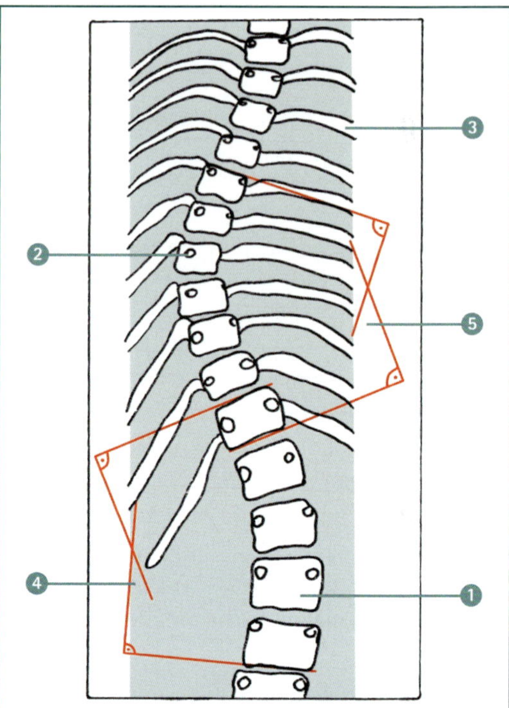


Dargestellt ist ein schematisiertes Röntgenbild einer Skoliose, das im unteren Bereich die Lendenwirbelsäule ❶ und im oberen Bereich die Brustwirbelsäule ❷ mit den seitlich abgehenden Rippen ❸ zeigt. Eingezeichnet sind die Winkel nach Cobb. Der Winkel nach Cobb beträgt an der Lendenwirbelsäule 26 Grad ❹ und an der Brustwirbelsäule 40 Grad ❺.

Obwohl die Röntgenuntersuchung auch heute noch **unverzichtbar** ist, muss auf die Strahlenbelastung gerade junger Patienten hingewiesen werden. Es wird geröntgt, wenn die weitere Therapie vom Ergebnis dieser Untersuchung abhängt. Unnötige Röntgenbilder werden vermieden und möglichst durch andere Verfahren ohne Strahlenbelastung ersetzt. Dazu eignen sich vor allem lichtoptische Oberflächenmessverfahren.

## Kernspintomographie (Magnetresonanztomographie, MRT)

Zur Klärung spezieller Fragen wird eine Kernspintomographie durchgeführt. Schreitet die Skoliose sehr rasch fort, werden mit dieser Methode der Kopf und die Wirbelsäule untersucht, um seltene Ursachen einer Skoliose zu erkennen. Die Untersuchung wird bei *juvenilen* Skoliosen mit Patienten im Alter von 3-10 Jahren regelmäßig durchgeführt. Damit sollen mögliche Ursachen der Skoliose wie z.B. Veränderungen im Wirbelkanal erkannt werden.

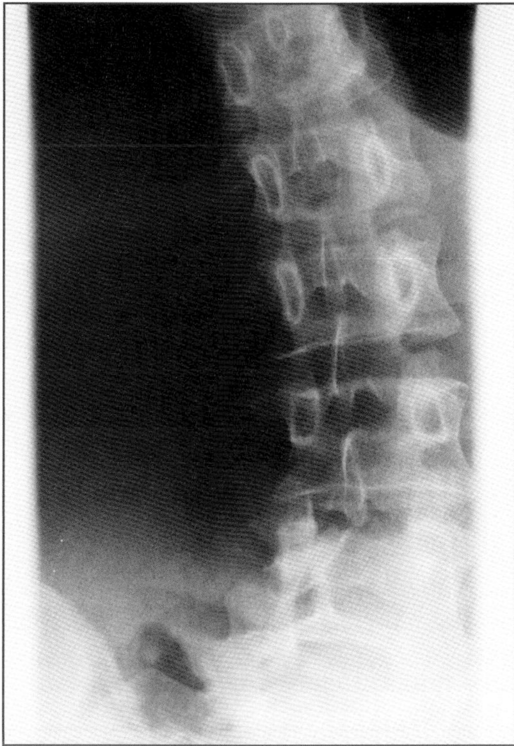

Dies ist ein Röntgenbild der Lendenwirbelsäule einer 23-jährigen Patientin mit einer Skoliose.

■ **Lichtoptische Oberflächenmessverfahren**

Es gibt verschiedene Verfahren, die Oberfläche des Rückens darzustellen und daraus Rückschlüsse auf die Stellung der Wirbelsäule zu schließen. Sie können zur Beurteilung des Verlaufs der Erkrankung eingesetzt werden und verringern die benötigte Anzahl an Röntgenbildern. Eine genaue Darstellung der Deformität, wie sie im Röntgenbild gelingt, ist damit jedoch nicht möglich.

## Therapie

Es ist wichtig, eine Skoliose möglichst in jungem Alter zu erkennen und in regelmäßigen Abständen zu beobachten. Die Häufigkeit der Kontrollen hängt vom Ausmaß und der Entwicklung der Skoliose ab. Wie und ob sich eine Skoliose weiterentwickelt, kann nicht oder nur schwer vorhergesagt werden. Umso wichtiger sind die **regelmäßigen Kontrollen**, um eine dem Alter entsprechende und dem Befund angepasste Therapie einzuleiten.

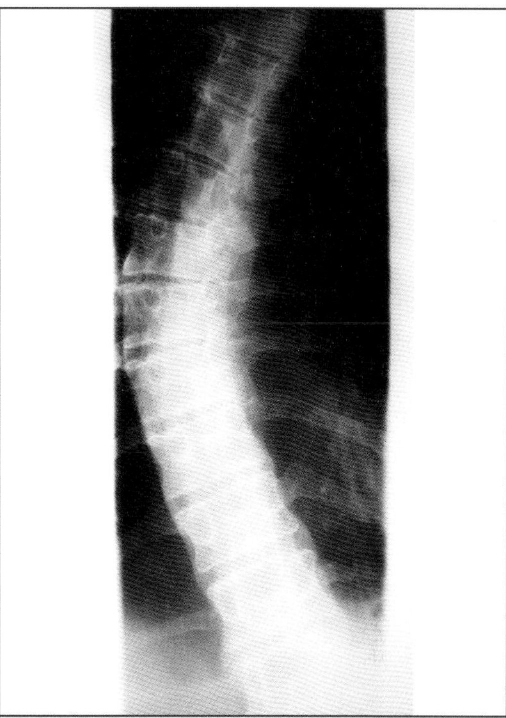

Dies ist das Röntgenbild der Brustwirbelsäule der gleichen Patientin.

***Das Ziel jeder Therapie der Skoliose ist es, das Fortschreiten der Verkrümmung zu verlangsamen oder zu verhindern.***

■ **Nicht-operative *(konservative)* Therapie**

Die sehr seltenen *infantilen* Skoliosen bis zum Alter von 3 Jahren können, wenn sie sich nicht von allein bessern, mit einem Gips oder einem Korsett behandelt werden, welches den Rumpf umschließt. Dies kann auch bei Skoliosen im Alter bis 9 Jahre (*juvenile* Skoliose) versucht werden. Die *juvenilen* Skoliosen verschlechtern sich jedoch häufig so sehr, dass nur eine operative Behandlung ihr Fortschreiten ausreichend beeinflussen kann.

Liegt eine leichte *Adoleszenten-Skoliose* bei einem Patienten älter als 10 Jahre vor, können regelmäßige Kontrolluntersuchungen und die Empfehlung zu **sportlicher Aktivität** eine ausreichende Therapie sein. Als leicht werden Skoliosen bezeichnet, die im Röntgenbild einen Winkel *nach Cobb* von 20-25

Grad haben. Eine spezielle Behandlung solcher leichten Fälle ist nicht notwendig, wenn es nicht zu einer weiteren Zunahme der Verkrümmung kommt.

Nimmt die Verkrümmung weiter zu, wird eine **physiotherapeutische Behandlung** eingeleitet. Ihr Ziel ist eine Verbesserung der Haltung und eine Kräftigung der Muskulatur. Bestehende muskuläre Ungleichgewichte werden ausgeglichen. Durch spezielle Übungen soll einem Fortschreiten der Verkrümmung entgegengewirkt werden. Dazu wurden verschiedene Verfahren der Skoliosebehandlung entwickelt. Bekannt ist neben der Behandlung nach dem *Vojta-Prinzip* und dem *Hanke-Konzept* die nach *Katharina Schroth* benannte *Schroth-Therapie.* In schweren Fällen ist es sinnvoll, die Betroffenen nicht ambulant, sondern in einer speziellen Klinik für Skoliose-Patienten stationär zu behandeln. Der Aufenthalt kann mehrere Wochen betragen.

***Eine physiotherapeutische Behandlung ist eine wichtige Therapiemaßnahme. Sie ist wahrscheinlich nicht in der Lage, das Ausmaß einer bestehenden Skoliose zu verbessern, kann aber einem Fortschreiten der Verkrümmung möglicherweise entgegenwirken.***

Schreitet die Skoliose weiter fort, wird die physiotherapeutische Behandlung beibehalten und durch weitere Therapiemaßnahmen ergänzt. Zu diesen Maßnahmen zählen die Versorgung mit einem Korsett und eventuell operative Maßnahmen.

Die Therapie mit einem **Korsett** ist dann angezeigt, wenn sich die Skoliose weiter verschlechtert und ein weiteres Wachstum der Wirbelsäule noch für mindestens 1 Jahr zu erwarten ist. Sie wird häufig bei einer Krümmung mit einem Winkel *nach Cobb* von 20-40 Grad angewendet. Das Prinzip der Korsettbehandlung besteht darin, durch passive Kräfte von außen auf den Oberkörper und die Wirbelsäule einzuwirken. Damit soll einer weiteren Verformung der Wirbelkörper entgegengewirkt werden. Der Wirbelkörper erhält wieder die Möglichkeit, sich normal zu entwickeln und möglicherweise ein bestehendes Fehlwachstum auszugleichen.

Welche Art des Korsetts gewählt wird, wie lange es tagsüber und nachts getragen werden soll und wie lange die Behandlungsdauer insgesamt ist, wird individuell festgelegt. In Europa wird meist ein Korsett in der Bauweise *nach Cheneau (Cheneau-Korsett)* angepasst. Die *Vollzeittragedauer* beträgt 23 Stunden am Tag, eine *Teilzeittragedauer* 16-18 Stunden. Je länger es getragen wird, desto effektiver ist es. Die Einleitung einer Korsettbehandlung sollte von einem darin erfahrenen Arzt erfolgen.

In jedem Fall stellt die Behandlung eines jungen Menschen mit einem Korsett für diesen eine Belastung dar. Die Familie, das soziale Umfeld, Therapeuten und Ärzte sollten ihn in jeder Hinsicht verständnisvoll unterstützen. In über 90% der Fälle wird während der Korsett-Therapie die Skoliose verbessert und ihr Fortschreiten aufgehalten. Nach Beendigung der Behandlung kann es jedoch zu einer erneuten Verschlechterung kommen. Das Korsett wird bis zum Abschluss des Wachstums getragen, bei Jungen etwa bis zum 18. Lebensjahr und bei Mädchen bis zum 16. Lebensjahr.

***Prinzipiell kann mit der Korsettbehandlung eine anhaltende Verbesserung der Skoliose, jedoch nicht ihr vollständiger Ausgleich erreicht werden.***

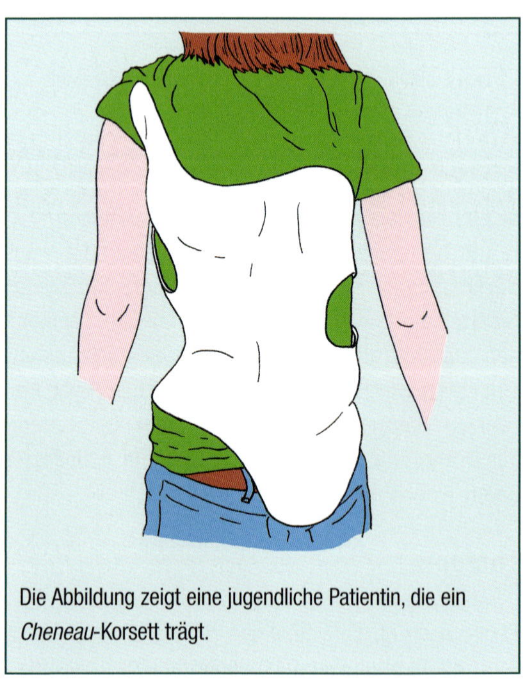

Die Abbildung zeigt eine jugendliche Patientin, die ein *Cheneau*-Korsett trägt.

## ■ Operative Behandlung

Vereinzelt treten Skoliosen auf, die aufgrund ihrer schweren Ausprägung und ihrer Lage an bestimmten Abschnitten der Wirbelsäule nicht ausreichend mit Physiotherapie und einem Korsett behandelt werden können. Es handelt sich um Skoliosen, bei denen der Krümmungswinkel mehr als 40-50 Grad *nach Cobb* beträgt. Ein weiteres Fortschreiten der Skoliose kann zu anhaltenden Schmerzen und zu einer Einschränkung der Funktion von Herz und Lunge führen. In solchen Fällen kann durch eine Operation eine Korrektur der Skoliose notwendig werden. Ohne Operation besteht die Gefahr, dass eine Skoliose von über 50 Grad *nach Cobb* ein Leben lang jährlich um etwa 1 Grad zunimmt.

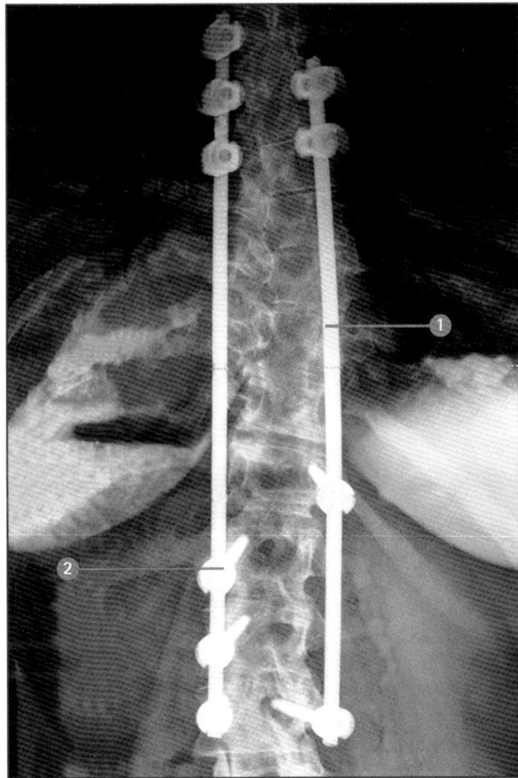


Das Röntgenbild zeigt die Brustwirbelsäule einer jungen Frau, bei der im jugendlichen Alter eine Skoliose-Operation durchgeführt wurde. Durch das Einsetzen von Metallstäben ❶ und Schrauben ❷ konnte die Verkrümmung der Wirbelsäule gebessert und aufgehalten werden.

Der Eingriff erfolgt meist vom Rücken aus *(dorsales Verfahren)*, kann aber auch durch den Brustkorb oder den Bauchraum *(ventrales Verfahren)* erfolgen. Es werden Schrauben, Haken und Stäbe *(Instrumentarium)* eingebracht, die das weitere Wachstum lenken sollen. Dies gelingt, indem über dieses *Instrumentarium* Zug- *(Distraktion)*, Druck- *(Kompression)* und Drehkräfte (*Rotation* und *Derotation*) auf Wirbelkörper und Wirbelsäulenabschnitte ausgeübt werden. Manche Abschnitte der Wirbelsäule werden außerdem *versteift*. Bei der Versteifung werden Wirbelkörper miteinander so fest verbunden, dass sie verwachsen und keine Bewegung zwischen ihnen mehr möglich ist *(Spondylodese)*.

## Prognose und Verlauf

Eine genaue Prognose einer Skoliose ist **kaum möglich**. Daher sind regelmäßige Kontrollen der Entwicklung der Erkrankung unentbehrlich. Eher ungünstig ist ein frühes Auftreten einer Skoliose. So schreiten mehr als zwei Drittel der im Alter zwischen 3 und 10 Jahren auftretenden *(juvenilen)* Skoliosen fort und machen häufig eine operative Behandlung notwendig.

Günstig ist, wenn die Skoliose erst zum Ende des Wachstums auftritt. Sie hat dann eine nicht so hohe Wahrscheinlichkeit sich zu verschlechtern. Prinzipiell sind stärkere Krümmungen ungünstig, da sie schwerer zu beeinflussen sind und häufig weiter zunehmen als leichte Krümmungen. Bei Mädchen schreitet die nach dem 10. Lebensjahr auftretende *Adoleszentenskoliose* deutlich häufiger fort als bei Jungen.

Im Erwachsenenalter verschlechtern sich leichtere Skoliosen von weniger als 30 Grad meist kaum noch, während schwerere Skoliosen von 50 Grad und mehr um etwa 1 Grad pro Jahr noch zunehmen können.

### Das Wichtigste für Sie:

- Bei der *Skoliose* handelt es sich um eine komplexe Deformität der Wirbelsäule.
- Neben einer Verdrehung der Wirbel kommt es zu einer Verformung der Wirbelsäule zur Seite.
- Die allermeisten Skoliosen entstehen nach dem 10. Lebensjahr.
- Leichte Skoliosen bedürfen keiner oder lediglich einer physiotherapeutischen Therapie.
- Schwere Skoliosen werden mit einem Korsett oder einer Operation behandelt.

## Die Scheuermann'sche Erkrankung – Der *Morbus Scheuermann*

Die Scheuermann'sche Erkrankung beschreibt eine Wachstumsstörung der Wirbelsäule mit Veränderungen an Wirbelkörpern und Bandscheiben. Sie entwickelt sich im jugendlichen Alter und kann zu bleibenden Verformungen der Wirbelsäule führen.

1921 beschrieb der dänische Wissenschaftler *H.W. Scheuermann* die Erkrankung, die seitdem seinen Namen trägt, *Scheuermann'sche Erkrankung* oder *Morbus Scheuermann. Morbus* ist der allgemeine Begriff für eine *Erkrankung*. Im Alltag wird häufig nur von einem *Scheuermann* gesprochen.

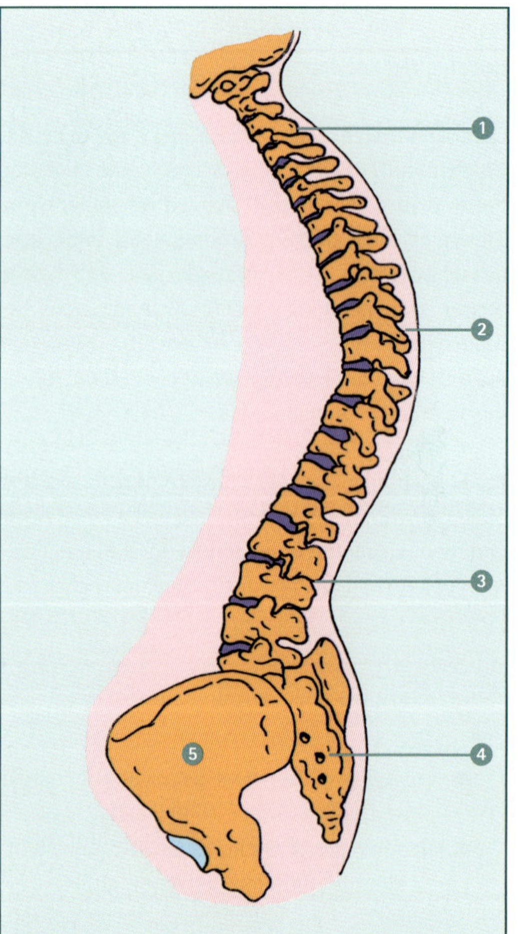


Die Abbildung zeigt eine Wirbelsäule von schräg hinten betrachtet. An das Hinterhaupt schließt sich die Halswirbelsäule ❶ an. Dann folgt die Brustwirbelsäule ❷ mit einer deutlich vermehrten Rundung, einer *Kyphose*. Weiter nach unten folgen die Lendenwirbelsäule ❸, das Kreuzbein ❹ und das Becken ❺.

Gleichbedeutend wird der Begriff der *Adoleszentenkyphose* verwendet. Der *Adoleszent* ist der *Heranwachsende* und als *Kyphose* wird eine nach hinten gewölbte *(konvexe)* Form eines Wirbelsäulenabschnitts bezeichnet, die sich bei der Betrachtung von der Seite zeigt.

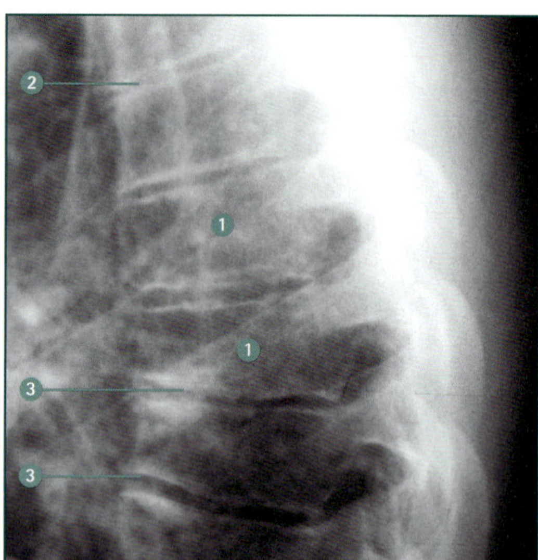


Dieses seitliche Röntgenbild einer Brustwirbelsäule zeigt Veränderungen durch eine Scheuermann'sche Erkrankung. Der linke Bildanteil weist nach vorne zum Brustkorb, der rechte Bildanteil nach hinten zum Rücken. Die Wirbel ❶ sind etwas keilförmig deformiert und länger. Die Höhe der Bandscheiben ❷ ist vermindert, die an sie grenzenden knöchernen Anteile der Wirbelkörper sind wellenartig verformt ❸.

### Ursachen und Herkunft

Die Ursache der Erkrankung ist bis heute **nicht eindeutig geklärt**. Vermutlich spielt eine genetische Veranlagung eine Rolle. Haltung, Ernährung und hormonelle Einflüsse werden ebenso als weitere Ursachen vermutet wie auch eine intensive sportliche Belastung der Wirbelsäule.

Die Scheuermann'sche Erkrankung führt zu Formveränderungen der Wirbelkörper. Deren vorderer Anteil verliert an Höhe, so dass sich eine **Keilform** ausbildet. Dies wird als *Keilwirbelbildung* bezeichnet. Da die Erkrankung typischerweise die Brustwirbelsäule befällt, führt die Bildung von mehreren Keilwirbeln zu einer Verstärkung der natürlichen Krümmung *(Kyphose)*, was als *Rundrücken* auffällt.

Des Weiteren kommt es zu Veränderungen an der Ober- und Unterfläche der Wirbelkörper (*Deck-* und *Grundplatte*) und der zwischen den Wirbeln liegenden Bandscheiben. Der Knochen und Knorpel ist an diesen Stellen weicher. Er kann sich wellenförmig verformen, Teile des Knorpels und Knochens sowie Bandscheibengewebe können in den Wirbelkörper einbrechen *(Schmorl-Knötchen)*.

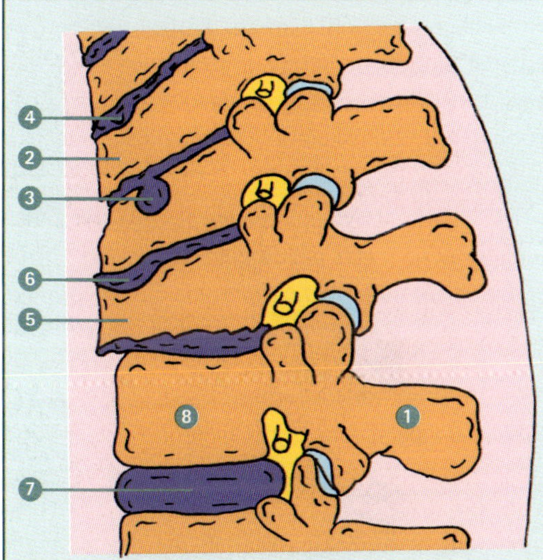


Die Abbildung zeigt einen Abschnitt einer Brustwirbelsäule in der Betrachtung von der Seite. Der linke Bildrand weist zum Brustkorb nach vorne, im rechten Bildrand weisen die Dornfortsätze ❶ in Richtung Rücken. Zu den typischen Veränderungen einer Scheuermann'schen Erkrankung gehören die Keilform eines Wirbelkörpers ❷, die sog. *Schmorl-Knötchen* ❸, eine Höhenminderung der Bandscheibe ❹, die längliche Form des Wirbelkörpers ❺ und der wellenförmige Verlauf der Ober- und Unterkanten eines Wirbels ❻. Im unteren Teil der Abbildung befinden sich zum Vergleich eine normale Bandscheibe ❼ und ein normaler Wirbelkörper ❽.

Am häufigsten sind der mittlere und der untere Abschnitt der **Brustwirbelsäule** (4.–12. Brustwirbel) betroffen. Bei einer Scheuermann'schen Erkrankung an der Brustwirbelsäule spricht man auch von einem *klassischen Morbus Scheuermann* oder einem *Typ 1*. Seltener tritt die Erkrankung am Übergangsbereich zur Lendenwirbelsäule oder an der *Lendenwirbelsäule* selber auf, was als *Typ 2* bezeichnet wird.

Die Erkrankung ist nicht selten und betrifft etwa 5% der Heranwachsenden. Sie beginnt meist im Alter zwischen 8 und 12 Jahren. Zu Beschwerden kommt es häufig später, zwischen dem 12. und 16. Lebensjahr, wenn die Wirbelsäule einen Wachstumsschub erfährt. Mädchen und Jungen sind gleichermaßen von der Scheuermann'schen Erkrankung betroffen.

## Symptome und Beschwerden

Ob es zu Beschwerden kommt, hängt von der Ausprägung, dem Verlauf und der Lokalisation der Erkrankung ab. Es gibt viele Fälle, die keine Beschwerden verursachen und unentdeckt bleiben. Leichte Verläufe weisen in der Röntgenuntersuchung Veränderungen und einen geringen Rundrücken auf, ohne jemals schmerzhaft zu werden. In schweren Fällen ist die Verkrümmung der Wirbelsäule deutlich und kann im Erwachsenenalter weiter zunehmen. Sie kann dann Ursache wiederkehrender Rückenschmerzen sein.

In der frühen Phase der Erkrankung zwischen 8 und 12 Jahren treten selten **Schmerzen** an der Wirbelsäule auf. Bei Zunahme der Verkrümmung im Alter zwischen 12 und 16 Jahren fällt ein Rundrücken auf. Die Dornfortsätze der Wirbelkörper unter der Haut stehen besonders hervor. Beschwerden werden unterhalb der Haupt-Krümmung angegeben und die Jugendlichen ermüden bei körperlicher Anstrengung schneller. Aber auch in diesem Stadium berichten nur etwa 30% der Betroffenen über Schmerzen.

***Die Scheuermann'sche Erkrankung betrifft meist die Brustwirbelsäule und führt hier nur selten zu Beschwerden.***

Schreitet die Erkrankung fort, kann der **Rundrücken** nicht mehr ausgeglichen werden und es kommt zu einer Versteifung der betroffenen Wirbelsäulenabschnitte. Um den Oberkörper weiter aufrecht zu halten, wird er nach hinten geneigt, was die Krümmung der Lendenwirbelsäule *(Lordose)* verstärkt. Dann liegt das Bild eines *hohlrunden Rückens* vor. Dabei ist die Wölbung der Brustwirbelsäule *(Kyphose)* und der Lendenwirbelsäule *(Lordose)* verstärkt ausgeprägt. Dies kann Auswirkungen auf das Becken und die Beingelenke haben, sowie zu muskulären Fehlspannungen und Funktionsstörungen an der Wirbelsäule führen. So wie die Lendenwirbelsäule können auch die Halswirbelsäule und ihre umgebende Muskulatur schmerzhaft falsch belastet werden.

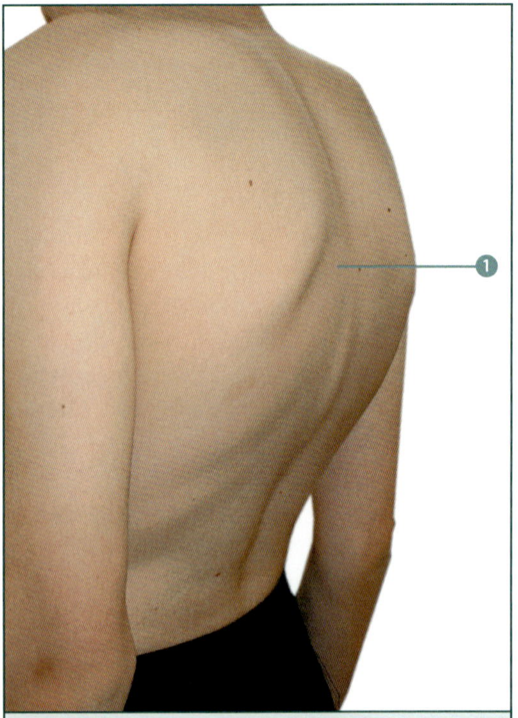


Der 16-jährige Junge leidet an einer Scheuermann'schen Erkrankung. Sie hat zu einer deutlichen Verstärkung der natürlichen Wölbung der Brustwirbelsäule, der *Kyphose* ❶, geführt.

Mit Erreichen des **Erwachsenenalters** lassen in vielen Fällen die Beschwerden nach, vor allem wenn die Krümmung der Brustwirbelsäule weniger als 60° beträgt. In schwereren Fällen können sie in Abhängigkeit von Belastung und Bewegung zunehmen. Ursache der Schmerzen sind eine Fehl- und Überbelastung der Rückenmuskeln sowie eine Reizung der Bänder und Gelenkkapseln der Wirbelsäule. Eine Scheuermann'sche Erkrankung kann Ursache für frühe Verschleißerscheinungen an den Bandscheiben sein.

Betrifft die Scheuermann'sche Erkrankung die **Lendenwirbelsäule**, kann ihre Krümmung *(Lordose)* verstärkt werden und sich als Folge die natürliche Krümmung der Brustwirbelsäule zu einem *Flachrücken* abflachen. Generell ist ein Befall der Lendenwirbelsäule für den Betroffenen schmerzhafter als ein Befall der Brustwirbelsäule.

***Der Befall der Scheuermann'schen Erkrankung an der Lendenwirbelsäule ist seltener, führt jedoch häufiger zu Beschwerden.***

## Untersuchung und Diagnostik

Haltung, Form der Wirbelsäule, Bewegungen und Beweglichkeit des Betroffenen werden als erstes untersucht. Insbesondere ist es wichtig festzustellen, welche Abschnitte an der Wirbelsäule betroffen sind und ob sie bereits unbeweglich geworden sind. Die Wirbelsäule wird dazu auf Funktionsstörungen und muskuläre Störungen untersucht.

***Die Diagnose einer Scheuermann'schen Erkrankung wird meist durch eine körperliche Untersuchung und das Anfertigen von Röntgenbildern oder einer Kernspintomographie gestellt.***

Weitere diagnostische Maßnahmen:

### Röntgen

Durch das Röntgenbild können die Stellung der Wirbelsäule und die für die Scheuermann'sche Erkrankung typischen Veränderungen erkannt werden. Zu den typischen Veränderungen gehört u.a. die Keilwirbelbildung mehrerer Wirbel sowie Veränderungen an Grund- und Deckplatten der Wirbelkörper.

Typischerweise kommt es zu einem Vordringen von Bandscheibengewebe in den Wirbelkörper. Diese runden Anteile von Bandscheibengewebe werden als *Schmorl-Knötchen* bezeichnet. Insgesamt ist die Höhe der Bandscheibe vermindert.

Nachteilig ist gerade bei jungen Patienten die Belastung mit Röntgenstrahlen, so dass oftmals der Kernspintomographie als Untersuchungsmethode der Vorzug gegeben wird.

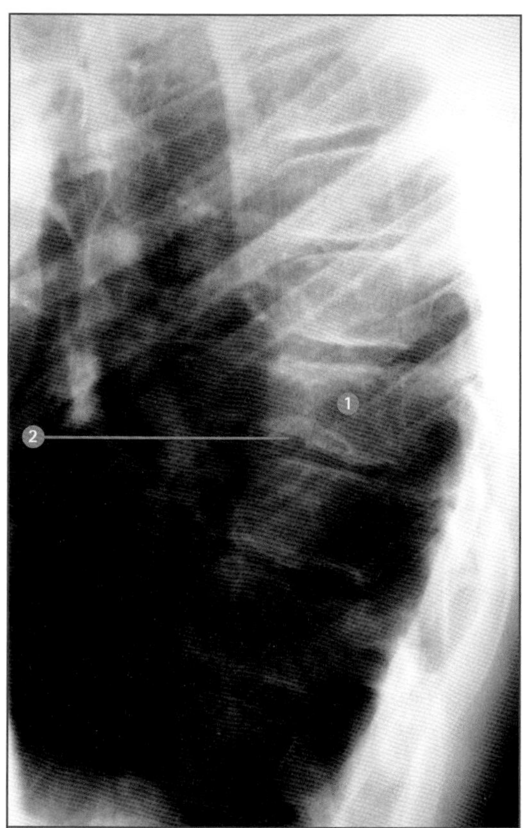


Das Röntgenbild zeigt die Brustwirbelsäule eines 15-jährigen Patienten von der Seite. Deutlich zu sehen sind die wellenförmigen Veränderungen an der Ober- und Unterfläche der Wirbelkörper ❶ und die Eindellungen des Knochens durch Bandscheibengewebe ❷.

■ **Kernspintomographie (Magnetresonanztomographie, MRT)**
Die Kernspintomographie zeigt frühe Veränderungen der Erkrankung bereits deutlich an. Da sie **keine Strahlenbelastung** mit sich bringt, wird sie gerade bei jungen Patienten zum Teil dem Röntgen vorgezogen.

■ **Rückenoberflächenmessungen**
Mit Hilfe verschiedener Messmethoden (z.B. der *Videorasterstereographie*) kann die Rückenoberfläche vermessen werden. Alle Methoden der Rückenoberflächenmessung benötigen keine Röntgenstrahlen. Durch ihren Einsatz können strahlenbelastende Röntgenuntersuchungen oder teure Kernspintomographie-Untersuchungen auf ein notwendiges Maß reduziert werden. Sie werden häufig angewendet, um zu beobachten, wie sich die Wirbelsäule im Laufe der Erkrankung verändert.

Genaue Veränderungen an der Wirbelsäule, wie sie im Röntgenbild oder in der Kernspintomographie erkannt werden können, sind mit diesen Methoden nicht zu erfassen.

## Therapie

Die Therapie richtet sich nach der Schwere der Erkrankung, den Beschwerden und dem Alter des Patienten. Sie wird **individuell** gewählt und reicht von einer Beobachtung leichter Verläufe ohne weitere spezielle Maßnahmen bis zur Therapie in einem Krankenhaus, zur Verordnung eines Korsetts oder selten bis zu operativen Maßnahmen.

■ **Nicht-operative *(konservative)* Therapie**
Im jugendlichen Alter wird versucht, Einfluss auf die Form der Wirbelsäule und der einzelnen Wirbelkörper zu nehmen. Dies ist noch möglich, da die Wirbelsäule im Alter zwischen 12 und 16 Jahren einen Wachstumsschub erfährt und damit noch formbar ist. Im Erwachsenenalter kann auf die Form der Wirbelkörper kein Einfluss mehr genommen werden, da der Knochen ausgewachsen ist und sich nur noch gering verändert. Durch eine **Entlastung** der vorderen Anteile der betroffenen Wirbelkörper erhält der Knochen die Möglichkeit, sich zu regenerieren. Damit wird der Bildung von Keilwirbeln und einer zunehmenden Verkrümmung entgegengewirkt. Ob sich die Veränderungen an den Wirbelkörpern wieder normalisieren können oder nur ein weiteres Fortschreiten verhindert werden kann, ist bisher nicht abschließend geklärt.

Die **Physiotherapie** stellt in dieser Phase die wichtigste Therapieform dar. Ihr kann eine Mobilisierung der zum Teil eingesteiften Wirbelsäulenabschnitte gelingen. Ein bestehendes Muskelungleichgewicht wird durch Stärkung schwacher Muskeln und Dehnung verkürzter Muskeln nach Möglichkeit behoben. Das Ziel verschiedener Behandlungsmethoden (Behandlung nach *Schroth*, nach *Brügger*, nach *Klein-Vogelbach*, nach *Lehnert-Schroth*) ist es, die Aufrichtung der Wirbelsäule zu unterstützen und der zunehmenden Wirbelsäulen-Verkrümmung entgegenzuwirken. Leichte Fälle können ambulant behandelt werden, bei schweren Fällen kann eine Behandlung über mehrere Wochen in einer spezialisierten Klinik sinnvoll sein *(stationäre Intensivrehabilitation)*.

**Sportliche Tätigkeiten** der Betroffenen sind in jedem Fall zu fördern und zu unterstützten. Sportarten wie Rennradfahren, Rudern oder Gewichtheben gelten jedoch als ungeeignet, da sie häufig zu einer unerwünschten gebeugten Haltung des Rückens führen. Eine ausgeprägte Scheuermann'sche Erkrankung sollte auch bei der Auswahl des Berufs berücksichtigt werden. Ungeeignet sind Berufe, bei denen über lange Zeit in vorgebeugter Haltung gearbeitet wird oder häufig schwere Gewichte gehoben werden müssen.

Kommt es trotz einer intensiven Behandlung zu einem Fortschreiten der Verkrümmung, kann die Behandlung mit einem **Korsett** ergänzt werden. Voraussetzung ist, dass die Wirbelsäule noch einige Jahre wächst, die Patienten also jünger sind. Die Therapie wird bezüglich der Art des Korsetts, der täglichen Tragedauer und des Behandlungszeitraums individuell gestaltet.

Im Erwachsenenalter ist das Wachstum der Wirbelsäule längst abgeschlossen, so dass die Therapie mit einem Korsett zu keiner Korrektur mehr führen kann. Mit einer physiotherapeutischen Behandlung kann dann auch keine Rückbildung der Krümmung mehr erreicht werden, sie kann jedoch die Beschwerden lindern. Dabei werden die Patienten so angeleitet, dass sie anschließend die Übungen täglich eigenständig fortführen können. Dies kann zu Hause, in Sportgruppen oder in einem Fitnessstudio erfolgen.

Zur kurzfristigen Schmerzlinderung tragen Massagen, elektrotherapeutische Behandlungen und die Akupunktur bei. Vorübergehend kann der Einsatz von Schmerzmitteln und Mitteln zur Muskelentspannung sinnvoll sein.

#### ■ Operative Behandlung

In seltenen Fällen einer schweren Verkrümmung, die mit anhaltenden Schmerzen einhergeht, kann bei Jugendlichen und Erwachsenen eine operative Therapie notwendig werden. Dabei werden an der Vorderseite der Wirbelsäule Bänder durchtrennt, um eine Korrektur zu ermöglichen. Wirbelkörper werden versteift und durch das Einbringen von Schrauben und Stäben erfolgt eine Aufrichtung der Wirbelsäule.

## Prognose und Verlauf

Zuverlässige Aussagen über den Verlauf der Erkrankung und auftretende Beschwerden lassen sich nicht treffen. Von den Veränderungen im Röntgenbild kann nicht zwangsläufig auf die Beschwerden der Betroffenen geschlossen werden. So führen im Röntgenbild ausgeprägte Veränderungen nicht unbedingt zu ausgeprägten Beschwerden. Insgesamt schreitet die Scheuermann'sche Erkrankung langsam fort.

Die Scheuermann'sche Erkrankung der **Brustwirbelsäule** hat eine gute Prognose, da sie selten stark ausgeprägt ist und in vielen Fällen beschwerdefrei bleibt. Schmerzhafter kann ein Befall der **Lendenwirbelsäule** sein. So klagen im Erwachsenenalter etwa 50% der Betroffenen über Beschwerden an der Wirbelsäule.

### Das Wichtigste für Sie:

- Als *Scheuermann'sche Erkrankung* wird eine Wachstumsstörung der Wirbelsäule bezeichnet.
- Die meisten Verläufe führen zu geringen und selten zu starken Beschwerden.
- Eine Folge der Erkrankung kann die Ausbildung eines Rundrückens sein.
- Physiotherapie und selten eine Korsettbehandlung sind wichtige Therapien bei jungen Patienten.
- Operative Maßnahmen sind nur in Ausnahmefällen erforderlich.

## Die Bechterew-Erkrankung – Die *Spondylitis ankylosans*

Die Bechterew-Erkrankung *(Morbus Bechterew)* ist eine chronisch-entzündliche Erkrankung, die vor allem die Wirbelsäule, aber auch Gelenke, Sehnen, Augen und innere Organe befällt. Sie wird zu den Erkrankungen des *rheumatischen Formenkreises* gezählt, ist jedoch keine Form der sog. *rheumatoiden Arthritis*.

Da sie vorwiegend an den Wirbelkörpern auftritt und langfristig zu einer Versteifung der Wirbelsäule führt, werden gleichbedeutend die Begriffe *Spondylitis ankylosans* und *ankylosierende Spondylitis* verwendet. Sie leiten sich aus dem griechischen *spondylos* für *Wirbelkörper* und dem Wort *ankylo* ab, was *gekrümmt* bedeutet. Die Bezeichnung *Bechterew-Erkrankung* oder *Morbus Bechterew* geht auf den russischen Nervenarzt *Wladimir Bechterew* zurück, der sich als einer von mehreren Wissenschaftlern Ende des 19. Jahrhunderts mit der Krankheit beschäftigte. Auch wenn er in medizinischen Fachkreisen kaum noch verwendet wird, ist der Begriff im Gespräch mit dem Patienten durchaus noch üblich, da er einfacher und verständlicher ist als die Begriffe *Spondylitis ankylosans* oder *ankylosierende Spondylitis*.

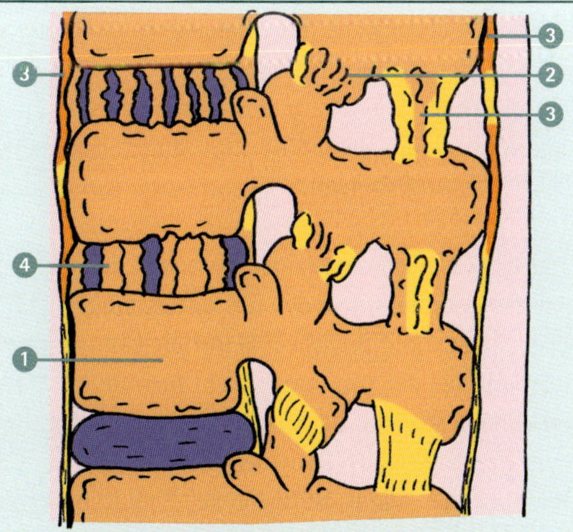


Die Abbildung zeigt einen Wirbelsäulen-Abschnitt von der Seite betrachtet. Die linke Seite der Abbildung weist in Richtung Bauch. An den oberen Wirbeln sind typische Veränderungen einer Bechterew-Erkrankung dargestellt. Der untere Wirbel ❶ zeigt normale Verhältnisse. Im Wesentlichen bilden sich Verknöcherungen an den Wirbelgelenken ❷, den Bändern ❸ und an den äußeren Anteilen der Bandscheibe ❹.

### Ursachen und Herkunft

Die genaue Ursache der Erkrankung ist nach wie vor **ungeklärt**. Eine wichtige Rolle spielt die genetische Veranlagung. Bis zu 95% der Betroffenen haben den Genkomplex **HLA-B27** *(Human Leukozyte Antigen)*. Zu dieser Veranlagung kommen auslösende Faktoren hinzu, die wahrscheinlich im Rahmen einer Immunreaktion des Körpers auf Bakterien entstehen. Beides zusammen löst möglicherweise die Bechterew-Erkrankung aus.

Bei der Erkrankung kommt es zu einer entzündlichen Reaktion an den Stellen, an denen Sehnen, Bänder und Gelenkkapseln mit dem Knochen verbunden sind. Die Entzündungen betreffen vor allem das **Kreuzbein-Darmbein-Gelenk**, die Wirbelsäule und die Sehnenansätze an Becken und Bein. An die Entzündung schließt sich die Bildung von Bindegewebe an. Dieses wandelt sich durch den krankhaften Prozess weiter zu Knorpel und schließlich zu Knochen um. Bei der Erkrankung entstehen damit knöcherne Verbindungen, die vorher nicht bestanden und Ursache der Versteifung *(Ankylose)* sind. Der betroffene Wirbelsäulenabschnitt ist verkrümmt und versteift, an den Ansätzen der Sehnen bilden sich knöcherne Sporne. Eine Rückbildung der Versteifung und Verknöcherung ist nicht möglich.

Männer sind häufiger von der Erkrankung betroffen als Frauen und erkranken meist im Alter zwischen 20 und 40 Jahren. In Deutschland gibt es schätzungsweise 500.000 Menschen mit einer Bechterew-Erkrankung.

### Symptome und Beschwerden

Die Beschwerden, die eine Bechterew-Erkrankung hervorruft, sind unterschiedlich. Es gibt Verläufe, bei denen die Patienten ein Leben lang kaum Symptome entwickeln, und Verläufe, die mit

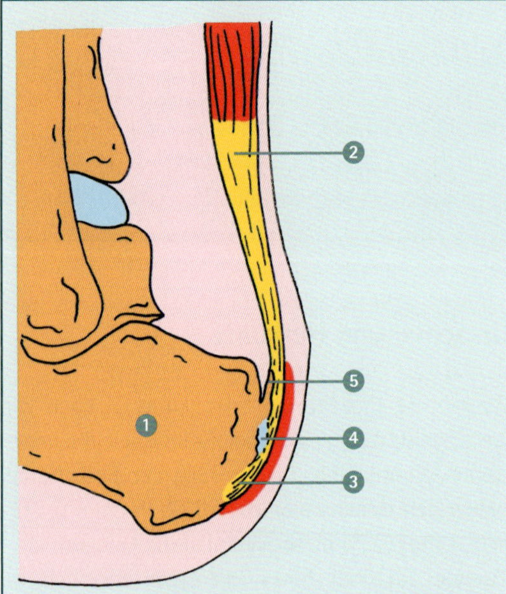


Die Abbildung zeigt das Fersenbein ❶ von der Seite mit dem Ansatz der Achillessehne ❷. Im unteren Anteil des Sehnenansatzes liegt eine Entzündung vor ❸, im mittleren Anteil eine Knorpelbildung ❹ und im oberen Anteil bereits eine Verknöcherung ❺. Diese Veränderungen sind Folge der Entzündungsvorgänge, die sich bei der Bechterew-Erkrankung an Sehnen, Bändern und Gelenkkapseln ereignen.

schweren Schmerzen sowie einer versteiften und verkrümmten Wirbelsäule einhergehen. Allgemein ist der Verlauf bei Frauen milder ausgeprägt.

Fast immer beginnt die Erkrankung langsam mit einer Entzündung an beiden Kreuzbein-Darmbein-Gelenken *(Sakroiliitis)*. Dies verursacht einen **unteren Rückenschmerz**, der bis in das Gesäß, die Rückseite der Oberschenkel und in die Leisten ausstrahlen kann. Typischerweise tritt der Schmerz in den frühen Morgenstunden auf und lässt die Betroffenen erwachen. Häufig ist es notwendig, dass der Betroffene das Bett verlässt, um sich bis zu einer halben Stunde zu bewegen. Dies kann sich jeden Morgen regelmäßig wiederholen. Damit einher geht ein Steifigkeitsgefühl, das oft länger als 30 Minuten anhält. Schmerzen treten eher in Ruhe auf und werden durch Bewegung gelindert.

Der Befall des Kreuzbein-Darmbein-Gelenks verändert die gesamte Haltung. Das Becken kippt nach hinten, was zur Streckung der Lendenwirbelsäule führt. Als Folge verstärken sich die natürlichen Krümmungen der Brustwirbelsäule *(Kyphose)* und der Halswirbelsäule *(Lordose)*.

***Die Besserung der Beschwerden durch Bewegung ist ein typisches Merkmal des entzündlichen Rückenschmerzes, wie er bei der Bechterew-Erkrankung vorliegt. Typisch für die Bechterew-Erkrankung ist das Auftreten in den frühen Morgenstunden.***

Von der Bechterew-Erkrankung können alle Abschnitte der Wirbelsäule betroffen sein. Dabei dehnt sich die Erkrankung langsam von *unten nach oben* aus. Am häufigsten trifft es die Brustwirbelsäule und die Lendenwirbelsäule. Zuletzt wird die Halswirbelsäule befallen. An den befallenen Stellen kommt es zu Schmerzen, einem Steifigkeitsgefühl und mit Fortschreiten der Erkrankung zu einer Versteifung. Die **Krümmung** der Brustwirbelsäule *(Kyphose)* verstärkt sich, während sich die Krümmung der Lendenwirbelsäule *(Lordose)* verringert. Beides führt zu einer weit nach vorne geneigten Körperhaltung, die den Patienten durch eine Einschränkung des Blickfeldes beeinträchtigt.

Nicht selten kommt es schon in der Frühphase durch die chronische Entzündung zu einer Entkalkung des Knochens *(Osteoporose)*, die weiter fortschreiten kann. Zur Erfassung dieser Entkalkung ist die Durchführung einer Knochendichtemessung sinnvoll.

Sind die Gelenkverbindungen zwischen den Rippen und der Wirbelsäule oder die Verbindungen zwischen Rippen und Brustbein betroffen, kann sich der Brustkorb bei der Einatmung nicht mehr gut entfalten. Eine vermehrte Bauchatmung ist die Folge. Bei etwa der Hälfte der Patienten entzünden sich die **Gelenke**, vor allem Hüftgelenke, Schultergelenke und Kniegelenke. Die Gelenke schmerzen, schwellen an und können überwärmt sein. Der Gelenkbefall kann zu jedem Zeitpunkt der Erkrankung auftreten.

Von der Entzündung mitbetroffen sind oftmals **Sehnenansätze** an der Ferse, am Becken und am Knie. Kommt es an diesen Stellen zu hartnäckigen Beschwerden, sollten Diagnosen wie *Fersensporn (Plantarfasciitis)*, Entzündungen an der Achillessehne oder Entzündungen an der Außenseite der

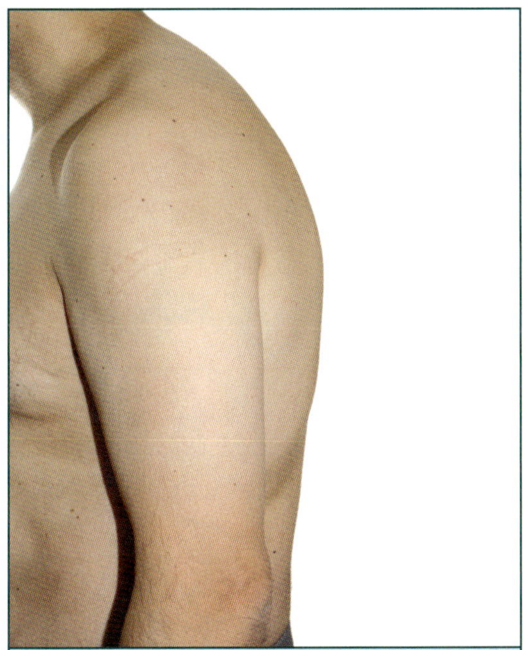

Das Foto zeigt den Rücken eines 45-jährigen Mannes, der an der Bechterew-Erkrankung leidet. Die Lendenwirbelsäule ist gestreckt und die Brustwirbelsäule vermehrt gekrümmt.

Hüfte *(Trochanterreizsyndrom)* auf eine möglicherweise ursächliche Bechterew-Erkrankung überprüft werden.

Die Bechterew-Erkrankung führt nicht nur zu Beschwerden am Bewegungsapparat. Allgemeinsymptome wie **Abgeschlagenheit** und leichtes Fieber können ebenso auftreten wie Entzündungen der Augen oder des Darmes. Organe wie Herz, Lunge und Niere können betroffen sein. Müdigkeit ist ein Symptom, das viele Bechterew-Patienten als sehr belastend empfinden und das wahrscheinlich aufgrund des gestörten Schlafrhythmus entsteht. Die mit der Erkrankung einhergehende seelische Belastung kann zu Depressionen und Angststörungen führen.

## Untersuchung und Diagnostik

Bei der Bechterew-Erkrankung ist die genaue Kenntnis der Krankengeschichte *(Anamnese)* besonders wichtig. Es wird sehr detailliert unter anderem nach Beschwerden an Gelenken, Sehnen, Augen und nach einem familiären Vorkommen von rheumatischen Erkrankungen gefragt.

***Die genaue Schilderung der Beschwerden durch den Betroffenen und das gezielte Erfragen von typischen Symptomen durch den Arzt sind anfangs die wichtigsten Schritte zur Diagnosestellung.***

Betroffene Abschnitte an der Wirbelsäule reagieren bei der Untersuchung schmerzhaft auf Druck und Bewegung. In späten Stadien fällt an diesen Abschnitten eine Bewegungseinschränkung und Versteifung auf. Aus der Schilderung der Beschwerden ergeben sich Hinweise, die Anlass für weitere Untersuchungen sein können. Besonders das Kreuzbein-Darmbein-Gelenk sollte bei Verdacht auf eine Bechterew-Erkrankung untersucht werden.

Weitere diagnostische Maßnahmen:

**■ Röntgen**

Das Röntgenbild stellt eine wichtige Methode zur Erfassung von Veränderungen an Knochen und Sehnen dar, die von einer Bechterew-Erkrankung hervorgerufen werden. In den frühen Stadien der Erkrankung fehlen diese Veränderungen noch und sind zum Teil erst nach Jahren im Röntgenbild zu sehen. Später zeigen sich Störungen in der Form der Wirbelkörper, verknöcherte Bänder und verknöcherte Sehnenansätze. Typisch ist unter anderem eine **Verknöcherung** des äußeren Faserringes der Bandscheibe *(Anulus fibrosus)*, was als *Syndesmophyt* bezeichnet wird, sowie Verknöcherungen der Längsbänder an den Wirbelkörpern.

**■ Ultraschalluntersuchung**

Sie wird vor allem zur Untersuchung von großen Gelenken und entzündeten Sehnen eingesetzt. An der Wirbelsäule findet sie nur begrenzt Anwendung.

**■ Kernspintomographie (Magnetresonanztomographie, MRT)**

Die Kernspintomographie zeigt Veränderungen in der frühen Phase der Erkrankung. Vor allem an den Kreuzbein-Darmbein-Gelenken kann eine Entzündung *(Sakroiliitis)* gut erkannt werden.

***Zur frühen Diagnosestellung ist die Kernspintomographie von besonderer Bedeutung, da Veränderungen im Röntgenbild oft jahrelang unerkannt bleiben.***

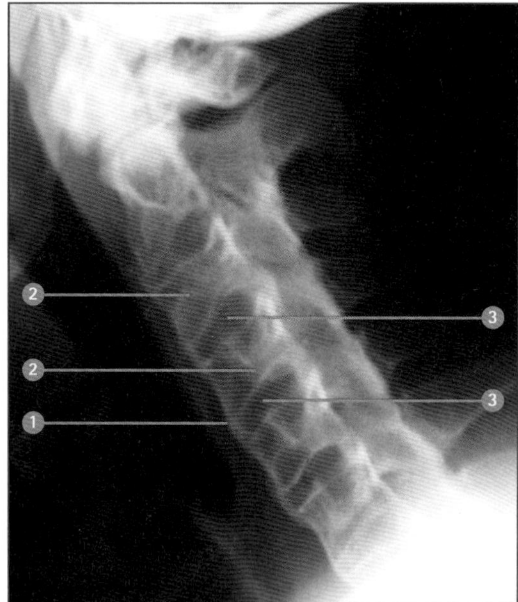


Das Röntgenbild zeigt die Halswirbelsäule eines 55-jährigen Patienten von der Seite. Er leidet seit vielen Jahren an einer Bechterew-Erkrankung. Unter anderem verknöchert ein Band ❶, welches an der Vorderseite der Wirbelkörper ❷ und der Bandscheiben ❸ entlang läuft. Die Bandscheiben stellen sich als Weichgewebe nicht direkt im Röntgenbild dar.

## Blutuntersuchung

Das Blut des Patienten wird auf Entzündungen und das Vorliegen einer rheumatischen Erkrankung untersucht. Meist ist bei der Erkrankung kein Rheumafaktor im Blut nachweisbar. Typisch für die Bechterew-Erkrankung ist das Vorliegen eines Genkomplexes, der die Bezeichnung *HLA-B27* trägt. Er ist bei über 90% der Betroffenen vorhanden. In Deutschland kann bei 8% der Bevölkerung dieser Genkomplex nachgewiesen werden, davon wiederum erkranken weniger als 5% an einer Bechterew-Erkrankung.

***Mehr als 95% der Patienten, bei denen HLA-B27 im Blut nachgewiesen wird, erkranken nicht an einer Bechterew-Erkrankung. Kann HLA-B27 nicht nachgewiesen werden, ist eine Bechterew-Erkrankung möglich, aber nicht wahrscheinlich.***

Der Nachweis des Genkomplexes weist auch auf andere Erkrankungen aus dem rheumatischen Formenkreis hin, er tritt also nicht nur bei der Bechterew-Erkrankung auf.

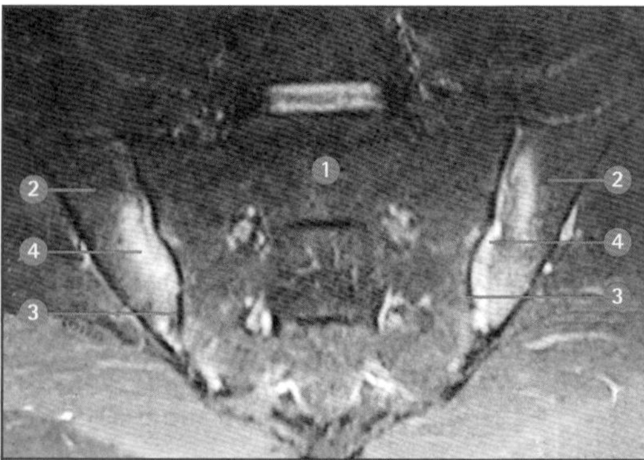


Kernspintomographie eines 42-jährigen Mannes. Beide Kreuzbein-Darmbein-Gelenke sind in der Ansicht von vorne dargestellt. Neben dem Kreuzbein ❶ liegen rechts und links die Darmbeine ❷. Der schwarze Streifen zeigt den Verlauf der Gelenkspalten ❸. Seitlich davon liegen weiße Regionen, die auf eine Entzündung hinweisen ❹.

Durch die regelmäßige **Kontrolle der Entzündungszeichen** im Blut kann die entzündliche Aktivität der Erkrankung eingeschätzt werden. Bestimmt werden unter anderem die *Blutsenkungsgeschwindigkeit (BSG)* und ein Entzündungseiweiß, das *C-reaktive Protein (CRP).*

## Knochendichtemessung

Eine Knochendichtemessung ist zur Erfassung einer möglichen Osteoporose im Frühstadium und im weiteren Verlauf sinnvoll. Aktuell ist eine *DXA-Messung (Dual-Energy-X-Ray-Absorptiometrie)* die Methode der Wahl. Sie wird an der Lendenwirbelsäule und an den Hüften durchgeführt. Krankheitsbedingt können die knöchernen Anbauten an der Lendenwirbelsäule die Messwerte zu hoch erscheinen lassen.

# Therapie

Eine Heilung der Bechterew-Erkrankung ist nicht möglich. Sie kann zu jedem Zeitpunkt spontan zum Stillstand kommen, was jedoch selten der Fall ist.

***Die Bechterew-Erkrankung ist eine chronische Erkrankung, die oft ein Leben lang besteht, forschreitet und zu Beschwerden sowie Versteifung führt.***

Die Therapie richtet sich nach den aktuellen Beschwerden des Patienten und dem bisherigen Verlauf der Erkrankung. Bestehen leichte oder nur vorübergehende Beschwerden, reichen regelmäßige Kontrolluntersuchungen aus. Verläufe mit wiederkehrenden Beschwerden und einer anhaltenden entzündlichen Aktivität bedürfen einer umfassenden Therapie. Dazu stehen verschiedene Therapieformen zur Verfügung.

### ■ Medikamente

Durch die Gabe von **entzündungshemmenden Medikamenten** können zwei Ziele erreicht werden: eine Schmerzlinderung sowie ein Bremsen der entzündlichen Aktivität der Erkrankung. Je weniger entzündlich aktiv die Erkrankung ist, desto langsamer schreitet sie fort.

Am häufigsten werden Präparate aus der Wirkstoffgruppe der *nichtsteroidalen-Antirheumatika (NSAR)* eingesetzt. Dies sind Wirkstoffe wie *Indometacin, Piroxicam, Meloxicam, Diclofenac, Naproxen* oder andere, die kein Kortison *(Steroid)* enthalten. Daher der Name der Wirkstoffgruppe. Ähnlich wirken *Coxibe*, eine Wirkstoffgruppe, zu der Substanzen wie *Celecoxib* oder *Etoricoxib* zählen. Jeder Patient reagiert anders auf die Medikamente, so dass nicht selten verschiedene Präparate versucht werden, um herauszufinden, welches dem Patienten am besten hilft. Gegen Schmerzen in der Nacht und am frühen Morgen hat sich die Anwendung in Zäpfchenform *(Suppositorium)* kurz vor dem Schlafengehen bewährt.

Je nach Wirkung der Präparate und Verlauf der Erkrankung werden andere Wirkstoffe wie *Sulfasalazin, Methotrexat (MTX)* oder sog. *TNF-alpha-Antagonisten* eingesetzt. Zu der letztgenannten Wirkstoffgruppe gehören die Substanzen *Adalimumab, Etanercept* und *Infliximab*. Sie haben sich als wirksame Medikamente gegen die entzündlichen Veränderungen herausgestellt und werden eingesetzt, wenn andere Maßnahmen nicht helfen. Es sind biotechnologisch hergestellte Substanzen, die den *Tumornekrosefaktor Alpha (TNF-alpha)* hemmen *(antagonisieren)*, eine Substanz, die bei der Regulierung von Entzündungen eine wichtige Rolle spielt.

Bei schweren Schmerzen und Krankheitsverläufen mit einer hohen Entzündungsaktivität kommt auch *Radiumchlorid* zum Einsatz, eine radioaktive Substanz *(Alphastrahler)*, die zur Entzündungshemmung mehrmals über die Venen *(intravenös)* verabreicht wird.

***Welcher der Wirkstoffe für welche Dauer für den Patienten in Frage kommt, wird individuell von einem Rheumatologen oder einem in der Behandlung einer Bechterew-Erkrankung erfahrenen Arzt festgelegt.***

Kortison-Tabletten entfalten beim Bechterew-Patienten selten eine gute Wirkung. Das Einspritzen *(Injektion)* von Kortison in ein Gelenk ist dagegen sehr effektiv, wenn eine Gelenkentzündung vorliegt. Schmerzhafte Sehnenansätze können in gleicher Weise mit Kortisonspritzen behandelt werden. Sollten häufiger Spritzen notwendig werden, kann auf ein pflanzliches Präparat gewechselt werden.

### ■ Physikalische Therapie

Je nach Phase der Erkrankung kann die örtliche Anwendung von Kälte oder Wärme für den Patienten lindernd sein. *Überwärmungsbäder* oder eine wiederholte *Ganzkörperkältetherapie* senken möglicherweise die Entzündungseiweiße im Blut und bessern die Beschwerden der Betroffenen.

Verschiedene Formen der Elektrotherapie werden ebenso angewendet wie Ultraschall oder Massage. Verfahren der Naturheilkunde wie Behandlungen mit Quark, Heusacktherapien, Bäder aus Heublumen, Akupunktur oder andere Therapien sind zur Behandlung geeignet. Umstellungen in der Ernährung können die Erkrankung möglicherweise günstig beeinflussen.

### ■ Physiotherapie

Die Physiotherapie trägt zum einen dazu bei, bestehende Beschwerden zu lindern. Dazu werden verkürzte Muskeln gedehnt, schwache Muskeln gestärkt und ein muskuläres Gleichgewicht hergestellt. Die Haltung des Körpers und die Ausdauer sollen gefördert werden.

Zum anderen leitet der Physiotherapeut den Patienten zu Übungen an, die einer Unbeweglichkeit und Versteifung an Wirbelsäule, Brustkorb und Gelenken entgegenwirken. Die Übungen sollten vom Patienten **täglich eigenständig** wiederholt werden. Dazu zählen auch Übungen zur Verbesserung der Atmung *(Atemgymnastik)*. Sehr bewährt hat sich ein regelmäßiges Training in der Gruppe. Der Trainingsumfang sollte zwischen 3 und 4 Stunden in der Woche liegen. Um die wichtige physiotherapeutische Behandlung zu ermöglichen, kann es sinnvoll sein, vor der Behandlung schmerzhemmende Medikamente einzunehmen.

Gegen eine geeignete sportliche Aktivität wie Nordic-Walking, Rückenschwimmen, Skilanglauf oder Radfahren des Patienten ist nichts einzuwenden. Beim Radfahren sollte der Lenker so hoch gestellt werden, dass eine Krümmung des Rückens vermieden wird. Insgesamt sollte bei allen Sportarten auf eine aufrechte Haltung geachtet werden.

***Die Physiotherapie ist neben der medikamentösen Behandlung die tragende Säule der Therapie.***

Sowohl in der Freizeit wie auch im Beruf werden anhaltende **körperlich belastende Tätigkeiten vermieden**. Ungünstig sind Phasen, in denen der Patient lange stehen oder lange sitzen muss. Empfehlenswert ist zudem Schuhwerk mit weichen Sohlen und Absätzen, weil es den Rücken und die Gelenke der Beine durch die Dämpfung des Auftritts schont.

#### ■ Strahlentherapie

*Radon* ist ein radioaktives Edelgas *(Alphastrahler)*, das natürlicherweise in manchen Thermalquellen und Gesteinshöhlen vorkommt. Es wird über die Atemluft und über Thermalwasser aufgenommen, radonhaltiges Wasser kann getrunken werden. Von vielen Patienten werden schmerzlindernde Effekte angegeben.

#### ■ Operative Therapie

Operative Behandlungen sind selten erforderlich. Sie kommen für Patienten in Frage, bei denen die Verkrümmung der Wirbelsäule so ausgeprägt ist, dass Oberkörper und Kopf nicht mehr ausreichend aufgerichtet werden können, um den Blick nach vorne zu richten. Zur Aufrichtung des Oberkörpers werden Wirbelkörper operativ durchtrennt *(Osteotomie)* und mit Schrauben und Stäben wieder zusammengefügt *(Spondylodese)*.

Kommt es zu wiederkehrenden Schwellungen und Entzündungen eines Gelenks, kann die operative Entfernung der Gelenkinnenhaut *(Synovialektomie)* sinnvoll sein. Dies ist häufig durch eine Gelenkspiegelung *(Arthroskopie)* möglich, an die sich später noch eine *Radiosynoviorthese* anschließen kann. Dazu wird eine radioaktive Substanz in das Gelenk gespritzt, um Teile der Gelenkinnenhaut zu zerstören, die operativ nicht entfernt werden konnten.

### Prognose und Verlauf

Aussagen zum Verlauf der Bechterew-Erkrankung sind schwer zu treffen, weil der **Verlauf sehr unterschiedlich** ist.

Meist beginnt die Erkrankung schleichend und schreitet langsam in Schüben fort. Die Erkrankung kann in jedem Stadium spontan aufhören. Das Stadium der Versteifung erleben bis zu 30% der betroffenen Männer und etwa 10% der Frauen. Bei Frauen verläuft die Erkrankung insgesamt milder. Als ungünstig werden ein früher Erkrankungsbeginn in der Jugend, eine hohe Entzündungsaktivität (durch Blutuntersuchungen festzustellen) und ein Gelenkbefall angesehen.

Günstig wirken sich die bedarfsgerechte Einnahme von entzündungshemmenden Medikamenten und eine regelmäßige Gymnastik aus. Wird die Bechterew-Erkrankung nicht behandelt, können die Versteifung der Wirbelsäule und die Rundrückenbildung schneller fortschreiten. Die Wahrscheinlichkeit einer frühen und schweren Invalidität ist dann höher.

### Das Wichtigste für Sie:

- Bei der *Bechterew-Erkrankung* handelt es sich um eine chronisch-entzündliche Erkrankung.
- Die korrekte Bezeichnung ist heutzutage *Spondylitis ankylosans* oder *ankylosierende Spondylitis*.
- Betroffen sind vor allem die Wirbelsäule und das Kreuzbein-Darmbein-Gelenk.
- Entzündungshemmende Medikamente und das eigenständige Durchführen gymnastischer Übungen sind wichtige Therapien.
- Operative Behandlungen an der Wirbelsäule und den Gelenken sind selten notwendig.

# Infektionen an der Wirbelsäule

Unter einer Infektion an der Wirbelsäule versteht man die krankhafte Ausbreitung von Keimen in der Bandscheibe, im Wirbelkörper, an den Wirbelgelenken oder im Wirbelkanal. Dabei handelt es sich um eine seltene Erkrankung, die prinzipiell jeden Abschnitt der Wirbelsäule betreffen kann.

Beginnt die Ausbreitung der Infektion in der Bandscheibe, spricht man von einer *Discitis* (lat. *discus = Scheibe*), im Falle eines Beginns im Wirbelkörper von einer *Spondylitis* (griech. *spondylos = Wirbelkörper*). In den meisten Fällen beginnt die Erkrankung im Wirbelkörper und dehnt sich auf die Bandscheibe aus, so dass beide Strukturen von der Infektion betroffen sind *(Spondylodiscitis)*.

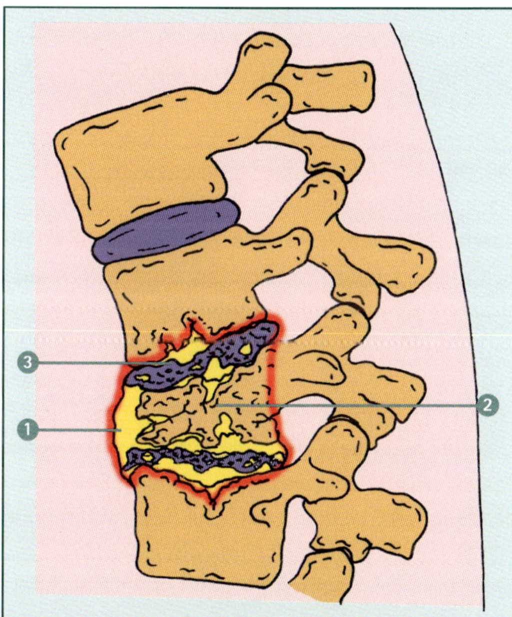


Die Abbildung zeigt einen Teil der Brustwirbelsäule von der Seite. Der linke Bildrand weist in Richtung Bauch, der rechte in Richtung Rücken. Die gelb dargestellte Infektion ❶ hat sich im Wirbelkörper ❷ und in den Bandscheiben (lila) ❸ ausgebreitet und vor allem die vorderen Anteile geschädigt. Als Folge ist der Wirbel teilweise eingebrochen, was zu einer Formänderung der Wirbelsäule führt.

Eine Ansammlung von Keimen neben der Wirbelsäule oder im Wirbelkanal wird *Abszess* genannt. Die Keimansammlung ist dabei von einer Art Kapsel umschlossen.

## Ursachen und Herkunft

Die häufigste Ursache einer Infektion an der Wirbelsäule sind **Bakterien**, die über die Blutbahn von einer entzündeten Stelle **im Körper** *(endogen)* an die Wirbelkörper oder Bandscheibe gelangen. Es sind allgemeine Bakterienarten wie z.B. *Staphylokokken, Streptokokken* oder auch Tuberkulose-Bakterien. Andere Keimarten wie Viren oder Pilze sind für eine Infektion an der Wirbelsäule nur selten verantwortlich.

***Der häufigste Keim, der zu einer Infektion an der Wirbelsäule führt, ist eine Bakterienart mit dem Namen Staphylococcus aureus.***

Über den Blutweg *(hämatogen)* streuen die Bakterien von Infektionsherden im Bauch, in der Blase, in der Niere, der Lunge oder von den Genitalorganen aus. Oft bleibt der Ursprung der Bakterien unklar.

Eine weitere Ursache für eine Infektion kann eine Verschleppung der Keime von außen *(exogen)* in den Körper sein. Dies kann im Rahmen von **Operationen** an der Wirbelsäule und bei der Gabe von **Spritzen** *(Injektionen)* an die Wirbelsäule auftreten. Durch die Spritzen kann es auch zur Ausbildung von *Abszessen* kommen.

Fast 2/3 der Infektionen betreffen die Lendenwirbel, ca. 30% die Brustwirbel und etwa 10% die Halswirbel. Die Erkrankten sind meist **älter als 50 Jahre** und aufgrund anderer Erkrankungen häufig **abwehrgeschwächt**. Frauen sind seltener betroffen als Männer.

Meist gelangen die Bakterien über die vom Herzen wegführenden Gefäße *(Arterien)* in die gut durchbluteten vorderen Anteile der Wirbelkörper. Ohne eine Behandlung dehnen sich die Bakterien über Tage und Wochen im Wirbelkörper und in der Bandscheibe aus und schädigen sie. So verliert eine betroffene **Bandscheibe** an Substanz und Höhe. Der Knochen des Wirbelkörpers wird zunehmend aufgelöst, es bilden sich Höhlen im Knochen *(Osteolysen)*.

In schweren Fällen ist die Stabilität des **Wirbelkörpers** so beeinträchtigt, dass er einbricht. Brechen die vorderen Anteile des Wirbels ein, nimmt der Wirbel häufig die Form eines Keils an *(Keilwirbel)*. Dies führt zu einer Verkrümmung der Wirbelsäule.

In den hinteren Anteilen des Wirbelkörpers verläuft im Wirbelkanal das **Rückenmark**. Dehnt sich die Infektion weiter aus oder brechen auch die hinteren Anteile des Wirbelkörpers ein, kann es zu einer Schädigung des Rückenmarks kommen. *Abszesse* liegen häufig neben der Wirbelsäule oder im Wirbelkanal.

## Symptome und Beschwerden

Eine Infektion der Wirbelsäule zählt zu den **seltenen** Ursachen für einen Kreuzschmerz *(Lumbalgie)*, einen Rückenschmerz *(Dorsalgie)* oder einen Nackenschmerz *(Zervikalgie)*. Für die Erkrankung gibt es zu Beginn keine typischen Beschwerden. Erst im Verlauf der Erkrankung ergeben sich häufig Hinweise auf das Vorliegen einer Infektion, wenn die Behandlung bspw. keine Besserung erbringt, der Patient nächtliche Schmerzen beklagt oder weitere Symptome auftreten.

Sind **ältere Patienten** von anhaltenden Rückenschmerzen betroffen, die sie sonst nicht kennen, ist dies ein Hinweis auf das Vorliegen einer ernsten Erkrankung an der Wirbelsäule (Wirbelkörperbruch, Infektion) und sollte weiter untersucht werden. Im Alter liegen regelmäßig Verschleißerscheinungen an der Wirbelsäule vor, dass plötzliche und anhaltende Schmerzen von ihnen ausgehen, ist jedoch ungewöhnlich.

***Eine Infektion an der Wirbelsäule ist eine seltene Ursache von Rückenschmerzen. Sie sollte jedoch immer als ein möglicher Auslöser berücksichtigt und im Zweifelsfall überprüft werden.***

Zu Beginn der Erkrankung beklagen die Patienten einen meist dumpfen Schmerz in der betroffenen Region. Der Schmerz hält auch **nachts** an und bessert sich in keiner Position. Die Ausbreitung der Bakterien erfolgt über Tage und Wochen, was eine stetige Zunahme der Schmerzen am Ort der Infektion bewirkt. Der Patient fühlt sich müde und abgeschlagen, er schwitzt häufig. Das **Allgemeinbefinden** verschlechtert sich zunehmend und er verliert an Gewicht. Einige Fälle gehen mit hohem **Fieber** und **Schüttelfrost** einher. Werden die Bakterien in die Blutbahn ausgeschwemmt *(Sepsis)*, kann dies zu einer lebensbedrohlichen Erkrankung werden.

***An eine mögliche Infektion der Wirbelsäule sollte spätestens dann gedacht werden, wenn sich Beschwerden trotz Behandlung verschlechtern, Schmerzen nachts anhalten und Allgemeinsymptome wie Abgeschlagenheit und Fieber auftreten.***

Betrifft die Infektion das **Nervengewebe** (Rückenmark und Spinalnerven) direkt oder kommt es durch das Einbrechen eines Wirbelkörpers zur Bedrängung von Nervengewebe, kann dies zu ausstrahlenden Schmerzen führen. Sind die Lendenwirbelsäule und ein Beinnerv betroffen, kommt es zum Symptom des *Kreuz-Beinschmerzes (Lumboischialgie)*. Infektionen an der Halswirbelsäule, die einen Armnerv betreffen, führen zum Symptom des *Nacken-Armschmerzes (Zervikobrachialgie)*. Neben den Schmerzen kann es auch zur Beeinträchtigung von Nervenfunktionen *(neurologische Ausfälle)* wie Störungen des Hautgefühls und Muskelschwächen kommen. Schlimmstenfalls entwickelt sich ein Querschnittssyndrom mit Lähmungen.

## Untersuchung und Diagnostik

Wie bei jeder Erkrankung steht zu Beginn der Diagnostik die Erhebung der **Krankengeschichte** *(Anamnese)*. In einigen Fällen kann die genaue Erfragung der Symptome (Nachtschmerz, Fieber, etc.) und der Umstände (älterer Patient, Abwehrschwäche, Vorerkrankungen) bereits wichtige Hinweise geben, denen dann durch die weiter unten genannten Untersuchungen nachgegangen werden sollte. Je nach Ausprägung der Erkrankung ist die Beeinträchtigung des **Allgemeinbefindens** offensichtlich. Bewegungen fallen den Betroffenen schwer, ein Vorbeugen des Oberkörpers ist kaum möglich. Das Abtasten und Abklopfen der Wirbelsäule am betroffenen Abschnitt kann starke Schmerzen hervorrufen. Änderungen des Reflexverhaltens, eine verminderte Muskelkraft und eine gestörte Gefühlswahrnehmung an Armen oder Beinen sind Zeichen einer Beeinträchtigung der Nervenfunktion *(neurologische Ausfälle)* und werden geprüft.

Weitere diagnostische Maßnahmen:

### ■ Röntgen

Bei anhaltenden Schmerzen an der Wirbelsäule wird in aller Regel zuerst ein Röntgenbild angefertigt. Dort können die Folgen einer Infektion **in fortgeschrittenen Stadien** erkannt werden. Die Bandscheibe hat an Höhe verloren und die Knochensubstanz des Wirbelkörpers ist angegriffen. Brüche eines Wirbelkörpers können erkannt werden.

Zu Beginn einer Infektion an der Wirbelsäule ist eine sichere Unterscheidung von Veränderungen durch Verschleiß oder andere Ursachen nicht immer möglich, so dass weitere Untersuchungen erforderlich sind.

### ■ Kernspintomographie (Magnetresonanztomographie, MRT)

Besteht der Verdacht auf das Vorliegen einer Infektion an der Wirbelsäule, wird eine Kernspintomographie (fast immer mit Kontrastmittel) durchgeführt. Sie zeigt das Ausmaß und den Ort des Befalls schon in frühen Stadien an.

Die Kernspintomographie ist die **Methode der Wahl**, wenn der Verdacht auf das Vorliegen einer Infektion an der Wirbelsäule besteht.

### ■ Computertomographie (CT)

Zur Darstellung der Veränderungen am Knochen und zur Planung einer Operation ist die Computertomographie hilfreich und wird häufig ergänzend zur Kernspintomographie durchgeführt.

Die Computertomographie kann ebenfalls angewendet werden, um den Infektionsherd mit einer langen Nadel zu erreichen und dort Erreger für weitere Untersuchungen zu gewinnen *(Punktion)*. Mit Hilfe der Computertomographie kann die Nadelspitze genau im Infektionsgebiet positioniert werden *(CT-gesteuerte Punktion)*.

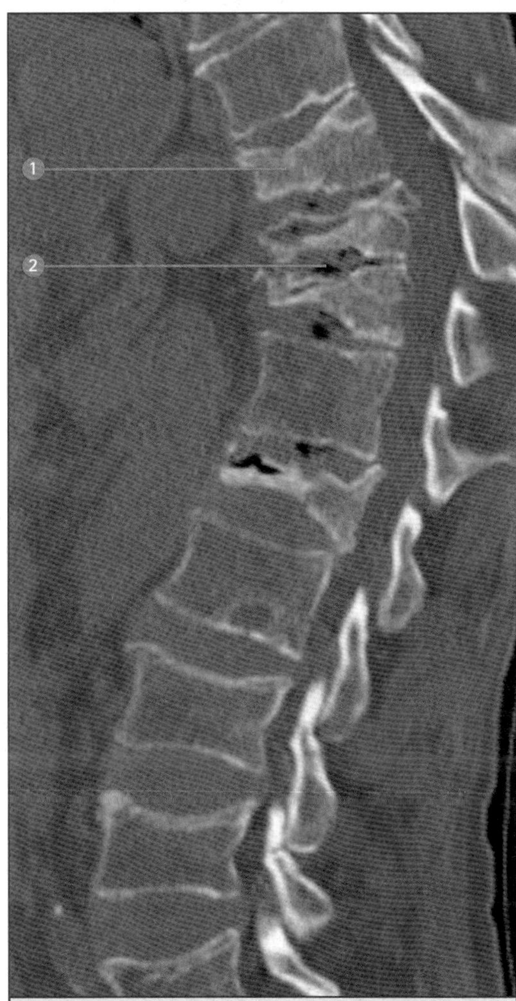


Kernspintomographie der Brust- und Lendenwirbelsäule in der Betrachtung von der Seite. Der linke Bildrand weist in Richtung Bauch, der rechte in Richtung Rücken. Aufgrund einer anderen Erkrankung kam es bereits zu Wirbelkörper-Brüchen ①. Zusätzlich trat an der unteren Brustwirbelsäule ② noch eine bakterielle Infektion auf.

### ■ Laboruntersuchungen

Zur Diagnostik einer eventuellen bakteriellen Entzündung im Körper wird die **Temperatur** des Patienten gemessen und Blut abgenommen. Um zeitliche Verzögerungen bei der Blutuntersuchung und der weiteren Diagnostik zu vermeiden, wird der Patient ggf. **frühzeitig in eine Klinik** eingewiesen.

Im Blut wird vorrangig ein Eiweiß bestimmt, das im Rahmen eines bakteriellen Infekts in erhöhtem Maße auftritt, das sog. *C-reaktive Protein (CRP)*. Es wird schon zu Beginn eines Infekts vermehrt gebildet und zeigt zuverlässig an, ob die Infektion weiter zunimmt oder abklingt. Daher wird es im weiteren Verlauf regelmäßig bestimmt.

```
CRP quantitativ (TURB)              * 8.7        mg/dl      < 0.5

        Bei CRP-Werten < 1.0 mg/dl sind  a k u t  entzündliche
        Prozesse weitgehend auszuschliessen.
```

(Teil-)Ergebnis einer Laboruntersuchung, bei der als Hinweis auf eine Entzündung im Körper ein Eiweiß, das sog. *C-reaktive Protein (CRP)*, erhöht ist.

Weiterhin werden die weißen Blutkörperchen *(Leukozyten)* und die *Blutsenkung (Blutsenkungsgeschwindigkeit, BSG)* bestimmt. Sie geben weitere Hinweise über das Ausmaß einer Entzündung.

Zum Nachweis des auslösenden Erregers dient auch die Abnahme von sog. *Blutkulturen*. Dazu wird mehrmals Blut abgenommen und versucht, Bakterien direkt aus dem Blut des Patienten anzuzüchten und zu identifizieren. Dies gelingt in ca. 50% der Fälle.

Gelingt durch die Blutkulturen kein Keimnachweis, kann Flüssigkeit *(Punktat)* oder Gewebe *(Biopsie)* durch **Spritzen** oder Stanzen aus dem Infektionsherd gewonnen und weiter untersucht werden. Um den Infektionsherd zuverlässig zu erreichen, wird dazu meist eine Computertomographie durchgeführt, die die Lage der Nadelspitze anzeigt *(CT-gesteuerte Punktion)*. Mit dieser Methode gelingt in bis zu 70% der Fälle der Keimnachweis.

Eventuell vorhandene Bakterien werden auf speziellen **Nährmedien** zum Wachsen angeregt. Im Rahmen dieser Untersuchung testet das Labor, welche Antibiotika gegen nachgewiesene Bakterien wirksam sind (*Antibiogramm* oder *Resistogramm*) und zur Behandlung in Frage kommen.

Nicht in allen Fällen kann der Erreger nachgewiesen werden. Hat der Patient bereits Antibiotika eingenommen, ist das Ergebnis der Untersuchung kaum verwertbar.

```
UNTERSUCHUNGSMATERIAL :                       ANTIBIOGRAMM :      1.
 Punktat                                      --------------
                                              Penicillin          R
ANFORDERUNG :                                 Amoxycillin         R
 Pathogene Keime                              Tetracyclin         S
                                              Co-Trimoxazol       S
 -Hemmstoffe : negativ                        Cefaclor            S
                                              Cefuroxim           S
MIKROSKOPISCH :                               Amoxi/Clavulans.    S
 Detritus                                     Cefpodoxim          S
                                              Oxacill.            S
ISOLIERTE KEIME :                             Levofloxacin        S
 1.Staphylococcus aureus (+++)                Clindamycin         S
                                              Erythromycin        S
BEURTEILUNG :
 -Kein Nachweis von anaeroben Keimen.         S=sensibel R=resist.
```

Beispiel für ein *Antibiogramm*, welches nach Feststellung von Bakterien in der Flüssigkeit *(Punktat)* erstellt wurde. Der Name des identifizierten Bakteriums ist *Staphylococcus aureus*. Die mit „S" (= „sensibel") markierten Antibiotika können wirksam gegen dieses Bakterium eingesetzt werden, gegen die mit „R" markierten ist es resistent.

***Eine ungezielte Behandlung des Patienten mit Antibiotika sollte vor Einleitung gezielter diagnostischer und therapeutischer Maßnahmen unterbleiben.***

## Therapie

Die Therapie richtet sich nach dem Ausmaß der Erregerausbreitung, der Geschwindigkeit des Krankheitsverlaufs und dem Zustand des Patienten. Es ist eine zum Teil schwierige Entscheidung, festzulegen, ob und wann eine Operation notwendig ist.

***Ziel der Therapie ist die gezielte Behandlung des Infekts und die Ruhigstellung bzw. Stabilisierung des betroffenen Wirbelsäulenabschnitts.***

### Nicht-operative *(konservative)* Therapie

Zur Linderung der Schmerzen und bis zu Klärung des Ausmaßes des Infekts ist **Bettruhe** sinnvoll. Entscheiden sich Arzt und Patient gegen ein operatives Vorgehen, kann zur Verhinderung eines Zusammenbruchs des geschädigten Knochens eine anhaltende Ruhigstellung der Wirbelsäule notwendig werden.

Die **Ruhigstellung** erfolgt je nach betroffenem Wirbelsäulenabschnitt durch weitere Bettruhe, eine Gips- oder Kunststoffschale oder durch das Tragen eines festen Mieders *(Orthese)*.

Die Gabe von **Schmerzmitteln**, bis hin zu Morphium-Präparaten, erfolgt in regelmäßigen Abständen. Sie werden so dosiert, dass der Patient keine oder erträgliche Schmerzen hat.

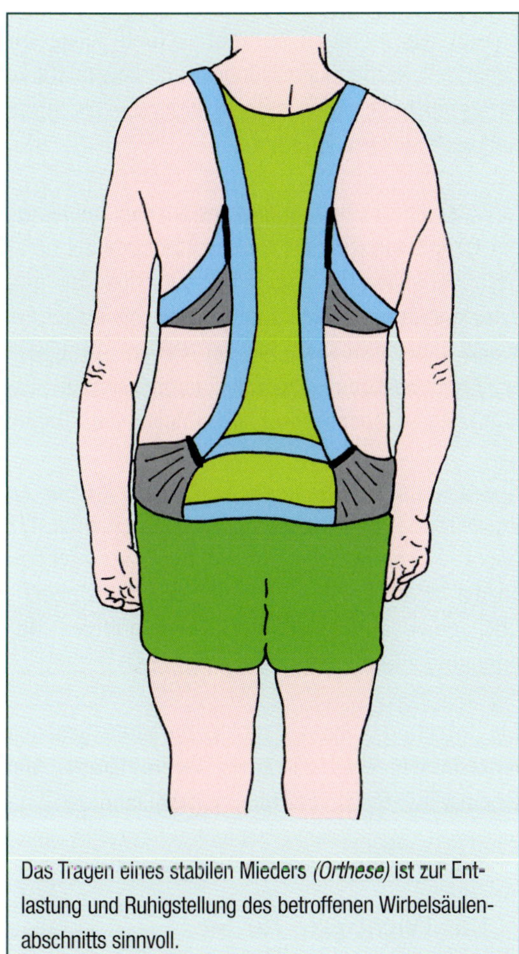

Das Tragen eines stabilen Mieders *(Orthese)* ist zur Entlastung und Ruhigstellung des betroffenen Wirbelsäulenabschnitts sinnvoll.

In jedem Fall ist eine medikamentöse Therapie des Erregers mit **Antibiotika** *(Antibiose)* notwendig. Sie ist besonders erfolgreich, wenn der Erreger genau identifiziert werden konnte. Daher ist der Nachweis des auslösenden Keims von größter Bedeutung. Die antibiotische Behandlung soll den Keim abtöten und eine weitere Ausbreitung der Infektion verhindern. Dann können körpereigene Reparaturmechanismen einsetzen und der Infekt kann teilweise ausheilen.

Um einen raschen und effektiven Wirkeintritt zu ermöglichen, werden die Antibiotika über einen Zeitraum von 2-4 Wochen über die Blutbahn *(intravenös; i.v.)* verabreicht. Im Weiteren wird das Antibiotikum noch über 6-12 Wochen in Tablettenform eingenommen, je nach Krankheitsverlauf auch länger.

***Eine ausschließlich nicht-operative Behandlung wird meist durchgeführt, wenn die Infektion nicht sehr ausgedehnt ist oder das Allgemeinbefinden des Patienten eine Operation nicht zulässt.***

Als Folge der Infektion kann es zu einer Verkrümmung der Wirbelsäule kommen. Dies und die Veränderungen am betroffenen Wirbelsäulenabschnitt können Ursache für anhaltende Kreuzschmerzen *(Lumbalgie)*, Rückenschmerzen *(Dorsalgie)* oder Nackenschmerzen *(Zervikalgie)* sein. Auf die allgemeinen Behandlungsmöglichkeiten wird in den Kapiteln *Der Kreuzschmerz - Die Lumbalgie*, *Erkrankungen und Beschwerden an Brustwirbelsäule und Brustkorb* und *Der Nackenschmerz - Die Zervikalgie* ausführlich eingegangen.

## ■ Operative Behandlung

Das Ziel einer zusätzlichen operativen Behandlung ist es, infiziertes Gewebe zu entfernen und den betroffenen Wirbelsäulenabschnitt so zu stabilisieren, dass der Infekt ausheilen kann. Dies erspart dem Patienten eine lange Zeit der Immobilisation im Bett. Durch das Vorgehen klingen Schmerzen häufig schneller ab und der Heilverlauf ist günstiger. Zudem kann das entfernte Gewebe noch genauer auf den auslösenden Erreger untersucht werden. Vor allem bei **ausgedehnten Schäden** an der Wirbelsäule und einer drohenden oder bestehenden Beteiligung von Nervengewebe ist eine Operation meist unumgänglich.

Neben der Entfernung von infiziertem Gewebe *(Débridement)* wird bei der Operation der geschädigte Knochen durch das Einbringen von **Implantaten** (meist aus Titan; Titanplatzhalter) oder körpereigenem *(autologem)* Knochen (meist aus dem Beckenkamm) bzw. Knochenmark ersetzt. Häufig werden Titan-Implantate und körpereigener Knochen gleichzeitig verwendet. Voraussetzung für die Heilung ist, dass eine stabile Situation an der Wirbelsäule geschaffen wird. Zur **Versteifung** *(Fusion, Spondylodese)* werden daher meistens zusätzlich Schrauben, Stäbe oder Platten verwendet. Die Art des Einbringens der Stabilisierungssysteme richtet sich nach dem Ausmaß der Schädigung und nach dem Wirbelsäulenabschnitt, der betroffen ist.

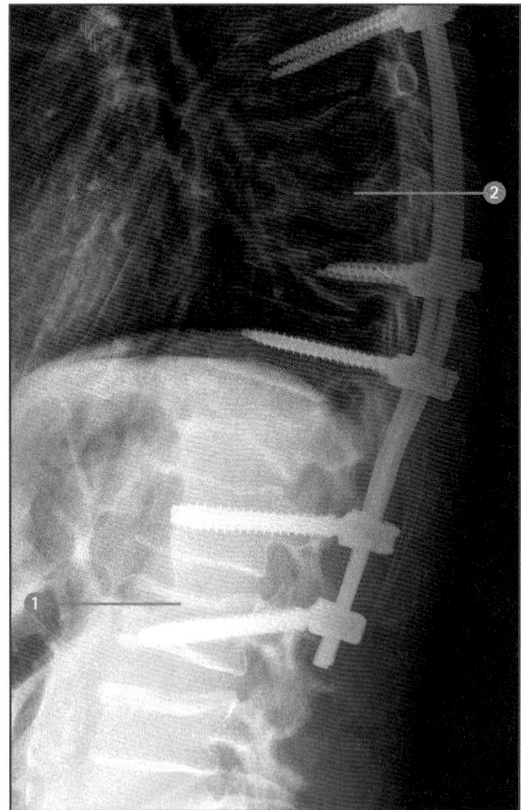


Das Röntgenbild zeigt einen Teil der Brust- und Lendenwirbelsäule von der Seite. Der linke Bildrand weist in Richtung Bauch, der rechte in Richtung Rücken. Durch das Einbringen von Schrauben und Stäben wurde die Wirbelsäule stabilisiert. Aufgrund einer anderen Erkrankung waren die Wirbelkörper schon von Brüchen ❶ betroffen. Hinzu kam dann noch eine bakterielle Infektion ❷.

**Abszesse** an der Wirbelsäule werden in den meisten Fällen durch eine Operation bzw. das Ableiten der Abszessflüssigkeit über einen Schlauch *(Drainage)* entfernt.

## Prognose und Verlauf

Prognose und Verlauf der Erkrankung hängen davon ab, wann die Infektion erkannt wird, um welchen Erreger es sich handelt und wie der Allgemeinzustand des Patienten ist. Je früher eine Infektion an der Wirbelsäule erkannt wird, desto erfolgreicher kann sie behandelt werden. Die Therapie ist ebenfalls häufig erfolgreich, wenn der Erreger der Infektion bekannt ist und so gezielt behandelt werden kann. Jüngere und abwehrstarke Patienten haben eine bessere Prognose als ältere und geschwächte Patienten.

In Fällen, die frühzeitig erkannt werden, bei denen der Erreger identifiziert werden kann und bei sonst gesunden Patienten ist daher die Prognose gut. Wird die Diagnose erst spät gestellt, bleibt der Erreger unbekannt und ist der Patient in einem schlechten Allgemeinzustand, dann kann die Erkrankung zu lebensbedrohlichen Zuständen führen.

Bisher werden etwa 2/3 der Fälle einer Infektion an der Wirbelsäule nicht-operativ behandelt, etwa 1/3 operativ. Die operative Behandlung einer Infektion an der Wirbelsäule scheint sich allerdings gegenüber einer ausschließlich nicht-operativen Behandlung aktuell mehr durchzusetzen.

Die Infektion kann an der Wirbelsäule Schäden hinterlassen, was zu einer Verkrümmung und einem vorzeitigen Verschleiß führen kann.

### Das Wichtigste für Sie:

- Bei einer *Infektion* an der Wirbelsäule kommt es meist zur Ausbreitung von Keimen in Wirbelkörper und Bandscheibe.
- Der häufigste Erreger ist eine Bakterienart mit dem Namen *Staphylococcus aureus*.
- Neben Schmerzen zählen Fieber und eine Verschlechterung des Allgemeinzustandes zu den Symptomen einer Infektion.
- Wichtig ist eine möglichst frühe Diagnosestellung und rechtzeitige Behandlung.
- Neben der gezielten medikamentösen Therapie des Erregers erfolgt häufig eine Operation.

# Erkrankungen an der Halswirbelsäule

## Kapitel 3

Halswirbelsäule

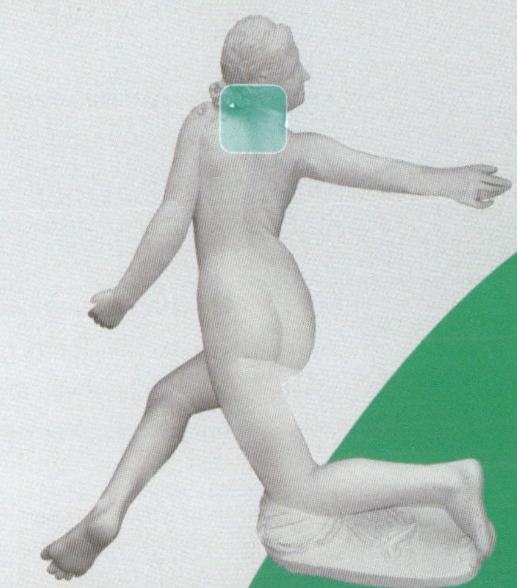

## Der Nackenschmerz - Die *Zervikalgie*

Der *Nackenschmerz* ist ein Schmerz, der vorwiegend an der Halswirbelsäule und am angrenzenden Nacken auftritt. Er wird als *Zervikalgie* oder *Cervicalgie* (lat. *cervix* = *Hals*, griech. *algos* = *Schmerz*) bezeichnet. Über die Ursache des Schmerzes sagt der Begriff nichts aus.

Neben dem Nackenschmerz gibt es einen *Nacken-Armschmerz*, bei dem gleichzeitig Schmerzen im Nacken sowie deutliche Schmerzen im Arm vorliegen. Dafür wird der Begriff *Zervikobrachialgie* oder *Cervicobrachialgie* (lat. *brachium* = *Arm*) verwendet. Kommt es zu einer deutlichen Ausstrahlung der Nackenschmerzen in den Kopf, wird für dieses Schmerzbild der Begriff *Nacken-Kopfschmerz* oder *Zervikozephalgie* bzw. *Cervicocephalgie* verwendet (griech. *kephale* = *Kopf*).

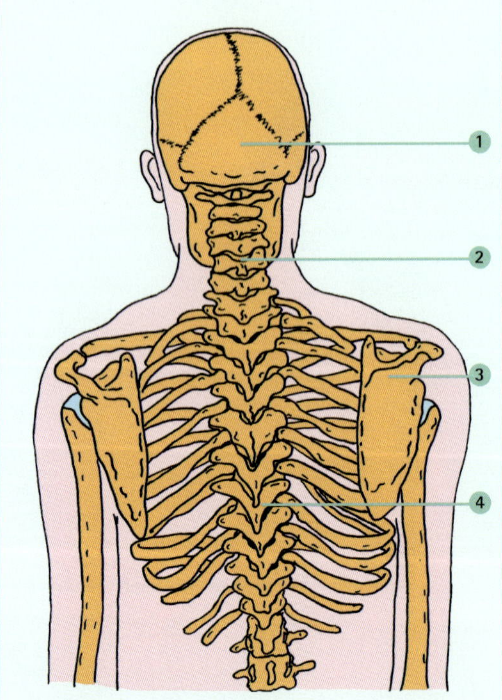

Die Abbildung zeigt den Schädel 1, die Halswirbelsäule 2, den Schultergürtel 3 und einen Teil der Brustwirbelsäule 4 von hinten.

Eine andere Unterteilung wählt den Begriff des *Zervikalsyndroms* als Überbegriff für Beschwerden, die von der Halswirbelsäule ausgehen. Bleiben Beschwerden auf den Nacken beschränkt, besteht ein *lokales Zervikalsyndrom*, strahlen sie in einen Arm aus, liegt ein *zervikobrachiales Syndrom* und bei Ausstrahlung in den Kopf ein *zervikozephales Syndrom* vor.

Da sich Ursachen und Therapiemöglichkeiten beim Nackenschmerz und beim Nacken-Kopfschmerz im Wesentlichen gleichen, werden sie in diesem Kapitel gemeinsam erläutert. Auf die Ursachen eines *Nacken-Armschmerzes* wird separat im Kapitel *Der Nacken-Armschmerz - Die Zervikobrachialgie* eingegangen.

### Ursachen und Herkunft

Die Ursachen für einen Nackenschmerz sind **vielfältig**. Sie reichen von einfachen und kurzzeitigen Funktionsstörungen über anhaltende *(chronische)* Beschwerden durch Verschleiß oder Störungen der Muskulatur bis hin zu seltenen schweren Erkrankungen. In vielen Fällen ist auch die seelische Verfassung eines Patienten für die Entstehung von Nackenschmerzen sowie für anhaltende Beschwerden von Bedeutung.

Im Folgenden wird eine **Übersicht** über mögliche Ursachen von Nackenschmerzen gegeben. Aufgrund der Vielzahl der Gründe hat diese Aufzählung keinen Anspruch auf Vollständigkeit.

#### Funktionsstörungen / Blockierungen

Zu Funktionsstörungen (Blockierungen, Blockaden) der Halswirbelsäule kann es kommen, wenn sich die Stellung der Gelenkflächen in den **Wirbelgelenken** zueinander ändert. Über die Wirbelgelenke sind die einzelnen Wirbel in ihren hinteren Abschnitten miteinander verbunden. Zu einer Blockierung kann es plötzlich durch eine **falsche Bewegung** des Kopfes kommen. Bei einem Verschleiß der Halswirbelsäule entwickeln sich Funktionsstörungen auch über einen längeren Zeitraum.

Eine **Bandscheibe** besteht in ihrem Inneren aus einem weichen Gallertkern *(Nucleus pulposus)* und in ihrem Äußeren aus einem festen Faserring *(Anulus fibrosus)*, der den Gallertkern umgibt. Verschiebt oder verlagert sich der Gallertkern für eine kurze Zeit innerhalb der Bandscheibe, kann dies ebenfalls ein Grund für eine Funktionsstörung an der Halswirbelsäule ein.

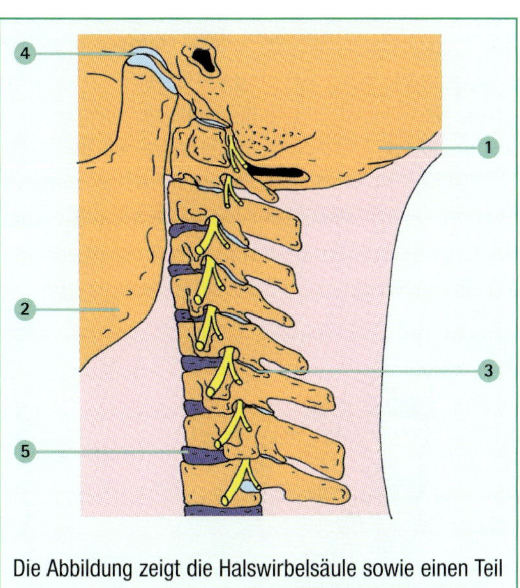


Die Abbildung zeigt die Halswirbelsäule sowie einen Teil des Hinterkopfes 1 und des Unterkiefers 2 von der Seite. Funktionsstörungen können an den Wirbelgelenken 3, am Kiefergelenk 4 und an den Bandscheiben 5 (lila gezeichnet) auftreten.

Eine Folge der Funktionsstörung bzw. Blockierung ist neben dem Schmerz im Nacken in der Regel eine Bewegungseinschränkung. Diese kann so stark ausgeprägt sein, dass eine vollständige Bewegungsunfähigkeit des Kopfes vorliegt. Der Patient kann den Kopf nur in einer bestimmten Position halten, jede Veränderung der Haltung ist für ihn schmerzhaft. Ein solches Schmerzereignis an der Halswirbelsäule wird *akuter Schiefhals (Tortikollis)* bezeichnet.

Die **Kiefergelenke** sind die gelenkige Verbindung von Unterkiefer und Schädel. Funktionsstörungen und Erkrankungen dieser Gelenke können ebenfalls Ursache von Nackenschmerzen sein. Erkrankungen der Zähne oder des Kiefers oder das vermehrte Knirschen mit den Zähnen können an den Kiefergelenken und damit auch am Nacken zu Beschwerden führen.

## Verschleißerscheinungen *(degenerative Veränderungen)*

Mit zunehmendem Alter kommt es zu Verschleißerscheinungen an der Halswirbelsäule, die auch als *degenerative Veränderungen* bezeichnet werden. Dies betrifft zunächst die Bandscheiben, die durch den Flüssigkeitsverlust an Höhe verlieren.

Durch die Abnahme der Bandscheibenhöhe kommt es zu einer Überlastung von knöchernen Ausziehungen an den Seiten der Wirbelkörper. Diese Ausziehungen sind mit Knorpel überzogen und bilden mit dem darüberliegenden Wirbel ein Gelenk *(Unkovertebralgelenk)*. Die Überlastung führt zum Verschleiß dieser Gelenke (*Unkovertebralarthrose* oder *Unkarthrose*), was in sich zunächst weniger schmerzhaft ist. Der Verschleiß kann jedoch zu einer Bedrängung der seitlich austretenden Nerven *(Spinalnerven)* führen und damit für einen Nacken-Armschmerz verantwortlich sein. Dies wird im Kapitel *Der Nacken-Armschmerz – Die Zervikobrachialgie* weiter ausgeführt.

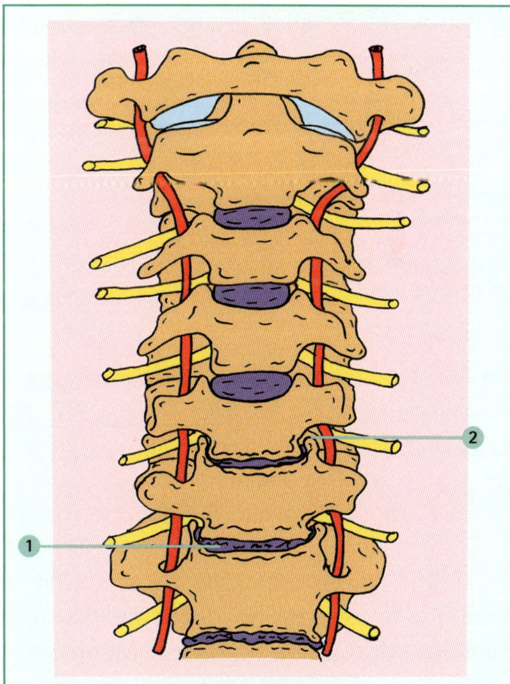


Die Abbildung zeigt eine Halswirbelsäule von vorne. In den unteren Abschnitten haben die Bandscheiben 1 (lila dargestellt) als Folge eines Verschleißes an Höhe verloren. Zudem ist es zu einem Verschleiß an den seitlichen Ausziehungen 2 der Wirbelkörper gekommen, was als *Unkarthrose* bezeichnet wird.

Durch die Höhenabnahme der Bandscheiben werden auch die **Wirbelgelenke** *(Wirbelbogengelenke, kleine Wirbelgelenke, Fazettengelenke)* überlastet und beginnen zu verschleißen. Auch das häufige Rückneigen des Kopfes durch berufliche Tätigkeiten oder hohe Belastungen der Halswirbelsäule im Sport können diese Gelenke und die Bandscheiben so belasten, dass sie frühzeitig verschleißen.

Häufiges Rückneigen des Kopfes kann zu Nackenschmerzen und zu einem vorzeitigen Verschleiß an der Halswirbelsäule führen.

Der Verschleiß *(Arthrose)* der Wirbelgelenke *(Spondylarthrose)* kann, wie bei jeder anderen Arthrose auch, ohne Beschwerden bleiben oder zu Schmerzen führen. Betroffen sind meist Patienten im Alter zwischen 60 und 75 Jahren. Zu Schmerzen kommt es bei einer **Reizung der Gelenke**, die im Rahmen des Verschleißes auftreten kann. Die schmerzhafte Reizung wird als *aktivierte Spondylarthrose* bezeichnet, analog zu einer *aktivierten Arthrose* anderer Gelenke. Auf den Verschleiß von Gelenken wird ausführlich im Kapitel *Der Gelenkverschleiß – Die Arthrose* und auf den *Verschleiß an der Halswirbelsäule* im gleichnamigen Kapitel eingegangen.

## Bandscheibenerkrankungen

Verschiebungen von Bandscheibengewebe können Funktionsstörungen und Blockierungen an der Halswirbelsäule zur Folge haben. Der Verschleiß der Bandscheiben und die sich daran anschließenden degenerativen Veränderungen an der Halswirbelsäule stellen einen **häufigen Grund** für Nackenschmerzen dar.

Der Beginn eines Bandscheibenvorfalls kann zu Nackenschmerzen führen, wenn das Bandscheibengewebe gegen das sog. *hintere Längsband* drückt. Dieses Band ist sehr schmerzempfindlich und kann bei einer Reizung durch die sich vorwölbende Bandscheibe heftige Nackenschmerzen auslösen. Dieser erste Schritt einer **Vorwölbung** der Bandscheibe wird als *Protrusion* bezeichnet. Zwängt sich die Bandscheibe an dem Band vorbei, dann kommt es zum Vorfall *(Prolaps)* des Bandscheibengewebes, zum **Bandscheibenvorfall**.

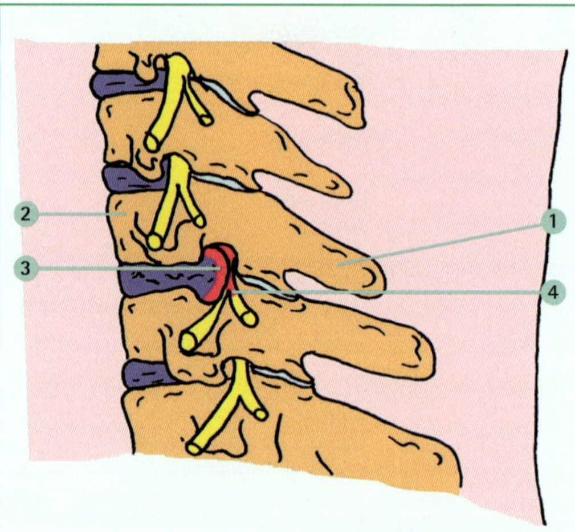


Die Abbildung zeigt einen Teil der Halswirbelsäule von der Seite betrachtet. Rechts im Bild sind die Dornfortsätze (1) zu erkennen, die in Richtung Nacken weisen. Zwischen zwei Halswirbelkörpern (2) ist es zu einem Bandscheibenvorfall (3) gekommen, der einen vom Rückenmark abgehenden Spinalnerv (4) einklemmt.

Oft lässt mit dem Eintreten des Bandscheibenvorfalls der durch die Vorwölbung entstandene Nackenschmerz schlagartig nach. Bedrängt der Vorfall einen Nerv, kann sich der Schmerz allerdings über den Arm bis in die Hand ausdehnen. Der Schmerz im Nacken tritt dann in den Hintergrund. Ausführlich wird auf diese Thematik im Kapitel *Der Bandscheibenvorfall an der Halswirbelsäule* eingegangen.

### Muskuläre Ursachen

Sehr häufig führen schmerzhafte Muskeln zu einem Nackenschmerz. Sie können durch eine anhaltende **Fehlhaltung**, wie sie bei Tätigkeiten am Schreibtisch häufig ist, überlastet werden. Der Kopf wird dabei in einer ungünstigen, meist vorgeneigten Stellung gehalten, was die Haltefunktion der Muskeln überfordert. Der anhaltende Spannungszustand führt zu einer Erschöpfung der Muskeln, einer Verhärtung und Verkürzung.

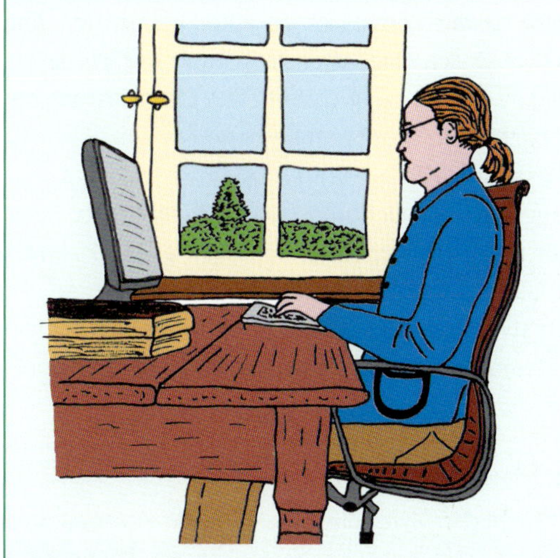

Langes Arbeiten am Schreibtisch ohne Pause oder Wechsel der Position kann zu einer Überlastung der Nacken- und Armmuskeln führen. Diese können sich als Folge verspannen, verkürzen und zu Schmerzen im Nacken und im Arm führen.

**Mangelndes körperliches Training** ist Ursache für eine zu schwache und verkürzte Muskulatur, die Belastungen nicht mehr gewachsen ist und deshalb bei ungewohnten Belastungen zu Schmerzen führt. Oft sind es auch einfache Dinge wie Kälte oder Wind, die schmerzhafte Verspannungen der Nackenmuskeln auslösen.

**Psychische Belastungen** durch Stress, Kummer und Sorgen des Patienten können ebenfalls eine, meist unbewusste, Anspannung der Nackenmuskeln bedingen. Häufig besteht bei psychischen Belastungen gleichzeitig eine gestörte Schmerzwahrnehmung.

Bei einer **Muskel-Verspannung** liegt eine vorübergehende Funktionsstörung der Muskulatur vor, die durch die Unfähigkeit gekennzeichnet ist, den Muskel ohne Schmerz im Sinne einer Verlängerung zu bewegen. Besteht dieser Zustand über längere Zeit, dann führt die Muskel-Verspannung zu einer **Muskel-Verkürzung**. In diesem Fall bildet sich die Funktionsstörung ohne spezielle Behandlung nicht mehr zurück, da einzelne Muskelfasern durch Bindegewebsfasern miteinander verwachsen sind.

***Ursachen von Nackenschmerzen sind häufig überlastete, verkürzte oder schwache Muskeln.***

Veränderungen in der Muskulatur können in Form von **Verhärtungen** bestehen, die auf Druck schmerzhaft reagieren. Sie werden als *Myogelosen* bezeichnet. Punkte in der Muskulatur, die ebenfalls druckschmerzhaft sind, darüber hinaus jedoch zusätzlich aufgrund einer Übererregbarkeit zu weiteren Phänomenen wie einem Schmerz an einer anderen Stelle des Körpers führen können (sog.

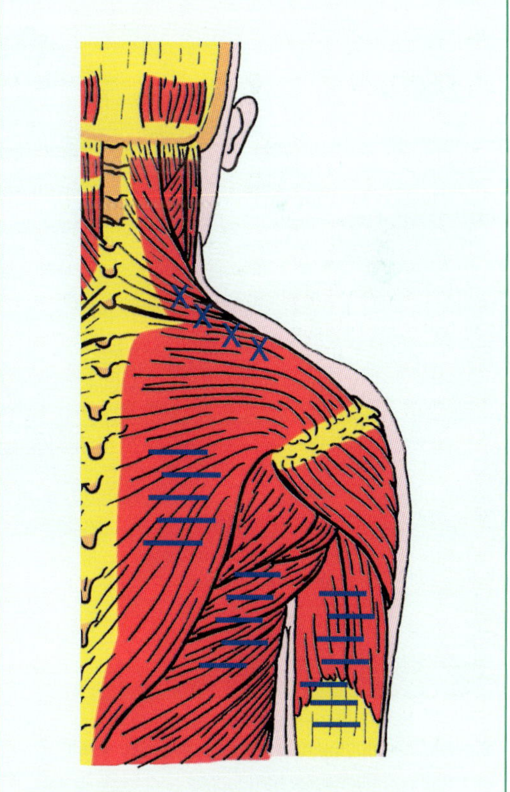

Die Kreuze in der Abbildung zeigen sog. *myofasziale Triggerpunkte* in den Muskeln an der Halswirbelsäule. Sie können zu Beschwerden führen, die der Patient in der gestrichelten Region wahrnimmt.

*Übertragungsschmerz*), werden als *myofasziale Triggerpunkte* bezeichnet. Beschwerden, die von diesen *myofaszialen Triggerpunkten* ausgehen, werden unter dem Begriff des *myofaszialen (Schmerz-)Syndroms* zusammengefasst. Sie sind dafür verantwortlich, dass ein schmerzhafter Muskelpunkt am Nacken z.B. als Schmerz im Arm wahrgenommen wird.

Manche Ärzte gehen davon aus, dass mehr als 50% der chronischen Kopf- und Nackenschmerzen auf ein *myofasziales Syndrom* zurückzuführen sind.

Kommt es durch Verschleiß oder andere Ursachen zu Nackenschmerzen, dann führt dies begleitend meist zu einer erhöhten Spannung in der umgebenden Muskulatur. Hält dieser Zustand längere Zeit an, dann beginnt die schmerzhafte Muskulatur ihrerseits Nackenschmerzen auszulösen.

### Fehlstellungen und Fehlhaltungen

Erkrankungen, die mit einer Verstärkung der natürlichen Wölbungen der Wirbelsäule einhergehen, können zu einer Fehlstellung an der Halswirbelsäule und damit zu einer schmerzhaften Fehlhaltung führen. Vor allem eine Zunahme der natürlichen Wölbung der **Brustwirbelsäule** nach außen, der *Kyphose*, zwingt die Patienten zu einem vermehrten Anheben bzw. Rückneigen des Kopfes. Sonst wäre ihr Blick nach unten und nicht nach vorne gerichtet. Die Folge ist eine Zunahme der natürlichen Wölbung der Halswirbelsäule nach innen *(Lordose)*, was als *Hyperlordose* bezeichnet wird. Damit kommt es zu einer vermehrten und teilweise schmerzhaften Belastung der Wirbelgelenke sowie zu einer chronischen Fehlbelastung der umgebenden Muskulatur.

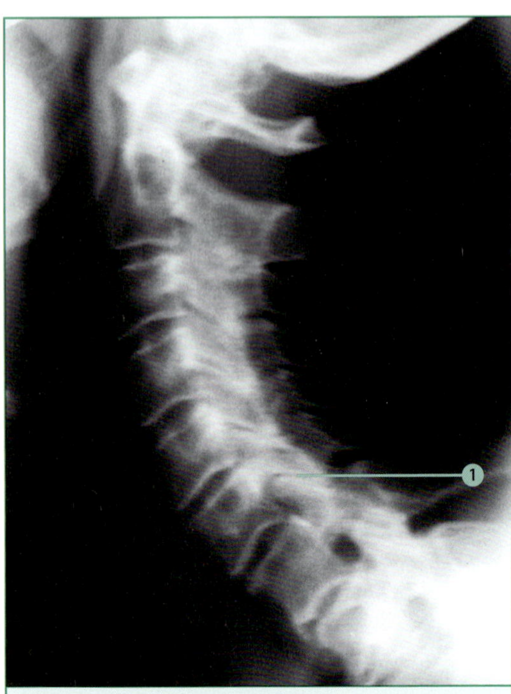


Das seitliche Röntgenbild der Halswirbelsäule zeigt, dass die normalerweise bestehende leichte Wölbung nach vorne *(Lordose)* krankhaft vermehrt ausgeprägt ist. Man spricht deshalb von einer *Hyperlordose*. Darüber hinaus ist hier ein deutlicher Verschleiß der Wirbelgelenke (1) festzustellen.

Eine solche *Hyperlordose* kann auch direkte Folge von degenerativen Veränderungen an der Halswirbelsäule sein. Auf die vermehrte Kyphose an der Brustwirbelsäule und ihre Folgen wird im Kapitel *Erkrankungen und Beschwerden an Brustwirbelsäule und Brustkorb* eingegangen.

### Weitere Ursachen

Krankheiten wie die *rheumatoide Arthritis* und andere rheumatische Erkrankungen können die Halswirbelsäule betreffen und dort zu starken Beschwerden führen.

**Unfälle** können Brüche der Wirbelkörper zur Folge haben. Die entstandene Deformität der Wirbelkörper und die damit verbundene Veränderung der Wirbelsäulen-Statik sind mögliche Auslöser von Nackenschmerzen.

Selten entwickeln sich an der Wirbelsäule und im Rückenmark **gutartige oder bösartige Geschwülste** *(Tumore)*. Bösartige Tumore können Knochen und Nervengewebe angreifen, gutartige Tumore verdrängen diese Strukturen. In anderen Bereichen des Körpers liegende Tumore können in die Wirbelsäule streuen und dort Absiedlungen *(Metastasen)* bilden. Die Vorgänge führen je nach ihrer Lage und Ausdehnung zu Nackenschmerzen, bei Beteiligung von Nerven zu ausstrahlenden Schmerzen und Lähmungen. Derartige Gründe für Nackenschmerzen sind jedoch **sehr selten**.

Eine ebenfalls sehr seltene Ursache von Nackenschmerzen sind **Infektionen**. Unter einer *Infektion* an der Wirbelsäule versteht man die krankhafte Ausbreitung von Keimen in der Bandscheibe, im Wirbelkörper, an den Wirbelgelenken oder im Wirbelkanal. Auf sie wird näher im Kapitel *Infektionen an der Wirbelsäule* eingegangen.

In vielen Fällen löst das **Zusammentreffen mehrerer Faktoren** *(multifaktorielle Ursache)* einen Nackenschmerz aus. So entwickeln sich viele Nackenschmerzen auf der Basis von degenerativen Veränderungen, bei gleichzeitig bestehenden muskulären Ungleichgewichten oder Schwächen. Kommt es dann noch zu einer akuten oder anhaltenden Fehl- oder Überlastung der Halswirbelsäule in Beruf oder Freizeit, entwickelt sich ein Nackenschmerz. Zudem beeinflussen sich die genannten Faktoren gegenseitig: eine anhaltende Überlastung oder muskuläre Schwäche verstärkt die degenerativen Veränderungen. Nehmen diese wiederum zu, dann kommt es zu Fehlstellungen der Halswirbelsäule und zu Fehlbelastungen der Muskulatur.

***Das Zusammenwirken von degenerativen Veränderungen, muskulären Störungen sowie Überlastungen in Beruf und Freizeit stellt wahrscheinlich den Hauptgrund für Nackenschmerzen dar.***

## Symptome und Beschwerden

Nackenschmerzen werden in **unterschiedlicher Weise** wahrgenommen. Art, Dauer und genauer Ort der Schmerzen hängen von den auslösenden Ursachen ab. Die Schilderung der Beschwerden durch den Patienten gibt die wichtigsten Hinweise auf ihre Herkunft. Entsprechend sollte dem Patienten Zeit eingeräumt werden, seine Beschwerden zu schildern.

### Funktionsstörungen / Blockierungen

Von Funktionsstörungen oder Blockierungen sind meist jüngere Patienten betroffen. Auch bei Älteren können Verschleißerscheinungen zu Funktionsstörungen führen. Es kommt zu einem plötzlichen Schmerz und zu einer starken Bewegungseinschränkung der Halswirbelsäule.

Die Muskulatur verspannt sich und hemmt weitere Bewegungen. Im Wesentlichen bleiben die Schmerzen auf die Region des Nackens beschränkt. Sie dauern einige wenige Tage an und klingen bis zur völligen Beschwerdefreiheit ab.

Ein Sonderfall ist der *akute Schiefhals (Tortikollis)*, bei dem der Hals zu einer Seite geneigt ist und eine schmerzfreie Bewegung fast gar nicht mehr möglich ist.

Bei Funktionsstörungen der oberen Halswirbelsäule und der sog. *Kopfgelenke*, dies sind die Gelenkverbindungen zwischen Hinterhaupt, dem 1. Halswirbel *(Atlas)* und dem 2. Halswirbel *(Axis)*, können neben Schmerzen weitere Symptome, wie etwa Kopfschmerzen, Schwindel und Gleichgewichtsstörungen auftreten. Möglicherweise sind Beschwerden wie ein Ohrgeräusch *(Tinnitus)* sowie Hör- und Sehstörungen ebenfalls Folge solcher Funktionsstörungen. Dabei haben neben den Gelenken auch die Bänder an der Halswirbelsäule, das Kiefergelenk und die Muskeln am Hals eine Bedeutung.

### Verschleißerscheinungen *(degenerative Veränderungen)*

Verschleißerscheinungen treten meist ab einem Alter von 35-40 Jahren auf und können dann über Jahrzehnte zu wiederkehrenden *(rezidivierenden)* Beschwerden führen. Die Beschwerden bestehen vorwiegend in Form von Schmerzen an der Halswirbelsäule und der sie umgebenden Muskulatur. Sie werden vor allem durch eine Rückneigung des Kopfes oder eine stärkere, ruckartige Drehbewegung zur Seite ausgelöst. Häufig besteht ein Gefühl der Steifigkeit und es liegt eine Bewegungseinschränkung vor. Veränderungen durch Verschleiß können zu einem hör- und fühlbaren Knirschen und Reiben an der Halswirbelsäule führen.

### Bandscheibenerkrankungen

Verschiebungen des Gallertkerns in der Bandscheibe können zur **Blockierung** führen. Diese nimmt der Patient als akuten heftigen Schmerz wahr. Der Schmerz bleibt auf die Region des Nackens beschränkt und führt zu einer Fehlhaltung, die wiederum selber Schmerzen verursacht. Bewegungen sind schmerzbedingt kaum möglich.

Der **Verschleiß** der Bandscheibe ist an der Halswirbelsäule eher seltener direkt für Schmerzen verantwortlich. Die Folgen für Wirbelgelenke und

Wirbelkörper sind zum Teil schmerzhaft und werden ausführlich im Kapitel *Der Verschleiß an der Halswirbelsäule* beschrieben.

Zu Beginn eines **Bandscheibenvorfalls** *(Prolaps)* oder bei einer Bandscheibenvorwölbung *(Protrusion)* stehen Nackenschmerzen im Vordergrund. Die Patienten beklagen einen bewegungsabhängigen Schmerz. Je nach Haltung verringern sich die Beschwerden. Kommt es zum *Vorfall* von Bandscheibengewebe, kann der Nackenschmerz vollständig verschwinden. Bedrängt der Vorfall einen Nerv, bildet sich ein zunehmender Schmerz im Arm aus. Gefühlsstörungen der Haut wie ein Taubheitsgefühl oder ein Kribbeln sowie Schwächen der Arm- und Handmuskeln können weitere Symptome eines Bandscheibenvorfalls sein. Die Schmerzen wandern von der Halswirbelsäule über den Schultergürtel bis in den Oberarm, den Unterarm und zum Teil bis in die Hand. Die Symptome werden genauer im Kapitel *Der Bandscheibenvorfall an der Halswirbelsäule* geschildert.

### Muskuläre Ursachen

Bei Erkrankungen der Nackenmuskulatur werden vom Patienten eher **ziehende Schmerzen** beschrieben. Sie dehnen sich von der Nackenregion häufig über die obere Brustwirbelsäule bis zwischen die Schulterblätter in den Schultergürtel aus. Körperliche Belastung führt zu einer Verschlimmerung der Schmerzen. Nachts und in Ruhe wird die Muskulatur entlastet und die Schmerzen lassen nach.

Oftmals sind die Ursprünge und Ansätze der Muskeln schmerzhaft gereizt. Dies führt zu Schmerzen am Hinterkopf oder am Schulterblatt, wo die Sehnen der Muskeln ansetzen bzw. entspringen. Eine durch muskuläre Verkürzung ausgelöste Verkippung des Schulterblatts kann zu Schmerzen der Schulter führen und Ursache eines sog. *Subakromialsyndroms* sein. Auch bei der Entstehung eines *Golfer-* oder *Tennis-Ellenbogens* spielt eine gestörte Muskelfunktion am Nacken eine Rolle.

Muskelverhärtungen (*Myogelosen* oder *myofasziale Triggerpunkte*) können zu in die Schulterregion oder die Arme ausstrahlenden Beschwerden führen. Damit verbunden sind zum Teil Missempfindungen wie Kribbeln und ein Taubheitsgefühl. Die Symptome können einer Nervenreizung durch einen Bandscheibenvorfall ähneln.

Beim *Nacken-Kopfschmerz (Zervikozephalgie)* greift die Fehlspannung der Nackenmuskeln auf die dünnen Kopfmuskeln über. Die Folge sind Schmerzen an der Stirn, der Schläfe oder seitlich über den Ohren.

Beschwerden an der Halswirbelsäule, die durch emotionale und **psychische Erkrankungen** ausgelöst oder unterhalten werden, stellen sich vielfältig dar. Oft wird von den Patienten ein anhaltender Schmerz beschrieben, der abwechselnd in verschiedene Körperregionen ausstrahlt. Auch der Schmerzcharakter wechselt häufig. Eine Regelmäßigkeit, wann die Schmerzen schlimmer werden oder wann sie wieder nachlassen, liegt häufig nicht vor. Neben der Halswirbelsäule sind häufig die Brustwirbelsäule und die Schulterregion von Schmerzen und begleitenden Muskelfehlspannungen mitbetroffen.

### Fehlstellungen und Fehlhaltungen

Fehlstellungen und Fehlhaltungen an der Halswirbelsäule lösen meist **dumpfe und großflächige Schmerzen** aus. Sie nehmen bei Belastungen der Halswirbelsäule zu. In Ruhe oder durch die Einnahme einer entlastenden Position klingen sie häufig ab. Die Schmerzen werden durch eine Überlastung der Bänder, der Wirbelgelenke, der Bandscheibe und der stützenden Muskulatur ausgelöst. Deshalb sind sie kaum auf eine Stelle zu lokalisieren.

### Weitere Ursachen

**Bösartige Neubildungen** oder **Infektionen** können Ursache für anhaltende und starke Schmerzen sein, die nicht von Bewegungen der Halswirbelsäule abhängen. Oftmals lassen sie **nachts** nicht nach oder werden dann sogar noch schlimmer empfunden. Verdächtig sind starke und anhaltende Nackenschmerzen, an denen der Betroffene zuvor noch nicht gelitten hat. Weitere Symptome, die bei einer bösartigen Erkrankung auftreten können, sind ein plötzlicher starker Gewichtsverlust, unklares Fieber, anhaltendes (nächtliches) Schwitzen sowie Veränderungen im Blut. Neben diesen Symptomen ist bei einer Infektion das **Allgemeinbefinden** des Patienten häufig stark beeinträchtigt. Näheres wird im Kapitel *Infektionen an der Wirbelsäule* erläutert.

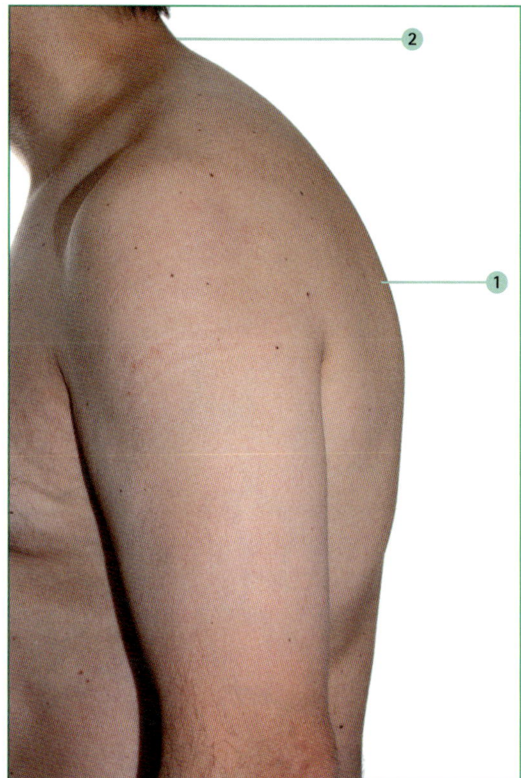


Das Foto zeigt den Rücken eines 45-jährigen Mannes, der an der *Bechterew-Erkrankung* leidet, einer entzündlichen Erkrankung der Wirbelsäule. Die Lendenwirbelsäule ist gestreckt und die Brustwirbelsäule (1) vermehrt gekrümmt. Als Folge muss er den Kopf stärker anheben, damit er geradeaus blicken kann. Dies führt zu einer Zunahme der natürlichen Krümmung der Halswirbelsäule, zu einer Hyperlordose (2).

## Untersuchung und Diagnostik

Um Nackenschmerzen richtig einordnen zu können, ist die Erhebung einer **detaillierten Krankengeschichte** *(Anamnese)* am wichtigsten. Der Patient sollte ausreichend Zeit erhalten, seine Beschwerden zu schildern. Durch gezieltes Nachfragen sind in der Regel **Leitsymptome** zu erkennen, die für bestimmte Ursachen von Nackenschmerzen typisch sind. Gefragt wird nach der Dauer der Beschwerden, nach der Art des Schmerzes und dem Ort der Hauptbeschwerden. Weitere Aspekte sind Ausdehnung und Ausstrahlung des Schmerzes sowie die Frage nach einem auslösenden Ereignis. Der Zeitpunkt, zu dem die Schmerzen auftreten, sowie Situationen, die den Schmerz verstärken, werden ebenfalls erfragt. Begleitsymptome wie Fieber, schlechter Allgemeinzustand, andere Erkrankungen oder schwere seelische Belastungen werden mit erfasst. Auch die berufliche Tätigkeit sowie Art und Ausmaß der sportlichen Aktivität sollten dem Arzt bekannt sein.

***Die wichtigsten Maßnahmen zur Diagnosestellung bei Nackenschmerzen sind die genaue Erfassung der Krankengeschichte und die körperliche Untersuchung.***

An die Befragung schließt sich eine ausführliche **körperliche Untersuchung** an. Sie wird am teilentkleideten Patienten durchgeführt. Der gesamte Körperbau wird betrachtet und die Beweglichkeit der Wirbelsäule geprüft. Dabei können bereits bestimmte Funktionstests durchgeführt werden. In Abhängigkeit von den geschilderten Beschwerden werden die von der Wirbelsäule abgehenden Nerven untersucht. Dazu werden die Reflexe getestet, das Hautgefühl geprüft und die Muskeln in ihrer Kraft erfasst.

Die Schultergelenke und Schultereckgelenke werden auf Störungen sowie Schmerzhaftigkeit untersucht. Sie können als Folge von Nackenschmerzen ebenfalls schmerzhaft gereizt sein. Seltener sind sie Ursachen für Nackenschmerzen.

An der Wirbelsäule werden die Muskeln und die Wirbelsäulenabschnitte auf Schmerzpunkte und Verhärtungen *(Myogelosen, Triggerpunkte)* abgetastet. Spezielle Tests geben Aufschluss über eine gestörte Funktion von Muskel und Wirbelsegment. Weitere detaillierte *manualmedizinische (chiropraktische)* oder auch *osteopathische* Untersuchungstechniken können durchgeführt werden.

***Erst mit den aus der Krankengeschichte und der körperlichen Untersuchung gewonnenen Befunden lässt sich entscheiden, ob und welche weiteren diagnostischen Maßnahmen notwendig sind.***

Um die möglichen Ursachen von Nackenschmerzen einzugrenzen, ist die Erhebung der **Krankengeschichte** *(Anamnese)* und eine gründliche **orthopädische Untersuchung** Voraussetzung. Erst wenn sich Hinweise auf eine spezifische Ursache von Nackenschmerzen finden, werden, falls notwendig, gezielt weitere Untersuchungen veranlasst. Finden sich in der Krankengeschichte und bei der Untersuchung **keine Hinweise** auf einen spezifischen Nackenschmerz, dann sind diagnostische Maßnahmen wie Röntgen, Kernspintomographie oder Computertomographie zumindest in der Anfangsphase nicht notwendig.

Eine **ungezielte Diagnostik** ergibt oftmals unbedeutende Ergebnisse, die nicht selten falsch interpretiert werden und den Patienten dann verunsichern bzw. beunruhigen. Sie können zudem Anlass für eine unnötige und belastende Therapie sein, schlimmstenfalls sogar für ein operatives Vorgehen.

***Das ausschließliche Betrachten von Röntgen- oder Kernspintomographie-Aufnahmen ist nicht geeignet, den Grund von Nackenschmerzen zu erkennen.***

Weitere diagnostische Maßnahmen:

### Röntgen

Bei **jungen Patienten** mit erst kurz bestehenden Beschwerden kann zumindest anfänglich auf ein Röntgenbild verzichtet werden.

Weichgewebe wie Bandscheiben oder Nerven lassen sich im Röntgenbild nicht direkt abbilden. Somit kann eine Bandscheibenvorwölbung oder ein Bandscheibenvorfall nicht anhand eines Röntgenbilds diagnostiziert werden.

Bei schweren und anhaltenden Nackenschmerzen ist das Anfertigen eines Röntgenbilds vor allem bei **älteren Patienten** jedoch wichtig, um Ort und Ausmaß von Verschleißerscheinungen oder Formänderungen der Wirbelsäule zu erkennen. Werden Röntgenbilder im Abstand von Jahren angefertigt, lassen sich zudem wertvolle Informationen über den Verlauf der Erkrankung gewinnen. Die Röntgenuntersuchung wird in Abhängigkeit von der körperlichen Untersuchung ggf. auf Schultergelenke und Brustwirbelsäule ausgedehnt, um hier mögliche Ursachen von Nackenschmerzen zu erkennen.

### Ultraschalluntersuchung

Eine Ultraschalluntersuchung an der Halswirbelsäule wird **kaum** durchgeführt, da sie keine wesentlichen Informationen liefert. Sie kann allerdings bei der Platzierung von Spritzen *(Injektionen)* eine Orientierungshilfe sein und gehört bei Erkrankungen der Schulter zu den wichtigsten Untersuchungsmethoden.

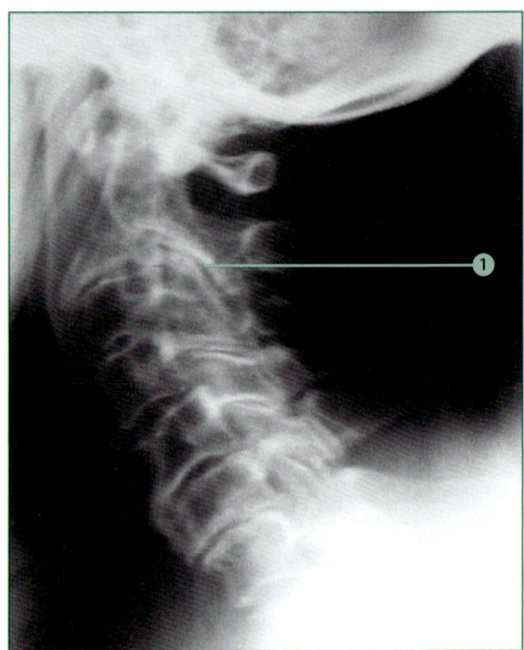


Seitliches Röntgenbild der Halswirbelsäule einer älteren Frau mit rheumatoider Arthritis. Die linke Bildhälfte weist nach vorne, die rechte nach hinten. Am oberen Anteil der Halswirbelsäule (1) ist es zu deutlichen Veränderungen gekommen.

### Kernspintomographie (Magnetresonanztomographie, MRT)

Die Kernspintomographie liefert die **meisten Informationen** über die Wirbelsäule. Mit ihr lassen sich Veränderungen des Knochens wie Verschleiß, Entzündungen, Knochenbrüche und Veränderungen im Knochenmark erkennen.

Ein verminderter Wassergehalt der Bandscheiben sowie Veränderungen ihrer Struktur zeigen sich in der Kernspintomographie als frühe Zeichen eines Verschleißes. Verlagerungen von Bandscheibengewebe wie eine *Vorwölbung (Protrusion)* oder ein *Vorfall (Prolaps)* sind gut zu erkennen. Die Kernspintomographie ist damit die **beste Methode** zur Klärung einer Bandscheibenerkrankung und geht außerdem ohne Strahlenbelastung einher.

*Die Kernspintomographie ist in manchen Fällen eine unverzichtbare Ergänzung der Diagnostik.*

Das Rückenmark und die seitlich abgehenden Nerven *(Spinalnerven)* lassen sich ebenfalls sehr gut in der Kernspintomographie abbilden. Damit sind die Auswirkungen eines Bandscheibenvorfalls auf die Nerven, wie etwa eine Bedrängung *(Kompression)* oder eine Schwellung der Nerven, gut zu erkennen.

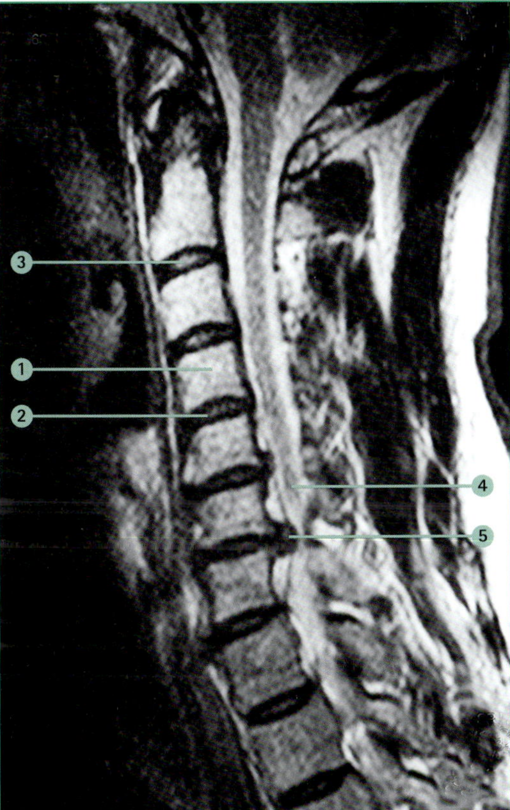


Zu sehen ist das Seitenbild einer Kernspintomographie der Halswirbelsäule. Die linke Bildhälfte weist nach vorne, die rechte zum Nacken. Zwischen den Wirbelkörpern (1) liegen die Bandscheiben (2). Der wasserhaltige Gallertkern *(Nucleus pulposus)* (3) in der Mitte der Bandscheiben ist als weiße Struktur gut zu erkennen. Ebenfalls weiß stellt sich auf diesen Aufnahmen der Wirbelkanal (4) dar. Ein Bandscheibenvorfall (5) wölbt sich deutlich gegen den Wirbelkanal vor.

So wichtig die Kernspintomographie in der Darstellung von Bandscheibenvorfällen ist, so falsch kann es sein, alleine von den Bildern auf die Beschwerden des Patienten zu schließen. Das Ergebnis der Kernspintomographie sollte daher nur von Ärzten bewertet werden, die den Patienten behandeln, seine Krankengeschichte kennen und ihn selber untersucht haben.

Häufig sind ein Verschleiß der Wirbelgelenke, Bandscheibenvorwölbungen und Bandscheibenvorfälle **altersbedingte Veränderungen** ohne weitere Bedeutung. Das Ergebnis der Kernspintomographie sollte vom behandelnden Arzt daher immer nur vor dem Hintergrund der durch Befragung und Untersuchung gestellten (Verdachts-)Diagnose gesehen werden.

Durch die **ungezielte Anwendung** der Kernspintomographie besteht die Gefahr, dass Veränderungen, die im Rahmen dieser Untersuchung auffallen, eventuell ungerechtfertigt für Nackenschmerzen verantwortlich gemacht werden. Dies dämpft bei vielen Patienten unnötig die Hoffnung auf eine Besserung, verstärkt die Gefahr von anhaltenden Schmerzen *(Chronifizierung)* und kann zu einem unbegründeten Gefühl der Unabänderlichkeit der Beschwerden führen.

### Computertomographie (CT)

Mit Hilfe der Computertomographie können knöcherne Veränderungen, Verlagerungen von Bandscheibengewebe sowie ihre Auswirkungen auf die nervalen Strukturen (Rückenmark, Spinalnerven) ebenfalls dargestellt werden. Da die Computertomographie mit Röntgenstrahlen arbeitet, ist die Untersuchung mit einer Strahlenbelastung verbunden.

Die Darstellung des Weichgewebes ist nicht so genau wie in der Kernspintomographie, die Abbildung von Veränderungen am **Knochen** dagegen gelingt mit der Computertomographie zum Teil besser. Zur Beantwortung spezieller Fragen oder in Notfällen, wenn eine Kernspintomographie nicht zur Verfügung steht, wird sie daher weiterhin eingesetzt.

### Knochenszintigraphie

Bei der szintigraphischen Untersuchung wird eine radioaktiv markierte Substanz in die Blutbahn gespritzt. Innerhalb von Stunden verteilt sich die Substanz im Körper. Kommt es zu krankhaften Veränderungen am Knochen und an den Wirbelgelenken, geht dies mit einer erhöhten Aktivität des Knochenstoffwechsels einher. An diesen Stellen sammelt sich die Substanz im Knochen oder in der Innenhaut von Gelenken an.

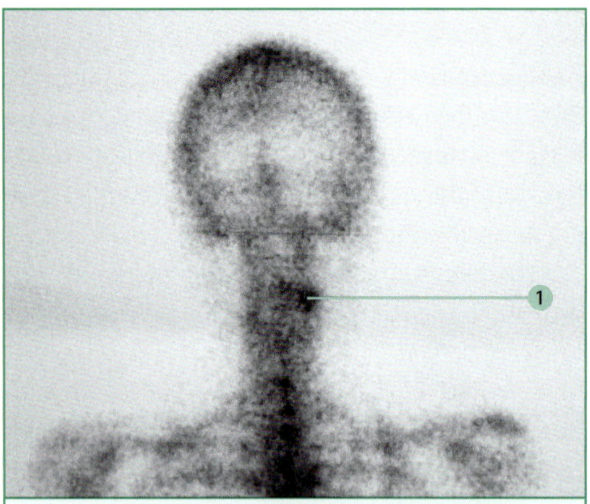


Die Abbildung zeigt eine Knochenszintigraphie der Halswirbelsäule, von hinten betrachtet. An einem Wirbelgelenk (1) auf der rechten Seite der Halswirbelsäule kommt es zu einer punktförmigen Anreicherung der radioaktiven Substanz. Dies zeigt eine hohe Aktivität dieses Gelenks an und kann ein Hinweis auf eine mögliche Schmerzursache sein.

### Blutuntersuchung

Die Untersuchung des Blutes wird durchgeführt, wenn sich aus der Befragung und aus dem körperlichen Befund Hinweise auf eine Erkrankung des Knochens oder eine Infektion an der Wirbelsäule ergeben. Zudem lassen sich rheumatische Erkrankungen, die zu einem entzündlichen Rückenschmerz führen können, im Blut erkennen.

### Weitere Untersuchungen

Beschwerden wie Schwindel, Kopfschmerzen oder Ohrensausen können Begleitsymptome eines Nackenschmerzes sein. Je nach Ausprägung und Verlauf der Beschwerden sollten auch ein Arzt für Nervenheilkunde *(Neurologe)*, ein Augenarzt, ein Hals-Nasen-Ohren Arzt *(HNO-Arzt)* oder auch ein Psychiater bzw. Psychologe den Patienten untersuchen.

## Therapie

Bei einem Nackenschmerz handelt es sich um ein **Symptom**, nicht um eine eigenständige Krankheit. Aus der Vielzahl von Gründen für Nackenschmerzen ergibt sich auch eine **Vielzahl** an therapeutischen Möglichkeiten. Daher kann es nicht eine Therapieform für alle Formen von Nackenschmerzen geben.

***Es ist unumgänglich, vor Einleitung einer gezielten Therapie die Ursache von Nackenschmerzen möglichst genau zu klären.***

Bei einem **akuten Nackenschmerz** kann anfangs folgendes empfohlen werden: Schwere körperliche Belastungen und Belastungen der Halswirbelsäule sowie intensiver Sport sollten vorübergehend vermieden werden. Das Umwickeln der Halswirbelsäule mit einem Schal stützt sie und hält gleichzeitig den Nacken warm. Das Warmhalten der betroffenen Region sowie Wärmeanwendungen (z.B. Wärmflasche, warmes Dinkelkissen, Rotlicht) entkrampfen die häufig begleitende Muskelverspannung. Schmerzmittel wie *Paracetamol, Ibuprofen, Diclofenac* oder andere Mittel können zunächst in einer Dosis eingenommen werden, wie sie frei verkäuflich in Apotheken erhältlich ist. Viele Fälle von Nackenschmerzen klingen von alleine oder durch diese Maßnahmen schon nach kurzer Zeit wieder ab.

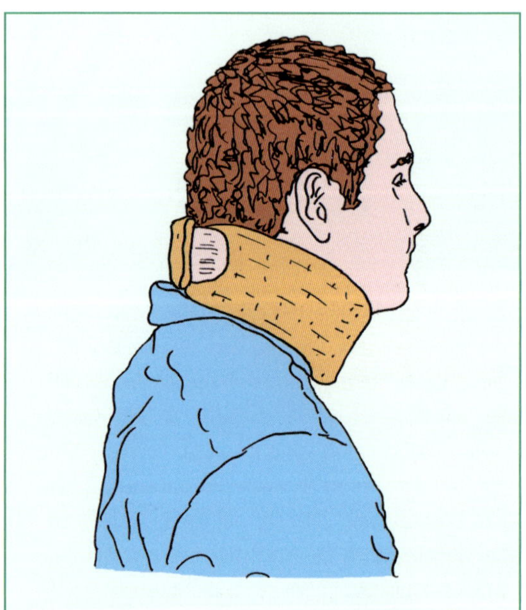

Die vorübergehende Ruhigstellung der Halswirbelsäule mittels einer sog. *Zervikalstütze* kann tagsüber und auch nachts zu einer Entlastung und damit zu einer Linderung von Beschwerden beitragen.

Die Therapie richtet sich nach der festgestellten Ursache des Nackenschmerzes sowie der Dauer und Intensität der Beschwerden. Sie ist in jedem Fall individuell auf den Patienten zugeschnitten. Die allermeisten Fälle von Nackenschmerzen sind erfolgreich mit nicht-operativen *(konservativen)* Maßnahmen zu behandeln.

### Funktionsstörungen / Blockierungen

Funktionsstörungen und Blockierungen lassen sich auf unterschiedliche Weise behandeln. Oftmals gelingt es, durch gezielte Handgriffe und das Einsetzen eines Impulses die Blockierung zu lösen. Dies geschieht immer vorsichtig und ist für den Patienten schmerzfrei. Das Vorgehen wird als *Manipulation (Einrenken)* bezeichnet und wird in der *Manuellen Therapie (Chirotherapie)* eingesetzt.

Wird zur Behandlung der Funktionsstörung kein Impuls eingesetzt, sondern wiederholte passive Bewegungen der Halswirbelsäule, spricht man von einer *Mobilisierung*. Beide Techniken können häufiger angewendet werden, ohne dass es zu Schäden an den behandelten Strukturen kommt. Verkürzte Muskeln werden mit dehnenden Techniken sanft behandelt, ebenso Verklebungen von Bindegewebsschichten. Eine *osteopathische Behandlung* wirkt ähnlich und kann ebenfalls zur Behandlung von Blockierungen angewendet werden.

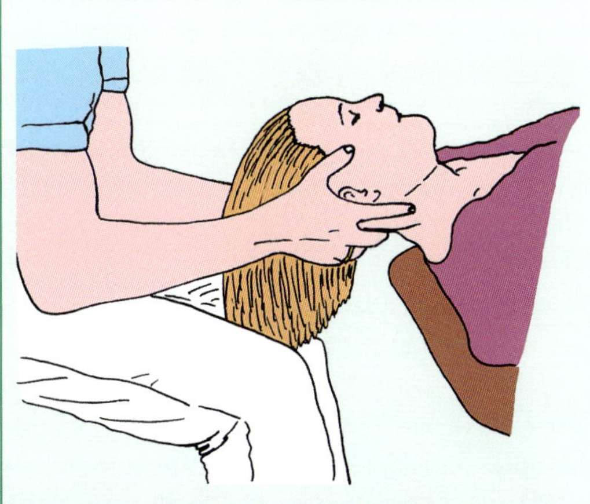

In Rückenlage und leichter Vorhaltung des Kopfes kann der Therapeut durch leichtes Ziehen *(Traktion)* an der Halswirbelsäule sowie durch vorsichtiges passives Bewegen *(Mobilisieren)* zu einer Entlastung von Bandscheiben, Nerven und Wirbelgelenken beitragen.

Mit Hilfe der Hände kann die Wirbelsäule leicht auseinandergezogen werden. Dies führt zur Entlastung von Bandscheiben und Wirbelgelenken und löst oftmals die Blockierungen. Die Behandlung wird als *Streckung* (*Extension* oder *Traktion*) bezeichnet.

***Viele Funktionsstörungen und Blockierungen sind mit einer oder wenigen Anwendungen ausreichend zu therapieren und klingen dann meist rasch ab.***

Hilfreich und effektiv kann die Anwendung von *Akupunktur* sein. Lindernd wirken außerdem die Anwendung einer *medizinischen Elektrotherapie* sowie der Einsatz von **Wärme**. Wärme kann in Form eines heißen Bades, einer Behandlung mit Rotlicht oder auch in Form eines wärmenden Schals zugeführt werde. Weiterhin gibt es Salben und Pflaster, die zur Erwärmung sowie Entkrampfung der Muskeln beitragen.

Sind schwere Funktionsstörungen auf diese Weise nicht zu behandeln, können über 3-10 Tage Schmerzmittel wie *Ibuprofen, Diclofenac* oder andere Präparate der Wirkstoffgruppe eingesetzt werden. Gegebenenfalls erfolgt eine Kombination mit Wirkstoffen, die die Muskeln entkrampfen. Die Gabe von Spritzen *(Injektionen)* oder die Verabreichung von Medikamenten über die Venen *(Infusionen)* ist nur selten notwendig.

Treten in kurzen Zeitabständen **immer wieder** die gleichen Funktionsstörungen auf, sollte intensiver nach einer auslösenden Ursache gesucht werden. Dies können krankhafte Veränderungen an der Wirbelsäule, eine wiederkehrende falsche Belastung in Beruf und Sport oder eine Schwäche der Nackenmuskeln sein. Entsprechend werden dann diese Ursachen therapiert, was z.B. eine Änderung der beruflichen oder sportlichen Bedingungen zur Folge hat. Auch ein regelmäßiges gymnastisches und die Muskeln stärkendes Training kann auf Dauer notwendig werden.

### Verschleißerscheinungen *(degenerative Veränderungen)*

Verschleißbedingte Erkrankungen an der Halswirbelsäule gehören zu den häufigen Ursachen von Nackenschmerzen. Daher wird im Kapitel *Der*

*Verschleiß an der Halswirbelsäule* ausführlich darauf eingegangen. Einige Aspekte der Behandlung werden im Folgenden näher erläutert.

In der **akuten Phase** werden Schmerzen häufig mit Tabletten oder Infusionen behandelt, selten mit Spritzen. Die Akupunktur kann ebenso Anwendung finden wie eine medizinische Elektrotherapie. Auch Wärme, Schonung und ein leichtes Strecken *(Traktion, Extension)* tragen zur Linderung bei. Lösen Verschleißerscheinungen Funktionsstörungen aus, sind eine *Manuelle Therapie* oder eine *Osteopathie* geeignete Maßnahmen.

Mit Hilfe der **Physiotherapie** gelingt häufig eine Entlastung der betroffenen Bandscheibe und Wirbelgelenke sowie eine Entspannung der Muskulatur. Nach Anleitung werden die ausgleichenden und stabilisierenden Übungen vom Patienten auf Dauer regelmäßig und selbstständig umgesetzt. Im Verlauf kann das Hinzunehmen von Übungen an Geräten zur Stärkung der Muskulatur sinnvoll sein. Überlastungen der Halswirbelsäule in Beruf und Freizeit sollten vermieden werden.

Bei anhaltenden oder häufig wiederkehrenden *(chronischen)* Nackenschmerzen kann die regelmäßige Einnahme von Medikamenten notwendig werden. Eine medizinische Elektrotherapie kann in Form der sog. *TENS-Behandlung* zu Hause vom Patienten durchgeführt werden.

Auf weitere nicht-operative sowie auf mögliche operative Behandlungsmethoden wird ausführlich im Kapitel *Der Verschleiß an der Halswirbelsäule* eingegangen.

### Bandscheibenerkrankungen

Erkrankungen der Bandscheibe können zu sehr unterschiedlichen Beschwerden führen und werden daher auch unterschiedlich therapiert.

Verschiebungen von Gewebe in der Bandscheibe können zu einer akuten Funktionsstörung *(Blockierung)* führen. Die Behandlung erfolgt dann wie unter dem Abschnitt *Funktionsstörungen / Blockierungen* beschrieben.

Alterungsprozesse der Bandscheibe und nachfolgend der Wirbelkörper und Wirbelgelenke sind ein häufiger Grund für verschleißbedingte *(degenerative)* Erkrankungen der Halswirbelsäule. Auf sie wurde bereits unter dem Punkt *Verschleißerscheinungen* eingegangen. Außerdem ist der Erkrankung ein eigenes ausführliches Kapitel *Der Verschleiß an der Halswirbelsäule* gewidmet.

Eine besondere Stellung bei den Erkrankungen der Bandscheibe nehmen die *Bandscheibenvorwölbung (Protrusion)* und der *Bandscheibenvorfall (Prolaps)* ein. Je nach Art und Ausprägung der Beschwerden, die durch diese Veränderungen hervorgerufen werden, erfolgt eine spezielle Therapie. Auf diese wird im Kapitel *Der Bandscheibenvorfall an der Halswirbelsäule* eingegangen.

### Muskuläre Ursachen

Schmerzen der Muskulatur werden anfänglich mit **Wärme** behandelt. Diese fördert die Durchblutung im Muskel und trägt damit zu seiner Entkrampfung bei. Wärme kann in Form eines heißen Bades, einer Wärmflasche, einer Behandlung mit Rotlicht oder auch in Form eines wärmenden Schals zugeführt werde. Weiterhin gibt es wärmende Salben oder Salben, die Rosmarin bzw. ätherische Öle enthalten, sowie wärmende Pflaster. Sehr heiße Wärmflaschen können zu einer Verbrennung der Haut führen, wenn sie zu lange an einer Stelle angewendet werden. Nachts sollten sie daher nicht zur Anwendung kommen. Die schmerzende Region wird vor Zugluft und Kälte geschützt.

Zur Vorbeugung muskulärer Funktionsstörungen an einem **Bildschirmarbeitsplatz** sind Vorkehrungen empfehlenswert, die die Einrichtung und Ausstattung des Büros sowie das Verhalten am Bildschirmarbeitsplatz betreffen. Dazu wird in diesem Kapitel eine Übersicht gegeben.

In der Praxis des Therapeuten kann eine **Elektrotherapie** durchgeführt werden. Hochfrequente Ströme wie *Kurzwelle* oder *Mikrowelle* haben eine wärmende Wirkung. Mittelfrequente Ströme wie *Interferenzstrom* entkrampfen den Muskel durch eine Steigerung der Durchblutung. **Massagen** lockern den Muskel, fördern die Durchblutung und können zu einer raschen Besserung der Beschwerden beitragen.

## Wie ein Bildschirmarbeitsplatz eingerichtet sein sollte

Der Schreibtisch steht am besten in einem Winkel von 90° zu einem Fenster, um unerwünschte Reflexionen am Bildschirm zu verhindern.

Der **Bildschirm** sollte so ausgerichtet sein, dass sich bei entspanntem geradem Rücken die oberste lesbare Zeile nicht über Augenhöhe befindet. Dazu ist der Blick leicht abwärts geneigt. Ein Zurückneigen des Kopfes strengt die Nackenmuskeln an. Bei ausgestreckten Händen sollten zwischen den Fingerspitzen und dem Bildschirm noch 1-2 cm Platz sein.

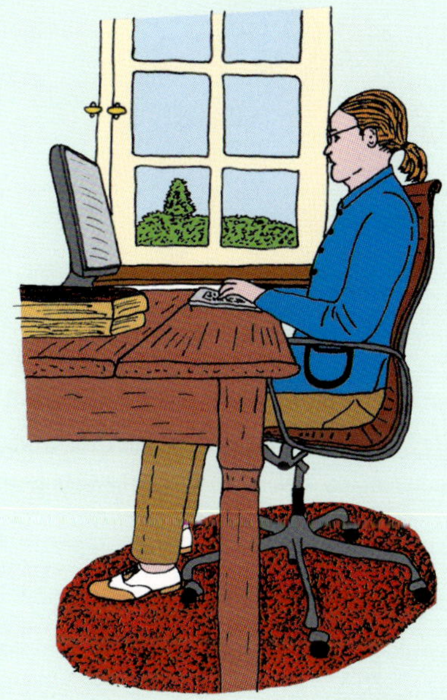

**Tastatur** und Bildschirm stehen gerade vor dem Körper. Die Tastatur sollte weniger als 15° geneigt und so flach sein, dass die Tasten in der M-Reihe nicht höher als 3 cm liegen.

Der **Bürostuhl** sollte eine einstellbare dynamische Rückenlehne haben und eine einstellbare gefederte Sitzhöhe von 42-53 cm. Die Rückenlehne reicht am besten bis zu den Schulterblättern hinauf. Sie stützt vor allem den mittleren und unteren Teil der Wirbelsäule. Beim Vor- und Rückneigen folgt die Rückenlehne den Bewegungen und stützt so auch bei einer veränderten Sitzposition. Dies wird jedoch nicht von jedem als angenehm empfunden und ist daher nicht zwingend. Möglichst höhenverstellbare Armstützen verringern die Belastung an Schultern und Armen. Um den Rücken nicht zu oft verdrehen zu müssen, sollte der Stuhl eine drehbare Sitzfläche besitzen.

Wenn **Schreibtische** zwischen einer Höhe von 65 und 125 cm verstellt werden können, passen sie sich den Erfordernissen des Nutzers gut an und er kann zeitweise im Stehen arbeiten. Im Sitzen beträgt die Schreibtischhöhe zwischen 66 und 75 cm.

Beim Sitzen bleiben die **Oberarme** locker und unverspannt, die Unterarme liegen einer Armstütze auf. Die **Unterarme** werden möglichst im rechten Winkel der Tischplatte gehalten, also waagerecht zur Tastatur. Die **Knie** sind um etwa 90° gebeugt, beide Füße liegen vollständig dem Boden auf. Dabei reicht die Sitzfläche des Stuhls nicht bis in die Kniekehle, sondern endet 2-3 cm davor.

**Aktives, dynamisches Sitzen** bedeutet einen häufigen Wechsel zwischen vorgeneigter, zurückgelehnter oder gerader Sitzposition. Der Rücken lehnt sich vor allem in seinem unteren Teil direkt an der Rückenlehne an. Um einer muskulären Funktionsstörung der Rückenmuskeln vorzubeugen, ist es sinnvoll, einige Tätigkeiten im Büro im Stehen zu erledigen. Dazu tragen ebenfalls regelmäßige Pausen bei, in denen leichte Übungen für die Wirbelsäule durchgeführt oder kürzere Wege zurückgelegt werden.

Bestehen muskuläre Schmerzen über einen längeren Zeitraum, können sich im Muskel Verhärtungen *(Myogelosen)* und schmerzhafte Muskelpunkte *(myofasziale Triggerpunkte)* bilden. Die Triggerpunkte sind oftmals für ausstrahlende Schmerzen verantwortlich. Zur Behandlung bieten sich punktuelle Massagen an. In die Muskelknoten und unter die Haut können mit einer dünnen Nadel ein örtliches Betäubungsmittel oder ein pflanzliches Präparat gespritzt werden. Auch **Akupunktur** wird zur Behandlung von Schmerzen häufig eingesetzt. Mit Hilfe von **Schockwellen** (sog. *Stoßwellen*) lassen sich chronische Muskelschmerzen und schmerzhafte Muskelpunkte ebenfalls behandeln. Dabei werden die Druckwellen entweder durch einen Kompressor *(radiale Stoßwelle)* oder auf elektrischem Wege (*elektromagnetische Stoßwelle* oder *fokussierte Stoßwelle*) erzeugt.

Neben der muskulären Verhärtung kommt es bei chronischen Problemen zu einer muskulären Verkürzung und zu einer Muskelschwäche. Zu Beginn ist eine **physiotherapeutische Behandlung** dieser Störungen sinnvoll. Dabei wird der Patient dazu angeleitet, die Übungen später regelmäßig selbst-

## Übungen zur Lockerung und Stärkung der Nackenmuskulatur

Die regelmäßige Umsetzung der Übungen 2- bis 3-mal am Tag kann nach einiger Zeit bereits zu einer spürbaren Lockerung und Stärkung des Nackens führen.

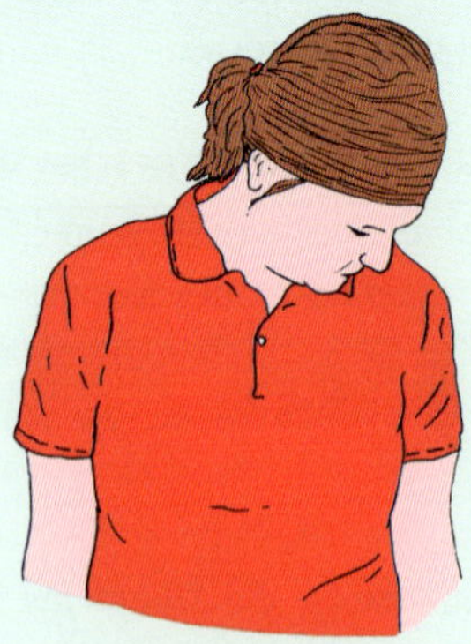

Im Stand wird der Kopf entspannt nach vorne geneigt und langsam 10-mal nach rechts sowie 10-mal nach links gedreht.

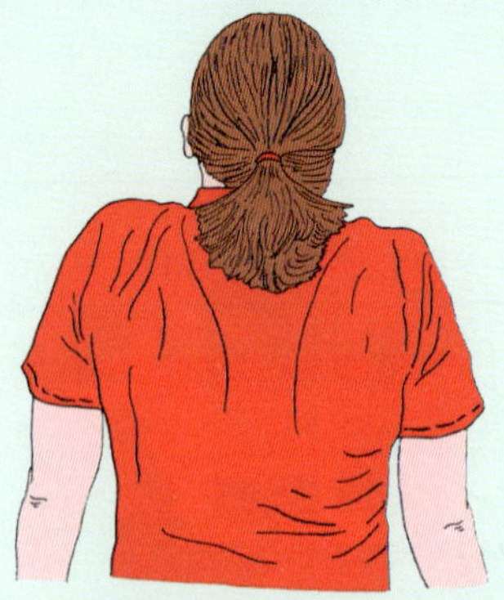

Bei dieser Übung werden die Schultern abwechselnd nach oben gezogen und nach unten gedrückt. Für wenige Sekunden werden die Positionen beibehalten. Dann werden die Schultern kurze Zeit kreisend bewegt. Die Übung wird möglichst 10-mal wiederholt.

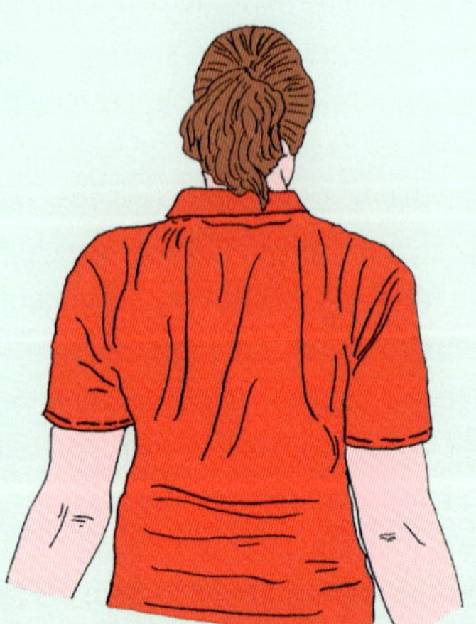

Die Schultern werden nach hinten und unten gezogen. Diese Stellung wird kurz beibehalten. Anschließend werden die Schultern nach vorne und oben bewegt und wiederum kurz in der Position gehalten. Jede Bewegung wird etwa 10-mal durchgeführt.

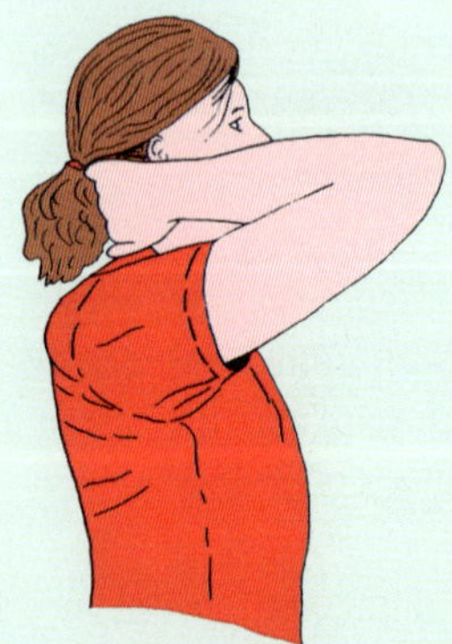

Beide Hände werden am Hinterkopf verschränkt. Dann wird der Kopf langsam und mit leicht zunehmender Spannung gegen die Hände gedrückt. Nach wenigen Sekunden verringert man die Spannung wieder und nach einer kurzen Pause beginnt die Übung erneut. Sie wird etwa 10-mal ausgeführt.

Alle Übungen werden langsam, entspannt und mit ruhiger Atmung absolviert. Zwischen den einzelnen Übungen wird eine Pause von 10-20 Sekunden eingelegt. Nachdem alle Übungen durchgeführt wurden, beginnt ein neuer Durchgang *(Satz)*. Es sollten 2- bis 3-mal am Tag möglichst jeweils 3 Sätze durchlaufen werden.

ständig durchzuführen. Dies kann er zu Hause, in Kursen zur Rückenschule, in Fitnessstudios oder in anderen geeigneten Einrichtungen umsetzen.

Bei den sog. *isometrischen Entspannungstechniken* wird der erkrankte Muskel über etwa 20 Sekunden angespannt gehalten. *Isometrisch* bedeutet dabei, den Muskel bei der Anspannung nicht zu verkürzen. Wird dies mehrmals hintereinander und etwa dreimal täglich durchgeführt, kann dies eine schmerzlindernde Behandlung bei muskulär bedingten Beschwerden sein.

Auslöser für manche muskuläre Störung können auch **seelische Anspannungen**, emotionale und psychische Erkrankungen, Sorgen und eine Überforderung im Alltag oder Beruf sein. Sie tragen teilweise dazu bei, dass ein anfänglich leichter Schmerz sich zu einem bleibenden Dauerschmerz entwickelt. Diese Auslöser sollten erkannt und wenn möglich behandelt werden. Zur Entspannung der Muskulatur eignen sich Verfahren wie autogenes Training, Meditation, Taichi, Yoga und viele andere.

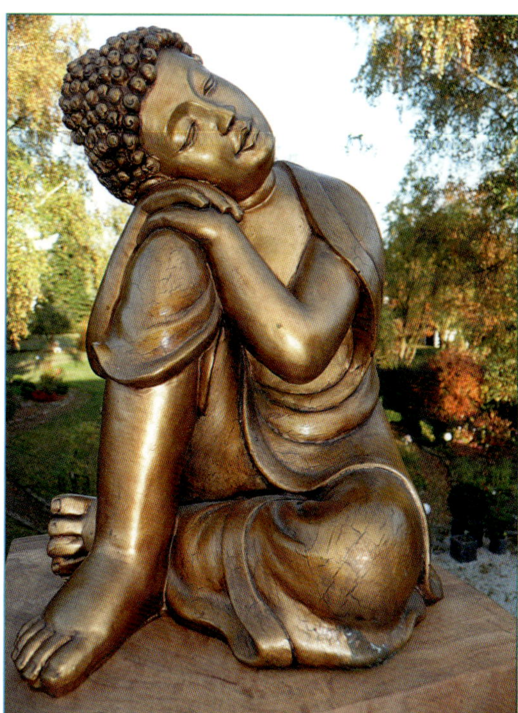

Die Anwendung von entspannenden Verfahren kann dazu beitragen, Muskelschmerzen und Schmerzverarbeitung zu verbessern sowie die Schmerzwahrnehmung zu verändern.

Der Patient sollte vermehrt den Interessen nachgehen, die ihm Erholung und Entspannung verschaffen. Bei der sog. *progressiven Muskelrelaxation* wird ein Wechsel von muskulärer Anspannung und anschließender Entspannung praktiziert. Muskeln können sich damit erholen und schmerzen weniger. Je nach Ursache ist eine weiterreichende psychologische Betreuung sinnvoll.

### Fehlstellungen und Fehlhaltungen

Erkrankungen, die zu einer Formabweichung der Wirbelsäule führen, werden durch physiotherapeutische Übungen, eine Korsettversorgung oder auch durch eine Operation behandelt. Auf einige Ursachen wird im Kapitel *Erkrankungen und Beschwerden an Brustwirbelsäule und Brustkorb* eingegangen. Da manche Fehlstellungen dauerhaft nicht zu beheben sind, kann ein regelmäßig durchgeführtes Gymnastikprogramm zur Verhinderung muskulärer Verkürzungen notwendig sein.

### Weitere Ursachen

**Bösartige Erkrankungen** können oftmals durch eine Chemotherapie behandelt werden. An der Wirbelsäule machen Absiedlungen *(Metastasen)* von bösartigen Erkrankungen oder eigenständige Tumore zum Teil eine Operation erforderlich. Dabei kann Tumorgewebe entfernt werden und eine Stabilisierung der Wirbelsäule erfolgen, um den Folgen einer Gewebszerstörung durch den Tumor vorzubeugen. Mit Hilfe der Strahlentherapie kann zudem versucht werden, eine weitere Ausdehnung des Tumors zu verhindern, ihn zu zerstören und Schmerzen zu lindern.

Bei einer **Infektion** an der Wirbelsäule ist in der Regel die Gabe eines speziellen Antibiotikums über einen langen Zeitraum notwendig. Je nach Ausprägung und Lage der Infektion kann zudem eine Operation erforderlich werden. Genauer wird auf die Behandlung im Kapitel *Infektionen an der Wirbelsäule* eingegangen.

## Prognose und Verlauf

Die Prognose und der Verlauf sind bei den einzeln erwähnten Ursachen eines Nackenschmerzes sehr unterschiedlich. **Funktionsstörungen** und Blockierungen können oft mit wenigen Therapien anhaltend behandelt werden. Sie haben damit einen kurzen Verlauf und eine gute Prognose. Treten sie häufiger auf, wird nach einer möglichen Ursache gesucht. Zudem sollte der Patient dann regelmäßig eine Bewegungstherapie durchführen.

**Verschleißerscheinungen** können zu wiederkehrenden Beschwerden führen, sich aber auch mit der Zeit bessern. Die Vermeidung von Belastungen der Halswirbelsäule sowie ein leichtes regelmäßiges Training sind in der Lage, den Verschleiß und die Muskulatur zu stabilisieren. Zum Teil führen sie zu behandlungsbedürftigen Erkrankungen, wenn der Verschleiß Nervengewebe schmerzhaft bedrängt. Dann können auch operative Eingriffe notwendig werden.

Sind die Blockierungen durch **Bandscheibenerkrankungen** entstanden, können die Symptome rasch wieder abklingen. Als Ursache von Verschleiß können sie jedoch zu wiederkehrenden Beschwerden führen. Löst ein Bandscheibenvorfall einen Nacken-Armschmerz aus, klingt dieser häufig mit der Zeit und einer geeigneten Behandlung ab, wenn nicht starke Schmerzen oder Lähmungen eine Operation erfordern.

**Muskuläre Ursachen** haben eine gute Prognose und klingen meist rasch ab. Sie sollten für den Betroffenen Anlass sein, seine täglichen Belastungen zu prüfen und sich regelmäßig zu bewegen. Durch die Verbesserung eines Bildschirmarbeitsplatzes und die regelmäßige Unterbrechung einer Tätigkeit am Bildschirm kann muskulären Störungen gut vorgebeugt werden.

**Fehlstellungen** und Fehlhaltungen können nur zum Teil ausgeglichen werden. Auch an ausgeprägte Fehlstellungen kann sich der Körper mit der Zeit anpassen, ohne dass Beschwerden bestehen. Sie können jedoch auch Anlass für anhaltende Beschwerden sein und zu chronischen Nackenschmerzen führen.

**Bösartige Erkrankungen** und **Infektionen** an der Wirbelsäule sind schwerwiegende Erkrankungen, die jedoch mit einer gezielten Behandlung in zahlreichen Fällen gut therapiert werden können.

### Das Wichtigste für Sie:

- Ein Nackenschmerz wird als *Zervikalgie* bezeichnet.
- Der Nackenschmerz kann das Symptom ganz unterschiedlicher Erkrankungen sein.
- In den meisten Fällen kann die Ursache eines Nackenschmerzes erkannt werden.
- Am wichtigsten ist die Befragung und Untersuchung des Patienten.
- Unterschiedliche Ursachen von Nackenschmerzen erfordern entsprechend unterschiedliche Behandlungen.

## Der Nacken-Armschmerz - Die *Zervikobrachialgie*

Von einem *Nacken-Armschmerz* spricht man, wenn ein Schmerz an der Halswirbelsäule beginnt und bis in einen oder in beide Arme zieht. Der Schmerz wird als *Zervikobrachialgie* bezeichnet. Er setzt sich aus dem Begriff des *Nackenschmerzes* (*Zervikalgie*; lat. *cervix* = *Hals*) und dem Begriff des *Armschmerzes* (*Brachialgie*, lat. *brachium* = *Arm*) zusammen. Die Schmerzwahrnehmung im Arm ist auf eine Reizung der in den Arm ziehenden Nerven zurückzuführen. Es können jedoch auch andere Ursachen als eine Nervenreizung zum Nacken-Armschmerz führen.

Auf der rechten und der linken Seite der Halswirbelsäule verlassen die sog. *Spinalnerven* das Rückenmark. Teile dieser Spinalnerven bilden kurz nach der Halswirbelsäule ein *Nervengeflecht (Plexus brachialis)*. Aus diesem Nervengeflecht entstehen u.a. die drei großen Armnerven: der *Mittelarmnerv (Medianus-Nerv)*, der *Ellennerv (Ulnaris-Nerv)* und der *Speichennerv (Radialis-Nerv)*.

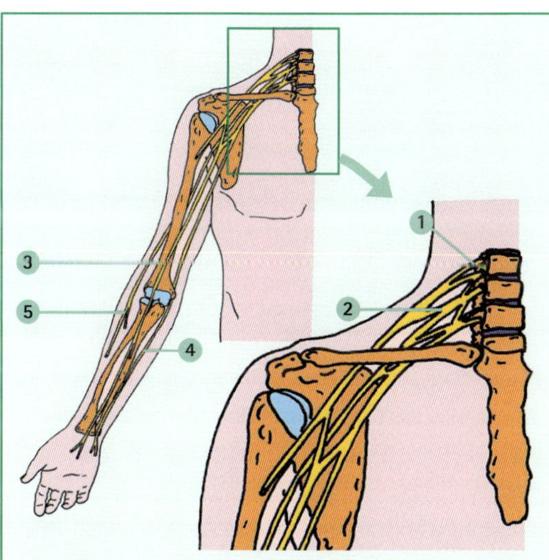


Die Abbildung zeigt, wie die Spinalnerven (1) seitlich aus der Halswirbelsäule treten und ein Nervengeflecht *(Plexus)* (2) bilden. Daraus entstehen die drei großen Armnerven: der *Mittelarmnerv (Medianus-Nerv)* (3), der *Ellennerv (Ulnaris-Nerv)* (4) und der *Speichennerv (Radialis-Nerv)* (5). Über die Nerven können Schmerzen, die an der Halswirbelsäule entstehen, in den Arm weitergeleitet werden und es kommt zum Symptom des Nacken-Armschmerzes, der *Zervikobrachialgie*.

Als *Brachialgie* werden Schmerzen bezeichnet, die vom Patienten ausschließlich im Arm wahrgenommen werden. Neben Schmerzen kann es im Arm auch zu den **Symptomen einer Nervenbedrängung** *(Kompression)* wie einer gestörten Gefühlswahrnehmung *(Sensibilität)* im Arm mit Taubheitsgefühl, Kribbeln oder Brennen kommen. Weitere Symptome sind muskuläre Schwächen *(Paresen)* bei Tätigkeiten mit dem Arm oder der Hand sowie die Abschwächung von Reflexen.

***Die Begriffe beschreiben lediglich den Ort der Beschwerden, über ihre Ursachen geben sie keine Auskunft.***

### Ursachen und Herkunft

Ganz verschiedene Erkrankungen können zu einem Nackenschmerz führen. Darauf wird ausführlich im Kapitel *Der Nackenschmerz – Die Zervikalgie* eingegangen. Für einen Nacken-Armschmerz gibt es ebenfalls zahlreiche **unterschiedliche Gründe**.

Einer der **häufigsten Gründe** für einen Schmerz im Arm ist die Reizung eines sog. *Spinalnervs*. Die Spinalnerven treten seitlich aus der Wirbelsäule heraus, teilen sich auf und bilden die Nerven, die in Arme bzw. Beine ziehen. Der erste Abschnitt eines **Spinalnervs**, sein Ursprung aus dem Rückenmark, wird als *Nervenwurzel* bezeichnet. Daraus leiten sich viele häufig verwendete Begriffe ab. So spricht man von einem *Wurzelreizsyndrom* oder von einer *Wurzelreizung*, wenn es z.B. durch einen Bandscheibenvorfall zu einer Reizung des Nervs kommt. Aus dem lateinischen Wort für *Wurzel*, *radix*, leiten sich Begriffe wie *radikulärer Schmerz* oder *radikuläre Ausstrahlung* ab. Sie werden verwendet, wenn beschrieben werden soll, dass sich der Schmerz entlang des Nervenverlaufs im Arm ausdehnt.

**Ursachen einer Nervenreizung** sind Erkrankungen der Bandscheibe, verschleißbedingte *(degenerative)* Veränderungen an der Halswirbelsäule, das sog. *Postdiskotomiesyndrom* oder seltene Ursachen wie eine Infektion an der Wirbelsäule, Tumore oder Unfälle.

### Bandscheibenvorfall

Führt ein **Bandscheibenvorfall** zur deutlichen Bedrängung eines Nervs, kann dies seine Reizung und Entzündung zur Folge haben. Dies löst einen Schmerz aus, der sich entlang des Nervenverlaufs ausbreitet. Der Bandscheibenvorfall gehört zu den häufigsten Ursachen für einen Schmerz im Arm *(Brachialgie)*. Darauf wird ausführlich im Kapitel *Der Bandscheibenvorfall an der Halswirbelsäule* eingegangen. Als Auslöser für einen beidseitigen Armschmerz kommt er dagegen so gut wie nicht in Frage.

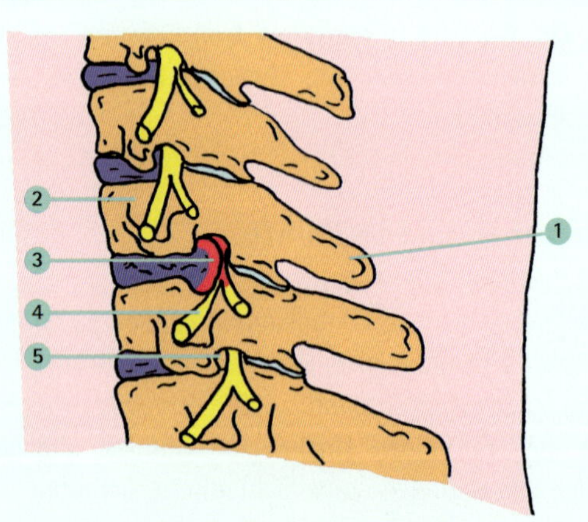


Die Abbildung zeigt einen Teil der Halswirbelsäule von der Seite betrachtet. Rechts im Bild sind die Dornfortsätze (1) zu erkennen, die in Richtung Nacken weisen. Zwischen zwei Halswirbelkörpern (2) ist es zu einem Bandscheibenvorfall (3) gekommen, der einen vom Rückenmark abgehenden *Spinalnerv* (4) einklemmt. Die anderen Spinalnerven ziehen ungehindert durch das *Zwischenwirbelloch (Neuroforamen)* (5).

### Verschleißbedingte *(degenerative)* Veränderungen

Verschleißerscheinungen sind in der Lage, Nervengewebe an der Wirbelsäule zu bedrängen. Dies geschieht in Folge einer Höhenabnahme oder Vorwölbung der Bandscheibe, der Ausbildung von Knochenwülsten *(Osteophyten)* an den Seiten der Wirbelkörper *(Unkarthrose)* und der Wirbelgelenke sowie durch Ausstülpungen der Gelenkkapseln an den Wirbelgelenken. Hinzu kommt ein durch die Abnahme der Bandscheibenhöhe häufig ausgelöstes Verschieben eines Wirbels nach vorne. Durch die Einengung eines sog. *Zwischenwirbellochs (Foramen intervertebrale)* werden die seitlich aus der Wirbelsäule austretenden Nerven *(Spinalnerven)* gereizt. Die Folge sind Schmerzen, die in einen Arm ziehen. Führt der Verschleiß zu einer Verengung des Wirbelkanals *(Spinalkanalstenose)*, sind Gangstörungen und ausstrahlende Beschwerden wie Schmerzen, Gefühlsstörungen oder Muskelschwächen in beiden Armen möglich.

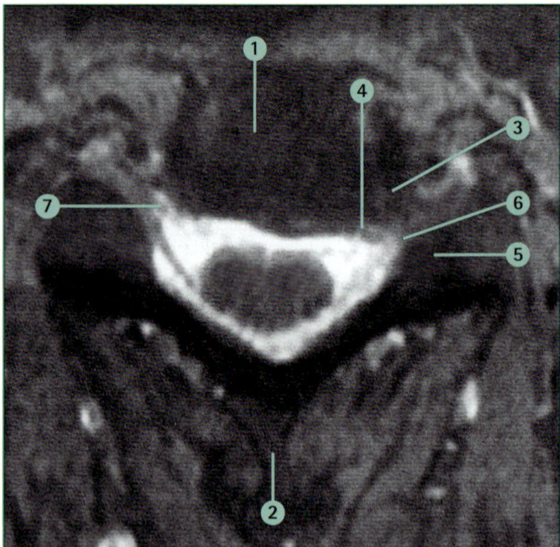


Kernspintomographie einer Halswirbelsäule im Querschnitt. Man sieht die Bandscheibe (1) von oben, sie weist in Richtung Bauch. Der Dornfortsatz (2) weist in Richtung Rücken. Durch Verschleiß an den seitlichen Rändern der Wirbelkörper *(Unkarthrose)* (3), durch Vorwölbung von Bandscheibengewebe (4) und durch Verschleiß der Wirbelgelenke (5) kommt es zu einer Einengung des sog. *Zwischenwirbellochs (Neuroforamen)* (6). Durch diese Öffnung ziehen die Spinalnerven in den Arm. Werden sie an dieser Stelle gereizt, können sie u.a. zu Beschwerden im Arm führen. Auf der anderen Seite besteht keine so deutliche Einengung (7).

Auf die verschleißbedingten Veränderungen an der Halswirbelsäule und ihre Auswirkungen wird ausführlich in den Kapiteln *Der Verschleiß an der Halswirbelsäule* und *Der enge Wirbelkanal an der Halswirbelsäule – Die zervikale Spinalkanalstenose* eingegangen.

*Während ein Bandscheibenvorfall häufig vor allem Schmerzen in einem Arm auslöst, führen verschleißbedingte Veränderungen an der Halswirbelsäule zu Nackenschmerzen und Schmerzen in einem oder beiden Armen.*

### ■ Infektionen, Tumore oder Unfälle

Die Ausbreitung einer **Infektion** an der Wirbelsäule ist meist bakteriell bedingt. Durch die Entzündung kann es zu schweren Schäden an Bandscheiben und Wirbelkörpern kommen. Neben Nackenschmerzen ist auch das Auftreten eines Armschmerzes möglich, wenn das Rückenmark oder die Spinalnerven von der Erkrankung mitbetroffen sind. Näheres zu dieser seltenen Erkrankung wird im Kapitel *Infektionen an der Wirbelsäule* erläutert.

Ebenso **selten** ist es, dass gutartige oder bösartige Veränderungen (**Tumore**) an der Wirbelsäule zu Nackenschmerzen führen. Kommt es zu einer Bedrängung von Nervengewebe, kann es zu einem einseitigen oder auch beidseitigen Schmerz im Arm kommen.

Im Rahmen von **Unfällen** können neben der Verletzung von Knochen auch Schäden an Rückenmark und Nerven entstehen.

### ■ Pseudoradikuläre Schmerzen

Kommt es durch die genannten Ursachen zur Reizung eines Spinalnervs und in der Folge zu einer Ausstrahlung der Schmerzen in einen Arm, spricht man von *radikulären Schmerzen.* Davon abzugrenzen sind Schmerzen im Arm, die den radikulären Schmerzen ähneln, aber nicht auf einer direkten Bedrängung von Spinalnerven beruhen. Sie werden daher als *pseudoradikulär* bezeichnet.

Ihr Schmerzverlauf entspricht nicht genau dem Verlauf der Nerven im Arm, wie er weiter unten beschrieben ist. Zudem treten echte Störungen der Nervenfunktion wie der Ausfall des Hautgefühls *(sensible Funktion)* oder der Funktion von Muskeln *(motorische Funktion)* nicht auf. Auch das Reflexverhalten am Arm ist nicht beeinträchtigt. Dagegen lassen sich in der Muskulatur an der Halswirbelsäule und am Nacken deutliche Druckschmerzen über krankhaft veränderten Muskelarealen auslösen *(Triggerpunkte, Myogelosen).*

*Pseudoradikuläre Schmerzen strahlen in den Arm aus, führen jedoch nicht zu einer Beeinträchtigung der Nervenfunktion.*

Ursache der pseudoradikulären Schmerzen sind meist **Funktionsstörungen der Muskulatur**. Die Muskeln können sich infolge von kurzfristigen Überlastungen, dauernden Fehlbelastungen sowie aufgrund von muskulären Ungleichgewichten *(Dysbalancen)* verkürzen und verhärten.

Durch langes und verkrampftes Sitzen am Schreibtisch kann es zu einer Überlastung der Nackenmuskeln kommen. Die Muskeln verspannen, verhärten und verkürzen sich schließlich. Es kommt zur Ausbildung schmerzhafter Muskelknoten. Durch eine Umschaltung der Schmerzreize auf Rückenmarksebene, die von diesen Muskelpunkten ausgehen, nimmt der Patient die Schmerzen auch in anderen Regionen des Nackens, an der Schulter oder im Arm wahr.

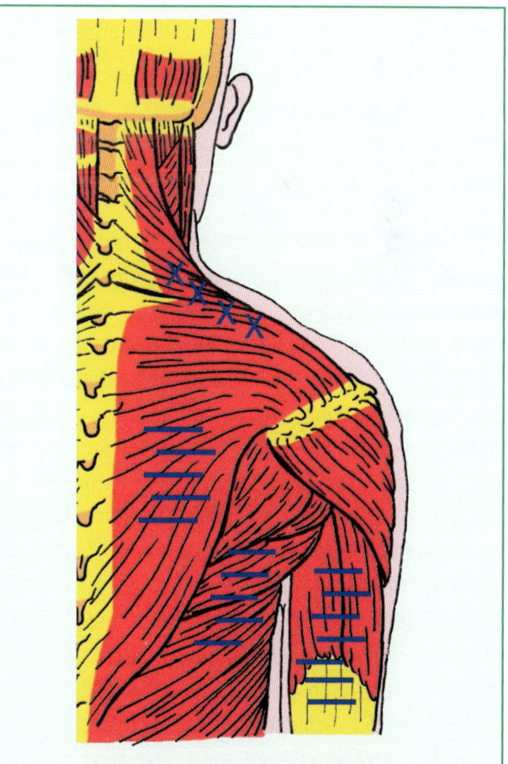

Die Kreuze in der Abbildung zeigen sog. *myofasziale Triggerpunkte* in den Muskeln an der Halswirbelsäule. Sie können zu Beschwerden führen, die der Patient in der gestrichelten Region wahrnimmt.

## Erkrankungen des Nervensystems *(neurologische Erkrankungen)*

Zahlreiche Erkrankungen des Nervensystems können zu Beschwerden führen, die bis in den Arm ausstrahlen oder im Arm wahrgenommen werden.

Eine sehr häufige Erkrankung ist die **Bedrängung des Mittelarmnervs** *(Medianus-Nerv)* am Handgelenk. Sie wird *Karpaltunnelsyndrom* genannt und führt typischerweise zu einem Kribbelgefühl im Daumen, im Zeigefinger und im Mittelfinger. Häufig ist es in den frühen Morgenstunden zu spüren und veranlasst die Patienten, die Hand zu schütteln. Besteht ein Karpaltunnelsyndrom lange Zeit, kann es auch zu Schmerzen im Arm kommen, die sich bis zur Halswirbelsäule ausdehnen. Auf die Erkrankung wird ausführlich im Kapitel *Die Einklemmung des Mittelarmnervs am Handgelenk - Das Karpaltunnelsyndrom* eingegangen.

Weniger häufig ist die **Einklemmung des Ellennervs** *(Ulnaris-Nerv)* am Ellenbogen. Die Erkrankung wird *Kubitaltunnelsyndrom* genannt und geht mit Beschwerden entlang der Innenseite des Unterarms und des kleinen Fingers sowie des Mittelfingers einher. Sie wird im Kapitel *Die Einklemmung des Ellennervs am Ellenbogen - Das Kubitaltunnelsyndrom* näher erläutert.

Ein Grund für Schmerzen im Nacken, in der Schulter und im Arm kann eine **entzündliche Erkrankung der Nerven** *(Neuritis)* sein, die als *neuralgische Schulteramyotrophie* bezeichnet wird. Die von dieser Erkrankung ausgelösten Beschwerden können denen ähneln, die von einem Bandscheibenvorfall an der Halswirbelsäule ausgehen. Neben starken Schmerzen kann es zu Missempfindungen und zum Teil zu ausgeprägten Muskelschwächen *(Paresen)* kommen. Typischerweise ist ein Muskel betroffen, der normalerweise das Schulterblatt *(Skapula)* am Brustkorb hält. Als Folge der Schwäche oder Lähmung dieses Muskels hebt sich das Schulterblatt beim Anheben oder Abspreizen der Arme vom Brustkorb ab, was als *Scapula alata* bezeichnet wird. Die Herkunft der Erkrankung ist noch nicht abschließend geklärt.

Bleiben die Beschwerden auf die Schulterregion beschränkt, gleichen sie häufig den Beschwerden, die durch ein sog. *Engpass-Syndrom der Schulter (Subakromialsyndrom, Impingementsyndrom)* ausgelöst werden.

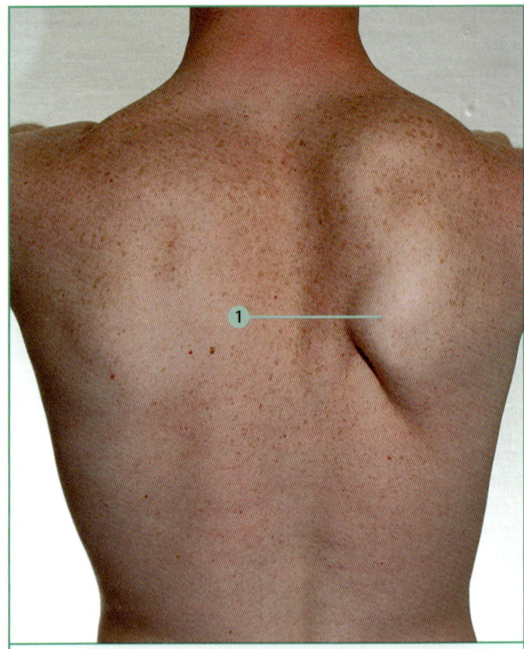


Die Fotos zeigen den Rücken eines 28-jährigen Mannes, der beide Arme nach vorne hebt. Als Folge einer Muskellähmung im Rahmen einer *neuralgischen Schulteramyotrophie* kann das Schulterblatt nicht mehr am Brustkorb gehalten werden und hebt sich auf der rechten Seite ab (1). In der Schrägaufnahme ist das abstehende Schulterblatt *(Scapula alata)* noch besser zu erkennen (2).

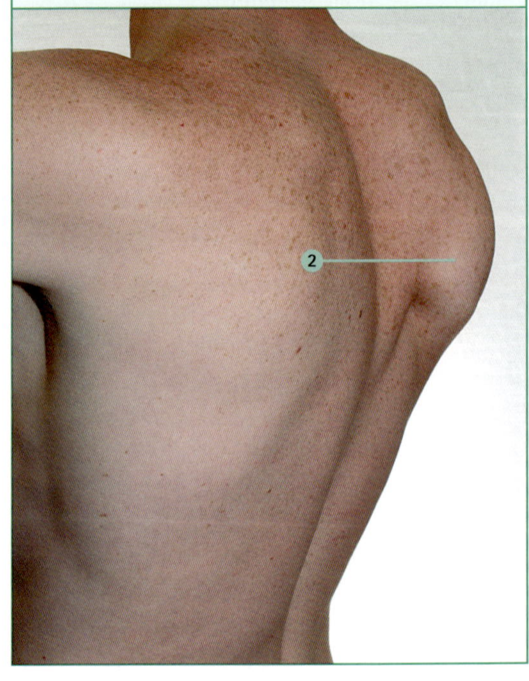

Zu einer Entzündung der Nerven *(Neuritis)* kann es auch im Rahmen der durch **Zecken** übertragenen *Borreliose* kommen. Man spricht von einer *Neuro-Borreliose*, wenn das Nervensystem von der Erkrankung betroffen ist.

Andere **Erkrankungen der Nerven** werden als *Neuropathien* bezeichnet. Sind mehrere Nerven betroffen, liegt eine *Polyneuropathie* vor. Ursachen dafür können u.a. eine langjährige Zuckerkrankheit *(Diabetes mellitus)* oder der Missbrauch von Alkohol sein. **Erkrankungen des zentralen Nervensystems** wie z.B. die *multiple Sklerose* können ebenfalls zu Schmerzen und anderen Beschwerden in den Armen führen.

## Symptome und Beschwerden

Jede der erwähnten Erkrankungen führt zu mehr oder weniger typischen Symptomen. Möglich sind Schmerzen im Nacken *(Zervikalgie)*, Schmerzen im Arm *(Brachialgie)* sowie Nacken-Armschmerzen *(Zervikobrachialgie)*.

***Ganz unterschiedliche Erkrankungen können zum Symptom des Nacken-Armschmerzes führen.***

Fuhren ein **Bandscheibenvorfall**, **degenerative Veränderungen** oder andere Erkrankungen zur Reizung eines oder mehrerer Spinalnerven, treten Schmerzen im Arm auf *(radikulärer Schmerz)*. Je nachdem welche Nerven betroffen sind, wird der Schmerz in bestimmten Schmerzstreifen am Oberarm, am Unterarm und an der Hand wahrgenommen.

Der mechanische Druck auf den Nerv kann dessen Funktion schädigen. Der Druck selber führt nicht zu Schmerzen. Es kann jedoch an der Stelle der Kompression zu einer schmerzhaften Entzündungsreaktion am Nerv kommen. Der Druck auf den Nerv ist für die Ausfälle von Nervenfunktionen verantwortlich, die Entzündungsreaktion für den Schmerz im Arm, weniger für Nackenschmerzen.

Es kann zu einem **Kribbelgefühl** *(Parästhesie, Dysästhesie)* oder einem **Taubheitsgefühl** *(Hypästhesie)* im Arm kommen. Am Ellenbogen können der Reflex des *Bizepsmuskels (Bizepssehnenreflex, BSR)* und der Reflex des *Trizepsmuskels (Trizepssehnenreflex, TSR)* abgeschwächt oder nicht mehr auszulösen sein. Des Weiteren können Schwächen oder Lähmungen *(Paresen)* in den Muskeln von Arm und Hand auftreten. Dies muss nicht mit Schmerzen einhergehen. Es gibt Fälle, in denen die Patienten eine Schwäche der Muskeln, jedoch keinerlei Schmerzen beklagen.

Je nachdem welcher Spinalnerv betroffen ist, ergeben sich typische Beschwerden in Bezug auf den Schmerzverlauf, die Region der gestörten Hautempfindung und die beteiligten Muskeln. Mehrere dieser einzelnen Symptome ergeben das Bild eines *Syndroms*. Ist der 6. Halswirbelnerv betroffen, spricht man von einem *C6-Syndrom*, bei einem Befall des 7. Halswirbelnervs von einem *C7-Syndrom* usw. Auf die einzelnen Syndrome wird ausführlich im Kapitel *Der Bandscheibenvorfall an der Halswirbelsäule* eingegangen.

Eine **Infektion** an der Wirbelsäule, **Tumore** oder **Unfälle** sind schwere Erkrankungen, die neben anderen Symptomen wie Fieber sowie einer starken Beeinträchtigung des Allgemeinbefindens zu Schmerzen im Nacken und im Arm führen können. Infektionen an der Wirbelsäule werden in einem eigenen gleichnamigen Kapitel behandelt.

Das Wesen **pseudoradikulärer Schmerzen** ist es, dass es zwar zu einer Ausstrahlung in einen oder in beide Arme kommt, dass aber „echte" Ausfälle einer Nervenfunktion ausbleiben. Die Beschwerden bestehen zum einen am Ort ihrer Entstehung, meist im Muskel, und werden dort dumpf und drückend wahrgenommen. Bei Anspannung des Muskels oder bei Druck auf die punktförmige Muskelverhärtung nehmen sie zu. Aufgrund der sog. *Übertragung* werden sie auch an anderen Stellen des Körpers, z.B. im Arm, wahrgenommen. Meist sind auch die Sehnenansätze am Knochen, die am Anfang und am Ende eines Muskels liegen, schmerzhaft gereizt.

Im Zuge von **Erkrankungen des Nervensystems** kann es zu sehr unterschiedlichen Symptomen kommen, die im Rahmen dieses Buches nicht näher erläutert werden können. Die Patienten klagen vor allem über verschiedene Formen von Missempfindungen (Fehlempfindung, *Parästhesie*). Schmerzen können einen ziehenden oder brennenden Charakter haben und auch nachts auftreten. Weitere Formen der Missempfindung sind ein *Kribbeln* oder ein „pelzig"-taubes Gefühl *(Pelzigsein)*. Sie sind häufig unabhängig von einer Bewegung und lösen kaum Nackenschmerzen aus.

Bei der *neuralgischen Schulteramyotrophie* werden teilweise starke, bohrende oder ziehende Schmerzen beschrieben. Die muskulären Schwächen können deutlich ausgeprägt sein und dazu führen, dass der Betroffene den Arm nicht anheben kann oder ihm gewisse Tätigkeiten mit der Hand nicht möglich sind.

## Untersuchung und Diagnostik

Eine der wichtigsten Methoden zur Feststellung der Ursachen eines Nacken-Armschmerzes ist das ausführliche Erheben der **Krankengeschichte** *(Anamnese)*. Häufig gelingt bereits durch die Schilderung der Symptome eine recht genaue Einordnung, welche Erkrankung zugrunde liegt.

An die Befragung des Patienten schließt sich eine umfangreiche körperliche **Untersuchung** an. Dabei werden die großen Gelenke ebenso untersucht wie die Wirbelsäule. Die Funktion und der Zustand der Muskeln werden ebenfalls berücksichtigt. Die Untersuchung erfolgt am bis auf die Unterwäsche entkleideten Patienten. Dies ist wichtig, um Muskelschwächen, Empfindungsstörungen der Haut, Veränderungen der Reflexe, Hautveränderungen und andere krankhafte Zustände zu erkennen. Sind Muskelschwächen, Empfindungsstörungen der Haut oder Veränderungen der Reflexe festzustellen, spricht man von *neurologischen Ausfällen*. Diese sind Hinweise darauf, dass ein Nerv bedrängt wird.

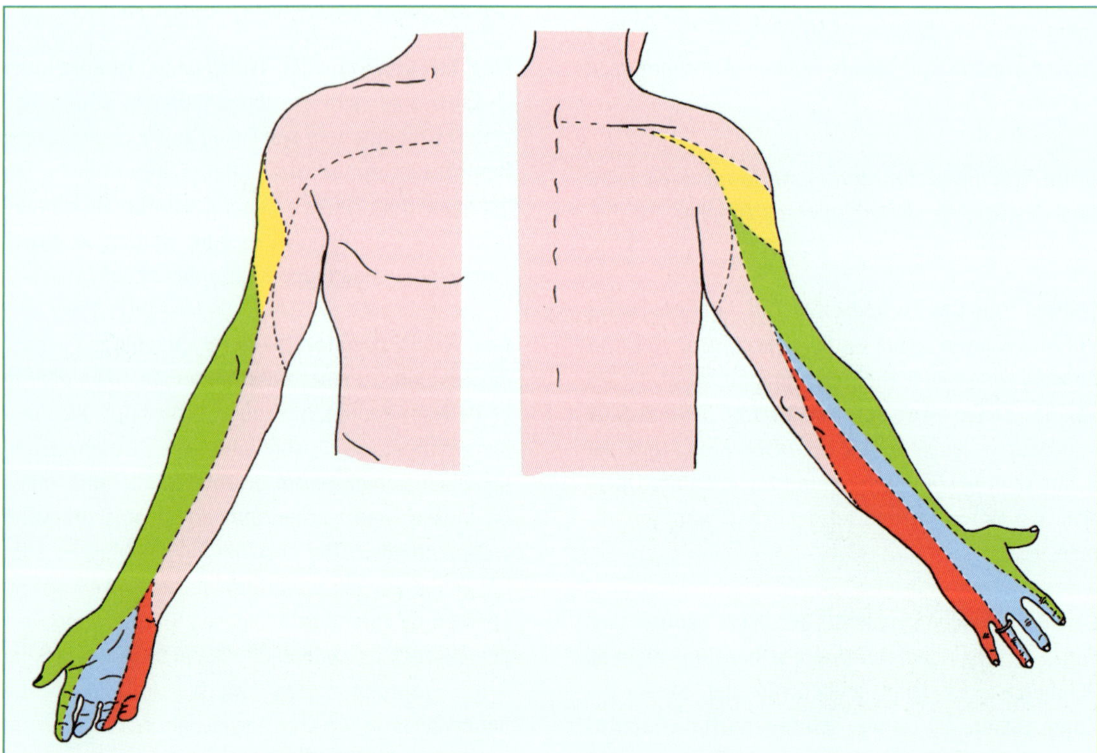

Die Abbildungen zeigen den Verlauf der sog. *Dermatome* (kann von Patient zu Patient leicht variieren). Die Dermatome entsprechen der Hautregion, die von einem bestimmten Spinalnerv versorgt wird. Der 5. Zervikalnerv (C5) leitet das Gefühl von einem Teil der Außenseite der Schulter (gelbe Region) weiter, der 6. Zervikalnerv (C6) von der Außenseite des Unterarms und des Daumens (grüne Region). Ein Teil der Rückfläche des Unterarms sowie der Mittelfinger werden vom 7. Zervikalnerv (C7) versorgt *(innerviert)* (hellblau), ein weiterer Teil der Rückfläche des Unterarms sowie der kleine Finger vom 8. Zervikalnerv (C8) (rot). Wird ein Spinalnerv gereizt, treten Schmerzen und Missempfindungen wie Kribbeln oder Taubheit innerhalb der von diesem Nerv versorgten *Dermatome* auf.

Je nachdem welcher **Nerv** bedrängt wird, ergeben sich unterschiedliche Symptome und Beschwerden, auf die ausführlich im Kapitel *Der Bandscheibenvorfall an der Halswirbelsäule* eingegangen wird.

***Erst nach ausführlicher Befragung und Untersuchung wird entschieden, ob und welche weiteren diagnostischen Maßnahmen durchgeführt werden.***

Weitere diagnostische Maßnahmen:

### Röntgen

Eine Röntgenuntersuchung bildet die **knöchernen Anteile** der Halswirbelsäule ab. Da es sich sowohl bei den Bandscheiben als auch bei dem von einem Bandscheibenvorfall betroffenen Gewebe um Weichgewebe handelt, das die Röntgenstrahlen durchlässt, kann z.B. ein Bandscheibenvorfall mit Röntgenbildern nicht abgebildet werden.

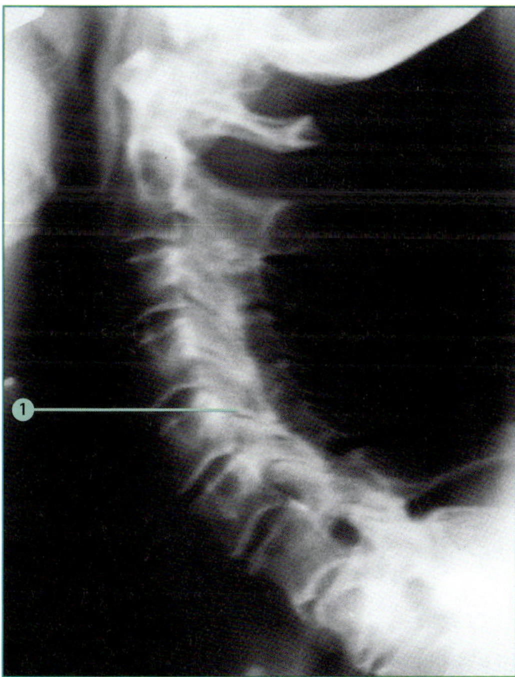


Das seitliche Röntgenbild der Halswirbelsäule zeigt, dass die normalerweise bestehende leichte Wölbung nach vorne *(Lordose)* krankhaft vermehrt ausgeprägt ist. Man spricht deshalb von einer *Hyperlordose*. Darüber hinaus ist hier ein deutlicher Verschleiß der Wirbelgelenke (1) festzustellen. Der Verschleiß und die Stellung der Halswirbelsäule können zu einer räumlichen Enge der Nerven führen.

Die Form der Halswirbelsäule und die Stellung der Wirbelkörper zueinander lassen sich im Röntgenbild jedoch gut erkennen. Bei einem Verschleiß kommt es im Laufe der Zeit zu einer erkennbaren Formänderung der Halswirbelsäule. Auch wenn sich die Bandscheiben nicht direkt im Röntgenbild abbilden lassen, so sind die Höhenabnahmen und die Folgen am Knochen gut zu erkennen.

Auch Veränderungen wie die Ausbildung von Randwülsten an den Wirbelkörpern und Wirbelgelenken lassen sich im Röntgenbild gut erkennen.

### Kernspintomographie (Magnetresonanztomographie, MRT)

Die Kernspintomographie ist eine sehr gute Me-

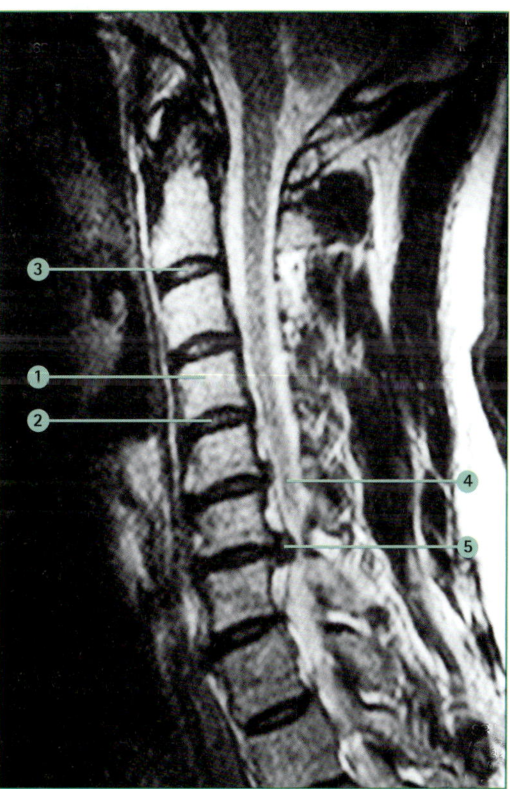


Zu sehen ist das Seitenbild einer Kernspintomographie der Halswirbelsäule. Die linke Bildhälfte weist nach vorne, die rechte zum Nacken. Zwischen den Wirbelkörpern (1) liegen die Bandscheiben (2). Der wasserhaltige Gallertkern *(Nucleus pulposus)* (3) in der Mitte der Bandscheiben ist als weiße Struktur gut zu erkennen. Ebenfalls weiß stellt sich auf diesen Aufnahmen der Wirbelkanal (4) dar. Ein Bandscheibenvorfall (5) wölbt sich deutlich gegen den Wirbelkanal vor.

thode zur Darstellung von Veränderungen an der Halswirbelsäule. Können Verschleißerscheinungen am Knochen oftmals bereits ausreichend im Röntgenbild beurteilt werden, so gelingt mit Hilfe der Kernspintomographie die Darstellung weiterer Veränderungen. Dies sind der Zustand der Bandscheibe (Höhe, Flüssigkeitsgehalt), Vorwölbungen und Vorfälle von Bandscheibengewebe sowie eine eventuelle Bedrängung von Nervengewebe.

Das Rückenmark ist ebenso gut sichtbar wie die seitlich aus der Wirbelsäule austretenden Nerven *(Spinalnerven)*. Die Kernspintomographie sollte immer dann eingesetzt werden, wenn Beschwerden nicht ausreichend zu erklären sind und wenn ein Armschmerz auf eine **mögliche Nervenbeteiligung** hinweist. Dazu ist sie heutzutage die Methode der Wahl.

Mit Hilfe der Kernspintomographie gelingt eine genauere Beurteilung der Weichgewebe als in der Computertomographie. Zudem kommt es nicht zu einer Strahlenbelastung des Patienten, da sie ohne Röntgenstrahlen arbeitet.

### Computertomographie (CT)

Mit Hilfe der Computertomographie lassen sich sehr gut **knöcherne Veränderungen** an der Wirbelsäule darstellen. Bandscheibenvorwölbungen, Bandscheibenvorfälle, degenerative Veränderungen und ihre Lage zu den Nerven sind in der Computertomographie ebenfalls zu erkennen.

Auch wenn die Kernspintomographie zum Teil genauere Informationen liefert und die Patienten nicht wie die Computertomographie mit Röntgenstrahlen belastet, wird die Computertomographie vor allem zur Beurteilung des Knochens (bei Unfällen, Tumoren etc.) eingesetzt.

### Elektrodiagnostik

Kommt es beim Nacken-Armschmerz zu einer Beteiligung der Nerven, kann es sinnvoll sein, dass ein Arzt für Nervenheilkunde *(Neurologe)* die **Funktion der Nerven** für das Hautgefühl *(Sensibilität)* und für die Muskeln *(Motorik)* überprüft. Durch Untersuchungen und Messungen kann er einen drohenden oder bestehenden Nervenschaden feststellen. Diese Art der Diagnostik wird als *Elektrodiagnostik* bezeichnet und kann für weitere therapeutische Maßnahmen von Bedeutung sein.

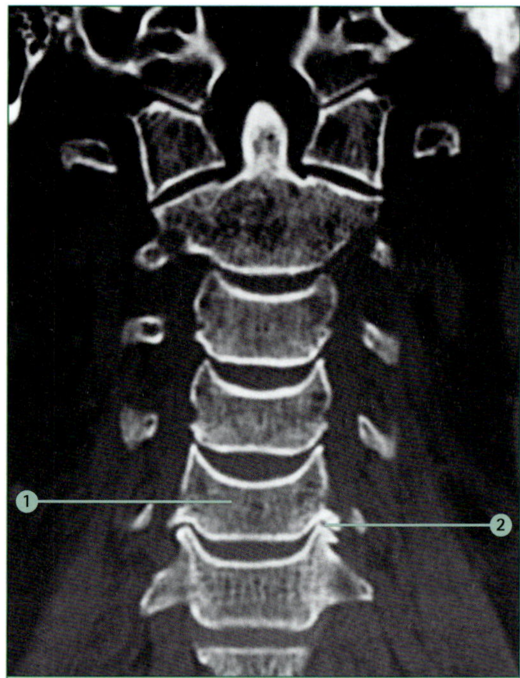


Computertomographie einer Halswirbelsäule, die hier von vorne zu sehen ist. An den seitlichen Rändern der Wirbelkörper (1) haben sich knöcherne Randzacken (2) gebildet, die auf Nervengewebe drücken können.

Der Nervenarzt wird in die Untersuchung miteinbezogen, wenn sich Hinweise auf eine Erkrankung des Nervensystems als Ursache der Beschwerden ergeben. Bei Vorliegen einer Erkrankung des Nervensystems übernimmt er die Behandlung.

### Weitere Untersuchungsmethoden

Ergeben sich Hinweise auf Entzündungen an der Wirbelsäule, sei es durch Bakterien oder auch im Rahmen einer rheumatischen Erkrankung, ist eine **Blutuntersuchung** sinnvoll.

## Therapie

Bei einem Nacken-Armschmerz handelt es sich um ein **Symptom**, nicht um eine eigenständige Krankheit. Daher richtet sich die Therapie nach der zugrundeliegenden Ursache und kann **unterschiedlich** ausfallen.

Die **Behandlungsmöglichkeiten** reichen u.a. von der Gabe von Schmerzmitteln oder der Verabreichung von Spritzen über eine chirotherapeutische Therapie oder eine physiotherapeutische Behandlung bis hin zu operativen Eingriffen. Den allermeisten Erkrankungen, die einem Nacken-Armschmerz zugrunde liegen können (siehe auch im obigen Abschnitt *Ursachen und Herkunft*), sind in diesem Buch **eigene Kapitel** gewidmet, die sich ausführlich mit den nicht-operativen *(konservativen)* und operativen Therapien beschäftigen. Eine Wiederholung an dieser Stelle würde den Rahmen des Buchs sprengen.

Die Behandlung von Beschwerden, die von einem **Bandscheibenvorfall** ausgehen, wird ausführlich im Kapitel *Der Bandscheibenvorfall an der Halswirbelsäule* erläutert.

Mit der Behandlung von **Verschleißerscheinungen** an der Halswirbelsäule beschäftigen sich die Kapitel *Der Verschleiß an der Halswirbelsäule* und das Kapitel *Der enge Wirbelkanal an der Halswirbelsäule - Die zervikale Spinalkanalstenose.*

Sowohl den **Infektionen** an der Wirbelsäule wie auch der **rheumatoiden Arthritis**, die sich ebenfalls auf die Wirbelsäule auswirken kann, sind jeweils eigene Kapitel gewidmet.

Geht der Nacken-Armschmerz auf sog. *pseudoradikuläre Schmerzen* zurück, so ist meist eine gestörte **Muskelfunktion** die Ursache. Wie **muskuläre Ursachen** von Nackenschmerzen oder Nacken-Armschmerzen behandelt werden, wird im Kapitel *Der Nackenschmerz – Die Zervikalgie* behandelt.

Führen **Erkrankungen des Nervensystems** zu einem Armschmerz, dann wird der Patient von einem Arzt für Nervenheilkunde *(Neurologe)* behandelt.

## Prognose und Verlauf

Da es sich bei den Auslösern eines Nacken-Armschmerzes um ganz **unterschiedliche Erkrankungen** handelt, ist eine allgemeingültige Aussage über die Prognose und den Verlauf nicht möglich. Darauf wird jedoch in den oben aufgeführten Kapiteln ausführlich eingegangen, die sich mit der jeweiligen Erkrankung beschäftigen.

***Voraussetzung für eine erfolgreiche Therapie, eine gute Prognose und einen guten Verlauf ist die genaue Ermittlung der Ursache eines Nacken-Armschmerzes.***

Kommt es durch die **Bedrängung eines Nervs** zu einem Nacken-Armschmerz, führt dies zur Reizung und auch zur Schwellung des Nervs. Der Platz für den ohnehin schon eingeengten Nerv wird durch die Schwellung noch geringer. Die Reizbarkeit des Nervs nimmt dadurch weiter zu und schließlich kann es zu Veränderungen im Nerv kommen, in deren Folge der Nerv weiter Schmerzimpulse sendet, obwohl u.U. die auslösende Ursache schon gar nicht mehr besteht. Auf diese Weise unterhält sich das Schmerzgeschehen selbst, es *chronifiziert.*

***Eine Nervenreizung sollte möglichst schnell und effektiv behandelt werden, um einem anhaltenden Schmerzgeschehen (Chronifizierung) vorzubeugen.***

Prinzipiell ist es wichtig, die Ursache des Nacken-Armschmerzes zu erkennen und zeitnah eine gezielte Behandlung einzuleiten. Dann kann den Betroffenen in den allermeisten Fällen gut geholfen werden und die Erkrankung nimmt in der Regel einen guten Verlauf mit einer günstigen Prognose.

### Das Wichtigste für Sie:

- Als Nacken-Armschmerz *(Zervikobrachialgie)* wird ein Schmerz bezeichnet, der gleichzeitig im Nacken und im Arm besteht.
- Der Begriff beschreibt ein *Symptom*, welches durch verschiedene Erkrankungen ausgelöst werden kann.
- Zur Diagnosestellung sind die Erhebung der Krankengeschichte *(Anamnese)* und die körperliche Untersuchung am wichtigsten.
- Je nach vermuteter Erkrankung können weitere Untersuchungen notwendig werden.
- Ist die Ursache gefunden, kann eine gezielte Behandlung den Patienten in den allermeisten Fällen gut helfen.

## Der Bandscheibenvorfall an der Halswirbelsäule

Als *Bandscheibenvorfall* bezeichnet man die Verlagerung von Bandscheibengewebe nach außen, meist in Richtung Wirbelkanal. Während es bei der *Bandscheibenvorwölbung* nur zu einer geringen Verschiebung von Bandscheibengewebe kommt, kommt es beim *Vorfall* zu einer deutlichen Verlagerung des Gewebes aus dem Inneren der Bandscheibe durch den äußeren Faserring der Bandscheibe heraus.

Für den Zustand der *Vorwölbung* wird häufig der Begriff *Protrusio(n)* verwendet und entsprechend von einer *Bandscheibenprotrusio(n)* gesprochen. Diese kann eine Vorstufe eines Bandscheibenvorfalls *(Bandscheibenprolaps)* sein.

Eine **Bandscheibe** besteht im Wesentlichen aus dem *äußeren Faserring*, dem *Anulus fibrosus*, und einem darin eingebetteten *weichen Gallertkern*, dem *Nucleus pulposus* (aus dem lat. *nucleus = Kern* und *pulposus = pulpös, aus weicher Masse bestehend*). Daraus ergibt sich für einen Bandscheibenvorfall die Bezeichnung *Nucleus pulposus-Prolaps*, häufig mit *NpP* oder *NPP* abgekürzt. Auch der Begriff *Nucleus-Prolaps* ist gebräuchlich.

Die Verwendung des lateinischen Begriffs *Discus intervertebralis (Zwischenwirbelscheibe)* für die Bandscheibe ist eher unüblich. Bisweilen wird jedoch von einem *Diskusvorfall* oder einem *Diskusprolaps* gesprochen, wenn ein Bandscheibenvorfall gemeint ist.

Der Begriff *Zwischenwirbelscheibe* weist bereits auf die Lage der Bandscheibe zwischen zwei Wirbelkörpern hin. Dabei werden die Bandscheiben nach den Wirbelkörpern benannt, zwischen denen sie sich befinden. So wird bspw. die Bandscheibe zwischen dem 4. und dem 5. Halswirbelkörper als *Bandscheibe C4/5* bezeichnet, die Bandscheibe zwischen dem 5. und dem 6. Halswirbelkörper als *Bandscheibe C5/6* usw. Dabei steht das *C* für *cervikal* (lat. *cervix = Hals*).

Die Bandscheibe zwischen dem 7. Halswirbelkörper und dem 1. Brustwirbel (*Thorakalwirbel*, kurz: *Th*) wird als *Bandscheibe C7/Th1* bezeichnet. Es ist üblich, auch nur die Kurzform *C4/5* oder *C7/Th1* usw. zu verwenden oder auch von der sog. *Etage C4/5* usw. zu sprechen. Befindet sich der Bandscheiben-

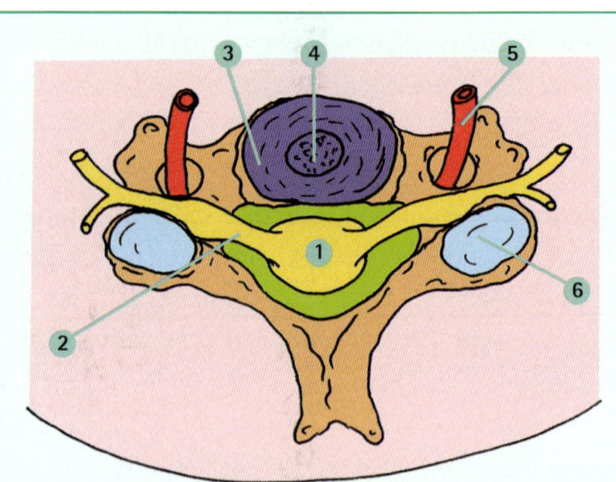


Die obere Abbildung zeigt eine normale Bandscheibe (lilafarben) von oben betrachtet. Der untere Bildrand weist zum Nacken, der obere in Richtung Gesicht. Gelb dargestellt ist das Rückenmark (1), von dem zur Seite hin die sog. *Spinalnerven* (2) ausgehen. Die Bandscheibe besteht aus einem äußeren Faserring *(Anulus fibrosus)* (3) und im Inneren aus dem *Gallertkern (Nucleus pulposus)* (4). Seitlich von der Bandscheibe verlaufen Blutgefäße (5) in Richtung Kopf. Hellblau sind die Gelenkflächen der Wirbelgelenke (6) dargestellt. In der unteren Abbildung ist zu erkennen, wie sich Bandscheibengewebe aus dem inneren Kern, dem *Nucleus pulposus*, durch den Faserring *(Anulus fibrosus)* in Richtung Rückenmark verlagert hat. Das Gewebe ist „vorgefallen", man spricht von einem *Bandscheibenvorfall* (7).

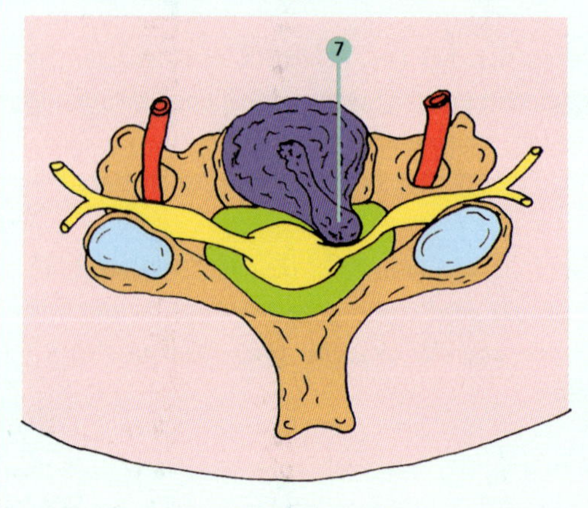

vorfall in der Mitte der Bandscheibe, wird seine **Lage** als *medial* bezeichnet. Reicht er von der Mitte der Wirbelsäule bis zur inneren Begrenzung des Wirbelbogens, ist die Lage *paramedial.* Dehnt er sich weiter nach außen aus, so ist seine Position *lateral.* Die *laterale* Lage kann weiter in eine *intraforaminale* und eine *extraforaminale* Lage unterteilt werden. Diese Bezeichnungen beziehen sich auf das *Zwischenwirbelloch,* das sog. *Neuroforamen.* Damit ist eine Öffnung gemeint, die von einem oberen und einem unteren Wirbelbogen gebildet wird und durch die die Spinalnerven seitlich aus der Wirbelsäule austreten. Besonders die innerhalb *(intra)* dieses knöchern begrenzten Raums gelegenen Bandscheibenvorfälle können die durchziehenden Nerven stark bedrängen, da es für den Vorfall und den Nerv kaum eine Ausweichmöglichkeit gibt. Lösen sich im Rahmen eines Bandscheibenvorfalls größere Anteile der Bandscheibe und verlieren den Kontakt zur restlichen Bandscheibe, liegt ein sog. *Sequester* vor.

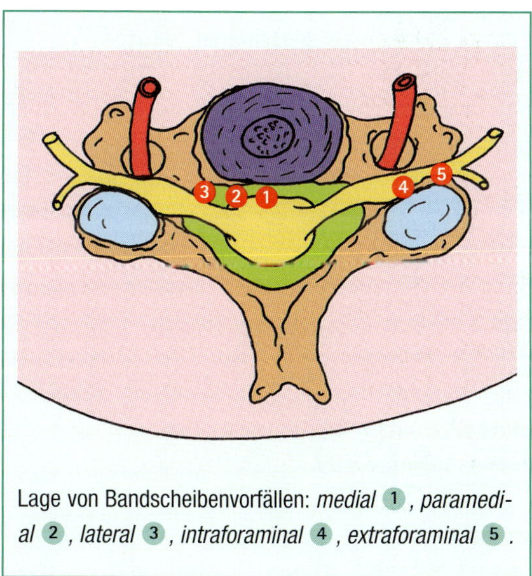


Lage von Bandscheibenvorfällen: *medial* 1, *paramedial* 2, *lateral* 3, *intraforaminal* 4, *extraforaminal* 5.

Der erste Abschnitt eines **Spinalnervs**, sein Ursprung aus dem Rückenmark, wird als *Nervenwurzel* bezeichnet. Daraus leiten sich viele häufig verwendete Begriffe ab. So spricht man von einem *Wurzelreizsyndrom* oder von einer *Wurzelreizung,* wenn es durch einen Bandscheibenvorfall zu einer Reizung des Nervs kommt. Vom lateinischen *radix* für *Wurzel* werden wiederum Begriffe wie *radikulärer Schmerz* oder *radikuläre Ausstrahlung* abgeleitet. Sie werden verwendet, um zu beschreiben, dass sich der Schmerz am Nervenverlauf entlang im Arm ausdehnt. Eine *periradikuläre Therapie* beinhaltet eine Behandlung um (lat. *peri = ringsum*) die Nervenwurzel *(radix)* herum.

Die Spinalnerven, die an der Halswirbelsäule vom Rückenmark in den Körper ziehen, werden als *Zervikalnerven (Cervikalnerven)* bezeichnet und häufig mit einem *C* abgekürzt. So heißt z. B. der 6. Spinalnerv an der Halswirbelsäule *6. Zervikalnerv (Cervikalnerv)* oder kurz *C6.*

## Ursachen und Herkunft

Ein Bandscheibenvorfall liegt vor, wenn Bandscheibengewebe seine ursprüngliche Lage verlässt und sich durch den Faserring, den *Anulus fibrosus,* nach außen verlagert. Dazu kann es nur kommen, wenn eine **Schwachstelle in der Bandscheibe** vorliegt. Eine solche Schwachstelle im Gewebe kann sich im Rahmen des Alterungsprozesses der Bandscheibe bilden. Der **Alterungsprozess** setzt aufgrund anatomischer Besonderheiten an der Halswirbelsäule im Gegensatz zu den anderen Abschnitten der Wirbelsäule deutlich früher ein.

Bevor es zu einem Bandscheibenvorfall kommt, verliert der innere **Gallertkern** der Bandscheibe *(Nucleus pulposus)* Eiweiße, womit seine wasserbindende Fähigkeit zunehmend verloren geht. Seine Höhe und seine elastischen Eigenschaften nehmen ab. Dies führt zur Überlastung des ihn umgebenden Faserrings *(Anulus fibrosus),* der dadurch seinerseits zu verschleißen beginnt. Im Rahmen dieses Verschleißes *(degenerative Veränderungen)* bilden sich besonders an den hinteren Anteilen der Bandscheibe Spalten und Risse im Faserring, durch die weiches Bandscheibengewebe nach außen *vorfallen* kann.

In vielen Fällen kommt es im Rahmen von Verschleißerscheinungen an der Halswirbelsäule zu nachweisbaren Bandscheibenvorfällen, die zu **keinen Beschwerden** führen. Es wird geschätzt, dass in der Altersklasse zwischen 30 und 40 Jahren bei jedem Dritten ein Bandscheibenvorfall an der Halswirbelsäule nachgewiesen werden kann, ohne dass er zu Beschwerden führt. Im Alter zwischen 50 und 60 Jahren steigt der Anteil an Vorfällen ohne Symptome *(asymptomatisch)* sogar auf 40%. Diese Vorwölbungen und Vorfälle entwickeln sich langsam und der Körper kann sich diesen Veränderungen offenbar anpassen.

Auch ein akuter Bandscheibenvorfall hat prinzipiell eine **günstige Prognose**, sich im Laufe der Zeit von alleine *(spontan)* zurückzubilden. Dazu trägt bei, dass das vorgefallene Bandscheibengewebe zunehmend Flüssigkeit verliert und austrocknet. Damit verringert sich seine Größe und ein eventueller Druck auf die Nerven nimmt dadurch ab.

***Viele akute Bandscheibenvorfälle verkleinern sich oder verschwinden von alleine durch körpereigene Abbauvorgänge. Dies gelingt jedoch nicht bei jedem Vorfall.***

Dass sich Bandscheibenvorfälle spontan verkleinern, trifft vor allem für Vorfälle zu, die sich komplett von der ursprünglichen Bandscheibe gelöst haben, sog. *Sequester.* Weiterhin bewirken körpereigene Stoffe *(Enzyme)* und Zellen einen Abbau *(Phagozytose)* des Vorfalls.

## Symptome und Beschwerden

Die von einem Bandscheibenvorfall ausgelösten Beschwerden können sehr unterschiedlich sein. Vor allem bei Vorfällen, die Folge eines normalen altersbedingten Verschleißprozesses sind, bestehen häufig überhaupt **keine Beschwerden**.

***Bei etwa 40% aller 50- bis 60-Jährigen kann ein Bandscheibenvorfall an der Halswirbelsäule nachgewiesen werden, ohne dass dieser jemals zu Beschwerden führt.***

Ein Bandscheibenverschleiß, eine Vorwölbung *(Protrusion)* oder die Anfangsphase eines Bandscheibenvorfalls, in der sich das Bandscheibengewebe seinen Weg aus der Bandscheibe heraus bahnt, können zu einem **Nackenschmerz** *(Zervikalgie)* führen. Der Bandscheibenvorfall selber ist dabei weniger für Nackenschmerzen verantwortlich. Deshalb kommt es in einigen Fällen auch vor, dass die Nackenschmerzen nachlassen, sobald es zu einem Bandscheibenvorfall gekommen ist.

Im Anschluss können sich Folgesymptome entwikkeln, auf die weiter unten noch einzugehen sein wird. Als wichtiger Hinweis sei hier noch einmal betont, dass ein Bandscheibenvorfall zwar kurzfristiger Auslöser für Nackenschmerzen sein kann, aber eher nicht für anhaltende Nackenschmerzen verantwortlich ist. Daher sollte er nicht ungerechtfertigt Anlass für eine Operation aufgrund von Nackenschmerzen sein.

***Die einen Bandscheibenvorfall kennzeichnenden Beschwerden äußern sich in einem Armschmerz und einer Beeinträchtigung der Nervenfunktion, weniger in Nackenschmerzen.***

**Lage** und **Größe** des Bandscheibenvorfalls sind entscheidend für den weiteren Beschwerdeverlauf. Findet der Vorfall im Wirbelkanal ausreichend Platz und bedrängt keine Nerven, löst er häufig kaum weitere Symptome aus. Große Bandscheibenvorfälle führen allerdings nicht zwangsläufig zu mehr Beschwerden als kleine, auch die Prognose muss nicht schlechter sein.

Kommt es zu einem **plötzlichen (akuten) Vorfall**, dann geht dies für die meisten Patienten mit Beschwerden einher. Sie geben zu Beginn einen Schmerz im Nacken *(Zervikalgie)* an, der zum Teil zunächst bis in die Schulterregion, unter das Schulterblatt oder bis zur Brustwirbelsäule zieht. Berührt der Vorfall einen seitlich abgehenden Nerv, dann dehnt sich der Schmerz plötzlich oder langsam zunehmend in den Arm aus, auf dessen Seite der Bandscheibenvorfall liegt. Der Schmerz und eine Missempfindung (Kribbelgefühl, Ameisenlaufen) können bis in den Unterarm und die Fingerspitzen reichen.

Ein Schmerz, der sich entlang eines in den **Arm** ziehenden Nervs ausbreitet, hat den Namen *Brachialgie* (lat. *brachium = Arm*). Beklagt der Patient Nackenschmerzen *(Zervikalgie)* und Armschmerzen *(Brachialgie)* gleichzeitig, wird dieser Schmerzzustand als *Nacken-Armschmerz* oder *Zervikobrachialgie* bezeichnet.

Welches Areal am Unterarm und an den Fingern betroffen ist, hängt davon ab, welcher Nerv an der Halswirbelsäule bedrängt wird. In seltenen Fällen fehlt der Schmerz im Arm und der Patient berichtet über zunehmende Schwächen beim Halten und Greifen von Gegenständen. Die **Symptome einer Nervenbedrängung** *(Kompression)* sind Gefühlsstörungen, Muskelschwächen und Abschwächungen von Reflexen.

**Warnsymptome, die auf einen symptomatischen Bandscheibenvorfall an der Halswirbelsäule hinweisen können, sind:**

- ein plötzlicher starker Schmerz in einem Arm, der bis in den Unterarm oder die Finger reicht,
- eine gestörte Gefühlswahrnehmung *(Sensibilität)* im Arm mit Taubheitsgefühl, Kribbeln oder Brennen,
- muskuläre Schwächen *(Paresen)* bei Tätigkeiten mit dem Arm oder der Hand.

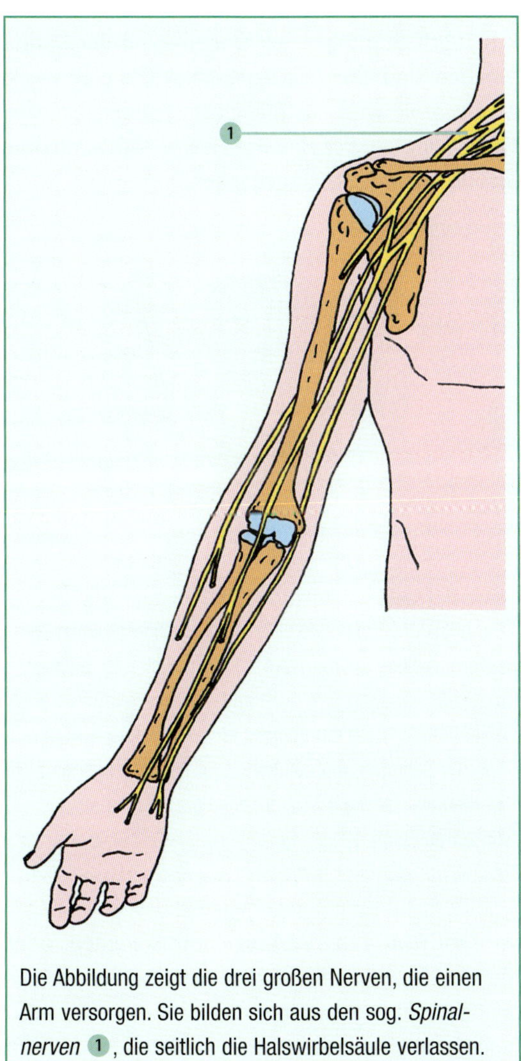


Die Abbildung zeigt die drei großen Nerven, die einen Arm versorgen. Sie bilden sich aus den sog. *Spinalnerven* (1), die seitlich die Halswirbelsäule verlassen.

Der mechanische Druck des Bandscheibenvorfalls auf den Nerv kann dessen Funktion schädigen. Der Druck auf den Nerv selber führt nicht zu Schmerzen, ist aber für die **Ausfälle von Nervenfunktionen** *(neurologische Ausfälle)* verantwortlich. Häufig kommt es an der Stelle des Bandscheibenvorfalls zu einer schmerzhaften Entzündungsreaktion, die auf den Nerv übergreifen kann und für den Schmerz im Arm, weniger für Nackenschmerzen, verantwortlich ist.

Zunehmender Druck auf den Nerv führt zu einem **Kribbelgefühl** *(Parästhesie, Dysästhesie)* oder einem **Taubheitsgefühl** *(Hypästhesie)* im Arm. In der Ellenbeuge kann der *Bizepssehnenreflex (BSR)* und an der Rückseite des Ellenbogens der *Trizepssehnenreflex (TSR)* abgeschwächt oder nicht mehr auszulösen sein. Normalerweise kommt es beim Beklopfen der Sehnen des Bizeps- bzw. Trizepsmuskels zu einer reflektorischen Anspannung des Muskels. Des Weiteren können **Schwächen** oder Lähmungen *(Paresen)* am Arm oder in der Hand auftreten. Dies muss nicht mit Schmerzen einhergehen. Es gibt Fälle, in denen die Patienten eine Schwäche der Muskeln im Arm oder der Hand beklagen, ohne dabei Schmerzen zu verspüren.

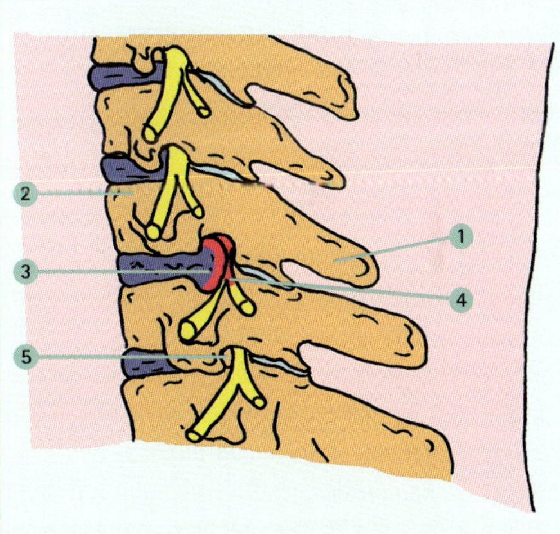


Die Abbildung zeigt einen Teil der Halswirbelsäule von der Seite betrachtet. Rechts im Bild sind die Dornfortsätze (1) zu erkennen, die in Richtung Nacken weisen. Zwischen zwei Halswirbelkörpern (2) ist es zu einem Bandscheibenvorfall (3) gekommen, der einen vom Rückenmark abgehenden *Spinalnerv* (4) einklemmt. Die anderen Spinalnerven ziehen ungehindert durch das *Zwischenwirbelloch (Neuroforamen)* (5).

Die Schmerzen im Arm sind Folge der im Wirbelkanal ausgelösten Entzündung, die auf den Nerv übergreift. Sie geht von dem „vorgefallenen"

Bandscheibengewebe aus, das vom Körper als ein Gewebe erkannt wird, das nicht an seiner natürlichen Stelle liegt. Da es damit als Fremdgewebe eingestuft wird, versucht der Körper, es abzubauen. Im Rahmen dieses Abbauvorgangs kommt es zu einer entzündlichen Reaktion am Bandscheibenvorfall, die auch den in seiner unmittelbaren Nähe liegenden Nerv betrifft. Diese **Entzündung des Nervs** führt dazu, dass der Patient **Schmerzen in der Schulterregion, im Arm oder in der Hand** verspürt. Dies entspricht dem Verlauf des entzündeten Nervs im Arm, wobei die Entzündung im Wesentlichen auf die Stelle des Bandscheibenvorfalls beschränkt bleibt und sich nicht sehr weit im Nerv ausdehnt.

Die zunehmende Ausdehnung des Schmerzes im Arm *(Brachialgie)* ist Zeichen der anhaltenden Nervenreizung. Für ein Abklingen der Entzündung spricht, wenn der Schmerz im Arm nachlässt oder sich zunehmend aus der Hand oder dem Unterarm in die Schulterregion zurückzieht.

***Nicht der Druck des Bandscheibenvorfalls auf den Nerv löst den Schmerz aus, sondern eine durch ihn ausgelöste Entzündungsreaktion, die auf den Nerv übergreift.***

Kommt es bei einem Bandscheibenvorfall zur anhaltenden Bedrängung von Nerven *(Spinalnerven)*, hängt die Art der Beschwerden und ihre Lokalisation davon ab, welcher Nerv betroffen ist. Je nachdem welcher Spinalnerv betroffen ist, ergeben sich typische Beschwerden in Bezug auf den Schmerzverlauf, die Region der gestörten Hautempfindung und den beteiligten Muskel. Mehrere dieser einzelnen Symptome ergeben das Bild eines *Syndroms.* Ist der 6. Halswirbelnerv betroffen, spricht man von einem *C6-Syndrom,* bei einem Befall des 7. Halswirbelnervs von einem *C7-Syndrom* usw.

***Bandscheibenvorfälle können zu sehr unterschiedlichen Symptomen und Beschwerden führen.***

Dehnt sich der Bandscheibenvorfall weit zur Mitte in Richtung des Rückenmarkes aus, kann es bei starkem Druck auf das Rückenmark zu Störungen kommen, die nicht nur die Arme, sondern auch die Beine betreffen. Sehr selten kann sich bei einem akuten Bandscheibenvorfall eine Symptomatik entwickeln, die einem Querschnittssyndrom ähnelt.

Kommt es über Wochen oder Monate zur Ausbildung eines Bandscheibenvorfalls, kann dieser, meist bei gleichzeitig vorliegenden anderen Verschleißerscheinungen an der Halswirbelsäule, zu wiederkehrendem Druck auf das Rückenmark führen. Durch den Druck kommt es zu einer **Schädigung des Halsmarks**, was als *zervikale Myelopathie* bezeichnet wird. Die Folgen können Störungen der Muskelfunktion an Armen und Beinen zu beiden Seiten sein, was zu Gangunsicherheit und Schwanken führt. Störungen der Blasen- und der Darmfunktion sind ebenfalls möglich. Auf die *zervikale Myelopathie* wird ausführlich im Kapitel *Der enge Wirbelkanal an der Halswirbelsäule – Die zervikale Spinalkanalstenose* eingegangen.

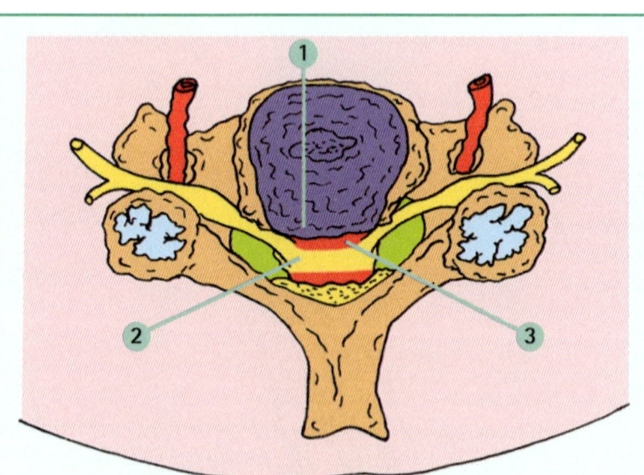


Die Abbildung zeigt, wie sich Bandscheiben-Gewebe ① aufgrund eines Alterungsprozesses in Richtung Rückenmark ② verlagert hat. Auch andere Faktoren führen zu einer Verringerung des Platzes für das Rückenmark, so dass es Schaden nehmen kann. Solche Schädigungen werden als *zervikale Myelopathie* bezeichnet (hier rot ③ dargestellt).

Im **langfristigen Verlauf** über Wochen oder Monate hat ein Bandscheibenvorfall im Allgemeinen einen gutartigen Verlauf, der durch ein Abklingen der durch ihn ausgelösten Beschwerden gekennzeichnet ist. **Kurzfristig** können Bandscheibenvorfälle jedoch innerhalb von Stunden oder Tagen einen Nerv so stark bedrängen, dass eine rasche, zum Teil operative Behandlung notwendig wird. Dies ist meist dann notwendig, wenn die muskulären Schwächen rasch zunehmen.

## Untersuchung und Diagnostik

Zu Beginn der Untersuchung steht immer die ausführliche **Befragung** *(Anamnese)* des Patienten zu seinen Beschwerden. In den meisten Fällen ergibt diese Schilderung bereits die wichtigsten Hinweise auf das Vorliegen eines Bandscheibenvorfalls. Es werden die Art des Schmerzes, der Schmerzverlauf, die Dauer und Entwicklung der Beschwerden sowie zahlreiche andere Details erfragt.

***Eine Kernspintomographie ersetzt in keiner Weise eine ausführliche Befragung und Untersuchung. Die detaillierte Schilderung der Beschwerden ist für die Diagnose und die Therapie meist bedeutender als die Kernspintomographie, welche lediglich die Bestätigung und bildliche Darstellung eines vermuteten Bandscheibenvorfalls übernimmt.***

Die **Untersuchung** erfolgt am bis auf die Unterwäsche entkleideten Oberkörper des Patienten. Dies ist wichtig, um Muskelschwächen, Empfindungsstörungen der Haut, Veränderungen der Reflexe, Hautveränderungen und andere krankhafte Zustände zu erkennen. Die Halswirbelsäule wird auf ihre Beweglichkeit und auf funktionelle Störungen (z. B. Blockierungen) untersucht. In die Untersuchung werden die Muskeln an Hals und Schulter sowie die Armgelenke einbezogen.

Sind Muskelschwächen, Empfindungsstörungen der Haut oder Veränderungen der Reflexe festzustellen, spricht man von *neurologischen Ausfällen.* Diese sind Hinweise darauf, dass ein Nerv von einem Bandscheibenvorfall bedrängt wird. Eventuelle **Muskelschwächen** werden in verschiedene *Kraftgrade* unterteilt, die das jeweilige Ausmaß wiedergeben. *Kraftgrad 5* ist ein Normalbefund, bei

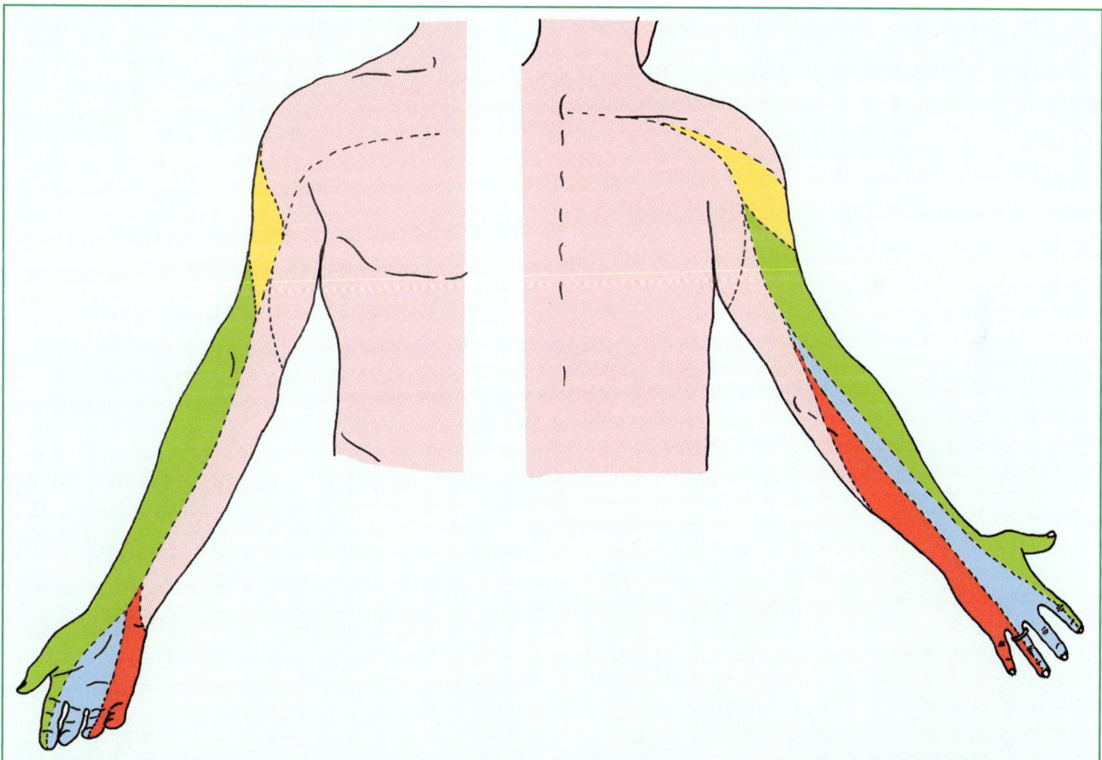

Die Abbildungen zeigen den Verlauf der sog. *Dermatome* (kann von Patient zu Patient leicht variieren). Die Dermatome entsprechen der Hautregion, die von einem bestimmten Spinalnerv versorgt wird. Der 5. Zervikalnerv (C5) leitet das Gefühl von einem Teil der Außenseite der Schulter (gelbe Region) weiter, der 6. Zervikalnerv (C6) von der Außenseite des Unterarms und des Daumens (grüne Region). Ein Teil der Rückfläche des Unterarms sowie der Mittelfinger werden vom 7. Zervikalnerv (C7) versorgt *(innerviert)* (hellblau), ein weiterer Teil der Rückfläche des Unterarms sowie der kleine Finger vom 8. Zervikalnerv (C8) (rot). Wird ein Spinalnerv gereizt, treten Schmerzen und Missempfindungen wie Kribbeln oder Taubheit innerhalb der von diesem Nerv versorgten *Dermatome* auf.

*Kraftgrad 4* besteht eine leichte, bei *Kraftgrad 3* eine mäßige Schwäche, bei *Kraftgrad 2* eine deutliche und bei *Kraftgrad 1* eine sehr ausgeprägte Muskelschwäche. *Kraftgrad 0* entspricht einer vollständigen Lähmung.

Je nachdem welcher Nerv von einem Bandscheibenvorfall bedrängt wird, ergeben sich unterschiedliche **Symptome und Beschwerden**:

### Bedrängung des 5. Spinalnervs der HWS (5. zervikale Nervenwurzel; C5) – C5-Syndrom

Diese Nervenwurzel ist sehr selten betroffen. Hinweise auf eine Beteiligung des 5. Halsnervs sind ein Schmerz oder eine Missempfindung an der Außenseite der Schulter und des Oberarms. Das Abspreizen des Arms zur Seite kann abgeschwächt sein, was auf eine Schwäche des *Delta-Muskels* zurückzuführen ist.

### Bedrängung des 6. Spinalnervs der HWS (6. zervikale Nervenwurzel; C6) – C6-Syndrom

Ist der 6. Halsnerv betroffen, kann der Reflex des *Bizepsmuskels (Bizepssehnenreflex, BSR)* abgeschwächt sein und es besteht eine Taubheit oder Missempfindung an der Außenseite des Unterarms, die bis zum Daumen und Zeigefinger reicht. Die Beugung im Ellenbogen und die Streckung der Faust nach oben können schwächer sein.

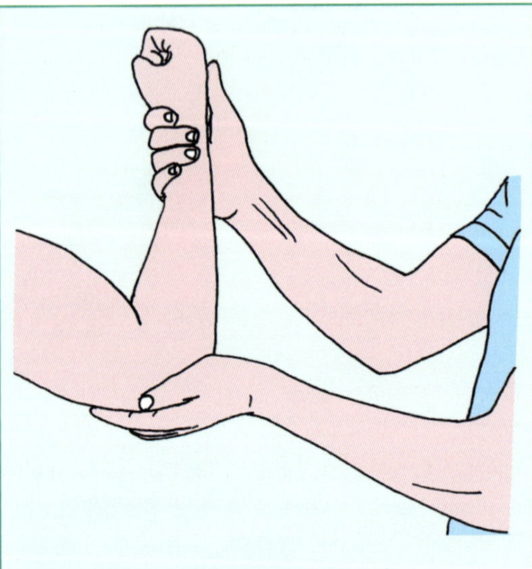

Der Patient versucht den Arm zu beugen und spannt dazu den Bizepsmuskel an. Dabei prüft der Arzt im Vergleich zur gesunden Seite, ob eine Schwäche dieses Muskels vorliegt.

### Bedrängung des 7. Spinalnervs der HWS (7. zervikale Nervenwurzel; C7) – C7-Syndrom

Beim C7-Syndrom wird der 7. Halsnerv bedrängt. Die Folge kann eine Abschwächung des Reflexes des *Trizepsmuskels* sein, des *Trizepssehnenreflexes (TSR).*

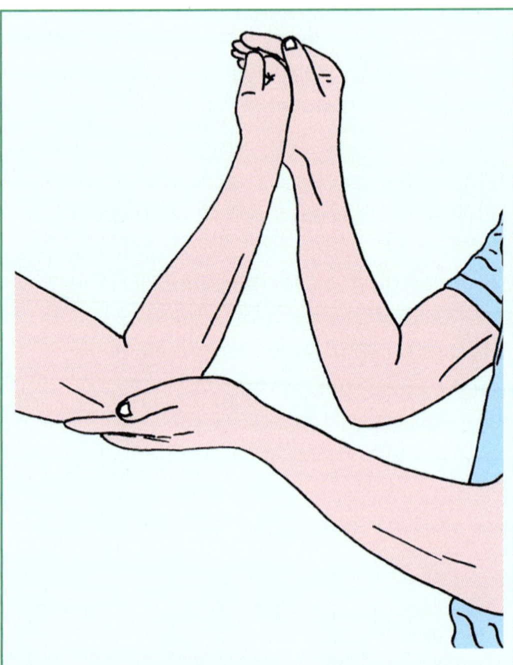

Zur Prüfung der Kraft des Trizepsmuskels versucht der Patient, den Ellenbogen gegen den Widerstand des Arztes zu strecken. Fällt im Vergleich zur gesunden Seite eine deutliche Schwäche auf, kann dies ein Hinweis auf das Vorliegen eines sog. *C7-Syndroms* sein.

Taubheit und Missempfindung werden an der Rückseite des Arms wahrgenommen und reichen typischerweise bis zum Mittelfinger. Der betroffene Patient hat Schwierigkeiten, den Arm im Ellenbogen und die Finger in den Grundgelenken zu strecken, was dann an einer Schwäche des Trizepsmuskels bzw. der Streckmuskeln des Unterarms liegt.

### Bedrängung des 8. Spinalnervs der HWS (8. zervikale Nervenwurzel; C8) – C8-Syndrom

Eine Bedrängung des 8. Halsnervs wird als C8-Syndrom bezeichnet. Dabei bestehen Gefühlsstörungen entlang der Innenseite des Unterarms, die bis in den kleinen Finger reichen können. Abgeschwächt ist die Beugung der Finger, was beim Schließen der Hand auffällt.

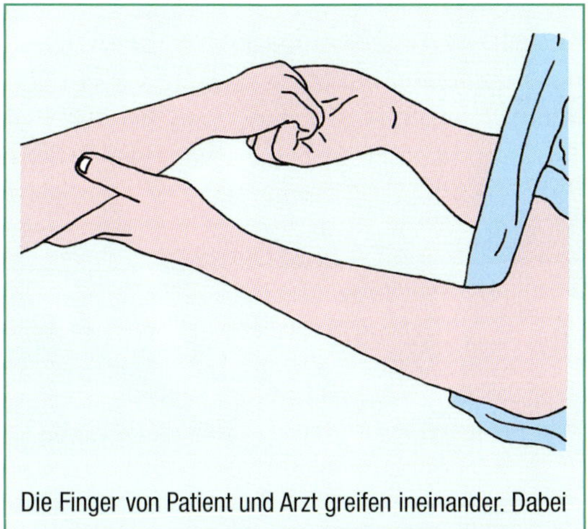

Die Finger von Patient und Arzt greifen ineinander. Dabei testet der Arzt, wieder im Vergleich mit der gesunden Seite, wie stark der Patient dem Versuch des Arztes, die Patientenfinger zu strecken, entgegenwirken kann.

*Leichte Schwächen der Muskulatur fallen vielen Patienten selber nicht auf. Deshalb ist es Aufgabe des Arztes, diese mit entsprechenden Tests festzustellen.*

Die Symptome eines Bandscheibenvorfalls können sich in der **Akutphase** innerhalb von Tagen oder Stunden ändern. Der Patient sollte darüber aufgeklärt werden, dass es zu muskulären Schwächen oder - wenn diese bereits vorhanden sind - auch zu deren Verschlechterung kommen kann. Die Verschlechterung von muskulären Schwächen kann ggf. eine rasche Operation erfordern, um den Nerv von einem stark bedrängenden Bandscheibenvorfall zu befreien. Daher sind in der akuten Phase **regelmäßige Kontrollen** durch den Arzt wichtig.

Weitere diagnostische Maßnahmen:

Erst **nach der ausführlichen Befragung und Untersuchung** wird entschieden, ob ein Röntgenbild, eine Kernspintomographie oder eine Computertomographie durchgeführt wird. Liegen solche Bilder bereits vor, sollten sie ebenfalls erst nach der Befragung und Untersuchung betrachtet werden, um nicht allein anhand der Bilder eine voreilige Diagnose zu stellen.

## Röntgen

Eine Röntgenuntersuchung stellt die knöchernen Anteile der Halswirbelsäule dar. Da es sich sowohl bei den Bandscheiben als auch bei dem von einem Bandscheibenvorfall betroffenen Gewebe um Weichgewebe handelt, das die Röntgenstrahlen durchlässt, kann ein Bandscheibenvorfall mit Röntgenbildern nicht abgebildet werden.

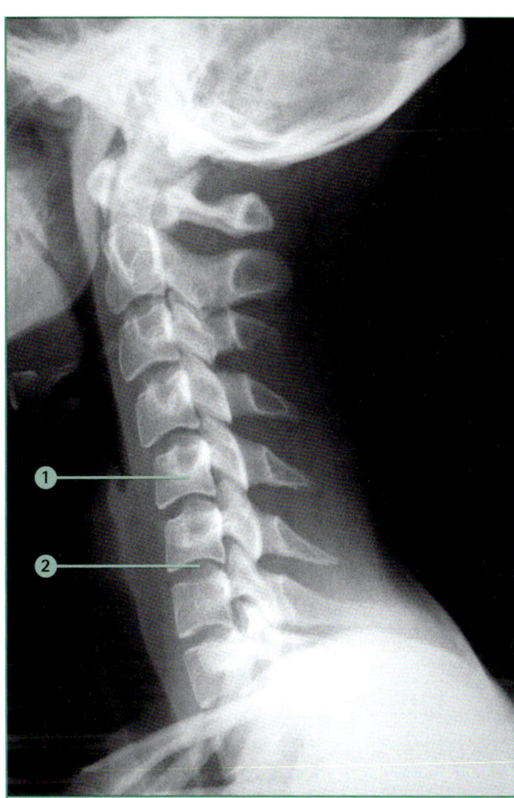


Zu sehen ist ein seitliches Röntgenbild einer Halswirbelsäule. Die linke Bildhälfte weist in Richtung Gesicht, die rechte in Richtung Nacken. Zwischen den einzelnen Wirbelkörpern (1) liegen die Bandscheiben (2). Da es sich um Weichgewebe handelt, können sie ebenso wenig im Röntgen abgebildet werden wie Bandscheibenvorfälle.

Bei jungen Patienten wird daher häufig auf ein Röntgenbild verzichtet. Je älter der Patient wird, desto eher wird ein Röntgenbild angefertigt. Dies geschieht, um sich einen Überblick zu verschaffen, ob starke Verschleißerscheinungen oder andere Veränderungen vorliegen, die für Beschwerden verantwortlich oder für die Behandlung wichtig sind.

## Kernspintomographie (Magnetresonanztomographie, MRT)

Die Kernspintomographie ist die **beste Methode** zur Darstellung eines Bandscheibenvorfalls. Sie kommt zudem ohne Röntgenstrahlen aus und wird daher auch bei jungen Patienten ohne Bedenken eingesetzt. Mit ihrer Hilfe kann die Bandscheibe aus verschiedenen Perspektiven abgebildet werden. Ebenso lässt sich das Nervengewebe (Rückenmark, Spinalnerven) sehr gut darstellen, welches unter Umständen von einem Bandscheibenvorfall in Mitleidenschaft gezogen wird. Auch Veränderungen am Knochen, wie etwa schmerzhafte Einlagerungen von Wasser *(Knochenödeme)* oder Verschleißerscheinungen sind in der Kernspintomographie gut zu erkennen.

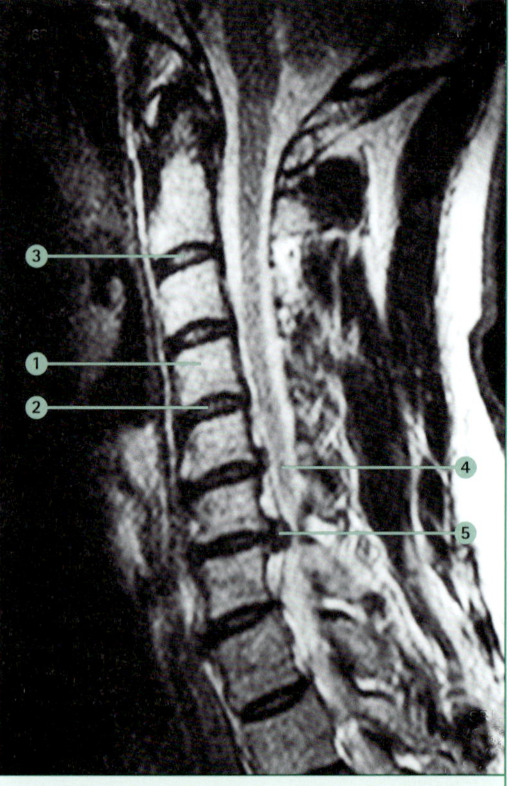


Zu sehen ist das Seitenbild einer Kernspintomographie der Halswirbelsäule. Die linke Bildhälfte weist nach vorne, die rechte zum Nacken. Zwischen den Wirbelkörpern ① liegen die Bandscheiben ②. Der wasserhaltige Gallertkern *(Nucleus pulposus)* ③ in der Mitte der Bandscheiben ist als weiße Struktur gut zu erkennen. Ebenfalls weiß stellt sich auf diesen Aufnahmen der Wirbelkanal ④ dar. Ein Bandscheibenvorfall ⑤ wölbt sich deutlich gegen den Wirbelkanal vor.

Kommt es zu deutlichen neurologischen Ausfällen oder ist eine Operation geplant, ist die Kernspintomographie unentbehrlich.

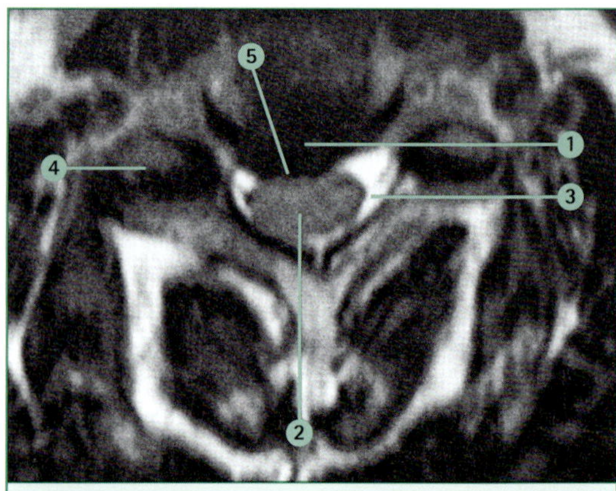


Kernspintomographie-Bild, das einen Querschnitt durch die Halswirbelsäule darstellt. Der obere Bildrand weist nach vorne, der untere zum Nacken. Die Bandscheibe ① ist hier dunkel zu erkennen, etwas heller das Rückenmark ②, welches im Wirbelkanal ③ liegt. Dieser wird zum Teil von den Wirbelgelenken ④ umgeben. In Richtung Rückenmark wölbt sich ein Bandscheibenvorfall ⑤ vor.

***Alleine der Nachweis eines Bandscheibenvorfalls in der Kernspintomographie muss noch nicht bedeuten, dass von ihm Beschwerden ausgehen. Bandscheibenvorfälle kommen im Rahmen des normalen Alterungsprozesses regelmäßig vor.***

So wichtig die Kernspintomographie in der Darstellung von Bandscheibenvorfällen ist, so falsch kann es sein, alleine von den Bildern auf die Beschwerden des Patienten zu schließen. Daher sollte das Ergebnis der Kernspintomographie nur von Ärzten bewertet werden, die den Patienten behandeln, seine Krankengeschichte kennen und ihn selber untersucht haben.

### Computertomographie (CT)

Die Computertomographie ist ebenfalls in der Lage, Bandscheibenvorfälle sichtbar zu machen. Sie liefert jedoch nicht so genaue Informationen wie die Kernspintomographie und geht zudem mit einer Strahlenbelastung einher, da sie mit Röntgenstrahlen arbeitet. Der Kernspintomographie wird daher meist der Vorzug gegeben und die Computertomographie nur noch in **Ausnahmefällen** durchgeführt, vor allem dann, wenn eine Kernspintomographie nicht oder nur zu einem ungünstigen Zeitpunkt zur Verfügung steht.

### Elektrodiagnostik

In Ausnahmefällen ist es sinnvoll, dass ein Arzt für Nervenheilkunde *(Neurologe)* die **Funktion der Nerven** für das Hautgefühl *(Sensibilität)* und für die Muskeln *(Motorik)* überprüft. Durch Untersuchungen und Messungen kann er damit einen drohenden oder bestehenden Nervenschaden feststellen. Diese Art der Diagnostik wird als *Elektrodiagnostik* bezeichnet und kann für die weitere Behandlung von Bedeutung sein.

## Therapie

Die allermeisten Bandscheibenvorfälle werden **anfänglich nicht-operativ** behandelt. Sie haben in aller Regel die Tendenz, sich von alleine *(spontan)* zurückzubilden. Die Behandlung kann diese Heilungsvorgänge unterstützen und zum Teil beschleunigen. Eine Ausnahme bilden Bandscheibenvorfälle, die zu anhaltenden Schmerzen, einer erheblichen Schwäche oder zu Lähmungen von Muskeln führen, ohne dass eine Tendenz der Besserung zu erkennen ist. Ein anhaltender *(persistierender)* Nervenschaden soll durch die Operation verhindert werden. Auch eine seltene sog. *zervikale Myelopathie* wird eher einer operativen Behandlung unterzogen, um einer bleibenden Schädigung des Rückenmarks vorzubeugen.

Zahlreiche Bandscheibenvorfälle, die sich mit zunehmendem Alter fast regelmäßig bei einer Kernspintomographie darstellen lassen, werden häufig fälschlicherweise für einen Nackenschmerz verantwortlich gemacht. Sie werden dann zum Anlass für eine unnötige Behandlung genommen, die schlimmstenfalls mit der Operation des Bandscheibenvorfalls endet.

***Erst wenn die vom Patienten beklagten Beschwerden und die bei der orthopädischen Untersuchung erhobenen Befunde ihre Erklärung in einem nachgewiesenen Bandscheibenvorfall finden, rückt dieser ins Zentrum der Therapiemaßnahmen und wird dann gezielt behandelt.***

Der Patient sollte einen Bandscheibenvorfall eher als eine **vorübergehende Erkrankung** verstehen, die in den meisten Fällen einen gutartigen und recht kurzen Verlauf hat. Ein Bandscheibenvorfall ist nur selten der Beginn eines chronischen Problems an der Halswirbelsäule. Der Patient muss nicht zwangsläufig damit rechnen, dass mit dem Vorliegen eines Bandscheibenvorfalls eine chronische Erkrankung beginnt. Gleichwohl weist der Bandscheibenvorfall auf eine Schwachstelle und einen Verschleiß an der Halswirbelsäule hin. Die durch den Vorfall geschädigte Bandscheibe kann später Ursache von Nackenschmerzen sein. Daher sollte ein Bandscheibenvorfall Anlass sein, die Halswirbelsäule zukünftig zu schonen, durch leichtes Training sowie Gymnastik stabil zu halten und dadurch die Bandscheiben zu entlasten.

Anders ist wiederum ein **Verschleiß einer oder mehrerer Bandscheiben** zu werten. Dieser kann durchaus zu wiederkehrenden Beschwerden an der Halswirbelsäule führen und stellt bei manchen Patienten eine chronische Erkrankung dar. Dann ist aber eben der Verschleiß der Bandscheiben mit all seinen Folgen an der Halswirbelsäule die zu behandelnde Erkrankung und nicht ein häufig im Rahmen des Verschleißes auftretender Bandscheibenvorfall, der zu keiner Nervenbedrängung führt. Darauf wird ausführlich im Kapitel *Der Verschleiß an der Halswirbelsäule* eingegangen.

***Es ist wichtig, einen Bandscheibenvorfall eher als eine kurzfristige Funktionsstörung und nicht als den zwangsläufigen Beginn einer chronischen Erkrankung zu begreifen.***

Während Missempfindungen der Haut oder geschwächte Reflexe weniger störende Symptome darstellen, können **Schwächen oder Lähmungen der Muskeln** zu einer erheblichen Beeinträchtigung im Leben des Patienten führen. Sie sind häufig neben dem Schmerz das wichtigste Symptom, nach dem sich die Behandlung richtet. Es ist zu beachten, dass sich ein Nerv bei zu lange anhaltendem Druck durch einen Bandscheibenvorfall von einem Schaden ggf. nicht mehr erholen kann. Die Folgen wären dann bleibende Lähmungen am Arm und an den Händen. In den allermeisten Fällen, in denen ein Nerv durch Druck geschädigt ist, erholt er sich davon, sei es von alleine oder unterstützt durch eine nicht-operative oder operative Behandlung. Der Prozess der Erholung der Nervenfunktion kann Wochen oder viele Monate dauern.

## Nicht-operative *(konservative)* Therapie

Wird ein Bandscheibenvorfall festgestellt, der zu typischen Beschwerden führt, sollte der Betroffene keiner schweren körperlichen **Tätigkeit** mehr nachgehen. Schweres Heben und Tragen werden vermieden, außerdem vor allem das Rückneigen des Kopfes sowie starkes Drehen des Kopfes zur Seite. Beide Bewegungen können durch eine veränderte Stellung der Wirbel und der Bandscheiben zu einer vermehrten Reizung des Nervs beitragen.

In akuten Fällen kann die vorübergehende Ruhigstellung der Halswirbelsäule durch eine sog. *Zervikalstütze* (weiche Halskrause, HWS-Krawatte) zum Abklingen der Beschwerden beitragen. Nachts kann sie dem Patienten eine Hilfe sein, wenn die Zervikalstütze verhindert, dass er sich unbewusst in eine schmerzhafte Position dreht. Diese Maßnahme hilft nicht allen Patienten und sollte nicht fortgesetzt werden, wenn bei Verwendung der Stütze ebenfalls Beschwerden auftreten.

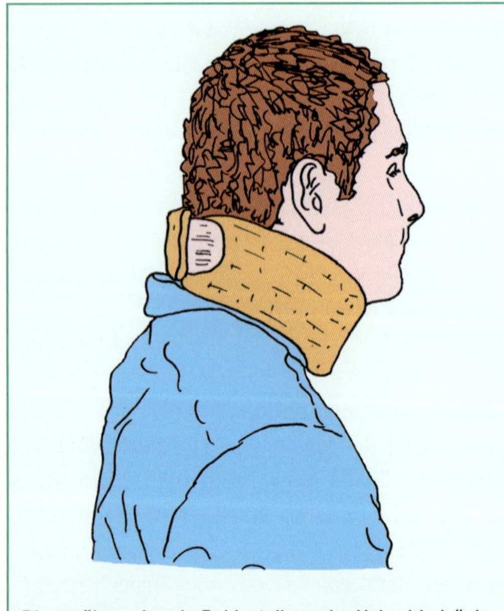

Die vorübergehende Ruhigstellung der Halswirbelsäule mittels einer sog. *Zervikalstütze* kann tagsüber und auch nachts zu einer Entlastung und damit zu einer Linderung von Beschwerden beitragen.

**Muskuläre Schwächen** können zu einer Unsicherheit in den Händen und Armen des Patienten führen und ihn bei der Ausübung von Tätigkeiten einschränken. Darauf ist besonders beim Führen eines Pkws oder bei Arbeiten an Maschinen zu achten.

Die Anwendung von **Wärme** lindert bei vielen Patienten Beschwerden, da sie die begleitend verspannten Muskeln entspannt. Rotlicht, Wärmepackungen, Fango-Anwendungen, wärmende Salben oder auch Pflaster sind geeignete Formen der Wärmeanwendung.

Eine **physiotherapeutische Behandlung** ist ebenfalls sinnvoll, um dem Patienten ein bandscheibenentlastendes Verhalten zu zeigen und ihm Übungen zu vermitteln, die in der Akutphase schmerzlindernd wirken. Wichtig ist, dass der Patient soweit wie möglich aktiv diese Übungen umsetzt.

Dies gilt weniger für die akute Phase als für die Phase danach. Empfehlenswert ist es, später ein regelmäßiges Übungsprogramm beizubehalten, um weiteren Beschwerden vorzubeugen. Ist der Betroffene an einem Bildschirmarbeitsplatz tätig, sollte darauf geachtet werden, dass dieser „rückengerecht" eingerichtet ist. Tipps und Hinweise zur Einrichtung eines rückengerechten Arbeitsplatzes sind im Kapitel *Der Nackenschmerz – Die Zervikalgie* aufgeführt.

Durch Maßnahmen der **Manuellen Therapie** oder **Osteopathie** können Bandscheiben und Wirbelgelenke entlastet werden. Dies wirkt sich häufig auch positiv auf von einem Bandscheibenvorfall bedrängte Nerven aus.

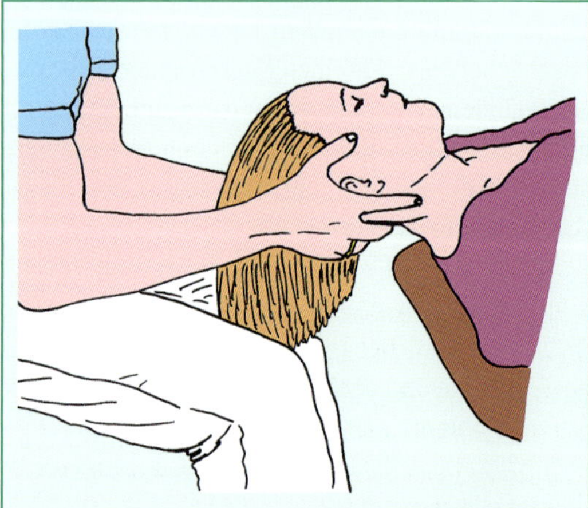

In Rückenlage und leichter Vorhaltung des Kopfes kann der Therapeut durch leichtes Ziehen *(Traktion)* an der Halswirbelsäule sowie durch vorsichtiges passives Bewegen *(Mobilisieren)* zu einer Entlastung von Bandscheiben, Nerven und Wirbelgelenken beitragen.

Behandlungen, bei denen der Patient **„eingerenkt"** wird (Chirotherapie, Manipulation), sollten bei einem Bandscheibenvorfall nicht erfolgen, da manche Manöver zu einer Vergrößerung des Bandscheibenvorfalls und damit zu einer Verschlimmerung der Symptome führen könnten.

Die regelmäßige Einnahme von **Schmerzmitteln** ist je nach Beschwerden empfehlenswert. Dazu eignen sich **Medikamente** mit Wirkstoffen wie z. B. *Ibuprofen, Diclofenac* oder andere. Sie zählen zu den sog. *nichtsteroidalen Antirheumatika (NSAR)* und entfalten neben der schmerzstillenden Wirkung auch einen entzündungshemmenden Effekt. Da es durch den Bandscheibenvorfall zu einer örtlichen Entzündungsreaktion kommt, kann diese durch die Medikamente günstig beeinflusst werden. Voraussetzung ist, dass der Patient diese Wirkstoffgruppe auch verträgt. Unerwünschte Wirkungen am Magen-Darm-Trakt, an den Nieren oder am Herzen sind möglich und führen nicht selten zum Absetzen des Medikaments.

***Medikamente, die den Wirkstoff Acetylsalicylsäure (ASS) enthalten, sollten nicht eingenommen werden, da sie die Blutgerinnung hemmen und eine eventuell notwendige Operation eine Zeitlang unmöglich machen. Auch andere die Blutgerinnung hemmende Medikamente müssen ggf. in Absprache mit dem Arzt im Hinblick auf eine eventuelle Operation rechtzeitig abgesetzt werden.***

Werden diese Medikamente nicht vertragen oder bestehen trotz ihres Einsatzes starke Beschwerden, dann werden **stärkere, verschreibungspflichtige Medikamente** wie *Novaminsulfon (Metamizol), Tramadol* oder *Tilidin* eingesetzt. Sie eignen sich aufgrund ihrer relativ guten Verträglichkeit auch für eine längere Behandlung. Wichtig ist anfangs die Einnahme in regelmäßigen Abständen, damit sich der Schmerz nicht immer wieder aufbaut. Auf die Entzündungsreaktion haben sie keinen direkten Einfluss, sie dämpfen jedoch die Schmerzempfindung. Selten ist die Gabe von *Morphin-Präparaten* notwendig.

Zumindest vorübergehend können Wirkstoffe eingesetzt werden, die die begleitend verspannte Muskulatur am Nacken entkrampfen und damit zu einer Schmerzlinderung beitragen. Sie werden als **Muskelentspanner**, *Muskelrelaxantien* oder *Myotonolytika* bezeichnet. Sie können die Aufmerksamkeit ungünstig beeinflussen und manche Substanzen besitzen nach einiger Zeit ein Suchtpotential, weshalb die Anwendung meist auf 1-2 Wochen beschränkt bleibt.

Besonders wirksam ist in vielen Fällen die Anwendung von **Kortison**. Es kann auf die schmerzursächlichen Entzündungsvorgänge um den Bandscheibenvorfall herum einen sehr günstigen Einfluss haben. Durch das Kortison können körpereigene Heilungsvorgänge am Bandscheibenvorfall unterstützt und beschleunigt werden. Die Gabe von Kortison kann in Form von Tabletten oder Lösungen, die direkt in die Blutbahn geleitet werden *(Infusionen)*, erfolgen. Bei ausbleibender Wirkung kann die Substanz auch mit Hilfe einer Spritze in die Nähe des Bandscheibenvorfalls gebracht werden (Näheres hierzu im Abschnitt „Minimal-invasive Therapie"). In vielen Fällen tritt unter der Behandlung mit Kortison eine schlagartige Besserung der Symptome ein. Es ist von Fall zu Fall unterschiedlich, ob eine einmalige Anwendung von Kortison oder eine wiederholte Behandlung in Abständen von wenigen Tagen erforderlich ist. Eine regelmäßige Anwendung von Kortison über Wochen hinweg findet in der Behandlung eines Bandscheibenvorfalls keine Anwendung.

Als weitere Behandlungsmöglichkeit kommt die **Akupunktur** in Frage, die in vielen Fällen Schmerzen lindern und Muskelfehlspannungen günstig beeinflussen kann. Ähnlich wirkt die Behandlung mit **Spritzen**, die schmerzhafte Stellen in der Haut oder in der Muskulatur (*Myogelosen* oder *Triggerpunkte*) günstig beeinflussen soll. Dazu werden entweder örtliche Betäubungsmittel *(Lokalanästhetika)* oder pflanzliche Präparate verwendet, keinesfalls Kortison, welches zur Behandlung von Muskelproblemen keine Anwendung findet.

Welche der genannten Maßnahmen beim Patienten angewendet werden, wird individuell entschieden. Häufig werden **mehrere Maßnahmen kombiniert** und gleichzeitig angewendet. Prinzipiell sollte eine Behandlung frühzeitig beginnen und umso intensiver sein, je schwerer die Symptome des Betroffenen sind. Dies erhöht die Effektivität und wirkt einem Verbleib von Schmerzen *(Chronifizierung)* entgegen. Zu einer **Chronifizierung** kann es kommen, wenn der Nerv anhaltend durch den Bandscheibenvorfall gereizt wird und die Entzündungsreaktion vom Bandscheibenvorfall auf den Nerv übergreift und dort bestehen bleibt.

### Minimalinvasive Therapie

Unter minimalinvasiver Therapie wird an der Halswirbelsäule die Behandlung mit Spritzen verstanden. Ziel der minimalinvasiven Therapie ist es, unmittelbar am Bandscheibenvorfall bzw. an der entzündeten Nervenwurzel eine therapeutische Wirkung zu erzielen. Die Therapie ist für den Patienten weniger belastend als eine Operation. Zudem kann eine höhere Konzentration z. B. von Kortison an einen Bandscheibenvorfall gebracht werden als dies mit der Einnahme von Tabletten oder durch Infusionen gelingt.

Zu den häufig angewendeten Behandlungsmethoden gehört das **Spritzen** eines Gemischs aus einem Kortisonpräparat und einem örtlichen Betäubungsmittel in die unmittelbare Nähe des Bandscheibenvorfalls. Dies soll die hier bestehende schmerzhafte Entzündungsreaktion beruhigen. In Abhängigkeit von der Lage des Bandscheibenvorfalls gibt es verschiedene Möglichkeiten, diesen zu erreichen.

Bandscheibenvorfälle, die **weiter außen** *(lateral)* liegen, sind durch eine sog. *periradikuläre Therapie (PRT)* gut zu erreichen. Die Spritze wird dabei von schräg außen in Höhe des Bandscheibenvorfalls in die Haut gesetzt und möglichst bis in die Nähe des Nervs vorgeschoben, ohne ihn dabei zu berühren. Zur Orientierung wird dabei ein Gerät eingesetzt, das den Patienten während der Behandlung mit Röntgenstrahlen „durchleuchtet" *(Bildwandler)* und so die Lage der Nadelspitze erkennen lässt. Auch eine Computertomographie kann während der Behandlung anzeigen, wo die Spitze der Nadel liegt. Zwar ist mit diesen Verfahren eine gute Positionierung der Nadelspitze möglich, nachteilig ist jedoch die Belastung des Patienten mit Röntgenstrahlen.

Da die Spritzen in die Umgebung eines Spinalnervs gesetzt werden, wird die Behandlung auch als *(zervikale) Spinalnervenanalgesie* bezeichnet. Von einigen Ärzten wird sie auch ohne Zusatz von Kortison angewendet, wenn es vor allem um die Ausschaltung eines starken Schmerzes im Arm geht. Während die Anwendung von Injektionen mit Kortison meist auf etwa drei beschränkt wird, kann die Anwendung von **örtlichen Betäubungsmitteln** deutlich häufiger und in kurzen Abständen (1- bis 2-mal täglich) erfolgen. Ziel ist eine Unterbrechung

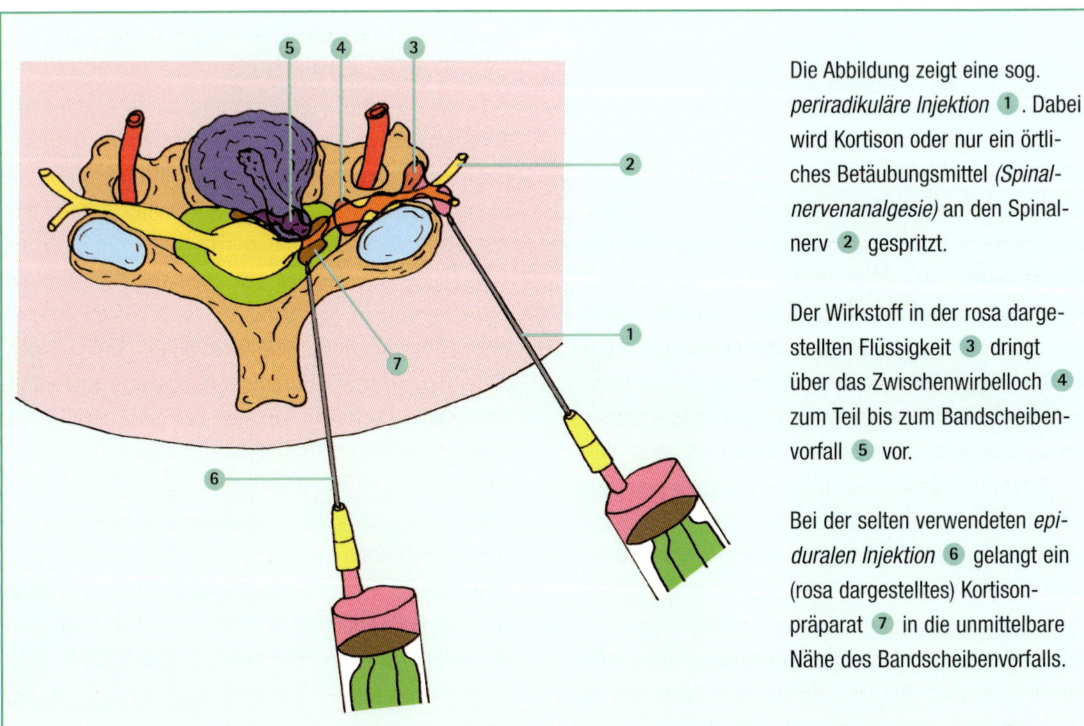


Die Abbildung zeigt eine sog. *periradikuläre Injektion* ①. Dabei wird Kortison oder nur ein örtliches Betäubungsmittel *(Spinalnervenanalgesie)* an den Spinalnerv ② gespritzt.

Der Wirkstoff in der rosa dargestellten Flüssigkeit ③ dringt über das Zwischenwirbelloch ④ zum Teil bis zum Bandscheibenvorfall ⑤ vor.

Bei der selten verwendeten *epiduralen Injektion* ⑥ gelangt ein (rosa dargestelltes) Kortisonpräparat ⑦ in die unmittelbare Nähe des Bandscheibenvorfalls.

der Schmerzweiterleitung und eine anhaltende Beruhigung der erhöhten Reizbarkeit des Nervs. Den Bandscheibenvorfall beeinflussen die örtlichen Betäubungsmittel nicht direkt.

Liegt ein Bandscheibenvorfall eher mittig *(medial)* oder etwas daneben *(paramedial)*, kann versucht werden, die Wirkstoffe über den sog. *Epiduralraum* in seine Nähe zu bringen. Damit ist ein mit Flüssigkeit gefüllter Raum gemeint, der zwischen der Wand des Wirbelkanals *(Spinalkanal)* und dem das Rückenmark umgebenden Schlauch *(Dura)* liegt. Dieser Raum kann erreicht werden, indem man in Höhe des Bandscheibenvorfalls durch die Haut sticht und die Nadel bis zu diesem Raum vorschiebt. Dieses Vorgehen wird als *zervikale epidurale Injektion (Therapie)* bezeichnet.

An der Halswirbelsäule ist dieser Raum wesentlich kleiner als an der Lendenwirbelsäule und damit schwerer zu erreichen. Da so die Gefahr besteht, mit der Spritze zu weit in Richtung Rückenmark vorzudringen und das Medikament nicht an die richtige Stelle zu bringen, wird diese Behandlungsmethode, im Gegensatz zur Anwendung an der Lendenwirbelsäule, **selten** eingesetzt. In jedem Fall sollte das Behandlungsteam auf mögliche **Zwischenfälle** mit Problemen der Atmung und des Kreislaufs des Patienten eingestellt sein. Die Anwendung des sog. *Bildwandlers* oder einer Computertomographie ist immer notwendig, um die Lage der Nadelspitze zu kontrollieren.

Wie häufig **kortisonhaltige Spritzen** in die Nähe des Bandscheibenvorfalls gesetzt werden, ist von Fall zu Fall unterschiedlich. In manchen Fällen ist bereits eine einzige Behandlung ausreichend. Häufig werden sie im Abstand von wenigen Tagen und meist **bis zu dreimal** gegeben. Ist mit drei Behandlungen kein ausreichender Effekt zu erreichen, ist eher davon auszugehen, dass die Methode nicht erfolgreich ist und auch weitere Spritzen keinen Erfolg bringen werden.

Eine **Kombination** der kortisonhaltigen *zervikalen epiduralen Injektion* mit der *zervikalen Spinalnervenanalgesie*, die nur örtliche Betäubungsmittel enthält, kann sehr effektiv sein. Ambulant ist eine solche intensive Behandlung nur selten möglich, sie erfolgt deshalb meist unter stationären Bedingungen.

***In den allermeisten Fällen kann ein Bandscheibenvorfall erfolgreich nicht-operativ behandelt werden.***

Es kann im Einzelfall sehr schwierig sein, zu entscheiden, ob eine nicht-operative Behandlung fortgeführt oder zu einer operativen Behandlung gewechselt werden soll. Gründe, die **für eine Operation** sprechen können, sind beeinträchtigende und zunehmende Schmerzen oder Schwächen bzw. Lähmungen der Muskulatur sowie drohende Schäden am Rückenmark *(zervikale Myelopathie)*. Die Wahrscheinlichkeit, dass sich ein Nerv erholt und sich die Schwäche bzw. Lähmung wieder zurückbildet, ist oftmals durch eine Operation höher, weil das komprimierende Gewebe rasch entfernt wird. Lässt man einem solchen Vorfall seinen natürlichen Verlauf, dann ist der Nerv möglicherweise schon anhaltend *(irreversibel)* geschädigt, bis der Bandscheibenvorfall sich von alleine zurückbildet. Ähnliches gilt für Schäden am Rückenmark, die im Rahmen einer sog. *zervikalen Myelopathie* auftreten können. Sie bilden sich meist nicht mehr zurück, da das Rückenmarks-Gewebe noch empfindlicher auf Schäden durch Druck reagiert als das Gewebe der Spinalnerven. Seltener können auch anhaltende Schmerzen Grund für eine Operation sein. Meist lassen diese sich aber erfolgreich nicht-operativ behandeln. Gelingt dies nicht, kann eine Operation in der Regel zu einer raschen und guten Schmerzlinderung führen.

Gründe, die eher **gegen eine Operation** sprechen, sind vor allem der meist günstige Verlauf eines Bandscheibenvorfalls, dem durch eine Operation nicht vorgegriffen werden sollte. Neben einer hohen Spontanheilungsrate gibt es auch effektive Möglichkeiten der nicht-operativen Behandlung. Des Weiteren bestehen allgemeine Risiken einer Operation, bei der es u. a. zur Verletzung von Nervengewebe, zum Eindringen von Bakterien in das Operationsgebiet *(Infektion)* und zu Beschwerden auch nach der Operation kommen kann.

### Operative Behandlung

Ergibt sich die Notwendigkeit einer operativen Therapie, so wird der Bandscheibenraum von vorne *(ventral)* durch die Weichteile des Halses oder vom Rücken aus *(dorsal)* erreicht. Aus welcher Richtung die Operation erfolgt, hängt von der Lage des

Bandscheibenvorfalls ab. Meist wird der Zugang von vorne *(ventral)* gewählt.

***Die Operation eines Bandscheibenvorfalls kann durchgeführt werden, um akute oder wiederkehrende Beschwerden wie anhaltende Armschmerzen oder Lähmungen im Arm und in den Händen zu behandeln.***

Dabei wird das vorgefallene Bandscheibengewebe entfernt und der Nerv so von seiner Bedrängung befreit. Je nach Lage des Bandscheibenvorfalls werden auch Teile des knöchernen Wirbelbogens oder des Wirbelkörpers entfernt. Die Entfernung des Bandscheibenvorfalls wird als *Nukleotomie* oder *Diskotomie* (lat. *nucleus = Kern;* lat. *discus = Scheibe;* griech. *tomos = Schnitt*) bezeichnet.

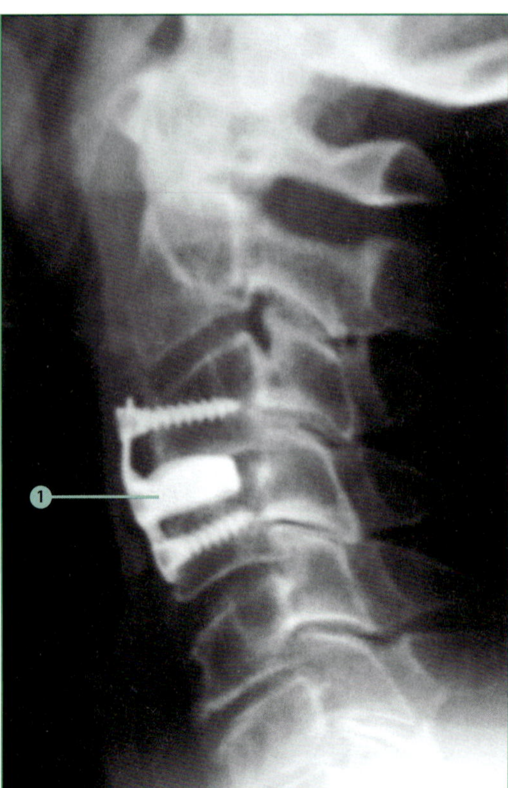


Seitliche Röntgenaufnahme einer Halswirbelsäule. Hier wurde durch die Weichteile des Halses von vorne *(ventral)* ein Eingriff an den Bandscheiben und am Knochen durchgeführt. Um Stabilität zu erreichen, wurde eine Versteifung *(Fusion, Spondylodese)* (1) vorgenommen - ein bei Bandscheibenoperationen häufig gewähltes Verfahren.

Ohne Bandscheiben-Ersatz würden sich die Wirbelkörper nach Entfernung der Bandscheibe einander annähern und es käme zur Bedrängung von Nerven. Daher wird die Bandscheibe meist durch verschiedene Materialien ersetzt. Hierfür kann körpereigener *(autologer)* Knochen ebenso genutzt werden wie sog. *Körbchen (Cages)* aus Metall, Kunststoffe, Einsätze aus Keramik oder sog. *Knochenzement.*

Durch diese Maßnahmen kommt es zu einer **Versteifung** der Wirbel ober- und unterhalb der betroffenen Bandscheibe *(Fusion, Spondylodese).* Die Versteifung gilt als bewährte Methode einer Bandscheibenoperation an der Halswirbelsäule. Zur Erreichung einer besseren Stabilität werden häufig zusätzlich Platten und Schrauben verwendet. Die Entfernung der Bandscheibe und die Versteifung des betroffenen Segments führen in 70-95% zu sehr guten oder guten Ergebnissen.

Einige Operateure ersetzen die geschädigte Bandscheibe auch durch eine **künstliche Bandscheibe**. Sie soll möglichst die Eigenschaften einer natürlichen Bandscheibe nachahmen und im betroffenen Wirbelsäulenabschnitt die Beweglichkeit erhalten.

Voraussetzung ist, dass die Wirbelgelenke noch nicht wesentlich verschlissen sind und eine Beweglichkeit überhaupt noch zulassen. Dies ist eher bei jüngeren Patienten der Fall. Inwieweit der Erhalt der Beweglichkeit langfristig einer operativen Versteifung überlegen ist, kann abschließend noch nicht beurteilt werden.

## Prognose und Verlauf

Der Verlauf eines Bandscheibenvorfalls ist von Patient zu Patient **unterschiedlich**. Er kann im Rahmen von Alterungsprozessen auftreten und eine Folge des Bandscheibenverschleißes darstellen. Bereits im Alter ab etwa 35 Jahren kommt es häufig zum Verschleiß der Bandscheiben, was jedoch nicht zu Beschwerden führen muss. Der Verschleiß der Bandscheiben kann aber auch Anlass für wiederkehrende oder anhaltende Nackenschmerzen sein. Dann ist jedoch weniger der Bandscheibenvorfall selbst die Schmerzursache, sondern die mit dem Bandscheibenverschleiß einhergehenden Veränderungen an der Halswirbelsäule.

Führt ein Bandscheibenvorfall zur Bedrängung eines Nervs, dann sind Prognose und Verlauf davon abhängig, wie stark der Nerv durch den Druck geschädigt oder durch die Entzündung gereizt wird. Prinzipiell hat ein Bandscheibenvorfall eine **gute Prognose**, weil er häufig von alleine heilt. Er verliert mit der Zeit an Größe und kann durch körpereigene Vorgänge abgebaut werden. Dann klingen auch die damit einhergehenden Symptome ab. Durch nicht-operative Behandlungen können die Heilungsvorgänge in aller Regel gut unterstützt und beschleunigt werden, so dass eine Operation meistens nicht notwendig ist.

***Ob die Beschwerden durch einen Bandscheibenvorfall rasch von alleine abklingen oder sich verschlimmern, kann sich kurzfristig ändern und ist kaum vorhersagbar.***

Führt ein Bandscheibenvorfall jedoch zu **anhaltenden Schmerzen oder Lähmungen** im Arm oder in der Hand, dann kann oftmals der natürliche Verlauf nicht abgewartet werden, weil er entweder für den Patienten zu schmerzhaft ist oder das Risiko bleibender Lähmungen besteht.

Das gleiche gilt für Schäden am Rückenmark, die durch einen Bandscheibenvorfall hervorgerufen werden. Daraus kann sich dann die Indikation zu einer Operation ergeben, die in den meisten Fällen dem Patienten den Schmerz nimmt und es dem Nerv ermöglicht, sich vom entstandenen Druck zu erholen bzw. Schäden am Rückenmark zu verhindern.

## Das Wichtigste für Sie:

- Als *Bandscheibenvorfall* bezeichnet man die Verlagerung von Gewebe aus dem Inneren der Bandscheiben durch den äußeren Faserring der Bandscheibe hindurch nach außen.
- Viele Bandscheibenvorfälle führen nicht zu Beschwerden.
- Typische Symptome eines Bandscheibenvorfalls sind ein Schmerz im Arm und Störungen der Nervenfunktion. Anhaltende Nackenschmerzen sind in der Regel nicht direkt auf einen Bandscheibenvorfall zurückzuführen.
- Die meisten Bandscheibenvorfälle haben die Tendenz, von alleine zu heilen und werden nicht-operativ behandelt.
- In seltenen Fällen können Lähmungen, drohende Schäden am Rückenmark oder starke Schmerzen Anlass für eine Operation sein.

## Der Verschleiß an der Halswirbelsäule

*Verschleißerscheinungen* sind mit dem Alter zunehmende natürliche Veränderungen des menschlichen Körpers. Fast jedes Gewebe unterliegt diesen Vorgängen. Am Bewegungsapparat werden *verschleißbedingte Veränderungen* als *degenerative Veränderungen* bezeichnet. Dieser Begriff ist der genauere, weil das Wort *verschleißbedingt* andeutet, dass eine übermäßige Beanspruchung Voraussetzung für die Abnutzung ist. Eine hohe körperliche Beanspruchung kann ggf. die Veränderungen beschleunigen. Das Gewebe unterliegt jedoch einem natürlichen Alterungsprozess, der eben auch unabhängig von der Beanspruchung auftritt. Damit kann das Vorliegen von Verschleißerscheinungen an der Halswirbelsäule mit zunehmendem Alter als normal angesehen werden und geht auch nicht zwangsläufig mit Schmerzen einher.

Der Begriff der *Degeneration* (lat. *degenerare = entarten*) kann auf alle Strukturen an der Halswirbelsäule angewendet werden. So können Bandscheiben, Wirbelgelenke, Wirbelkörper, Knochen und Muskeln davon betroffen sein.

Die Veränderungen an der Halswirbelsäule gehen nicht immer mit Beschwerden einher. Sie sind jedoch ein häufiger Grund für Nackenschmerzen *(Zervikalgie)* und Nacken-Armschmerzen *(Zervikobrachialgie)*. Zum Verständnis vieler Krankheitsbilder an der Halswirbelsäule ist daher die Kenntnis über die Ursache, den Verlauf und die Auswirkungen von *degenerativen Veränderungen* unerlässlich.

### Ursachen und Herkunft

Leichte degenerative Veränderungen an der Wirbelsäule beginnen bereits **im Kindesalter** und betreffen zunächst die Bandscheiben. Die Bandscheiben bestehen aus einem Faserring, der von einem festen gitternetzartigen Bindegewebe

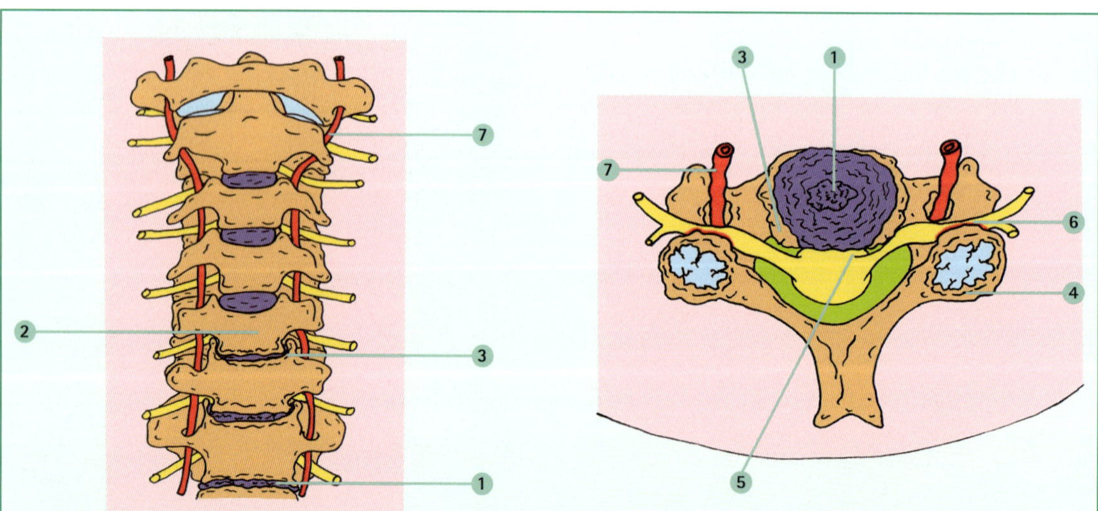


Beide Abbildungen zeigen *degenerative Veränderungen* an der Halswirbelsäule. Links ist die Halswirbelsäule von vorne dargestellt. Die rechte Abbildung zeigt einen Querschnitt durch die Halswirbelsäule, von oben betrachtet. Dabei weist der obere Bildrand nach vorne, der untere nach hinten. Einige Bandscheiben ① haben deutlich an Höhe verloren und wölben sich nach außen vor. Die Fortsätze an den Seiten der Halswirbelkörper ② sind vergrößert. Ein seitlicher Fortsatz an einem Wirbelkörper der Halswirbelsäule wird *Processus uncinatus* und der Verschleiß an dieser Stelle *Unkarthrose* ③ genannt. Die Wirbelgelenke ④ sind ebenso vom Verschleiß betroffen und vergrößert. Folge des Verschleißes kann eine Bedrängung des Rückenmarks ⑤ und / oder der seitlich zur Wirbelsäule austretenden Spinalnerven ⑥ sein. Als Besonderheit an der Halswirbelsäule ziehen durch einen Teil der Wirbelkörper Blutgefäße ⑦.

gebildet wird *(Anulus fibrosus)*. Zentral liegt ein gallertartiger Kern *(Nucleus pulposus)*. Mit zunehmendem Alter verschwinden die Blutgefäße in der Bandscheibe. Der Verlust der Blutgefäße ist mit dafür verantwortlich, dass die Stoffwechselvorgänge der Zellen in der Bandscheibe langsamer ablaufen. Reparaturvorgänge sind daher kaum noch möglich.

Bei vielen Menschen liegen um das 35. Lebensjahr herum bereits deutliche Verschleißerscheinungen an der Halswirbelsäule vor. Ein Grund liegt in der relativ hohen Belastung der Bandscheiben durch das Gewicht des Kopfes. Darüber hinaus führt auch die ausgeprägte Beweglichkeit der Halswirbelsäule zu einer Belastung von Bandscheiben und Gelenken.

Ungünstig sind aber auch Berufe mit einer **Tätigkeit**, bei der der Kopf über eine lange Zeit nach hinten geneigt gehalten wird, wie etwa beim Anstreichen von Decken. Belastungen der Halswirbelsäule können auch beim **Sport** auftreten, z. B. beim Kopfballspiel im Fußballsport oder beim Rennradfahren.

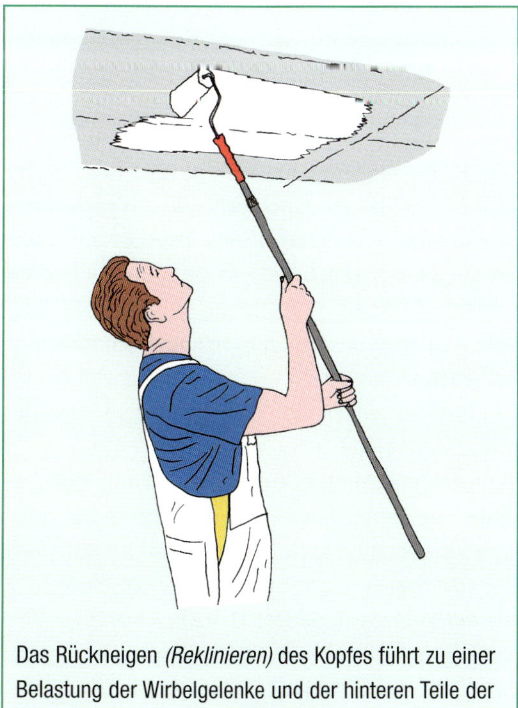

Das Rückneigen *(Reklinieren)* des Kopfes führt zu einer Belastung der Wirbelgelenke und der hinteren Teile der Bandscheiben an der Halswirbelsäule.

Ein vorzeitiges Altern der Bandscheibe kann seine Ursache auch in einer genetischen **Veranlagung** für die Qualität des Bindegewebes der Bandscheibe haben.

Als Folge der Belastungen und der fehlenden Blutversorgung nimmt der Wassergehalt im Gewebe der Bandscheibe ab. Im Gewebe des Faserrings *(Anulus fibrosus)* bilden sich feine Risse, die sich im Laufe der Zeit zu größeren Spalten ausweiten. Dadurch kommt es zu einer Schwächung des Gewebes, der innere Gallertkern *(Nucleus pulposus)* verlagert sich nach außen. Dabei schiebt er sich zunehmend an die hintere Kante des Wirbelkörpers. Überragt die Bandscheibe die Hinterkante des Wirbels und ist der Faserring noch erhalten, spricht man von einer *Bandscheibenvorwölbung (Protrusion)*. Wenn eine beginnende Verschiebung des Gallertkerns im Faserring vorliegt, die noch nicht bis zum äußeren Rand des Faserrings reicht, ist von einem *Bulging* oder einer *bulging disc* (engl. *bulging = wulstig*) die Rede.

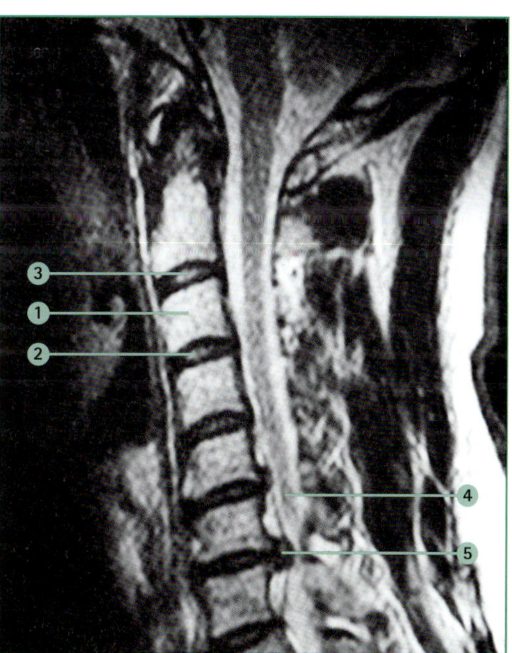


Zu sehen ist das Seitenbild einer Kernspintomographie der Halswirbelsäule. Die linke Bildhälfte weist nach vorne, die rechte zum Nacken. Zwischen den Wirbelkörpern (1) liegen die Bandscheiben (2). Der wasserhaltige Gallertkern *(Nucleus pulposus)* (3) in der Mitte der Bandscheiben ist als weiße Struktur gut zu erkennen. Ebenfalls weiß stellt sich auf diesen Aufnahmen der Wirbelkanal (4) dar. Ein Bandscheibenvorfall (5) wölbt sich deutlich gegen den Wirbelkanal vor.

Kommt es zu einem Zerreißen des Faserrings, gelangen Teile der Bandscheibe (Gallertkern und Faserring) nach außen. Dann liegt ein *Bandscheiben-Vorfall (Prolaps)* vor.

Durch diese Veränderungen verliert die Bandscheibe erheblich an Höhe. Als Folge nimmt der Abstand der einzelnen Wirbelkörper zueinander ab. Die straffe Führung durch den Faserring geht verloren und durch die erschlaffte Bandscheibe kann es zu einer **Instabilität** in der Verbindung der Wirbelkörper kommen. Die Wirbelkörper können sich vermehrt gegeneinander bewegen. An den vorderen und hinteren Kanten der Wirbelkörper bilden sich als Reaktion auf die vermehrte Beweglichkeit knöcherne Wülste aus *(Spondylose)*. Die Wülste werden als *Spondylophyten* bezeichnet. Die degenerativen Veränderungen an der **Bandscheibe** und die damit einhergehende Reaktion des Knochens an den Ober- und Unterkanten der Wirbelkörper werden als *Osteochondrose* bezeichnet.

Eine Besonderheit an der Halswirbelsäule ist das Vorhandensein von knöchernen Ausziehungen an den **Seitenrändern der Wirbelkörper** *(Processus uncinati)*. Sie sind mit Knorpel überzogen und bilden mit dem darüberliegenden Wirbel ein Gelenk *(Unkovertebralgelenk)*. Durch die Abnahme der Bandscheibendicke kommt es zu einer Überlastung dieser Gelenke und damit zum Verschleiß.

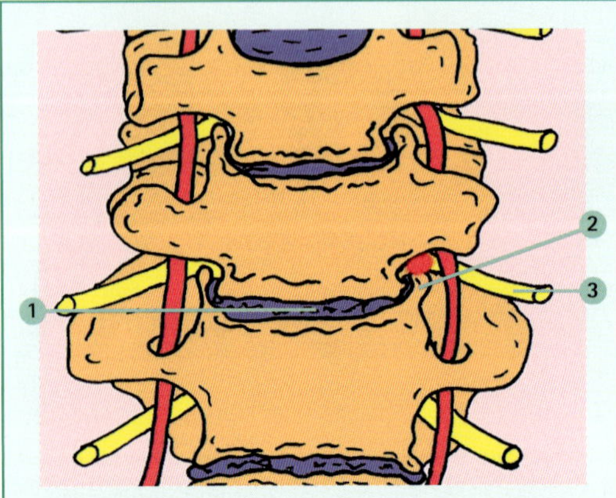


Die Abbildung zeigt einen Ausschnitt der Halswirbelsäule von vorne betrachtet. Durch die Höhenabnahme der Bandscheibe (1) und durch die Vergrößerung eines seitlichen Knochenwulstes am Wirbelkörper *(Unkarthrose)* (2) kommt es zu einer Bedrängung und Reizung des Spinalnervs (3).

Verschleißerscheinungen dieser Gelenke (*Unkovertebralarthrose* oder *Unkarthrose*) sind selber kaum schmerzhaft. Kommt es durch den Verschleiß jedoch zu einer Vergrößerung dieser knöchernen Ausziehungen, reichen sie zum Teil so weit nach hinten, dass sie zu einer Bedrängung der seitlich austretenden Nerven *(Spinalnerven)* führen.

Da die Wirbelkörper nicht nur über die Bandscheibe, sondern auch über die **(Zwischen-)Wirbelgelenke** (*Spondylgelenke;* griech. *spondylos* = der *Wirbelkörper*) miteinander verbunden sind, hat der Verschleiß der Bandscheibe auch auf diese Verbindungen Auswirkungen. Eine andere Bezeichnung für die (Zwischen-)Wirbelgelenke ist die Bezeichnung *Wirbelbogengelenke, kleine Wirbelgelenke, Spondylgelenke* oder *Fazetten(gelenke)*. Im allgemeinen medizinischen Sprachgebrauch wird der Begriff *Wirbelgelenke* verwendet. Wiederkehrende Schmerzen, die auf Reizungen durch Verschleiß an den Wirbelgelenken zurückzuführen sind, werden in der Regel *Fazettensyndrom* genannt.

***Bandscheiben und Wirbelgelenke hängen in ihrer Funktion eng miteinander zusammen und bilden eine funktionelle Einheit.***

Die Höhenminderung der Bandscheibe führt in den Wirbelgelenken zu einer Fehl- und Überlastung. Wie bei jedem anderen Gelenk löst dies auf Dauer Schäden am Knorpel aus, was sich zum Gelenkverschleiß *(Arthrose)* ausdehnt, an den Wirbelgelenken wird dies *Spondylarthrose* genannt. Wie bei jeder anderen Arthrose auch, ist es von Fall zu Fall unterschiedlich, ob dieser Verschleiß ohne Beschwerden bleibt oder zu Schmerzen führt. Zu Schmerzen kommt es bei einer **Reizung der Gelenke**, die im Rahmen des Verschleißes auftreten kann. Die schmerzhafte Reizung wird als *aktivierte Spondylarthrose* bezeichnet, analog zu einer *aktivierten Arthrose* anderer Gelenke. Auf den Verschleiß von Gelenken wird ausführlich im Kapitel *Der Gelenkverschleiß – Die Arthrose* eingegangen.

Im Rahmen eines Gelenkverschleißes bilden sich an Wirbelgelenken **knöcherne (Rand-)Wülste** *(Osteophyten)*. An der Vorderseite der Wirbelgelenke gelegene Randwülste können auf die

Nerven drücken, die die Wirbelsäule seitlich verlassen, die *Spinalnerven.* Dies sind die Nerven, aus denen sich auch die Armnerven zusammensetzen. Werden sie durch die knöchernen Wülste gereizt, kommt es zu einem in den Arm ausstrahlenden Schmerz, einer *Brachialgie* (lat. *brachium = Arm*). Die Beschwerden können denen ähneln, die ein Bandscheibenvorfall verursachen kann. An der Lendenwirbelsäule kommt es durch diese knöchernen Wülste häufig zu einer Nervenreizung. An der Halswirbelsäule ist dies seltener der Fall, da die Gelenkflächen eine andere Ausrichtung zu den Nerven haben.

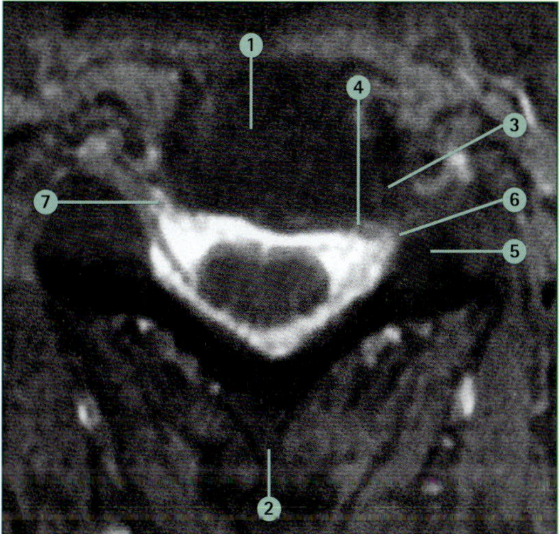


Kernspintomographie einer Halswirbelsäule im Querschnitt. Man sieht die Bandscheibe 1 von oben, sie weist in Richtung Bauch. Der Dornfortsatz 2 weist in Richtung Rücken. Durch Verschleiß an den seitlichen Rändern der Wirbelkörper *(Unkarthrose)* 3, durch Vorwölbung von Bandscheibengewebe 4 und durch Verschleiß der Wirbelgelenke 5 kommt es zu einer Einengung des sog. *Zwischenwirbellochs (Neuroforamen)* 6. Durch diese Öffnung ziehen die Spinalnerven in den Arm. Werden sie an dieser Stelle gereizt, können sie u.a. zu Beschwerden im Arm führen. Auf der anderen Seite besteht keine so deutliche Einengung 7.

Auch die Höhenabnahme der Bandscheibe hat eine Verkleinerung der Öffnung, durch die die Nerven vom Rückenmark nach außen treten, zur Folge.

Dehnen sich die Randwülste der Wirbelgelenke, Teile der Bandscheibe (Vorwölbung, Vorfall) oder die Randwülste der Wirbelkörper nach innen zum **Wirbelkanal** aus, führt dies zur Einengung des Wirbelkanals *(Spinalkanal).* Ab einem gewissen Ausmaß der Enge kann dies zu einer sog. *Wirbelkanalenge (Spinalkanalstenose)* führen. Darauf wird ausführlich im Kapitel *Der enge Wirbelkanal an der Halswirbelsäule – Die zervikale Spinalkanalstenose* eingegangen.

Diese natürlichen Verschleißerscheinungen verlaufen bei jedem Menschen in unterschiedlicher Ausprägung. Bei manchen sind sie auch im höheren Alter wenig ausgeprägt und führen nicht zu Beschwerden. Andere erleben Schmerzen durch einen ausgeprägten und vorzeitigen Verschleiß.

## Symptome und Beschwerden

Alleine aus dem Vorliegen von degenerativen Veränderungen an der Halswirbelsäule kann noch nicht auf das Vorhandensein von Beschwerden geschlossen werden. Die Veränderungen an der Halswirbelsäule können ganz unterschiedliche Symptome auslösen.

### ■ Keine Beschwerden

Bei vielen Patienten zeigen sich im Röntgenbild oder in der Kernspintomographie Verschleißerscheinungen, die nicht zu Beschwerden führen. Der Körper kann sich in vielen Fällen offenbar auf diese Veränderungen einstellen.

### ■ Nackenschmerz *(Zervikalgie)*

Der Nackenschmerz *(Zervikalgie)* (lat. *cervix = Hals,* griech. *algos = Schmerz*) ist gekennzeichnet durch einen auf den Nacken oder die nähere Umgebung beschränkten Schmerz. Er kann von verschiedenen von Verschleiß betroffenen Strukturen ausgehen. U.a. kann ein **Verschleiß der Wirbelgelenke** *(Fazettengelenke)* an der Halswirbelsäule einen Nackenschmerz auslösen. Hier kann man von einem *Fazettensyndrom* sprechen, auch wenn es üblicher ist, mit diesem Begriff Erkrankungen der Wirbelgelenke an der Lendenwirbelsäule zu bezeichnen.

An der Halswirbelsäule führen Schmerzen der Wirbelgelenke und der umgebenden Muskulatur zu einem tief und dumpf empfundenen Nackenschmerz. Der Schmerz kann bis in die Schultergelenke, die Schulterblätter und die obere Brustwirbelsäule ausstrahlen.

Je nachdem welche Wirbelgelenke betroffen sind, sind das Drehen oder das Rückneigen *(Reklinieren)* des Halses nur noch eingeschränkt möglich. Beim Rückwärtsfahren mit dem Auto kann dies deutlich hinderlich sein. Betroffene beklagen zudem ein Gefühl der **Steifigkeit**. Wirbelgelenke der unteren Halswirbel sind deutlich häufiger degenerativ verändert. Beim Rückneigen des Kopfes verschieben sich die Gelenkflächen dieser Wirbelgelenke gegeneinander, was bei einem starken Verschleiß nur bedingt möglich ist und Schmerzen auslösen kann. Die Bewegungen werden als schmerzhaft empfunden, wenn sich die Wirbelgelenke in einem gereizten Zustand befinden – ein häufiger Zustand bei von Arthrose betroffenen Gelenken. Bei einem leichten Reizzustand tritt der Schmerz am Ende der Bewegung auf, bei einem starken Reizzustand hält er auch in Ruhe und sogar nachts an.

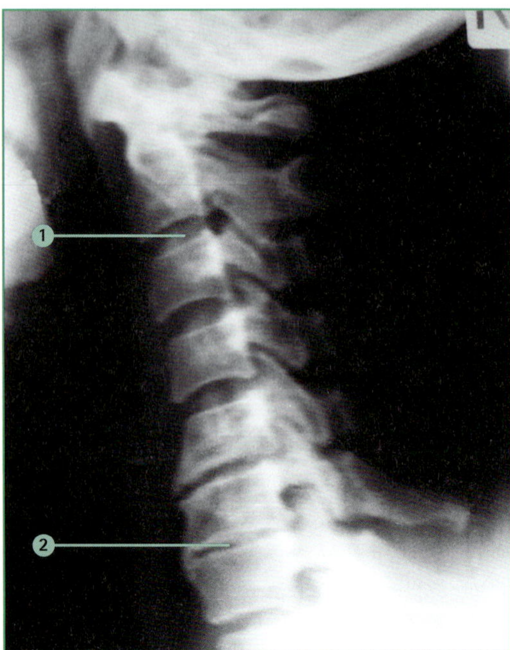


Das Röntgenbild zeigt die Halswirbelsäule einer 58-Jährigen von der Seite. Dabei weist der linke Bildrand nach vorne, der rechte nach hinten zum Nacken. Bandscheiben lassen sich als Weichgewebe nicht direkt im Röntgenbild darstellen. Am Abstand der Wirbelkörper zueinander kann jedoch auf die Dicke der dazwischenliegenden Bandscheiben geschlossen werden. So weisen die Bandscheiben an der oberen Halswirbelsäule ① noch eine reguläre Dicke auf, während die Bandscheiben an der unteren Halswirbelsäule ② deutlich an Dicke verloren haben.

Nachts kann eine unbewusste Änderung der Schlafposition Schmerzen auslösen und zum Erwachen führen. Die umgebende Muskulatur reagiert häufig mit einer schmerzhaften Fehlspannung.

Durch den **Verschleiß einer Bandscheibe** kann es zu ihrer schmerzhaften Vorwölbung *(Protrusion)* in Richtung Rückenmark kommen. Daraus kann sich ein Bandscheibenvorfall *(Prolaps)* entwickeln. Damit einhergehende Beschwerden werden ausführlich im Kapitel *Der Bandscheibenvorfall an der Halswirbelsäule* beschrieben.

Die degenerativen Veränderungen an der **Bandscheibe** und die damit einhergehende Reaktion des Knochens an den Ober- und Unterkanten der Wirbelkörper *(Osteochondrose)* sind an der Lendenwirbelsäule ein häufiger Grund für einen Kreuzschmerz. An der Halswirbelsäule führen diese Veränderungen selten zu Beschwerden.

Durch die Höhenabnahme der Bandscheibe verliert der Gallertkern seine Funktion der Stoßdämpfung und der Faserring seine Funktion der stabilen Verbindung zweier Wirbelkörper. Daraus kann sich eine schmerzhafte *Instabilität* entwickeln, eine krankhaft **vermehrte Beweglichkeit** der Wirbelkörper gegeneinander. Schon Belastungen des Alltags können so zu einer Überlastung des betroffenen Segments und damit zu Schmerzen führen. Der Patient merkt dies beim Vor- und Rückneigen des Kopfes.

### Nacken-Armschmerz *(Zervikobrachialgie)*

Für einen vom Nacken in den Arm (lat. *brachium = Arm)* ziehenden Schmerz (griech. *algos = Schmerz*) wird der Begriff *Brachialgie* verwendet. Schmerzt gleichzeitig auch der Nacken, spricht man von einer *Zervikobrachialgie.*

Zu einem solchen in den Arm ausstrahlenden Schmerz kommt es, wenn **Nerven gereizt** werden, welche seitlich die Wirbelsäule verlassen *(Spinalnerven).* Teile dieser Nerven an der Halswirbelsäule bilden die drei großen Armnerven: den *Mittelarmnerv (Medianus-Nerv),* den *Ellennerv (Ulnaris-Nerv)* und den *Speichennerv (Radialis-Nerv).*

Die Nerven können durch Bandscheibengewebe bedrängt werden, wenn dieses sich vorwölbt *(Protrusion)* oder vorfällt *(Prolaps).* Durch die Höhen-

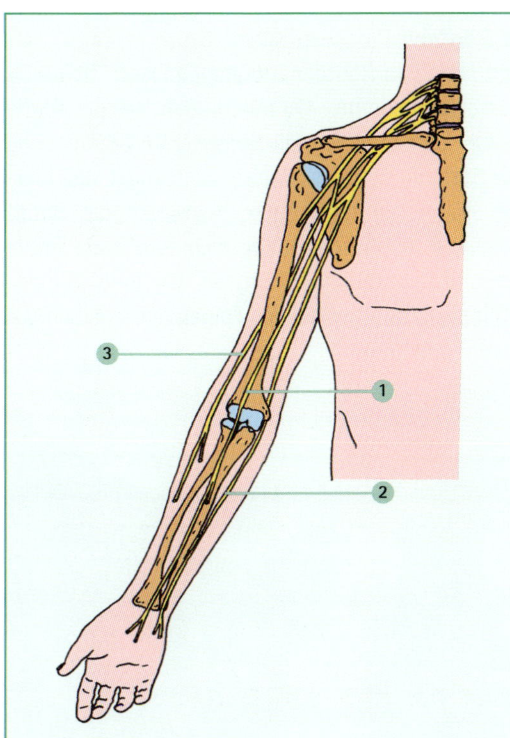


Die Abbildung zeigt den Verlauf der drei großen Armnerven: der *Mittelarmnerv (Medianus-Nerv)* 1, der *Ellennerv (Ulnaris-Nerv)* 2 und der *Speichennerv (Radialis-Nerv)* 3.

abnahme der Bandscheibe verkleinert sich die Öffnung *(Foramen)*, durch die die Nerven seitlich aus der Wirbelsäule austreten. Knöcherne Anbauten an den Wirbelkörpern *(Unkarthrose)* und den Wirbelgelenken können den Nerv an dieser Stelle ebenfalls reizen.

***In vielen Fällen ist es die Summe dieser Verschleißerscheinungen, die dem Nerv zunehmend weniger Platz beim Austritt aus der Wirbelsäule lässt.***

Die Reizung des Nervs an der Halswirbelsäule führt zu einer Schmerzausstrahlung entlang seines Verlaufs in den Arm hinunter. Typischerweise tritt er einseitig auf und kann bis in die Finger hinunterstrahlen. Beim **Rückneigen** und Drehen des Kopfes kommt es häufig zu einer Zunahme der Beschwerden.

Je nachdem welcher Nerv betroffen ist, ziehen die Schmerzen entlang der Außen-, Innen- oder Rückseite des Arms bis in die Hand. Die Schmerzen können ausschließlich im Arm wahrgenommen werden oder zusammen mit den Nackenschmerzen auftreten. Neben einem heftigen ziehenden Schmerz kann vom Patienten ein elektrisierendes Gefühl, ein Kribbelgefühl oder eine eingeschränkte Gefühlswahrnehmung *(Hypästhesie)* empfunden werden. Nimmt der Druck auf den Nerv zu oder hält länger an, kann auch eine Störung der die Muskeln versorgenden Nervenfasern auftreten. Die Folgen können Schwächen oder Lähmungen *(Paresen)* der Arm- und Handmuskeln sein. Auf die Störung der Nervenfunktion *(neurologische Ausfälle)* wird ausführlich im Kapitel *Der Bandscheibenvorfall an der Halswirbelsäule* eingegangen.

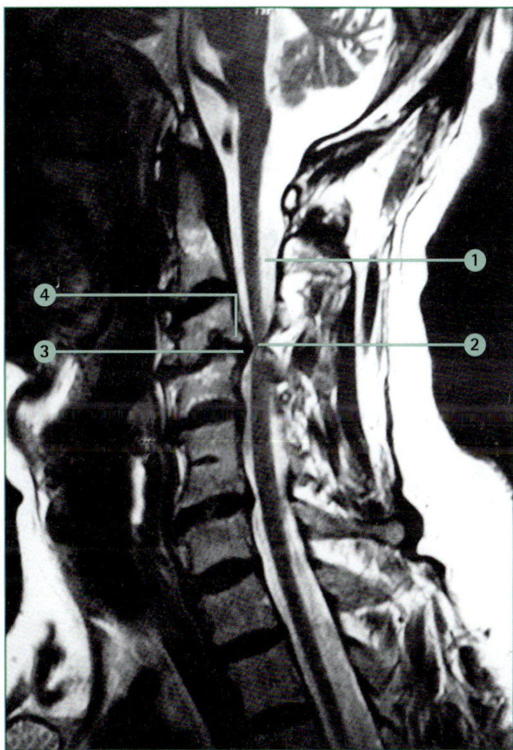


Zu sehen ist eine seitliche Kernspintomographie-Aufnahme der Halswirbelsäule. Die linke Bildhälfte weist in Richtung Gesicht, die rechte in Richtung Nacken. Das Rückenmark 1 wird an einer Stelle 2 deutlich sichtbar eingeengt, was als *zervikale Spinalkanalstenose* bezeichnet wird. Teile der Bandscheibe 3 und des Wirbelkörpers 4 wölben sich in den Wirbelkanal vor.

Führen die Veränderungen durch den Verschleiß zu einer deutlichen **Einengung des Wirbelkanals** *(Spinalkanalstenose)*, treten Beschwerden wie **Missempfindungen** in den Händen und eine **Un-**

**sicherheit beim Gehen** (Gangunsicherheit) auf. Dieses Krankheitsbild wird genauer im Kapitel *Der enge Wirbelkanal an der Halswirbelsäule – Die zervikale Spinalkanalstenose* erläutert

## Untersuchung und Diagnostik

Hinweise auf verschleißbedingte Erkrankungen ergeben sich bereits aus einer detaillierten Erhebung der **Krankengeschichte** *(Anamnese).* Sie ist zusammen mit der **körperlichen Untersuchung** des Patienten zunächst der wichtigste Teil in der Diagnostik. Damit gelingt es in der Regel, die Beschwerden des Patienten konkreten Veränderungen an der Halswirbelsäule zuzuordnen.

Bei der Untersuchung werden die Haltung und das Gangbild des Patienten betrachtet. Zumindest das Schultergelenk und das Schultereckgelenk werden mit untersucht. Funktionstests der gesamten Wirbelsäule, das Abtasten der Muskeln und die genaue Untersuchung von Funktionsstörungen der Halswirbelsäule ergeben wichtige Hinweise auf die Ursache der Beschwerden. Auswirkungen von Verschleißerscheinungen auf die Armnerven werden durch eine Untersuchung des Hautgefühls, der Reflexe und der Muskelkraft beurteilt.

Vom Ergebnis der Befragung und der Untersuchung hängt es ab, ob und welche weiteren diagnostischen Maßnahmen ergriffen werden.

***Es ist, auch im ökonomischen Sinne, sinnvoller, den Patienten ausführlich zu befragen und ihn orthopädisch zu untersuchen, als zuerst eine bildgebende Diagnostik zu veranlassen und mit den dort festgestellten Veränderungen nach einer Erklärung für die Beschwerden des Patienten zu suchen.***

Die mit der bildgebenden Diagnostik gewonnenen Informationen können **nur in Zusammenhang** mit der Befragung und der Untersuchung des Patienten bewertet werden. Für sich alleine betrachtet ergibt die bildgebende Diagnostik in den seltensten Fällen Hinweise auf die Ursache der Beschwerden, deren Feststellung jedoch Voraussetzung für eine zielgerichtete Behandlung ist.

Weitere diagnostische Maßnahmen:

### Röntgen

Mit Hilfe von Röntgenaufnahmen lassen sich viele verschleißbedingte Veränderungen an der Halswirbelsäule abbilden. Die Form der Wirbelsäule und die Stellung der Wirbelkörper zueinander sind hierbei gut ersichtlich. Auch wenn sich die Bandscheiben als Weichgewebe nicht direkt im Röntgenbild darstellen lassen, so ist eine Höhenabnahme vor allem an den Folgen am Knochen gut zu erkennen.

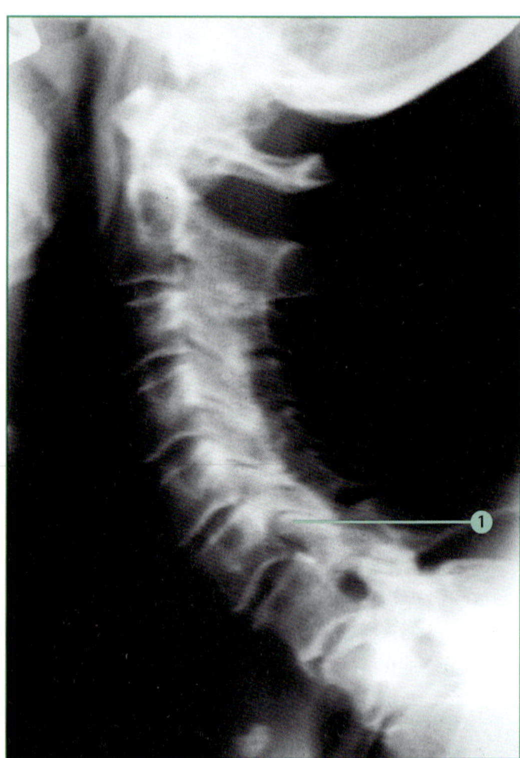


Das seitliche Röntgenbild der Halswirbelsäule zeigt, dass die normalerweise bestehende leichte Wölbung nach vorne *(Lordose)* krankhaft vermehrt ausgeprägt ist. Man spricht deshalb von einer *Hyperlordose.* Darüber hinaus ist hier ein deutlicher Verschleiß der Wirbelgelenke (1) festzustellen.

Auch Veränderungen wie die Ausbildung von Randwülsten an den Rändern der Wirbelkörper *(Unkarthrose)* und an den Wirbelgelenken lassen sich im Röntgen gut erkennen.

***Für die Beurteilung von Nackenschmerzen durch Verschleiß kann das Röntgenbild bereits ausreichend sein.***

Dagegen ist die direkte Darstellung einer Bedrängung von **Nerven** im Röntgenbild nicht möglich, da es sich auch hierbei um strahlendurchlässiges Weichgewebe handelt. Ergeben sich aus der Befragung und der Untersuchung des Patienten Hinweise auf eine Nervenbeteiligung, z. B. wenn der Patient über Schmerzen im Arm klagt, so sind weitere Untersuchungen wie eine Kernspintomographie oder eine Computertomographie sinnvoll.

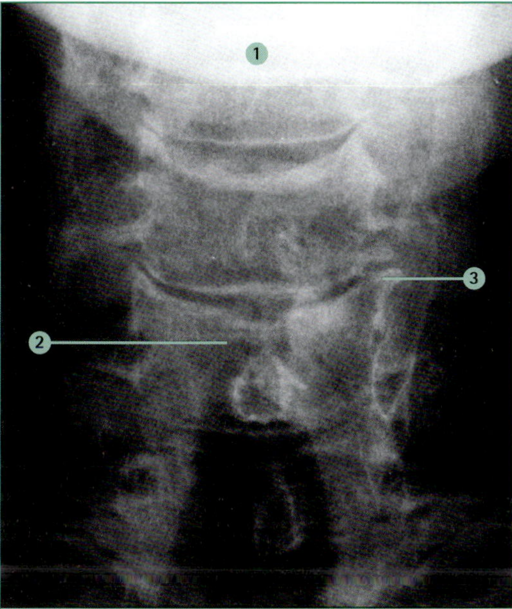

Ausschnitt aus einem Röntgenbild, das die Halswirbelsäule von vorne zeigt. Oben im Bildrand ist der Knochen des Kinns 1 zu erkennen. An den Wirbelkörpern 2 ist es zu einer deutlichen Ausbildung von Randwülsten an den Seitenrändern gekommen, was als *Unkarthrose* 3 bezeichnet wird. Diese Ränder können zu einer Bedrängung von Spinalnerven führen. Nervengewebe ist strahlendurchlässig und wird daher hier nicht abgebildet.

## Kernspintomographie (Magnetresonanztomographie, MRT)

Die Kernspintomographie ist eine sehr gute Methode zur Darstellung von Veränderungen an der Halswirbelsäule. Können Verschleißerscheinungen am Knochen oftmals bereits ausreichend im Röntgenbild beurteilt werden, so gelingt mit Hilfe der Kernspintomographie die Darstellung weiterer Veränderungen. So kann sie etwa den Zustand der Bandscheibe, Vorwölbungen und Vorfälle von Bandscheibengewebe oder eine eventuelle Bedrängung von Nervengewebe gut abbilden.

Das Rückenmark ist ebenso gut sichtbar wie die seitlich aus der Wirbelsäule austretenden Nerven *(Spinalnerven)*. Die Kernspintomographie sollte immer dann eingesetzt werden, wenn Beschwerden nicht ausreichend zu erklären sind und wenn ein Armschmerz auf eine **mögliche Nervenbeteiligung** hinweist. Dazu ist sie heutzutage die Methode der Wahl.

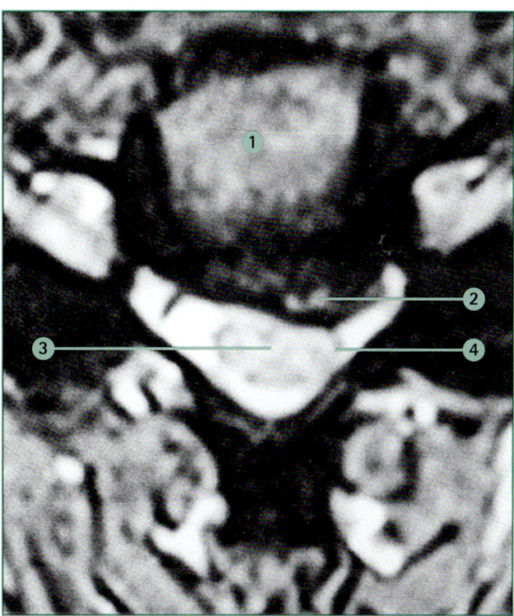

Kernspintomographie einer Halswirbelsäule. Die Betrachtung erfolgt von oben auf die Halswirbelsäule. Dabei weist der obere Bildrand in Richtung Gesicht, der untere in Richtung Nacken. Von der Bandscheibe 1 hat sich ein großer Bandscheibenvorfall 2 in Richtung Rückenmark 3 verlagert. Es kommt zu einer deutlichen Enge des Wirbelkanals 4.

Mit Hilfe der Kernspintomographie gelingt eine genauere Beurteilung der Weichgewebe als in der Computertomographie. Da es außerdem nicht zu einer Strahlenbelastung des Patienten kommt, ist die Kernspintomographie in der Regel einer Computertomographie vorzuziehen.

## Computertomographie (CT)

Mit Hilfe der Computertomographie lassen sich knöcherne Veränderungen an der Halswirbelsäule sehr gut darstellen. Bandscheibenvorwölbungen, Bandscheibenvorfälle und ihre Lage zu den Nerven sind in der Computertomographie ebenfalls zu erkennen. Auch wenn die Kernspintomographie genauere Informationen liefert und die Patienten nicht wie die Computertomographie mit Röntgenstrahlen belastet, wird die Computertomographie dennoch in einigen Fällen eingesetzt. Sie ist oftmals schneller verfügbar, dauert nicht so lange (was bei Patienten mit Platzangst eine Rolle spielt) und kann auch bei Patienten, die einen Herzschrittmacher tragen, angewendet werden.

### Knochenszintigraphie

Bei der szintigraphischen Untersuchung wird eine radioaktiv markierte Substanz in die Blutbahn gespritzt. Innerhalb von Stunden verteilt sie sich im Körper. Kommt es im Rahmen degenerativer Veränderungen zu einer erhöhten Aktivität des Knochenstoffwechsels, sammelt sich die Substanz im Knochen oder in der Innenhaut von Gelenken an.

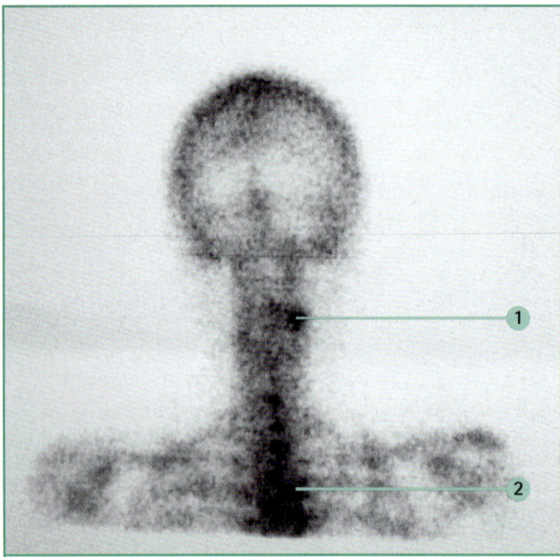


Die Abbildung zeigt eine Knochenszintigraphie der Halswirbelsäule, von hinten betrachtet. An einem Wirbelgelenk (1) auf der rechten Seite der Halswirbelsäule kommt es zu einer punktförmigen Anreicherung der radioaktiven Substanz. Dies zeigt eine hohe Aktivität dieses Gelenks an und kann ein Hinweis auf eine mögliche Schmerzursache sein. Auch an Gelenken der Brustwirbelsäule (2) ist eine verstärkte Anreicherung zu erkennen.

Diese Anreicherung kann sichtbar gemacht werden und gibt wichtige Hinweise auf das Vorliegen von Entzündungen im Knochen, auf schmerzhaft aktivierte Arthrosen der Wirbelgelenke sowie auf Knochenbrüche und sonstige Veränderungen am Knochen.

## Therapie

Bei den **meisten Menschen** liegen degenerative Veränderungen an der Halswirbelsäule vor. Warum manche aufgrund dieser Veränderungen Schmerzen oder andere Erkrankungen entwickeln, während andere ohne Beschwerden bleiben, ist nicht geklärt.

Führen die Veränderungen nicht zu Beschwerden, so ist prinzipiell keine Therapie notwendig, da eine Rückbildung der Veränderungen ohnehin nicht möglich ist. Diesen Patienten kann empfohlen werden, Überlastungen der Halswirbelsäule zu vermeiden und eine regelmäßige leichte Gymnastik für den Nacken durchzuführen, um der Entwicklung von zukünftigen Beschwerden entgegenzuwirken. Einfache Übungen sind im Kapitel *Der Nackenschmerz – Die Zervikalgie* abgebildet.

***Auch wenn nur ein Teil der degenerativen Veränderungen an der Halswirbelsäule zu Beschwerden führt, sind sie eine häufige Ursache von Nackenschmerzen.***

Treten Beschwerden durch degenerative Veränderungen an der Halswirbelsäule auf, so werden sie **anfangs fast immer nicht-operativ** behandelt. Da sich die Veränderungen langsam entwickeln, besteht meist kein Anlass, durch eine übereilte Operation einem oftmals gutartigen Verlauf vorzugreifen. Ausgenommen sind seltene Veränderungen, die rasch zu einer problematischen Bedrängung und Schädigung von Nerven führen.

### Nicht-operative *(konservative)* Therapie

Die bisherigen Ausführungen haben bereits deutlich gemacht, dass degenerative Veränderungen an der Halswirbelsäule von Patient zu Patient sehr unterschiedliche Beschwerden auslösen können. Daher kann es **keine einheitliche Therapie** geben. Mögliche Behandlungsmethoden werden nachfolgend aufgeführt.

***Die Behandlungen, die für einen Patienten mit degenerativen Veränderungen an der Halswirbelsäule in Frage kommen, werden seinen Beschwerden entsprechend individuell ausgewählt.***

Bei **akuten Beschwerden** sollte sich der Patient schonen und anstrengende Tätigkeiten meiden. Der Nacken sollte warm gehalten und schmerzhafte Bewegungen der Halswirbelsäule vermieden werden. Die vorübergehende Ruhigstellung der Halswirbelsäule durch eine sog. *Zervikalstütze* (weiche Halskrause, HWS-Krawatte) kann zum Abklingen der Beschwerden beitragen. Nachts kann sie dem Patienten eine Hilfe sein, wenn die Zervikalstütze verhindert, dass er sich unbewusst in eine schmerzhafte Position dreht. Diese Maßnahme hilft nicht allen Patienten und sollte nicht fortgesetzt werden, wenn bei Verwendung der Stütze ebenfalls Beschwerden auftreten.

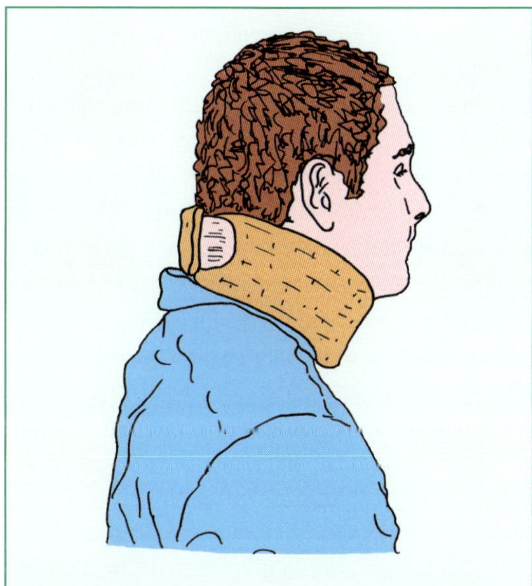

Die vorübergehende Ruhigstellung der Halswirbelsäule mittels einer sog. *Zervikalstütze* kann tagsüber und auch nachts zu einer Entlastung und damit zu einer Linderung von Beschwerden beitragen.

Degenerative Veränderungen führen häufig zu vorübergehenden **Funktionsstörungen** *(Blockierungen)* der Halswirbelsäule. Durch Maßnahmen der *Manuellen Therapie (Chirotherapie)* oder *Osteopathie* können diese Störungen oftmals einfach und schnell behoben werden. Dazu werden Techniken eingesetzt, die Gelenke, Bänder und Muskeln entweder mobilisieren *(Mobilisation)* oder durch einen vorsichtigen Impuls wieder in eine schmerzfreie Stellung bringen *(Manipulation)*. Bei der richtigen Technik nimmt die Wirbelsäule auch bei wiederholter Anwendung keinen Schaden. Je älter der Patient ist und je fortgeschrittener die degenerativen Veränderungen sind, desto mehr werden mobilisierende Techniken und desto weniger manipulative Techniken eingesetzt.

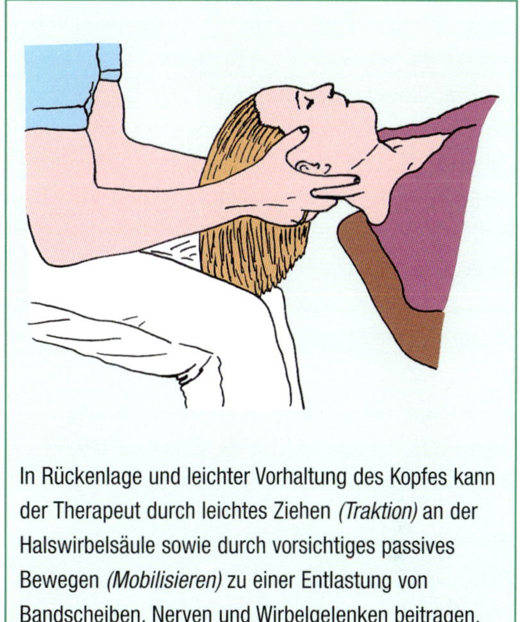

In Rückenlage und leichter Vorhaltung des Kopfes kann der Therapeut durch leichtes Ziehen *(Traktion)* an der Halswirbelsäule sowie durch vorsichtiges passives Bewegen *(Mobilisieren)* zu einer Entlastung von Bandscheiben, Nerven und Wirbelgelenken beitragen.

Mit Hilfe eines **Physiotherapeuten** wird bereits ein leichtes muskuläres Training begonnen, gleichzeitig werden bestehende muskuläre Funktionsstörungen (Verspannungen, Verkürzungen, Ungleichgewichte *(Dysbalancen)*) behandelt. Der Patient wird zur Durchführung einer leichten Bewegungstherapie angelernt. **Massagen** können kurzfristig angewendet werden und wirken entkrampfend auf die Muskulatur.

In der akuten Phase kann kurzfristig die regelmäßige Einnahme von **Schmerzmitteln** sinnvoll sein. Dazu eignen sich **Medikamente** mit Wirkstoffen wie z. B. *Ibuprofen, Diclofenac* oder andere. Sie zählen zu den sog. *nichtsteroidalen Antirheumatika (NSAR)* und entfalten neben der schmerzstillenden Wirkung auch einen entzündungshemmenden Effekt. Da es bisweilen durch die degenerativen Veränderungen zu Entzündungsreaktionen der Gelenke und der Bandscheiben kommt, können diese durch die Medikamente günstig beeinflusst werden. Voraussetzung ist, dass der Patient diese Wirkstoffgruppe auch verträgt. Unerwünschte Wirkungen am Magen-Darm-Trakt, an den Nieren oder am Herzen sind möglich. Für ältere Patienten sind sie aus diesen Gründen meist ungeeignet.

Werden diese Medikamente nicht vertragen oder bestehen trotz ihres Einsatzes starke Beschwerden, dann werden **stärkere, verschreibungspflichtige Medikamente** wie *Novaminsulfon (Metamizol)*, *Tramadol* oder *Tilidin* eingesetzt. Sie eignen sich aufgrund ihrer relativ guten Verträglichkeit auch für eine **längere Behandlung**. Wichtig ist anfangs die Einnahme in regelmäßigen Abständen, damit sich der Schmerz nicht immer wieder aufbaut. Auf die Entzündungsreaktion haben sie keinen direkten Einfluss, sie dämpfen jedoch die Schmerzempfindung und ermöglichen dem Patienten, in Bewegung zu bleiben. Selten ist die Gabe von *Morphin-Präparaten* notwendig.

***Die regelmäßige Einnahme von gut verträglichen Schmerztabletten kann bei vielen älteren Patienten einer Operation vorgezogen werden.***

Zumindest vorübergehend können Wirkstoffe eingesetzt werden, die die begleitend verspannte Muskulatur am Nacken entkrampfen und damit zu einer Schmerzlinderung beitragen. Sie werden als **Muskelentspanner**, *Muskelrelaxantien* oder *Myotonolytika* bezeichnet. Sie können die Aufmerksamkeit ungünstig beeinflussen und manche Substanzen besitzen nach einiger Zeit ein Suchtpotential, weshalb die Anwendung meist auf 1-2 Wochen beschränkt bleibt.

Besonders wirksam ist in vielen Fällen die Anwendung von **Kortison**. Es kann auf die Entzündungsvorgänge an den Wirbelgelenken, den Bandscheiben und den Nerven einen günstigen Einfluss haben. Durch das Kortison können körpereigene Heilungsvorgänge unterstützt und beschleunigt werden. Die Gabe von Kortison kann in Form von Tabletten oder Lösungen, die direkt in die Blutbahn geleitet werden *(Infusionen)*, erfolgen, alternativ kann die Substanz auch mit Hilfe einer Spritze in die Nähe der Wirbelgelenke, der Bandscheiben oder der Nerven gebracht werden (Näheres hierzu im Abschnitt „Minimalinvasive Therapie"). In vielen Fällen tritt unter der Behandlung mit Kortison eine schlagartige Besserung der Symptome ein. Es ist von Fall zu Fall unterschiedlich, ob eine einmalige Anwendung von Kortison oder eine wiederholte Behandlung in Abständen von wenigen Tagen erforderlich ist. Eine regelmäßige Anwendung von Kortison über Wochen hinweg findet in der Behandlung von degenerativen Veränderungen jedoch keine Anwendung, da dann unerwünschte Wirkungen der Substanz überwiegen würden.

Unter dem Begriff *physikalische Therapie* werden etwa die therapeutische Anwendung von Wärme oder Kälte, die Anwendung von Wasser *(Balneotherapie)* oder elektrischen Strömen sowie die physiotherapeutische Behandlung zusammengefasst. Die Anwendung von **Wärme** lindert bei vielen Patienten die Beschwerden, da sie die begleitend verspannten Muskeln entspannt. Heiße Bäder, Rotlicht, Wärmepackungen, Fango-Anwendungen, wärmende Salben oder auch Pflaster sind geeignete Formen der Wärmeanwendung.

Die Anwendung **elektrischer Ströme** *(Elektrotherapie)* fördert die Durchblutung, entkrampft die Muskeln und lindert Schmerzen. *Niederfrequente Impuls-Gleichströme* führen zu einer Reizung der Vibrationsrezeptoren und senken damit die Schmerzwahrnehmung. Diese Art elektrischer Ströme wird als *Iontophorese* angewendet. Aufgetragene schmerzlindernde Salben werden durch elektrische Ströme in ihrer Wirkung unterstützt. Durch *mittelfrequente Ströme* erfolgt eine schmerzlindernde Durchflutung des Gewebes über 2 Stromkreise *(Interferenz)*, meist in Form der *Nemectrodyn-Therapie*.

Bei anhaltenden oder häufig wiederkehrenden Beschwerden eignet sich die Anwendung der *Transkutanen elektrischen Nervenstimulation (TENS)* zu Hause. Dafür werden kleine, handliche Geräte eingesetzt, an die Klebeelektroden angeschlossen werden, die auf die Haut geklebt werden und ihre Wirkung durch die Haut hindurch *(transkutan)* entfalten. Die Geräte sind jederzeit verfügbar, können mehrmals täglich 20-60 Minuten angewendet werden und helfen, den Schmerzmittelbedarf zu senken.

Die **Magnetfeldtherapie** oder eine pulsierende Signaltherapie kann über eine Steigerung der Stoffwechselaktivität und eine Erhöhung der Durchblutung schmerzlindernd wirken.

***Bei Patienten mit Herzschrittmachern oder Defibrillatoren ist ein Einsatz der Elektrotherapie nicht möglich.***

Die **traditionelle chinesische Medizin** *(TCM)* besteht aus verschiedenen Behandlungsmethoden. Bei der *Akupunktur* werden Punkte unter der Haut, im Muskel, in der Gelenkkapsel oder in Nervennähe mit dünnen sterilen Einmalnadeln stimuliert. Sie ist in der Regel frei von Nebenwirkungen und viele Patienten profitieren von einer anhaltenden Schmerzlinderung. Eine Wärme- und Kräutertherapie ist ebenfalls Bestandteil der traditionellen chinesischen Medizin. Ähnlich einer chiropraktischen Behandlung kennt die traditionelle chinesische Medizin die *Tuina-Therapie.* Dabei wird der Bewegungsapparat massiert, geknetet und mobilisiert. Auch das *Schröpfen* ist Bestandteil der TCM. Dazu können Glasgefäße oder Saugnäpfe aus Gummi verwendet werden. Eine weitere chinesische Behandlungsmethode ist der Einsatz von Kräutern oder Tees sowie die Empfehlung einer Ernährungsumstellung.

Die Behandlung mit **Spritzen** kann in vielen Fällen Schmerzen lindern und Muskelfehlspannungen günstig beeinflussen. Dazu werden die Spritzen an schmerzhafte Stellen in der Haut oder in der Muskulatur (*Myogelosen* oder *Triggerpunkte*) gesetzt. Verwendet werden entweder örtliche Betäubungsmittel *(Lokalanästhetika)* oder pflanzliche Präparate, keinesfalls Kortison, welches zur Behandlung von Muskelproblemen keine Anwendung findet. Sind **Sehnen- und Bandansätze** am Schulterblatt oder an der Wirbelsäule schmerzhaft gereizt, kann ihre Behandlung kurzfristig auch mit Kortison erfolgen.

Bei **anhaltenden oder wiederkehrenden *(chronischen)* Beschwerden** werden die passiven Behandlungsmethoden zunehmend verlassen und möglichst durch **aktive Maßnahmen** ersetzt. Damit ist gemeint, dass die weitere Behandlung vor allem aus Maßnahmen besteht, die der Patient **selbstständig, regelmäßig und dauerhaft** durchführt.

Da eine Heilung der degenerativen Veränderungen nicht möglich ist, sollen die Maßnahmen versuchen, die mit diesen Veränderungen einhergehenden Defizite auszugleichen und den Patienten anleiten, mit diesen umzugehen. Dazu zählt, dass der Patient eine Überlastung der Halswirbelsäule sowohl in der **Freizeit** wie auch am **Arbeitsplatz** vermeidet. Belastend ist vor allem eine Überstreckung der Halswirbelsäule nach hinten. Auch eine anhaltende Drehung der Halswirbelsäule sowie eine ungünstige Haltung an einem **Bildschirmarbeitsplatz** können die Beschwerden durch Verschleiß verstärken. Wie ein Bildschirmarbeitsplatz eingerichtet sein sollte, wird im Kapitel *Der Nackenschmerz – Die Zervikalgie* beschrieben.

Wichtig in der Behandlung degenerativer Veränderungen an der Halswirbelsäule ist eine **Bewegungstherapie**. Dazu werden zu Beginn mit Hilfe eines Physiotherapeuten bestehende muskuläre Funktionsstörungen und Ungleichgewichte *(Dysbalancen)* ausgeglichen. Dann wird der Patient angeleitet, Übungen zur Muskelkräftigung und zum Erhalt der Beweglichkeit selbstständig, regelmäßig und auf Dauer durchzuführen. Dies kann er zu Hause, in Kursen zur Rückenschule, in Fitnessstudios oder in anderen geeigneten Einrichtungen umsetzen. Einige Übungen sind im Kapitel *Der Nackenschmerz – Die Zervikalgie* abgebildet.

### Minimalinvasive Therapie

Unter minimalinvasiven Therapien werden Behandlungen mit Spritzen, Kathetern oder feinen Instrumenten *(Endoskop, Sonden)* verstanden, die durch die Haut erfolgen. Ziel der minimalinvasiven Therapie ist es, unmittelbar an der beschwerdeauslösenden Stelle eine therapeutische Wirkung zu erzielen. Dies kann einen durch Verschleiß bedrängten Nerv oder auch die Wirbelgelenke betreffen. Auf die Behandlung von Bandscheibenvorfällen oder der Wirbelkanalenge wird in den entsprechenden Kapiteln ausführlich eingegangen.

***Die minimalinvasive Therapie wird angewendet, wenn sich Beschwerden bestimmten Stellen an der Halswirbelsäule zuordnen lassen. Bei einem Nackenschmerz, dessen Herkunft nicht ausreichend zu klären ist, wird sie nicht eingesetzt.***

Zu den häufig angewendeten Behandlungsmethoden gehört das **Spritzen** eines Kortisonpräparats, eines örtlichen Betäubungsmittels oder auch die Kombination beider Substanzen in die unmittelbare Nähe eines durch Verschleiß bedrängten Nervs oder an die Wirbelgelenke. Dies soll die an diesen Stellen bestehenden Schmerzen und Entzündungsreaktionen beruhigen.

Die Behandlung eines bedrängten **Nervs** wird *periradikuläre Therapie (PRT)* genannt. Die Spritze wird dabei von schräg außen gesetzt und möglichst bis in die Nähe des Nervs vorgeschoben (Näheres dazu im Kapitel *Der Bandscheibenvorfall an der Halswirbelsäule*). Ähnlich wird bei der Behandlung der **Wirbelgelenke** *(Fazetten)* vorgegangen. Hier wird die Nadel senkrecht durch die Haut bis an die das Gelenk umgebende Gelenkkapsel vorgeschoben. Zur Platzierung der Spritze orientiert man sich am Röntgenbild und an den Knochenpunkten, die an der Halswirbelsäule zu tasten sind.

Ist eine Orientierung durch Tasten nicht möglich, können die Behandlungen auch mit Hilfe eines Geräts durchgeführt werden, das den Patienten während der Behandlung mit Röntgenstrahlen „durchleuchtet" *(Bildwandler)* und so die Lage der Nadelspitze erkennen lässt. Auch eine Computertomographie kann während der Behandlung anzeigen, wo die Spitze der Nadel liegt. Zwar ist mit diesen Verfahren eine gute Positionierung der Nadelspitze möglich, nachteilig ist jedoch die Belastung des Patienten mit Röntgenstrahlen.

Da es sich beim **Verschleiß der Wirbelgelenke** um Veränderungen handelt, wie sie auch an anderen Gelenken im Rahmen einer Arthrose auftreten, werden teilweise – wie bei der Arthrose-Therapie – auch *Hyaluronsäure* oder aus Eigenplasma gewonnene Substanzen angewendet. Details dazu können dem Kapitel *Der Gelenkverschleiß – Die Arthrose* entnommen werden. Wie erfolgreich diese Behandlungen sind, ist nicht abschließend geklärt. Im Vergleich zu anderen Gelenken wird die Methode an der Halswirbelsäule nur selten angewendet.

***Behandlungen mit Spritzen werden an der Halswirbelsäule zurückhaltender angewendet als an der Lendenwirbelsäule, da unerwünschte Begleitreaktionen wie z. B. Benommenheit oder Schwindel auftreten können.***

Führt die Behandlung mit Spritzen an den Wirbelgelenken zu einer guten, aber nicht oder nur kurze Zeit anhaltenden Besserung, dann kann eine sog. *Verödung* (*Denervierung, Denervation* oder *Fazettendenervation*) mit einer **Sonde** durchgeführt werden. Dazu werden die Nerven, die den Schmerz von den Gelenken zur Wirbelsäule weiterleiten, unterbrochen *(verödet, denerviert)*. Dies kann durch die Anwendung von **Hitze** erfolgen, bei der an der Spitze der Sonde Temperaturen bis ca. 80° erreicht werden und die als *Thermodenervation, Thermokoagulation, Thermoablation* oder *Radiofrequenzdenervation* bezeichnet wird. Die Verödung ist auch durch Verwendung von **Kälte** (*Kryodenervation* oder *Kryotherapie*) möglich, wobei als Kältemittel Kohlendioxid verwendet wird und Temperaturen von etwa -60° erreicht werden. Eine Narkose des Patienten ist dazu nicht erforderlich. Die Lage der Sonde wird während der Behandlung kontrolliert, indem ein Gerät den Patienten mit Röntgenstrahlen „durchleuchtet" *(Bildwandler)*.

Die Verödung der Wirbelgelenke ändert nichts an deren Verschleiß und nach einer Zeit bilden sich erneut feine Nerven, die den Schmerz wieder weiterleiten. Dennoch kann es mit dieser Maßnahme gelingen, einen Teil der Schmerzen für eine **begrenzte Dauer** von Monaten oder Jahren manchmal erheblich zu bessern. Da es sich um einen kleineren Eingriff handelt, der den Patienten wenig belastet, wird er oft größeren Operationen zunächst vorgezogen.

An der Lendenwirbelsäule gibt es zahlreiche Verfahren, die **direkt innerhalb der Bandscheibe** ansetzen, davon ausgehend, dass ein Kreuzschmerz hier seine *(diskogene)* Ursache hat *(intradiskale Verfahren)*. Aus anatomischen Gründen werden sie an der Halswirbelsäule kaum angewendet.

### Operative Behandlung

Eine operative Behandlung kommt in Frage, wenn die Beschwerden des Patienten durch keine andere Behandlungsmethode anhaltend gebessert werden konnten. Durch eine Operation können nicht alle degenerativen Veränderungen an der Halswirbelsäule entfernt werden. Die operative Therapie ist jedoch in der Lage, die **Ursache einer Bedrängung von Nervengewebe** durch Entfernung der störenden Strukturen zu beheben. Dabei kann das Abtragen von Knochen und Bändern einen befreienden Effekt auf eingeengte Nerven haben und eine deutliche Besserung der Beschwerden bewirken. Das Alter und mögliche weitere Erkrankungen des Patienten sind zu berücksichtigen – vor allem bei älteren Patienten mit weiteren Erkrankungen erhöht sich grundsätzlich das Operationsrisiko.

Bei der Operation wird möglichst nur das Gewebe (Knochen, Bandscheibe) entfernt, das für die Bedrängung des Nervs verantwortlich ist. Die Abtragung von Gewebe wird als *Dekompression* bezeichnet, die Operation an der Wirbelsäule als *Dekompressionsoperation.* Werden vergrößerte knöcherne Wülste an den Seiten der Wirbelkörper *(Processus uncinati)* entfernt, spricht man von einer *Uncektomie/Unkektomie.* Auf die speziellen operativen Behandlungsmöglichkeiten eines Bandscheibenvorfalls wird im entsprechenden Kapitel eingegangen.

Bestehen ausgeprägte störende degenerative Veränderungen, so muss der Eingriff teilweise so weit ausgedehnt werden, dass die Stabilität der Wirbelsäule gefährdet ist. Um eine anschließende schmerzhafte **Instabilität** zu verhindern, wird dann der Eingriff um eine **Versteifung** *(Fusion, Spondylodese)* eines oder mehrer Wirbelsäulenabschnitte erweitert. Dies ist ebenfalls notwendig, wenn schon vor der Operation eine *instabile* Situation an der Wirbelsäule bestand.

***Durch eine Versteifungsoperation soll eine schmerzhaft vermehrte Beweglichkeit von Wirbelsäulenabschnitten vermindert oder behoben werden.***

In den meisten Fällen wird die Versteifung von vorne *(ventral)* durch einen Schnitt im Hals durchgeführt. Dazu werden die Wirbelkörper miteinander *(interkorporell)* verbunden *(fusioniert),* man spricht dann von einer *interkorporellen Fusion.* Zur Verbindung der Wirbelkörper miteinander wird entweder Knochen verwendet, der an einer anderen Stelle des Körpers entnommen wurde (z. B. vom Beckenkamm), oder es werden sog. *Körbchen* aus Metall *(Cages)* eingebracht. Teilweise werden zusätzlich Platten und Schrauben an den zu versteifenden Wirbeln befestigt. Die Operation kann auch weitere Wirbelkörper mit einbeziehen, was als *mehrsegmentale* Operation bezeichnet wird.

Durch eine Operation lassen sich oftmals **Beschwerden bessern**, die von einer Nervenbedrängung durch degenerative Veränderungen oder durch eine stark vermehrte Beweglichkeit *(Instabilität)* der Wirbelkörper gegeneinander ausgehen. Es ist jedoch nicht möglich, sämtliche degenerativen Veränderungen an der Halswirbelsäule zu entfernen oder Fehlstellungen sowie Funktionsstörungen zu beheben, so dass in einigen Fällen ein Teil der Beschwerden auch nach der Operation noch bestehen bleibt *(Restbeschwerden).*

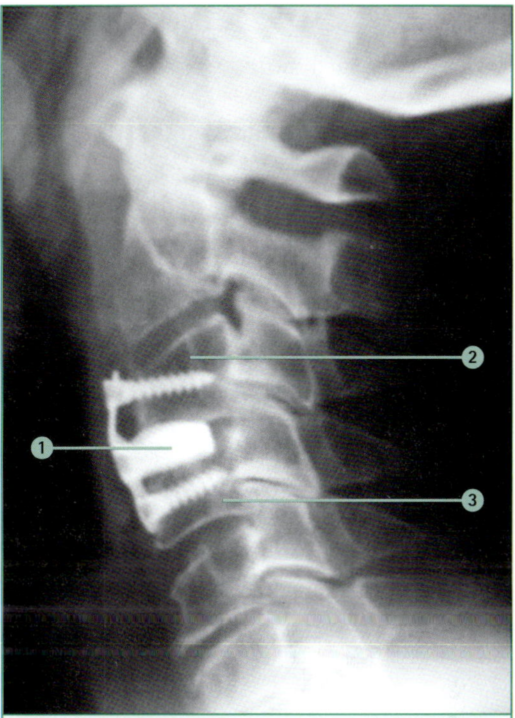


Seitliche Röntgenaufnahme einer Halswirbelsäule. Die linke Bildhälfte weist nach vorne, die rechte nach hinten. Durch eine Versteifung *(Fusion, Spondylodese)* 1 wurden der 3. 2 und der 4. 3 Wirbelkörper fest miteinander verbunden.

## Prognose und Verlauf

Prognose und Verlauf von degenerativen Veränderungen an der Halswirbelsäule sind **sehr unterschiedlich**. Es gibt Patienten, die keine Beschwerden beklagen, andere, die über wiederkehrende Schmerzphasen klagen, und wieder andere, bei denen anhaltende Beschwerden bestehen.

In den meisten Fällen kommt es zu Schmerzphasen, die Tage oder Wochen anhalten. Durch eine gezielte Behandlung kann diesen Patienten in aller Regel **gut geholfen** werden. Vermeidet der Patient anschließend Überlastungen der Halswirbelsäule und führt regelmäßig Übungen für die Muskulatur durch, dann kann häufig eine Phase ohne oder mit weniger Schmerzen erreicht werden.

Trotz weiterer Zunahme der degenerativen Veränderungen kommt es in **höherem Alter** oftmals zu einem Nachlassen der Beschwerden. Es ist jedoch auch möglich, dass sich der Verschleiß so entwickelt, dass es zu einer Bedrängung von Nervengewebe und neuen Symptomen kommt. Dann kann ein operatives Vorgehen notwendig werden, das in vielen Fällen eine Besserung der Beschwerden bewirken kann.

### Das Wichtigste für Sie:

- Als *degenerative Veränderungen* bezeichnet man mit dem Alter zunehmende natürliche Veränderungen des Körpers.
- Überlastungen der Halswirbelsäule in Beruf und Freizeit können diese Veränderungen beschleunigen.
- Das Ausmaß der Veränderungen lässt nicht immer einen Rückschluss auf das Ausmaß der Beschwerden zu.
- Verschiedene Therapiemaßnahmen können die Beschwerden der Patienten bessern.
- Veränderungen können mit der Zeit zu einer Bedrängung von Nervengewebe führen und dann auch eine Operation erforderlich machen.

## Der enge Wirbelkanal an der Halswirbelsäule – Die *zervikale Spinalkanalstenose*

Wirbelkörper und Wirbelbögen bilden einen knöchernen Ring, durch den das Rückenmark zieht. Diese Ringe der einzelnen Wirbel von Halswirbelsäule, Brustwirbelsäule und Lendenwirbelsäule bilden den knöchernen Teil des Wirbelkanals oder *Spinalkanals.* Kommt es zu einer Verengung (*Stenose;* griech. *stenos = eng*) des Wirbelkanals, spricht man von einer *Spinalkanalstenose.* An der Halswirbelsäule heißt sie *zervikale Spinalkanalstenose,* an der Lendenwirbelsäule *lumbale Spinalkanalstenose.*

Der Wirbelkanal schützt und führt das Rückenmark. Das Rückenmark wird von einem Schlauch aus harter Hirnhaut *(Dura)* umgeben, der im knöchernen Wirbelkanal verläuft. Bei der harten Hirnhaut handelt es sich um ein festes, dünnes Bindegewebe. Der Schlauch wird *Duraschlauch (Duralschlauch)* genannt und ist mit Hirnwasser *(Liquor)* gefüllt. Zur Seite der Wirbelsäule verlassen die Spinalnerven das Rückenmark durch die von zwei Wirbelkörpern gebildeten *Zwischenwirbellöcher (Neuroforamen).*

Normalerweise hat das Rückenmark im Wirbelkanal ausreichend Platz. An der Halswirbelsäule füllt es zwischen 50% und 75% des Wirbelkanals aus.

Dieser Schlauch mit dem Rückenmark als Inhalt kann durch Veränderungen am Knochen, an den Bandscheiben und an den Bändern der Wirbelsäule eingeengt werden. Dabei sind verschleißbedingte *(degenerative)* Veränderungen an der Wirbelsäule der häufigste Grund für einen engen Wirbelkanal.

Daraus ergibt sich der häufig verwendete Begriff der *degenerativen Spinalkanalstenose.*

Von einer *zervikalen Myelopathie* spricht man, wenn es zu einer Schädigung des Rückenmarks an der Halswirbelsäule kommt. Dafür können unterschiedliche Ursachen verantwortlich sein, eine davon ist die Wirbelkanalenge.

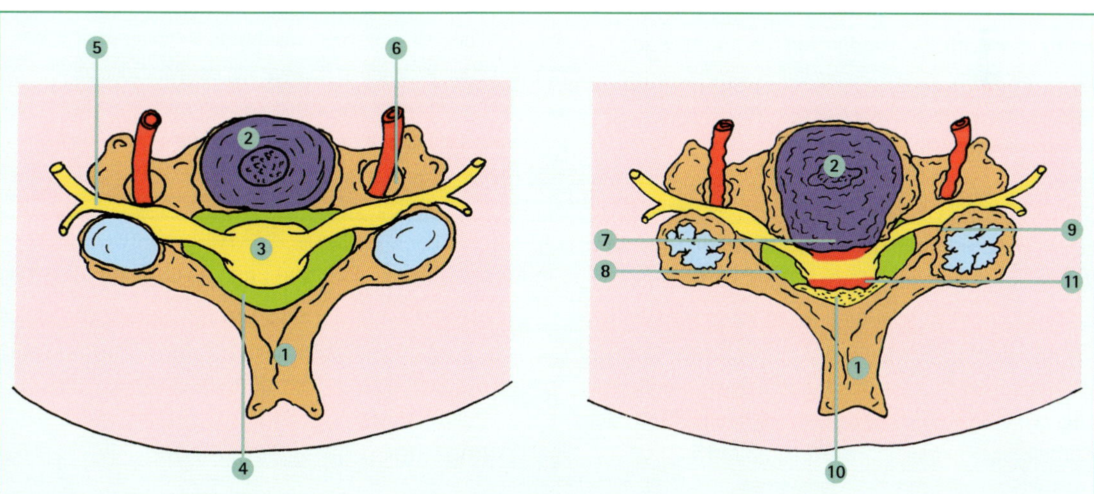


Die Abbildungen zeigen Querschnitte durch die Halswirbelsäule von oben betrachtet. Zum Nacken weisen die Dornfortsätze (1) und nach vorne die Bandscheiben (2). Das Rückenmark (3) liegt im knöchernen Wirbelkanal *(Spinalkanal)* (4). Seitlich verlassen die sog. *Spinalnerven* (5) durch das Zwischenwirbelloch *(Neuroforamen)* (6) das Rückenmark. Während die linke Abbildung einen Normalbefund zeigt, ist auf der rechten Abbildung der Wirbelkanal stark eingeengt. Ursachen sind ein Vorschieben von Bandscheibengewebe (7), ein eng angelegter knöcherner Wirbelkanal (8), durch Verschleiß vergrößerte Wirbelgelenke (9) und ein verdicktes gelbes Band *(Ligamentum flavum)* (10). Die anhaltende Enge hat zu Schäden (rot markiert) (11) am Rückenmark geführt, was als *zervikale Myelopathie* bezeichnet wird.

## Ursachen und Herkunft

Ist ein enger Wirbelkanal an der Halswirbelsäule **angeboren**, spricht man von einer *kongenitalen Stenose*. Er führt nur selten zu Beschwerden.

Die überwiegende Zahl der zervikalen Spinalkanalstenosen beruht auf **Veränderungen durch Verschleiß**. Zu diesem Verschleiß kommt es im Alter, bei dem einen mehr, bei dem anderen weniger. Prinzipiell ist dies ein völlig normaler Vorgang, der an der Halswirbelsäule schon vor dem 40. Lebensjahr beginnt.

Im Rahmen des Verschleißprozesses verlieren die **Bandscheiben** an Höhe und wölben sich auch in Richtung Rückenmark vor. Am **Knochen** kommt es zur Ausbildung von Knochenwülsten, ein Vorgang, der als *Spondylose* bezeichnet wird. Einzelne Knochenwülste werden *Spondylophyten* genannt. Die **Wirbelgelenke** (Zwischenwirbelgelenke, Wirbelbogengelenke, *Fazettengelenke, Fazetten*) vergrößern sich ebenfalls durch Verschleiß. Weiterhin kommt es durch den Höhenverlust der Bandscheibe zu einer Vorwölbung *(Auffaltung)* des an der Hinterwand des Spinalkanals gelegenen sog. *gelben Bandes (Ligamentum flavum)* in den Spinalkanal hinein.

***Die Summe der verschleißbedingten Veränderungen führt zu einer Verengung des Wirbelkanals, was als Spinalkanalstenose bezeichnet wird.***

Neben diesen Veränderungen kann es zudem zu einer **Verschiebung der Wirbelkörper** kommen. Verschieben sich die Wirbelkörper gegeneinander, führt dies zu einer Verstärkung der Wirbelkanalenge. Ursache der Verschiebung ist eine verschleißbedingte Stellungsänderung der Wirbelkörper zueinander oder eine krankhaft vermehrte Beweglichkeit der Wirbelkörper gegeneinander *(Instabilität)*.

Abhängig von der **Bewegung** und der Stellung des Kopfes ändert sich die Weite des Wirbelkanals. In Rückneigung *(Extension)* des Kopfes wird er besonders eng. Der vorliegende Verschleiß und die zusätzliche Bewegung können dazu führen, dass das Rückenmark immer wieder leicht gequetscht wird und dadurch Schaden nimmt. Auch die **Durchblutung** des Rückenmarks kann durch die Veränderungen Schaden nehmen und zu einer Schädigung des Rückenmarks beitragen.

In gleicher Weise kann ein akut auftretender **Bandscheibenvorfall** an der Halswirbelsäule zu einer Einengung des Wirbelkanals führen und auf das Rückenmark drücken.

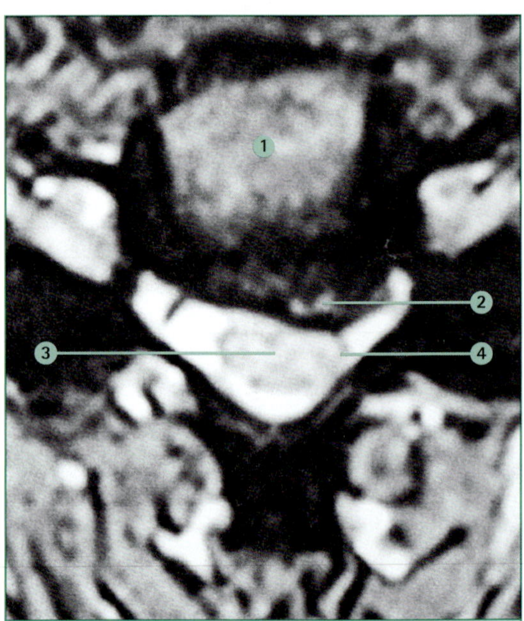


Kernspintomographie einer Halswirbelsäule. Die Betrachtung erfolgt von oben auf die Halswirbelsäule. Dabei weist der obere Bildrand in Richtung Gesicht, der untere in Richtung Nacken. Von der Bandscheibe (1) hat sich ein großer Bandscheibenvorfall (2) in Richtung Rückenmark (3) verlagert. Es kommt zu einer deutlichen Enge des Wirbelkanals (4).

Weiterhin können leichte **Bagatellverletzungen** der Halswirbelsäule zu einer akuten Verschlechterung einer schon vorbestehenden und bisher ohne Symptome verlaufenen Wirbelkanalenge führen.

## Symptome und Beschwerden

Der Alterungsprozess an der Halswirbelsäule ist ein natürlicher Vorgang und muss nicht mit Beschwerden einhergehen. Manche Patienten leiden jedoch an wiederkehrenden Schmerzen aufgrund des Verschleißes, worauf im Kapitel *Der Verschleiß an der Halswirbelsäule* eingegangen wird. Führen Verschleißerscheinungen nur zu einer leichten Einengung des Wirbelkanals, ist dies nicht schmerzhaft.

***Nackenschmerzen sind nicht das typische Symptom einer zervikalen Spinalkanalstenose.***

Nimmt die Enge des Wirbelkanals zu, kommt es zu einer **Bedrängung des Rückenmarks**. Dies kann dazu führen, dass das Rückenmark mit der Zeit Schaden nimmt, weil es ein sehr weiches und empfindliches Gewebe ist. Kommt es zur Schädigung des Rückenmarks, spricht man von einer *zervikalen Myelopathie* (griech. *myelo = Mark;* griech. *pathos = Krankheit).*

Da der Verschleißprozess **langsam** zunimmt, nehmen auch die Beschwerden, die durch ihn ausgelöst werden, langsam (schleichend) zu. Daher können sich Beschwerden über Jahre entwickeln.

***Die zervikale Myelopathie ist eine Erkrankung, die am häufigsten zwischen dem 50. und 60. Lebensjahr auftritt und Männer häufiger betrifft.***

Die ersten Symptome einer zervikalen Myelopathie sind meist **Missempfindungen** in den Händen und eine **Unsicherheit beim Gehen** (Gangunsicherheit), die im Dunkeln noch zunimmt. Die Feinmotorik der Hände kann zunehmend betroffen sein, Schreiben kann schwerfallen und die Funktion des Greifens verschlechtert sich mit der Zeit. Die Beschwerden können einem sog. *Karpaltunnelsyndrom* ähneln (s. Kapitel *Die Einklemmung des Mittelarmnervs am Handgelenk - Das Karpaltunnelsyndrom*). Eine Schwäche kann in den Armen, in der Schulter und in den Beinen auftreten.

## Untersuchung und Diagnostik

Wie bei der Feststellung der meisten Erkrankungen ist auch bei der zervikalen Wirbelkanalenge die Erhebung der Krankengeschichte *(Anamnese)* anfangs am wichtigsten. Die Schilderung der Beschwerden lenkt den Arzt auf das mögliche Vorliegen dieser Erkrankung.

Die körperliche Untersuchung beinhaltet eine **Untersuchung der Halswirbelsäule** und eine sog. *neurologische Untersuchung.* Dabei werden die wichtigsten **Funktionen der Nerven**, die Steuerung der Muskeln (*motorische* Funktion), das Auslösen der Reflexe und die Vermittlung des Hautgefühls (*sensible* Funktion) geprüft. Darauf wird genauer im Kapitel *Der Bandscheibenvorfall an der Halswirbelsäule* eingegangen. Besonders das **Gangbild** des Patienten sollte eingehend betrachtet werden. Die Untersuchung wird in der Regel von einem Arzt für Nervenheilkunde *(Neurologe)* wiederholt.

Weitere diagnostische Maßnahmen:

■ **Röntgen**

In den meisten Fällen wird ein Röntgenbild der Halswirbelsäule angefertigt. Es macht Verschleißerscheinungen am Knochen deutlich sichtbar und gibt eine gute Übersicht über den Aufbau der Halswirbelsäule. Hinweise auf einen engen Wirbelkanal können sich schon aus der Röntgenaufnahme er-

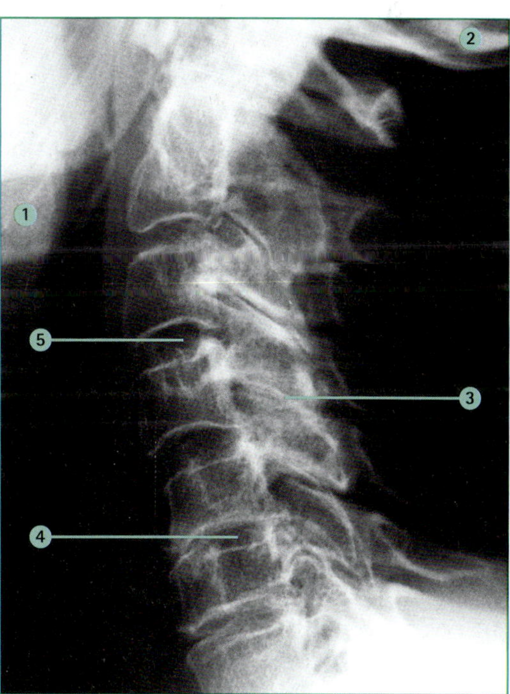


Röntgenbild einer Halswirbelsäule von der Seite betrachtet. Links oben im Bild ist ein Teil des Unterkiefers (1) und rechts ein Teil des Schädels (2) abgebildet. Zu erkennen ist ein Verschleiß der Wirbelgelenke (3). Zudem sind einige Bandscheiben in der Höhe deutlich vermindert (4), während andere noch eine weitgehend normale Höhe (5) aufweisen. Da es sich bei den Bandscheiben um Weichgewebe handelt, können sie in der Röntgenaufnahme nicht direkt abgebildet werden.

geben. Veränderungen der Nerven und des Rückenmarks lassen sich auf einem Röntgenbild nicht erkennen, da es sich um strahlendurchlässiges Weichgewebe handelt.

Zusätzlich werden meist sog. *Funktionsaufnahmen* angefertigt, die die Stellung der Wirbelkörper zueinander in Vor- und in Rückneigung des Kopfes abbilden und auf eine mögliche *Instabilität* hinweisen. Mit *Instabilität* ist eine krankhaft vermehrte Beweglichkeit der Wirbelkörper gegeneinander gemeint.

## Kernspintomographie (Magnetresonanztomographie, MRT)

Die Kernspintomographie ist die beste Methode, um eine Enge des Wirbelkanals abzubilden. Zudem ist sie in der Lage, eventuelle Schäden des Rückenmarks *(zervikale Myelopathie)* aufzuzeigen, was zur Beurteilung der Erkrankung wichtig ist.

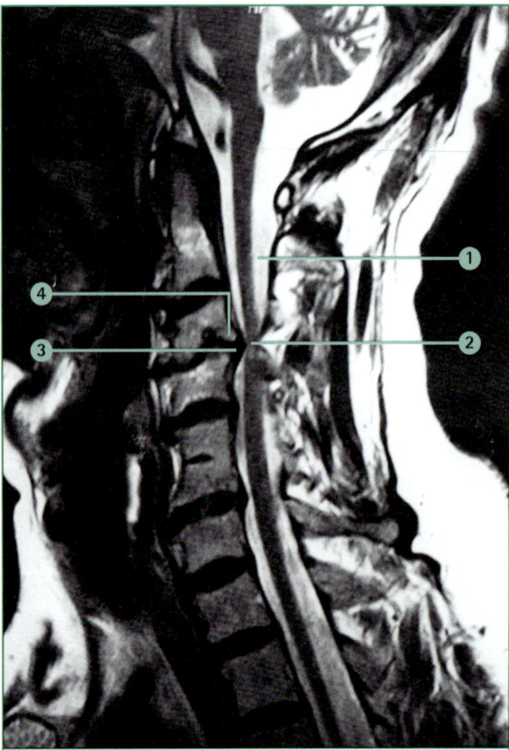


Zu sehen ist eine seitliche Kernspintomographie-Aufnahme der Halswirbelsäule. Die linke Bildhälfte weist in Richtung Gesicht, die rechte in Richtung Nacken. Das Rückenmark ① wird an einer Stelle ② deutlich sichtbar eingeengt, was als *zervikale Spinalkanalstenose* bezeichnet wird. Teile der Bandscheibe ③ und des Wirbelkörpers ④ wölben sich in den Wirbelkanal vor.

***Die wesentlichen Informationen über eine Enge des Wirbelkanals und den Zustand des Rückenmarks erbringt die Kernspintomographie.***

## Computertomographie (CT)

Auch wenn die genaueste Darstellung einer Spinalkanalstenose und der damit einhergehenden Veränderungen durch die Kernspintomographie gelingt, wird die Computertomographie zum Teil ergänzend durchgeführt. Mit ihrer Hilfe lassen sich die Veränderungen am Knochen besonders gut darstellen.

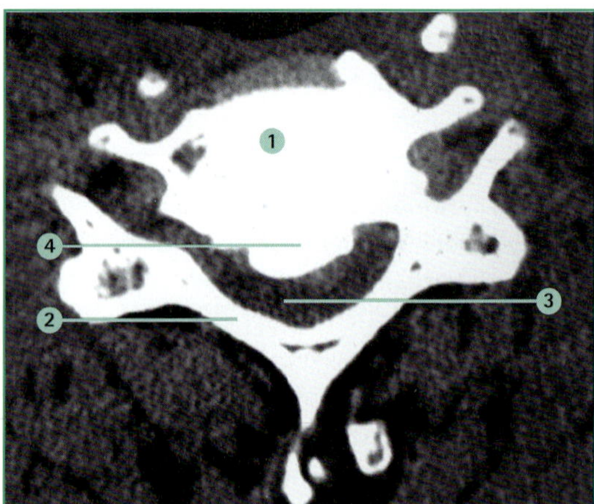


Computertomographie einer Halswirbelsäule im Querschnitt. Der obere Bildrand weist in Richtung Gesicht, der untere in Richtung Nacken. Weiß abgebildet sind v.a. die knöchernen Strukturen der Halswirbelsäule wie der Wirbelkörper ① und die Wirbelbögen ②. Der Wirbelkanal ③ ist durch einen Bandscheibenvorfall ④ deutlich eingeengt.

## (Funktions-)Myelographie

Bei der (Funktions-)Myelographie wird ein Kontrastmittel in den Schlauch *(Duraschlauch)* gespritzt, in dem das Rückenmark verläuft. Hat sich das Kontrastmittel im Schlauch verteilt, werden Röntgenbilder oder eine Computertomographie *(Post-Myelo-CT)* durchgeführt. Die Röntgenbilder können in vorgebeugter Haltung und mit zurückgeneigtem Kopf angefertigt werden und werden als *Funktionsaufnahmen* bzw. *Funktionsmyelographie* bezeichnet. Diese Untersuchung liefert wichtige zusätzliche Informationen. Sie wird jedoch nur noch durchgeführt, wenn die Kernspintomographie keine ausreichenden Informationen erbringt.

**Elektrodiagnostik**
Ein Arzt für Nervenheilkunde *(Neurologe)* prüft die Funktion der Nerven für das Hautgefühl *(Sensibilität)* und vor allem für die Muskeln *(Motorik)* durch elektrische Messungen *(sensibel* und *motorisch evozierte Potenziale).* Die Funktionen der Nerven sind bei einer Spinalkanalstenose in unterschiedlichem Ausmaß beeinträchtigt. Die Untersuchungen können einen drohenden oder bestehenden Nervenschaden anzeigen. Dies ist für die weiteren therapeutischen Maßnahmen wichtig.

***Je weniger eindeutig die bildgebenden Befunde sind, desto bedeutsamer sind die Ergebnisse der Elektrodiagnostik für die weitere Behandlung.***

## Therapie

In der Behandlung der Wirbelkanalenge an der Halswirbelsäule kann die Entscheidung zwischen einer nicht-operativen oder einer operativen Behandlung schwer fallen. Bei der Entscheidung werden u.a. das Alter des Patienten, sein Allgemeinzustand, die Schwere der Veränderungen in der Kernspintomographie *(zervikale Myelopathie)*, die Ergebnisse der Elektrodiagnostik und die Art sowie die Dauer der Symptome berücksichtigt.

***Je jünger ein Patient ist, je ausgeprägter die Beschwerden und je schwerer die Veränderungen in der Kernspintomographie sowie der Elektrodiagnostik sind, desto eher wird einer Operation der Vorzug gegeben.***

**Nicht-operative *(konservative)* Therapie**
Beklagt der Patient erst leichte Beschwerden und bestehen nur geringe Veränderungen in der Kernspintomographie und der Elektrodiagnostik, so kann eine nicht-operative Therapie erfolgen. Dazu gehört, dass der Patient die Halswirbelsäule **schont**. Sportliche Tätigkeiten, die die Halswirbelsäule belasten, wie z. B. Fußball oder Tennis, sollten ebenso unterbleiben wie andere Tätigkeiten, die rasch zu einer Überlastung der Halswirbelsäule führen können. Damit sind vor allem Tätigkeiten gemeint, bei denen die Halswirbelsäule nach hinten überstreckt wird, wie z. B. beim Streichen einer Decke. Über einen kurzen Zeitraum kann die **Ruhigstellung** in einer sog. *Zervikalstütze* (weiche Halskrause, HWS-Krawatte) zum Abklingen von akuten Beschwerden beitragen. Eine dauerhafte Anwendung sollte vermieden werden, weil sie die Muskeln schwächt, die die Halswirbelsäule stabilisieren.

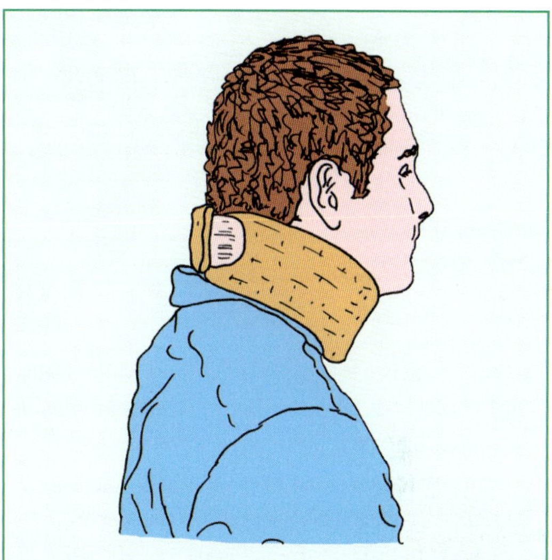

Die vorübergehende Ruhigstellung der Halswirbelsäule mittels einer sog. *Zervikalstütze* kann tagsüber und auch nachts zu einer Entlastung und damit zu einer Linderung von Beschwerden beitragen.

Die regelmäßige Einnahme von **Schmerzmitteln** ist je nach Beschwerden empfehlenswert. Dazu eignen sich **Medikamente** mit Wirkstoffen wie z. B. *Ibuprofen, Diclofenac* oder andere. Sie zählen zu den sog. *nichtsteroidalen Antirheumatika (NSAR)* und entfalten neben der schmerzstillenden Wirkung auch einen entzündungshemmenden Effekt. Dieser ist von Bedeutung, da es auch bei einer Wirbelkanalenge zu einer örtlichen Entzündungsreaktion kommen kann, die durch die Medikamente günstig beeinflusst werden kann. Aus dem gleichen Grund kann auch die kurzfristige Anwendung von **Kortison** über wenige Tage wirksam sein. Die Gabe von Kortison kann in Form von Tabletten oder in Form von Infusionen erfolgen. Eine dauerhafte Anwendung von Kortison wird aufgrund unerwünschter Wirkungen nicht durchgeführt.

Eine **physiotherapeutische Behandlung** ist ebenfalls sinnvoll. In der Anfangsphase wird dazu vorsichtig an der Halswirbelsäule gezogen. Dies wird als *Traktion* bezeichnet und vorwiegend beim liegenden Patienten durchgeführt. Ähnlich entlastend kann eine vorsichtig angewendete *Manuelle Therapie* oder eine *Osteopathie* wirken.

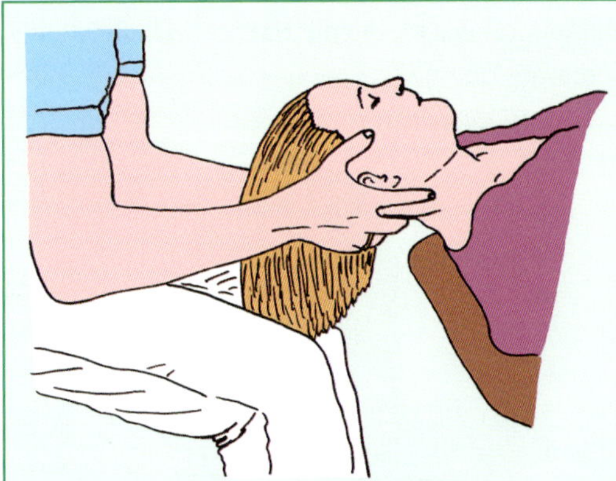

In Rückenlage und leichter Vorhaltung des Kopfes kann der Therapeut durch leichtes Ziehen *(Traktion)* an der Halswirbelsäule sowie durch vorsichtiges passives Bewegen *(Mobilisieren)* zu einer Entlastung von Bandscheiben, Nerven und Wirbelgelenken beitragen.

Die Behandlung fördert den Blutfluss an der Halswirbelsäule, führt dazu, dass die Bandscheiben mehr Wasser aufnehmen und spannt das sog. *gelbe Band,* welches sich bei der Wirbelkanalenge häufig in den Wirbelkanal vorwölbt. Mit der Behandlung kann oft eine auch **länger anhaltende Beruhigung** der Symptome, jedoch keine anhaltende Änderung der Verschleißerscheinungen erreicht werden. Später können mit dem Patienten Übungen zur Stabilisierung der Muskeln an der Halswirbelsäule durchgeführt werden. Diese kann er auch selbstständig umsetzen. Behandlungen, bei denen der Patient „eingerenkt" wird (*Chirotherapie* oder *Manipulation*), sollten unterbleiben, da sie zu einer akuten Verschlechterung der Symptome führen können.

Das **Ziel** der nicht-operativen Therapie ist es, die Symptome eines Patienten mit einer Wirbelkanalenge an der Halswirbelsäule zu behandeln, die noch nicht zu bedeutsamen Schäden am Rückenmark geführt hat.

***Kommt es trotz der nicht-operativen Therapie zu einer Zunahme der Symptome, wird meist einer operativen Behandlung der Vorzug gegeben.***

Durch eine nicht-operative Therapie kann die Enge des Wirbelkanals nur unwesentlich beeinflusst werden. Ihr gelingt es auch nicht, ein Fortschreiten der Veränderungen aufzuhalten. Daher wird in einigen Fällen in regelmäßigen Abständen von wenigen Monaten eine Kontrolle durch eine körperliche Untersuchung, eine Kernspintomographie und eine Elektrodiagnostik durchgeführt und damit der weitere Verlauf der Erkrankung **engmaschig beobachtet**.

### Operative Behandlung

Bestehen akute oder zunehmende **neurologische Störungen** *(neurologische Ausfälle)* wie Schwächen der Muskeln, Gangstörungen oder Missempfindungen, dann ist eine Operation gegenüber der nicht-operativen Therapie mit großer Wahrscheinlichkeit erfolgreicher.

Da sich Schäden am Rückenmark *(zervikale Myelopathie)* nicht immer regenerieren, sollte mit einer Operation nicht zu lange gewartet werden. Sie wird meist innerhalb des ersten halben Jahres nach Auftreten von Symptomen durchgeführt, wobei in jedem Einzelfall entschieden wird, ob und wann eine operative Behandlung erfolgt.

***Nur mit Hilfe einer Operation lassen sich die Ursachen einer Wirbelkanalenge anhaltend beseitigen und Schäden am Rückenmark zuverlässig verhindern.***

Durch eine Operation kann es gelingen, ein **Fortschreiten der Schäden am Rückenmark zu verhindern.** Zudem kann sich geschädigtes Nervengewebe nach der Operation wieder erholen. Dazu kommt es vor allem in den ersten 3 Monaten nach der Operation, aber auch noch in den folgenden Monaten. Je stärker die Schäden am Rückenmark zum Zeitpunkt der Operation fortgeschritten sind, desto schlechter kann sich das Gewebe trotz Operation erholen.

Die Operation kann von vorne *(ventral),* das heißt durch die Weichteile des Halses oder von hinten *(dorsal)* durchgeführt werden. Man spricht daher von *ventralen* bzw. von *dorsalen (Operations-) Verfahren.* Dabei werden je nach Befund Teile der Bandscheiben oder einengende Teile des Knochens *(Spondylophyten)* entfernt. Werden bei der Operation von vorne *(ventral)* die mittleren Teile eines Wirbelkörpers entfernt, spricht man von einer *Korporektomie*. Die fehlenden Teile werden dann durch körpereigenes Knochengewebe oder durch ein Körbchen *(Cage)* aus Metall oder Kunststoff ersetzt. Häufig ist es notwendig, mehrere Wirbelkörper durch das Einbringen von Schrauben und Platten *(Plattenosteosynthese)* miteinander zu versteifen.

Man spricht von einer *Fusion* oder *Spondylodese*. Wenn eine Instabilität besteht, kann diese damit gleichzeitig behandelt werden.

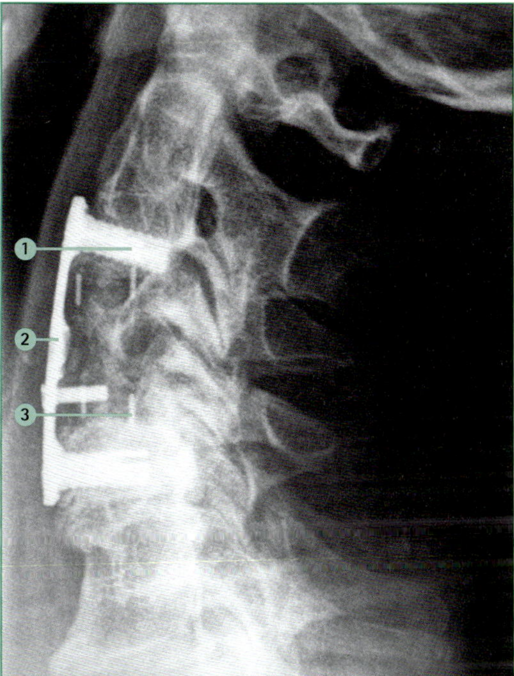


Seitliche Röntgenaufnahme einer Halswirbelsäule. Hier wurden durch die Weichteile des Halses von vorne *(ventral)* Teile eines Wirbelkörpers entfernt. Um Stabilität zu erreichen, war dann eine Versteifung *(Fusion, Spondylodese)* mit Schrauben ①, einer Platte ② sowie sog. Körbchen *(Cages)* notwendig. Diese sind an den senkrechten kleinen Metallstiften ③ zu erkennen.

Seltener werden die Operationen angewandt, die über den Nacken *(dorsal)* erfolgen. Auch ihr Prinzip besteht darin, dem Rückenmark mehr Platz zu verschaffen. Dazu werden Teile des Wirbelbogens entfernt, was je nach Verfahren als *Laminoplastie* und *Laminektomie* bezeichnet wird. Bestehen durch die Operation instabile Verhältnisse, werden zusätzlich Schrauben und Stäbe eingebracht *(Fusion, Spondylodese)*.

Einige Operateure verwenden bei der Operation einer Wirbelkanalenge der Halswirbelsäule auch **künstliche Bandscheiben**.

## Prognose und Verlauf

Ein enger Wirbelkanal kann sich nicht von alleine wieder erweitern. Da in den meisten Fällen Verschleißerscheinungen zugrunde liegen, kann nicht davon ausgegangen werden, dass diese sich zurückbilden. Sie haben die Tendenz, im Laufe der Zeit weiter zuzunehmen und den Wirbelkanal weiter einzuengen. Dennoch gibt es Patienten, die trotz eines engen Wirbelkanals keine oder nur leichte Beschwerden entwickeln.

Bei den meisten Patienten ist davon auszugehen, dass es im Verlauf von Jahren zu einer Verschlechterung der Symptome kommt. Das Rückenmark ist nur in begrenztem Umfang in der Lage, sich zu erholen. Daher sollte mit der Behandlung nicht bis zu seiner unumkehrbaren *(irreversiblen)* Schädigung gewartet werden. Vielmehr kann eine **rechtzeitige operative Behandlung** ein Fortschreiten der Erkrankung oft erfolgreich verhindern und bereits eingetretene Symptome lindern.

### Das Wichtigste für Sie:

- Kommt es an der Halswirbelsäule zu einer Verengung des Wirbelkanals, liegt eine *zervikale Spinalkanalstenose* vor.
- Die häufigste Ursache eines engen Wirbelkanals sind Verschleißerscheinungen der Wirbelsäule.
- Leichte Fälle führen nicht zu Beschwerden.
- Bei einer starken Ausprägung kann es zu Schäden am Rückenmark kommen *(zervikale Myelopathie)*.
- Um Schäden am Rückenmark vorzubeugen, wird in schweren Fällen operiert.

# Erkrankungen an Brustwirbelsäule & Brustkorb

## KAPITEL 4

BRUSTWIRBELSÄULE & BRUSTKORB

# Erkrankungen und Beschwerden an Brustwirbelsäule und Brustkorb

Die Brustwirbelsäule *(BWS)* liegt zwischen der Halswirbelsäule und der Lendenwirbelsäule und besteht aus 12 Wirbeln. Mit der Brustwirbelsäule stehen die Rippen in Verbindung. Gelenkflächen an Wirbelkörpern und Querfortsätzen bzw. an den Rippen bilden die *Rippenwirbelgelenke*. Diese Gelenke ermöglichen bei der Atmung das Heben und Senken des Brustkorbs *(Thorax)*. Die Gelenkverbindung zwischen einer Rippe und einem Querfortsatz eines Brustwirbels wird auch *Costotransversalgelenk (CTG)* genannt.

Die Brustwirbelsäule kann nach vorne um etwa 90° und nach hinten um etwa 45° geneigt werden. Die Neigung zur Seite ist um etwa 20° möglich. Im Vergleich zur Hals- und Lendenwirbelsäule ist die Möglichkeit zum Vor-, Rück- und Seitwärts-Neigen vergleichsweise gering, auch Drehbewegungen sind nur eingeschränkt möglich.

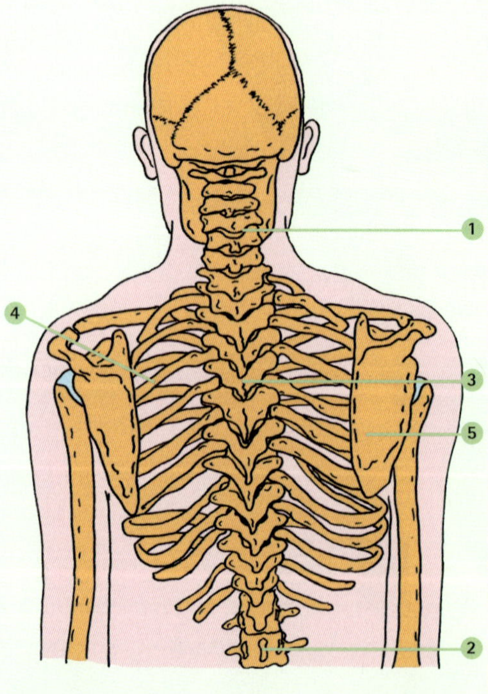

Die Abbildung zeigt den Rücken von hinten betrachtet. Zwischen der Halswirbelsäule ① und der Lendenwirbelsäule ② liegt die Brustwirbelsäule ③. Mit den Rippen ④ sind die Wirbelkörper über Gelenke verbunden. Auf den Rippen liegen ein rechtes und ein linkes Schulterblatt *(Skapula)* ⑤ auf.

Normalerweise weist die Brustwirbelsäule eine **Rundung nach außen** auf, die sog. *Brustwirbelsäulen-Kyphose*. Sie kann unterschiedlich stark ausgeprägt sein und beträgt im Durchschnitt knapp 40°. Ist sie verstärkt, spricht man von einem *Rundrücken*, bei einer Abflachung von einem *Flachrücken*.

Während man für einen Schmerz an der Halswirbelsäule den Begriff *Zervikalgie* und für einen Schmerz an der Lendenwirbelsäule den Begriff *Lumbalgie* gewählt hat, fehlt ein treffender Begriff für Schmerzen an der Brustwirbelsäule. Häufig wird der Begriff *Dorsalgie* (lat. d*orsum = Rücken*) verwendet oder von einem *BWS-Syndrom* gesprochen. Beschwerden, die eher den Rippen bzw. dem Brustkorb *(Thorax)* zuzuordnen sind, werden unter dem Begriff *Thorakodynie* zusammengefasst.

## Ursachen und Herkunft

Erkrankungen und Beschwerden an der Brustwirbelsäule sind **unterschiedlicher Herkunft**. Im Vergleich zu den häufigen Beschwerden an Hals- und Lendenwirbelsäule treten Beschwerden an der Brustwirbelsäule seltener auf.

Im Folgenden wird eine **Übersicht** über mögliche Ursachen von Schmerzen an der Brustwirbelsäule gegeben. Aufgrund der Vielzahl der Gründe hat diese Aufzählung keinen Anspruch auf Vollständigkeit.

### Funktionsstörungen / Blockierungen

Häufige Ursachen von Beschwerden an der Brustwirbelsäule sind Funktionsstörungen der Gelenke. Betroffen sind Gelenke zwischen den einzelnen Brustwirbeln *(Wirbelgelenke)* sowie Gelenke zwischen Rippen und Brustwirbeln *(Rippenwirbelgelenke)*. Zu einer Blockierung kann es plötzlich durch eine **falsche Bewegung** des Oberkörpers kommen.

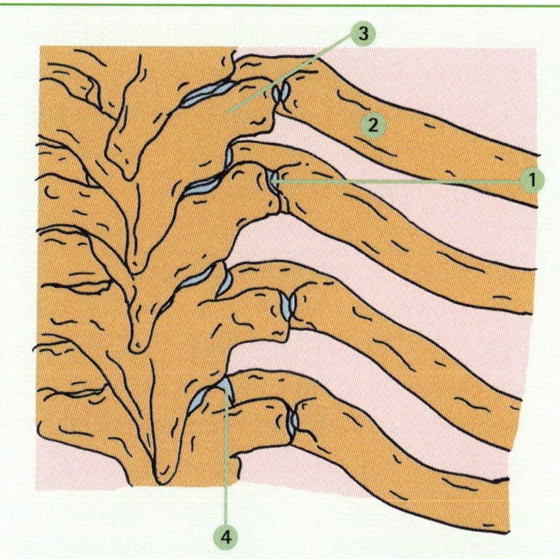


Rückansicht auf einen Teil der Brustwirbelsäule. Über die sog. *Costotransversalgelenke* ① stehen die Rippen ② mit den Querfortsätzen ③ der Brustwirbel in einer gelenkigen Verbindung. Eine weitere Gelenkverbindung besteht zwischen Rippen und Wirbelkörpern ④.

**Reizung der (Spinal-)Nerven / Thorakales Wurzelreizsyndrom**

Die Rippenwirbelgelenke reichen seitlich bis an die Austrittsstelle *(Foramen intervertebrale)* der abgehenden **Nerven** *(Spinalnerven)* heran. Störungen an diesen Gelenken (Verschleiß, Blockierung) können zu einer Reizung der Nerven führen, was der Patient als nach vorne ausstrahlenden Schmerz verspürt. Dies wird als *Interkostalneuralgie* oder besser als *thorakales Wurzelreizsyndrom* bezeichnet.

**Verschleißerscheinungen *(degenerative Veränderungen)***

Aufgrund ihrer geringeren Beweglichkeit ist die Brustwirbelsäule **weniger anfällig** für schmerzhafte Verschleißerkrankungen. Auch wenn Verschleißerscheinungen an der Brustwirbelsäule im Röntgenbild häufig zu sehen sind, so bringen sie jedoch anders als an der Hals- oder Lendenwirbelsäule seltener Beschwerden mit sich.

**Bandscheibenerkrankungen**

Erkrankungen der Bandscheibe führen an Hals- und Lendenwirbelsäule häufig zu Beschwerden, an der Brustwirbelsäule eher **selten**.

Dies liegt zum einen daran, dass die Bandscheiben mit einer durchschnittlichen Höhe von 5 mm flacher und damit weniger anfällig für Erkrankungen sind. So sind im Vergleich zu Hals- und Lendenwirbelsäule Bandscheibenvorfälle viel seltener.

Zum anderen erfährt die Brustwirbelsäule eine Art **Stabilisierung durch die Rippen**, die über das Brustbein miteinander verbunden sind. Damit sind extreme und schädigende Bewegungen an der Brustwirbelsäule kaum möglich. Zudem können die seitlich abgehenden Nerven *(Spinalnerven)* aufgrund der anatomischen Form der Wirbel und der Lage der Zwischenwirbellöcher *(Foramen intervertebrale)* kaum von einem Bandscheibenvorfall eingeklemmt werden. Denn anders als an Hals- und Lendenwirbelsäule liegen die Zwischenwirbellöcher nicht auf Höhe der Bandscheiben, sondern höher, in der Mitte der Wirbelkörper.

***Erkrankungen der Bandscheiben, die an den übrigen Wirbelsäulenabschnitten häufig zu Beschwerden führen, sind an der Brustwirbelsäule selten.***

**Muskuläre Ursachen**

Muskeln an der Brustwirbelsäule können durch eine anhaltende **Fehlhaltung**, wie sie bei Tätigkeiten am Schreibtisch oder bei langem Stehen auftritt, überlastet werden. Der anhaltende Spannungszustand führt zu einer Erschöpfung der Muskeln, einer Verhärtung und Verkürzung.

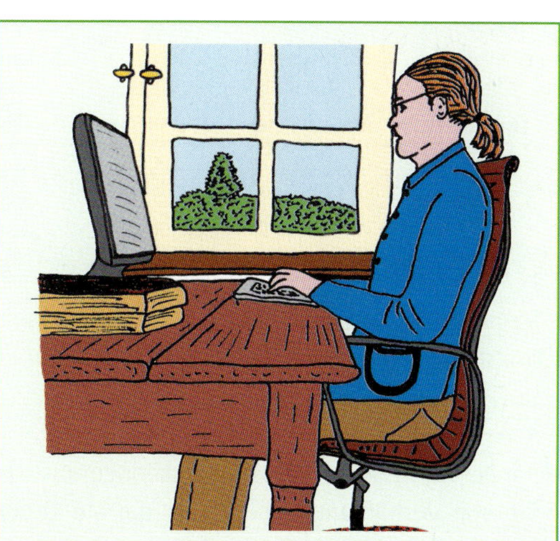

Langes Arbeiten am Schreibtisch ohne Pause oder Wechsel der Position kann zu einer Überlastung der Muskeln der Wirbelsäule führen. Diese können sich als Folge verspannen, verkürzen und zu Schmerzen führen.

**Mangelndes körperliches Training** ist Ursache für eine zu schwache und verkürzte Muskulatur, die Belastungen nicht mehr gewachsen ist und deshalb bei ungewohnten Belastungen zu Schmerzen führt.

Bei einer **Muskel-Verspannung** liegt eine vorübergehende Funktionsstörung der Muskulatur vor, die durch die Unfähigkeit gekennzeichnet ist, den Muskel ohne Schmerz im Sinne einer Verlängerung zu bewegen. Besteht dieser Zustand über längere Zeit, dann führt die Muskel-Verspannung zu einer **Muskel-Verkürzung**. In diesem Fall bildet sich die Funktionsstörung ohne spezielle Behandlung nicht mehr zurück, da einzelne Muskelfasern durch Bindegewebsfasern miteinander verwachsen sind.

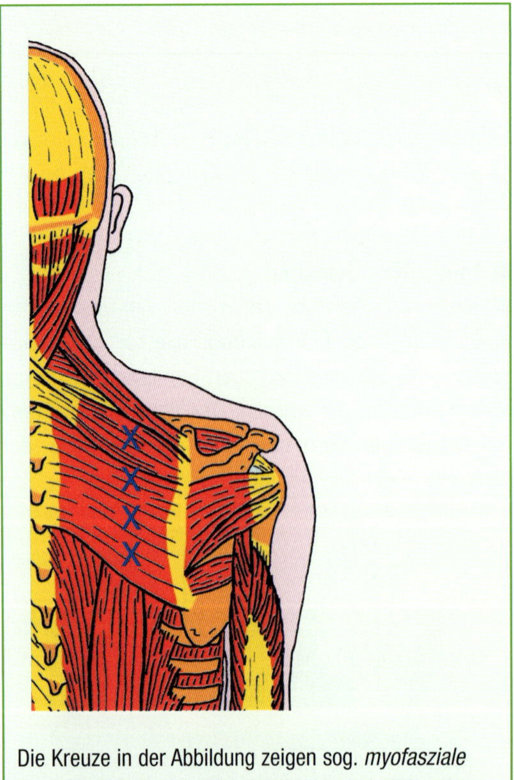

Die Kreuze in der Abbildung zeigen sog. *myofasziale Triggerpunkte* in den *Rhomboidal-Muskeln (Mm. rhomboidei)* neben der Brustwirbelsäule.

Veränderungen in der Muskulatur können auch in Form von **Verhärtungen** bestehen, die auf Druck schmerzhaft reagieren. Sie werden als *Myogelosen* bezeichnet. Punkte in der Muskulatur, die ebenfalls druckschmerzhaft sind, darüber hinaus jedoch zusätzlich aufgrund einer Übererregbarkeit zu weiteren Phänomenen wie einem Schmerz an einer anderen Stelle des Körpers führen können (sog. *Übertragungsschmerz*), werden als *myofasziale Triggerpunkte* bezeichnet. Beschwerden, die von diesen *myofaszialen Triggerpunkten* ausgehen, werden unter dem Begriff des *myofaszialen (Schmerz-)Syndroms* zusammengefasst.

## Fehlstellungen und Fehlhaltungen

Als *Kyphose* wird die nach hinten gewölbte *(konvexe)* Form eines Wirbelsäulenabschnitts bezeichnet, die sich bei der Betrachtung von der Seite zeigt. Die Brustwirbelsäule *(BWS)* weist im Normalfall eine leichte Kyphose auf, die beim Erwachsenen zwischen 30° und 50° liegt. Der Scheitelpunkt der Rundung befindet sich zwischen dem 6. und 7. Brustwirbel.

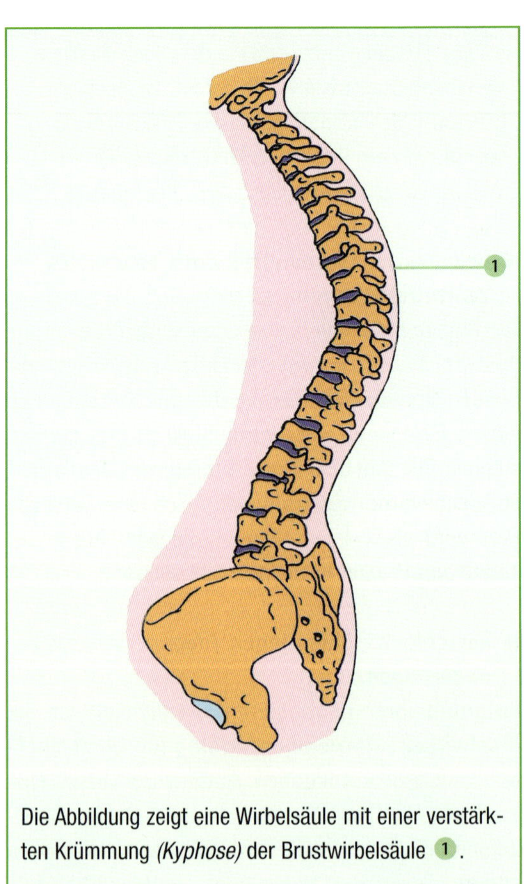


Die Abbildung zeigt eine Wirbelsäule mit einer verstärkten Krümmung *(Kyphose)* der Brustwirbelsäule 1.

Eine **krankhaft größere Rundung** *(Hyperkyphose)* kann angeboren sein, sich im jugendlichen Alter entwickeln *(Scheuermann'sche Erkrankung)* oder als Folge anderer Erkrankungen entstehen. Zu diesen Erkrankungen zählen Unfälle, Operationen, Entzündungen oder Tumore, die zu Formveränderungen und Brüchen von Wirbelkörpern führen können. Im Rahmen eines *Knochenschwunds (Osteoporose)* können sich die Wirbelkörper keilförmig verformen und die natürliche Kyphose erheblich verstärken. Die *Bechterew-Erkrankung (Morbus Bechterew)* ist eine chronisch-entzündliche Erkrankung, die ebenfalls zu einer stark vermehrten Kyphose der Brustwirbelsäule führen kann. Der *Scheuermann'schen Erkrankung*, der *Osteoporose* und der *Bechterew-Erkrankung* sind jeweils eigene Kapitel gewidmet.

Besteht eine Biegung der Wirbelsäule zur Seite, spricht man von einer *Skoliose*. Von einer Skoliose sind meist große Abschnitte der Wirbelsäule, darunter auch die Brustwirbelsäule, betroffen. Dem Thema *Skoliose* ist das gleichnamige Kapitel gewidmet.

### Erkrankungen des Knochens

**Störungen des Knochenstoffwechsels** gehen zum Teil mit Schmerzen einher. An erster Stelle ist dabei die *Osteoporose* zu nennen. Bei ihr kommt es zur Ausdünnung der Knochenstrukturen, wovon vor allem die Knochenbälkchen *(Spongiosa)* im Wirbelkörper betroffen sind. Schreitet die Ausdünnung fort, können zunächst die Knochenbälkchen einbrechen *(Mikrofrakturen)* und schließlich der gesamte Wirbelkörper. Beides ist schmerzhaft und kann Ursache von Rückenschmerzen sein.

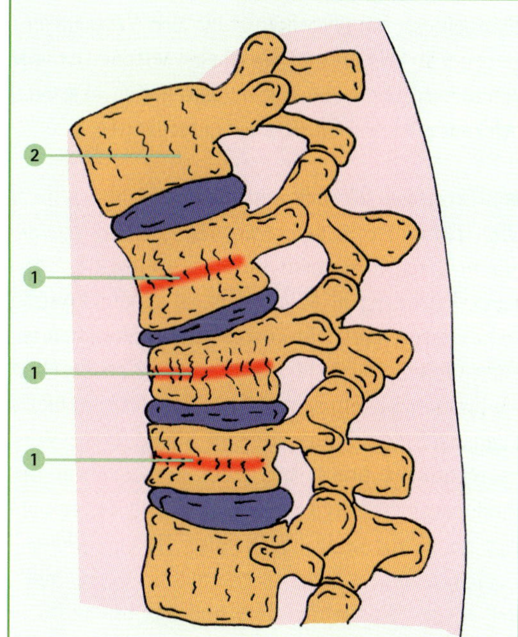


Die Abbildung stellt eine Brustwirbelsäule dar (von der Seite betrachtet). Im rechten Teil der Abbildung liegt der Rücken, der linke Anteil weist nach vorne zum Brustkorb. Drei Wirbelkörper sind durch Osteoporose eingebrochen und verformt ①. Sie sind gegenüber einem normalen Wirbelkörper ② keilförmig verändert oder in ihrer ganzen Höhe vermindert. Die Folge ist ein Rundrücken.

Es gibt weitere **Stoffwechselerkrankungen** und hormonelle Erkrankungen, die zu einer Störung des Knochenstoffwechsels führen. Vor allem Erkrankungen der Niere können sich negativ darauf auswirken.

Selten entwickeln sich an der Wirbelsäule und im Rückenmark **gutartige oder bösartige Geschwülste** *(Tumore)*. Bösartige Tumore können Knochen und Nervengewebe angreifen, gutartige Tumore verdrängen diese Strukturen. In anderen Bereichen des Körpers liegende Tumore können in die Wirbelsäule streuen und dort Absiedlungen *(Metastasen)* bilden. Die Vorgänge führen je nach ihrer Lage und Ausdehnung zu Schmerzen, bei Beteiligung von Nerven zu ausstrahlenden Schmerzen und Lähmungen. Derartige Gründe für Schmerzen an der Brustwirbelsäule sind jedoch **selten**.

Eine Erkrankung, die von **Zellen im Knochenmark** ausgeht, ist das sog. *Plasmozytom (Multiples Myelom)*. Die entarteten Zellen *(Plasmazellen)* verdrängen die normalen Zellen der Blutbildung und führen zu einer Schädigung des Knochens. Dies kann zum Symptom *Osteoporose*, zu Wirbelkörperbrüchen und zu Rückenschmerzen führen.

### Erkrankungen innerer Organe

Zwischen die Schulterblätter oder in die Brustwirbelsäule können sich Schmerzen projizieren, die andernorts ihre Ursache haben. Auslöser sind Erkrankungen des **Herzens** *(Angina pectoris, Herzinfarkt)*, der **Lunge**, der Speiseröhre oder innerer Organe wie der Milz oder der Bauchspeicheldrüse.

Auch von der **Halswirbelsäule** strahlen häufig Beschwerden hinunter bis in die Brustwirbelsäule. Ebenso können Nerven an der Halswirbelsäule, die durch einen Bandscheibenvorfall gereizt werden, zu Beschwerden an der Brustwirbelsäule führen.

### Infektionen

Unter einer Infektion an der Wirbelsäule versteht man die krankhafte Ausbreitung von Keimen in der

Bandscheibe, im Wirbelkörper, an den Wirbelgelenken oder im Wirbelkanal. Sie ist eine **seltene Ursache** von Rückenschmerzen. Auf sie wird näher im Kapitel *Infektionen an der Wirbelsäule* eingegangen.

### Gürtelrose *(Herpes zoster)*

Die Gürtelrose (*Zostererkrankung* oder *Zoster-Neuritis*) ist eine durch Viren ausgelöste Erkrankung. Wenn es im Kindesalter zu einem Kontakt mit dem sog. *Varizella-Zoster-Virus* gekommen ist, kann dieses Virus Windpocken *(Varizellen)* und später eine Gürtelrose auslösen. Das Virus verbleibt auch nach dem Kindesalter im Rückenmark. Wird es reaktiviert (meist bei einer Schwächung des Immunsystems), breitet es sich entlang der seitlich von der Wirbelsäule abgehenden Nerven *(Spinalnerven)* aus. Dies führt zu einem starken Schmerz, der an der Brustwirbelsäule und am Brustkorb in Erscheinung treten kann.

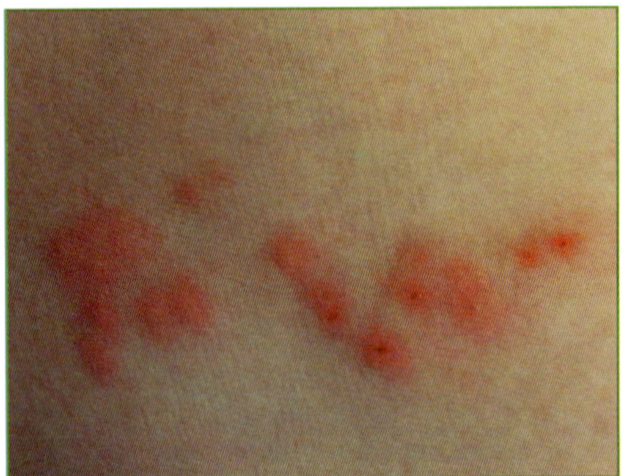

Das Foto zeigt Veränderungen der Haut bei einem Befall mit dem *Herpes-Zoster-Virus*. Die Erkrankung kann zu Schmerzen am Rücken führen.

## Symptome und Beschwerden

An der Brustwirbelsäule werden die Beschwerden nicht so unterschiedlich wahrgenommen wie an der Hals- oder Lendenwirbelsäule. Die **meisten Erkrankungen** lösen einen Schmerz an der Brustwirbelsäule selber, in der umgebenden Muskulatur sowie zwischen den Schulterblättern aus. Häufig kommt es zu einer Verstärkung des Schmerzes bei Bewegungen sowie beim Einatmen, Husten oder Niesen. Dies ist auf die damit einhergehenden Bewegungen an den Rippenwirbelgelenken zurückzuführen.

Kommt es zu einer **Reizung der (Spinal-)Nerven** *(thorakales Wurzelreizsyndrom)*, dann besteht eine gürtelförmige Ausstrahlung der Schmerzen nach vorne. Ähnliche Beschwerden können auch durch eine **Gürtelrose** ausgelöst werden. Nach wenigen Tagen zeigen sich dann meist Hautveränderungen (kleine punktuelle Rötungen und Bläschen) und der Schmerz hat eher einen brennenden Charakter. Schmerz und Hautveränderungen breiten sich entlang eines Streifens aus, der von der Wirbelsäule nach vorne zu Bauch oder Brust zieht.

Sind die Rückenmuskeln betroffen, werden vom Patienten eher **großflächige dumpfe Schmerzen** angegeben. Nachts und in Ruhe wird die Muskulatur entlastet und die Schmerzen lassen nach. **Muskelverhärtungen** (*Myogelosen* oder *myofasziale Triggerpunkte*) können zu in den Brustkorb, in die Arme oder sogar in das Gesäß ausstrahlenden Beschwerden führen.

Fehlstellungen und **Fehlhaltungen** der Wirbelsäule lösen ebenfalls dumpfe und großflächige Schmerzen aus. Sie nehmen bei Belastungen wie langem Stehen oder Arbeiten in vorgebeugter Haltung zu.

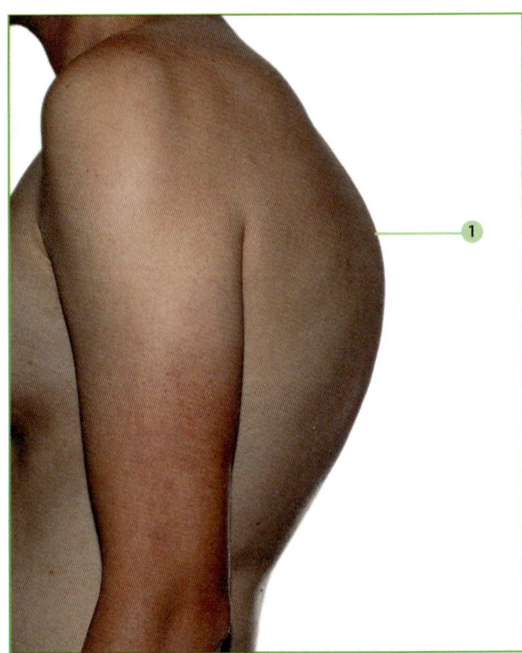


Das Foto zeigt den Rücken eines 35-Jährigen mit einer starken *Kyphose* (1) der Brustwirbelsäule. Durch diese nicht mehr umkehrbare Form der Wirbelsäule kommt es zu wiederkehrenden Rückenschmerzen.

Selbst im Sitzen werden Schmerzen spürbar. In Ruhe oder durch die Einnahme einer entlastenden Position klingen sie häufig ab. Die Schmerzen werden durch eine Überlastung der Bänder, der Wirbelgelenke, der Bandscheibe und der stützenden Muskulatur ausgelöst. Deshalb sind sie kaum auf eine Stelle zu lokalisieren.

Auch Erkrankungen der **Knochen** oder **Infektionen** können zu Schmerzen an der Brustwirbelsäule führen. Je nach Erkrankung beklagen die Patienten einen anhaltenden Schmerz, der auch in der Nacht noch bestehen kann. Bei körperlicher Anstrengung verschlimmert er sich häufig. Von Unfällen mit Brüchen an der Wirbelsäule kann jede Altersgruppe betroffen sein. Erkrankungen wie die Osteoporose, Stoffwechselerkrankungen oder bösartige Neubildungen treten eher bei **älteren Patienten** auf.

**Bösartige Neubildungen** können Ursache für anhaltende und starke Schmerzen sein, die nicht von der Bewegung abhängen. Oftmals lassen sie **nachts** nicht nach oder werden dann sogar noch schlimmer empfunden. Verdächtig sind starke und anhaltende Rückenschmerzen bei Patienten über 60 Jahre, an denen der Betroffene zuvor noch nicht gelitten hat. Sie sollten Anlass sein, neben einer gründlichen Untersuchung auch bildgebende Verfahren einzusetzen. Weitere Symptome, die bei einer bösartigen Erkrankung auftreten können, sind ein plötzlicher starker Gewichtsverlust, unklares Fieber, anhaltendes (nächtliches) Schwitzen und Veränderungen im Blut. Bei einer Infektion ist das **Allgemeinbefinden** des Patienten häufig zusätzlich stark beeinträchtigt. Näheres wird im Kapitel *Infektionen an der Wirbelsäule* erläutert.

Vor allem **Erkrankungen des Herzens** können zu Beschwerden führen, die zwischen den Schulterblättern, an der linken Schulter und typischerweise im linken Arm wahrgenommen werden. Ein Hinweis auf eine Herzerkrankung als Ursache kann die Zunahme der Symptome bei körperlicher Belastung sein, bei denen die Brustwirbelsäule sich kaum bewegt, z.B. bei schnellem Gehen oder Treppensteigen. Eine sichere Unterscheidung zwischen den Symptomen einer Erkrankung der Brustwirbelsäule und einer Erkrankung der inneren Organe ist durch eine Befragung und Untersuchung alleine nicht immer möglich.

***Symptome einer Herzerkrankung können den Symptomen von Erkrankungen der Brustwirbelsäule sehr ähnlich sein. Im Zweifelsfall wird daher zunächst das Herz untersucht.***

## Untersuchung und Diagnostik

Um Schmerzen an der Brustwirbelsäule richtig einordnen zu können, ist die Erhebung einer **detaillierten Krankengeschichte** *(Anamnese)* wichtig. Gefragt wird nach der Dauer der Beschwerden, nach der Art des Schmerzes und nach dem Ort der Hauptbeschwerden. Weitere Aspekte sind Ausdehnung und Ausstrahlung des Schmerzes sowie die Frage nach einem auslösenden Ereignis. Der Zeitpunkt, zu dem die Schmerzen gewöhnlich auftreten, sowie Situationen, die den Schmerz verstärken, werden ebenfalls erfragt. Begleitsymptome wie Fieber, schlechter Allgemeinzustand, andere Erkrankungen oder schwere seelische Belastungen werden mit erfasst.

***Wichtige Maßnahmen zur Diagnosestellung bei Schmerzen an der Brustwirbelsäule sind die genaue Erfassung der Krankengeschichte und die körperliche Untersuchung.***

An die Befragung schließt sich eine ausführliche **körperliche Untersuchung** an. Sie wird am teilentkleideten Patienten durchgeführt. Der gesamte Körperbau wird betrachtet und die Beweglichkeit der Wirbelsäule geprüft. Dabei können bestimmte Funktionstests durchgeführt werden. Schultergelenke, Halswirbelsäule und Lendenwirbelsäule werden ggf. mit auf Störungen und Schmerzhaftigkeit untersucht. Auch das Abhören der Lunge kann Erkrankungen der Lunge als Schmerzursache aufdecken.

An der Wirbelsäule werden Muskeln und Wirbelsäulenabschnitte abgetastet. Spezielle Tests geben Aufschluss über eine gestörte Funktion von Muskel und Wirbelsegment. Weitere detaillierte *manualmedizinische (chiropraktische)* oder auch *osteopathische* Untersuchungstechniken können durchgeführt werden. Je nach Befund werden diese Untersuchungen auf den Bauchraum und die inneren Organe ausgedehnt.

***Erst mit den aus der Krankengeschichte und der körperlichen Untersuchung gewonnenen Befunden lässt sich entscheiden, ob und welche weiteren diagnostischen Maßnahmen notwendig sind.***

Weitere diagnostische Maßnahmen:

### Röntgen

Bei **jungen Patienten** mit erst kurz bestehenden Beschwerden kann zumindest anfänglich auf ein Röntgenbild verzichtet werden. Bei Kindern und Jugendlichen, die eine deutliche Kyphose oder Skoliose aufweisen, wird jedoch meist eine Röntgenuntersuchung durchgeführt.

Auch bei schweren und anhaltenden Rückenschmerzen ist ein Röntgenbild wichtig. Bei **älteren Patienten** können damit Veränderungen wie Verschleiß, Osteoporose oder Formänderungen der Wirbelsäule erkannt werden.

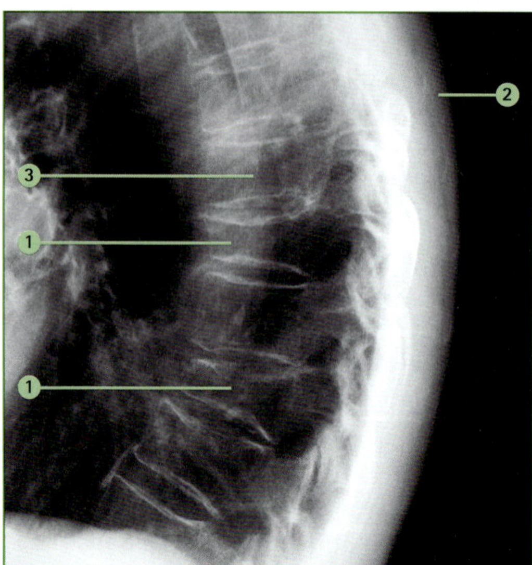


Dies ist ein Röntgenbild einer Brustwirbelsäule, das von der Seite aufgenommen wurde. Der rechte Bildrand weist zum Rücken, der linke Bildrand nach vorne zum Brustkorb. Mindestens zwei Wirbelkörper-Brüche sind deutlich zu erkennen (1). Die Brustwirbelsäule weist als Folge eine vermehrte Krümmung *(Kyphose)* (2) auf. Als Folge der Osteoporose wirken alle Wirbelkörper vermehrt strahlendurchlässig (3).

Weichgewebe wie Bandscheiben oder Nerven lassen sich im Röntgenbild nicht direkt abbilden. Somit kann eine Bandscheibenvorwölbung oder ein Bandscheibenvorfall nicht anhand eines Röntgenbilds diagnostiziert werden.

### Kernspintomographie (Magnetresonanztomographie, MRT)

Die Kernspintomographie liefert die **meisten Informationen** über die Wirbelsäule. Mit ihr lassen sich Veränderungen des Knochens wie Verschleiß, Entzündungen, Knochenbrüche und Veränderungen im Knochenmark erkennen.

Ein verringerter Wassergehalt der Bandscheiben sowie Veränderungen ihrer Struktur zeigen sich in der Kernspintomographie als frühe Zeichen eines Verschleißes. Verlagerungen von Bandscheibengewebe wie eine *Vorwölbung (Protrusion)* oder ein *Vorfall (Prolaps)* sind ebenfalls gut zu erkennen. Die Untersuchung geht außerdem ohne Strahlenbelastung einher.

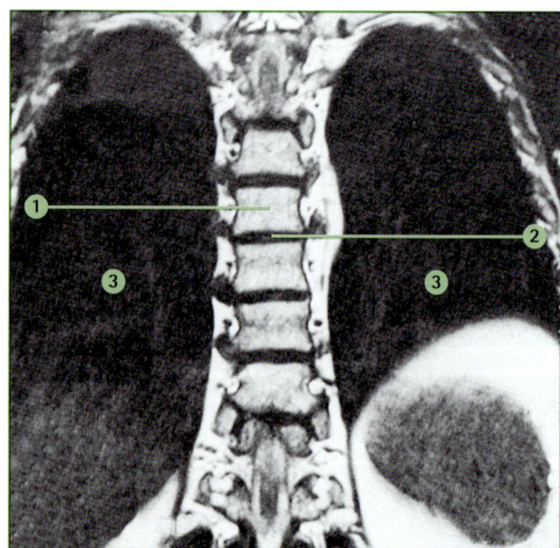


Kernspintomographie der Brustwirbelsäule in der Betrachtung von vorne. Zwischen den Wirbelkörpern (1) liegen die Bandscheiben (2). Mit dargestellt sind beide Lungen (3).

### Computertomographie (CT)

Mit Hilfe der Computertomographie können knöcherne Veränderungen, Verlagerungen von Bandscheibengewebe sowie ihre Auswirkungen auf die nervalen Strukturen (Rückenmark, Spinalnerven) ebenfalls sichtbar gemacht werden. Da die Computertomographie mit Röntgenstrahlen arbeitet, ist sie jedoch mit einer Strahlenbelastung verbunden.

Die Darstellung des Weichgewebes ist nicht so genau wie in der Kernspintomographie, die Abbildung von Veränderungen am Knochen dagegen gelingt mit der Computertomographie zum Teil besser. Zur Beantwortung spezieller Fragen wird sie daher weiterhin eingesetzt.

### Knochenszintigraphie

Bei der szintigraphischen Untersuchung wird eine radioaktiv markierte Substanz in die Blutbahn gespritzt. Innerhalb von Stunden verteilt sich die Substanz im Körper. Kommt es zu krankhaften Veränderungen am Knochen und an den Wirbelgelenken, geht dies mit einer erhöhten Aktivität des Knochenstoffwechsels einher. An diesen Stellen sammelt sich die Substanz im Knochen oder in der Innenhaut von Gelenken an.

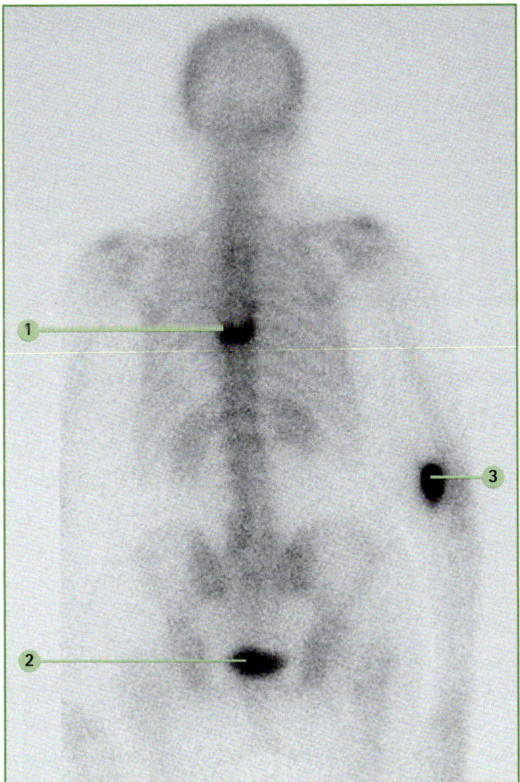


Dies ist ein Knochenszintigramm einer 74-jährigen Frau. Die drei schwarzen Flecken zeigen die Zonen an, in denen sich die radioaktiv markierte Substanz im Körper gesammelt hat. An der Brustwirbelsäule hat sie sich in einem gebrochenen Wirbel (1) eingelagert. Da sie über die Nieren wieder ausgeschieden wird, sammelt sie sich zudem in der Blase (2). Außerdem ist die Injektionsstelle am Arm zu erkennen (3).

Diese Anreicherung kann sichtbar gemacht werden und gibt wichtige Hinweise auf das Vorliegen von Entzündungen im Knochen, von schmerzhaft aktivierten Arthrosen der Wirbelgelenke, Knochenbrüchen oder sonstigen Veränderungen am Knochen.

### Blutuntersuchung

Die Untersuchung des Blutes wird durchgeführt, wenn sich aus der Befragung und aus dem körperlichen Befund Hinweise auf eine Erkrankung des Knochens oder eine Infektion an der Wirbelsäule ergeben. Zudem lassen sich rheumatische Erkrankungen, die zu einem entzündlichen Rückenschmerz führen können, im Blut erkennen. Auch eine bestehende *Osteoporose* ist ein Grund, das Blut auf Veränderungen zu untersuchen.

### Weitere Untersuchungen

Ergeben sich Hinweise auf Erkrankungen der **inneren Organe**, werden weitere Untersuchungen durchgeführt. So kann das Anfertigen eines *Elektrokardiogramms (EKG)*, das Abhören der Lunge oder eine Ultraschalluntersuchung des Bauches notwendig werden.

## Therapie

Aus der Vielzahl von Gründen für Schmerzen an der Brustwirbelsäule ergibt sich auch eine **Vielzahl** an therapeutischen Möglichkeiten.

**Funktionsstörungen und Blockierungen** lassen sich auf unterschiedliche Weise behandeln. Oftmals gelingt es, durch gezielte Handgriffe und das Einsetzen eines Impulses die Blockierung zu lösen. Dies geschieht immer vorsichtig und ist für den Patienten schmerzfrei. Das Vorgehen wird als *Manipulation (Einrenken)* bezeichnet und wird in der *Manuellen Therapie (Chirotherapie)* eingesetzt. Wird zur Behandlung der Funktionsstörung kein Impuls eingesetzt, sondern wiederholte passive Bewegungen der Brustwirbelsäule, spricht man von einer *Mobilisierung*. Beide Techniken können häufiger angewendet werden, ohne dass es zu Schäden an den behandelten Strukturen kommt. Verkürzte Muskeln werden mit dehnenden Techniken sanft behandelt, ebenso Verklebungen von Bindegewebsschichten. Eine *osteopathische Behandlung* wirkt ähnlich und kann ebenfalls zur Behandlung von Funktionsstörungen angewendet werden.

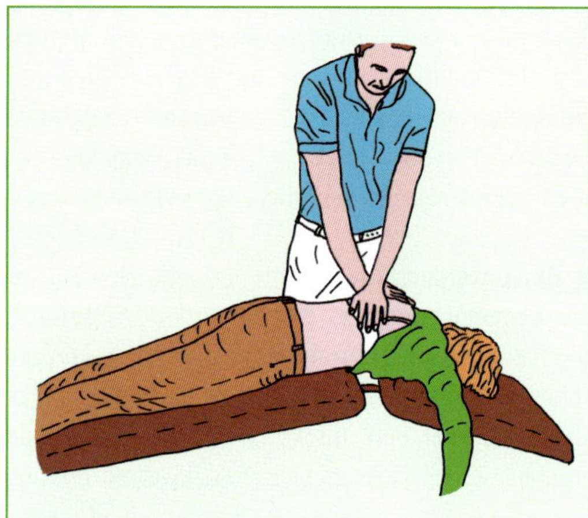

Die Abbildung zeigt, wie eine Funktionsstörung an der Brustwirbelsäule durch *Manipulation (Chirotherapie)* behandelt werden kann.

Die Wirbelsäule kann entweder mit den Händen oder durch spezielle Geräte (z.B. Schlingentisch) leicht auseinandergezogen werden. Dies führt zur Entlastung von Bandscheiben und Wirbelgelenken und löst oftmals die Blockierungen. Die Behandlung wird als *Streckung* (*Extension* oder *Traktion*) bezeichnet.

***Viele Funktionsstörungen und Blockierungen sind mit einer oder wenigen Anwendungen ausreichend zu therapieren und klingen dann meist rasch ab.***

Treten in kurzen Zeitabständen **immer wieder** die gleichen Funktionsstörungen auf, sollte intensiver nach einer auslösenden Ursache gesucht werden. Dies können krankhafte Veränderungen an der Wirbelsäule, eine wiederkehrende falsche Belastung in Beruf und Sport oder eine Schwäche der Rückenmuskeln sein. Entsprechend werden dann diese Ursachen therapiert, was z.B. eine Änderung der beruflichen oder sportlichen Bedingungen zur Folge haben kann. Auch ein regelmäßiges gymnastisches und die Muskeln stärkendes Training kann auf Dauer notwendig werden.

Kommt es zu einem der seltenen **Bandscheibenvorfälle** an der Brustwirbelsäule, dann sind diese aus anatomischen Gründen durch eine Spritze schwer oder gar nicht direkt zu erreichen. Es kann gelingen, den durch einen Bandscheibenvorfall gereizten Nerv *(Spinalnerv)* durch Spritzen zu beruhigen. Dies wird als *thorakale Spinalnervenanalgesie* bezeichnet und kann auch beim **thorakalen Wurzelreizsyndrom** angewendet werden. Bei allen Spritzen an der Brustwirbelsäule ist die unmittelbare **Nähe der Lunge** zu beachten. Wird diese durch eine Nadel verletzt, kann das Unterdrucksystem der Lunge gestört werden. Die Folge ist, dass die Lunge kollabiert *(Pneumothorax)*, was eine weitere, notfallmäßige Behandlung nach sich ziehen kann.

***Aufgrund der Verletzungsgefahr der Lunge werden Spritzen an der Brustwirbelsäule nur sehr zurückhaltend eingesetzt.***

**Akute Beschwerden** aufgrund von **Verschleißerscheinungen** *(degenerative Veränderungen)*, **Bandscheibenerkrankungen** oder **muskulären Ursachen** können über 3-10 Tage mit Schmerzmitteln wie *Ibuprofen, Diclofenac* oder anderen Präparaten der Wirkstoffgruppe behandelt werden. Gegebenenfalls erfolgt eine Kombination mit Wirkstoffen, die die Muskeln entkrampfen. Die Gabe von Spritzen *(Injektionen)* oder die Verabreichung von Medikamenten über die Venen *(Infusionen)* ist nur selten notwendig.

Lindernd wirken die Anwendung einer *medizinischen Elektrotherapie* sowie der Einsatz von **Wärme**. Wärme kann in Form eines heißen Bades, einer Behandlung mit Rotlicht oder auch einer wärmenden Leibbinde zugeführt werde. Weiterhin gibt es wärmende Salben und Pflaster, die zur Entkrampfung der Muskeln beitragen. Hilfreich und effektiv kann auch die Anwendung von *Akupunktur* sein.

Mit Hilfe der **Physiotherapie** gelingt häufig eine Entlastung der betroffenen Bandscheibe und Wirbelgelenke sowie eine Entspannung der Muskulatur. Nach Anleitung werden die ausgleichenden und stabilisierenden Übungen vom Patienten auf Dauer regelmäßig und selbstständig umgesetzt. Dies kann er zu Hause, in Kursen zur Rückenschule, in Fitnessstudios oder in anderen geeigneten Einrichtungen umsetzen. Im Verlauf kann das Hinzunehmen von Übungen an Geräten zur Stärkung der Muskulatur sinnvoll sein. Patienten mit degenerativen Veränderungen wird empfohlen, sich regelmäßig zu bewegen, Überlastungen zu vermeiden und zu hohes Körpergewicht abzubauen. Auf die rückengerechte Gestaltung eines Bildschirmarbeitsplatzes wird im Kapitel *Der Nackenschmerz – Die Zervikalgie* eingegangen. In diesem Kapitel werden auch leichte Übungen für die Hals- und Brustwirbelsäule erläutert.

Kann eine muskuläre Stabilisierung nicht erreicht werden, sind anhaltende oder häufig wiederkehrende *(chronische)* Schmerzen der Brustwirbelsäule möglich. In dieser **chronischen Phase** kann die regelmäßige Einnahme von Medikamenten notwendig werden. Zusätzlich sind Behandlungen mit Spritzen oder die Verordnung eines Stützmieders *(Orthese, Korsett)* weitere Behandlungsformen. Eine medizinische Elektrotherapie kann in Form der sog. *TENS-Behandlung* zu Hause vom Patienten durchgeführt werden.

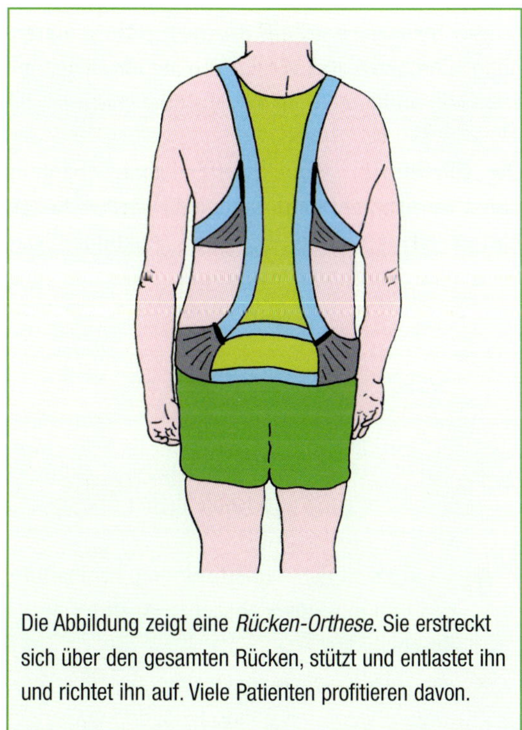

Die Abbildung zeigt eine *Rücken-Orthese.* Sie erstreckt sich über den gesamten Rücken, stützt und entlastet ihn und richtet ihn auf. Viele Patienten profitieren davon.

Bestehen **muskuläre Schmerzen** über einen längeren Zeitraum, können sich im Muskel Verhärtungen *(Myogelosen)* und schmerzhafte Muskelpunkte *(myofasziale Triggerpunkte)* bilden. Die *Triggerpunkte* sind oftmals für ausstrahlende Schmerzen verantwortlich. Zur Behandlung bieten sich punktuelle Massagen an. In die Muskelknoten und unter die Haut kann mit einer dünnen Nadel ein örtliches Betäubungsmittel oder ein pflanzliches Präparat gespritzt werden. Mit Hilfe von **Schockwellen** (sog. *Stoßwellen*) lassen sich chronische Muskelschmerzen und schmerzhafte Muskelpunkte ebenfalls behandeln. Dabei werden die Druckwellen entweder durch einen Kompressor *(radiale Stoßwelle)* oder auf elektrischem Wege (*elektromagnetische Stoßwellen* oder *fokussierte Stoßwelle*) erzeugt.

Auslöser für manche muskuläre Störung können auch **seelische Anspannungen**, Sorgen und eine Überforderung im Alltag oder Beruf sein. Diese Auslöser sollten erkannt und wenn möglich behandelt werden. Zur Entspannung der Muskulatur eignen sich Verfahren wie autogenes Training, Meditation, Taichi, Yoga und viele andere.

Eine **Formabweichung der Wirbelsäule** *(Kyphose, Skoliose)* wird abhängig von Ausprägung und Alter des Patienten unterschiedlich behandelt. Die Behandlung reicht von physiotherapeutischen Übungen über eine Korsettversorgung bis hin zu einer Operation. Der *Skoliose* ist ein gleichnamiges Kapitel gewidmet, in dem näher auf die Behandlungsformen eingegangen wird. Die Auswirkungen leichter Formabweichung können durch regelmäßiges Training und Gymnastik behandelt werden. Neigen Kinder und Jugendliche zu einer Fehlhaltung, sollten sie zu häufigen sportlichen Aktivitäten motiviert werden. Eine aufrechte Haltung und Sitzposition wird ihnen nahegelegt.

Ein **Knochenschwund** *(Osteoporose)* wird je nach Ausprägung, Ursache und Alter des Patienten mit Medikamenten behandelt. Das Kapitel *Der Knochenschwund - Die Osteoporose* behandelt das Krankheitsbild ausführlich. Andere Stoffwechselerkrankungen, die den Knochen betreffen, sind eher selten und werden entsprechend der auslösenden Ursache behandelt.

**Bösartige Erkrankungen** können oftmals durch eine Chemotherapie behandelt werden. An der Wirbelsäule machen Absiedlungen *(Metastasen)* von bösartigen Erkrankungen oder eigenständige Tumore der Wirbelsäule zum Teil eine Operation erforderlich. Dabei kann Tumorgewebe entfernt werden und eine Stabilisierung der Wirbelsäule erfolgen, um den Folgen einer Gewebszerstörung durch den Tumor vorzubeugen. Mit Hilfe der Strahlentherapie kann zudem versucht werden, eine weitere Ausdehnung des Tumors zu verhindern, ihn zu zerstören und Schmerzen zu lindern.

Sind **Erkrankungen innerer Organe** Auslöser für Schmerzen an der Brustwirbelsäule, so werden diese entsprechend behandelt.

Bei einer **Infektion** an der Wirbelsäule ist in der Regel die Gabe eines speziellen Antibiotikums über einen langen Zeitraum notwendig. Je nach Ausprägung und Lage der Infektion kann zudem eine Operation erforderlich werden. Genauer wird auf die Behandlung im Kapitel *Infektionen an der Wirbelsäule* eingegangen.

Die **Gürtelrose** wird mit Medikamenten therapiert, die eine weitere Ausbreitung des Virus verhindern sollen *(Virostatikum)*. Je früher diese Therapie einsetzt, desto erfolgreicher ist sie. Zusätzlich werden wegen der Schmerzen Medikamente wie *Ibuprofen* und, falls erforderlich, stärkere Schmerzmittel gegeben.

## Prognose und Verlauf

Prognose und Verlauf sind bei den einzeln erwähnten Ursachen von Schmerzen an der Brustwirbelsäule unterschiedlich. **Funktionsstörungen** und Blockierungen können oft mit wenigen Therapien anhaltend behandelt werden. Sie haben damit einen kurzen Verlauf und eine gute Prognose. Treten sie häufiger auf, wird nach einer möglichen Ursache gesucht. Zudem sollte der Patient dann regelmäßig eine Bewegungstherapie durchführen.

**Verschleißerscheinungen** und **Bandscheibenerkrankungen** führen an der Brustwirbelsäule nur selten zu Beschwerden und können durch geeignete Maßnahmen behandelt werden.

**Muskuläre Ursachen** haben eine gute Prognose und klingen meist rasch ab. Sie sollten für den Betroffenen Anlass sein, seine täglichen Belastungen zu prüfen und sich regelmäßig zu bewegen. Durch die Verbesserung eines Bildschirmarbeitsplatzes und die regelmäßige Unterbrechung einer Tätigkeit am Bildschirm kann muskulären Störungen gut vorgebeugt werden.

**Fehlstellungen** und Fehlhaltungen können nur zum Teil ausgeglichen werden. Auch an ausgeprägte Fehlstellungen kann sich der Körper mit der Zeit anpassen, ohne dass Beschwerden bestehen. Sie können jedoch auch Anlass für anhaltende Beschwerden sein und zu chronischen Schmerzen an der Brustwirbelsäule führen.

**Erkrankungen des Knochens** lassen sich je nach Ursache gut behandeln. Der Verlauf der einzelnen Erkrankungen kann jedoch so unterschiedlich sein, dass eine allgemeine Prognose nicht gegeben werden kann. **Bösartige Erkrankungen** und **Infektionen** an der Wirbelsäule sind schwerwiegende Erkrankungen, die aber mit einer gezielten Behandlung in zahlreichen Fällen gut therapiert werden können.

Bei **Erkrankungen innerer Organe**, die zu begleitenden Schmerzen an der Brustwirbelsäule führen, hängen Prognose und Verlauf von der jeweiligen Erkrankung und ihren Behandlungsmöglichkeiten ab.

Die **Gürtelrose** *(Herpes zoster)* kann ebenfalls durch Medikamente gut behandelt werden. Selten halten Nervenschmerzen nach Abklingen der Entzündung noch an.

### Das Wichtigste für Sie:

- Schmerzen an der Brustwirbelsäule können das Symptom ganz unterschiedlicher Erkrankungen sein.
- Häufig sind Funktionsstörungen, Fehlhaltungen und muskuläre Ursachen Auslöser der Beschwerden.
- Verschleißerscheinungen *(degenerative Veränderungen)* und Bandscheibenerkrankungen führen an der Brustwirbelsäule seltener zu Beschwerden als an Hals- oder Lendenwirbelsäule.
- Zahlreiche nicht-operative Behandlungsmethoden stehen zur Verfügung und sind meist erfolgreich.
- Operative Maßnahmen sind selten erforderlich.

# Erkrankungen des Brustbein-Schlüsselbein-Gelenks

Im rechten und linken Brustbein-Schlüsselbein-Gelenk sind das Schlüsselbein (*Klavikula* oder *Clavicula*) und das Brustbein *(Sternum)* miteinander verbunden. Es wird als *Sternoklavikulargelenk* und in der Kurzform als *SC-Gelenk* bezeichnet.

Das Gelenk ist die einzige Verbindung zwischen Schultergürtel und Rumpf. In ihm finden vor allem Drehbewegungen des Schlüsselbeins statt, die beim Bewegen der Schulter auftreten. Eine feste Kapsel und stabile Bänder umgeben das Gelenk und es wird durch eine Bindegewebsscheibe *(Diskus)* in zwei Gelenkräume geteilt.

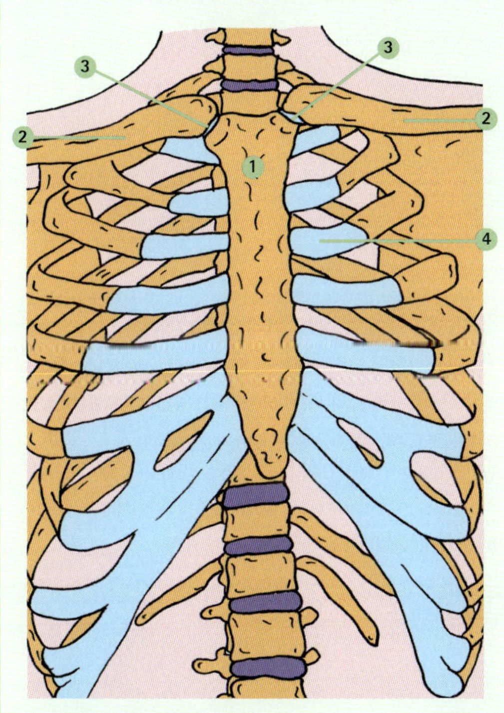

Die Zeichnung stellt den Brustkorb von vorne dar. Am oberen Teil des Brustbeins *(Sternum)* ① sind rechtes und linkes Schlüsselbein *(Klavikula)* ② über je ein *Brustbein-Schlüsselbein-Gelenk* ③ mit dem Brustbein verbunden. Über eine Verbindung aus Knorpelgewebe (hellblau) ④ setzen auch die Rippen am Brustbein an.

Insgesamt ist das Brustbein-Schlüsselbein-Gelenk eher **selten** von Erkrankungen betroffen. Diese können ganz unterschiedlicher Herkunft sein.

## Ursachen und Herkunft

Im Rahmen von **Verletzungen** des Schlüsselbeins und der Schulter kann das Gelenk gezerrt, zerrissen oder zum Ausrenken *(Luxation)* gebracht werden. Eine vermehrte Beweglichkeit des Gelenks *(Instabilität)* kann die Folge sein. Selten sind Instabilitäten angeboren.

Auch körperlich anstrengende Tätigkeiten können das Gelenk überlasten und zu einer schmerzhaften Reizung führen.

Wie bei vielen anderen Gelenken des Körpers ist auch am Brustbein-Schlüsselbein-Gelenk die Entwicklung eine **Verschleißes** *(Arthrose)* möglich. Davon sind viele Patienten über 50 Jahre betroffen, wobei die meisten schmerzfrei bleiben.

Es gibt **rheumatische Erkrankungen**, die am Brustbein-Schlüsselbein-Gelenk auftreten können. Sie gehen häufig mit Veränderungen der **Haut** in Form von eitrigen Pusteln an der Handinnenfläche oder der Fußsohle einher. Solche Formen rheumatischer Erkrankungen sind jedoch insgesamt selten.

## Symptome und Beschwerden

Die häufigsten Symptome von Erkrankungen der Brustbein-Schlüsselbein-Gelenke sind Schwellungen und Schmerzen. Schwellungen fallen dem Patienten beim Betrachten im Spiegel auf. Bei Vorliegen einer entzündlichen Reizung können Rötung und Überwärmung als weitere Symptome hinzutreten.

In einigen Fällen verspürt der Patient auch **Schmerzen** am Gelenk. Dies tritt typischerweise bei Belastungen auf, wenn der Arm angehoben oder zur Körpermitte geführt wird. Nachts kann das Liegen auf der betroffenen Seite als schmerzhaft empfunden werden.

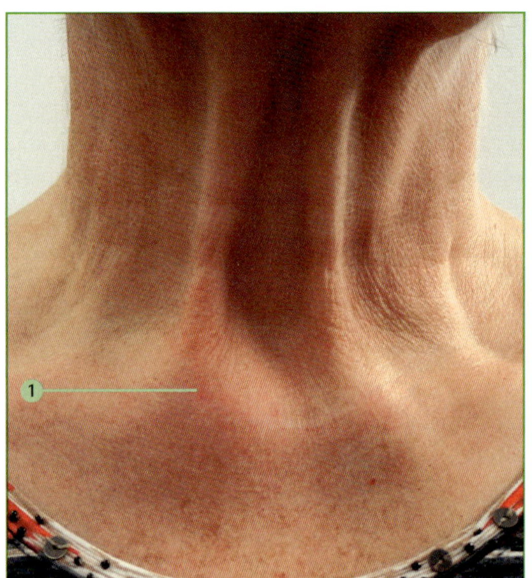


Das Foto zeigt den Hals einer 76-jährigen Patientin. Ihr war eine Schwellung des rechten Brustbein-Schlüsselbein-Gelenks ① im Spiegel aufgefallen. Die Schwellung war nicht schmerzhaft.

## Untersuchung und Diagnostik

Der Patient wird ausführlich zu seiner Erkrankung befragt *(Anamnese)*. Dabei wird u.a. nach Belastungen oder Verletzungen sowie nach dem Auftreten anderer Veränderungen an Gelenken und an der Haut gefragt.

Bei der Betrachtung des Halses und des Brustkorbs fällt eine Schwellung und Rötung des Brustbein-Schlüsselbein-Gelenks meist schon auf. Eine Überwärmung kann zum Teil gefühlt werden. Ist das Gelenk schmerzhaft gereizt, reagiert es auf Druck und bestimmte Bewegungen bzw. Tests mit Schmerzen.

Besteht eine leichte Schwellung eines Brustbein-Schlüsselbein-Gelenks, die nicht zu Beschwerden führt, ist eine bildgebende Diagnostik in vielen Fällen nicht notwendig. Schmerzhaften Schwellungen dagegen sollte durch weitere Untersuchungen nachgegangen werden.

***In der Regel werden nur bei anhaltend schmerzhaften Schwellungen eines Brustbein-Schlüsselbein-Gelenks weitere Untersuchungen durchgeführt.***

Weitere diagnostische Maßnahmen:

### Röntgen

Das Brustbein-Schlüsselbein-Gelenk ist im Röntgenbild etwas schwierig darzustellen, da Wirbelsäule und Rippen bei der Aufnahme das Brustbein-Schlüsselbein-Gelenk überlagern. Daher ergeben sich bei der Röntgenuntersuchung häufig nur Anhaltspunkte für das Vorliegen einer Erkrankung. Ein Verschleiß kann meist mit ausreichender Sicherheit im Röntgenbild festgestellt werden. Zur Klärung anderer Erkrankungen können weitere Untersuchungen notwendig werden.

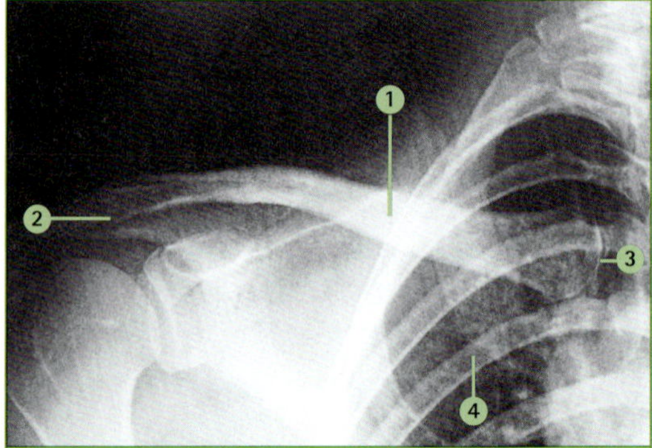


Röntgenbild eines rechten Schlüsselbeins *(Klavikula)* ①, von vorne betrachtet. Das körperferne Ende des Schlüsselbeins bildet einen Teil des Schultereckgelenks ②. Mit dem Brustbein steht das körpernahe Ende des Schlüsselbeins über das Brustbein-Schlüsselbein-Gelenk ③ in Verbindung. Durch Überlagerung der Rippen ④ ist es nur schwer zu erkennen, weshalb der Ausschnitt unten eine Vergrößerung zeigt.

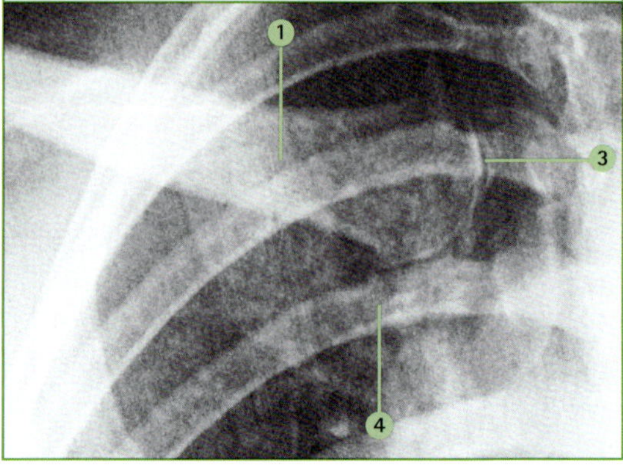


### Ultraschalluntersuchung

Eine Ultraschalluntersuchung kann Schwellungen und Flüssigkeitsansammlungen im Gelenk aufzeigen. Nähere Auskünfte über Veränderungen im

Gelenk lassen sich damit kaum erzielen. Zur Durchführung einer Behandlung mit Spritzen *(Injektion)* in das Gelenk ist die Ultraschalluntersuchung eine gute Hilfe.

**■ Kernspintomographie (Magnetresonanztomographie, MRT), Computertomographie (CT), Knochenszintigraphie**

Aussagen zu Veränderungen des Knochens und des Knorpels sowie zu Entzündungen und Schäden der umgebenden Weichteile lassen sich in hoher Qualität durch die **Kernspintomographie** gewinnen. Besonders die Folgen eines Unfalls für das Gelenk und die umgebenden Strukturen sind in der Kernspintomographie gut zu erkennen.

Mit Hilfe der **Computertomographie** sind knöcherne Veränderungen wie Brüche oder Verschleiß gut abzubilden. Bei der **Knochenszintigraphie** wird eine radioaktiv markierte Substanz in die Blutbahn gespritzt und sammelt sich in entzündeten Gelenken mit einer hohen Stoffwechselaktivität. Die Untersuchung wird zur Klärung spezieller Fragen und nicht routinemäßig eingesetzt.

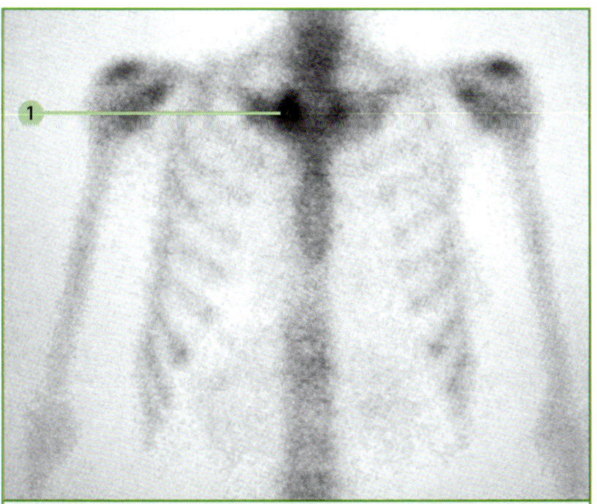


Die Abbildung zeigt eine Knochenszintigraphie des Brustkorbs. Dabei ist deutlich zu erkennen, dass sich die radioaktiv markierte Substanz vor allem am rechten Brustbein-Schlüsselbein-Gelenk (1) anreichert. Ursache ist ein Verschleiß des Gelenks.

## Therapie

Die Therapie richtet sich nach der jeweiligen Erkrankung, von der das Brustbein-Schlüsselbein-Gelenk betroffen ist. Insbesondere bei Unfällen kann ein spezielles unfallchirurgisches Vorgehen erforderlich werden. Folgende allgemeine Therapiemaßnahmen sind möglich.

**■ Nicht-operative *(konservative)* Therapie**

Ist das Brustbein-Schlüsselbein-Gelenk schmerzhaft entzündet oder durch eine Verletzung leicht gestaucht oder gezerrt, wird es **geschont**. Dazu werden den Arm belastende Tätigkeiten wie schweres Heben und Tragen sowie Sport vermieden. Bei schwereren Verletzungen kann das Schlüsselbein durch spezielle **Verbände** über 3 Wochen ruhiggestellt werden.

Zur Schmerzlinderung werden **Salben**, salbenhaltige Pflaster und eine **kühlende Therapie** angewendet. Zur Kühlung können mit Gel gefüllte Kompressen, kalte und nasse Umschläge oder mit Quark gefüllte Beutel angewendet werden. Die Temperaturen sollten denen in einem Kühlschrank und nicht denen eines Gefrierschranks entsprechen, also etwa 7°C betragen. Für 1-2 Wochen können im akuten Fall je nach Verträglichkeit **Medikamente** wie *Ibuprofen*, *Diclofenac* oder ähnliche Wirkstoffe eingenommen werden. Die dauerhafte Einnahme ist wegen möglicher unerwünschter Wirkungen nicht empfehlenswert.

Ist das Gelenk besonders schmerzhaft von einer Entzündung betroffen, kann ein **Kortisonpräparat** in das Gelenk gespritzt werden *(Injektion)*. Dies führt häufig zu einer guten und zum Teil anhaltenden Besserung der Beschwerden. Die wiederholte Gabe von Kortison in kurzen Zeitabständen ist nicht empfehlenswert, da es den Gelenkknorpel schädigen kann.

***Die Anwendung von Spritzen am Brustbein-Schlüsselbein-Gelenk ist nur selten notwendig.***

Ist eine **rheumatische Erkrankung** Ursache für eine Reizung des Gelenks, dann ist die spezielle Therapie dieser Erkrankung durch einen Rheumatologen der wichtigste Bestandteil der Behandlung. Sie führt meist zum Abklingen der Beschwerden.

**■ Operative Behandlung**

Kommt es zu einer **schweren Verletzung** des Gelenks oder treten häufig Schmerzen durch eine

Instabilität auf, kann eine operative Behandlung notwendig werden. Dabei wird versucht, wieder eine stabile Gelenkverbindung zwischen dem Schlüsselbein und dem Brustbein herzustellen. Meist werden dazu Schrauben verwendet, an denen feste Fäden befestigt sind, sog. *Fadenanker*. Die Schraube wird im Knochen verankert, die Fäden stabilisieren Gelenkkapsel und Bänder. Auch andere Operationsmethoden sind möglich.

Ein **Verschleiß** *(Arthrose)* gibt nur äußerst selten Anlass zu einer Operation. Kommt es jedoch zu wiederkehrenden und schmerzhaften Phasen der Entzündung, kann im Rahmen einer Operation ein Teil des Endes des Schlüsselbeins am Brustbein entfernt werden. Um die Stabilität des Gelenks nicht zu gefährden, können zusätzliche stabilisierende Maßnahmen notwendig sein.

## Prognose und Verlauf

Insgesamt ist das Brustbein-Schlüsselbein-Gelenk **selten** von schmerzhaften Erkrankungen betroffen. Im Alter entwickelt sich am Gelenk häufig ein **Verschleiß**, der meist ohne Beschwerden bleibt und nicht speziell behandelt wird.

Nicht selten kommt es zu **Schwellungen** des Gelenks, die nach wenigen Wochen wieder von alleine abklingen und für die es nicht immer eine Erklärung gibt. Auch sie haben eine gute Prognose.

Kommt es zu anhaltend schmerzhaften Schwellungen und Reizungen, dann kann dem Patienten in aller Regel durch eine nicht-operative Behandlung ausreichend geholfen werden. Operationen am Brustbein-Schlüsselbein-Gelenk sind, außer nach Verletzungen, nur in Ausnahmefällen notwendig.

### Das Wichtigste für Sie:

- Die körpernahen Enden der Schlüsselbeine und der obere Teil des Brustbeins bilden die *Brustbein-Schlüsselbein-Gelenke*.
- Die Brustbein-Schlüsselbein-Gelenke *(Sternoklavikulargelenke)* sind selten von schmerzhaften Erkrankungen betroffen.
- Ursachen von Beschwerden können Verletzungen und rheumatische Erkrankungen sein, selten Verschleiß.
- Die nicht-operative Behandlung ist meist erfolgreich.
- Operative Maßnahmen können bei Verletzungen notwendig werden, sonst sind sie eine Ausnahme.

## Die Trichterbrust und die Kielbrust

Trichterbrust und Kielbrust sind durch eine angeborene Fehlbildung des Brustbeins *(Sternum)* bedingt. Das Brustbein ist ein flacher Knochen, mit dessen Seiten die knorpeligen Enden der Rippen an der Vorderseite des Brustkorbs verbunden sind. Mit dem oberen Teil des Brustbeins bilden die Enden der Schlüsselbeine die Brustbein-Schlüsselbein-Gelenke.

Besteht eine Einziehung des Brustbeins nach innen, wird dies als *Trichterbrust* (*Pectus excavatus*, von lat. *pectus* = *Brust* und *excavere* = *aushöhlen*) bezeichnet. Die Vorwölbung des Brustbeins nach außen heißt *Kielbrust* (*Pectus carinatum*, von lat. *carina* = *Kiel*). Der früher verwendete Ausdruck *Hühnerbrust* für die *Kielbrust* ist unangebracht und wird nicht mehr verwendet.

Die Abbildung zeigt einen Brustkorb von vorne. Mit dem *Brustbein (Sternum)* (1) sind die knorpeligen Enden der Rippen (hellblau) (2) verbunden. Bei einer Trichterbrust ist das Brustbein stärker nach innen und bei einer Kielbrust stärker nach außen gewölbt.

### Ursachen und Herkunft

Die Ursache dieser angeborenen Deformitäten ist **unklar**. Sie sind meist bei Geburt schon vorhanden und können sich mit dem Wachstum verstärken.

Bei beiden Erkrankungen liegen in wenigen Fällen weitere Deformitäten, wie z.B. eine Abweichung der Wirbelsäule zur Seite *(Skoliose)* oder Veränderungen am Herzen vor.

***Die meisten Fälle einer Trichter- oder Kielbrust sind gering ausgeprägt und harmlos.***

Die Kielbrust ist deutlich seltener als die Trichterbrust. Beide Erkrankungen finden sich bei Jungen viermal häufiger als bei Mädchen.

### Symptome und Beschwerden

Die **Kielbrust** macht den Betroffenen in der Regel keine Beschwerden. Eine zum Teil begleitend auftretende Haltungsstörung kann jedoch Ursache von leichten Schmerzen an der Wirbelsäule sein.

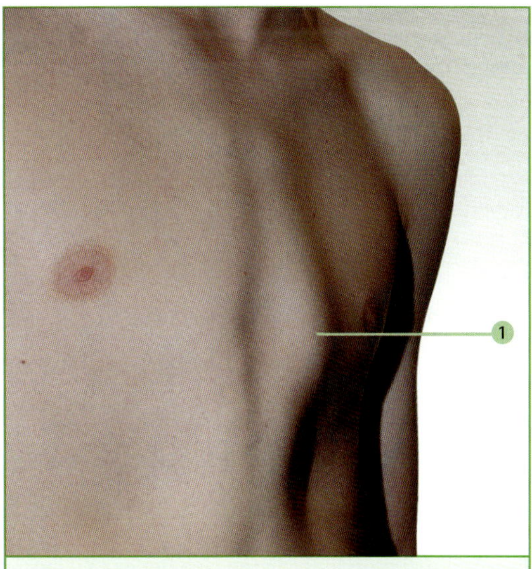


Das Foto zeigt eine Kielbrust bei einem 12-jährigen Jungen. Zu erkennen ist, dass das Brustbein (1) etwas vorsteht. Beschwerden bestanden keine.

Bei der **Trichterbrust** hängen Beschwerden vom Ausmaß der Deformität ab. Leichte Einsenkungen bleiben das ganze Leben über meist symptomlos. Bei mittelschwer ausgeprägten Fällen liegt häufig eine vermehrte Krümmung der Brustwirbelsäule *(Rundrücken)* vor, was zu Schmerzen an der Wirbelsäule führen kann. Die selten vorkommenden schweren Einziehungen des Brustbeins nach innen können die Funktion des Herzens und der Lunge beeinträchtigen. Dies reduziert die körperliche Leistungsfähigkeit.

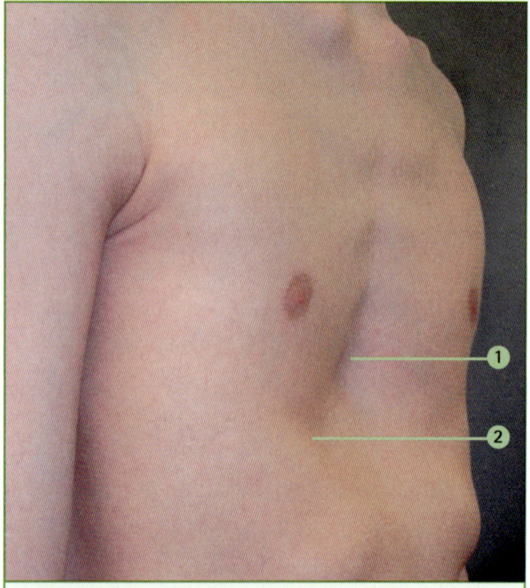


Zu sehen ist eine leichte Form der Trichterbrust bei einem 13-jährigen Jungen. Der untere Teil des Brustbeins ① und Teile der Rippen ② wölben sich nach innen vor. Der Junge hat keine Beschwerden.

Neben körperlichen Beschwerden kann die Deformität Kinder und Jugendliche **seelisch** belasten. Schamgefühle und die Vermeidung einer sportlichen Betätigung können die Folge sein. Diese Probleme sollten ernst genommen und mit den Betroffenen in Gesprächen erörtert werden.

## Untersuchung und Diagnostik

Bei der Untersuchung des Patienten fällt bei der Trichterbrust eine Einsenkung und bei der Kielbrust eine Vorwölbung des Brustbeins auf. Begleitend kann die weitere Symmetrie des Brustkorbs gestört sein. Teile der Rippen sind dann vermehrt vorgewölbt oder eingesunken. Auch die Form der Wirbelsäule wird bei Vorliegen von Veränderungen am Brustbein untersucht.

***In leichten Fällen einer Trichter- oder Kielbrust sind weitere diagnostische Maßnahmen nicht notwendig.***

Weitere diagnostische Maßnahmen:

### Röntgen

Bei leichten Formen einer Trichter- oder Kielbrust wird kein Röntgenbild angefertigt. Es hat für die Diagnosestellung keine Bedeutung, stellt aber eine Strahlenbelastung für die meist jungen Patienten dar. In schweren Fällen einer Trichterbrust kann in einem seitlichen Röntgenbild des Brustkorbs *(Thorax)* gezeigt werden, wie weit sich das Brustbein eingesenkt hat und ggf. das Herz bedrängt.

### Kernspintomographie (Magnetresonanztomographie, MRT), Computertomographie (CT)

Beide Untersuchungsmethoden werden eingesetzt, wenn die Auswirkung **schwerer Deformitäten** auf Herz und Lunge eingeschätzt werden soll. Zur Planung einer Operation sind sie ebenfalls notwendig.

### Weitere Untersuchungen

Weitere Untersuchungen des Herzens und der Lunge sind in schweren Fällen einer Trichterbrust notwendig, um die Auswirkung der Deformität auf die Funktion dieser Organe zu prüfen.

## Therapie

Die meisten Fälle einer Trichter- oder Kielbrust sind gering ausgeprägt und führen nicht zu Beschwerden. Dann ist eine spezielle Therapie nicht erforderlich. Die Betroffenen müssen sich weder in der Wahl des Berufs noch in der Ausübung von Sport in irgendeiner Form einschränken. Es besteht eine volle Leistungsfähigkeit.

***Leichte Fälle einer Trichter- oder Kielbrust bedürfen keiner Behandlung.***

In stärker ausgeprägten Fällen kann eine Behandlung notwendig werden.

**Nicht-operative *(konservative)* Therapie**
Wirbelsäulenbeschwerden und Haltungsstörungen werden gezielt durch eine physiotherapeutische Therapie behandelt. Die Übungen kann der Patient nach erfolgter Anleitung selbstständig zu Hause oder in geeigneten Einrichtungen umsetzen. Eine sportliche Betätigung zur Verbesserung der Muskelfunktion ist in jedem Fall zu begrüßen.

***Physiotherapie und Sport haben keinen direkten Einfluss auf die Ausprägung der Deformität und führen nicht zu einer Verminderung oder Rückbildung, stärken aber die Muskelfunktion.***

Zur Therapie der Kielbrust wurden Stützen *(Orthesen)* entwickelt, die durch Ausübung von Druck auf die Deformität zu einer Verminderung der Vorwölbung beitragen sollen. Ob diese Maßnahme die Deformität erfolgreich beeinflusst, ist noch nicht abschließend geklärt.

**Operative Behandlung**
Eine operative Therapie kommt in schweren Fällen mit erheblichen Beschwerden in Frage. Auch der Wunsch des Patienten nach Korrektur des optischen Erscheinungsbildes kann Anlass zu einer Operation sein.

Bei der **Trichterbrust** erfolgt die Operation meist um das 5. Lebensjahr herum oder am Ende der Pubertät. Dabei werden die Rippen, die an der Deformität beteiligt sind, sowie das Brustbein durchtrennt *(osteotomiert)*. Die Form des Brustbeins wird bei der Operation verändert, es wird ggf. umgedreht und mit Drähten *(sog. Cerclagen)* in korrigierter Stellung wieder an die Rippen angelagert. Andere Verfahren bringen von der Innenseite des Brustkorbs eine Metallschiene ein, die das Brustbein nach außen drücken soll. Die Erfolgsaussichten sind gut. Komplikationen und Rezidive treten in etwa 10% der Fälle auf.

Zur optischen Verbesserung einer Trichterbrust kann die bestehende Mulde auch durch ein Implantat aus **Silikon** aufgefüllt werden. Dieses wird unter die Haut *(subkutan)* geschoben.

Die Korrektur einer **Kielbrust** wird meist erst nach Beginn der Pubertät durchgeführt. Dabei werden Teile der Rippen entfernt *(reseziert)* und das Brustbein durchtrennt *(osteotomiert)*. Durch Nähte oder Drähte (sog. *Cerclagen*) werden die Knochen in korrigierter Stellung zusammengefügt und verwachsen wieder.

## Prognose und Verlauf

Trichter- und Kielbrust sind bereits bei Geburt vorhanden oder entwickeln sich im Kindesalter. Mit dem Wachstum kommt es zu einer weiteren Zunahme der Deformität. In den meisten Fällen ist sie gering ausgeprägt und führt nicht zu körperlichen Beschwerden. Daher sind Prognose und Verlauf in der Regel gut. Eine direkte Beeinflussung der Deformität gelingt wahrscheinlich nur über eine Operation, die den seltenen schweren Fällen vorbehalten ist.

### Das Wichtigste für Sie:

- Bei der *Trichterbrust* kommt es zu einer muldenförmigen Einziehung des Brustbeins.
- Die *Kielbrust* beschreibt ein nach außen gewölbtes, vorspringendes Brustbein.
- Beide Deformitäten sind angeboren, ihre Ursachen weitgehend unbekannt.
- Die meisten Fälle sind gering ausgeprägt und führen zu keinen Beschwerden.
- Zur Korrektur einer seltenen schweren Deformität kann eine Operation durchgeführt werden.

Orthopädie für Patienten

# Erkrankungen an der Lendenwirbelsäule

## Kapitel 5

Lendenwirbelsäule

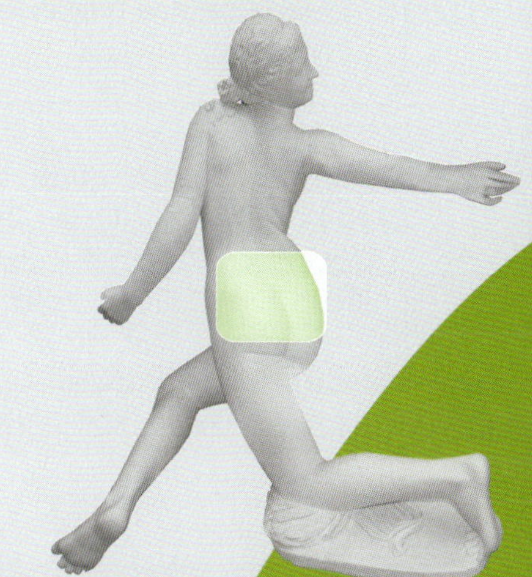

## Der Kreuzschmerz – Die *Lumbalgie*

Ein Schmerz an der Lendenwirbelsäule und der umgebenden Muskulatur wird als *Lumbalgie*, manchmal als *Lumbalsyndrom* bezeichnet (lat. *lumbus = Lende*, griech. *algos = Schmerz*). Er betrifft die Region unterhalb des Rippenbogens bis zum Beginn des Gesäßes. Gleichbedeutend wird der Begriff *Kreuzschmerz* verwendet.

Der Begriff *Lumbago* beschreibt die *akute* Form eines Kreuzschmerzes, der definitionsgemäß bis zu 6 Wochen anhalten kann. Dauern die Beschwerden zwischen 6 und 12 Wochen, liegt ein *subakuter* Kreuzschmerz vor. Von einem *chronischen* Kreuzschmerz wird gesprochen, wenn die Schmerzen länger als 12 Wochen bestehen.

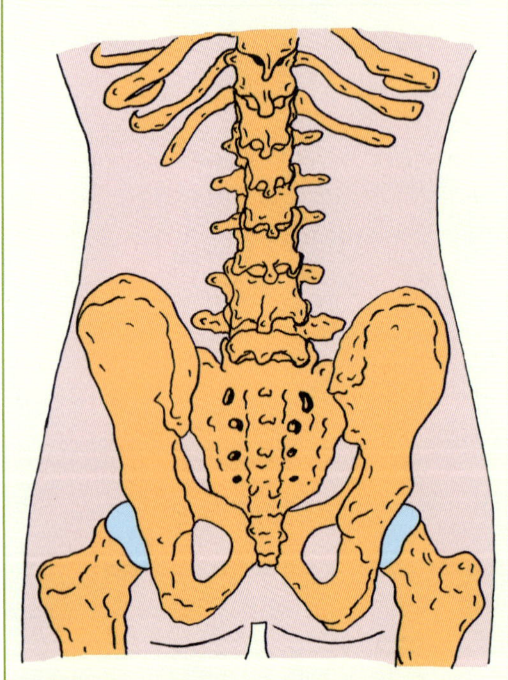

Bei Schmerzen in der Region zwischen den unteren Rippen und dem Gesäß spricht man von einem Kreuzschmerz *(Lumbalgie)*. Die akute Form des Kreuzschmerzes heißt *Lumbago*.

Über die Ursache geben die Begriffe keine Auskunft, lediglich über den Ort und die Dauer der Beschwerden. Lässt sich die Ursache für den Kreuzschmerz finden, besteht ein *spezifischer* Kreuzschmerz. Kann für die Beschwerden keine Ursache ermittelt werden, wird häufig von einem *unspezifischen* Kreuzschmerz gesprochen.

Vom Begriff *Lumbalgie* für Kreuzschmerz wird der Begriff der *Lumboischialgie* für den Kreuz-Beinschmerz unterschieden. Letzterer beschreibt einen Schmerz, der gleichzeitig im Kreuz und im Bein besteht und dem Verlauf des Ischias-Nervs folgt. Auf ihn wird im Kapitel *Der Kreuz-Beinschmerz* eingegangen.

### Ursachen und Herkunft

Rückenschmerzen zählen zu den **häufigsten Erkrankungen**. Statistisch gesehen haben 30-40% der Bevölkerung innerhalb der letzten sieben Tage an Kreuzschmerzen gelitten. 80-100% der Menschen leiden mindestens einmal in ihrem Leben an Rückenschmerzen. Jeder 2. Patient beim Orthopäden und jeder 10. Patient beim Hausarzt begibt sich aufgrund von Rückenschmerzen in ärztliche Behandlung. Rückenschmerzen sind der häufigste Grund für eine Arbeitsunfähigkeit und lösen jährliche Kosten in Milliardenhöhe aus.

In etwa 2/3 der Fälle treten sie an der Lendenwirbelsäule, zu 1/3 an der Halswirbelsäule und seltener an der Brustwirbelsäule auf. Das vorliegende Kapitel beschäftigt sich mit dem häufigsten Rückenschmerz, dem an der Lendenwirbelsäule auftretenden *Kreuzschmerz*.

Die Ursachen für einen Kreuzschmerz reichen in den meisten Fällen von einfachen und kurzzeitigen Funktionsstörungen über seelische *(psychische)* Erkrankungen bis hin zu sehr seltenen und schweren Erkrankungen.

Zu den seltensten Gründen für Rückenschmerzen gehören die Entstehung oder Absiedlung *(Metastasierung)* von Geschwülsten oder das Auftreten von Infektionen. In einigen Fällen kann die genaue Ursache eines Kreuzschmerzes nicht ermittelt werden.

Um die möglichen Ursachen einzugrenzen, ist die Erhebung einer detaillierten **Krankengeschichte** *(Anamnese)* und eine gründliche **orthopädische Untersuchung** des Bewegungsapparats Voraussetzung. Erst wenn sich Hinweise auf eine spezifische Ursache von Kreuzschmerzen finden, werden, falls notwendig, gezielt weitere Untersuchungen veranlasst.

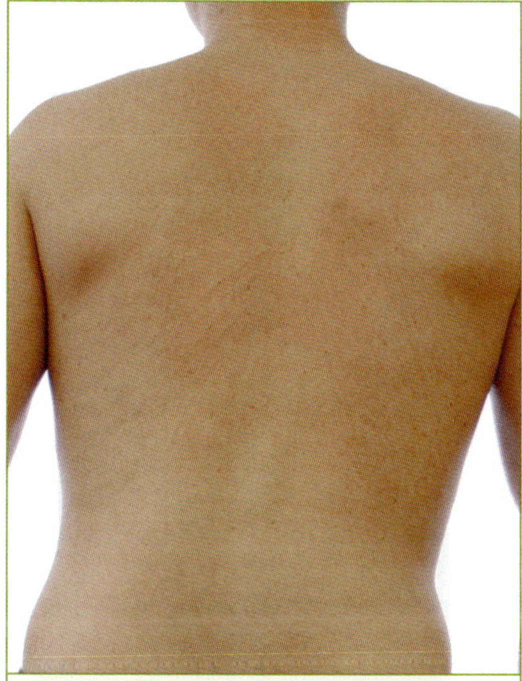

Das Foto zeigt einen Mann in einer schmerzbedingten Fehlhaltung. Die Wirbelsäule wird nicht gerade gehalten, sondern weicht zur Seite ab. Man spricht von einer sog. *Schmerzskoliose.*

***Es gibt keine andere Erkrankung am Bewegungsapparat, die so viele und so unterschiedliche Ursachen haben kann wie der Rückenschmerz.***

Finden sich in der Krankengeschichte und bei der Untersuchung **keine Hinweise** auf einen spezifischen Kreuzschmerz, dann sind diagnostische Maßnahmen wie Röntgen, Kernspintomographie oder Computertomographie zumindest in der Anfangsphase nicht notwendig. Die Therapie besteht dann oft in einer Schmerz- und Bewegungstherapie sowie in einem abwartenden Verhalten, da sich Kreuzschmerzen in vielen Fällen unter dieser Behandlung oder auch von alleine wieder verlieren.

Eine **ungezielte Diagnostik** ergibt oftmals unbedeutende Ergebnisse, die nicht selten falsch interpretiert werden und den Patienten dann stark verunsichern bzw. beunruhigen. Sie können zudem Anlass für eine unnötige und belastende Therapie sein, schlimstenfalls sogar für ein operatives Vorgehen

***Bei erst kurzzeitig bestehenden Kreuzschmerzen, bei denen die Untersuchung keine Hinweise auf das Vorliegen einer spezifischen Erkrankung liefert, kann mit der Durchführung von bildgebenden Maßnahmen zunächst gewartet werden. Sie setzen den Patienten z.T. belastenden Röntgenstrahlen aus und das Gesundheitswesen wird durch kostspielige Untersuchungen unnötig mit Kosten belastet.***

Es gibt sehr unterschiedliche Angaben darüber, welche **Ursachen am häufigsten** für einen Kreuzschmerz verantwortlich sind. Als Hauptauslöser werden häufig muskuläre Ursachen und Veränderungen durch Verschleiß (*degenerative* Veränderungen) genannt. Die Angaben dazu widersprechen sich zum Teil erheblich. Es ist jedoch unwahrscheinlich, dass, wie häufig behauptet, 80% der Kreuzschmerzen keine erkennbare Ursache haben. Um die Ursachen zu ermitteln, kann ein hohes zeitliches Engagement des Arztes erforderlich sein, welches aufgrund der Rahmenbedingungen des Gesundheitswesens häufig schwierig zu erbringen ist. Ebenso ist eine gute **Qualifikation des Arztes** durch eine orthopädische, manualtherapeutische und ggf. schmerztherapeutische Ausbildung Voraussetzung, um überhaupt gewisse Ursachen von Kreuz- und Rückenschmerzen erkennen zu können.

***Das ausschließliche Betrachten von Röntgen- oder Kernspintomographie-Bildern ist nicht geeignet, den Grund von Kreuzschmerzen zu erkennen.***

In vielen Fällen löst das **Zusammentreffen mehrerer Faktoren** *(multifaktorielle Ursache)* einen Kreuzschmerz aus. So entwickeln sich viele Kreuzschmerzen auf der Basis von degenerativen Veränderungen, bei gleichzeitig bestehenden muskulären Ungleichgewichten oder Schwächen. Kommt es dann noch zu einer akuten oder anhaltenden Fehl- oder Überlastung des Rückens in Beruf oder Freizeit, entwickelt sich ein Kreuzschmerz.

Zudem beeinflussen sich die genannten Faktoren gegenseitig: Eine anhaltende Überlastung oder muskuläre Schwäche verstärkt die degenerativen Veränderungen. Nehmen diese wiederum zu, dann kommt es zu Fehlstellungen der Wirbelsäule und zu Fehlbelastungen der Muskulatur.

***Das Vorliegen und das Zusammenwirken von degenerativen Veränderungen, muskulären Störungen sowie Überlastungen in Beruf, Freizeit oder durch das Körpergewicht, stellt wahrscheinlich den Hauptgrund für einen Kreuzschmerz dar.***

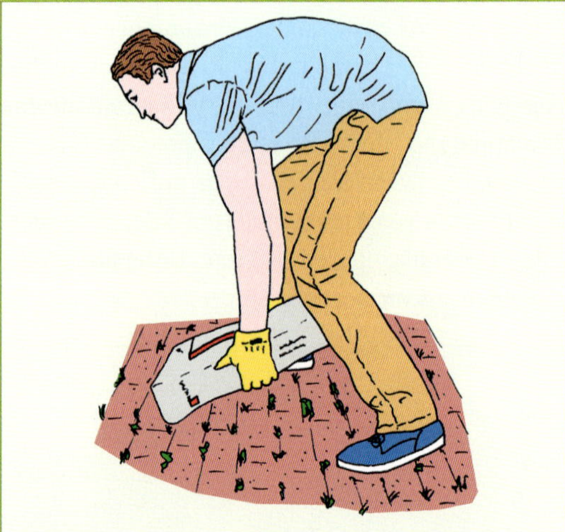

Beispiel für eine ungünstige Belastung der Lendenwirbelsäule. Durch das Anheben eines Zementsacks in einer zudem ungünstigen vorgebeugten Haltung kann es zu einer Blockierung durch Verschiebung von Bandscheibengewebe oder Stellungsänderungen der Wirbelgelenke kommen.

Im Folgenden wird eine **Übersicht** über mögliche Ursachen von Kreuzschmerzen gegeben. Aufgrund der Vielzahl der Gründe hat diese Aufzählung keinen Anspruch auf Vollständigkeit.

### Funktionsstörungen / Blockierungen

Im **jüngeren Alter** können Verschiebungen des Gallertkerns in der **Bandscheibe** zu einer Funktionsstörung führen. Auslöser kann eine falsche Bewegung sein, bei der die Bandscheibe durch eine Drehung des Oberkörpers, eine vorgebeugte Haltung oder das Anheben eines Gewichtes ungünstig belastet wird. Verbleibt das Bandscheibengewebe in der verschobenen Stellung, kommt es zur akuten und schmerzhaften Fehlhaltung der Lendenwirbelsäule. Für diese Form der Funktionsstörung wird gleichbedeutend der Begriff der *Blockierung* verwendet. Durch die Verschiebung des Bandscheibengewebes werden vor allem Schmerzrezeptoren im sog. *hinteren Längsband* gereizt. Dieses verläuft im Inneren des sog. *Wirbelkanals* und liegt zwischen den Bandscheiben und dem Rückenmark.

Von einer solchen Blockierung können auch die **Wirbelgelenke** betroffen sein. Sie werden häufig auch *Wirbelbogengelenke, kleine Wirbelgelenke, Fazettengelenke* oder *Spondylgelenke* genannt. Eine Fehlbelastung ist in der Lage, eine kleine Verschiebung oder Verkantung der Gelenkflächen auszulösen. Dies wird schmerzhaft wahrgenommen und zwingt den Patienten in eine entlastende Position. Häufig finden sich funktionelle Störungen in den **Kreuzbein-Darmbein-Gelenken** als Ursache für einen Rückenschmerz. Auf sie wird näher im Kapitel *Erkrankungen des Kreuzbein-Darmbein-Gelenks* eingegangen.

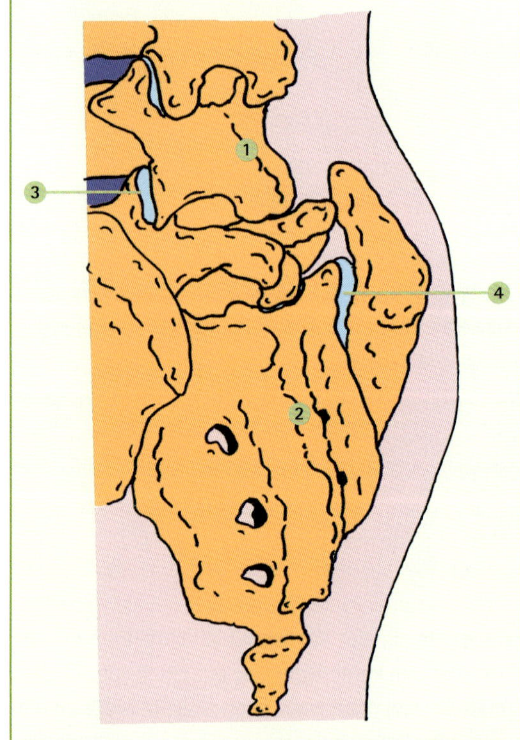


Die Abbildung zeigt die unteren Wirbel der Lendenwirbelsäule (1) und das Kreuzbein (2) von schräg-hinten. Zu Funktionsstörungen kann es auch an einem Wirbelgelenk (3) und einem Kreuzbein-Darmbein-Gelenk (4) kommen.

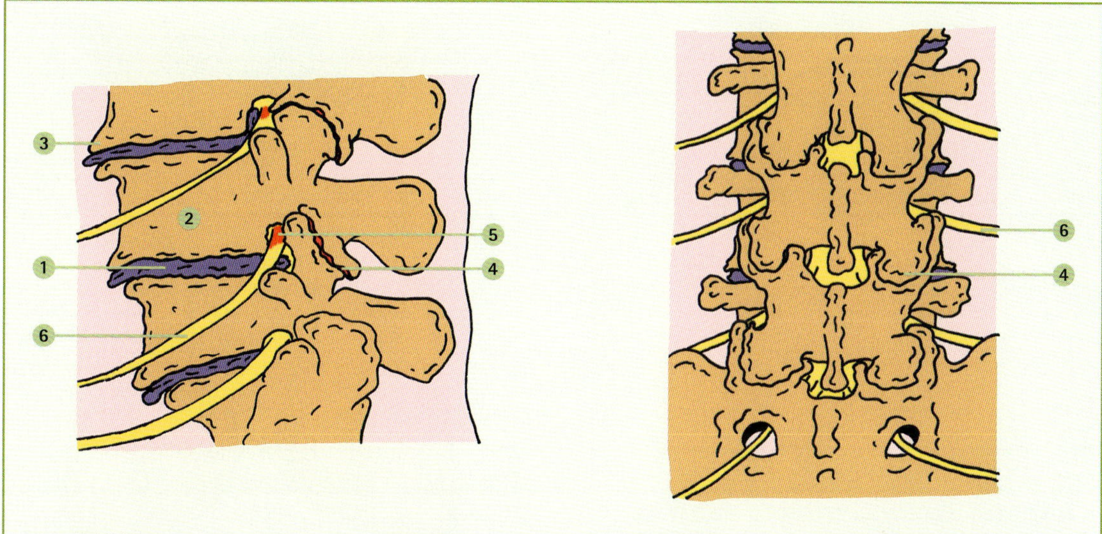


Beide Abbildungen zeigen *degenerative Veränderungen* an der Lendenwirbelsäule. Links ist ein Teil der Lendenwirbelsäule von der Seite dargestellt, wobei der linke Bildrand zum Bauch und der rechte zum Rücken weist. Bei der rechten Abbildung wird ein Teil der Lendenwirbelsäule von hinten betrachtet. Die Bandscheiben (1) haben deutlich an Höhe verloren. Dadurch haben sich die Wirbelkörper (2) leicht nach vorne verschoben und knöcherne Anbauten *(Spondylophyten)* (3) gebildet. Auch die Wirbelgelenke (4) sind durch *degenerative* Veränderungen vergrößert. Eine Folge der degenerativen Veränderungen kann eine Bedrängung (5) der seitlich aus der Lendenwirbelsäule ziehenden *Spinalnerven* (6) sein.

### Verschleißerscheinungen *(degenerative Veränderungen)*

Mit zunehmendem Alter sind Verschleißerscheinungen der Bandscheiben, besser bezeichnet als *degenerative Veränderungen*, ein häufiger Auslöser von Rückenschmerzen. U.a. durch die Abnahme der Bandscheibenhöhe werden die Wirbelgelenke *(Wirbelbogengelenke, kleine Wirbelgelenke, Fazettengelenke)* überlastet und beginnen zu verschleißen. Der Verschleiß *(Arthrose)* der Wirbelgelenke kann schmerzhaft sein. Beschwerden, die von diesen Gelenken ausgehen, werden als *Fazettensyndrom* bezeichnet.

Durch das Erschlaffen des sonst straffen Bandscheibengewebes wird die Verbindung der Wirbelkörper miteinander lockerer und instabil. Dies kann zu Reizungen an der Ober- und Unterseite der Wirbel führen. Veränderungen an den Bandscheiben und den angrenzenden Knochen durch Verschleiß werden als *Osteochondrose* bezeichnet. Mit zunehmendem Verschleiß verkippt, verdreht und verschiebt sich die Stellung der Wirbelkörper zueinander. Die Lendenwirbelsäule verändert damit ihre gesamte Form. Im Kapitel *Der Verschleiß an der Lendenwirbelsäule* wird ausführlich auf diese Veränderungen eingegangen.

Die Kreuzbein-Darmbein-Gelenke können ebenfalls von degenerativen Veränderungen betroffen sein, was jedoch eher einen seltenen Grund für Rückenschmerzen darstellt.

### Bandscheibenerkrankungen

Verschiebungen von Bandscheibengewebe können zu Funktionsstörungen und Blockierungen an der Lendenwirbelsäule führen. Der Verschleiß der Bandscheiben und die sich daran anschließenden degenerativen Veränderungen an der gesamten Lendenwirbelsäule stellen einen **häufigen Grund** für Kreuzschmerzen dar.

Der Beginn eines Bandscheibenvorfalls kann zu Kreuzschmerzen führen. Grund ist, dass Bandscheibengewebe gegen das sog. *hintere Längsband* drückt. Dieses Band ist sehr schmerzempfindlich und kann bei einer Reizung durch die sich vorwölbende Bandscheibe heftige Kreuzschmerzen auslösen.

Die **Vorwölbung** einer Bandscheibe wird als *Protrusion* bezeichnet. Zwängt sich die Bandscheibe an dem Band vorbei, dann kommt es zum Vorfall *(Prolaps)* des Bandscheibengewebes, dem **Bandscheibenvorfall.**

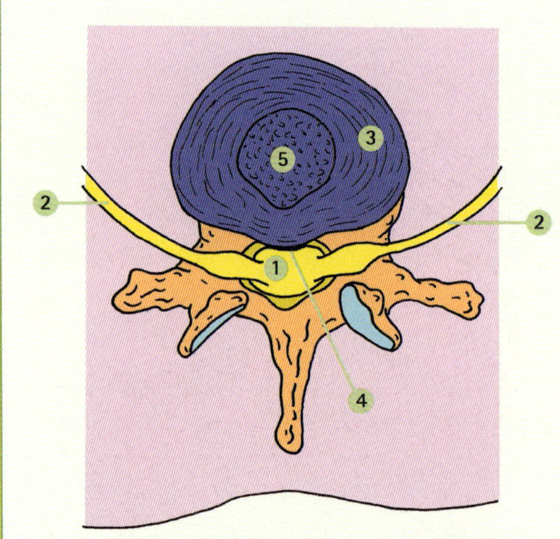


Die Abbildung zeigt eine Bandscheibe (lilafarben) von oben betrachtet. Der untere Bildrand weist zum Rücken, der obere in Richtung Bauch. Gelb dargestellt ist das Rückenmark 1, von dem zur Seite hin die sog. *Spinalnerven* 2 ausgehen. Ein Teil des äußeren Faserrings *(Anulus fibrosus)* 3 der Bandscheibe wölbt sich nach außen 4 was als *Bandscheibenprotrusion* oder kurz *Protrusion* bezeichnet wird. Der innere Teil der Bandscheibe, der *Gallertkern* oder *Nucleus pulposus* 5, hat seine Lage kaum geändert.

Oft lässt damit der Kreuzschmerz schlagartig nach. Bedrängt der Vorfall einen Nerv, kann sich der Schmerz allerdings über das Bein bis in den Fuß ausdehnen. Der Schmerz im Kreuz tritt dann in den Hintergrund. Ausführlich wird auf diese Thematik im Kapitel *Der Bandscheibenvorfall an der Lendenwirbelsäule* eingegangen.

## Muskuläre Ursachen

Aufgabe der Muskeln an der Lendenwirbelsäule ist es u.a., Bewegungen zu stabilisieren und ähnlich wie die Seile einer Brücke die Wirbelsäule stabil zu umspannen. Dafür sind auch die vorderen und seitlichen Bauchmuskeln von Bedeutung. Eine stabile Muskulatur des Rumpfes entlastet die Bandscheiben, die Wirbelgelenke und schützt die Lendenwirbelsäule vor Überlastungen.

Rückenschmerzen, die ihre Ursache in der Muskulatur haben, sind **sehr häufig**. Zum einen reagieren die Rückenmuskeln mit einer Fehlspannung und Verhärtung auf bestehende Funktionsstörungen, Verschleiß oder andere Schmerzzustände an der Lendenwirbelsäule.

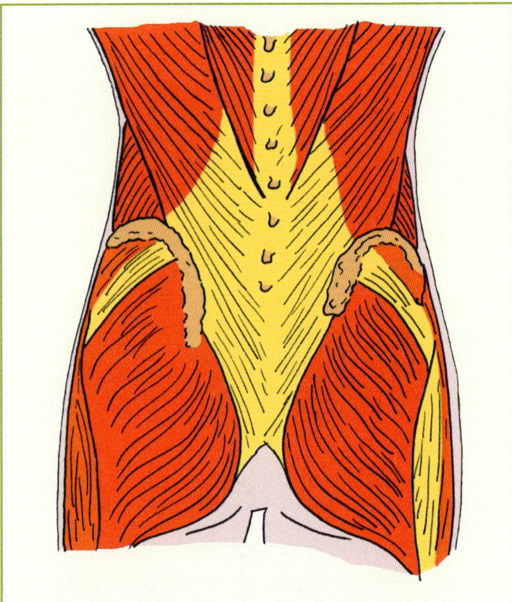

Die Abbildung zeigt die oberflächliche Schicht der Rückenmuskeln sowie der Gesäßmuskeln. Erkrankungen der Rückenmuskeln sind ein häufiger Grund für Rückenschmerzen.

Zum anderen sind die Muskeln selbst Ausgangspunkt von Schmerzen. Sie werden oft überlastet oder falsch belastet. Dies tritt meist im Rahmen der **beruflichen Tätigkeit** auf. Langes Sitzen auf ungeeigneten Stühlen oder in ungünstiger Haltung führt zur schmerzhaften Erschöpfung der Muskeln. Auch Tätigkeiten mit häufigem Vorbeugen, Heben und Tragen von Lasten können die Rückenmuskeln überfordern. Haben die Muskeln dann keine Zeit sich zu erholen und zu entkrampfen, verkürzen und verhärten sie sich.

***Ursachen von Rückenschmerzen sind häufig überlastete, verkürzte oder schwache Muskeln.***

Bei einem ungenügenden **Trainingszustand** der Muskeln oder einem deutlichen **Übergewicht** können schon einfache Belastungen des Alltags wie längeres Stehen oder Heben leichter Gegenstände zu einer Überlastung der Muskeln und damit zu Kreuzschmerzen führen. Den Muskeln fehlt die Leistungsfähigkeit, sie erschöpfen sich und beginnen zu schmerzen.

Ist die muskuläre Stabilisierung der Wirbelsäule geschwächt, werden die Bandscheiben und die

Wirbelgelenke überlastet, was wiederum zu Schmerzen führen kann. Kälte oder Zugluft begünstigen häufig eine schmerzhafte Fehlspannung sowie Schmerzen der Muskeln.

Chronische Schmerzen, private und berufliche **seelische Überlastungen** und Stress können Ursache für einen dauerhaft erhöhten muskulären Spannungszustand sein. Ein fehlender Ausgleich durch Sport oder Entspannung kann zu chronischen Muskelschmerzen durch Verspannung, Verhärtung und Verkürzung führen. Die Bedeutung dieser psychologischen und emotionalen Ursachen sollte nicht unterschätzt werden, da sie sehr häufig an der Entstehung von Rückenschmerzen mitbeteiligt sind.

Veränderungen in der Muskulatur können in Form von **Verhärtungen** bestehen, die auf Druck schmerzhaft reagieren. Sie werden als *Myogelosen* bezeichnet. Punkte in der Muskulatur, die ebenfalls druckschmerzhaft sind, darüber hinaus jedoch zusätzlich aufgrund einer Übererregbarkeit zu weiteren Phänomenen wie einem Schmerz an einer anderen Stelle des Körpers führen können (sog. *Übertragungsschmerz*), werden als *myofasziale Triggerpunkte* bezeichnet. Beschwerden, die von diesen *myofaszialen Triggerpunkten* ausgehen, werden unter dem Begriff des *myofaszialen (Schmerz-)Syndroms* zusammengefasst.

In der Abbildung sind durch Kreuze sog. *myofasziale Triggerpunkte* in den tief gelegenen Muskeln an der Lendenwirbelsäule eingezeichnet. Sie können zu Beschwerden führen, die der Patient in der gestrichelten Region wahrnimmt.

### Wachstumsstörungen

Im **jugendlichen Alter** können Wachstumsstörungen wie die sog. *Scheuermann'sche Erkrankung* zu Kreuz- und Rückenschmerzen führen. Die Erkrankung beschreibt eine Wachstumsstörung der Wirbelsäule mit Veränderungen an Wirbelkörpern und Bandscheiben. Sie kann zu bleibenden Verformungen der Wirbelsäule führen. Ihr ist ein eigenes Kapitel *Die Scheuermann'sche Erkrankung – Der Morbus Scheuermann* gewidmet.

Ein weiterer Grund für Schmerzen an der Lendenwirbelsäule, die schon im Kindes- oder Jugendalter auftreten können, ist das *Wirbelgleiten*. Wenn sich ein Wirbelkörper auf dem darunterliegenden Wirbelkörper nach vorne verschiebt, wird dies als *Wirbelgleiten* bezeichnet.

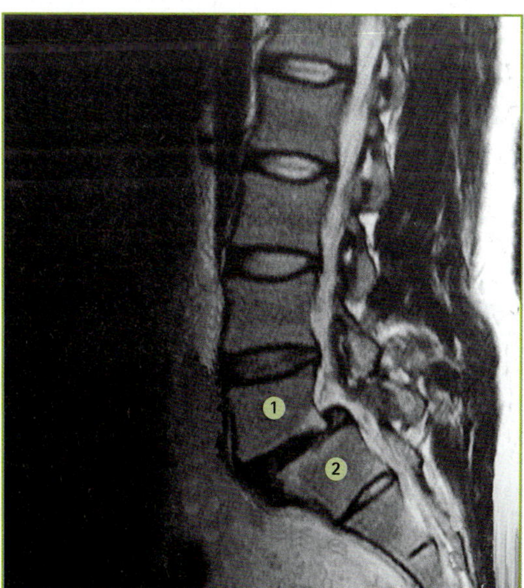

Seitliche Kernspintomographie eines leichten Wirbelgleitens an der Lendenwirbelsäule. Die rechte Bildhälfte liegt in Richtung Rücken, die linke in Richtung Bauch. Der 5. Lendenwirbel (1) schiebt sich auf dem darunterliegenden Kreuzbein (2) nach vorne.

Der medizinische Begriff dafür ist *Spondylolisthese*. Mit dieser Erkrankung beschäftigt sich das Kapitel *Das Wirbelgleiten – Die Spondylolisthese*.

### Fehlstellungen und Fehlhaltungen

Verschiedene Erkrankungen können zu einer Fehlstellung an der Lendenwirbelsäule und damit zu einer schmerzhaften Fehlhaltung führen. Dazu zählen **Verkrümmungen der Wirbelsäule** wie eine Abweichung zur Seite *(Skoliose)* oder eine Verstärkung der natürlichen Wölbungen. Zu den natürlichen Wölbungen gehören die *Lendenlordose* und die *Brustkyphose*. Beide können, durch unterschiedliche Ursachen bedingt, deutlich vermehrt ausgeprägt sein und dann zu Beschwerden führen. Auf diese Erkrankungen wird in den Kapiteln *Erkrankungen und Beschwerden an Brustwirbelsäule und Brustkorb* und *Die Skoliose* näher eingegangen.

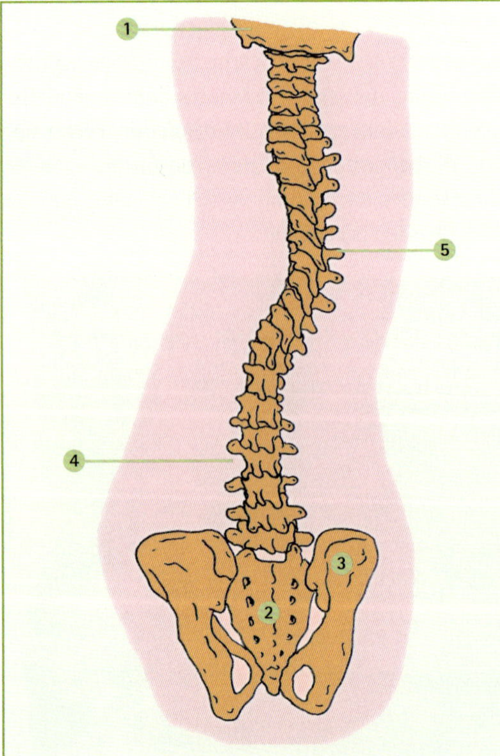


Die Abbildung zeigt eine Wirbelsäule von hinten betrachtet. Oben im Bild ist noch ein Anteil des Hinterkopfes (1) zu sehen, unten im Bild befinden sich das Kreuzbein (2) und das Becken (3). Es ist deutlich zu erkennen, wie sich die Lendenwirbelsäule leicht konvex nach links (4) ausbiegt und die Brustwirbelsäule deutlich konvex nach rechts (5). Es liegt eine *Skoliose* der Wirbelsäule vor.

Im Rahmen einer **Schwangerschaft** kommt es durch den zunehmenden Bauchumfang häufig zu einer stärkeren Lordose der Lendenwirbelsäule. Darüber hinaus führen hormonelle Veränderungen zu einer Lockerung von Bandverbindungen an der Lendenwirbelsäule und am Becken. Die Folge können vorübergehende Kreuzschmerzen sein.

Unterschiede in der **Länge der Beine** *(Beinlängendifferenzen, Beinverkürzung)* von bis zu einem Zentimeter liegen bei 30% der Bevölkerung vor. Es ist nicht nachgewiesen, dass diese geringen Differenzen zu Beschwerden führen. Bestehen jedoch Differenzen von mehreren Zentimetern, dann führt dies zu einem deutlichen Absinken des Beckens auf der Seite des verkürzten Beins und zu einer ausgleichenden Drehung und Neigung der Wirbelsäule. Die anhaltende Fehlhaltung der Wirbelsäule kann dann Ursache von Rückenschmerzen sein.

Andere Erkrankungen am Bewegungsapparat können die Wirbelsäule in eine schmerzhafte Zwangshaltung bringen und zu Fehlbelastungen führen. So führt eine **Arthrose der Hüftgelenke** *(Koxarthrose)* zu einer Abnahme der Streckung im Hüftgelenk. Als Folge neigen sich Becken und Oberkörper nach vorne. Um aufrecht und nicht vorgebeugt stehen zu können, wird die Krümmung der Lendenwirbelsäule *(Lordose)* verstärkt. Die Fehlbelastung der Wirbelgelenke führt zum Rückenschmerz. Auch Erkrankungen der Kniegelenke oder Fußdeformitäten wie der Knick-Plattfuß können zu einer schmerzhaften Fehlbelastung der Lendenwirbelsäule führen und eine Ursache von Rückenschmerzen sein.

### Erkrankungen des Knochens

Die **degenerativen Veränderungen** an der Lendenwirbelsäule beginnen an der Bandscheibe und beziehen die Wirbelgelenke und die Wirbelkörper in den Verschleißprozess mit ein. Dies wird ausführlich im Kapitel *Der Verschleiß an der Lendenwirbelsäule* erläutert.

**Störungen des Knochenstoffwechsels** können ebenfalls mit Schmerzen einhergehen. An erster Stelle ist dabei die *Osteoporose* zu nennen. Bei ihr kommt es zur Ausdünnung der Knochenstrukturen, wovon vor allem die Knochenbälkchen *(Spongiosa)* im Wirbelkörper betroffen sind. Schreitet die Ausdünnung fort, können zunächst die Knochenbälkchen einbrechen *(Mikrofrakturen)* und schließlich der gesamte Wirbelkörper. Beides ist schmerzhaft und kann Ursache von Kreuz- und Rückenschmerzen sein.

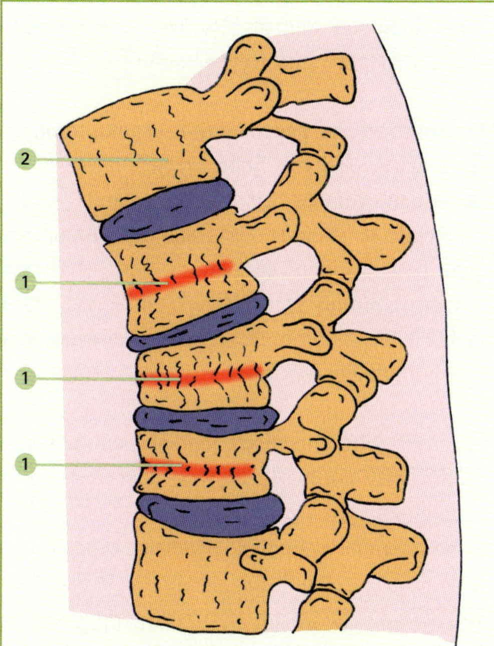


Die Abbildung stellt eine Brustwirbelsäule dar (von der Seite betrachtet). Im rechten Teil der Abbildung liegt der Rücken, der linke Anteil weist nach vorne zum Brustkorb. Drei Wirbelkörper sind durch Osteoporose eingebrochen und verformt 1. Sie sind gegenüber einem normalen Wirbelkörper 2 keilförmig verändert oder in ihrer ganzen Höhe vermindert.

Es gibt weitere **Stoffwechselerkrankungen** und hormonelle Erkrankungen, die zu einer Störung des Knochenstoffwechsels führen. Vor allem Erkrankungen der Niere können sich negativ darauf auswirken.

**Unfälle** können zu Brüchen der Wirbelkörper führen. Die entstandene Deformität der Wirbelkörper und die damit verbundene Veränderung der Wirbelsäulen-Statik sind mögliche Auslöser von Kreuz- und Rückenschmerzen.

Selten entwickeln sich an der Wirbelsäule und im Rückenmark **gutartige oder bösartige Geschwülste** *(Tumore)*. Bösartige Tumore können Knochen und Nervengewebe angreifen, gutartige Tumore verdrängen diese Strukturen. In anderen Bereichen des Körpers liegende Tumore können in die Wirbelsäule streuen und dort Absiedlungen *(Metastasen)* bilden.

Die Vorgänge führen je nach ihrer Lage und Ausdehnung zu Kreuz- und Rückenschmerzen, bei Beteiligung von Nerven zu ausstrahlenden Schmerzen und Lähmungen. Derartige Gründe für Rückenschmerzen sind jedoch **selten** und sollten beim Vorliegen von Rückenschmerzen kein Grund zur Beunruhigung sein. Auch in der Medizin gilt: "Was häufig ist, ist häufig, und was selten ist, ist selten."

***Bösartige Erkrankungen als Ursache von Rückenschmerzen sind selten.***

Eine Erkrankung, die von **Zellen im Knochenmark** ausgeht, ist das sog. *Plasmozytom (Multiples Myelom)*. Die entarteten Zellen *(Plasmazellen)* verdrängen die normalen Zellen der Blutbildung und führen zu einer Schädigung des Knochens. Dies kann zum Symptom *Osteoporose*, zu Wirbelkörperbrüchen und zu Rückenschmerzen führen.

### Entzündlicher Rückenschmerz

Von einem *entzündlichen Rückenschmerz* wird gesprochen, wenn die Ursache für Rückenschmerzen in einer *entzündlichen Erkrankung* liegt. Der Begriff *Entzündung* bezieht sich dabei auf Erkrankungen wie eine *Bechterew-Erkrankung*, eine *Schuppenflechte (Psoriasis)* oder andere *rheumatische* Erkrankungen. Im Zusammenhang mit dem *entzündlichen Rückenschmerz* sind Entzündungen, die durch Bakterien oder andere Erreger ausgelöst werden, nicht gemeint. Hier spricht man besser von einer *Infektion*.

Von einem entzündlichen Rückenschmerz sind vor allem die Kreuzbein-Darmbein-Gelenke, die Bänder der Wirbelsäule und die Gelenkkapseln der Wirbelgelenke betroffen. Im Verlauf der Erkrankung betreffen die entzündlichen Veränderungen den Gelenkknorpel und den Knochen und führen dort zum Verschleiß der Gelenke *(Arthrose)*, zu Versteifungen sowie zu Defekten im Knochen. Die Erkrankungen werden in den Kapiteln *Die Bechterew-Erkrankung (Morbus Bechterew) – Spondylitis ankylosans* und *Rheumatische Erkrankungen* behandelt.

### Erkrankungen innerer Organe

Auch die Erkrankung innerer Organe kann zum Symptom des Kreuz- oder Rückenschmerzes führen. **Nierenerkrankungen** (Entzündungen oder Nierensteine) strahlen in die Flanke und die Region der Lendenwirbelsäule aus. Krankheiten des Bauchraumes, die z.B. die Bauchspeicheldrüse, die Milz oder den Dickdarm betreffen, sind mögliche Auslöser von Kreuzschmerzen. Eine krankhafte Aufweitung der **Schlagader** *(Aorta)* wird als *Aneurysma* bezeichnet. Veränderungen des *Aneurysmas* können zu deutlichen Kreuzschmerzen führen. Erkrankungen der Prostata beim Mann sowie Erkrankungen der Gebärmutter und der Eierstöcke bei der Frau können ebenfalls zu Beschwerden führen, die bis in den unteren Rücken ausstrahlen.

### Infektionen

Unter einer *Infektion an der Wirbelsäule* versteht man die krankhafte Ausbreitung von Keimen in der Bandscheibe, im Wirbelkörper, an den Wirbelgelenken oder im Wirbelkanal. Sie ist eine **seltene Ursache** von Rückenschmerzen. Auf sie wird näher im Kapitel *Infektionen an der Wirbelsäule* eingegangen.

### Gürtelrose *(Herpes zoster)*

Die Gürtelrose (*Zostererkrankung* oder *Zoster-Neuritis*) ist eine durch Viren ausgelöste Erkrankung. Wenn es im Kindesalter zu einem Kontakt mit dem sog. *Varizella-Zoster-Virus* gekommen ist, kann dieses Virus Windpocken *(Varizellen)* und später eine Gürtelrose auslösen.

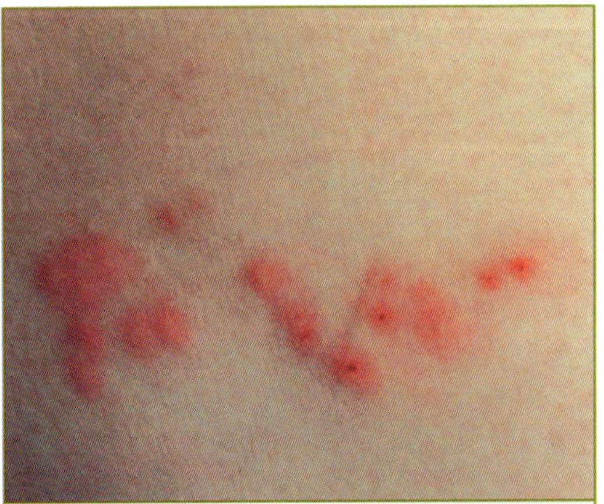

Das Foto zeigt Veränderungen der Haut bei einem Befall mit dem *Herpes-Zoster-Virus*. Die Erkrankung kann zu Schmerzen am Kreuz bzw. am Rücken führen.

Das Virus verbleibt auch nach dem Kindesalter im Rückenmark. Wird es reaktiviert (meist bei einer Schwächung des Immunsystems), breitet es sich entlang der seitlich von der Wirbelsäule abgehenden Nerven *(Spinalnerven)* aus. Dies führt zu einem starken Schmerz, der als Rücken- oder Kreuzschmerz in Erscheinung treten kann.

### Emotionale und psychische Erkrankungen, Chronifizierung von Schmerzen

Schwere emotionale Belastungen, anhaltender Stress sowie psychische Erkrankungen (Angststörungen, Depressionen) können zu einer veränderten **Wahrnehmung von Schmerzen** führen. Dazu kann es ebenfalls kommen, wenn ein Schmerz über Wochen oder viele Monate anhält.

Der Schmerz wird **chronisch**, man spricht dann von einer *Chronifizierung*. Anfänglich leichte Rückenschmerzen können auf diese Weise bestehen bleiben und zu anhaltenden Beschwerden führen.

***Auch wenn die meisten Fälle von Kreuzschmerzen innerhalb weniger Wochen abklingen, besteht in 5 bis 10% der Fälle die Gefahr, dass sich ein anhaltender (chronischer) Kreuzschmerz entwickelt.***

Folge dieser Erkrankungen kann u.a. ein gestörter **Schlaf** sein. Schlafmangel und Störungen des Schlafrhythmus führen zu einer gesteigerten Schmerzwahrnehmung und zu einer Ausbreitung des Schmerzes auf große Teile des Körpers. Die Muskulatur kann sich nicht ausreichend erholen. Sie schmerzt und bewirkt eine Verstärkung der Beschwerden. Veränderungen im Hormon-Haushalt und im Stoffwechsel sind weitere mögliche Folgen. Sie beeinträchtigen die geistige Leistung und die allgemeine Fähigkeit zur Problembewältigung. Dies kann zu Schwierigkeiten bei der Erfüllung von Aufgaben im beruflichen und im privaten Bereich führen.

Weniger bei den akuten Fällen, aber umso mehr bei den chronischen Fällen von Kreuz- und Rückenschmerzen sollte auf die komplexen Zusammenhänge **psychischer Aspekte** eingegangen werden. Ein Rückzug aus dem Arbeitsleben und dem sozialen Umfeld (Familie und Freunde) sowie die Vermeidung von körperlicher Aktivität begünstigen das lange Anhalten eines Rückenschmerzes.

Darüber hinaus tragen Gefühle wie Angst, Verunsicherung, Niedergeschlagenheit, Sorge, Verlust des Selbstwertgefühls und Depression erheblich zu einer Chronifizierung bei.

***Beim chronischen Rückenschmerz sind die Berücksichtigung und die Therapie von emotionalen Störungen und Verhaltensstörungen sowie die Folgen für das Privat- und Berufsleben wesentlich wichtiger als die oft überbewertete Erfassung von Veränderungen der Wirbelsäule durch ein Röntgenbild oder eine Kernspintomographie.***

Chronische Schmerzen bilden oft den Ausgangspunkt für eine **Abwärtsspirale**, weil körperliche Belastungen und Aktivitäten im Beruf und Sport aus Angst vor weiteren Schmerzen zunehmend vermieden werden. Die Folgen sind eine Verstärkung der körperlichen Beschwerden und daraus folgend eine weitere Verminderung der Aktivitäten. Das Erkennen und das Durchbrechen dieser Abwärtsspirale ist schwierig, jedoch Voraussetzung für eine erfolgreiche Therapie.

**■ Unklare und schwierige Fälle**

Kreuz- und Rückenschmerzen sind nicht immer auf eine einzelne der genannten Ursachen zurückzuführen. Häufig treffen **mehrere Ursachen** zusammen und lösen erst dann Rückenschmerzen aus. Zudem kommt es oft zu einer schmerzhaften Begleitreaktion von Strukturen, die nicht direkt von der Erkrankung betroffen sind. So schmerzen z.B. die Wirbelgelenke, wenn es zu einer Verlagerung von Bandscheibengewebe kommt. Auch die Muskeln reagieren mit einer schmerzhaften Fehlspannung. Damit löst nicht nur die betroffene Bandscheibe selber Schmerzen aus, sondern auch die mitbeteiligten Strukturen.

Aufgrund der vielen Gründe, die zu Rückenschmerzen führen können, gibt es Patienten, bei denen es bis zur richtigen Diagnosestellung eine Zeit braucht. Manche Symptome entwickeln sich auch erst im Laufe der Behandlung, manche Ursachen werden erst im Rahmen weiterer Untersuchungen erkannt. Zum Teil klingen Rückenschmerzen ab, ohne dass eine Diagnose gestellt oder eine Behandlung erfolgt ist.

Bei einigen Patienten gelingt es nicht, die Ursache von Rückenschmerzen zu finden. Der behandelnde Arzt sollte sich in solchen Fällen nicht scheuen, andere Ärzte oder Kliniken in die Behandlung einzubeziehen. Auch wenn die Klärung der Ursache von Rückenschmerzen anfänglich nicht immer gelingt oder schwierig ist, so sollte dies kein Grund sein, es nicht zu versuchen.

## Symptome und Beschwerden

Kreuz- und Rückenschmerzen werden in ganz **unterschiedlicher Weise** wahrgenommen. Art, Dauer und genauer Ort der Schmerzen hängen von den auslösenden Ursachen ab. Die Schilderung der Beschwerden durch den Patienten gibt die wichtigsten Hinweise auf die Herkunft der Beschwerden. Entsprechend sollte dem Patienten Zeit eingeräumt werden, seine Beschwerden zu schildern.

**■ Funktionsstörungen / Blockierungen**

Von Funktionsstörungen oder Blockierungen sind meist jüngere Patienten betroffen. Bei Älteren können Verschleißerscheinungen auch zu Funktionsstörungen führen. Es kommt zu einem plötzlichen Schmerz und zu einer starken Bewegungseinschränkung der Lendenwirbelsäule. Die Muskulatur verspannt sich und hemmt weitere Bewegungen. Im Wesentlichen bleiben die Schmerzen auf die Region der Lendenwirbelsäule beschränkt. Sie dauern einige wenige Tage an und klingen bis zur völligen Beschwerdefreiheit ab.

**■ Verschleißerscheinungen *(degenerative Veränderungen)***

Sie treten meist ab einem Alter von 35-40 Jahren auf und können dann über Jahrzehnte zu wiederkehrenden *(rezidivierenden)* Beschwerden führen. Oft lässt sich beobachten, dass in einem höheren Lebensalter die Beschwerden wieder abklingen, weil es durch die stetige Zunahme der Verschleißerscheinungen zu einer Einsteifung der Lendenwirbelsäule kommt. Damit nehmen die Bewegungen ab, die sonst zu einer schmerzhaften Reizung an der Lendenwirbelsäule führen.

Beschwerden durch Verschleißerscheinungen der **Wirbelgelenke** *(Fazettengelenke)* werden als *Fazettensyndrom* bezeichnet. Sie werden vom Patienten als dumpfer, tief sitzender Rückenschmerz wahrgenommen. Er tritt nach langem

Stehen und Gehen auf, wenn sich die natürliche Wölbung der Lendenwirbelsäule *(Lordose)* verstärkt. Die Rückneigung und die Neigung des Oberkörpers zur Seite werden als schmerzhaft empfunden. Bei diesen Bewegungen werden die betroffenen Gelenke stärker belastet und schmerzen. Das Vorbeugen des Oberkörpers bessert die Beschwerden, da es die Gelenke entlastet. Der Hauptschmerz bleibt auf den unteren Rücken beschränkt. Eine Ausstrahlung bis in das Gesäß, in die seitlichen Oberschenkel, in den Unterbauch oder die Leisten ist möglich. Dauer und Häufigkeit der Schmerzphasen sind unterschiedlich. Sie reichen von wenigen Tagen bis über mehrere Wochen. Auf die degenerativen Veränderungen wird ausführlich im Kapitel *Der Verschleiß an der Lendenwirbelsäule* eingegangen.

### Bandscheibenerkrankungen

Verschiebungen des Gallertkerns in der Bandscheibe können zur **Blockierung** führen. Diese nimmt der Patient als akuten heftigen Schmerz wahr. Der Schmerz bleibt auf die Region der Lendenwirbelsäule beschränkt und führt zu einer Fehlhaltung, die wiederum selber Schmerzen verursacht. Bewegungen sind schmerzbedingt kaum möglich.

Der **Verschleiß** der Bandscheibe führt zu wiederkehrenden Schmerzen an der Lendenwirbelsäule, auf die ebenfalls im Kapitel *Der Verschleiß an der Lendenwirbelsäule* eingegangen wird.

Zu Beginn eines **Bandscheibenvorfalls** *(Prolaps)* oder bei einer Bandscheibenvorwölbung *(Protrusion)* stehen Rückenschmerzen im Vordergrund. Die Patienten beklagen einen bewegungsabhängigen Schmerz in der Tiefe der Lendenwirbelsäule. Je nach Haltung verringern sich die Beschwerden. Kommt es zum *Vorfall* von Bandscheibengewebe, kann der Rückenschmerz vollständig verschwinden. Bedrängt der Vorfall einen Nerv, bildet sich ein zunehmender Schmerz im Bein aus. Die Schmerzen wandern von der Lendenwirbelsäule über das Gesäß oder die Leiste bis in den Oberschenkel, den Unterschenkel und zum Teil bis in den Fuß. Die Symptome werden genauer im Kapitel *Der Bandscheibenvorfall an der Lendenwirbelsäule* geschildert.

### Muskuläre Ursachen

Bei Erkrankungen der Rückenmuskulatur werden vom Patienten eher **großflächige dumpfe Schmerzen** angegeben. Sie dehnen sich von der Lendenregion häufig über die Brustwirbelsäule bis in die Halswirbelsäule und den Nacken aus. Zu einer Verschlimmerung der Schmerzen führt eine körperliche Belastung, wie langes Stehen, vorgebeugtes Arbeiten oder das Anheben von Dingen. Nachts und in Ruhe wird die Muskulatur entlastet und die Schmerzen lassen nach.

Muskelverhärtungen (*Myogelosen* oder *myofasziale Triggerpunkte*) können zu in die Gesäßregion oder die Beine ausstrahlenden Beschwerden führen. Damit verbunden sind zum Teil Missempfindungen wie Kribbeln und ein Taubheitsgefühl. Die Symptome können einer Nervenreizung durch einen Bandscheibenvorfall ähneln.

### Wachstumsstörungen

Wachstumsstörungen durch eine **Scheuermann'sche Erkrankung** führen in einigen Fällen zu dumpfen Beschwerden an dem Teil der Wirbelsäule, der von der Erkrankung betroffen ist. Kommt es zu einer Verkrümmung der Wirbelsäule, werden die Schmerzen häufig unterhalb der Haupt-Krümmung angegeben. Zudem ermüden die Jugendlichen bei körperlicher Anstrengung schneller. Näheres wird im entsprechenden Kapitel ausgeführt.

Wird ein **Wirbelgleiten** symptomatisch, so werden meist tief sitzende Kreuzschmerzen beklagt, die vor allem bei Belastung zunehmen. Dies kann nach langem Stehen oder Sitzen sowie bei körperlicher Tätigkeit der Fall sein. Das Kapitel *Das Wirbelgleiten – Die Spondylolisthese* geht darauf näher ein.

### Fehlstellungen und Fehlhaltungen

Fehlstellungen und Fehlhaltungen der Wirbelsäule lösen meist dumpfe und großflächige Schmerzen aus. Sie nehmen bei Belastungen wie langem Stehen oder Arbeiten in vorgebeugter Haltung zu. Selbst im Sitzen werden Schmerzen spürbar. In Ruhe oder durch die Einnahme einer entlastenden Position klingen sie häufig ab. Die Schmerzen werden durch eine Überlastung der Bänder, der Wirbelgelenke, der Bandscheibe und der stützenden Muskulatur ausgelöst. Deshalb sind sie kaum auf eine Stelle zu lokalisieren.

### Erkrankungen des Knochens

Sind die Knochen der Lendenwirbelsäule ursächlich

für einen Kreuzschmerz, bleiben die Beschwerden meist auf die betroffene Region der Lendenwirbelsäule beschränkt. Eine Ausstrahlung in die Beine ist eher selten. Dazu kann es kommen, wenn die knöchernen Veränderungen zu einer Bedrängung von Nerven führen. Je nach Erkrankung beklagen die Patienten einen anhaltenden Schmerz, der auch in der Nacht noch bestehen kann. Bei körperlicher Anstrengung verschlimmert er sich häufig.

Von Unfällen mit Brüchen an der Wirbelsäule kann jede Altersgruppe betroffen sein. Erkrankungen wie die Osteoporose, Stoffwechselerkrankungen oder bösartige Neubildungen treten eher bei **älteren Patienten** auf.

**Bösartige Neubildungen** können Ursache für anhaltende und starke Schmerzen sein, die nicht von der Bewegung der Lendenwirbelsäule abhängen. Oftmals lassen sie **nachts** nicht nach oder werden dann sogar noch schlimmer empfunden. Verdächtig sind starke und anhaltende Rückenschmerzen bei Patienten über 60 Jahre, an denen der Betroffene zuvor noch nicht gelitten hat. Sie sollten Anlass sein, neben einer gründlichen Untersuchung auch bildgebende Verfahren einzusetzen. Weitere Symptome, die bei einer bösartigen Erkrankung auftreten können, sind ein plötzlicher starker Gewichtsverlust, unklares Fieber, anhaltendes (nächtliches) Schwitzen und Veränderungen im Blut.

#### Entzündlicher Rückenschmerz

Von einem entzündlichen Rückenschmerz sind meist Patienten unter 45 Jahre betroffen. Sie beklagen dumpfe Schmerzen in der Lendenwirbelsäule und im Kreuzbein sowie häufig eine wechselnde Ausstrahlung in die **Gesäßhälften**. Morgens bzw. in der **zweiten Nachthälfte** erwachen sie aufgrund der Schmerzen früh. Nach dem Aufstehen hält ein steifes Gefühl in der Lendenwirbelsäule über mehr als eine halbe Stunde an. Mit zunehmender Bewegung kommt es zu einer Besserung der Beschwerden. Im Gegensatz zu anderen Erkrankungen, die zu Rückenschmerzen führen, bessern sich die Beschwerden in Ruhe nicht.

Zusätzlich können **weitere Symptome**, wie Rötungen der Augen, Entzündungen von Sehnenansätzen (vor allem an der Ferse), Schwellungen von Gelenken, Veränderungen an der Haut und Störungen der Verdauung (z.B. Durchfälle) auftreten.

#### Erkrankungen innerer Organe

Kreuz- und Rückenschmerzen, die durch eine Erkrankung innerer Organe ausgelöst werden, führen zu unterschiedlichen Beschwerden. Neben den Schmerzen im Rücken kann es zu Schmerzen in den Flanken, in der Bauchregion oder in den Leisten kommen. Die Beschwerden treten häufig unabhängig von einer Belastung der Wirbelsäule auf. Sie bleiben in Ruhe bestehen und können auch nachts anhalten. Der Rückenschmerz projiziert sich vom betroffenen Organ häufig auf das Kreuzbein, eine Region, von der sonst nur selten direkt Schmerzen ausgehen.

#### Infektionen

Infektionen an der Lendenwirbelsäule führen zu zunehmenden und starken Schmerzen. Die Schmerzen sind anhaltend und bessern sich weder im Liegen noch bei Bewegung. Sie werden **nachts** oft besonders stark wahrgenommen. Anfangs bleiben sie auf die Region der Lendenwirbelsäule beschränkt. Dehnt sich die Infektion aus, kann es zur Ausstrahlung der Beschwerden in die Beine und den Bauchraum kommen. Aufgrund der Infektion ist das **Allgemeinbefinden** des Patienten häufig stark beeinträchtigt. Fieber und Schwitzen sind Begleitsymptome. Näheres wird im Kapitel *Infektionen an der Wirbelsäule* erläutert.

#### Gürtelrose *(Herpes zoster)*

Die Gürtelrose beginnt mit einem auf eine Stelle beschränkten *(umschriebenen)* starken Schmerz. Dieser kann in allen Regionen der Wirbelsäule auftreten. Er hat meist einen brennenden Charakter. Anfänglich sind Veränderungen der Haut noch nicht zu erkennen. Nach wenigen Tagen bilden sich kleine punktuelle Rötungen und Bläschen. Sie breiten sich entlang eines Streifens aus, der von der Wirbelsäule nach vorne zu Bauch oder Brust zieht.

Zum Auftreten einer Gürtelrose kann es nicht nur an der Wirbelsäule, sondern auch an vielen anderen Stellen des Körpers kommen.

#### Emotionale und psychische Erkrankungen, Chronifizierung des Schmerzes

Beschwerden an der Lendenwirbelsäule, die durch emotionale und psychische Erkrankungen ausgelöst oder unterhalten werden, stellen sich vielfältig dar. Oft wird von den Patienten ein anhaltender Schmerz beschrieben, der wechselnd in verschiedene Körperregionen ausstrahlt. Der Schmerzcharakter wechselt häufig.

Eine Regelmäßigkeit, wann die Schmerzen schlimmer werden oder wann sie wieder nachlassen, liegt häufig nicht vor. Neben der Lendenwirbelsäule sind häufig die Brustwirbelsäule und die Nackenregion von Schmerzen und begleitenden Muskelfehlspannungen mitbetroffen.

### Unklare und schwierige Fälle

Lassen sich bei der Erhebung der Krankengeschichte in anderen Fällen häufig typische Leitsymptome wiedererkennen, gelingt dies in unklaren und schwierigen Fällen gerade nicht. Auch typische Beschwerden lassen sich für unklare und schwierige Fälle nicht definieren.

## Untersuchung und Diagnostik

Um Kreuz- und Rückenschmerzen richtig einordnen zu können, ist die Erhebung einer **detaillierten Krankengeschichte** *(Anamnese)* am wichtigsten. Der Patient sollte ausreichend Zeit erhalten, seine Beschwerden zu schildern. Durch gezieltes Nachfragen sind in der Regel **Leitsymptome** zu erkennen, die für bestimmte Ursachen von Rückenschmerzen typisch sind. Gefragt wird nach der Dauer der Beschwerden, nach der Art des Schmerzes und dem Ort der Hauptbeschwerden.

Weitere Aspekte sind Ausdehnung und Ausstrahlung des Schmerzes sowie die Frage nach einem auslösenden Ereignis. Der Zeitpunkt, zu dem die Schmerzen auftreten, sowie Situationen, die den Schmerz verstärken, werden ebenfalls erfragt. Begleitsymptome wie Fieber, schlechter Allgemeinzustand, andere Erkrankungen oder schwere seelische Belastungen werden mit erfasst. Auch die berufliche Tätigkeit sowie die Art und das Ausmaß der sportlichen Aktivität sollten dem Arzt bekannt sein. An die Befragung schließt sich eine ausführliche **körperliche Untersuchung** an. Sie wird am teilentkleideten Patienten durchgeführt. Bereits die Haltung des Patienten, die Art und Weise, wie er das Zimmer betritt oder wie er sich entkleidet, liefert wertvolle Informationen über die Erkrankung. Der gesamte Körperbau wird betrachtet und die Beweglichkeit der Wirbelsäule geprüft. Dabei können bereits bestimmte Funktionstests durchgeführt werden. In Abhängigkeit von den geschilderten Beschwerden werden die von der Wirbelsäule abgehenden Nerven untersucht. Dazu werden die Reflexe getestet, das Hautgefühl geprüft und die Muskeln in ihrer Kraft erfasst.

Die großen Gelenke wie Hüft- oder Kniegelenke werden auf Störungen und Schmerzhaftigkeit untersucht. Sie können Ursache von Fehlhaltungen und Fehlbelastungen sein.

***Die wichtigsten Maßnahmen zur Diagnosestellung bei Kreuz- und Rückenschmerzen sind die genaue Erfassung der Krankengeschichte und die körperliche Untersuchung.***

An der Wirbelsäule werden die Muskeln und die Wirbelsäulenabschnitte abgetastet. Spezielle Tests geben Aufschluss über eine gestörte Funktion von Muskel und Wirbelsegment. Weitere detaillierte *manualmedizinische (chiropraktische)* oder auch *osteopathische* Untersuchungstechniken können durchgeführt werden. Je nach Befund werden diese Untersuchungen auf den Bauchraum und die inneren Organe ausgedehnt.

***Erst mit den aus der Krankengeschichte und der körperlichen Untersuchung gewonnenen Befunden lässt sich entscheiden, ob und welche weiteren diagnostischen Maßnahmen notwendig sind.***

Weitere diagnostische Maßnahmen:

### Röntgen

Bei **jungen Patienten** mit erst kurz bestehenden Beschwerden kann zumindest anfänglich auf ein Röntgenbild verzichtet werden. Je nach Verlauf und Art der Erkrankung kann jedoch eine Röntgenuntersuchung notwendig werden. So kann selbst bei Kindern und Jugendlichen, die eine deutliche *Skoliose* aufweisen, nicht ganz auf die Anfertigung eines Röntgenbildes verzichtet werden.

Weichgewebe wie Bandscheiben oder Nerven stellen sich im Röntgenbild nicht direkt dar. Somit

| Merkmale eines „einfachen" (unspezifischen) Kreuzschmerzes | Mögliche Warnsymptome beim Kreuzschmerz, die auf eine ernstere Ursache hindeuten können |
|---|---|
| Schmerz besteht kurzzeitig und klingt nach Tagen ab. | Schmerz besteht länger und nimmt täglich weiter zu. |
| Schmerz bleibt auf das Kreuz beschränkt. | Schmerz strahlt in andere Körperregionen aus. |
| Es bestehen keine weiteren Symptome. | Es bestehen weitere Symptome wie Fieber, schlechter Allgemeinzustand, Gewichtsverlust. |
| Schmerz ist leicht bis mäßig stark. | Schmerz ist sehr stark. |
| Schmerz bessert sich im Liegen. | Schmerz hält im Liegen an. |
| Schmerz wird bei Belastung schlimmer. | Schmerz wird in Ruhe schlimmer. |
| Schmerz lässt nachts im Bett nach. | Schmerz wird nachts im Bett schlimmer. |
| Ähnliche Schmerzen traten schon einmal auf. | Heftige Schmerzen, die zuvor nie bestanden. |

kann eine Bandscheibenvorwölbung oder ein Bandscheibenvorfall nicht anhand eines Röntgenbilds diagnostiziert werden.

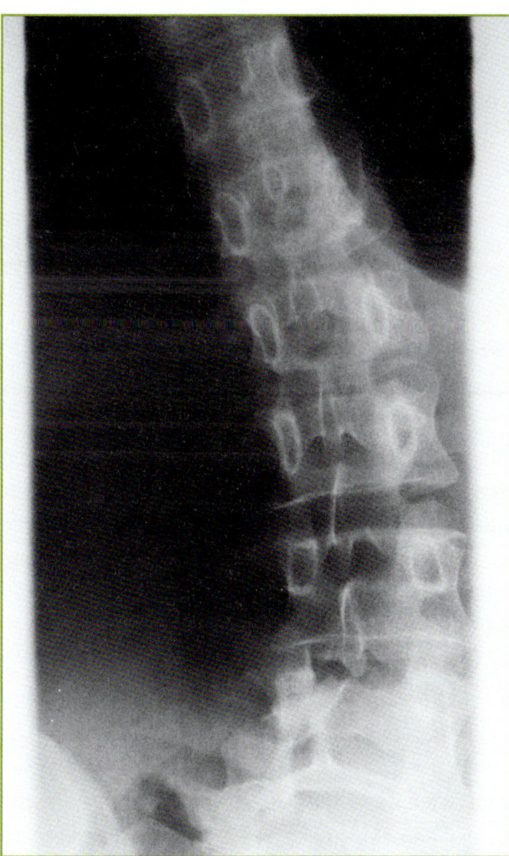

Dies ist ein Röntgenbild der Lendenwirbelsäule einer 23-jährigen Patientin mit einer *Skoliose*.

Bei schweren und anhaltenden Rückenschmerzen ist das Anfertigen eines Röntgenbilds wichtig. Es wird eher bei **älteren Patienten** angewendet, um Veränderungen wie Verschleiß, Osteoporose oder Formänderungen der Wirbelsäule zu erkennen. Werden Röntgenbilder im Abstand von Jahren angefertigt, lassen sich zudem wertvolle Informationen über den Verlauf der Erkrankung gewinnen.

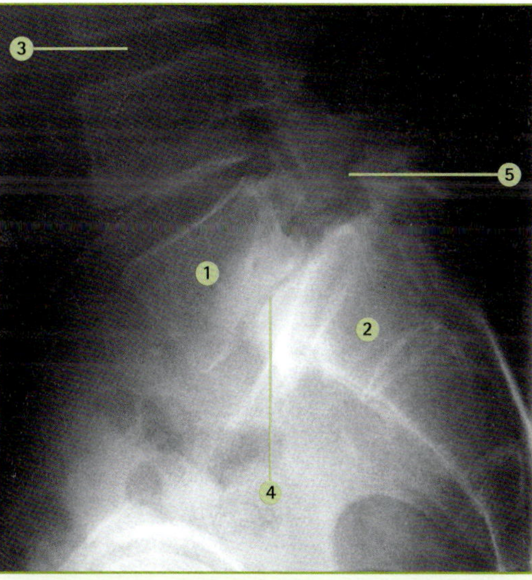


Seitliches Röntgenbild eines 49-jährigen Mannes. Der 5.Lendenwirbel (1) hat sich deutlich auf dem Kreuzbein (2) nach vorne verlagert. Bandscheiben sind Weichgewebe und stellen sich nicht direkt im Röntgenbild dar, da sie *strahlendurchlässig* sind. Anhand des Abstandes der Wirbelkörper zueinander kann aber auf ihre Höhe/Dicke geschlossen werden. Im Vergleich zu einer normalen Bandscheibe (3) hat die betroffene Bandscheibe (4) erheblich an Höhe verloren, so dass die Knochen der beiden Wirbel aufeinander reiben. Grund ist eine Spaltbildung im Wirbelbogen (5).

Die Röntgenuntersuchung wird in Abhängigkeit von der körperlichen Untersuchung ggf. auf **Gelenke** ausgedehnt, um hier mögliche Ursachen von Rückenschmerzen zu erkennen. So werden z.B. häufig beide Hüftgelenke geröntgt, um nicht einen für den Rückenschmerz ursächlichen Verschleiß der Hüftgelenke zu übersehen.

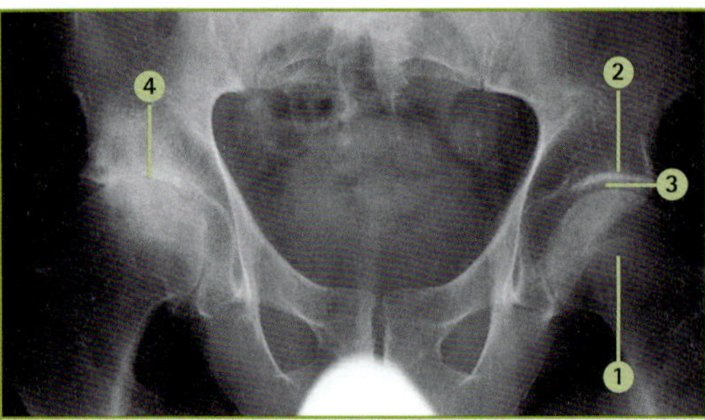


Das Röntgenbild zeigt beide Hüftgelenke von vorne betrachtet. Gut zu erkennen ist, dass der linke Hüftkopf (1) und die linke Gelenkpfanne (2) noch mit einer dicken Knorpelschicht überzogen sind. Da der Knorpel im Röntgenbild strahlendurchlässig ist, erscheint im Röntgenbild ein sog. *Gelenkspalt* (3) zwischen den Knochen. An der rechten Hüfte ist dieser Gelenkspalt (4) nicht mehr zu sehen, da es keine Knorpelschicht mehr gibt. Diese Hüfte hat einen fortgeschrittenen Verschleiß und kann zu einem begleitenden Kreuzschmerz führen.

## Ultraschalluntersuchung

Eine Ultraschalluntersuchung an der Lendenwirbelsäule wird **kaum** durchgeführt, da sie keine wesentlichen Informationen liefert. Sie kann allerdings bei der Platzierung von Spritzen *(Injektion)* eine Orientierungshilfe sein.

## Kernspintomographie (Magnetresonanztomographie, MRT)

Die Kernspintomographie liefert die **meisten Informationen** über die Wirbelsäule. Mit ihr lassen sich Veränderungen des Knochens wie Verschleiß, Entzündungen, Knochenbrüche und Veränderungen im Knochenmark erkennen.

Ein verminderter Wassergehalt der Bandscheiben und Veränderungen ihrer Struktur zeigen sich in der Kernspintomographie als frühe Zeichen eines Verschleißes. Verlagerungen von Bandscheibengewebe wie eine *Vorwölbung (Protrusion)* oder ein *Vorfall (Prolaps)* sind gut zu erkennen. Die Kernspintomographie ist damit die beste Methode zur Klärung einer Bandscheibenerkrankung und geht außerdem ohne Strahlenbelastung einher.

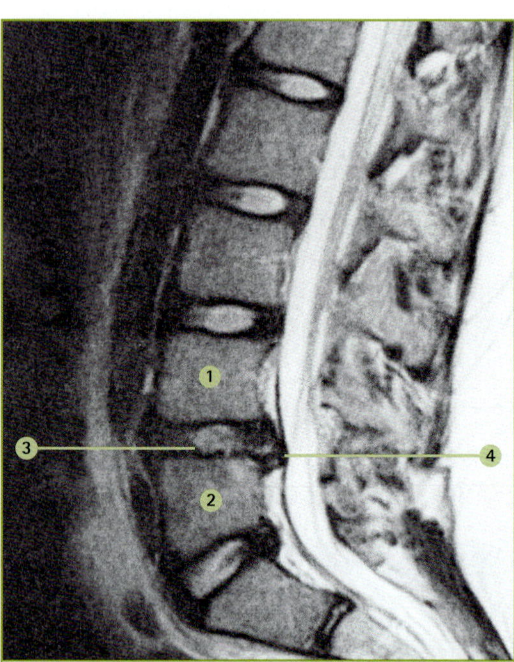


Seitliche Kernspintomographie-Aufnahme der Lendenwirbelsäule eines 14-jährigen Patienten. Die linke Bildhälfte weist in Richtung Bauch, die rechte in Richtung Rücken. An der zwischen dem 4. (1) und dem 5. (2) Lendenwirbelkörper gelegenen Bandscheibe L 4/5 (3) ist es zu einem Bandscheibenvorfall (4) gekommen.

Das Rückenmark und die seitlich abgehenden Nerven *(Spinalnerven)* stellen sich ebenfalls sehr gut in der Kernspintomographie dar. Damit sind die Auswirkungen eines Bandscheibenvorfalls auf die Nerven, wie eine Bedrängung *(Kompression)* oder eine Schwellung der Nerven, gut zu erkennen.

So wichtig die Kernspintomographie in der Darstellung von Bandscheibenvorfällen ist, so falsch kann es sein, alleine von den Bildern auf die Beschwerden des Patienten zu schließen. Das Ergebnis der Kernspintomographie sollte daher nur von Ärzten bewertet werden, die den Patienten behandeln, seine Krankengeschichte kennen und ihn selber untersucht haben.

***Die wenigsten Gründe für einen Rückenschmerz zeigen sich in einer Kernspintomographie.***

Häufig sind ein Verschleiß der Wirbelgelenke, Bandscheibenvorwölbungen und Bandscheibenvorfälle **altersbedingte Veränderungen** ohne weitere Bedeutung. Das Ergebnis der Kernspintomographie sollte vom behandelnden Arzt daher immer nur vor dem Hintergrund der durch Befragung und Untersuchung gestellten (Verdachts-)Diagnose gesehen werden.

Durch die **ungezielte Anwendung** der Kernspintomographie besteht die Gefahr, dass Veränderungen, die im Rahmen dieser Untersuchung auffallen, eventuell ungerechtfertigt für Rückenschmerzen verantwortlich gemacht werden. Dies dämpft bei vielen Patienten unnötig die Hoffnung auf eine Besserung, verstärkt die Gefahr von anhaltenden Schmerzen *(Chronifizierung)* und kann zu einem unbegründeten Gefühl der Unabänderlichkeit der Beschwerden führen.

## Computertomographie (CT)

Mit Hilfe der Computertomographie können knöcherne Veränderungen, Verlagerungen von Bandscheibengewebe sowie ihre Auswirkungen auf die nervalen Strukturen (Rückenmark, Spinalnerven) ebenfalls dargestellt werden. Da die Computertomographie mit Röntgenstrahlen arbeitet, ist sie mit einer Strahlenbelastung verbunden.

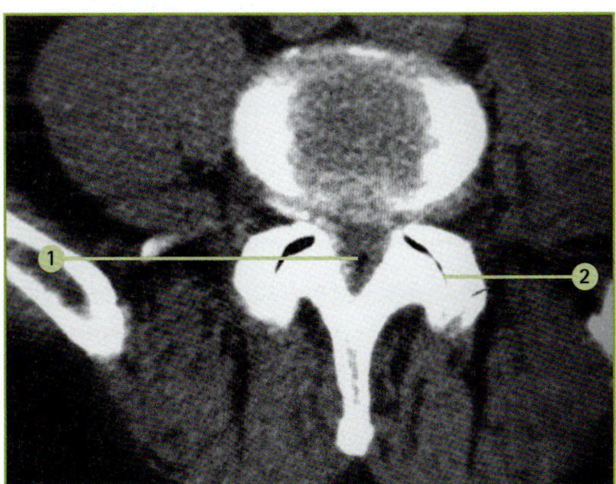


Computertomographie der Lendenwirbelsäule bei einer Wirbelkanalenge. Die Darstellung ähnelt einer Kernspintomographie. Der Wirbelkanal (1) wird vor allem durch die Wirbelgelenke (2) erheblich eingeengt.

Die Darstellung des Weichgewebes ist nicht so genau wie in der Kernspintomographie, die Abbildung von Veränderungen am Knochen dagegen gelingt mit der Computertomographie zum Teil jedoch besser. Zur Beantwortung spezieller Fragen oder in Notfällen, wenn eine Kernspintomographie nicht zur Verfügung steht, wird sie daher weiterhin eingesetzt.

## Knochenszintigraphie

Bei der szintigraphischen Untersuchung wird eine radioaktiv markierte Substanz in die Blutbahn gespritzt. Innerhalb von Stunden verteilt sich die Substanz im Körper. Kommt es zu krankhaften Veränderungen am Knochen und an den Wirbelgelenken, geht dies mit einer erhöhten Aktivität des Knochenstoffwechsels einher. An diesen Stellen sammelt sich die Substanz im Knochen oder in der Innenhaut von Gelenken an.

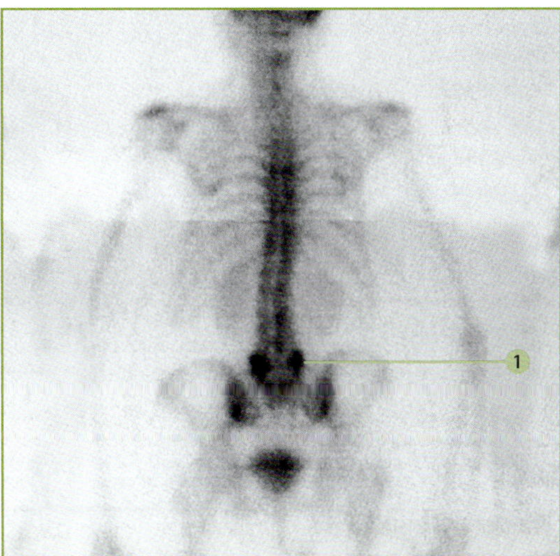


Die Abbildung zeigt eine Knochenszintigraphie der Lendenwirbelsäule, von hinten betrachtet. An den unteren Wirbelgelenken (1) kommt es zu einer punktförmigen Anreicherung der radioaktiven Substanz. Dies zeigt eine hohe Aktivität dieser Gelenke an und kann ein Hinweis auf eine mögliche Schmerzursache sein.

Diese Anreicherung kann sichtbar gemacht werden und gibt wichtige Hinweise auf das Vorliegen von Entzündungen im Knochen, schmerzhaft aktivierten Arthrosen der Wirbelgelenke, Knochenbrüchen und sonstigen Veränderungen am Knochen.

## Blutuntersuchung

Die Untersuchung des Blutes wird durchgeführt, wenn sich aus der Befragung und aus dem körperlichen Befund Hinweise auf eine Erkrankung des

Knochens oder eine Infektion an der Wirbelsäule ergeben. Zudem lassen sich rheumatische Erkrankungen, die zu einem entzündlichen Rückenschmerz führen können, im Blut erkennen. Auch eine bestehende *Osteoporose* ist ein Grund, das Blut auf Veränderungen zu untersuchen.

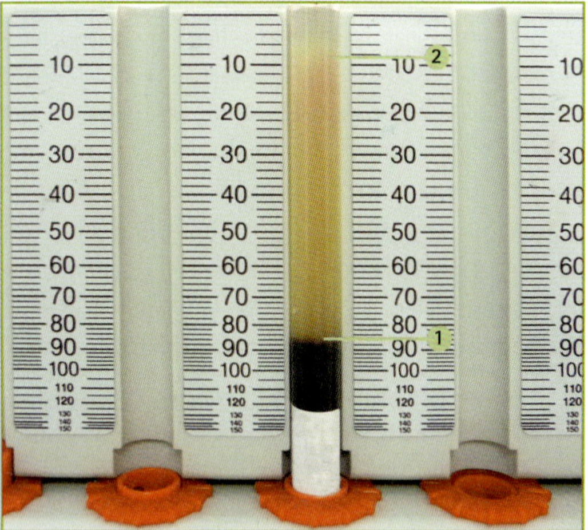


Das Foto zeigt ein Röhrchen, mit dem die *Blutsenkungsgeschwindigkeit (BSG)* bestimmt wird. Die festen Anteile des Blutes haben sich in nur einer Stunde um einen Wert von 85 mm (1) abgesenkt. Dieser Befund weist deutlich auf das Vorliegen einer Entzündung hin. Normalerweise beträgt dieser Werte nur wenige Millimeter (2).

***Nur weil Veränderungen an der Lendenwirbelsäule im Röntgenbild, in der Kernspintomographie oder in der Computertomographie einfach zu erkennen sind, sind sie damit nicht automatisch verantwortlich für Beschwerden. Die Ergebnisse der bildgebenden Diagnostik sollten daher nur von Ärzten bewertet werden, die den Patienten behandeln, seine Krankengeschichte kennen und ihn selber untersucht haben.***

Die aufgeführten diagnostischen Möglichkeiten haben bei den Ursachen von Rückenschmerzen sehr unterschiedliche Bedeutungen. Bis auf die Befragung und die Untersuchung müssen sie keineswegs immer eingesetzt werden. Für die nachfolgenden Ursachen von Kreuzschmerzen wird kurz zusammengefasst, welche Untersuchungen meist durchgeführt werden und auf welche verzichtet werden kann.

### Funktionsstörungen / Blockierungen

Die Befragung und die genaue manualtherapeutische Untersuchung erbringen die Diagnose. Unmittelbar nach der Untersuchung kann eine manualtherapeutische Behandlung erfolgen. Sind die Beschwerden danach verschwunden, ist eine weitere Untersuchung bei einer anhaltenden Besserung nicht notwendig.

Auf bildgebende Maßnahmen sollte jedoch nicht verzichtet werden, wenn Funktionsstörungen oder Blockierungen immer wieder auftreten oder wenn sich die Symptome ändern. Nicht selten beginnen ernstere Erkrankungen der Wirbelsäule mit vermeintlich "einfachen" Funktionsstörungen.

### Verschleißerscheinungen *(degenerative Veränderungen)*

Um das Ausmaß und die Art von Verschleißerscheinungen zu erfassen, ist häufig ein Röntgenbild notwendig. Je nach Beschwerden werden zusätzlich eine Kernspintomographie oder auch eine Computertomographie durchgeführt.

### Bandscheibenerkrankungen

Die wichtigsten Informationen über bandscheibenbedingte Erkrankungen lassen sich aus der Krankengeschichte und der körperlichen Untersuchung ableiten. Ein starker Verschleiß der Bandscheiben zeigt sich im Röntgenbild, wobei die Bandscheibe selber nicht direkt abgebildet werden kann. Es kommt jedoch zu typischen Reaktionen an den Wirbelkörpern und den Wirbelgelenken.

Die besten Informationen über den Zustand der Bandscheibe sowie über Veränderungen wie eine Vorwölbung oder einen Vorfall erbringt die Kernspintomographie. Mit ihr lassen sich gleichzeitig die Auswirkungen der Veränderungen der Bandscheiben auf die Nerven und das Rückenmark darstellen. Nicht ganz so genaue Informationen liefert eine Computertomographie, die zudem mit einer Strahlenbelastung für den Patienten einhergeht.

Kommt es zu Ausfällen von Nervenfunktionen, ist in einigen Fällen auch die Beurteilung durch einen Arzt für Nervenheilkunde *(Neurologe)* sinnvoll. Er kann Messungen der Nerven durchführen, um ihre Funktion zu überprüfen.

**Muskuläre Ursachen**

Muskuläre Ursachen von Rückenschmerzen werden durch die Schilderung der Beschwerden und durch die körperliche Untersuchung erkannt. Weder im Röntgenbild noch in der Kernspintomographie lassen sie sich erkennen. Erst in unklaren Fällen oder bei anhaltenden Beschwerden kann eine bildgebende Diagnostik notwendig werden.

**Wachstumsstörungen**

Die Krankengeschichte und die körperliche Untersuchung ergeben Hinweise auf diese Erkrankungen. Eine genaue Abbildung bzw. der Nachweis einer Wachstumsstörung gelingt jedoch erst mit einer bildgebenden Diagnostik. Gerade bei Kindern und Jugendlichen sollte mit strahlenbelastenden Untersuchungen wie Röntgen oder Computertomographie sehr zurückhaltend verfahren werden. Die Kernspintomographie bietet sich daher zur Erfassung der Ursachen am besten an.

**Fehlstellungen und Fehlhaltungen**

Viele Fehlstellungen und Fehlhaltungen werden bereits bei der genauen Betrachtung und körperlichen Untersuchung erkannt. Dann sind weitere Untersuchungen nicht notwendig.

Die Darstellung der Fehlstellung im Röntgenbild oder in der Kernspintomographie kann notwendig werden, wenn die weitere Therapie von den Ergebnissen dieser Untersuchung abhängt. Dies trifft zum Beispiel beim Verdacht auf das Vorliegen einer *Skoliose* zu.

**Erkrankungen des Knochens**

Zur Diagnostik von Erkrankungen des Knochens werden zunächst Röntgenbilder angefertigt. In vielen Fällen liefern sie bereits ausreichende Informationen. Die Durchführung einer Kernspintomographie oder einer Computertomographie kann notwendig werden, um knöcherne Veränderungen und deren Auswirkungen auf das Nervengewebe beurteilen zu können. Weitere Informationen kann auch eine Knochenszintigraphie ergeben, die einen krankhaft veränderten Knochenstoffwechsel nachweisen kann.

Störungen des Knochenstoffwechsels können auch im Rahmen von Erkrankungen des Blutes, innerer Organe oder des Stoffwechsels auftreten. Daher kann eine Untersuchung des Blutes zum Nachweis dieser Erkrankungen notwendig werden.

**Entzündlicher Rückenschmerz**

Wichtige Hinweise auf das Vorliegen eines entzündlichen Rückenschmerzes erbringt die ausführliche Befragung des Patienten. Die körperliche Untersuchung wird auf die Betrachtung der Haut, der Nägel, der Schleimhäute und der Augen ausgedehnt. Zur Sicherung der Diagnose sind in der Regel Untersuchungen wie Röntgen und Kernspintomographie notwendig. Unerlässlich ist auch die Untersuchung des Blutes. Erst damit lassen sich das Ausmaß einer Entzündung und die Herkunft der Erkrankung bestimmen.

**Erkrankungen innerer Organe**

Bei Hinweisen, dass Erkrankungen innerer Organe für Rückenschmerzen verantwortlich sind, werden diese Organe gezielt untersucht. Teilweise werden dazu Ärzte anderer Fachrichtungen einbezogen, die bspw. Ultraschall- oder Laboruntersuchungen durchführen.

**Infektionen**

Anzeichen für Infektionen an der Wirbelsäule können durch die Befragung und die körperliche Untersuchung erkannt werden. Die Schwere des Krankheitsbildes und die Allgemeinsymptome geben weitere Hinweise auf das Vorliegen einer Infektion. Weitere diagnostische Maßnahmen wie Röntgen, das Anfertigen einer Kernspintomographie oder einer Computertomographie sind zur Diagnosestellung ebenso notwendig wie die Untersuchung des Blutes. Zudem wird versucht festzustellen, woher die Infektion kam. Dazu sind unterschiedliche weitere Untersuchungen notwendig.

**Gürtelrose *(Herpes zoster)***

Der Schmerzcharakter kann bereits Hinweise auf eine Gürtelrose geben. Die für die Erkrankung typischen Bläschen können nur erkannt werden, wenn die Haut am Rücken betrachtet wird. Daher sollte ein Patient mit Rückenschmerzen teilentkleidet untersucht werden. Bei einem eindeutigen Befund sind weitere diagnostische Maßnahmen nicht notwendig.

**Emotionale und psychische Erkrankungen, Chronifizierung des Schmerzes**

Bei der körperlichen Untersuchung, im Röntgenbild

oder in der Kernspintomographie lässt sich keine ausreichende Erklärung für die beklagten Beschwerden finden. Häufig führen eingeleitete Therapiemaßnahmen wie Physiotherapie oder eine Spritzenbehandlung zu keiner anhaltenden Besserung.

Die Erhebung einer ausführlichen Krankengeschichte *(Anamnese)* ist daher wesentlich, um emotionale oder psychische Erkrankungen als mögliche Auslöser von Rückenschmerzen zu erkennen.

**Unklare und schwierige Fälle**

In unklaren und schwierigen Fällen ist eine gezielte Diagnostik kaum möglich. Um seltene Ursachen von Rückenschmerzen nicht zu übersehen, werden häufig diagnostische Maßnahmen wie eine Röntgenuntersuchung, eine Kernspintomographie und auch Blutuntersuchungen durchgeführt.

***Auch wenn in manchen Fällen eine bildgebende Diagnostik sicher sinnvoll ist, so ist es wichtig zu betonen, dass sich die meisten Gründe für einen Rückenschmerz nicht mit bildgebenden Methoden diagnostizieren lassen.***

## Therapie

Aus der Vielzahl von Gründen für Kreuzschmerzen ergibt sich auch eine Vielzahl an therapeutischen Möglichkeiten. Damit kann es nicht eine Therapieform für alle Formen von Rückenschmerzen geben.

***Es ist unumgänglich, vor Einleitung einer gezielten Therapie die Ursache von Rückenschmerzen möglichst genau zu klären.***

Bei einem **akuten Kreuzschmerz** kann anfangs folgendes empfohlen werden: Die körperliche Aktivität sollte möglichst beibehalten werden, schwere körperliche Belastungen und intensiver Sport werden jedoch vorübergehend vermieden. Leichte Tätigkeiten und etwas Sport oder Gymnastik sind möglich, zusätzliche Bettruhe ist nicht empfehlenswert. Schmerzmittel wie *Paracetamol, Ibuprofen, Diclofenac* oder andere Mittel können zunächst in einer Dosis eingenommen werden, wie sie frei verkäuflich in Apotheken erhältlich ist. Das Warmhalten der betroffenen Region und Wärmeanwendungen entkrampfen die häufig begleitende Muskelverspannung. Viele Fälle von Kreuzschmerzen klingen von alleine oder durch diese Maßnahmen schon nach kurzer Zeit wieder ab.

***90% der Kreuzschmerzen klingen innerhalb von 6 Wochen wieder ab. Spätestens anhaltende oder zunehmende Beschwerden sowie das Auftreten von Warnsymptomen (s. Tabelle) sollten jedoch Anlass sein, sich in ärztliche Behandlung zu begeben.***

Es konnte nachgewiesen werden, dass es durch eine **geistige Ablenkung** zu einer verminderten Wahrnehmung von Rückenschmerzen kommt. Daher ist es zu begrüßen, wenn sich der Patient mit anderen Dingen beschäftigt, als sich "nach innen" auf den Schmerz zu fokussieren. Vor diesem Hintergrund sollte er auch seiner beruflichen Tätigkeit weiter nachgehen, sobald es die Beschwerden zulassen.

In den allermeisten Fällen von Kreuzschmerzen kann ein **körperliches Training** nicht zu Schäden an der Wirbelsäule oder der umgebenden Muskulatur führen, auch wenn es anfangs zu leichten Schmerzen kommt. Diese können meist damit erklärt werden, dass es durch das Training zu einer kurzfristigen Reizung der untrainierten Muskeln, Gelenke und Bänder kommt. Daher sollte der Patient möglichst nicht die Bewegung meiden, sondern die Aktivität suchen. Dies fördert in fast allen Fällen von Kreuzschmerzen die Heilung. Mit der Zeit kann der Patient wieder Vertrauen in seinen Körper und speziell seinen Rücken fassen und die Erfahrung machen, dass Belastung nicht mehr zu Schmerzen führt.

***Aktives Verhalten und eine aktive Therapie sollten passivem Verhalten und einer passiven Therapie vorgezogen werden. Ein Rückzug von der körperlichen Bewegung und Belastung ist nicht begrüßenswert.***

Im Weiteren wird genauer auf die Behandlungsmöglichkeiten der Ursachen von Kreuzschmerzen eingegangen:

## Funktionsstörungen / Blockierungen

Funktionsstörungen und Blockierungen lassen sich auf unterschiedliche Weise behandeln. Oftmals gelingt es, durch gezielte Handgriffe und das Einsetzen eines Impulses die Blockierung zu lösen. Dies geschieht immer vorsichtig und ist für den Patienten schmerzfrei. Das Vorgehen wird als *Manipulation (Einrenken)* bezeichnet und wird in der *Manuellen Therapie (Chirotherapie)* eingesetzt. Wird kein Impuls zur Behandlung der Funktionsstörung eingesetzt, sondern wiederholte passive Bewegungen der Lendenwirbelsäule, spricht man von einer *Mobilisierung*. Beide Techniken können häufiger angewendet werden, ohne dass es zu Schäden an den behandelten Strukturen kommt. Verkürzte Muskeln werden mit dehnenden Techniken sanft behandelt, ebenso Verklebungen von Bindegewebsschichten. Eine *osteopathische Behandlung* wirkt ähnlich und kann ebenfalls angewendet werden.

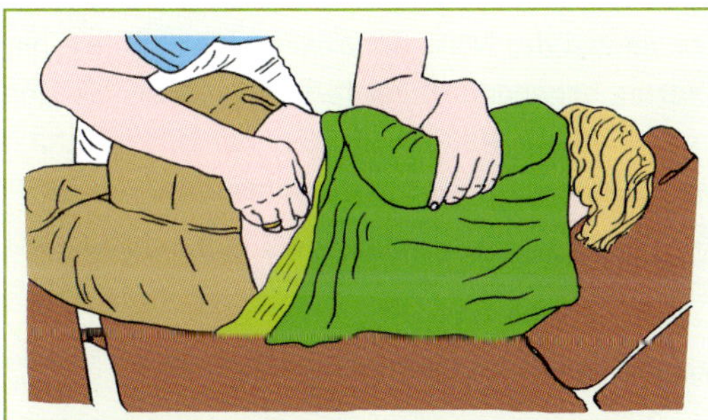

Die Abbildung zeigt, wie eine Funktionsstörung an der Lendenwirbelsäule durch Manipulation *(Chirotherapie)* behandelt werden kann.

Entweder mit den Händen oder durch spezielle Geräte (z.B. Schlingentisch) kann die Wirbelsäule leicht auseinandergezogen werden. Dies führt zur Entlastung von Bandscheiben sowie Wirbelgelenken und löst oftmals die Blockierungen. Die Behandlung wird als *Streckung* (*Extension* oder *Traktion*) bezeichnet.

***Viele Funktionsstörungen und Blockierungen sind mit einer oder wenigen Anwendungen ausreichend zu therapieren und klingen dann meist rasch ab.***

Hilfreich und effektiv kann die Anwendung von *Akupunktur* sein. Lindernd wirkt die Anwendung einer *medizinischen Elektrotherapie* sowie die Anwendung von **Wärme**. Wärme kann in Form eines heißen Bades, einer Behandlung mit Rotlicht oder auch einer wärmenden Leibbinde zugeführt werde. Weiterhin gibt es wärmende Salben und Pflaster, die zur Entkrampfung der Muskeln beitragen.

Sind schwere Funktionsstörungen auf diese Weise nicht zu behandeln, können über 3-10 Tage Schmerzmittel wie *Ibuprofen, Diclofenac* oder andere Präparate der Wirkstoffgruppe eingesetzt werden. Gegebenenfalls erfolgt eine Kombination mit Wirkstoffen, die die Muskeln entkrampfen. Die Gabe von Spritzen *(Injektionen)* oder die Verabreichung von Medikamenten über die Venen *(Infusionen)* ist nur selten notwendig.

Treten in kurzen Zeitabständen **immer wieder** die gleichen Funktionsstörungen auf, sollte intensiver nach einer auslösenden Ursache gesucht werden. Dies können krankhafte Veränderungen an der Wirbelsäule, eine wiederkehrende falsche Belastung in Beruf und Sport oder eine Schwäche der Rückenmuskeln sein. Entsprechend werden dann diese Ursachen therapiert, was z.B. eine Änderung der beruflichen oder sportlichen Bedingungen zur Folge hat. Auch ein regelmäßiges gymnastisches und die Muskeln stärkendes Training kann auf Dauer notwendig werden.

## Verschleißerscheinungen *(degenerative Veränderungen)*

Verschleißbedingte Erkrankungen an der Lendenwirbelsäule gehören zu den häufigen Ursachen von Rückenschmerzen. Daher wird im Kapitel *Der Verschleiß an der Lendenwirbelsäule* ausführlich darauf eingegangen. Einige Aspekte der Behandlung werden im Folgenden näher erläutert.

In der **akuten Phase** werden Schmerzen häufig mit Tabletten, Spritzen oder Infusionen behandelt. Die Akupunktur kann ebenso Anwendung finden wie eine medizinische Elektrotherapie. Auch Wärme, Schonung und ein leichtes Strecken *(Traktion, Extension)* tragen zur Linderung bei. Lösen Verschleißerscheinungen Funktionsstörungen aus, sind eine *Manuelle Therapie* oder eine *Osteopathie* geeignete Maßnahmen.

Mit Hilfe der **Physiotherapie** gelingt häufig eine

Entlastung der betroffenen Bandscheibe und Wirbelgelenke sowie eine Entspannung der Muskulatur. Nach Anleitung werden die ausgleichenden und stabilisierenden Übungen vom Patienten auf Dauer regelmäßig und selbstständig umgesetzt. Im Verlauf kann das Hinzunehmen von Übungen an Geräten zur Stärkung der Muskulatur sinnvoll sein. Patienten mit degenerativen Veränderungen wird empfohlen, sich regelmäßig zu bewegen, Überlastungen der Lendenwirbelsäule zu vermeiden und zu hohes Körpergewicht abzubauen.

***Mit einem regelmäßigen Training der Rückenmuskeln kann es dem Patienten gelingen, die durch Verschleiß geschädigten Strukturen am Rücken so zu entlasten, dass eine anhaltende Besserung der Beschwerden eintritt.***

Kann eine muskuläre Stabilisierung nicht erreicht werden, sind anhaltende oder häufig wiederkehrende *(chronische)* Kreuzschmerzen möglich. In dieser **chronischen Phase** kann die regelmäßige Einnahme von Medikamenten notwendig werden. Zusätzlich sind Behandlungen mit Spritzen oder die Verordnung eines Stützmieders *(Orthese, Korsett)* weitere Behandlungsformen. Eine medizinische Elektrotherapie kann in Form der sog. *TENS-Behandlung* zu Hause vom Patienten durchgeführt werden.

Auf weitere nicht-operative und auf die operativen Behandlungsmethoden wird ausführlich im Kapitel *Der Verschleiß an der Lendenwirbelsäule* eingegangen.

### Bandscheibenerkrankungen

Erkrankungen der Bandscheibe können zu sehr unterschiedlichen Beschwerden führen und werden daher auch unterschiedlich therapiert.

Verschiebungen von Gewebe in der Bandscheibe können zu einer akuten Funktionsstörung *(Blockierung)* führen. Die Behandlung erfolgt dann wie unter dem Abschnitt *Funktionsstörungen / Blockierung* beschrieben.

Alterungsprozesse der Bandscheibe sind der häufigste Grund für verschleißbedingte *(degenerative)* Erkrankungen an der Lendenwirbelsäule. Auf sie wurde bereits unter dem Punkt *Verschleißerscheinungen* eingegangen. Außerdem ist der Erkrankung ein eigenes ausführliches Kapitel *Der Verschleiß an der Lendenwirbelsäule* gewidmet.

Eine besondere Stellung bei den Erkrankungen der Bandscheibe nehmen die *Bandscheibenvorwölbung (Protrusion)* und der *Bandscheibenvorfall (Prolaps)* ein. Je nach Art und Ausprägung der Beschwerden, die durch diese Veränderungen hervorgerufen werden, erfolgt eine spezielle Therapie. Auf diese wird im Kapitel *Der Bandscheibenvorfall an der Lendenwirbelsäule* eingegangen.

An der **Bandscheibe** lassen sich durch regelmäßiges körperliches Training positive Effekte beobachten. Das Bandscheibengewebe kann sich vermehrt mit Wasser füllen und die Bindegewebsfasern festigen sich. Dies kann Vorwölbungen *(Protrusionen)* entgegenwirken.

### Muskuläre Ursachen

Schmerzen der Muskulatur werden anfänglich mit **Wärme** behandelt. Diese fördert die Durchblutung im Muskel und trägt damit zu seiner Entkrampfung bei. Wärme kann in Form eines heißen Bades, einer Wärmflasche, einer Behandlung mit Rotlicht oder auch einer wärmenden Leibbinde zugeführt werde.

Weiterhin gibt es wärmende Salben oder Salben, die Rosmarin bzw. ätherische Öle enthalten, sowie wärmende Pflaster. Sehr heiße Wärmflaschen können zu einer Verbrennung der Haut führen, wenn sie zu lange an einer Stelle angewendet werden. Nachts sollten sie daher nicht zur Anwendung kommen. Die Anwendung von feuchter Wärme durch mit heißem Wasser befeuchtete Handtücher *(heiße Rolle)* wirkt lindernd. Die schmerzende Region sollte vor Zugluft und Kälte geschützt werden.

In der Praxis des Therapeuten kann eine **Elektrotherapie** durchgeführt werden. Hochfrequente Ströme wie *Kurzwelle* oder *Mikrowelle* haben eine wärmende Wirkung. Mittelfrequente Ströme wie *Interferenzstrom* entkrampfen den Muskel durch eine Steigerung der Durchblutung. **Massagen** lockern den Muskeln, fördern die Durchblutung und können zu einer raschen Besserung der Beschwerden beitragen.

Bestehen muskuläre Schmerzen über einen länge-

## Übungen zur Stärkung der Rückenmuskulatur

Die regelmäßige Umsetzung der Übungen 2- bis 3-mal am Tag kann nach einiger Zeit bereits zu einer spürbaren Stärkung des Rückens führen. Vor Beginn wird ein leichtes Aufwärmen empfohlen, z.B. durch Hüpfen oder Laufen auf der Stelle. Dabei werden die Arme kreisend bewegt oder zur Decke gestreckt.

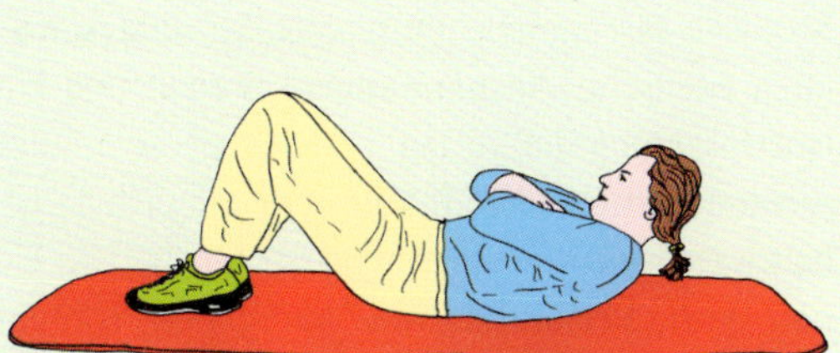

**Bauchaufzug**

Bei dieser Übung werden in der gezeigten Position Kopf und Schulter langsam und in rollender Bewegung angehoben und für 5-10 Sekunden gehalten. Dann langsam wieder hinlegen. Noch effektiver ist diese Übung, wenn beide Hände gegen die Oberschenkel gedrückt werden. Möglichst 10 Wiederholungen durchführen.

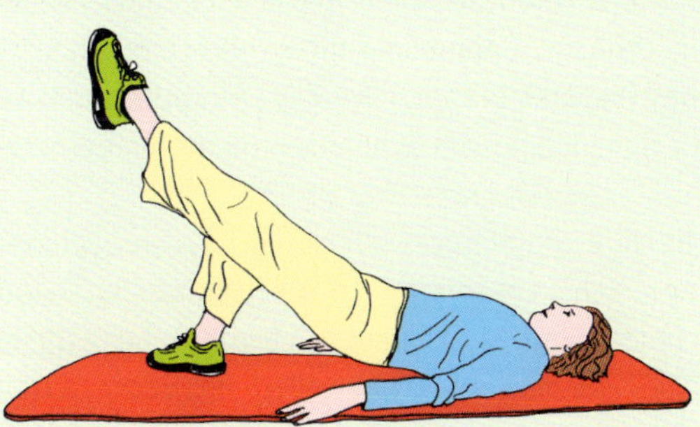

**Beckenlift**

Im Liegen mit aufgestellten Füßen wird zunächst das Becken so weit angehoben, bis Rücken und Beine eine Linie bilden. Dann werden die Beine abwechselnd gestreckt in die Höhe gehoben und für 5-10 Sekunden gehalten. Diese Übung sollte ebenfalls etwa 10-mal mit jedem Bein durchgeführt werden.

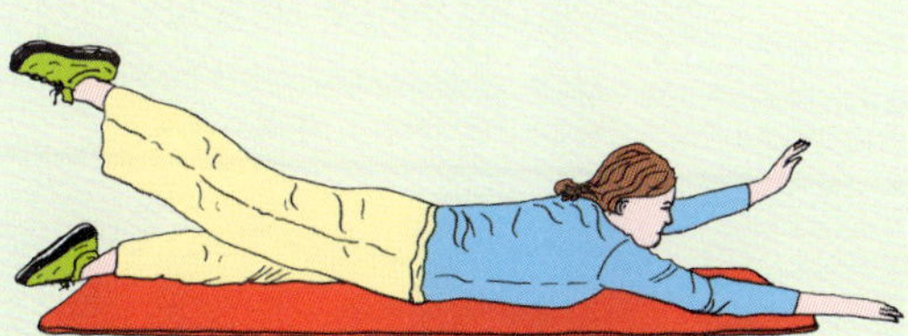

**Rückenwaage**

Arme und Beine werden in Bauchlage ausgestreckt. Dann werden der Kopf, der linke Arm und das rechte Bein angehoben und für 5-10 Sekunden in der Luft gehalten. Dies wird ca. 10-mal wiederholt, bevor die Übung mit dem rechten Arm und dem linken Bein ebenfalls 10-mal durchgeführt wird.

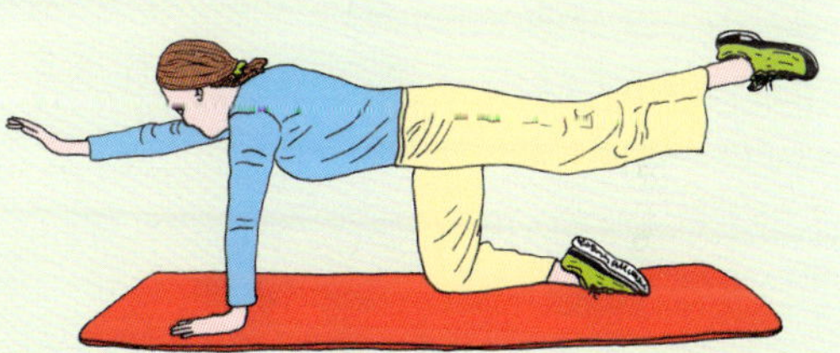

**Vierfüßlerstand**

Auf den Händen und Knien abstützen und den Rücken durch Anspannung der Bauch- und Gesäßmuskeln gerade halten. Zuerst den rechten Arm und das linke Bein ausstrecken, 5-10 Sekunden halten und dann die rechte Hand unter dem Körper an das linke Knie führen. Dies sollte möglichst 10-mal durchgeführt werden. Anschließend wird die gleiche Übung mit dem linken Arm und dem rechten Bein 10-mal durchgeführt.

Alle Übungen werden langsam, entspannt und unter Vermeidung einer Pressatmung absolviert. Zwischen den einzelnen Übungen wird eine Pause von 10-20 Sekunden eingelegt. Eine Überanstrengung sollte vor allem anfangs vermieden werden. Nachdem alle Übungen durchgeführt wurden, beginnt ein neuer Durchgang (Satz). Es sollten 2- bis 3-mal am Tag möglichst jeweils 3 Sätze durchlaufen werden.

ren Zeitraum, können sich im Muskel Verhärtungen *(Myogelosen)* und schmerzhafte Muskelpunkte *(myofasziale Triggerpunkte)* bilden. Die *Triggerpunkte* sind oftmals für ausstrahlende Schmerzen verantwortlich. Zur Behandlung bieten sich punktuelle Massagen an. In die Muskelknoten und unter die Haut kann mit einer dünnen Nadel ein örtliches Betäubungsmittel oder ein pflanzliches Präparat gespritzt werden. **Akupunktur** wird zur Behandlung von Schmerzen häufig eingesetzt.

Mit Hilfe von **Schockwellen** (sog. *Stoßwellen*) lassen sich chronische Muskelschmerzen und schmerzhafte Muskelpunkte ebenfalls behandeln. Dabei werden die Druckwellen entweder durch einen Kompressor *(radiale Stoßwelle)* oder auf elektrischem Wege (*elektromagnetische Stoßwellen* oder *fokussierte Stoßwelle*) erzeugt.

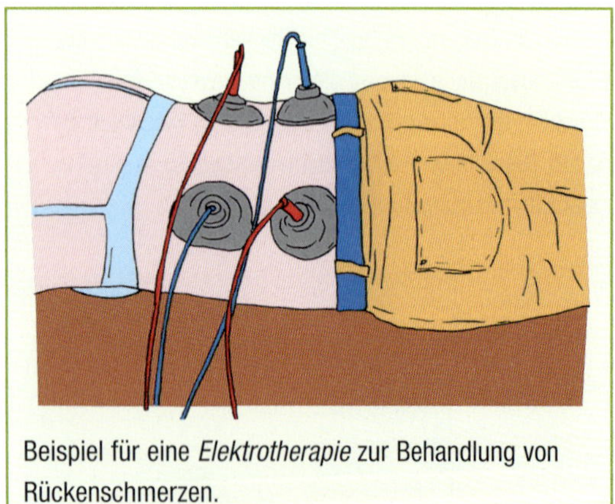

Beispiel für eine *Elektrotherapie* zur Behandlung von Rückenschmerzen.

Neben der muskulären Verhärtung kommt es bei chronischen Problemen zu einer muskulären Verkürzung und zu einer Muskelschwäche. Zu Beginn ist eine **physiotherapeutische Behandlung** dieser Störungen sinnvoll. Dabei wird der Patient dazu angeleitet, die Übungen später regelmäßig selbstständig durchzuführen. Ein Training der Ausdauer ist eine sinnvolle Ergänzung. Dies kann der Patient zu Hause, in Kursen zur Rückenschule, in Fitnessstudios oder in anderen geeigneten Einrichtungen umsetzen.

***Viel wichtiger als die Art oder Methode, mit der Bewegung ausgeführt wird, ist der Spaß an der körperlichen Aktivität, der Voraussetzung für eine regelmäßige Umsetzung ist.***

Bei den sog. *isometrischen Entspannungstechniken* wird der erkrankte Muskel über etwa 20 Sekunden angespannt gehalten. *Isometrisch* bedeutet dabei, den Muskel bei der Anspannung nicht zu verkürzen. Wird dies mehrmals hintereinander und etwa dreimal täglich durchgeführt, kann dies eine schmerzlindernde Behandlung bei muskulär bedingten Beschwerden sein.

Auslöser für manche muskuläre Störung können auch **seelische Anspannungen**, Sorgen und eine Überforderung im Alltag oder Beruf sein. Diese Auslöser sollten erkannt und wenn möglich behandelt werden. Zur Entspannung der Muskulatur eignen sich Verfahren wie autogenes Training, Meditation, Taichi, Yoga und viele andere.

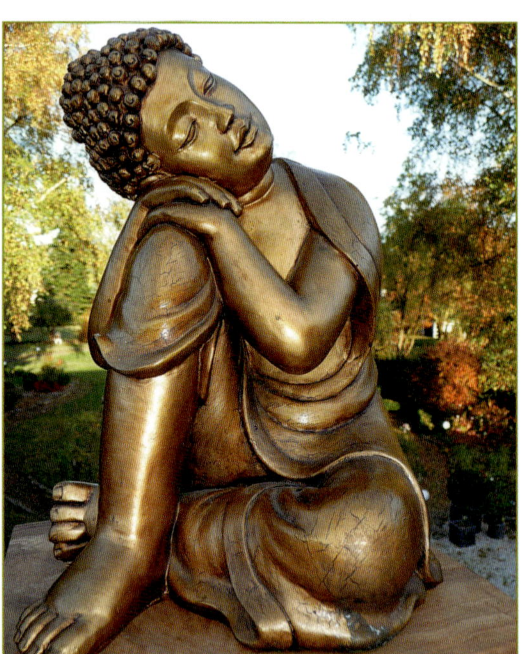

Die Anwendung von entspannenden Verfahren kann dazu beitragen, Muskelschmerzen und Schmerzverarbeitung zu verbessern sowie die Schmerzwahrnehmung zu verändern.

Der Patient sollte vermehrt den Interessen nachgehen, die ihm Erholung und Entspannung verschaffen. Bei der sog. *progressiven Muskelrelaxation* wird ein Wechsel von muskulärer Anspannung und anschließender Entspannung praktiziert. Muskeln können sich damit erholen und schmerzen weniger. Je nach Ursache ist eine weiterreichende psychologische Betreuung sinnvoll.

### ■ Wachstumsstörungen

Die Therapie von Beschwerden, die bei Kindern oder Jugendlichen im Rahmen einer *Scheuermann'schen Erkrankung* oder eines *Wirbelgleitens* auftreten können, besteht im allgemeinen aus der kurzfristigen Gabe von Medikamenten, einer Elektrotherapie und einer physiotherapeutischen Behandlung bzw. einem gezielten weiteren Training durch den Betroffenen. In den entsprechenden Kapiteln wird die Behandlung ausführlich erläutert.

### ■ Fehlstellungen und Fehlhaltungen

Eine Formabweichung der Wirbelsäule zur Seite *(Skoliose)* wird je nach Ausprägung und Alter des Patienten behandelt. Die Behandlung reicht von physiotherapeutischen Übungen über eine Korsettversorgung bis hin zu einer Operation. Der *Skoliose* ist ein gleichnamiges Kapitel gewidmet, in dem näher auf die Behandlung eingegangen wird.

Die Behandlung bei einer krankhaft vermehrten Ausprägung der natürlichen Wölbungen an der Lendenwirbelsäule *(Lordose)* oder an der Brustwirbelsäule *(Kyphose)* richtet sich nach der jeweiligen Ursache. Die Auswirkungen leichter Formabweichung können durch regelmäßiges Training und Gymnastik behandelt werden. Neigen Kinder und Jugendliche zu einer Fehlhaltung, sollten sie zu häufigen sportlichen Aktivitäten motiviert werden. Eine aufrechte Haltung und Sitzposition wird ihnen nahegelegt.

Liegt der vermehrten Wölbung der Lendenwirbelsäule bei älteren Patienten beispielsweise eine schwere Arthrose der Hüfte *(Koxarthrose)* zugrunde, kann sich diese nach Einbau eines künstlichen Hüftgelenks wieder normalisieren.

**Beinverkürzungen** oder Fußfehlstellungen als Ursache von Fehlbelastungen an der Lendenwirbelsäule können durch einen Beinlängenausgleich, eine Einlagenversorgung oder durch eine spezielle Zurichtung am Schuh versorgt werden. Ausgeprägte Beinlängendifferenzen von mehr als 2 Zentimetern können im Kindes- oder Jugendalter durch eine Operation der sog. *Wachstumsfugen* behandelt werden.

Bei **Schwangeren** können spezielle Bandagen und Stützen eine Entlastung des Rückens bringen. Zum Schutz des Ungeborenen sind intensivere Therapien meist nicht durchführbar.

Selten sind Korrekturen an den **Zähnen** oder die Verordnung einer Bissschiene zur Behandlung von Zahnerkrankungen als Ursache von Rückenschmerzen notwendig.

### ■ Erkrankungen des Knochens

Der Knochen an der Wirbelsäule ist von **Verschleißerscheinungen** mitbetroffen. Oftmals führen sie zu jedoch zu keiner oder nur zu geringen Beschwerden und müssen dann nicht behandelt werden. Auch wenn der ursächliche Verschleiß nicht zurückgebildet werden kann, können die Beschwerden in der Regel gut behandelt und gelindert werden. Im Kapitel *Der Verschleiß an der Lendenwirbelsäule* wird ausführlich auf die Behandlungsmöglichkeiten eingegangen.

Ein **Knochenschwund** *(Osteoporose)* wird je nach Ausprägung, Ursache und Alter des Patienten mit Medikamenten behandelt. Ausreichend Calcium und Vitamin-D-Hormon sollten dem Körper zur Verfügung stehen. Auch körperliche Aktivität ist zum Erhalt und zur Festigung des Knochens unerlässlich. Das Kapitel *Der Knochenschwund - Die Osteoporose* behandelt das Krankheitsbild ausführlich. Andere Stoffwechselerkrankungen, die den Knochen betreffen, sind eher selten und werden entsprechend der auslösenden Ursache behandelt.

```
25-OH-Vitamin D gesamt (CLIA)    * 6.8       ng/ml
                                          Empfohlene Spiegel:
                                          20 - 70  bei Jüngeren
                                          25 - 70  ab etwa 50 Jahre
                                          30 - 70  ab etwa 70 Jahre
                                             < 10  schwerer Mangel
```

Bei einem stark erniedrigten Vitamin-D-Hormon-Spiegel oder bei Umständen, die eine verminderte natürliche Bildung von Vitamin-D-Hormon erwarten lassen, ist die Gabe von Vitamin-D-Hormon in Tablettenform sinnvoll.

Fehlstellungen und Versteifungen an der Lendenwirbelsäule können auch als Folge von **Unfällen** auftreten. Durch eine Bewegungstherapie kann versucht werden, die Auswirkungen des Unfalls zu lindern und durch eine gut trainierte Muskulatur Defizite auszugleichen.

**Bösartige Erkrankungen** können oftmals durch

eine Chemotherapie behandelt werden. An der Wirbelsäule machen Absiedlungen *(Metastasen)* von bösartigen Erkrankungen oder eigenständige Tumore der Wirbelsäule zum Teil eine Operation erforderlich. Dabei kann Tumorgewebe entfernt werden und eine Stabilisierung der Wirbelsäule erfolgen, um den Folgen einer Gewebszerstörung durch den Tumor vorzubeugen. Mit Hilfe der Strahlentherapie kann zudem versucht werden, eine weitere Ausdehnung des Tumors zu verhindern, ihn zu zerstören und Schmerzen zu lindern.

### Entzündlicher Rückenschmerz

Einem *entzündlichen Rückenschmerz* liegt eine eigenständige Erkrankung zugrunde, die die Wirbelsäule betrifft und dort zu Schmerzen führt. Dies sind beispielsweise die *Bechterew-Erkrankung*, die *Schuppenflechte* oder *rheumatische Erkrankungen*. Je nach Erkrankung ist daher eine spezielle Therapie möglich, die meist von einem rheumatologisch ausgebildeten Arzt geleitet wird. Die Behandlung umfasst im Wesentlichen die Gabe von Medikamenten und eine regelmäßige Trainingstherapie.

### Erkrankungen innerer Organe

Sind Erkrankungen innerer Organe Auslöser für Rückenschmerzen, so werden diese entsprechend behandelt. Nierensteine werden medikamentös therapiert, zertrümmert oder operativ entfernt. Erkrankungen des Bauchraumes oder der Geschlechtsorgane machen je nach Befund die Gabe von Medikamenten oder eine Operation erforderlich.

### Infektionen

Bei einer Infektion an der Wirbelsäule ist in der Regel die Gabe eines speziellen Antibiotikums über einen langen Zeitraum notwendig. Je nach Ausprägung und Lage der Infektion kann zudem eine Operation erforderlich werden. Dabei wird infiziertes Gewebe entfernt und die Wirbelsäule wird durch das Einbringen von Schrauben und Stangen stabilisiert. Das vom Infekt befallene Gewebe (Knochen, Bandscheibe) erweicht, bricht ein und kann seiner ursprünglichen Funktion nicht mehr nachkommen. Mit der Behandlung kann das Tragen eines stabilen Stützapparates *(Orthese)* oder eine längere Bettruhe notwendig werden. Genauer wird auf die Behandlung im Kapitel *Infektionen an der Wirbelsäule* eingegangen.

### Gürtelrose *(Herpes zoster)*

Die Gürtelrose wird mit Medikamenten therapiert, die eine weitere Ausbreitung des Virus verhindern sollen *(Virostatikum)*. Je früher diese Therapie einsetzt, desto erfolgreicher ist sie. Zusätzlich werden wegen der Schmerzen Medikamente wie *Ibuprofen* und, falls erforderlich, stärkere Schmerzmittel gegeben.

### Emotionale und psychische Erkrankungen, chronischer Kreuzschmerz

Emotionale und psychische Erkrankungen können einen Kreuz- bzw. Rückenschmerz auslösen oder dazu beitragen, dass ein anfänglich leichter Schmerz sich zu einem bleibenden Dauerschmerz entwickelt. Sie tragen wesentlich zur Chronifizierung von Rückenschmerzen bei. Neben Angsterkrankungen und Depressionen sind auch seelische Störungen wie Verlust des Selbstwertgefühls, Verunsicherung und eine anhaltende Überforderung im Alltag gemeint. Ihre Folgen sind eine veränderte Wahrnehmung und Verarbeitung von Schmerzen. Sie fördern den Rückzug vom Arbeitsplatz und aus dem sozialen Umfeld von Familie und Freunden. Die Betroffenen machen häufig nur noch negative Erfahrungen auf körperlicher und seelischer Ebene. Im Sinne einer **negativen Abwärtsspirale** kommt es zu einer überzogenen körperlichen Schonung und zu einer unangemessenen Angst, dass körperliche Aktivität weitere Schmerzen auslöst. Dieses Verhalten verschlimmert in aller Regel die Beschwerden.

***Zur Therapie des chronischen Kreuzschmerzes ist ein multimodales Therapiekonzept erforderlich. Es beinhaltet ein zeitlich und inhaltlich aufeinander abgestimmtes Konzept. Bewegungstherapie, Verhaltenstherapie und eine medizinische Therapie sind Bestandteil des Konzeptes.***

Diese Zustände und Zusammenhänge müssen aufgedeckt und dem Patienten bewusst gemacht werden. Dies gelingt meist nur mit einer professionellen **psychologischen Betreuung**. Durch diese werden dem Patienten Hilfen an die Hand gegeben, sein Verhalten zu ändern sowie Probleme am Arbeitsplatz und im sozialen Umfeld zu erkennen und zu lösen. Dazu gehören das Erlernen von Techniken zur Entspannung, Schulungen zur

Selbstbeobachtung, Anleitungen zum Umgang mit Stress, Schmerz und Problemen. Soziale und körperliche Aktivitäten werden gefördert, eigene Stärken herausgearbeitet und der Patient unterstützt, wieder positive Erfahrungen zu machen.

Bei der **Bewegungstherapie** kommt es darauf an, den Patienten zur körperlichen Aktivität zu führen. Dabei sind vor allem die Regelmäßigkeit der Aktivität, die Freude an der Bewegung und die Möglichkeiten der Umsetzung (Kosten, Entfernung) wichtig. Weniger wichtig ist die Art oder die Methode der Aktivität. Geeignet sind vor allem Ausdauersportarten wie Walken, Joggen oder Fahrradfahren, aber auch regelmäßige längere Spaziergänge.

***Ein Ausdauertraining wirkt in vielen Fällen einer depressiven Stimmung entgegen.***

Mit Hilfe der Bewegungstherapie, auch *medizinische Trainingstherapie* genannt, sollen die allgemeine Fitness des Patienten, seine Koordination und Beweglichkeit und an der Lendenwirbelsäule speziell die Kraft und Ausdauer der Muskeln verbessert werden.

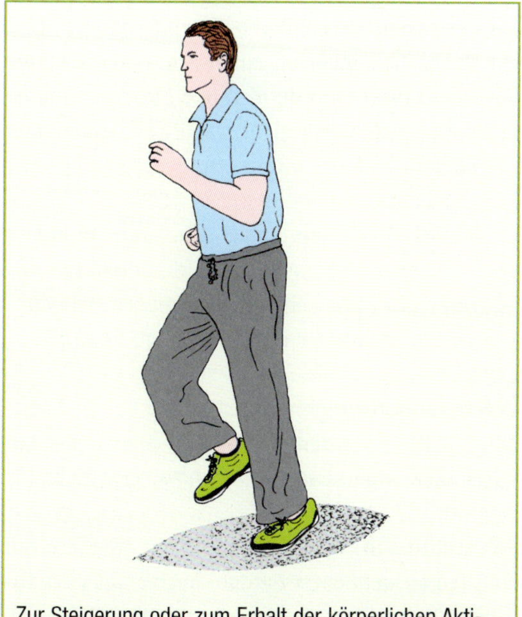

Zur Steigerung oder zum Erhalt der körperlichen Aktivität sind Ausdauersportarten wie z.B. Joggen sehr gut geeignet. Sie besitzen zudem eine stimmungsaufhellende Wirkung.

Im Rahmen einer **Verhaltenstherapie** können Fähigkeiten zum Umgang mit Schmerzen, Stress und Problemen vermittelt werden. Entspannungstechniken werden erlernt. Dabei werden private und berufliche Aspekte berücksichtigt. Der Arbeitsplatz sollte möglicherweise umgestaltet oder der Patient angeleitet werden, wie er möglichst schmerzfrei arbeiten kann. Hinweise, wie z.B. ein Bildschirmarbeitsplatz gestaltet sein sollte, können dem Kapitel *Der Nackenschmerz – Die Zervikalgie* entnommen werden.

Teil der **medizinischen Therapie** ist die korrekte Diagnosestellung, die eventuelle Behandlung mit Medikamenten und die Weitergabe von Informationen über die Erkrankung an den Patienten und die mitbehandelnden Therapeuten.

Die Behandlung des chronischen Kreuzschmerzes durch verschiedene, gleichzeitige Behandlungsmethoden wird als *interdisziplinäre multimodale Behandlung* bezeichnet. Diese sollte anhand eines aufeinander abgestimmten Konzepts und mit einem einheitlichen Therapieziel erfolgen.

Obwohl diese multimodale Behandlung beim chronischen Rückenschmerz eine entscheidende Rolle spielt, scheitert ihre Umsetzung im Alltag oftmals an den nur begrenzt zur Verfügung stehenden Mitteln in der ambulanten Behandlung. Daher sollten auch Möglichkeiten der Behandlung in speziellen Einrichtungen, Kliniken und Krankenhäusern wahrgenommen werden.

### Unklare und schwierige Fälle

Nicht alle Fälle von Rückenschmerzen können den erwähnten Ursachen zugeordnet werden. Um das Vorliegen einer seltenen Ursache von Rückenschmerzen nicht zu übersehen, sollten alle notwendigen therapeutischen und diagnostischen Maßnahmen erfolgen.

In unklaren und schwierigen Fällen kann dem Patienten zur **regelmäßigen körperlichen Aktivität** geraten werden. Der Rückzug mit Schonung und Vermeidung von Belastung trägt zur Verschlimmerung der Beschwerden bei und setzt eine Abwärtsspirale in Gang. Zusätzlich sollte der Patient entspannende Verfahren erlernen und diese regelmäßig anwenden. Verträgliche Schmerzmittel und pflanzliche Präparate können über einen längeren Zeitraum Schmerzen lindern. Auch Therapien wie *Akupunktur, Osteopathie* oder Verfahren der *Naturheilkunde* stehen dem Patienten zur Verfügung. Sie beleuchten die Beschwerden von einer anderen Perspektive und bieten zum Teil interessante Lösungsansätze.

## Prognose und Verlauf

Der **akute Kreuzschmerz** ohne Warnsymptome hat eine gute Prognose. Er klingt in 90% der Fälle rasch wieder ab und bedarf kaum einer speziellen Therapie oder Diagnostik. Viele Patienten sind über einen kurzen Zeitraum von Kreuzschmerzen betroffen und können anschließend wieder uneingeschränkt ihren bisherigen Lebensgewohnheiten nachgehen.

***Allgemein können regelmäßiges Training, ein Vermeiden von Fehl- und Überlastungen, Gewichtsreduktion und eine ausgewogene Ernährung empfohlen werden. Der Kreuzschmerz kann Anlass sein, seine Gewohnheiten dahingehend langfristig zu ändern.***

Wenn sich Warnsymptome entwickeln oder die Beschwerden zunehmen, sich verändern oder verstärken, sind neben einer erneuten ausführlichen Befragung und Untersuchung auch Maßnahmen wie Röntgen, Kernspintomographie oder Computertomographie sinnvoll.

Bei 5-10% der Patienten mit einem akuten Kreuzschmerz entwickelt sich ein **chronischer Kreuzschmerz**. Hält ein Rückenschmerz länger an, für den keine Ursache gefunden werden kann, müssen frühzeitig die **emotionalen** (Stress, Angst, Sorge, Depression, Überforderung usw.) und **sozialen Umstände** (Arbeitsplatz, Familie, Freunde) des Patienten erfasst werden. Eine Therapie sollte neben den körperlichen Symptomen die psychosozialen Aspekte der Erkrankung berücksichtigen.

Sonst besteht eine ungünstige Prognose, da sich der Patient mehr und mehr von beruflichen, sozialen und sportlichen Aktivitäten zurückzieht. Dies kann zu Arbeitslosigkeit, früher Berentung, Verlust an körperlicher Fitness und sozialer Isolation führen. Nicht selten wird ein Ausweg in einer Operation gesucht, die aufgrund der vielfältigen Aspekte der Erkrankung dann kaum Aussicht auf Erfolg hat.

Die Prognose und der Verlauf sind bei den einzeln erwähnten Ursachen eines Kreuzschmerzes sehr unterschiedlich. **Funktionsstörungen** und Blockierungen können oft mit wenigen Therapien anhaltend behandelt werden. Sie haben damit einen kurzen Verlauf und eine gute Prognose. Treten sie häufiger auf, wird nach einer möglichen Ursache gesucht. Zudem sollte der Patient dann regelmäßig eine Bewegungstherapie durchführen.

**Verschleißerscheinungen** können zu wiederkehrenden Beschwerden führen, sich aber auch mit der Zeit bessern. Regelmäßiges körperliches Training ist in der Lage, den Verschleiß und die Muskulatur zu stabilisieren und kann in jedem Fall empfohlen werden. Verschleißerscheinungen haben damit langfristig eine eher gute Prognose. Zum Teil führen sie zu behandlungsbedürftigen Erkrankungen, wenn der Verschleiß Nervengewebe schmerzhaft bedrängt.

Führen **Bandscheibenerkrankungen** zu Blockierungen, können die Symptome rasch wieder abklingen. Als Ursache von Verschleiß können sie zu wiederkehrenden Beschwerden führen, die sich auf Dauer bei regelmäßigem Training bessern. Löst ein Bandscheibenvorfall einen Kreuz-Beinschmerz aus, klingt dieser mit der Zeit und einer geeigneten Behandlung ab, wenn nicht starke Schmerzen oder Lähmungen eine Operation erfordern.

**Muskuläre Ursachen** haben eine gute Prognose und klingen meist rasch ab. Sie sollten für den Betroffenen Anlass sein, seine täglichen Belastungen zu prüfen und sich regelmäßig zu bewegen.

**Wachstumsstörungen** führen häufig nur eine zeitlang zu Beschwerden und sind in aller Regel gut durch nicht-operative Therapien zu behandeln.

**Fehlstellungen** und Fehlhaltungen können nur zum Teil ausgeglichen werden. Auch an ausgeprägte Fehlstellungen kann sich der Körper mit der Zeit anpassen, ohne dass Beschwerden bestehen. Sie können jedoch auch Anlass für anhaltende Beschwerden sein und zum chronischen Kreuzschmerz führen.

**Erkrankungen des Knochens** lassen sich je nach Ursache gut behandeln. Der Verlauf der einzelnen Erkrankungen kann jedoch so unterschiedlich verlaufen, dass eine allgemeine Prognose nicht gegeben werden kann.

Gleiches gilt für den **entzündlichen Rückenschmerz**. Ist die auslösende Erkrankung bekannt, kann sie oftmals gut und gezielt behandelt werden. Unter der Therapie lindern sich dann die Beschwerden gut.

Bei Erkrankungen **innerer Organe**, die zu begleitenden Schmerzen im Kreuz führen, hängen Prognose und Verlauf von der jeweiligen Erkrankung und ihren Behandlungsmöglichkeiten ab.

**Infektionen** an der Wirbelsäule sind schwerwiegende Erkrankungen, die jedoch mit einer gezielten Behandlung gut therapiert werden können.

Die **Gürtelrose** *(Herpes zoster)* kann ebenfalls durch Medikamente gut behandelt werden. Selten halten Nervenschmerzen nach Abklingen der Entzündung noch an.

**Emotionale und psychische Erkrankungen** haben je nach Ursache einen ganz unterschiedlichen Verlauf und Prognose. **Chronifizierte Schmerzen** sind prognostisch als eher ungünstig zu werten und bedürfen einer längeren Therapie. Bei **unklaren und schwierigen Fällen** liegt es in der Natur der Erkrankung, keine verlässlichen Aussagen zu Verlauf und Prognose treffen zu können.

## Das Wichtigste für Sie:

- Ein Kreuzschmerz wird als *Lumbalgie* bezeichnet.
- Der Kreuzschmerz kann das Symptom ganz unterschiedlicher Erkrankungen sein.
- In den meisten Fällen kann die Ursache eines Kreuzschmerzes erkannt werden.
- Am wichtigsten ist die Befragung und Untersuchung des Patienten.
- Unterschiedliche Ursachen von Kreuzschmerzen erfordern entsprechend unterschiedliche Behandlungen.

## Der Kreuz-Beinschmerz – Die *Lumboischialgie*

Von einem *Kreuz-Beinschmerz* spricht man, wenn ein Schmerz an der Lendenwirbelsäule beginnt und bis in eines oder in beide Beine zieht. Der Schmerz wird als *Lumboischialgie* bezeichnet. Er setzt sich aus dem Begriff des Kreuzschmerzes (*Lumbalgie;* lat. *lumbus = Lende*) und dem Begriff des Beinschmerzes *(Ischialgie)* zusammen. Die Schmerzwahrnehmung im Bein ist auf eine Reizung der in das Bein ziehenden Nerven zurückzuführen. Dies sind im Wesentlichen der *Ischias-Nerv (Nervus ischiadicus)* und der *Femoral-Nerv (Nervus femoralis).* Es können jedoch auch andere Ursachen als eine Nervenreizung zum Kreuz-Beinschmerz führen.

Der *Ischias-Nerv* verläuft an der Rückseite des Oberschenkels bis in den Fuß. Er ist deutlich häufiger von einer Reizung betroffen als der *Femoral-Nerv,* der an der Vorderseite des Oberschenkels bis zum Fußrücken zieht.

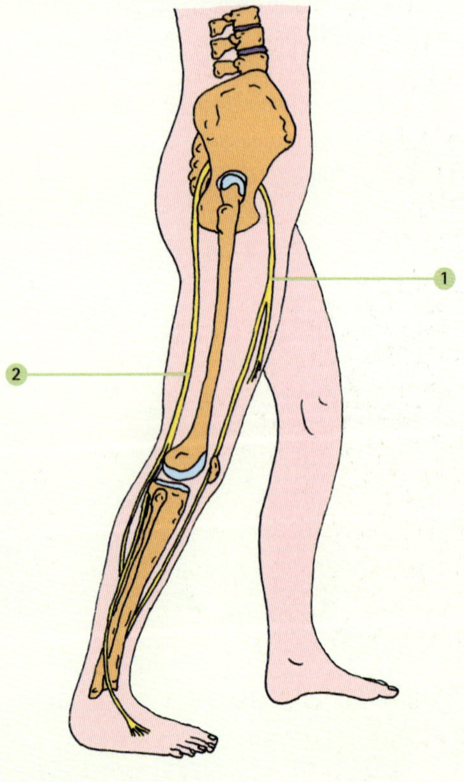

Die Abbildung zeigt den Verlauf der beiden großen Beinnerven. Vorne am Oberschenkel verläuft der *Femoralnerv (Nervus femoralis)* (1). Er teilt sich in verschiedene Äste auf, die zum Teil bis zur Innenseite des Unterschenkels ziehen. An der Rückseite des Gesäßes, des Oberschenkels und der Wade verläuft der *Ischiasnerv (Nervus ischiadicus)* (2), der sich ebenfalls in verschiedene Äste aufteilt und bis zum Fuß zieht.

Schmerzen, die in ein Bein ausstrahlen, werden häufig als *Ischiasschmerz* oder als *Hexenschuss* bezeichnet. Ist jedoch der vordere Beinnerv betroffen, sollte die Formulierung *Femoralgie* (lat. *femur = Oberschenkel;* griech. *algos = Schmerz*) verwendet werden.

Ein Schmerz an der Lendenwirbelsäule und der umgebenden Muskulatur wird *Lumbalgie* genannt. Er betrifft die Region unterhalb des Rippenbogens bis zum Beginn des Gesäßes. Gleichbedeutend wird der Begriff *Kreuzschmerz* verwendet. Der Begriff *Lumbago* beschreibt die *akute* Form eines Kreuzschmerzes, der definitionsgemäß bis zu 6 Wochen anhalten kann.

***Die Begriffe beschreiben lediglich den Ort der Beschwerden, über ihre Ursachen geben sie keine Auskunft.***

### Ursachen und Herkunft

Ganz verschiedene Erkrankungen können zu einem Kreuzschmerz führen. Darauf wird ausführlich im Kapitel *Der Kreuzschmerz – Die Lumbalgie* eingegangen. Für einen Kreuz-Beinschmerz gibt es ebenfalls zahlreiche völlig **unterschiedliche Gründe**.

Einer der häufigsten Gründe für einen Schmerz im Bein ist die Reizung eines sog. *Spinalnervs.* Die Spinalnerven treten seitlich aus der Wirbelsäule heraus, teilen sich auf und bilden die Nerven, die in Arme bzw. Beine ziehen. Der erste Abschnitt eines **Spinalnervs**, sein Ursprung aus dem Rückenmark, wird als *Nervenwurzel* bezeichnet. Daraus leiten sich viele häufig verwendete Begriffe ab. So spricht man von einem *Wurzelreizsyndrom* oder von einer *Wurzelreizung*, wenn es z.B. durch einen Bandscheibenvorfall zu einer Reizung des Nervs kommt. Aus dem lateinischen Wort für *Wurzel, radix,* leiten sich Begriffe wie *radikulärer Schmerz* oder *radikuläre Ausstrahlung* ab. Sie werden verwendet, wenn beschrieben werden soll, dass sich der Schmerz entsprechend dem Nervenverlauf im Bein ausdehnt.

An der **Vorderseite des Beins** verläuft der sog. *Femoralnerv (Nervus femoralis).* Er wird vom zweiten, dritten und vierten Spinalnerv der Lendenwirbelsäule (2.-4. *Lumbalnerv; L2-L4*) gebildet. Werden diese Nervenfasern gereizt, ziehen die Beschwerden an die Vorderseite des Beins.

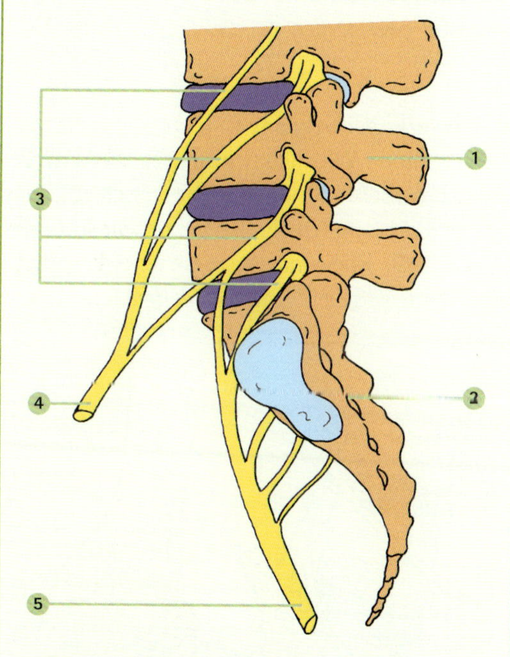


Die Abbildung zeigt den unteren Teil der Lendenwirbelsäule ① und das Kreuzbein ② von der Seite betrachtet. Der linke Bildrand weist in Richtung Bauch, der rechte in Richtung Rücken. Sog. *Spinalnerven* ③ verlassen seitlich die Lendenwirbelsäule. Mehrere Spinalnerven bilden den *Femoralnerv* ④ und den *Ischiasnerv* ⑤.

Fasern des vierten und fünften Spinalnervs der Lendenwirbelsäule (4. und 5. *Lumbalnerv; L4* und *L5*) sowie Fasern der Spinalnerven des Kreuzbeins *(Sakrum)* (1.-3. *Sakralnerv; S1-S3*) vereinen sich an der Rückseite des Beins zum **Ischiasnerv** *(Nervus ischiadicus).* Reizungen dieser Nerven lösen einen Schmerz an der Rückseite des Beins aus.

**Ursachen einer Nervenreizung** sind Erkrankungen der Bandscheibe, verschleißbedingte *(degenerative)* Veränderungen an der Lendenwirbelsäule, ein schweres Wirbelgleiten, das sog. *Postdiskotomiesyndrom* oder seltene Ursachen wie eine Infektion an der Wirbelsäule, Tumore oder Unfälle.

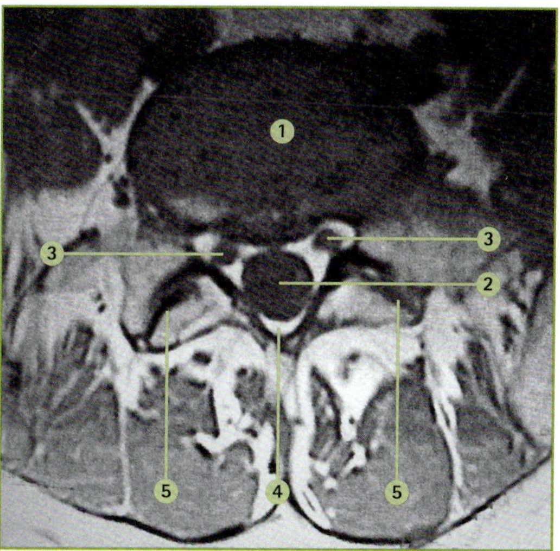


Kernspintomographie-Bilder, die einen Querschnitt durch die Lendenwirbelsäule darstellen. Der obere Bildrand weist nach vorne zum Bauch, der untere zum Rücken. Die Bandscheibe ① ist hier dunkel dargestellt, ebenso das Rückenmark ② und die sog. *Spinalnerven* ③, die als runde Punkte zu erkennen sind. Beide liegen im Wirbelkanal ④, der zum Teil von den Wirbelgelenken ⑤ umgeben wird. In der unteren Aufnahme ist deutlich ein Bandscheibenvorfall ⑥ zu erkennen.

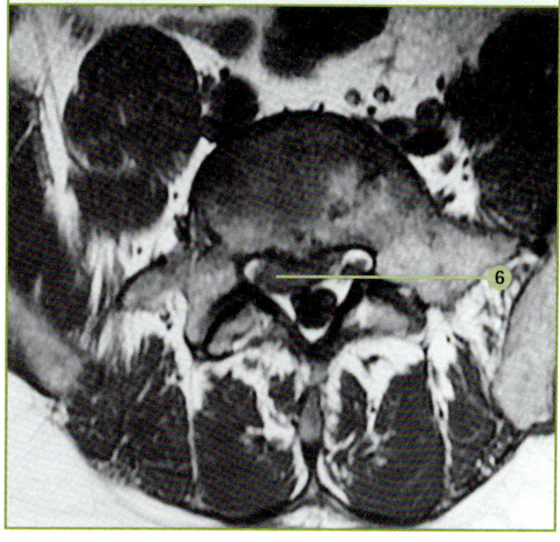


## Bandscheibenvorfall

Führt ein **Bandscheibenvorfall** zur deutlichen Bedrängung eines Nervs, kann dies seine Reizung und

Entzündung zur Folge haben. Dies löst einen Schmerz aus, der sich entlang des Nervenverlaufs ausbreitet. Der Bandscheibenvorfall gehört zu den häufigsten Ursachen für einen Schmerz im Bein (*Ischialgie* bzw. *Femoralgie*). Darauf wird ausführlich im Kapitel *Der Bandscheibenvorfall an der Lendenwirbelsäule* eingegangen. Als Auslöser für einen beidseitigen Beinschmerz kommt er so gut wie nicht in Frage.

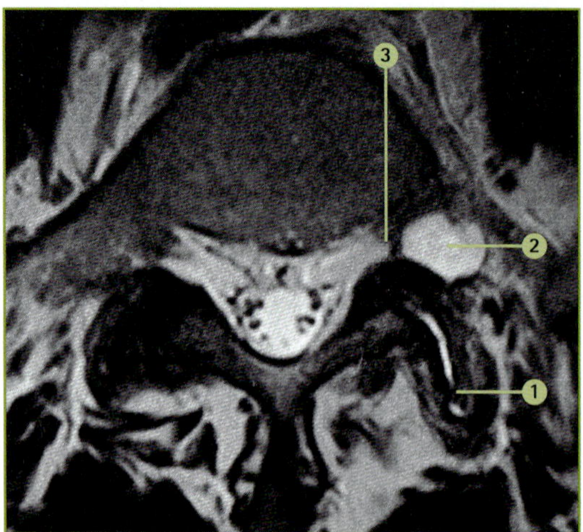


Auch diese Kernspintomographie zeigt die Lendenwirbelsäule im Querschnitt. Zu den bereits in der vorigen Abbildung gezeigten Veränderungen an den Wirbelgelenken (1) ist es in diesem Fall noch zur Ausbildung einer *Zyste (Ganglion)* (2) gekommen, die sich hier rund und weiß darstellt. Sie liegt genau in der Öffnung, durch die ein sog. *Spinalnerv* die Wirbelsäule zur Seite verlässt, im sog. *Zwischenwirbelloch (Neuroforamen)* (3), und führt dabei zur Reizung des Nervs. Die Folge ist ein Schmerz im Bein.

## Verschleißbedingte *(degenerative)* Veränderungen

Verschleißerscheinungen sind in der Lage, Nervengewebe an der Wirbelsäule zu bedrängen. Dies geschieht in Folge einer Höhenabnahme oder Vorwölbung der Bandscheibe, der Ausbildung von Knochenwülsten *(Osteophyten)* sowie Ausstülpungen der Gelenkkapseln an den Wirbelgelenken. Hinzu kommt ein durch die Abnahme der Bandscheibenhöhe häufig ausgelöstes Verschieben eines Wirbels nach vorne. Durch die Einengung eines sog. *Zwischenwirbellochs (Foramen intervertebrale)* werden die seitlich aus der Wirbelsäule austretenden Nerven *(Spinalnerven)* gereizt. Die Folge sind Schmerzen, die in ein Bein ziehen. Führt der Verschleiß zu einer Verengung des Wirbelkanals *(Spinalkanalstenose)*, sind ausstrahlende Schmerzen in beide Beine möglich.

Auf die verschleißbedingten Veränderungen an der Lendenwirbelsäule und ihre Auswirkungen wird ausführlich in den Kapiteln *Der Verschleiß an der Lendenwirbelsäule* und *Der enge Wirbelkanal an der Lendenwirbelsäule – Die lumbale Spinalkanalstenose* eingegangen.

***Während ein Bandscheibenvorfall häufig vor allem Schmerzen in einem Bein auslöst, führen verschleißbedingte Veränderungen an der Lendenwirbelsäule zu Kreuzschmerzen und Schmerzen in einem oder beiden Beinen.***

## Schweres Wirbelgleiten

Wenn sich ein Wirbelkörper auf dem darunterliegenden Wirbelkörper nach vorne verschiebt, wird dies als *Wirbelgleiten* bezeichnet. Der medizinische Begriff dafür ist *Spondylolisthese* (griech. *spondylos = Wirbelkörper, olisthese = Gleiten*).

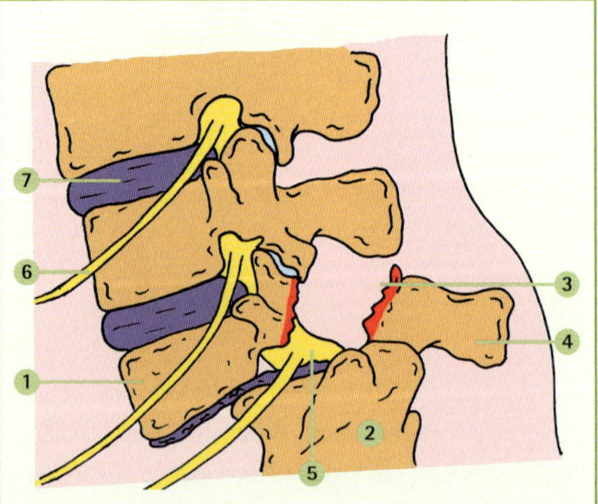


Auf dieser seitlichen Abbildung der Lendenwirbelsäule ist deutlich zu erkennen, wie der 5. Lendenwirbel (1) auf dem Kreuzbein (2) nach vorne gleitet. Die linke Bildhälfte weist nach vorne in Richtung Bauch. Ursache ist eine Wachstumsstörung *(Spaltbildung)* am Wirbelbogen (3). Die rückwärtigen Anteile des Wirbels, ein Teil des Wirbelbogens und der Dornfortsatz (4) bleiben an ihrer Stelle. Gelb dargestellt sind das Rückenmark (5) und die abgehenden Nerven *(Spinalnerven)* (6). Zwischen den Wirbelkörpern liegen die Bandscheiben (7).

Besteht ein stärkeres Gleiten, ändert sich die Belastung der Lendenwirbelsäule. Die Wirbelgelenke werden ungünstig belastet, die Wölbung der Lendenwirbelsäule *(Lordose)* verstärkt sich und Muskeln werden überbeansprucht. Zusätzlich treten **Verschleißerscheinungen** an den Wirbeln und den Bandscheiben auf. Durch die Verlagerung des oberen Wirbels nach vorne kann es zu einer Bedrängung der seitlich von der Wirbelsäule abgehenden Nerven *(Spinalnerven)* kommen.

### Postdiskotomiesyndrom

Als Folge einer Bandscheibenoperation entwickelt sich in bis zu 10% oder auch bis zu 15% der Fälle **nach der Operation ein erneutes Schmerzsyndrom**. Dieses Schmerzsyndrom wird als *Postdiskotomiesyndrom (PDS)* oder als *Postnukleotomiesyndrom (PNS)* bezeichnet, weil es im Anschluss (lat. *post = nach*) an eine Bandscheibenoperation *(Nukleotomie, Diskektomie, Diskotomie)* auftritt. Eine klare Definition dieses Krankheitsbildes gibt es nicht. Auch die Gründe für ihr Auftreten sind noch nicht endgültig geklärt. Ein Grund kann sein, dass es nach der Operation zu Verwachsungen kommt *(peridurale Fibrose)* und diese **Narben** die seitlich vom Rückenmark abgehenden Spinalnerven umwachsen. Sie können die Nerven anhaltend reizen, wie es zuvor der Bandscheibenvorfall getan hat. Verschiedene Gründe führen beim *Postdiskotomiesyndrom* dazu, dass es zu einer anhaltenden Reizung von Nervengewebe im Operationsgebiet kommt. Diese Reizung führt zu einer für den Patienten schmerzhaften Entzündungsreaktion. Im Kapitel *Der Bandscheibenvorfall an der Lendenwirbelsäule* wird näher darauf eingegangen.

### Infektion, Tumore oder Unfälle

Die Ausbreitung einer **Infektion** an der Wirbelsäule ist meist bakteriell bedingt. Durch die Entzündung kann es zu schweren Schäden an Bandscheiben und Wirbelkörpern kommen. Neben Rückenschmerzen ist auch das Auftreten eines Beinschmerzes möglich, wenn das Rückenmark oder die Spinalnerven von der Erkrankung mitbetroffen sind. Näheres zu dieser seltenen Erkrankung wird im Kapitel *Infektionen an der Wirbelsäule* erläutert.

Ebenso **selten** ist es, dass gutartige oder bösartige Veränderungen **(Tumore)** an der Wirbelsäule zu Kreuzschmerzen führen. Kommt es zu einer Bedrängung von Nervengewebe, kann es zu einem einseitigen oder auch beidseitigen Schmerz im Bein kommen. Da ein Teil der Nerven auch im Bauchraum verläuft, ist es möglich, dass Veränderungen der Organe im Bauch oder Becken ebenfalls zu einer Bedrängung von Nerven führen.

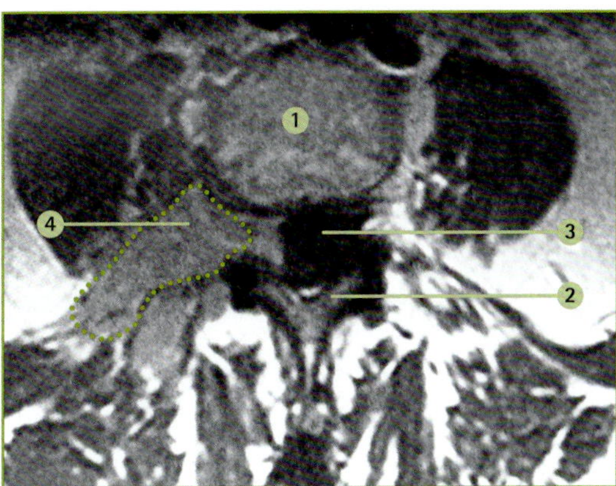


Kernspintomographie-Aufnahme an der Lendenwirbelsäule. Der obere Bildrand weist in Richtung Bauch, der untere in Richtung Rücken. Zwischen dem Wirbelkörper (1) und den Wirbelbögen (2) verläuft das Rückenmark (3). Von der Seite ist es zu einem krankhaften Einwachsen von Gewebe (4) (Punkte) in Richtung Rückenmark gekommen.

Im Rahmen von **Unfällen** kann es neben der Verletzung von Knochen auch zu Schäden an Rückenmark und Nerven kommen.

### Pseudoradikuläre Schmerzen

Kommt es durch die genannten Ursachen zur Reizung eines Spinalnervs und in der Folge zu einer Ausstrahlung der Schmerzen in ein Bein, spricht man von *radikulären Schmerzen.* Davon abzugrenzen sind Schmerzen im Bein, die den radikulären Schmerzen ähneln, aber nicht auf einer direkten Bedrängung von Spinalnerven beruhen. Sie werden daher als *pseudoradikulär* bezeichnet. Ihr Schmerzverlauf entspricht nicht genau dem Verlauf der Nerven im Bein, wie er weiter unten beschrieben ist. Zudem treten echte Störungen der Nervenfunktion wie der Ausfall des Hautgefühls *(sensible Funktion)* oder die Funktion von Muskeln *(motorische Funktion)* nicht auf. Auch das Reflexverhalten am Bein ist nicht beeinträchtigt. Dagegen lassen sich in der Muskulatur an der Lendenwirbelsäule und am Gesäß deutliche Druckschmerzen über krankhaft veränderten Muskelarealen auslösen *(Triggerpunkte, Myogelosen).*

***Pseudoradikuläre Schmerzen strahlen in das Bein aus, führen jedoch nicht zu einer Beeinträchtigung der Nervenfunktion.***

Ursache der pseudoradikulären Schmerzen sind meist **Funktionsstörungen der Muskulatur**. Die Muskeln können sich infolge von kurzfristigen Überlastungen, dauernden Fehlbelastungen sowie aufgrund von muskulären Ungleichgewichten *(Dysbalancen)* verkürzen und verhärten.

Ein typisches Beispiel ist das sog. *Piriformis-Syndrom*, bei dem es durch langes Sitzen z. B. im Auto zu einer dauerhaften Fehlhaltung des Beins in leicht abgespreizter und nach außen gedrehter Stellung kommt. Durch diese Position verkürzt sich typischerweise der Piriformis-Muskel und es kommt zur Ausbildung schmerzhafter Muskelknoten.

Die Abbildung zeigt das Kreuzbein 1 und das Darmbein 2 von hinten. Zudem ist ein Teil der tief liegenden Muskeln des Beckens eingezeichnet. Von schmerzhaften Muskelpunkten (Kreuze) im Piriformis-Muskel 3 ausgehende Schmerzreize werden im Rückenmark umgeschaltet, so dass der Patient neben Schmerzen im Gesäß auch Schmerzen im Bein wahrnimmt (gestreiftes Areal).

Durch eine Umschaltung der Schmerzreize auf Rückenmarksebene, die von diesen Muskelpunkten ausgehen, nimmt der Patient die Schmerzen auch im Bein wahr.

## Erkrankungen der Kreuzbein-Darmbein-Gelenke und der Wirbelgelenke

Erkrankungen der Kreuzbein-Darmbein-Gelenke oder der Wirbelgelenke der Lendenwirbelsäule sind häufige Auslöser von Kreuzschmerzen. Die Beschwerden strahlen zum Teil ebenfalls in ein Bein oder in beide Beine aus. Selten reichen die Schmerzen über das Kniegelenk hinaus bis in Wade oder Fuß.

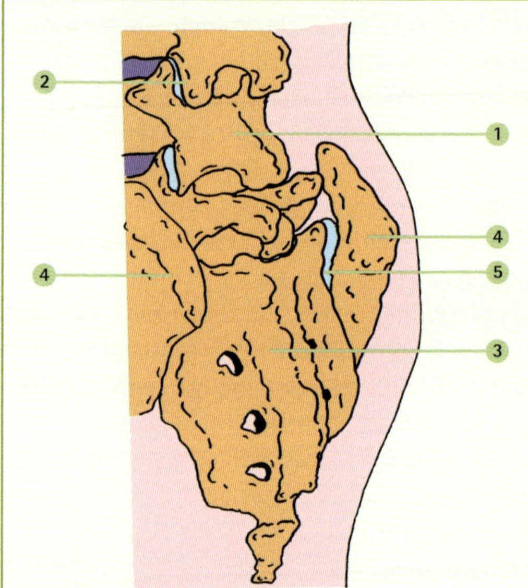


Die Abbildung zeigt den unteren Teil einer Lendenwirbelsäule 1 mit den Wirbelgelenken *(Fazettengelenke)* 2 sowie das Kreuzbein 3 von schräg-hinten. Mit dem rechten und linken Darmbein 4 bildet das Kreuzbein jeweils ein Kreuzbein-Darmbein-Gelenk 5.

Auf die Erkrankungen wird in den Kapiteln *Erkrankungen des Kreuzbein-Darmbein-Gelenks* sowie im Kapitel *Der Verschleiß an der Lendenwirbelsäule* eingegangen.

## Trochanterreizsyndrom

An der Außenseite des Oberschenkelknochens befindet sich eine knöcherne Erhebung, die *großer Rollhügel (Trochanter major)* genannt wird. Dieser Anteil des Oberschenkelknochens kann durch die Haut getastet werden. An ihm setzen zahlreiche Muskeln an und über ihn zieht ein fester Streifen aus Bindegewebe hinweg. Zwischen den sehnigen Ansätzen der Muskeln und dem großen Rollhügel liegen zahlreiche Schleimbeutel.

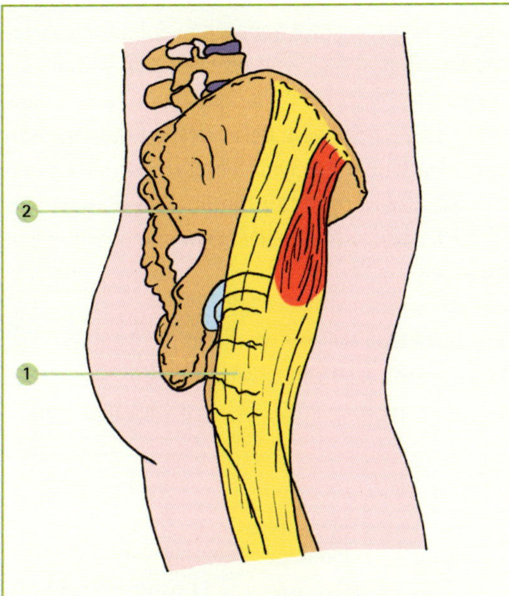


Beim Trochanterreizsyndrom werden die Schmerzen an der Außenseite des Oberschenkels über dem *großen Rollhügel (Trochanter major)* 1 wahrgenommen. Dieser ist aufgrund seiner äußeren Lage wichtig für die Beckenstatik. So stabilisiert ein breiter Sehnenstreifen 2, der über den großen Rollhügel zieht, das Becken.

Von dieser Region können Beschwerden ausgehen, die an der Außenseite des Beins bis in den Unterschenkel ausstrahlen. Mit dieser Erkrankung befasst sich das Kapitel *Der schmerzende große Rollhügel der Hüfte – Das Trochanterreizsyndrom.*

**Erkrankungen der Blutgefäße**

Beinschmerzen können ihre Ursache auch in Erkrankungen der Blutgefäße haben. Die Verengung *(Stenose)* kann in der Region des Beckens oder der Beine vorliegen. Sind die entfernten *(peripheren)* Blutgefäße betroffen, liegt eine *periphere arterielle Verschlusskrankheit (pAVK)* vor. Auch Erkrankungen der zum Herz führenden Blutgefäße *(Venen)* können für Schmerzen in den Beinen verantwortlich sein.

**Erkrankungen des Nervensystems *(neurologische Erkrankungen)***

Zahlreiche Erkrankungen des Nervensystems können zu Beschwerden führen, die bis in das Bein ausstrahlen. Dazu zählen Erkrankungen der Nerven, die als *Neuropathien* bezeichnet werden. Sind mehrere Nerven betroffen, liegt eine *Polyneuropathie* vor. Ursachen dafür können u.a. eine langjährige Zuckerkrankheit *(Diabetes mellitus)* oder der Missbrauch von Alkohol sein.

An der vorderen Bauchwand kann es zu einer Reizung von kleineren Hautnerven kommen, was zu Schmerzen führt, die meist in die Leistenregion, die Genitalregion oder an die Vorderseite des Oberschenkels ausstrahlen. Das Einklemmen eines Hautnervs *(Nervus cutaneus femoris lateralis)* unter dem Leistenband führt zu typischen (brennenden) Schmerzen ausschließlich an der Außenseite des Oberschenkels. Die Erkrankung wird *Meralgie (Meralgia paraesthetica)* genannt.

Erkrankungen des zentralen Nervensystems wie z.B. die *multiple Sklerose* können ebenfalls zu Schmerzen in den Beinen führen.

## Symptome und Beschwerden

Jede der erwähnten Erkrankungen führt zu mehr oder weniger typischen Symptomen. Dies sind zum einen Beschwerden, die einen Kreuzschmerz *(Lumbalgie)* auslösen, und zum anderen Beschwerden, die zu einem Schmerz im Bein führen.

***Ganz unterschiedliche Erkrankungen können zum Symptom des Kreuz-Beinschmerzes führen.***

Führen ein **Bandscheibenvorfall, degenerative Veränderungen**, ein **Wirbelgleiten**, ein *Postdiskotomiesyndrom* oder andere Erkrankungen zur Reizung eines oder mehrerer Spinalnerven, treten Schmerzen im Bein auf *(radikulärer Schmerz).* Je nachdem welche Nerven betroffen sind, kommt es zu einem Schmerz an der Vorderseite des Oberschenkels *(Femoralgie)* oder an der Rückseite des Beins *(Ischialgie).* Bei einem gleichzeitig bestehenden Kreuzschmerz nennt man die Beschwerden *Lumbofemoralgie* oder *Lumboischialgie.*

Der mechanische Druck auf den Nerv kann dessen Funktion schädigen. Der Druck selber führt nicht zu Schmerzen. Es kommt jedoch an der Stelle der Kompression zu einer schmerzhaften Entzündungsreaktion am Nerv. Der Druck auf den Nerv ist für die Ausfälle von Nervenfunktionen verantwortlich, die Entzündungsreaktion für den Schmerz im Bein, weniger für Rückenschmerzen.

Es kann zu einem **Kribbelgefühl** *(Parästhesie, Dysästhesie)* oder einem **Taubheitsgefühl** *(Hypästhesie)* im Bein kommen. Am Knie kann der Kniesehnenreflex *(Patellarsehnenreflex, PSR)* und am Fuß der Achillessehnenreflex *(ASR)* abgeschwächt oder nicht mehr auszulösen sein. Des Weiteren können Schwächen oder Lähmungen *(Paresen)* in der Beinmuskulatur auftreten. Dies muss nicht mit Schmerzen einhergehen. Es gibt Fälle, in denen die Patienten eine Schwäche der Muskeln im Bein beklagen, jedoch keinerlei Schmerzen.

Je nachdem welcher Spinalnerv betroffen ist, ergeben sich typische Beschwerden in Bezug auf den Schmerzverlauf, die Region der gestörten Hautempfindung und in Bezug auf den beteiligten Muskel. Mehrere dieser einzelnen Symptome ergeben das Bild eines *Syndroms.* Ist der 4. Lendenwirbelnerv betroffen, spricht man von einem *L4-Syndrom,* bei einem Befall des 5. Lendenwirbelnervs von einem *L5-Syndrom* usw. Auf die einzelnen Syndrome wird ausführlich im Kapitel *Der Bandscheibenvorfall an der Lendenwirbelsäule* eingegangen.

Eine **Infektion** an der Wirbelsäule, **Tumore** oder **Unfälle** sind schwere Erkrankungen, die neben anderen Symptomen wie Fieber sowie einer starken

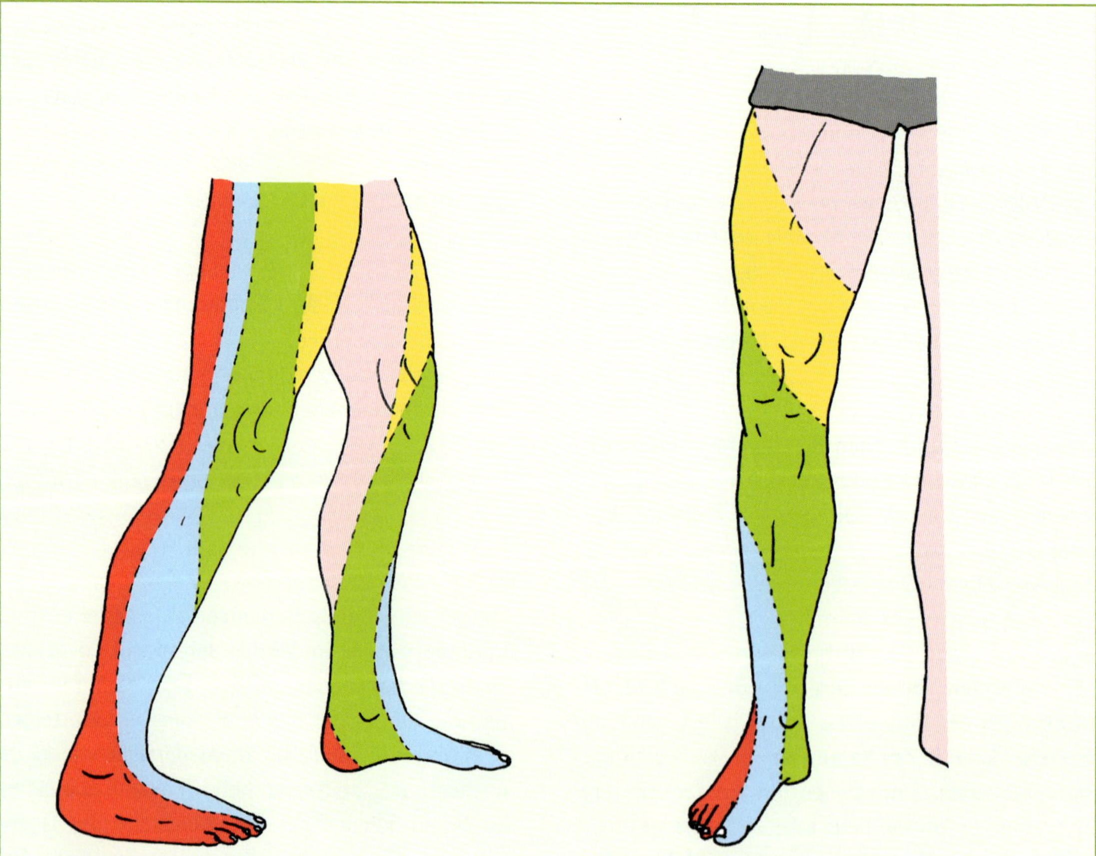

Die Abbildungen zeigen den Verlauf der sog. *Dermatome* (kann von Patient zu Patient leicht variieren). Die Dermatome entsprechen der Hautregion, die von einem bestimmten Spinalnerv versorgt wird. Der 3. Lumbalnerv (L3) leitet das Gefühl von der Innenseite des Oberschenkels (gelbe Region) weiter, der 4. Lumbalnerv (L4) vom Knie und der Innenseite des Unterschenkels (grüne Region). Die Region der äußeren Wade und der Großzehe wird vom 5. Lumbalnerv (L5) versorgt *(innerviert)* (hellblau), die Außenseite des Fußes sowie die Rückseite der Wade vom 1. Sakralnerv (S1) (rot). Wird ein Spinalnerv gereizt, treten Schmerzen und Missempfindungen wie Kribbeln oder Taubheit innerhalb der von diesem Nerv versorgten Dermatome auf.

Beeinträchtigung des Allgemeinbefindens zu Schmerzen im Kreuz und im Bein führen können. *Infektionen an der Wirbelsäule* werden in einem eigenen gleichnamigen Kapitel behandelt.

Das Wesen **pseudoradikulärer Schmerzen** ist es, dass es zwar zu einer Ausstrahlung in ein oder in beide Beine kommt, dass aber „echte" Ausfälle einer Nervenfunktion ausbleiben. Die Beschwerden bestehen zum einen am Ort ihrer Entstehung, meist im Muskel, und werden dort dumpf und drückend wahrgenommen. Bei Anspannung des Muskels oder bei Druck auf die punktförmige Muskelverhärtung nehmen sie zu. Aufgrund der sog. *Übertragung* werden sie zum anderen auch an anderen Stellen des Körpers, z. B. im Bein, wahrgenommen. Meist sind auch die Sehnen, die am Anfang und am Ende eines Muskels liegen, an ihrem Ansatz am Knochen schmerzhaft gereizt.

Von den **Kreuzbein-Darmbein-Gelenken** können sehr unterschiedliche Beschwerden ausgehen, die bis in das Gesäß oder bis in die Leiste ausstrahlen. Sie werden in einem eigenen Kapitel erläutert.

Beschwerden, die von den **Wirbelgelenken** ausgehen, werden unter dem Begriff *Fazettensyndrom* zusammengefasst. Es ist gekennzeichnet durch einen tief und eher dumpf in der unteren Lendenwirbelsäule empfundenen Schmerz. Der Schmerz tritt nach Ruhe und bei körperlicher Belastung auf. Meist bessert er sich beim Vorbeugen des Oberkörpers. Neigungen zur Seite werden eher als schmerzhaft empfunden. Er bleibt im Wesentlichen auf die Region der Lendenwirbelsäule beschränkt, kann jedoch nach vorne bis in die Leistenregion und nach hinten bis in das Gesäß ausstrahlen.

Bei einem **Trochanterreizsyndrom** bestehen Schmerzen an der Außenseite der Hüfte und reichen zum Teil bis über das Knie hinaus oder auch leicht in das Gesäß und in die Leiste. Beuge- oder Drehbewegungen des Beins führen zu einem stechenden Schmerz. So wird das Treppensteigen oder das Ein- und Aussteigen aus dem Auto häufig als unangenehm wahrgenommen. Je nach Ausprägung kann der Schmerz bei den ersten Bewegungen auftreten, sich dann wieder verlieren, um bei längerer Belastung erneut in Erscheinung zu treten. In Ruhe lassen die Beschwerden nach. Druck ist ebenso schmerzhaft wie das Liegen auf der betroffenen Seite.

Ziehende und krampfartige Schmerzen, die bei längerer Gehbelastung zunehmen, können auf eine Verengung der vom Herzen wegführenden **Blutgefäße** *(Arterien)* hinweisen. Eher dumpfe und ziehende Schmerzen, die bei langem Stehen zunehmen, haben häufig ihre Ursache in einer Erkrankung der zum Herz führenden Blutgefäße *(Venen)*. Die Beschwerden ziehen dann im Bein von unten nach oben.

Im Rahmen von **Erkrankungen des Nervensystems** kann es zu sehr unterschiedlichen Symptomen kommen, die im Rahmen dieses Buches nicht näher erläutert werden können. Die Patienten klagen vor allem über verschiedene Formen von Missempfindungen (Fehlempfindung, *Parästhesie*). Schmerzen können einen ziehenden oder brennenden Charakter haben und auch nachts auftreten. Weitere Formen der Missempfindung sind ein *Kribbeln* oder ein „pelzig"-taubes Gefühl *(Pelzigsein)*. Sie sind häufig unabhängig von einer Bewegung und lösen kaum Kreuzschmerzen aus.

## Untersuchung und Diagnostik

Eine der wichtigsten Methoden zur Feststellung der Ursachen eines Kreuz-Beinschmerzes ist das ausführliche Erheben der **Krankengeschichte** *(Anamnese)*. Häufig gelingt bereits durch die Schilderung der Symptome eine recht genaue Einordnung, welche Erkrankung zugrunde liegt.

An die Befragung des Patienten schließt sich eine umfangreiche körperliche **Untersuchung** an. Dabei werden die großen Gelenke ebenso untersucht wie die Wirbelsäule. Die Funktion und der Zustand der Muskeln werden ebenfalls berücksichtigt. Die Untersuchung erfolgt am bis auf die Unterwäsche entkleideten Patienten. Dies ist wichtig, um Muskelschwächen, Empfindungsstörungen der Haut, Veränderungen der Reflexe, Hautveränderungen und andere krankhafte Zustände zu erkennen. Sind Muskelschwächen, Empfindungsstörungen der Haut oder Veränderungen der Reflexe festzustellen, spricht man von *neurologischen Ausfällen*. Diese sind Hinweise darauf, dass ein Nerv bedrängt wird.

Je nachdem welcher **Nerv** bedrängt wird, ergeben sich unterschiedliche Symptome und Beschwerden, auf die ausführlich im Kapitel *Der Bandscheibenvorfall an der Lendenwirbelsäule* eingegangen wird.

***Erst nach ausführlicher Befragung und Untersuchung wird entschieden, ob und welche weiteren diagnostischen Maßnahmen durchgeführt werden.***

Weitere diagnostische Maßnahmen:

### Röntgen

Eine Röntgenuntersuchung bildet die knöchernen Anteile der Lendenwirbelsäule ab. Da es sich sowohl bei den Bandscheiben als auch bei dem von einem Bandscheibenvorfall betroffenen Gewebe um Weichgewebe handelt, das die Röntgenstrahlen durchlässt, kann z. B. ein Bandscheibenvorfall mit Röntgenbildern nicht abgebildet werden.

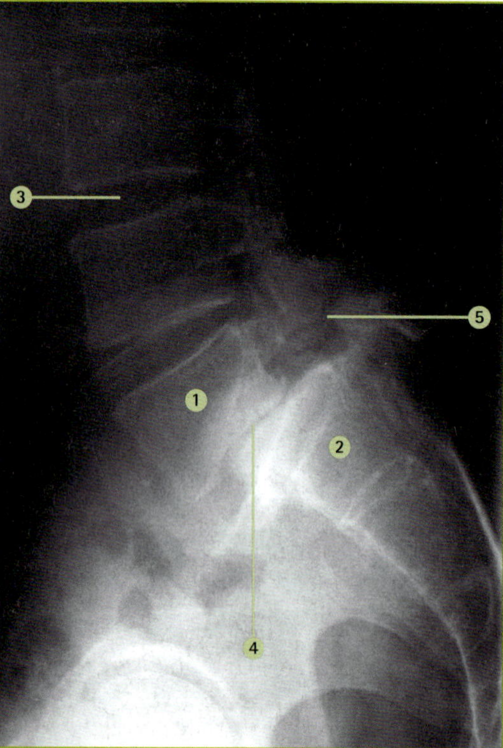


Seitliches Röntgenbild eines 49-jährigen Mannes. Der 5. Lendenwirbel (1) hat sich deutlich auf dem Kreuzbein (2) nach vorne verlagert. Bandscheiben sind Weichgewebe und stellen sich nicht direkt im Röntgenbild dar, sie sind *strahlendurchlässig*. Anhand des Abstandes der Wirbelkörper zueinander kann allerdings auf ihre Höhe/Dicke geschlossen werden. Im Vergleich zu einer normalen Bandscheibe (3) hat die betroffene Bandscheibe (4) erheblich an Höhe verloren, so dass die Knochen der beiden Wirbel aufeinander reiben. Grund ist eine Spaltbildung im Wirbelbogen (5).

Die Form der Wirbelsäule und die Stellung der Wirbelkörper zueinander lassen sich im Röntgenbild gut erkennen. Bei einem Verschleiß verkippen, verdrehen und verschieben sich die Wirbelkörper. Dies führt im Laufe der Zeit zu einer erkennbaren Formänderung der Lendenwirbelsäule. Auch wenn sich die Bandscheiben nicht direkt im Röntgenbild darstellen, so sind die Abnahme ihrer Höhen und die Folgen am Knochen gut zu erkennen.

Weitere Veränderungen wie die Ausbildung von Randwülsten an den Wirbelgelenken lassen sich im Röntgen ebenso gut erkennen wie andere mögliche Ursachen von Kreuzschmerzen, wie Knochenbrüche bei einer Knochenerkrankung (z. B. *Osteoporose)* oder andere Veränderungen.

### Kernspintomographie (Magnetresonanztomographie, MRT)

Die Kernspintomographie ist eine sehr gute Methode zur Darstellung von Veränderungen an der Lendenwirbelsäule. Können Verschleißerscheinungen am Knochen oftmals bereits ausreichend im Röntgenbild beurteilt werden, so gelingt mit Hilfe der Kernspintomographie die Darstellung weiterer Veränderungen. Dies sind der Zustand der Bandscheibe (Höhe, Flüssigkeitsgehalt), Vorwölbungen und Vorfälle von Bandscheibengewebe sowie eine eventuelle Bedrängung von Nervengewebe.

Das Rückenmark ist ebenso gut sichtbar wie die seitlich aus der Wirbelsäule austretenden Nerven *(Spinalnerven).* Die Kernspintomographie sollte immer dann eingesetzt werden, wenn Beschwerden nicht ausreichend zu erklären sind und wenn ein Beinschmerz auf eine **mögliche Nervenbeteiligung** hinweist. Dazu ist sie heutzutage die Methode der Wahl.

Mit Hilfe der Kernspintomographie gelingt eine genauere Beurteilung der Weichgewebe als in der Computertomographie. Zudem kommt es nicht zu einer Strahlenbelastung des Patienten, da sie ohne Röntgenstrahlen arbeitet.

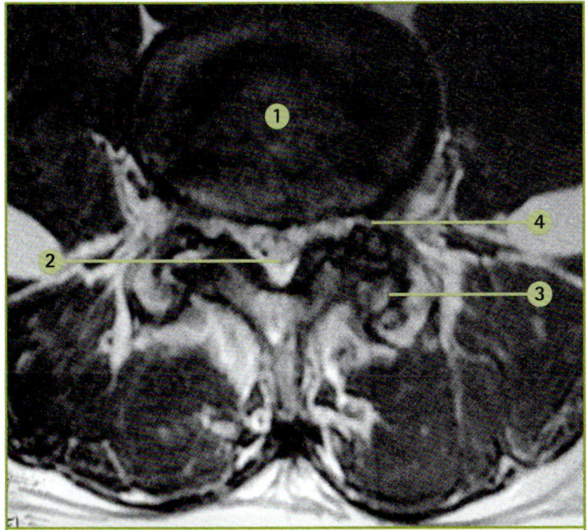


Kernspintomographie-Bild, das einen Querschnitt durch die Lendenwirbelsäule darstellt. Der obere Bildrand weist nach vorne zum Bauch, der untere zum Rücken. Zu erkennen sind u.a. die Bandscheibe (1) und das Rückenmark (2). Die Wirbelgelenke (3) sind durch Verschleiß deutlich vergrößert. Dies führt zu einer Einengung des sog. *Zwischenwirbellochs* (4) und damit zu einer Reizung des durch dieses Loch ziehenden Spinalnervs. Der Verschleiß führt zu Kreuzschmerzen, die Nervenreizung zu einem Schmerz im Bein.

## Computertomographie (CT)

Mit Hilfe der Computertomographie lassen sich sehr gut **knöcherne Veränderungen** an der Lendenwirbelsäule darstellen. Bandscheibenvorwölbungen, Bandscheibenvorfälle, degenerative Veränderungen und ihre Lage zu den Nerven sind in

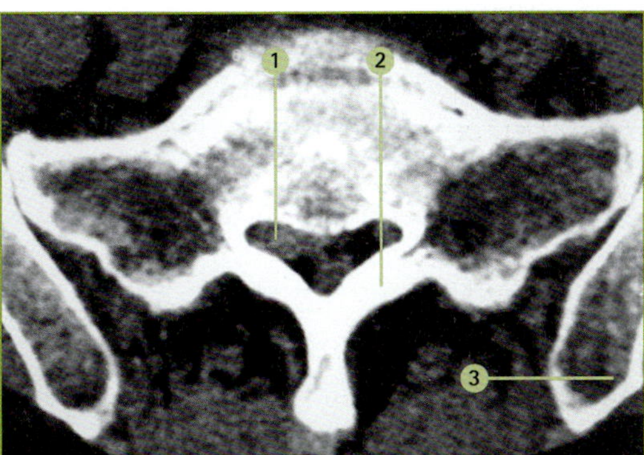


In der Computertomographie ist ein Bandscheibenvorfall (1) zu erkennen. Die weißen Strukturen sind die Knochen der Lendenwirbelsäule (2) und des Beckens (3). Eine so genaue Darstellung des Vorfalls wie in der Kernspintomographie gelingt nicht.

der Computertomographie ebenfalls zu erkennen. Auch wenn die Kernspintomographie zum Teil genauere Informationen liefert und die Patienten nicht wie die Computertomographie mit Röntgenstrahlen belastet, wird die Computertomographie vor allem zur Beurteilung des Knochens (bei Unfällen, Tumoren etc.) eingesetzt.

## Elektrodiagnostik

Kommt es beim Kreuz-Beinschmerz zu einer Beteiligung der Nerven, kann es sinnvoll sein, dass ein Arzt für Nervenheilkunde *(Neurologe)* die **Funktion der Nerven** für das Hautgefühl *(Sensibilität)* und für die Muskeln *(Motorik)* überprüft. Durch Untersuchungen und Messungen kann er einen drohenden oder bestehenden Nervenschaden feststellen. Diese Art der Diagnostik wird als *Elektrodiagnostik* bezeichnet und kann für weitere therapeutische Maßnahmen von Bedeutung sein.

Der Nervenarzt wird in die Untersuchung miteinbezogen, wenn sich Hinweise auf eine Erkrankung des Nervensystems als Ursache der Beschwerden ergeben. Bei Vorliegen einer Erkrankung des Nervensystems übernimmt er die Behandlung.

## Weitere Untersuchungsmethoden

Ergeben sich Hinweise auf Entzündungen an der Wirbelsäule, sei es durch Bakterien oder auch im Rahmen einer rheumatischen Erkrankung, ist eine **Blutuntersuchung** sinnvoll.

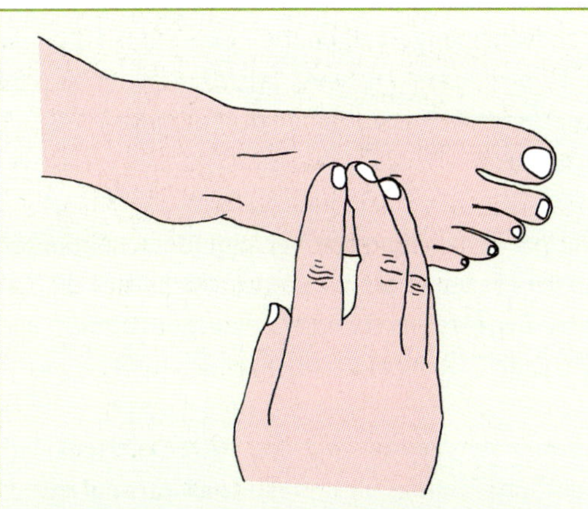

Auf dem Fußrücken kann der sog. *Fußrückenpuls* getastet werden. Die einfache Untersuchung der Durchblutung durch Tasten der Beinpulse ergibt zum Teil wichtigere Hinweise für einen Schmerz im Bein als eine Kernspintomographie der Lendenwirbelsäule.

Zur Beurteilung der **Durchblutung** des Beins ergibt bereits die Prüfung der **Fußpulse** erste Hinweise. Dazu werden, ähnlich wie am Handgelenk, die Pulse am Fußrücken und hinter dem Innenknöchel sowie ggf. an weiteren Stellen des Beins ertastet.

Je nach Ergebnis der Pulstastung schließen sich weitere Untersuchungen der Blutgefäße durch Ultraschall und andere Methoden an.

## Therapie

Bei einem Kreuz-Beinschmerz handelt es sich um ein **Symptom**, nicht um eine eigenständige Krankheit. Daher richtet sich die Therapie nach der zugrundeliegenden Ursache und kann **unterschiedlich** ausfallen.

Die **Behandlungsmöglichkeiten** reichen u.a. von der Gabe von Schmerzmitteln oder der Verabreichung von Spritzen über eine chirotherapeutische Therapie oder eine physiotherapeutische Behandlung bis hin zu operativen Behandlungsmöglichkeiten. Den allermeisten Erkrankungen, die einem Kreuz-Beinschmerz zugrunde liegen, sind in diesem Buch **eigene Kapitel** gewidmet, die sich ausführlich mit den nicht-operativen *(konservativen)* und operativen Therapien beschäftigen. Eine Wiederholung an dieser Stelle würde den Rahmen des Buchs sprengen.

Die Behandlung von Beschwerden, die von einem **Bandscheibenvorfall** oder einem *Postdiskotomiesyndrom* ausgehen, wird ausführlich im Kapitel *Der Bandscheibenvorfall an der Lendenwirbelsäule* erläutert.

Mit der Behandlung von **Verschleißerscheinungen** an der Lendenwirbelsäule beschäftigen sich die Kapitel *Der Verschleiß an der Lendenwirbelsäule* und *Der enge Wirbelkanal an der Lendenwirbelsäule.*

Sowohl der Erkrankung des **Wirbelgleitens** wie auch **Infektionen** an der Wirbelsäule sind jeweils eigene Kapitel gewidmet.

Geht der Kreuz-Beinschmerz auf sog. *pseudoradikuläre Schmerzen* zurück, so ist meist eine gestörte **Muskelfunktion** die Ursache. Zu ausstrahlenden Schmerzen kann es auch bei Erkrankungen der **Wirbelgelenke** *(Fazettensyndrom)* und der **Kreuzbein-Darmbein-Gelenke** kommen. Das Kapitel *Der Verschleiß an der Lendenwirbelsäule* geht auf das *Fazettensyndrom* ein, das Kapitel *Erkrankungen des Kreuzbein-Darmbein-Gelenks* befasst sich mit den gleichnamigen Erkrankungen.

Wie **muskuläre Ursachen** von Kreuzschmerzen oder Kreuz-Beinschmerzen behandelt werden, wird im Kapitel *Der Kreuzschmerz – Die Lumbalgie* behandelt.

Auch dem *Trochanterreizsyndrom* und dessen Behandlung ist ein gleichnamiges Kapitel gewidmet.

Die Behandlung von **Erkrankungen der Blutgefäße** (Arterien, Venen) wird in der Regel von einem Arzt für Gefäßchirurgie übernommen. An den vom Herzen wegführenden Gefäßen, den Arterien, kann bei einer vorliegenden Verengung *(Stenose)*, der sog. *peripheren arteriellen Verschlußkrankheit (pAVK)*, eine Erweiterung *(Dilatation)* oder auch die Einlage einer Art „kleinen Röhrchens" *(stent)* erfolgen.

Weiterhin sind operative Maßnahmen möglich, um das verengte Blutgefäß zu umgehen und den auf die Enge folgenden Teil des Gefäßes wieder mit Blut zu versorgen. Dann spricht man von einer *Bypass-Operation.* Gehen die Beschwerden auf eine Erkrankung der zum Herzen hinführenden Gefäße (Venen) zurück, stehen nicht-operative Behandlungsmöglichkeiten wie das Tragen von Kompressionsstrümpfen ebenso zur Verfügung wie operative Therapien.

Führen **Erkrankungen des Nervensystems** zu einem Beinschmerz oder, was seltener der Fall ist, zu einem Kreuz-Beinschmerz, dann wird der Patient von einem Arzt für Nervenheilkunde *(Neurologe)* behandelt.

## Prognose und Verlauf

Da es sich bei den Auslösern eines Kreuz-Beinschmerzes um ganz **unterschiedliche Erkrankungen** handelt, ist eine allgemeingültige Aussage über die Prognose und den Verlauf nicht möglich. Darauf wird jedoch in den Kapiteln ausführlich eingegangen, die sich mit der jeweiligen Erkrankung beschäftigen und die unter dem Abschnitt *Therapie* aufgeführt werden.

***Voraussetzung für eine erfolgreiche Therapie, eine gute Prognose und einen guten Verlauf ist die genaue Ermittlung der Ursache eines Kreuz-Beinschmerzes.***

Kommt es durch die **Bedrängung eines Nervs** zu einem Kreuz-Beinschmerz, führt dies zur Reizung und auch zur Schwellung des Nervs. Der Platz für den ohnehin schon eingeengten Nerv wird durch die Schwellung noch geringer. Die Reizbarkeit des Nervs nimmt weiter zu und schließlich kann es zu Veränderungen im Nerv kommen, in deren Folge der Nerv weiter Schmerzimpulse sendet, obwohl u. U. die auslösende Ursache schon gar nicht mehr besteht. Auf diese Weise unterhält sich das Schmerzgeschehen selbst, es *chronifiziert.*

***Eine Nervenreizung sollte möglichst schnell und effektiv behandelt werden, um einem anhaltenden Schmerzgeschehen (Chronifizierung) vorzubeugen.***

Prinzipiell ist es wichtig, die Ursache des Kreuz-Beinschmerzes zu erkennen und zeitnah eine gezielte Behandlung einzuleiten. Dann kann den Betroffenen in den allermeisten Fällen gut geholfen werden und die Erkrankung nimmt in der Regel einen guten Verlauf mit einer günstigen Prognose.

## Das Wichtigste für Sie:

- Als Kreuz-Beinschmerz *(Lumboischialgie)* wird ein Schmerz bezeichnet, der gleichzeitig im Kreuz und im Bein besteht.
- Der Begriff beschreibt ein *Symptom*, welches durch verschiedene Erkrankungen ausgelöst werden kann.
- Zur Diagnosestellung sind die Erhebung der Krankengeschichte *(Anamnese)* und die körperliche Untersuchung am wichtigsten.
- Je nach vermuteter Erkrankung können weitere Untersuchungen notwendig werden.
- Ist die Ursache gefunden, kann eine gezielte Behandlung den Patienten in den allermeisten Fällen gut helfen.

## Das Wirbelgleiten – Die *Spondylolisthese*

Wenn sich ein Wirbelkörper auf dem darunterliegenden Wirbelkörper nach vorne verschiebt, wird dies als *Wirbelgleiten* bezeichnet. Der medizinische Begriff dafür ist *Spondylolisthese* (aus dem griechischen *spondylos* für *Wirbelkörper* und *olisthese* für *Gleiten*). Häufig wird im Alltag nur die Kurzform *Listhese* verwendet.

Prinzipiell kann das Wirbelgleiten überall an der Wirbelsäule auftreten. Am häufigsten findet es sich jedoch an der Lendenwirbelsäule. Grund für das Wirbelgleiten sind im Wesentlichen Wachstumsstörungen oder Verschleiß. Ein Wirbelgleiten ist nicht automatisch mit Beschwerden verbunden.

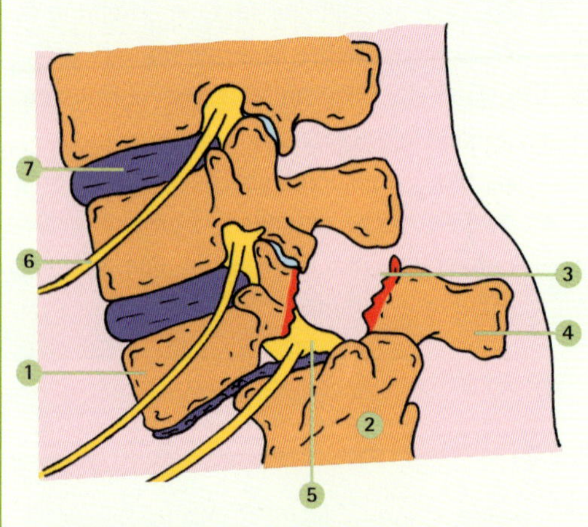


Auf dieser seitlichen Abbildung der Lendenwirbelsäule ist deutlich zu erkennen, wie der 5. Lendenwirbel (1) auf dem Kreuzbein (2) nach *vorne* gleitet. Die linke Bildhälfte weist nach vorne in Richtung Bauch. Ursache ist eine Wachstumsstörung *(Spaltbildung)* am Wirbelbogen (3). Die rückwärtigen Anteile des Wirbels, ein Teil des Wirbelbogens und der Dornfortsatz (4) verbleiben an ihrer Stelle. Gelb dargestellt sind das Rückenmark (5) und die abgehenden Nerven *(Spinalnerven)* (6). Zwischen den Wirbelkörpern liegen die Bandscheiben (7).

## Ursachen und Herkunft

Zu einem Wirbelgleiten kann es aus verschiedenen Gründen kommen. Entsteht ein Wirbelgleiten im Alter aufgrund von **Verschleiß**, spricht man von einer *degenerativen Spondylolisthese*. Sie ist Folge einer Höhenabnahme der Bandscheibe durch Verschleiß *(Degeneration)*. Die Wirbel verlieren damit einen Teil ihrer straffen Verbindung zueinander. Als Folge verschiebt sich ein Wirbel nach vorne. Tritt diese Form der *Spondylolisthese* an der Lendenwirbelsäule auf, verschiebt sich meist der 4. auf dem 5. Lendenwirbelkörper, häufig bei Frauen über 40 Jahre. Näher wird darauf im Kapitel *Der Verschleiß an der Lendenwirbelsäule* eingegangen.

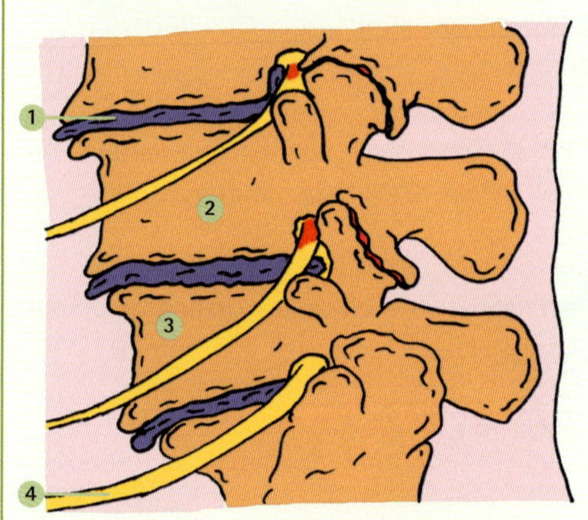


Die Abbildung zeigt eine Lendenwirbelsäule von der Seite betrachtet. Die linke Bildhälfte weist nach *vorne* in Richtung Bauch. Die Lendenwirbelsäule weist starke Verschleißerscheinungen auf. Dazu zählt auch die Abnahme der Höhe der Bandscheiben (1). Als Folge gleitet der oben liegende Wirbel (2) etwas auf dem darunterliegenden Wirbel (3) nach vorne. Gelb dargestellt sind die seitlich vom Rückenmark abgehenden Nerven *(Spinalnerven)* (4).

Seltener führen Veränderungen an der Wirbelsäule durch einen Unfall, einen Tumor oder eine Operation zu einem Wirbelgleiten.

Ist das Wirbelgleiten **angeboren** oder entwickelt es sich im Laufe der Kindheit, wird es als *Spondylolisthesis vera* bezeichnet. In 20% kommt es dabei zu einer Fehlbildung *(Dysplasie)* an Wirbelbögen und Wirbelgelenken. In 80% der Fälle liegt dem

Wirbelgleiten eine Spaltbildung zugrunde, was in Fachkreisen als *isthmische Spondylolisthese* bezeichnet wird.

Die genaue **Ursache** der Spaltbildung ist letztlich nicht geklärt. Hauptgründe dürften neben hormonellen Einflüssen eine genetische Veranlagung und eine hohe Beanspruchung der Wirbelsäule durch körperliche Belastung mit häufigem Rückneigen und Verdrehen der Lendenwirbelsäule sein. Diese Belastungen treten vor allem bei Gymnastik, beim Speerwerfen oder beim Gewichtheben auf. Als Folge kommt es zu wiederholten kleinen Knochenbrüchen *(Ermüdungsbrüchen)* am Wirbelbogen. Diese führen zu einer gestörten knöchernen Verbindung und Spaltbildung am Wirbelbogen *(Spondylolyse)*. Durch die fehlende knöcherne Verbindung gleitet der Wirbelkörper nach vorne, ein Teil des Wirbelbogens und der Wirbelgelenke sowie der Dornfortsatz verbleiben in ihrer Stellung. Der Vorgang ist im Alter von etwa 16 Jahren abgeschlossen. Die Spaltbildung findet sich in Europa bei etwa 5% aller Männer, seltener bei Frauen.

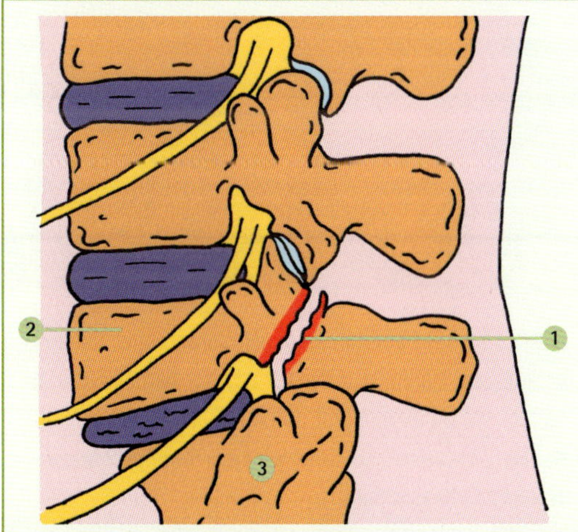


Rot markiert ist die Zone der Spaltbildung am Wirbelbogen 1. Betroffen ist hier der 5. Lendenwirbel 2, der auf dem Kreuzbein 3 etwas *(Meyerding Typ I)* nach vorne gleitet. Die korrekte Bezeichnung für diesen Zustand ist *Spondylolisthese (Wirbelgleiten) L5/S1 Meyerding Typ I bei Spondylolyse (Spaltbildung).*

Betroffen ist in bis zu 90% der 5. Lendenwirbel. Dieser gleitet auf dem Kreuzbein *(Sakrum)* nach vorne. Das (Bewegungs-)Segment, das aus den beiden Anteilen 5. Lendenwirbel *(L5)* und Kreuzbein *(Sakrum) (S1)* besteht, wird als *Segment L5/S1* oder in der Kurzform *L5/S1* bezeichnet.

Das Ausmaß des Wirbelgleitens ist unterschiedlich. Eine häufig gewählte Einteilung ist die 1932 nach dem Wissenschaftler *Henry William Meyerding* benannte Einteilung *nach Meyerding*. Dabei wird gemessen, wie weit sich die Hinterkante des oberen Wirbels im Verhältnis zum darunterliegenden Wirbel nach vorne verschiebt. Beim *Meyerding Typ I* besteht eine leichte Verschiebung bis zu einem Viertel der Größe des darunterliegenden Wirbels. Gleitet der Wirbel weiter bis zur Hälfte des darunterliegenden Wirbels, besteht ein *Typ II*. Beim *Typ III* reicht die Hinterkante des oberen Wirbels über die Hälfte des unteren hinaus und beim *Typ IV* liegt seine Hinterkante im vorderen Viertel des unteren Wirbels. In sehr seltenen Fällen rutscht der obere Wirbel über den unteren hinaus und kippt nach vorne ab. Dafür wird der Begriff *Spondyloptose* oder die Bezeichnung *Meyerding Typ V* verwendet.

Gleichbedeutend mit der Bezeichnung *Meyerding Typ I* werden die Formulierungen *Typ I nach Meyerding* oder auch *Grad 1 nach Meyerding verwendet.*

## Symptome und Beschwerden

Bei sportlich aktiven jüngeren Kindern und Jugendlichen im Alter von 10-14 Jahren kann die Entstehung des Wirbelgleitens zu wiederkehrenden **Rückenschmerzen** führen. Dann werden ziehende Schmerzen an der Lendenwirbelsäule beklagt, die sich bei körperlicher Anstrengung verschlimmern. Die Schmerzen gehen von der Zone der Verknöcherungsstörung am Wirbelbogen aus. Mit zunehmendem Alter wird diese Zone inaktiv, im Erwachsenenalter schmerzt sie nicht mehr.

Weitere durch ein Wirbelgleiten hervorgerufene Beschwerden hängen vom Ausmaß des Abgleitens ab. Viele leichte Fälle *(Meyerding Typ I)* führen weder in der Kindheit noch im Erwachsenenalter zu Beschwerden. Werden von Erwachsenen Rückenschmerzen beklagt, haben diese vielfach andere Gründe.

***In den meisten Fällen liegt ein leichtes Wirbelgleiten vor, das zeitlebens zu keinen Beschwerden führt.***

Das Gleiten nimmt nach dem 20. Lebensjahr meist nicht mehr zu. Besteht ein stärkeres Gleiten (*Meyerding Typ II* bis *IV*), ändert sich die Belastung der Lendenwirbelsäule. Die Wirbelgelenke werden ungünstig belastet, die Wölbung der Lendenwirbelsäule *(Lordose)* verstärkt sich und Muskeln werden überbeansprucht. Zusätzlich treten **Verschleißerscheinungen** an den Wirbeln und den Bandscheiben auf. Die Folge sind tief sitzende Rückenschmerzen an der Lendenwirbelsäule, die nach beiden Seiten bis an die Außenseite und Rückseite der Oberschenkel ausstrahlen können. Bei körperlicher Belastung verstärken sie sich.

Durch die Verlagerung des oberen Wirbels nach vorne kann es zu einer Bedrängung der seitlich von der Wirbelsäule abgehenden Nerven *(Spinalnerven)* kommen. Die mechanische Reizung der Nerven löst einen Schmerz aus, der über das Bein bis zum Fuß reicht. Er wird als *radikulärer Schmerz* bezeichnet, weil er durch eine Reizung der Nervenwurzel *(Radix)* ausgelöst wird. Diese Schmerzen können junge Patienten und Erwachsene treffen.

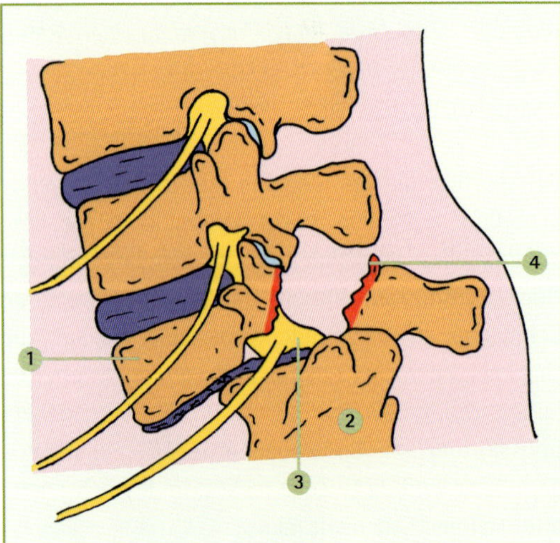


Hier ist der 5. Lendenwirbel 1 sehr weit auf dem Kreuzbein *(Sakrum)* 2 nach vorne abgeglitten *(Meyerding Typ IV)*. Dabei kann es auch zu einer Reizung und Bedrängung von Nervengewebe 3 kommen, was in der Abbildung gelb gezeichnet ist. Rot dargestellt ist die Stelle der Spaltbildung 4.

## Untersuchung und Diagnostik

Nach der ausführlichen Befragung *(Anamnese)* des Patienten zu seinen Beschwerden folgt die körperliche Untersuchung, bei der die Stellung der Wirbelsäule und die Körperhaltung betrachtet werden. Dabei fällt oft eine **vermehrte Wölbung** *(Lordose)* der Lendenwirbelsäule auf. Wirbelsäule, Hüft- und Kniegelenke werden auf Schmerzen und Funktionsfähigkeit überprüft. Die Lendenwirbelsäule und ihre Dornfortsätze reagieren oft empfindlich, wenn mit den Fingern Druck auf sie ausgeübt wird. Wenn der Versatz der Wirbel ertastet werden kann, bezeichnet man dies als *Sprungschanzenphänomen*. Störungen der Nervenfunktion wie Lähmungen und Missempfindungen sind selten und kommen nur bei schweren Formen des Wirbelgleitens vor.

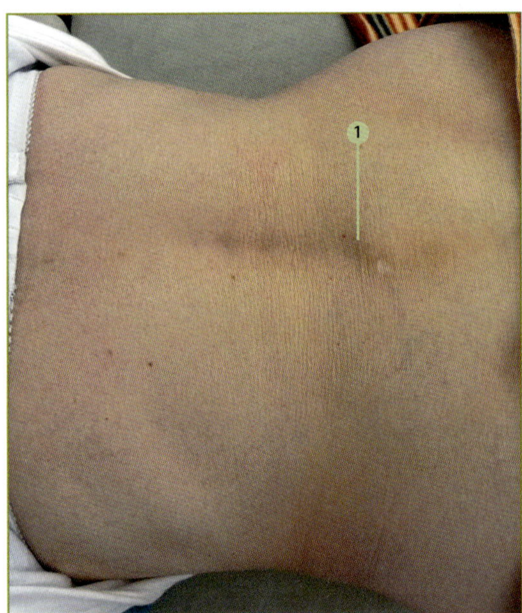


Die 60-jährige Patientin klagt seit Jahren über Rückenschmerzen. Bei ihr war der Versatz der Wirbelkörper zu tasten und ist angedeutet durch eine leichte Einziehung der Haut zu sehen 1. Dies wird als *Sprungschanzenphänomen* bezeichnet.

Weitere diagnostische Maßnahmen:

### Röntgen

Im Röntgenbild zeigt sich die Stellung der Wirbel zueinander. Daher kann in den Aufnahmen von der Seite das Ausmaß des Wirbelgleitens erkannt werden. Außer bei Kindern ist die Röntgenuntersuchung grundsätzlich die Methode der Wahl und oftmals ausreichend zur Stellung der Diagnose.

Spezielle Aufnahmen *(Schrägaufnahmen)* zeigen

die Spaltbildung im Wirbelbogen. Da diese Aufnahmen eine zusätzliche Strahlenbelastung bedeuten, werden sie nur noch durchgeführt, wenn sie für die weitere Therapie wichtige Erkenntnisse bringen. Sonst kann auf sie verzichtet werden.

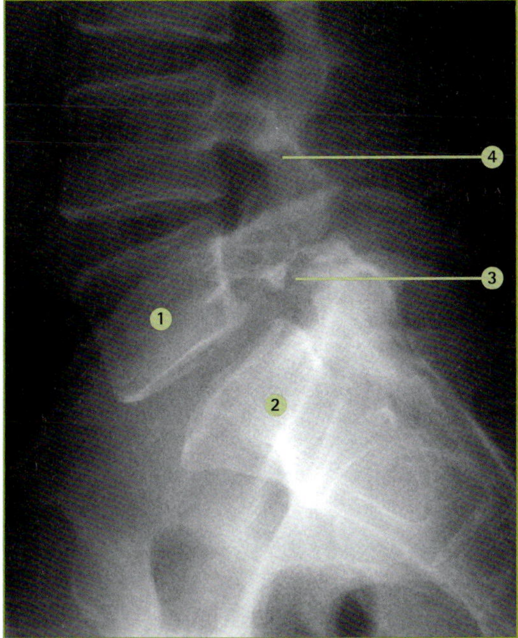


Seitliches Röntgenbild der Lendenwirbelsäule eines 32-jährigen Mannes. Der 5. Lendenwirbel ① gleitet leicht auf dem Kreuzbein *(Sakrum)* ② nach vorne *(Meyerding Typ I)*. Grund ist eine Spaltbildung *(Spondylolyse)* am Wirbelbogen ③. Sie zeigt sich im Röntgenbild als *dunklere* Stelle. Ein normaler Wirbelbogen weist diesen Spalt nicht auf ④. Der Patient beklagte wiederkehrende Schmerzen an der Lendenwirbelsäule und über eine kurze Zeit einen Schmerz im linken Bein, der durch die Reizung eines Nervs erklärt werden konnte.

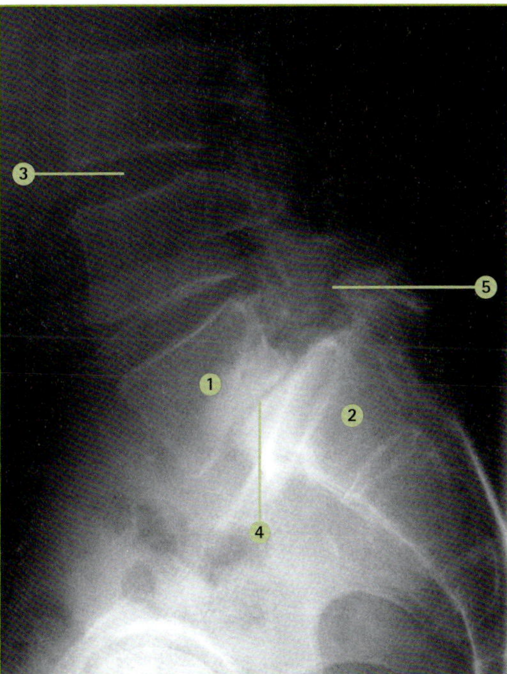


Seitliches Röntgenbild eines 49-jährigen Mannes. Der 5. Lendenwirbel ① hat sich deutlich auf dem Kreuzbein ② nach vorne verlagert *(Meyerding Typ II)*. Bandscheiben sind Weichgewebe und stellen sich nicht direkt im Röntgenbild dar, sie sind *strahlendurchlässig*. Anhand des Abstandes der Wirbelkörper zueinander kann auf ihre Höhe/Dicke geschlossen werden. Im Vergleich zu einer normalen Bandscheibe ③ hat die betroffene Bandscheibe ④ erheblich an Höhe verloren, so dass die Knochen der beiden Wirbel aufeinander reiben. Grund ist eine Spaltbildung im Wirbelbogen ⑤.

### Kernspintomographie (Magnetresonanztomographie, MRT)

Im Kindesalter kann die Kernspintomographie die frühe Phase der Erkrankung zeigen und ein Röntgenbild ersetzen. Die Zone der Wachstumsstörung am Wirbelbogen mit ihren Veränderungen am Knochen ist gut erkennbar.

In den meisten Fällen ist eine Kernspintomographie bei Erwachsenen nicht notwendig. Ergeben sich jedoch Hinweise auf eine Erkrankung der Bandscheibe oder auf eine Beteiligung von Nervengewebe, dann können diese Strukturen mit Hilfe der Kernspintomographie sehr gut dargestellt werden. Auch für die Planung von operativen Eingriffen liefert die Untersuchung wertvolle Erkenntnisse und wird deshalb standardmäßig durchgeführt.

### Computertomographie (CT)

Die Computertomographie wird nur selten eingesetzt. Zur Planung operativer Maßnahmen kann sie jedoch wertvolle zusätzliche Informationen liefen.

### Knochenszintigraphie

Bei dieser Untersuchung wird eine leicht radioaktiv markierte Substanz gespritzt, die sich in Zonen verstärkten Knochenstoffwechsels anreichert. Die Untersuchung wird nur in Ausnahmefällen zur Planung einer Operation oder einer Korsettbehandlung durchgeführt. Sie kann bei jüngeren Patienten

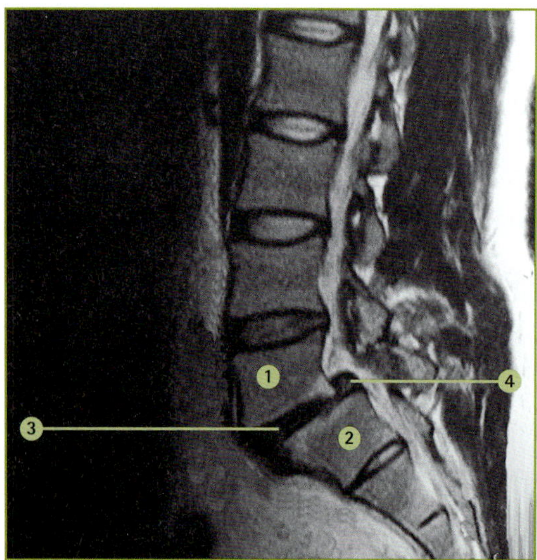


Seitliche Kernspintomographie eines leichten Wirbelgleitens an der Lendenwirbelsäule. Die rechte Bildhälfte liegt in Richtung Rücken, die linke in Richtung Bauch. Der 5. Lendenwirbel (1) schiebt sich auf dem darunterliegenden Kreuzbein (2) nach vorne. Die Bandscheibe (3) hat an Höhe verloren und wölbt sich nach hinten (4) vor.

Hinweise auf die Aktivität der Wachstumsstörung am Wirbelbogen geben und damit darüber, welche Therapien sinnvoll sind.

## Therapie

Die Therapie richtet sich nach den Beschwerden, dem Alter des Patienten, einem eventuellen Fortschreiten des Gleitens und nach dem Ausmaß des Gleitvorgangs.

***Etwa 80% aller Patienten mit einem Wirbelgleiten haben keine Beschwerden und bedürfen daher auch keiner Therapie.***

### Nicht-operative *(konservative)* Therapie

Wird ein Wirbelgleiten bei **Kindern und Jugendlichen** entdeckt, erfolgen regelmäßige Röntgenkontrollen, damit ein Fortschreiten des Gleitvorgangs nicht unbemerkt bleibt. Wenn keine oder nur leichte Beschwerden bestehen, ist das **Vermeiden von Sportarten**, die zu einer wiederholten Haltung im Hohlkreuz führen, ausreichend. Dazu gehören z.B. Ballett, Gymnastik, Leichtathletik oder Trampolinspringen. Mit Hilfe physiotherapeutischer Übungen werden bei leichten Beschwerden die Bauch- und Rückenmuskeln gestärkt und die Kinder zu einem rückengerechten Verhalten angeleitet. Nach der Anleitung sollten die Übungen zu Hause regelmäßig durchgeführt werden.

Bestehen im jungen Alter deutliche Schmerzen, kann eine **Ruhigstellung** der Lendenwirbelsäule durch die Anlage eines Gipses oder Mieders notwendig werden. Damit kann im Einzelfall die Spaltbildung am Wirbelbogen verhindert werden.

Beim **Erwachsenen** ist eine Zunahme des Gleitens wenig wahrscheinlich. Bestehen keine oder leichte Beschwerden, sind wiederholte Röntgenuntersuchungen nicht notwendig. Die Anleitung zu einem rückengerechten Verhalten und das Erlernen von stabilisierenden **Übungen für die Rumpfmuskulatur** durch eine Physiotherapie sind meist ausreichend. Auch hier sollte der Betroffene die Übungen regelmäßig zu Hause, in einer Gruppe oder in einem Fitnessstudio fortführen.

***Die eigenständige regelmäßige Stabilisierung der Rumpfmuskulatur durch entsprechende Übungen reicht in dem meisten Fällen, in denen ein Wirbelgleiten zu Beschwerden führt, als Therapiemaßnahme aus.***

Bestehen stärkere Beschwerden, sollte die physiotherapeutische Therapie intensiviert werden. Zusätzlich können Behandlungen mit Schmerzmitteln, elektrischen Strömen und Akupunktur durchgeführt werden. Durch eine *manuelle Therapie* oder eine *osteopathische* Behandlung können begleitende Funktionsstörungen an der Wirbelsäule gelöst werden.

Gereizte Wirbelgelenke oder gereizte Nerven reagieren oftmals gut auf eine gezielte Behandlung mit **Spritzen**. Dazu werden bis zu 3-mal kortisonhaltige Substanzen an den Ort des Schmerzes und der Reizung gespritzt. Das Kortison kann zu einer anhaltenden Beruhigung führen.

### Operative Behandlung

Ein Grund für eine Operation im **Kindes-, Jugend- und jungen Erwachsenenalter** können Schmerzen sein, die in der Phase der Entstehung der Spaltzone auftreten. In solchen Fällen wird das weiche Gewebe aus dem Spalt entfernt und der Spalt mit körpereigenen Knochenstücken aufgefüllt. Durch das Einbringen von Schrauben oder Drahtschlingen wird die betroffene Zone ruhiggestellt und kann verheilen. Eine weitere Spaltbildung wird so in etwa 80% der Fälle verhindert.

Es kann auch dann eine operative Therapie bei Kindern und Jugendlichen erforderlich werden, wenn der obere Wirbel um mehr als die Hälfte auf dem unteren nach vorne gleitet (*Meyerding Typ III* und *Typ IV*) und eine weitere Verschlimmerung droht. Bei der Operation wird in einigen Fällen versucht, zunächst den nach vorne geglittenen Wirbel wieder nach hinten zu ziehen *(Reposition)*. Dieses Vorgehen ist nicht immer notwendig und wird nur im Bedarfsfall durchgeführt, da es zu einer Schädigung von Nerven führen kann. Hauptziel einer operativen Behandlung ist die Versteifung des betroffenen Segments.

Die **Versteifungsoperation** wird allgemein als *Spondylodese* bezeichnet. Wenn die Wirbel in ihrer Position belassen werden, spricht man von einer *In-situ-Spondylodese*. Bei einer *Repositions-Spondylodese* wird die Stellung der Wirbel korrigiert, der nach vorne abgerutschte Wirbel wird dabei reponiert.

Beim **Erwachsenen** treten in der betroffenen Zone selbst kaum Schmerzen auf. Auch ein weiteres Abgleiten ist weniger wahrscheinlich. Im Erwachsenenalter kann eine Operation notwendig werden, wenn der Gleitprozess und die nachfolgenden Verschleißerscheinungen zu anhaltenden oder wiederkehrenden Schmerzen führen. Eine Operation erfolgt meist erst dann, wenn eine intensive Behandlung und ein intensives Training der Muskulatur über mehr als 6 Monate zu keiner dauerhaften Besserung der Beschwerden geführt haben. Auch eine anhaltende Bedrängung von Nerven mit Schmerzen in den Beinen, Lähmungen oder Gefühlsstörungen kann im Kindes- und Erwachsenenalter Anlass für eine Operation sein.

Dann wird auch hier eine Versteifung *(Spondylodese)* der betroffenen Wirbel durchgeführt, zum Teil mit einem Zurückziehen *(Reposition)* des nach vorne geglittenen Wirbels. Bei der Versteifung werden Schrauben vom Rücken aus durch den Wirbelbogen in die Wirbelkörper gedreht. Die Enden der Schrauben werden rechts und links durch längs verlaufende Metallstäbe miteinander verbunden. Zwischen die Wirbelkörper werden zum Teil Metallkörbe eingebracht, *sog. Cages*. In über 80% der Fälle verläuft die Operation für den Patienten erfolgreich. Zu Komplikationen kann es vor allem bei schweren Formen des Wirbelgleitens kommen.

## Prognose und Verlauf

Bei Kindern und Jugendlichen ist aufgrund des noch bestehenden Wachstums die Wahrscheinlichkeit höher, dass bei einem bestehenden Wirbelgleiten das Abrutschen weiter zunimmt. Dies ist im Erwachsenenalter kaum zu beobachten. Prinzipiell ist die Spaltbildung im Erwachsenenalter nicht mehr rückgängig zu machen, sie kann nicht ausheilen. Dennoch kann diese *Schwachstelle* durch eine gut trainierte Muskulatur so gestützt werden, dass sie keine Beschwerden verursacht.

Insgesamt überwiegt die Zahl der leichten Fälle und es ist zu vermuten, dass ein Wirbelgleiten häufig gar nicht entdeckt wird, weil es nicht zu Beschwerden führt. Das leichte Wirbelgleiten hat eine **gute Prognose** und ebenso einen eher gutartigen natürlichen Verlauf.

In Einzelfällen bestehen stärkere Schmerzen oder eine Bedrängung von Nerven. Führt auch eine intensive Behandlung nicht zu einer anhaltenden Besserung, kann eine Operation erforderlich werden.

### Das Wichtigste für Sie:

- Als *Wirbelgleiten* wird das nach vorne Gleiten eines Wirbels auf dem darunterliegenden Wirbel bezeichnet.
- Die häufigsten Gründe für ein Wirbelgleiten sind Verschleiß und eine Spaltbildung im Wirbelbogen.
- Das Wirbelgleiten muss nicht zu Beschwerden führen, kann aber eine Ursache für Rückenschmerzen sein.
- In den meisten Fällen ist es gering ausgeprägt und kann durch ein dauerhaftes Training behandelt werden.
- Operationen sind selten notwendig.

## Der Bandscheibenvorfall an der Lendenwirbelsäule

Als *Bandscheibenvorfall* bezeichnet man die Verlagerung von Bandscheibengewebe nach außen, meist in Richtung Wirbelkanal. Während es bei der *Bandscheibenvorwölbung* nur zu einer geringen Verschiebung von Bandscheibengewebe nach außen kommt, kommt es beim *Vorfall* zu einer deutlichen Verlagerung des Gewebes aus dem Inneren der Bandscheiben durch den äußeren Faserring der Bandscheibe hindurch nach außen.

Für den Begriff der *Vorwölbung* wird häufig der Begriff *Protrusio(n)* verwendet und entsprechend von einer *Bandscheibenprotrusio(n)* gesprochen. Diese kann eine Vorstufe eines Bandscheibenvorfalls *(Bandscheibenprolaps)* sein.

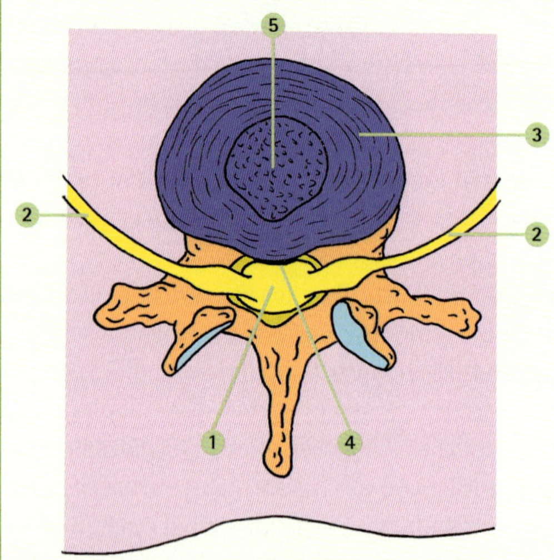


Die Abbildung zeigt eine Bandscheibe (lilafarben) von oben betrachtet. Der untere Bildrand weist zum Rücken, der obere in Richtung Bauch. Gelb dargestellt ist das Rückenmark (1), von dem zur Seite hin die sog. *Spinalnerven* (2) ausgehen. Ein Teil des äußeren Faserrings *(Anulus fibrosus)* (3) der Bandscheibe wölbt sich nach außen (4), was als *Bandscheibenprotrusion* oder kurz *Protrusion* bezeichnet wird. Der innere Teil der Bandscheibe, der *Gallertkern* oder *Nucleus pulposus* (5), hat seine Lage kaum geändert.

Eine **Bandscheibe** besteht im Wesentlichen aus dem *äußeren Faserring*, dem *Anulus fibrosus*, und einem darin eingebetteten *weichen Gallertkern*, dem *Nucleus pulposus* (aus dem lat. *nucleus = Kern* und *pulposus = pulpös, aus weicher Masse bestehend*). Daraus ergibt sich für einen Bandscheibenvorfall die Bezeichnung *Nucleus pulposus-Prolaps*, häufig mit *NpP* oder *NPP* abgekürzt. Auch der Begriff *Nucleus-Prolaps* findet Verwendung.

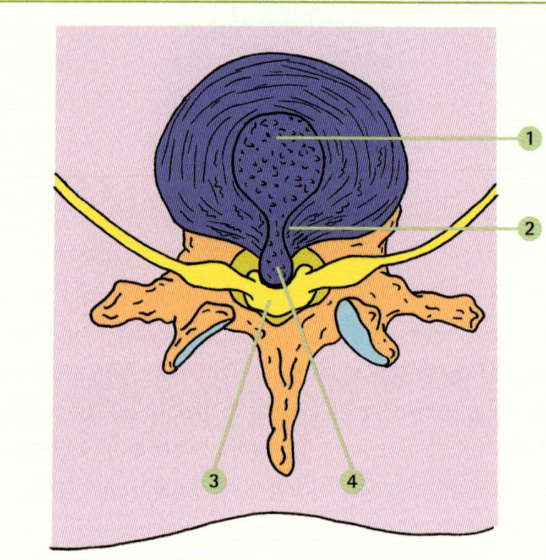


Auf dieser Abbildung ist zu erkennen, wie sich Bandscheibengewebe aus dem inneren Kern, dem *Nucleus pulposus* (1), durch den Faserring *(Anulus fibrosus)* (2) in Richtung Rückenmark (3) verlagert hat. Das Gewebe ist „vorgefallen“, man spricht von einem *Bandscheibenvorfall* (4).

Die Verwendung des lateinischen Begriffs *Discus intervertebralis (Zwischenwirbelscheibe)* für die Bandscheibe ist wenig gebräuchlich. Bisweilen wird jedoch von einem *Diskusvorfall* oder einem *Diskusprolaps* gesprochen, wenn ein Bandscheibenvorfall gemeint ist.

Der Begriff *Zwischenwirbelscheibe* weist bereits auf die Lage der Bandscheibe zwischen zwei Wirbelkörpern hin. Dabei werden die Bandscheiben nach den Wirbelkörpern benannt, zwischen denen sie sich befinden. So wird die Bandscheibe zwischen dem 1. und dem 2. Lendenwirbelkörper mit der Bezeichnung *Bandscheibe L 1/2* versehen, die

Bandscheibe zwischen dem 2. und dem 3. Lendenwirbelkörper als *Bandscheibe L 2/3* usw. Dabei steht das *L* für *lumbal* (lat. *lumbus = Lende*). Die Bandscheibe zwischen dem 5. Lendenwirbelkörper und dem Kreuzbein *(Sakrum)* wird als *Bandscheibe L5/S1* bezeichnet. Es ist üblich, auch nur die Kurzform *L5/S1* oder *L2/3* usw. zu verwenden oder auch von der sog. *Etage L4/5* usw. zu sprechen.

Befindet sich der Bandscheibenvorfall in der Mitte der Bandscheibe, wird seine **Lage** als *medial* bezeichnet. Reicht er von der Mitte der Wirbelsäule bis zur inneren Begrenzung des Wirbelbogens, ist die Lage *paramedial.* Dehnt er sich weiter nach außen aus, so ist seine Position *lateral.* Die Unterteilung der *lateralen* Lage kann weiter erfolgen in eine *intraforaminale* und eine *extraforaminale* Lage. Diese Bezeichnungen beziehen sich auf das sog. *Neuroforamen.* Damit ist eine Öffnung gemeint, die von einem oberen und unteren Wirbelbogen gebildet wird und die seitliche Austrittstelle der Spinalnerven aus der Wirbelsäule ist. Besonders die innerhalb *(intra)* dieses knöchern begrenzten Raums gelegenen Bandscheibenvorfälle können die durchziehenden Nerven stark bedrängen, da es für den Vorfall und den Nerv kaum eine Ausweichmöglichkeit gibt. Lösen sich im Rahmen eines Bandscheibenvorfalls größere Anteile der Bandscheibe und verlieren den Kontakt zur restlichen Bandscheibe, liegt ein sog. *Sequester* vor.

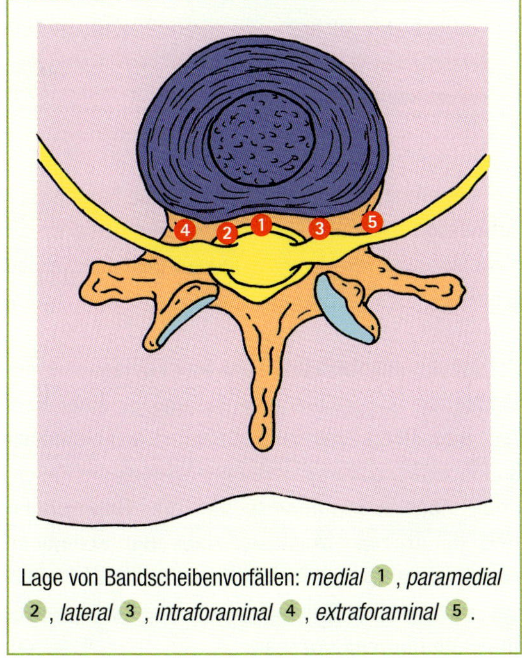


Lage von Bandscheibenvorfällen: *medial* 1, *paramedial* 2, *lateral* 3, *intraforaminal* 4, *extraforaminal* 5.

Der erste Abschnitt eines **Spinalnervs**, sein Ursprung aus dem Rückenmark, wird als *Nervenwurzel* bezeichnet. Daraus leiten sich viele häufig verwendete Begriffe ab. So spricht man von einem *Wurzelreizsyndrom* oder von einer *Wurzelreizung,* wenn es durch einen Bandscheibenvorfall zu einer Reizung des Nervs kommt. Das lateinische Wort für *Wurzel* ist *radix.* Daraus ergeben sich Begriffe wie *radikulärer Schmerz* oder *radikuläre Ausstrahlung.* Sie werden verwendet, wenn beschrieben werden soll, dass sich der Schmerz entsprechend des Nervenverlaufs im Bein ausdehnt. Eine *periradikuläre Therapie* beinhaltet eine Behandlung um (lat. *peri = ringsum*) die Nervenwurzel *(radix)* herum.

Die Spinalnerven, die an der Lendenwirbelsäule vom Rückenmark in den Körper ziehen, werden als *Lumbalnerven* bezeichnet und häufig mit einem *L* abgekürzt. So heißt z. B. der 5. Spinalnerv an der Lendenwirbelsäule *5. Lumbalnerv* oder kurz *L5.* Der 1. Spinalnerv, der durch das Kreuzbein *(Sakrum)* zieht, wird als *1. Sakralnerv* oder *S1* bezeichnet.

## Ursachen und Herkunft

Ein Bandscheibenvorfall liegt vor, wenn Bandscheibengewebe seine ursprüngliche Lage verlässt und sich durch den Faserring, den *Anulus fibrosus,* nach außen verlagert. Dazu kann es nur kommen, wenn eine **Schwachstelle in der Bandscheibe** vorliegt. Eine solche Schwachstelle im Gewebe kann sich im Rahmen des Alterungsprozesses der Bandscheibe bilden. Diese Alterungsprozesse finden sich in seltenen Fällen schon bei Jugendlichen.

Bevor es zu einem Bandscheibenvorfall kommt, verliert der innere Gallertkern der Bandscheibe *(Nucleus pulposus)* Eiweiße, womit seine wasserbindende Fähigkeit zunehmend verloren geht. Seine Höhe und seine elastischen Eigenschaften nehmen ab. Dies führt zur Überlastung des ihn umgebenden Faserringes *(Anulus fibrosus),* der dadurch seinerseits zu verschleißen beginnt. Im Rahmen dieses Verschleißes bilden sich Spalten und Risse im Faserring, durch die weiches Bandscheibengewebe nach außen dringen kann. Dieser **Alterungsprozess** betrifft vor allem die Bandscheibe zwischen dem 4. und 5. Lendenwirbel (Bandscheibe L4/5) sowie zwischen dem 5. Lendenwirbel und dem 1. Sakralwirbel (Bandscheibe L5/S1). Die meisten Bandscheibenvorfälle treten in diesen Segmenten und im Alter zwischen 25 und 60 Jahren auf.

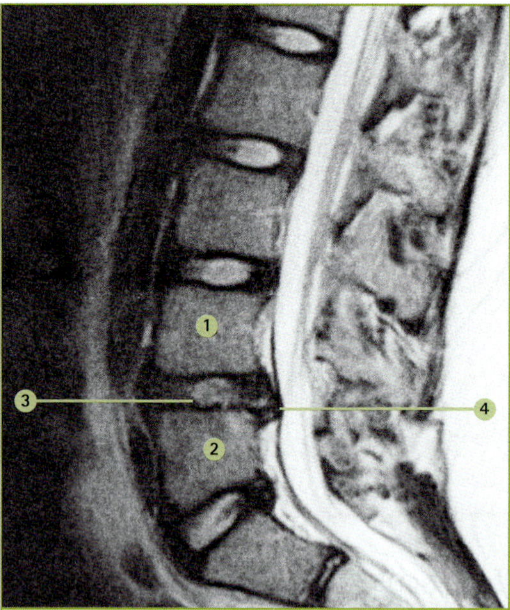


Seitliche Kernspintomographie-Aufnahme der Lendenwirbelsäule eines 14-jährigen Patienten. Die linke Bildhälfte weist in Richtung Bauch, die rechte in Richtung Rücken. An der zwischen dem 4. (1) und dem 5. (2) Lendenwirbelkörper gelegenen Bandscheibe L 4/5 (3) ist es zu einem Bandscheibenvorfall (4) gekommen.

***Die meisten Bandscheibenvorfälle ereignen sich im Alter zwischen 25 und 60 Jahren.***

Nach dem 50. Lebensjahr ist bei vielen Menschen kein Gallertkern mehr vorhanden und damit kaum noch weiches Gewebe, welches vorfallen kann. Im Alter über 60 Jahre treten Vorfälle eher an den höher gelegenen Bandscheiben zwischen dem 3. und 4. Lendenwirbel (Bandscheibe L3/4) oder selten zwischen dem 2. und 3. Lendenwirbel (Bandscheibe L2/3) auf. Bandscheibenvorfälle entstehen somit häufig im Rahmen eines Bandscheibenverschleißes. Bei 60% aller über 60-Jährigen können Bandscheibenvorfälle nachgewiesen werden, die jedoch nicht zu Beschwerden führen.

Der Verschleiß der Bandscheibe wird durch hohe und ungünstige **Belastungen der Lendenwirbelsäule** beschleunigt. Diese treten in Pflegeberufen sowie bei Tätigkeiten an Baustellen oder im Gartenbau regelmäßig auf. Durch schweres Heben oder lange vorgebeugte Haltung kommt es zu einer hohen Gewichtsbelastung der Bandscheibe.

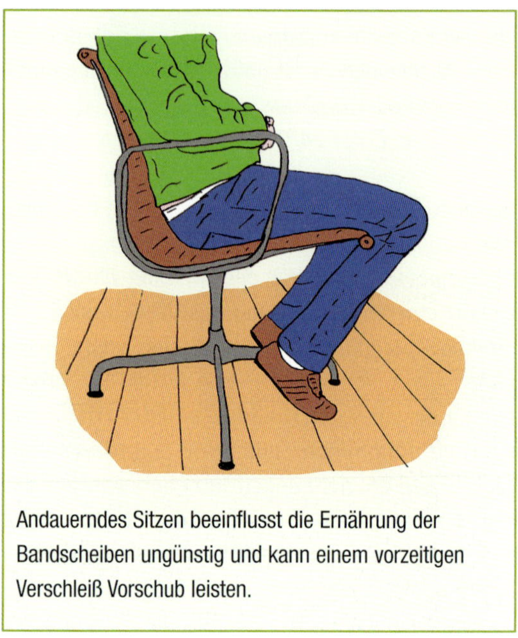

Andauerndes Sitzen beeinflusst die Ernährung der Bandscheiben ungünstig und kann einem vorzeitigen Verschleiß Vorschub leisten.

Ungünstig sind aber auch Berufe mit einer dauernden **sitzenden Tätigkeit** sowie ein genereller **Mangel an Bewegung**. Dies senkt den Stoffwechsel in der Bandscheibe, deren Ernährung wesentlich auf den regelmäßigen Wechsel von Belastung und Entlastung angewiesen ist. Damit kann ein Bewegungsmangel zu einem frühen Verschleiß führen.

***Sowohl eine zu hohe wie auch eine zu geringe Belastung der Bandscheiben kann deren Verschleiß beschleunigen.***

Ein vorzeitiges Altern der Bandscheibe kann **anlagebedingt** sein und hat dann seine Ursache in einer genetischen Veranlagung für die Qualität des Bindegewebes der Bandscheibe.

Oft führen das Anheben schwerer **Lasten** oder ein **Verdrehen** in vorgebeugter Haltung zu einer kurzen, intensiven Belastung (Druckimpuls), wodurch Bandscheibengewebe durch die Spalten des Faserringes nach außen gepresst wird. Die Belastungen sind damit zwar Auslöser eines Bandscheibenvorfalls, dieser ist jedoch nur dann möglich, wenn das Gewebe der Bandscheibe vorher schon entsprechend geschädigt war.

Ein Bandscheibenvorfall hat prinzipiell eine **günstige Prognose**, sich im Laufe der Zeit von alleine *(spontan)* zurückzubilden. Dazu trägt bei, dass das vorgefallene Bandscheibengewebe zunehmend Flüssigkeit verliert und austrocknet. Damit verringert sich seine Größe und ein eventueller Druck auf die Nerven nimmt ab.

Dies trifft vor allem für Bandscheibenvorfälle zu, die sich komplett von der ursprünglichen Bandscheibe gelöst haben, sog. *Sequester*. Weiterhin bewirken körpereigene Stoffe *(Enzyme)* und Zellen einen Abbau *(Phagozytose)* des Vorfalls.

***Viele Bandscheibenvorfälle verkleinern sich oder verschwinden von alleine durch körpereigene Abbauvorgänge. Dies gelingt jedoch nicht bei jedem Vorfall.***

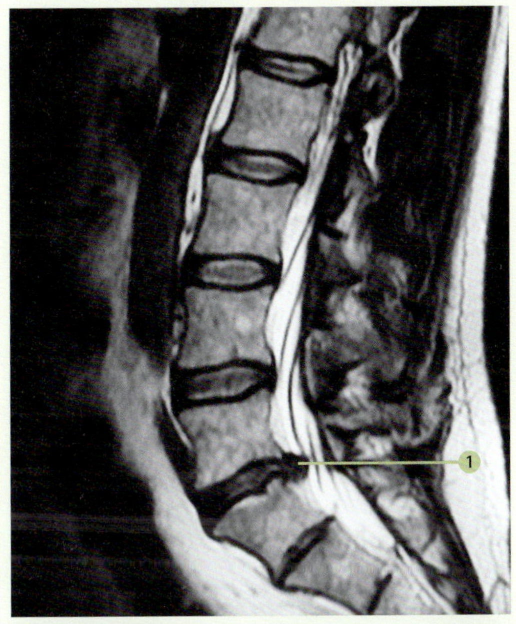


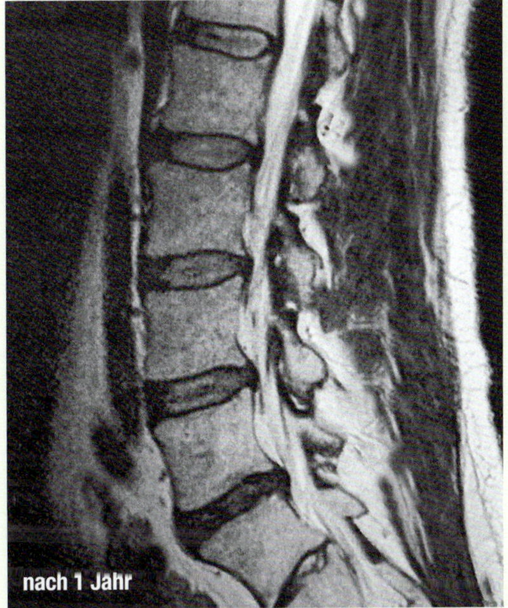


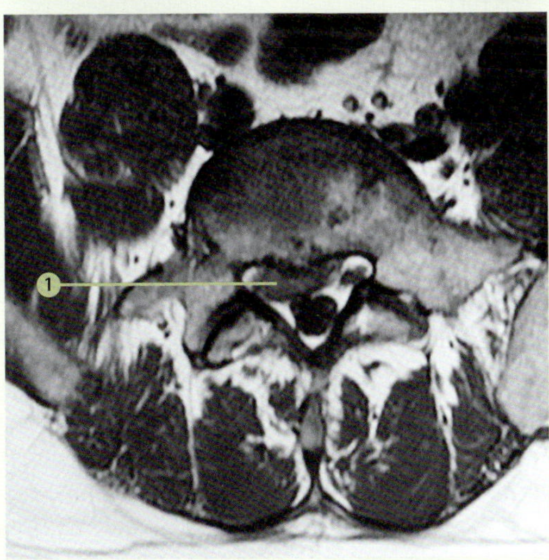


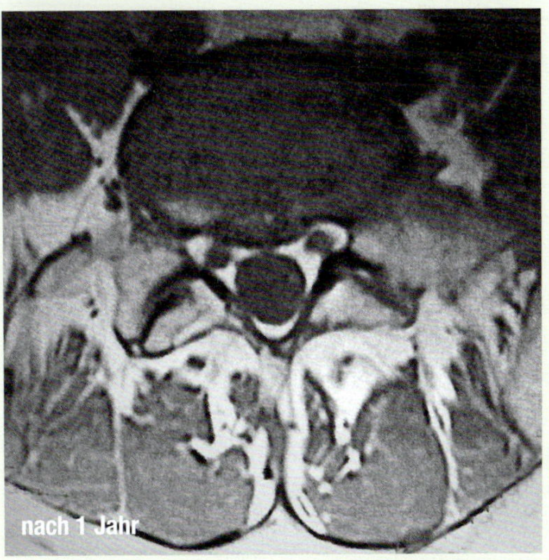


Das obere und untere Bild in der linken Bildhälfte zeigt jeweils eine Kernspintomographie-Aufnahme mit einem deutlichen Bandscheibenvorfall (1) bei einem 40-jährigen Patienten. Es bestanden keine Beeinträchtigungen der Nervenfunktion *(neurologische Ausfälle)* und der Patient wurde nicht-operativ behandelt. In der rechten Bildhälfte sind die Kernspintomographie-Aufnahmen dargestellt, die ein Jahr später angefertigt wurden. Der Bandscheibenvorfall wurde vom Körper abgebaut.

## Symptome und Beschwerden

Die Beschwerden, die ein Bandscheibenvorfall auslöst, können sehr unterschiedlich sein. Vor allem bei Bandscheibenvorfällen, die Folge eines normalen altersbedingten Verschleißprozesses sind, bestehen häufig überhaupt **keine Beschwerden**. Bei etwa 40% aller über 50-Jährigen kann ein Bandscheibenvorfall nachgewiesen werden, ohne dass dieser jemals zu Beschwerden führt.

Genau genommen führt der Bandscheibenvorfall selber weniger zu Schmerzen im unteren Rücken. Ein Bandscheibenverschleiß, eine Vorwölbung *(Protrusion)* oder die Anfangsphase eines Bandscheibenvorfalls, in der sich das Bandscheibengewebe seinen Weg aus der Bandscheibe heraus bahnt, können zu **Kreuzschmerzen / Rückenschmerzen** führen. Ist es dann zu einem Bandscheibenvorfall gekommen, lassen in einigen Fällen die Kreuzschmerzen schlagartig nach. Im Anschluss können sich einzelne Folgesymptome entwickeln, auf die weiter unten noch einzugehen sein wird. Als wichtiger Hinweis sei hier noch einmal betont, dass ein Bandscheibenvorfall zwar kurzfristiger Auslöser für Kreuzschmerzen sein kann, aber eher nicht für einen anhaltenden Kreuzschmerz verantwortlich ist. Daher sollte er nicht ungerechtfertigt Anlass für eine Operation aufgrund von Kreuzschmerzen sein.

***Die einen Bandscheibenvorfall kennzeichnenden Beschwerden äußern sich in einem Beinschmerz und einer Beeinträchtigung der Nervenfunktion, weniger in Rückenschmerzen.***

Oftmals **beginnen** die Beschwerden mit einem Kreuzschmerz, der mal stark und mal gering ausgeprägt ist. Der Schmerz kann sich langsam entwickeln und ist Folge des Vordrängens der Bandscheibe gegen das sog. *hintere Längsband.* Das hintere Längsband verläuft als kräftiges Band von oben nach unten entlang der Hinterkante der Wirbelkörper. Es grenzt die Bandscheibe zum Wirbelkanal ab. Hält der Druck gegen das Band an, bleiben hartnäckige Schmerzen, die auf Behandlungen kaum ansprechen. Schiebt sich der Bandscheibenvorfall an diesem Band vorbei und fällt in den Wirbelkanal vor, lassen die Schmerzen im Rücken häufig nach. Dieser Prozess kann sich auch sehr schnell entwickeln, so dass manche Patienten über keinen oder einen nur sehr kurzen Rückenschmerz berichten.

In anderen Fällen nehmen die Patienten **Fehlhaltungen** ein, da sie versuchen, mit einer veränderten Haltung den Schmerz zu reduzieren. Die schmerzbedingte Fehlhaltung vermindert den Druck auf die betroffene Bandscheibe und wird als *Schmerzskoliose* bezeichnet.

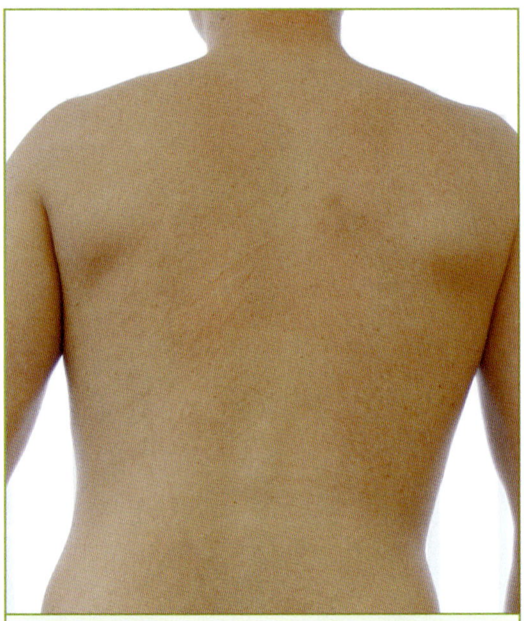

Das Foto zeigt einen Mann in einer schmerzbedingten Fehlhaltung. Die Wirbelsäule wird nicht gerade gehalten, sondern weicht zur Seite ab. Man spricht von einer sog. *Schmerzskoliose.*

**Lage** und **Größe** des Bandscheibenvorfalls sind dann entscheidend für den weiteren Beschwerdeverlauf. Findet der Vorfall im Wirbelkanal ausreichend Platz und bedrängt keine Nerven, löst er häufig kaum weitere Symptome aus. Auch große Bandscheibenvorfälle führen nicht zwangsläufig zu mehr Beschwerden als kleine und auch die Prognose muss nicht schlechter sein. Im Gegenteil, häufig bilden sich gerade große Bandscheibenvorfälle schneller zurück und die Symptome klingen rascher ab.

Kommt es jedoch zu einer **Nervenbedrängung**, kann der mechanische Druck des Bandscheibenvorfalls auf den Nerv dessen Funktion schädigen. Der Druck auf den Nerv selber führt nicht zu

Schmerzen. Es kommt jedoch an der Stelle des Bandscheibenvorfalls zu einer schmerzhaften Entzündungsreaktion, die auf den Nerv übergreifen kann. Der Druck auf den Nerv ist für die Ausfälle von Nervenfunktionen, die Entzündungsreaktion für den Schmerz im Bein, weniger für Rückenschmerzen, verantwortlich.

**Typische durch einen Bandscheibenvorfall ausgelöste Beschwerden sind:**

- der typische Schmerz an der Rückseite des Beins *(Ischiasschmerz)*, seltener auch ein Schmerz an der Vorderseite des Oberschenkels,
- eine gestörte Gefühlswahrnehmung *(Sensibilität)* im Bein mit Taubheitsgefühl, Kribbeln oder Brennen,
- muskuläre Schwächen *(Paresen)* im Bein,
- Abschwächung von Reflexen.

Zunehmender Druck auf den Nerv führt zu einem **Kribbelgefühl** *(Parästhesie, Dysästhesie)* oder einem **Taubheitsgefühl** *(Hypästhesie)* im Bein. Am Knie kann der Kniesehnenreflex *(Patellarsehnenreflex; PSR)* und am Fuß der Achillessehnenreflex *(ASR)* abgeschwächt oder nicht mehr auszulösen sein. Des Weiteren können Schwächen oder Lähmungen *(Paresen)* in der Beinmuskulatur auftreten. Dies muss nicht mit Schmerzen einhergehen. Es gibt Fälle, in denen die Patienten eine Schwäche der Muskeln im Bein beklagen, jedoch keinerlei Schmerzen.

Für die Schmerzen im Bein ist der Druck auf den Nerv nicht verantwortlich. Sie sind vielmehr Folge der im Wirbelkanal ausgelösten Entzündung, die auf den Nerv übergreift. Sie geht von dem „vorgefallenen" Bandscheibengewebe aus, das vom Körper als ein Gewebe erkannt wird, das nicht an seiner natürlichen Stelle liegt. Da es damit als Fremdgewebe eingestuft wird, versucht der Körper, es abzubauen. Im Rahmen dieses Abbauvorgangs kommt es zu einer entzündlichen Reaktion am Bandscheibenvorfall, die auch den in seiner unmittelbaren Nähe liegenden Nerv betrifft. Diese **Entzündung des Nervs** führt dazu, dass der Patient **Schmerzen im Gesäß, im Oberschenkel, in der Wade oder im Fuß** verspürt. Dies entspricht dem Verlauf des entzündeten Nervs im Bein, wobei die Entzündung im Wesentlichen auf die Stelle des Bandscheibenvorfalls beschränkt bleibt und sich nicht sehr weit im Nerv ausdehnt.

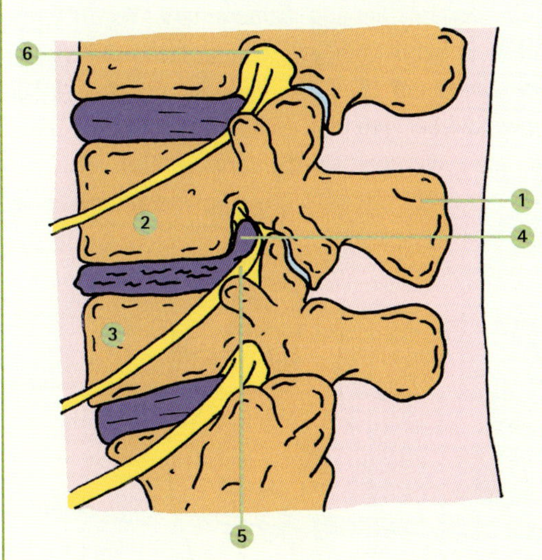


Die Abbildung zeigt den unteren Teil einer Lendenwirbelsäule von der Seite betrachtet. Rechts im Bild sind die Dornfortsätze (1) zu erkennen, die in Richtung Rücken weisen. Zwischen dem 4. (2) und dem 5. Lendenwirbelkörper (3) ist es zu einem Bandscheibenvorfall (4) gekommen, der einen vom Rückenmark abgehenden Spinalnerv (5) einklemmt. Die anderen Spinalnerven ziehen ungehindert durch das sog. *Neuroforamen* (6).

**Husten**, Niesen oder ein Pressen beim Stuhlgang können die Schmerzen im Rücken und im Bein verstärken. Der Schmerz kann sich im Verlauf mehrerer Tage vom Gesäß bis in den Oberschenkel, die Wade und schließlich bis in den Fuß ausdehnen. In manchen Fällen spürt der Patient den Schmerz ausschließlich in einer der Regionen. Die zunehmende Ausdehnung des Schmerzes im Bein ist Zeichen der anhaltenden Nervenreizung. Für ein Abklingen der Entzündung spricht, wenn der Schmerz im Bein nachlässt oder sich zunehmend aus dem Fuß oder der Wade in das Gesäß zurückzieht.

***Nicht der Druck des Bandscheibenvorfalls auf den Nerv löst den Schmerz aus, sondern eine durch ihn ausgelöste Entzündungsreaktion, die auf den Nerv übergreift.***

Kommt es bei einem Bandscheibenvorfall zur anhaltenden Bedrängung von Nerven, hängt die Art der Beschwerden und ihre Lokalisation davon ab, welcher Nerv betroffen ist. An der **Vorderseite des**

**Beins** verläuft der sog. *Femoralnerv (Nervus femoralis).* Er wird vom zweiten, dritten und vierten Spinalnerv der Lendenwirbelsäule *(2. – 4. Lumbalnerv; L2 -L4)* gebildet. Schmerzen entlang seines Verlaufs werden als *Femoralgie* (lat. *femur = Oberschenkel;* griech. *algos = Schmerz*) bezeichnet.

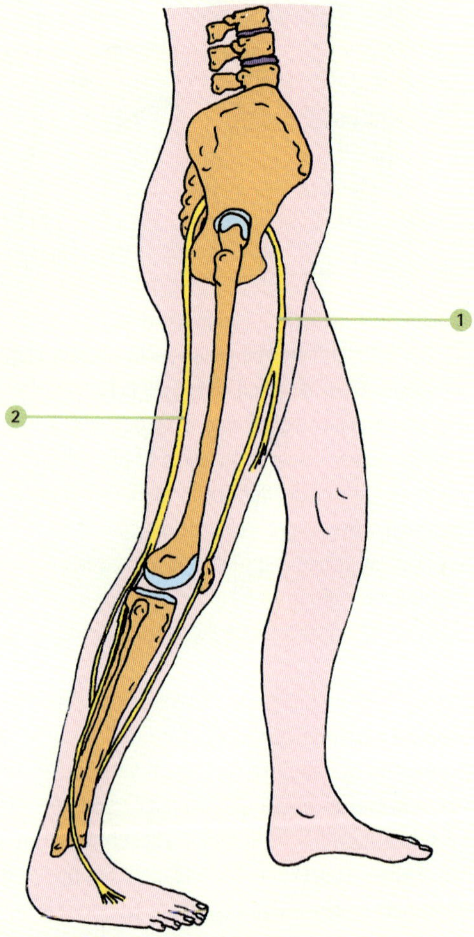

Die Abbildung zeigt den Verlauf der beiden großen Beinnerven. Vorne am Oberschenkel verläuft der *Femoralnerv (Nervus femoralis)* (1). Er teilt sich in verschiedene Äste auf, die zum Teil bis zur Innenseite des Unterschenkels ziehen. An der Rückseite des Gesäßes, des Oberschenkels und der Wade verläuft der *Ischiasnerv (Nervus ischiadicus)* (2), der sich ebenfalls in verschiedene Äste aufteilt und bis zum Fuß zieht.

Fasern des vierten und fünften Spinalnervs der Lendenwirbelsäule (*4.* und *5. Lumbalnerv; L4* und *L5*) sowie Fasern der Spinalnerven des Kreuzbeins *(Sakrum) (1. – 3. Sakralnerv; S1 – S3)* vereinen sich an der Rückseite des Beins zum **Ischiasnerv** *(Nervus ischiadicus).* Ein Schmerz, der sich entlang dieses Nervs ausbreitet, hat daher den Namen *Ischialgie.*

Je nach Lage des Bandscheibenvorfalls kommt es zur Bedrängung eines Spinalnervs, seltener auch von zwei Spinalnerven. Daraus, welche Spinalnerven betroffen sind, ergeben sich typische Beschwerden in Bezug auf den Schmerzverlauf, die Region der gestörten Hautempfindung und in Bezug auf den beteiligten Muskel. Mehrere dieser einzelnen Symptome ergeben das Bild eines *Syndroms.* Ist der 4. Lendenwirbelnerv betroffen, spricht man von einem *L4-Syndrom,* bei einem Befall des 5. Lendenwirbelnervs von einem *L5-Syndrom* usw.

***Bandscheibenvorfälle können zu sehr unterschiedlichen Symptomen und Beschwerden führen.***

Im **langfristigen** Verlauf über Wochen oder Monate hat ein Bandscheibenvorfall in aller Regel einen gutartigen Verlauf, der durch ein Abklingen der durch ihn ausgelösten Beschwerden gekennzeichnet ist. **Kurzfristig** können Bandscheibenvorfälle jedoch innerhalb von Stunden oder Tagen einen Nerv so stark bedrängen, dass eine rasche, zum Teil operative Behandlung notwendig wird. Dies ist meist dann notwendig, wenn die muskulären Schwächen rasch zunehmen.

## Untersuchung und Diagnostik

Zu Beginn der Untersuchung steht immer eine ausführliche **Befragung** *(Anamnese)* des Patienten zu seinen Beschwerden. In den meisten Fällen ergibt diese Schilderung bereits die wichtigsten Hinweise für das Vorliegen eines Bandscheibenvorfalls. Es werden die Art des Schmerzes, der Schmerzverlauf, die Dauer und Entwicklung der Beschwerden sowie zahlreiche andere Details erfragt.

***Eine Kernspintomographie ersetzt in keiner Weise eine ausführliche Befragung und Untersuchung. Die detaillierte Schilderung der Beschwerden ist für die Diagnose und die Therapie meist bedeutender als die Kernspintomographie, welche lediglich die Bestätigung und bildliche Darstellung eines vermuteten Bandscheibenvorfalls übernimmt.***

Die **Untersuchung** erfolgt am bis auf die Unterwäsche entkleideten Patienten. Dies ist wichtig, um Muskelschwächen, Empfindungsstörungen der Haut, Veränderungen der Reflexe, Hautveränderungen und andere krankhafte Zustände zu erkennen. Sind Muskelschwächen, Empfindungsstörungen der Haut oder Veränderungen der Reflexe festzustellen, spricht man von *neurologischen Ausfällen.* Diese sind Hinweise darauf, dass ein Nerv von einem Bandscheibenvorfall bedrängt wird.

Eventuelle **Muskelschwächen** werden in verschiedene *Kraftgrade* unterteilt, die das jeweilige Ausmaß wiedergeben. *Kraftgrad 5* ist ein Normalbefund, bei *Kraftgrad 4* besteht eine leichte Schwäche, bei *Kraftgrad 3* eine mäßige Schwäche, bei *Kraftgrad 2* eine deutliche und bei *Kraftgrad 1* eine sehr ausgeprägte Muskelschwäche. *Kraftgrad 0* entspricht einer vollständigen Lähmung.

Je nachdem welcher Nerv von einem Bandscheibenvorfall bedrängt wird, ergeben sich unterschiedliche **Symptome und Beschwerden**:

- **Bedrängung des 2. Spinalnervs der Lendenwirbelsäule (2. lumbale Nervenwurzel; L2) – L2-Syndrom**

Diese Nervenwurzel ist sehr selten betroffen. Bei einer Bedrängung projizieren sich Schmerzen in die **Leiste**. In der Leiste kommt es auch zu einer Empfindungsstörung der Haut. Eine spürbare Muskelschwäche tritt nicht auf.

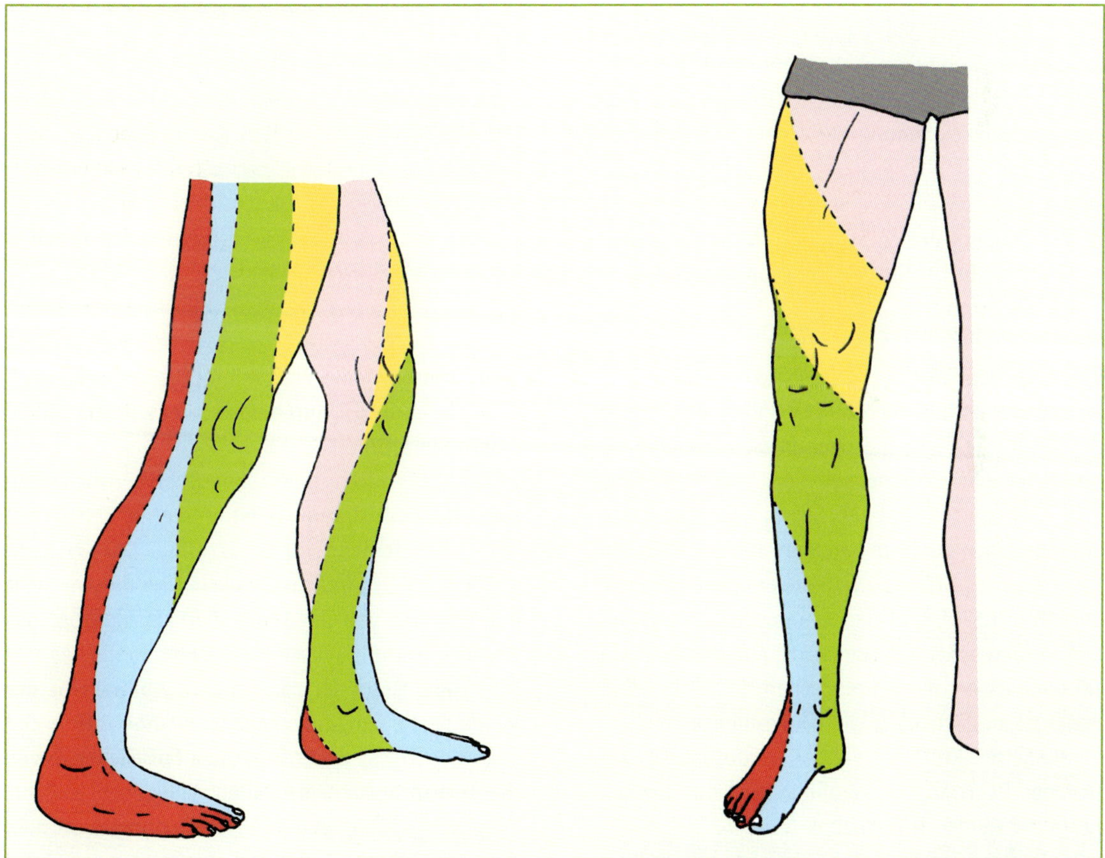

Die Abbildungen zeigen den Verlauf der sog. *Dermatome* (kann von Patient zu Patient leicht variieren). Die Dermatome entsprechen der Hautregion, die von einem bestimmten Spinalnerv versorgt wird. Der 3. Lumbalnerv (L3) leitet das Gefühl von der Innenseite des Oberschenkels (gelbe Region) weiter, der 4. Lumbalnerv (L4) vom Knie und der Innenseite des Unterschenkels (grüne Region). Die Region der äußeren Wade und der Großzehe wird vom 5. Lumbalnerv (L5) versorgt *(innerviert)* (hellblau), die Außenseite des Fußes sowie die Rückseite der Wade vom 1. Sakralnerv (S1) (rot). Wird ein Spinalnerv gereizt, treten Schmerzen und Missempfindungen wie Kribbeln oder Taubheit innerhalb der von diesem Nerv versorgten Dermatome auf.

### Bedrängung des 3. Spinalnervs der Lendenwirbelsäule (3. lumbale Nervenwurzel; L3) – L3-Syndrom

Der 3. Spinalnerv wird ebenfalls eher selten von einem Bandscheibenvorfall bedrängt. Die meisten Fälle treten im höheren Lebensalter auf. Wird der Nerv gereizt, strahlen die Schmerzen an die **Vorderseite des Oberschenkels** bis zum Knie. Das Hautempfinden kann gestört sein. Vom 3. Spinalnerv werden vor allem der *Iliopsoas-Muskel* und der *Quadrizeps-Muskel* versorgt. Bei einer Schwäche dieser Muskeln kann der Oberschenkel nur mit verminderter Kraft nach oben gezogen und das Knie nur mit verminderter Kraft gestreckt werden. Die Schwäche fällt z. B. beim Treppensteigen und beim Aufrichten aus der Hocke auf.

Viele Patienten mit einer Bedrängung des 3. Spinalnervs nehmen eine Schonhaltung ein, indem sie den Oberkörper nach vorne beugen. Dies verringert die Spannung des Nervs und damit die Schmerzen.

### Bedrängung des 4. Spinalnervs der Lendenwirbelsäule (4. lumbale Nervenwurzel; L4) – L4-Syndrom

Etwa 10% der Bandscheibenvorfälle üben Druck auf den 4. Lendenwirbelnerv aus. Dann entwickeln sich Schmerzen entlang der **Außen- und Vorderseite des Oberschenkels**. Sie dehnen sich bis über die Kniescheibe an die **Innenseite des Unterschenkels** aus. An diesen Stellen kann es zu Missempfindungen der Haut kommen, wie z. B. Brennen, Taubheit oder Kribbeln. Der 4. Lendennerv steuert den *Iliopsoas-Muskel*, den *Quadrizeps-Muskel* und den vorderen Schienbeinmuskel *(Tibialis anterior-Muskel)*. Ist der Nerv durch einen Vorfall in seiner Funktion gestört, kann der Oberschenkel nur mit verminderter Kraft angehoben *(Iliopsoas-Muskel)* und das Bein nur mit verminderter Kraft im Knie gestreckt werden *(Quadrizeps-Muskel)*. Dies ist von einer Bedrängung des 3. Lendenwirbelnervs teilweise schwer zu unterscheiden. Zusätzlich ist das Anheben und nach innen Drehen des Fußes abgeschwächt *(Tibialis anterior-Muskel)*.

Bei der Untersuchung ist der Sehnenreflex der Kniescheibe *(Patellarsehnenreflex; PSR)* im Vergleich zur anderen Seite abgeschwächt oder fehlt ganz. Häufig wird eine Schonhaltung mit Vorbeugen des Oberkörpers und Beugen der Hüftgelenke eingenommen.

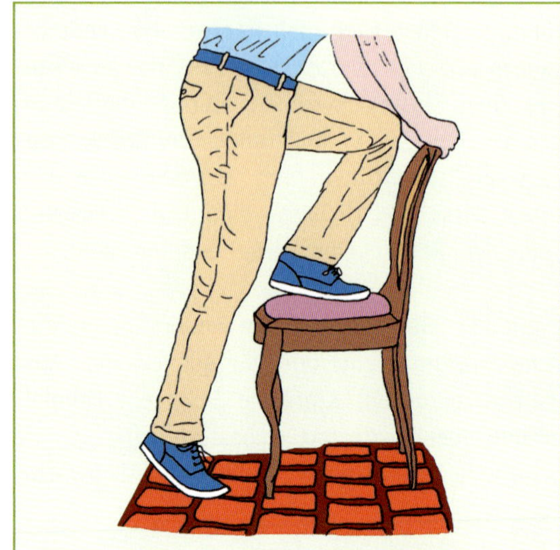

Das Aufsteigen auf einen Stuhl erfordert Kraft im *Quadrizeps-Muskel* am Oberschenkel und im *Iliopsoas-Muskel*, der im Becken verläuft. Sind die Muskeln durch einen Bandscheibenvorfall geschwächt, gelingt das Aufsteigen auf den Stuhl nicht oder nur erschwert. Ein solcher Test sollte nicht alleine durchgeführt werden, da es bei einer Schwäche zu Stürzen kommen kann.

### Bedrängung des 5. Spinalnervs der Lendenwirbelsäule (5. lumbale Nervenwurzel; L5) – L5-Syndrom

Kommt es durch einen Bandscheibenvorfall zu einer Nervenbedrängung, ist in über 40% der Fälle der 5. Lendenwirbelnerv betroffen. Daraus kann sich ein L5-Syndrom entwickeln. Bei diesem zieht der Schmerz von der Lendenwirbelsäule über das Gesäß und die Rückseite des Oberschenkels bis in die Wade. Besonders die vordere **Außenseite der Wade** sowie der Außenknöchel sind betroffen. Der Schmerz strahlt weiter über den **Fußrücken bis in die Großzehe** und die daneben liegende 2. Zehe. Taubheitsgefühle und Missempfindungen werden vor allem an der Außenseite der Wade, dem Fußrücken und der Großzehe empfunden.

Der 5. Lendenwirbelsäulennerv versorgt die Muskeln, die zum **Anheben des Fußes** und der Großzehe notwendig sind. Kommt es zu einer Schwächung dieser Muskeln, kann der Fuß bzw. die Großzehe nur noch mit verminderter Kraft nach oben gezogen werden. Dies fällt auf, wenn der

Patient versucht auf den Fersen zu gehen, was bei einer Schwäche gar nicht oder erschwert gelingt. Ist die Schwäche stark ausgeprägt, wird von einer Lähmung *(Parese)* gesprochen und der Patient **stolpert** beim Gehen, weil die Fußspitze nicht gehoben werden kann. Um zu gehen, muss der Betroffene das Bein stärker als üblich anheben *(Steppergang).*

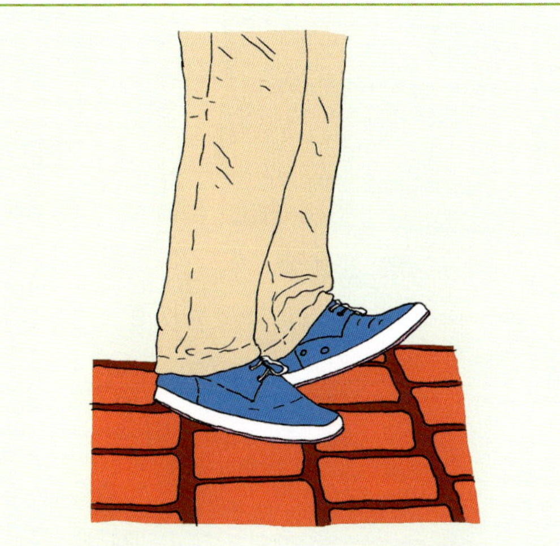

Kommt es zu einer stärkeren Bedrängung *(Kompression)* des 5. Lumbalnervs *(L5)* kann die Fußspitze, wie hier am rechten Fuß, nicht angehoben werden. Der sog. *Fersengang* ist dem Patienten dann nicht oder nur noch erschwert möglich. Veränderungen in der Muskelkraft können mit diesem Test auch vom Patienten selber gut festgestellt werden.

Daneben versorgt der Nerv einen Teil der **Gesäßmuskeln.** Ist die Nervenversorgung durch einen Bandscheibenvorfall gestört, kann sich der Patient nicht sicher auf dem betroffenen Bein halten. Beim Stehen auf einem Bein *(Einbeinstand)* sinkt das Becken zur nicht betroffenen Seite ab, weil die das Becken stabilisierenden Muskeln durch den Bandscheibenvorfall geschwächt sind.

*Leichte Schwächen der Muskulatur fallen vielen Patienten selber nicht auf. Deshalb ist es Aufgabe des Arztes, diese mit entsprechenden Tests festzustellen.*

### Bedrängung des 1. Spinalnervs des Kreuzbeins (1. sakrale Nervenwurzel; S1) – S1-Syndrom

Mit über 50% ist die 1. Nervenwurzel des Kreuzbeins (S1) am häufigsten von einem Bandscheibenvorfall betroffen. Kommt es durch den Vorfall zur Reizung und Bedrängung des Nervs, entwickelt sich ein S1-Syndrom. Dieses ist durch einen Schmerz gekennzeichnet, der vom Gesäß aus über die **Rückseite des Oberschenkels bis in die Rückseite der Wade** zieht. Der Schmerz reicht über die Ferse bis zum Außenrand des Fußes bis in die Kleinzehe und die daneben liegende 4. Zehe. Missempfindungen wie Taubheit und Kribbeln werden vor allem an der Rückseite der Wade, an der **Ferse** und am Fußaußenrand empfunden.

Der 1. Sakralnerv (S1) steuert unter anderem die Muskeln der Wade und den großen Gesäßmuskel *(Glutaeus-Maximus-Muskel).* Sind die Muskeln der Wade von einer Schwäche betroffen, fällt es dem Patienten schwer, auf den Zehen des betroffenen Beins zu gehen. Im Einbeinstand kann er sich nicht auf die Zehenspitzen stellen (Zehenstand). Eine Beteiligung des großen Gesäßmuskels kann sich in einer Schwäche beim Treppensteigen oder beim Aufstehen aus einem Stuhl bemerkbar machen.

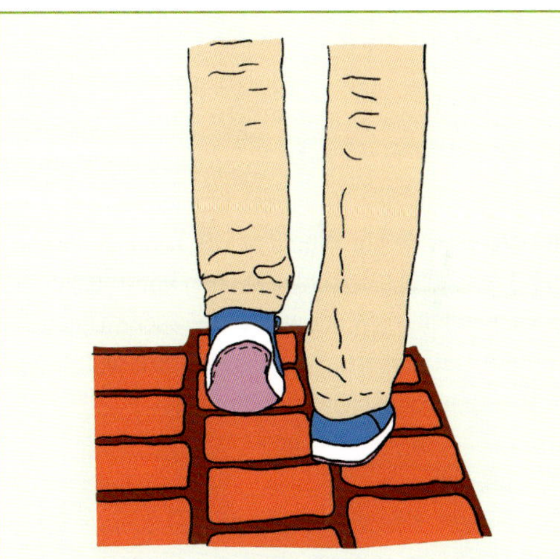

Bei diesem Test versucht der Patient, auf den Zehenspitzen zu gehen. Gelingt ihm das nicht oder nur erschwert, wie in der Abbildung für den rechten Fuß dargestellt, deutet dies auf eine Schwäche der Wadenmuskeln hin, die vom 1. Sakralnerv (S1) versorgt werden. Auch diesen Test kann der Patient selbstständig durchführen und Veränderungen in der Muskelkraft bemerken.

Wichtige Hinweise auf eine Beteiligung des 1. Sakralnervs liefert der Achillessehnenreflex *(ASR).* Ist er im Vergleich zur gesunden Seite abgeschwächt oder fehlt ganz, zeigt dies eine Bedrängung des Nervs an.

Die Symptome eines Bandscheibenvorfalls können sich in der **Akutphase** innerhalb von Tagen oder Stunden ändern. Der Patient sollte darüber aufgeklärt werden, dass es zu muskulären Schwächen oder - wenn diese bereits vorhanden sind - zu deren Verschlechterung kommen kann. Mit einfachen Tests (s.o.) kann der Patient selber eine Verschlechterung der Muskelfunktion feststellen. Dazu sollte er versuchen, auf den Fersen zu gehen, im Zehenspitzengang zu gehen und sich (mit Absicherung durch eine weitere Person!) auf einen Stuhl zu stellen. Damit können bereits Veränderungen in der Muskelkraft erkannt werden.

***Bei bestehenden muskulären Schwächen oder Lähmungen sollte der Patient selber mindestens dreimal täglich die Ausprägung der Schwäche kontrollieren und sich bei Unklarheiten oder einer Zunahme der Schwäche umgehend in ärztliche Behandlung begeben.***

Regelmäßige selbstständige Tests sind empfehlenswert, wenn der Patient nicht regelmäßig von einem Arzt untersucht oder in einem Krankenhaus behandelt wird. Gerade am **Wochenende** kann es sonst zu einer unerkannten Verschlechterung von muskulären Schwächen kommen, die ggf. eine rasche Operation erfordern, um den Nerv von einem stark bedrängenden Bandscheibenvorfall zu befreien.

### Kaudasyndrom

Unter einem *Kaudasyndrom* versteht man Symptome und Beschwerden, die durch einen **sehr großen Bandscheibenvorfall** (Massenvorfall oder Massenprolaps) hervorgerufen werden, der einen Großteil des Rückenmarks bzw. der *Cauda equina* komprimiert. Die *Cauda equina* beginnt am Ende des Rückenmarks und besteht aus zahlreichen Nervensträngen und nicht mehr aus dem weichen Rückenmark. Diese Nervenstränge steuern u.a. die Funktion der Blase und des Mastdarms. Werden sie von einem großen Bandscheibenvorfall bedrängt, kommt es zu alarmierenden Symptomen wie einer Schwäche der Schließmuskeln von Blase und Mastdarm. Die Folge kann ein unkontrollierter **Abgang von Urin oder Stuhl** sein (*Harn-* bzw. *Stuhlinkontinenz*). Zudem besteht ein Taubheitsgefühl an der Steißbeinspitze und in der Blase können Schmerzen auftreten, die beim Husten zunehmen.

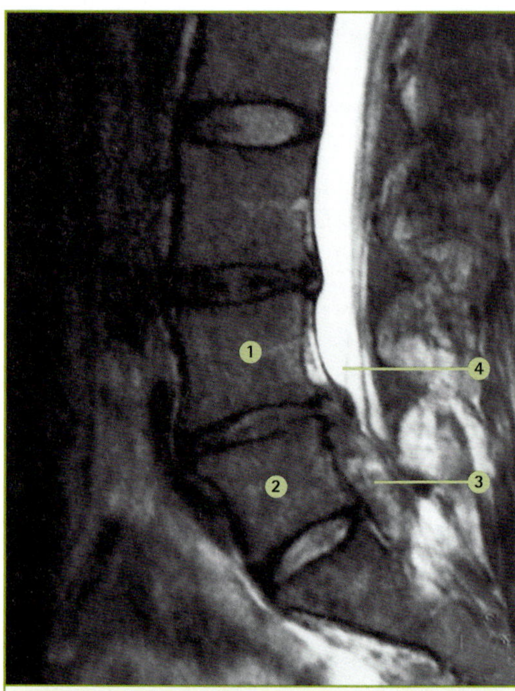


Seitliche Kernspintomographie-Aufnahme der Lendenwirbelsäule einer 30-jährigen Patientin. Es liegt ein seltener sog. *Massenvorfall* vor. Aus der Bandscheibe zwischen dem 4. (1) und dem 5. Lendenwirbelkörper (2) hat sich eine große Menge (Masse) Bandscheibengewebe (3) in den Wirbelkanal (4) verlagert. Der Patientin konnte durch eine rechtzeitige Operation geholfen werden.

Das Kaudasyndrom ist sehr selten, die allermeisten Bandscheibenvorfälle lösen es nicht aus. Tritt es jedoch auf, so ist dies als **Notfall** zu werten und der Patient bedarf in aller Regel einer sofortigen Operation, um bleibenden Nervenschäden vorzubeugen.

Weitere diagnostische Maßnahmen:

Erst nach der ausführlichen Befragung und Untersuchung wird entschieden, ob ein Röntgenbild, eine Kernspintomographie oder eine Computertomographie durchgeführt wird. Liegen solche Bilder bereits vor, sollten sie ebenfalls erst nach der Befragung und Untersuchung betrachtet werden, um nicht allein anhand der Bilder eine voreilige Diagnose zu stellen.

## Röntgen

Eine Röntgenuntersuchung stellt die knöchernen Anteile der Lendenwirbelsäule dar. Da es sich sowohl bei den Bandscheiben als auch bei dem von einem Bandscheibenvorfall betroffenen Gewebe um Weichgewebe handelt, das die Röntgenstrahlen durchlässt, kann ein Bandscheibenvorfall mit Röntgenbildern nicht abgebildet werden.

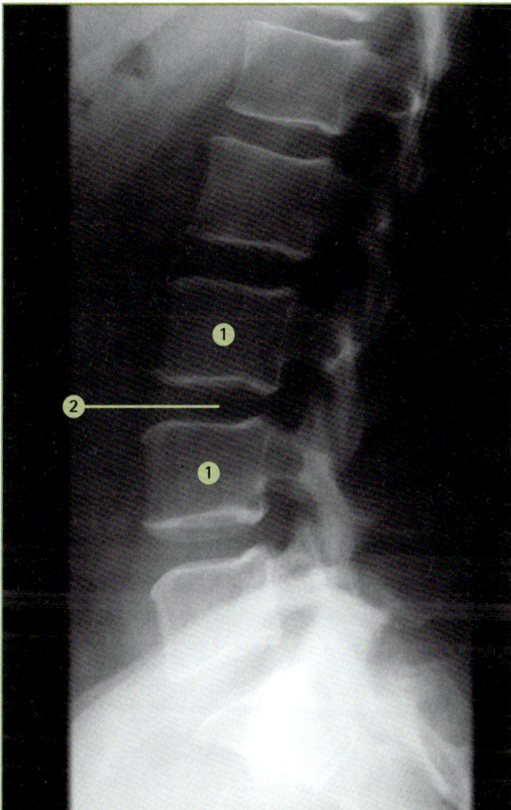


Zu sehen ist ein seitliches Röntgenbild einer Lendenwirbelsäule. Die linke Bildhälfte weist in Richtung Bauch, die rechte in Richtung Rücken. Zwischen den einzelnen Wirbelkörpern (1) liegen die Bandscheiben (2). Da es sich um Weichgewebe handelt, können sie ebenso wenig im Röntgen abgebildet werden wie Bandscheibenvorfälle.

Bei jungen Patienten wird daher häufig auf ein Röntgenbild verzichtet. Je älter der Patient wird, desto eher wird ein Röntgenbild angefertigt. Dies geschieht, um sich einen Überblick zu verschaffen, ob starke Verschleißerscheinungen, Knochenbrüche oder andere Veränderungen vorliegen, die für Beschwerden verantwortlich oder für die Behandlung wichtig sind.

***Alleine der Nachweis eines Bandscheibenvorfalls in der Kernspintomographie muss noch nicht bedeuten, dass von ihm Beschwerden ausgehen. Bandscheibenvorfälle kommen im Rahmen des normalen Alterungsprozesses regelmäßig vor.***

## Kernspintomographie (Magnetresonanztomographie, MRT)

Die Kernspintomographie ist die **beste Methode** zur Darstellung eines Bandscheibenvorfalls. Sie kommt zudem ohne Röntgenstrahlen aus und wird daher auch bei jungen Patienten ohne Bedenken eingesetzt. Mit ihrer Hilfe kann die Bandscheibe aus verschiedenen Perspektiven abgebildet werden. Ebenso lässt sich das Nervengewebe (Rückenmark, Spinalnerven) sehr gut darstellen, welches unter Umständen von einem Bandscheibenvorfall in Mitleidenschaft gezogen wird. Auch Veränderungen am Knochen, wie etwa schmerzhafte Einlagerungen von Wasser *(Knochenödeme)*, Knochenbrüche oder Verschleißerscheinungen sind gut in der Kernspintomographie zu erkennen.

***Das Ergebnis der Kernspintomographie sollte nur von Ärzten bewertet werden, die den Patienten behandeln, seine Krankengeschichte kennen und ihn selber untersucht haben.***

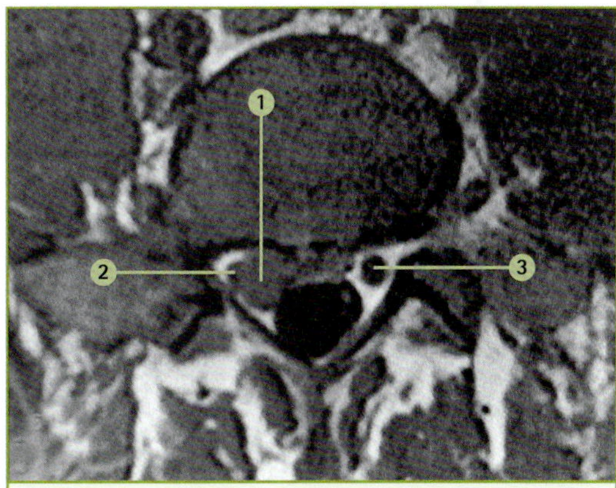


Die Kernspintomographie zeigt einen großen Bandscheibenvorfall (1), der einen Spinalnerv (2) stark bedrängt, so dass er kaum zu erkennen ist. Dagegen ist der Spinalnerv (3) der gesunden Seite gut zu sehen. Trotz dieses großen Vorfalls hat der Patient keine Symptome im Bein, so dass der Vorfall keiner speziellen Behandlung bedurfte.

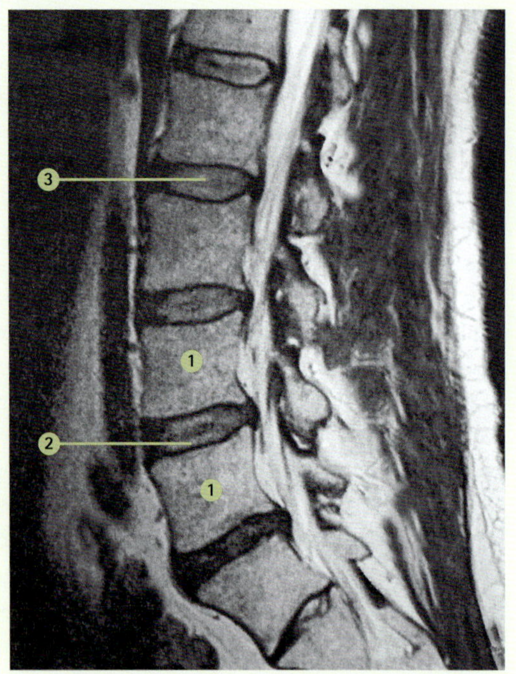


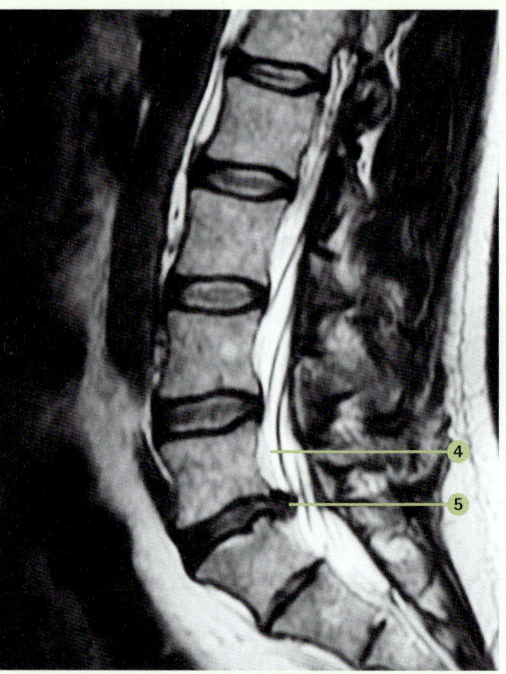


Zu sehen sind Seitenbilder einer Kernspintomographie der Lendenwirbelsäule. Die jeweils linke Bildhälfte weist nach vorne, die jeweils rechte nach hinten zum Rücken. Zwischen den Wirbelkörpern ① liegen die Bandscheiben ②. Der wasserhaltige Gallertkern *(Nucleus pulposus)* ③ in der Mitte der Bandscheiben ist als weiße Struktur gut zu erkennen. Ebenfalls weiß stellt sich auf diesen Aufnahmen der Wirbelkanal ④ dar. In der rechten Abbildung wölbt sich ein Bandscheibenvorfall ⑤ gegen den Wirbelkanal vor.

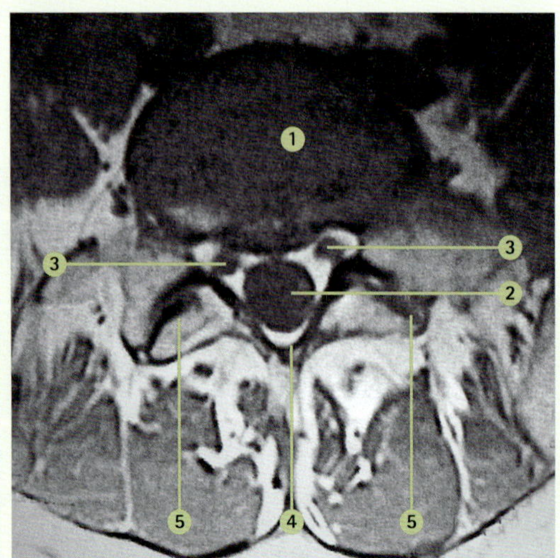


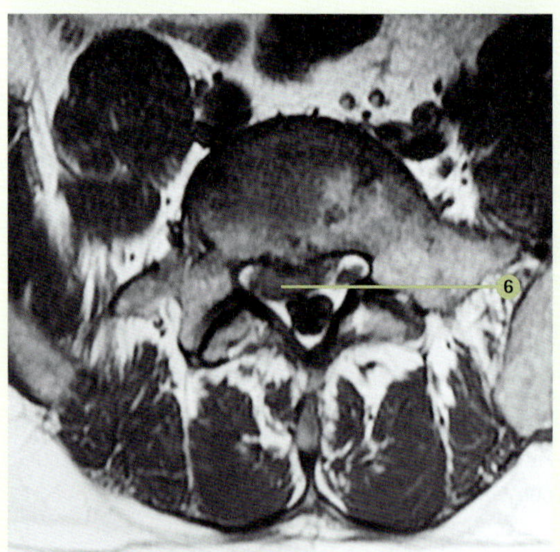


Kernspintomographie-Bilder, die einen Querschnitt durch die Lendenwirbelsäule darstellen. Der obere Bildrand weist nach vorne zum Bauch, der untere zum Rücken. Die Bandscheibe ① ist hier dunkel dargestellt, ebenso das Rückenmark ② und die sog. *Spinalnerven* ③, die als runde Punkte zu erkennen sind. Beide liegen im Wirbelkanal ④, der zum Teil von den Wirbelgelenken ⑤ umgeben wird. In der rechten Aufnahme ist deutlich ein Bandscheibenvorfall ⑥ zu erkennen.

Kommt es zu deutlichen neurologischen Ausfällen oder ist eine Operation geplant, ist die Kernspintomographie unentbehrlich. So wichtig die Kernspintomographie in der Darstellung von Bandscheibenvorfällen ist, so falsch kann es aber sein, alleine von den Bildern auf die Beschwerden des Patienten zu schließen.

### Computertomographie (CT)

Die Computertomographie ist ebenfalls in der Lage, Bandscheibenvorfälle sichtbar zu machen. Sie liefert jedoch nicht so genaue Informationen wie die Kernspintomographie und geht zudem mit einer Strahlenbelastung einher, da sie mit Röntgenstrahlen arbeitet. Der Kernspintomographie wird daher meist der Vorzug gegeben.

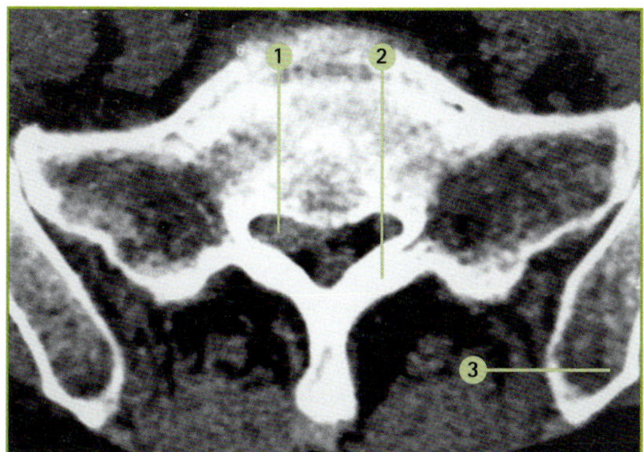


In der Computertomographie ist ein Bandscheibenvorfall (1) zu erkennen. Die weißen Strukturen sind die Knochen der Lendenwirbelsäule (2) und des Beckens (3). Eine so genaue Darstellung des Vorfalls wie in der Kernspintomographie gelingt nicht.

Nur noch in **Ausnahmefällen** wird eine Computertomographie durchgeführt, vor allem dann, wenn eine Kernspintomographie nicht oder nur zu einem ungünstigen Zeitpunkt zur Verfügung steht.

### Elektrodiagnostik

In Ausnahmefällen ist es sinnvoll, dass ein Arzt für Nervenheilkunde *(Neurologe)* die **Funktion der Nerven** für das Hautgefühl *(Sensibilität)* und für die Muskeln *(Motorik)* überprüft. Durch Untersuchungen und Messungen kann er einen drohenden oder bestehenden Nervenschaden feststellen. Diese Art der Diagnostik wird als *Elektrodiagnostik* bezeichnet und kann für weitere therapeutische Maßnahmen von Bedeutung sein.

## Therapie

Die allermeisten Bandscheibenvorfälle werden **anfänglich nicht-operativ** behandelt. Sie haben in aller Regel die Tendenz, sich von alleine *(spontan)* zurückzubilden. Die Behandlung kann diese Heilungsvorgänge unterstützen und zum Teil beschleunigen. Eine Ausnahme bilden Bandscheibenvorfälle, die zu anhaltenden Schmerzen, einer erheblichen Schwäche oder sogar Lähmung der Muskulatur führen, ohne dass eine Tendenz der Besserung zu erkennen ist. Auch das seltene sog. *Kaudasyndrom* wird einer operativen Behandlung unterzogen, weil anhaltende *(persistierende)* Nervenschäden verhindert werden sollen.

Zahlreiche Bandscheibenvorfälle, die sich mit zunehmendem Alter fast regelmäßig bei einer Kernspintomographie darstellen lassen, werden häufig fälschlicherweise für einen Rückenschmerz verantwortlich gemacht. Sie sind dann Anlass für eine unnötige Behandlung, die schlimmstenfalls mit der Operation des Bandscheibenvorfalls endet.

***Erst wenn die vom Patienten beklagten Beschwerden und die bei der orthopädischen Untersuchung erhobenen Befunde ihre Erklärung in einem nachgewiesenen Bandscheibenvorfall finden, rückt dieser ins Zentrum der Therapiemaßnahmen und wird dann gezielt behandelt.***

Der Patient sollte einen Bandscheibenvorfall eher als eine **vorübergehende Erkrankung** verstehen, die in den meisten Fällen einen gutartigen und recht kurzen Verlauf hat. Ein Bandscheibenvorfall muss nicht der Beginn eines chronischen Problems an der Lendenwirbelsäule sein. Der Patient muss nicht zwangsläufig damit rechnen, mit dem Vorliegen eines Bandscheibenvorfalls an einer chronischen Erkrankung zu leiden. Gleichwohl weist der Bandscheibenvorfall auf eine Schwachstelle und einen Verschleiß an der Lendenwirbelsäule hin. Die durch den Vorfall geschädigte Bandscheibe kann später Ursache von Rückenschmerzen sein. Daher sollte ein Bandscheibenvorfall Anlass sein, sich im weiteren Leben rückengerecht zu verhalten, den Rücken durch ein regelmäßiges Training stabil zu halten und damit die Bandscheiben zu entlasten.

Anders ist wiederum ein **Verschleiß einer oder mehrerer Bandscheiben** zu werten. Dieser kann durchaus zu wiederkehrenden Beschwerden an der Lendenwirbelsäule führen und stellt bei manchen Patienten eine chronische Erkrankung dar. Dann ist aber eben der Verschleiß der Bandscheiben mit all seinen Folgen an der Lendenwirbelsäule die zu behandelnde Erkrankung und nicht ein häufig im Rahmen des Verschleißes auftretender Bandscheibenvorfall, der zu keiner Nervenbedrängung führt. Darauf wird ausführlich im Kapitel *Der Verschleiß an der Lendenwirbelsäule* eingegangen.

***Es ist wichtig, einen Bandscheibenvorfall eher als eine kurzfristige Funktionsstörung und nicht als den zwangsläufigen Beginn einer chronischen Erkrankung zu begreifen.***

Während Störungen der Hautempfindung oder der Reflexe für den Patienten meist keine besonders störenden Symptome darstellen, können **Schwächen oder Lähmungen der Muskeln** zu einer erheblichen Beeinträchtigung im Leben des Patienten führen. Sie sind häufig neben dem Schmerz das wichtigste Symptom, nach dem sich die Behandlung richtet. Es ist zu beachten, dass sich ein Nerv bei zu lange anhaltendem Druck durch einen Bandscheibenvorfall von einem Schaden nicht mehr erholen kann. Die Folgen wären dann bleibende Lähmungen im Bein. In den allermeisten Fällen, in denen ein Nerv durch Druck geschädigt ist, erholt er sich davon, sei es von alleine oder unterstützt durch eine nichtoperative oder operative Behandlung. Der Prozess der Erholung der Nervenfunktion kann über Wochen oder viele Monate anhalten.

## Nicht-operative *(konservative)* Therapie

Wird ein Bandscheibenvorfall festgestellt, der zu typischen Beschwerden führt, sollte der Betroffene keiner schweren körperlichen **Tätigkeit** mehr nachgehen. Schweres Heben und Tragen wird vermieden, ebenso das Klettern auf Leitern, Gerüsten oder Dächern. Muskuläre Schwächen können hier zu einer erheblichen Unsicherheit in den Beinen führen und den Patienten gefährden.

Keineswegs ist ein Bandscheibenvorfall ein Grund, sich ins Bett zu legen. Dies würde die natürlichen Heilprozesse im Körper verzögern. Stattdessen ist **Bewegung** sinnvoll: durch leichte Gymnastik, Walken, Spazieren oder Schwimmen sowie Fahrradfahren, soweit es die Schmerzen zulassen.

Die Anwendung von **Wärme** lindert bei vielen Patienten Beschwerden, da sie die begleitend verspannten Muskeln entspannt. Heiße Bäder, Rotlicht, Wärmepackungen, Fango-Anwendungen, wärmende Salben oder auch Pflaster sind geeignete Formen der Wärmeanwendung.

Beim **Liegen**, auch über Nacht, ist die sog. *Stufenbettlagerung / Stufenlagerung* empfehlenswert. Dabei werden die Hüft- und Kniegelenke um jeweils 90° gebeugt. Dies verringert die natürliche Wölbung der Lendenwirbelsäule, die sog. *Lordose.* Damit nimmt zum einen der Druck auf die hinteren Anteile der Bandscheibe ab und zum anderen werden die Beinnerven etwas entspannt. Beides mildert den Schmerz im Bein. Möglicherweise wird auch die Rückverlagerung von Bandscheibengewebe begünstigt.

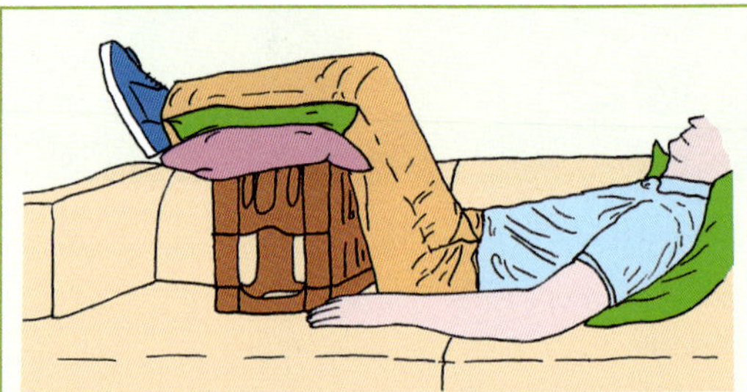

Die Abbildung zeigt die *Stufenbettlagerung.* Dazu kann z. B. ein mit Kissen gepolsterter leerer Getränkekasten unter den Unterschenkel gelegt werden. Diese Lagerung entlastet die Lendenwirbelsäule und die Bandscheiben.

Ähnlich entlastend wirkt das **Aushängen** des Patienten z. B. durch eine Behandlung im sog. *Schlingentisch.* Die Maßnahme versucht durch Streckung der Wirbelsäule Druck von der Bandscheibe zu nehmen und damit dem Vorschieben von Bandscheibengewebe entgegenzuwirken.

Eine **physiotherapeutische Behandlung** ist ebenfalls sinnvoll, um dem Patienten ein bandscheibenentlastendes Verhalten zu zeigen und ihm Übungen zu vermitteln, die in der Akutphase schmerzlindernd wirken. Wesentlich ist, dass der Patient soweit wie möglich aktiv diese Übungen umsetzt. Dies gilt für die akute Phase und auch für die Phase danach. Empfehlenswert ist es, ein regelmäßiges Übungsprogramm auch nach Abklingen der akuten Phase beizubehalten, um durch ein stabiles Muskelgerüst Beschwerden durch einen fortschreitenden Verschleiß der Bandscheibe vorzubeugen.

Behandlungen, bei denen der Patient „eingerenkt" wird (Chirotherapie; Manipulation), sollten bei einem Bandscheibenvorfall gar nicht oder zurückhaltend erfolgen, da manche Manöver zu einer Vergrößerung des Bandscheibenvorfalls führen könnten. Begleitende Funktionsstörungen an anderen Gelenken, wie z. B. dem Kreuzbein-Darmbein-Gelenk, können vorsichtig behandelt werden.

Die regelmäßige Einnahme von **Schmerzmitteln** ist je nach Beschwerden empfehlenswert. Dazu eignen sich **Medikamente** mit Wirkstoffen wie z. B. *Ibuprofen, Diclofenac* oder andere. Sie zählen zu den sog. *nichtsteroidalen Antirheumatika (NSAR)* und entfalten neben der schmerzstillenden Wirkung auch einen entzündungshemmenden Effekt. Da es durch den Bandscheibenvorfall zu einer örtlichen Entzündungsreaktion kommt, kann diese durch die Medikamente günstig beeinflusst werden. Voraussetzung ist, dass der Patient diese Wirkstoffgruppe auch verträgt. Unerwünschte Wirkungen am Magen-Darm-Trakt, an den Nieren oder dem Herzen sind möglich und führen nicht selten zum Absetzen des Medikaments.

***Medikamente, die den Wirkstoff Acetylsalicylsäure (ASS) enthalten, sollten nicht eingenommen werden, da sie die Blutgerinnung hemmen und eine eventuell notwendige Operation eine Zeitlang unmöglich machen. Auch andere die Blutgerinnung hemmende Medikamente müssen ggf. in Absprache mit dem Arzt im Hinblick auf eine eventuelle Operation abgesetzt werden.***

Werden diese Medikamente nicht vertragen oder bestehen dennoch starke Beschwerden, dann werden **stärkere, verschreibungspflichtige Medikamente** wie *Novaminsulfon (Metamizol), Tramadol* oder *Tilidin* eingesetzt. Sie eignen sich aufgrund ihrer relativ guten Verträglichkeit auch für eine längere Behandlung. Wichtig ist anfangs die Einnahme in regelmäßigen Abständen, damit sich der Schmerz nicht immer wieder aufbaut. Auf die Entzündungsreaktion haben sie keinen direkten Einfluss, sie dämpfen jedoch die Schmerzempfindung. Selten ist die Gabe von *Morphin-Präparaten* notwendig.

Zumindest vorübergehend können Wirkstoffe eingesetzt werden, die die begleitend verspannte Muskulatur am Rücken entkrampfen und damit zu einer Schmerzlinderung beitragen. Sie werden als **Muskelentspanner**, *Muskelrelaxantien* oder *Myotonolytika* bezeichnet. Sie können die Aufmerksamkeit ungünstig beeinflussen und manche Substanzen besitzen nach einiger Zeit ein Suchtpotential, weshalb die Anwendung meist auf 1-2 Wochen beschränkt bleibt.

Besonders wirksam ist in vielen Fällen die Anwendung von **Kortison**. Es kann auf die schmerzursächlichen Entzündungsvorgänge um den Bandscheibenvorfall herum einen sehr günstigen Einfluss haben. Durch das Kortison können körpereigene Heilungsvorgänge am Bandscheibenvorfall unterstützt und beschleunigt werden. Die Gabe von Kortison kann in Form von Tabletten oder Lösungen, die direkt in die Blutbahn geleitet werden *(Infusionen)* erfolgen, alternativ kann die Substanz auch mit Hilfe einer Spritze in die Nähe des Bandscheibenvorfalls gebracht werden (Näheres hierzu im Abschnitt „Minimalinvasive Therapie"). In vielen Fällen tritt unter der Behandlung mit Kortison eine schlagartige Besserung der Symptome ein. Es ist von Fall zu Fall unterschiedlich, ob eine einmalige Anwendung von Kortison oder eine wiederholte Behandlung in Abständen von wenigen Tagen erforderlich ist. Eine regelmäßige Anwendung von Kortison über Wochen hinweg findet in der Behandlung eines Bandscheibenvorfalls keine Anwendung.

Als weitere Behandlungsmöglichkeit kommt die **Akupunktur** in Frage, die in vielen Fällen Schmerzen lindern und Muskelfehlspannungen günstig beeinflussen kann. Ähnlich wirkt die Behandlung mit **Spritzen**, die schmerzhafte Stellen in der Haut oder in der Muskulatur *(Myogelosen; Triggerpunkte)* günstig beeinflussen soll. Dazu werden entweder örtliche Betäubungsmittel *(Lokalanästhetika)* oder pflanzliche Präparate verwendet, keinesfalls Kortison, welches zur Behandlung von Muskelproblemen keine Anwendung findet.

Welche der genannten Maßnahmen beim Patienten angewendet werden, wird individuell entschieden. Häufig werden **mehrere Maßnahmen kombiniert** und gleichzeitig angewendet. Prinzipiell sollte eine Behandlung frühzeitig beginnen und umso intensiver sein, je schwerer die Symptome des Betroffenen sind. Dies erhöht die Effektivität und wirkt einem Verbleib von Schmerzen *(Chronifizierung)* entgegen. Zu einer **Chronifizierung** kann es kommen, wenn der Nerv anhaltend durch den Bandscheibenvorfall gereizt wird und die Entzündungsreaktion vom Bandscheibenvorfall auf den Nerv übergreift und dort bestehen bleibt.

### Minimalinvasive Therapie

Unter minimalinvasiven Therapien werden Behandlungen mit Spritzen, Kathetern oder feinen Instrumenten *(Endoskop, Sonden)* verstanden, die durch die Haut erfolgen. Im Gegensatz zur (offenen) Operation erfolgt kein größerer Hautschnitt und es wird kein „offener" Zugang zur Bandscheibe geschaffen. Ziel der minimalinvasiven Therapie ist es, unmittelbar am Bandscheibenvorfall bzw. an der entzündeten Nervenwurzel eine therapeutische Wirkung zu erzielen. Die Therapie ist für den Patienten weniger belastend als eine Operation. Zudem kann eine höhere Konzentration von z.B. Kortison an einen Bandscheibenvorfall gebracht werden, als dies mit der Einnahme von Tabletten oder durch Infusionen gelingt.

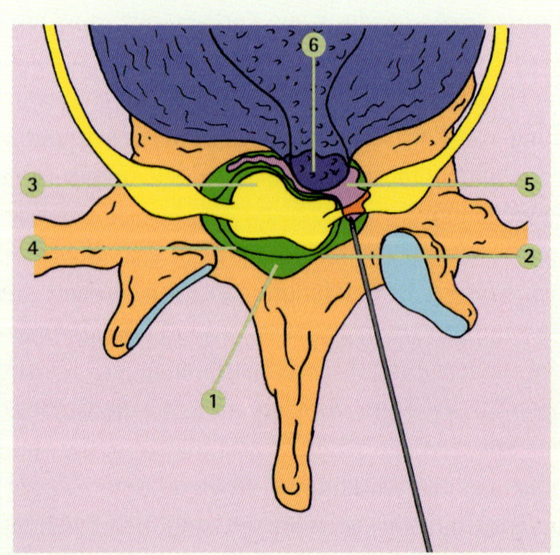


Die Abbildung zeigt die Spitze einer Spritze, die im sog. *Epiduralraum* (1) liegt. Dieser liegt zwischen der Wand des Wirbelkanals (2) und dem das Rückenmark (3) umgebenden Schlauch aus Bindegewebe *(Duraschlauch)* (4). Aus dem Ende der Spritze gelangt ein (rosa dargestelltes) Kortisonpräparat (5) in die unmittelbare Nähe des Bandscheibenvorfalls (6) und kann die durch den Vorfall ausgelösten Entzündungsvorgänge vermindern. Man spricht von einer *epiduralen Therapie.*

Zu den häufig angewendeten Behandlungsmethoden gehört das **Spritzen** eines Gemischs aus einem Kortisonpräparat und einem örtlichen Betäubungsmittel in die unmittelbare Nähe des Bandscheibenvorfalls. Dies soll die hier bestehende schmerzhafte Entzündungsreaktion beruhigen. In Abhängigkeit von der Lage des Bandscheibenvorfalls gibt es verschiedene Möglichkeiten, diesen zu erreichen. Liegt er eher mittig *(medial)* oder etwas daneben *(paramedial)* wird meist versucht, die Wirkstoffe über den sog. *Epiduralraum* in seine Nähe zu bringen. Damit ist ein mit Flüssigkeit gefüllter Raum gemeint, der zwischen der Wand des Wirbelkanals *(Spinalkanal)* und dem das Rückenmark umgebenden Schlauch *(Dura)* liegt. Dieser Raum kann erreicht werden, in dem man in Höhe des Bandscheibenvorfalls durch die Haut sticht und die Nadel bis zu diesem Raum vorschiebt. Dieses Vorgehen wird als *epidurale Therapie* bezeichnet.

Liegt der Bandscheibenvorfall in den untersten Abschnitten der Lendenwirbelsäule, dann kann dieser Raum gut über eine Stelle erreicht werden, die am Ende des Kreuzbeins *(Sakrum)* liegt. Diese Stelle wird als *Hiatus sacralis* bezeichnet und kann durch die Haut getastet werden. An dieser Stelle wird eine Nadel eingestochen und einige Zentimeter nach oben bis in den *Epiduralraum* vorgeschoben. Dieses Verfahren wird in Anlehnung an die beteiligten Stellen als *(epidurale-) sakrale Therapie* bezeichnet.

Anstelle von Spritzen können an die gleiche Stelle dünne **Katheter** gesetzt werden. Sie werden über wenige Tage belassen und dazu genutzt, in regelmäßigen Abständen ein Kortisonpräparat zu spritzen. Ob sie wirksamer sind als Spritzen, ist nicht gesichert, da dieses Vorgehen jedoch häufiger mit Komplikationen verbunden ist, wird es eher selten angewendet.

Bandscheibenvorfälle, die weiter außen *(lateral)* liegen, sind durch eine andere Technik, die sog. *periradikuläre Therapie (PRT)*, meist besser zu erreichen. Die Spritze wird dabei von schräg außen in Höhe des Bandscheibenvorfalls in die Haut gesetzt und möglichst bis in die Nähe des Nervs vorgeschoben, ohne ihn zu berühren. Bei einer Berührung käme es zu einem kurzen Schmerz im Bein, jedoch nicht zu einer anhaltenden Verletzung des Nervs. Zur Platzierung der Spritze orientiert man sich am Röntgenbild und an den Knochenpunkten, die an der Lendenwirbelsäule zu tasten sind.

Ist eine Orientierung damit nicht möglich, kann die Spritze auch mit Hilfe eines Geräts durchgeführt werden, das den Patienten während der Behandlung mit Röntgenstrahlen „durchleuchtet“ *(Bildwandler)* und so die Lage der Nadelspitze erkennen lässt. Auch eine Computertomographie kann während der Behandlung anzeigen, wo die Spitze der Nadel liegt. Zwar ist eine gute Positionierung der Nadelspitze mit diesen Verfahren möglich, nachteilig ist jedoch die Belastung des Patienten mit Röntgenstrahlen. Teilweise können die Behandlungen auch unter Zuhilfenahme der weniger belastenden Kernspintomographie durchgeführt werden.

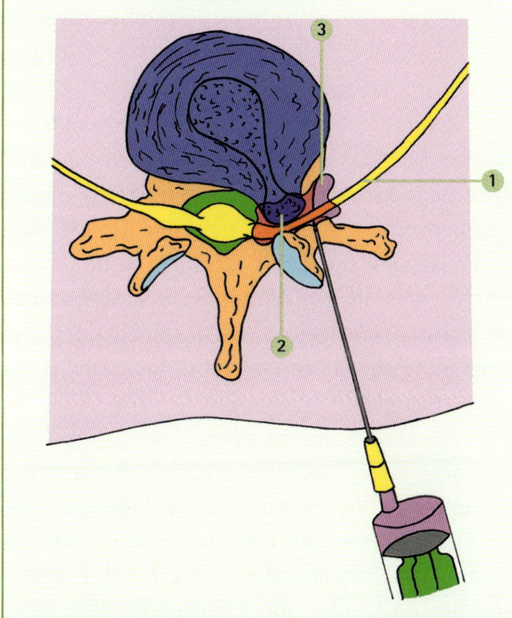


Bei der hier gezeigten Behandlungsmethode dringt eine Spritze bis in die Nähe eines sog. *Spinalnervs* ① vor. Dieser wird durch einen Bandscheibenvorfall ② eingeklemmt und gereizt. Die rosa dargestellte Flüssigkeit ③ enthält Kortison und umspült den Vorfall und den Nerv, um die schmerzhafte Entzündungsreaktion zu beruhigen.

Da die Spritzen in die Umgebung eines Spinalnervs gesetzt werden, wird die Behandlung auch als *Spinalnervenanalgesie* bezeichnet.

Wie häufig die Spritzen in die Nähe des Bandscheibenvorfalls gesetzt werden, ist von Fall zu Fall verschieden. In manchen Fällen ist bereits eine einzige Behandlung ausreichend. Häufig werden sie im Abstand von wenigen Tagen und meist **bis zu dreimal** gegeben. Ist mit drei Behandlungen kein ausreichender Effekt zu erreichen, ist eher davon auszugehen, dass die Methode nicht erfolgreich ist und auch weitere Spritzen keinen Erfolg bringen.

Andere Verfahren versuchen auf den Bandscheibenvorfall Einfluss zu nehmen, indem sie **im Inneren der Bandscheibe** wirken. Sie werden als *intradiskale* (lat. *intra = innen*, lat. *discus = Scheibe*) Verfahren bezeichnet. Ziel dieser Verfahren ist es, Druck und Volumen in der Bandscheibe zu vermindern und damit einen günstigen Einfluss auf eine Vorwölbung oder einen Vorfall zu nehmen. Zu den Verfahren zählt die Behandlung mit einem **Laser** *(Laserdekompression)*, das Einspritzen einer eiweißabbauenden Substanz (*Chemonukleolyse* mit *Chymopapain*) oder auch das Einbringen von Sonden, die Hitze entwickeln *(IDET-Verfahren)*. Eine zuverlässige Wirkung dieser Verfahren ist nicht erwiesen und sie haben sich zur Behandlung eines Bandscheibenvorfalls bisher nicht durchgesetzt.

***In den allermeisten Fällen kann ein Bandscheibenvorfall erfolgreich nicht-operativ behandelt werden.***

Es kann im Einzelfall sehr schwierig sein, zu entscheiden, ob eine nicht-operative Behandlung fortgeführt oder zu einer operativen Behandlung gewechselt werden soll. Gründe, die **für eine Operation** sprechen können, sind beeinträchtigende und zunehmende Schmerzen oder Schwächen bzw. Lähmungen der Muskulatur. Die Wahrscheinlichkeit, dass sich ein Nerv erholt und sich die Schwäche bzw. Lähmung wieder zurückbildet, ist oftmals durch eine Operation höher, weil das komprimierende Gewebe rasch entfernt wird.

Lässt man einem solchen Vorfall seinen natürlichen Verlauf, dann ist der Nerv möglicherweise schon anhaltend *(irreversibel)* geschädigt, bis der Bandscheibenvorfall sich von alleine zurückbildet. Seltener können auch anhaltende Schmerzen Grund für eine Operation sein. Meist lassen diese sich aber erfolgreich nicht-operativ behandeln. Gelingt dies nicht, kann eine Operation in der Regel zu einer raschen und guten Schmerzlinderung führen.

Gründe, die eher **gegen eine Operation** sprechen, sind vor allem der meist günstige Verlauf eines Bandscheibenvorfalls, dem durch eine Operation nicht vorgegriffen werden sollte. Neben einer hohen Spontanheilungsrate gibt es auch effektive Möglichkeiten der nicht-operativen Behandlung. Des Weiteren bestehen allgemeine Risiken einer Operation, bei der es u.a. zur Verletzung von Nervengewebe, zum Eindringen von Bakterien in das Operationsgebiet *(Infektion)* und zum Auftreten eines Schmerzsyndroms nach der Operation (*Postdiskotomiesyndrom* oder *Postnukleotomiesyndrom*) kommen kann. Auf dieses Schmerzsyndrom wird im Folgenden noch einzugehen sein.

### Operative Behandlung

Ergibt sich die Notwendigkeit einer operativen Therapie, so wird diese in aller Regel über einen Hautschnitt von etwa 3 cm Größe, eine sog. *offene Operation,* und unter Zuhilfenahme eines Operationsmikroskops durchgeführt. Diese Operation ist die **Standardoperation** zur Entfernung eines Bandscheibenvorfalls und wird als *mikroskopische Bandscheibenoperation, Nukleotomie* oder *Diskotomie* (lat. *nucleus = Kern;* lat. *discus = Scheibe;* griech. *tomos = Schnitt*) bezeichnet. Dabei wird das vorgefallene Bandscheibengewebe entfernt und der Nerv so von seiner Bedrängung befreit.

Je nach Lage des Bandscheibenvorfalls werden auch Teile des knöchernen Wirbelbogens entfernt. Der Eingriff belastet den Patienten meist nur wenig, so dass eine Mobilisation aus dem Bett bereits am Folgetag nach der Operation möglich ist. Durch die Verwendung des Mikroskops kann eine Schädigung des Gewebes gering gehalten werden.

Selten können Bandscheibenvorfälle durch einen sog. *endoskopischen Eingriff* entfernt werden. Für diese Operation eignen sich Bandscheibenvorfälle, die eher seitlich *(lateral)* der Wirbelsäule liegen. Dabei wird eine dünne Sonde über einen kleinen Hautschnitt bis zum Bandscheibenvorfall geschoben. Die Haut und die Muskulatur werden weniger verletzt als bei der offenen Operation. Die Übersicht während der Operation ist allerdings nicht so gut wie bei der *offenen Operation.* Daher ist diese Operationstechnik nur darin geübten Orthopäden und Neurochirurgen vorbehalten und stellt keine Standardmethode dar.

Die Möglichkeit, ein geschädigtes Bewegungssegment zu **versteifen** (Versteifungsoperation) oder eine Bandscheibe durch eine künstliche Bandscheibe zu ersetzen, wird in der Regel erst dann erwogen, wenn es zu wiederholten Bandscheibenvorfällen im gleichen Segment kommt. Bei der erstmaligen Operation eines Bandscheibenvorfalls kommen diese Methoden nicht in Frage. Sie stellen weiterhin eine Behandlungsmöglichkeit dar, wenn ein Verschleiß der Bandscheibe trotz intensiver nicht-operativer Behandlung anhaltende Schmerzen verursacht.

***Die Operation eines Bandscheibenvorfalls kann durchgeführt werden, um akute oder wiederkehrende Beschwerden wie anhaltende Beinschmerzen oder Lähmungen im Bein zu behandeln.***

Vergleicht man nach 10 Jahren die Beschwerden von Patienten mit einem operativ behandelten Bandscheibenvorfall mit den Beschwerden von Patienten mit einem nicht operierten Bandscheibenvorfall, so findet sich kein Unterschied. Daher ist eine Operation vor allem geeignet, um Beschwerden in der **Akutphase** wie Lähmungen und starke Schmerzen zu behandeln. Die Operation eines Bandscheibenvorfalls ist in bis zu 80% der Fälle erfolgreich.

Als Folge einer Bandscheibenoperation entwickelt sich in bis zu 10% oder auch bis zu 15% der Fälle **nach der Operation ein erneutes Schmerzsyndrom**. Dieses Schmerzsyndrom wird als *Postdiskotomiesyndrom (PDS)* oder als *Postnukleotomiesyndrom (PNS)* bezeichnet, weil es im Anschluss (lat. *post = nach*) an eine Bandscheibenoperation *(Nukleotomie, Diskektomie, Diskotomie)* auftritt. Eine klare Definition dieses Krankheitsbildes gibt es nicht.

Auch die Gründe für ihr Auftreten sind noch nicht endgültig geklärt. Ein Grund kann sein, dass es nach der Operation zu Verwachsungen kommt *(peridurale Fibrose)* und diese **Narben** die seitlich vom Rückenmark abgehenden Spinalnerven umwachsen. Sie können die Nerven anhaltend reizen, wie es zuvor der Bandscheibenvorfall getan hat. Andererseits treten solche Verwachsungen bei vielen Patienten auf, ohne dass sie zu Beschwerden führen.

*Verschiedene Gründe führen beim Postdiskotomiesyndrom dazu, dass es zu einer anhaltenden Reizung von Nervengewebe im Operationsgebiet kommt. Diese Reizung unterhält eine für den Patienten schmerzhafte Entzündungsreaktion, die es zu behandeln gilt.*

Der Verschleiß der Bandscheibe kann auch nach der Operation weiter zunehmen und ein Grund für neue und anhaltende Beschwerden sein. Durch die Entfernung von Bandscheibengewebe während der Operation werden die Bandscheibe und damit das Segment zusätzlich geschwächt. Dies kann so weit fortschreiten, dass die Bandscheibe keine stabile Verbindung zwischen den Wirbelkörpern mehr darstellt und zu einer sog. *Instabilität* führt. Darauf wird ausführlich im Kapitel *Der Verschleiß an der Lendenwirbelsäule* eingegangen.

Es ist selten, dass es nach der Operation zu einem erneuten Bandscheibenvorfall an gleicher Stelle kommt. Man spricht von einem sog. *Rezidivprolaps*, mit dem in ca. 5% zu rechnen ist. Sehr selten kommt es zur Ausbreitung von Bakterien im Operationsgebiet, was als *Spondylodiscitis* bezeichnet und im Kapitel *Infektionen an der Wirbelsäule* behandelt wird.

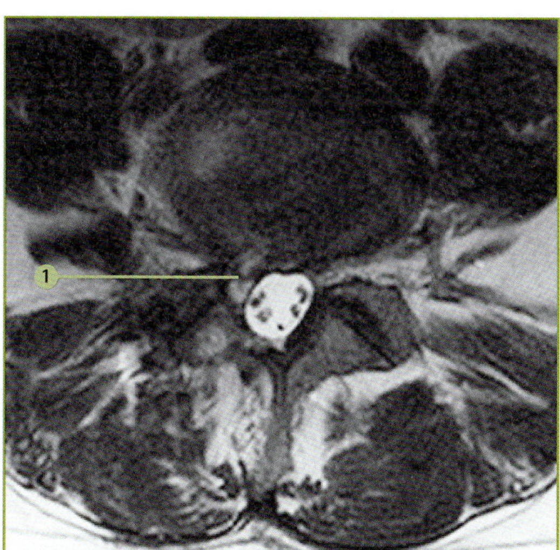


Kernspintomographie eines 45-jährigen Patienten, der bereits an der Bandscheibe operiert wurde. Neben Verwachsungen ist es zu einem erneuten kleinen Bandscheibenvorfall (1) gekommen, der zu Beschwerden führt.

Weitere Gründe für ein Postnukleotomiesyndrom können Fehler bei der Operation sein, aber auch, dass ein Bandscheibenvorfall operiert wurde, der gar nicht für die vom Patienten beklagten Beschwerden verantwortlich war. Dann bleiben diese trotz „erfolgreicher" Entfernung des Bandscheibenvorfalls bestehen.

Das Postnukleotomiesyndrom tritt meist Wochen oder Monate nach der Operation auf. Einen typischen Verlauf oder typische Beschwerden gibt es nicht, weil die Ursachen sehr verschieden sein können. Die Patienten beklagen Schmerzen von unterschiedlicher Intensität in einem Bein, in beiden Beinen oder im Rücken. Die Schmerzen treten vor allem dann auf, wenn es zu einer Bewegung oder Belastung im operierten Segment kommt. Dies kann beim Vorbeugen und Aufrichten des Oberkörpers oder beim Vorneigen des Kopfes oder Ausstrecken der Beine der Fall sein. Diese Bewegungen führen zu einer geringen, aber für den Betroffenen spürbaren Verlagerung der Nerven an der Lendenwirbelsäule. In schweren Fällen besteht ein Schmerz in fast jeder Körperposition: Liegen, Stehen und Sitzen bereiten dem Patienten Schmerzen.

Die Behandlung des Postnukleotomiesyndroms richtet sich nach der ermittelten Ursache. Diese zu erkennen, ist zum Teil recht schwierig. Es kann eine nicht-operative Behandlung erfolgen, zum Teil sind aber auch erneute operative Maßnahmen notwendig. Diese können aus einer Entfernung der Vernarbungen bestehen, aus der Entfernung eines erneuten Bandscheibenvorfalls, aus einer Versteifung des betroffenen Segments und manchmal aus dem Einsetzen einer künstlichen Bandscheibe.

## Prognose und Verlauf

Der Verlauf eines Bandscheibenvorfalls kann ganz **unterschiedlich** sein. Er kann im Rahmen von Alterungsprozessen auftreten und eine Folge des Bandscheibenverschleißes darstellen. In höherem Alter kommt es regelmäßig zum Verschleiß der Bandscheibe, was jedoch nicht zu Beschwerden führen muss. Der Verschleiß der Bandscheibe kann aber auch Anlass für wiederkehrende oder anhaltende Rückenschmerzen sein. Dann ist jedoch weniger der Bandscheibenvorfall die Schmerzursache, sondern die mit dem Bandscheibenverschleiß einhergehenden Veränderungen an der Lendenwirbelsäule.

Führt ein Bandscheibenvorfall zur Bedrängung eines Nervs, dann sind Prognose und Verlauf davon abhängig, wie stark der Nerv durch den Druck geschädigt oder durch die Entzündung gereizt wird. Prinzipiell hat ein Bandscheibenvorfall eine **gute Prognose**, weil er häufig von alleine heilt. Er verliert mit der Zeit an Größe und kann durch körpereigene Vorgänge abgebaut werden. Dann klingen auch die damit einhergehenden Symptome ab. Durch nicht-operative Behandlungen können die Heilungsvorgänge in aller Regel gut unterstützt und beschleunigt werden, so dass eine Operation meistens nicht notwendig ist.

***Ob die Beschwerden durch einen Bandscheibenvorfall rasch von alleine abklingen oder sich verschlimmern, kann sich kurzfristig ändern und ist kaum vorhersagbar.***

Führt ein Bandscheibenvorfall jedoch zu anhaltenden Schmerzen oder Lähmungen im Bein, dann kann oftmals der natürliche Verlauf nicht abgewartet werden, weil er entweder für den Patienten zu schmerzhaft ist oder das Risiko bleibender Lähmungen besteht. Daraus kann sich dann die Indikation zu einer Operation des Bandscheibenvorfalls ergeben, die in den meisten Fällen dem Patienten den Schmerz nimmt und es dem Nerv ermöglicht, sich von dem Druck durch den Vorfall zu erholen.

### Das Wichtigste für Sie:

- Als Bandscheibenvorfall bezeichnet man die Verlagerung von Gewebe aus dem Inneren der Bandscheiben durch den äußeren Faserring der Bandscheibe hindurch nach außen.
- Viele Bandscheibenvorfälle führen zu keinen Beschwerden.
- Typische Symptome eines Bandscheibenvorfalls sind ein Schmerz im Bein und Störungen der Nervenfunktion. Anhaltende Rückenschmerzen sind in der Regel nicht direkt auf einen Bandscheibenvorfall zurückzuführen.
- Die meisten Bandscheibenvorfälle haben die Tendenz, von alleine zu heilen, und werden nicht-operativ behandelt.
- In seltenen Fällen können Lähmungen oder starke Schmerzen Anlass für eine Operation sein.

## Der Verschleiß an der Lendenwirbelsäule

*Verschleißerscheinungen* sind mit dem Alter zunehmende natürliche Veränderungen des menschlichen Körpers. Fast jedes Gewebe unterliegt diesen Vorgängen. Am Bewegungsapparat werden *verschleißbedingte Veränderungen* als *degenerative Veränderungen* bezeichnet. Dieser Begriff ist der genauere, weil das Wort *verschleißbedingt* andeutet, dass eine übermäßige Beanspruchung Voraussetzung für die Abnutzung ist. Eine hohe körperliche Beanspruchung kann die Veränderungen beschleunigen. Das Gewebe unterliegt jedoch einem natürlichen Alterungsprozess, der eben auch unabhängig von der Beanspruchung auftritt. Damit kann das Vorliegen von *Verschleißerscheinungen* an der Lendenwirbelsäule mit zunehmendem Alter als normal angesehen werden und geht auch nicht zwangsläufig mit Schmerzen einher.

Der Begriff der *Degeneration* (lat. *degenerare = entarten*) kann auf alle Strukturen an der Lendenwirbelsäule angewendet werden. So können Bandscheiben, Wirbelgelenke, Wirbelkörper, Knochen und Muskeln davon betroffen sein.

Die Veränderungen an der Lendenwirbelsäule gehen nicht immer mit Beschwerden einher. Sie sind jedoch ein häufiger Grund für Kreuzschmerzen *(Lumbalgie)* und Kreuz-Beinschmerzen *(Lumboischialgie)*. Zum Verständnis vieler Krankheitsbilder an der Lendenwirbelsäule ist daher die Kenntnis über die Ursache, den Verlauf und die Auswirkungen von *degenerativen Veränderungen* unerlässlich.

### Ursachen und Herkunft

Die degenerativen Veränderungen an der Lendenwirbelsäule beginnen bereits **im Kindesalter** und betreffen zunächst die Bandscheiben. Die Bandscheiben bestehen aus einem Faserring, der von einem festen gitternetzartigen Bindegewebe gebildet wird *(Anulus fibrosus)*. Zentral liegt ein gallertartiger Kern *(Nucleus pulposus)*. Mit zunehmendem Alter verschwinden die Blutgefäße in der Band-

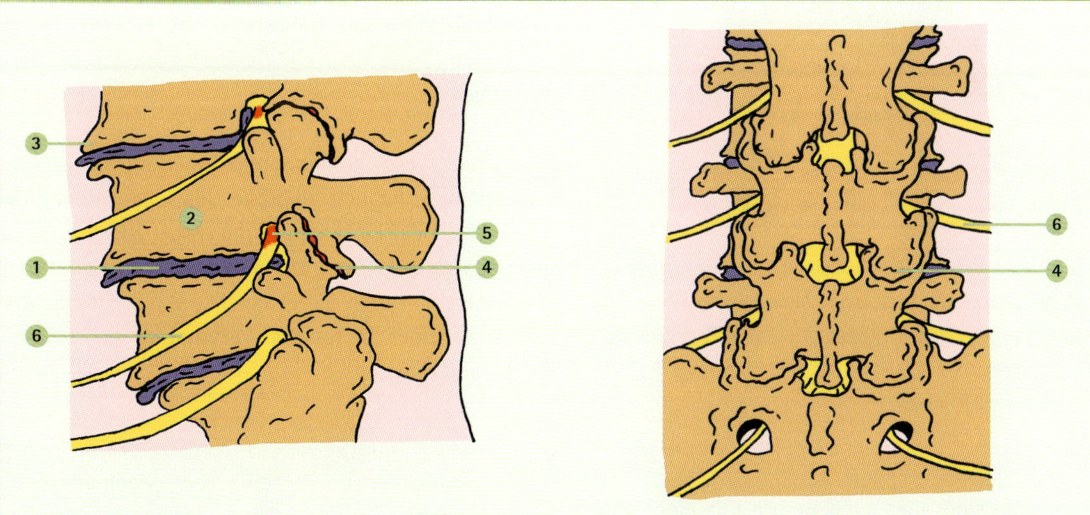


Beide Abbildungen zeigen *degenerative Veränderungen* an der Lendenwirbelsäule. Links ist ein Teil der Lendenwirbelsäule von der Seite dargestellt, wobei der linke Bildrand zum Bauch und der rechte zum Rücken weist. Bei der rechten Abbildung wird ein Teil der Lendenwirbelsäule von hinten betrachtet. Die Bandscheiben (1) haben deutlich an Höhe verloren. Dadurch haben sich die Wirbelkörper (2) leicht nach vorne verschoben und knöcherne Anbauten *(Spondylophyten)* (3) gebildet. Auch die Wirbelgelenke (4) sind durch *degenerative* Veränderungen vergrößert. Eine Folge der degenerativen Veränderungen kann eine Bedrängung (5) der seitlich aus der Lendenwirbelsäule ziehenden *Spinalnerven* (6) sein.

scheibe. Der Verlust der Blutgefäße ist mit dafür verantwortlich, dass die Stoffwechselvorgänge der Zellen in der Bandscheibe langsamer ablaufen. Reparaturvorgänge sind daher kaum noch möglich.

Durch den aufrechten Gang des Menschen werden vor allem die unteren Bandscheiben stark belastet. Der Verschleiß der Bandscheibe wird durch hohe und ungünstige **Belastungen der Lendenwirbelsäule** beschleunigt. Diese treten etwa in Pflegeberufen sowie bei Tätigkeiten an Baustellen oder im Gartenbau regelmäßig auf. Durch schweres Heben oder eine lange vorgebeugte Haltung kommt es zu einer hohen Gewichtsbelastung der Bandscheibe. So wird beim Anheben eines gefüllten Getränkekastens (etwa 15 kg) in vorgebeugter Haltung in den unteren Bandscheiben ein Druck von 20 bar und mehr erreicht. Dieser Druck liegt damit 10-fach höher als der Druck in einem Autoreifen.

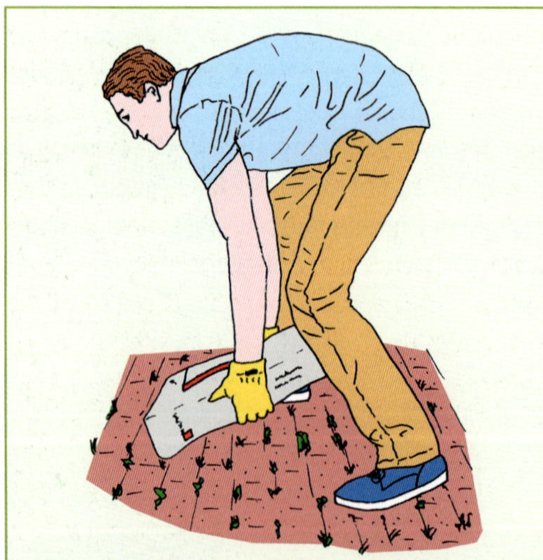

Beispiel für eine schwere Belastung der Lendenwirbelsäule durch das Anheben eines Zementsacks in einer zudem ungünstigen vorgebeugten Haltung. Dies kann die Bandscheiben schädigen und einen bestehenden Verschleiß beschleunigen.

Ungünstig sind aber auch Berufe mit einer dauernden **sitzenden Tätigkeit** sowie ein genereller **Mangel an Bewegung**. Dies senkt den Stoffwechsel in der Bandscheibe, deren Ernährung wesentlich auf den regelmäßigen Wechsel von Belastung und Entlastung angewiesen ist. Damit kann auch ein Bewegungsmangel zu einem frühen Verschleiß führen.

***Sowohl eine zu hohe wie auch eine zu geringe Belastung der Bandscheiben kann deren Verschleiß beschleunigen.***

Ein vorzeitiges Altern der Bandscheibe kann auch **anlagebedingt** sein und hat dann seine Ursache in einer genetischen Veranlagung für die Qualität des Bindegewebes der Bandscheibe.

Als Folge der Belastungen und der fehlenden Blutversorgung nimmt der Gehalt an Wasser im Gewebe der Bandscheibe ab. Im Gewebe des Faserrings *(Anulus fibrosus)* bilden sich feine Risse, die sich im Laufe der Zeit zu größeren Spalten ausweiten. Dadurch kommt es zu einer Schwächung des Gewebes und der innere Gallertkern *(Nucleus pulposus)* verlagert sich nach außen. Dabei schiebt er sich zunehmend an die hintere Kante des Wirbelkörpers. Überragt die Bandscheibe die Hinterkante des Wirbels und ist der Faserring noch erhalten, spricht man von einer *Bandscheiben-Vorwölbung (Protrusion)*. Wenn eine beginnende Verschiebung des Gallertkerns im Faserring gemeint ist, die noch nicht bis zum äußeren Rand des Faserrings reicht, ist häufig von einem *Bulging* oder einer *bulging disc* (engl. *bulging = wulstig*) die Rede. Kommt es zu einem Zerreißen des Faserrings, gelangen Teile der Bandscheibe (Gallertkern und Faserring) nach außen. Dann liegt ein *Bandscheiben-Vorfall (Prolaps)* vor.

Durch diese Veränderungen verliert die Bandscheibe erheblich an Höhe. Als Folge nimmt der Abstand der einzelnen Wirbelkörper zueinander ab. Die straffe Führung durch den Faserring geht verloren und durch die erschlaffte Bandscheibe kann es zu einer **instabilen Verbindung** der Wirbelkörper kommen.

***Als Instabilität wird eine krankhaft vermehrte Beweglichkeit der Wirbelkörper gegeneinander bezeichnet.***

Dabei verschieben sich die Wirbelkörper nach vorne oder hinten. Weiterhin können sich die Wirbelkörper zueinander verdrehen *(rotieren)*, was als *Drehgleiten* bezeichnet wird. Über Jahre zieht diese Verdrehung eine Verbiegung der gesamten

Wirbelsäule nach sich, man spricht dann von einer *degenerativen Skoliose.* Da sie in der Jugend noch nicht bestand und sich erst im Alter entwickelt, wird sie häufig auch *de novo Skoliose* genannt (lat. *novum = neu*). Sie wird bei fast 2/3 der Patienten über 60 Jahren gefunden.

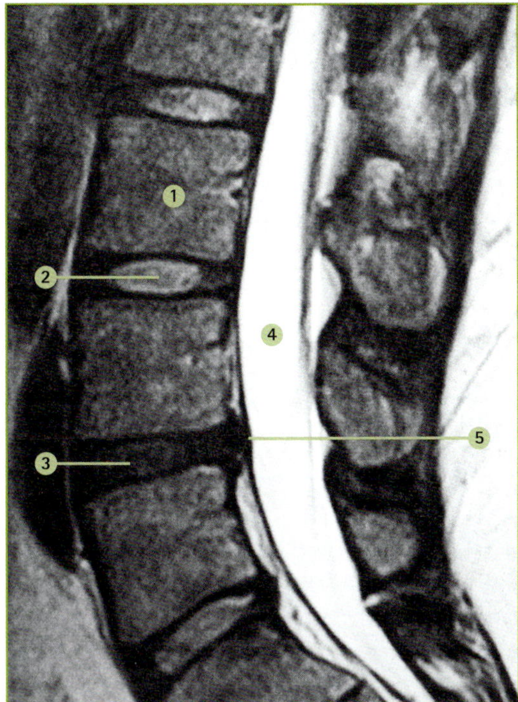


Kernspintomographie einer Lendenwirbelsäule, von der Seite betrachtet. Der rechte Bildrand weist zum Rücken. Zwischen den Wirbelkörpern 1 liegen die Bandscheiben. Gesunde Bandscheiben haben einen mit Flüssigkeit gefüllten Gallertkern 2, der sich in dieser Kernspintomographie hell darstellt. Der degenerativ veränderten Bandscheibe 3 fehlt diese Flüssigkeit, sie stellt sich hier schwarz dar und wölbt sich zum Rückenmark 4 vor, was als *Protrusion* 5 bezeichnet wird.

Im Rahmen dieser Veränderungen nähern sich auch die hinteren Anteile eines Wirbels, die sog. *Dornfortsätze,* einander an. Berühren sie sich, was normalerweise nicht der Fall ist, spricht man von einem *Morbus Baastrup.* Zu Beschwerden kommt es durch den *Morbus Baastrup* eher nicht.

Die sonst durch das straffe Gewebe begrenzte Drehung der **Wirbelkörper** gegeneinander wird durch den Verschleiß zunehmend möglich. An den Kanten der Wirbelkörper bilden sich als Reaktion auf die vermehrte Beweglichkeit knöcherne Wülste aus *(Spondylose).* Die Wülste werden als *Spondylophyten* bezeichnet.

Die degenerativen Veränderungen an der **Bandscheibe** und die damit einhergehende Reaktion des Knochens an den Ober- und Unterkanten der Wirbelkörper werden als *Osteochondrose* bezeichnet. Zur Unterteilung dieser Veränderungen wird häufig die Klassifikation nach *Modic (Modic I – III)* verwendet. Dabei kann sich der Knochen verdichten und fester werden, was als *Sklerose* bezeichnet wird *(Modic III).* Es kann aber auch zu einer schmerzhaften Reizung und Einlagerung von Flüssigkeit *(Ödem)* im Knochen *(Knochenödem)* kommen. Eine solche *aktivierte Osteochondrose (Modic I)* kann zu Schmerzen führen. Im Zwischenstadium *(Modic II)* kommt es zu fettigen Veränderungen im Knochen.

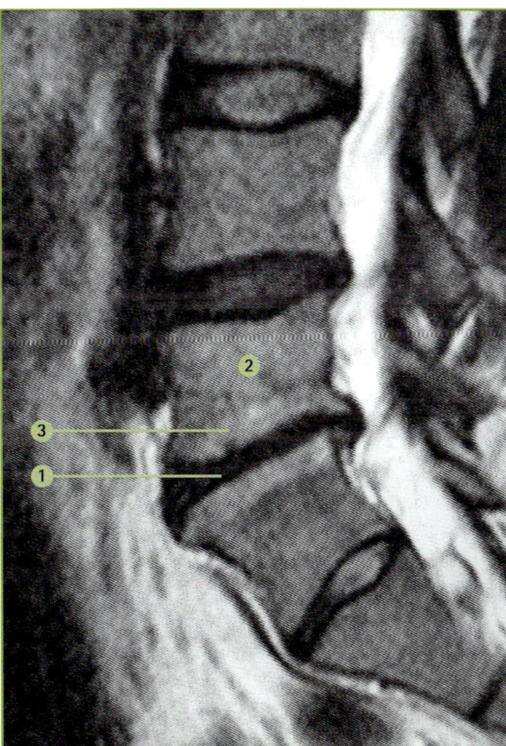


Auf dieser seitlichen Kernspintomographie-Aufnahme der Lendenwirbelsäule sieht man eine in der Höhe stark verringerte Bandscheibe 1. Als Reaktion ist es in den umgebenden Wirbelkörpern 2 zu Veränderungen gekommen, die sich in dieser Aufnahme als helle Streifen 3 zeigen. Die Veränderungen an der Bandscheibe und an dem sie umgebenden Knochen werden als *Osteochondrose* bezeichnet.

Da die Wirbelkörper nicht nur über die Bandscheibe, sondern auch über die **Wirbelgelenke** (*Spondylgelenke;* griech. *spondylos = Wirbelkörper*) miteinander verbunden sind, hat der Verschleiß der Bandscheibe auch auf diese Verbindungen Auswirkungen.

***Bandscheiben und Wirbelgelenke hängen in ihrer Funktion eng miteinander zusammen und bilden eine funktionelle Einheit.***

Die Höhenminderung führt in den Wirbelgelenken zu einer Fehl- und Überlastung. Wie bei jedem anderen Gelenk löst dies auf Dauer Schäden am Knorpel aus, was sich zum Gelenkverschleiß *(Arthrose)* ausdehnt, an den Wirbelgelenken wird dies *Spondylarthrose* genannt. Wie bei jeder anderen Arthrose auch, kann dies ohne Beschwerden bleiben oder zu Schmerzen führen. Zu Schmerzen kommt es bei einer **Reizung der Gelenke,** was im Rahmen des Verschleißes auftreten kann. Die schmerzhafte Reizung wird als *aktivierte Spondylarthrose* bezeichnet, analog zu einer *aktivierten Arthrose* anderer Gelenke. Auf den Verschleiß von Gelenken wird ausführlich im Kapitel *Der Gelenkverschleiß – Die Arthrose* eingegangen.

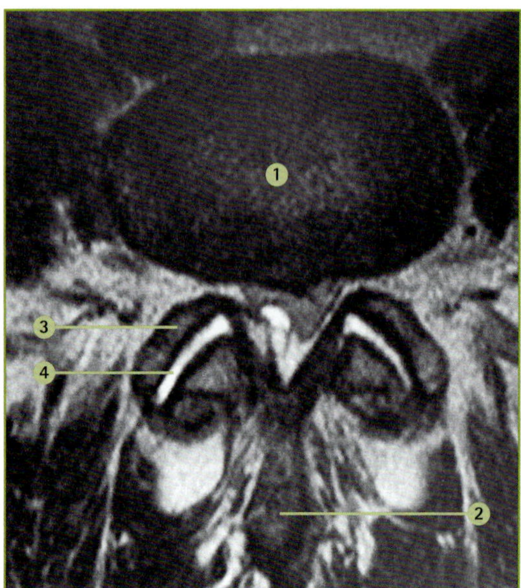


Kernspintomographie einer Lendenwirbelsäule im Querschnitt. Man sieht die Bandscheibe 1 von oben, sie weist in Richtung Bauch. Der Dornfortsatz 2 weist in Richtung Rücken. Zwischen den Anteilen der Wirbelgelenke 3 zeigt sich ein weißer Streifen 4. Dabei handelt es sich um Flüssigkeit in den Gelenken, was auf einen schmerzhaften Zustand durch eine *aktivierte Spondylarthrose* hindeutet.

Eine andere Bezeichnung für die (Zwischen-)Wirbelgelenke ist die Bezeichnung *Wirbelbogengelenke, kleine Wirbelgelenke, Spondylgelenke* oder *Fazetten(-gelenke).* Im allgemeinen medizinischen Sprachgebrauch wird der Begriff Wirbelgelenke verwendet. Wiederkehrende Schmerzen, die auf Reizungen durch Verschleiß an den Wirbelgelenken zurückzuführen sind, werden in der Regel *Fazettensyndrom* genannt.

***Männer über 40 Jahre haben in fast 60% und Frauen über 40 Jahre in fast 70% einen nachweisbaren Verschleiß der Wirbelgelenke, was jedoch nicht zwangsläufig mit einem Auftreten von Kreuzschmerzen einhergehen muss.***

Im Rahmen eines Gelenkverschleißes bilden sich an Gelenken **knöcherne (Rand-)Wülste** *(Osteophyten).* An der Vorderseite der Wirbelgelenke gelegene Randwülste können auf die Nerven drücken, die die Wirbelsäule seitlich verlassen, die *Spinalnerven.* Dies sind die Nerven, aus denen sich auch der *Ischiasnerv* zusammensetzt. Werden sie durch die knöchernen Wülste gereizt, kommt es zu einem in das Bein ausstrahlenden Schmerz, einer *Ischialgie.* In gleicher Weise kann es an den Wirbelgelenken in Folge des Verschleißes zu **Ausstülpungen der Gelenkkapsel** (*Ganglien* oder *Zysten*) kommen. Sie sind ebenfalls in der Lage, auf die seitlich abgehenden Spinalnerven zu drücken und damit einen Beinschmerz *(Ischialgie)* auszulösen. In beiden Fällen können die Beschwerden denen ähneln, die ein Bandscheibenvorfall verursachen kann.

Dehnen sich die Randwülste der Wirbelgelenke oder Ausstülpungen ihrer Gelenkkapsel (*Ganglien* oder *Zysten*) nach innen zum **Wirbelkanal** aus, führt dies zur Einengung des Wirbelkanals *(Spinalkanal).* Ab einem gewissen Ausmaß der Enge kann dies zu einer sog. *Wirbelkanalenge (Spinalkanalstenose)* führen. Darauf wird ausführlich im Kapitel *Der enge Wirbelkanal an der Lendenwirbelsäule – Die lumbale Spinalkanalstenose* eingegangen.

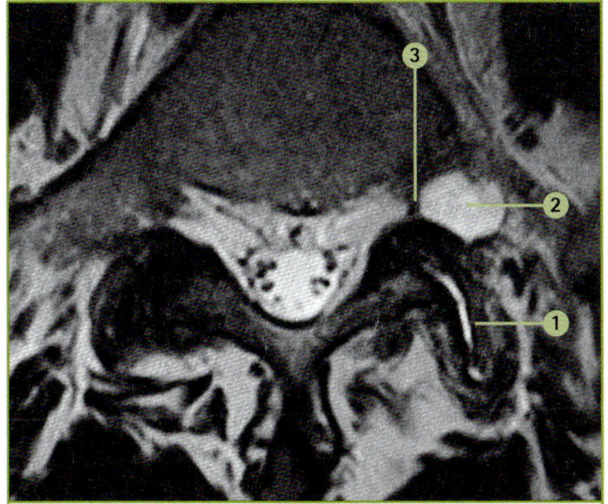


Auch diese Kernspintomographie zeigt die Lendenwirbelsäule im Querschnitt. Zu den bereits in der vorigen Abbildung gezeigten Veränderungen an den Wirbelgelenken (1) ist es in diesem Fall noch zur Ausbildung einer *Zyste (Ganglion)* (2) gekommen, die sich hier rund und weiß darstellt. Sie liegt genau in der Öffnung, durch die ein sog. *Spinalnerv* die Wirbelsäule zur Seite verlässt, im sog. *Neuroforamen* (3), und führt dabei zur Reizung des Nervs. Die Folge ist ein Schmerz im Bein, eine sog. *Ischialgie.*

Diese natürlichen Verschleißerscheinungen verlaufen bei jedem Menschen in unterschiedlicher Ausprägung. Bei manchen sind sie auch im höheren Alter wenig ausgeprägt und führen nicht zu Beschwerden. Andere erleben Schmerzen durch einen ausgeprägten und vorzeitigen Verschleiß.

## Symptome und Beschwerden

Zusammengefasst ergeben sich **3 Stadien des Verschleißes** an der Lendenwirbelsäule, die zu unterschiedlichen Beschwerden führen:

### 1. Stadium – vom Kindesalter bis in das junge Erwachsenenalter

In diesem Stadium kommt es bereits zu leichten Verschleißerscheinungen. Sie können Ursache von leichten Kreuzschmerzen sein, die nur eine kurze Zeit von wenigen Stunden oder Tagen anhalten. Durch die leichten degenerativen Veränderungen werden **Funktionsstörungen** *(Blockierungen)* der Bandscheibe und der Wirbelgelenke begünstigt. Als Folge der Funktionsstörung kommt es auch zu einer Reaktion der Rückenmuskeln in Form einer schmerzhaften Fehlspannung.

### 2. Stadium – im Erwachsenenalter von 20 bis 60 Jahren

Die degenerativen Veränderungen nehmen zu und betreffen zunächst die Bandscheiben. Wie zuvor beschrieben, kommt es in der Folge zu Veränderungen an den Wirbelgelenken und den Wirbelkörpern.

Durch eine Bandscheibenvorwölbung *(Protrusion)*, einen Bandscheibenvorfall *(Prolaps)* und eine *Instabilität* der betroffenen Wirbelsäulenabschnitte können sich **länger anhaltende Schmerzen** entwickeln. Auch von den degenerativ veränderten Wirbelgelenken *(Fazetten)* können Schmerzen ausgehen. In die gleiche Phase fällt häufig eine überlastete oder geschwächte Muskulatur, die nicht in der Lage ist, die Wirbelsäule ausreichend zu stabilisieren und die degenerativen Veränderungen an Bandscheibe sowie Knochen auszugleichen.

### 3. Stadium – im höheren Erwachsenenalter über 60 Jahre

Mit der Zeit verliert das Bandscheibengewebe weiter Flüssigkeit, es schrumpft und wird fester. Durch den im Rahmen der degenerativen Veränderungen entstandenen Anbau von Knochen an den Wirbelgelenken und den Wirbelkörpern schränkt diese Entwicklung die Beweglichkeit der Wirbelsäule ein.

Diese **natürliche Einsteifung** *(spontane Einsteifung)* vermindert neben der Beweglichkeit auch häufig bestehende Instabilitäten an der Wirbelsäule. Durch Instabilitäten ausgelöste Kreuzschmerzen treten daher im Alter seltener auf. In den Vordergrund der Beschwerden können nun Krankheitsbilder treten, bei denen es durch die degenerativen Veränderungen zur Bedrängung von Nervengewebe kommt.

Nach dieser Übersicht über den zeitlichen Verlauf, von dem es viele Abweichungen gibt, wird im Weiteren genauer auf **Beschwerden** eingegangen, die durch Verschleiß an der Lendenwirbelsäule entstehen können. Diese können sehr unterschiedlich ausfallen.

### Keine Beschwerden

Bei vielen Patienten zeigen sich im Röntgenbild oder in der Kernspintomographie Verschleißerscheinungen, die zu keinen Beschwerden führen. Der Körper kann sich in vielen Fällen offenbar auf diese Veränderungen einstellen.

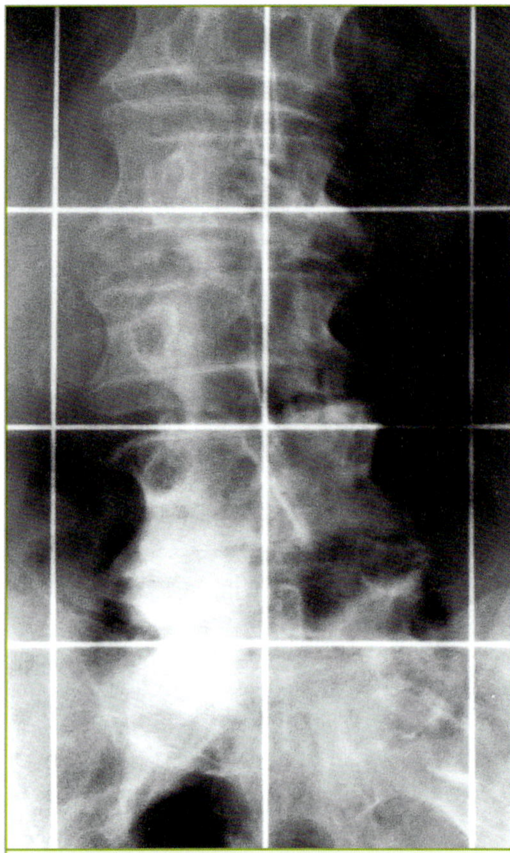

Das Röntgenbild zeigt eine Lendenwirbelsäule von vorne. Es bestehen deutliche degenerative Veränderungen an der gesamten Lendenwirbelsäule. Die 68-jährige Patientin beklagt keine Beschwerden.

Daher wäre es verkehrt, beim Vorliegen von starken Verschleißerscheinungen automatisch auch auf starke Rückenschmerzen zu schließen. Nicht selten ist das Gegenteil der Fall. Die Wirbelsäule steift durch den Verschleiß auf natürlichem Wege zunehmend ein, verringert damit ihre Beweglichkeit und schmerzt seltener.

***Alleine aus dem Vorliegen von Verschleißerscheinungen an der Lendenwirbelsäule kann noch nicht auf das Vorhandensein von Rückenschmerzen geschlossen werden.***

### Kreuzschmerz *(Lumbalgie)*

Kreuzschmerzen durch degenerative Veränderungen können von verschiedenen Strukturen ausgehen. Ein **Verschleiß der Wirbelgelenke** *(Fazettengelenke)* kann zu Schmerzen führen. Beschwerden, die von diesen Gelenken ausgehen, werden unter dem Begriff *Fazettensyndrom* zusammengefasst. Diese Erkrankung ist gekennzeichnet durch einen tief und eher dumpf in der unteren Lendenwirbelsäule empfundenen Schmerz. Der Schmerz tritt nach Ruhe ebenso auf wie bei körperlicher Belastung. Meist bessert er sich beim Vorbeugen des Oberkörpers. Neigungen zur Seite werden eher als schmerzhaft empfunden. Er bleibt im Wesentlichen auf die Region der Lendenwirbelsäule beschränkt, kann jedoch nach vorne bis in die Leistenregion und nach hinten bis in das Gesäß ausstrahlen. Betroffen sind meist Patienten im Alter zwischen 40 und 60 Jahren.

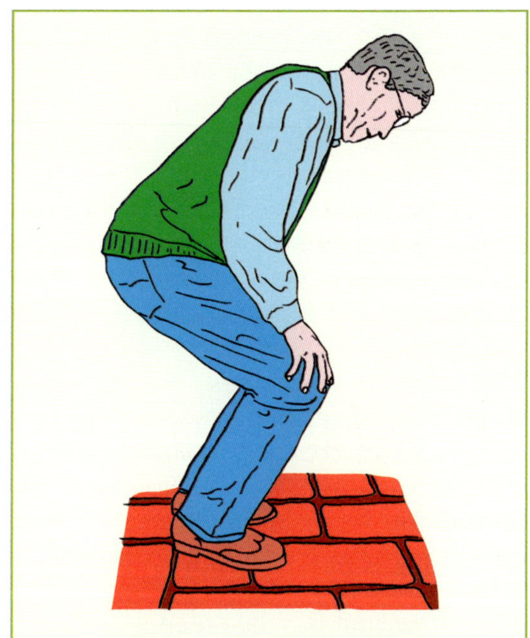

Schmerzen, die von den Wirbelgelenken *(Fazettengelenken)* ausgehen, bessern sich häufig, wenn der Patient sich nach vorne beugt.

Durch den **Verschleiß einer Bandscheibe** kann es zu ihrer schmerzhaften Vorwölbung *(Protrusion)* in Richtung Rückenmark kommen. Daraus kann sich ein Bandscheibenvorfall *(Prolaps)* entwickeln. Damit einhergehende Beschwerden werden ausführlich im Kapitel *Der Bandscheibenvorfall an der Lendenwirbelsäule* beschrieben.

Die Veränderungen an der Bandscheibe können auch zu Reizungen an der Ober - und Unterseite der **Wirbelkörper** führen. Kommt es hier zur Reizung und zur Einlagerung von Flüssigkeit in den

Knochen *(Knochenödem)* wird dies als *aktivierte Osteochondrose* bezeichnet. Sie löst einen deutlichen und „helleren" Schmerz aus, der schon bei geringen Bewegungen der Wirbelsäule auftritt. Vor allem das Vor- und Zurückneigen ist schmerzhaft.

Durch die Höhenabnahme der Bandscheibe verliert der Gallertkern seine Funktion der Stoßdämpfung und der Faserring seine Funktion der stabilen Verbindung zweier Wirbelkörper. Daraus kann sich eine schmerzhafte *Instabilität* entwickeln, eine krankhaft **vermehrte Beweglichkeit** der Wirbelkörper gegeneinander. Schon Belastungen des Alltags können so zu einer Überlastung des betroffenen Segments und damit zu Schmerzen führen. Der Patient merkt dies beim Vorbeugen und daran, dass er das Bedürfnis hat, sich beim Aufrichten an den Oberschenkeln abzustützen. Beklagt wird häufig ein Gefühl, als würde der Rücken „durchbrechen".

Mit der Zeit kann sich der Verschleiß auf **mehrere Bereiche der Lendenwirbelsäule** ausdehnen. Die Wirbelkörper drehen und verkippen sich, so dass es zu einer veränderten Form der Lendenwirbelsäule kommt. Hat sie von hinten betrachtet sonst eine gerade Form, weicht sie nun zur Seite ab, was als **Skoliose** *(degenerative Lumbalskoliose)* bezeichnet wird. Sie kann Ursache von schmerzhaften Fehl- und Überlastungen der Rückenmuskeln sein. Beklagt werden dann ein Steifigkeitsgefühl und ein dumpfer Schmerz an der Lendenwirbelsäule.

### (Kreuz-)Beinschmerz (*Lumboischialgie* oder *Lumbofemoralgie*)

Zu einem in das Bein ausstrahlenden Schmerz kommt es dann, wenn **Nerven gereizt** werden, welche seitlich die Wirbelsäule verlassen *(Spinalnerven).* Teile dieser Nerven an der unteren Lendenwirbelsäule bilden einen großen Beinnerv, den *Ischiasnerv (Nervus ischiadicus).* Für einen vom Rücken in die Rückseite des Beins ziehenden Schmerz wird der Begriff *Ischiasschmerz (Ischialgie)* verwendet. Schmerzt gleichzeitig der Rücken, spricht man von einer *Lumboischialgie.*

An der Vorderseite des Beins verläuft der sog. *Femoralnerv (Nervus femoralis).* Er wird ebenfalls von Spinalnerven gebildet, die den oberen Anteilen der Lendenwirbelsäule entstammen. Ein Schmerz, der durch Bedrängung dieser Nerven entsteht, wird *Femoralgie* genannt. Bei einem zur gleichen Zeit bestehenden Rückenschmerz wird der Begriff *Lumbofemoralgie* angewendet.

Die Nerven können durch Bandscheibengewebe bedrängt werden, wenn dieses sich vorwölbt *(Protrusion)* oder vorfällt *(Prolaps).* Durch die Höhenabnahme der Bandscheibe verkleinert sich die Öffnung *(Foramen),* durch die die Nerven seitlich aus der Wirbelsäule austreten. Knöcherne Anbauten an den kleinen Wirbelgelenken oder kleine Zysten, die bei einem Verschleiß entstehen, können den Nerv an dieser Stelle ebenfalls reizen.

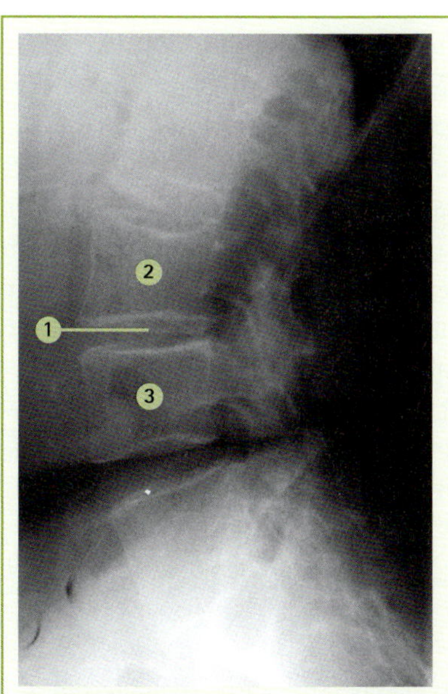


Seitliche Röntgenaufnahmen der Lendenwirbelsäule einer Frau. Die linke Aufnahme wurde im Alter von 69 Jahren und die rechte im Alter von 75 Jahren aufgenommen.

Innerhalb dieser 6 Jahre ist es zu einer erkennbaren Veränderung vor allem an der Bandscheibe (1) zwischen dem dritten (2) und dem vierten (3) Lendenwirbel *(Segment L 3/4)* gekommen. Sie hat deutlich an Höhe verloren und die Stellung der Wirbelkörper zueinander hat sich verändert.

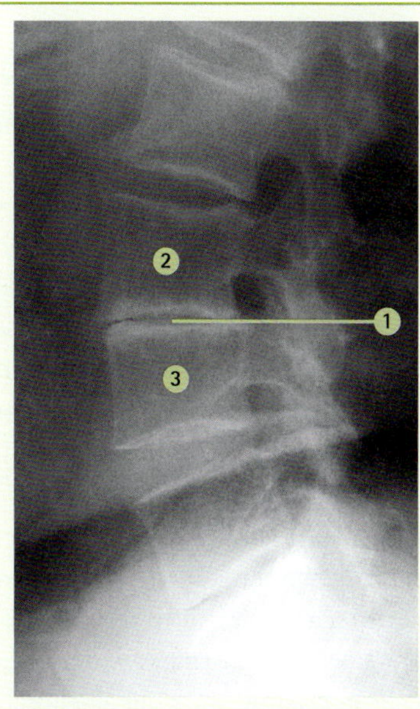

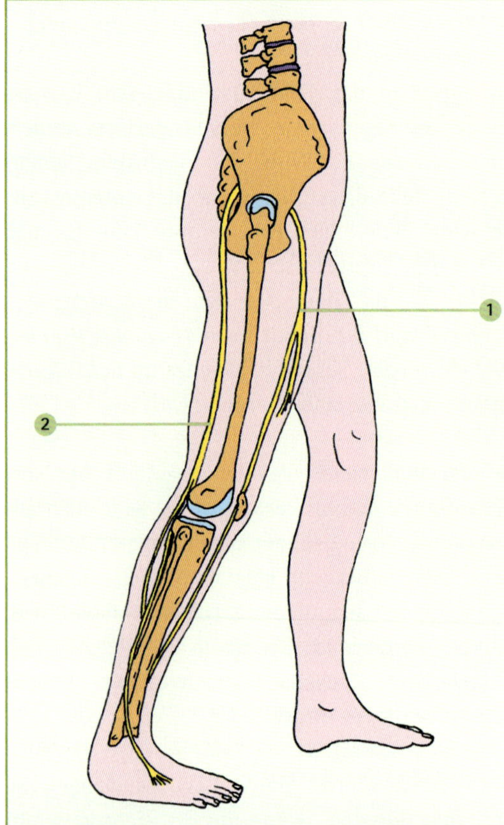


Die Abbildung zeigt den Verlauf der beiden großen Beinnerven. Vorne am Oberschenkel verläuft der *Femoralnerv (Nervus femoralis)* 1. Er teilt sich in verschiedene Äste auf, die zum Teil bis zur Innenseite des Unterschenkels ziehen. An der Rückseite des Gesäßes, des Oberschenkels und der Wade verläuft der *Ischiasnerv (Nervus ischiadicus)* 2, der sich ebenfalls in verschiedene Äste aufteilt und bis zum Fuß zieht.

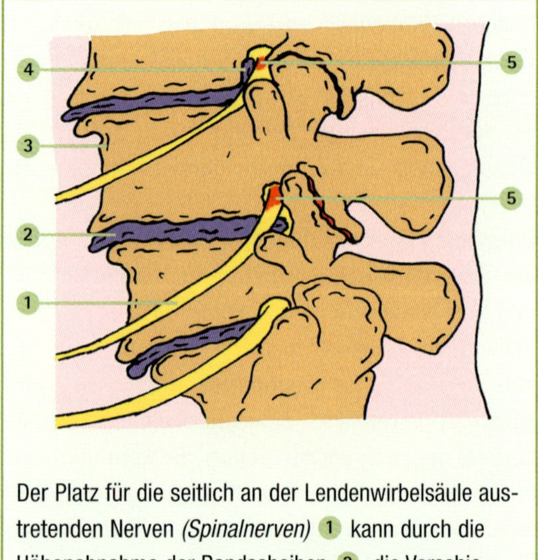


Der Platz für die seitlich an der Lendenwirbelsäule austretenden Nerven *(Spinalnerven)* 1 kann durch die Höhenabnahme der Bandscheiben 2, die Verschiebung der Wirbelkörper nach vorne 3 und durch Bandscheibenvorwölbungen/-vorfälle 4 verringert sein. Dies kann die Nerven schmerzhaft reizen 5.

***In vielen Fällen ist es die Summe dieser Verschleißerscheinungen, die dem Nerv zunehmend weniger Platz beim Austritt aus der Wirbelsäule lässt.***

Die Reizung des Nervs an der Wirbelsäule führt zu einer Schmerzausstrahlung entlang seines Verlaufs in das Bein hinunter. Je nachdem welcher Nerv betroffen ist, ziehen die Schmerzen entlang der Außen-, Innen- oder Rückseite des Beins bis in den Fuß.

Die Schmerzen können ausschließlich im Bein wahrgenommen werden oder zusammen mit Rückenschmerzen auftreten. Neben einem heftigen ziehenden Schmerz kann vom Patienten ein elektrisierendes Gefühl, ein Kribbelgefühl oder eine eingeschränkte Gefühlswahrnehmung *(Hypästhesie)* empfunden werden. Nimmt der Druck auf den Nerv zu oder hält länger an, kann auch eine Störung der die Muskeln versorgenden Nervenfasern auftreten. Die Folgen können Schwächen oder Lähmungen *(Paresen)* der Beinmuskeln sein. Auf die Störung der Nervenfunktion *(neurologische Ausfälle)* wird ausführlich im Kapitel *Der Bandscheibenvorfall an der Lendenwirbelsäule* eingegangen.

Führen die Veränderungen durch den Verschleiß zu einer **Einengung des Wirbelkanals** *(Spinalkanalstenose)* treten Beschwerden meist in beiden Beinen auf. Typischerweise ziehen die Schmerzen über das Gesäß entlang der Rückseite der Oberschenkel bis in die Waden und Füße. Je länger der Patient geht, desto stärker werden die Beschwerden und zwingen ihn, stehenzubleiben. Häufig geht mit den Schmerzen ein Spannungsgefühl in den Beinen einher. Die Patienten haben den Eindruck, ein Ring würde sich um die Beine spannen. Dieses Krankheitsbild wird genauer im Kapitel *Der enge Wirbelkanal an der Lendenwirbelsäule – Die lumbale Spinalkanalstenose* erläutert.

## Untersuchung und Diagnostik

Hinweise auf verschleißbedingte Erkrankungen ergeben sich bereits aus einer detaillierten Er-

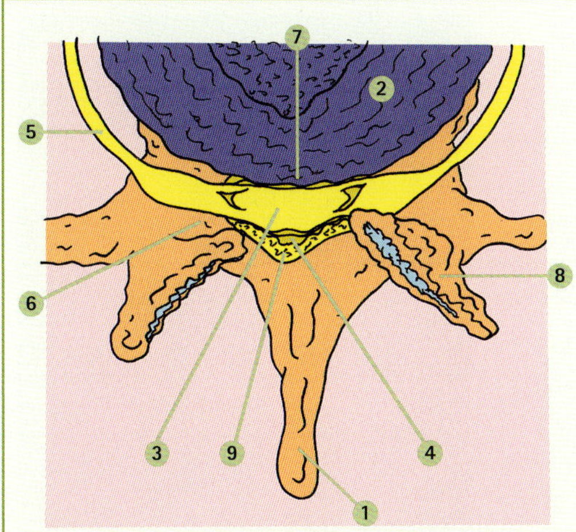


Die Abbildung zeigt einen Querschnitt durch die Wirbelsäule von oben betrachtet. Zum Rücken weist der Dornfortsatz (1) und in Richtung Bauch die Bandscheibe (2). Das Rückenmark (3) liegt im knöchernen Wirbelkanal *(Spinalkanal)* (4). Seitlich verlassen die sog. *Spinalnerven* (5) durch das Zwischenwirbelloch (*Neuroforamen*) (6) das Rückenmark. Der Wirbelkanal ist stark eingeengt. Ursachen sind ein Vorschieben von Bandscheibengewebe (7), durch Verschleiß vergrößerte Wirbelgelenke (8) und ein verdicktes sog. *gelbes Band (Ligamentum flavum)* (9).

hebung der **Krankengeschichte** *(Anamnese)*. Sie ist zusammen mit der **körperlichen Untersuchung** des Patienten zunächst der wichtigste Teil in der Diagnostik. Damit gelingt es in der Regel, die Beschwerden des Patienten Veränderungen an der Lendenwirbelsäule zuzuordnen.

Bei der Untersuchung werden die Haltung, die Bewegungen und das Gangbild des Patienten betrachtet. Große Gelenke wie Knie- und Hüftgelenke werden mit untersucht. Funktionstests der gesamten Wirbelsäule, das Abtasten der Muskeln und die genaue Untersuchung von Funktionsstörungen der Lendenwirbelsäule sowie der Kreuzbein-Darmbein-Gelenke ergeben wichtige Hinweise auf die Ursache der Beschwerden. Auswirkungen von Verschleißerscheinungen auf die Beinnerven werden durch eine Untersuchung des Hautgefühls, der Reflexe und der Muskelkraft beurteilt.

Vom Ergebnis der Befragung und der Untersuchung hängt es ab, ob und welche weiteren diagnostischen Maßnahmen ergriffen werden.

***Es ist, auch im ökonomischen Sinne, sinnvoller, den Patienten ausführlich zu befragen und ihn orthopädisch zu untersuchen, als zuerst eine bildgebende Diagnostik zu veranlassen und mit den dort festgestellten Veränderungen nach einer Erklärung für die Beschwerden des Patienten zu suchen.***

Die mit der bildgebenden Diagnostik gewonnenen Informationen können **nur in Zusammenhang** mit der Befragung und der Untersuchung des Patienten bewertet werden. Für sich alleine betrachtet ergibt die bildgebende Diagnostik in den seltensten Fällen Hinweise auf die Ursache der Beschwerden, deren Feststellung jedoch Voraussetzung für eine zielgerichtete Behandlung ist.

Weitere diagnostische Maßnahmen:

**Röntgen**

Mit Hilfe von Röntgenaufnahmen lassen sich viele verschleißbedingte Veränderungen an der Lendenwirbelsäule abbilden. Die Form der Wirbelsäule und die Stellung der Wirbelkörper zueinander sind hierbei gut ersichtlich. Beim Verschleiß verkippen, verdrehen und verschieben sich die Wirbelkörper. Dies führt im Laufe der Zeit zu einer erkennbaren Formänderung der Lendenwirbelsäule. Auch wenn sich die Bandscheiben als Weichgewebe nicht direkt im Röntgenbild darstellen lassen, so ist eine Höhenabnahme vor allem an den Folgen am Knochen gut zu erkennen.

Auch Veränderungen wie die Ausbildung von Randwülsten an den Wirbelgelenken lassen sich im Röntgen gut erkennen. Ebenso andere mögliche Ursachen von Kreuzschmerzen, wie Knochenbrüche bei einer Knochenerkrankung (z. B. *Osteoporose*) oder andere Veränderungen.

***Für die Beurteilung von Rückenschmerzen durch Verschleiß kann das Röntgenbild bereits ausreichend sein.***

Dagegen ist die direkte Darstellung einer Bedrängung von **Nerven** im Röntgenbild nicht möglich, da es sich um Weichgewebe handelt, welches strahlendurchlässig ist. Ergeben sich aus der Befragung und der Untersuchung des Patienten

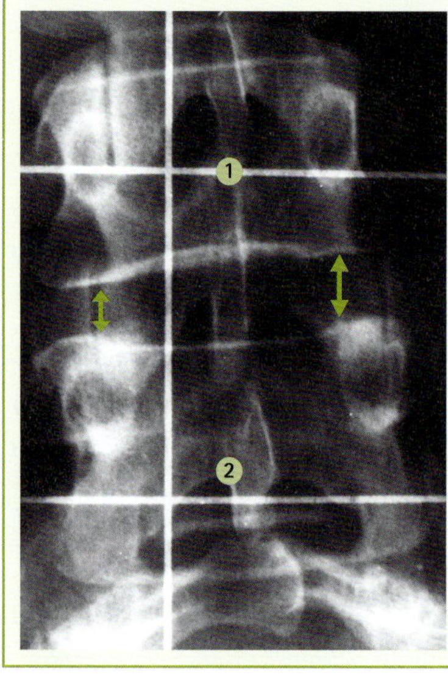


Die Röntgenbilder zeigen den 4. ① und den 5. Lendenwirbelkörper ② von hinten betrachtet. Im linken Röntgenbild markieren die Pfeile die Höhe der Bandscheibe L4/5, die sich nicht direkt im Röntgenbild abbildet. Auch im rechten Röntgenbild, welches 10 Jahre später angefertigt wurde, markieren die Pfeile die Höhe der Bandscheibe. Sie hat deutlich abgenommen und der 4. Lendenwirbelkörper ist sichtbar verkippt.

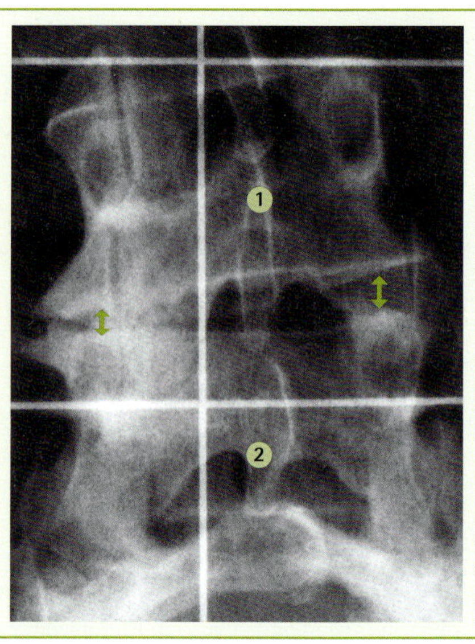


Hinweise auf eine Nervenbeteiligung, z. B. wenn der Patient über Schmerzen im Bein klagt, so sind weitere Untersuchungen wie eine Kernspintomographie oder eine Computertomographie sinnvoll.

### Kernspintomographie (Magnetresonanztomographie, MRT)

Die Kernspintomographie ist eine sehr gute Methode zur Darstellung von Veränderungen an der Lendenwirbelsäule. Können Verschleißerscheinungen am Knochen oftmals bereits ausreichend im Röntgenbild beurteilt werden, so gelingt mit Hilfe der Kernspintomographie die Darstellung weiterer Veränderungen. So etwa der Zustand der Bandscheibe (Höhe, Flüssigkeitsgehalt), Vorwölbungen und Vorfälle von Bandscheibengewebe oder eine eventuelle Bedrängung von Nervengewebe.

Das Rückenmark ist ebenso gut sichtbar wie die seitlich aus der Wirbelsäule austretenden Nerven *(Spinalnerven).* Die Kernspintomographie sollte immer dann eingesetzt werden, wenn Beschwerden nicht ausreichend zu erklären sind und wenn ein Beinschmerz auf eine **mögliche Nervenbeteiligung** hinweist. Dazu ist sie heutzutage die Methode der Wahl.

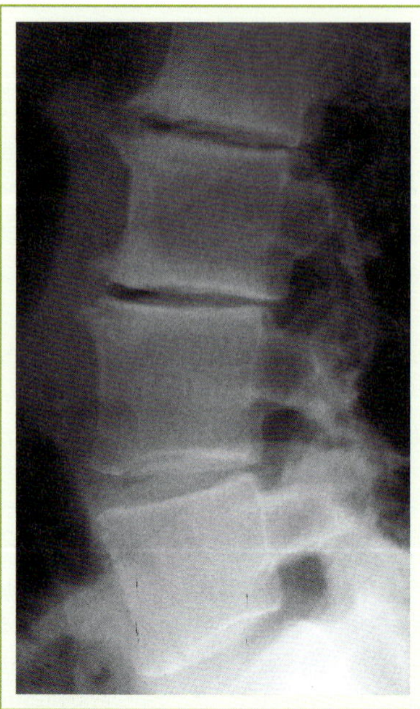

Röntgenbilder einer 60-jährigen Patientin, die über Kreuzschmerzen klagte.

Links ist eine seitliche Aufnahme der Lendenwirbelsäule und rechts eine Aufnahme von vorne zu sehen.

Zusammen mit der Krankengeschichte und der körperlichen Untersuchung konnten genug Informationen für eine Behandlung gesammelt werden.

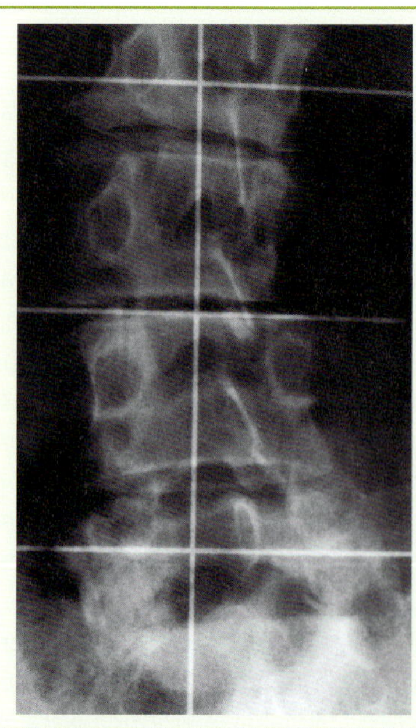

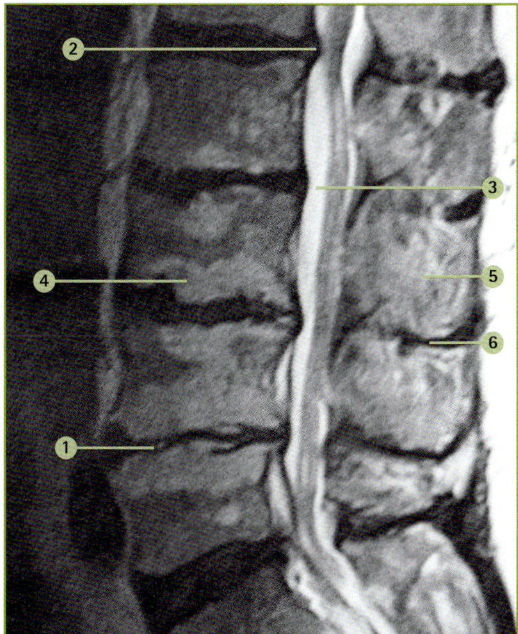


Kernspintomographie der Lendenwirbelsäule eines 73-jährigen Patienten mit deutlichen degenerativen Veränderungen, von der Seite betrachtet. Der linke Bildrand weist zum Bauch, der rechte zum Rücken. Die Bandscheiben 1 haben erheblich an Höhe verloren und wölben sich 2 zum Teil in Richtung Rückenmark 3 vor. Auch in den Wirbelkörpern 4 ist es zu erkennbaren Veränderungen gekommen. Die Dornfortsätze 5 berühren sich, was als *Baastrup-Phänomen* 6 bezeichnet wird.

Mit Hilfe der Kernspintomographie gelingt eine genauere Beurteilung der Weichgewebe als in der Computertomographie. Da es außerdem nicht zu einer Strahlenbelastung des Patienten kommt, ist die Kernspintomographie in der Regel einer Computertomographie vorzuziehen.

### Computertomographie (CT)

Mit Hilfe der Computertomographie lassen sich knöcherne Veränderungen an der Lendenwirbelsäule sehr gut darstellen. Bandscheibenvorwölbungen, Bandscheibenvorfälle und ihre Lage zu den Nerven sind in der Computertomographie ebenfalls zu erkennen. Auch wenn die Kernspintomographie genauere Informationen liefert und die Patienten nicht wie die Computertomographie mit Röntgenstrahlen belastet, wird die Computertomographie dennoch in einigen Fällen eingesetzt. Sie ist oftmals schneller verfügbar, dauert nicht so lange (was bei Patienten mit Platzangst eine Rolle spielt) und kann auch bei Patienten, die einen Herzschrittmacher tragen, angewendet werden.

### Knochenszintigraphie

Bei der szintigraphischen Untersuchung wird eine radioaktiv markierte Substanz in die Blutbahn gespritzt. Innerhalb von Stunden verteilt sie sich im Körper. Kommt es im Rahmen degenerativer Veränderungen zu einer erhöhten Aktivität des Knochenstoffwechsels, sammelt sich die Substanz im Knochen oder in der Innenhaut von Gelenken an.

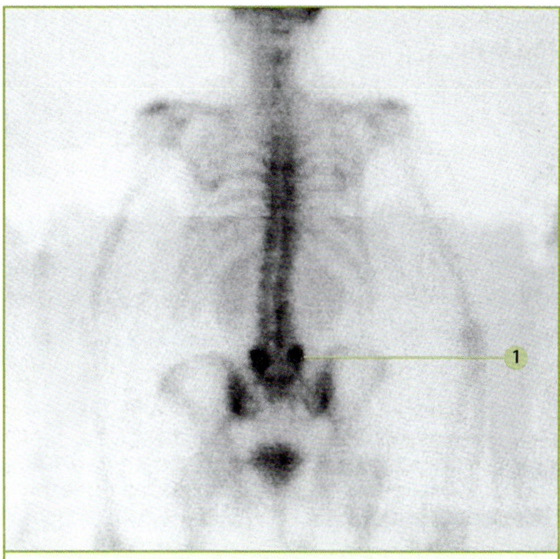


Die Abbildung zeigt eine Knochenszintigraphie der Lendenwirbelsäule, von hinten betrachtet. An den unteren Wirbelgelenken 1 kommt es zu einer punktförmigen Anreicherung der radioaktiven Substanz. Dies zeigt eine hohe Aktivität dieser Gelenke an und kann ein Hinweis auf eine mögliche Schmerzursache sein.

Diese Anreicherung kann sichtbar gemacht werden und gibt wichtige Hinweise auf das Vorliegen von Entzündungen im Knochen, von schmerzhaft aktivierten Arthrosen der Wirbelgelenke, Knochenbrüchen und sonstigen Veränderungen am Knochen.

## Therapie

Bei den **meisten Menschen** liegen degenerative Veränderungen an der Wirbelsäule vor. Warum manche Betroffene aufgrund dieser Veränderungen Schmerzen oder andere Erkrankungen entwickeln und warum manche ohne Beschwerden bleiben, ist nicht geklärt.

Führen die Veränderungen nicht zu Beschwerden, so ist prinzipiell eine Therapie nicht notwendig, da eine Rückbildung der Veränderungen nicht möglich ist. Diesen Patienten kann empfohlen werden, was auch zur **Vorbeugung** *(Prophylaxe)* von degenerativen Veränderungen an der Lendenwirbelsäule sinnvoll ist:

- sich regelmäßig zu bewegen,
- Überlastungen der Lendenwirbelsäule zu vermeiden,
- zu hohes Körpergewicht abzubauen.

***Auch wenn nur ein Teil der degenerativen Veränderungen zu Beschwerden führt, stellen sie aufgrund ihrer Häufigkeit eine der Hauptursachen für Rückenschmerzen dar.***

Treten Beschwerden durch degenerative Veränderungen an der Lendenwirbelsäule auf, so werden sie **anfangs fast immer nicht-operativ** behandelt. Da sich die Veränderungen langsam entwickeln, besteht meist kein Anlass, durch eine übereilte Operation einem oftmals gutartigen Verlauf vorzugreifen. Ausgenommen sind seltene Veränderungen, die rasch zu einer problematischen Bedrängung und Schädigung von Nerven führen.

### Nicht-operative *(konservative)* Therapie

Die bisherigen Ausführungen machen deutlich, dass degenerative Veränderungen an der Lendenwirbelsäule von Patient zu Patient sehr unterschiedliche Beschwerden auslösen können. Daher kann es **keine einheitliche Therapie** geben. Mögliche Behandlungsmethoden werden nachfolgend aufgeführt.

***Die Behandlungen, die für einen Patienten mit degenerativen Veränderungen an der Lendenwirbelsäule in Frage kommen, werden entsprechend seiner Beschwerden individuell ausgewählt.***

Bei **akuten Beschwerden** sollte sich der Patient schonen und anstrengende Tätigkeiten meiden, aber dennoch in Bewegung bleiben. Leichte eigenständige Gymnastik, Walken, Spazieren oder Schwimmen sowie Fahrradfahren sind empfehlenswert, soweit es die Schmerzen zulassen.

Beim **Liegen**, auch über Nacht, ist die sog. *Stufenbettlagerung/Stufenlagerung* empfehlenswert, wie sie auch bei einem Bandscheibenvorfall angewendet wird. Dabei werden die Hüft- und Kniegelenke um jeweils 90° gebeugt. Dies verringert die natürliche Wölbung der Lendenwirbelsäule, die sog. *Lordose* und entlastet die Bandscheiben sowie die Wirbelgelenke.

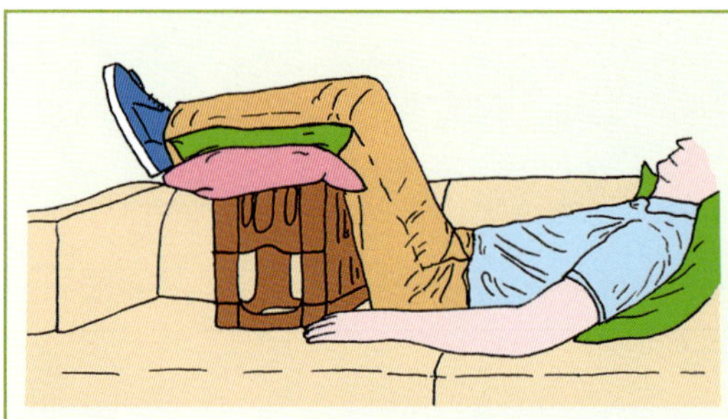

Die Abbildung zeigt die *Stufenbettlagerung.* Dazu kann z. B. ein mit Kissen gepolsterter leerer Getränkekasten unter den Unterschenkel gelegt werden. Diese Lagerung entlastet die Lendenwirbelsäule und die Bandscheiben.

In der akuten Phase wirkt das **Aushängen** des Patienten, z. B. durch eine Behandlung im sog. *Schlingentisch,* entlastend. Die Maßnahme versucht durch Streckung der Wirbelsäule Druck von den Bandscheiben und den Wirbelgelenken zu nehmen.

Degenerative Veränderungen führen häufig zu vorübergehenden **Funktionsstörungen** *(Blockierungen)* der Wirbelsäule. Durch Maßnahmen der *Manuellen Therapie (Chirotherapie)* oder *Osteopathie* können diese Störungen oftmals einfach und schnell behoben werden. Dazu werden Techniken eingesetzt, die entweder die Gelenke, Bänder und Muskeln mobilisieren *(Mobilisation)* oder durch einen vorsichtigen Impuls wieder in eine schmerzfreie Stellung bringen *(Manipulation).* Bei der richtigen Technik nimmt die Wirbelsäule auch bei wiederholter Anwendung keinen Schaden.

Mit Hilfe eines **Physiotherapeuten** wird bereits ein leichtes muskuläres Training begonnen und bestehende muskuläre Ungleichgewichte *(Dysbalancen)* ausgeglichen. Der Patient wird zu einem rückengerechten Verhalten angelernt. **Massagen** können kurzfristig angewendet werden und wirken entkrampfend auf die Muskulatur.

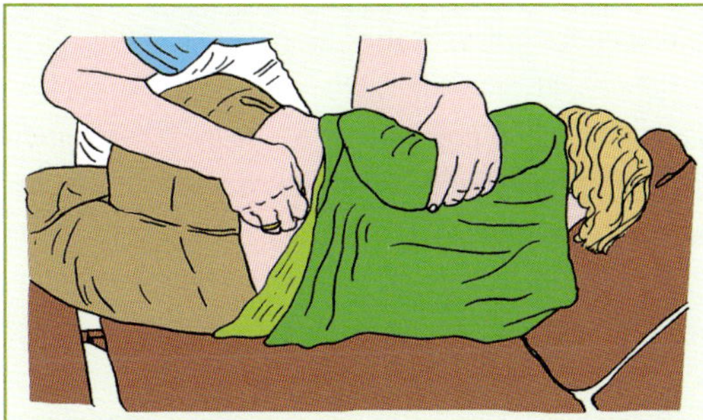

Die Abbildung zeigt, wie eine Funktionsstörung an der Lendenwirbelsäule durch *Manipulation (Chirotherapie)* behandelt werden kann.

In der akuten Phase kann kurzfristig die regelmäßige Einnahme von **Schmerzmitteln** sinnvoll sein. Dazu eignen sich **Medikamente** mit Wirkstoffen wie z. B. *Ibuprofen, Diclofenac* oder andere. Sie zählen zu den sog. *nichtsteroidalen Antirheumatika (NSAR)* und entfalten neben der schmerzstillenden Wirkung auch einen entzündungshemmenden Effekt. Da es bisweilen durch die degenerativen Veränderungen zu Entzündungsreaktionen der Gelenke und der Bandscheiben kommt, kann diese durch die Medikamente günstig beeinflusst werden. Voraussetzung ist, dass der Patient diese Wirkstoffgruppe auch verträgt. Unerwünschte Wirkungen am Magen-Darm-Trakt, an den Nieren oder dem Herzen sind möglich. Für ältere Patienten sind sie aus diesen Gründen meist ungeeignet.

Werden diese Medikamente nicht vertragen oder bestehen dennoch starke Beschwerden, dann werden **stärkere, verschreibungspflichtige Medikamente** wie *Novaminsulfon (Metamizol), Tramadol* oder *Tilidin* eingesetzt. Sie eignen sich aufgrund ihrer relativ guten Verträglichkeit auch für eine **längere Behandlung**. Wichtig ist anfangs die Einnahme in regelmäßigen Abständen, damit sich der Schmerz nicht immer wieder aufbaut. Auf die Entzündungsreaktion haben sie keinen direkten Einfluss, sie dämpfen jedoch die Schmerzempfindung und ermöglichen dem Patienten, in Bewegung zu bleiben. Selten ist die Gabe von *Morphin-Präparaten* notwendig.

Zumindest vorübergehend können Wirkstoffe eingesetzt werden, die die begleitend verspannte Muskulatur am Rücken entkrampfen und damit zu einer Schmerzlinderung beitragen. Sie werden als **Muskelentspanner**, *Muskelrelaxantien* oder *Myotonolytika* bezeichnet. Sie können die Aufmerksamkeit ungünstig beeinflussen und manche Substanzen besitzen nach einiger Zeit ein Suchtpotential, weshalb die Anwendung meist auf 1-2 Wochen beschränkt bleibt.

***Die regelmäßige Einnahme von gut verträglichen Schmerztabletten kann bei vielen älteren Patienten einer Operation vorgezogen werden.***

Besonders wirksam ist in vielen Fällen die Anwendung von **Kortison**. Es kann auf die Entzündungsvorgänge an den Wirbelgelenken, den Bandscheiben und den Nerven einen günstigen Einfluss haben. Durch das Kortison können körpereigene Heilungsvorgänge unterstützt und beschleunigt werden. Die Gabe von Kortison kann in Form von Tabletten oder Lösungen, die direkt in die Blutbahn geleitet werden *(Infusionen)*, erfolgen, alternativ kann die Substanz auch mit Hilfe einer Spritze in die Nähe der Wirbelgelenke, der Bandscheiben oder der Nerven gebracht werden (Näheres hierzu im Abschnitt „Minimalinvasive Therapie"). In vielen Fällen tritt unter der Behandlung mit Kortison eine schlagartige Besserung der Symptome ein. Es ist von Fall zu Fall unterschiedlich, ob eine einmalige Anwendung von Kortison oder eine wiederholte Behandlung in Abständen von wenigen Tagen erforderlich ist. Eine regelmäßige Anwendung von Kortison über Wochen hinweg findet in der Behandlung von degenerativen Veränderungen jedoch keine Anwendung, da dann unerwünschte Wirkungen der Substanz überwiegen würden.

Unter dem Begriff *physikalische Therapie* werden etwa die therapeutische Anwendung von Wärme oder Kälte, die Anwendung von Wasser *(Balneotherapie)*, von elektrischen Strömen sowie die physiotherapeutische Behandlung zusammengefasst. Die Anwendung von **Wärme** lindert bei vielen Patienten die Beschwerden, da sie die begleitend verspannten Muskeln entspannt. Heiße Bäder, Rotlicht, Wärmepackungen, Fango-Anwendungen, wärmende Salben oder auch Pflaster sind geeignete Formen der Wärmeanwendung.

Bewegungen fallen im **Wasser** viel leichter, da die Muskulatur durch den Auftrieb keine Haltearbeit leisten muss. Schwache Muskeln können trainiert und die in der Bewegung eingesteifte Wirbelsäule einfacher bewegt werden.

Die Anwendung **elektrischer Ströme** *(Elektrotherapie)* fördert die Durchblutung, entkrampft die Muskeln und lindert Schmerzen. *Niederfrequente Impuls-Gleichströme* führen zu einer Reizung der Vibrationsrezeptoren und senken damit die Schmerzwahrnehmung. Diese Art elektrischer Ströme wird als *Iontophorese* angewendet. Aufgetragene schmerzlindernde Salben werden durch elektrische Ströme in ihrer Wirkung unterstützt. Durch *mittelfrequente Ströme* erfolgt eine schmerzlindernde Durchflutung des Gewebes über 2 Stromkreise *(Interferenz)*, meist in Form der *Nemectrodyn-Therapie*.

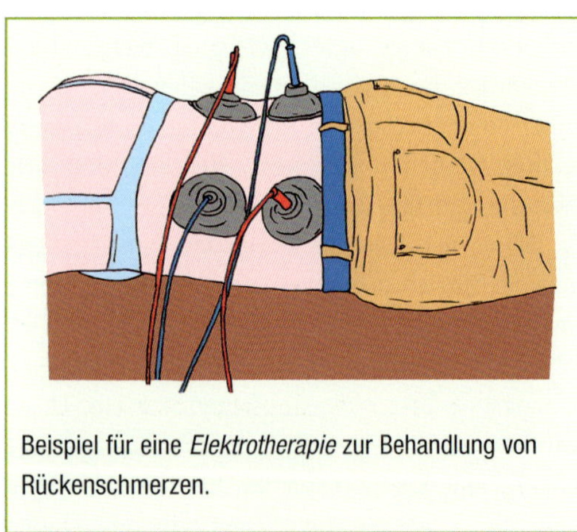

Beispiel für eine *Elektrotherapie* zur Behandlung von Rückenschmerzen.

Bei anhaltenden oder häufig wiederkehrenden Beschwerden eignet sich die Anwendung der *Transkutanen elektrischen Nervenstimulation (TENS)* zu Hause. Dafür werden kleine, handliche Geräte eingesetzt, an die Klebeelektroden angeschlossen werden, die auf die Haut geklebt werden und ihre Wirkung durch die Haut hindurch *(transkutan)* entfalten. Die Geräte sind jederzeit verfügbar, können mehrmals täglich 20-60 Minuten angewendet werden und helfen, den Schmerzmittelbedarf zu senken.

Die **Magnetfeldtherapie** oder eine pulsierende Signaltherapie kann über eine Steigerung der Stoffwechselaktivität und eine Erhöhung der Durchblutung schmerzlindernd wirken.

***Bei Patienten mit Herzschrittmachern oder Defibrillatoren ist ein Einsatz der Elektrotherapie nicht möglich.***

Die **traditionelle chinesische Medizin** *(TCM)* besteht aus verschiedenen Behandlungsmethoden. Bei der *Akupunktur* werden Punkte unter der Haut, im Muskel, in der Gelenkkapsel oder in Nervennähe mit dünnen sterilen Einmalnadeln stimuliert. Sie ist in der Regel frei von Nebenwirkungen und viele Patienten profitieren von einer anhaltenden Schmerzlinderung. Eine Wärme- und Kräutertherapie ist ebenfalls Bestandteil der traditionellen chinesischen Medizin. Ähnlich einer chiropraktischen Behandlung kennt die traditionelle chinesische Medizin die *Tuina-Therapie*. Dabei wird der Bewegungsapparat massiert, geknetet und mobilisiert. *Schröpfen* ist ebenfalls Bestandteil der TCM. Dazu können Glasgefäße oder Saugnäpfe aus Gummi verwendet werden. Eine weitere chinesische Behandlungsmethode ist der Einsatz von Kräutern oder Tees sowie die Empfehlung einer Ernährungsumstellung.

Die Behandlung mit **Spritzen** kann in vielen Fällen Schmerzen lindern und Muskelfehlspannungen günstig beeinflussen. Dazu werden sie an schmerzhafte Stellen in der Haut oder in der Muskulatur (*Myogelosen* oder *Triggerpunkte*) gesetzt. Verwendet werden entweder örtliche Betäubungsmittel *(Lokalanästhetika)* oder pflanzliche Präparate, keinesfalls Kortison, welches zur Behandlung von Muskelproblemen keine Anwendung findet. Sind **Sehnen- und Bandansätze** am Becken oder an der Wirbelsäule schmerzhaft gereizt, kann ihre Behandlung kurzfristig auch mit Kortison erfolgen.

***Die genannten passiven Maßnahmen werden nur vorübergehend bei akuten Schmerzzuständen eingesetzt und sind zur Behandlung anhaltender (chronischer) Beschwerden weniger geeignet.***

Bei **anhaltenden oder wiederkehrenden *(chronischen)* Beschwerden** werden die passiven Behandlungsmethoden zunehmend verlassen und durch **aktive Maßnahmen** ersetzt. Damit ist gemeint, dass die weitere Behandlung vor allem aus Maßnahmen besteht, die der Patient **selbstständig, regelmäßig und dauerhaft** durchführt.

Da eine Heilung der degenerativen Veränderungen nicht möglich ist, sollen die Maßnahmen versuchen, die mit diesen Veränderungen einhergehenden Defizite auszugleichen und den Patienten anleiten, mit diesen umzugehen. Dazu zählt, dass der Patient eventuell bestehendes **Übergewicht** abbaut, da es die Lendenwirbelsäule zusätzlich belastet. Im Alltag sollte er sich, nach erfolgter Anleitung durch einen Physiotherapeuten, ein **rückengerechtes Verhalten** aneignen und beibehalten. Dies gilt sowohl für die Freizeit wie auch für den Arbeitsplatz. Am Arbeitsplatz sind eventuell Änderungen der **Arbeitsbedingungen** vorzunehmen. Der Rücken sollte bei Belastung gerade gehalten werden, beim Bücken sollte man in die Hocke gehen. Beugt man sich vor und trägt dabei noch eine Last, belastet dies die Bandscheiben sehr. Beim Rückneigen kommt es zu einem Hohlkreuz. Dabei schieben sich die Wirbelgelenke ineinander, was sie belastet und zu Beschwerden führen kann.

Die Abbildung zeigt, wie schwere Dinge gehoben werden sollten. Der Rücken sollt möglichst gerade gehalten und wenig vorgebeugt werden.

Wenn möglich, sollten im Berufsalltag 50% der Arbeitszeit sitzend, 25% stehend und 25% in Bewegung verbracht werden. Ein **Wechsel der Position**, etwa alle 20-30 Minuten, fördert den Stoffwechsel in der Bandscheibe und kann dazu beitragen, einem Verschleiß vorzubeugen.

Am wichtigsten in der Behandlung degenerativer Veränderungen an der Lendenwirbelsäule ist eine **Bewegungstherapie**. Dazu werden zu Beginn mit Hilfe eines Physiotherapeuten bestehende muskuläre Ungleichgewichte *(Dysbalancen)* ausgeglichen. Dann wird der Patient angeleitet, Übungen zur Muskelkräftigung selbstständig, regelmäßig und auf Dauer durchzuführen. Dies kann er zu Hause, in Kursen zur Rückenschule, in Fitnessstudios oder in anderen geeigneten Einrichtungen umsetzen. Einige Übungen sind im Kapitel *Der Kreuzschmerz – Die Lumbalgie* abgebildet.

***Ziel des muskulären Trainings ist es, die durch degenerative Veränderungen geschwächte Wirbelsäule durch eine Kräftigung der sie umgebenden Muskeln wieder zu stabilisieren und damit Schmerzen anhaltend zu lindern.***

Unter regelmäßigem körperlichen Training kommt es an der **Bandscheibe** zu günstigen Veränderungen. Das Bandscheibengewebe kann sich vermehrt mit Wasser füllen und die Bindegewebsfasern festigen sich. Dies kann Vorwölbungen *(Protrusionen)* entgegenwirken.

Je nach Alter und Gesundheitszustand des Patienten kann die Bewegungstherapie nur eingeschränkt durchgeführt werden. Um dem Patienten dennoch Tätigkeiten wie längeres Gehen, Stehen oder leichte Arbeiten im Garten zu ermöglichen, kann eine **Stütze der Lendenregion** von außen erfolgen. Bei jüngeren Patienten sollte dies möglichst ganz vermieden oder auf einen kurzen Zeitraum beschränkt werden, hier ist statt dessen einem muskulären Training der Vorzug zu geben.

Die Stützmieder *(Orthese, Korsett)* entlasten durch Erhöhung des Drucks im Bauchraum die Lendenwirbelsäule und richten sie auf, was zur Abflachung der Lenden-Lordose führt. Beides entlastet die Bandscheiben und die Wirbelgelenke und kann dazu führen, dass eingeklemmte Nerven wieder etwas mehr Platz erhalten und weniger schmerzen. Älteren Menschen kann die Verwendung eines **Gehstocks** oder eines **Gehwagens** *(Rollator)* eine große Hilfe sein.

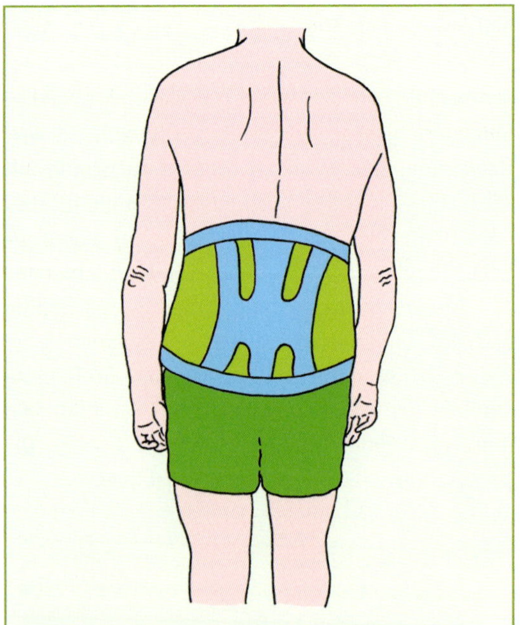

Ein Stützmieder kann vor allem älteren Patienten helfen mobil zu bleiben, wenn ein Training der Muskeln nicht mehr gut möglich oder erfolgreich ist.

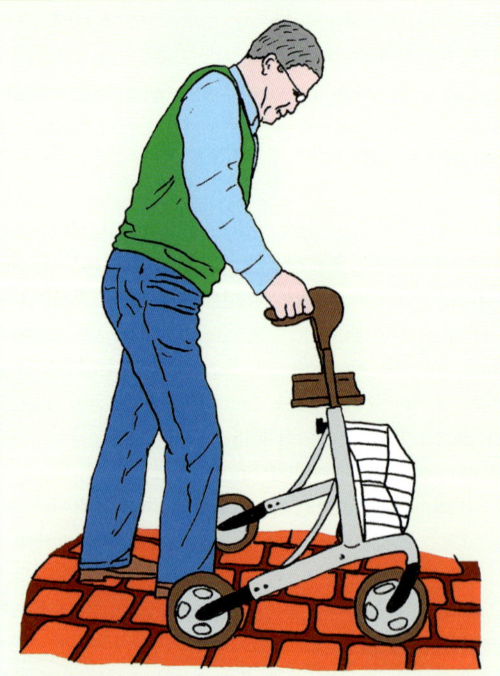

Ein Gehwagen *(Rollator)* ist ein ideales Hilfsmittel für Patienten mit Beschwerden durch degenerative Veränderungen an der Lendenwirbelsäule. Durch die vorgebeugte Haltung können sie oft noch lange Strecken gehen. Der Wagen gibt zusätzlich Halt, transportiert kleinere Lasten und stellt außerdem eine Sitzgelegenheit dar, auf die der Patient jederzeit zurückgreifen kann.

### Minimalinvasive Therapie

Unter minimalinvasiven Therapien werden Behandlungen mit Spritzen, Kathetern oder feinen Instrumenten *(Endoskop, Sonden)* verstanden, die durch die Haut erfolgen. Ziel der minimalinvasiven Therapie ist es, unmittelbar an der beschwerdeauslösenden Stelle eine therapeutische Wirkung zu erzielen. Dies kann einen durch Verschleiß bedrängten Nerv oder auch die Wirbelgelenke betreffen. Auf die Behandlung von Bandscheibenvorfällen oder der Wirbelkanalenge wird in den entsprechenden Kapiteln ausführlich eingegangen.

***Die minimalinvasive Therapie wird angewendet, wenn sich Beschwerden bestimmten Stellen an der Lendenwirbelsäule zuordnen lassen. Bei einem Kreuzschmerz, dessen Herkunft nicht ausreichend zu klären ist, wird sie nicht eingesetzt.***

Zu den häufig angewendeten Behandlungsmethoden gehört das **Spritzen** eines örtlichen Betäubungsmittels, ggf. in Kombination mit einem Kortisonpräparat, in die unmittelbare Nähe eines durch Verschleiß bedrängten Nervs oder an die Wirbelgelenke. Dies soll die an diesen Stellen bestehenden Schmerzen und Entzündungsreaktionen beruhigen.

Die Behandlung eines bedrängten **Nervs** wird *periradikuläre Therapie* genannt. Die Spritze wird dabei von schräg außen gesetzt und möglichst bis in die Nähe des Nervs vorgeschoben (Näheres dazu im Kapitel *Der Bandscheibenvorfall an der Lendenwirbelsäule).* Ähnlich wird bei der Behandlung der **Wirbelgelenke** *(Fazetten)* vorgegangen. Hier wird die Nadel senkrecht durch die Haut bis an die das Gelenk umgebende Gelenkkapsel vorgeschoben. Zur Platzierung der Spritze orientiert man sich am Röntgenbild und an den Knochenpunkten, die an der Lendenwirbelsäule und am Becken zu tasten sind.

Ist eine Orientierung durch Tasten nicht möglich, können die Behandlungen auch mit Hilfe eines Geräts durchgeführt werden, das den Patienten während der Behandlung mit Röntgenstrahlen „durchleuchtet" *(Bildwandler)* und so die Lage der Nadelspitze erkennen lässt. Auch eine Computertomographie kann während der Behandlung anzeigen, wo die Spitze der Nadel liegt. Zwar ist mit die-

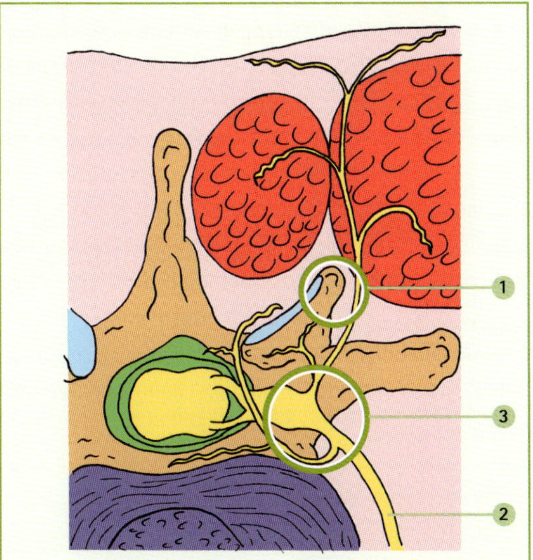


Zur Behandlung von Beschwerden durch degenerative Veränderungen können im Rahmen einer sog. *minimal-invasiven Therapie* gezielte Injektionen vorgenommen werden. So zum Beispiel an die Wirbelgelenke 1 oder an die Stelle, an der ein (Spinal-)Nerv 2 aus der Wirbelsäule austritt 3.

sen Verfahren eine gute Positionierung der Nadelspitze möglich, nachteilig ist jedoch die Belastung des Patienten mit Röntgenstrahlen.

Da es sich beim **Verschleiß der Wirbelgelenke** um Veränderungen handelt, wie sie auch an anderen Gelenken im Rahmen einer Arthrose auftreten, werden teilweise – wie bei der Arthrose-Therapie – auch *Hyaluronsäure* oder aus Eigenplasma gewonnene Substanzen angewendet. Details dazu können dem Kapitel *Der Gelenkverschleiß – Die Arthrose* entnommen werden. Wie erfolgreich diese Behandlungen sind, ist nicht abschließend geklärt.

Führt die Behandlung mit Spritzen an den Wirbelgelenken zu einer guten, aber nicht oder nur kurze Zeit anhaltenden Besserung, dann kann eine sog. *Verödung (Denervierung; Denervation; Fazettendenervation)* mit einer **Sonde** durchgeführt werden. Dazu werden die Nerven, die den Schmerz von den Gelenken zur Wirbelsäule weiterleiten, unterbrochen *(verödet, denerviert)*. Dies kann durch die Anwendung von **Hitze** erfolgen, bei der an der Spitze der Sonde Temperaturen bis ca. 80° erreicht werden und die als *Thermodenervation; Thermokoagulation; Thermoablation* oder *Radiofrequenzdenervation* bezeichnet wird. Die Verödung ist auch durch Verwendung von **Kälte** (*Kryodenervation* oder *Kryotherapie*) möglich, wobei als Kältemittel Kohlendioxid verwendet wird und Temperaturen von etwa -60° erreicht werden. Eine Narkose des Patienten ist dazu nicht erforderlich. Die Lage der Sonde wird während der Behandlung kontrolliert, indem ein Gerät den Patienten mit Röntgenstrahlen „durchleuchtet" *(Bildwandler)*.

Die Verödung der Wirbelgelenke ändert nichts an deren Verschleiß und nach einer Zeit bilden sich erneut feine Nerven, die den Schmerz wieder weiterleiten. Dennoch kann es mit dieser Maßnahme gelingen, einen Teil der Schmerzen für eine **begrenzte Dauer** von Monaten oder Jahren manchmal erheblich zu bessern. Da es sich um einen kleineren Eingriff handelt, der den Patienten wenig belastet, wird er oft größeren Operationen zunächst vorgezogen.

Es gibt zahlreiche Verfahren, die **direkt innerhalb der Bandscheibe** ansetzen, davon ausgehend, dass ein Kreuzschmerz hier seine *(diskogene)* Ursache hat. Sie werden als *intradiskale Verfahren* bezeichnet. Der Einsatz einer **Laserbehandlung** an der Bandscheibe war lange Zeit üblich, hat sich jedoch langfristig als nicht zuverlässig erwiesen. Ebenso wenig erbringt die sog. *IDET Therapie* (engl. *Intradiscal Electrothermal Therapy*) zuverlässige Ergebnisse. Beim Einspritzen von **Kortison** in die Bandscheibe sollte beachtet werden, dass die Bandscheibe keine Blutgefäße besitzt und damit nur bedingt körpereigene Abwehrmechanismen zur Verfügung stehen, wenn mit der Spritze Bakterien in die Bandscheibe gelangen. Bei allen Verfahren kann es daher zu einer Infektion der Bandscheibe kommen. Der Erfolg einiger intradiskaler Verfahren ist zum Teil sehr unterschiedlich und kann noch nicht abschließend beurteilt werden.

### Operative Behandlung

Eine operative Behandlung kommt in Frage, wenn die Beschwerden des Patienten durch keine andere Behandlungsmethode anhaltend gebessert werden konnten. Durch eine Operation können nicht alle degenerativen Veränderungen an der Lendenwirbelsäule entfernt werden. Die operative Therapie ist jedoch in der Lage, die **Ursache einer Bedrängung von Nervengewebe** durch Entfernung der störenden Strukturen zu beheben. Dabei kann das Abtragen von Knochen und Bändern einen befreienden Effekt auf eingeengte Nerven haben und eine deutliche Besserung der Beschwerden bewirken. Das Alter und mögliche weitere Erkrankungen des Patienten sind zu berücksichtigen – vor allem bei älteren Patienten mit weiteren Erkrankungen erhöht sich grundsätzlich das Operationsrisiko.

Bei der Operation wird möglichst nur das Gewebe (Knochen, Bandscheibe) entfernt, das für die Bedrängung des Nervs verantwortlich ist. Die Abtragung von Gewebe wird als *Dekompression* bezeichnet, die Operation an der Wirbelsäule als *Dekompressionsoperation.* Auf die speziellen operativen Behandlungsmöglichkeiten eines Bandscheibenvorfalls wird im entsprechenden Kapitel eingegangen.

Mit dem Ziel, den betroffenen Wirbelsäulenabschnitt zum Rücken hin aufzurichten oder zu stabilisieren, wurden spezielle **Implantate** entwickelt die zwischen zwei Dornfortsätze *(Processus spinosus)* eingebracht werden. Dies soll eine Wirbelkanalenge verringern und eine stabilisierende Funktion haben. Die Implantate werden als *interspinöse Platzhalter (Spacer)* bezeichnet. Bei einigen konnte kein Effekt oder nur ein vorübergehender Effekt beobachtet werden, so dass noch nicht abschließend gesagt werden kann, ob ihr Einsatz wirklich sinnvoll ist und den Patienten langfristig hilft. Ein Vorteil der interspinösen Platzhalter ist, dass die Operation den Patienten relativ wenig belastet und in einigen Fällen zu einer guten Linderung der Beschwerden führt. Wie lange diese Linderung anhält, ist aktuell schwer einzuschätzen.

Operationen, bei denen nur der Gallertkern einer verschlissenen Bandscheibe *(Nukleusersatz)* oder nur die verschlissenen Wirbelgelenke *(Totaler Fazettengelenkersatz)* ersetzt werden, konnten sich bisher nicht erfolgreich etablieren.

Um Beschwerden zu lindern, die von degenerativen Veränderungen der Bandscheibe *(diskogener Schmerz)* ausgehen, wurde die Möglichkeit des Einsetzens einer **künstlichen Bandscheibe** entwickelt. Die künstliche Bandscheibe wird gleichbedeutend als *Bandscheibenprothese* bezeichnet. Sie soll die natürliche Funktion der Bandscheibe übernehmen, indem sie einer Bandscheibe in Aufbau und Funktion möglichst entspricht und diese Eigenschaften auch über einen langen Zeitraum behält. Gegenüber einer Versteifungsoperation stellt sie für den Patienten ein weniger belastendes Operationsverfahren dar. Mittlerweile zeigen Studienergebnisse einen positiven Effekt über mehr als 10 Jahre. Ob sie den Versteifungsoperationen überlegen sind, ist noch nicht abschließend geklärt, ebenso wenig, wann sie am besten zum Einsatz kommen. Zu Komplikationen während und nach der Operation kann es insgesamt in fast 20% der Fälle kommen.

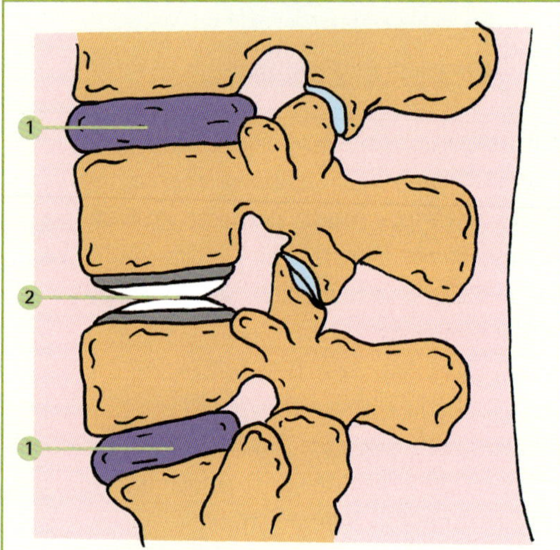


Die Abbildung zeigt die untere Lendenwirbelsäule von der Seite betrachtet. Neben den normalen Bandscheiben ① ist eine künstliche Bandscheibe ② zu erkennen, die aufgrund von Beschwerden eingesetzt wurde, die von der Bandscheibe in diesem Segment ausgingen.

Bestehen ausgeprägte störende degenerative Veränderungen, so muss der Eingriff teilweise so weit ausgedehnt werden, dass die Stabilität der Wirbelsäule gefährdet ist. Um eine anschließende schmerzhafte **Instabilität** zu verhindern, wird dann der Eingriff um eine **Versteifung** *(Fusion, Spondylodese)* eines oder mehrerer Wirbelsäulenabschnitte erweitert. Dies ist ebenfalls notwendig, wenn schon vor der Operation eine *instabile* Situation an der Wirbelsäule bestand.

***Durch eine Versteifungsoperation soll eine schmerzhaft vermehrte Beweglichkeit von Wirbelsäulenabschnitten vermindert oder behoben werden.***

Um den möglichen Erfolg einer Versteifungsoperation besser abschätzen zu können, wird von manchen Operateuren Tage oder Wochen **vorher** ein stabiler Gips *(Immobilisationsgips)* um den Rumpf angelegt. Alternativ können auch Schrauben durch die Haut in die zu versteifenden Wirbel eingedreht werden. Führen der Gips oder die *Versteifung von außen* (frz. *Fixateur externe*) zu einer deutlichen Besserung der Beschwerden, kann dies für einen Erfolg der geplanten operativen *(inneren) Versteifung* sprechen.

In den meisten Fällen einer Versteifung werden vom Rücken aus *(dorsal)* Schrauben durch die Wirbelbögen in die Wirbelkörper gedreht. Um zwei Wirbel miteinander zu verbinden, werden auf beiden Seiten in den oberen und unteren Wirbel insgesamt 4 Schrauben gedreht. Die übereinander liegenden Schrauben werden mit stabilen Stangen *(Fixateur interne)* oder flexiblen Systemen *(dynamische Fusion)* miteinander verbunden. Die Operation kann auch weitere Wirbelkörper mit einbeziehen, was als *mehrsegmentale* Operation bezeichnet wird. Zusätzlich werden die Wirbelkörper miteinander *(interkorporell)* verbunden *(fusioniert)*, man spricht dann von einer *interkorporellen Fusion*. Zur Verbindung der Wirbelkörper miteinander wird entweder Knochen verwendet, der an einer anderen Stelle des Körpers entnommen wurde (z. B. vom Beckenkamm), oder es werden sog. *Körbchen* aus Metall *(Cages)* eingebracht.

Im Zusammenhang mit einer solchen Operation tauchen häufig die Begriffe *PLIF* und *TLIF* auf. Sie beschreiben, in welcher Art und Weise die Schrauben zwei Wirbelkörper an der Lendenwirbelsäule *(lumbal)* versteifen. *PLIF* ist die Abkürzung für *Posteriore Lumbale Interkorporelle Fusion* oder engl. *Posterior Lumbar Interbody Fusion, TLIF* kürzt *Transforaminale Lumbale Interkorporelle Fusion* bzw. engl. *Transforaminal Lumbar Interbody Fusion* ab. Während bei diesen Verfahren die Versteifung vom Rücken aus erfolgt, erfolgt sie bei der *ALIF*-Technik von vorne (lat. *anterior = der vordere*). *ALIF* bedeutet *Anteriore Lumbale Interkorporelle Fusion* bzw. engl. *Anterior Lumbar Interbody Fusion.*

Als Folge einer solchen Operation kann es an den benachbarten Wirbelsäulenabschnitten in bis zu 20% der Fälle zu sog. *Anschlusssegmentdegenerationen (Adjacent-Level-Syndrom)* kommen. Damit ist gemeint, dass die Versteifung diese Wirbelsäulenabschnitte möglicherweise überlastet und es dadurch zu einem vorzeitigen Verschleiß kommen kann. Dies war ein Grund, möglichst bewegungserhaltende, flexible oder dynamische Systeme der Versteifung zu entwickeln. Ob diese Systeme bessere Ergebnisse erbringen, ist nicht abschließend geklärt.

Durch eine Operation lassen sich oftmals **Beschwerden bessern**, die von einer Nervenbedrängung durch degenerative Veränderungen oder

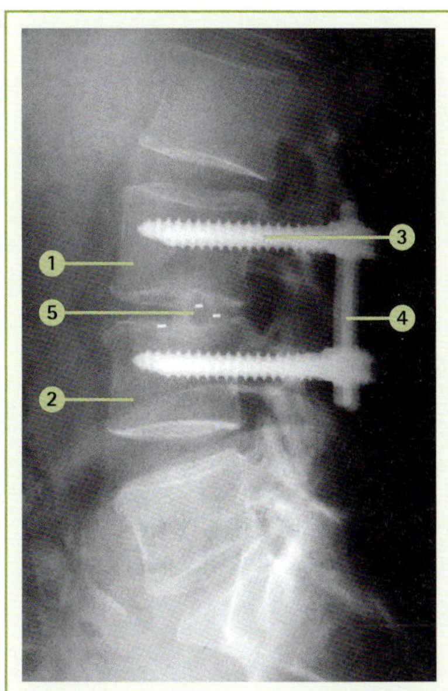


Röntgenbilder einer Lendenwirbelsäule nach durchgeführter Versteifungsoperation des 3. 1 und des 4. Wirbelkörpers 2 *(PLIF L 3/4).*

Zur Versteifung werden Schrauben 3 in die Wirbelkörper eingedreht und über Stangen 4 miteinander verbunden.

Zudem wurde eine Versteifung zwischen den Wirbelkörpern durchgeführt 5.

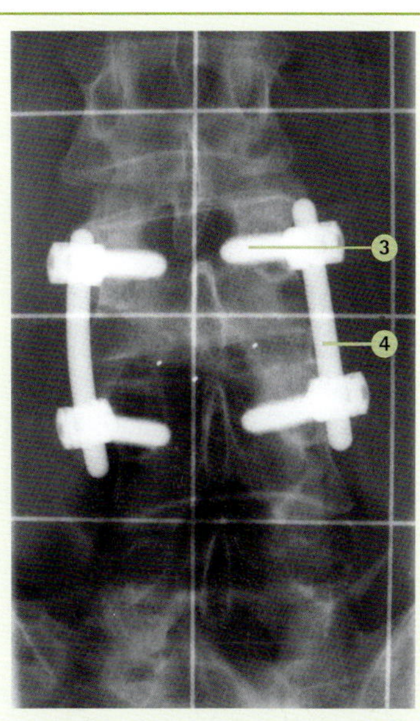

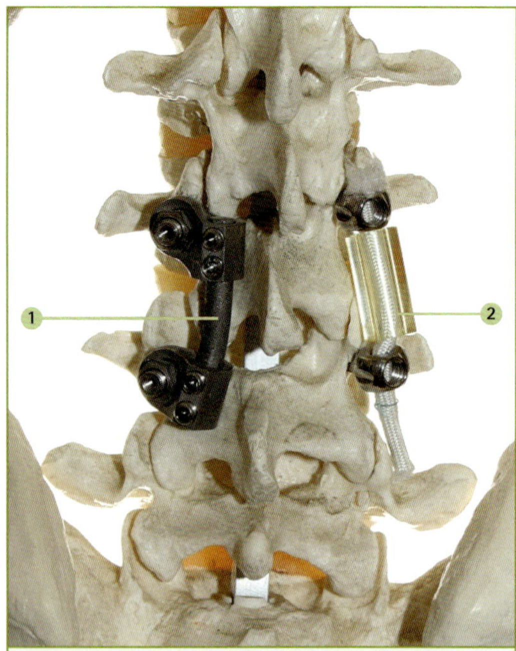


Das Foto zeigt das Plastikmodell einer Lendenwirbelsäule, an der beispielhaft eine Versteifung mit Schrauben und Stäben aus Titan (1) erfolgt ist. Außerdem ist ein sog. *dynamisches Stabilisierungssystem (Neutralisierungssystem)* (2), das aus Schrauben, einer festen Kordel und einem Zylinder aus Kunststoff besteht, eingesetzt worden.

durch eine stark vermehrte Beweglichkeit *(Instabilität)* der Wirbelkörper gegeneinander ausgehen. Es ist jedoch nicht möglich, sämtliche degenerativen Veränderungen an der Lendenwirbelsäule zu entfernen oder Fehlstellungen sowie Funktionsstörungen zu beheben, so dass in vielen Fällen ein Teil der Beschwerden auch nach der Operation noch bestehen bleibt *(Restbeschwerden)*.

## Prognose und Verlauf

Prognose und Verlauf von degenerativen Veränderungen an der Lendenwirbelsäule sind **sehr unterschiedlich**. Es gibt Patienten, die keine Beschwerden beklagen, andere, die über wiederkehrende Schmerzphasen klagen und wieder andere, bei denen anhaltende Beschwerden bestehen.

In **jungen Jahren** führen beginnende degenerative Veränderungen eher zu kurzfristigen Beschwerden. Mit der Zeit nehmen die Veränderungen zu und es treten häufig Lebensumstände hinzu, die das Auftreten von Rückenschmerzen begünstigen. Dies sind häufig eine verminderte körperliche Aktivität, Fehlbelastungen der Wirbelsäule und oft ein zu hohes Körpergewicht. Dann kann es länger anhaltende Schmerzphasen geben, die vom Patienten Zeit und Geduld bei der Umsetzung der Therapiemaßnahmen erfordern.

Trotz weiterer Zunahme der degenerativen Veränderungen kommt es in **höherem Alter** oftmals zu einem Nachlassen der Beschwerden. Es ist jedoch auch möglich, dass sich der Verschleiß so entwickelt, dass es zu einer Bedrängung von Nervengewebe und neuen Symptomen kommt. Dann kann ein operatives Vorgehen notwendig werden, das in vielen Fällen eine Besserung der Beschwerden bewirken kann.

### Das Wichtigste für Sie:

- Als *degenerative Veränderungen* bezeichnet man mit dem Alter zunehmende natürliche Veränderungen des Körpers.
- Inaktivität, Überlastung und Übergewicht können diese Veränderungen beschleunigen.
- Das Ausmaß der Veränderungen lässt nicht immer einen Rückschluss auf das Ausmaß der Beschwerden zu.
- Die meisten Beschwerden können durch eine Bewegungstherapie gebessert werden.
- Veränderungen können mit der Zeit zu einer Bedrängung von Nervengewebe führen und dann auch eine Operation erforderlich machen.

## Der enge Wirbelkanal an der Lendenwirbelsäule – Die *lumbale Spinalkanalstenose*

Wirbelkörper und Wirbelbögen bilden einen knöchernen Ring, durch den das Rückenmark zieht. Diese Ringe der einzelnen Wirbel von Halswirbelsäule, Brustwirbelsäule und Lendenwirbelsäule bilden den knöchernen Teil des Wirbelkanals oder *Spinalkanals*. Kommt es zu einer Verengung (*Stenose*; griech. *stenos = eng*) des Wirbelkanals, spricht man von einer *Spinalkanalstenose*. An der Lendenwirbelsäule heißt sie *lumbale Spinalkanalstenose*, an der Halswirbelsäule *zervikale Spinalkanalstenose*.

Der Wirbelkanal schützt und führt das Rückenmark. Das Rückenmark wird von einem Schlauch aus harter Hirnhaut *(Dura)* umgeben, der im knöchernen Wirbelkanal verläuft. Bei der harten Hirnhaut handelt es sich um ein festes, dünnes Bindegewebe. Der Schlauch wird *Duraschlauch (Duralschlauch)* genannt und ist mit Hirnwasser *(Liquor)* gefüllt. Zur Seite der Wirbelsäule verlassen die *Spinalnerven* das Rückenmark durch die von zwei Wirbelkörpern gebildeten *Zwischenwirbellöcher (Neuroforamen)*.

Dieser Schlauch mit dem Rückenmark als Inhalt kann durch Veränderungen am Knochen, an den Bandscheiben und an den Bändern der Wirbelsäule eingeengt werden. Dabei sind verschleißbedingte *(degenerative)* Veränderungen an der Wirbelsäule der häufigste Grund für einen engen Wirbelkanal. Daraus ergibt sich der häufig verwendete Begriff der *degenerativen Spinalkanalstenose*.

### Ursachen und Herkunft

Mit etwa 90% sind **Verschleißerscheinungen** *(degenerative Veränderungen)* der Wirbelsäule der häufigste Grund für eine Einengung des Wirbelkanals. Da diese mit zunehmendem Alter auftreten, ist die Erkrankung des engen Wirbelkanals eine

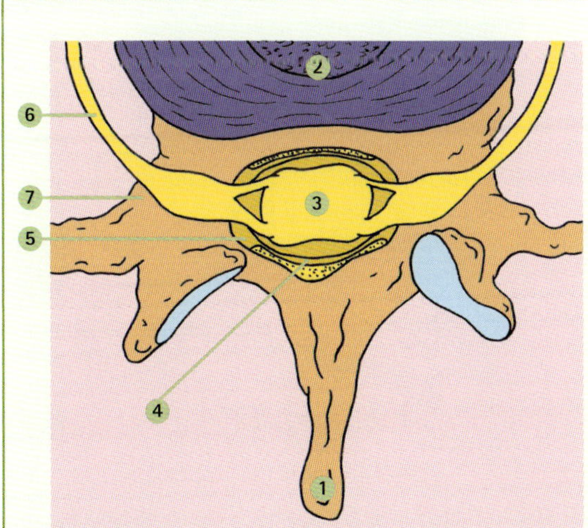


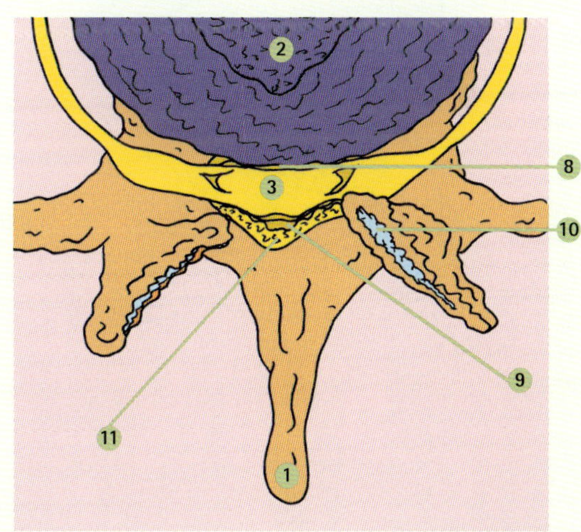


Die Abbildungen zeigen Querschnitte durch die Wirbelsäule von oben betrachtet. Zum Rücken weisen die Dornfortsätze ① und in Richtung Bauch die Bandscheiben ②. Das Rückenmark ③ wird von der harten Hirnhaut ④ wie von einem Schlauch umgeben. Dieser Schlauch liegt im knöchernen Wirbelkanal *(Spinalkanal)* ⑤. Seitlich verlassen die sog. *Spinalnerven* ⑥ durch das Zwischenwirbelloch *(Neuroforamen)* ⑦ das Rückenmark. Während die linke Abbildung einen Normalbefund zeigt, ist auf der rechten Abbildung der Wirbelkanal stark eingeengt. Ursachen sind ein Vorschieben von Bandscheibengewebe ⑧, ein eng angelegter knöcherner Wirbelkanal ⑨, durch Verschleiß vergrößerte Wirbelgelenke ⑩ und ein verdicktes gelbes Band *(Ligamentum flavum)* ⑪.

Erkrankung, die meist erst ab dem 60. Lebensjahr auftritt. Etwa 5-10% der über 65-Jährigen leiden an Beschwerden durch einen engen Wirbelkanal der Lendenwirbelsäule.

Nach dem 70. Lebensjahr treten Beschwerden durch einen engen Wirbelkanal weniger häufig auf, da der Verschleiß zu einer zunehmenden Einsteifung der Lendenwirbelsäule führt, was nicht selten mit weniger Symptomen einhergeht.

***Der Nachweis einer Enge des Wirbelkanals an der Lendenwirbelsäule ist erst dann von Bedeutung, wenn sie zu Beschwerden führt.***

Aus anatomischen Gründen entsteht die Wirbelkanalenge meist zwischen dem 4. und 5. Lendenwirbelkörper (abgekürzt *L 4/5*) und dem 3. und 4. Lendenwirbelköper *(L 3/4)*. Männer sind häufiger betroffen als Frauen. Zu der Verengung führt vor allem die Ausdehnung der verschlissenen **Wirbelgelenke** nach innen. Die Wirbelgelenke

Die Abbildung zeigt die Lendenwirbelsäule von hinten betrachtet. Durch Verschleiß *(Arthrose)* der Wirbelgelenke *(Fazettengelenke)* ① kommt es zur Ausbildung von Knochenwülsten *(Osteophyten)* ②, die zu einer Bedrängung der seitlich vom Rückenmark abgehenden Nerven *(Spinalnerven)* ③ und zu einer Einengung des Wirbelkanals *(Spinalkanal)* ④ führen können.

werden auch als *Wirbelbogengelenke, kleine Wirbelgelenke, Spondylgelenke* oder *Fazetten(-gelenke)* bezeichnet. Im allgemeinen medizinischen Sprachgebrauch wird der Begriff *Wirbelgelenke* verwendet. An diesen Gelenken bilden sich knöcherne Wülste *(Osteophyten)*, die den Platz für das Rückenmark und die zur Seite abgehenden Nerven einengen.

Zusätzlich wölbt sich ein Band an der Rückseite des Wirbelkanals nach innen vor, das *gelbe Band (Ligamentum flavum)*. Grund dafür ist, dass der sonst straffe Zustand des **Bandes** sich durch die altersbedingte Höhenabnahme der Bandscheibe vermindert und es eingefaltet wird. Diese Einfaltung beansprucht mehr Platz im Wirbelkanal.

Eine weitere Folge der verschleißbedingten Höhenminderung der **Bandscheibe** kann sein, dass sich ein Wirbel gegenüber einem anderen nach vorne verlagert *(Wirbelgleiten)*. Da somit die Ringe des Kanals nicht mehr genau aufeinander stehen, kann dies den Raum für die Nerven zusätzlich vermindern. Auch Bandscheibengewebe kann sich in Richtung des Wirbelkanals verlagern und den Wirbelkanal zusätzlich einengen.

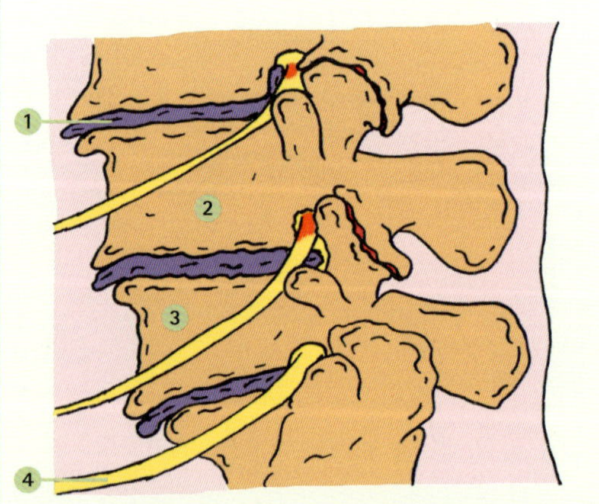


Die Abbildung zeigt eine Lendenwirbelsäule von der Seite betrachtet. Die linke Bildhälfte weist nach *vorne* in Richtung Bauch. Die Lendenwirbelsäule weist starke Verschleißerscheinungen auf. Dazu zählt auch die Abnahme der Höhe der Bandscheiben ①. Als Folge gleitet der oben liegende Wirbel ② etwas auf dem darunterliegenden Wirbel ③ nach vorne. Gelb dargestellt sind die seitlich vom Rückenmark abgehenden Nerven *(Spinalnerven)* ④.

Der durch die Enge gestörte Abfluss von venösem Blut kann die Situation verstärken, weil ein Venenstau zu einer Volumenzunahme im Wirbelkanal führt.

***Durch seine vorwiegend knöcherne Struktur kann sich der Wirbelkanal nicht ausdehnen.***

Die Wirbelkanalenge kann lange Zeit bestehen, ohne dass der Patient Beschwerden beklagt. Beschwerden entstehen dann, wenn die Enge über Jahre zunimmt oder wenn zu der bestehenden Enge weitere Faktoren hinzukommen, die den Wirbelkanal zusätzlich einengen. Dies können Bandscheibenvorwölbungen, Bandscheibenvorfälle oder Schwellungen der verschlissenen Wirbelgelenke sein. Schwere **körperliche Belastung** kann diesen Veränderungen Vorschub leisten oder sie auslösen.

Langes **Stehen**, langes **Gehen** oder das Rückneigen des Oberkörpers führen zu einer Vorwölbung von Bandscheibengewebe und dem gelben Band. Dies verengt den Wirbelkanal und es kommt zu Beschwerden. Zudem können Gefäße komprimiert werden, die für die Versorgung der Nerven wichtig sind. Der Blutmangel *(Ischämie)* kann zu Schmerzen führen.

Angeborene Formen der Wirbelkanalenge sind selten. Sie können im Rahmen von Erkrankungen des Knochenstoffwechsels oder im Rahmen von Entwicklungsstörungen des Skeletts auftreten.

## Symptome und Beschwerden

Die Beschwerden des Patienten hängen davon ab, welche Nerven wie stark an welcher Stelle im Wirbelkanal bedrängt werden. Viele in der Kernspintomographie oder in der Computertomographie nachgewiesenen Engen führen zu keinen oder geringen Beschwerden und haben dann keine Bedeutung.

Nimmt die Wirbelkanalenge im Laufe von Jahren durch Verschleißerscheinungen zu, entwickeln sich die Beschwerden **schleichend**. Der Verlauf wird beschleunigt, wenn es akut zu einer Verlagerung von Bandscheibengewebe oder einer Schwellung der Wirbelgelenke, z.B. durch körperliche Belastung, kommt.

Bei der häufigsten Form der Wirbelkanalenge, der *zentralen Form*, sind Nervenfasern in der Mitte des Wirbelkanals betroffen. Nach längerem, vor allem langsamem Gehen (Museumsbesuch, Einkaufsbummel), längerem Stehen oder bei Rückneigung des Oberkörpers entstehen ziehende Schmerzen. Diese Schmerzen dehnen sich bis in die **Gesäßhälften**, die Oberschenkel und zum Teil bis in die Waden aus. Häufig sind beide Gesäßhälften und beide Beine betroffen.

***Sitzen, nach vorne Beugen oder in die Hocke Gehen bessert umgehend die Beschwerden.***

Bei der **leichten Form** der Wirbelkanalenge beträgt das Gehvermögen noch mehr als 500 m und es bestehen leichte und selten mäßige Beschwerden. Das Gangbild kann mit der Zeit kleinschrittiger werden und die Patienten gehen nach vorne gebeugt. Dann ist im **mittleren Stadium** der Erkrankung das Gehvermögen auf unter 500 m reduziert und die Beschwerden nehmen zu.

Die Patienten berichten über ein **Schweregefühl** der Beine und ein „Gefühl der festen Klammer", die sich bei zunehmendem Gehen um die Oberschenkel legt. Damit geht eine Schwäche der Muskeln einher und die Patienten müssen nach einer Zeit stehen bleiben, „weil es nicht mehr weiter geht". Gefühlsstörungen wie Kribbeln oder ein Taubheitsgefühl in den Beinen können begleitend auftreten. Das Auftreten derartiger Beschwerden beim Gehen wird als *Claudicatio* oder als *Claudicatio spinalis* bezeichnet. Selten verliert der Patient plötzlich die Kontrolle über die Beine und sackt ein.

***Das wichtigste Symptom bei der Erkrankung des engen Wirbelkanals ist nicht ein Rückenschmerz, sondern ein ziehender Schmerz typischerweise vom Gesäß in die Oberschenkel und Beine. Er nimmt bei längerem Gehen zu, zwingt den Betroffenen, stehen zu bleiben und bessert sich durch Sitzen oder Vorbeugen des Oberkörpers.***

Durch das **Vorbeugen** des Oberkörpers kommt es zu einer vorübergehenden Straffung des gelben Bands sowie der Bandscheiben und damit zu einer Erweiterung des Wirbelkanals um bis zu 20%. Das führt zum Abklingen der Schmerzen im Bein. Dies ist auch der Grund, warum Betroffene häufig nach vorne gebeugt gehen und oft problemlos lange Strecken Fahrradfahren können. Das tiefe In-die-Hocke-Gehen lindert rasch die akuten Beschwerden. Dagegen kann das Bergabgehen für die Patienten besonders mühsam sein, da es ein Hohlkreuz verstärkt und damit den Wirbelkanal mehr einengt. Dieses Phänomen tritt jedoch nicht immer auf.

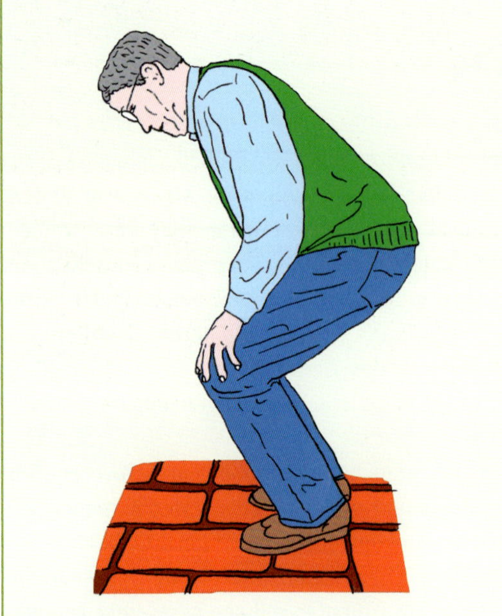

Dies ist eine typische Haltung, die einem Patienten mit Beschwerden durch einen engen Wirbelkanal an der Lendenwirbelsäule hilft. Er beugt den Oberkörper nach vorne und geht etwas in die Knie.

Werden vor allem äußere *(laterale)* Bereiche des Wirbelkanals eingeengt, kommen die seitlich abgehenden Nerven *(Spinalnerven)* in Bedrängnis. Man spricht von einer *lateralen Wirbelkanalenge* oder *Wurzelkanalstenose*. Anatomisch wird diese äußere Region des Wirbelkanals als *Recessus* bezeichnet. Es treten ähnliche Beschwerden auf, wobei häufiger nur ein Bein betroffen ist. Das Beschwerdebild kann dem eines Bandscheibenvorfalls ähneln.

Bei beiden Formen der Erkrankung können sich die Beschwerden mit der Zeit verschlimmern. Werden anfangs noch lange Wegstrecken von mehreren Kilometern zurückgelegt, kann sich die Distanz über einen Zeitraum von Monaten oder Jahren auf wenige hundert Meter verringern.

Im **stark fortgeschrittenen Stadium** der Erkrankung bereitet bereits das aufrechte Gehen oder Stehen schon Beschwerden, schon geringe Wegstrecken von wenigen Metern sind kaum möglich und die Lebensqualität des Patienten sinkt erheblich. Dass es zu einer solchen Verschlechterung kommt, ist selten.

***Mit einer Zunahme der Wirbelkanalenge kann eine Verminderung des Gehvermögens auf wenige Minuten oder wenige Meter einhergehen.***

Eine schwere Beeinträchtigung der Nervenfunktionen *(neurologische Ausfälle)* ist ebenfalls selten. Der Patient muss daher in der Regel keine Angst haben, eine plötzliche Querschnittslähmung zu erleiden oder einen Rollstuhl verwenden zu müssen.

**Rückenschmerzen** sind nicht das typische Symptom eines engen Wirbelkanals. Diese bestehen allerdings häufig gleichzeitig bei den Betroffenen und sind auf die Verschleißerscheinungen an der Wirbelsäule zurückzuführen. Auf ihre Behandlung wird ausführlich im Kapitel *Der Verschleiß an der Lendenwirbelsäule* eingegangen.

## Untersuchung und Diagnostik

Zur Diagnosestellung eines engen Wirbelkanals ist die genaue Erfassung der **Krankengeschichte** *(Anamnese)* am wichtigsten. Die Schilderung der Art der Schmerzen, der Schmerzverlauf und die typische Zunahme der Beschwerden beim Gehen geben die entscheidenden Hinweise.

***Zur Diagnose einer Wirbelkanalenge an der Lendenwirbelsäule sind das Erfragen und das Schildern der Beschwerden am wichtigsten.***

Bei der körperlichen Untersuchung werden neben der Wirbelsäule die großen Gelenke wie Knie und Hüfte untersucht sowie überprüft, ob Störungen der Nervenfunktion vorliegen. Daraus können sich Hinweise auf eine Nervenerkrankung *(Polyneuropathie)* ergeben, deren Symptome ähnlich sein können.

In jedem Fall wird die **Durchblutung** der Beine durch Tasten der Pulse am Fuß überprüft. Sind diese nicht gut tastbar, deutet dies auf das Vorliegen einer *arteriellen* Durchblutungsstörung *(periphere arterielle Verschlusskrankheit; pAVK)* hin, deren Beschwerden denen eines engen Wirbelkanals stark gleichen.

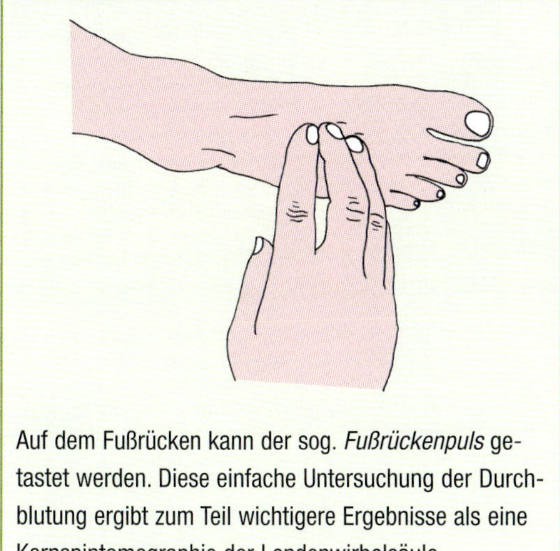

Auf dem Fußrücken kann der sog. *Fußrückenpuls* getastet werden. Diese einfache Untersuchung der Durchblutung ergibt zum Teil wichtigere Ergebnisse als eine Kernspintomographie der Lendenwirbelsäule.

Betroffene müssen ebenfalls nach einer gewissen Gehstrecke stehen bleiben, da es zu Schmerzen in den Beinen kommt. Im Gegensatz zu Patienten mit einer Wirbelkanalenge müssen sie sich jedoch nicht nach vorne beugen, um Erleichterung zu bekommen. Dies wird als *Claudicatio intermittens* oder als *Schaufensterkrankheit* bezeichnet. Auch längeres Fahrradfahren ist Patienten mit einer arteriellen Durchblutungsstörung nicht gut möglich.

***Die Beschwerden durch einen engen Wirbelkanal können denen, die durch eine verminderte arterielle Durchblutung der Beine ausgelöst werden, gleichen.***

Da beide Erkrankungen ältere Menschen betreffen, treten sie in manchen Fällen gleichzeitig auf. Weitere Untersuchungen der Blutgefäße sind unbedingt anzuraten, wenn sich der Verdacht auf eine Durchblutungsstörung ergibt.

Weitere diagnostische Maßnahmen:

### Röntgen

Aufgrund länger bestehender Rückenschmerzen und des höheren Alters werden in der Regel Röntgenaufnahmen der Lendenwirbelsäule durchgeführt. Damit lässt sich das Ausmaß der Verschleißerscheinungen beurteilen und es ergeben sich Hinweise für das Vorliegen eines engen Wirbelkanals. Dabei kann der Wirbelkanal nicht direkt sichtbar gemacht werden.

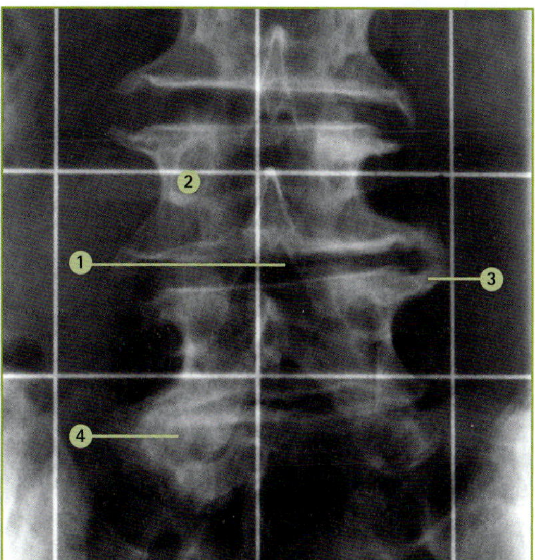


Das Röntgenbild zeigt eine Lendenwirbelsäule von hinten betrachtet mit deutlichen Veränderungen durch Verschleiß *(Degeneration)*. So ist die Höhe der Bandscheiben deutlich vermindert (1), an den Wirbelkörpern (2) bestehen knöcherne Wülste *(Spondylophyten)* (3) und auch die Wirbelgelenke *(Facettengelenke)* (4) zeigen Verschleiß. Dies hat zu einer Abweichung der Lendenwirbelsäule zur Seite geführt, was als *(degenerative) Lumbalskoliose* bezeichnet wird.

Durch ein Röntgenbild lassen sich weitere wichtige Informationen über eine mögliche Osteoporose oder andere Strukturänderungen an der Wirbelsäule gewinnen.

### Kernspintomographie (Magnetresonanztomographie, MRT)

Die Kernspintomographie ist die Methode der Wahl zur Darstellung eines engen Wirbelkanals. Veränderungen an den Wirbelgelenken oder den Bandscheiben sowie Veränderungen des gelben Bandes und die Nähe zu den nervalen Strukturen sind exzellent darstellbar.

Bei Patienten über 60 Jahre findet sich in mehr als 20% eine Wirbelkanalenge, was jedoch keinen eindeutigen Rückschluss auf Beschwerden zulässt.

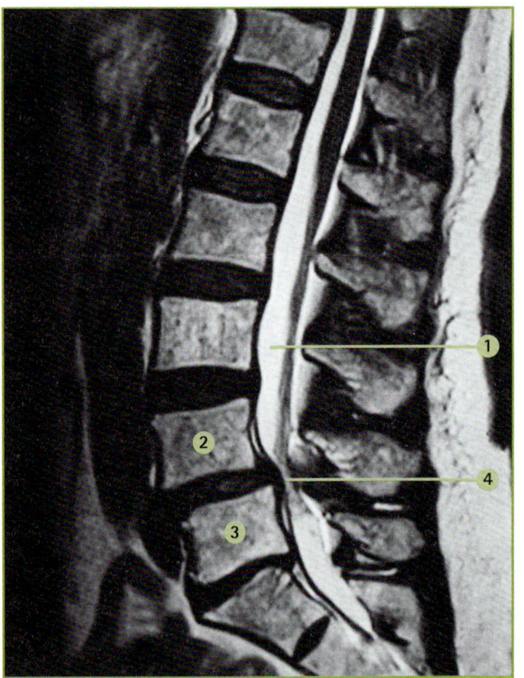


Kernspintomographie einer Lendenwirbelsäule in der Betrachtung von der Seite. Dabei weist die linke Bildhälfte in Richtung Bauch, die rechte in Richtung Rücken. Es ist deutlich zu erkennen, wie das weiß dargestellte Rückenmark (1) an einer Stelle zwischen dem 4. Lendenwirbelkörper (2) und dem 5. Lendenwirbelkörper (3) eingeengt (4) wird. Der 4. Lendenwirbelkörper gleitet etwas auf dem 5. Lendenwirbelkörper nach vorne.

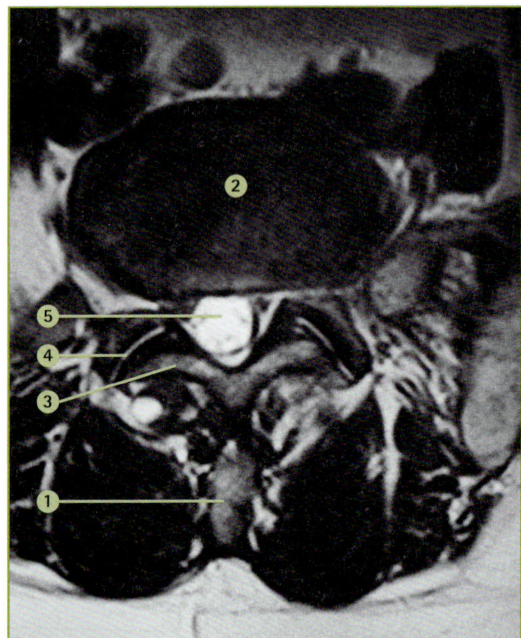


Die Kernspintomographie-Bilder zeigen Querschnitte durch die Wirbelsäule (von oben betrachtet). Zum Rücken weisen die Dornfortsätze (1) und in Richtung Bauch die Bandscheiben (2). Der Wirbelkanal wird von den Wirbelbögen (3) und auf beiden Seiten von den Wirbelgelenken (4) gebildet. Im Wirbelkanal liegt das Rückenmark (5), welches sich bei einer normalen Situation, wie sie im oberen Bild besteht, als weiße runde Struktur darstellt. Im unteren Bild dagegen ist das Rückenmark (6) v.a. durch die Wirbelgelenke (7) und das gelbe Band (8) erheblich eingeengt.

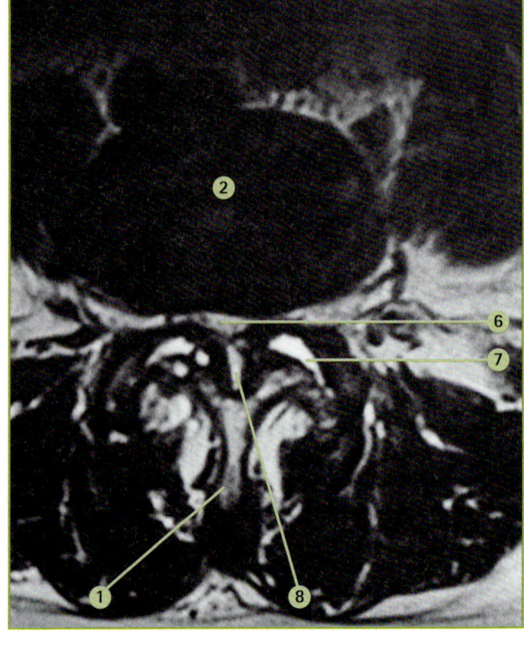


Ist der Wirbelkanal in der Sagittalebene auf **weniger als 12 mm** eingeengt, besteht eine *Spinalkanalstenose*. Nach manchen Definitionen liegt eine *relative Spinalkanalstenose* bei einer Weite von 10-14 mm vor und eine *absolute Spinalkanalstenose* bei einer Weite unter 10 mm. Der verwendete Begriff *absolut* darf dabei nicht in eine falsche Richtung leiten, weil auch eine *absolute Spinalkanalstenose* nicht zu Beschwerden führen muss.

### Computertomographie (CT)

Die Computertomographie kommt zur Anwendung, wenn eine Kernspintomographie - z. B. bei einem Patienten mit Herzschrittmacher - nicht durchgeführt werden kann oder kein Gerät zur Verfügung steht. Spezielle Fragestellungen bezüglich Veränderungen am Knochen sind mit Hilfe der Computertomographie zum Teil besser zu beantworten. Veränderungen der Weichteile sind mit dieser Technik dagegen schwieriger darzustellen.

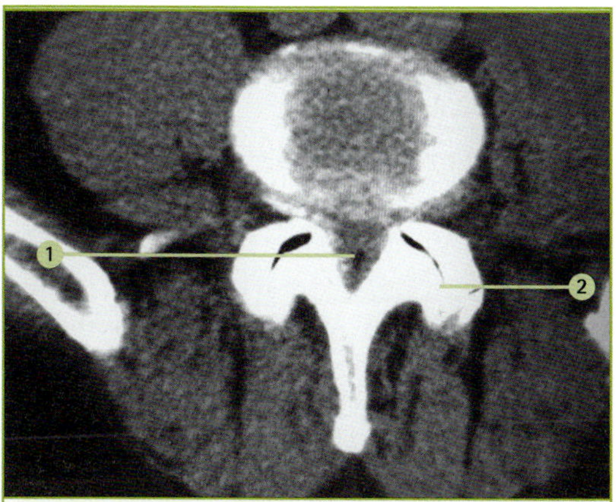


Computertomographie der Lendenwirbelsäule bei einer Wirbelkanalenge. Die Darstellung ähnelt einer Kernspintomographie. Der Wirbelkanal (1) wird vor allem durch die Wirbelgelenke (2) erheblich eingeengt.

***Zwischen der Ausprägung der Wirbelkanalenge in der bildgebenden Diagnostik und den tatsächlichen Beschwerden besteht kein eindeutiger Zusammenhang.***

### (Funktions-)Myelographie

Bei der (Funktions-)Myelographie wird ein Kontrastmittel in den Schlauch *(Duraschlauch)* gespritzt, in dem das Rückenmark verläuft. Hat sich das Kontrastmittel im Schlauch verteilt, werden Röntgenbilder oder eine Computertomographie *(Post-Myelo-CT)* durchgeführt. Die Röntgenbilder können in vorgebeugter Haltung und mit zurückgeneigtem Oberkörper angefertigt werden und werden als *Funktionsaufnahmen* bzw. *Funktionsmyelographie* bezeichnet. Diese Untersuchung liefert zum Teil wichtige zusätzliche Informationen.

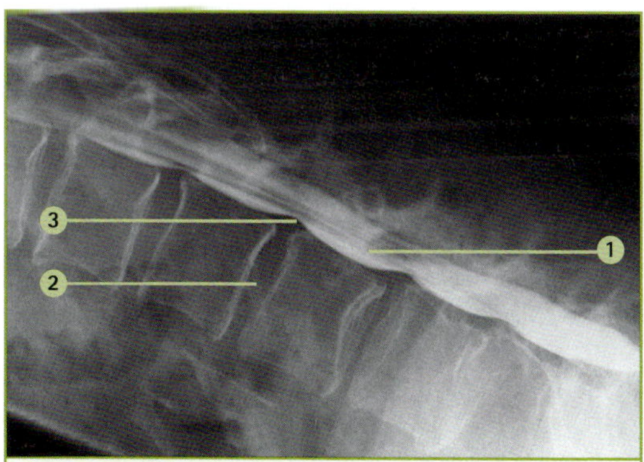


Seitliches Röntgenbild einer sog. *Funktionsmyelographie* der Lendenwirbelsäule einer 72-Jährigen. Die weiße Säule ist das Kontrastmittel (1), welches sich im Wirbelkanal verteilt, wodurch dieser gut zu erkennen ist. In Höhe der Bandscheiben (2), die sich im Röntgen nicht darstellen, wird der Wirbelkanal (3) leicht eingeengt. Zum Zeitpunkt der Aufnahme befand sich die Patientin in Vorbeugung *(Inklination)*, wodurch sich der Wirbelkanal erweitert.

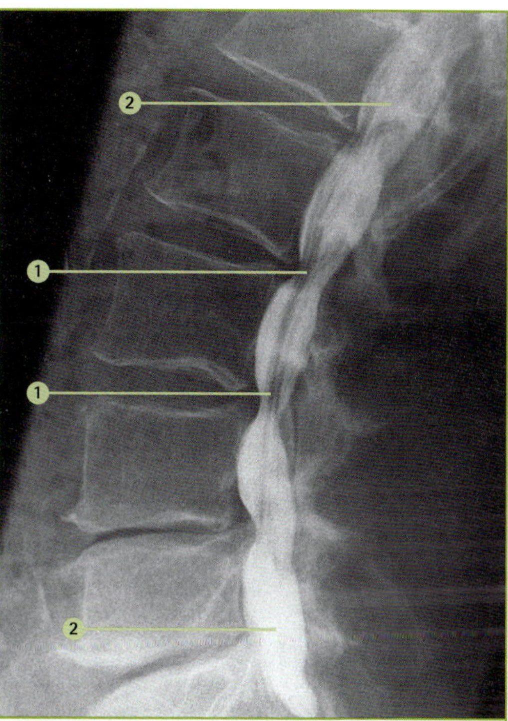


Das Röntgenbild der gleichen Patientin, jetzt in Rückneigung *(Reklination)* des Oberkörpers. Bei der Rückneigung verengt sich der Wirbelkanal. Er ist jetzt an mehreren Stellen (1) deutlich eingeengt. Im unteren und oberen Bereich (2) der Lendenwirbelsäule zeigt das Kontrastmittel (weiß) eine normale Weite des Wirbelkanals.

Die Untersuchung wird zugunsten der Kernspintomographie seltener eingesetzt. Sie bietet jedoch deutliche Vorteile, wenn mehrere Abschnitte der Lendenwirbelsäule von einer Enge betroffen sind oder stärkere Deformitäten an der Wirbelsäule, wie z.B. eine Skoliose, vorliegen. Auch zur Planung einer Operation findet sie Anwendung.

## Therapie

Die Therapie richtet sich ausschließlich nach den

vom Patienten beklagten **Beschwerden**. Zum Teil finden sich bei Untersuchungen in der Kernspintomographie ausgeprägte Wirbelkanalengen, die nicht zu Beschwerden führen. Da sich die Wirbelkanalenge damit in einem Gleichgewichtszustand befindet, sind therapeutische Maßnahmen nicht notwendig.

Prinzipiell kann gesagt werden, dass sich Verschleißerscheinungen und damit auch die Wirbelkanalenge nicht mehr zurückbilden. Ob und wann Beschwerden auftreten, ist jedoch individuell sehr unterschiedlich. Gerade ältere Patienten akzeptieren zum Teil eine Einschränkung ihres Gehvermögens. Sie sollten darüber aufgeklärt werden, dass sich die Erkrankung **nicht zwangsläufig verschlimmern** muss und keine Lähmungen drohen.

Wenn der Patient jedoch über die typischen Beschwerden einer *Claudicatio* klagt und er sich dadurch und durch die Abnahme seines Gehvermögens eingeschränkt fühlt, kann ihm eine Therapie angeboten werden.

***Fast immer erfolgt die Behandlung der symptomatischen Wirbelkanalenge durch eine nicht-operative Therapie über mehrere Wochen. Daraus ergeben sich keine Nachteile für eine eventuelle spätere Operation.***

### Nicht-operative *(konservative)* Therapie

Vielen Patienten kann mit einer nicht-operativen Therapie ausreichend geholfen werden. Sie kann solange angewendet werden, solange die Beschwerden aus Sicht des Patienten tolerabel sind. Dies kann von Fall zu Fall verschieden sein. Ist einem Patienten ein Gehvermögen von einer halben Stunde ausreichend, so wünscht ein anderer noch ein Gehvermögen von mehreren Stunden.

***Schon einfache Maßnahmen können für den Patienten eine gute Linderung seiner Beschwerden erbringen.***

Verschiedene Maßnahmen sind geeignet, die Wölbung der Lendenwirbelsäule, die *Lordose*, etwas zu vermindern. Diese Aufrichtung führt zu einer Straffung des *gelben Bandes* und damit zu einer Erweiterung des Wirbelkanals. Nach Anleitung durch einen Physiotherapeuten sind auch ältere Menschen in der Lage, leichte **Übungen** für die Bauchmuskulatur und zur Streckung der Lendenwirbelsäule durchzuführen. Morgendliche und abendliche Übungen von wenigen Minuten können bereits ausreichen.

Ebenso sollte eine Anleitung zum aufrechten Gehen und zur Verrichtung von Dingen im täglichen Leben erfolgen. Das Tragen und Heben schwerer Dinge ist möglichst zu vermeiden, weil es die meist verschlissene Wirbelsäule überlasten kann und die Symptome der Wirbelkanalenge verstärkt. Das Abfließen des venösen Bluts im Wirbelkanal kann durch regelmäßiges **Fahrradfahren**, bei dem der Oberkörper leicht nach vorne geneigt wird, gefördert werden. Dazu ist auch ein Standfahrrad ideal. Geeignete **Sportarten** für Patienten mit einer Wirbelkanalenge sind schnelles Gehen, da sich dabei der Oberkörper vorbeugt, leichtes Joggen oder Walken sowie Rückenschwimmen.

Besteht **Übergewicht**, sollte dieses unbedingt reduziert werden, da ein „Bauch" die Lendenwirbelsäule in das Hohlkreuz zwingt und damit die Beschwerden durch eine Wirbelkanalenge verstärkt.

Behandlungen mit elektrischen Strömen, Wärmeanwendungen, Massagen, die Anwendung von Akupunktur oder die Behandlung durch einen Osteopathen können ebenfalls dazu beitragen, die Beschwerden zu beruhigen. Wichtiger und langfristig sinnvoller als diese passiven Maßnahmen sind die regelmäßigen aktiven Maßnahmen durch den Patienten selbst.

**Rückenstützmieder** *(Rumpfstützmieder, Rückenorthese, Flexionsorthese)* richten die Lendenwirbelsäule ebenfalls auf und können Beschwerden lindern, wenn der Patient längere Zeit gehen oder stehen muss.

In der häuslichen Umgebung werden sie weniger verwendet, nachts gar nicht. Sie haben den Nachteil, dass sie bei längerem Tragen die Muskeln anhaltend schwächen. Dennoch sind sie im Einzelfall hilfreich. Lassen Alter und Gesundheitszustand des Patienten es zu, sollte jedoch nicht auf ein regelmäßiges leichtes Training verzichtet werden.

## Übungen, die bei Beschwerden durch einen engen Wirbelkanal an der Lendenwirbelsäule durchgeführt werden sollten.

Sie bewirken eine Erweiterung des Wirbelkanals, einen verbesserten Blutfluss in den oft gestauten Venen der Wirbelsäule und tragen zur Beruhigung der beengten Nerven bei. Zudem trainieren sie die Rumpfmuskeln.

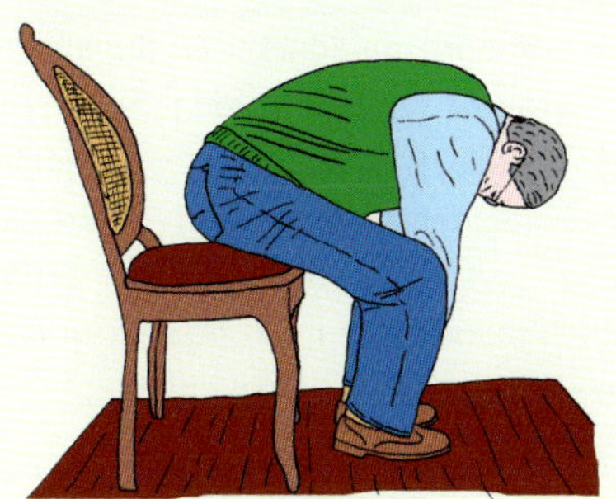

Bei dieser Übung beugt sich der Patient so weit vor, wie er kann, und lässt die Arme entspannt zwischen den Beinen hängen. In dieser Position sollte er 0,5-3 Minuten bleiben und sich dann wieder aufrichten. Es kann empfohlen werden, dies 3-mal täglich mindestens 5-mal langsam zu wiederholen.

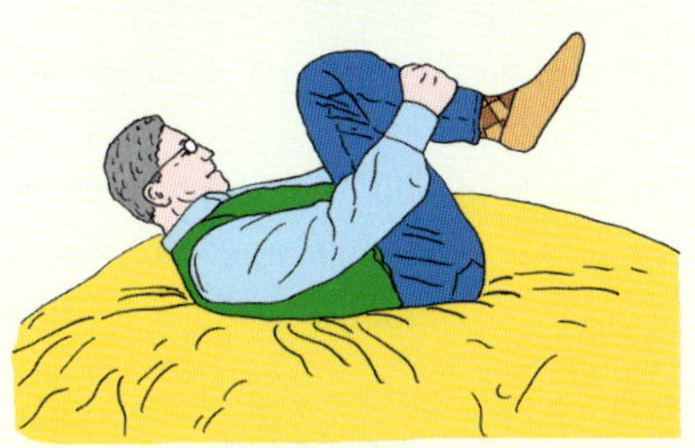

Auf einem Bett oder einem Sofa winkelt der Betroffene die Beine stark an und zieht sie mit den Armen zum Brustkorb. Um die Bauchmuskeln zu trainieren, kann zusätzlich der Kopf angehoben werden. Die Position wird etwa 0,5 - 3 Min. gehalten und sich dann entspannt zurückgelegt. Mindestens 5 Wiederholungen dieser Übungen etwa 3-mal täglich sind empfehlenswert.

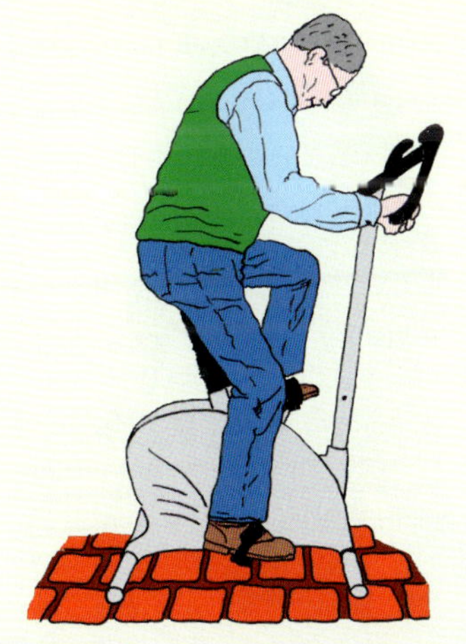

Das Standfahrrad ist vor allem für ältere Patienten geeignet, da keine Sturzgefahr besteht und es unabhängig vom Wetter verwendet werden kann. Der Oberkörper stützt sich am Lenkrad ab und wird weit vorgebeugt. Ohne großen Widerstand kann der Patient 3-mal täglich 15 Min. oder länger trainieren.

Die Verwendung eines **Gehstocks** oder eines **Gehwagens** *(Rollator)* kann vor allem alten Patienten so gut helfen, dass sie keine weiteren Therapien mehr wünschen.

**Medikamente** in Tablettenform stellen langfristig keine befriedigende Lösung dar. Sie werden gerade von älteren Menschen oft nicht gut vertragen und müssen regelmäßig gegeben werden. In Phasen einer akuten Verschlechterung durch Überlastung kann z.B. *Ibuprofen* über 7-14 Tage in niedriger Dosis verabreicht werden. Pflanzliche entzündungshemmende Tabletten stellen eine Alternative dar. Ihr Effekt ist jedoch häufig gering. Wiederkehrende Schmerzphasen können durch die Gabe von *Novaminsulfon (Metamizol)*, *Tramadol* oder *Tilidin* gelindert werden, wenn andere Therapien nicht gewünscht werden.

Als stark entzündungshemmendes Medikament hat

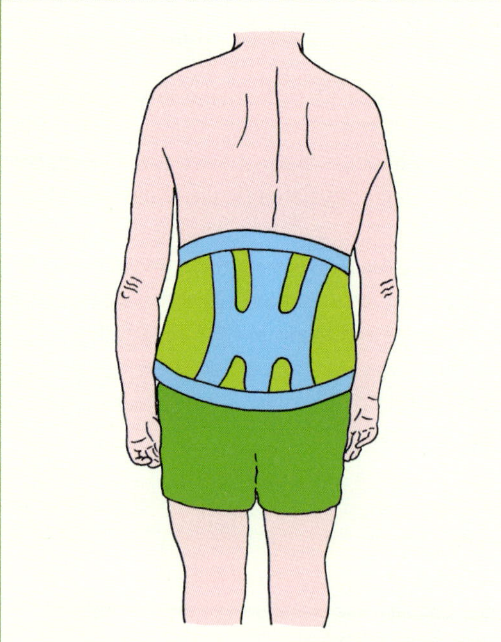

Die Abbildung zeigt eine Miederversorgung *(Rückenorthese)* für die Lendenwirbelsäule. Durch die Stützung kommt es zur Entlastung und zur Aufrichtung der Lendenwirbelsäule. Vor allem ältere Menschen können davon bei Verschleißerkrankungen der Lendenwirbelsäule und einem engen Wirbelkanal profitieren.

**Kortison** einen hohen Stellenwert in der Therapie. Über einen kurzen Zeitraum kann es in Form von Tabletten oder Infusionen verabreicht werden. Langfristig ist es aufgrund regelmäßig auftretender Nebenwirkungen zur Behandlung nicht geeignet.

Der Effekt des Kortisons erklärt sich durch eine Verminderung von Entzündungs- und Schmerzreizen. Zusätzlich hat es einen abschwellenden Effekt auf das Weichgewebe im Wirbelkanal, vor allem auf das *gelbe Band*. Als sehr wirksam hat sich die direkte Verabreichung von Kortison an die Stelle der Enge in Form von **Spritzen** *(Injektionen)* erwiesen. Das Präparat wird so gespritzt, dass es sich im Wirbelkanal verteilt und den Duraschlauch umspült *(epidurale Therapie)*. Die Spritze kann über das untere Ende des Kreuzbeins *(Sakrum)* verabreicht *(epidural-sakrale Therapie)* oder seitlich zwischen die Wirbelbögen gesetzt werden *(epidurale Therapie)*.

Das Medikament wirkt im Raum zwischen dem Duraschlauch und den Wänden des Wirbelkanals. Er wird als *Epiduralraum* bezeichnet, woraus sich der Begriff der *epiduralen Therapie* ableitet. Meist werden 1-3 Spritzen im Abstand von wenigen Tagen verabreicht. Kann mit dieser Behandlung eine anhaltende und gute Besserung der Beschwerden erreicht werden, kann sie 1- bis 2-mal jährlich angewendet werden.

Anstelle von Spritzen können an die gleiche Stelle dünne **Katheter** gesetzt werden. Sie werden über wenige Tage belassen und es wird in regelmäßigen Abständen ein Kortisonpräparat gespritzt. Ob sie wirksamer sind als Spritzen, ist nicht gesichert. Da sie jedoch häufiger zu Komplikationen führen, werden sie eher selten angewendet.

Hält der Behandlungserfolg der epiduralen Therapie nur für wenige Wochen an oder ist er nicht ausreichend, wird die Behandlung nicht wiederholt.

In Fällen, in denen die ambulant durchgeführten Therapien nicht ausreichen oder dem Patienten gar nicht angeboten werden können, profitieren viele

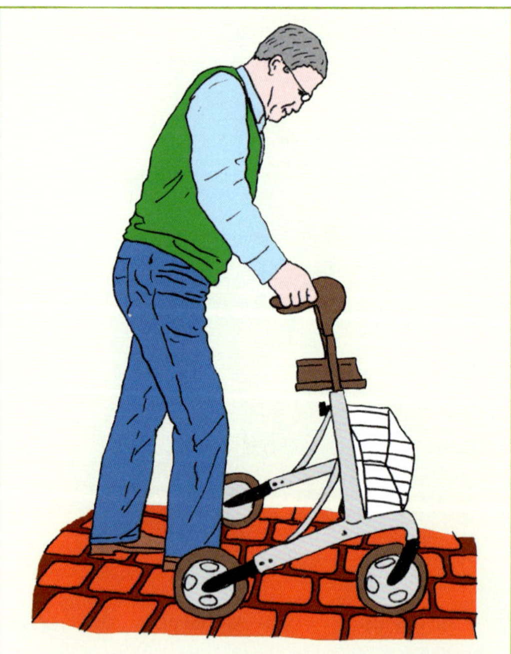

Ein Gehwagen oder ein *Rollator* ist ein ideales Hilfsmittel bei Patienten mit Beschwerden durch einen engen Wirbelkanal an der Lendenwirbelsäule. Durch die vorgebeugte Haltung können sie oft noch lange Strecken gehen. Er gibt zusätzlich Halt, transportiert kleinere Lasten und stellt eine Sitzgelegenheit dar, auf die der Patient jederzeit zurückgreifen kann.

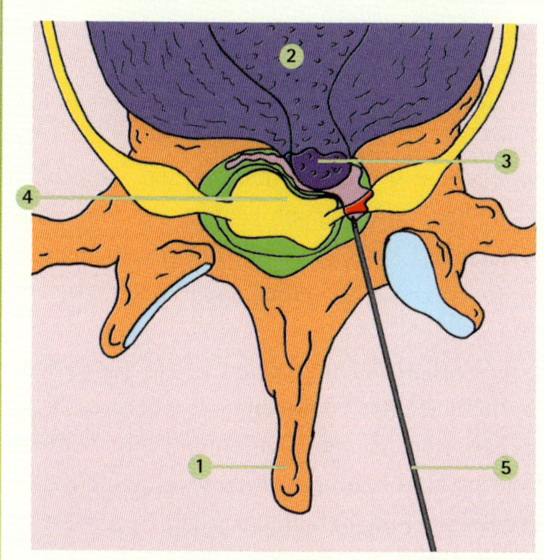


In der Abbildung ist ein Querschnitt durch die Lendenwirbelsäule dargestellt. Der untere Bildanteil mit dem Dornfortsatz 1 weist zum Rücken, die Bandscheibe 2 nach vorne. Ein Bandscheibenvorfall 3 hat zu einer Bedrängung des Rückenmarks 4 geführt. Von schräg außen wird eine längere Nadel 5 in den sog. *Epiduralraum* eingeführt, durch die dann eine kortisonhaltige Flüssigkeit, hier rosa dargestellt, in diesen eingespritzt wird. Die Behandlungsmethode kann bei einer Bedrängung des Rückenmarks durch einen Bandscheibenvorfall oder durch eine Wirbelkanalenge *(Spinalkanalstenose)* angewendet werden.

Patienten von einer intensiven nicht-operativen **stationären Behandlung** in orthopädischen Schmerzkliniken.

Wünscht der Patient nach etwa 3 Monaten der nicht-operativen Therapie eine weitere Behandlung, die Aussicht hat, besser und anhaltender zu wirken, wird er über die Möglichkeit der operativen Therapie informiert.

***Es liegt in der Entscheidung des Patienten, auf das Risiko einer Operation zu verzichten und sich mit bestehenden Beschwerden zu arrangieren.***

### Operative Behandlung

Die operative Therapie ist in der Lage, die **Ursache** der Wirbelkanalenge durch Entfernung der störenden Strukturen zu beheben. Dabei kann das örtlich begrenzte Abtragen von Knochen und Bändern einen befreienden Effekt auf die eingeengten Nerven haben und dem Patienten wieder eine gute Mobilität und eine deutliche Besserung der Beschwerden bescheren. Das höhere Alter und mögliche weitere Erkrankungen des Patienten sind zu berücksichtigen und erhöhen das Operationsrisiko generell gegenüber Jüngeren.

Vor allem bei körperlich aktiven Patienten mit Beschwerden, die schon nach wenigen Metern Gehen auftreten, sowie bestehenden Schwächen von Muskeln der Beine *(neurologische Ausfälle)* durch die Wirbelkanalenge ist in aller Regel die operative Behandlung die sinnvollere.

Bei der Operation wird möglichst nur das Gewebe abgetragen, was für die Enge verantwortlich ist. Dies sind Teile des *gelben Bandes*, Teile der Wirbelgelenke und Teile der Wirbelbögen. Die Abtragung von Gewebe wird als *Dekompression* bezeichnet, die Operation an der Wirbelsäule als *spinale Dekompressionsoperation*. Sie wird über einen Hautschnitt von etwa 3 cm und unter Verwendung eines Mikroskops vorgenommen. Damit ist ein gewebeschonendes Operieren möglich.

Mit dem Ziel, den betroffenen Wirbelsäulenabschnitt zum Rücken hin aufzurichten oder zu stabilisieren, wurden spezielle **Implantate** entwickelt, die zwischen zwei Dornfortsätze *(Processus spinosus)* eingebracht werden. Dies soll das gelbe Band straffen und die Wirbelkanalenge verringern oder eine stabilisierende Funktion haben. Die Implantate werden als *interspinöse Platzhalter (Spacer)* bezeichnet. Bei einigen konnte kein Effekt oder nur ein vorübergehender Effekt beobachtet werden, so dass noch nicht abschließend gesagt werden kann, ob ihr Einsatz wirklich sinnvoll ist und den Patienten langfristig hilft.

Besteht eine ausgeprägte Enge, so muss der Eingriff teilweise so weit ausgedehnt werden, dass die Stabilität der Wirbelsäule gefährdet ist. Um eine anschließende schmerzhafte **Instabilität** zu verhindern, wird dann der Eingriff durch eine **Versteifung** eines oder mehrerer Wirbelsäulenabschnitte erweitert.

Dies ist ebenfalls notwendig, wenn schon vor der Operation neben der Wirbelkanalenge eine *instabile* Situation an der Wirbelsäule besteht. Eine

Versteifung wird meist mit Schrauben durchgeführt, die vom Rücken aus in die Wirbelkörper gedreht und mit Stangen untereinander verbunden werden. Durch körpereigenen Knochen und Körbchen *(Cages)* aus Metall oder einem anderen Material werden die Wirbelkörper vom Bandscheibenraum aus miteinander verbunden.

***Die operative Therapie des engen Wirbelkanals hat eine hohe Erfolgsrate.***

Schmerzen beim Gehen und das stark eingeschränkte Gehvermögen können sich durch den Eingriff erheblich bessern. Der Patient kann damit seine Mobilität zurückgewinnen. Rückenschmerzen bleiben je nach Engriff noch bestehen, da Faktoren wie Verschleiß, Fehlstellung und Funktionsstörung durch die Operation weniger zu beeinflussen sind. Aufgrund der Art des Eingriffs, des höheren Alters der Patienten und zusätzlicher Erkrankungen im Alter liegt die Komplikationsrate zwischen 5% und 20%.

## Prognose und Verlauf

Die Enge des Wirbelkanals hat insgesamt eine **gute** Prognose. In vielen Fällen führt sie zu keinen oder zu geringen Beschwerden, die die Patienten nicht als störend empfinden. Lediglich in der Kernspintomographie oder der Computertomographie festgestellte Wirbelkanalengen, die zu keinen Beschwerden führen, sind nicht behandlungsbedürftig.

Bestehen leichte oder mittelschwere Symptome einer Wirbelkanalenge, dann stehen zahlreiche nicht-operative Behandlungsmöglichkeiten zur Verfügung, die den meisten Patienten ausreichend helfen.

In etwa 60-70% der Fälle kommt es auch nach Jahren zu keiner wesentlichen Änderung der Beschwerden. Zu spontanen Verbesserungen kann es mit der Zeit sogar in 10-15% der Fälle kommen. Lähmungen oder das Angewiesensein auf einen Rollstuhl sind in den allermeisten Fällen nicht zu erwarten.

***Der natürliche Verlauf der Erkrankung ist in den meisten Fällen gut.***

Etwa 90-95% aller Patienten mit den Symptomen eines engen Wirbelkanals können sich auf Dauer und auch mit Hilfe der nicht-operativen Behandlung mit ihren Beschwerden gut arrangieren.

Bei der Wirbelkanalenge kommt es in 10-15% der Fälle im Laufe der Erkrankung zu einer deutlichen Verschlechterung der Symptome. Auch diesen Patienten kann häufig noch durch eine nicht-operative Behandlung geholfen werden. Zudem ziehen viele ein Leben mit Beschwerden einer Operation und ihren Risiken vor, obwohl es gute Möglichkeiten der operativen Behandlung gibt.

Entschließen sich Patienten aufgrund einer als stark empfundenen Einschränkung der Lebensqualität zu einer operativen Behandlung, so ist die Operation mit meist gutem Erfolg in der Lage, diese auf Dauer wieder zu verbessern.

### Das Wichtigste für Sie:

- Als *lumbale Spinalkanalstenose* bezeichnet man die Enge des *Wirbelkanals* an der Lendenwirbelsäule mit den Folgen einer Bedrängung des Rückenmarks.
- Hauptursache für einen engen Wirbelkanal ist ein Verschleiß an der Lendenwirbelsäule.
- In vielen Fällen führt eine Wirbelkanalenge zu keinen oder zu geringen Beschwerden.
- Typische Beschwerden sind Schmerzen im Gesäß und in den Beinen bei längerem Gehen und Stehen.
- Den Patienten kann in allen Stadien der Erkrankung durch nicht-operative Maßnahmen oder eine operative Behandlung gut geholfen werden.

# Erkrankungen des Kreuzbein-Darmbein-Gelenks

Ein häufiger Grund für Kreuzschmerzen sind Erkrankungen der Kreuzbein-Darmbein-Gelenke. Auch Beschwerden an der gesamten Wirbelsäule, am Becken oder an den Beinen können von einem erkrankten Kreuzbein-Darmbein-Gelenk ausgehen. Dabei kann es sich um Störungen der Gelenkfunktion handeln, die Gelenke können aber auch von Erkrankungen wie Entzündungen oder Verschleiß befallen sein.

Das Kreuzbein-Darmbein-Gelenk besteht aus den Gelenkflächen des Kreuzbeins *(Sakrum, Os sacrum)* und des jeweiligen Darmbeins *(Ilium, Os ilium)*. Entsprechend gibt es ein linkes und ein rechtes Kreuzbein-Darmbein-Gelenk. Sie verbinden die Wirbelsäule mit dem Becken.

Die Kreuzbein-Darmbein-Gelenke 1 werden von den beiden Darmbeinen 2 und dem Kreuzbein 3 gebildet. Am Kreuzbein endet die Lendenwirbelsäule. Die Gelenkpfannen der Hüftgelenke 4 liegen in den Darmbeinen.

Die Gelenkflächen bestehen wie alle Gelenke aus einer Knorpelschicht. Sie weisen etwa die Form eines Bumerangs auf. Das Gelenk ist nur in geringem Umfang beweglich und lässt eine Vor- und Rückkippung des Kreuzbeins gegenüber den Darmbeinen von nur etwa 4° zu.

Die lateinische Bezeichnung für ein Kreuzbein-Darmbein-Gelenk ist *Articulatio sacro-iliaca*. Dabei steht der lat. Begriff *articulatio* für *Gelenk*, *sacro* leitet sich vom lat. *sacrum* für *Kreuzbein* ab, lat. *ilium* verweist auf das *Darmbein*. Daraus setzt sich auch der Begriff *Sakroiliakalgelenk* zusammen, der häufig mit *SIG* abgekürzt wird. In den täglichen Sprachgebrauch wurde die nicht ganz korrekte Bezeichnung *Iliosakralgelenk (ISG)* aufgenommen.

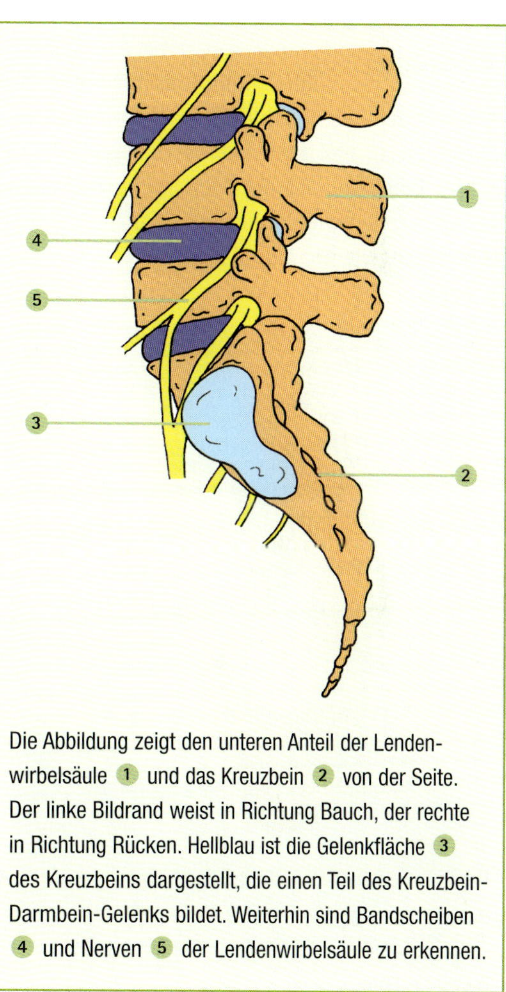


Die Abbildung zeigt den unteren Anteil der Lendenwirbelsäule 1 und das Kreuzbein 2 von der Seite. Der linke Bildrand weist in Richtung Bauch, der rechte in Richtung Rücken. Hellblau ist die Gelenkfläche 3 des Kreuzbeins dargestellt, die einen Teil des Kreuzbein-Darmbein-Gelenks bildet. Weiterhin sind Bandscheiben 4 und Nerven 5 der Lendenwirbelsäule zu erkennen.

## Ursachen und Herkunft

Es gibt **zahlreiche Ursachen** für Erkrankungen an den Kreuzbein-Darmbein-Gelenken. Im Wesentlichen kann zwischen Funktionsstörungen dieser Gelenke und solchen Erkrankungen unterschieden werden, bei denen es zu echten Veränderungen am Gelenk kommt.

Ursache einer **Funktionsstörung** sind körperliche Anstrengung oder ein plötzliches Verdrehen des Rumpfes. Dies geschieht recht häufig, wenn sich der nach vorne gebeugte Oberkörper beim Anheben einer Last verdreht. Dabei kann es zu Blockierungen der Kreuzbein-Darmbein-Gelenke sowie zu Verschiebungen der Beckenknochen gegeneinander kommen, was als *Beckenverdrehung* oder *-verwringung* bezeichnet wird. Als *Blockierung* wird allgemein die verminderte Beweglichkeit eines Gelenks bezeichnet. Eine *Instabilität* bezeichnet die krankhaft vermehrte Beweglichkeit eines Gelenks. Sie ist an den Kreuzbein-Darmbein-Gelenken eher selten anzutreffen.

Anhaltende **muskuläre Funktionsstörungen** wie Verkürzungen oder Verhärtungen können zu Beschwerden an den Kreuzbein-Darmbein-Gelenken führen. Dabei sind häufig Muskeln betroffen, die von der Lendenwirbelsäule und dem Becken zum Bein ziehen, wie der *Iliopsoas-Muskel.*

Tiefer im Körper liegt ein wichtiger Muskel, der das Hüftgelenk beugt, der *Iliopsoas-Muskel* (1). Ist er verkürzt, kann er zu Beschwerden am Kreuzbein-Darmbein-Gelenk führen.

Der **Verschleiß eines Hüftgelenks** *(Koxarthrose)* führt zu einem zunehmenden Bewegungsverlust im Hüftgelenk. Dabei kommt es auch zu einer Verkippung des Beckens nach vorne und damit zu einer teilweisen Fehlbelastung der Kreuzbein-Darmbein-Gelenke. Ähnlich können sich **Erkrankungen am Knie oder Fuß** auswirken.

Veränderungen wie eine **Beinverkürzung**, eine Fehlstellung der Wirbelsäule (z. B. eine Skoliose) oder eine zurückliegende Rückenoperation sind mögliche Auslöser von Beschwerden an den Kreuzbein-Darmbein-Gelenken. Nicht selten ist eines der ersten Symptome eines **Bandscheibenvorfalls** ein funktionsgestörtes Kreuzbein-Darmbein-Gelenk. Daran sollte gedacht werden, wenn es immer wieder zu Funktionsstörungen am Kreuzbein-Darmbein-Gelenk kommt, für die es sonst keine Erklärung gibt.

***Die Lendenwirbelsäule und die Kreuzbein-Darmbein-Gelenke gehören funktionell eng zusammen. Störungen der Lendenwirbelsäule wirken sich daher auf diese Gelenke aus und umgekehrt.***

In der **Schwangerschaft** kommt es durch das Hormon *Relaxin* zu einer Auflockerung der Beckenringbänder vor der Geburt. Dies macht es dem Kind einfacher, den Geburtskanal zu verlassen. Während der Schwangerschaft können diese Veränderungen auch zu einer Funktionsstörung der Kreuzbein-Darmbein-Gelenke führen.

Auch wenn das Kreuzbein-Darmbein-Gelenk nur sehr geringe Bewegungen zulässt, ist es wie jedes andere Gelenk mit Knorpel überzogen. Mit dem Alter treten hier regelmäßig Veränderungen auf, die prinzipiell als **Verschleiß** *(Arthrose)* bezeichnet werden, jedoch nur selten Anlass von Beschwerden sind.

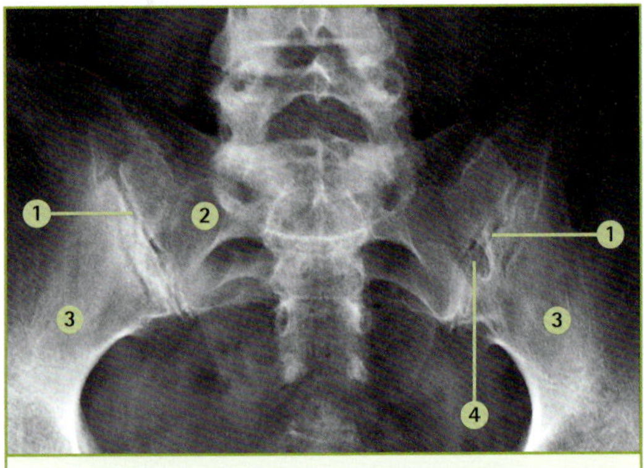


Das Röntgenbild zeigt die Kreuzbein-Darmbein-Gelenke (1), die vom Kreuzbein (2) und den beiden Darmbeinen (3) gebildet werden, von vorne betrachtet. Als Folge einer lang zurückliegenden Entzündung ist es zu Veränderungen der Gelenke gekommen. Der Knochen weist Unregelmäßigkeiten (4) in seiner Struktur auf.

Kommt es zu anhaltenden Kreuzschmerzen, die vorwiegend nachts und in den frühen Morgenstunden auftreten sowie in das Gesäß ausstrahlen, kann dies für eine **Entzündung** des Kreuzbein-Darmbein-Gelenks sprechen. Man spricht von einer *(akuten) Sakroiliitis.* Dauert die Entzündung mehr als 6 Wochen an, liegt eine *chronische Sakroiliitis* vor.

Ursache kann z.B. eine **Bechterew-Erkrankung** sein, auf die ausführlich im Kapitel *Die Bechterew-Erkrankung (Morbus Bechterew) – Spondylitis ankylosans* eingegangen wird. Auch die Schuppenflechte *(Psoriasis)* sowie **entzündliche Erkrankungen des Darms** wie der *Morbus Crohn* und die *Colitis ulcerosa* können die Kreuzbein-Darmbein-Gelenke betreffen. Seltener ist eine *rheumatoide Arthritis* oder eine *Infektion* mit Bakterien an dieser Stelle Ursache einer Entzündung.

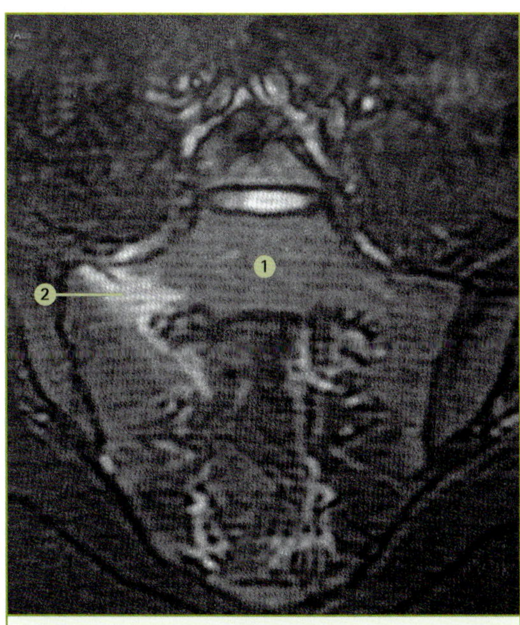


Kernspintomographie des Kreuzbeins 1 eines 25-jährigen Patienten von vorne betrachtet. Durch eine Hälfte des Kreuzbeins zieht eine Bruchlinie 2, die sich hier weiß darstellt. Es handelt sich um einen sog. *Ermüdungsbruch.*

Durch Unfälle oder durch Erkrankungen des Knochens kann es zu **Knochenbrüchen** am Becken kommen. Davon kann ein Kreuzbein-Darmbein-Gelenk direkt betroffen sein, wenn die Bruchlinie bis in das Gelenk reicht. Wenn es durch wiederkehrende Überlastung des Knochens zu Brüchen kommt, spricht man von *Ermüdungsbrüchen.* Mit dieser Erkrankung befasst sich das Kapitel *Der Ermüdungsbruch.*

Kommt es im Rahmen einer **Osteoporose** zu einem Bruch, liegt ein sog. *Insuffizienzbruch* vor (lat. *in = nicht, sufficere = ausreichen*). Diese Bezeichnung weist darauf hin, dass der erkrankte Knochen einer normalen Belastung nicht standhält.

## Symptome und Beschwerden

Beschwerden, die vom Kreuzbein-Darmbein-Gelenk ausgehen, werden meist als **dumpfer Kreuzschmerz** vor allem nach langem Sitzen und Stehen wahrgenommen. Bei Bewegung bessern sie sich. Die Beschwerden können bis in das Gesäß und die seitlichen Ober- und Unterschenkel ausstrahlen, manchmal auch in die Leisten.

Entzündliche Erkrankungen des Gelenks führen nachts oder in den frühen Morgenstunden zu Beschwerden. Dann werden auch verstärkt Schmerzen im Gesäß verspürt. Tritt dies über einen längeren Zeitraum auf und sind vor allem junge, meist männliche Patienten betroffen, sollte an das mögliche Vorliegen eines sog. **entzündlichen Rückenschmerzes** gedacht werden. Er kann z.B. bei der *Bechterew-Erkrankung* auftreten. Bei akuten Entzündungen ist jede Bewegung schmerzhaft und die Schmerzen strahlen bis in die Kniekehlen.

***Anhaltende, tief sitzende Kreuzschmerzen in den frühen Morgenstunden bei jungen Männern, die sich unter Bewegung bessern, lassen an eine Bechterew-Erkrankung denken.***

Eine Schwäche der Muskelfunktion, Störungen der Reflexe am Bein oder eine Beeinträchtigung des Hautempfindens *(Sensibilität)* sind Folge einer Beeinträchtigung von Nerven und werden als *neurologische Ausfälle* bezeichnet. Sie gehören nicht zu den Symptomen einer Erkrankung der Kreuzbein-Darmbein-Gelenke, sondern können z.B. auf einen Bandscheibenvorfall hinweisen.

## Untersuchung und Diagnostik

Wie bei jeder anderen Erkrankung ist auch bei Erkrankungen der Kreuzbein-Darmbein-Gelenke die sorgfältige Erhebung der Krankengeschichte, die *Anamnese*, der wichtigste Baustein in der Diagnostik. Alleine aufgrund der Schilderung der Beschwerden können häufig schon konkrete Erkrankungen an den Kreuzbein-Darmbein-Gelenken vermutet werden.

An die Anamnese schließt sich eine sorgfältige Untersuchung des Patienten an, bei der die Wirbelsäule, die Hüft-, Knie- und ggf. die Fußgelenke untersucht werden.

***Zur Untersuchung der Lendenwirbelsäule gehört immer die Untersuchung der Kreuzbein-Darmbein-Gelenke und umgekehrt.***

Eine gezielte Untersuchung der Kreuzbein-Darmbein-Gelenke ist auch durch spezielle Tests nur **schwer möglich**. Bedingt können sie Ausmaß und Art einer Funktionsstörung anzeigen. In vielen Fällen lässt sich über dem Gelenk ein Druckschmerz auslösen. Dabei kann das Gelenk selber nicht direkt ertastet werden, da es bis zu 5 cm tief unter der Haut liegt. Zudem ist es von zahlreichen kräftigen Bändern und Sehnen bedeckt.

Weitere diagnostische Maßnahmen:

### Röntgen

Die Abbildung der Kreuzbein-Darmbein-Gelenke im Röntgenbild ist aufgrund ihres komplizierten Aufbaus schwierig. Veränderungen der Kreuzbein-Darmbein-Gelenke wie Verschleiß *(Arthrose)*, Entzündungen oder Brüche können jedoch auch im Röntgen meist festgestellt werden. Geröntgt wird bei länger anhaltenden Beschwerden und vorwiegend bei Erwachsenen.

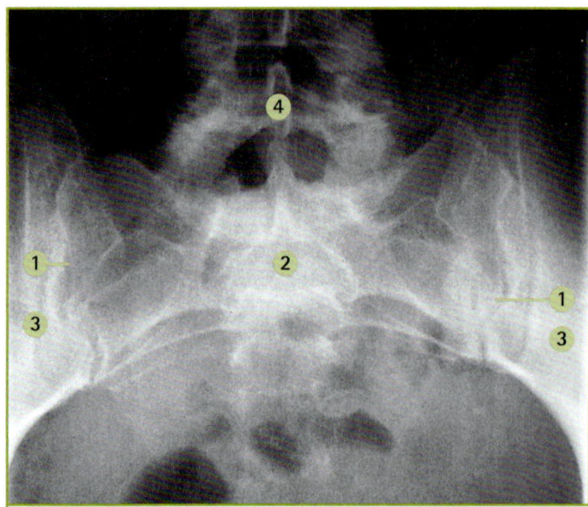

Normales Röntgenbild eines Teils des Beckens in der Betrachtung von vorne. Die Kreuzbein-Darmbein-Gelenke (1) werden vom Kreuzbein (2) und den Darmbeinen (3) gebildet. Auf dem Kreuzbein befindet sich der 5. Lendenwirbelkörper (4).

***Funktionsstörungen der Kreuzbein-Darmbein-Gelenke lassen sich nicht zuverlässig abbilden und sind kein Anlass für eine verfrühte Röntgenuntersuchung.***

Die Röntgenstrahlen treffen in dieser Region auf besonders strahlensensibles Gewebe der Geschlechtsorgane, weshalb besonders kritisch mit ihrer Anwendung umgegangen werden sollte.

### Kernspintomographie (Magnetresonanztomographie, MRT)

Die Kernspintomographie ist die **ideale Untersuchungsmethode** zur Darstellung der Kreuzbein-Darmbein-Gelenke. Sie bildet sowohl feine Veränderungen des Knorpels wie auch Veränderungen des Knochens ab, was einer Röntgenuntersuchung nicht immer gelingt.

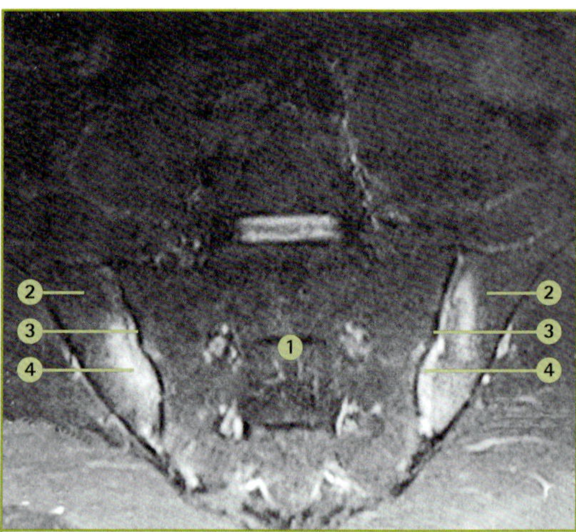

Kernspintomographie eines 42-jährigen Mannes. Beide Kreuzbein-Darmbein-Gelenke sind in der Ansicht von vorne dargestellt. Neben dem Kreuzbein (1) liegen rechts und links die Darmbeine (2). Der schwarze Streifen zeigt den Verlauf der Gelenkspalten (3). Seitlich davon liegen weiße Regionen, die auf eine Entzündung hinweisen (4).

### Knochenszintigraphie

Bei der szintigraphischen Untersuchung wird eine radioaktiv markierte Substanz in die Blutbahn gespritzt. Innerhalb von Stunden verteilt sich die Substanz im Körper. Kommt es durch eine Erkrankung zu einer erhöhten Aktivität des Knochenstoffwechsels, sammelt sich die Substanz im Knochen oder der Gelenkinnenhaut an. Diese Anreicherung kann sichtbar gemacht werden und gibt wichtige Hinweise zur Erkrankung.

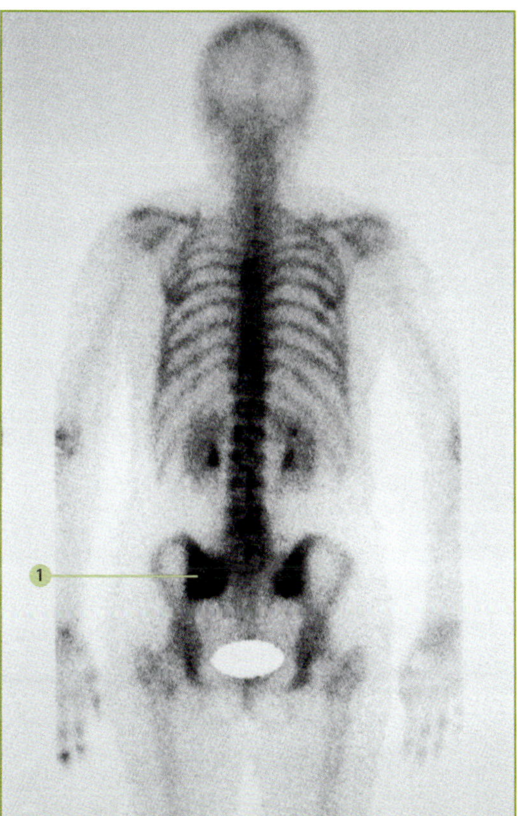


Bild einer Knochenszintigraphie. Das Skelett wird von hinten betrachtet. Die radioaktiv markierte Substanz hat sich in Bereichen eines besonders hohen Knochenstoffwechsels angereichert, was sich dunkel darstellt. Dies ist hier vor allem am linken Kreuzbein-Darmbein-Gelenk der Fall 1. Damit wurde eine Entzündung dieses Kreuzbein-Darmbein-Gelenks *(Arthritis)* nachgewiesen.

## Therapie

Die Behandlung von Beschwerden an den Kreuzbein-Darmbein-Gelenken richtet sich nach der Ursache der zugrundeliegenden Erkrankung und kann daher ganz unterschiedlich ausfallen. In den allermeisten Fällen werden Erkrankungen an den Kreuzbein-Darmbein-Gelenken **nicht-operativ** behandelt.

### Nicht-operative *(konservative)* Therapie

**Funktionsstörungen** der Kreuzbein-Darmbein-Gelenke können sehr gut durch eine **manuelle Therapie** *(Chirotherapie)* behandelt werden. Damit sind Behandlungen gemeint, bei denen die Gelenke sowie die sie umgebenden Bänder und Muskeln gedehnt und bewegt *(mobilisiert)* werden. Dies wird von Ärzten oder Physiotherapeuten gleichermaßen durchgeführt.

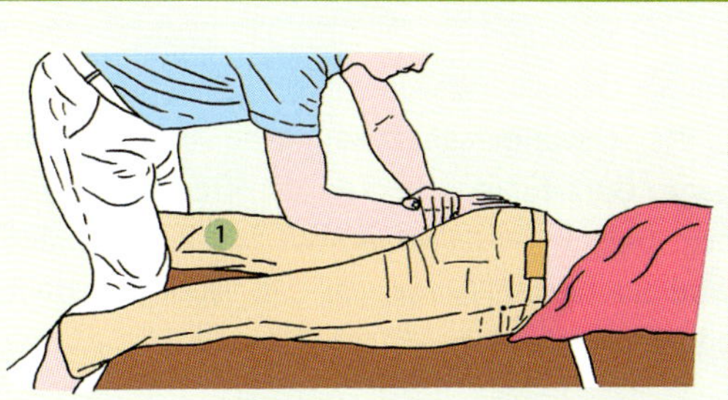


Bei dieser Patientin besteht eine Funktionsstörung am linken Kreuzbein-Darmbein-Gelenk. Der Arzt behebt die Funktionsstörung, indem er mit seinen Beinen das Bein der Patientin 1 nach hinten zieht und gleichzeitig mit seinen Händen einen kurzen Impuls an das Kreuzbein nach vorne setzt.

Auch die Anwendung eines kurzzeitigen kräftigeren Impulses *(Manipulation)* durch Ärzte ist möglich. Dies wird herkömmlich als *Einrenken* bezeichnet und soll dem Gelenk wieder zu einer ungestörten Funktion verhelfen.

***Die Mitbehandlung gestörter Muskelfunktionen ist von großer Bedeutung, gerade im Hinblick darauf, erneuten Funktionsstörungen der Kreuzbein-Darmbein-Gelenke vorzubeugen.***

Häufig finden sich bei Erkrankungen der Kreuzbein-Darmbein-Gelenke weitere Funktionsstörungen an den übrigen Abschnitten der Wirbelsäule, des Beckens und des Beins, die dann mitbehandelt werden. Ähnlich wie die manuelle Therapie, aber mit etwas anderen Methoden, wirken *osteopathische* Behandlungen.

Liegen Erkrankungen an Gelenken von Hüfte, Knie oder Fuß zugrunde, steht deren Behandlung im Vordergrund. Können sie erfolgreich behandelt werden, klingen die in deren Folge *(sekundär)* entstandenen Beschwerden an den Kreuzbein-Darmbein-Gelenken ebenfalls ab. Das gleiche gilt für Erkrankungen der Wirbelsäule wie Fehlstellungen, Bandscheibenvorfälle oder andere.

Die Anwendung **elektrischer Ströme** *(Elektrotherapie)* fördert die Durchblutung, entkrampft die Muskeln und lindert Schmerzen an den Kreuzbein-Darmbein-Gelenken. Ebenso können Behandlungen durch Magnetfelder oder Akupunktur zu einer Linderung beitragen.

In der **Schwangerschaft** kann eine stützende **Bandage / Gurt** für das Becken die Kreuzbein-Darmbein-Gelenke entlasten. Auf weitere Behandlungen wird häufig aus Sorge um das Wohl des Ungeborenen verzichtet.

Bestehen durch Entzündungen oder anhaltende Funktionsstörungen auf Dauer Schmerzen am Kreuzbein-Darmbein-Gelenk, kann auch in diesen Fällen eine spezielle **Bandage / Gurt** die Kreuzbein-Darmbein-Gelenke stabilisieren.

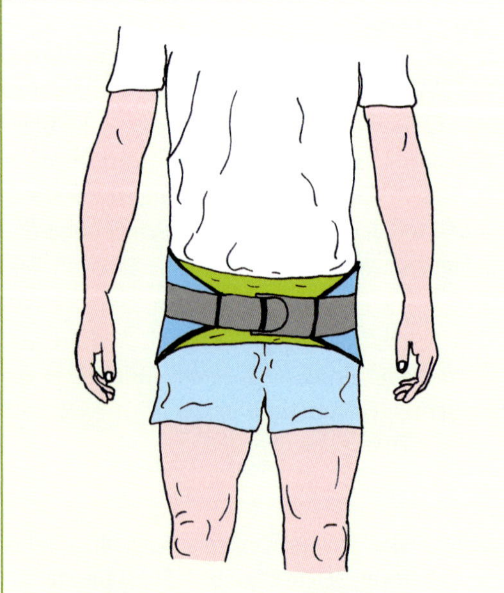

Eine spezielle Bandage kann bei wiederkehrenden Beschwerden die Kreuzbein-Darmbein-Gelenke stabilisieren. Sie sollte über der Unterwäsche getragen werden, um nicht auf der Haut zu scheuern.

An **Medikamenten** werden bei starken Beschwerden häufig über 7-14 Tage *nichtsteroidale Antirheumatika (NSAR)* verordnet. In diese Medikamenten-Gruppe fallen Substanzen wie *Ibuprofen, Diclofenac* und andere Wirkstoffe. Ihre Stärke liegt in einer Hemmung der entzündlichen Vorgänge. Nur selten sind **stärkere, verschreibungspflichtige Medikamente** wie *Novaminsulfon (Metamizol)* oder *Tramadol* notwendig. Erkrankungen wie z. B. die *Bechterew-Erkrankung* werden mit speziellen dafür vorgesehenen Medikamenten behandelt.

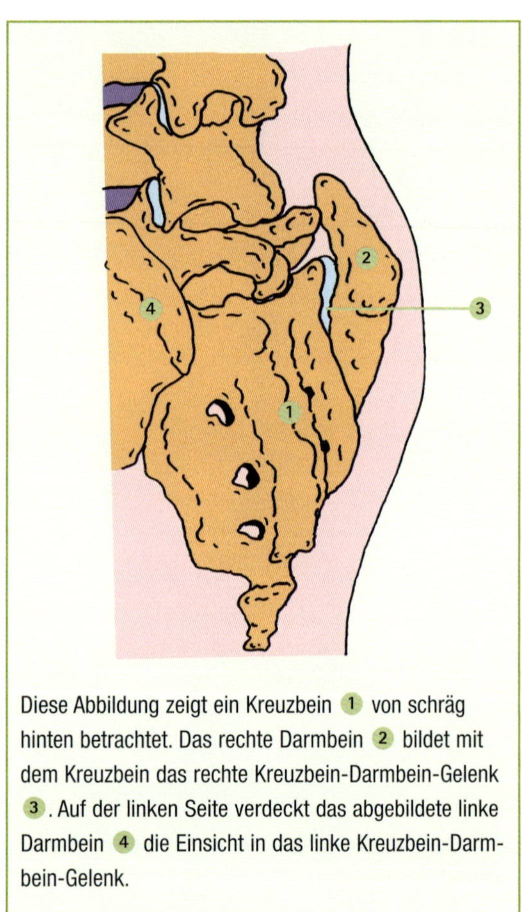


Diese Abbildung zeigt ein Kreuzbein (1) von schräg hinten betrachtet. Das rechte Darmbein (2) bildet mit dem Kreuzbein das rechte Kreuzbein-Darmbein-Gelenk (3). Auf der linken Seite verdeckt das abgebildete linke Darmbein (4) die Einsicht in das linke Kreuzbein-Darmbein-Gelenk.

Erst bei lang anhaltenden oder sehr ausgeprägten Schmerzen kann dem Patienten eine Behandlung mit **Spritzen** *(Injektionen)* angeboten werden. Dazu wird neben einem örtlichen Betäubungsmittel häufig ein Kortison-Präparat zugesetzt, um Reizungen anhaltend zu beruhigen. Die Anzahl der Spritzen mit Kortison sollte in einem kurzen Zeitabstand auf 1-3 begrenzt werden, da es sonst zu Schäden an Bändern und Knorpel kommen kann. Aufgrund der Form der Kreuzbein-Darmbein-Gelenke kann es schwerfallen, das Gelenk durch eine Spritze verlässlich zu treffen.

Daher wird in manchen Fällen gleichzeitig eine **Computertomographie** (CT) durchgeführt, die die Position der Spritze in Bezug zum Gelenk anzeigt. Dabei ist zu beachten, dass es durch die Computertomographie zu einer zusätzlichen Belastung des Patienten mit Röntgenstrahlen kommt.

Je nach Krankheitsbild kann alternativ ein **pflanzliches Präparat** oder **Hyaluronsäure** gespritzt werden. Auf die Wirkungsweise von Hyaluronsäure wird ausführlich im Kapitel *Der Gelenkverschleiß – Die Arthrose* eingegangen.

### Operative Behandlung

Operative Behandlungen von Erkrankungen der Kreuzbein-Darmbein-Gelenke sind nur **sehr selten** notwendig. Unfallbedingte Brüche können eine Operation erforderlich machen. Gehen von den Kreuzbein-Darmbein-Gelenken immer wieder Schmerzen aus, z. B. durch einen Verschleiß *(Arthrose)*, dann kann eine Therapie darin bestehen, die Nerven, die die Schmerzen zum Rückenmark weiterleiten, zu unterbrechen. Diese sog. *Verödung* oder *Denervation* wird mit Hilfe einer Sonde vorgenommen, die thermisch – mit Hitze bzw. mit Kälte – oder elektrisch die Nerven unterbricht.

Damit wird nicht die Ursache der Beschwerden beseitigt, was in vielen Fällen auch nicht möglich ist, sondern das Symptom Schmerz bekämpft. Zumindest eine Zeitlang nimmt der Patient dann keine oder weniger Schmerzen von den Kreuzbein-Darmbein-Gelenken mehr wahr. Der Erfolg der Verödung kann lediglich über Wochen oder Monate anhalten, aber auch mehrere Jahre zu einer Besserung führen. Da sich die verödeten Nerven nach einer gewissen Zeit erneut bilden, kann es auch zu einem erneuten Auftreten der Beschwerden kommen.

## Prognose und Verlauf

Allgemein können Erkrankungen der Kreuzbein-Darmbein-Gelenke **gut behandelt** werden. Dies setzt jedoch voraus, dass die Herkunft der Beschwerden richtig erkannt wird. Funktionsstörungen können meist rasch therapiert werden und einem erneuten Auftreten kann der Patient durch geeignete Übungen vorbeugen. Viele Beschwerden an den Kreuzbein-Darmbein-Gelenken klingen ab, wenn die zugrunde liegende Erkrankung an anderer Stelle (Gelenke, Wirbelsäule) erfolgreich behandelt wird.

Bei entzündlichen Erkrankungen können meist spezielle medikamentöse Therapien angewendet werden. Es ist eher selten, dass Erkrankungen der Kreuzbein-Darmbein-Gelenke zu anhaltenden Beschwerden führen und eine operative Behandlung erfordern.

### Das Wichtigste für Sie:

- Die Kreuzbein-Darmbein-Gelenke werden vom Kreuzbein und den beiden Darmbeinen gebildet.
- Erkrankungen der Kreuzbein-Darmbein-Gelenke sind häufige Ursache von Kreuzschmerzen.
- Meist führt eine vorübergehend gestörte Funktion zu Beschwerden.
- Die Kreuzbein-Darmbein-Gelenke können von entzündlichen Erkrankungen betroffen sein.
- In den allermeisten Fällen kann erfolgreich nicht-operativ behandelt werden.

Orthopädie für Patienten

# Erkrankungen an der Schulter

Kapitel 6

Schulter

# Das Schultergelenk – Anatomische Grundlagen

Für ein besseres Verständnis der Erkrankungen am Schultergelenk werden in diesem Kapitel die wichtigsten anatomischen Strukturen benannt und ihre Funktionen erläutert. Auf die Anatomie der Blutgefäße und der Nerven wird bewusst nicht eingegangen. Obwohl deren genaue Kenntnis für die ärztliche Behandlung von größter Bedeutung ist, ist sie für den Patienten eher verwirrend, zu komplex und für das Verständnis von Erkrankungen an der Schulter von geringerer Bedeutung.

Allgemein sei darauf hingewiesen, dass die anatomischen Bezeichnungen in Deutschland in lateinischer Sprache gelehrt werden. Im Lateinischen gibt es weder den Buchstaben *K* noch den Buchstaben *Z*. Daraus ergibt sich, dass z.B. für das Wort *Schlüsselbein* im Lateinischen der Begriff *Clavicula* verwendet wird, es jedoch in der deutschen Schreibweise *Klavikula* heißt. Der Buchstabe *C* kann also durch den Buchstaben *K* ersetzt werden, was u.a. für das Verständnis von Abkürzungen wichtig sein kann. In anderen Fällen wird der lateinische Buchstabe *C* im Deutschen durch den Buchstaben *Z* ersetzt. So heißt der *Bizeps-Muskel* im Lateinischen *Musculus biceps brachii*. Als Abkürzung für den Begriff *Musculus (Muskel)* wird häufig das Kürzel *M.* verwendet.

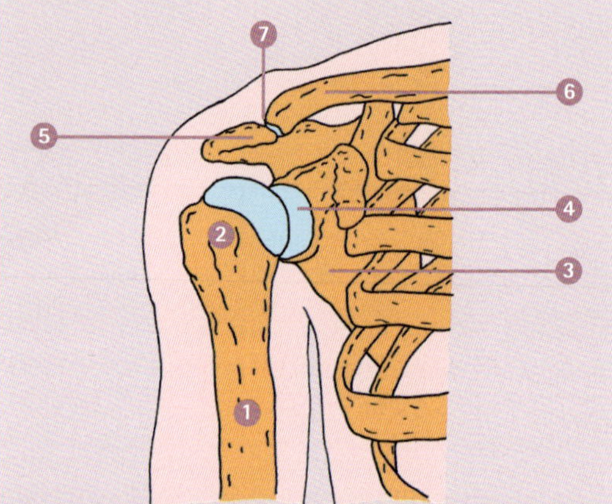


Die Abbildung zeigt ein rechtes Schultergelenk von vorne. Dargestellt sind der Oberarm ❶ mit dem Oberarmkopf ❷ sowie das Schulterblatt ❸ mit der Gelenkpfanne ❹. Hellblau dargestellt sind die mit Knorpel überzogenen Gelenkflächen. Zum oberen Teil des Schulterblatts *(Skapula)* gehört der Knochen *Schulterhöhe (Akromion)* ❺, der mit dem Schlüsselbein *(Klavikula)* ❻ das Schultereckgelenk ❼ bildet.

## Knochen

Am Aufbau des Schultergelenks sind verschiedene Knochen beteiligt.

### ■ Oberarmknochen *(Humerus)*

Der Oberarmknochen bildet einen Teil des Schultergelenks und einen Teil des Ellenbogengelenks. Über den *Oberarmkopf (Caput humeri)* steht er in gelenkiger Verbindung mit der Gelenkpfanne *(Glenoid)* der Schulter, die im Schulterblatt *(Skapula)* liegt. An den Oberarmkopf schließt sich eine Knochenerhebung an der Außenseite des Oberarmknochens *(Tuberculum majus)* und an seiner Vorderseite an *(Tuberculum minus)*. Dazwischen befindet sich eine Rinne *(Sulkus)*, durch die sich die lange Sehne des Bizeps-Muskels zieht.

Der Oberarmknochen ist ein langer Röhrenknochen, der am Ellenbogengelenk endet. Dies bildet er zusammen mit der *Speiche (Radius)* und der *Elle (Ulna)*.

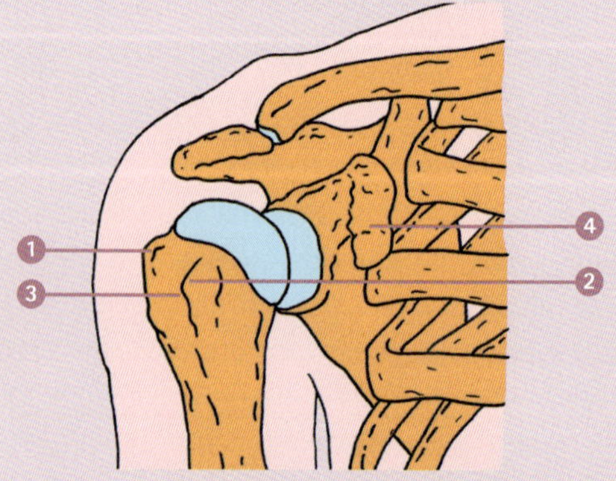


An der Außenseite des Oberarms liegt eine Knochenerhebung *(Tuberculum majus)* ❶, ebenso an seiner Vorderseite *(Tuberculum minus)* ❷. Dazwischen liegt eine Rinne *(Sulkus)* ❸. Von der Gelenkpfanne zieht der *Rabenschnabelfortsatz (Korakoid)* ❹ nach vorne.

**Schulterblatt *(Skapula)***

Das Schulterblatt ist ein dünner dreieckiger Knochen, der durch zwei Muskeln getrennt dem Brustkorb *(Thorax)* aufliegt. In eine Muskelschicht eingebettet gleitet das Schulterblatt bei Bewegung der Schulter auf dem Brustkorb. An seinen Rändern setzen zahlreiche Muskeln an. Von dort ziehen sie zum Oberarm, zur Halswirbelsäule und zur Brustwirbelsäule.

Von der Rückfläche des Schulterblatts hebt sich eine knöcherne Leiste *(Spina)* ab, die sich nach oben in einen als *Schulterhöhe (Akromion)* bezeichneten Knochen fortsetzt. Dieser Knochen bildet einen Teil des *Schulterdachs* und ist für zahlreiche Schultererkrankungen von großer Bedeutung. Die *Schulterhöhe* hat eine Länge von etwa 4,5 cm, eine Breite von 2 cm und ist etwa 7 mm dick.

In das Schulterblatt eingelassen ist die *Gelenkpfanne* für den Oberarmkopf. Die Gelenkfläche heißt *Cavitas glenoidalis*, jedoch wird üblicherweise die kürzere Bezeichnung *Glenoid* verwendet.

Vom oberen Rand der Gelenkpfanne setzt sich das Schulterblatt nach vorne und oben fort. Es bildet den *Rabenschnabelfortsatz* (*Processus coracoideus* oder *Korakoid*). Dieser reicht bis unter das Schlüsselbein nach vorne. Von ihm gehen stabilisierende Bänder für das Schultereckgelenk aus. Mehrere Muskeln sind mit ihm verbunden, u.a. die kurze Sehne des Bizepsmuskels und verschiedene Brustmuskeln. Über ein sehr festes Band *(korakoakromiales Band)* ist es mit der *Schulterhöhe (Akromion)* verbunden.

Der Rabenschnabelfortsatz, die Schulterhöhe und dieses Band bilden das *Schulterdach*. Der Raum unter dem Schulterdach wird als *Subakromialraum* bezeichnet. Er ist von Schleimbeuteln ausgekleidet. Innerhalb dieses Raumes gleiten die Sehnen eines wichtigen Muskelmantels, der *Rotatorenmanschette*. Aus verschiedenen Gründen kann es zu einer Einengung *(Impingement)* dieses Raums und zu nachfolgenden Beschwerden an der Rotatorenmanschette kommen. Diese Erkrankungen werden als *Subakromialsyndrome* oder *Impingementsyndrome* bezeichnet und sind die häufigsten Erkrankungen an der Schulter. Darauf wird ausführlich im Kapitel *Engpass-Syndrome der Schulter - Subakromialsyndrome (Impingementsyndrome)* eingegangen.

**Schlüsselbein *(Klavikula)***

Das Schlüsselbein ist ein S-förmig gebogener Röhrenknochen. Er verbindet als einzige knöcherne Struktur den Schultergürtel mit dem Rumpf. Mit der *Schulterhöhe (Akromion)* bildet er das *Schultereckgelenk (Akromioklavikulargelenk)*, welches als kleine Erhebung oben auf der Schulter gut zu tasten ist. Das Schlüsselbein liegt an der Vorderseite des Brustkorbs und reicht bis zum *Brustbein (Sternum)*. Mit diesem steht es über das *Brustbein-Schlüsselbein-Gelenk* (*Sternoklavikulargelenk* oder *SC-Gelenk*) in Verbindung. In den Gelenken, an denen das Schlüsselbein beteiligt ist, finden vor allem leichte Dreh- und Kippbewegungen statt. Funktionell wirken sie wie kleine Kugelgelenke.

## Gelenke

Für die Funktion des Schultergürtels sind mehrere Gelenke von Bedeutung.

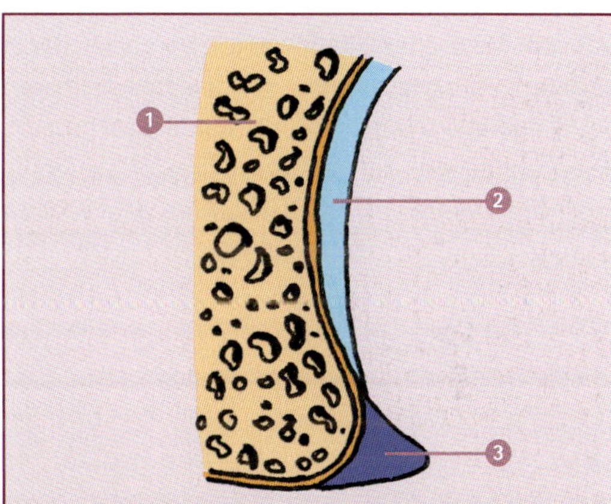


Die Abbildung zeigt einen Querschnitt durch einen Teil des Schultergelenks. Auf dem Knochen ❶ sitzt der Gelenkknorpel ❷, der die Gelenkpfanne für den Oberarmkopf bildet. An ihrem Rand sitzt die aus festem Bindegewebe bestehende Gelenklippe *(Labrum)* ❸. Sie vergrößert die Auflagefläche für den Oberarmkopf und trägt dazu bei, dass er bei Bewegung nicht aus der Gelenkpfanne gleitet.

**Schultergelenk**

Im Schultergelenk sind der *Oberarmkopf* und die *Gelenkpfanne* des Schulterblatts miteinander verbunden. Die Gelenkpfanne ist flach und mit einer Fläche von nur 3,5 x 2,5 cm gegenüber dem Oberarmkopf, der einen Durchmesser von etwa 4,5 cm hat, verhältnismäßig klein. Von der Seite betrachtet hat sie einen birnenförmigen Umriss. Sie bietet dem Oberarmkopf kaum eine knöcherne Führung, wie dies z. B. beim Hüftgelenk gegeben ist. Zugleich ermöglicht sie damit jedoch die umfangreiche Bewegung in der Schulter.

Die auf dem Pfannenrand sitzende *Gelenklippe (Labrum glenoidale)* vergrößert die Gelenkfläche um ein Drittel. Die Gelenklippe ist etwa 5 mm breit, besteht aus einem festen Bindegewebe und kann Schaden nehmen, wenn es z. B. zu einem Ausrenken der Schulter kommt. Im medizinischen Alltag wird häufig nur die Kurzform *Labrum* verwendet.

Zahlreiche Bänder und die Gelenkkapsel umgeben das Gelenk und ermöglichen seine Funktion. Aufgrund des großen Bewegungsumfangs bieten sie jedoch wenig Stabilität. Diese wird vor allem durch die den Oberarmkopf umgebende Muskelmanschette *(Rotatorenmanschette)* gewährleistet.

Das Schultergelenk ist umfangreich beweglich. Dabei ist das Zusammenspiel mit den anderen Gelenken des Schultergürtels und ein ungestörter Gleitvorgang des Schulterblatts auf dem Brustkorb von wesentlicher Bedeutung. Erst dadurch wird der enorme Bewegungsumfang des Schultergürtels erreicht. Das Ausmaß einer möglichen Bewegung ist außerdem davon abhängig, in welcher Stellung sich der Oberarm befindet. So kann der Arm um etwa 100° zur Seite abgespreizt werden, wenn der Daumen genau nach vorne gerichtet ist. Wird der Arm so gedreht, so dass der Daumen nach außen zeigt, so ist ein Abspreizen zur Seite bis 180° möglich.

***Erst das Zusammenwirken von Schultergelenk, Schultereckgelenk und Brustbein-Schlüsselbein-Gelenk sowie das Gleiten des Schulterblatts auf dem Brustkorb, ermöglichen den großen Bewegungsumfang des Arms.***

Die Bezeichnungen der Bewegungsrichtungen der Schulter sind zu großen Teilen uneinheitlich. Für die gleiche Bewegung werden teilweise unterschiedliche Begriffe verwendet. So wird das Anheben des Arms nach vorne als *Flexion*, *Elevation* oder *Anteversion* bezeichnet. Eine Rückführung des Arms nach hinten wird *Extension* oder *Retroversion* genannt. Für die Hebung des Arms zur Seite wird der Begriff *Abduktion* verwendet. Das Heranführen des Arms zur Körpermitte heißt *Adduktion*. Drehbewegungen nach außen heißen *Außenrotation*, Drehbewegungen nach innen *Innenrotation*.

Im Gegensatz zum Hüftgelenk, welches im Wesentlichen durch seine Form stabilisiert wird *(formschlüssiges Gelenk)*, handelt es sich beim Schultergelenk um ein *kraftschlüssiges Gelenk*. In diesem Fall sind vor allem Muskeln, Gelenkkapsel und Bänder für die Stabilität wichtig.

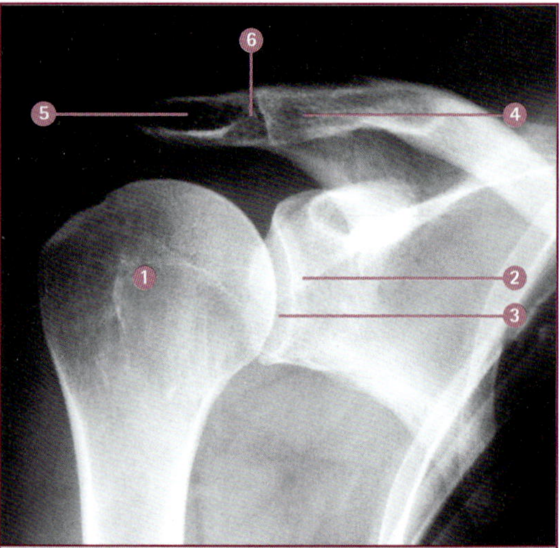


Röntgenbild einer rechten Schulter von vorne betrachtet. Der Oberarmkopf ❶ bildet mit der Schultergelenkpfanne ❷ das Schultergelenk ❸. Von Schlüsselbein ❹ und Schulterhöhe *(Akromion)* ❺ wird das Schultereckgelenk ❻ gebildet.

## Schultereckgelenk *(Akromioklavikulargelenk, AC-Gelenk)*

Das Schultereckgelenk, auch *äußeres Schlüsselbeingelenk* genannt, wird vom oberen Anteil des Schulterblatts, der *Schulterhöhe (Akromion)* und dem Schlüsselbein *(Klavikula)* gebildet. Es ist von außen gut sichtbar und hebt sich bei schlanken Menschen deutlich ab. Neben einer Gelenkkapsel um das Gelenk liegt im Gelenk eine Scheibe aus festem Fasergewebe vor *(Diskus)*. Die Gelenkflächen sind plan geformt und lassen damit vor allem Drehbewegungen des Schlüsselbeins zu. Gegen eine Verschiebung ist das Gelenk durch ein festes Band gesichert, das vom Rabenschnabelfortsatz des Schulterblattes zum Schlüsselbein zieht *(korakoklavikulares Band)*.

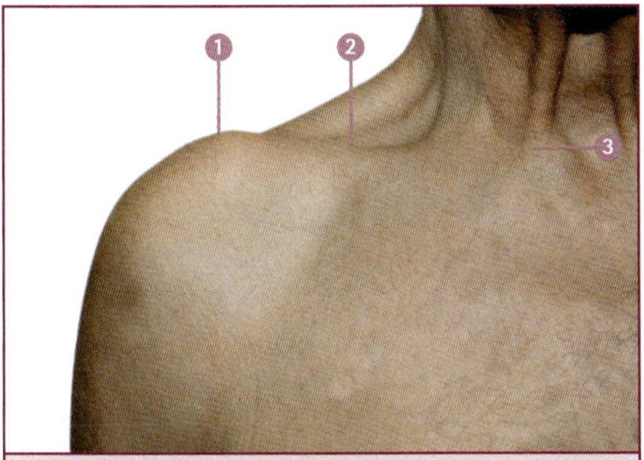


Das Foto zeigt die rechte Schulter eines älteren Mannes. Vom Schultereckgelenk ① zieht das Schlüsselbein ② bis zum Brustbein-Schlüsselbein-Gelenk ③.

### ■ Brustbein-Schlüsselbein-Gelenk *(Sternoklavikulargelenk, SC-Gelenk)*

In diesem Gelenk sind das Schlüsselbein *(Klavikula)* und das Brustbein *(Sternum)* miteinander verbunden. Es ist die einzige Gelenkverbindung zwischen dem Schultergürtel und dem Rumpf. In ihm finden vor allem Drehbewegungen des Schlüsselbeins statt, die beim Bewegen der Schulter auftreten. Es ist von einer festen Gelenkkapsel umgeben und wird durch eine feste Bindegewebsscheibe *(Diskus)* in zwei Gelenkräume geteilt.

## Muskeln

Am Schultergelenk sind die Muskeln nicht nur für die Bewegung und die kraftvolle Beanspruchung von Schulter und Arm, sondern ebenso für eine ungestörte Funktion des Gelenks von Bedeutung. So sichern die Muskeln der Rotatorenmanschette in allen Bewegungen die *(zentrierte)* Position des Oberarmkopfes in der Gelenkpfanne.

### ■ Rumpfmuskeln

Für die Bewegung des Arms sind große, vom Rumpf ausgehende Muskeln von Bedeutung, z.B. der *große Brustmuskel (M. pectoralis major)* und der *große Rückenmuskel (M. latissimus dorsi)*.

### ■ Delta-Muskel

Die Schulter wird vom *Delta-Muskel (M. deltoideus)* umgeben, der ihre äußere Form bildet. Sein Ursprung ist am Schulterblatt und er setzt seitlich am Oberarmknochen an. Mit seinen 3 Teilen ist er bei allen Bewegungen der Schulter beteiligt.

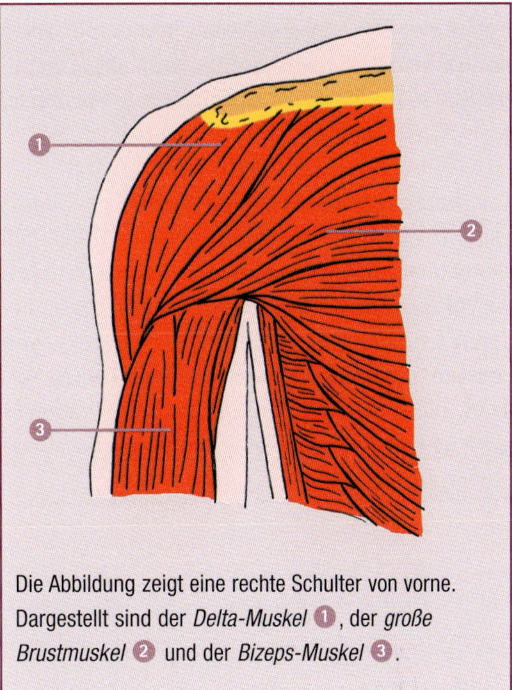


Die Abbildung zeigt eine rechte Schulter von vorne. Dargestellt sind der *Delta-Muskel* ①, der *große Brustmuskel* ② und der *Bizeps-Muskel* ③.

### ■ Rotatorenmanschette

Als *Rotatorenmanschette* wird ein Muskel- und Sehnenmantel bezeichnet, der sich aus vier Muskeln zusammensetzt. Sie überdecken den Oberarmkopf wie eine Kappe und setzen an knöchernen Höckern des Oberarmkopfs an *(Tuberculum majus* und *minus)*. Diese Sehnenkappe unterteilt an der Schulter zwei wichtige Räume. Unter ihr liegt das

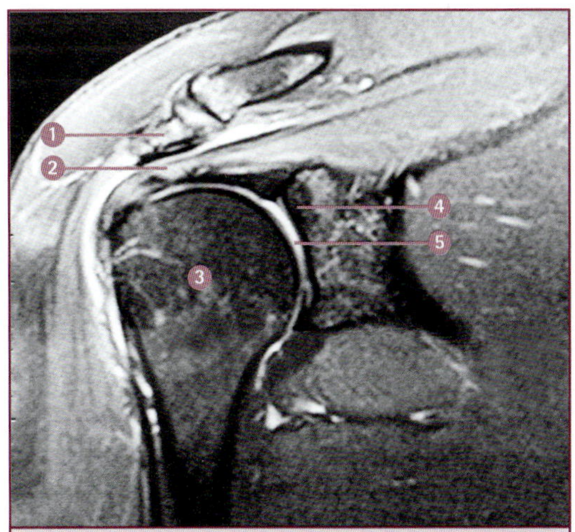


Kernspintomographie einer rechten Schulter von vorne betrachtet. Unter der Schulterhöhe ① liegt der Subakromialraum mit den Sehnen der Rotatorenmanschette ②. Oberarmkopf ③ und Gelenkpfanne ④ bilden das eigentliche Schultergelenk ⑤.

eigentliche Schultergelenk, über ihr ein mit einem Schleimbeutel *(Bursa subacromialis)* ausgekleideter Raum, der nach der Schulterhöhe *(Akromion)* bezeichnete *Subakromialraum*.

Zur Rotatorenmanschette gehören der *Supraspinatus-Muskel (M. supraspinatus)*, der im Wesentlichen eine Abspreizung des Arms ausführt, der *Infraspinatus-Muskel (M. infraspinatus)* und der *Teres-minor-Muskel (M. teres minor)* mit ihrer Funktion der Außenrollung *(Außenrotation)* des Arms. Die Funktion des *Subskapularis-Muskels (M. subscapularis)* besteht vor allem in der Einwärtsrollung *(Innenrotation)* des Arms.

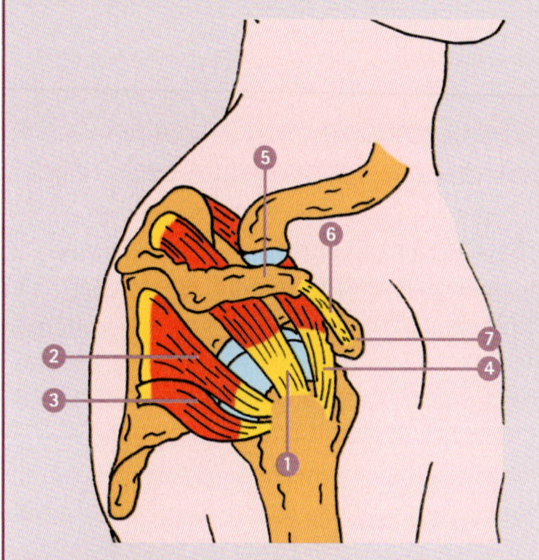


Die Abbildung zeigt eine rechte Schulter von der Seite mit den vier Muskeln (rot) und den Sehnen (gelb) der Rotatorenmanschette. Dazu gehören der *Supraspinatus-Muskel* ❶, der *Infraspinatus-Muskel* ❷, der *Teres-minor-Muskel* ❸ sowie der *Subskapularis-Muskel* ❹. Vom vorderen Rand der Schulterhöhe *(Akromion)* ❺ zieht ein Band ❻ zum Rabenschnabelfortsatz ❼ und ist Teil des Schulterdachs.

Die Funktion der Rotatorenmanschette ist zum einen die Bewegung des Arms, zum anderen die Stabilisierung des Oberarmkopfes in der Schulterpfanne. Durch ein kompliziertes Zusammenspiel gewährleistet sie die *Zentrierung* des Oberarmkopfes in der flachen Gelenkpfanne und damit eine reguläre Gelenkbelastung. Schäden der Rotatorenmanschette führen zu einem gestörten Bewegungsablauf und zu Fehlbelastungen im Schultergelenk. Die Folgen sind eine Knorpelschädigung *(Arthrose)* und eine Verschiebung des Oberarmkopfes nach oben. Durch diese Verschiebung kann es zu einer schmerzhaften Einengung des Raums unter dem Schulterdach, dem *Subakromialraum*, kommen.

## Armmuskulatur

An der Vorderseite des Oberarms zieht von der Schulter bis zur Elle der Bizepsmuskel. Zwei weitere kleinere Muskeln ziehen vom Rabenschnabelfortsatz bis zum Oberarm *(M. coracobrachialis)* sowie vom Oberarm bis zur Elle *(M. brachialis)*.

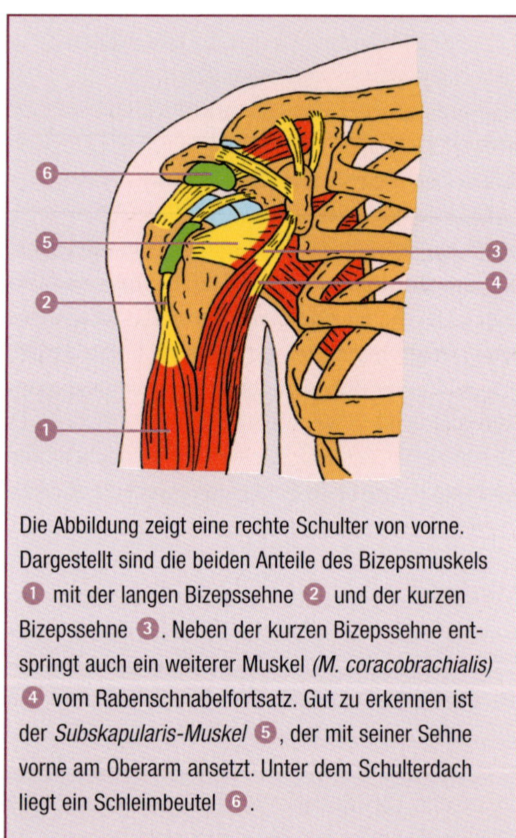


Die Abbildung zeigt eine rechte Schulter von vorne. Dargestellt sind die beiden Anteile des Bizepsmuskels ❶ mit der langen Bizepssehne ❷ und der kurzen Bizepssehne ❸. Neben der kurzen Bizepssehne entspringt auch ein weiterer Muskel *(M. coracobrachialis)* ❹ vom Rabenschnabelfortsatz. Gut zu erkennen ist der *Subskapularis-Muskel* ❺, der mit seiner Sehne vorne am Oberarm ansetzt. Unter dem Schulterdach liegt ein Schleimbeutel ❻.

Als *zweiköpfiger* Muskel hat der Bizepsmuskel zwei verschiedene Ursprünge. Die lange Sehne des Muskels entspringt am Oberrand der Schultergelenkpfanne und zieht durch das Schultergelenk bis zur Vorderseite des Oberarmkopfes. Hier wird die Sehne in einer Rinne *(Sulkus)* so geführt, dass sie weiter in Richtung Ellenbogen zieht. Sie ist zum Teil von einer Sehnenscheide umgeben. Die zweite, kürzere Sehne des Bizeps entspringt am Rabenschnabelfortsatz *(Korakoid)*. Beide Sehnen gehen in Muskelfasern über und bilden gemeinsam den Bizepsmuskel, der am Unterarm ansetzt. Der Bizepsmuskel beugt und dreht den Unterarm.

Zudem hat die lange Bizepssehne eine stabilisierende Wirkung auf den Oberarmkopf.

An der Rückseite des Arms verläuft der dreiköpfige Muskel, der *Trizeps-Muskel (M. triceps brachii)*. Er entspringt an der Rückfläche des Oberarmknochens und der Schultergelenkpfanne. Alle seine drei Teile setzen über eine kräftige Sehne an der Spitze der Elle, dem *Olekranon*, an. Der Muskel ist vor allem ein kraftvoller Strecker des Ellenbogengelenks.

## Schleimbeutel

Zwischen dem Schulterdach und der Rotatorenmanschette liegt ein *Schleimbeutel (Bursa subacromialis)*. Er hat die Funktion, ein problemloses Gleiten der Sehnen unter dem Schulterdach zu ermöglichen. In ihm sitzen Schmerzrezeptoren, die wahrscheinlich für die Schmerzen bei einem *Subakromialsyndrom* verantwortlich sind. Der Schleimbeutel kann sich entzünden. Dann schwillt er an, ist schmerzhaft und zum Teil mit Flüssigkeit gefüllt. Insgesamt gibt es in der Umgebung des Schultergelenks etwa 7 Schleimbeutel.

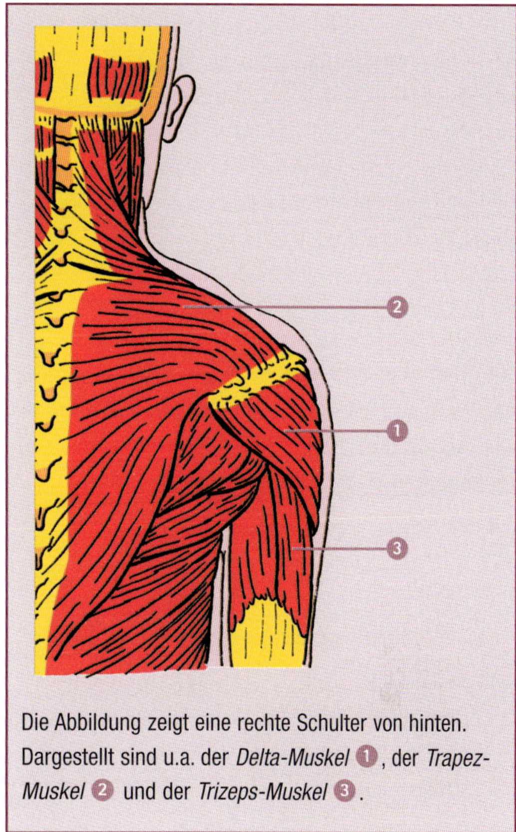


Die Abbildung zeigt eine rechte Schulter von hinten. Dargestellt sind u.a. der *Delta-Muskel* 1, der *Trapez-Muskel* 2 und der *Trizeps-Muskel* 3.

## Das Auskugeln der Schulter – Die *Luxation* der Schulter

Das *Auskugeln* oder *Ausrenken* der Schulter wird als *Schulter-Luxation* bezeichnet. Dabei verlässt der Oberarmkopf die Gelenkpfanne vollständig. Am häufigsten gleitet er dabei nach vorne und unten weg. Ist dies der Fall, spricht man von einer *vorderen Luxation.* Gleichbedeutend werden dafür die lateinischen Begriffe *ventrale* oder *anteriore* Luxation verwendet.

Bei dem viel selteneren Abgleiten des Oberarmkopfes nach hinten liegt eine *hintere Luxation* vor. Die lateinischen Begriffe für diese Form des Ausrenkens sind *dorsale* oder *posteriore Luxation.*

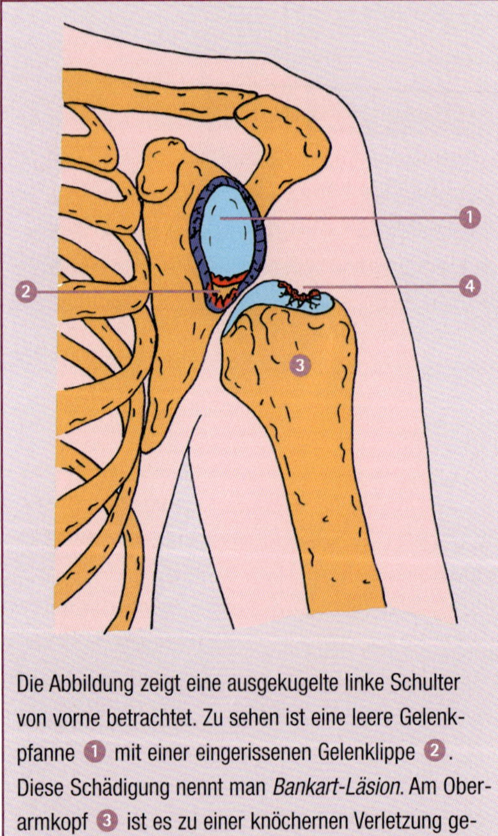


Die Abbildung zeigt eine ausgekugelte linke Schulter von vorne betrachtet. Zu sehen ist eine leere Gelenkpfanne ❶ mit einer eingerissenen Gelenklippe ❷. Diese Schädigung nennt man *Bankart-Läsion.* Am Oberarmkopf ❸ ist es zu einer knöchernen Verletzung gekommen, die als *Hill-Sachs-Delle* bezeichnet wird ❹.

Verliert der Oberarmkopf nicht vollständig den Kontakt mit der Gelenkpfanne, verschiebt sich jedoch mehr als normal nach vorne oder hinten, liegt eine *Subluxation* vor. Dies verursacht eine schmerzhafte und nicht voll belastbare Schulter, man spricht auch von einer *instabilen Schulter.* Darauf wird ausführlich im Kapitel *Das instabile Schultergelenk* eingegangen.

### Ursachen und Herkunft

Kommt es zu einem Ausrenken der Schulter als **Folge eines Unfalls** spricht man von einer *traumatischen Luxation.* Dabei sind Verletzungen beim Sport die Hauptursache. Meist führt ein Sturz auf den ausgestreckten Arm oder die Einwirkung eines Gegenspielers dazu, dass der Arm nach hinten gerissen wird und der Oberarmkopf dabei aus der Gelenkpfanne gleitet.

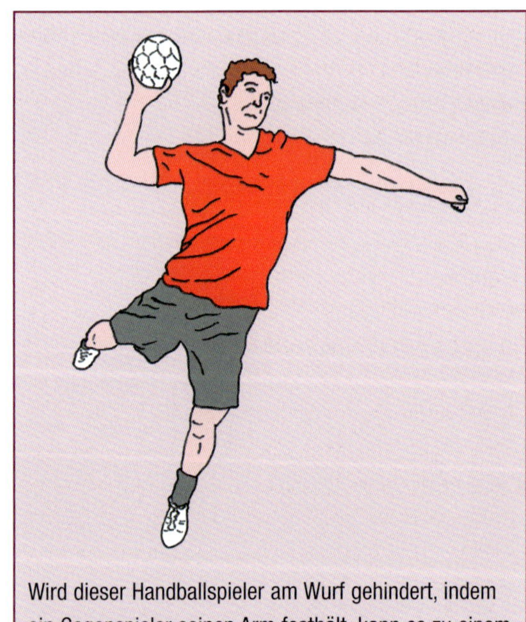

Wird dieser Handballspieler am Wurf gehindert, indem ein Gegenspieler seinen Arm festhält, kann es zu einem Auskugeln des Schultergelenks kommen.

Führen dagegen **Alltagsbewegungen** dazu, dass es zu einem Ausrenken kommt, liegt eine *atraumatische Luxation* vor. Solche Bewegungen können beim Anziehen eines Hemdes, beim Werfen eines Gegenstands oder beim Schwimmen auftreten. Es sind Bewegungen, die normalerweise nicht dazu führen, dass sich die Schulter auskugelt. Ursache ist eine *Instabilität* des Schultergelenks. Diese kann angeboren sein oder entwickelt sich durch eine anhaltende Überlastung der Schulter. Zu einer Überlastung kann es kommen, wenn der gestreckte Arm immer wieder mit Kraft nach vorne geschleudert wird - eine Bewegung, wie sie beispielsweise beim Speerwurf auftritt.

In über 90% einer Schulterluxation gleitet der Oberarmkopf nach vorne und unten weg *(anterio-inferiore Luxation)*. Dass er nach hinten gleitet, ist selten und kann z. B. bei einem Krampfanfall auftreten. Schätzungen zufolge kommt es in Deutschland jährlich etwa 10.000- bis 15.000-mal zu einem Auskugeln der Schulter.

## Symptome und Beschwerden

Der Vorgang des Ausrenkens ist für den Patienten **schmerzhaft**. Bleibt die Schulter ausgerenkt, kann er den Arm danach nicht oder kaum noch bewegen. Die Kontur der Schulter ist bei schlanken Patienten sichtbar verändert. Bei muskulösen oder übergewichtigen Patienten ist dies nicht immer zu erkennen. Um die Schmerzen zu lindern, stützen viele Patienten den ausgerenkten Arm mit dem gesunden Arm ab.

Die Beschwerden, die der Patient beklagt, hängen vom Ausmaß der **Schädigung durch das Auskugeln** ab. Sie konnen die Gelenkkapsel, den Knochen, die Gelenklippe und die Sehnen der Rotatorenmanschette betreffen.

### ■ Schäden an der Gelenklippe *(Labrum)*

Der Ausriss der Gelenkkapsel mit der Gelenklippe am vorderen Rand der Gelenkpfanne wird als *Bankart-Läsion* bezeichnet. Sie tritt bei 80-90% der Schulterluxationen auf. Junge Patienten können davon noch häufiger betroffen sein.

Reißt die Gelenklippe zusammen mit einem kleinen oder großen Knochenstück *(Fragment)* ab, spricht man von einer *knöchernen Bankart-Läsion.*

Am oberen Teil der Gelenklippe setzt ein Teil der langen Sehne des Bizeps-Muskels an. Ein Ausrenken der Schulter kann dazu führen, dass die Gelenklippe und der Sehnenansatz an dieser Stelle in unterschiedlicher Ausprägung einreißen. Dies tritt in bis zu 10% der Fälle auf. Für diese Formen der Verletzung wurde der Begriff der *SLAP-Läsion* eingeführt. Die Kurzform *SLAP* steht für den Begriff *Superior Labrum Anterior and Posterior*. Dies bedeutet sinngemäß, dass der obere *(superior)* Anteil der Gelenklippe *(Labrum)* von vorne *(anterior)* bis nach hinten *(posterior)* reißt. Näher wird darauf im Kapitel *Erkrankungen der langen Bizepssehne* eingegangen.

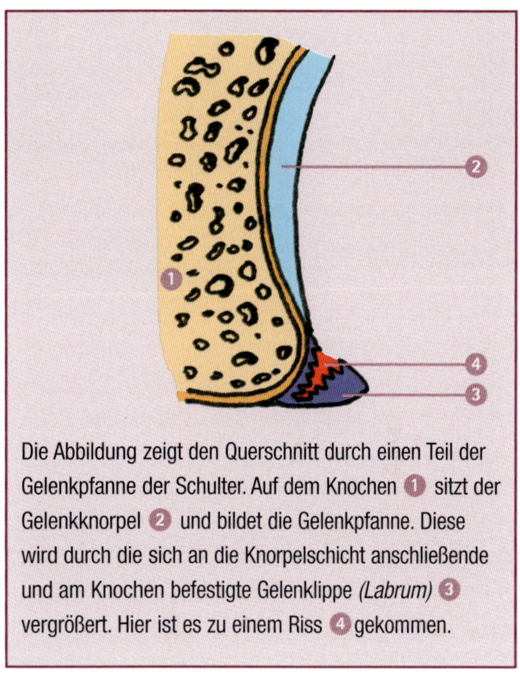


Die Abbildung zeigt den Querschnitt durch einen Teil der Gelenkpfanne der Schulter. Auf dem Knochen ❶ sitzt der Gelenkknorpel ❷ und bildet die Gelenkpfanne. Diese wird durch die sich an die Knorpelschicht anschließende und am Knochen befestigte Gelenklippe *(Labrum)* ❸ vergrößert. Hier ist es zu einem Riss ❹ gekommen.

### ■ Schäden am Knochen

Je nachdem wie der Oberarmkopf die Gelenkpfanne verlässt, kann er beim Abrutschen über den Gelenkrand Schaden nehmen. Rutscht der Oberarmkopf nach vorne *(ventral)* über den Gelenkrand, drückt sich dieser in den hinteren Anteil des Oberarmkopfes ein. Verlässt der Oberarmkopf nach hinten *(dorsal)* die Gelenkpfanne, kann der Gelenkrand den vorderen Anteil des Oberarmkopfes eindrücken. Die Deformierung des Oberarmkopfes durch den Pfannenrand wird als *Hill-Sachs-Delle* oder *Hill-Sachs-Läsion* bezeichnet.

Der Name geht auf die Wissenschaftler *Hill* und *Sachs* zurück, die 1940 diesen Schädigungsmechanismus beschrieben. Zu dieser Verletzung kommt es in fast zwei Drittel der Fälle.

### ■ Schäden der Gelenkkapsel

Bei Patienten, die älter als 40 Jahre sind, ist das Bindegewebe der Gelenkkapsel bereits geschwächt. Kommt es zu einem Auskugeln der Schulter, kann die Gelenkkapsel zerreißen oder stark überdehnt

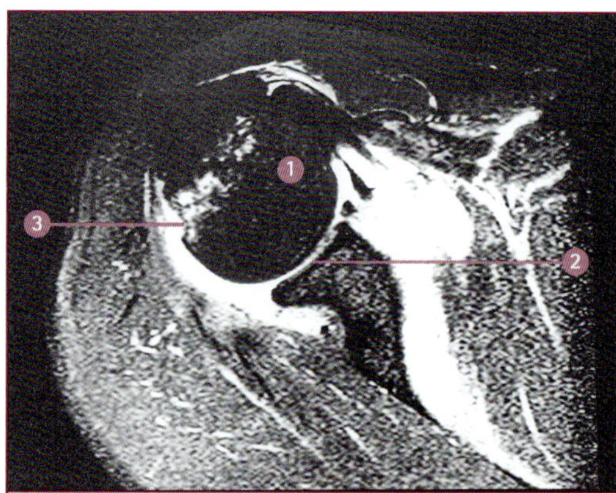


Die Abbildung zeigt eine Kernspintomographie der linken Schulter, die ausgekugelt war. Der Blick fällt von oben auf den Querschnitt durch die Schulter und zeigt den Oberarmkopf ❶ und die Gelenkpfanne ❷. Der obere Bildrand weist nach vorne, der untere in Richtung Rücken. Im hinteren Teil des Oberarmkopfes ist es zur Ausbildung eines knöchernen Defekts gekommen ❸, der *Hill-Sachs-Delle*.

werden. Diese Schäden an der Gelenkkapsel liegen in fast 80% der Fälle vor. Sind die Patienten jünger, ist die Gelenkkapsel noch sehr stabil. Bei einem Ausrenken der Schulter reißt sie daher eher mit der Gelenklippe an ihrem knöchernen Ansatz aus und bleibt selber weitgehend intakt.

**Schäden an Sehnen und Muskeln**

Durch die Kräfte, die bei einem Ausrenken der Schulter auf die umgebenden Strukturen einwirken, kann es zu deren Schädigung kommen. Die Sehnen der Rotatorenmanschette können zum Teil einreißen *(Partialruptur)* oder vollständig durchreißen *(Komplettruptur)*. Bei Patienten über 40 Jahre ist dies in mehr als 50% der Fall. Ein Muskel, der an der Bildung der Rotatorenmanschette mitbeteiligt ist, kann davon besonders betroffen sein. Dabei handelt es sich um den *Subskapularis-Muskel (M. subscapularis)*, der von der Rückfläche des Schulterblattes aus bis zur Vorderseite des Oberarmkopfes zieht und eine besondere Bedeutung für die Stabilität der Schulter hat.

**Nervenverletzung**

Tritt der Oberarmkopf aus der Gelenkpfanne aus, kann dies zu einer Schädigung der umliegenden Nerven führen. Diese können in etwa 10% überdehnt, zerrissen oder eingeklemmt werden. Dies ist einer der Gründe, warum jede ausgekugelte Schulter rasch und möglichst schonend wieder eingerenkt werden sollte. Betroffen ist davon ein Nervengeflecht in der Achselhöhle *(Plexus brachialis)*, der *Axillaris-Nerv (Nervus axillaris)* und weitere an der Schulter gelegene Nerven. Der Axillaris-Nerv verläuft an der Rückseite des Oberarmkopfes. Vor und nach jedem Einrenken einer ausgerenkten Schulter wird geprüft, ob es zu einer Schädigung der Nerven gekommen ist.

## Untersuchung und Diagnostik

Der Unfallhergang wird genau erfragt und vom Patienten geschildert. Daraus ergeben sich wichtige Hinweise zum **Auslöser** des Auskugelns und zu den möglichen Folgen für das Gelenk. Für die Therapieplanung ist es von großer Bedeutung, ob ein Unfall oder eine alltägliche Bewegung zum Auskugeln geführt hat. Des Weiteren sollte genau erfragt werden, ob die Schulter das erste Mal oder schon häufiger *(Rezidivluxation)* ausgekugelt ist.

***Wichtig sind genaue Angaben des Patienten über den Auslöser und die Häufigkeit des Auskugelns.***

Bei der Betrachtung der Schulter fällt vor allem bei schlanken Patienten eine Änderung der Schulterkontur auf. Diese Veränderungen sind bei kräftigen Patienten nicht immer zu erkennen. Die Funktion der Nerven von Schulter und Arm sowie die Unversehrtheit der Blutgefäße werden überprüft. Eine genaue Untersuchung der Schultergelenk-Funktion wird erst dann durchgeführt, wenn schwere Verletzungen ausgeschlossen sind und die ausgekugelte Schulter wieder eingerenkt ist.

***Kommt es durch einen Unfall zu einem Auskugeln der Schulter, ist dies ein Notfall, der umgehend ärztlich behandelt werden muss.***

Weitere diagnostische Maßnahmen:

**Röntgen**

Das Anfertigen eines Röntgenbildes ist zur Darstellung von knöchernen Verletzungen und der Art des Auskugelns notwendig. Es kann erkannt werden, in welche Richtung sich der Oberarmkopf verschoben hat. Nach dem Einrenken wird ein weiteres Röntgenbild angefertigt.

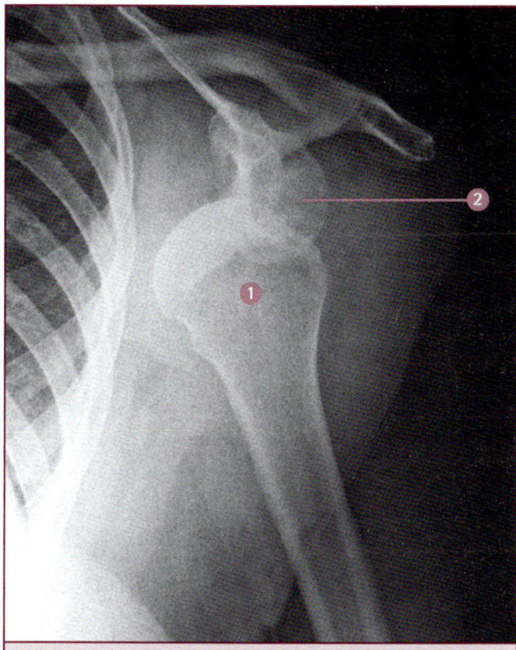


Das Röntgenbild zeigt eine nach vorne und unten ausgekugelte linke Schulter eines 72-jährigen Patienten. Der Oberarmkopf ① hat die Gelenkpfanne ② verlassen. Ursache für das Auskugeln war ein Sturz.

## ■ Ultraschalluntersuchung

Mit Hilfe der Ultraschalluntersuchung kann die veränderte Stellung des Oberarmkopfes bei einer ausgekugelten Schulter sichtbar gemacht werden. Sie ersetzt nicht das Röntgenbild. Ist die Schulter wieder eingerenkt, kann mit dieser Methode geprüft werden, ob die Sehnen der Rotatorenmanschette intakt sind. Tiefer im Schultergelenk liegende Verletzungen lassen sich jedoch nicht erkennen.

## ■ Kernspintomographie (Magnetresonanztomographie, MRT) und Computertomographie (CT)

Kommt es zu einem Auskugeln der Schulter, sind meist Schäden im Gelenk die Folge. In der Kernspintomographie und der Computertomographie lassen sich diese am besten darstellen. Dabei sind Veränderungen der Weichteile in der Kernspintomographie besser zu erkennen als in der Computertomographie. Bei vorwiegend knöchernen Schäden kann die Computertomographie Vorteile bieten.

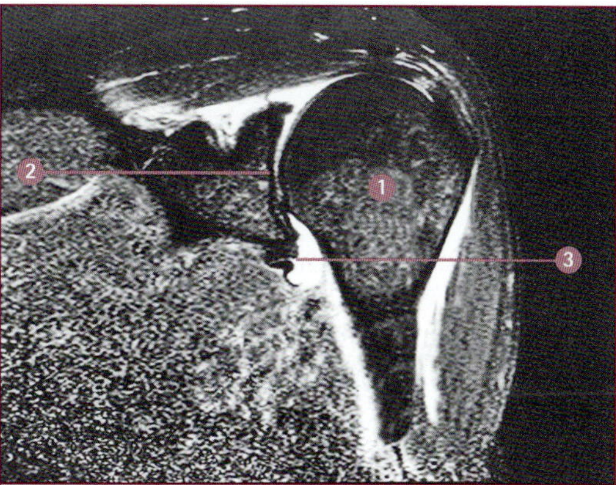


Kernspintomographie der linken Schulter eines 39-jährigen Patienten. Die Betrachtung erfolgt von vorne. Der Oberarmkopf ① wurde wieder eingerenkt und steht richtig in der Gelenkpfanne ②. Beim Auskugeln ist es zu einer Schädigung des unteren Anteils der Gelenklippe ③ gekommen.

Schäden an der Gelenklippe haben für die Funktion der Schulter eine besondere Bedeutung. Um sie deutlicher darzustellen, wird häufig ein Kontrastmittel verwendet. Bei der Kernspintomographie wird dies als *Arthro-MRT* und bei der Computertomographie als *Arthro-CT* bezeichnet. Wird dieses über die Venen (*intravenös* oder *i.v.*) gespritzt, spricht man von einer *indirekten Arthrographie*. Erfolgt das Einspritzen direkt in das Gelenk (*intraartikulär* oder *i.a.*), ist dies eine *direkte Arthrographie*.

# Therapie

Die erste und wichtigste Therapiemaßnahme bei einer ausgekugelten Schulter ist nach der Untersuchung und dem Röntgen das rasche und schonende **Einrenken**. Der Vorgang des Einrenkens wird *Reposition* genannt. Er kann in verschiedenen Techniken durchgeführt werden. Die *Methode nach Matsen* verwendet einen Gurt, um sanft am Arm zu ziehen. Ein anderer Gurt am Brustkorb des Patienten erzeugt einen Gegenzug. Durch vorsichtige Drehung gleitet der Oberarmkopf wieder in die Pfanne. Bei der *Technik nach Arlt* wird der ausgekugelte Arm über einer gepolsterten Stuhlkante gelagert und unter Zug vorsichtig nach innen wieder in die Gelenkpfanne gedreht. Andere Techniken sind ebenfalls möglich. Wichtig ist, dass der Patient beim Einrenken keine Schmerzen hat und dass es **schonend und langsam** gelingt, ohne Knochen oder Nerven weiter zu verletzen. Dazu wird dem Patienten meist ein Schmerzmittel oder ein leichtes Schlafmittel *(Sedierung)* gespritzt. In seltenen Fällen, in denen das Einrenken problematisch ist, kann eine Narkose erforderlich werden.

***Ziel der weiteren Therapie ist ein auf Dauer schmerzfreies und auch unter Beanspruchung stabiles Schultergelenk.***

### Nicht-operative *(konservative)* Therapie

Unmittelbar nach dem Einrenken wird die Schulter ruhiggestellt. Dies wird meist durch die Anlage eines vorgefertigten Verbandes erreicht, der den verletzten Arm vor dem Bauch fixiert *(Gilchrist-Verband)*. Nach Abklingen der Schmerzen wird wenige Tage später die Schulter auf einem speziellen **Abspreiz-Kissen** (*Abduktionskissen* oder *Außenrotationskissen*) gelagert, welches mit Bändern am Patienten befestigt wird. Dabei wird der Arm leicht abgespreizt und mit einer Außendrehung von 10-30 Grad gelagert. Damit soll erreicht werden, dass die oft beschädigte Gelenklippe an der Stelle, an der sie abgerissen wurde, wieder anwächst. Die Dauer der Ruhigstellung hängt vom Alter des Patienten und von der Schwere eventueller Begleitverletzungen ab. Prinzipiell gilt, dass bei Jüngeren eine längere Ruhigstellung von 2-3 Wochen möglich ist. Bei Älteren wird eine kürzere Ruhigstellung von 1-2 Wochen bevorzugt. Dies liegt darin begründet, dass mit zunehmendem Alter die Gefahr eines erneuten Auskugelns sinkt, wohingegen die Gefahr einer Einsteifung der Schulter wächst. Die Dauer und die Art der Ruhigstellung werden von vielen Ärzten unterschiedlich gehandhabt. Einheitliche Vorgaben gibt es nicht, so dass für jeden Patienten eine individuelle Entscheidung getroffen wird.

Während der Ruhigstellung können die Schultermuskeln durch Anspannen trainiert werden. Die Drehung des Armes nach außen *(Außenrotation)* und ein starkes Abspreizen *(Abduktion)* sollten zunächst unterbleiben. Nach etwa 4 Wochen beginnt die **physiotherapeutische Behandlung** mit einem intensiveren Training der Muskeln, die an der Schulter und am Schulterblatt ansetzen. Zusätzlich kann der Patient einen Teil der Übungen selbstständig zu Hause durchführen. Bis auf die Außendrehung kann die Beweglichkeit der Schulter weiter gesteigert werden. Erst nach etwa 3 Monaten wird die Schulter in ihrer vollen Beweglichkeit trainiert. Sportliche Tätigkeiten können nach insgesamt 3-6 Monaten wieder aufgenommen werden.

***In einigen Fällen entscheiden sich Patient und Arzt gemeinsam zunächst für eine nicht-operative Behandlung. Kommt es dann unter der vom Patienten gewünschten Beanspruchung der Schulter zu einem erneuten Auskugeln der Schulter, ist dies häufig der Anlass für eine operative Behandlung.***

### Operative Behandlung

Ob nach dem Auskugeln der Schulter eine Operation durchgeführt wird, hängt zum einen davon ab, zu welchen Schäden es im Gelenk gekommen ist, und zum anderen davon, wie hoch die Wahrscheinlichkeit ist, dass es im weiteren zu einem erneuten Auskugeln kommt. Ebenso werden die Ansprüche des Patienten an seine Schulter berücksichtigt. Tennis, Handball oder ähnliche Sportarten, die das Schultergelenk belasten, führen eher zu einem erneuten Auskugeln, als Sportarten, bei denen die Schulter wenig bewegt wird.

Ist es zu schweren Verletzungen des Knochens oder der Sehnen *(Rotatorenmanschette)* gekommen, können diese Anlass für eine unmittelbare Operation sein. Dabei werden knöcherne Verletzungen durch das Einbringen von Schrauben oder Platten in den Knochen behandelt, Sehnen werden vernäht oder am Knochen wieder verankert *(refixiert)*.

Ebenso können Verletzungen der Gelenklippe, vor allem bei Jugendlichen und jungen Erwachsenen, ein hohes Risiko für ein erneutes Auskugeln bedeuten. Durch eine Operation kann dieses Risiko gesenkt werden. Um wieder stabile Verhältnisse zu erreichen, werden die Gelenklippe und ein möglicherweise abgerissenes Knochenstück *(Fragment)* an ihrer ursprünglichen Stelle wieder befestigt. Auch Verletzungen der langen Bizepssehne und der Gelenklippe am oberen Rand der Gelenkpfanne *(SLAP-Läsion)* erfordern oftmals eine Operation. Eine spontane Heilung dieser Risse kann eher nicht erwartet werden.

Die Operationen werden meist im Rahmen einer

**Gelenkspiegelung** durchgeführt. Dabei werden Schrauben in den Knochen gedreht, an denen Fäden befestigt sind *(Fadenanker, Nahtanker)*. Mit diesen Fäden werden Risse der Gelenklippe genäht.

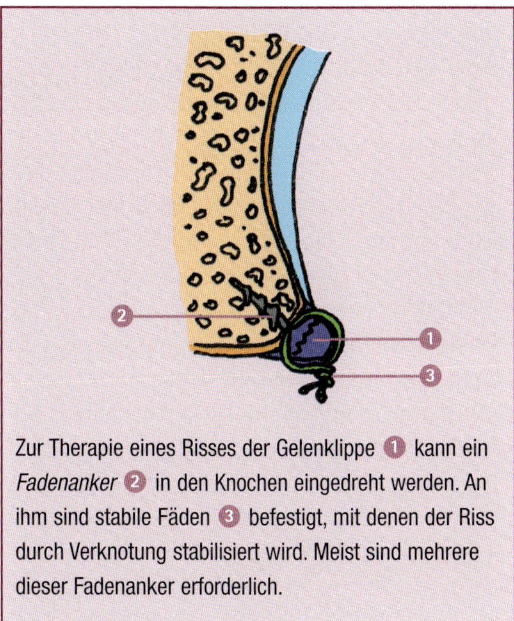


Zur Therapie eines Risses der Gelenklippe ❶ kann ein *Fadenanker* ❷ in den Knochen eingedreht werden. An ihm sind stabile Fäden ❸ befestigt, mit denen der Riss durch Verknotung stabilisiert wird. Meist sind mehrere dieser Fadenanker erforderlich.

Ist eine operative Behandlung im Rahmen einer Gelenkspiegelung nicht möglich, wird die Operation über einen größeren Hautschnitt durchgeführt, was als *offene Operation* bezeichnet wird. Diese kann bei größeren Schäden an Knochen und Sehnen notwendig werden.

Kommt es zu einem wiederkehrenden Ausrenken der Schulter, hat sich eine *Instabilität* der Schulter entwickelt. Mit dieser beschäftigt sich das Kapitel *Die instabile Schulter* ausführlich.

## Prognose und Verlauf

Die Prognose einer ausgekugelten Schulter und der spätere Verlauf hängen im Wesentlichen von den entstandenen Schäden, vom Alter des Patienten und von den Aktivitäten ab, die der Betroffene nach dem Ereignis mit der Schulter ausführen möchte. Je stärker die Schäden im Gelenk sind, desto eher ist ein operativer Eingriff notwendig.

Damit gelingt in den meisten Fällen ein Wiederherstellen der anatomischen Verhältnisse. So kann ein erneutes Herausspringen der Schulter meist verhindert werden und die Prognose ist gut.

***Wird eine ausgekugelte Schulter nicht richtig behandelt, besteht die Gefahr, dass es schon bei geringen Belastungen der Schulter zu einem erneuten Auskugeln kommt.***

Die Gefahr des erneuten Auskugelns (*Reluxation* oder *Rezidivluxation*) nimmt mit zunehmendem Alter ab. Genaue Angaben zur Häufigkeit eines erneuten Auskugelns sind schwierig zu machen, da sie vom Schaden im Gelenk, von der Art der Therapie, der anschließenden Belastung und vom Alter des Patienten abhängen. Je jünger ein Patient, je stärker der Schaden im Gelenk und je anspruchsvoller die Beanspruchung der Schulter, desto höher ist die Wahrscheinlichkeit eines erneuten Auskugelns. Mit jedem erneuten Auskugeln kann das Gelenk weiteren Schaden nehmen. Daher sollte dies möglichst vermieden werden.

Folge einer ausgekugelten Schulter kann eine *Instabilität* sein, was bedeutet, dass der Oberarmkopf durch Bänder und Muskeln nicht zentriert in der Gelenkpfanne gehalten werden kann. Dadurch kann es zu Schmerzen, einer eingeschränkten Belastbarkeit und zu einem erneuten Auskugeln der Schulter kommen. Der *instabilen Schulter* ist ein eigenes Kapitel gewidmet.

Verletzungen der Nerven sind in der Regel durch eine Überdehnung bedingt. Davon erholen sie sich meist gut, jedoch kann der Heilungsvorgang bis zu 1 oder 2 Jahre dauern.

### Das Wichtigste für Sie:

- Als *Schulterluxation* wird ein Auskugeln der Schulter bezeichnet.
- Dabei verlässt der Oberarmkopf vollständig die Gelenkpfanne.
- Schäden an Gelenklippe, Bändern, Sehnen und Knochen sind möglich.
- Bei geringen Schäden im Gelenk und bei älteren Patienten wird meist nicht-operativ behandelt.
- Liegen schwere Gelenkschäden vor und sind junge, sportlich aktive Patienten betroffen, wird eher operativ behandelt.

## Die instabile Schulter *(Schulterinstabilität)*

Von einer *instabilen* Schulter oder einem *instabilen* Schultergelenk wird gesprochen, wenn sich der Oberarmkopf gegenüber der Schultergelenkpfanne unter einer normalen Belastung vermehrt und schmerzhaft verschiebt. Bei der *Schulterinstabilität* kann der Oberarmkopf nicht in der Mitte *(Zentrum)* der Gelenkpfanne gehalten werden.

Gleichbedeutend wird häufig wird der Begriff *Subluxation* verwendet. Während *Luxation* ein vollständiges Ausrenken des Oberarmkopfes aus der Schultergelenkpfanne bedeutet, beschreibt die *Subluxation* oder auch die *Instabilität* eine krankhaft vermehrte Verschieblichkeit des Oberarmkopfes gegenüber der Schultergelenkpfanne.

Die Abbildung zeigt eine rechte Schulter von der Seite. *Rot* dargestellt sind Muskeln mit ihren *gelb* dargestellten Sehnen, die das Schultergelenk umspannen und u.a. dafür sorgen, dass der Oberarmkopf bei Bewegung in der Mitte der Gelenkpfanne gehalten wird. Diese 4 abgebildeten Muskeln bilden die sog. *Rotatorenmanschette.*

Zur Stabilität des Schultergelenks tragen die das Gelenk eng umgebenden Muskeln und ihre Sehnen bei, die Rotatorenmanschette. Auch die Gelenkkapsel und ihre Bänder sowie die Form der Knochen (Oberarmkopf und Schultergelenkpfanne) sind für die Stabilität von Bedeutung. Dabei spielen die muskulären Kräfte der Rotatorenmanschette eine wichtige Rolle, da sie den Oberarmkopf bei einer Schulterbewegung in der Mitte der Gelenkpfanne halten. Man spricht davon, dass sie ihn *zentrieren.*

Weniger stabilisierend wirkt die sehr flache Gelenkpfanne. Durch die der Gelenkpfanne aufsitzende Gelenklippe *(Labrum)* wird der Pfannenrand erhöht und die Führung des Oberarmkopfes verbessert.

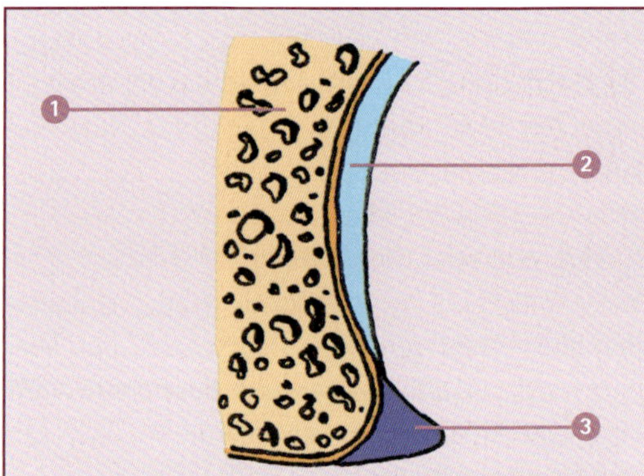


Die Abbildung zeigt einen Querschnitt durch einen Teil des Schultergelenks. Auf dem Knochen ❶ sitzt der Gelenkknorpel ❷, der die Gelenkpfanne für den Oberarmkopf bildet. An ihrem Rand sitzt die aus festem Bindegewebe bestehende Gelenklippe *(Labrum)* ❸. Sie vergrößert die Auflagefläche für den Oberarmkopf und trägt dazu bei, dass er bei Bewegung nicht aus der Gelenkpfanne gleitet.

Kommt es zu einer Schädigung dieser stabilisierenden Strukturen, kann ein instabiles Schultergelenk die Folge sein. Im Kapitel *Das Auskugeln der Schulter – Die Luxation der Schulter* wird ausführlich auf diese Erkrankung und ihre Folgen eingegangen.

### Ursachen und Herkunft

Die Ursachen für ein instabiles Schultergelenk sind vielfältig und betreffen unterschiedliche Strukturen der Schulter. Am wichtigsten für die Therapie ist die Unterscheidung, ob die Instabilität Folge eines Unfalls ist oder nicht.

■ **Instabilität der Schulter als Folge eines Unfalls *(posttraumatische Schulterinstabilität)***

Durch einen Unfall *(Trauma)* kann es zu einem Ausrenken der Schulter kommen. Dies wird als *Luxation* bezeichnet. Dabei können der Knochen, die Gelenklippe *(Labrum)*, die Gelenkkapsel und die Sehnen der Rotatorenmanschette geschädigt werden. Häufige Folge des Ausrenkens ist eine bleibende Instabilität der Schulter.

***Die häufigste Ursache einer instabilen Schulter ist das Ausrenken (Luxation) durch einen Unfall (Trauma), was als posttraumatische Schulterinstabilität bezeichnet wird.***

■ **Instabilität der Schulter ohne Unfall *(atraumatische Schulterinstabilität)***

Durch wiederholte Belastungen der Schulter im Beruf oder im Sport kann es zu einer Überdehnung und Ausweitung der Gelenkkapsel kommen. Dafür verantwortlich sind ständige Bewegungen, bei denen der Arm nach außen gedreht und nach oben abgespreizt wird, wie es häufig bei Wurf- oder Schlagsportarten vorkommt. Das regelmäßige Training mit schweren Gewichten (z. B. Bankdrücken) kann zur Instabilität beitragen. Ebenso können Ungleichgewichte *(Dysbalancen)* der die Schulter umgreifenden Muskulatur Ursache für eine Instabilität sein.

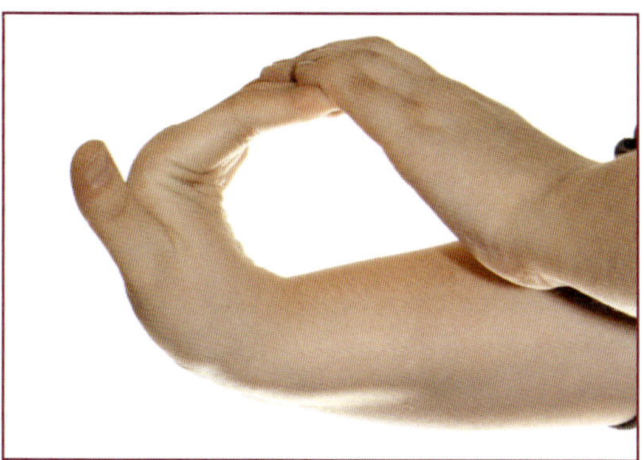

Das Foto zeigt ein Beispiel für eine ausgesprochene Schwäche der Bänder. Handgelenk und Finger können ohne Schmerzen stark überstreckt werden.

Eine schwache Gelenkkapsel der Schulter kann auch ohne Überlastung vorliegen. Betroffen sind meist Patienten, bei denen auch andere Gelenke überdehnbar sind.

Dann handelt es sich um eine angeborene Eigenschaft des Körpers, die als *Bindegewebsschwäche* oder besser als *Laxität* bezeichnet wird. Eine geringe *Laxität* muss nicht zu Beschwerden und einer Behandlung führen. Ist sie jedoch ausgeprägt, kann sie zur Instabilität und zu behandlungsbedürftigen Problemen führen. Typischerweise sind dann beide Schultern betroffen und der Oberarmkopf lässt sich in verschiedene Richtungen vermehrt verschieben. Die Instabilität wird bereits im frühen Jugendalter bemerkt und es gelingt den Jugendlichen, die Schulter willkürlich aus- und einzurenken, ohne dass dies als schmerzhaft empfunden wird.

***Liegt der Schulterinstabilität kein Unfall zugrunde, spricht man von einer atraumatischen Instabilität.***

Bei einer Schulterinstabilität kommt es am häufigsten zu einer Verlagerung des Oberarmkopfes nach vorne *(ventral)*. Dies wird als *vordere Instabilität* bezeichnet und stellt mit über 90% die häufigste Form dar. Seltener ist die *hintere (dorsale) Instabilität*, bei der sich der Oberarmkopf nach hinten verlagern kann. Ist eine zusätzliche Verlagerung nach unten *(inferior)* oder in andere Richtungen möglich, wird von einer *multidirektionalen Instabilität* gesprochen.

## Symptome und Beschwerden

Eine instabile Schulter ist **nicht belastbar**. Bewegungen und Belastungen des Schultergelenks sind normalerweise nur möglich, wenn sich der Oberarmkopf nur leicht auf der Gelenkpfanne verschiebt oder dreht. Bei der instabilen Schulter kann der Oberarmkopf jedoch nicht in dieser Position gehalten werden und gleitet zu stark auf der Gelenkpfanne. Schlimmstenfalls verlässt er die Gelenkpfanne, was ein erneutes Ausrenken *(Luxation)* bedeutet. Damit gehen Schmerzen einher und die Schulter ist in ihrer Funktion erheblich gestört. Je nach Ausprägung der Instabilität führen schon Bewegungen des Alltags, wie das Anziehen eines Hemdes, zu Problemen.

Durch die vermehrte Beweglichkeit kann es zu einer schmerzhaften **Einklemmung von Sehnen** der Rotatorenmanschette unter dem Schulterdach kommen. Dies ist eine Form des *subakromialen Schmerzsyndroms*, auf das im Kapitel *Engpass-Syndrome der Schulter - Subakromialsyndrome (Impingementsyndrome)* eingegangen wird. Im Zusammenhang mit einer Instabilität wird auch von einem *Instabilitätsimpingement* gesprochen.

Folge der vermehrten Verschieblichkeit und eines wiederholten Ausrenkens sind vor allem Schäden am Gelenkknorpel. Zunächst feine Risse im Knorpel weiten sich zu größeren Schäden aus, was schließlich zur Zerstörung des Gelenkknorpels *(Arthrose)* führt. Die Arthrose des Schultergelenks *(Omarthrose)* ist mit Schmerzen und einem Verlust an Beweglichkeit verbunden. Die Erkrankung wird im Kapitel *Der Verschleiß des Schultergelenks - Die Omarthrose* beschrieben.

## Untersuchung und Diagnostik

Zur Klärung der Ursachen einer Instabilität des Schultergelenks ist die Erhebung einer detaillierten Krankengeschichte *(Anamnese)* wichtig. Dabei wird unter anderem erfragt, ob ein Unfall vorlag, wie häufig die Schulter bereits ausgekugelt war und bei welchen Gelegenheiten dies aufgetreten ist. Der Patient soll seine aktuellen Beschwerden schildern und beschreiben, in welchen Situationen Schmerzen auftreten. Angaben zu den beruflichen und sportlichen Erwartungen und Belastungen der Schulter werden vermerkt.

Die Untersuchung des Patienten stellt den wichtigsten Pfeiler in der Beurteilung einer Schulterinstabilität dar. Mit Hilfe verschiedener Tests wird geprüft, wie stark sich der Oberarmkopf im Gelenk verschieben lässt, und in welchen Gelenkstellungen ein Ausrenken der Schulter droht.

***Zur Erfassung einer Instabilität des Schultergelenks ist die Untersuchung des Patienten die wichtigste Methode.***

Weitere diagnostische Maßnahmen:

### Röntgen

Im Röntgenbild wird die Stellung der Knochen zueinander beurteilt und es lässt sich erkennen, ob es nach einem Ausrenken zu einer Verletzung des Knochens gekommen ist. Andere Veränderungen, wie Verschleiß oder Verkalkungen im Schultergelenk, lassen sich ebenfalls erkennen. Daher ist das Röntgen eine wichtige Untersuchungsmethode.

### Ultraschalluntersuchung

Die Ultraschalluntersuchung ermöglicht eine schnelle und gute Beurteilung der Weichteile an der Schulter. Dabei werden vor allem die Sehnen der Rotatorenmanschette untersucht, die z.B. bei einem Ausrenken der Schulter verletzt werden können.

### Kernspintomographie (Magnetresonanztomographie, MRT) und Computertomographie (CT)

Mit beiden Untersuchungen können Schäden am Schultergelenk festgestellt werden. Knöcherne Ver-

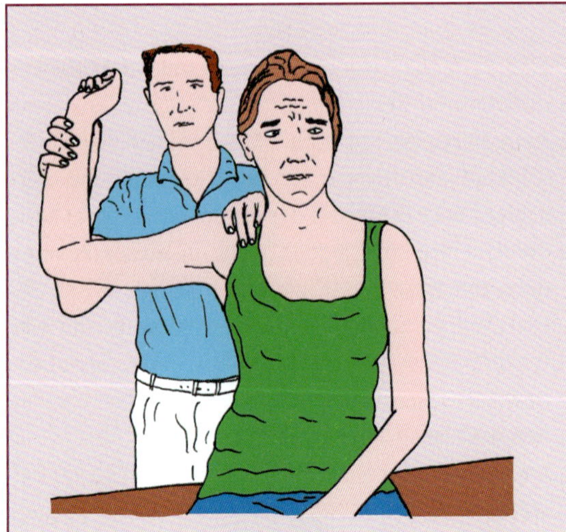

Hier wird die rechte Schulter einer Patientin durch den sog. *Apprehension-Test* auf eine vordere Instabilität untersucht. Dabei spreizt der Untersucher mit einer Hand den Arm der Patientin ab und dreht ihn nach außen. Mit der anderen Hand drückt er den Oberarmkopf vorsichtig nach vorne.

Da die Patientin dabei das Gefühl hat, dass die Untersuchung zu einem Auskugeln der Schulter führen könnte, spannt sie dagegen und verzieht das Gesicht. Bei dieser Reaktion gilt der Test als *positiv* – d.h. es liegt eine vordere Instabilität vor.

änderungen stellen sich in der Computertomographie sehr gut da, die Untersuchung ist jedoch mit einer Strahlenbelastung verbunden. Die Kernspintomographie kann zusätzlich Schäden der Weichgewebe, z. B. der Rotatorenmanschette, aufzeigen.

Zur besseren Darstellung von Verletzungen der Gelenklippe *(Labrum)* wird vor manchen Untersuchungen ein Kontrastmittel in das Gelenk oder in die Venen gespritzt. Dies wird als *Arthro-MRT* oder *Arthro-CT* bezeichnet.

## Therapie

Die Therapie einer instabilen Schulter hängt von der Ursache der Instabilität, dem Alter und dem Aktivitätsgrad des Patienten ab.

***Eine Instabilität als Folge eines Unfalls wird eher operativ behandelt. Liegt ihr kein Unfall zugrunde, wird zunächst ohne Operation therapiert.***

### ■ Nicht-operative *(konservative)* Therapie

Eine nicht-operative Therapie der instabilen Schulter erfolgt in der Regel dann, wenn der Instabilität **kein Unfall** zugrunde liegt. Sie wird ebenfalls durchgeführt, wenn Ältere und weniger aktive Patienten betroffen sind oder wenn es trotz Unfall zu keinem gravierenden Schaden am Gelenk gekommen ist.

Durch die Therapie werden Strukturen gestärkt, die den Oberarmkopf in der Gelenkpfanne halten. Dies sind die das Schulterblatt umgebenden **Muskeln** sowie die Muskeln der Rotatorenmanschette. Die Position und Funktion des Schulterblattes *(Skapula)* werden ebenso berücksichtigt wie die Haltung des Patienten und eine eventuell geschwächte Muskulatur des Rumpfes. Durch einen Physiotherapeuten wird der Patient angeleitet, spezielle Übungen durchzuführen und später selbstständig anzuwenden. Die Übungen sollte er mindestens zweimal täglich umsetzen. Das Training besteht aus verschiedenen Phasen. Es wird zunächst mit elastischen Gummibändern und später mit leichten Gewichten ausgeführt. Ein Training an Geräten schließt sich an. Die Auswahl der Übungen wird vom Physiotherapeuten über Monate individuell für den Patienten zusammengestellt.

***Die nicht-operative Therapie der Schulterinstabilität umfasst einen Zeitraum von mindestens 4-6 Monaten. Anschließend sollte der Patient weiterhin ein regelmäßiges Training fortführen.***

Mit Hilfe der nicht-operativen Trainingstherapie können fast 80% der nicht durch einen Unfall bedingten Instabilitäten ausreichend behandelt werden. Die Schulter ist nach einer erfolgreichen Therapie in der Lage, Alltagsbewegungen schmerzfrei und stabil auszuführen.

Führt das intensive Training über mindestens 6 Monate nicht zu einer stabilen Situation an der Schulter, so dass es zu einem erneuten Ausrenken kommt, ist eine Operation möglich. Operative Maßnahmen können außerdem angewendet werden, wenn die Ursache einer Instabilität in einer Verletzung liegt. Dann kann ein Training nur in geringem Umfang oder gar nicht auf die Instabilität einwirken.

### ■ Operative Behandlung

Eine operative Therapie wird dann gewählt, wenn ein **erneutes Ausrenken** wahrscheinlich ist oder trotz Trainings eine beeinträchtigende Instabilität verbleibt. Mit der Operation sollen weitere Schäden im Gelenk verhindert werden, die langfristig zu Schmerzen und einer verminderten Gebrauchsfähigkeit der Schulter führen.

Bei der Entscheidung zur Operation werden das Alter des Patienten, seine beruflichen und sportlichen Aktivitäten sowie die Ursache der Instabilität berücksichtigt. Daher gibt es kein festgelegtes Schema, wann welcher Patient operiert wird, sondern das Vorgehen wird immer individuell festgelegt.

Prinzipiell werden jüngere Patienten mit einer unfallbedingten Instabilität eher operiert, da hier die Wahrscheinlichkeit eines erneuten Ausrenkens *(Rezidiv)* recht hoch ist. Bei älteren Patienten wird oftmals abgewartet, ob es im Laufe der Zeit zu einem erneuten Ausrenken der Schulter kommt. Dann kann zu diesem Zeitpunkt die Entscheidung zu einer Operation getroffen werden.

***Die Wahl des Operationsverfahrens richtet sich nach der Ursache der Instabilität.***

Häufig sind Gelenkkapsel und Bänder nicht fest genug, sie sind zu *lax*. Diese Strukturen können über einen Hautschnitt *(offenes Verfahren)* durchtrennt, gerafft und anschließend wieder vernäht werden. Durch die **Raffung** dieser Strukturen wird der Oberarmkopf besser in der Gelenkpfanne gehalten. Ähnlich kann im Rahmen einer Gelenkspiegelung *(Arthroskopie)* vorgegangen werden. Dabei kann eine Schrumpfung der Kapsel durch die Anwendung von punktueller Hitze erreicht werden.

Liegt der Instabilität ein **Abriss der Gelenklippe** *(Labrum)* am vorderen Pfannenrand *(Bankart-Läsion)* zugrunde oder ist es an dieser Stelle zu einem knöchernen Ausreißen des Pfannenrandes mit der Gelenklippe gekommen *(knöcherne Bankart-Läsion)*, gibt es zahlreiche Verfahren, die Strukturen wieder zu befestigen *(Refixation)*. Unter anderem können sie vernäht, geklammert oder verschraubt werden. Diese Maßnahmen werden auch im Rahmen einer Gelenkspiegelung durchgeführt.

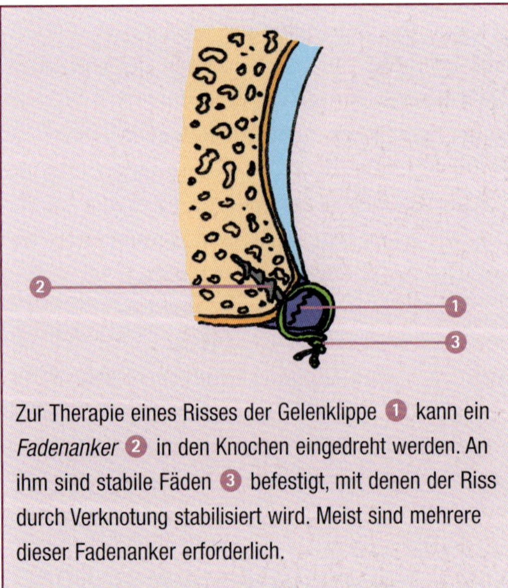


Zur Therapie eines Risses der Gelenklippe ❶ kann ein *Fadenanker* ❷ in den Knochen eingedreht werden. An ihm sind stabile Fäden ❸ befestigt, mit denen der Riss durch Verknotung stabilisiert wird. Meist sind mehrere dieser Fadenanker erforderlich.

Bei den Operationen wird versucht, wieder normale anatomische Verhältnisse herzustellen. Verletzte Sehnen der Rotatorenmanschette oder Knochenabsprengungen werden mitbehandelt.

In seltenen Fällen kann die Instabilität anhand dieser Maßnahmen nicht ausreichend behoben werden. Dann ist eine Erweiterung der Operation durch das Einbringen von Knochenkeilen, durch ein Durchtrennen und ein Versetzen von Knochen *(Osteotomie)* oder durch die Verlagerung von Sehnen *(Transposition)* möglich.

## Prognose und Verlauf

Die Prognose und der Verlauf einer Schulterinstabilität hängen von der Ursache, dem Alter des Patienten und seinen sportlichen bzw. beruflichen Schulterbelastungen ab. Daher kann eine allgemeingültige Aussage kaum getroffen werden.

Prinzipiell haben die Instabilitäten, denen **kein Unfall** zugrunde liegt *(atraumatische Schulterinstabilität)*, eine gute Prognose. Durch physiotherapeutische Behandlung und regelmäßiges Training lassen sich in bis zu 90% der Fälle ein weiteres Auskugeln der Schulter und weitere Gelenkschäden verhindern.

Führen **Unfälle** zu einer Instabilität an der Schulter *(traumatische Schulterinstabilität)*, sind Prognose und Verlauf u.a. von der Art der Verletzung abhängig. Es bestehen jedoch sehr gute Möglichkeiten, die Schulter durch eine operative Behandlung wieder zu stabilisieren und damit weiteren Gelenkschäden vorzubeugen.

### Das Wichtigste für Sie:

- Als *Schulterinstabilität* bezeichnet man das Unvermögen, den Oberarmkopf bei Belastung in der Mitte der Schultergelenkpfanne zu halten.
- Als Folge einer Instabilität können Bewegungen im Alltag schmerzen oder nicht durchführbar sein.
- Es gibt nicht-verletzungsbedingte *(atraumatische)* sowie verletzungsbedingte *(traumatische)* Ursachen.
- Nicht-verletzungsbedingte Ursachen werden meist nicht-operativ behandelt.
- Verletzungsbedingte Ursachen können eine Operation notwendig machen.

# Engpass-Syndrome der Schulter - *Subakromialsyndrome (Impingementsyndrome)*

Als *Subakromialsyndrome* werden Erkrankungen bezeichnet, die Strukturen im sog. *Subakromialraum* betreffen. Der *Subakromialraum (Schulterdachraum)*, ist der Raum unterhalb *(sub)* des Schulterdachs, der von dem Knochen *Schulterhöhe (Akromion)*, dem Rabenschnabelfortsatz (*Processus coracoideus* oder *Korakoid*) und dem beide Knochen verbindenden Band *(Ligamentum coracoacromiale)* gebildet wird.

Durch den Subakromialraum ziehen Sehnen verschiedener Muskeln, die als *Rotatorenmanschette* zusammengefasst werden, sowie ein Schleimbeutel *(Bursa)* und die lange Bizepssehne. Die Erkrankungen dieser Strukturen sind die häufigsten Erkrankungen der Schulter und werden unter dem Begriff *Subakromialsyndrome* zusammengefasst.

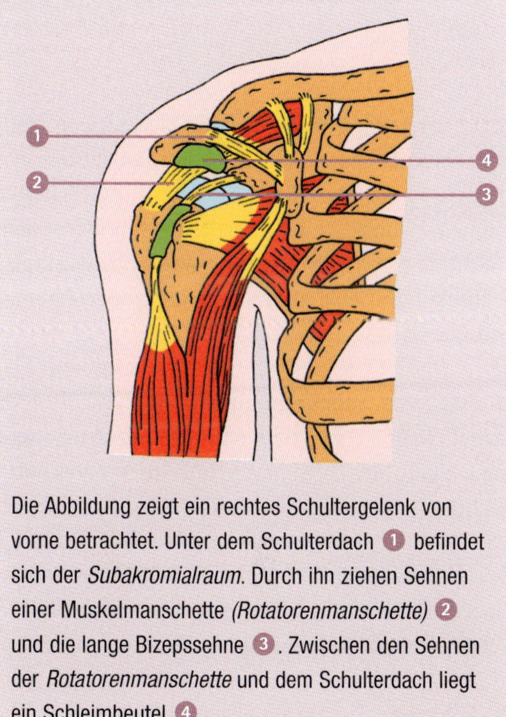


Die Abbildung zeigt ein rechtes Schultergelenk von vorne betrachtet. Unter dem Schulterdach (1) befindet sich der *Subakromialraum*. Durch ihn ziehen Sehnen einer Muskelmanschette *(Rotatorenmanschette)* (2) und die lange Bizepssehne (3). Zwischen den Sehnen der *Rotatorenmanschette* und dem Schulterdach liegt ein Schleimbeutel (4).

Vielfach wird gleichbedeutend der Begriff *Impingementsyndrom* verwendet. *Impingement* bedeutet *Zusammenstoß* und beschreibt das schmerzhafte **Zusammenstoßen** der Rotatorenmanschette und des Schleimbeutels mit der Unterfläche des Schulterdachs bei bestimmten Bewegungen. Dies ist ein Symptom von Erkrankungen, über deren Herkunft der Begriff keine Auskunft gibt. Die Diagnose *Impingementsyndrom der Schulter* ist zumindest unvollständig und bedarf eines klärenden Zusatzes.

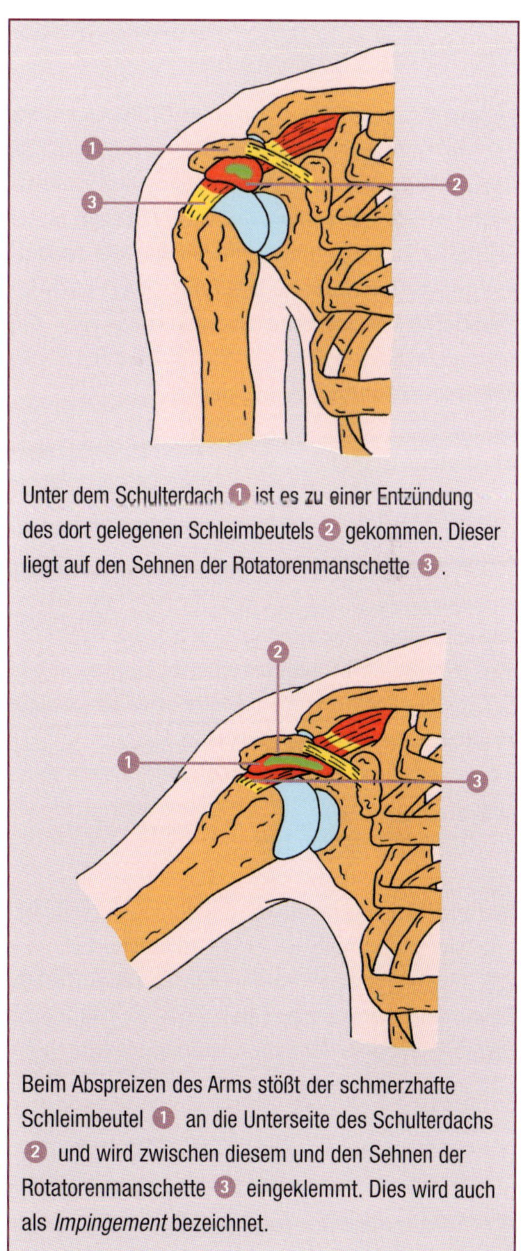


Unter dem Schulterdach (1) ist es zu einer Entzündung des dort gelegenen Schleimbeutels (2) gekommen. Dieser liegt auf den Sehnen der Rotatorenmanschette (3).

Beim Abspreizen des Arms stößt der schmerzhafte Schleimbeutel (1) an die Unterseite des Schulterdachs (2) und wird zwischen diesem und den Sehnen der Rotatorenmanschette (3) eingeklemmt. Dies wird auch als *Impingement* bezeichnet.

Der Begriff *Periarthropathia humeroscapularis (PHS)* ist eine Sammelbezeichnung für fast alle Schultererkrankungen und stammt aus dem Jahr 1872. Er ist veraltet, ungenau und wird daher nicht mehr verwendet.

## Ursachen und Herkunft

Ursächlich für ein Subakromialsyndrom ist eine **räumliche Enge** im *Subakromialraum*. Prozesse, die zu einer Verengung des Raums führen, sind unter anderem knöcherne Veränderungen der Schulterhöhe *(Akromion)* wie eine gebogene Form, eine Spornbildung oder ein nicht verwachsener Knochenanteil *(Os acromiale)*.

Andere Prozesse führen zu einer Größenzunahme der im Subakromialraum gelegenen Strukturen. Dazu kommt es bei Schwellungen der Schleimbeutel und Sehnen sowie bei **Verkalkungen** in der Sehne. Verkalkungen in der Sehne können zu akuten und heftigen Schmerzen führen oder auch für chronische Beschwerden verantwortlich sein. Auf sie wird im Kapitel *Die Kalkschulter - Die Tendinosis calcarea* ausführlich eingegangen.

**Muskuläre Ungleichgewichte** zwischen dem Deltamuskel und den Muskeln der Rotatorenmanschette führen zu einem Anpressen des Oberarmkopfes unter das Schulterdach. Dies ist vor allem im höheren Alter der Fall, weil die Kraft des Deltamuskels länger erhalten bleibt als die Kraft der Muskeln der Rotatorenmanschette. Einrisse in den Sehnen der Rotatorenmanschette schwächen diese zusätzlich. In jungem Alter kann falsches und zu intensives Muskeltraining ebenfalls zu einem muskulären Ungleichgewicht mit Überwiegen der Kraft des Deltamuskels führen.

**Instabilitäten** am Schultergelenk können bei intensivem Training einer Überkopfsportart wie z. B. Tennis, Handball oder im Kraftsport auftreten. Davon sind meist Jüngere betroffen. Im Kapitel *Die instabile Schulter (Schulterinstabilität)* wird hierauf genauer eingegangen.

Die Stellung und die Beweglichkeit des **Schulterblatts** *(Skapula)* spielen für die ungestörte Funktion des Schultergelenks eine wichtige Rolle. Seine Bewegung ist bei einer starken Krümmung der Brustwirbelsäule *(Kyphose)* eingeschränkt, der Bewegungsablauf kann unkoordiniert verlaufen und das Schulterblatt kann durch ein Muskelungleichgewicht so verkippt sein, dass es zu einer Einengung des Subakromialraums führt. Für eine Einengung des Subakromialraums kann ebenso eine Fehlspannung und Verkürzung der das Schulterblatt umgebenden Muskeln verantwortlich sein.

Des Weiteren wird vermutet, dass eine mangelnde Blutversorgung an manchen Stellen der Sehnen einen vorzeitigen Verschleiß fördert. Dieser Zusammenhang ist jedoch umstritten.

Insgesamt treten Beschwerden am häufigsten im Alter zwischen 50 und 60 Jahren auf.

***Die Subakromialsyndrome sind die häufigsten Erkrankungen der Schulter. Wahrscheinlich führen mehrere Gründe zum Auftreten von Beschwerden.***

Die Unterteilung der Subakromialsyndrome geht auf die verschiedenen Ursachen zurück. Strukturen (Knochen, Sehnen, Schleimbeutel) der Schulter können in unterschiedlicher Weise betroffen sein. Häufig liegen Mischbilder vor, wenn eine Form der Erkrankung in eine andere übergeht oder mehrere Strukturen betroffen sind.

### Einfaches Subakromialsyndrom

Dabei liegt eine schmerzhafte Reizung und Schwellung der Sehnen der Rotatorenmanschette und des Schleimbeutels vor. Diese Form ist **häufig** und kann nach einer ungewohnten **Belastung** der Schulter auftreten, z. B. beim Schneiden langer Hecken oder beim Schneeräumen im Winter. Schäden der Rotatorenmanschette liegen nicht vor.

### Adhäsives Subakromialsyndrom

Bei dieser Form kommt es zu einer *Verklebung (Adhäsion)* der Sehnen und Schleimbeutel mit der Folge einer **eingeschränkten Schulterbeweglichkeit**. Sie kann sich aus einem länger bestehenden einfachen Subakromialsyndrom entwickeln. Hält die Bewegungseinschränkung an, kommt es zur Schrumpfung der Gelenkkapsel. Dies verstärkt die Enge unter dem Schulterdach zusätzlich.

Das *adhäsive* Subakromialsyndrom ist nicht mit

einem *steifen Schultergelenk* zu verwechseln. Auf diese Erkrankung wird speziell im Kapitel *Das steife Schultergelenk (Schultersteife)* eingegangen.

### ■ Subakromialsyndrom bei Schäden der Rotatorenmanschette

Schäden an der Rotatorenmanschette können in Ausmaß und Herkunft sehr unterschiedlich sein. Treten Verletzungen nach einem Unfall auf, spricht man von einem *Riss (Ruptur)* der Rotatorenmanschette. Häufiger kommt es zu einer langsam zunehmenden **Schädigung der Sehne**. Davon sind fast 30% der über 70-Jährigen betroffen, wobei nur selten Symptome auftreten. Der Schaden, der als *Defekt* bezeichnet wird, geht meist von der dem Schultergelenk zugewandten Innenseite der Sehnen aus. Zu einer Zunahme des Defekts kann es vor allem durch den Muskelzug des Deltamuskels und das Vorschieben des Oberarmkopfes von unten in den Defekt kommen. Die Sehne des *Supraspinatus-Muskels* ist fast immer mitbetroffen.

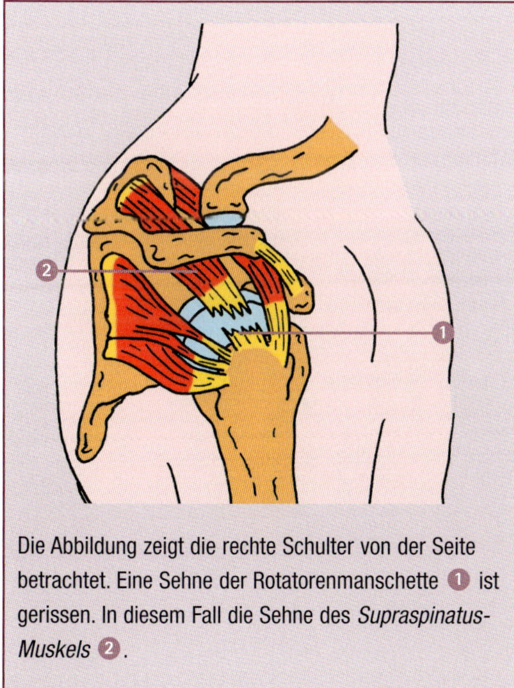


Die Abbildung zeigt die rechte Schulter von der Seite betrachtet. Eine Sehne der Rotatorenmanschette ❶ ist gerissen. In diesem Fall die Sehne des *Supraspinatus-Muskels* ❷.

Ursachen des Sehnenschadens sind Verschleiß *(Degeneration)* durch Alter oder Überlastung sowie Fehlbelastungen der Sehnen. Fehlbelastungen können die Folge einer Störung des abgestimmten Zusammenspiels der Muskeln der Rotatorenmanschette sein. Sie entstehen durch muskuläre Ungleichgewichte, Verkürzungen, Instabilitäten, Haltungsschäden, Überlastungen und Verletzungen. Als Reaktion auf die Fehlbelastung bilden sich am Schulterdach **knöcherne Sporne**, die die Enge zusätzlich verstärken und die Sehnen weiter schädigen. Die Sporne bilden sich nicht mehr spontan zurück.

In dem Maße wie die Schäden der Rotatorenmanschette zunehmen, kommt es zum Verlust der Funktion der Rotatorenmanschette. Der Oberarmkopf kann nicht mehr ausreichend stabilisiert werden und verlagert sich nach oben in Richtung Schulterdach. Dadurch wird der Subakromialraum weiter eingeengt, die in ihm verlaufenden Strukturen, darunter auch die Rotatorenmanschette, werden weiter geschädigt: ein Teufelskreis. Ob und in welchem Zeitraum ein bestehender Sehnenriss zunimmt, ist dabei schwer abzuschätzen.

Solange die Sehne nicht in ihrer ganzen Dicke zerrissen ist, spricht man von einem *inkompletten Defekt*. Das Endstadium dieser Form des Subakromialsyndroms ist ein *Totaldefekt* der Rotatorenmanschette. Der Oberarmkopf dringt dann bis unter das Schulterdach vor und reibt sich unter ihm. Die Sehne ist vollständig durchgerissen. Der Verschleiß des Schultergelenkes *(Arthrose)* ist die Folge.

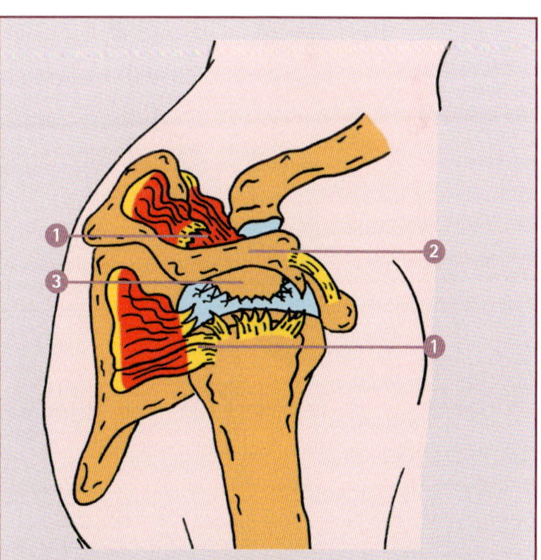


Die Risse an den Sehnen haben sich erheblich ausgedehnt. Fast alle Sehnen der Rotatorenmanschette sind gerissen ❶. Sie können den Oberarmkopf nicht mehr halten, so dass dieser sich nach oben unter das Schulterdach ❷ geschoben hat. Als Folge kommt es zur Zerstörung des Gelenkknorpels am Oberarmkopf ❸ und später am gesamten Gelenk.

## Symptome und Beschwerden

Das Hauptsymptom der Subakromialsyndrome ist der Schmerz. Er tritt anfänglich bei bestimmten Bewegungen und Belastungen auf. Vor allem das Anheben des Armes zur Seite oder das Greifen nach hinten, wie es z. B. beim Anziehen einer Jacke notwendig ist, sind schmerzhaft. Der Schmerz wird dabei an der Außenseite des Oberarmes empfunden, anfänglich oft über dem Deltamuskel, später weiter oben unter dem Schulterdach.

Typischerweise treten die **Schmerzen nachts** auf, besonders beim Liegen auf der betroffenen Seite. Die nächtlichen Schmerzen können schlimmer sein als tagsüber. Tagsüber führt das Herabhängen des Arms durch die Schwerkraft zu einer Erweiterung des Subakromialraums. Nachts *schiebt* sich der Arm nach oben und klemmt die gereizten Strukturen unter dem Schulterdach ein. Bei einer starken Entzündung des Schleimbeutels sind schon leichte Bewegungen des Armes schmerzhaft.

Die Abbildung zeigt eine typische Bewegung, die bei einem Subakromialsyndrom zu Schmerzen führt. Das Anheben der Schulter nach vorne, zur Seite oder auch das Greifen nach hinten sind für den Betroffenen schmerzhaft.

Dauert die Erkrankung einige Wochen an, verliert das Schultergelenk an **Beweglichkeit** und beginnt einzusteifen. Dies wird von vielen Patienten nicht bemerkt, da der bewegliche Schultergürtel Ausgleichsbewegungen zulässt. Eine zunehmende Einsteifung verschlimmert die Reizung unter dem Schulterdach.

Kommt es zu Schäden an der Rotatorenmanschette, kann dies zu einem **Kraftverlust** führen. Er ist bei kleinen Schäden gering ausgeprägt. Bei großen Schäden ist er zum Teil so erheblich, dass der Arm kaum zur Seite oder nach oben gehoben werden kann. Dennoch können viele ältere Patienten auch mit einem großen Schaden der Rotatorenmanschette mit für sie akzeptablen Beschwerden leben.

## Untersuchung und Diagnostik

Bei der Untersuchung wird auf Schwellungen der Schulter, die Form der Muskeln und die Stellung von Schulter und Schulterblatt geachtet. Bewegungen in der Schulter werden geprüft, um Bewegungseinschränkungen zu erfassen. Mit Hilfe spezieller Tests lassen sich die einzelnen Muskeln auf ihre Funktion prüfen. Das sorgfältige Abtasten der einzelnen Gelenke, der Sehnen und der Sehnenansätze liefert weitere wichtige Hinweise.

Weitere diagnostische Maßnahmen:

- **Röntgen**

Das Röntgenbild gibt Auskunft über die Stellung des Oberarmknochens und die Weite des Subakromialraums. Knöcherne Veränderungen wie Sporne

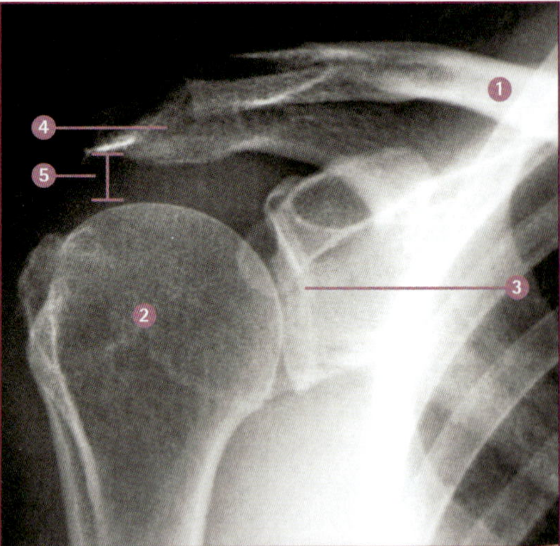


Röntgenbild der rechten Schulter einer 69-jährigen Frau von vorne betrachtet. Zu erkennen sind u.a. das Schlüsselbein ❶, der Oberarmkopf ❷ und die Pfanne des Schultergelenks ❸. Der Raum unter der Schulterhöhe *(Akromion)* ❹, der *Subakromialraum* ❺, ist noch ausreichend weit.

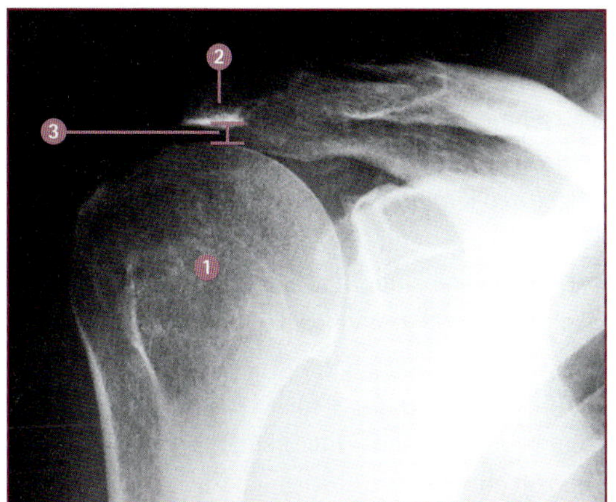

Röntgenbild der Schulter der gleichen Frau, jetzt im Alter von 81 Jahren. Der Oberarmkopf ① ist deutlich nach oben gewandert und liegt unmittelbar unter der Schulterhöhe ②. Der Raum unter dem Schulterdach, der *Subakromialraum*, ist deutlich verschmälert ③. Dies ist ein sicherer Hinweis, dass die dort normalerweise verlaufenden Sehnen gerissen sind.

können ebenso festgestellt werden wie mögliche Verkalkungen oder Schäden der Gelenke *(Arthrose)*. Daher ist das Röntgenbild bei anhaltenden Beschwerden zur Diagnosestellung wichtig.

■ **Ultraschalluntersuchung**

Mit Hilfe des Ultraschalls lässt sich der Weichteilmantel der Schulter **sehr gut** untersuchen. Schwellungen und Flüssigkeitseinlagerungen der Schleimbeutel sind ebenso zu erfassen wie Veränderungen in den Sehnen. Dies sind etwa Risse, Ausdünnungen oder Kalkeinlagerungen. Auch die Bewegung der Sehnen und Muskeln ist im Ultraschall zu sehen.

***Durch Befragung, Untersuchung, Röntgen und Ultraschall kann in den meisten Fällen die Ursache von Schulterschmerzen geklärt werden. Daher ist eine Kernspintomographie zunächst meist nicht notwendig.***

■ **Kernspintomographie (Magnetresonanztomographie, MRT)**

Die Kernspintomographie wird eingesetzt, wenn die genannten Untersuchungsmethoden keine ausreichende Erklärung für die Beschwerden des Patienten liefern. So können Durchblutungsstörungen des Oberarmkopfes oder Veränderungen der Gelenklippe mit der Kernspintomographie dargestellt werden. Die Methode ist außerdem bei der Planung einer operativen Therapie notwendig, um sich einen besseren Überblick über die Schäden an den Sehnen zu verschaffen. Mit keiner anderen Methode lassen sich Risse in den Sehnen der Rotatorenmanschette so gut darstellen wie mit der Kernspintomographie.

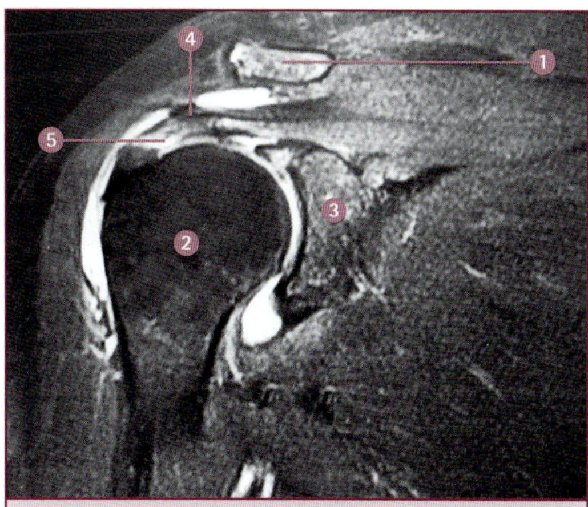

Kernspintomographie einer rechten Schulter von vorne betrachtet. U.a. sind die Schulterhöhe *(Akromion)* ① zu erkennen, der Oberarmkopf ② und die Pfanne des Schultergelenks ③. In einer dunkel dargestellten Sehne der Rotatorenmanschette ④ stellt sich als weißer Strich ein deutlicher und durchgehender Riss ⑤ dar.

## Therapie

Die Therapie richtet sich nach den Beschwerden und nach den Ansprüchen des Patienten an die Funktion der Schulter. So werden ein Kraftverlust bei Rissen der Rotatorenmanschette oder Bewegungseinschränkungen der Schulter von älteren Patienten anders bewertet als von jüngeren. Die Therapie der Subakromialsyndrome ist daher **stets individuell.**

***Der Großteil der Subakromialsyndrome wird durch eine nicht-operative (konservative) Therapie erfolgreich behandelt.***

■ **Nicht-operative *(konservative)* Therapie**

Zur Linderung von Schmerzen wird die betroffene Schulter geschont. Heben, Tragen und vor allem Überkopfarbeiten sollten vermieden werden. Die Ruhigstellung in einer Schlinge ist nicht zu empfehlen, da die Gefahr einer raschen Einsteifung der Schulter besteht.

Die Reaktion der Patienten auf eine Kälte- oder Wärmetherapie ist unterschiedlich. Prinzipiell sollte eher Kälte angewendet werden, da der Schleimbeutel unter dem Schulterdach vielfach mitbetroffen ist. Ist er entzündet, kann eine Wärmeanwendung zu einer Verschlimmerung der Beschwerden führen. Zur **Kältetherapie** wird mehrmals täglich eine milde Kälte aus dem Kühlschrank in Form von Kühlkissen oder ähnlichem aufgebracht. Dies sollte unterbleiben, wenn die Anwendung als schmerzhaft empfunden wird. In diesem Fall kann die Anwendung von milder Wärme als lindernd empfunden werden.

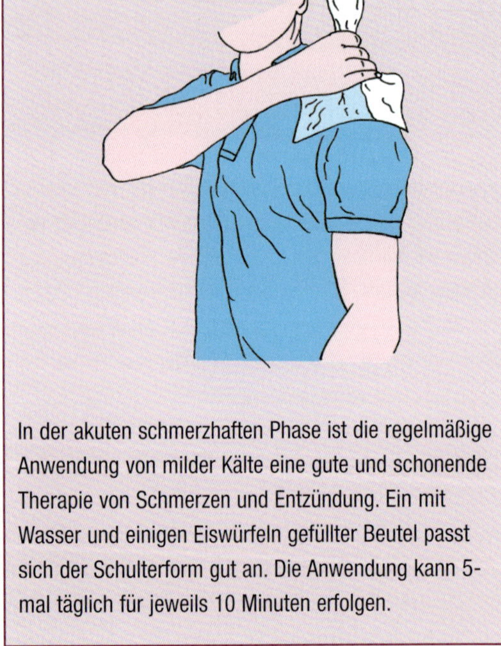

In der akuten schmerzhaften Phase ist die regelmäßige Anwendung von milder Kälte eine gute und schonende Therapie von Schmerzen und Entzündung. Ein mit Wasser und einigen Eiswürfeln gefüllter Beutel passt sich der Schulterform gut an. Die Anwendung kann 5-mal täglich für jeweils 10 Minuten erfolgen.

Mehrmals täglich können kühlende und entzündungshemmende **Salben** aufgetragen werden.

Zur **Schmerzlinderung** können Wirkstoffe wie *Ibuprofen, Diclofenac* oder ähnliche eingesetzt werden. Die Dauer wird möglichst auf die akute Phase beschränkt und sollte 7-14 Tage nicht überschreiten. Präparate mit pflanzlichen, entzündungshemmenden Wirkstoffen können alternativ und über einen längeren Zeitraum eingenommen werden. Maßnahmen der Elektrotherapie wie *TENS*, der traditionell-chinesischen Medizin *(TCM)* oder auch Verfahren der Naturheilkunde können schmerzlindernd wirken.

Bei einem hohen Schmerzniveau kann eine Behandlung mit **Spritzen** *(Injektionen)* erfolgen. An die schmerzende Sehne und den Schleimbeutel wird ein Gemisch aus einem örtlichen Betäubungsmittel *(Lokalanästhetikum)* und einem Kortisonpräparat gespritzt. Die Anzahl der Injektionen mit Kortison wird möglichst gering gehalten und erfolgt in einem zeitlichen Abstand von mindestens einer Woche. Alternativ oder zur Ergänzung dieser Therapie können pflanzliche Präparate gespritzt werden. Sie haben eine nicht so hohe Entzündungshemmung wie Kortison, dafür aber ein geringeres Risiko, Schäden am Gewebe zu verursachen.

Durch physiotherapeutische, manualtherapeutische und osteopathische Verfahren wird Einfluss auf die Muskulatur und die Stellung des Schulterblatts sowie des Oberarmkopfes genommen. Beim *einfachen Subakromialsyndrom* kann dies die Ursache der Erkrankung beheben, wenn z.B. ein verkipptes Schulterblatt zur Verengung des Subakromialraums führt. Ziel ist die Wiederherstellung des muskulären Gleichgewichts und der korrekten Stellung des Oberarmkopfes in der Gelenkpfanne *(zentrierte Stellung)*. Im Wesentlichen werden dazu die Muskeln der Rotatorenmanschette durch **Physiotherapie** und eigene Übungen gekräftigt. Zu Beginn der Behandlung sind dehnende Übungen und manuelle Behandlungen der Gelenkkapsel sinnvoll.

Steht die Bewegungseinschränkung des Gelenks im Vordergrund, wie dies beim *adhäsiven* Subakromialsyndrom der Fall ist, sind **Bewegungsübungen** die wichtigste Maßnahme. Dabei werden die Gelenkkapsel der Schulter und die verkürzten Muskeln gedehnt. Schon während der ersten Behandlung sollte der Patient in ein aktives Training eingebunden werden, das er mindestens 3-mal täglich für einige Minuten selbstständig durchführt. Damit kann das durch den Therapeuten erreichte Behandlungsergebnis erhalten und verbessert werden. Einfache Übungen werden im Kapitel *Das steife Schultergelenk (Schultersteife)* erläutert. Oftmals kann durch die Anwendung von **Akupunktur** die Beweglichkeit gebessert werden.

Auch wenn **Risse der Sehnen** der Rotatorenmanschette für das Subakromialsyndrom verantwortlich sind, ist das Ziel der physiotherapeutischen

Therapie eine Verbesserung der Stellung des Oberarmkopfes und ein optimales Zusammenspiel der Muskelgruppen. Dazu werden die Muskeln der Rotatorenmanschette und die die Schulter umgebende Muskulatur durch den Physiotherapeuten behandelt und vom Patienten selber trainiert.

Das Training der **Muskelkraft** erfolgt erst, wenn die Schulter wieder frei beweglich ist und das Zusammenspiel der Muskelgruppen verbessert wurde. Die Übungen werden immer im schmerzfreien Bereich ausgeführt. Sie werden von einem Physiotherapeuten angeleitet und sollten zusätzlich regelmäßig vom Patienten selbstständig durchgeführt werden.

Eine spontane Heilung der Sehnenrisse ist nur in begrenztem Maß möglich. Daher sollte bei einem Riss der Rotatorenmanschette sorgfältig abgewogen werden, ob nicht eine operative Naht des Risses sinnvoller ist. Durch eine verzögerte Operation kann es zu einer Vergrößerung des Risses und damit zu schlechteren Therapieergebnissen kommen. Die gilt vor allem für jüngere, aber auch für aktive ältere Patienten. Das Alter alleine ist kein Grund, auf eine sinnvolle Operation zu verzichten.

***Patienten mit einem Riss in den Sehnen der Rotatorenmanschette werden in jüngerem Alter häufiger operiert, um einer Vergrößerung des Risses vorzubeugen.***

Ergänzende Verfahren, die zur Schmerzlinderung und Funktionsverbesserung beitragen können, sind Ultraschallbehandlung, Anwendung von elektrischen Strömen, Akupunktur, Magnetfeldbehandlungen, Laserbehandlungen und Verfahren der Naturheilkunde.

Ist mit keiner der Maßnahmen eine Linderung der Beschwerden zu erreichen und wünscht der Patient keine operative Behandlung, ist die **Bestrahlung** mit Röntgenstrahlen eine Möglichkeit zur Schmerzlinderung. Diese *funktionelle Röntgenreizbestrahlung* kommt wegen der Strahlenbelastung nur für ältere Patienten in Frage.

## ■ Operative Behandlung

Dem Patienten kann eine operative Behandlung angeboten werden, wenn die nicht-operativen Maßnahmen zu keiner für ihn erträglichen Linderung führen. Dabei sollte ein Zeitraum von mehreren Wochen oder Monaten für die nicht-operative Behandlung angesetzt werden. Ausnahmen sind Verletzungen und Unfälle, die aufgrund von gerissenen Sehnen und anderen Schulterverletzungen eine rasche Operation erforderlich machen. Es ist zu berücksichtigen, dass sich Risse in den Sehnen der Rotatorenmanschette durch zu langes Abwarten vergrößern können. Je größer ein Riss ist, desto schwieriger ist seine Behandlung und desto aufwendiger ist die Behandlung nach der Operation.

Ziel der Operation ist die Wiederherstellung der Schulterfunktion und die damit einhergehende Schmerzlinderung. Dies wird erreicht, indem die Einengung der Sehnen der Rotatorenmanschette beseitigt wird. Hierfür wird häufig der Begriff der *Dekompression* verwendet. Je nach Befund werden einige Millimeter von der Unterseite des Knochens der Schulterhöhe *(Akromion)* weggefräst und ein Band, welches einen Teil des Schulterdaches bildet *(Ligamentum coracoacromiale)* entfernt. Ist das Schultereckgelenk *(AC-Gelenk)* an der Einengung beteiligt, werden Anteile davon gleichzeitig mit abgetragen. Meistens ist auch die Entfernung eines Teils des der Rotatorenmanschette aufliegenden Schleimbeutels notwendig.

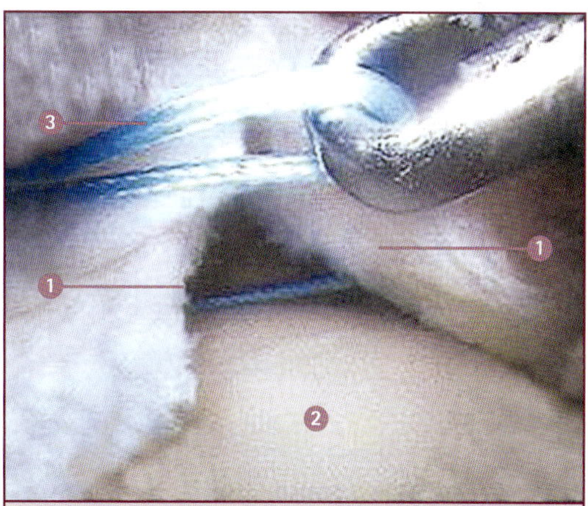


Das Foto wurde während einer Gelenkspiegelung *(Arthroskopie)* der Schulter aufgenommen. Rechts und links im Bild sind die beiden Seiten des Risses gut zu erkennen ❶. Unter der Sehne liegt der mit Knorpel überzogene Oberarmkopf ❷. Der Riss wird mit Hilfe von Fäden ❸ vernäht.

**Risse** in den Sehnen der Rotatorenmanschette werden nach Möglichkeit genäht. Allgemein spricht man bei der Reparatur von Schäden der Rotatorenmanschette von einer *Rekonstruktion.* Zur Rekonstruktion werden die Sehnen zum Teil direkt miteinander vernäht. Möglich ist auch das Einbringen von sog. *Fadenankern.* Dies sind kleine Titanschrauben, die in den Oberarmknochen geschraubt werden. An den Schrauben sind Fäden befestigt, die dann für die Naht der Sehne verwendet werden.

Erkrankungen der langen **Bizepssehne** liegen im Rahmen eines Subakromialsyndroms häufig vor und werden bei der Operation mitbehandelt. Die Bizepssehne kann durchtrennt werden *(Tenotomie)* oder sie wird an anderer Stelle in der Schulter befestigt *(Tenodese).*

Prinzipiell kann die Operation eines Subakromialsyndroms entweder über einen Hautschnitt *(offenes Verfahren)* durchgeführt werden oder im Rahmen einer Gelenkspiegelung *(Arthroskopie)* erfolgen. Letzteres Verfahren wird am häufigsten durchgeführt.

Bestehen ausgeprägte Schäden an den Sehnen der Rotatorenmanschette, sind diese durch eine Naht manchmal nicht zu beheben. In seltenen Fällen werden Streifen aus Bindegewebe eingesetzt oder Muskelgewebe vom Rücken in die Schulter verlagert *(Muskeltransposition).*

Manche Risse können nicht vollständig, sondern nur teilweise genäht werden. Schließlich stellt auch das Einsetzen eines **Kunstgelenks** eine Behandlungsmöglichkeit dar.

## Prognose und Verlauf

Insgesamt haben die Subakromialsyndrome eine **gute Prognose**. In über 70% der Fälle kann mit einer nicht-operativen Therapie eine gute Besserung der Beschwerden erreicht und eine Operation vermieden werden. Für die Behandlung sollte ausreichend Zeit eingeplant und der Patient von Beginn an aktiv in die Behandlung eingebunden werden.

Ist eine Operation notwendig, profitieren mehr als 80% der operierten Patienten davon. Die Operation ist etwas weniger erfolgreich, wenn Schäden an der Rotatorenmanschette bestehen. Mit Zunahme der Sehnenschäden sinken die Erfolgsaussichten der Operation.

### Das Wichtigste für Sie:

- Als *Subakromialsyndrom* bezeichnet man die schmerzhafte Reizung von Sehnen und Schleimbeuteln unter dem Schulterdach.
- Es gibt verschiedene Formen des Subakromialsyndroms, bei einigen liegt zusätzlich eine Bewegungseinschränkung der Schulter oder ein Sehnenriss vor.
- Die meisten Subakromialsyndrome lassen sich nicht-operativ gut behandeln.
- Zur Therapie werden zum Teil einige Wochen oder Monate benötigt.
- Ist eine operative Behandlung notwendig, sind die Erfolgsraten der Operation gut.

# Erkrankungen des Schultereckgelenks *(AC-Gelenk)*

Das *Schultereckgelenk* wird vom oberen Anteil des Schulterblatts, der *Schulterhöhe (Akromion)* und dem Schlüsselbein (*Clavicula* oder *Klavikula*) gebildet. Neben einer Gelenkkapsel um das Gelenk liegt im Gelenk eine Scheibe aus festem Fasergewebe *(Diskus)* vor. Die Gelenkflächen sind plan geformt und lassen damit vor allem Drehbewegungen des Schlüsselbeins zu.

Das Schultereckgelenk wird in der Medizin als *Akromioklavikulargelenk* bezeichnet, wobei die Abkürzung *AC-Gelenk* üblich ist. Das *C* in der Abkürzung leitet sich von der lateinischen Schreibweise für das Schlüsselbein *(Clavicula)* ab. Über dieses Gelenk werden die Last und die Kraft vom Arm auf den Rumpf übertragen. Das Schultereckgelenk trägt wesentlich zur Stabilität des Schulter-Arm-Komplexes bei.

Vor allem zwei Erkrankungen können am Schultereckgelenk auftreten:

- **Verschleiß des Schultereckgelenks *(Arthrose des AC-Gelenks)***
- **Auflösung *(Osteolyse)* des äußeren *(lateralen)* Endes des Schlüsselbeins *(Klavikula)* *(laterale Klavikulaosteolyse)***

## Ursachen und Herkunft

- **Verschleiß des Schultereckgelenks *(Arthrose des AC-Gelenks)***

Im **Alter** über 50 Jahre finden sich regelmäßig Verschleißerscheinungen des Schultereckgelenks. Ursächlich ist möglicherweise ein natürlicher Verschleiß der Bindegewebsscheibe *(Diskus)* zwischen den Gelenkflächen *(primäre Arthrose)*. Zudem sind **Verletzungen** durch Unfälle, Instabilitäten oder starke Beanspruchungen des Gelenks durch schwere Arbeit mögliche Auslöser einer Arthrose *(sekundäre Arthrose)*. Die Faktoren führen zu einer Überlastung und Schädigung des Gelenkknorpels, die in einer vollständigen Zerstörung der Gelenkfläche *(Arthrose)* enden. Als Folge bilden sich am Rand des Gelenks knöcherne Wülste *(Osteophyten)*. Sie können an der Schulter außen sicht- und tastbar sein und an der Innenseite auf Anteile der darunterliegenden Sehnen der Rotatorenmanschette drücken.

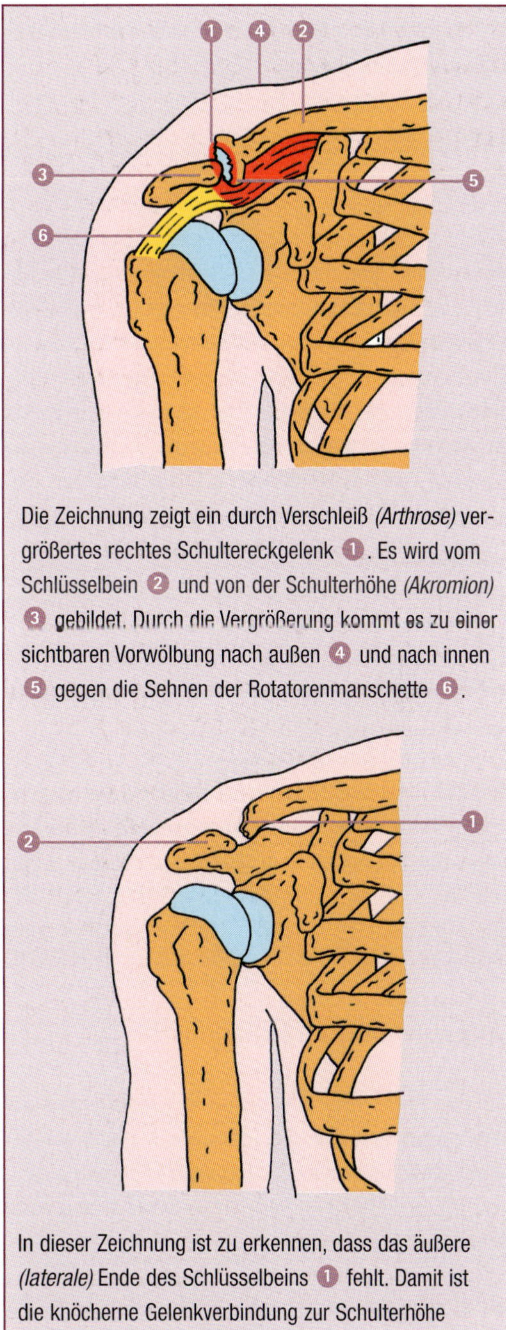


Die Zeichnung zeigt ein durch Verschleiß *(Arthrose)* vergrößertes rechtes Schultereckgelenk ①. Es wird vom Schlüsselbein ② und von der Schulterhöhe *(Akromion)* ③ gebildet. Durch die Vergrößerung kommt es zu einer sichtbaren Vorwölbung nach außen ④ und nach innen ⑤ gegen die Sehnen der Rotatorenmanschette ⑥.

In dieser Zeichnung ist zu erkennen, dass das äußere *(laterale)* Ende des Schlüsselbeins ① fehlt. Damit ist die knöcherne Gelenkverbindung zur Schulterhöhe *(Akromion)* ② unterbrochen.

**Auflösung des äußeren Endes des Schlüsselbeins *(laterale Klavikulaosteolyse)***

Zu einer Auflösung *(Osteolyse)* des Knochens kann es durch Unfälle oder Erkrankungen (wie z. B. eine rheumatoide Arthritis) oder infolge einer starken Stauchung und **Überlastung** des Schultereckgelenks kommen. Dies wird gehäuft bei jungen Kraftsportlern beobachtet, bei denen das Stemmen schwerer Gewichte den Knochen an dieser Stelle offensichtlich überlastet. Der Knochen stirbt ab, das abgestorbene Gewebe wird vom Körper abgebaut und durch Bindegewebe ersetzt.

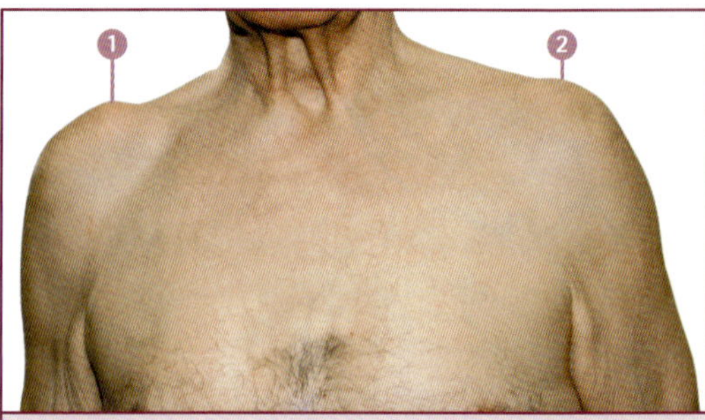


Das Foto zeigt einen 74-jährigen Patienten von vorne. An der rechten Schulter hat das Schultereckgelenk einen Verschleiß und steht deutlich sichtbar vor ①. An der linken Seite zeigt sich eine normale Form des Gelenks ②.

## Symptome und Beschwerden

Beide Erkrankungen können einen beschwerdefreien Verlauf nehmen oder nur mit leichten Beschwerden einhergehen. Kommt es zu Schmerzen, dann treten sie maßgeblich beim Tragen schwerer Gewichte auf, wenn der Arm unter Zug belastet wird. Bis zu einem Winkel von etwa 100-120° kann der Arm der betroffenen Seite meist schmerzfrei angehoben werden. Das weitere Abspreizen über diesen Winkel hinaus führt zu einer schmerzhaften Stauchung des Gelenks, was als *akromioklavikularer schmerzhafter Bogen (painful arc)* bezeichnet wird.

***Häufig führen beide Erkrankungen nur zu geringen oder vorübergehenden Beschwerden.***

Auch das Führen des Arms zur anderen Seite des Körpers führt zur Stauchung des Gelenks und ist schmerzhaft. Dies kann auch nachts auftreten, wenn der Patient auf der betroffenen Seite liegt. Eine Ausstrahlung der Schmerzen zur Seite des Oberarms und entlang des Nackens bis hin zum Ohr ist möglich.

## Untersuchung und Diagnostik

Bei der Abtastung der Schulter können bei Vorliegen einer Arthrose am Schultereckgelenk vorstehende Knochenwülste *(Osteophyten)* getastet werden. Das Gelenk ist im Vergleich zur gesunden Seite vergrößert.

Bei beiden Erkrankungen reagiert das Gelenk auf Druck ebenso schmerzhaft wie auf bestimmte Provokationstests, die das Gelenk vermehrt belasten.

Weitere diagnostische Maßnahmen:

**Röntgen**

Für beide Krankheiten gilt das Röntgen als die Standarduntersuchung im Rahmen der Diagnose. Frühformen der Erkrankungen sind im Röntgenbild teilweise jedoch nicht zu erkennen. Dies liegt darin begründet, dass die Knorpelschicht, in der es zu ersten Veränderungen kommt, von den Röntgenstrahlen vollständig durchdrungen wird und sich daher nicht abbilden lässt.

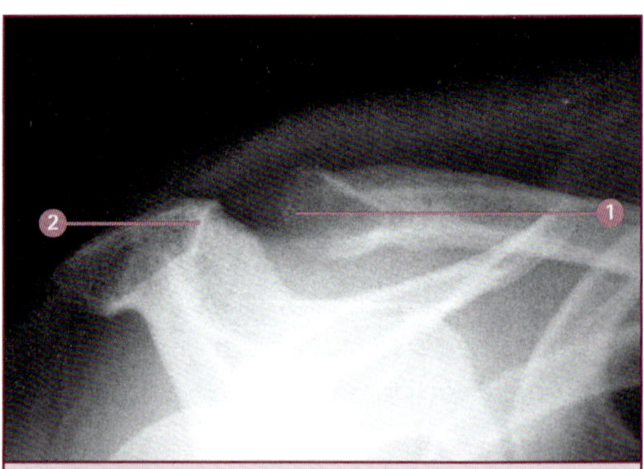


Das Röntgenbild zeigt eine rechte Schulter von schräg vorne betrachtet. Es ist gut zu erkennen, dass das äußere Ende des Schlüsselbeins ① nicht mehr bis zur Schulterhöhe *(Akromion)* ② reicht.

**Ultraschalluntersuchung**

Mit Hilfe des Ultraschalls können Schwellungen und Flüssigkeitsansammlungen im Gelenk *(Gelenkerguss)* sichtbar gemacht werden. Knöcherne Veränderungen werden mit dieser Methode nur unzureichend beurteilt.

■ **Kernspintomographie (Magnetresonanztomographie, MRT)**

Diese Untersuchungsmethode bietet vor allem in den frühen Phasen der Erkrankungen Vorteile. Zeigen sich im Röntgenbild bereits typische Veränderungen, kann die Diagnose bei beiden Erkrankungsformen auch ohne eine Kernspintomographie gestellt werden.

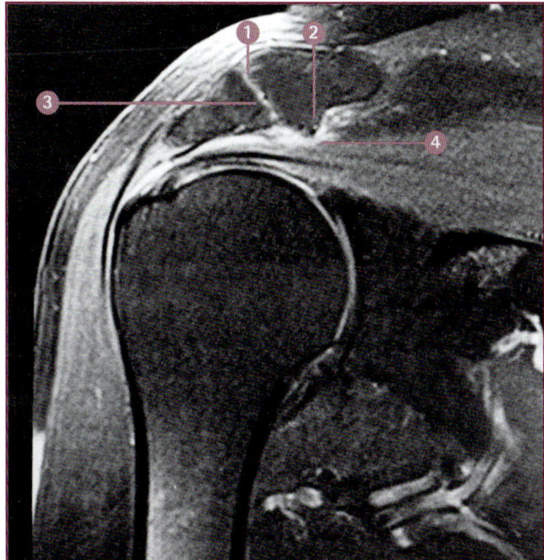


Dies ist eine Kernspintomographie der rechten Schulter mit einem Verschleiß des Schultereckgelenks ❶ von vorne betrachtet. Besonders das äußere Ende des Schlüsselbeins ❷, weniger die Schulterhöhe *(Akromion)* ❸, drücken auf die unter dem Gelenk herziehenden Sehnen der Rotatorenmanschette ❹.

Die Kernspintomographie kann jedoch spezielle Fragen klären, wie etwa die Auswirkungen der Erkrankungen auf die Sehnen der Schulter.

## Therapie

Sowohl der Verschleiß des Schultereckgelenks wie auch die Auflösung des äußeren Endes des Schlüsselbeins verursachen bei vielen Patienten keine Beschwerden. Eine Behandlung ist in diesen Fällen nicht notwendig. Der Hinweis auf eine Vermeidung von Überlastungen des Schultereckgelenks sollte jedoch nicht unterbleiben, um die Erkrankung nicht zu verschlimmern und dadurch Beschwerden auszulösen.

Beide Erkrankungen sind nicht heilbar, da weder der Verschleißprozess *(Arthrose)* noch das Auflösen des Knochens *(Osteolyse)* rückgängig gemacht werden können. Im Sinne einer Schmerzbehandlung sind die folgenden Therapiemaßnahmen jedoch meist erfolgreich.

■ **Nicht-operative *(konservative)* Therapie**

Bei Schmerzen am Schultereckgelenk sollte die Schulter geschont sowie berufliche und sportliche **Überlastungen vermieden** werden. Das Auftragen von Salben und die Anwendung von milder Kälte tragen zur Linderung bei. Manche Patienten vertragen die Kältetherapie nicht, dann kann eine leichte Wärmebehandlung versucht werden.

Zur Schmerzbehandlung können Wirkstoffe wie *Ibuprofen, Diclofenac* oder andere eingesetzt werden. Die Dauer sollte möglichst auf 7-14 Tage beschränkt bleiben.

Die Anwendung von therapeutischem Ultraschall, von Elektrotherapie und Magnetfeldern kann ebenso hilfreich sein wie eine Behandlung mit Akupunktur.

Physiotherapie, manuelle Therapie oder eine osteopathische Behandlung können das Gelenkspiel des Schultereckgelenks verbessern und schmerzhafte Fehlspannungen sowie Verkürzungen der umgebenden Muskeln behandeln.

***Die nicht-operative Behandlung ist in den meisten Fällen in der Lage, die Beschwerden ausreichend zu lindern.***

Bei einem hohen Schmerzniveau oder bei Versagen der genannten Therapien kann eine Behandlung mit **Spritzen** *(Injektionen)* erfolgen. In das Schultereckgelenk wird ein Gemisch aus einem örtlichen Betäubungsmittel *(Lokalanästhetikum)* und einem Kortisonpräparat gespritzt. Die Anzahl der Injektionen mit Kortison sollte gering gehalten und in einem zeitlichen Abstand von mindestens 2 Wochen erfolgen, da es sonst zu einer weiteren Schädigung des Gelenks kommt. Alternativ oder zur Ergänzung dieser Therapie können pflanzliche Präparate oder Hyaluronsäure gespritzt werden. Damit kann eine Beruhigung, jedoch keine Heilung des Gelenks gelingen.

### Operative Behandlung

Wenn es mit den genannten Maßnahmen nicht gelingt, die Schmerzen am Schultereckgelenk ausreichend zu lindern, kommt eine Operation in Frage. Diese kann zudem notwendig werden, wenn Knochenwülste eines durch Verschleiß *(Arthrose)* geschädigten Schultereckgelenks immer wieder auf die darunterliegenden Sehnen der Rotatorenmanschette drücken. Dies kann die Sehnen schmerzhaft reizen oder so angreifen, dass die Sehne sich auffasert und schließlich reißen kann. So kann der Verschleiß des Schultereckgelenks zu anhaltenden Beschwerden an der Schulter und zu einem behandlungsbedürftigen *Einklemmungssyndrom (Impingementsyndrom)* führen. Auf dieses wird ausführlich im Kapitel *Engpass-Syndrome der Schulter - Subakromialsyndrome (Impingementsyndrome)* eingegangen.

***Die Arthrose des Schultereckgelenks kann durch eine Bedrängung der Sehnen der Rotatorenmanschette zu anhaltenden Schmerzen an der Schulter führen.***

Sofern eine operative Behandlung nötig ist, wird bei beiden Erkrankungen bis zu 1 cm des äußeren Anteils des Schlüsselbeins entfernt *(laterale Klavikularesektion)*. Dies kann über einen Hautschnitt durch ein sog. *offenes Verfahren* oder im Rahmen einer Gelenkspiegelung *(Arthroskopie)* erfolgen. Das Ende des Knochens wird durch eine Säge oder eine Fräse entfernt. Da das Schlüsselbein durch Bänder mit dem Schulterblatt verbunden ist, bleiben weitgehend stabile Verhältnisse bestehen. Die Operation ist in mehr als 3/4 der Fälle erfolgreich.

## Prognose und Verlauf

Der Verschleiß des Schultereckgelenks und die Auflösung des äußeren Endes des Schlüsselbeins führen nicht immer zu Beschwerden. Bleiben die Erkrankungen ohne störende Symptome, müssen sie nicht behandelt werden.

Ursächlich können beide Erkrankungen nicht behandelt werden. In vielen Verläufen kommt es nach einer schmerzhaften Phase zu einem anhaltenden Verschwinden der Beschwerden, so dass eher von einer guten Prognose gesprochen werden kann. Zudem bestehen in jeder Phase der Erkrankungen erfolgreiche nicht-operative und operative Behandlungsmöglichkeiten.

### Das Wichtigste für Sie:

- Das Schultereckgelenk wird vom Schlüsselbein und der Schulterhöhe gebildet.
- Ein Verschleiß *(Arthrose)* des Schultereckgelenks tritt im Alter häufig auf.
- Zu einem Auflösen *(Osteolyse)* des äußeren Endes des Schlüsselbeins kommt es meist bei Jüngeren.
- Die Erkrankungen führen nicht immer zu Beschwerden.
- Sie können meist ausreichend nicht-operativ behandelt werden. Operationen sind selten notwendig.

## Erkrankungen der langen Bizepssehne

Als *zweiköpfiger Muskel* hat der Bizepsmuskel zwei verschiedene Ursprünge. Die lange Sehne des Muskels entspringt am Oberrand der Schultergelenkpfanne und zieht durch das Schultergelenk bis zur Vorderseite des Oberarmkopfes. Hier wird die Sehne in einer Rinne *(Sulkus)* so geführt, dass sie weiter in Richtung Ellenbogen zieht. Sie ist zum Teil von einer Sehnenscheide umgeben.

Die zweite, kürzere Sehne des Bizeps entspringt am Rabenschnabelfortsatz *(Korakoid)*. Beide Sehnen gehen in Muskelfasern über und bilden gemeinsam den Bizepsmuskel, der am Unterarm ansetzt.

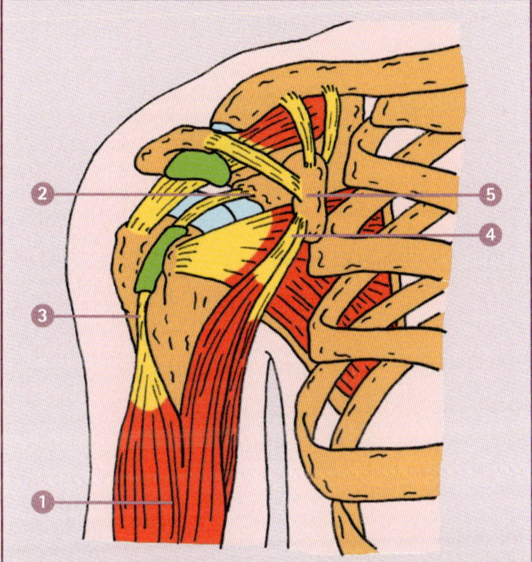


Die Abbildung zeigt eine rechte Schulter von vorne mit normalen anatomischen Verhältnissen. Der Bizepsmuskel ❶ besteht aus zwei Muskelbäuchen mit jeweils einer Sehne. Am Oberrand der Gelenkpfanne ❷ entspringt die lange Bizepssehne ❸. Die kurze Bizepssehne ❹ hat ihren Ursprung am Rabenschnabelfortsatz *(Korakoid)* ❺.

Der Bizepsmuskel beugt und dreht den Unterarm. Zudem hat die lange Bizepssehne (abgekürzt häufig als *LBS* bezeichnet), eine stabilisierende Wirkung auf den Oberarmkopf. Bei jeder Schulterbewegung gleitet der Oberarmkopf unter der langen Bizepssehne entlang.

Während die kurze Sehne des Bizepsmuskels nur selten erkrankt, kann die lange Bizepssehne *(LBS)* an der Schulter im Wesentlichen von drei verschiedenen Erkrankungen betroffen sein:

- **Erkrankung am Sehnenursprung der langen Bizepssehne *(SLAP-Läsion)***
- **Entzündung der langen Bizepssehne *(Tendinitis)* und ihrer Sehnenscheide *(Tendovaginitis)***
- **Riss *(Ruptur)* der langen Bizepssehne**

***Erkrankungen am Sehnenursprung (SLAP-Läsionen) treten typischerweise bei jungen Patienten, Erkrankungen im Verlauf der Sehne eher bei älteren Patienten auf.***

Der Riss der Bizepssehne an ihrem Ansatz am Unterarm wird im Kapitel *Der Riss der Bizepssehne am Ellenbogen* beschrieben.

### Ursachen und Herkunft

Eine alleinige Erkrankung der Bizepssehne ist eher selten. Sie tritt häufig im Rahmen einer Erkrankung der Sehnen der Rotatorenmanschette auf, auf welche ausführlich im Kapitel *Engpass-Syndrome der Schulter - Subakromialsyndrome (Impingement-syndrome)* eingegangen wird.

Auch ein Auskugeln der Schulter (Kapitel *Das Auskugeln der Schulter – Die Luxation der Schulter*) kann zu Schäden an der langen Bizepssehne führen.

- **Erkrankung am Sehnenursprung der langen Bizepssehne *(SLAP-Läsion)***

Ein Teil der langen Sehne des Bizeps-Muskels setzt am oberen Teil der Gelenklippe an. Ein **Auskugeln** der Schulter führt in bis zu 10% der Fälle dazu, dass die Gelenklippe *(Labrum)* der Gelenkpfanne und der Sehnenansatz an dieser Stelle einreißen. Dies kann in unterschiedlicher Ausprägung der Fall sein. Für diese Formen der Verletzung wurde der Begriff der *SLAP-Läsion* eingeführt.

Die Kurzform *SLAP* steht für den engl. Begriff *Superior Labrum Anterior and Posterior.* Dies bedeutet sinngemäß, dass der obere *(superior)* Anteil der Gelenklippe *(labrum)* von vorne *(anterior)* bis nach hinten *(posterior)* reißt. *Läsion* bedeutet ganz allgemein *Verletzung* oder *Schaden.*

Die Abbildung zeigt eine rechte Schulter von vorne. Im Ursprung der langen Bizepssehne *(LBS)* am Rand der Gelenkpfanne ① ist sie mit der Gelenklippe *(Labrum)* ② verwachsen. Dort kann es zu einer Ablösung der Gelenklippe und des Sehnenursprungs ③ kommen. Dies wird als *SLAP-Läsion* bezeichnet.

Weitere Ursachen für diese Verletzungsform sind ein Sturz auf den ausgestreckten Arm oder wiederholte **Schulterbelastungen**, wie sie beim Wurfsport auftreten.

Die SLAP-Läsionen werden je nach ihrer Ausprägung nach *Snyder* oder nach *Maffet* in verschiedene Typen, *Typ 1-4* oder auch *Typ 1-7*, eingeteilt. Je höher der Typ ist, desto ausgedehnter ist die Verletzung.

## Entzündung der langen Bizepssehne *(Tendinitis)* und ihrer Sehnenscheide *(Tendovaginitis)*

In ihrem weiteren Verlauf zum Ellenbogen hat die lange Bizepssehne an der Schulter engen Kontakt zu den Sehnen der Rotatorenmanschette. Diese ziehen über die lange Bizepssehne hinweg und stabilisieren diese in ihrem Verlauf. Bei Erkrankungen der Sehnen der Rotatorenmanschette ist die Bizepssehne einer erhöhten Reibung und Belastung ausgesetzt. Dies kann dazu führen, dass sich die Sehne in ihrer knöchernen Gleitrinne *(Sulkus)* am Oberarmkopf entzündet oder in der Gleitrinne nicht mehr gehalten werden kann. Die Entzündung einer Sehne wird als *Tendinitis* bezeichnet. Von der Entzündung kann auch die Sehnenscheide mitbetroffen sein *(Tendovaginitis)*, die die Bizepssehne an dieser Stelle umgibt.

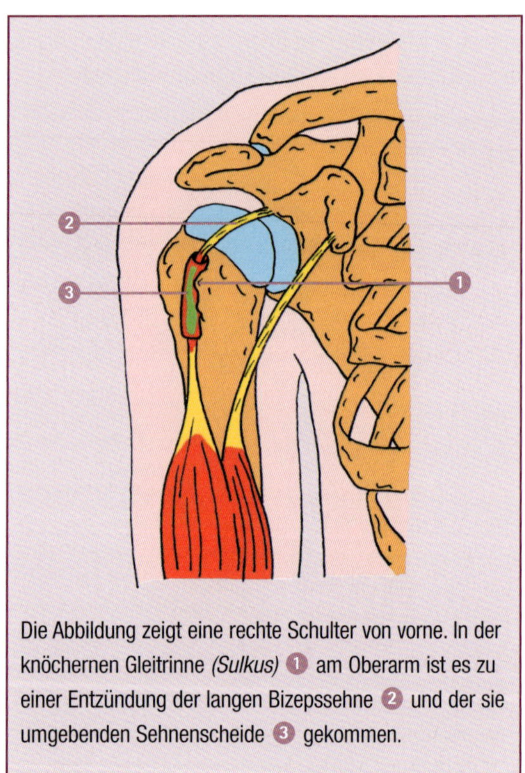

Die Abbildung zeigt eine rechte Schulter von vorne. In der knöchernen Gleitrinne *(Sulkus)* ① am Oberarm ist es zu einer Entzündung der langen Bizepssehne ② und der sie umgebenden Sehnenscheide ③ gekommen.

Seltenere Ursachen für eine Entzündung der langen Bizepssehne sind knöcherne Sporne am Knochen der Gleitrinne sowie Überlastungen durch eine hohe körperliche Aktivität.

## Riss *(Ruptur)* der langen Bizepssehne

Als Folge von wiederkehrenden Entzündungen und Überlastungen der langen Bizepssehne kommt es zu Verschleißerscheinungen *(Degeneration)*. Schäden an den Bändern, die die Sehne in der knöchernen Rinne am Oberarm halten, führen dazu, dass die Sehne aus der Rinne gleitet. Auch diese Belastungen fördern ihren Verschleiß. Die Sehne dünnt aus, fasert auf und kann schließlich reißen - wie ein Seil, das über die Kante eines Felsens reibt.

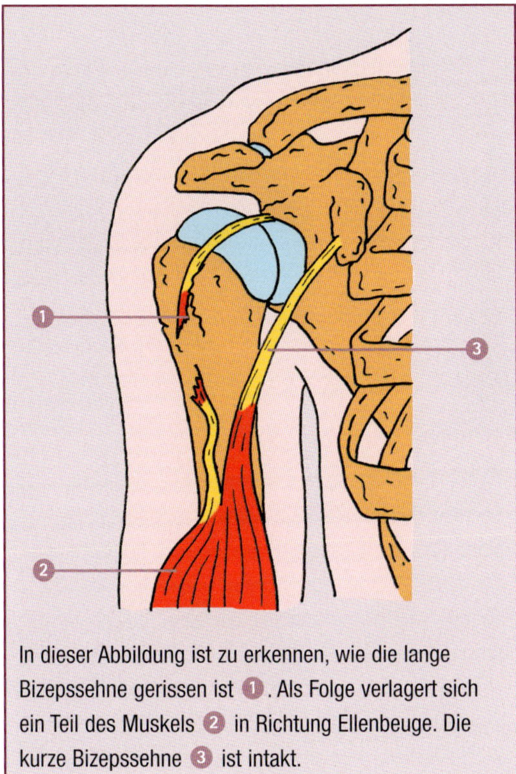


In dieser Abbildung ist zu erkennen, wie die lange Bizepssehne gerissen ist ❶. Als Folge verlagert sich ein Teil des Muskels ❷ in Richtung Ellenbeuge. Die kurze Bizepssehne ❸ ist intakt.

Zusätzlich unterliegt die Bizepssehne wie die Sehnen der Rotatorenmanschette einem natürlichen **Alterungsprozess**. An dessen Ende kann ebenfalls ein Riss *(Ruptur)* der Sehne stehen. Dazu kommt es gehäuft im Alter über 60 Jahre.

## Symptome und Beschwerden

Die **SLAP-Läsion** führt vor allem bei Tätigkeiten mit über den Kopf erhobenen Armen zu Schmerzen. Der Patient kann sie meist schlecht an der Schulter lokalisieren. In Ruhe oder bei der Verrichtung von alltäglichen Dingen treten häufig keine Beschwerden auf. Meist kann der Patient über einen Unfall oder ein auslösendes Ereignis mit Überlastung der Schulter berichten.

Bei einer **Reizung der langen Bizepssehne** gibt der Patient Schmerzen an der Vorderseite der Schulter an. Das Anheben des Armes nach vorne ist schmerzhaft, ebenso Tätigkeiten, die den Bizepsmuskel belasten. Typischerweise sind solche Bewegungen mit Schmerzen verbunden, bei denen der Arm nach hinten geführt wird, wie z.B. das Greifen nach der Geldbörse in einer Gesäßtasche oder das Schließen eines BHs.

Die Beschwerden treten meist begleitend bei Engpass-Syndromen oder Verletzungen der Rotatorenmanschette auf, wie sie im Kapitel *Engpass-Syndrome der Schulter - Subakromialsyndrome (Impingementsyndrome)* beschrieben sind. Diese sind im Wesentlichen durch einen Schulterschmerz gekennzeichnet, der nachts, bei Belastung und bei bestimmten Bewegungen auftritt.

Kommt es zu einem **Riss** der Sehne, wird dies als stichartiger Schmerz wahrgenommen. Neben einer Schwellung am Oberarm kann sich ein Bluterguss *(Hämatom)* bilden.

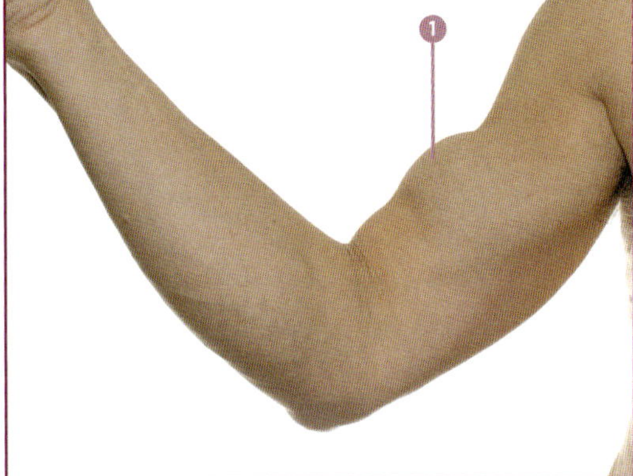


Das Foto zeigt den rechten Oberarm eines 74-jährigen Patienten mit einem Riss der langen Bizepssehne. Der Riss liegt viele Jahre zurück. Als Folge des Risses hat sich der Muskelbauch des Bizepsmuskels ❶ deutlich zur Ellenbeuge hin verlagert.

Die Beugung des Ellenbogens ist mit einem Kraftverlust von etwa 20% weiterhin möglich. Es kommt zur sichtbaren Verlagerung des Muskelbauches zum Ellenbogen hin. Nach Abklingen der ersten Symptome nach dem Riss bestehen meist keine Schmerzen mehr. Da in der Regel jedoch weitere Schäden an den Sehnen der Schulter bestehen, können diese zu anhaltenden Beschwerden führen.

## Untersuchung und Diagnostik

Eine Verletzung der langen Bizepssehne an ihrem Ursprung am Pfannenrand ***(SLAP-Läsion)*** ist von außen nicht zu erkennen. Spezielle Tests, bei denen der Arm durch bestimmte Manöver bewegt wird, können Hinweise auf das Vorliegen einer solchen Erkrankung geben.

Ein umschriebener Schmerz an der Vorderseite der Schulter weist darauf hin, dass die lange **Bizepssehne gereizt** ist. Die Sehne kann in ihrem Verlauf am Oberarmkopf getastet werden, bei einer Entzündung lässt sich hier ein zum Teil deutlicher Druckschmerz auslösen. Spezielle Bewegungstests am Arm führen zu einer Reizung der Sehne und erhärten den Verdacht auf eine Sehnen-Erkrankung.

Bei einem **Riss** der langen Bizepssehne liegt der Muskelbauch bei Anspannung des Muskels nicht wie sonst unmittelbar unterhalb der Schulter, sondern oberhalb des Ellenbogens (s. Foto).

Weitere diagnostische Maßnahmen:

- **Röntgen**

Eine Röntgenuntersuchung der Schulter wird regelmäßig durchgeführt. Da die Sehne ein Weichgewebe ist, kann sie im Röntgenbild nicht direkt abgebildet werden. Veränderungen am Knochen und an der Stellung der Knochen zueinander geben jedoch Hinweise auf eine Erkrankung der langen Bizepssehne.

- **Ultraschalluntersuchung**

Mit Hilfe des Ultraschalls lassen sich der Zustand der Sehne, ihre Lage und eine Entzündung der Sehnenscheide sehr gut darstellen. Sie ist eine schnelle, kostengünstige und zuverlässige Methode, die regelmäßig angewendet wird. Der Ursprung der langen Bizepssehne am Rand der Pfanne des Schultergelenks kann aus anatomischen Gründen nicht mit dem Ultraschall dargestellt werden.

- **Kernspintomographie (Magnetresonanztomographie, MRT)**

Können durch die Untersuchung, das Röntgen und den Ultraschall keine ausreichenden Informationen gewonnen werden, wird eine Kernspintomographie durchgeführt.

Sie liefert exakte und wertvolle Informationen über den Zustand der Sehnen an der Schulter. Vor einer geplanten Operation an der Schulter wird diese Untersuchung regelmäßig veranlasst.

Besteht der Verdacht auf das Vorliegen einer Erkrankung am Sehnenursprung der langen Bizepssehne *(SLAP-Läsion)*, ist die Kernspintomographie unerlässlich. Dann ist es meist notwendig, ein Kontrastmittel direkt in das Gelenk *(direktes Arthro-MRT)* oder über eine Vene in die Blutbahn des Patienten zu spritzen *(indirektes Arthro-MRT)*.

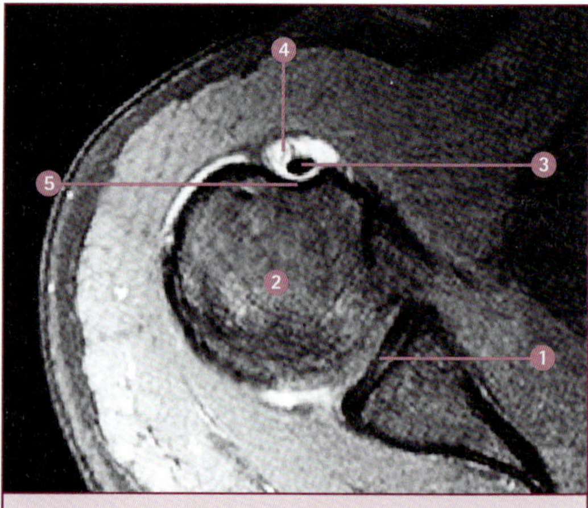


Zu sehen ist eine Kernspintomographie der linken Schulter. Die Schulter wird von oben betrachtet. Der obere Bildrand weist zur Vorderseite des Rumpfes und der untere Bildrand zum Rücken. In der Gelenkpfanne ➊ der Schulter befindet sich der Oberarmkopf ➋. Die Bizepssehne stellt sich als schwarzer Punkt ➌ dar. Sie gleitet in einer Sehnenscheide, in der sich durch eine Entzündung Flüssigkeit ➍ eingelagert hat. Sehne und Sehnenscheide werden in der knöchernen Gleitrinne *(Sulkus)* ➎ geführt.

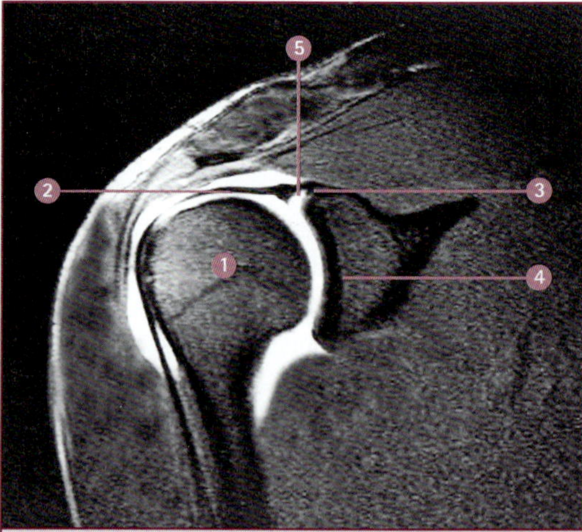


Kernspintomographie einer rechten Schulter, die von vorne betrachtet wird. Über den Oberarmkopf ➊ zieht die lange Bizepssehne ➋. An ihrem Ursprung ➌ am Rand der Gelenkpfanne ➍ ist es zu einem Riss ➎ gekommen. Er stellt sich weiß dar.

## Therapie

Da eine alleinige Erkrankung der Bizepssehne selten ist, richtet sich die Behandlung auch nach den anderen Erkrankungen der Schulter. Auf deren Therapie wird ausführlich in den Kapiteln *Engpass-Syndrome der Schulter - Subakromialsyndrome (Impingementsyndrome)* und *Das Auskugeln der Schulter – Die Luxation der Schulter* eingegangen. Unter der Therapie anderer Schultererkrankungen können sich schmerzhafte Reizungen der langen Bizepssehne zurückbilden.

### ■ Nicht-operative *(konservative)* Therapie

**Verletzungen des Sehnenursprungs** am Rand der Gelenkpfanne *(SLAP-Läsion)* können nicht-operativ kaum behandelt werden. Weder Spritzen noch Medikamente oder Physiotherapie führen zu einer Heilung der Verletzung. Zum Teil kommt es zu Vernarbungen, bei körperlich sowie sportlich inaktiven Patienten können außerdem nur so geringe Beschwerden bestehen, dass eine Behandlung nicht notwendig ist. In einigen Fällen können eine Änderung des Sporttrainings und eine Bewegungstherapie der Schulter zu einer Linderung von Beschwerden beim Sport führen. Anhaltende Beschwerden durch eine SLAP-Läsion werden operativ therapiert.

Schmerzhafte **Reizungen der Bizepssehne** können durch die Anwendung von milder Kälte und Schonung des Armes behandelt werden. Das Anheben schwerer Lasten und ein häufiges Vor- und Rückführen des Armes sollten vermieden werden. Denn bei fast jeder Bewegung der Schulter bewegt sich der Oberarmkopf unter der Bizepssehne und kann damit die Reizung verstärken. Entzündungshemmende Wirkstoffe wie *Ibuprofen, Diclofenac* oder andere können über einen Zeitraum von 1-2 Wochen zum Abklingen der schmerzhaften Sehnenreizungen beitragen. Die Anwendung von elektrischen Strömen, therapeutischem Ultraschall und Magnetfeldern kann die Schmerzen lindern. Bei anhaltenden Schmerzen kann an die Sehne und die Sehnenscheide eine **Spritze** gesetzt werden *(Injektion)*. Dazu wird ein Gemisch aus einem örtlichen Betäubungsmittel und einem Kortisonpräparat verwendet. Die entzündungshemmende Wirkung des Kortisons führt häufig zu einem raschen Abklingen der Entzündung. Damit wird jedoch oft nicht die auslösende Ursache beseitigt und es kann zu erneuten Reizungen kommen. Die Gefahr eines Sehnenrisses steigt mit der Anzahl der Injektionen, weshalb in kurzen Zeitabständen höchstens 2-3 Injektionen durchgeführt werden. Alternativ können Spritzen mit einem pflanzlichen Wirkstoff verwendet werden.

Entzündung und Verschleiß bewirken ein Auffasern *(Spleißen)* der Sehne, die bei einer kleinen Belastung endgültig reißen kann. Da mit dem **Riss** *(Ruptur)* der schmerzhafte Reizzustand der Sehne endet, werden viele Patienten danach schmerzfrei und eine weitere Therapie ist nicht mehr notwendig. Eine Heilung des Risses von alleine ist nicht möglich, da die Sehnenenden weit auseinander weichen und so nicht mehr miteinander verwachsen können. Der leichte Kraftverlust, den der Riss der Sehne mit sich bringt, wird von Patienten über 60 Jahre gut toleriert. Bei jüngeren und aktiven Patienten wird ein Riss der langen Bizepssehne eher operativ behandelt.

### ■ Operative Behandlung

Oftmals kann erst im Rahmen einer Gelenkspiegelung *(Arthroskopie)* die Diagnose einer **Verletzung am Sehnenursprung** *(SLAP-Läsion)* gestellt werden. Je nach Art dieser Verletzung werden unterschiedliche Behandlungen durchgeführt. Sie reichen von einer Anregung zur Vernarbung durch ein sog. *Débridement* bis zur Naht der abgerissenen Strukturen oder - bei älteren Patienten - bis zur Durchtrennung *(Tenotomie)* der langen Bizepssehne.

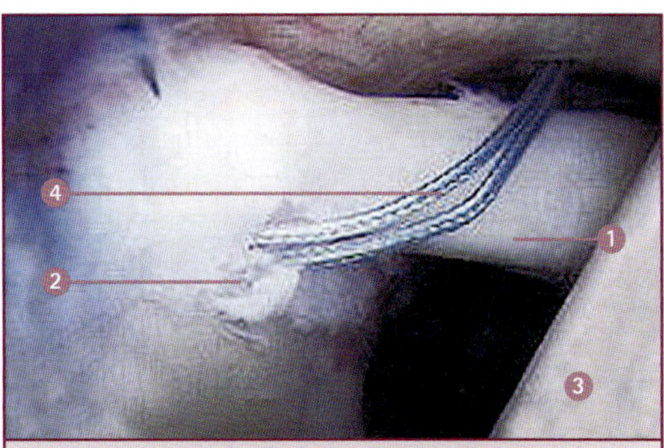


Dieses Foto wurde während einer Gelenkspiegelung *(Arthroskopie)* aufgenommen und zeigt im Schultergelenk die lange Bizepssehne ❶ und ihren eingerissenen Ansatz am Rand der Gelenkpfanne ❷. Gegenüber der Gelenkpfanne erkennt man den mit Knorpel überzogenen Oberarmkopf ❸. Mit Hilfe von Fäden ❹ wird die Verletzung genäht.

Kommt es bei einem **jüngeren Patienten** zu einem **Riss** der Bizepssehne in ihrem Verlauf über den Oberarmkopf, kann mit einer Naht der Sehne keine stabile Situation geschaffen werden. Sie würde bei Belastung erneut reißen. Stattdessen wird der Sehnenstumpf am Oberarmknochen befestigt. Dazu wird eine Vertiefung im Knochen geschaffen, in der der Stumpf eingehängt, angenäht oder mit Schrauben fixiert wird *(Tenodese)*. Während der Operation werden die meist gleichzeitig vorliegenden Schäden an der Schulter mitbehandelt.

Bei **älteren Patienten** liegt häufig eine stark beschädigte lange Bizepssehne vor, die nicht mehr am Oberarmknochen befestigt werden kann. Zur Linderung der Beschwerden können die zu Schmerzen führenden restlichen Sehnenfasern vollständig durchtrennt werden *(Tenotomie)*.

***Der Vorteil der Schmerzfreiheit durch eine durchtrennte Sehne kann bei älteren Patienten die Nachteile des leichten Funktionsverlusts überwiegen.***

## Prognose und Verlauf

**Verletzungen** am Ursprung der langen Bizepssehne *(SLAP-Läsion)* betreffen vor allem jüngere und sportlich aktive Menschen. Eine Heilung von alleine ist kaum möglich. Unbehandelt können sie sich bei höherer Beanspruchung der Schulter ausweiten und Sehnen der Rotatorenmanschette in Mitleidenschaft ziehen. Dies würde eine zunehmende Schädigung des Schultergelenks bedeuten.

**Reizungen** der langen Bizepssehne und ihrer Sehnenscheide können meist erfolgreich durch eine nicht-operative Therapie behandelt werden. Dabei ist zu berücksichtigen, dass häufig erst die Mitbehandlung einer die Reizung auslösenden anderen Erkrankung der Schulter zu einer anhaltenden Besserung führt.

Auffaserungen und Teilrisse der Sehne verheilen nicht mehr. Sie führen je nach Belastung und mit zunehmendem Alter zu einem vollständigen **Riss** *(Ruptur)* der Sehne, was bei vielen Patienten unbemerkt und schmerzfrei erfolgt. Reißt eine zuvor schmerzende Sehne, klingen die Beschwerden nach dem Riss sogar ab und eine weitere Therapie ist nicht mehr notwendig. Der Kraftverlust ist für ältere Patienten meist tolerabel. Bei jüngeren Patienten wird der Riss der Sehne eher nicht toleriert. Durch eine Operation kann die Funktion des Bizepsmuskels verbessert werden.

### Das Wichtigste für Sie:

- Verletzungen am Ursprung der langen Bizepssehne werden als *SLAP-Läsion* bezeichnet.
- Die lange Bizepssehne und ihre Sehnenscheide können sich schmerzhaft entzünden.
- Für diese Reizungen sind meist andere Schultererkrankungen verantwortlich.
- Ein Riss *(Ruptur)* der langen Bizepssehne wird eher bei Älteren als bei Jüngeren akzeptiert.
- Entzündungen werden häufig nicht-operativ, SLAP-Läsionen und Sehnenrisse bei Jüngeren häufig operativ behandelt.

# Die Kalkschulter – Die *Tendinosis calcarea*

Als *Kalkschulter* wird eine Erkrankung bezeichnet, die zur Einlagerung von Kalk in Sehnen am Schultergelenk führt. Betroffen sind die Sehnen eines Muskelmantels, der den Oberarmkopf umgibt und als *Rotatorenmanschette* bezeichnet wird.

Der Begriff *Tendinosis* leitet sich von *tendon* (griechisch *Sehne*) ab und *Calcaria* ist die chemische Bezeichnung für *Kalk*. Zum Teil wird, vor allem für die akute Verlaufsform der Erkrankung, auch der Begriff der *Tendinitis calcarea* verwendet.

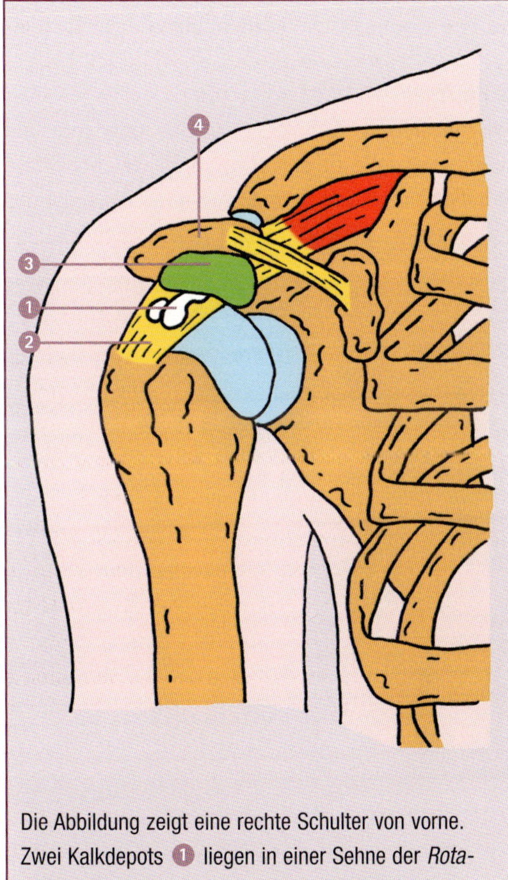


Die Abbildung zeigt eine rechte Schulter von vorne. Zwei Kalkdepots ❶ liegen in einer Sehne der *Rotatorenmanschette*, in diesem Fall in der Sehne des *Supraspinatus-Muskels* ❷, was sehr häufig der Fall ist. Gut zu erkennen ist die Nähe zum Schleimbeutel ❸, der unter dem Schulterdach *(Akromion)* ❹ liegt.

Durch Alterungs- und Verschleißprozesse entstandene Verkalkungen am Ansatz der Sehnen fallen nicht unter den Begriff der Kalkschulter. Diese sind meist harmlos und führen kaum zu Beschwerden.

## Ursachen und Herkunft

Durch einen eigenständigen Prozess wandeln sich Zellen in der betroffenen Sehne um und bilden Kalk, genauer *kristallines Calciumhydroxylapatit*. Warum es zur Umwandlung der Zellen kommt, ist **nicht abschließend geklärt**. Sie ist nicht Folge einer Alterung, eines Verschleißes oder einer Überlastung, wie früher angenommen wurde. Auch mit der Ernährung besteht kein Zusammenhang. Möglicherweise ist ein Sauerstoffmangel *(Hypoxie)* im Gewebe der Auslöser für Veränderungen in den Zellen. Gehäuft tritt die Erkrankung bei Patienten mit einem Diabetes mellitus auf.

Bei etwa 10-20% der Bevölkerung lässt sich eine solche Verkalkung nachweisen. Sie führt jedoch in über 60% zu keinen Beschwerden. Typischerweise bildet sich der Kalk in der Sehne des *Supraspinatus-Muskels*, der wiederum ein Teil der *Rotatorenmanschette* ist, eines Sehnenmantels, der den Oberarmkopf umgibt. Das Kalkdepot kann unterschiedliche Größen haben. Oft ähnelt es in Form und Größe einer Bohne. Es kann gleichzeitig zur Bildung mehrerer Kalkdepots kommen.

Die Erkrankung durchläuft verschiedene **Stadien**. Sie beginnt in der sog. *Formationsphase* mit der Bildung von Kalk. Daran schließt sich eine *Ruhephase* von unterschiedlicher Länge an. In der *Resorptionsphase* versucht der Körper, den Kalk aufzulösen und abzubauen. Der Abbau des Kalks kann Jahre dauern, in anderen Fällen erfolgt er im Rahmen einer hochakuten Entzündungsreaktion innerhalb weniger Wochen. Diese ist für den Patienten sehr schmerzhaft. Gelingt dem Körper der Abbau des Kalks, wird die Sehne wieder vollständig hergestellt und es bleiben keine Schäden zurück.

Frauen und Männer sind etwa gleich häufig betroffen und erkranken meist um das 50. Lebensjahr herum.

## Symptome und Beschwerden

Die Beschwerden, die eine Verkalkung der Schulter auslöst, sind unterschiedlich. Die Phase, in der der Kalk entsteht, und die daran anschließende Ruhephase führen zu keinen oder zu mittelstarken **Schmerzen**.

Schmerzen treten über viele Monate vor allem nachts beim Liegen auf der befallenen Schulter sowie bei bestimmten Bewegungen auf. Meist sind das Anheben des Armes oder das nach hinten Greifen, z.B. beim Anziehen eines Hemdes, schmerzhaft. Der Verlauf der Erkrankung über einen langen Zeitraum wird als *chronische Verlaufsform* bezeichnet.

Ohne konkreten Anlass beginnt der Körper irgendwann mit dem Abbau des Kalks und es kommt zu einer schmerzhaften Entzündungsreaktion. Der Kalk verflüssigt sich und kann in den Schleimbeutel unter dem Schulterdach einbrechen. Durch die **Entzündung** kommt es in hochakuten Fällen zur Überwärmung und Rötung der Schulter. Die Schmerzen können sehr ausgeprägt sein und führen dazu, dass der Betroffene den Arm kaum bewegen kann. Nachts verschlimmern sich die Symptome.

Diese schmerzhafte Phase dauert einige Tage bis 3 Wochen und wird als *akute Verlaufsform* bezeichnet. Mit Abklingen der Schmerzen wird die Schulter wieder beweglicher. Nach Durchlaufen dieser Phase kann die Erkrankung vollständig ausheilen.

***Die Phase des Kalkabbaus kann mit einer hochgradigen Entzündungsreaktion einhergehen, was für den Betroffenen sehr schmerzhaft ist.***

Andere Beschwerden entstehen, wenn das Kalkdepot sehr groß ist und zu einem *Engpass-Syndrom* (*Subakromialsyndrom* oder *Impingementsyndrom*) unter dem Schulterdach führt. Dann steht nicht eine schmerzhafte Entzündung im Vordergrund, sondern eine schmerzhafte Sehnenreizung beim Anheben und Abspreizen des Armes. Zu diesem *Engpass-Syndrom* kann es in der Ruhephase der Erkrankung kommen oder wenn die Entzündung nicht zu einem vollständigen Abbau des Kalks geführt hat.

## Untersuchung und Diagnostik

Meist sucht der Patient den Orthopäden in der schmerzhaften Entzündungsphase auf. In dieser Phase der Erkrankung kann die Schulter kaum untersucht werden, da jede Bewegung zu Schmerzen führt. Sie ist beim Abtasten an der Außenseite sehr empfindlich und zum Teil gerötet und überwärmt.

Führt der Kalk zu einem *Engpass-Syndrom*, weisen spezielle Tests bei der Untersuchung darauf hin. Auf das Engpass-Syndrom der Schulter wird ausführlich im Kapitel *Engpass-Syndrome der Schulter - Subakromialsyndrome (Impingementsyndrome)* eingegangen.

Weitere diagnostische Maßnahmen:

### Röntgen

Das Röntgen der Schulter zeigt das Kalkdepot und liefert **wertvolle Informationen**, in welcher Phase sich die Erkrankung befindet. Je nach Phase ist das Bild des Kalks im Röntgenbild unterschiedlich.

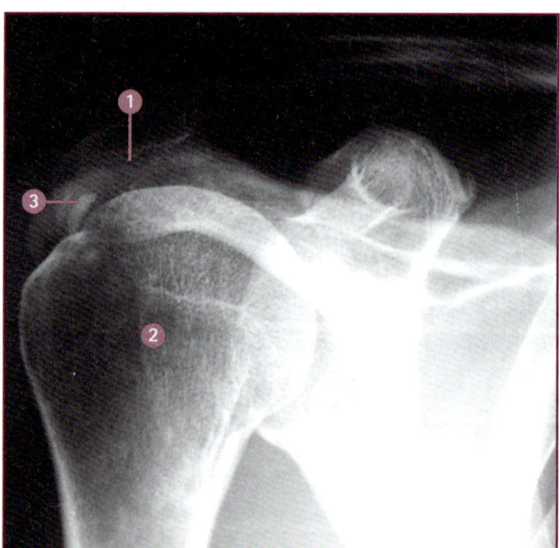


Das Röntgenbild zeigt das rechte Schultergelenk eines 56-jährigen Patienten von vorne. Zwischen dem Schulterdach *(Akromion)* 1 und dem Oberarmkopf 2 finden sich deutliche Verkalkungen *(Kalkdepot)* 3.

***Die Diagnose einer Kalkschulter kann fast immer durch eine Befragung, eine Tast-Untersuchung und durch die Durchführung von Ultraschall sowie Röntgen gestellt werden. Eine Kernspintomographie ist selten erforderlich.***

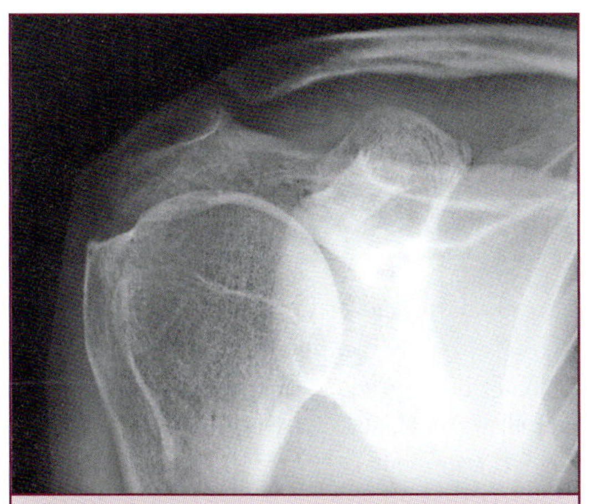

10 Monate später wurde dieses Röntgenbild angefertigt. Beide Kalkdepots sind vom Körper abgebaut und nicht mehr zu sehen. Die Erkrankung ist ausgeheilt.

■ **Ultraschalluntersuchung**

Mit Hilfe des Ultraschalls *(Sonographie)* kann das Kalkdepot in der Schulter **gut sichtbar** gemacht werden. Ebenso zeigen sich eine begleitende Schleimbeutelentzündung und mögliche Risse in den Sehnen. Sie ist daher eine sehr wichtige und einfach zu handhabende Untersuchungsmethode, die regelmäßig angewendet wird.

■ **Kernspintomographie (Magnetresonanztomographie, MRT)**

Sind weitere Informationen über die Schulter notwendig, kann eine Kernspintomographie durchgeführt werden. Sie ist **nicht zwingend** erforderlich und zur Darstellung des Kalks nur bedingt geeignet.

## Therapie

Die Therapie der Kalkschulter richtet sich nach den Beschwerden des Patienten. Ist die Verkalkung gering und führt zu keinen Beschwerden, so sind spezielle Maßnahmen nicht erforderlich. Die Behandlung der chronischen Verlaufsform der Erkrankung unterscheidet sich wesentlich von der Behandlung der hochakuten Form.

■ **Nicht-operative *(konservative)* Therapie**

Bei der **chronischen Verlaufsform** werden zur Linderung wiederkehrender Schmerzen **Medikamente** wie *Ibuprofen, Diclofenac* oder andere Stoffe der gleichen Wirkgruppe eingesetzt. Die Dauer wird möglichst auf 7-14 Tage beschränkt. Präparate mit pflanzlichen, entzündungshemmenden Wirkstoffen können alternativ und über einen längeren Zeitraum eingenommen werden. Mehrmals täglich können kühlende und entzündungshemmende Salben aufgetragen werden.

Durch häufige Schmerzphasen und Schonung der Schulter kommt es oft zu einem Verlust an Beweglichkeit. Der Kalk bedingt eine wiederkehrende Reizung unter dem Schulterdach *(Einklemmungssyndrom, Subakromialsyndrom)*. Beides kann mithilfe von **Physiotherapie** behandelt werden. Wenn die Bewegung der Schulter sich verbessert und die Sehnen und Muskeln sich entspannen, verringert dies den Reizzustand unter dem Schulterdach.

Sind die Schmerzen nicht ausreichend zu lindern, ist häufig eine **Spritzenbehandlung** erfolgreich. Dazu wird in die Nähe des Kalkdepots und des entzündeten Schleimbeutels ein Gemisch aus einem Kortisonpräparat und einem örtlichen Betäubungsmittel gespritzt. Durch die entzündungshemmende Wirkung des Kortisons kann der Schmerz rasch und anhaltend verschwinden. Manchmal ist eine Wiederholung der Spritzenbehandlung notwendig.

Die **Stoßwellentherapie** kann zur Linderung der Beschwerden beitragen. Eine direkte Zertrümmerung des Kalks gelingt nur mit einer *hochenergetischen* Therapie, wie sie bei der Zertrümmerung von Nierensteinen angewendet wird. Für die Schulter ist sie wegen möglicher Schäden an den Sehnen ungeeignet. Hier kommen *niedrigenergetische* Therapien zum Einsatz, die den Kalk nicht direkt zertrümmern, jedoch in vielen Fällen helfen, die Schmerzen zu lindern. Der genaue Wirkmechanismus ist noch nicht bekannt. Vermutet wird eine positive Beeinflussung von Schmerzrezeptoren, von Entzündungsvorgängen und von Umbauprozessen im Sehnengewebe.

Die Anwendung von Elektrotherapie, Iontophorese, Magnetfeldern oder Verfahren der Naturheilkunde kann ebenso zur Linderung beitragen wie eine Behandlung durch traditionelle chinesische Medizin *(TCM)*.

Bei der Therapie der **akuten Verlaufsform** steht die Behandlung der heftigen Schmerzen im Vordergrund. Neben der Gabe von Schmerzmitteln wie

*Ibuprofen* oder *Diclofenac* sind zum Teil weitere oder stärkere Medikamente wie *Novaminsulfon, Tramadol* oder *Tilidin* notwendig. Meist ist erst eine **Spritzenbehandlung** mit Kortison in der Lage, den schmerzhaften Entzündungsprozess an der Sehne und am Schleimbeutel zu beenden. Mit Hilfe des Ultraschalls gelingt eine exakte Platzierung des Präparates und damit oft eine schlagartige Besserung der Beschwerden. Zum Teil sind mehrfache Anwendungen notwendig.

Die regelmäßige Anwendung von milder **Kälte** aus dem Kühlschrank lindert in der akuten Phase zusätzlich. Besonders geeignet sind mit Wasser gefüllte Plastikbeutel, die mit Eisklümpchen versehen sind. Der Beutel passt sich der Schulterform sehr gut an.

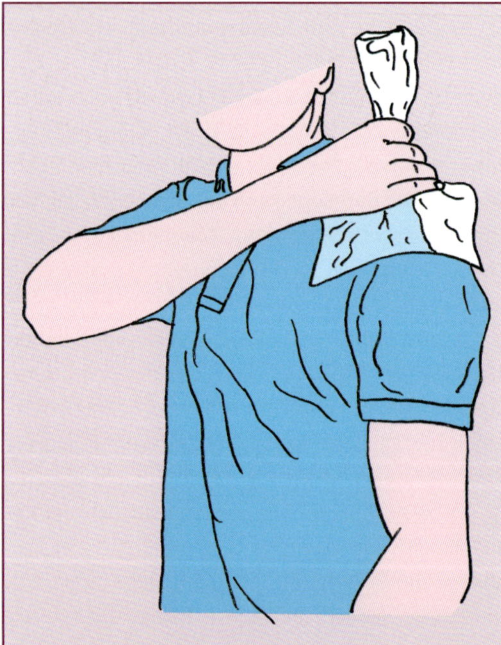

In der akuten schmerzhaften Phase ist die regelmäßige Anwendung von milder Kälte eine gute und schonende Therapie von Schmerzen und Entzündung. Ein mit Wasser und einigen Eiswürfeln gefüllter Beutel passt sich der Schulterform gut an. Die Anwendung kann 5-mal täglich für jeweils 10 Minuten erfolgen.

Physiotherapeutische Übungen an der Schulter sind in der akuten Phase weder möglich noch sinnvoll. Besteht nach Abklingen der Schmerzen eine Bewegungseinschränkung der Schulter, sollte diese allerdings physiotherapeutisch behandelt werden. Sie kann sonst Ursache weiterer Beschwerden sein.

Wenn sich der feste Kalk im Rahmen der akuten Entzündung verflüssigt, kann es gelingen, diesen mit einer Spritze zu entfernen oder durch eine sog. *Needling-Behandlung* die Kalkauflösung zu beschleunigen. Dazu wird durch Röntgen oder Ultraschall der Kalk lokalisiert und eine Nadel (engl. *needle*) mehrfach in das Kalkdepot gestochen *(Needling)*. Manchmal kann ein Teil des Kalks auf diese Weise abgesaugt werden. Die Methode wird eher zurückhaltend angewendet, da der Verlauf der Erkrankung auch ohne diese Behandlung eher günstig ist.

## ■ Operative Behandlung

Die Entfernung des Kalks durch eine Operation kommt in Frage, wenn Beschwerden trotz Therapie über 3-6 Monate nicht ausreichend zu lindern sind. Dies ist in 10-20% der Fälle notwendig.

***Das Vorhandensein einer Verkalkung in der Schulter allein ist kein Grund für eine operative Entfernung.***

Während der stark schmerzhaften Phase der akuten Verlaufsform wird nur in Ausnahmefällen operiert, da der Kalk mit hoher Wahrscheinlichkeit vom Körper abgebaut wird und die Erkrankung damit auch ohne Eingriff ausheilt. Bleiben Kalkdepots zurück, die zu wiederkehrenden Beschwerden führen, ist eine Operation möglich.

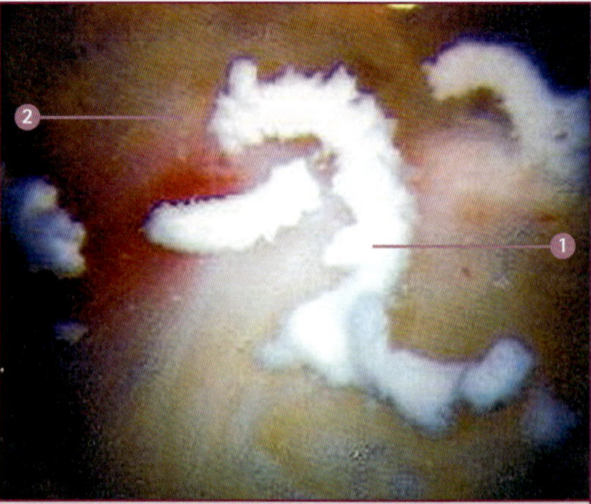


Das Foto wurde während einer Gelenkspiegelung *(Arthroskopie)* aufgenommen. Es zeigt den Kalk ❶, wie er aus der Sehne ❷, in die er eingebettet ist, herausgepresst wird. Häufig ist der Kalk beschaffen wie eine Zahnpasta.

Die Operation erfolgt über einen Hautschnitt *(offene Operation)* oder häufiger durch eine Gelenkspiegelung *(Arthroskopie)*. Dabei wird das Kalkdepot entfernt. Während des Eingriffs können eventuell notwendige zusätzliche Eingriffe an der Schulter vorgenommen werden. So kann der Raum unter dem Schulterdach durch die Entfernung von Bändern und Knochen erweitert werden, wie es bei einem Engpass-Syndrom häufig durchgeführt wird. Ebenso sind therapeutische Maßnahmen an den Sehnen *(Rotatorenmanschette)* möglich.

Die Operation führt in 80-90% der Fälle zum Erfolg, der im Wesentlichen davon abhängt, dass das Kalkdepot gefunden wird. Dies gelingt nicht immer, weil es in den Sehnen verborgen liegen kann.

## Prognose und Verlauf

Die Kalkschulter hat eine **gute Prognose**, da der Verlauf in vielen Fällen auch ohne Behandlung zur Heilung führt. Operative Maßnahmen werden bei etwa jedem 5. bis 10. Patienten notwendig. Zu heftigen Schmerzen kann es in der Phase der Kalkauflösung kommen, mit deren Ende die Ausheilung der Erkrankung beginnt.

Es ist selten, dass es nach Durchlaufen der Erkrankung zu einer erneuten Bildung von Kalk kommt.

### Das Wichtigste für Sie:

- Als *Kalkschulter* wird eine Verkalkung in einer die Schulter umgebenden Sehne bezeichnet.
- Sie ist nicht Folge von Verschleiß, sondern wird vermutlich durch eine Stoffwechselstörung der Sehnenzellen hervorgerufen.
- Besonders schmerzhaft ist die Phase, in der es zum Abbau des Kalkdepots kommt.
- Die meisten Fälle heilen auch ohne Behandlung aus und hinterlassen eine intakte Sehne.
- Bei anhaltenden Schmerzen können operative Maßnahmen notwendig werden.

# Das steife Schultergelenk *(Schultersteife)*

Unter einem *steifen Schultergelenk* versteht man eine aktive und passive Bewegungseinschränkung der Schulter durch ein Zusammenziehen *(Kontraktur)* der Schultergelenkkapsel.

Von einer *primären Schultersteife* spricht man, wenn für die Einsteifung keine Ursache gefunden werden kann. Andere Begriffe dafür sind *idiopathische Schultersteife* oder *frozen shoulder*, die *eingefrorene Schulter*. Der Begriff *eingefroren* (engl. *frozen*) beschreibt die zum Teil völlige Bewegungsunfähigkeit des Schultergelenks. Eine weitere Bezeichnung für diese Erkrankung ist *adhäsive Kapsulitis*.

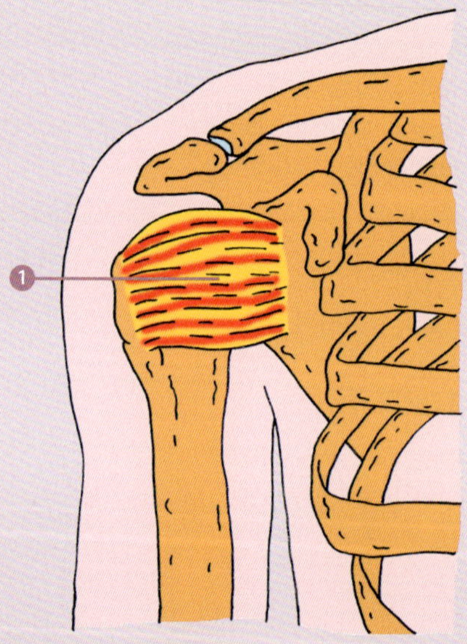

Dargestellt ist eine rechte Schulter in der Betrachtung von vorne. Die Kapsel ❶ des Schultergelenks ist geschrumpft, verdickt und entzündlich verändert. Damit ist eine Bewegung kaum noch möglich.

Davon abgegrenzt wird die *sekundäre Schultersteife*, die Folge einer erkennbaren Ursache ist.

## Ursachen und Herkunft

Die *primäre Schultersteife* oder *frozen shoulder* ist eine eigenständige Erkrankung, deren genaue Herkunft weitgehend **unklar** ist. Bekannt ist ein gehäuftes Auftreten bei Diabetikern und bei anderen Störungen des Stoffwechsels. Oft finden sich bei den Betroffenen strangartige Verhärtungen in der Innenfläche der Hände. Dieser *Dupuytren-Erkrankung* ist ein eigenes Kapitel gewidmet.

Durch einen vermutlich **entzündlichen Prozess** kommt es zu einer Reaktion des Gewebes mit Verdickung und Schrumpfung der Schultergelenkkapsel. Durch die Schrumpfung wird die Bewegungsfähigkeit des Schultergelenks erheblich eingeschränkt. Die Erkrankung durchläuft meist 3 Phasen von unterschiedlicher Länge. Manche Mediziner wählen auch eine Einteilung in 4 Phasen. Frauen sind etwas häufiger betroffen als Männer, meist in einem Alter zwischen 40 und 60 Jahren. In etwas mehr als 20% kann später auch die andere Seite betroffen sein.

Eine *sekundäre Schultersteife* entwickelt sich als Folge einer erkennbaren Ursache, daher der Begriff *sekundär (= Zweit...)*. Ursache kann eine Verletzung oder Operation der Schulter sein, auch eine lange Ruhigstellung des Arms kann zur Schultersteife führen. Die Ruhigstellung des Arms etwa in einer Binde sollte deshalb nur aus gutem Grund erfolgen. Bei älteren Patienten kann sich innerhalb kurzer Zeit eine ausgeprägte Bewegungseinschränkung entwickeln.

## Symptome und Beschwerden

Bei der *primären Schultersteife* hängen die Beschwerden von der Phase ab, in welcher sich die Erkrankung gerade befindet.

Die **1. Phase** ist durch eine zunehmende Einsteifung der Schulter *(Einsteifungsphase)* und auftretende Schmerzen gekennzeichnet. Diese sind meist schwer zu lokalisieren und nachts verstärkt zu spüren. Oft treten sie seitlich am Oberarm am Ansatz des Delta-Muskels auf. Die Schmerzen können sich langsam entwickeln oder auch plötzlich und heftig auftreten. Einfache Bewegungen, wie das Anziehen eines Hemdes oder das Schließen einer Schürze, fallen plötzlich schwer. Dies ist die **entzündliche**

**Phase** der Erkrankung, in der die Gelenkinnenhaut *(Synovialitis)* und die Gelenkkapsel *(Kapsulitis)* entzündlich verändert sind. Sie dauert wenige Wochen bis mehrere Monate.

In der **2. Phase** lassen die Schmerzen in der Schulter nach und die Bewegungseinschränkung hat ihren Höhepunkt erreicht *(Schultersteife)*. Als Folge der Schultersteife entwickeln sich häufig Schmerzen in der die Schulter umgebenden Muskulatur. Die Dauer dieser Phase beträgt etwa 4-12 Monate.

Bis zum Eintreten in die **3. Phase** der Erkrankung können Monate vergehen. In dieser letzten Phase *(Rückbildungsphase) taut* die *eingefrorene Schulter* von sich aus wieder auf. Es bestehen kaum noch Schmerzen und die Schulter wird wieder zunehmend beweglich. Die Länge dieser Phase beträgt wenige Monate bis zu 2 Jahre.

***Bei einem Großteil der Patienten bestehen nach Durchleben der Phasen keine oder nur noch geringe Beschwerden und Bewegungseinschränkungen an der Schulter.***

Entwickelt sich eine Schultersteife als Folge einer anderen Erkrankung *(sekundäre Schultersteife)*, stehen deren Symptome im Vordergrund. Der Prozess der Einsteifung durchläuft nicht die typischen Phasen wie bei der primären Schultersteife.

Eine eigenständige Besserung ist eher nicht zu erwarten, sondern gelingt nur durch eine Behandlung.

## Untersuchung und Diagnostik

Zur Feststellung einer Schultersteife sind die Befragung und die Untersuchung des Patienten ausschlaggebend. Typischerweise ist vor allem die Fähigkeit der Schulter zur **Innendrehung** *(Innenrotation)* und **Außendrehung** *(Außenrotation)* eingeschränkt. Dem Patienten gelingt es kaum, die Hand nach hinten an die Brustwirbelsäule zu führen.

In schweren Fällen ist das Gelenk völlig eingesteift *(kontrakt)*. Geringe Bewegungen des Armes sind nur deshalb noch möglich, weil das Schulterblatt auf dem Brustkorb gleiten kann.

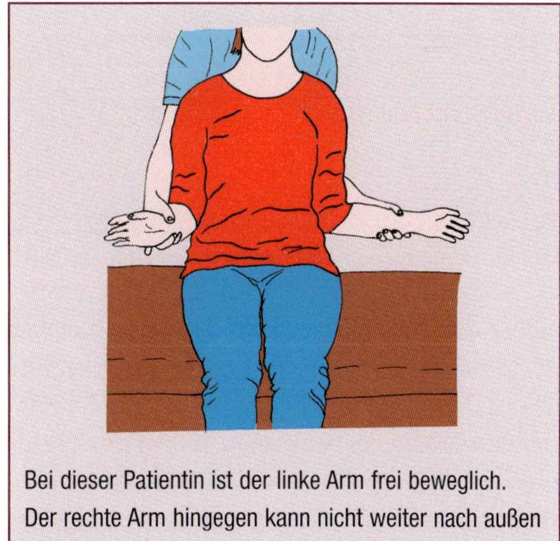

Bei dieser Patientin ist der linke Arm frei beweglich. Der rechte Arm hingegen kann nicht weiter nach außen gedreht werden. Durch die Schultersteife liegt u.a. eine eingeschränkte Fähigkeit zur Außendrehung *(Außenrotation)* vor.

Weitere diagnostische Maßnahmen:

■ **Röntgen**

Ein Röntgenbild wird regelmäßig angefertigt, um andere Erkrankungen, die zur einer Bewegungseinschränkung der Schulter führen, nicht zu übersehen. Vor allem ein Verschleiß des Schultergelenks *(Omarthrose)* kann in einem Röntgenbild erkannt werden.

***Die Diagnose einer eingesteiften Schulter wird im Wesentlichen durch die Untersuchung des Patienten gestellt. Außer dem Röntgen sind bildgebende Verfahren nur selten notwendig.***

■ **Ultraschalluntersuchung**

Die Untersuchung mit Ultraschall erbringt für diese Erkrankung kaum nützliche Informationen.

■ **Kernspintomographie (Magnetresonanztomographie, MRT), Computertomographie (CT) und Szintigraphie**

Diese Untersuchungen werden nur in unklaren Fällen eingesetzt. Sie können zwar Veränderungen an der Schulter erkennen lassen, sind jedoch meist nicht von entscheidender Bedeutung für die Therapie.

## Therapie

Die meisten Fälle einer Schultersteife werden nicht-operativ *(konservativ)* behandelt.

***Auch wenn die Erkrankung über viele Monate verlaufen kann, so steht am Ende doch wieder eine schmerzfreie und bewegliche Schulter.***

### Nicht-operative *(konservative)* Therapie

Bei der *primären Schultersteife (frozen shoulder)* stehen in der ersten Phase die **Schmerzen** im Vordergrund. Zur Linderung werden Schmerzmittel wie *Ibuprofen, Diclofenac* oder andere Präparate eingesetzt. In einigen Fällen bringt die Gabe von **Kortison** eine Besserung. Dabei kann der Wirkstoff *Prednisolon* in Tablettenform über einige Tage gegeben werden. Über etwa 3 Wochen wird die Dosis schrittweise reduziert. Bei Diabetikern ist mit dieser Therapie besondere Vorsicht geboten, da Kortison sich ungünstig auf den Zuckerstoffwechsel auswirkt.

***Die Gabe von Kortison kann möglicherweise Entzündungsvorgänge und eine Verdickung der Gelenkkapsel günstig beeinflussen.***

Da es sich um eine entzündliche Veränderung der Schultergelenkkapsel handelt, kann ein Kortisonpräparat in das Gelenk gespritzt werden. Damit lässt sich in einigen Fällen eine Besserung der Beschwerden erreichen. In anderen Fällen kann keine oder nur eine geringe Wirkung erzielt werden.

Elektrische Ströme (z.B. TENS), Magnetfeldtherapie, therapeutischer Ultraschall und Akupunktur sind begleitende Maßnahmen, die die Beschwerden lindern können.

Eine intensive physiotherapeutische Behandlung kann in der akut schmerzhaften Phase die Beschwerden verschlimmern. Leichte Bewegungsübungen sind in dieser Phase ausreichend, sie sollten keine Schmerzen verursachen. Treten die Schmerzen in den Hintergrund und die **Bewegungseinschränkung** in den Vordergrund, wird dagegen die **physiotherapeutische Behandlung** das wichtigste Therapieinstrument.

Mit ihrer Hilfe wird das Gelenkspiel verbessert, die umgebenden Muskeln werden entkrampft und die Gelenkkapsel gedehnt. Von Beginn an sollte der Patient angeleitet werden, einige Übungen regelmäßig selbstständig zu Hause durchzuführen. Die Übungen werden so durchgeführt, dass es zu keinen Schmerzen im Gelenk kommt. Schmerzen bei den Übungen könnten zu einer Reizung der Schulter und zu einer Verschlimmerung der Erkrankung führen.

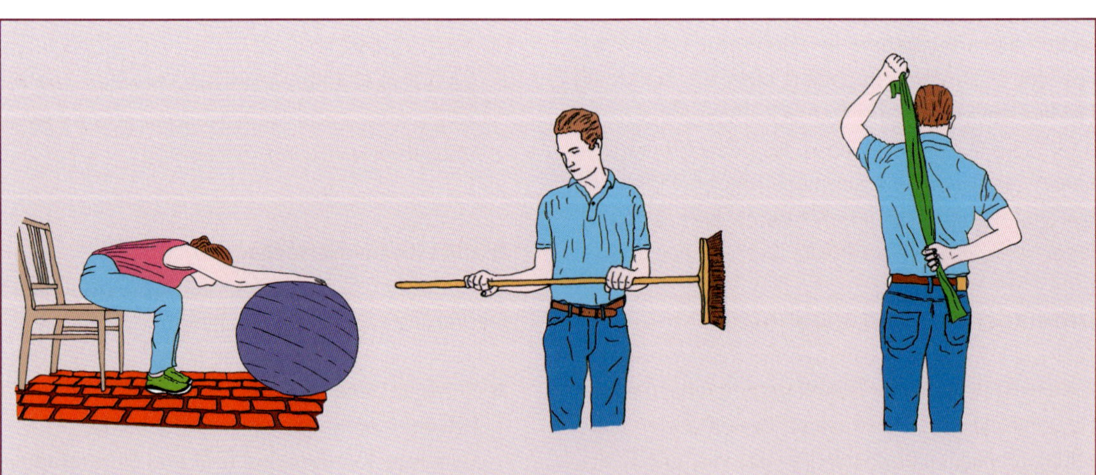

Ein großer Gymnastikball eignet sich ideal zur Beübung der Schulter. Der erkrankte Arm wird entspannt auf den Ball gelegt und durch ein Rollen des Balls in die Richtungen bewegt, in denen eine eingeschränkte Beweglichkeit besteht. In der Abbildung ist zu erkennen, wie die Streckung der Schulter geübt wird.

Mit einfachen Mitteln, hier einem Besen, kann zu Hause effektiv geübt werden. Bei dieser Übung liegt der betroffene rechte Arm dem Körper eng an und wird über den Besenstiel durch den gesunden linken Arm nach außen gedreht. Dies verbessert die Fähigkeit zur Außendrehung *(Außenrotation)*.

Bei dieser Übung wird der erkrankte Arm, hier der rechte, auf den Rücken geführt. Die Hand umfasst ein Gummiband und der gesunde linke Arm zieht den erkrankten Arm langsam nach oben.

Die vom Patienten regelmäßig zu Hause durchgeführten Übungen sind wichtig, um eine Verbesserung der Beweglichkeit zu erreichen. Es können täglich 3- bis 5-mal 15 Wiederholungen der gezeigten Übungen durchgeführt werden.

Eine Therapie im Bewegungsbad wird als angenehm empfunden. In schweren Fällen kann ein *Schmerzkatheter* in die Nähe der den Arm versorgenden Nerven gelegt werden. Dabei wird über ein dünnes Plastikröhrchen *(Katheter)* ein Medikament gespritzt, welches die Schmerzweiterleitung aus der Schulter unterbricht. Damit können Schmerzen weitgehend ausgeschaltet und intensivere Übungen ermöglicht werden. Die Behandlung zieht sich bis zum Ende der 3. Phase, in der sich die Steife der Schulter wieder löst. So sollen bleibende Bewegungseinschränkungen am Ende der Erkrankung verhindert werden.

***Therapiemaßnahmen können die Beschwerden des Patienten gut lindern. Ob sie die Dauer der Erkrankung verkürzen, ist noch unklar.***

Ist die Schulter in Folge einer anderen Erkrankung entstanden *(sekundäre Schultersteife)*, so wird nach Behandlung der ursächlichen Erkrankung mit Hilfe der Physiotherapie versucht, die Bewegungseinschränkung zu beheben.

**■ Operative Behandlung**

In der Akutphase der *primären Schultersteife* wird in aller Regel keine operative Therapie durchgeführt. Sie kommt in Frage, wenn sich nach 3-6 Monaten der Therapie keine wesentliche Verbesserung zeigt und die Phase der stärksten Bewegungseinschränkung (Phase 2) erreicht ist. Ob durch eine Operation die Dauer der Erkrankung verkürzt und der Bewegungsverlust im Vergleich zum natürlichen Verlauf der Erkrankung wesentlich verbessert werden kann, ist nicht abschließend geklärt. Mehr als zwei Drittel der operierten Patienten profitieren jedoch von der Operation.

Im Rahmen einer **Gelenkspiegelung** *(Arthroskopie)* wird die Schulter durch den Operateur bewegt *(mobilisiert)*. Dafür wird häufig der Begriff der *Narkosemobilisation* verwendet. Je nach Befund werden Teile der Gelenkkapsel, der Bänder oder der Sehnen von innen eingeschnitten und Vernarbungen gelöst (*Arthrolyse* oder *Release*). Durch die Dehnung des Gelenks in der Narkose kann es zu Verletzungen von Knochen, Sehnen und der Gelenklippe kommen. Ist eine Gelenkspiegelung nicht möglich, kann der Eingriff über einen Hautschnitt erfolgen *(offene Operation)*.

## Prognose und Verlauf

Die Prognose der *primären Schultersteife (frozen shoulder)* ist **gut**, da es in den meisten Fällen zu einer sog. *Spontanheilung*, also einer Heilung von alleine, ohne therapeutische Eingriffe, kommt. Bei weniger als 10% verbleiben Schmerzen und eine Bewegungseinschränkung. Auch ein erneutes Auftreten der Erkrankung ist nicht wahrscheinlich. Problematisch ist, dass die Dauer der Erkrankung nicht vorhergesagt werden kann. Sie reicht von wenigen Monaten bis zu 3 Jahren und länger, im Mittel dauert sie etwa 2 Jahre. Jeder Fall kann anders verlaufen. Verständlicherweise sind diese Zeitangaben für den Patienten unbefriedigend. Daher benötigt er bei dieser Erkrankung besonders viel Geduld und Zuversicht. Bei Diabetikern ist der Verlauf insgesamt ungünstiger.

Zur *sekundären Schultersteife* lassen sich kaum allgemeingültige Aussagen machen, da die Ursachen, die zur Einsteifung führen, zu unterschiedlich sind. Eine Spontanheilung ist eher nicht zu erwarten. Durch intensive Übungen kann jedoch viel erreicht werden.

### Das Wichtigste für Sie:

- *Schultersteife* beschreibt die aktive und passive Bewegungseinschränkung der Schulter.
- Die *primäre Schultersteife (frozen shoulder)* ist eine eigenständige Erkrankung unklarer Herkunft.
- Sie verläuft in Phasen und endet meist mit einer Spontanheilung.
- Ihr Verlauf kann wahrscheinlich nicht verkürzt, die einzelnen Phasen jedoch gut behandelt werden.
- Die *sekundäre Schultersteife* ist Folge einer anderen Erkrankung und heilt nicht von alleine.

## Der Verschleiß des Schultergelenks – Die *Omarthrose*

Unter dem *Verschleiß* eines Gelenks versteht man die zunehmende Zerstörung seiner Knorpelschicht. Dies wird ganz allgemein als *Arthrose* bezeichnet. Tritt eine Arthrose am Schultergelenk auf, wird dafür der Begriff *Omarthrose* verwendet.

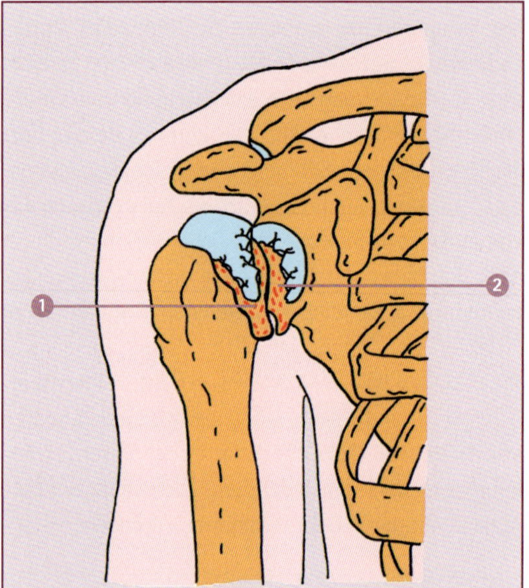


Die Zeichnung zeigt eine rechte Schulter von vorne. Der hellblau eingezeichnete Gelenkknorpel ist sowohl am Oberarmkopf ❶ wie auch an der Gelenkpfanne ❷ zerstört. Damit besteht ein fortgeschrittener Verschleiß *(Arthrose)* am Schultergelenk, eine *Omarthrose*.

### Ursachen und Herkunft

Bei einem Gelenkverschleiß kommt es zu einer zunehmenden **Zerstörung der Knorpelschicht**. Diese beginnt meist mit einer leichten Schädigung dieser Schicht. Schäden am Gelenkknorpel heilen nicht mehr aus, weil sich Knorpelzellen kaum noch vermehren können. Daher ist eine Heilung wie bei anderen Gewebsverletzungen nicht möglich. Mit der Zeit dehnt sich der zunächst kleine Schaden weiter aus und betrifft schließlich das gesamte Gelenk, welches so zerstört wird.

Besteht für den Verschleiß des Schultergelenks keine erkennbare Ursache, wird von einer *primären Arthrose (Omarthrose)* gesprochen. Sie tritt an der Schulter viel seltener auf als am Knie- oder Hüftgelenk. Die genaueren Mechanismen, die den Gelenkverschleiß auslösen, sind noch nicht vollständig geklärt.

***Von einer Arthrose der Schulter sind typischerweise Frauen über 60 Jahre betroffen.***

Entwickelt sich ein Verschleiß des Schultergelenks als Folge einer erkennbaren Ursache, liegt eine *sekundäre Arthrose (Omarthrose)* vor. Solche Ursachen sind **Unfälle** mit Schädigung der Knorpelschicht, Knochenbrüche oder Durchblutungsstörungen des Oberarmkopfes. Diese Durchblutungsstörungen führen zu einem Absterben des Knochens, was als *Humeruskopfnekrose* bezeichnet wird. Die dem Knochen aufsitzende Knorpelschicht bricht dadurch ein, die Folge ist eine Zerstörung des Gelenks.

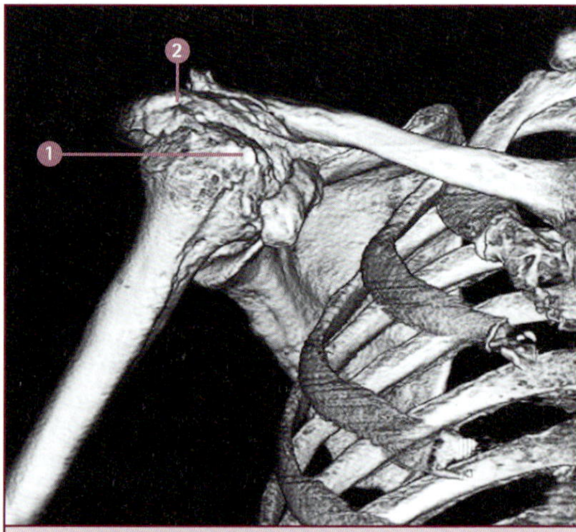


Die Abbildung zeigt die Computertomographie einer rechten Schulter in der Betrachtung von vorne. Der Oberarmkopf ❶ ist nicht mehr von einer glatten Knorpelschicht überzogen, sondern ist zerfurcht und durch Verschleiß *(Arthrose)* verändert. Durch einen Schaden an den Sehnen hat er sich bis unter das Schulterdach ❷ geschoben.

Auch das **Auskugeln** der Schulter *(Luxation)* kann zu Schäden im Gelenk führen. Dies betrifft den Knorpel, die Gelenklippe *(Labrum)* oder die Sehnen der Schulter. Als Folge kann sich der Verschleiß ausdehnen oder durch eine *Instabilität* der Schulter über Jahre entwickeln.

Schäden an den **Sehnen der Rotatorenmanschette** führen zu einer Fehlbelastung und Überlastung des Gelenkknorpels, was ihn ebenfalls langfristig schädigt. Rheumatische Erkrankungen oder Gicht können weitere Ursachen einer Arthrose an der Schulter sein.

Berufliche und sportliche **Belastungen** der Schulter lösen in der Regel keine Arthrose aus. Lediglich extreme Beanspruchung mit schweren Gewichten und Kräften, die am abgespreizten oder erhobenen Arm wirken, können zu einem Überlastungsschaden an der Gelenkkapsel und am Knorpel führen. Ausführliche Erläuterungen über die Entstehung und den Verlauf einer Arthrose werden im Kapitel *Der Gelenkverschleiß – Die Arthrose* gegeben.

## Symptome und Beschwerden

Im Gegensatz zu den Arthrosen an Knie- und Hüftgelenk wird die Arthrose am Schultergelenk von vielen Patienten in der Frühphase kaum schmerzhaft wahrgenommen. Dies liegt darin begründet, dass das Schultergelenk im Unterschied zu Knie- und Hüftgelenk nicht durch das Körpergewicht belastet wird.

Das **erste Zeichen**, das ein Patient mit einem Schulterverschleiß wahrnimmt, ist ein **Schmerz** bei Bewegung des Gelenks. Der Schmerz ist zu Beginn einer Bewegung spürbar oder wenn das Schultergelenk zur Seite angehoben wird. Mit Fortschreiten der Arthrose werden Schmerzphasen häufiger und länger. Die Beweglichkeit im Schultergelenk nimmt ab. Vor allem die Außendrehung der Schulter geht zunehmend verloren. Die Gelenkkapsel schrumpft und Muskeln verkürzen sich. Dies fällt vielen Patienten nicht auf, da es zu einer Ausgleichbewegung durch das sehr mobile Schulterblatt kommt.

***Die wichtigsten Symptome einer Arthrose des Schultergelenks sind der Schmerz und eine zunehmende Bewegungseinschränkung.***

In den **Spätphasen** der Arthrose steift das Gelenk zunehmend ein. Im Alltag können Dinge nicht mehr in einen höheren Schrank eingeräumt werden, das Kämmen der Haare fällt schwer. Es entwickelt sich ein dauerhafter Schmerz, der nachts zur Störung des Schlafes führen kann. Durch den fast vollständigen Abrieb des Knorpels verspürt der Patient bei Bewegung ein Knarren und Reiben in der Schulter, das zum Teil auch hörbar ist.

Seltener als bei Verschleißerkrankungen anderer Gelenke kommt es zu einer Schwellung, Rötung und Überwärmung der Schulter. Zusammen mit einer Ansammlung von Flüssigkeit im Gelenk *(Gelenkerguss)* sind dies Zeichen einer schmerzhaften *Aktivierung* der Arthrose.

In der **Endphase** der Arthrose ist das Gelenk fast eingesteift. Es sind kaum noch Bewegungen möglich. Damit sinkt oftmals das Schmerzniveau.

## Untersuchung und Diagnostik

Bei der Erhebung der Krankengeschichte *(Anamnese)* wird unter anderem nach Verletzungen oder

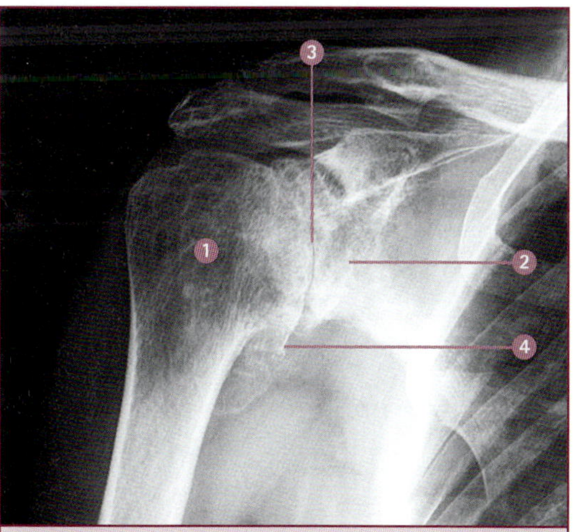


Das Röntgenbild zeigt eine rechte Schulter von vorne. Zwischen den Knochen des Oberarmkopfes ❶ und der Schultergelenkpfanne ❷ besteht keine Knorpelschicht mehr, so dass die beiden Knochen fast gegeneinander reiben. Der normalerweise im Röntgenbild durch die Knorpelschicht zu sehende sog. *Gelenkspalt* ❸ ist stark verschmälert. Am unteren Teil des Oberarmkopfes haben sich als Folge des Verschleißes sog. *Knochenwülste (Osteophyten)* ❹ gebildet.

Operationen der Schulter gefragt. Wichtig ist die genaue Beschreibung der Beschwerden durch den Patienten.

Im Rahmen der Untersuchung werden Bewegungseinschränkungen und schmerzhafte Bewegungsmuster festgestellt. Das Schultergelenk kann geschwollen und überwärmt sein.

Weitere diagnostische Maßnahmen:

■ **Röntgen**
Eine Röntgenuntersuchung wird zur Feststellung eines Gelenkverschleißes der Schulter regelmäßig durchgeführt. Dabei zeigen sich als Folge des Verschleißes eine Abnahme der Knorpelschicht, knöcherne Ausziehungen an den Rändern des Gelenks und eine veränderte Stellung des Oberarmkopfes zur Gelenkpfanne.

■ **Ultraschalluntersuchung**
Die Untersuchung mit Ultraschall wird an der Schulter ebenfalls regelmäßig durchgeführt. Aussagen zu einem Verschleiß des Gelenks können damit kaum getroffen werden. Jedoch können Sehnen, Muskeln und Schleimbeutel gut beurteilt werden. Dies ist für die Diagnose und die weitere Therapie sehr wichtig.

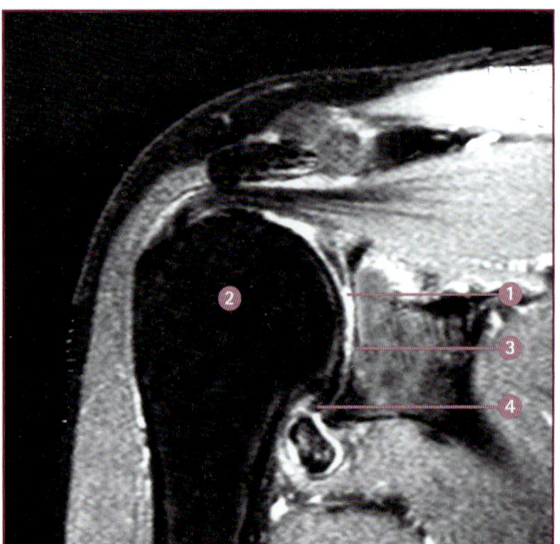


Das Bild zeigt eine Kernspintomographie der rechten Schulter von vorne betrachtet. Die Knorpelschicht ❶ zwischen dem Oberarmkopf ❷ und der Schultergelenkpfanne ❸ ist ausgedünnt. Als Folge des Verschleißes haben sich knöcherne Wülste *(Osteophyten)* ❹ gebildet.

■ **Kernspintomographie (Magnetresonanztomographie, MRT), Computertomographie (CT)**
Beide Untersuchungen werden bei Unklarheiten in der Diagnose oder zur Planung einer Operation eingesetzt.

## Therapie

Die Therapie richtet sich nach den Beschwerden und den Ansprüchen, die der Patient an sein erkranktes Gelenk stellt. Wie jede andere Arthrose kann auch die Arthrose am Schultergelenk nicht geheilt, jedoch behandelt werden. Ausführlich wird im Kapitel *Der Gelenkverschleiß – Die Arthrose* auf die einzelnen Behandlungsmethoden eingegangen.

■ **Nicht-operative *(konservative)* Therapie**
Die leichten Schmerzen, die in der Frühphase beklagt werden, können durch eine bedarfsweise Einnahme von Medikamenten behandelt werden. Dazu sind entzündungshemmende Wirkstoffe wie *Ibuprofen, Diclofenac* oder andere geeignet. Präparate mit pflanzlichen, entzündungshemmenden Wirkstoffen können alternativ und über einen längeren Zeitraum eingenommen werden. Kühlende und entzündungshemmende Salben, die mehrmals täglich aufgetragen werden, lindern die Beschwerden.

**Nahrungsergänzungsmittel** wie *Glucosamin(-sulfat)* und *Chondroitin(-sulfat)* haben im Vergleich zu Schmerzmitteln eine gute Verträglichkeit. Sie können zur Linderung von leichten Beschwerden versuchsweise über 3 Monate eingenommen werden. Ist die Therapie erfolgreich, kann sie fortgeführt oder nach einer Pause bei erneuten Beschwerden wieder aufgenommen werden. Wurde kein Effekt erreicht, wird die Einnahme beendet. Inwieweit diese Wirkstoffe ein Fortschreiten oder eine Verbesserung der Arthrose bewirken, ist fraglich und nicht abschließend geklärt.

Anders als Knie- oder Hüftgelenk wird das Schultergelenk nicht durch das Körpergewicht belastet. Dennoch führen schwere körperliche Arbeit oder Sport zu einer schmerzhaften Reizung eines geschädigten Schultergelenks. Diese Belastungen sollten zur Verhinderung eines Fortschreitens der Arthrose und zur Vermeidung von Schmerzen möglichst unterlassen werden.

**Leichte Bewegungsübungen** und ein leichtes muskuläres Training der die Schulter umgebenden Muskeln sind dagegen förderlich. Wird festgestellt, dass das Gelenk zunehmend einsteift, stellt ein Physiotherapeut mit dem Patienten ein passendes Übungsprogramm zusammen. Diese Übungen dehnen die Gelenkkapsel und die verkürzten Muskeln. Sie sollten regelmäßig vom Patienten zu Hause durchgeführt werden. Für das Gelenk ist es besonders schonend, wenn die Übungen im Schwimmbad erfolgen *(Wassergymnastik)*.

Die Anwendung einer *Manuellen Therapie* oder *Osteopathie* kann zur Verbesserung der Gelenkbeweglichkeit und zur Schmerzlinderung ebenfalls sehr hilfreich sein.

Sportarten, bei denen es zu einer hohen Belastung durch Kraft und Gewicht am ausgestreckten oder erhobenen Arm kommt, verstärken die Knorpelschäden. Kraftsport, Tennis oder Volleyball sind daher Beispiele für ungeeignete Sportarten bei einer Arthrose der Schulter. Geeignet sind **Sportarten**, die die Schulter kaum belasten, wie Laufsportarten, Radfahren und Wandern. Leichte Beanspruchungen beim Brust-Schwimmen, Golfen oder Reiten sind möglich.

In schmerzhaften Phasen ist die Anwendung von therapeutischen **elektrischen Strömen** hilfreich. Eine Form der Anwendung ist die dabei die *TENS-Behandlung (Transkutane elektrische Nervenstimulation)*. Spricht der Patient darauf gut an, wird ein *TENS-Gerät* für die weitere selbstständige Versorgung zu Hause verordnet. Die Behandlung mit Magnetfeldern kann ebenfalls zur Linderung von Schmerzen beitragen.

Mit Hilfe der **Akupunktur** wird vielfach eine gute und anhaltende Linderung von Beschwerden erreicht. Sie ist schonend und für den Patienten wenig belastend.

Überlastungen der Schulter können eine sonst wenig schmerzhafte Schulterarthrose reizen. Man spricht von einer **Aktivierung der Schultergelenkarthrose**, was mit Schmerzen, Schwellung und Überwärmung der Schulter einhergeht. Versagen in dieser Phase die bisher aufgeführten Therapien, kann eine Behandlung mit Spritzen *(Injektionen)* erfolgen. Dabei wird ein Gemisch aus einem örtlichen Betäubungsmittel *(Lokalanästhetikum)* und einem Kortisonpräparat in das Gelenk gespritzt. Der schmerzstillende Effekt ist in der Regel sehr gut. Die Dauer der Wirkung ist von Patient zu Patient verschieden. Diese Behandlung kann mehrmals im Jahr angewendet werden. Eine kurzfristige Wiederholung im Abstand von Tagen oder Wochen wird eher vermieden, um den Gelenkknorpel durch das Kortison nicht weiter zu schädigen.

Spricht ein Patient gut auf eine Spritzenbehandlung an, kann zur weiteren Behandlung das Einspritzen von *Hyaluronsäure* zur Schmerzlinderung sinnvoll sein. Auch mit dieser Methode wird keine Heilung der Knorpelschäden erreicht. Sie verbessert aber als *künstliche Gelenkschmiere* die Gleitvorgänge im Gelenk, beruhigt die gereizte Gelenkinnenhaut *(Synovialis)* und unterstützt die Ernährung des Knorpels. Daher wird sie bei vielen Patienten angewendet, die nicht dauerhaft Schmerztabletten einnehmen möchten oder für die eine operative Therapie nicht in Frage kommt. Ob und wie lange die Behandlung dem Patienten hilft, ist von Fall zu Fall unterschiedlich. Die Dauer der Wirkung kann nur wenige Wochen oder mehrere Jahre anhalten. Wird die Behandlung mit Hyaluronsäure vom Patienten als effektiv empfunden, kann sie nach einigen Monaten wiederholt werden.

***Es gibt keine Maßnahmen zur Heilung einer Arthrose des Schultergelenks, jedoch viele Maßnahmen zur Linderung der Beschwerden.***

Kommt es durch die Arthrose zu einer starken Bildung von Gelenkflüssigkeit *(Gelenkerguss)*, die sich trotz Absaugens *(Punktion)* und Behandlung mit Kortison immer wieder bildet, kann eine *Radiosynoviorthese (RSO)* sinnvoll sein. Sie wird an der Schulter im Vergleich zu anderen Gelenken eher selten durchgeführt, bei Patienten mit einer rheumatischen Erkrankung häufiger.

Bei diesem Verfahren wird von einem Röntgenarzt *(Radiologe)* eine radioaktive Substanz in das Gelenk gespritzt. Diese zerstört die Gelenkinnenhaut, die für die Produktion der Gelenkflüssigkeit verantwortlich ist. Damit können in einigen Fällen Schmerzen gelindert und die weitere Bildung von Gelenkflüssigkeit verhindert werden. An den Knorpelschäden ändert dieses Verfahren nichts. Im Gegenteil, die Knorpelzellen nehmen durch die Bestrahlung eher weiteren Schaden.

### Operative Behandlung

Operative Therapien kommen auf Wunsch des Patienten dann in Frage, wenn andere Therapieformen zu keiner für den Patienten erträglichen Linderung seiner Beschwerden geführt haben.

Durch eine **Gelenkspiegelung** *(Arthroskopie)* können Abriebprodukte des Knorpels ausgespült werden. Gleichzeitig können Unebenheiten des Knorpels geglättet und Teile der Gelenkinnenhaut *(Synovialis)* entfernt werden. Im Gegensatz zur operativen Therapie anderer Gelenke wird dieser Eingriff an der Schulter eher selten durchgeführt. Auch die Techniken zur Anregung von Ersatzknorpel durch Eröffnen der Knochenschicht unter dem Knorpel kommen nicht oder selten zur Anwendung. Das gleiche gilt für die Möglichkeiten der *Knochen-Knorpel-Transplantation* oder der *Knorpelzüchtung*. Sie werden an der Schulter kaum angewendet.

Dies liegt unter anderem darin begründet, dass die Phasen, in denen diese Therapieformen erfolgreich sind, an der Schulter wenig schmerzhaft sind. Treten bei der Arthrose des Schultergelenks anhaltende und starke Beschwerden auf, dann ist die Arthrose bereits so weit fortgeschritten, dass die erwähnten Maßnahmen nicht mehr sinnvoll sind. Der Patient kann sich dann für einen *künstlichen Gelenkersatz* entscheiden.

Welche Form des künstlichen Gelenkersatzes am Schultergelenk gewählt wird, hängt vom Ausmaß des Knorpelschadens am Oberarmkopf und an der Gelenkpfanne ab. Entscheidend ist außerdem der Zustand des Knochens und der Sehnen der Rotatorenmanschette.

Ist die Rotatorenmanschette intakt, kann ein Teil des **Oberarmkopfes ersetzt** werden *(Humeruskopfersatz)*. Nach teilweiser Entfernung des durch die Arthrose zerstörten Oberarmkopfes wird die Prothese mit einem Stiel in den Schaft des Oberarmknochens eingesetzt. Dies erfolgt bei Jüngeren meist ohne Knochenzement *(zementfrei)*, dabei verwächst der Knochen zum Teil mit dem Metall. Bei Älteren wird Knochenzement verwendet *(zementiert)*, der schon nach wenigen Minuten so fest aushärtet, dass er eine feste Verbindung zwischen Prothese und Knochen schafft.

Die verschiedenen Prothesen werden nach der Länge des Schaftes unterschieden: es gibt *Standardschaftprothesen* von etwa 10 cm Länge, kürzere *Kurzschaftprothesen* oder Prothesen ohne Schaft *(schaftlose, schaftfreie)*. Prothesen mit kurzem Schaft oder schaftfreie Prothesen werden eher bei jüngeren Patienten verwendet. Dadurch wird versucht, möglichst viel Knochensubstanz zu erhalten, falls in späteren Jahren ein Wechsel der Prothese notwendig wird.

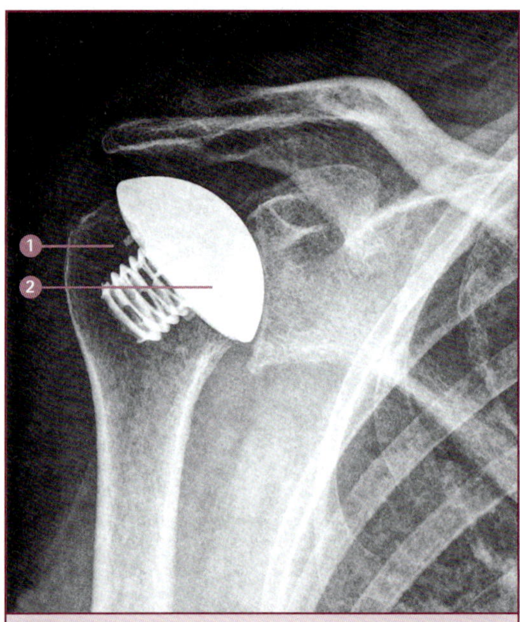


Dies ist die Abbildung eines Röntgenbildes der rechten Schulter in der Betrachtung von vorne. Die Gelenkfläche des Oberarmkopfes ❶ wurde durch einen künstlichen Teilgelenk-Ersatz ❷ ersetzt.

Je nach Zustand der Gelenkpfanne *(Glenoid)*, wird diese ebenfalls durch einen künstlichen Gelenkteil ersetzt. Dieser besteht entweder vollständig aus Kunststoff *(Polyethylen, PE)*, der mit Zement im Knochen befestigt wird, oder die Kunststoffpfanne ist an einer Metallkomponente befestigt, die in das Schulterblatt eingebracht wird. Werden Oberarmkopf und Gelenkpfanne ersetzt, werden hierfür die Begriffe der *Vollprothese* oder der *Schulter-Totalendoprothese (Schulter-TEP, totale Schulterprothese)* verwendet.

***Zur Behandlung einer Arthrose des Schultergelenks (Omarthrose) hat sich der Einbau einer Schulter-Totalendoprothese bewährt.***

Bei einer *Hemiprothese* wird nur die zerstörte Gelenkfläche des Oberarmkopfes entfernt. Die Gelenkfläche der Pfanne *(Glenoid)* bleibt dann erhalten. Dies kann in Form des bereits erwähnten *Humeruskopfersatzes* erfolgen oder es wird ein *Oberflächenersatz* vorgenommen. Bei letztgenanntem wird die gesamte Gelenkfläche des Oberarmkopfes durch eine Metall-Kappe *(Kappenarthroplastik)* ersetzt, der übrige Knochen des Oberarmkopfes bleibt erhalten. Die Vorgehensweise ähnelt dem Überkronen eines Zahns. Andere Begriffe für diese Behandlungsform sind *Cup-Prothese* oder *Resurfacing*.

In seltenen Fällen kann bei jüngeren Patienten ein auf eine kleine Fläche beschränkter Knorpelschaden durch eine kleine Metall-Kappe ersetzt werden. Der unbeschädigte Knorpel bleibt erhalten, weshalb der Begriff *Teilgelenkflächenersatz* verwendet wird.

Ist die **Rotatorenmanschette nicht mehr intakt**, so kann sie entweder während der Operation ausreichend wiederhergestellt werden *(Rekonstruktion)* oder es kommen andere Prothesenmodelle in Frage.

Ohne eine intakte Rotatorenmanschette oder bei Zuständen, die zu einer mangelnden Führung im Gelenk führen, würde der Oberarmkopf nach oben unter das Schulterdach abgleiten. Anhaltende Beschwerden wären die Folge. Um dies zu verhindern, wurden verschiedene Prothesen-Modelle entwickelt. Bei der *bipolaren Endoprothese* wird eine große Schale auf die Gelenkpfanne gesetzt und der Oberarmkopf durch eine Metallprothese ersetzt. In der Schale befindet sich eine weitere Schale, mit der der künstliche Metallkopf das neue Gelenk bildet. Eine weitere Möglichkeit besteht in der Herstellung einer stabileren Verbindung zwischen Gelenkpfanne und Gelenkkopf durch eine *gekoppelte Prothese*. Dabei umschließt die Gelenkpfanne mehr als die Hälfte des Gelenkkopfes. Beim Modell der *inversen Endoprothese* wird in die zerstörte Gelenkpfanne keine künstliche Pfanne, sondern ein künstlicher Gelenkkopf eingesetzt. Ebenso wird anstelle des Oberarmkopfes kein künstlicher Gelenkkopf, sondern eine künstliche Pfanne eingesetzt. Die natürliche Situation wird damit auf den Kopf gestellt *(invers)*, womit einem Wandern des Oberarmes nach oben unter das Schulterdach entgegengewirkt wird.

Diese Behandlung kann allerdings mit häufigeren Komplikationen verbunden sein.

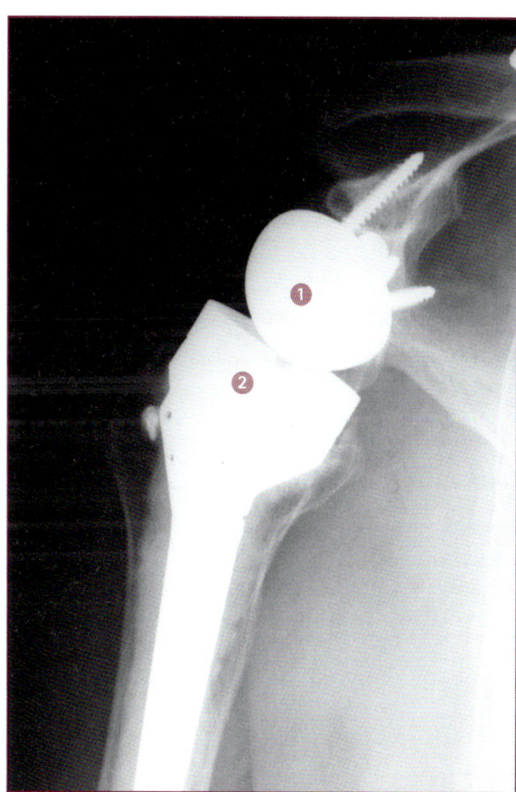


Das Röntgenbild zeigt eine rechte Schulter von vorne. Eingesetzt wurde eine sog. *inverse Schulterprothese*. Dabei werden der künstliche Gelenkkopf ❶ in der Gelenkpfanne der Schulter und der Schaft mit der künstlichen Gelenkpfanne ❷ im Oberarmknochen befestigt.

Der künstliche Ersatz des Schultergelenks wird in Deutschland etwa 3.000-mal jährlich durchgeführt. In 80-90% der Fälle kann durch eine Vollprothese oder eine Hemiprothese eine gute

Schmerzlinderung erreicht werden. Bei Schäden der Rotatorenmanschette und aufwendigeren Operationen verschlechtert sich das Ergebnis. Komplikationen wie Schmerzen und Lockerungen treten dann gehäuft auf.

In Fällen, in denen kein Einbau einer Prothese mehr möglich ist, kann eine Versteifung des Gelenks *(Arthrodese)* durchgeführt werden. Damit wird eine Linderung der Schmerzen erreicht. Die Funktion der Schulter wird hierdurch erheblich eingeschränkt und Bewegungen sind nur noch durch die Beweglichkeit des Schulterblattes möglich.

## Prognose und Verlauf

Anders als Verschleißerkrankungen an den Gelenken der Beine geht der Verschleiß am Schultergelenk anfangs mit geringeren Symptomen und Beschwerden einher. Es fällt den Betroffenen leichter, eine Belastung der Schulter zu vermeiden, und auch Funktionseinschränkungen werden besser toleriert als an Knie- und Hüftgelenken.

Dadurch, dass das Schultergelenk einer geringeren Belastung unterliegt, schreitet auch der Verschleiß in der Regel langsamer fort als an anderen, stärker belasteten Gelenken. Daher hat die Arthrose am Schultergelenk eher einen **milden Verlauf.**

Dennoch schreitet sie über die Jahre fort und kann nicht geheilt werden. In jeder Phase der Erkrankung stehen geeignete Therapiemaßnahmen zur Verfügung, um dem Patienten seine Beschwerden durch die Schultergelenksarthrose erträglich zu machen.

### Das Wichtigste für Sie:

- Der Verschleiß *(Arthrose)* des Schultergelenks wird *Omarthrose* genannt.
- In den frühen Phasen des Schultergelenkverschleißes bestehen leichte Beschwerden.
- Später können Schmerzen bei Bewegung und ein Verlust der Beweglichkeit auftreten.
- Eine Heilung der Arthrose ist nicht möglich.
- In jeder Phase der Erkrankung gibt es Therapiemöglichkeiten.

Orthopädie für Patienten

# Erkrankungen am Ellenbogen

Kapitel 7

Ellenbogen

# Das Ellenbogengelenk - Anatomische Grundlagen

Für ein besseres Verständnis der Erkrankungen am Ellenbogen werden in diesem Kapitel die wichtigsten anatomischen Strukturen benannt und ihre Funktionen erläutert. Auf die Anatomie der Blutgefäße wird bewusst nicht eingegangen. Obwohl deren genaue Kenntnis für die ärztliche Behandlung von größter Bedeutung ist, ist sie für den Patienten eher verwirrend, zu komplex und für das Verständnis von Erkrankungen am Ellenbogen von geringerer Bedeutung.

Allgemein sei darauf hingewiesen, dass die anatomischen Bezeichnungen in Deutschland in lateinischer Sprache gelehrt werden. Wo im Lateinischen der Buchstabe *C* steht, wird im Deutschen das *K* verwendet. Daraus ergeben sich unterschiedliche Schreibweisen z.B. für das *Schlüsselbein*, das im Lateinischen als *Clavicula* bezeichnet wird und in der deutschen Schreibweise *Klavikula* heißt. Der Buchstabe *C* kann also durch den Buchstaben *K* ersetzt werden, was u.a. für das Verständnis von Abkürzungen wichtig sein kann. In anderen Fällen wird der lateinische Buchstabe *C* im Deutschen durch den Buchstaben *Z* ersetzt. So heißt der *Bizeps-Muskel* im Lateinischen *Musculus biceps brachii*. Als Abkürzung für den Begriff *Musculus (Muskel)* wird häufig das Kürzel *M.* verwendet.

## Knochen

Das Ellenbogengelenk wird von drei Knochen gebildet: *Oberarmknochen (Humerus)*, *Speiche (Radius)* und *Elle (Ulna)*.

### Oberarmknochen *(Humerus)*

Das körperferne Ende des Oberarmknochens heißt *Condylus humeri*. An seiner Außenseite liegt eine kleine knöcherne Erhebung, der *Epicondylus lateralis* (oder *radialis*) *(humeri)*. Der Zusatz *humeri* bedeutet *zum Humerus gehörend*. Innenseitig wird die etwas größere knöcherne Erhebung als *Epicondylus medialis* (oder *ulnaris*) *(humeri)* bezeichnet. Im Deutschen werden diese Erhebungen *Epikondylus* oder *Epikondylen* genannt. An diesen Stellen kommt es beim sog. *Tennis-Ellenbogen* (außen) und beim sog. *Golfer-Ellenbogen* (innen) zu schmerzhaften Reizungen. Der Gelenkanteil des Oberarmknochens, der mit der Speiche ein Gelenk bildet, heißt *Oberarmköpfchen (Capitulum humeri)*. Eine walzenförmige Rolle, die *Trochlea (humeri)*, bildet den Gelenkpartner der Elle.

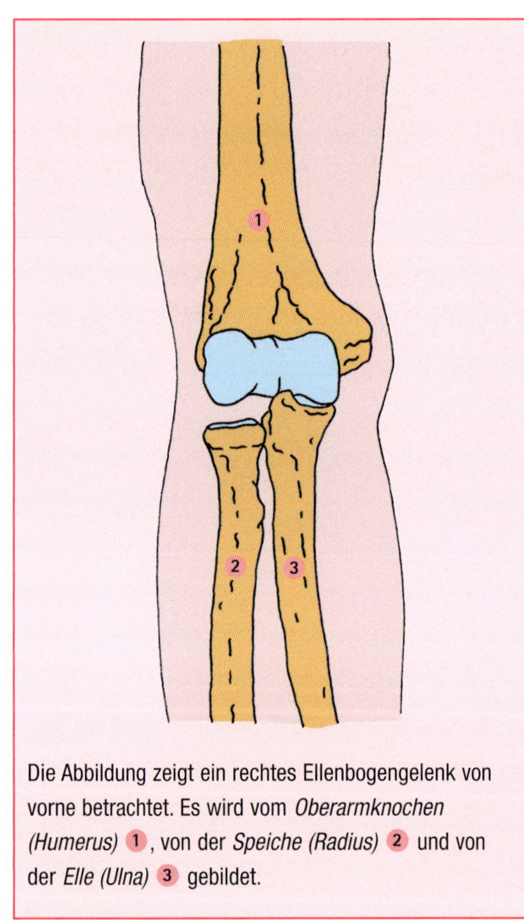


Die Abbildung zeigt ein rechtes Ellenbogengelenk von vorne betrachtet. Es wird vom *Oberarmknochen (Humerus)* 1, von der *Speiche (Radius)* 2 und von der *Elle (Ulna)* 3 gebildet.

### Speiche *(Radius)*

Die Speiche ist der außen liegende Knochen des Unterarms. Im Ellenbogengelenk liegt ihr *Köpfchen* (*Radiusköpfchen* oder *Speichenkopf*) dem *Capitulum* des Oberarmknochens gegenüber. Zur Hand hin verbreitert sich die Speiche und wird Teil des Handgelenks.

### Elle *(Ulna)*

Die *Elle* ist der innen gelegene Knochen des Unterarms. Ihr körpernahes *(proximales)* Ende, die Spitze des Ellenbogens, wird *Olekranon* genannt. Darauf

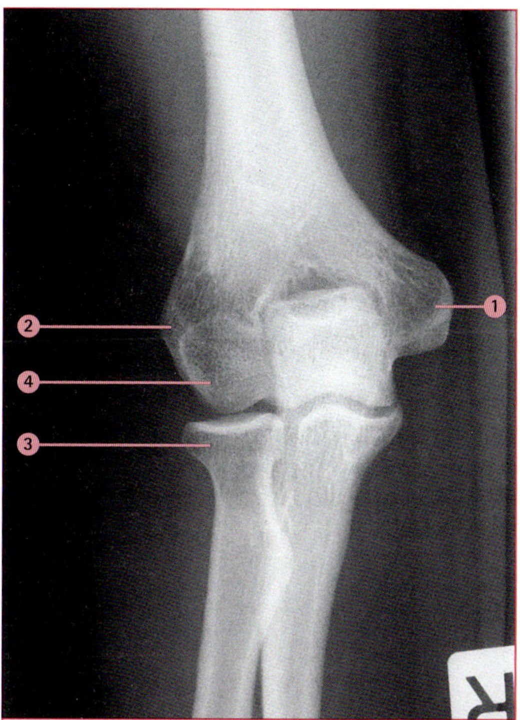


Röntgenbild eines rechten Ellenbogengelenks von vorne betrachtet. Wichtige anatomische Stellen sind der innere 1 und der äußere 2 *Epikondylus*, das sog. *Köpfchen der Speiche (Radiusköpfchen)* 3 und das Oberarmköpfchen *(Capitulum humeri)* 4.

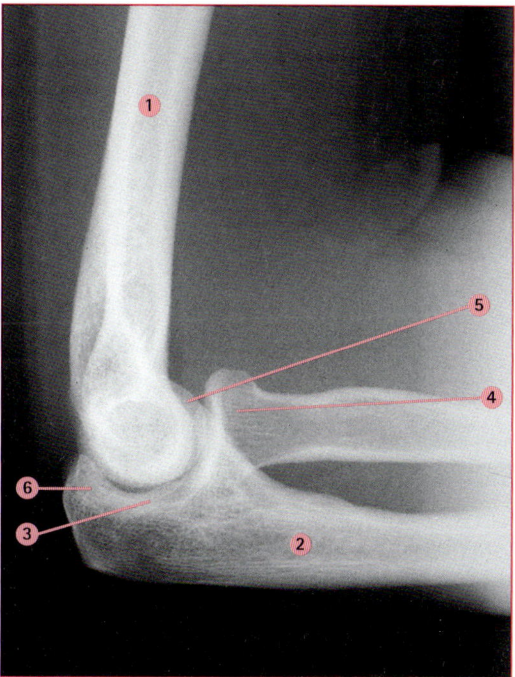


Dies ist ein seitliches Röntgenbild eines angewinkelten rechten Ellenbogens. Der Oberarmknochen *(Humerus)* 1 bildet mit der Elle 2 ein Gelenk 3. Auch mit dem sog. *Köpfchen* 4 der Speiche besteht eine gelenkige Verbindung 5. Die Spitze der Elle wird *Olekranon* 6 genannt.

folgt ein breiterer Teil der Elle, der mit der *Trochlea* des Oberarms einen Teil des Ellenbogengelenks bildet. Zur Hand hin verschmälert sich die Elle und bildet mit ihrem körperfernen *(distalen)* Ende einen Teil des Handgelenks.

Speiche und Elle sind in ihrem Verlauf durch ein festes Bindegewebe miteinander verbunden *(Syndesmose)*. Die Enden von Speiche und Elle sind zudem über kleine Gelenke miteinander verbunden.

## Gelenke

Das Ellenbogengelenk besteht aus drei Teilgelenken, die untereinander verbunden sind. Das Gelenk aus Oberarm und Elle, das Gelenk aus Oberarm und Speiche und das Gelenk, das von Speiche und Elle gebildet wird.

Die Gelenke ermöglichen ein Beugen *(Flexion)* und Strecken *(Extension)* des Unterarms. Zudem lassen sie eine Wendebewegung im Unterarm zu, indem die Speiche eine kreisende Bewegung um die Elle ausführt. Dreht sich die Speiche um die Elle, wie es beim Ausgießen aus einer Flasche durchgeführt wird, spricht man von einer *Pronation*. Die Drehbewegung des Unterarms nach außen, wie zum Schöpfen von Wasser, wird als *Supination* bezeichnet.

## Muskeln

Die Streckung im Ellenbogen wird von einem dreiköpfigen Muskel übernommen, dem *Trizeps-Muskel (Musculus triceps brachii)*. Er verläuft vom hinteren Schulterblatt und Oberarmknochen hinunter bis zur Rückfläche des Oberarms und bis zur Ellenbogenspitze *(Olekranon)*.

Die Beugung des Ellenbogengelenks dagegen wird im Wesentlichen durch den *Brachialis-Muskel (Musculus brachialis)* und den *Bizeps-Muskel (Musculus biceps brachii)* bewirkt. Der Brachialis-Muskel entspringt vom Oberarmknochen und setzt

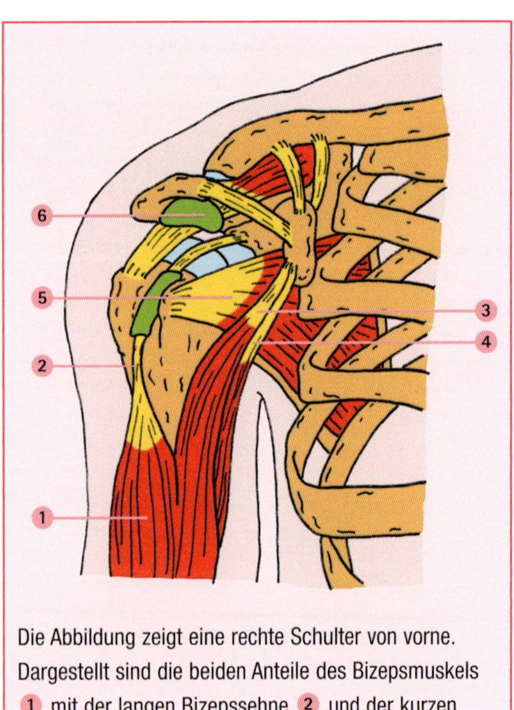


Die Abbildung zeigt eine rechte Schulter von vorne. Dargestellt sind die beiden Anteile des Bizepsmuskels ① mit der langen Bizepssehne ② und der kurzen Bizepssehne ③. Neben der kurzen Bizepssehne entspringt auch ein weiterer Muskel *(M. coracobrachialis)* ④ vom Rabenschnabelfortsatz. Gut zu erkennen ist der *Subskapularis-Muskel* ⑤, der mit seiner Sehne vorne am Oberarm ansetzt. Unter dem Schulterdach liegt ein Schleimbeutel ⑥.

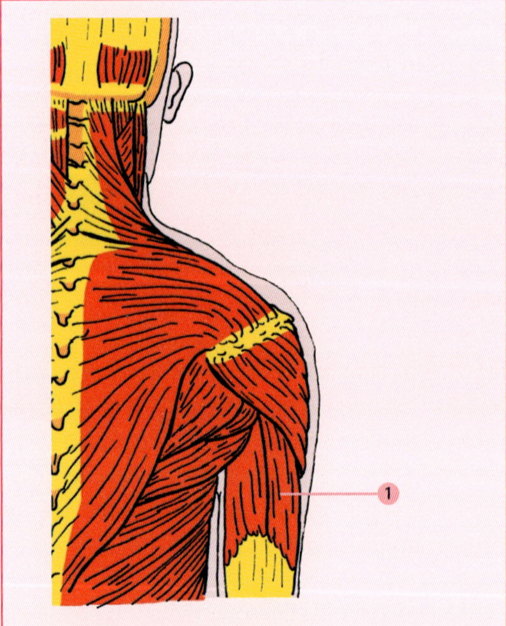


Die Abbildung zeigt eine rechte Schulter von hinten betrachtet. Vom Oberarm zieht der *Trizeps-Muskel* ① bis zum Ellenbogen und streckt ihn.

an der Elle an. Der Bizeps-Muskel wiederum entspringt mit seinen zwei Köpfen am vorderen Schulterblatt. Eine kräftige Sehne verläuft zur Speiche, andere Fasern zur Elle.

Von der Innenseite des Oberarms *(Epicondylus medialis)* und von der Elle entspringen die Muskeln, die Handgelenk und Finger beugen *(Flexoren)*. Die Streckmuskeln *(Extensoren)* gelangen von der Außenseite des Oberarmknochens *(Epicondylus lateralis)* und von der Rückfläche der Speiche und Elle über das Handgelenk bis zu den Fingern.

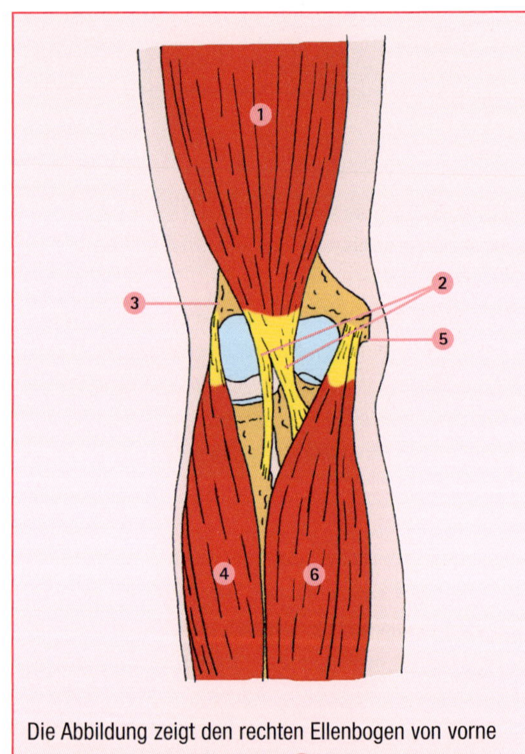


Die Abbildung zeigt den rechten Ellenbogen von vorne betrachtet. Der Bizepsmuskel ① setzt mit seinen Sehnen ② an Speiche und Elle an. Vom äußeren Epikondylus ③ entspringen einige Muskeln ④, die Handgelenk und Finger strecken, und vom inneren Epikondylus ⑤ entspringen einige Beugemuskeln ⑥.

## Nerven am Ellenbogengelenk

Am Ellenbogengelenk ziehen drei große Nerven vorbei zur Hand.

### Ellennerv *(Ulnaris-Nerv)*

Entlang der Innenseite verläuft der Ellennerv (*Ulnaris-Nerv* oder *Nervus ulnaris*) in einer knöchernen Rinne *(Sulcus ulnaris)*. Über diesen Nerv erfolgt die Gefühlswahrnehmung des Ringfingers und des Kleinfingers. Er steuert zudem die Funktion einiger Handmuskeln.

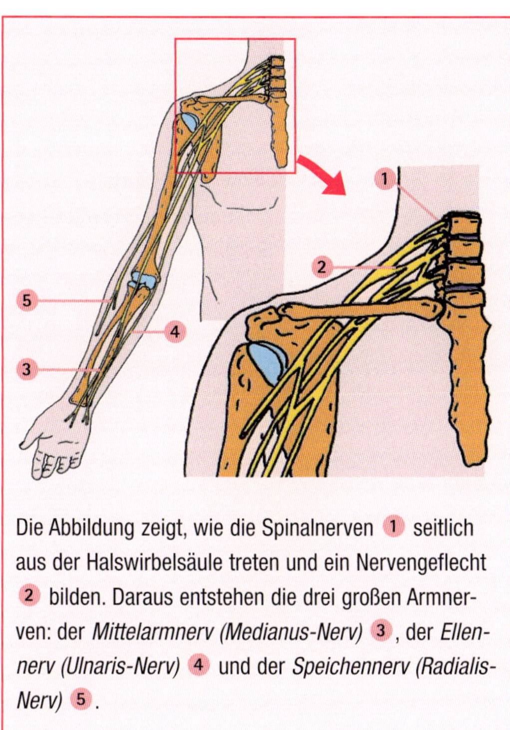


Die Abbildung zeigt, wie die Spinalnerven 1 seitlich aus der Halswirbelsäule treten und ein Nervengeflecht 2 bilden. Daraus entstehen die drei großen Armnerven: der *Mittelarmnerv (Medianus-Nerv)* 3, der *Ellennerv (Ulnaris-Nerv)* 4 und der *Speichennerv (Radialis-Nerv)* 5.

Wird der Ellennerv in der knöchernen Rinne am Ellenbogen eingeengt, kommt es zum sog. *Kubitaltunnelsyndrom*. Darauf wird ausführlich im Kapitel *Die Einklemmung des Ellennervs am Ellenbogen - Das Kubitaltunnelsyndrom* eingegangen.

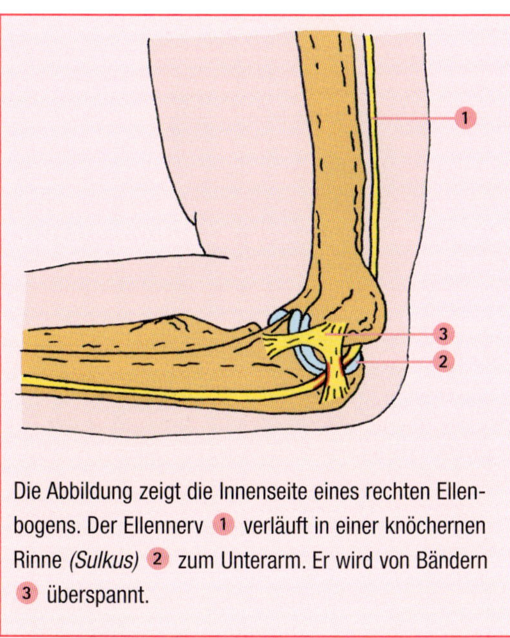


Die Abbildung zeigt die Innenseite eines rechten Ellenbogens. Der Ellennerv 1 verläuft in einer knöchernen Rinne *(Sulkus)* 2 zum Unterarm. Er wird von Bändern 3 überspannt.

## Mittelarmnerv *(Medianus-Nerv)*

Der Mittelarmnerv (*Medianus-Nerv* oder *Nervus medianus*) durchläuft die Ellenbeuge und kurz dahinter den *Pronator teres-Muskel*. Eine Bedrängung in diesem Muskel kann zum sog. *Pronator teres-Syndrom* führen. Der Nerv verläuft weiter an der Innenseite des Unterarms bis in die Handinnenfläche und die Finger.

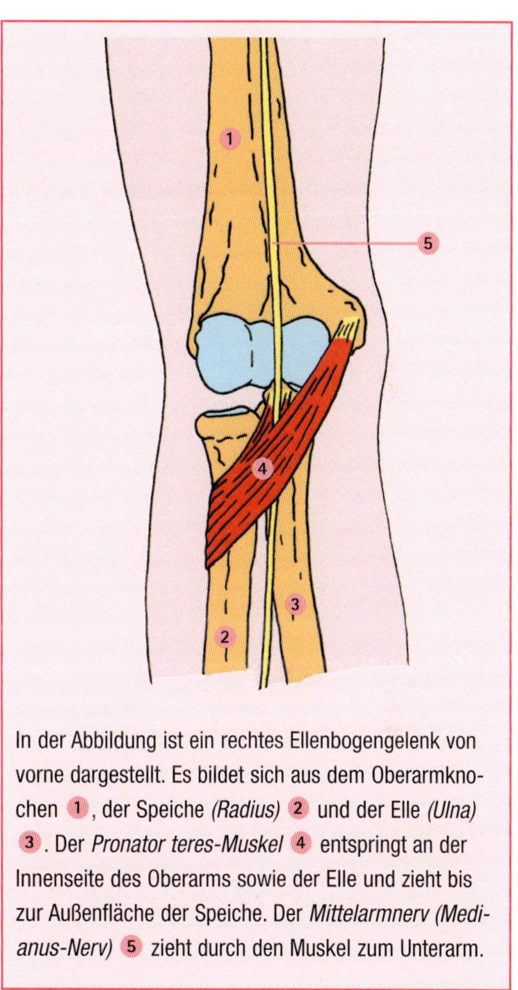


In der Abbildung ist ein rechtes Ellenbogengelenk von vorne dargestellt. Es bildet sich aus dem Oberarmknochen 1, der Speiche *(Radius)* 2 und der Elle *(Ulna)* 3. Der *Pronator teres-Muskel* 4 entspringt an der Innenseite des Oberarms sowie der Elle und zieht bis zur Außenfläche der Speiche. Der *Mittelarmnerv (Medianus-Nerv)* 5 zieht durch den Muskel zum Unterarm.

Der Mittelarmnerv steuert einen Teil der Muskeln des Daumenballens und der Zwischenknochenmuskeln der Hand. Weiterhin vermittelt er das Gefühl für den Daumen, den Zeigefinger und einen Teil des Mittelfingers. Wird er am Handgelenk in seinem Verlauf eingeengt, kann es zum sog. *Karpaltunnelsyndrom* kommen. Die genannten Erkrankungen werden in den Kapiteln *Die Einklemmung des Mittelarmnervs am Ellenbogen – Das Pronator teres-Syndrom* und *Die Einklemmung des Mittelarmnervs am Handgelenk - Das Karpaltunnelsyndrom* erläutert.

### Speichennerv *(Radialis-Nerv)*

Durch die Ellenbeuge zieht der Speichennerv (*Radialis-Nerv* oder *Nervus radialis*). In Höhe des *Speichenköpfchens (Radiusköpfchen)* teilt er sich auf. Sein *tiefer Ast (Ramus profundus)* versorgt die Streckmuskeln des Unterarms, sein *oberflächlicher Ast (Ramus superficialis)* vermittelt das Hautgefühl eines Teils des Unterarms und des Handrückens.

Der *tiefe Ast* durchzieht den *Supinator-Muskel (Musculus supinator)*, wo bei einer Einklemmung das sog. *Supinatorsyndrom* entstehen kann. Diesem widmet sich das Kapitel *Die Einklemmung des Speichennervs am Ellenbogen - Das Supinator-syndrom.*

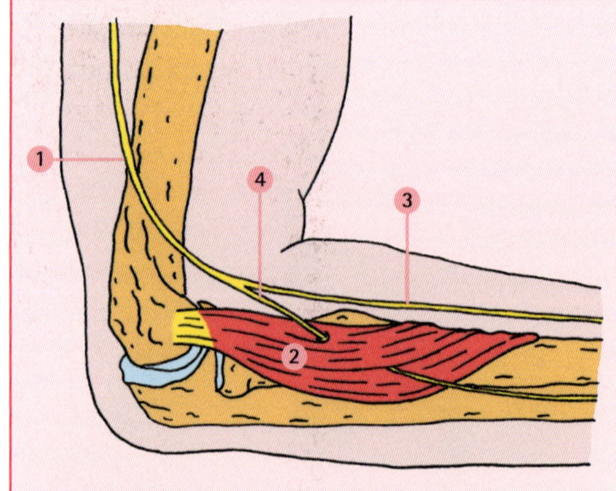


Die Abbildung zeigt die Außenseite eines rechten Ellenbogens. Der Speichennerv (1) teilt sich vor dem Supinator-Muskel (2) in einen oberflächlich verlaufenden Ast *(Ramus superficialis)* (3) und einen tiefer verlaufenden Ast *(Ramus profundus)* (4) auf. Letzterer zieht durch den Muskel.

# Die Panner-Erkrankung – Das Absterben des Oberarmköpfchens *(Morbus Panner)*

Die *Panner-Erkrankung* beschreibt das Absterben einer Knochenregion am körperfernen Ende des Oberarmknochens. Betroffen ist das sog. *Oberarmköpfchen*, das *Capitulum humeri*. Der Name der Erkrankung geht auf den Entdecker zurück, den dänischen Röntgenarzt *Hans Jessen Panner* (1870 – 1930).

Es handelt sich um eine eher **seltene Erkrankung** des Ellenbogens, die sich im Kindesalter am wachsenden Skelett entwickelt. Am Ellenbogengelenk sind drei Knochen beteiligt, der Oberarmknochen *(Humerus)*, die Speiche *(Radius)* und die Elle *(Ulna)*.

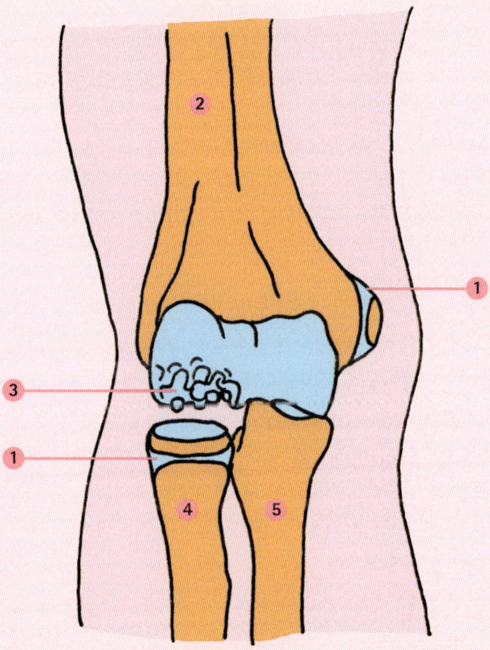

Die Abbildung zeigt den rechten Ellenbogen eines Kindes von vorne betrachtet. Es sind noch sog. *Wachstumsfugen* zu erkennen ①. Der Anteil am Oberarmknochen *(Humerus)* ②, der von der Panner-Erkrankung betroffen ist, ist das *Oberarmköpfchen (Capitulum humeri)* ③. An dieser Stelle ist die Form des Knochens und des Knorpels als Folge der Erkrankung verändert. Speiche *(Radius)* ④ und Elle *(Ulna)* ⑤ sind nicht betroffen.

Die Knorpelflächen von Speiche und Elle bilden zusammen mit der Knorpelfläche des Oberarms das Gelenk. Der Anteil der Knorpelfläche am Oberarmknochen, der dem sog. *Köpfchen der Speiche (Radiusköpfchen)* gegenüberliegt, wird als *Oberarmköpfchen* oder *Capitulum humeri* bezeichnet. Er ist von der Panner-Erkrankung betroffen.

## Ursachen und Herkunft

Die genaue Ursache der Erkrankung ist **noch nicht geklärt**. Vermutet wird eine Durchblutungsstörung des Knochens, möglicherweise im Zusammenhang mit einer **Überlastung**, wie sie beim Sport auftritt. Daher ist meistens der jeweils dominante Ellenbogen betroffen, beim Rechtshänder also der Ellenbogen des rechten Arms. Möglicherweise spielt auch eine genetische Veranlagung eine Rolle.

Die Erkrankung zählt zu den sog. *Nekrosen* des Knochens, wie z.B. auch die *Perthes-Erkrankung* des Hüftgelenks. In der Anfangsphase einer solchen Erkrankung stirbt eine Region des Knochens als Folge der fehlenden Durchblutung ab, was als *Nekrose* bezeichnet wird. Betroffen ist der wachsende Knochen des Kindes, beim Erwachsenen kann sich diese Erkrankung nicht mehr entwickeln.

***Von der Panner-Erkrankung sind typischerweise Jungen zwischen 5 und 10 Jahren betroffen.***

Im weiteren Verlauf der Erkrankung kommt es zunächst zu einem Abbau des abgestorbenen Knochens. Da der Knochen der betroffenen Kinder noch wächst, bilden sich neue Blutgefäße und dem Körper gelingt zumindest ein teilweiser Wiederaufbau der Knochenstruktur.

Folge ist eine meist etwas andere Form des wieder aufgebauten Knochens. Das Ellenbogengelenk bleibt im Wesentlichen aber intakt, so dass für den

Betroffenen nur selten störende Beschwerden zurückbleiben. Von den ersten Symptomen bis zum Abklingen der Beschwerden und dem Wiederaufbau des Knochens beträgt die Dauer der Erkrankung etwa 1-3 Jahre.

## Symptome und Beschwerden

Die Kinder berichten über eine schleichende Zunahme von **Schmerzen** im Ellenbogen, die vor allem **bei Belastungen**, z.B. beim Sport, auftreten.

Nach einer Ruhephase klingen die Beschwerden ab. Mit den Schmerzen gehen auch eine eingeschränkte Fähigkeit, das Ellenbogengelenk zu strecken *(Streckdefizit)*, sowie ein Steifigkeitsgefühl einher. Über einen Verlauf von etwa 1-3 Jahren klingen die Beschwerden meist zunehmend ab.

***Das typische Symptom der Panner-Erkrankung sind Beschwerden am Ellenbogen unter Belastung bzw. Sport.***

## Untersuchung und Diagnostik

Die betroffenen Kinder werden über ihre Beschwerden und ihre (meist sportlichen) Belastungen befragt. Bei der Untersuchung fällt auf, dass das Ellenbogengelenk meist nicht voll gestreckt werden kann. Manchmal ist eine leichte Schwellung des Gelenks sichtbar, es kann auch eine Überwärmung bestehen. Sonst sind von außen keine typischen Veränderungen festzustellen.

Weitere diagnostische Maßnahmen:

- **Röntgen**

Im Röntgenbild sind am betroffenen Knochenareal des Oberarmköpfchens typische Veränderungen gut zu erkennen. Die Veränderungen hängen vom Stadium der Erkrankung ab.

- **Ultraschalluntersuchung**

Mit Hilfe des Ultraschalls sind manchmal Veränderungen in der Kontur des Oberarmköpfchens sowie Flüssigkeitsansammlungen im Gelenk feststellbar. Als alleinige Untersuchungsmethode ist der Ultraschall jedoch nicht ausreichend und er ersetzt nicht das Röntgenbild.

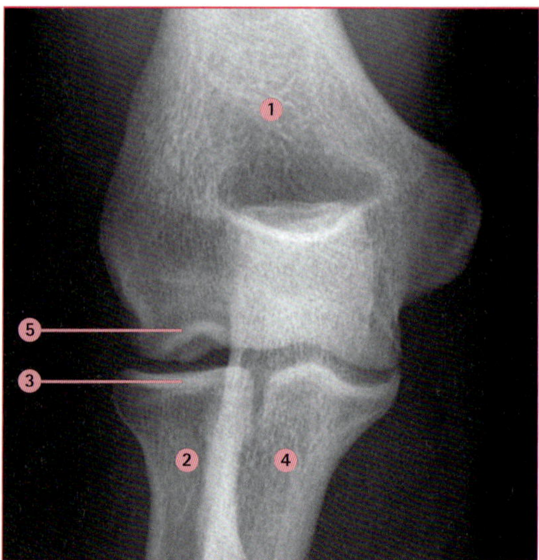


Röntgenbild eines rechten Ellenbogens von vorne betrachtet. Zu sehen sind der Oberarmknochen *(Humerus)* 1, die Speiche *(Radius)* 2 mit ihrem Speichenköpfchen *(Radiusköpfchen)* 3 und die Elle *(Ulna)* 4. Am Köpfchen des Oberarms *(Capitulum humeri)* 5, an dem auch die Panner-Erkrankung auftritt, ist es zu einer anderen Erkrankung der Knochen-Knorpel-Einheit gekommen. In diesem Fall liegt eine sog. *Osteochondrosis dissecans* vor.

- **Kernspintomographie (Magnetresonanztomographie, MRT)**

In den meisten Fällen liefert das Röntgenbild ausreichende Informationen über den Verlauf der Erkrankung, so dass eine Kernspintomographie häufig nicht notwendig ist. In der frühen Phase der Erkrankung können Veränderungen jedoch besser und detailreicher abgebildet werden als im Röntgen.

***Eine Kernspintomographie wird in unklaren Fällen durchgeführt, sonst ist sie meist nicht notwendig.***

Da die Erkrankung in aller Regel von alleine heilt, wird die Kernspintomographie nicht regelmäßig eingesetzt. Deutliche Beschwerden oder hohe sportliche Anforderungen an den Ellenbogen des Kindes (Tennis, Leichtathletik) lassen den Einsatz jedoch sinnvoll erscheinen, um die Intensität des Trainings bzw. die Dauer einer Schonung besser an die aktuelle Krankheitsphase anpassen zu können. Zudem stellt die Untersuchung für die Kinder keine Strahlenbelastung dar.

## Therapie

Eine direkte Beeinflussung der Erkrankung ist kaum möglich. Sie nimmt einen von der Natur vorgegebenen *(spontanen)* Verlauf über 1-3 Jahre. Damit beschränkt sich die Behandlung auf eine Linderung der Symptome des Betroffenen.

### Nicht-operative *(konservative)* Therapie

Da die Erkrankung möglicherweise auf eine Überlastung des Ellenbogens zurückzuführen ist, sollte der Arm vor allem in der schmerzhaften Phase geschont werden. Schwerere Belastungen, wie Ballspiele mit den Armen oder das Anheben von schweren Gegenständen, sollten unterbleiben. Bewegungen des Ellenbogengelenks sind jedoch wichtig, da nur die Bewegung eines Gelenks den Gelenkknorpel ernährt. Daher sollte auch bei der Panner-Erkrankung möglichst **keine Ruhigstellung** des Gelenks erfolgen.

Die in den ersten Wochen der Erkrankung auftretenden Schmerzen können durch die Gabe eines **Schmerzmittels** wie z.B. *Ibuprofen* gelindert werden. Länger als 1-2 Wochen sollte die Einnahme nicht erfolgen. Auf die Erkrankung selber kann nach dem derzeitigen Wissensstand durch Medikamente kein Einfluss genommen werden.

In der **ersten Phase** ist das Gelenk teilweise leicht überwärmt und geschwollen. Dann ist die Anwendung von milder Kälte sinnvoll, z.B. in Form von Gel-Kompressen, die im Kühlschrank und nicht im Gefrierfach gekühlt werden. Die Anwendung erfolgt mehrmals täglich. Auch die Behandlung mit therapeutischem Ultraschall, mit Akupunktur oder mit Magnetfeldern kann versucht werden, wenn für den Patienten störende Beschwerden bestehen. In dieser ersten Phase sollte auf sportliche Belastungen nach Möglichkeit verzichtet werden.

In der **späteren Phase** der Erkrankung können **Physiotherapeuten** an einer besseren Beweglichkeit des Ellenbogens arbeiten sowie das sportliche Training optimieren. Die Verbesserung der Beweglichkeit ist wichtig, um einen möglichst normalen Gelenkaufbau und eine normale Gelenkfunktion zu fördern. Eine durchgehende Sportpause über die gesamte Erkrankungsdauer von 1-3 Jahren ist nicht notwendig.

Bei sportlich stark ambitionierten Kindern (vor allem in Tennis und Leichtathletik) kann es sinvoll sein, im Lauf der Erkrankung mehrere Kernspintomographie-Untersuchungen durchzuführen, um das Gelenk nicht zu früh zu hohen Belastungen auszusetzen.

Die Erkrankung **verläuft über 1-3 Jahre**. In dieser Zeit klingen die Beschwerden zunehmend ab. Eine operative Behandlung ist nicht notwendig.

## Prognose und Verlauf

Die Erkrankung hat eine **gute Prognose** und schränkt das Ellenbogengelenk auch im Erwachsenenalter meist nicht ein. In seltenen Fällen bleibt der wieder aufgebaute Knochen in seiner Form stark verändert. Damit kann eine gestörte Gelenkfunktion einhergehen, die das Auftreten eines vorzeitigen Gelenkverschleißes *(Arthrose)* begünstigt.

### Das Wichtigste für Sie:

- Bei der *Panner-Erkrankung* kommt es zunächst zum Absterben eines Knochenareals am Ellenbogengelenk und später zu dessen Wiederaufbau.
- Betroffen sind Kinder zwischen dem 5. und dem 10. Lebensjahr.
- Die Erkrankung verläuft über einen Zeitraum von 1-3 Jahren und heilt von alleine aus.
- Therapeutische Maßnahmen beschränken sich auf die Behandlung der Symptome.
- Langfristig bleiben meist keine Beschwerden zurück und Operationen sind nicht notwendig.

# Der Tennis-Ellenbogen *(Epicondylopathia humeri radialis)* und der Golfer-Ellenbogen *(Epicondylopathia humeri ulnaris)*

Als *Tennis-Ellenbogen* oder *Tennisarm* wird die schmerzhafte Reizung des Ursprungs der Strecksehnen *(Extensoren)* an der Außenseite des Ellenbogens bezeichnet. Bei einer Reizung des Ursprungs der Beugesehnen *(Flexoren)* an der Innenseite des Ellenbogens dagegen spricht man von einem *Golfer-* oder *Werfer-Ellenbogen* bzw. einem *Golferarm*. Dabei handelt es sich um sehr häufige Krankheiten, wobei der Tennis-Ellenbogen deutlich häufiger auftritt als der Golfer-Ellenbogen.

Die knöchernen Stellen an der Innen- und Außenseite des körperfernen Endes des Oberarmknochens *(Humerus)*, an denen die Sehnen entspringen, werden jeweils als *Epikondylus (humeri)* bezeichnet. An der Außenseite trägt diese knöcherne Stelle die Zusatzbezeichnung *radialis (an der Speiche gelegen)* oder *lateralis (außen)*. Für die Lage an der Innenseite werden die Begriffe *ulnaris (an der Elle gelegen)* oder *medialis (innen)* verwendet.

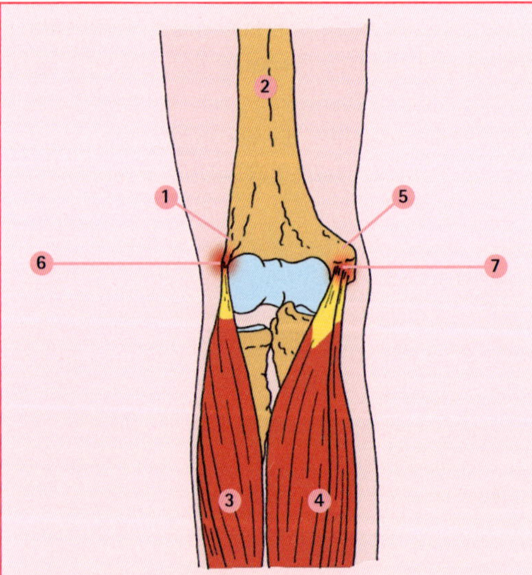


Die Abbildung zeigt einen rechten Ellenbogen von vorne betrachtet. Von einer äußeren *(lateralen* bzw. *radialen)* knöchernen Erhebung *(Epikondylus)* ① des Oberarmknochens *(Humerus)* ② entspringen die Sehnen der Streckmuskeln *(Extensoren)* ③ des Unterarms und der Hand. Die Sehnen der Beugemuskeln *(Flexoren)* ④ nehmen ihren Ursprung von einer Knochenerhebung an der Innenseite des Oberarmknochens, vom *medialen* bzw. *ulnaren Epikondylus* ⑤. Die roten Markierungen zeigen den schmerzhaften Reizzustand beim Tennis-Ellenbogen ⑥ und beim Golfer-Ellenbogen ⑦.

Das feste Zupacken und Schlagen eines Tennis- bzw. Golfschlägers beansprucht die Sehnen besonders. Aus diesem Grund werden die Begriffe *Tennis-Ellenbogen* und *Golfer-Ellenbogen* verwendet, wenngleich der Tennis- oder Golfsport in den wenigsten Fällen Auslöser dieser Erkrankungen ist.

Die eigentlich **richtige Bezeichnung** *Epikondylopathie* wird eher selten verwendet. Die Endung *-pathie* leitet sich vom griechischen *patho* für *Leiden* ab. Übersetzt bedeutet der Begriff daher *Erkrankung am Epikondylus.* Demnach wird der **Tennis-Ellenbogen** als *Epicondylopathia humeri radialis* (oder *lateralis*) und der **Golfer-Ellenbogen** als *Epicondylopathia humeri ulnaris* (oder *medialis*) bezeichnet.

Die weiter verbreiteten Begriffe *Epicondylitis humeri radialis* (oder *lateralis*) für den Tennis-Ellenbogen und *Epicondylitis humeri ulnaris* (oder *medialis*) für den Golfer-Ellenbogen dagegen sind genau genommen nicht ganz korrekt. Die Endung *-itis* kennzeichnet eine Entzündung. Sie findet bei medizinischen Begriffen häufig Verwendung, etwa bei den Bezeichnungen für *Blinddarmentzündung (Appendizitis)* oder *Magenschleimhautentzündung (Gastritis).* Da weder beim Tennis-Ellenbogen noch beim Golfer-Ellenbogen eine wirkliche Entzündung des Gewebes vorliegt, ist der Begriff an dieser Stelle irreführend.

## Ursachen und Herkunft

Ursache beider Erkrankungen ist eine **Überlastung** der Muskeln und der Sehnenursprünge von Hand und Fingern. Alle Tätigkeiten, die mit häufigem Zupacken, Festhalten oder Anheben von Gegenständen einhergehen, können prinzipiell ein Auslöser sein. Unter den **beruflichen Tätigkeiten** ist das Arbeiten mit der Maus am Computer ein besonders häufiger Auslöser für einen Tennis-Ellenbogen, der dann auch als *Mausarm* beschrieben wird. Zudem sind Arbeiten am Fließband, an der Supermarktkasse sowie sportliche Belastungen mögliche auslösende Ursachen.

***Sowohl häufige leichte Belastungen wie auch kurzzeitige schwere Belastungen können zu einem Tennis- bzw. Golfer-Ellenbogen führen. Die Summe der Belastungen überfordert die Muskeln und Sehnen.***

Neben den sich häufig wiederholenden kleinen Belastungen können auch kurzfristige starke Belastungen Auslöser der Erkrankung sein. So können etwa das Pflastern mit schweren Steinen, ungewohnte Tätigkeiten im Garten sowie die Verwendung von schweren Werkzeugen zu einer Überlastung der sonst zu wenig beanspruchten Sehne führen.

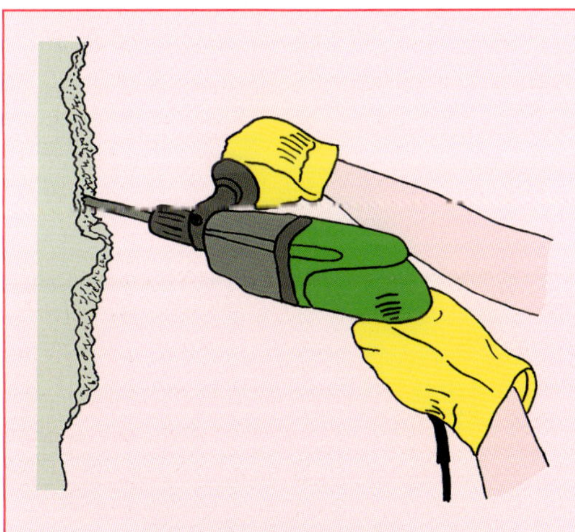

Vor allem ungewohnte Tätigkeiten, bei denen die Muskeln anhaltend angespannt sind und Kraft erforderlich ist, können einen Tennis- bzw. einen Golfer-Ellenbogen hervorrufen.

Die **Summe der Belastungen** überfordert die Muskeln und schädigt die Sehnen an ihrem Ursprung am Knochen. Dies wird allgemein als *Insertionstendinose* (*Insertion = Ansatz;* griech. *tendo = Sehne*) bezeichnet. Es ist u.a. der mit dem Alter zunehmende Verlust an Elastizität der Sehne, der die Muskelkraft ungefedert auf den Sehnenursprung überträgt und kleine Einrisse *(Mikrorupturen)* in der Sehne begünstigt. Dies erklärt, warum eigentlich gewohnte Tätigkeiten ohne erkennbare Ursache plötzlich zu zunehmenden Beschwerden führen. Altersbedingt nimmt möglicherweise auch die Durchblutung der Sehnen ab.

***Ein Tennis- oder Golfer-Ellenbogen tritt typischerweise gehäuft ab dem 40. Lebensjahr auf.***

Einsetzende Reparaturmechanismen der Sehne führen nicht mehr zur Heilung der kleinen Risse, weil die immer wiederkehrenden Belastungen dies verhindern. Es bildet sich ein schmerzhaftes Gewebe aus Blutgefäßen und Sehnenersatzgewebe. Das normalerweise vorhandene Bindegewebe *Kollagen I* wird durch das weniger belastbare *Kollagen III* ersetzt. Zum Teil kommt es im Laufe der Zeit zu einer Verknöcherung (Verkalkung) des Sehnenansatzes.

Neben den Sehnen werden auch die **Muskeln** des Unterarms überlastet. Wenn sie sich in der Folge verkürzen, bilden sich umschriebene Fehlspannungen und verhärtete Punkte *(Myogelosen, Triggerpunkte).* Diese können ein wesentlicher Ausgangspunkt von Beschwerden sein, wie sie beim Tennis- oder Golfer-Ellenbogen auftreten.

Weitere Auslöser können **muskuläre Fehlspannungen** und Ungleichgewichte der Schulter-Arm-Muskulatur sein. **Funktionsstörungen** *(Blockierungen)* an der Halswirbelsäule (häufig in Höhe des 6. Halswirbels), an der Hand (Daumensattelgelenk) oder am Ellenbogengelenk (Speichenköpfchen) tragen ebenfalls zu einer Fehlspannung der Muskeln und Sehnen bei und damit zur Entstehung eines Tennis- oder Golfer-Ellenbogens.

Kommt es zu häufig wiederkehrenden Beschwerden oder lassen sich die Symptome eines **Tennis-Ellenbogens** nicht gut behandeln, kann die Ursache in einer **Bedrängung von Nerven** *(Nervenkompression)* in der Umgebung des Ellenbogens liegen, z.B. im sog. *Supinator-Muskel.* Auf diese Erkrankung wird im Kapitel *Die Einklemmung des Speichennervs am Ellenbogen – Das Supinatorsyndrom* eingegangen.

Beim **Golfer-Ellenbogen** bestehen häufig auch kleinste Verletzungen *(Mikrotraumatisierungen)* der Gelenkkapsel sowie der Bänder an der Innenseite des Ellenbogens. Wird ein Ast des Mittelhandnervs in einem Muskel eingeklemmt *(komprimiert)*, kann dies den Symptomen eines Golfer-Ellenbogens ähneln. Dies wird im Kapitel *Die Einklemmung des Mittelarmnervs am Ellenbogen – Das Pronator teres-Syndrom* erläutert.

## Symptome und Beschwerden

Führt eine ungewohnte Tätigkeit zur akuten Überlastung der Sehnen, treten nach wenigen Stunden oder am Folgetag Beschwerden auf. Wiederkehrende Belastungen in Beruf oder Freizeit führen dagegen über Wochen oder Monate zu einer langsamen Zunahme von Beschwerden. Dabei kann es durchaus zu einem vorübergehenden Abklingen der Symptome kommen. Nach einer Zeit treten sie dann erneut und schließlich in immer kürzeren Abständen auf.

Beim **Tennis-Ellenbogen** spürt der Betroffene an der Außenseite und beim **Golfer-Ellenbogen** an der Innenseite des Ellenbogens einen scharfen Schmerz beim Zugreifen oder Halten von Gegenständen. Während beim Tennis-Ellenbogen das Strecken der Hand nach oben schmerzhaft ist, geht beim Golfer-Ellenbogen typischerweise der Faustschluss mit Schmerzen einher. Zudem kann bei beiden Erkrankungen eine unterschiedlich ausgeprägte Kraftlosigkeit der betroffenen Seite bestehen.

Rechter Ellenbogen von außen betrachtet. An der rot markierten Stelle 1 kommt es beim Tennis-Ellenbogen zu Beschwerden. Sie werden durch die Belastung des Muskels 2 ausgelöst, der seine Kraft über eine Sehne 3 auf den Knochen überträgt. Der Schmerzpunkt ist dort, wo die Sehne mit dem Knochen verwachsen ist. Zudem können häufig im Muskel Punkte liegen (*Triggerpunkte*, hier mit blauen Kreuzen dargestellt), die auf Druck schmerzhaft reagieren und zu ausstrahlenden Beschwerden führen.

Eine stärkere Belastung des Arms führt zur Schmerzverstärkung. Damit wird ein festes Zupacken oder ein Anheben schwerer Gegenstände fast unmöglich. Tritt der Schmerz anfänglich nur bei Belastung auf, ist er bei zunehmender Krankheitsdauer in Ruhe und auch nachts zu spüren.

## Untersuchung und Diagnostik

Die Diagnose wird durch die Befragung *(Anamnese)* des Patienten und durch eine Untersuchung des Ellenbogens sowie des Unterarms gestellt. Auch die Halswirbelsäule, die Schulter und die Hände werden untersucht.

Am knöchernen Ursprung der Sehnen lässt sich durch Druck ein unterschiedlich stark ausgeprägter Schmerz auslösen. Dies ist beim Tennis-Ellenbogen die Außenseite und beim Golfer-Ellenbogen die Innenseite des Ellenbogens. Die Region kann in einer akut schmerzhaften Phase leicht geschwollen und überwärmt sein.

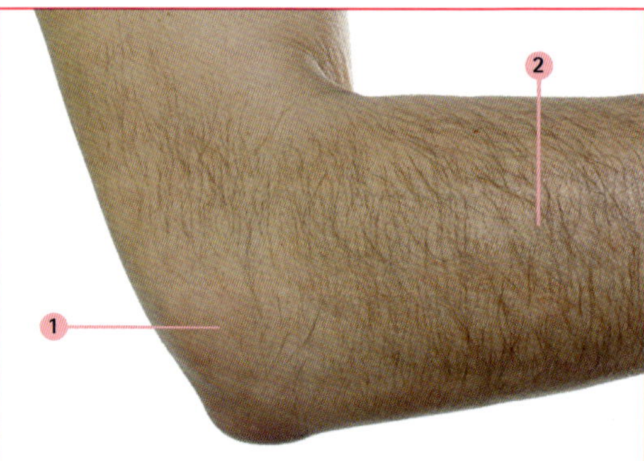

Das Foto zeigt die akute Phase eines Tennis-Ellenbogens bei einem 42-jährigen Mann. Der Sehnenursprung 1 der Streckmuskeln *(Extensoren)* 2 ist leicht geschwollen, etwas gerötet und überwärmt.

Das **Ellenbogengelenk** selber ist nicht von der Erkrankung betroffen. Es ist meist beweglich, teilweise sind jedoch Funktionsstörungen *(Blockierungen)* des Radiusköpfchens festzustellen. Solche Funktionsstörungen können auch an der Halswirbelsäule vorliegen. Zum Teil bestehen gleichzeitig

Muskelungleichgewichte wie Verkürzungen oder Fehlspannungen an Nacken, Schulter und Arm, die die Erkrankungen begünstigen.

***Die Diagnose eines Tennis- oder Golfer-Ellenbogens kann in den meisten Fällen durch Befragen und Untersuchen gestellt werden. Bildgebende Untersuchungen wie z. B. Röntgen oder eine Kernspintomographie sind in der Regel nicht notwendig.***

In den **Muskeln** am Unterarm können Punkte zu finden sein, die auf Druck ausgesprochen schmerzhaft reagieren und verhärtet sind. Sie sind Ausdruck einer muskulären Störung und werden als *Myogelosen* bezeichnet. Kommt es bei Druck auf diese Punkte zu einem ausstrahlenden Schmerz in Richtung Hand oder Schulter, liegen sog. *(myofasziale) Triggerpunkte* vor. Es sind besonders leicht erregbare Punkte im fehlgespannten Muskel.

Weitere diagnostische Maßnahmen:

■ **Röntgen**

Sehnen lassen sich mit einer Röntgenuntersuchung kaum sichtbar machen, weil sie strahlendurchlässig sind. Als Hinweis auf eine lang dauernde Sehnenerkrankung können sich Verkalkungen am Sehnenursprung bilden, die dann in einem Röntgenbild zu sehen sind. Für die Behandlung des Patienten ist dies meist nicht wesentlich. Daher wird eine Röntgenuntersuchung erst **in unklaren Fällen,** bei einem ungewöhnlichen Krankheitsverlauf oder bei Verdacht auf das Vorliegen einer Gelenkerkrankung durchgeführt.

■ **Ultraschalluntersuchung**

Im Ultraschall kann eine Schwellung des Sehnenursprungs sichtbar gemacht werden. Für die Diagnosestellung und die Behandlung ist dies jedoch eher von untergeordneter Bedeutung.

■ **Kernspintomographie (Magnetresonanztomographie, MRT)**

Mit Hilfe der Kernspintomographie sind Veränderungen am Sehnenursprung sehr detailliert darstellbar. Beim Tennis- oder Golfer-Ellenbogen zeigen sich je nach Ausprägung Schwellungen der Sehnen, Einlagerungen von Flüssigkeit im Gewebe und auch Risse in der Sehne.

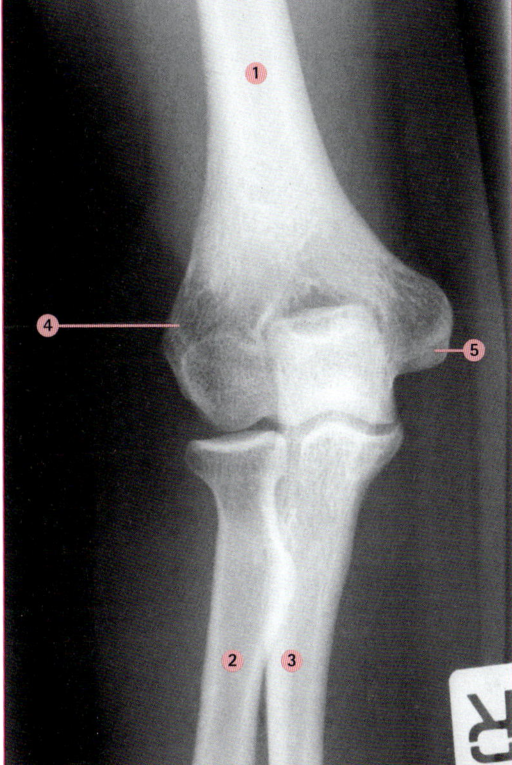


Normales Röntgenbild eines rechten Ellenbogens von vorne betrachtet. Oberarmknochen 1, Speiche 2 und Elle 3 bilden ein normales Ellenbogengelenk. Am äußeren *(radialen, lateralen)* Epikondylus 4 kann sich ein Tennis-Ellenbogen entwickeln und am inneren *(ulnaren, medialen)* Epikondylus 5 ein Golfer-Ellenbogen.

Da solche Befunde auf die Therapie zunächst keinen wesentlichen Einfluss haben, wird diese Untersuchung meist nur zur Klärung unklarer Fälle eingesetzt.

## Therapie

Zur Therapie eines Tennis- oder Golfer-Ellenbogens werden häufig verschiedene Behandlungsmethoden gleichzeitig angewendet. Da die Wirksamkeit der Methoden von Patient zu Patient unterschiedlich ist, ist auch ein Wechsel der Methoden im Laufe der Behandlung nicht ungewöhnlich. *Akute* Beschwerden sind erfolgreicher zu behandeln als *chronische* Beschwerden, die schon länger als 6 Wochen bestehen.

Die Behandlung sollte **bis zum völligen Abklingen** der Beschwerden durchgeführt werden. Ist dies

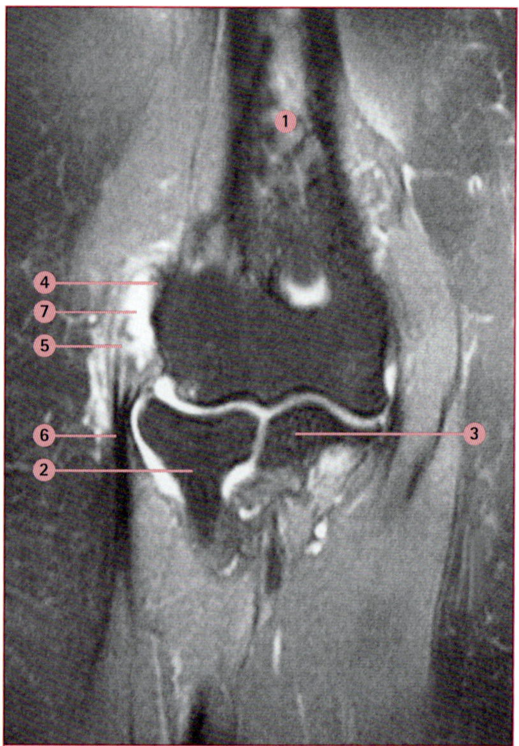


Kernspintomographie des Ellenbogens einer 51-jährigen Frau. Dunkel dargestellt sind u.a. der Oberarmknochen (1), das Speichenköpfchen (2) und die Elle (3). An der Außenseite des Oberarmknochens, am sog. *Epikondylus*, (4) setzen die Sehnen (5) der Muskeln (6) an. Der Sehnenansatz (7) ist verdickt und Flüssigkeit ist eingelagert, was in der Kernspintomographie weiß erscheint.

nicht der Fall, dann kann es schon nach geringen Belastungen wieder zu einem erneuten Ausbrechen der Erkrankung kommen. Daher werden die auslösenden Faktoren als solche erkannt und gemieden. Einmalige Überlastungen sind dabei einfacher zu vermeiden als eine anhaltende berufliche oder sportliche Tätigkeit. Dies kann problematisch sein, da sie u. U. aufgegeben werden muss.

***Je kürzer Beschwerden bestehen, desto erfolgreicher können sie behandelt werden. Daher sollte eine Therapie zeitnah ab den ersten Symptomen beginnen.***

### Nicht-operative *(konservative)* Therapie

Die allermeisten Fälle eines Tennis- oder Golfer-Ellenbogens können durch eine nicht-operative Therapie erfolgreich behandelt werden. Der Zeitraum der Behandlung reicht dabei von wenigen Tagen bis zu vielen Wochen und sogar Monaten.

Da eine Überlastung der Muskeln und Sehnen am Ellenbogen der Hauptgrund für die Erkrankung ist, stellt die **Schonung** und in schweren Fällen die Ruhigstellung mit einer Kunststoff- oder Gipsschiene die wichtigste Therapiemaßnahme dar. Mindestens für die Dauer der Beschwerden sollen auslösende Belastungen vermieden werden. Der Zeitraum kann durchaus einige Wochen betragen. Im Berufsleben kann es problematisch sein, wenn der Ellenbogen nach Abklingen der Erkrankung auf der Arbeit wieder den gleichen auslösenden Belastungen ausgesetzt wird. Ein zumindest zeitweiliger Wechsel des Arbeitsplatzes ist in einigen Fällen erforderlich.

Schmerzen bei **akuten Fällen** werden durch die Anwendung von milder **Kälte** mit Kühlschrank-Temperaturen von etwa 7° Celsius gemildert. Kältere Temperaturen aus dem Gefrierfach werden vermieden, da es zu Hauterfrierungen kommen kann und aggressive Kälte eher schadet. Geeignet sind kalte Umschläge, Wickel aus Quark oder fertige Kühlkompressen mit einer Gel-Füllung. Die Anwendung erfolgt täglich 3- bis 5-mal für die Dauer von 10-15 Minuten. **Chronische Beschwerden**, die bereits über Monate bestehen, reagieren kaum noch auf eine alleinige Kältebehandlung. Besser hilft eine wechselnde Behandlung mit Wärme und Kälte.

Im **Sport** kann eine Änderung der Trainingsgewohnheiten notwendig werden. Tennisspieler können versuchen, durch eine Änderung der Schlagtechnik oder durch den Wechsel zu einem Schläger mit anderen Eigenschaften (Griff, Schlagfläche, Gewicht, Material) einer weiteren Überlastung vorzubeugen. Im **Beruf** sollten Patienten, die dauernd mit einer Tastatur oder einer Maus am Computer arbeiten, versuchen, eine Überstreckung des Handgelenks nach oben zu vermindern. Dazu können z. B. ein Mousepad mit Ablage oder eine Handauflage vor der Tastatur hilfreich sein. Auch ergonomisch geformte Tastaturen können zu einer Entlastung der Muskeln und Sehnen beitragen.

Entzündungshemmende **Medikamente** wie *Ibuprofen, Diclofenac* oder andere beruhigen vor allem in der akuten Phase die Reizung, in der chronischen Phase weniger. Die Dauer wird wegen möglicher unerwünschter Wirkungen auf 7-14 Tage beschränkt. Präparate mit pflanzlichen, entzündungshemmenden Wirkstoffen können alternativ und über einen längeren Zeitraum eingenommen werden.

Mehrmals am Tag wird das Auftragen einer entzündungshemmenden **Salbe** oder das Aufkleben eines salbenhaltigen Pflasters empfohlen.

Liegen der Erkrankung Funktionsstörungen der Halswirbelsäule oder des Radiusköpfchens bzw. muskuläre Fehlspannungen zugrunde, sind **chirotherapeutische und osteopathische Behandlungen** geeignete Therapieformen.

**Bandagen** entlasten den schmerzhaften Sehnenursprung durch eine Umlenkung und Verteilung der Belastung auf eine größere Fläche. Sie tragen durch ihren leichten Druck zu einer Schmerzlinderung und Entspannung der Muskeln bei. Bei der Vielzahl der erhältlichen Bandagen-Modelle sollte der Patient ausprobieren, welches Modell seinen Schmerz am besten lindert. Einige Patienten vertragen das Anlegen einer Bandage nicht.

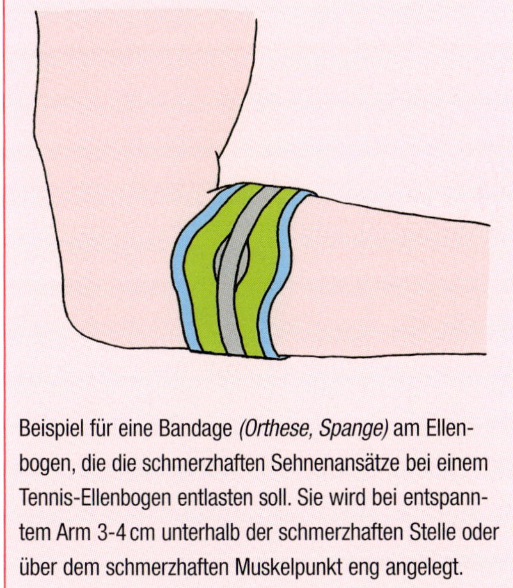

Beispiel für eine Bandage *(Orthese, Spange)* am Ellenbogen, die die schmerzhaften Sehnenansätze bei einem Tennis-Ellenbogen entlasten soll. Sie wird bei entspanntem Arm 3-4 cm unterhalb der schmerzhaften Stelle oder über dem schmerzhaften Muskelpunkt eng angelegt.

Nach Abklingen der akuten Phase und zur Prophylaxe können sog. *Aktivbandagen* eingesetzt werden, die großflächiger wirken.

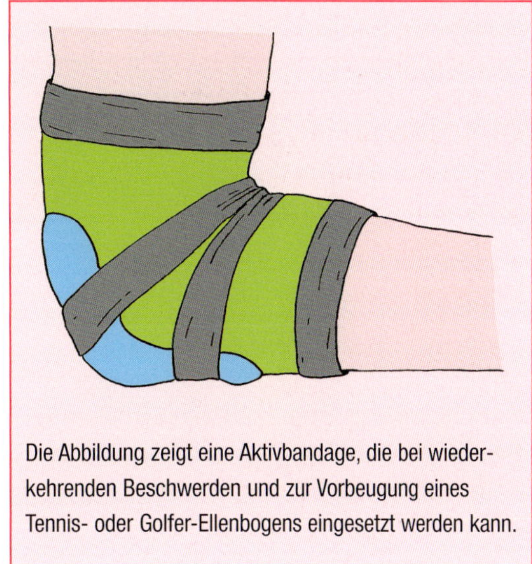

Die Abbildung zeigt eine Aktivbandage, die bei wiederkehrenden Beschwerden und zur Vorbeugung eines Tennis- oder Golfer-Ellenbogens eingesetzt werden kann.

Durch einen **Physiotherapeuten** werden in der akuten Phase Therapien wie z. B. *Friktionsmassagen (Querfriktion)* angewendet. Der Patient selber kann leichte Massagen mit Bürsten vornehmen. Beides soll Verklebungen im Gewebe lösen und die Gewebeheilung anregen. Dehnende Maßnahmen vermindern die Spannung in Muskel und Sehne und fördern am Sehnenansatz eine Umstrukturierung der Sehnenfasern. Nach Anleitung werden die Übungen selbstständig zu Hause umgesetzt. Sie sind besonders bei lange bestehenden, chronischen Beschwerden wichtig. Spezielle Übungen für die Muskulatur sollen zu einer anhaltenden Umstrukturierung der Sehne und zu einer Verminderung von Schmerzfasern führen, die sich im Rahmen der Erkrankung gebildet haben. Sie werden *exzentrische Übungen* genannt und werden dem Patienten vom Physiotherapeuten beigebracht und selbstständig umgesetzt.

Eine Behandlung mit **Schockwellen**, sog. *Stoßwellen*, ist in vielen Fällen eines chronischen Tennis-Ellenbogens und besonders in Kombination mit den exzentrischen Übungen hilfreich. Beim Golfer-Ellenbogen ist die Methode häufig weniger erfolgreich. Dazu wird der Sehnenansatz im wöchentlichen Abstand 3- bis 5-mal mit niedrig-energetischen sog. *radialen Stoßwellen* behandelt. Über einen Kompressor wird Luft komprimiert, die in einem speziellen Handstück Druckwellen von ca. 2,5 bar erzeugt, die etwa 2000-mal auf die Sehne einwirken. Auch eine andere Form der Stoßwellentherapie *(elektromagnetische Stoßwellen)* scheint einen ebenso positiven Einfluss auf die Sehnenheilung, die Schmerzen und die verhärteten Muskeln zu haben.

## Dehnübungen zur begleitenden Behandlung eines Tennis- und Golfer-Ellenbogens

Die Übungen werden mindestens 3-mal täglich langsam durchgeführt und die endgültige Dehnposition ca. 5 Sekunden lang gehalten. Jede Übung wird 10-mal durchgeführt, die gesamte Serie wird 3-mal hintereinander wiederholt.

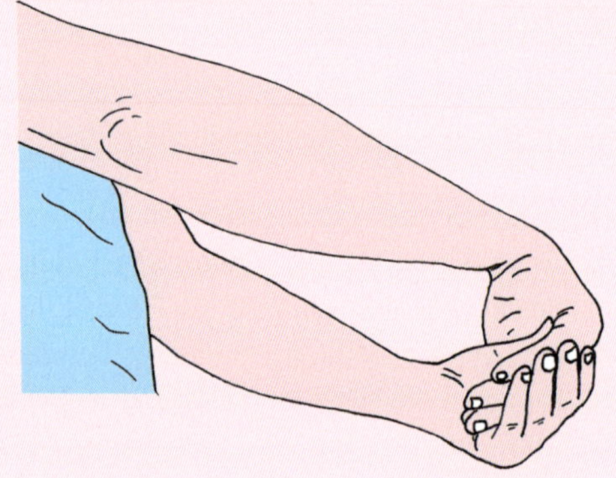

Zur Dehnung der Streckmuskeln am Unterarm wird der hier betroffene rechte Arm gestreckt. Die Finger werden zum Körper hin gehalten und durch die andere Hand weiter zum Körper gezogen. Eine gleichzeitige Außendrehung der betroffenen Hand verstärkt den dehnenden Effekt.

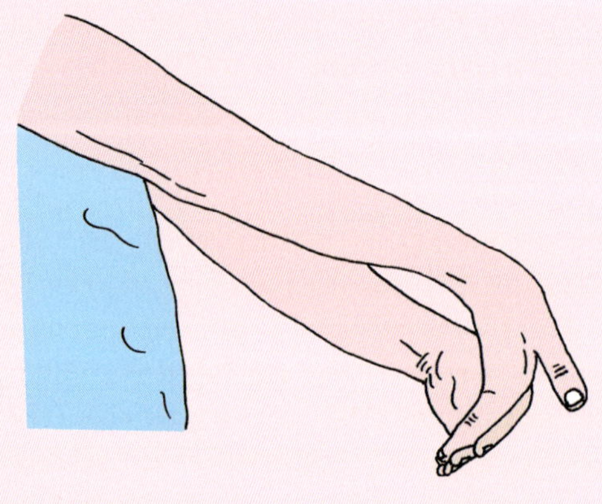

Bei dieser Übung werden die Beugemuskeln des rechten Unterarms gedehnt. Die Handinnenfläche weist vom Körper weg, die gesunde Hand überstreckt die Finger und zieht sie zum Körper hin.

Bestehen schmerzhafte Punkte in der **Muskulatur** *(Myogelosen, Triggerpunkte)*, können diese ebenfalls mit den *Schockwellen* behandelt werden. Geeignet sind auch eine tief gehende Massage, physiotherapeutische Behandlungstechniken oder das Einspritzen eines örtlichen Betäubungsmittels *(Lokalanästhetikum)* mit einer sehr dünnen Nadel in den Muskelpunkt.

Die Anwendung von **Akupunktur, elektrischen Strömen** (z. B. *Iontophorese, Diadynamik*), **Laserbehandlungen** und **Magnetfeldern** ist in manchen Fällen hilfreich. Therapeutischer **Ultraschall** soll die Bildung von neuem Bindegewebe anregen.

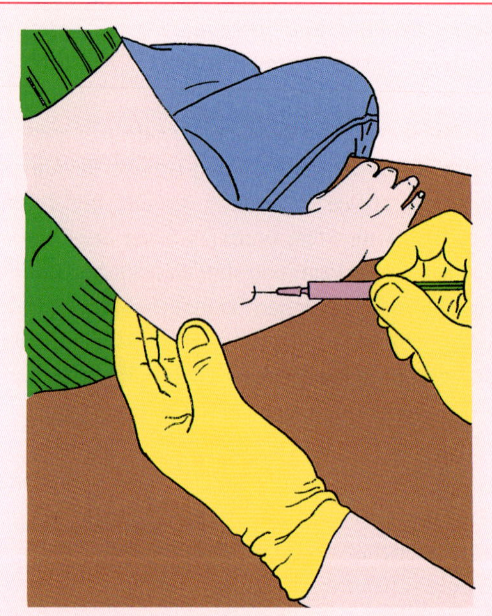

Bei einer Behandlung mit Spritzen *(Injektionen)* wird an den schmerzhaften Sehnenursprung ein Gemisch aus einem örtlichen Betäubungsmittel *(Lokalanästhetikum)* und einem pflanzlichen Präparat oder (selten) einem Kortisonpräparat gespritzt.

Kommt es nach 1-2 Wochen nicht zu einer deutlichen Besserung oder bestehen akut sehr starke Beschwerden, können **Spritzen** *(Injektionen)* angewendet werden. Die Anwendung von Kortison sollte dabei möglichst vermieden werden, weil es den Stoffwechsel der Sehnen ungünstig beeinflusst und bei wiederholter Anwendung zu einer anhaltenden Schädigung der dünnen Fettschicht unter der Haut sowie der Haut selber führen kann. In vielen Fällen ist der Effekt einer Kortisonbehandlung auch nur zeitlich begrenzt, so dass nach einigen Wochen oder Monaten die gleichen Beschwerden wieder bestehen. Die Anwendung von pflanzlichen Präparaten kann mehrmals im Abstand von wenigen Tagen oder einer Woche erfolgen.

***Auch wenn die Anwendung von Spritzen mit Kortison möglichst vermieden wird, so ist sie doch in akut stark schmerzhaften Fällen geeignet, dem Patienten zumindest eine Zeitlang den Schmerz zu nehmen.***

Von manchen Ärzten wird zur Behandlung **Eigenplasma** eingesetzt. Damit sind *Autologes Konditioniertes Plasma (ACP)* oder *Autologes Konditioniertes Serum (ACS)* sowie *Platelet-rich plasma (PRP)* gemeint. Diese Substanzen werden aus dem Blut des Patienten gewonnen und bestehen aus Blutplättchen *(Thrombozyten)* und weißen Blutkörperchen *(Leukozyten)* in erhöhter Konzentration. Diese Zellen enthalten Wachstumsfaktoren und Eiweiße, die normalerweise für eine Wundheilung notwendig sind, und werden an die Sehne gespritzt. Die Behandlung kann heilend auf den erkrankten Sehnenansatz wirken. Eine abschließende Bewertung des Verfahrens ist zurzeit noch nicht möglich.

Chronische Fälle können auch durch eine Röntgenreizbestrahlung behandelt werden. Dabei wird die schmerzhafte Region mehrmals mit **Röntgenstrahlen** behandelt. Aufgrund der Strahlenbelastung ist die Methode älteren Patienten vorbehalten. Für die Therapie werden verschiedene Begriffe mit gleicher Bedeutung verwendet: *Schmerzbestrahlung, Radiotherapie, Tiefenbestrahlung, (funktionelle) (Röntgen-)Reizbestrahlung* und *Röntgenentzündungsbestrahlung.*

**Blutegel** können vor allem bei chronischen Beschwerden eingesetzt werden. Sie werden speziell für medizinische Zwecke gezüchtet. Bei ihrem Biss geben sie entzündungshemmende und schmerzstillende Stoffe in das Gewebe ab, was nicht selten zu einer anhaltenden Linderung der Beschwerden führt.

Da die Wunden nach der Behandlung nachbluten, sollte der Patient vorher abschätzen, ob der Anblick von Blut für ihn ein Problem darstellt und die Methode für ihn geeignet ist.

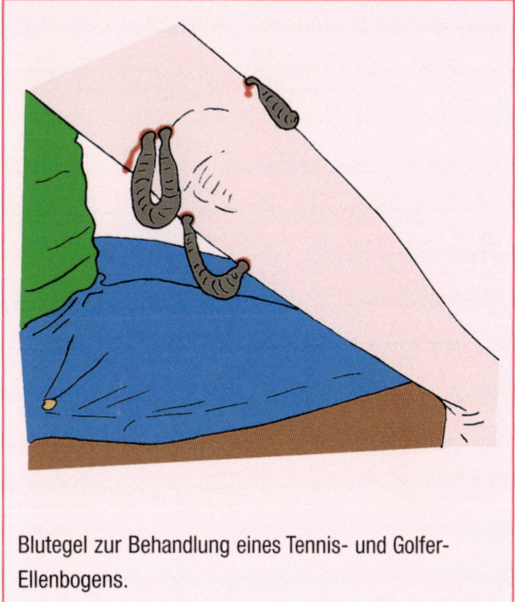

Blutegel zur Behandlung eines Tennis- und Golfer-Ellenbogens.

***Es gibt viele therapeutische Möglichkeiten zur Behandlung eines Tennis- oder Golfer-Ellenbogens. Dabei wird individuell festgelegt, welche Maßnahmen bei welchem Patienten und in welcher Phase der Erkrankung eingesetzt werden.***

### Operative Behandlung

Führen anhaltende Beschwerden zu einer starken Einschränkung im Alltag oder treten Schmerzphasen in kurzen Abständen auf, die sich durch keine nicht-operative Maßnahme anhaltend bessern lassen, kann für den Patienten eine Operation in Frage kommen. Mit einer Besserung der Beschwerden durch eine Operation kann in 80% der Fälle gerechnet werden.

***Eine operative Behandlung kann dem Patienten nach einer über mindestens 4-6 Monate erfolglosen nicht-operativen Therapie angeboten werden.***

Bei der Operation wird der betroffene Sehnenansatz eingeschnitten oder vom Knochen abgeschoben. Geschädigtes Sehnengewebe wird entfernt, teilweise werden die Nerven der umgebenden Knochenhaut *(Periost) verödet.* Bei der *Verödung* werden dünne, den Schmerz leitende Nervenfasern durch Strom und Hitze unterbrochen. Andere Verfahren setzen die Verlagerung eines Muskels ein oder führen die Behandlung von der

**Aufgrund der Vielfalt der Methoden je nach Phase gibt die nachfolgende Tabelle einen Überblick.**

| Behandlungsmethode | Akute Phase | Chronische Phase (> 6 Wochen) |
|---|---|---|
| Aktivität | Schonung | Dehnen, exzentrisches Training |
| Kälte / Wärme | Kälte | Kälte und Wärme im Wechsel |
| Sport / Beruf | Änderungen in Training und Belastung | Änderungen in Training und Belastung |
| Medikamente | Ibuprofen, Diclofenac | eher keine |
| Salben | eher ja | eher nein |
| Bandagen | entlastende Bandage | Aktivbandage |
| Physiotherapie | Friktionsmassage, Dehnen | Dehnen, exzentrisches Training |
| Schockwellen | eher nein | eher ja |
| Akupunktur | möglich | möglich |
| Elektrotherapie | möglich | möglich |
| Laser | möglich | möglich |
| Ultraschall | möglich | möglich |
| Spritzen | Kortison in Einzelfällen | pflanzliche Wirkstoffe, Eigenplasma |
| Röntgenbestrahlung | eher nein | eher ja |
| Blutegel | eher nein | eher ja |
| Operation | nie | möglich |

Gelenkinnenseite durch eine Gelenkspiegelung *(Arthroskopie)* durch.

## Prognose und Verlauf

Sowohl der Tennis- als auch der Golfer-Ellenbogen haben eine **günstige Prognose**. In 90% führen die nicht-operativen Maßnahmen zum Erfolg. Die Therapie ist umso kürzer und erfolgreicher, je früher sie beginnt. Sie ist langwierig, wenn sie zu spät einsetzt oder nicht konsequent durchgeführt wird. Eine Therapie sollte daher nicht abgebrochen werden, wenn sie nicht gleich zum Erfolg führt. Es ist nicht ungewöhnlich, dass verschiedene Therapieformen zum Einsatz kommen. Der Krankheitsverlauf kann sich bei akuten Fällen über wenige Wochen und in chronischen Fällen über mehrere Monate hinziehen. In seltenen Fällen wird eine Operation notwendig.

Um einem erneuten Auftreten der Erkrankungen vorzubeugen, kann langfristig eine Änderung des Verhaltens im Beruf und in der Freizeit notwendig werden. Dehnübungen und andere Übungen für den Ellenbogen sollten in einigen Fällen auch nach Abklingen der Beschwerden beibehalten werden.

### Das Wichtigste für Sie:

- Als *Tennis-Ellenbogen* wird eine schmerzhafte Sehnenreizung an der Außenseite des Ellenbogens bezeichnet.
- Mit *Golfer-Ellenbogen* ist eine schmerzhafte Sehnenreizung an der Innenseite des Ellenbogens gemeint.
- Ursache beider Erkrankungen ist meist eine Überlastung des Sehnenursprungs.
- Die Therapie sollte früh eingeleitet und bis zum völligen Abklingen der Beschwerden durchgeführt werden.
- 90% der Fälle können ohne Operation behandelt werden.

# Die Einklemmung des Ellennervs am Ellenbogen – Das *Kubitaltunnelsyndrom*

Das *Kubitaltunnelsyndrom* beschreibt die Einengung des Ellennervs (*Ulnaris-Nerv* oder *Nervus ulnaris*) in seinem Verlauf an der Innenseite des Ellenbogengelenks. Die knöcherne Rinne, in der er um das Ellenbogengelenk geführt wird, heißt *Sulcus ulnaris*. Daher wird zum Teil noch die früher geläufige Bezeichnung *Sulcus-Ulnaris-Syndrom* verwendet.

Da der Nerv in seinem Verlauf um den Ellenbogen nicht nur im *Sulkus*, sondern auch weiter ober- und unterhalb davon eingeengt werden kann, wird die Bezeichnung zunehmend weniger verwendet. Weitere Bezeichnungen für diese Erkrankung sind u.a. *Ulnaris-Rinnensyndrom* oder *körpernahes (proximales) Ulnaris-Kompressionssyndrom (Kompression = Zusammendrücken, Einengung)*. Letztgenannte Bezeichnung nimmt Bezug auf das *Guyon-Logensyndrom* als körperfernes *(distales) Ulnaris-Kompressionssyndrom* am Handgelenk. Dieser Erkrankung ist ein eigenes Kapitel gewidmet.

Die Abbildung zeigt die Innenseite eines rechten Ellenbogens. Der Ellennerv 1 verläuft in einer knöchernen Rinne *(Sulkus)* 2 zum Unterarm. Er wird von Bändern 3 überspannt.

Der *Kubitaltunnel* beschreibt den Raum an der Innenseite des Ellenbogens, in dem der Ellennerv verläuft. Sein Boden wird vom Oberarmknochen gebildet, sein Dach von Bändern, Muskeln und von der Haut. Der Nerv liegt also zum Teil ungeschützt, was den meisten Menschen schon einmal aufgefallen sein wird, wenn sie sich mit der Innenseite des Ellenbogens gestoßen haben. Es kommt dabei zu einer schmerzhaften und als elektrisierend empfundenen Missempfindung bis in den kleinen Finger. Herkömmlich wird diese Stelle als *Musikanten-* oder *Musikknochen* bezeichnet.

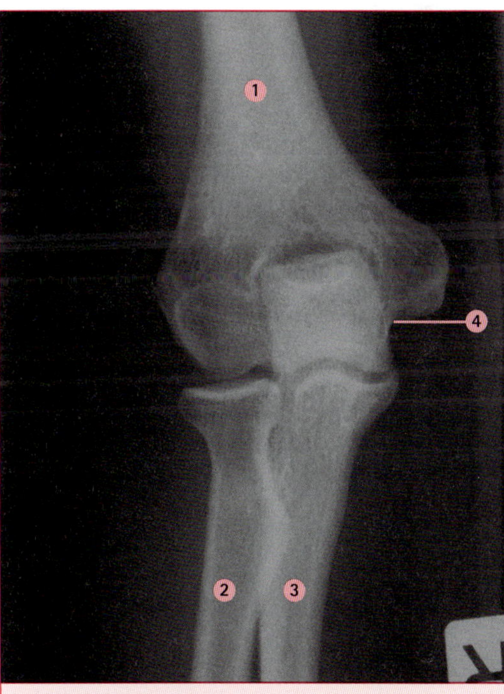


Das Röntgenbild zeigt ein rechtes Ellenbogengelenk von vorne betrachtet. Oben im Bild ist der Oberarmknochen 1, unten im Bild Speiche *(Radius)* 2 und Elle *(Ulna)* 3. Der Ellennerv zieht entlang des *Sulkus* 4 weiter zum Unterarm.

Über den Ellennerv erfolgt die Gefühlswahrnehmung des Ringfingers und des Kleinfingers. Er steuert zudem die Funktion einiger Handmuskeln.

## Ursachen und Herkunft

Beschwerden entstehen, wenn der Nerv eingeengt oder überdehnt wird. Der dadurch zunehmende **Druck** auf den Nerv stört seine Funktion der Gefühlswahrnehmung und der muskulären Steuerung. Die Erkrankung wird zu den *Kompressionssyndromen* eines Nervs gezählt.

Nach dem *Karpaltunnelsyndrom* an der Hand, welches 10-mal häufiger auftritt, ist das Kubitaltunnelsyndrom das zweithäufigste *Kompressionssyndrom* eines Nervs außerhalb des zentralen Nervensystems (Gehirn und Rückenmark). Erkrankt ein Nerv außerhalb des zentralen Nervensystems, wird die Erkrankung als *periphere* Nervenerkrankung bezeichnet.

***Das Kubitaltunnelsyndrom gehört mit dem Karpaltunnelsyndrom zu den häufigsten Kompressionssyndromen von Nerven außerhalb des zentralen Nervensystems.***

Es gibt verschiedene Ursachen für ein Kubitaltunnelsyndrom. Eine **angeborene** (*primäre* oder *idiopathische*) **Ursache** kann sein, dass sich der Nerv von Geburt an immer wieder aus seiner knöchernen Führung verlagert *(Subluxation)*. Der Nerv kann auch von einem Muskel oder einem Band bedrängt werden.

Häufiger führen **erworbene** *(sekundäre)* **Ursachen** wie Knochenbrüche, Gelenkverschleiß oder Veränderungen durch Rheuma zu Veränderungen der Knochenform.

Die veränderte Knochenform bedrängt den Nerv, verlagert oder dehnt ihn. Weitere Ursachen, die zu einer Bedrängung führen können, sind Veränderungen im Weichgewebe wie Ausstülpungen aus dem Gelenk *(Ganglien)* oder Gewebewucherungen *(Tumore)*.

Anhaltender Druck auf den Nerv kann auch durch eine vermehrte Beugung beim Schlafen mit angewinkelten Armen entstehen. Auch Tätigkeiten, die mit einem wiederholten Beugen und Strecken oder mit einem häufigen Auflehnen des Armes auf einer Kante einhergehen, können Ursache eines Kubitaltunnelsyndroms sein.

## Symptome und Beschwerden

Meist wird als erstes ein kribbelndes Gefühl an der Handkante und am Kleinfinger beklagt, manchmal verglichen mit dem Gefühl, als würden Ameisen über die Haut laufen. Diese **Missempfindungen** *(Parästhesien)* können sich bis zu einem Taubheitsgefühl *(Hypästhesie)* oder einer Schmerzunempfindlichkeit *(Analgesie)* steigern.

Bei anhaltender Beugung im Ellenbogen kommt es zu einer Zunahme dieser Missempfindungen. Hinzu können Schmerzen an der Innenseite des Ellenbogens kommen.

Hält die Druckbelastung auf den Nerv an, wird seine muskelsteuernde *(motorische)* Funktion beeinträchtigt. Dies wirkt sich in einer **Schwäche** von kleinem Finger und Ringfinger sowie der gesamten Hand aus. Tätigkeiten mit der Hand werden ungeschickt, kleine Gegenstände werden unbewusst fallen gelassen. So kann es schwerfallen, eine Schnalzbewegung mit dem Ringfinger auszuführen oder ein Stück Papier fest zwischen Daumen und Zeigefinger zu halten.

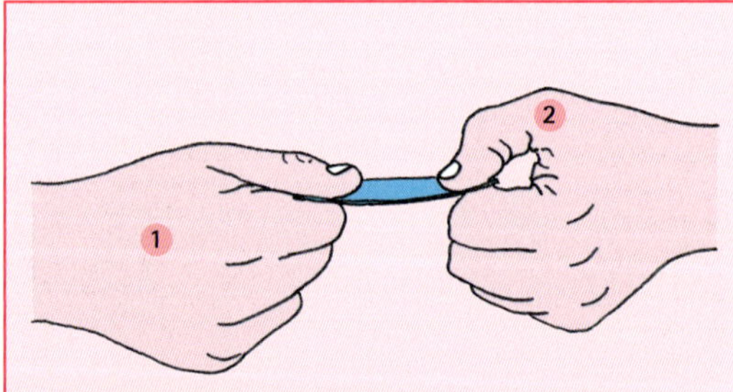


Die Abbildung zeigt einen Test, mit dessen Hilfe man eine Muskelschwäche bei Schädigung des Ellennervs erkennen kann. In diesem Fall kann die rechte Hand ein Stück Papier festhalten (1). Der linke Daumen dagegen krümmt sich aufgrund einer Schwäche der Muskulatur unwillkürlich beim Zupacken (2). In diesem Fall spricht man von einem *positiven Froment-Zeichen.*

Unbehandelt und in ausgeprägten Fällen bleiben die Muskeln anhaltend gelähmt und verlieren damit auf Dauer ihre Funktion. An der Hand kann es dann zu einem sichtbaren **Muskelschwund** *(Atrophie)* oder einer Fehlstellung der Finger in Beuge- oder Abspreizstellung kommen.

## Untersuchung und Diagnostik

Das Ellenbogengelenk wird in seiner Beweglichkeit und Funktionsfähigkeit geprüft, um Hinweise auf einen möglichen Schaden im Gelenk zu finden. An der Innenseite können der Nerv und seine Umgebung durch Tasten schmerzhaft gereizt sein. Leichter Druck an dieser Stelle löst Beschwerden aus. Die Hand wird auf muskuläre Schwächen, Fehlstellungen der Finger und auf Störungen der Gefühlswahrnehmung untersucht.

Weitere diagnostische Maßnahmen:

- **Röntgen**

Mit Hilfe einer Röntgenaufnahme lassen sich Veränderungen am Knochen, die auf den Nerv drücken können, sichtbar machen. Der Nerv selber lässt die Röntgenstrahlen passieren und ist im Röntgenbild nicht zu erkennen.

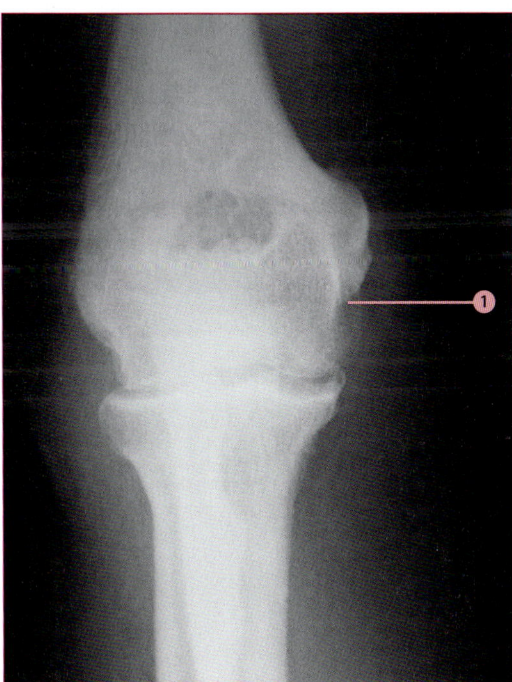


Röntgenbild eines rechten Ellenbogens von vorne betrachtet. Das Gelenk weist einen deutlichen Verschleiß *(Arthrose)* auf. Die dadurch entstandenen Knochenwülste *(Osteophyten)* können am Sulkus (1) zu einer Reizung des Ellennervs führen.

- **Elektrodiagnostik**

Zur Sicherung der Diagnose und zur Beurteilung, wie stark der Nerv vom Druck geschädigt ist, wird vom Facharzt für Nervenheilkunde *(Neurologe)* eine Bestimmung der *Nervenleitgeschwindigkeit* durchgeführt. Der Nerv wird dadurch in seiner Funktion geprüft, das Hautgefühl *(Sensibilität)* zu vermitteln *(sensible Nervenleitgeschwindigkeit)*. Ebenso wird seine Funktion, die Muskeln anzusteuern *(motorische Funktion)*, untersucht *(motorische Nervenleitgeschwindigkeit)*.

- **Kernspintomographie (Magnetresonanztomographie, MRT), Computertomographie (CT)**

Kernspintomographie oder Computertomographie werden in Fällen eingesetzt, in denen Veränderungen im Weichgewebe oder am Knochen als Ursache der Erkrankung vermutet werden. Dies ist nicht in jedem Fall eines Kubitaltunnelsyndroms erforderlich.

## Therapie

Die Therapie richtet sich nach der Dauer der Erkrankung, dem Ausmaß der Schmerzen und einer möglicherweise bereits bestehenden Nervenschädigung. Bestehen erst seit wenigen Wochen **leichte Beschwerden** und kein Nervenschaden, kann abgewartet und eine Therapie durch **Entlastung** oder mit **Spritzen** begonnen werden.

***Damit es nicht zu einem bleibenden Schaden am Nerv kommt, sollte eine Therapie durchgeführt und auch konsequent umgesetzt werden.***

- **Nicht-operative *(konservative)* Therapie**

Druckbelastungen des Nervs von außen durch Auflehnen des Armes werden vermieden oder durch Polster vermindert. Ebenso sollte ein häufiges und anhaltendes Beugen des Ellenbogens unterbleiben. Zur Nacht ist die Anlage einer **Schiene** aus Gips oder Kunststoff möglich, die das Ellenbogengelenk in einer leicht gebeugten Stellung hält.

Eine einfache Lösung kann zunächst sein, wenn der Patient mit dem Gürtel eines Bademantels das Handgelenk zur Nacht an seinen Oberschenkel bindet und so verhindert, dass es zu einer stärkeren Beugung im Ellenbogengelenk kommt.

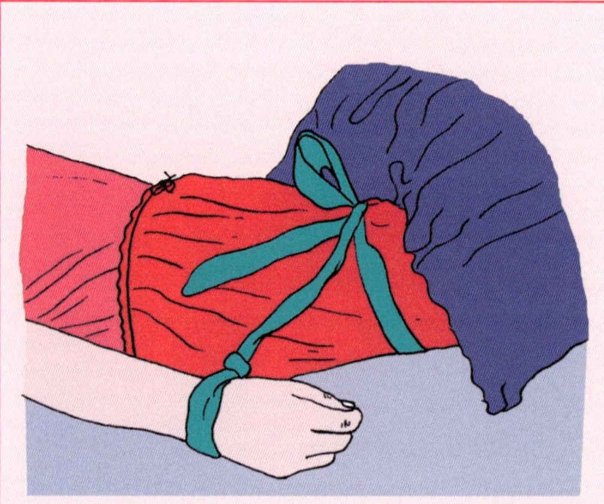

Der betroffene Arm kann nachts etwa mit dem Gürtel eines Bademantels locker an das Bein gebunden werden. Damit wird eine ungewollte Beugestellung des Ellenbogens vermieden, was zu einer Beruhigung des Ellennervs beitragen kann.

Schmerzhafte Reizungen können kurzfristig (7-14 Tage) durch die Einnahme von entzündungshemmenden **Tabletten** mit Wirkstoffen wie *Diclofenac* oder *Ibuprofen* behandelt werden.

Eine Behandlung mit **Spritzen** *(Injektionen)* kann durchgeführt werden, wenn die Entlastung nicht ausreichend hilft und eine Operation noch nicht notwendig oder vom Patienten nicht gewünscht ist. Dazu wird möglichst einmalig in die Nähe des Nervs ein Kortisonpräparat gespritzt. Kommt es durch diese Behandlung zu einer monatelangen Besserung der Beschwerden, ist eine Wiederholung möglich.

Wiederholte Spritzen mit Kortison in kurzen Zeitabständen sollten nicht durchgeführt werden, da Kortison das Gewebe des Nervs, seiner Umgebung und der Haut schädigen kann. Aus diesem Grund wird die Behandlung mit Kortisonspritzen von manchen Ärzten gar nicht durchgeführt.

### Operative Behandlung

Sind die **Beschwerden** seit vielen Wochen **ausgeprägt** und die Untersuchung beim Nervenarzt *(Neurologe)* weist nach, dass der Nerv Schaden nimmt (beeinträchtigte *Nervenleitgeschwindigkeit*), kann eine Operation Schmerzen lindern und eine weitere Verschlimmerung verhindern.

Dazu werden die den Nerv einengenden Bänder am Ellenbogen auf eine Länge von 5-7 cm durchtrennt. Dies wird als *Neurolyse* oder *In-situ-Dekompression* bezeichnet. In manchen Fällen wird dieser Eingriff teilweise oder ganz mit Hilfe eines Spiegelinstruments *(Endoskop)* durchgeführt, ähnlich einer Gelenkspiegelung *(Arthroskopie)*.

Zum Teil kann es notwendig sein, den Nerv aus seiner knöchernen Rinne *(Sulkus)* weiter nach vorne zur Ellenbeuge zu verlagern. Durch diese Maßnahme wird er beim Beugen des Ellenbogens kaum noch gespannt.

## Prognose und Verlauf

Viele leichte Fälle einer Reizung des Nervs klingen **von alleine** wieder ab oder bessern sich durch eine Entlastung. Sie haben damit eine gute Prognose.

***Durch eine rechtzeitige und konsequente Behandlung hat das Kubitaltunnelsyndrom eine sehr gute Prognose.***

Hält der Druck auf den Nerv an, dann nehmen die Beschwerden zu und der Nerv kann auf Dauer Schaden nehmen. Auf eine Operation wird dann meist nicht verzichtet, weil ein stark geschädigter Nerv sich nicht immer vollständig erholt. Anhaltende Missempfindungen und Lähmungen würden trotz Operation zurückbleiben. Durch eine rechtzeitige Therapie ist dies vermeidbar.

## Das Wichtigste für Sie:

- Als *Kubitaltunnelsyndrom* wird die Bedrängung des Ellennervs an der Innenseite des Ellenbogens bezeichnet.
- Auslöser sind Veränderungen am Ellenbogengelenk oder Zug bzw. Druck auf den Nerv.
- Typisch ist eine Missempfindung entlang der Handkante und dem kleinen Finger.
- Leichte Fälle klingen von alleine oder nach kurzer Entlastung wieder ab.
- In schweren Fällen kann der Nerv Schaden nehmen, was durch eine geeignete Therapie verhindert werden kann.

# Die Einklemmung des Mittelarmnervs am Ellenbogen – Das *Pronator teres-Syndrom*

Der *Mittelarmnerv (Medianus-Nerv)* bildet sich aus Nervenfasern, die an der Halswirbelsäule seitlich vom Halsmark abgehen und in den Arm ziehen. Der Nerv steuert Muskeln am Arm und vermittelt einen Teil des Gefühls an Unterarm und Hand.

Sein Verlauf führt den Mittelarmnerv kurz nach der Ellenbeuge durch den sog. *Pronator teres-Muskel.* Dieser Muskel ist an den Wendebewegungen der Hand und an der Beugung des Ellenbogens beteiligt. Er entspringt an der Innenseite des Oberarms *(Epicondylus medialis)* sowie an der Elle *(Ulna)* und zieht an die Außenfläche der Speiche *(Radius).*

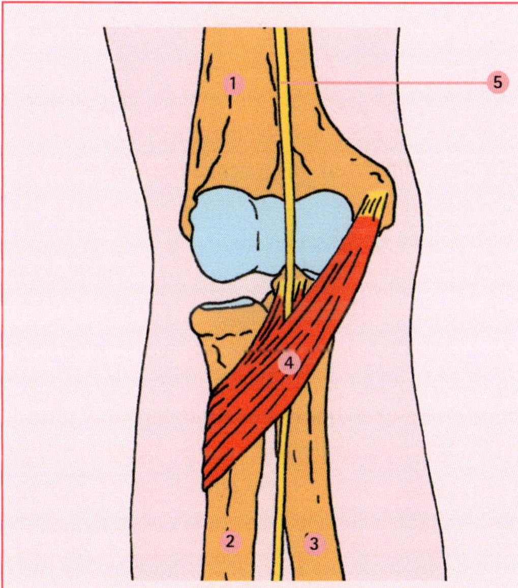


In der Abbildung ist ein rechtes Ellenbogengelenk von vorne dargestellt. Es bildet sich aus dem Oberarmknochen ①, der Speiche *(Radius)* ② und der Elle *(Ulna)* ③. Der *Pronator teres-Muskel* ④ entspringt an der Innenseite des Oberarms sowie der Elle und zieht bis zur Außenfläche der Speiche. Der *Mittelarmnerv (Medianus-Nerv)* ⑤ zieht durch den Muskel zum Unterarm.

Im Muskel spaltet sich vom Mittelarmnerv ein Nervenast ab, der die Funktion *(Motorik)* einiger Beugemuskeln am Unterarm steuert. Dieser Nervenast wird als *Nervus interosseus anterior* bezeichnet. Werden die Beschwerden durch eine Bedrängung dieses Nervenastes ausgelöst, spricht man von einem *Nervus interosseus anterior-Syndrom*, eine einfache deutsche Bezeichnung existiert leider nicht. Bei diesem Syndrom stehen die Störungen der Muskulatur *(Motorik)* im Vordergrund. Werden vorwiegend Störungen des Gefühls *(Sensibilität)* beklagt, wird die Einklemmung des Mittelarmnervs im Muskel als *Pronator-Syndrom* oder *Pronator teres-Syndrom* bezeichnet.

## Ursachen und Herkunft

Es handelt sich um eine **seltene Erkrankung**. Ursache ist meist eine Bedrängung des Nervs im *Pronator teres-Muskel.* Ebenso können ein Teil der Bizepssehne, Schleimbeutel oder andere Veränderungen in der Ellenbeuge zu einer Reizung des dort verlaufenden Mittelarmnervs führen.

## Symptome und Beschwerden

Durch die Reizung des Nervs kommt es zu ausstrahlenden Schmerzen und Kribbelgefühlen entlang des Unterarmes, des Daumens, des Zeige- und des Ringfingers – der Region, die vom Mittelarmnerv versorgt wird. Dies ist typisch für das *Pronator-Syndrom.* Beim **Schreiben** können *Schreibkrämpfe* auftreten. Zudem kann das Strecken des Ellenbogens mit Wendung der Hand nach unten *(Pronation)* schmerzhaft sein. Hinzu können muskuläre Schwächen im Unterarm und der Hand kommen, die das feste Halten eines Stifts erschweren. Eine Schwäche der Finger beim Beugen fällt auf. Stehen

***Die Bedrängung des Mittelarmnervs am Ellenbogen kann zu einer Störung des Hautgefühls (Pronator-Syndrom) oder zu einer Schwäche von Muskeln am Unterarm (Nervus interosseus anterior-Syndrom) führen.***

diese muskulären *(motorischen)* Störungen im Vordergrund, kennzeichnet dies das *Nervus interosseus anterior- Syndrom.*

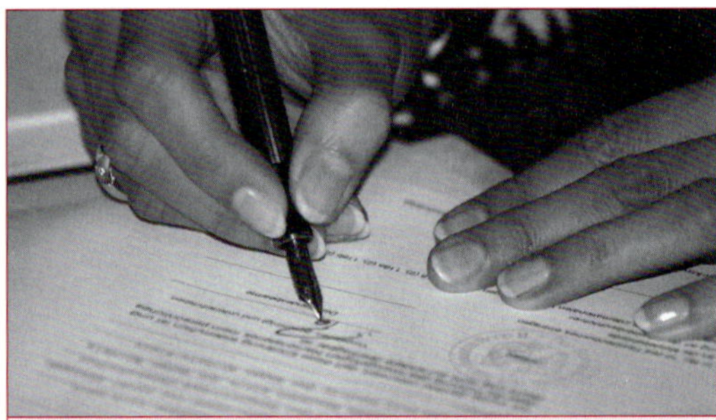

Treten sog. *Schreibkrämpfe* oder Beschwerden am Unterarm beim Schreiben auf, kann dies ein Hinweis auf ein *Pronator teres-Syndrom* sein.

## Untersuchung und Diagnostik

Durch eine Tastuntersuchung der Region ist die Erkrankung selten festzustellen. Als Hinweis gilt ein Schmerz, der beim leichten Beklopfen des Nervs ausgelöst werden kann. Ggf. lassen sich muskuläre **Schwächen** an der Hand feststellen oder die Beschwerden verstärken sich, wenn der *Pronator teres-Muskel* durch einen **Provokationstest** stark angespannt wird.

Weitere diagnostische Maßnahmen:

### Röntgen, Kernspintomographie (Magnetresonanztomographie, MRT)

Um die Ursache der Nervenbedrängung zu erkennen, können Untersuchungen wie Röntgen, Kernspintomographie oder Computertomographie durchgeführt werden. Ob und welche dieser Methoden zum Einsatz kommt, ist von Fall zu Fall unterschiedlich.

### Elektrodiagnostik

Ein Nervenarzt *(Neurologe)* kann die Funktion der vom Nerv versorgten Muskeln durch das Anfertigen eines sog. *Elektromyogramms (EMG)* prüfen. Daraus lassen sich Rückschlüsse auf den Ort und das Ausmaß der Nervenschädigung ziehen.

## Therapie

Die Therapie richtet sich u.a. nach der Dauer der Beschwerden, dem Alter des Betroffenen und dem Ergebnis der Untersuchung durch den Nervenarzt. In vielen Fälle klingen die Beschwerden von alleine oder mit Hilfe der nicht-operativen Behandlungsmethoden ab.

### Nicht-operative *(konservative)* Therapie

Zu *Beginn* der Erkrankung sollte der Ellenbogen **geschont** und ggf. auf einer Schiene ruhiggestellt werden. Die Gabe von entzündungshemmenden Mitteln wie *Diclofenac* oder *Ibuprofen* kann ebenso zur Beruhigung beitragen wie die Anwendung von elektrischen Strömen. **Physiotherapeutische Übungen** können den Muskel entkrampfen und auflokkern, was den Druck auf den Nerv verringert.

### Operative Behandlung

Gelingt es innerhalb von 6-12 Wochen nicht, die Beschwerden des Patienten deutlich zu lindern, und weist die Untersuchung beim Nervenarzt eine starke Bedrängung des Nervs nach, ist eine operative Behandlung möglich. Sie ist sinnvoll, um einen anhaltenden Schaden des Nervs zu verhindern und um ihm die Möglichkeit zu geben, sich zu erholen. Bei der Operation wird der Nerv von dem Druck des ihn einengenden Gewebes befreit.

## Prognose und Verlauf

Die Prognose dieser seltenen Erkrankung ist **gut**, können doch die Hälfte der Patienten ohne Operation behandelt werden. Hält der Druck auf den Nerv zu lange an, kann er bleibenden Schaden nehmen. Folgen sind anhaltende Missempfindungen und muskuläre Schwächen. Um dem vorzubeugen, kann eine Operation notwendig werden.

### Das Wichtigste für Sie:

- Die Einklemmung des Mittelarmnervs in der Ellenbeuge ist eine seltene Erkrankung.
- Ursache ist meist Druck auf den Nerv bei seinem Verlauf durch den *Pronator teres-Muskel.*
- Häufig klingen die Beschwerden nach einer nicht-operativen Behandlung ab.
- Der anhaltende Druck auf den Nerv kann zu einem bleibenden Schaden führen.
- Eine Operation kann den Nerv von seinem Druck befreien und diese Schäden verhindern.

## Die Einklemmung des Speichennervs am Ellenbogen – Das *Supinatorsyndrom*

Der Speichennerv *(Radialis-Nerv, Nervus radialis)* bildet sich aus Nerven, die das Rückenmark seitlich an der Halswirbelsäule verlassen. Er zieht in den Arm und steuert einige Muskeln *(Motorik)* am Arm. Des Weiteren leitet er einen Teil des Hautgefühls *(Sensibilität)* des Arms und des Handrückens zum Gehirn. Wird er bei seinem Verlauf durch den sog. *Supinator-Muskel* eingeklemmt, wird dies als *Supinatorsyndrom* bezeichnet.

In Höhe des Speichenköpfchens *(Radiusköpfchen)* teilt sich der Nerv auf. Sein *tiefer Ast (Ramus profundus)* versorgt die Streckmuskeln des Unterarms, sein *oberflächlicher Ast (Ramus superficialis)* vermittelt das Hautgefühl an einem Teil des Unterarms und des Handrückens.

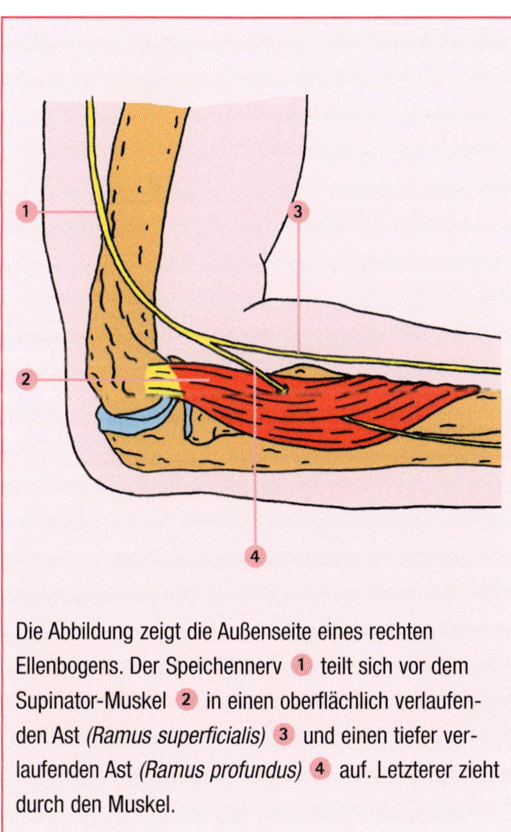


Die Abbildung zeigt die Außenseite eines rechten Ellenbogens. Der Speichennerv ① teilt sich vor dem Supinator-Muskel ② in einen oberflächlich verlaufenden Ast *(Ramus superficialis)* ③ und einen tiefer verlaufenden Ast *(Ramus profundus)* ④ auf. Letzterer zieht durch den Muskel.

Der **tiefe Ast** verläuft durch den *Supinator-Muskel (Musculus supinator)* hindurch. Beim Drehen der Handinnenfläche nach oben *(Supination)* wird dieser Muskel angespannt. Der Raum, durch den der Nerv durch den Muskel zieht, wird häufig als *Loge* oder *Schlitz* bezeichnet. Daraus ergeben sich Bezeichnungen für die Erkrankung wie *Supinator-Logensyndrom* oder *Supinator-Schlitzsyndrom.*

### Ursachen und Herkunft

Verletzungen des Ellenbogens, Überlastungen der Muskulatur oder anatomische Veränderungen in der Nähe des Supinator-Muskels sind Gründe für eine mechanische Bedrängung des tiefen Asts des Speichennervs *(Ramus profundus).*

Folge des Drucks auf diesen Nerv kann eine **Schwäche der Muskeln** sein, die von ihm gesteuert werden. Diese Form der Erkrankung wird *paretische* Form genannt. Betroffen ist ein Teil der Streckmuskeln am Unterarm, so dass es zu Schwächen in der Hand und am Handgelenk kommt.

Eine andere Auswirkung der Irritation des Nervs kann seine **schmerzhafte Reizung** sein, was als die *algetische* Form der Erkrankung beschrieben wird. Möglicherweise besteht ein enger Zusammenhang mit einer Erkrankung, bei der es zur Reizung der Strecksehnen an ihrem Ansatz am äußeren Teil des Ellenbogens *(Epikondylus)* kommt. Gemeint ist der sehr häufige *Tennis-Ellenbogen*, dem ein eigenes Kapitel gewidmet ist.

### Symptome und Beschwerden

Führt die Bedrängung des Nervs zu einer **Schwäche** der Muskeln, merkt der Patient dies in Form einer Schwäche bei der Streckung des Handgelenks. Ebenso kann die Streckung von Daumen, Zeige-, Mittel- und Ringfinger in ihren Grundgelenken von der Schwäche betroffen sein.

Steht die **schmerzhafte** Form der Erkrankung im Vordergrund, treten die Symptome eines *Tennis-Ellenbogens* auf. Dies ist im Wesentlichen ein Schmerz an der Außenseite des Ellenbogens beim Zugreifen und Drehen der Hand. Häufig strahlt der Schmerz bis zum Handgelenk aus.

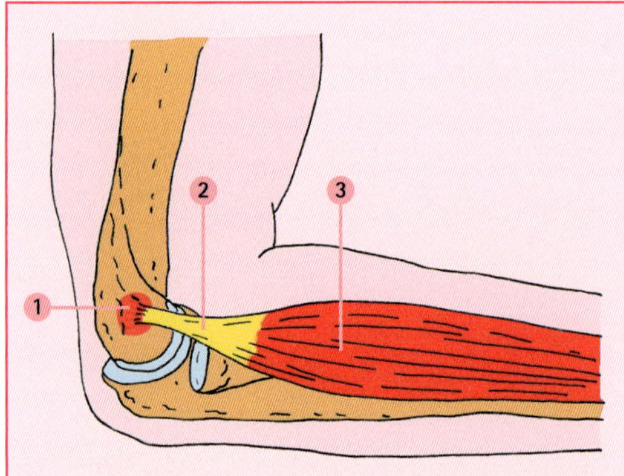


Die Abbildung zeigt die Außenseite eines rechten Ellenbogens. Bei einem Tennis-Ellenbogen bestehen Schmerzen an der Außenseite des Oberarmknochens 1. An dieser Stelle setzen die Sehnen 2 mehrerer Unterarmmuskeln 3 am Knochen an.

Beide Erkrankungen treten häufig zusammen auf und eine Unterscheidung kann schwerfallen.

***Die Symptome eines Supinatorsyndroms können denen eines Tennis-Ellenbogens sehr ähnlich sein. Beide Erkrankungen treten teilweise gleichzeitig auf.***

In seltenen Fällen werden von den Patienten **Taubheitsgefühle** an den Streckseiten von Daumen, Zeigefinger und einem Teil des Mittelfingers beklagt.

## Untersuchung und Diagnostik

Eine **Schwäche** der Muskulatur kann durch einen Vergleich der Kraft mit dem gesunden Arm festgestellt werden. Bei einer ausgeprägten Form berichtet der Patient aufgrund der Schwäche über Schwierigkeiten bei Tätigkeiten mit der Hand.

Die **schmerzhafte** Form der Erkrankung wird durch Abtasten der Sehnen, der Knochenvorsprünge und des Muskels festgestellt. Mit Hilfe spezieller Tests lässt sich der Schmerz provozieren.

Weitere diagnostische Maßnahmen:

### Röntgen, Kernspintomographie (Magnetresonanztomographie, MRT) und Computertomographie (CT)

Diese bildgebende Diagnostik wird eingesetzt, wenn geklärt werden soll, was den Nerv bedrängt. Dies ist von Fall zu Fall unterschiedlich und nicht immer erforderlich.

### Elektrodiagnostik

Ein Nervenarzt *(Neurologe)* kann die Nervenversorgung der Muskulatur mit Hilfe eines *Elektromyogramms (EMG)* überprüfen.

## Therapie

Sowohl bei der mit einer Schwäche einhergehenden Form der Erkrankung wie auch bei der vorwiegend mit Schmerzen einhergehenden Form wird in aller Regel mit einer nicht-operativen Therapie begonnen.

### Nicht-operative *(konservative)* Therapie

Zu Beginn der Therapie steht für 2-4 Wochen die **Schonung** und **Entlastung** des Ellenbogens im Vordergrund. Die Ruhigstellung auf einer Gipsschiene kann bei hartnäckigen Beschwerden notwendig werden.

Entzündungshemmende **Tabletten** mit den Wirkstoffen *Diclofenac, Ibuprofen* oder andere können für 1-2 Wochen eingenommen werden.

Eine **physiotherapeutische Behandlung** kann helfen, den Muskel zu entkrampfen, zu dehnen und auch das umliegende Gewebe zu lockern.

Bestehen gleichzeitig die Symptome eines Tennis-Ellenbogen kann dieser mit Bandagen, Spritzen und anderen Methoden behandelt werden. Darauf wird ausführlich im Kapitel *Der Tennis-Ellenbogen und der Golfer-Ellenbogen* eingegangen.

### Operative Behandlung

Stehen muskuläre Schwächen *(Paresen)* im Vordergrund, kann eine Operation sinnvoll sein, um eine Zunahme der Schwächen zu verhindern. Bei der Operation werden im Wesentlichen der Supinator-Muskel und seine Sehne so eingeschnitten, dass der Nerv in ihm einen freien Verlauf hat. Dadurch können sich die Schmerzen zurückbilden und es besteht die Aussicht, dass sich die muskulären Schwächen ganz oder teilweise zurückbilden. In einigen Fällen wird gleichzeitig die operative Behandlung eines Tennis-Ellenbogens durchgeführt.

## Prognose und Verlauf

Insgesamt hat die Erkrankung eine gute Prognose, da sie sich meist von alleine oder durch einfache nicht-operative Therapien bessert. Schwierig kann die Unterscheidung von einem Tennis-Ellenbogen sein.

Selten ist in hartnäckigen Fällen eine Operation notwendig, nach der in den meisten Fällen die Beschwerden abklingen und die Muskeln sich erholen.

### Das Wichtigste für Sie:

- Bei einem *Supinatorsyndrom* handelt es sich um eine Einklemmung des Speichennervs am Ellenbogen.
- Meist wird der Nerv durch den Supinator-Muskel bedrängt.
- Die Symptome können denen eines Tennis-Ellenbogens ähneln.
- Viele Fälle heilen von alleine oder durch eine nicht-operative Behandlung.
- Selten ist eine Operation erforderlich.

# Der Riss der Bizepssehne am Ellenbogen

Der Bizepsmuskel ist ein wichtiger Muskel zur Beugung des Ellenbogengelenks und zur Wendung der Handfläche nach oben *(Supination)*. Er entspringt mit zwei Sehnen an der Schulter und setzt mit einer dicken runden Sehne an der Speiche und mit einem breiten Faserstreifen an der Elle an.

Ein Riss *(Ruptur)* der langen Bizepssehne am Ellenbogen ist wesentlich **seltener** als ein Riss der Bizepssehne an der Schulter. Der Riss am Ellenbogen wird als *distale (körperferne) Ruptur*, der Riss an der Schulter als *proximale (körpernahe) Ruptur* der Bizepssehne bezeichnet.

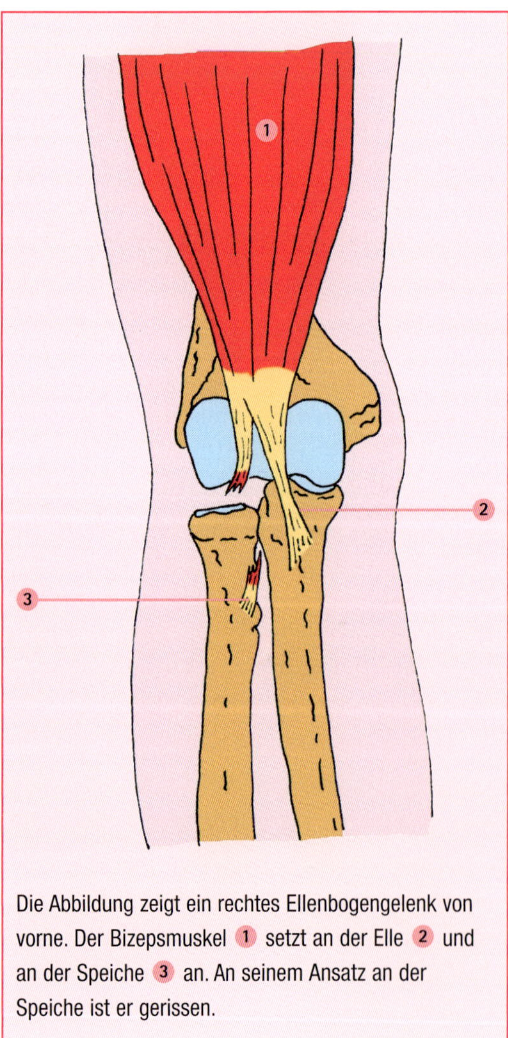


Die Abbildung zeigt ein rechtes Ellenbogengelenk von vorne. Der Bizepsmuskel (1) setzt an der Elle (2) und an der Speiche (3) an. An seinem Ansatz an der Speiche ist er gerissen.

Auf den Riss *(Ruptur)* der langen Bizepssehne an der Schulter wird ausführlich im Kapitel *Erkrankungen der langen Bizepssehne* eingegangen.

## Ursachen und Herkunft

Die Ursache für einen Riss der Bizepssehne liegt meist in einer plötzlichen **Kraftanstrengung** beim Heben eines schweren Gegenstands. Dabei reißt in der Regel der Sehnenanteil ab, der an der Speiche ansetzt. Der breite Sehnenstreifen an der Elle bleibt erhalten. Ein Verschleiß der Sehne durch **Alterungsvorgänge** sowie wiederkehrende schwere berufliche Belastungen wie bei Bauarbeitern oder Maurern können auf Dauer zu einem Riss der Sehne führen.

***Der Riss der Bizepssehne in der Ellenbeuge macht etwa 10% aller Risse an der Bizepssehne aus. Wesentlich häufiger ist der Riss der langen Bizepssehne an der Schulter.***

Betroffen sind fast ausschließlich Männer, meist im Alter zwischen 40 und 50 Jahren. In diesem Alter ist die Kraft des Muskels noch gut erhalten. Das Sehnengewebe hat jedoch durch Alterungsprozesse bereits an Elastizität verloren und damit an der Fähigkeit, die Kraft langsam auf den Knochen zu übertragen. Eine plötzliche Kraftanstrengung überfordert die Sehne, so dass sie reißt.

## Symptome und Beschwerden

Der Abriss der Sehne geht mit einem heftigen **Schmerz** und einem *Schnappen* in der Ellenbeuge einher. Tätigkeiten mit dem Arm werden aufgrund der Schmerzen abgebrochen. Es kommt zur Schwellung und zur Ausbildung eines Blutergusses *(Hämatom)* in der Ellenbeuge.

Nach einigen Tagen oder Wochen verlagert sich der Muskelbauch des Bizeps zur Schulter hin. Der Riss der Sehne führt zu einem deutlichen **Kraftverlust** beim Beugen und Wenden des Unterarms.

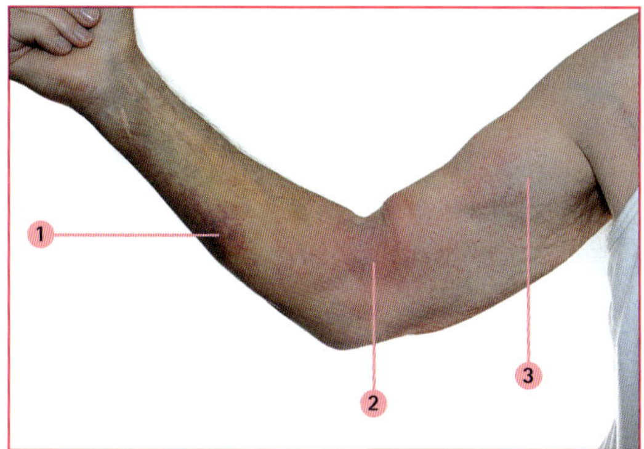


Das Foto zeigt den Ellenbogen eines älteren Patienten, bei dem es vor wenigen Tagen zu einem Riss der Bizepssehne am Ellenbogen gekommen ist. Im Unterarm hat sich ein Bluterguss *(Hämatom)* 1 gebildet, die Ellenbeuge ist gerötet und geschwollen 2. Der Muskelbauch des Bizeps 3 hat sich zur Schulter hin verlagert.

## Untersuchung und Diagnostik

Aus der Schilderung des Patienten, der Betrachtung der Muskelform und der Feststellung der muskulären Schwächen ergibt sich die Diagnose.

Weitere diagnostische Maßnahmen:

**Röntgen**
Sehnengewebe lässt sich im Röntgenbild nicht abbilden, weshalb der Riss auf Röntgenbildern nicht zu erkennen ist. Die Untersuchung wird dennoch häufig durchgeführt, um eine eventuelle Verletzung des Knochens nicht zu übersehen.

**Ultraschalluntersuchung**
Häufig kann der Riss der Sehne durch eine Ultraschalluntersuchung festgestellt werden. Sie wird daher beim Verdacht auf einen Abriss der Sehne am Ellenbogen regelmäßig durchgeführt.

**Kernspintomographie (Magnetresonanztomographie, MRT)**
Die Kernspintomographie ist die **beste Methode** zur Beurteilung des Risses. Sie dient auch der Planung der weiteren Therapiemaßnahmen.

## Therapie

Nach dem Riss zieht sich die Sehne zur Schulter hin zurück, die Enden der Sehnen weichen auseinander. Dies verhindert ein Zusammenwachsen von alleine. Als Folge des Risses verbleibt meist eine deutliche Schwäche beim Beugen des Ellenbogens und beim Wenden der Hand nach oben. Der Kraftverlust bei der Beugung beträgt etwa 40%, bei den Wendebewegungen mindestens 50%. Die Therapie richtet sich im Wesentlichen danach, wie stark den Patienten eine solche Einschränkung stört.

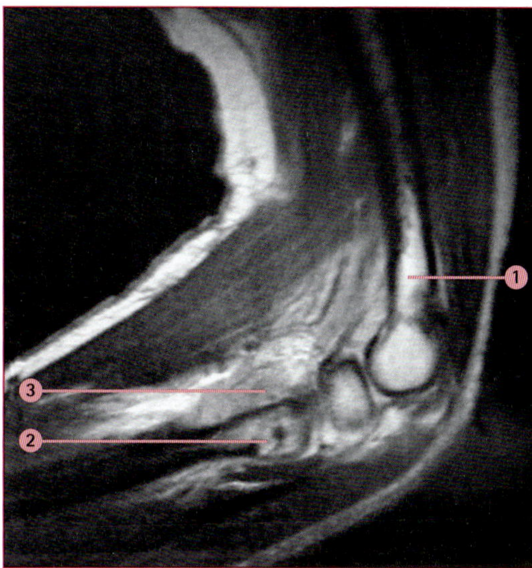


Kernspintomographie eines Ellenbogengelenks von der Seite betrachtet. Der linke Bildrand weist nach vorne zur Hand. Zu sehen sind u.a. der Oberarmknochen 1 und die Speiche 2. Der Ansatz der Bizepssehne an der Speiche ist gerissen, das Sehnengewebe ist aufgequollen 3.

**Nicht-operative *(konservative)* Therapie**
Körperlich inaktive Patienten oder ältere Menschen stört diese Einschränkung zum Teil wenig. Der Arm wird in der akuten Phase geschont und kurzzeitig ruhiggestellt.

Zur Linderung der Beschwerden wird der Ellenbogen **gekühlt**. Dazu können mit Gel gefüllte Kompressen, kalte und nasse Umschläge oder mit Quark gefüllte Beutel verwendet werden. Sie sollten nicht bei Gefrierschranktemperatur, sondern bei einer Kühlschranktemperatur von etwa 7°C angewendet werden.

Das Auftragen von entzündungshemmenden und kühlenden Salben lindert die Beschwerden.

Für 1-2 Wochen können je nach Verträglichkeit **Medikamente** wie *Ibuprofen, Diclofenac* oder ähnliche Wirkstoffe eingenommen werden.

Innerhalb von mehreren Wochen kommt es zur **Vernarbung** und zum Abklingen der Beschwerden. Ist der Kraftverlust für den Betroffenen akzeptabel, ist eine weitere Therapie nicht notwendig.

Eine **Bandage** des Ellenbogens kann das Gelenk etwas unterstützen und wird von vielen Patienten bei körperlicher Tätigkeit mit dem Arm als angenehm empfunden.

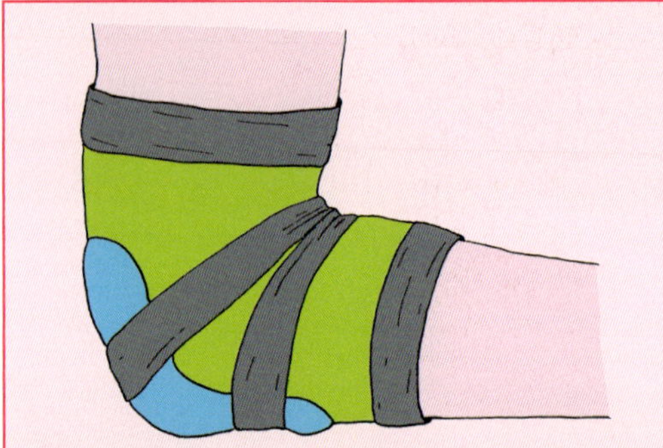

Die Abbildung zeigt das Modell einer Bandage für den Ellenbogen. Sie ist aus einem elastischen Strickgewebe hergestellt, was das Gelenk etwas stabilisiert und in seiner Funktion unterstützen kann.

**Operative Behandlung**

Die meisten Patienten akzeptieren den **anhaltenden Kraftverlust** im Ellenbogen nicht. In diesen Fällen ist eine operative Therapie unumgänglich, da die Enden der Sehnen nicht von alleine wieder zusammenwachsen.

***Einem bleibenden Kraftverlust im Ellenbogen kann nur durch eine operative Behandlung begegnet werden.***

Es gibt verschiedene Operationsverfahren, bei denen die Sehne genäht oder durch andere Sehnen verstärkt wird. Eine weitere Möglichkeit besteht darin, die Sehne durch spezielle Schrauben *(Knochenanker, Interferenzschraube)* oder durch sehr stabile Fäden im Knochen zu befestigen.

## Prognose und Verlauf

Von alleine heilt die gerissene Bizepssehne am Ellenbogen **nicht** wieder zusammen. Dann verbleibt ein Kraftverlust bei der Beugung und der Wendung des Unterarms. Wird dies von den Betroffenen nicht als störend empfunden, ist mit Ausnahme der Schmerzbehandlung keine spezielle Therapie erforderlich.

Von vielen Patienten wird diese Einschränkung jedoch im Alltag als störend empfunden. Dann kann mit Hilfe einer Operation in vielen Fällen die Funktionsfähigkeit des Ellenbogens wieder verbessert werden.

### Das Wichtigste für Sie:

- Der Abriss der Sehne des Bizepsmuskels am Ellenbogen ist selten.
- Er ist Folge einer abrupten Kraftanstrengung.
- Die gerissene Sehne wächst nicht wieder von alleine zusammen.
- Es verbleibt ein spürbarer Kraftverlust bei Beugung und Wendung des Unterarms.
- Zur Vermeidung eines anhaltenden Kraftverlusts kann eine Operation notwendig werden.

## Der Verschleiß des Ellenbogengelenks

Als *Arthrose* wird allgemein die zunehmende Schädigung des Knorpels eines Gelenks bezeichnet. Sie kann jedes Gelenk betreffen und führt auf Dauer zu einem Verlust der Gelenkfunktion. Mit einem Verschleiß können Beschwerden wie Schmerzen, Schwellungen und eine Einschränkung der Beweglichkeit einhergehen.

Das Ellenbogengelenk ist relativ **häufig** von einer Arthrose befallen. In vielen Fällen bestehen jedoch keine oder nur leichte Symptome.

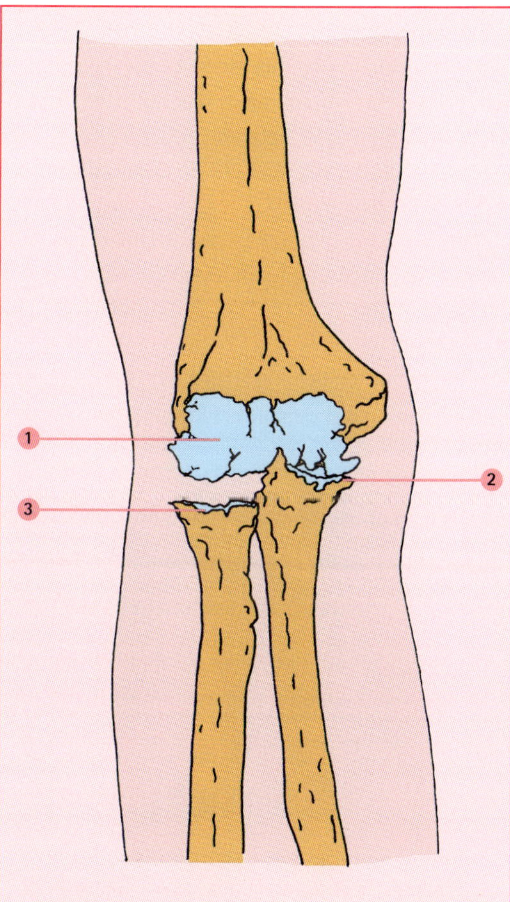


Die Abbildung zeigt ein rechtes Ellenbogengelenk von vorne. Die blau gezeichneten Gelenkflächen am Oberarm (1), an der Elle (2) und an der Speiche (3) sind stark geschädigt. Es liegt ein Gelenkverschleiß, eine *Arthrose* des Ellenbogengelenks vor.

### Ursachen und Herkunft

Am häufigsten führen **Verletzungen** wie Knochenbrüche oder Verrenkungen des Gelenks zu einer direkten Schädigung seiner Knorpelschicht. Hohe **Beanspruchungen** im Beruf z.B. durch die häufige Verwendung eines Presslufthammers, oder starke Belastungen bei Sportarten wie Handball oder Speerwurf überfordern auf Dauer den Knorpel. Als Folge kommt es zu kleinen Schäden, die mit der Zeit zunehmen und sich über Jahre auf das ganze Ellenbogengelenk ausdehnen. Die Betroffenen sind meist in einem Alter zwischen 40 und 60 Jahren.

***Dass ein Verschleiß am Ellenbogen aus sich heraus entsteht (primäre Arthrose), ist mit 1-2% der Fälle sehr selten. Fast immer ist der Verschleiß Folge einer erkennbaren Ursache, was als sekundäre Arthrose bezeichnet wird.***

Auf weitere Ursachen, den Verlauf und die wichtigsten Therapiemöglichkeiten bei einem Gelenkverschleiß wird auch ausführlich im Kapitel *Der Gelenkverschleiß – Die Arthrose* eingegangen. Im Folgenden werden die Besonderheiten des Verschleißes am Ellenbogen beschrieben.

Im Gegensatz zum Knie- oder Hüftgelenk wird das Ellenbogengelenk nicht durch das Körpergewicht, sondern nur durch Tätigkeiten mit dem Arm belastet. Aus diesem Grunde schreitet die Arthrose am Ellenbogen langsamer fort und wird von vielen Patienten häufig als wenig schmerzhaft wahrgenommen.

### Symptome und Beschwerden

In vielen Fällen einer Arthrose am Ellenbogen wird die erste Phase der Erkrankung von den Patienten kaum bemerkt. Erst mit einem Fortschreiten des Verschleißes fällt auf, dass das Gelenk nicht mehr so frei wie sonst bewegt werden kann. Meist ist dann eine vollständige Streckung nicht mehr möglich. Die **Beweglichkeit** nimmt zunehmend ab, so dass das Gelenk nur eingeschränkt gebeugt und gestreckt werden kann. Auch die Wendebewegungen des Unterarms sind im weiteren Verlauf nur eingeschränkt möglich.

***Typischerweise wird eine starke Streckung (Überstreckung) des Ellenbogengelenks als schmerzhaft angegeben.***

Im weiteren Verlauf der Erkrankung können **Schmerzen** bei Bewegung und bei Belastung des Ellenbogens auftreten. Dies äußert sich in stichartigen Schmerzen im Ellenbogen.

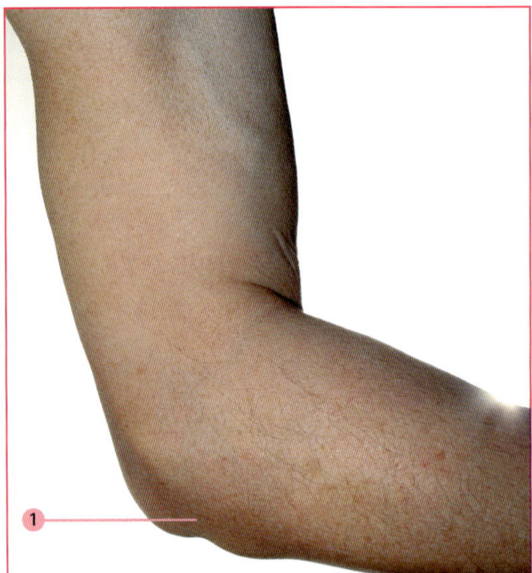


Das Foto zeigt das rechte Ellenbogengelenk eines 53-jährigen Patienten. Das Gelenk ist geschwollen, was von außen nicht immer auffällt. In diesem Fall ist eine Vorwölbung (1) aufgrund einer Flüssigkeitsansammlung im Gelenk *(Gelenkerguss)* zu erkennen.

Wie jede andere Arthrose kann auch die Arthrose am Ellenbogen in eine **schmerzhafte Phase** eintreten, die als *aktivierte Arthrose* bezeichnet wird. Das Gelenk schwillt in dieser Phase an, wird warm und gerötet.

Eine Folge der Arthrose ist, dass sich die Gelenkränder durch den Anbau von Knochen verbreitern. Diese Knochenwülste *(Osteophyten)* können zu einer Bedrängung der in ihrer Nähe verlaufenden Nerven führen. Davon ist meist der **Ellennerv** *(Ulnaris-Nerv)* betroffen, der an der Innenseite des Ellenbogens entlangzieht. Die Folge sind ausstrahlende Schmerzen, ein Kribbelgefühl der Hand und eine Störung der Feinmotorik der Finger. Auf diese durch eine Arthrose ausgelöste Folgekrankheit wird ausführlich im Kapitel *Die Einklemmung des Ellennervs am Ellenbogen - Das Kubitaltunnelsyndrom* eingegangen.

## Untersuchung und Diagnostik

Bei der Betastung des Gelenks können eine Verbreiterung seiner Form sowie Schwellungen und Überwärmungen auffallen. Das Gelenk ist in der Beugung, Streckung und bei den Wendebewegungen des Unterarms eingeschränkt. Das Abtasten des Gelenks und eine starke Beugung *(Überbeugung)* bzw. Streckung *(Überstreckung)* werden häufig als schmerzhaft angegeben.

Weitere diagnostische Maßnahmen:

### Röntgen

Die Röntgenuntersuchung ist die **Standardmethode** zur Darstellung des Gelenkverschleißes. Sie zeigt den Ort und das Ausmaß der Gelenkveränderungen an.

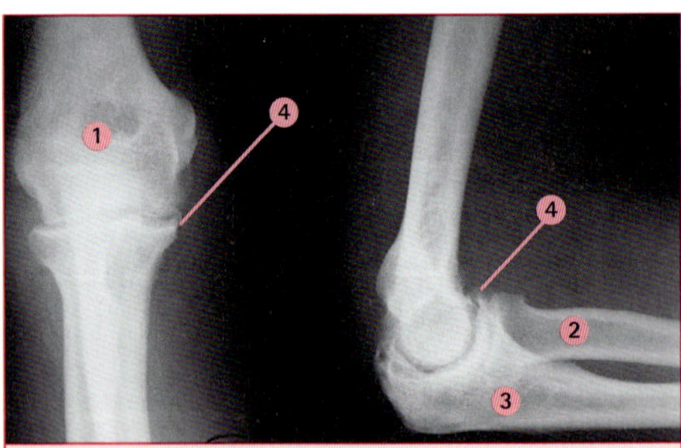


Das Röntgenbild zeigt ein rechtes Ellenbogengelenk mit einem Verschleiß. Links im Bild ist es in der Betrachtung von vorne und rechts im Bild in der Betrachtung von der Seite dargestellt. An den Gelenkrändern des Oberarmknochens (1), der Speiche (2) und der Elle (3) haben sich Knochenwülste *(Osteophyten)* (4) gebildet.

Der Knochen ist durch die Bildung von Knochenwülsten *(Osteophyten)* verbreitert, die Höhe des Gelenkknorpels hat abgenommen und im Knochen liegen Hohlräume *(Zysten)* oder eine Verdichtung *(Sklerose)* vor.

**Ultraschalluntersuchung**

Mit Hilfe des Ultraschalls lassen sich Flüssigkeitsansammlungen im Gelenk *(Gelenkerguss)* und Schwellungen von Schleimbeuteln gut darstellen. Der Knorpelschaden kann mit dieser Methode nicht direkt abgebildet werden.

**Kernspintomographie (Magnetresonanztomographie, MRT), Computertomographie (CT)**

Die Diagnose einer Arthrose am Ellenbogengelenk kann meist mit ausreichender Sicherheit durch die Röntgenuntersuchung festgestellt werden. Daher wird nur in unklaren Fällen und zur Planung einer Operation eine Kernspintomographie oder eine Computertomographie eingesetzt.

Dabei zeigt die Kernspintomographie sehr gut die Veränderungen der Knorpelschicht und der umgebenden Weichteile. Die Computertomographie kann besonders gut ausgeprägte Veränderungen am Knochen, z.B. als Folge von Knochenbrüchen, aufzeigen.

## Therapie

Die Behandlung der Arthrose des Ellenbogengelenks richtet sich vor allem nach den Beschwerden des Patienten, seinen Anforderungen an das Gelenk, seinem Alter, dem Ausmaß des Gelenkschadens und zahlreichen anderen Faktoren.

**Nicht-operative *(konservative)* Therapie**

Ein durch Verschleiß geschädigtes Ellenbogengelenk sollte keinen stärkeren Belastungen ausgesetzt, sondern eher **geschont** werden. Schweres Heben sowie stoßartige Belastungen des Gelenks, wie sie z.B. beim Arbeiten mit einem Hammer oder einer Axt auftreten, sollen gemieden werden. Auch Sportarten mit hohen Anforderungen an das Gelenk wie Volleyball, Tennis oder Handball sind eher ungünstig und können zu Schmerzen und einem schnelleren Fortschreiten der Arthrose führen.

*Eine Arthrose des Ellenbogengelenks, die sich im Röntgenbild als fortgeschritten zeigt, führt häufig zu keinen oder nur zu leichten Beschwerden.*

Mit einer speziellen **Bandage** *(Orthese)* kann das Gelenk entlastet werden. Tätigkeiten mit dem Arm werden beim Tragen der Bandage von vielen Patienten als weniger schmerzhaft empfunden.

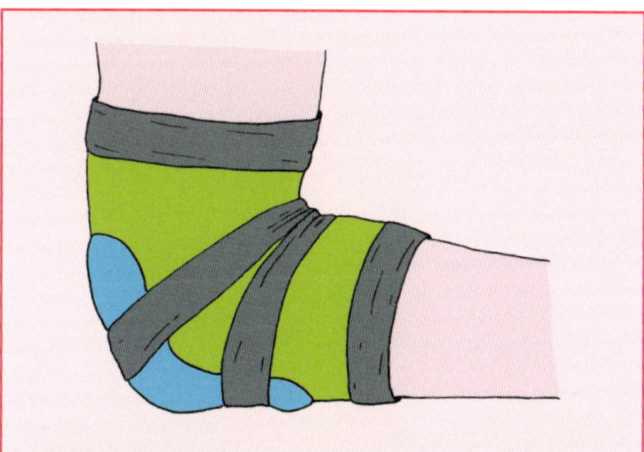

Die Abbildung zeigt das Modell einer Bandage für den Ellenbogen. Sie ist aus einem elastischen Strickgewebe hergestellt, was das Gelenk etwas stabilisiert und in seiner Funktion unterstützen kann.

Zur Schmerzlinderung werden **Salben**, salbenhaltige Pflaster und eine **kühlende Therapie** angewendet. Zur Kühlung können mit Gel gefüllte Kompressen, kalte und nasse Umschläge oder mit Quark gefüllte Beutel angewendet werden. Sie sollten nicht bei Gefrierschranktemperatur, sondern bei einer Kühlschranktemperatur von etwa 7°C angewendet werden. Bei kaltem und nassem Wetter wird von vielen Betroffenen **Wärme** als schmerzlindernd empfunden.

Elektrische Ströme, Magnetfelder oder eine Akupunkturbehandlung können in allen Stadien der Arthrose zur Schmerzlinderung angewendet werden.

Physiotherapeutische **Übungen** tragen zum Erhalt der Beweglichkeit bei. Nach Anleitung durch den Physiotherapeuten kann der Betroffene regelmäßig leichte Übungen selbstständig durchführen.

Bei akuten Schmerzen werden **Tabletten** mit Wirkstoffen wie *Ibuprofen, Diclofenac* oder andere für die Dauer von 1-2 Wochen eingesetzt. In der chronischen Phase der Arthrose mit anhaltenden Schmerzen kommen eher pflanzliche Medikamente oder Wirkstoffe wie *Novaminsulfon, Paracetamol, Tramadol* oder andere zum Einsatz. Sie sind für eine langfristige Einnahme besser geeignet.

In Phasen der Gelenkentzündung bildet sich oftmals Flüssigkeit im Gelenk *(Gelenkerguss)*, die mit einer

**Spritze** aus dem Gelenk entfernt werden kann *(Punktion)*. Gleichzeitig wird meist ein Gemisch aus Kortison und einem örtlichen Betäubungsmittel gespritzt *(Injektion)*. Dies führt häufig zu einer guten und zum Teil anhaltenden Besserung der Beschwerden. Die wiederholte Gabe von Kortison in kurzen Zeitabständen ist nicht empfehlenswert, da es den Knorpel weiter schädigen kann. 1-2 Injektionen im Jahr gelten dagegen als wenig bedenklich.

Wenn mit der Injektion von Kortison ein guter Effekt erzielt wurde, die Beschwerden jedoch rasch wiederkehren, kann das mehrmalige Einspritzen von **Hyaluronsäure** in das Gelenk zur Linderung beitragen. Eine Heilung der Arthrose ist damit nicht möglich, und dass der Verschleiß durch die Maßnahme verlangsamt wird, ist wenig wahrscheinlich. Dennoch kann die Hyaluronsäure das Gelenk in vielen Fällen über einen unterschiedlich langen Zeitraum von wenigen Wochen bis Mo-naten beruhigen.

### Operative Behandlung

Führt die Arthrose zu häufig wiederkehrenden starken Schmerzschüben, ist zur Symptomlinderung die Durchführung einer **Gelenkspiegelung** *(Arthroskopie)* möglich. Dabei werden grobe Aufbrüche der Knorpeloberfläche geglättet sowie störende Knochenwülste *(Osteophyten)* und Teile der Gelenkinnenhaut *(Synovialis)* entfernt. Knorpelschäden von geringer Größe können ggf. durch Verpflanzung oder Züchtung von Knorpel behandelt werden. Die operativen Behandlungsmöglichkeiten von Knorpelschäden werden ausführlich im Kapitel *Der Gelenkverschleiß – Die Arthrose* beschrieben.

Eine fortgeschrittene Ellenbogengelenkarthrose betrifft meist das *Köpfchen* der Speiche *(Radiusköpfchen)*. Zur Verbesserung der Ellenbogenfunktion, insbesondere der Wendebewegungen des Unterarms, ist eine operative Entfernung des Köpfchens möglich. Dies kann sich jedoch nachteilig auf das Handgelenk auswirken und dort zu Beschwerden führen. Ist das Gelenk durch die Arthrose schwer geschädigt, in seiner Funktion deutlich eingeschränkt und anhaltend schmerzhaft, kann dem Patienten der Einsatz eines **künstlichen Gelenks** *(Endoprothese)* angeboten werden.

Häufig werden Ellenbogengelenke, die von einer rheumatischen Erkrankung *(rheumatoide Arthritis)* stark betroffen sind, auf diese Weise behandelt. Auf den Befall des Ellenbogengelenks durch eine rheumatoide Arthritis wird im Kapitel *Rheumatische Erkrankungen* ausführlich eingegangen.

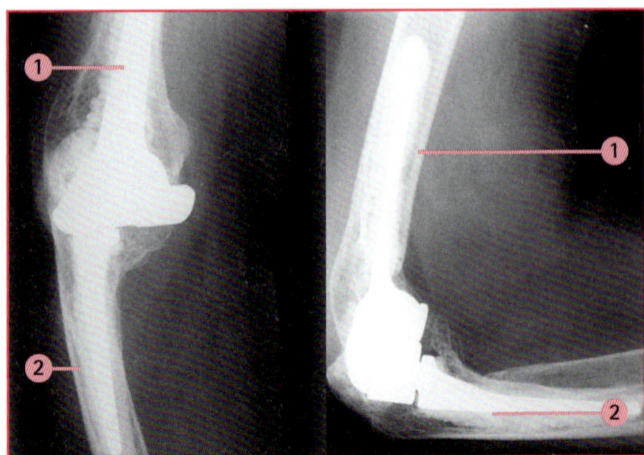


Die Röntgenbilder zeigen den rechten Ellenbogen einer Patientin mit rheumatoider Arthritis. Vor Jahren wurde das Gelenk durch ein künstliches Gelenk ersetzt. Ein Teil des Kunstgelenks ist im Oberarm (1) und der andere Teil in der Elle (2) mit Knochenzement verankert.

## Prognose und Verlauf

Wie alle Arthrosen schreitet auch die Arthrose des Ellenbogens mit der Zeit fort. Wird der geschädigte Ellenbogen geschont, verzögert sich eine Zunahme der Arthrose. Die Arthrose des Ellenbogens zählt zu den Arthrosen, die oft zu wenig Beschwerden führen. Prognose und Verlauf der Arthrose des Ellenbogengelenks sind daher gut.

### Das Wichtigste für Sie:

- Verletzungen und Überlastungen sind der Hauptgrund für einen Verschleiß des Ellenbogengelenks.
- Viele Patienten mit einer Arthrose des Ellenbogengelenks haben kaum Beschwerden.
- Schwere Arbeiten und Belastungen des Ellenbogens sollten vermieden werden.
- Zur Therapie reichen meist nicht-operative Behandlungsmethoden aus.
- In schweren Fällen kann den Patienten durch eine Operation geholfen werden.

Orthopädie für Patienten

# Erkrankungen an der Hand

Kapitel 8

HAND

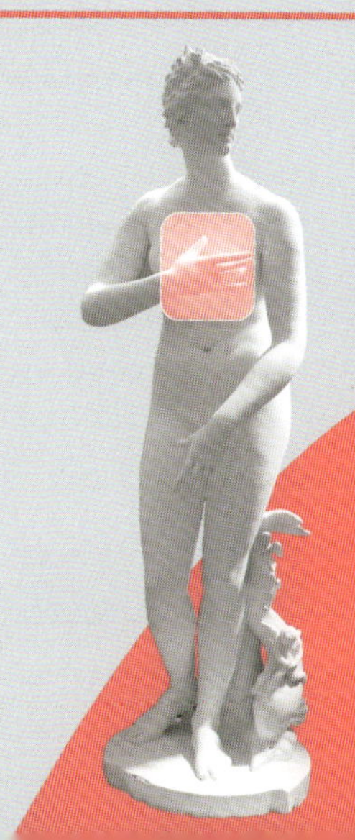

# Die Hand – Anatomische Grundlagen

Für ein besseres Verständnis von Erkrankungen der Hand werden in diesem Kapitel die wichtigsten anatomischen Strukturen benannt und ihre Funktionen erläutert. Auf die Anatomie der Blutgefäße wird bewusst nicht eingegangen. Obwohl deren genaue Kenntnis für die ärztliche Behandlung von größter Bedeutung ist, ist sie für den Patienten eher verwirrend, zu komplex und für das Verständnis von Erkrankungen der Hand von geringerer Bedeutung.

Allgemein sei darauf hingewiesen, dass die anatomischen Bezeichnungen in Deutschland in lateinischer Sprache gelehrt werden. Wo im Lateinischen der Buchstabe *C* steht, wird im Deutschen das *K* verwendet. Daraus ergeben sich unterschiedliche Schreibweisen, z.B. für das *Skaphoid (Kahnbein)*, das im Lateinischen als *Os scaphoideum* bezeichnet wird. Der Buchstabe *C* kann also durch den Buchstaben *K* ersetzt werden, was u.a. für das Verständnis von Abkürzungen wichtig sein kann. In anderen Fällen wird der lateinische Buchstabe *C* im Deutschen durch den Buchstaben *Z* ersetzt. Als Abkürzung für den Begriff *Musculus (Muskel)* wird häufig das Kürzel *M.* verwendet (für mehrere Muskeln das Kürzel *Mm.*) und für den Begriff *Nervus (Nerv)* das Kürzel *N.*

Die *Hand (Manus)* „beginnt" am Handgelenk. Dann folgt die *Handwurzel (Carpus)*, darauf die *Mittelhand (Metacarpus)* und abschließend „endet" die Hand mit den *Fingern (Digiti manus)* bzw. dem *Daumen (Pollex)*.

## Knochen

### Handwurzel *(Carpus)*

Die *Handwurzel* steht auf der einen Seite im Handgelenk mit Speiche *(Radius)* und Elle *(Ulna)* in Verbindung, auf der anderen Seite mit den Mittelhandknochen bzw. dem Daumen. Zur *Handwurzel* gehören acht unterschiedlich große Knochen. In der medizinischen Umgangssprache wird die lateinische Bezeichnung der Knochen meist um das Wort *Os (Knochen)* gekürzt. So spricht man von *Skaphoid* anstelle von *Os scaphoideum*, vom *Lunatum* anstelle vom *Os lunatum* usw.

Die Handwurzelknochen stehen untereinander ebenso in gelenkiger Verbindung wie mit den Mittelhandknochen und der Speiche bzw. Elle. Dazu sind Teile der Knochen mit Gelenkknorpel überzogen. Zahlreiche feste Bandzüge verbinden die einzelnen Knochen miteinander.

### Mittelhand *(Metacarpus)*

An die Handwurzel schließt sich die *Mittelhand* an. Zu ihr werden die fünf *Mittelhandknochen (Ossa metacarpale; Metakarpale)* gezählt. Vom Daumen bis zum Kleinfinger werden die Mittelhandknochen mit den Zahlen 1 bis 5 nummeriert. Der erste Mittelhandknochen bildet mit dem *großen Vieleckbein (Trapezium)* das *Daumensattelgelenk*. Die übrigen Mittelhandknochen bilden mit dem *kleinen Vieleckbein (Trapezoideum)*, dem *Kopfbein (Kapitatum)* und dem *Hakenbein (Hamatum)* weitere Gelenke.

| Deutsche Bezeichnung | Lateinische Bezeichnung | Kurzbezeichnung |
|---|---|---|
| Kahnbein | Os scaphoideum oder Os naviculare | Skaphoid oder Navikulare |
| Mondbein | Os lunatum | Lunatum |
| Dreiecksbein | Os triquetrum | Triquetrum |
| Erbsenbein | Os pisiforme | Pisiforme |
| Großes Vieleckbein | Os trapezium | Trapezium |
| Kleines Vieleckbein | Os trapezoideum | Trapezoideum |
| Kopfbein | Os capitatum | Kapitatum |
| Hakenbein | Os hamatum | Hamatum |

Die Abbildung und das Röntgenbild zeigen die Handinnenfläche der rechten Hand und das Ende der Speiche *(Radius)* 1 und Elle *(Ulna)* 2 sowie die Knochen der *Handwurzel*. Dies sind: *Kahnbein* (*Os scaphoideum* oder *Os naviculare*) 3, *Mondbein (Os lunatum)* 4, *Dreiecksbein (Os triquetrum)* 5, *Erbsenbein (Os pisiforme)* 6, *großes Vieleckbein (Os trapezium)* 7, *kleines Vieleckbein (Os trapezoideum)* 8, *Kopfbein (Os capitatum)* 9 und *Hakenbein (Os hamatum)* 10.

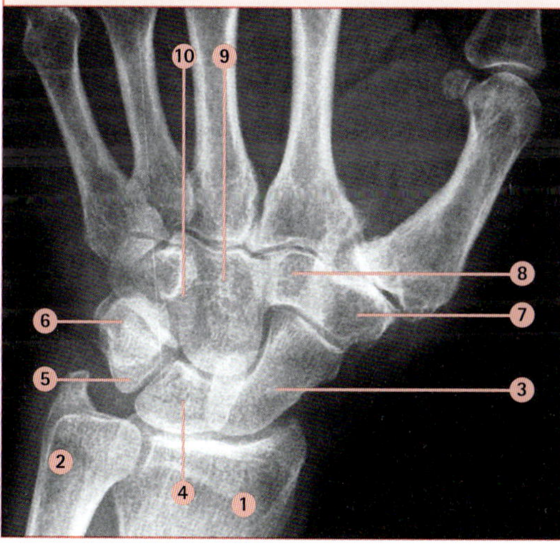


## Finger *(Digiti manus)*

Der Daumen (1. Finger; *Pollex*) besteht aus zwei Fingergliedern, die übrigen Finger aus je 3 Fingergliedern. Der *Zeigefinger* wird als 2. Finger *(Digitus)* (kurz *D2* oder *D II*) bezeichnet, der *Mittelfinger* als 3. Finger (*D3* oder *D III*), der Ringfinger als 4. (*D4* oder *D IV*) und der Kleinfinger als 5. Finger (*D5* oder *D V*).

Die einzelnen Fingerglieder (*Phalanges* oder *Phalangen*) heißen *Grundglied (Grundphalanx)*, *Mittelglied (Mittelphalanx)* und *Endglied (Endphalanx)*.

# Gelenke und Bänder

## Handgelenk

Das Handgelenk besteht aus mehreren Einzelgelenken. Der *Speiche (Radius)* und der *Elle (Ulna)* zugewandte Knochen sind das *Kahnbein (Skaphoid)*, das *Mondbein (Lunatum)* und das *Dreiecks-*

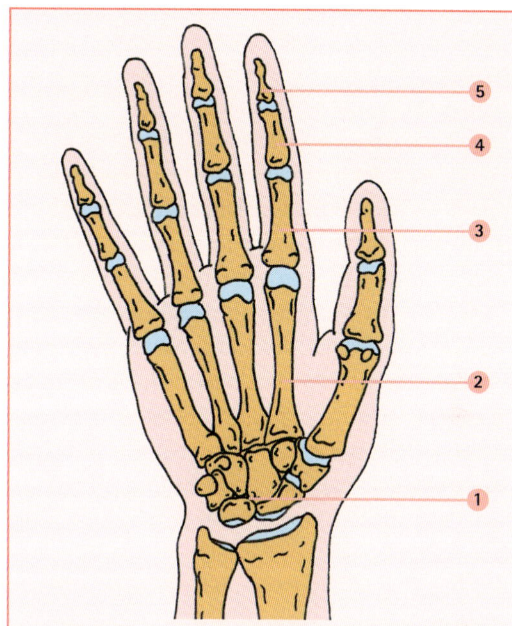


Diese Abbildung und das Röntgenbild zeigen die Handinnenfläche einer rechten Hand. Auf die *Handwurzel* 1 folgt die *Mittelhand* mit den *Mittelhandknochen* 2.
Bis auf den Daumen bestehen die Finger aus je einem *Grundglied (Grundphalanx)* 3, einem *Mittelglied (Mittelphalanx)* 4 und einem *Endglied (Endphalanx)* 5.

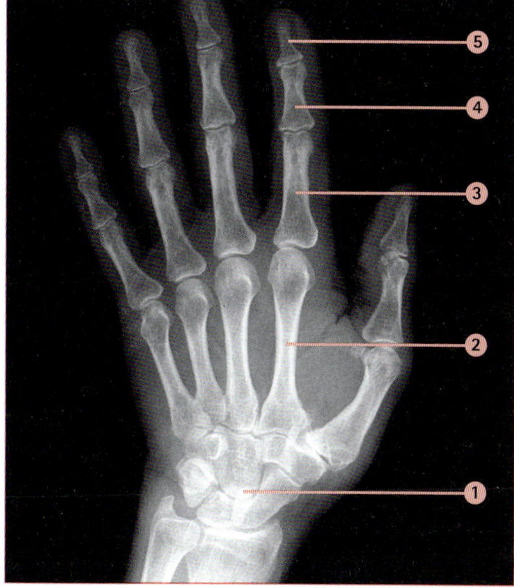

*bein (Triquetrum).* Sie bilden zusammen das größte Einzelgelenk, das sog. *Radiokarpalgelenk* oder *körpernahes (proximales) Handgelenk.*

Zwischen dem Ende der Elle und den Handwurzelknochen Mondbein und Dreiecksbein liegt eine Art „Scheibe" aus festem Faserknorpel, der *Discus ulnocarpalis* (lat. *ulna = Elle; carpus = Handwurzel*), der auch *Discus articularis* genannt wird. Er ist der zentrale Bestandteil eines sehr wichtigen Komplexes aus Sehnen, Bändern und Menisken. Dieser Komplex wird *ulnokarpaler Komplex, Discus triangularis* oder (mit der englischen Bezeichnung) *Triangular Fibrocartilage Complex (TFCC)* genannt. Der in seiner Mitte liegende Discus ulnocarpalis ist etwa 1-2 mm dick und besteht aus festen Fasersträngen, in die einzelne Knorpelzellen eingebettet sind. Zur Außenseite des Handgelenks geht er in festeres Fasergewebe über, welches als *Meniscus ulnocarpalis* bezeichnet wird. Der Meniscus ulnocarpalis hat, ähnlich wie die Menisken am Knie, eine stabilisierende und lastverteilende Funktion. Zum ulnokarpalen Komplex gehören zudem zahlreiche Bänder sowie die Sehnenscheide eines Unterarmmuskels. Der Komplex hat eine wichtige Funktion für die Stabilität und Beweglichkeit des Handgelenks.

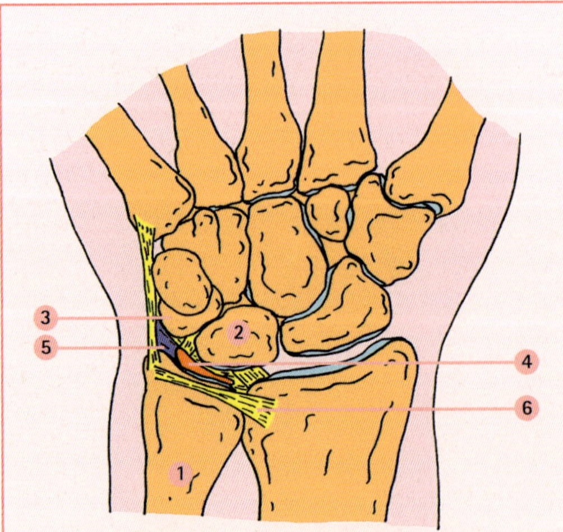


Die Abbildung zeigt die Handinnenfläche einer rechten Hand mit der Handwurzel. Der *ulnokarpale Komplex* liegt zwischen dem Ende der Elle *(Ulna)* ①, dem Mondbein *(Lunatum)* ② und dem Dreiecksbein *(Triquetrum)* ③. Er besteht u.a. aus dem *Discus ulnocarpalis* ④, dem *Meniscus ulnocarpalis* ⑤ und zahlreichen Bändern ⑥, die gelb dargestellt sind.

Die Hand kann im Handgelenk gebeugt (*Flexion* oder *Palmarflexion*) und gestreckt werden (*Extension* oder *Dorsalflexion*). Weiterhin kann sie seitlich zur Elle hin *(Ulnarabduktion)* oder zur Speiche hin *(Radialabduktion)* geneigt werden.

An den Enden von Elle und Speiche gibt es eine kleine mit Knorpel überzogene Kontaktzone beider Knochen miteinander. Dieses kleine Gelenk wird *Radioulnargelenk* genannt und ermöglicht, dass sich die beiden Knochen bei Wendebewegungen des Unterarms überkreuzen können. Dabei dreht sich die Speiche um ihre eigene Längsachse, was durch den besonderen Aufbau des Ellenbogengelenks möglich ist. Die Elle dagegen bewegt sich nicht. Die Wendebewegung, bei der die Handinnenfläche nach oben gedreht wird, heißt *Supination* und die Wendebewegung, bei der die Handinnenfläche in Richtung Boden zeigt, heißt *Pronation.*

Die Handwurzelknochen stehen im *körperfernen (distalen) Handgelenk,* dem sog. *Mediokarpalgelenk,* miteinander in einer gelenkigen Verbindung. Dabei bilden Kahnbein, Mondbein und das große Vieleckbein auf der einen Seite sowie Kopfbein und Hakenbein auf der anderen Seite die Anteile des Gelenks.

Die Gelenkverbindung zwischen dem Kahnbein *(Skaphoid),* dem großem Vieleckbein *(Trapezium)* und dem kleinen Vieleckbein *(Trapezoideum)* wird als *STT-Gelenk* bezeichnet. Die Großbuchstaben stehen als Kürzel für die am Gelenk beteiligten Knochen.

Untereinander stehen die 8 Knochen der Handwurzel über zahlreiche Bänder in Verbindung. Diese sind für die Stabilität der Hand und die Funktion der vielen Gelenke von großer Wichtigkeit. Aufgrund ihrer besonderen Bedeutung ist die Bandverbindung zwischen dem Kahnbein *(Skaphoid)* und dem Mondbein *(Lunatum)* hervorzuheben. Aus den ersten Buchstaben der lateinischen Kurzbezeichnung ergibt sich der häufig verwendete Begriff *SL-Band (skapholunäres Band).* Die Handwurzelknochen ermöglichen einen Teil der Bewegung im Handgelenk und sind Mittler bei der Kraftübertragung von der Hand auf den Unterarm.

Ein Teil der Handwurzelknochen bildet den Boden des sog. *Karpaltunnels* oder *Karpalkanals.* Das Dach wird von einem festen Streifen Bindegewebe, dem sog. *Retinakulum* (*Retinaculum flexorum* oder *Ligamentum carpi transversum*) gebildet. Durch den Kanal ziehen alle wichtigen Beugesehnen des Unterarms sowie der *Mittelarmnerv (Medianus-Nerv)* weiter bis zu den Fingern.

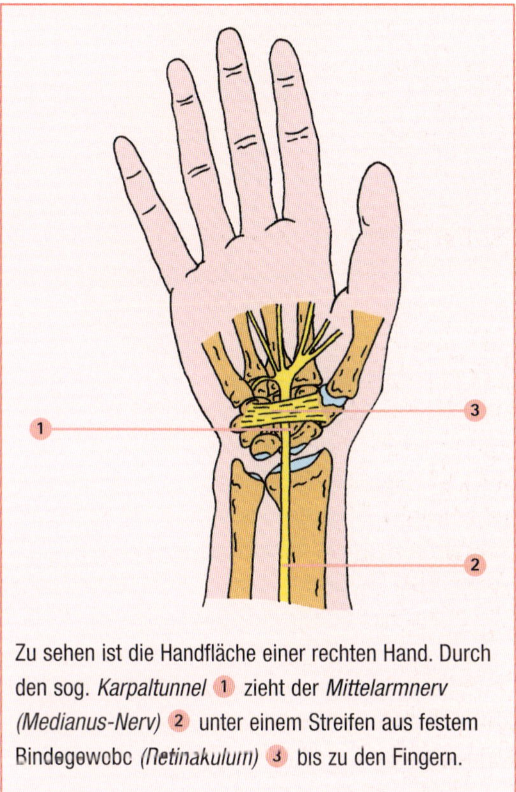


Zu sehen ist die Handfläche einer rechten Hand. Durch den sog. *Karpaltunnel* 1 zieht der *Mittelarmnerv (Medianus-Nerv)* 2 unter einem Streifen aus festem Bindegewebe *(Retinakulum)* 3 bis zu den Fingern.

Bis auf das *Daumensattelgelenk* sind die Gelenke der Handwurzel und der Mittelhand über feste Bänder und Gelenkkapseln miteinander verbunden, die nur eine geringe Bewegung zulassen. Das Daumensattelgelenk ist dagegen umfangreich beweglich und für die Greiffunktion der Hand sehr bedeutsam, weil der Daumen den Fingern gegenübergestellt *(opponiert)* werden kann.

Die Enden der Mittelhandknochen stehen mit den Grundgliedern der Finger im *Fingergrundgelenk (Metacarpophalangealgelenk; MCP-Gelenk)* in Verbindung. Am Daumen trägt das Gelenk die Bezeichnung *Daumengrundgelenk.*

Grundglied und Mittelglied eines jeden Fingers bilden miteinander das *Fingermittelgelenk (proximales Interphalangealgelenk; PIP-Gelenk).* Der Daumen hat kein solches *Mittelgelenk.*

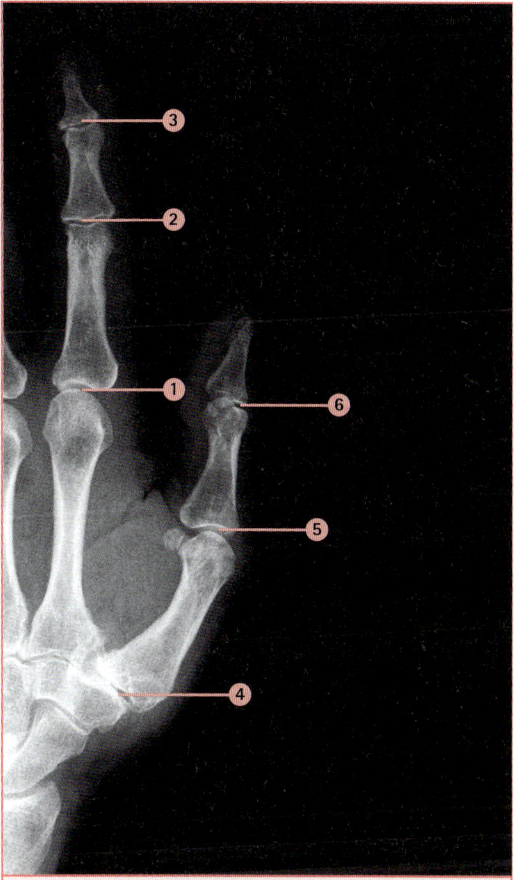


Röntgenbild eines Fingers und eines Daumens von vorne betrachtet. Am Finger unterscheidet man das *Fingergrundgelenk (MCP-Gelenk)* 1, das *Fingermittelgelenk (PIP-Gelenk)* 2 und das *Fingerendgelenk (DIP-Gelenk)* 3. Am Daumen gibt es das *Daumensattelgelenk* 4, das *Daumengrundgelenk* 5 und das *Daumenendgelenk* 6.

Das *Fingerendgelenk (distales Interphalangealgelenk; DIP-Gelenk)* wird vom Mittelglied und vom Endglied des Fingers gebildet. Am Daumen wird dies *Daumenendgelenk* genannt.

Ein Fingergelenk ist von einer *Gelenkkapsel* und von *Seitenbändern (Kollateralbänder)* umgeben. Die Sehnen der Fingerbeuger, der Fingerstrecker, der Zwischenknochenmuskeln und der Wurmmuskeln bilden ein kompliziertes Geflecht um die Fingerknochen. Sie ermöglichen damit eine exakte Steuerung der Fingerbewegungen. Im Wesentlichen ist in allen Fingergelenken eine Beugung und Streckung möglich. In den Fingergrundgelenken findet auch eine leichte Drehung statt.

## Muskeln und Sehnen

Von der Innenseite des Ellenbogens verlaufen die Beugemuskeln *(Flexoren)* zur Hand. Ihre Sehnen und ihre Sehnenscheiden ziehen bis zu den Fingern. Ihre Funktion ist die Beugung von Handgelenk und Fingern.

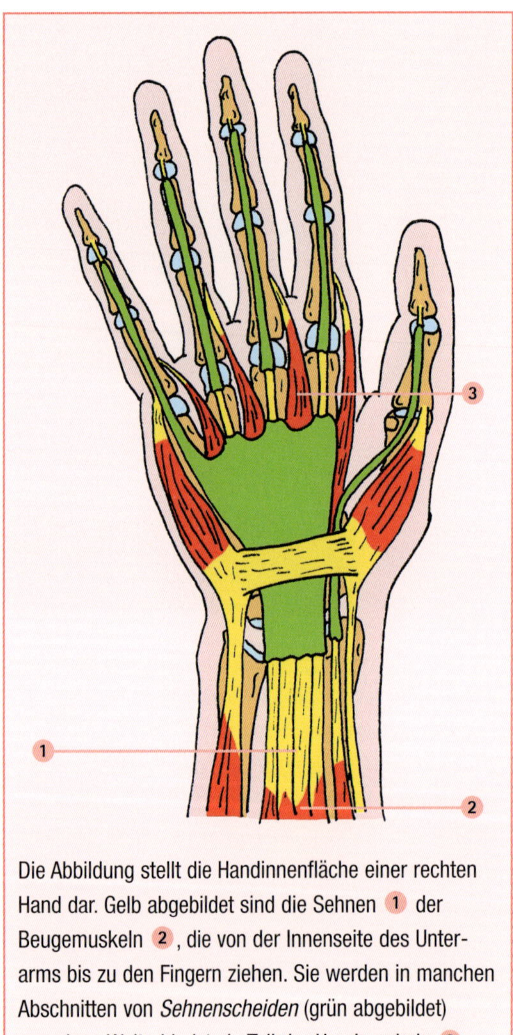


Die Abbildung stellt die Handinnenfläche einer rechten Hand dar. Gelb abgebildet sind die Sehnen (1) der Beugemuskeln (2), die von der Innenseite des Unterarms bis zu den Fingern ziehen. Sie werden in manchen Abschnitten von *Sehnenscheiden* (grün abgebildet) umgeben. Weiterhin ist ein Teil der Handmuskeln (3) zu sehen.

Die Streckmuskeln *(Extensoren)* haben ihren Ursprung an der Außenseite des Ellenbogens und ziehen von dort über den Handrücken zu den Fingern. Über dem Handgelenk werden sie von einem festen Bindegewebsstreifen *(Retinaculum extensorum)* gehalten. An dieser Stelle sind die Sehnen von Sehnenscheiden umgeben, um ein reibungsfreies Gleiten zu ermöglichen. Hier kommt es häufig zu Entzündungen der Sehnenscheiden.

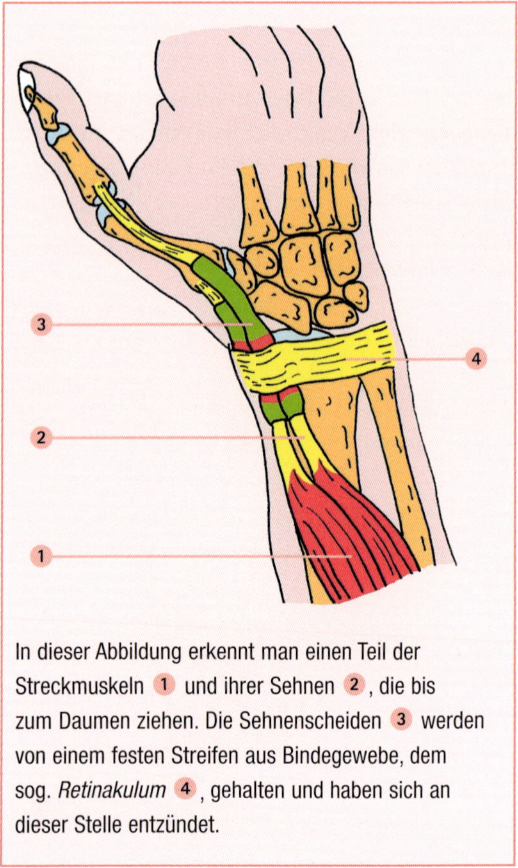


In dieser Abbildung erkennt man einen Teil der Streckmuskeln (1) und ihrer Sehnen (2), die bis zum Daumen ziehen. Die Sehnenscheiden (3) werden von einem festen Streifen aus Bindegewebe, dem sog. *Retinakulum* (4), gehalten und haben sich an dieser Stelle entzündet.

Vom Handgelenk bis zum Anfang des Handrückens gleiten die Sehnen der langen Fingerstrecker durch Sehnenscheiden hindurch. Die langen Fingerbeuger dagegen werden fast durchgehend bis zur Handinnenfläche und dann wieder bis zum Ende des Mittelglieds von einer Sehnenscheide umgeben. Am Finger werden die Sehnenscheiden durch sog. *Haltebänder (Ringbänder)* verstärkt.

An der Hand liegen zwischen den Mittelhandknochen die sog. *Zwischenknochenmuskeln (Mm. interossei).* Sie sind für das An- und Abspreizen der Finger verantwortlich. Zusätzlich verlaufen die sog. *Wurmmuskeln (Mm. lumbricales)* in der Handinnenfläche. Beide Muskelgruppen sind für die Bewegungen der Finger von elementarer Bedeutung. Weitere Muskeln bilden am Daumen den *Daumenballen (Thenar)* und am Kleinfinger den *Kleinfingerballen (Hypothenar).*

Die Handinnenfläche wird zum Großteil von einer derben Bindegewebsplatte, der sog. *Palmaraponeurose* überzogen. Sie hat vor allem eine Schutzfunktion.

## Nerven

Der *Mittelarmnerv* (*Medianus-Nerv* oder *Nervus medianus*) zieht von der Innenseite des Unterarms durch den sog. *Karpaltunnel* in die Innenfläche der Hand. Er teilt sich im Karpaltunnel auf und steuert *(innerviert)* einen Teil der Muskeln des Daumenballens und der Zwischenknochenmuskeln. Weiterhin vermittelt er das Gefühl für den Daumen, den Zeigefinger und einen Teil des Mittelfingers.

Von der Innenseite des Ellenbogens zieht der *Ellennerv* (*Ulnaris-Nerv* oder *Nervus ulnaris*) in Richtung Kleinfinger. In Höhe des Erbsenbeins teilt er sich. Er versorgt die Muskeln des Kleinfingerballens und vermittelt außerdem das Gefühl des Kleinfingers, eines Teils des Ringfingers und des Handrückens.

Der *Speichennerv* (*Radialis-Nerv* oder *Nervus radialis*) teilt sich bereits in Höhe des Speichenköpfchens *(Radiusköpfchen)* am Ellenbogen auf. Sein *tiefer Ast (Ramus profundus)* versorgt die Streckmuskeln des Unterarms, sein *oberflächlicher Ast (Ramus superficialis)* vermittelt das Hautgefühl an einem Teil des Unterarms und des Handrückens.

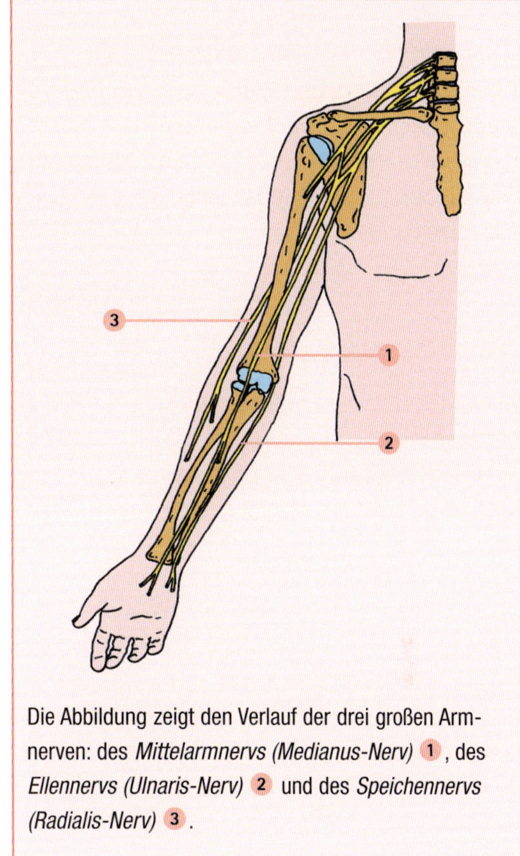


Die Abbildung zeigt den Verlauf der drei großen Armnerven: des *Mittelarmnervs (Medianus-Nerv)* 1, des *Ellennervs (Ulnaris-Nerv)* 2 und des *Speichennervs (Radialis-Nerv)* 3.

## Das Absterben des Mondbeins – Die *Mondbeinnekrose (Morbus Kienböck, Lunatumnekrose)*

Das *Mondbein (Os lunatum, Lunatum)* gehört zu den Knochen der Handwurzel und ist am Handgelenk beteiligt. 1910 wurde die Mondbeinnekrose von dem Wiener Röntgenarzt *Robert Kienböck* beschrieben und nach ihm benannt. Daher stammt die Bezeichnung *Morbus Kienböck* (lat. *morbus = Krankheit*) oder auch *Kienböcksche Erkrankung.*

Bei der Erkrankung kommt es zu einem Absterben des Mondbeins, was eine Funktionsstörung der Hand zur Folge hat. Das Absterben von Gewebe wird allgemein als *Nekrose* bezeichnet. Daher spricht man häufig auch von einer *Nekrose des Mondbeins* oder *Mondbeinnekrose.* Um herauszustellen, dass das Absterben des Gewebes nicht auf eine Infektion zurückzuführen ist, wird zum Teil noch der Zusatz *aseptisch* verwendet, woraus sich die Bezeichnung *aseptische Mondbeinnekrose* ergibt.

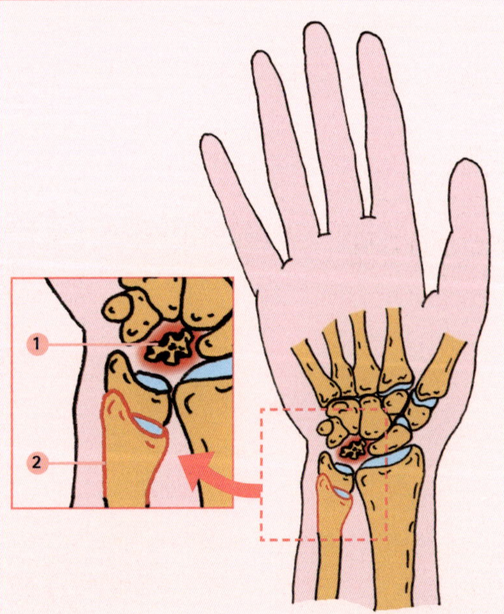


Die Abbildung zeigt die Handinnenfläche einer rechten Hand. Das Mondbein *(Lunatum)* 1 hat seine normale runde Form durch die Kienböcksche Erkrankung verloren. Stattdessen ist die Knochensubstanz wie geschrumpft und wirkt zerklüftet. Rot 2 dargestellt ist ein verkürztes Ende der Elle *(Ulna)*, was als *Ulna-Minus-Variante* bezeichnet wird und bei der Entstehung der Erkrankung eine Rolle spielen kann.

Ein weiterer Name für die Erkrankung, der früher verwendet wurde, ist *Lunatummalazie. Malazie* ist ein Begriff für die *Erweichung* von Gewebe, ein Vorgang, zu dem es kommt, wenn sonst festes Knochengewebe abstirbt.

### Ursachen und Herkunft

Die Herkunft der Erkrankung ist bis heute noch **nicht eindeutig** geklärt. Mögliche Ursachen sind Unfälle oder häufig wiederkehrende starke **Belastungen** oder **Erschütterungen** der Hand durch Arbeiten z. B. mit einem Presslufthammer oder einer Motorsäge. Ob die Übertragung der Schwingungsenergie dabei der Auslöser für die Krankheit ist, ist unklar. Dennoch wird die Erkrankung in manchen Fällen als Berufskrankheit (BK 2103) anerkannt.

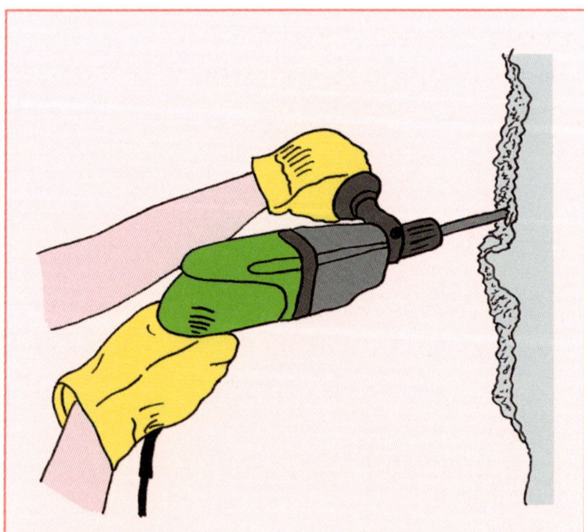

Die häufige Verwendung von Bohrhämmern oder Presslufthämmern kann bei der Entstehung der Erkrankung eine Rolle spielen.

Weiterhin gibt es Hinweise, dass der Rückstrom des Blutes aus dem Mondbein durch die **Venen** bei anhaltender Überstreckung des Handgelenks gestört ist. Anatomische Gegebenheiten können an der Entstehung der Erkrankung ebenfalls beteiligt sein. Eine im Vergleich zur Speiche verkürzte Elle *(Ulna)* kann zu vermehrten Belastungen *(Scherkräften)* am Mondbein führen. Die Form der Elle wird dann als *Ulna-Minus-Variante* bezeichnet. Bei der sog. *Ulna-Plus-Variante* ist die Elle länger als sonst, was bei der Entstehung ebenfalls eine Rolle spielen kann. Auch die Form des Kopfbeins *(Kapitatum)* kann das Mondbein ungünstig belasten.

***Wahrscheinlich ist das ungünstige Zusammentreffen mehrerer Faktoren (multifaktorielle Ursache) für die Entstehung der Erkrankung ausschlaggebend.***

Die Erkrankung beginnt mit einer Ansammlung von Wasser *(Ödem)* im Knochen *(Knochenödem)*. Nachfolgend kommt es zum Absterben des Knochengewebes. Das Mondbein bricht in sich zusammen und verliert dadurch seine Form. Der Körper ersetzt dann das Knochengewebe über einen Zeitraum von bis zu 2 Jahren zunehmend durch ein Narbengewebe.

Durch die Veränderungen des Mondbeins wird das harmonische Zusammenspiel der Handwurzelknochen erheblich gestört. Die Folge ist eine Fehlbelastung der Gelenkflächen dieser Knochen, was zu Schäden an deren Gelenkknorpel führt. Innerhalb weniger Jahre kann dieser **Verschleiß** so weit zunehmen, dass das gesamte Handgelenk geschädigt wird. Dies geht mit Schmerzen und einer eingeschränkten Gebrauchsfähigkeit des Gelenks einher.

**Männer** sind von der Erkrankung doppelt so häufig betroffen wie Frauen. Die Patienten erkranken meist im Alter zwischen 20 und 40 Jahren.

## Symptome und Beschwerden

Der **Beginn** der Erkrankung ist für den Betroffenen oft nicht oder kaum zu spüren. Mit Zunahme der Veränderungen im Mondbein kommt es zu Schmerzen im Handgelenk, die vor allem bei Belastung auftreten. In der Ruhephase klingen die Beschwerden zunächst wieder ab. Schwellungen, eine Einschränkung der Beweglichkeit am Handgelenk und ein Kraftverlust sind weitere Symptome. Je länger die Erkrankung fortschreitet, desto mehr nehmen diese Symptome zu.

***Bei der Kienböckschen Erkrankung ist eine frühe Diagnosestellung wichtig, um ein Absterben des Mondbeins möglichst zu verhindern. Wiederkehrende Beschwerden am Handgelenk bei Männern zwischen 20 und 40 Jahren sollten den Verdacht auf diese Erkrankung lenken.***

Im **Endstadium** der Mondbeinnekrose bestehen Beschwerden durch eine fortgeschrittene Arthrose am Handgelenk mit nächtlichen Schmerzen und Schmerzen in Ruhe. Das Gelenk ist geschwollen, überwärmt und in seiner Gebrauchsfähigkeit erheblich eingeschränkt.

## Untersuchung und Diagnostik

Bei der Befragung des Patienten *(Anamnese)* werden die genauen Beschwerden erfragt. Ebenso wird geprüft, ob es zu Unfällen oder einer regelmäßigen starken Belastung des Handgelenks gekommen ist.

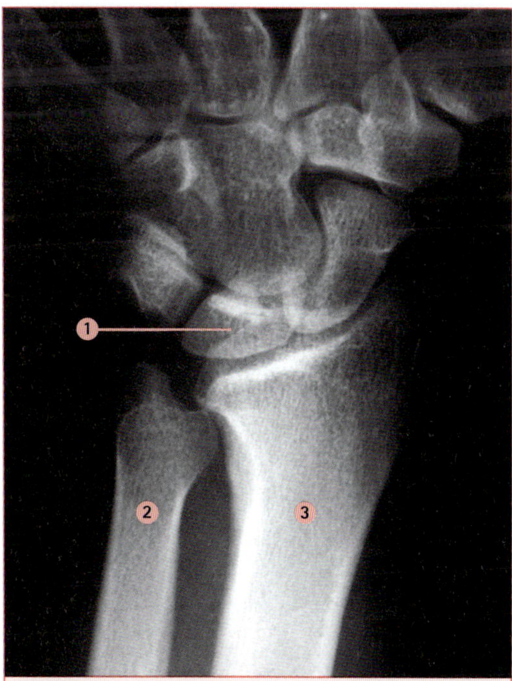


Röntgenbild einer Hand von vorne betrachtet. Das Mondbein *(Lunatum)* 1 hat eine normale Form, die Elle *(Ulna)* 2 ist jedoch im Vergleich zur Speiche 3 deutlich verkürzt. Es liegt eine sog. *Ulna-Minus-Variante* vor.

Vielfach liegen bei der Mondbeinnekrose eine Schwellung und eine Überwärmung am Handgelenk vor. Im Rahmen der Tastuntersuchung kann ein Druckschmerz über dem Mondbein ausgelöst werden. Die Bewegung des Handgelenks ist zum Ende der Bewegung schmerzhaft und oft eingeschränkt.

Weitere diagnostische Maßnahmen:

**Röntgen**

Bei anhaltenden Schmerzen am Handgelenk wird meistens ein Röntgenbild angefertigt. Die zu Beginn der Erkrankung auftretende Wassereinlagerung *(Ödem)* im Mondbein kann dabei nicht abgebildet werden. Spätere Stadien, bei denen sich Form und Struktur des Mondbeins ändern, sind dagegen deutlich zu erkennen. Röntgenbilder eignen sich auch, um den Verlauf der Erkrankung zu beobachten.

**Kernspintomographie (Magnetresonanztomographie, MRT)**

Mit Hilfe der Kernspintomographie kann die Erkrankung bereits in ihrer **Frühphase** erkannt werden. Da eine Therapie vor allem in der Frühphase erfolgreich ist, sollte die Kernspintomographie rechtzeitig eingesetzt werden, wenn Handgelenkschmerzen aus unklarem Grund über einen längeren Zeitraum bestehen.

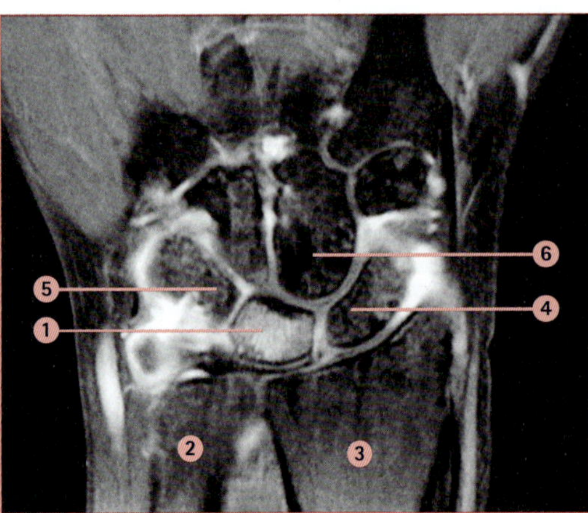


Kernspintomographie einer Hand. Im Mondbein 1 liegt ein sog. *Knochenmarködem* vor. Daher stellt sich der sonst schwarz abgebildete Knochen hier weiß dar. Um das Mondbein liegen die Enden der Elle 2 und der Speiche 3 sowie das Kahnbein 4, das Dreiecksbein 5 und das Kopfbein 6.

Häufig ist bei der Kernspintomographie die zusätzliche Verwendung eines Kontrastmittels notwendig.

***Halten Handgelenkschmerzen aus unklaren Gründen über Wochen an, ist zur Klärung die Durchführung einer Kernspintomographie sinnvoll.***

In den späteren Stadien der Erkrankung kommt es zu deutlichen Veränderungen am Knochen, so dass ein Röntgenbild meist ausreichende Informationen ergibt und eine Kernspintomographie nicht notwendig ist.

## Therapie

Eine ursächliche Therapie der Erkrankung ist noch nicht möglich. Die Therapieverfahren in der Frühphase der Erkrankung zielen auf eine Entlastung des Mondbeins ab, um sein vollständiges Absterben zu verhindern. Ob und wie weit dies möglich ist, kann bei keinem Therapieverfahren vorhergesagt werden. Eine Heilung ist nur in einem frühen Krankheitsstadium möglich.

**Nicht-operative *(konservative)* Therapie**

Im Frühstadium der Erkrankung können **Schonung** und **Ruhigstellung** zu einer Erholung des Knochens führen. Der Erfolg der Entlastung ist jedoch nicht abzusehen und möglicherweise kommt es trotz der Behandlung zu einem Fortschreiten der Erkrankung.

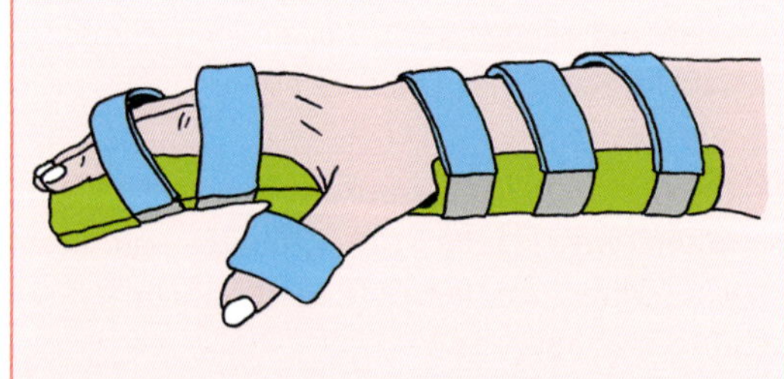

Durch eine stabile Schiene *(Orthese)* wird das Handgelenk ruhiggestellt und entlastet. Dadurch kommt es in der Frühphase der Erkrankung möglicherweise zu einer Erholung.

Möglicherweise geht durch diese Behandlung Zeit verloren, so dass von manchen Ärzten schon in der Frühphase oftmals eine Operation empfohlen wird.

*Die Entscheidung, welche Therapie zu welchem Zeitpunkt erfolgt, sollte von einem erfahrenen Handchirurgen zusammen mit dem Patienten getroffen werden.*

**Operative Behandlung**

Zur Klärung, welche Therapiemaßnahmen in Frage kommen, wird häufig die Gelenkspiegelung *(Arthroskopie)* eingesetzt.

Um die Druckbelastung auf das Mondbein zu verringern, kann die Speiche *(Radius)* um 2 mm verkürzt oder die Elle *(Ulna)* verlängert werden. Dies wird als *Niveau-Operation* bezeichnet und wird im **frühen Stadium** der Erkrankung eingesetzt.

Schreitet die Erkrankung fort, hat aber noch nicht zu einem vollständigen Absterben des Mondbeins geführt, kann es gelingen, den Knochen wieder an eine intakte Blutversorgung anzuschließen. Dieser Vorgang wird als *Revaskularisation* bezeichnet und erfolgt durch das Verpflanzen von Knochen in einem **mittleren Stadium** der Erkrankung. Der Knochen kann bspw. aus einem Mittelhandknochen, der Speiche oder der Elle entnommen werden.

Ist es im **fortgeschrittenen Stadium** bereits zu einem Absterben des Mondbeins gekommen, können das Erbsenbein *(Os pisiforme, Pisiforme)* oder ein Teil des Kopfbeins *(Os capitatum, Kapitatum)* an seine Stelle verpflanzt werden. Weiterhin ist ein operatives Zusammenfügen von Handwurzelknochen, eine **Versteifung** oder sog. *Arthrodese*, zur Umlenkung der Lastverteilung möglich.

Hat sich bereits ein schmerzhafter Gelenkverschleiß entwickelt, kommen Maßnahmen wie eine Verödung *(Denervation)* der den Schmerz leitenden Nerven oder eine (Teil-)Versteifung *(Arthrodese)* am Handgelenk in Frage.

Auf die Therapiemöglichkeiten einer Handgelenkarthrose wird im Kapitel *Bandverletzungen und Verschleiß (Arthrose) an Handgelenk und Handwurzel* eingegangen.

## Prognose und Verlauf

Die Erkrankung kann allenfalls in einem Frühstadium aufgehalten und geheilt werden. Ist es schon zu einem Einbruch des Mondbeins gekommen, stirbt der Knochen weiter ab. Dieser Prozess dauert etwa 2 Jahre. Das Mondbein wird durch Bindegewebe ersetzt.

Der Verlust des Mondbeins verändert das gesamte Gefüge im Handgelenk, was nach etwa 4 Jahren zu seinem zunehmenden Verschleiß *(Arthrose)* führt. Daher ist die Prognose der Erkrankung nur im Anfangsstadium gut. Jedoch bestehen auch in den fortgeschrittenen Stadien Behandlungsmöglichkeiten.

### Das Wichtigste für Sie:

- Als *Morbus Kienböck* wird das Absterben des *Mondbeins*, eines Handwurzelknochens, bezeichnet.
- Wahrscheinlich löst das Zusammentreffen mehrerer Gründe die Erkrankung aus.
- Die Erkrankung kann in den Anfangsstadien teilweise aufgehalten und geheilt werden.
- In den meisten Fällen ist eine operative Behandlung notwendig.
- Der Verlust des Mondbeins löst am Handgelenk einen fortschreitenden Gelenkverschleiß *(Arthrose)* aus.

## Die Dupuytren-Erkrankung – Der *Morbus Dupuytren*

Die *Dupuytren-Erkrankung* beschreibt eine Verhärtung und das Zusammenziehen eines Bindegewebsstreifens *(Palmaraponeurose)* in der Handinnenfläche. Als Folge kommt es zu einer zunehmenden Beugung der Fingergelenke.

Der Name der Erkrankung ist auf den französischen Baron *Guillaume Dupuytren* zurückzuführen, der sie 1831 näher beschrieb.

*Morbus* ist der lateinische Begriff für *Erkrankung*, daher die Bezeichnung *Morbus Dupuytren* oder in Kurzform *M. Dupuytren.* Häufig wird auch die Bezeichnung *palmare Fibromatose* verwendet. Eine *Fibromatose* ist eine chronische Bindegewebserkrankung und *palmar* beschreibt die Lage in der Innenfläche der Hand.

Folge der Erkrankung kann eine ausgeprägte Versteifung in den Fingergelenken sein, was als *Kontraktur* bezeichnet wird. Daraus leitet sich der ebenfalls gängige Begriff der *Dupuytren-Kontraktur* ab.

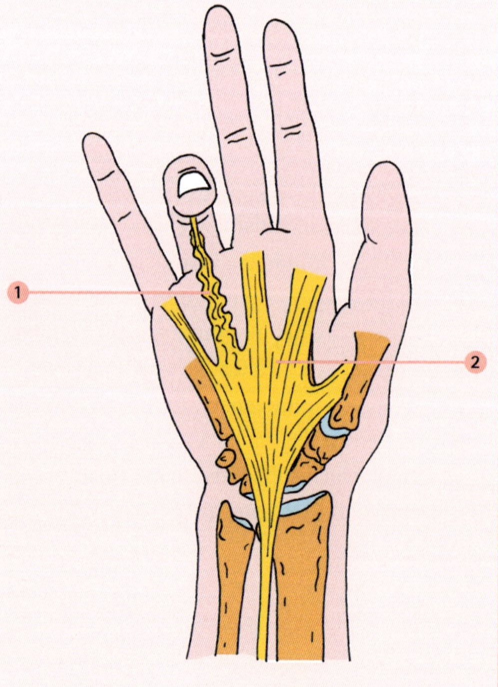

1
2

In der Abbildung ist zu erkennen, wie ein fester und verkürzter Strang ① den 4. Finger der rechten Hand in die Beugung zieht. Befallen ist die in gelb dargestellte Palmaraponeurose ② der Handinnenfläche.

### Ursachen und Herkunft

Die Ursache der Dupuytren-Kontraktur ist noch **weitgehend unbekannt**. Vermutet wird eine Erkrankung des Immunsystems, die sich gegen eigene Körperzellen richtet *(Autoimmunerkrankung).* Als Risikofaktoren gelten Rauchen, Diabetes, Alkoholismus und Lebererkrankungen. Eine **genetische Veranlagung** ist ebenfalls von Bedeutung. So führen in bis zu 40% der Fälle genetische Faktoren zu einem gehäuften Auftreten in Familien.

In Deutschland sind fast 2 Millionen Menschen von dieser Erkrankung betroffen, darunter mehr Männer als Frauen. Der Erkrankungsbeginn liegt meist nach dem 40. Lebensjahr und zeigt sich überwiegend an beiden Händen.

***Die genaue Ursache der Dupuytren-Erkrankung ist noch nicht geklärt.***

Die Erkrankung beginnt in einem Bindegewebsstreifen der Handinnenfläche, der *Palmaraponeurose* oder *Palmarfaszie.* Diese spannt sich vom Handgelenk aus über die Handinnenfläche und verläuft bis in die Finger. Der Streifen liegt unter der Haut und hat vor allem eine Schutzfunktion. In der *Palmaraponeurose* beginnen sich Bindegewebszellen zu vermehren. Dabei handelt es sich aber nicht um bösartige Veränderungen im Sinne einer Krebserkrankung. Es kommt zur **Knotenbildung und zur Verhärtung** im Gewebe. Die Zellen formen sich um und das Bindegewebe vernarbt und schrumpft. Das unkontrollierte Zellwachstum setzt sich in Richtung Finger fort. Es kann Haut und Sehnengewebe mit einbeziehen. Mit zunehmender Erkrankungsdauer ziehen die Vernarbungen die Finger in eine

Beugestellung, so dass sie nicht mehr gestreckt werden können. Am häufigsten betroffen sind der Ringfinger und der kleine Finger.

## Symptome und Beschwerden

Die ersten Symptome sind leichte Verhärtungen in Form von Knoten in der Innenfläche der Hand. Punktuell kommt es zu Einziehungen der Haut. Diese Veränderungen werden oft kaum wahrgenommen. Nehmen sie zu, kommt es zu einer spürbaren **Einschränkung der Streckfähigkeit** der Finger. Dabei ist zunächst das Grundgelenk der Finger betroffen, später das Mittelgelenk. Die Knoten haben sich zu Strängen ausgedehnt und sind bei Streckung der Finger gut zu sehen und zu tasten.

Während leichte Strangbildungen den Patienten zunächst nicht oder kaum behindern, so kommt es bei stärkerer Beugestellung zu Schwierigkeiten, auch einfache Alltagstätigkeiten zu erledigen. Der Prozess der Vernarbung an sich ist **nicht schmerzhaft**. Schmerzen können auftreten, wenn Nerven und Gefäße in Mitleidenschaft gezogen werden. Weitere mögliche Begleitsymptome der Erkrankung sind Jucken, Brennen und Spannungsschmerzen in der Handfläche.

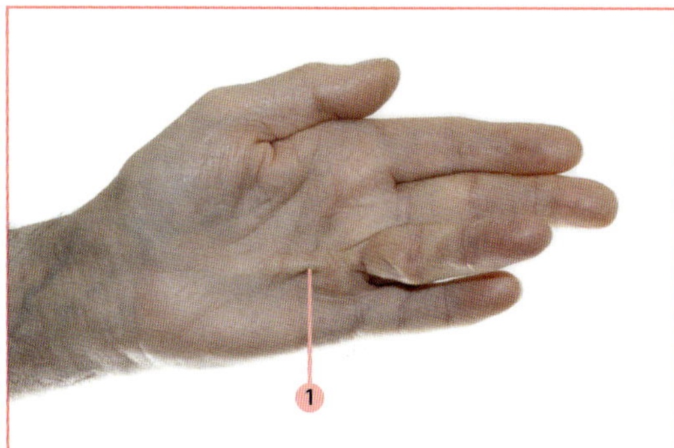


Das Bild zeigt eine Dupuytren-Erkrankung mit Befall des 4. Fingers (1). Der Patient fühlte sich in diesem Fall durch die verminderte Fähigkeit, den Finger zu strecken, nicht besonders gestört.

## Untersuchung und Diagnostik

Die Diagnose wird durch **Betrachten und Abtasten** der Hand gestellt. Dabei werden die einzelnen Stränge ertastet und das Ausmaß der Einschränkung in den Fingergelenken beurteilt. Bildgebende Untersuchungen wie eine Kernspintomographie sind meistens nicht notwendig. Vor einer geplanten Operation kann ein Röntgenbild angefertigt werden, um Auskunft über den Zustand der Gelenke zu erhalten.

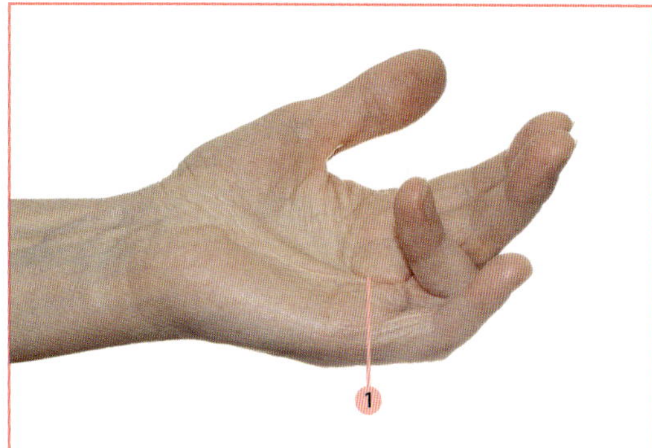


In dem Fall einer 74-jährigen Patientin ist die Dupuytren-Erkrankung weiter fortgeschritten. Der 4. Finger wird von dem Strang (1) in eine deutliche Beugestellung gezogen.

## Therapie

Eine ursächliche Therapie und eine Heilung der Erkrankung gibt es nicht. Die zur Verfügung stehenden Behandlungsmethoden sollen den Verlauf der Erkrankung verzögern und die Beschwerden des Betroffenen bessern.

### Nicht-operative *(konservative)* Therapie

Häufig werden Behandlungs-Versuche mit Medikamenten, Vitaminen oder Physiotherapie gemacht. Ein sicherer Erfolg dieser Behandlungen konnte bisher jedoch nicht nachgewiesen werden. Bei der Durchführung einer **Enzymtherapie** soll das Einspritzen eines Medikaments in den verhärteten Strang dessen Struktur aufbrechen. Dazu werden aus Bakterien gewonnene Substanzen verwendet, die Bindegewebe auflösen *(Kollagenasen)*. Über den Erfolg dieser Behandlungsmaßnahme können zurzeit noch keine verlässlichen Aussagen gemacht werden. Gegebenenfalls kann sie eine Alternative zur Operation sein.

Eine **Strahlentherapie** *(Radiotherapie)* soll vor allem in frühen Stadien der Erkrankung, wenn noch keine stärkere Beugefehlstellung vorliegt, ihr Fortschreiten verlangsamen. Starke Fehlstellungen der Hände werden mit dem Verfahren nicht mehr behandelt. Ob die Therapie den Verlauf günstig beeinflusst, ist noch nicht abschließend geklärt. Da sie zudem mit einer Strahlenbelastung durch Röntgenstrahlen einhergeht und Patienten eine Schädigung der bestrahlten Haut erleiden können, wird sie eher zurückhaltend zur Behandlung eingesetzt.

### Operative Behandlung

Eine Operation ist die einzige Möglichkeit, die Folgen der Erkrankung zu behandeln. Der Patient entschließt sich meist dann zu einer Operation, wenn er sich durch die Fehlstellung der Finger in seinem Leben erheblich eingeschränkt fühlt.

In einem **frühen Stadium** wird in der Regel nicht operiert, da der Verlauf der Erkrankung sehr unterschiedlich ist und auch nach der Operation eine hohe Gefahr für ein erneutes Ausbrechen der Erkrankung *(Rezidiv)* besteht. Auch einzelne, wenig störende Knoten werden nicht operiert.

Es gibt zahlreiche Operationsverfahren, bei denen das erkrankte Bindegewebe der Handinnenfläche durchtrennt *(Fasziotomie)*, teilweise *(partiell)* oder ganz entfernt wird *(Fasziektomie; Aponeurektomie)*. Zum Teil müssen eingesteifte Gelenke operativ mitbehandelt werden. Am häufigsten wird eine **Entfernung der Stränge** vorgenommen, was als *partielle Fasziektomie* oder *Aponeurektomie* bezeichnet wird.

Die weitere Behandlung nach der Operation *(Nachbehandlung)* ist aufwendig und langwierig und erfolgt durch ein erfahrenes Team von Ärzten und Physiotherapeuten.

Eine Behandlungsmöglichkeit stellt die **perkutane Nadelfasziektomie** dar. Dabei werden die derben Stränge durch das mehrfache Einstechen einer Nadel durch die Haut (*perkutan* oder *transkutan*) aufgelockert. Das Verfahren ist für den Patienten schonender als die ausgedehnte operative Freilegung der Stränge. Die Gefahr für ein erneutes Auftreten der Stränge *(Rezidiv)* ist jedoch höher.

Bei fast 20% der Operationen treten Komplikationen auf. Die Wahrscheinlichkeit für ein erneutes Ausbrechen der Erkrankung *(Rezidiv)* ist trotz Operation mit 30-50% hoch. Der Grund liegt darin, dass eine vollständige Entfernung des erkrankten Bindegewebes nahezu unmöglich ist. Eine tatsächliche Heilung ist daher auch operativ nicht möglich.

***Die Operation ist die einzige zuverlässige Methode, die Beschwerden zu bessern. Ein Wiederauftreten der Erkrankung (Rezidiv) kann auch durch sie nicht immer verhindert werden.***

## Prognose und Verlauf

Es gibt harmlose Verläufe, bei denen die Stränge nicht oder nur langsam wachsen. Sofern sie keine Einschränkung in der Benutzung der Hand mit sich bringen, sind sie nicht therapiebedürftig.

Wenn die Erkrankung bereits in jungen Jahren auftritt, wenn sie beidseits vorhanden ist oder in der Familie gehäuft vorkommt, ist es wahrscheinlich, dass der Verlauf in Schüben fortschreitet. Innerhalb von wenigen Jahren kann die Beugung der Finger so stark zunehmen, dass die Funktion der Hand deutlich eingeschränkt ist. Von den Betroffenen wird dann häufig eine Operation gewünscht.

### Das Wichtigste für Sie:

- Bei der *Dupuytren-Erkrankung* kommt es zur Ausbildung derber Stränge in der Handinnenfläche.
- Eine ursächliche Therapie der Erkrankung gibt es nicht.
- Es handelt sich um eine gutartige Wucherung von Gewebe.
- Leichte Verläufe, die den Patienten nicht behindern, bedürfen keiner Therapie.
- In schweren Fällen kann die Funktion der Hand durch eine Operation verbessert werden.

# Das Enchondrom der Hand

Bei einem *Enchondrom* handelt es sich um ein gutartiges Geschwulst *(Tumor)*, das vom Knorpelgewebe ausgeht und sich im Knochen befindet. Es kann an vielen Stellen des Skeletts auftreten, besonders häufig an der Hand.

Der Begriff *Tumor* bedeutet übersetzt lediglich *Schwellung* und beschreibt gutartige wie bösartige Veränderungen von Geweben. Das *Enchondrom* wird auch *Chondrom* genannt, beides leitet sich aus dem griechischen *chondros* für *Knorpel* ab. Der Begriff *Enchondrom* wird besonders dann verwendet, wenn der Tumor überwiegend im Inneren des Knochens wächst.

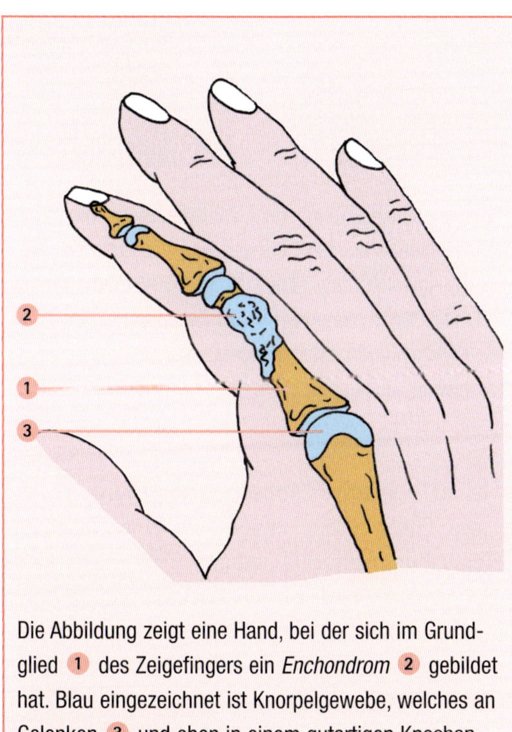


Die Abbildung zeigt eine Hand, bei der sich im Grundglied ① des Zeigefingers ein *Enchondrom* ② gebildet hat. Blau eingezeichnet ist Knorpelgewebe, welches an Gelenken ③ und eben in einem gutartigen Knochentumor vorkommt.

## Ursachen und Herkunft

Chondrome sind **relativ häufig** vorkommende gutartige Knochentumore. Fast zwei Drittel der einzeln vorkommenden Chondrome befinden sich am Skelett der Hand, dort bevorzugt an den Gliedern *(Phalangen)* der Finger, insbesondere in den Grundgliedern *(Grundphalangen)*.

***Das Enchondrom ist der häufigste an der Hand vorkommende Tumor überhaupt.***

Weiterhin treten Chondrome häufig am Oberschenkelknochen, am Fuß, am Oberarmknochen, an den Rippen und am Schienbein auf. Da sie an diesen Stellen selten zu Beschwerden führen, wird im Weiteren nicht näher auf sie eingegangen. Für Enchondrome an anderen Stellen als der Hand trifft das hier geschriebene nur teilweise oder gar nicht zu.

Als Ursache für Enchondrome wird angenommen, dass sich während der körperlichen Entwicklung Knorpelgewebe in Knochengewebe versprengt hat. Die Ursache des tumorösen Wachstums dieser Knorpelzellen ist letztendlich unbekannt. Bereits im Kindesalter beginnen die Knorpelzellen das gesunde Knochengewebe langsam zu verdrängen und höhlen den betroffenen Knochen auf diese Weise von innen aus. Dabei sind sowohl die innen liegende weiche Knochensubstanz *(Spongiosa)* wie auch die äußere, feste Knochensubstanz *(Kortikalis)* betroffen.

## Symptome und Beschwerden

Viele Enchondrome fallen **zufällig** auf, wenn die Hand z.B. im Rahmen einer Verletzung geröntgt wird. Da die Entwicklung eines Enchondroms in der Regel **ohne Beschwerden** einhergeht, werden sie meist erst im Alter zwischen 15 und 45 Jahren entdeckt, wenn es zu einer sicht- oder tastbaren Schwellung am Finger kommt.

***Die Entwicklung eines Enchondroms an der Hand ist schmerzfrei. Spätere Symptome können leichte Schmerzen oder Schwellungen sein oder ein durch die Aushöhlung des Knochens entstandener Bruch.***

Dann berichten Patienten über eine seit Jahren zunehmende **Schwellung** des betroffenen Fingerglieds. Dies kann auch zu leichten Schmerzen am Finger führen. Werden Schwellung und Schmerz kaum wahrgenommen, kann das Enchondrom lange Zeit unbemerkt bleiben. In bis zu 30% kommt es zu einem spontanen **Bruch** des Knochens. Grund ist, dass die Verdrängung der normalen Knochensubstanz durch Knorpelgewebe den Knochen erheblich schwächt und eine starke Belastung dann zum Bruch führt.

## Untersuchung und Diagnostik

Bei der körperlichen Untersuchung können eine Schwellung, eine leichte Überwärmung und ein Druckschmerz über dem betroffenen Knochen bestehen. In vielen Fällen, wenn das Enchondrom zufällig bei einer Röntgenuntersuchung entdeckt wurde, ist von außen nichts Auffälliges zu erkennen.

Weitere diagnostische Maßnahmen:

### Röntgen

Besteht der Verdacht auf das Vorliegen eines Enchondroms, ist eine Röntgenuntersuchung **unerlässlich**. Sie ist die wichtigste Untersuchungsmethode, mit der sich die typischen Merkmale des gutartigen Knochentumors abbilden lassen. Die im Röntgenbild zu erkennenden Veränderungen sind so typisch, dass sie in den meisten Fällen mit **ausreichender Sicherheit** die Diagnosestellung eines Enchondroms am Finger gestatten. Auch ein weiteres Wachstum des Tumors kann durch Röntgenaufnahmen in zeitlichen Abständen beobachtet werden.

### Kernspintomographie (Magnetresonanztomographie, MRT) und Computertomographie (CT)

Beide Methoden sind zur Feststellung eines Enchondroms an der Hand in aller Regel nicht notwendig. Erst wenn sich der Tumor nicht eindeutig im Röntgenbild identifizieren lässt, werden sie zur weiteren Klärung eingesetzt.

## Therapie

Da es sich beim Enchondrom an der Hand um einen gutartigen Knochentumor handelt, bedarf es in den meisten Fällen **keiner Therapie**. Sehr selten kann sich allerdings auch an der Hand aus der gutartigen Geschwulst eine bösartige Geschwulst entwickeln, so dass **Verlaufskontrollen** sinnvoll sind.

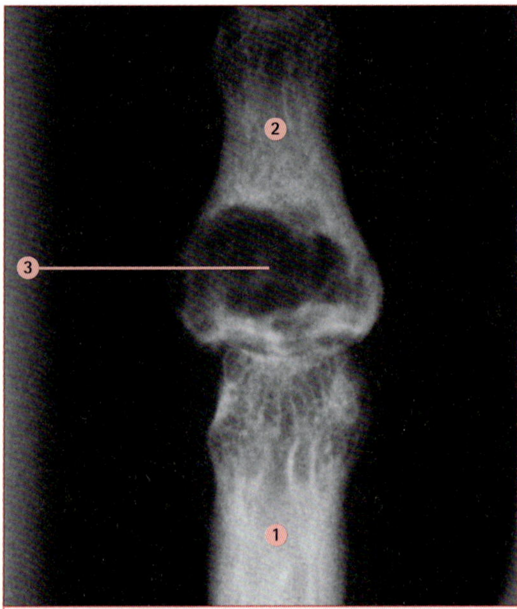


Röntgenbild eines Ringfingers, von vorne betrachtet. Normalerweise erscheint die Knochensubstanz weiß (1). Im Mittelglied *(Mittelphalanx)* (2) ist eine Veränderung zu erkennen. Beim hier vorliegenden *Enchondrom* (3) ist der Knochen durch Knorpel ersetzt, was sich im Röntgenbild dunkler darstellt.

### Nicht-operative *(konservative)* Therapie

Ist das Enchondrom zufällig bei einer Röntgenuntersuchung entdeckt worden und macht keine Beschwerden, wird es im Abstand von einigen Monaten erneut geröntgt. Damit soll herausgefunden werden, ob es weiter wächst und den Knochen in seiner Stabilität gefährdet. Ist dies nicht der Fall, kann weiter abgewartet und **kontrolliert** werden.

***Die meisten Enchondrome an der Hand bedürfen keiner speziellen Therapie, werden jedoch in einigen Fällen durch Röntgenuntersuchungen regelmäßig kontrolliert.***

Eine nicht-operative Therapie kann allenfalls Beschwerden wie Schmerz oder Schwellung lindern. Die Anwendung von Kälte, Salben und die Gabe von Schmerzmitteln sind bei Beschwerden möglich. Das

Tumorgewebe wird damit jedoch in keiner Weise beeinflusst, so dass diese Therapieform nur kurzfristig eingesetzt wird. Weder eine Bestrahlung des Tumors noch eine medikamentöse Tumor-Therapie sind sinnvoll.

***Eine nicht-operative Therapie kann das Enchondrom nicht beeinflussen.***

**Operative Behandlung**

Führt ein Enchondrom zu Beschwerden wie Schmerz und Schwellung, droht ein Bruch des Knochens oder ist es schon zum Bruch gekommen, ist eine operative Therapie erforderlich.

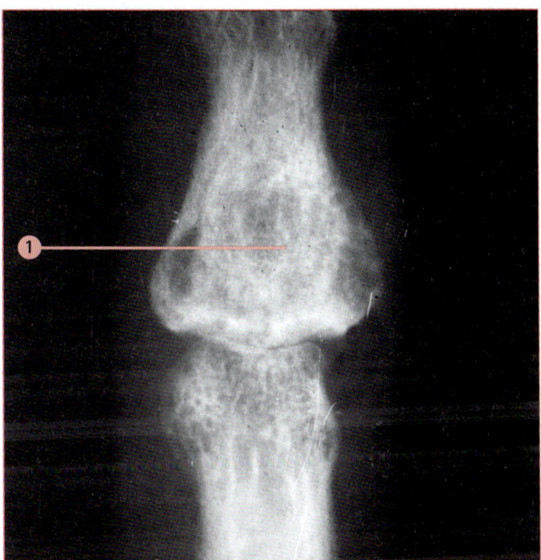


Das Röntgenbild zeigt den zuvor bereits abgebildeten Finger einige Monate nach der Operation. Bei dieser wurde das Tumorgewebe entfernt und der entstandene Defekt mit körpereigenem Knochen aufgefüllt. An der Stelle des Enchondroms (1) wächst jetzt normales Knochengewebe.

Dazu wird der Knochen eröffnet und das Tumorgewebe vollständig herausgekratzt. Dieser Vorgang wird als *Kürettage* bezeichnet. Der verbleibende Defekt im Knochen wird mit körpereigenem Knochen aufgefüllt, der meist dem Beckenkamm des Patienten entnommen wird. In bis zu 5% der Fälle tritt der Tumor trotz der Operation erneut auf *(Rezidiv)*. Je nach Befund kann dies eine erneute Operation notwendig machen.

***Chondrome bzw. Enchondrome an anderen Stellen des Körpers sind in der Regel anders zu beurteilen, so dass das die vorherstehenden Ausführungen nur zum Teil oder gar nicht auf sie zutreffen. Jedes Enchondrom bedarf einer individuellen Einschätzung, die sich nach dem Alter des Betroffenen, der Lage und Größe des Tumors sowie seinen Veränderungen im Röntgenbild richtet.***

## Prognose und Verlauf

Das Enchondrom an der Hand hat eine **sehr gute Prognose**. In den meisten Fällen macht es keine Beschwerden und bedarf häufig keiner Therapie.

Da der Tumor wachsen kann und damit die Stabilität des Knochens gefährdet, und er in 1% der Fälle zu einer bösartigen Geschwulst entartet, sind **Verlaufskontrollen** durch das Anfertigen von Röntgenbildern sinnvoll.

### Das Wichtigste für Sie:

- Bei einem *Enchondrom* handelt es sich um einen gutartigen Knochentumor.
- Er kommt häufig in kleinen Röhrenknochen, wie den Fingergliedern, vor.
- Selten führt er zu Beschwerden und eine Therapie ist meist nicht erforderlich.
- Verlaufskontrollen des Enchondroms sind sinnvoll.
- Wird eine Therapie notwendig, besteht sie in der operativen Entfernung des Tumors.

## Die Einengung von Strecksehnen am Handgelenk – Die *Tendovaginitis stenosans de Quervain*

Kommt es zur Entzündung einer Sehnenscheide, spricht man allgemein von einer *Tendovaginitis. Steno* leitet sich aus dem Griechischen ab und bedeutet *eng.* Im Fall der *Tendovaginitis stenosans de Quervain* ist eine Sehnenscheidenentzündung gemeint, die aufgrund einer anatomischen Enge durch einen Bindegewebsstreifen verstärkt wird.

Die Erkrankung wurde von dem Schweizer Chirurgen *Fritz de Quervain* beschrieben, der von 1868-1940 lebte. Der Eigenname dieser Erkrankung wird nur für die Entzündung und Einengung der Sehnenscheide am Handgelenk verwendet.

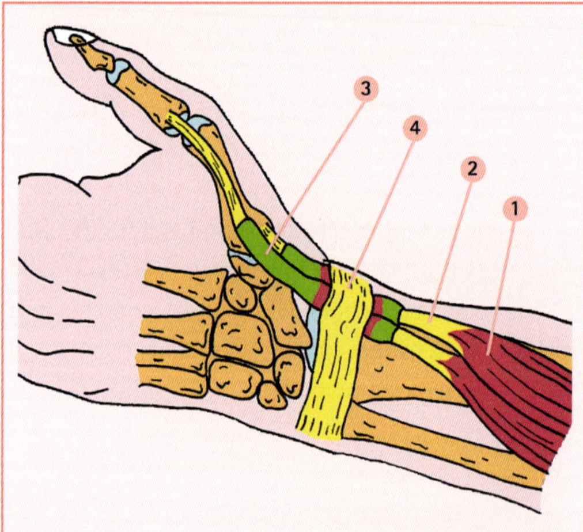


Die Abbildung zeigt eine linke Hand von oben betrachtet. Die Muskeln (1) gehen in Sehnen (2) über, die bis zum Daumen ziehen. Es ist nur ein kleiner Teil der Unterarmmuskeln abgebildet. Anteile der Sehnen werden von Sehnenscheiden (3) umgeben. Bei der *Tendovaginitis stenosans de Quervain* werden die geschwollenen Sehnenscheiden besonders stark durch ein festes Band *(Retinakulum)* (4) eingeengt, was die Reizung verstärkt.

### Ursachen und Herkunft

Bei der Tendovaginitis stenosans de Quervain kommt es durch eine **Reizung** zu einer Verdickung und Entzündung der Innenschicht der Sehnenscheide. Ursächlich für diese Reizung können Knochenvorsprünge und andere anatomische Veränderungen sein. Auch häufig wiederkehrende anstrengende Tätigkeiten der Hand können zu einer **Überlastung** und damit zu einer anhaltenden Reizung sowie Schwellung führen.

Bei der Erkrankung ist das sog. *1. Strecksehnenfach* am Handgelenk betroffen. Durch dieses verlaufen Sehnen, die zum Daumen ziehen und ihn strecken bzw. abspreizen. Weitere Sehnen am Unterarm ziehen durch andere Sehnenfächer. Da die Strecksehnen am Handgelenk von einem festen Bindegewebsstreifen *(Retinakulum)* gehalten werden, führt die durch die Reizung entstandene Verdickung der Sehnenscheide zu Beschwerden. Der Sehnenstreifen engt die geschwollene Sehnenscheide ein, verstärkt so die Beschwerden und kann zur Entzündung der Sehnenscheide beitragen.

***Von einer Entzündung und Einengung der Strecksehnen am Handgelenk sind meist Frauen mittleren Alters betroffen.***

Bei einer Bewegung der Hand und des Daumens gleiten die Sehnen normalerweise durch die Sehnenscheide. Ist diese entzündet, kommt es zu Verklebungen der Sehnenscheide mit den Sehnen. Jede einfache Bewegung führt dann zu einem schmerzhaften Zerreißen dieser Verklebung.

### Symptome und Beschwerden

Zu Beginn der Erkrankung kommt es zu leichten Schmerzen kurz oberhalb des Handgelenks. Sie können zunächst noch abklingen und treten nur unter Belastung der Hand auf. So sind Bewegungen wie **festes Zupacken** oder **Wringen** schmerzhaft. Besonders unangenehm sind Bewegungen, bei denen das Handgelenk in Richtung des kleinen Fingers geneigt wird.

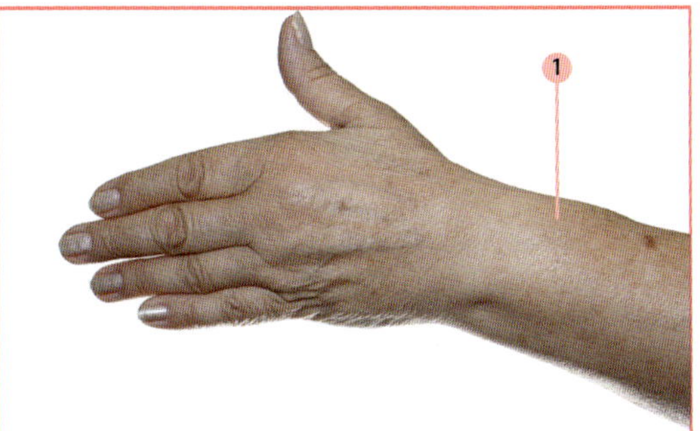


Das Foto zeigt die Hand einer 58-jährigen Patientin, bei der es zu einer schmerzhaften Schwellung (1) von Sehnenscheiden am Handgelenk gekommen ist. Es liegt eine *Tendovaginitis stenosans de Quervain* vor.

Beruhigt sich die Reizung nicht wieder, hält die schmerzhafte Schwellung der Sehnenscheide an. Dann sind bereits einfache Bewegungen mit dem Daumen unangenehm. Im Rahmen der Entzündung kann sich eine sichtbare **Schwellung** entwickeln, die auch wärmer als die umgebende Haut ist. Schließlich kann der Schmerz auch in Ruhe anhalten und ist nachts zu spüren.

## Untersuchung und Diagnostik

Der Patient wird ausführlich zu seinen Beschwerden und zu seinen Tätigkeiten mit der Hand befragt *(Anamnese)*. Dann wird die Hand betrachtet, untersucht und abgetastet. Über den entzündeten Sehnenscheiden kann meist eine Schwellung getastet werden, die überwärmt und auf Druck deutlich schmerzhaft ist. Mit zusätzlichen Tests können die betroffenen Sehnen gereizt werden.

***Die Diagnose einer Entzündung und Einengung der Strecksehnen kann in den meisten Fällen durch eine Befragung und eine körperliche Untersuchung gestellt werden.***

Weitere diagnostische Maßnahmen:

### Röntgen

Zu Beginn der Erkrankung ist das Anfertigen eines Röntgenbilds meist nicht notwendig. Mit Hilfe des Röntgens können Veränderungen der Sehnen **kaum sichtbar** gemacht werden, da es sich um strahlendurchlässiges Weichgewebe handelt. Halten die Beschwerden jedoch an oder ist eine operative Behandlung geplant, wird meist eine Röntgenuntersuchung durchgeführt.

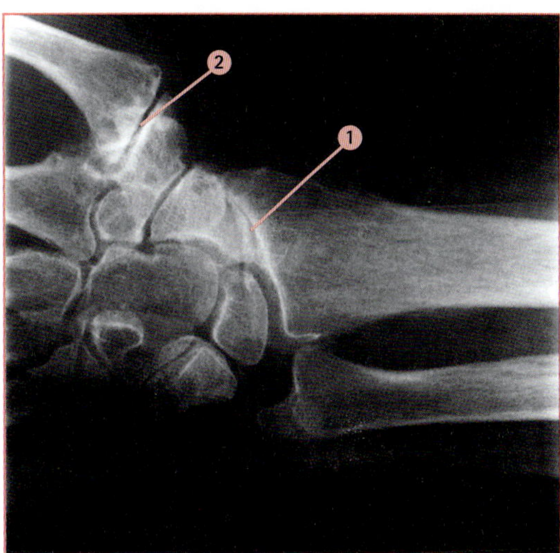


Das Röntgenbild zeigt eine linke Hand mit einem deutlichen Verschleiß *(Arthrose)* am Handgelenk (1) und am Daumensattelgelenk *(Rhizarthrose)* (2). Diese Erkrankungen liegen in der Nähe der Strecksehnen und können ähnliche Beschwerden hervorrufen wie die *Tendovaginitis stenosans de Quervain.* Daher ist eine Röntgenuntersuchung bei anhaltenden Beschwerden sinnvoll.

Im Röntgenbild können störende Knochenvorsprünge oder ein eventueller Verschleiß an Daumensattelgelenk sowie Handgelenk erkannt werden. Diese Erkrankungen können zu ähnlichen Symptomen führen, weshalb es sinnvoll ist, bei anhaltenden Beschwerden zu röntgen.

### Ultraschalluntersuchung

Durch eine Ultraschalluntersuchung kann eine Verdickung der Sehnenscheide und auch die Einlagerung von Flüssigkeit in der Sehnenscheide gut sichtbar gemacht werden. Zu diesen Veränderungen kommt es bei einer Entzündung der Sehnenscheiden.

### Kernspintomographie (Magnetresonanztomographie, MRT)

Da sich die Diagnose einer Entzündung und Einengung der Strecksehnen am Handgelenk meist durch einfache Untersuchungen bereits mit ausreichender Sicherheit erkennen lässt, wird die Kernspintomographie **nicht regelmäßig** durchgeführt. In unklaren Fällen ist sie jedoch eine exzellente Methode zur Darstellung von Veränderungen der Weichgewebe wie Sehnenscheiden und Sehnen.

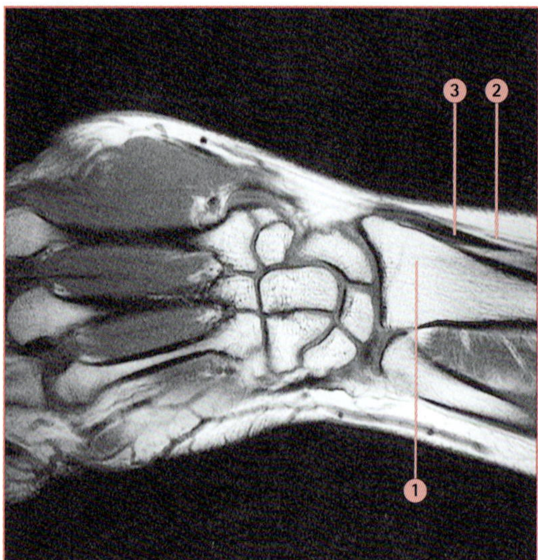


Kernspintomographie eines Handgelenks. Der linke Bildrand weist in Richtung Finger, der rechte in Richtung Ellenbogen. Über dem körperfernen *(distalen)* Ende der Speiche *(Radius)* ① ziehen Strecksehnen ② weiter zum Daumen. Bei einer anhaltenden Reizung der Sehnenscheiden ③ an dieser Stelle spricht man von einer *Tendovaginitis stenosans de Quervain.*

## Therapie

Eine schmerzhafte Einengung der Strecksehnen am Handgelenk wird **anfangs immer nicht-operativ** *(konservativ)* behandelt. Damit kann 70-80% der Patienten ausreichend geholfen werden.

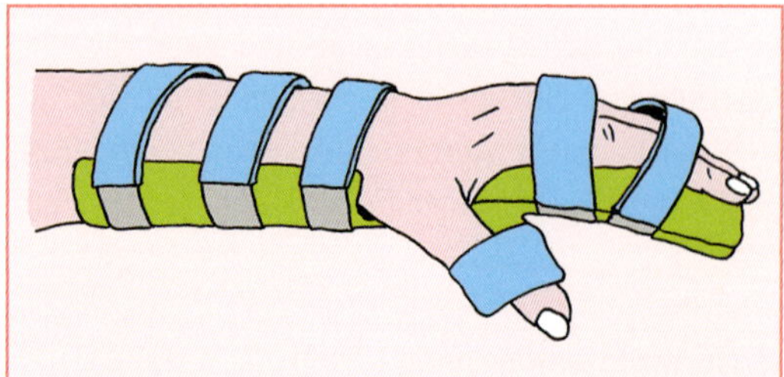

Die Abbildung zeigt ein Beispiel für eine Handgelenkschiene, mit der die Hand vorübergehend ruhiggestellt und die gereizten Sehnenscheiden entlastet werden können.

### Nicht-operative *(konservative)* Therapie

Anstrengende Tätigkeiten mit der betroffenen Hand sollten möglichst verringert und die Hand insgesamt **geschont** werden. Zur Entlastung der Sehne kann die Anlage einer **Handgelenkschiene** *(Orthese)* beitragen. Sie wird möglichst häufig und auch nachts getragen, kann jedoch zur Körperpflege oder wenn sie stört vorübergehend abgelegt werden.

Gerade in der akuten Phase, die mit einer Schwellung und Überwärmung der Sehnenscheiden einhergeht, erfolgt die Anwendung milder **Kälte** mit Kühlschrank-Temperaturen von etwa 7°. Geeignet sind kalte Umschläge, Wickel aus Quark oder fertige Kühlkompressen mit einer Gel-Füllung. Die Anwendung erfolgt täglich 3- bis 5-mal für die Dauer von 5-10 Minuten. Mehrmals täglich können kühlende und entzündungshemmende **Salben** oder **Sprays** aufgetragen werden. Salben werden auch in Form eines Pflasters angeboten, was die Anwendung vor allem nachts vereinfacht.

Zur Hemmung der Entzündung können **Medikamente** wie *Ibuprofen, Diclofenac* oder andere Stoffe der Wirkgruppe eingesetzt werden. Die Einnahme-Dauer wird wegen möglicher unerwünschter Wirkungen auf 7-14 Tage beschränkt. Präparate mit pflanzlichen, entzündungshemmenden Wirkstoffen können alternativ und über einen längeren Zeitraum eingenommen werden.

Kommt es mit diesen Maßnahmen zu keiner ausreichenden Besserung, kann dem Patienten eine Behandlung mit **Spritzen** *(Injektionen)* angeboten werden. Dabei wird in das Sehnenfach ein Gemisch aus einem örtlichen Betäubungsmittel *(Lokalanästhetikum)* und einem Kortisonpräparat gespritzt. Die Anzahl der Injektionen mit **Kortison** sollte möglichst gering gehalten und auf höchstens 2-3 begrenzt werden.

Der Grund liegt darin, dass Kortison das Gewebe der Sehnenscheide und der Sehne angreifen und anhaltend schädigen kann. Bei vorsichtiger und zurückhaltender Anwendung ist dies nicht zu erwarten und dem Patienten kann mit 1-2 Spritzen in 60-80% der Fälle geholfen werden. Alternativ oder zur Ergänzung dieser Therapie können pflanzliche Präparate gespritzt werden.

**Operative Behandlung**
Können die Beschwerden mit den genannten Maßnahmen nicht ausreichend gelindert werden, kann eine Operation erfolgen. Dabei wird der die Sehnenscheiden umgebende feste Bindegewebsstreifen *(Retinakulum)* durchtrennt *(gespalten)* und die Sehnenscheide der Länge nach aufgeschnitten. Die Operation ist in 90% der Fälle erfolgreich.

## Prognose und Verlauf

Insgesamt hat die Erkrankung eine **gute Prognose**, da sie in fast 80% der Fälle durch nicht-operative Maßnahmen behandelt werden kann. Wird eine Operation notwendig, dann kann durch einen kleinen operativen Eingriff dem Patienten in 90% der Fälle geholfen werden.

### Das Wichtigste für Sie:

- Bei der *Tendovaginitis stenosans de Quervain* handelt es sich um eine schmerzhafte Entzündung von Sehnenscheiden am Handgelenk.
- Durch einen festen Streifen aus Bindegewebe *(Retinakulum)* werden die Sehnenscheiden zusätzlich eingeengt.
- Beschwerden treten vor allem bei Bewegung und Belastung des Handgelenks auf.
- Die meisten Fälle werden durch eine nicht-operative Therapie erfolgreich behandelt.
- Eine eventuell notwendige Operation hilft 90% der Betroffenen.

# Die Entzündung am Griffelfortsatz der Speiche – Die *Styloiditis radii (radialis)*

Als *Styloiditis radii* oder *radialis* wird eine schmerzhafte Reizung am sog. *Griffelfortsatz* der Speiche *(Radius)* bezeichnet. Sowohl die Elle *(Ulna)* wie auch die Speiche *(Radius)* haben an ihrem körperfernen *(distalen)* Ende einen kleinen länglichen Knochenfortsatz *(Prozessus)*, der als *Processus styloideus* bezeichnet wird. *Stylo* leitet sich aus dem Griechischen ab und bedeutet *Schreibgriffel*.

Einen deutschen Begriff für die Erkrankung gibt es nicht. Häufig wird auch nur die Kurzform *Styloiditis* verwendet. Die Bezeichnung leitet sich von der Region ab, die von der Erkrankung betroffen ist.

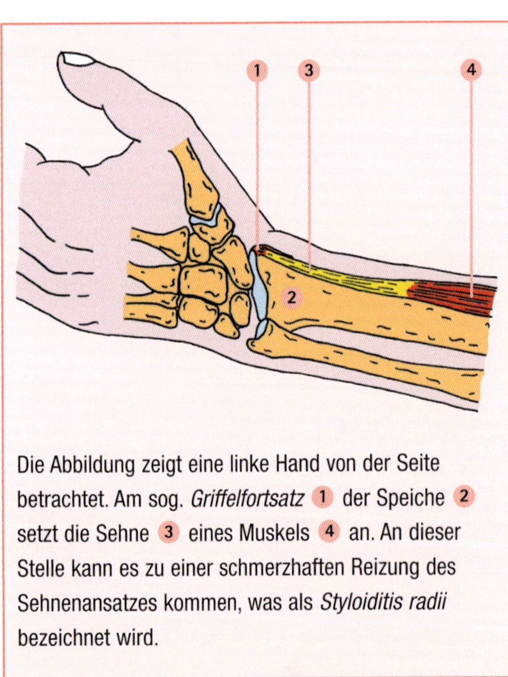


Die Abbildung zeigt eine linke Hand von der Seite betrachtet. Am sog. *Griffelfortsatz* 1 der Speiche 2 setzt die Sehne 3 eines Muskels 4 an. An dieser Stelle kann es zu einer schmerzhaften Reizung des Sehnenansatzes kommen, was als *Styloiditis radii* bezeichnet wird.

Am Griffelfortsatz der Speiche setzt die Sehne eines Muskels *(Musculus brachioradialis)* an, der an der Beugung des Ellenbogengelenks beteiligt ist.

## Ursachen und Herkunft

Bei der *Styloiditis radii* handelt es sich um die schmerzhafte **Überlastung** eines Sehnenansatzes. Dies wird allgemein als *Insertionstendinose* (*Insertion = Ansatz;* griech. *tendo = Sehne*) bezeichnet. Dies ähnelt den Erkrankungen *Tennis-* oder *Golfer-Ellenbogen*, bei denen der Ursprung der Sehne am Ellenbogen betroffen ist.

Auslöser der *Styloiditis* sind wiederholte Belastungen des Arms, bei denen das Ellenbogengelenk gebeugt und die Hand beansprucht wird. Dies kann bei beruflichen, handwerklichen oder sportlichen Tätigkeiten auftreten. Eine typische Bewegung ist z.B. das Formen einer Speiseeiskugel durch einen Eiskugelschaber oder auch das häufige Tragen eines Kindes auf dem Arm.

***Die Summe der Belastungen überfordert den Ansatz der Sehnen am Knochen und führt zu einer schmerzhaften Reizung.***

Es ist u.a. der mit dem Alter zunehmende Verlust an Elastizität der Sehne, der die Muskelkraft ungefedert auf den Sehnenansatz überträgt und kleine Einrisse *(Mikrorupturen)* in der Sehne begünstigt. Altersbedingt nimmt möglicherweise auch die Durchblutung der Sehnen ab. Dies erklärt, warum eigentlich gewohnte Tätigkeiten ohne erkennbare Ursache plötzlich zu zunehmenden Beschwerden führen. Die Erkrankung tritt meist im Alter **zwischen 35 und 60 Jahren** auf und betrifft mehr **Frauen** als Männer. Weil die immer wiederkehrenden Belastungen es verhindern, führen einsetzende Reparaturmechanismen der Sehne nicht mehr zur Heilung der kleinen Risse.

## Symptome und Beschwerden

Bei Belastungen des Arms treten **etwas oberhalb des Handgelenks** auf der Seite des Daumens stichartige Schmerzen auf. So kann das Anheben von Gegenständen oder auch das Drehen der Hand bei einer kraftvollen Tätigkeit an dieser Stelle schmerzen.

Klingen die Beschwerden anfangs wieder ab, so

können sie im weiteren Verlauf der Erkrankung auch schon bei einer einfachen Handbewegung, in Ruhe sowie nachts auftreten. In schweren Fällen können Belastungen der Hand bei der Arbeit oder beim Sport kaum noch schmerzfrei ausgeführt werden.

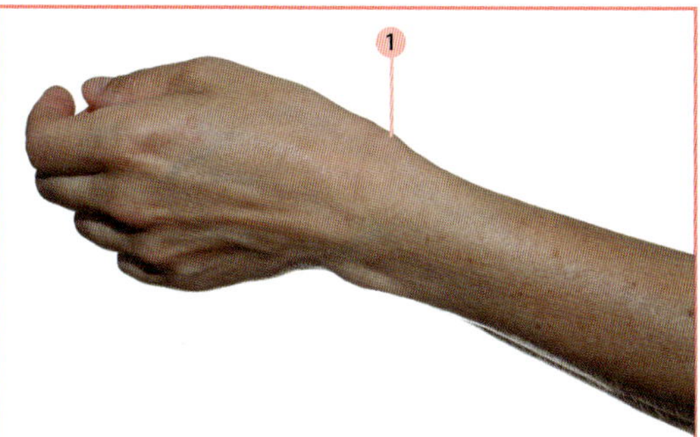


Das Foto zeigt die Hand einer 35-jährigen Patienten, die beruflich in einer Küche arbeitet. Aufgrund wiederkehrender Überlastungen ist es zu einer Reizung am Griffelfortsatz der Speiche gekommen, was mit einer sichtbaren Schwellung (1) einhergeht. Die Reizung dieses Sehnenansatzes wird *Styloiditis radii* genannt.

## Untersuchung und Diagnostik

Der Betroffene wird zu den Belastungen befragt, denen der Arm ausgesetzt ist, sowie zu seinen Symptomen *(Anamnese)*. Bei der **körperlichen Untersuchung** werden vor allem das Handgelenk sowie die umgebenden Sehnen und Sehnenscheiden abgetastet und auf ihre Funktion getestet. Bei einer vorliegenden Reizung am Griffelfortsatz der Speiche kann an dieser Stelle ein deutlicher **Druckschmerz** ausgelöst werden. Bestimmte Bewegungen provozieren die Beschwerden.

***In unmittelbarer Nähe des Griffelfortsatzes der Speiche können andere Erkrankungen mit ähnlichen Symptomen auftreten.***

Zu ähnlichen Symptomen können Erkrankungen des Handgelenks, des Daumensattelgelenks und der Sehnenscheiden führen. Auf sie wird in den Kapiteln *Bandverletzungen und Verschleiß (Arthrose) an Handgelenk und Handwurzel*, *Der Verschleiß des Daumensattelgelenks – Die Rhizarthrose* und *Die Einengung von Strecksehnen am Handgelenk - Die Tendovaginitis stenosans de Quervain* speziell eingegangen.

Da das bildliche Feststellen krankhafter Veränderungen bei einer *Styloiditis radii* kaum Auswirkungen auf die Behandlung hat, wird zumindest zu Beginn der Erkrankung zugunsten einer körperlichen Untersuchung in aller Regel auf die weiteren genannten diagnostischen Verfahren verzichtet.

***Zur Diagnosestellung einer Styloiditis radii sind die Befragung und die körperliche Untersuchung meist ausreichend.***

Weitere diagnostische Maßnahmen:

- **Röntgen**

Sehnen lassen sich mit einer Röntgenuntersuchung kaum sichtbar machen, weil sie strahlendurchlässig sind. Daher wird eine Röntgenuntersuchung erst **in unklaren Fällen**, bei einem ungewöhnlichen Krankheitsverlauf oder bei Verdacht auf das Vorliegen einer Erkrankung am Handgelenk bzw. Daumensattelgelenk durchgeführt.

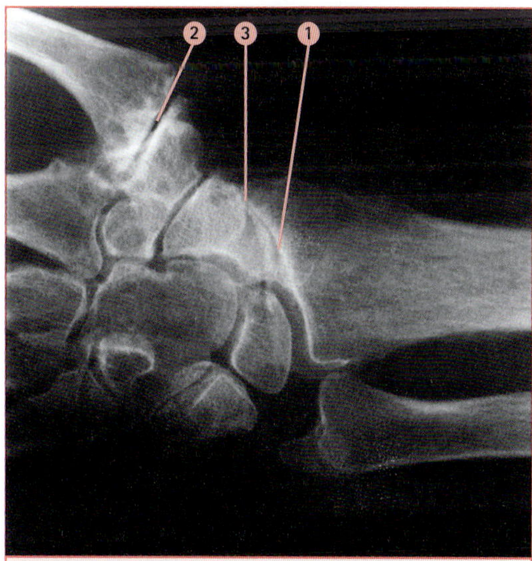


Das Röntgenbild zeigt eine linke Hand mit einem deutlichen Verschleiß *(Arthrose)* am Handgelenk (1) und am Daumensattelgelenk *(Rhizarthrose)* (2). In unmittelbarer Nähe kann es auch zur schmerzhaften Reizung eines Sehnenansatzes (3) kommen, was als *Styloiditis radii* bezeichnet wird und sich bei einer Röntgenuntersuchung nicht abbilden lässt.

**Ultraschalluntersuchung**
Im Ultraschall kann eine Schwellung des Sehnenansatzes sichtbar gemacht werden. Für die Diagnosestellung und die Behandlung ist dies jedoch eher von untergeordneter Bedeutung.

**Kernspintomographie (Magnetresonanztomographie, MRT)**
Mit Hilfe der Kernspintomographie sind Veränderungen am Sehnenansatz sehr detailliert darstellbar. Bei der *Styloiditis radii* zeigen sich je nach Ausprägung Schwellungen der Sehne, eine Einlagerung von Flüssigkeit im Gewebe und auch Risse in der Sehne.

## Therapie

Zur Therapie einer Reizung am Griffelfortsatz der Speiche werden häufig **verschiedene Behandlungsmethoden gleichzeitig** angewendet. Da die Wirksamkeit der Methoden von Patient zu Patient unterschiedlich ist, ist auch ein Wechsel der Methoden im Laufe der Behandlung nicht ungewöhnlich. *Akute* Beschwerden sind erfolgreicher zu behandeln als *chronische* Beschwerden, die schon länger als 6 Wochen bestehen.

***Je kürzer Beschwerden bestehen, desto erfolgreicher können sie behandelt werden. Daher sollte eine Therapie zeitnah ab den ersten Symptomen beginnen.***

Die Behandlung sollte **bis zum völligen Abklingen** der Beschwerden durchgeführt werden. Ist dies nicht der Fall, dann kann es schon nach geringen Belastungen wieder zu einem erneuten Ausbrechen der Erkrankung kommen.

**Nicht-operative *(konservative)* Therapie**
Da eine Überlastung der Hauptgrund für die Erkrankung ist, stellt die **Schonung** bzw. in schweren Fällen die Ruhigstellung mit einer Kunststoff- oder Gipsschiene die wichtigste Therapiemaßnahme dar. Mindestens für die Dauer der Beschwerden sollten auslösende Belastungen vermieden werden. Der Zeitraum kann dabei durchaus einige Wochen betragen.

Schmerzen bei **akuten Fällen** werden durch die Anwendung von milder **Kälte** mit Kühlschrank-Temperaturen von etwa 7° Celsius gemildert. Kältere Temperaturen aus dem Gefrierfach werden vermieden, da es zu Hauterfrierungen kommen kann und aggressive Kälte eher schadet. Geeignet sind kalte Umschläge, Wickel aus Quark oder fertige Kühlkompressen mit einer Gel-Füllung. Die Anwendung erfolgt täglich 3- bis 5-mal für die Dauer von 10-15 Minuten.

Entzündungshemmende **Medikamente** wie *Ibuprofen, Diclofenac* oder andere beruhigen vor allem in der akuten Phase die Reizung, in der chronischen Phase weniger. Die Dauer wird wegen möglicher unerwünschter Wirkungen auf 7-14 Tage beschränkt. Präparate mit pflanzlichen, entzündungshemmenden Wirkstoffen können alternativ und über einen längeren Zeitraum eingenommen werden.

Mehrmals am Tag wird das Auftragen einer entzündungshemmenden **Salbe** oder eines **Sprays** oder das Aufkleben eines salbenhaltigen **Pflasters** empfohlen.

**Schienen** und **Bandagen** entlasten den schmerzhaften Sehnenansatz und vermindern die Belastung am Handgelenk. In der schmerzhaften akuten Phase wird eher eine Schiene bevorzugt, die das Handgelenk für eine kurze Zeit von 1-2 Wochen ruhigstellt.

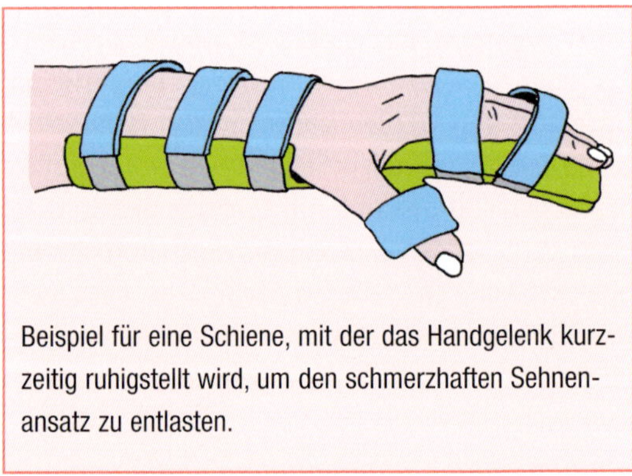

Beispiel für eine Schiene, mit der das Handgelenk kurzzeitig ruhigstellt wird, um den schmerzhaften Sehnenansatz zu entlasten.

Nach Abklingen der akuten Phase und zur Prophylaxe können Bandagen eingesetzt werden, die eine leichte Bewegung im Handgelenk zulassen.

Kommt es nach 1-2 Wochen nicht zu einer deutlichen Besserung oder bestehen akut sehr starke Beschwerden, können **Spritzen** *(Injektionen)* angewendet werden. Dabei wird meist ein Kortison-Präparat verwendet, das die Reizungen anhaltend beruhigen soll. Dies gelingt in einigen Fällen gut, in anderen weniger, so dass nach etwa 1 Woche eine erneute Behandlung erfolgen kann. Häufigere Anwendungen beeinflussen den Stoffwechsel der Sehne eher ungünstig und schädigen das Gewebe in der Nähe des Sehnenansatzes, es sollten deshalb nicht mehr als 1-2 dieser Injektionen erfolgen. Die Anwendung von pflanzlichen Präparaten kann mehrmals im Abstand von wenigen Tagen oder einer Woche erfolgen. Von manchen Ärzten wird zur Behandlung sog. **Eigenplasma** eingesetzt. Die Behandlung kann heilend auf den erkrankten Sehnenansatz wirken. Eine abschließende Bewertung des Verfahrens ist zurzeit noch nicht möglich.

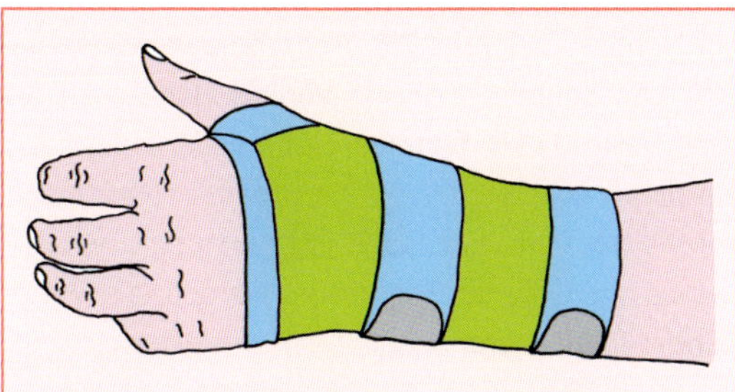

Die Abbildung zeigt ein Beispiel für eine Bandage des Handgelenks, die den schmerzhaften Sehnenansatz am Griffelfortsatz der Speiche bei einer *Styloiditis radii* entlasten kann.

Die Anwendung von **Akupunktur**, **elektrischen Strömen** (z.B. *Iontophorese, Diadynamik*), **Laserbehandlungen**, **Schockwellen** (sog. *Stoßwellen*), **Blutegeln** und **Magnetfeldern** ist in manchen Fällen hilfreich. Therapeutischer **Ultraschall** soll die Bildung von neuem Bindegewebe anregen, die Anwendung von **Röntgenstrahlen** *(Röntgenreizbestrahlung)* die Reizung beruhigen. Diese Behandlungsmethoden werden im Kapitel *Der Tennis-Ellenbogen (Epicondylopathia humeri radialis) und der Golfer-Ellenbogen (Epicondylopathia humeri ulnaris)* näher beschrieben.

***Durch die nicht-operative Therapie kann in fast allen Fällen eine Ausheilung erreicht werden. Selten bleiben geringe Restbeschwerden bestehen.***

**Operative Behandlung**

Da die nicht-operative Therapie in aller Regel erfolgreich ist, ist eine operative Behandlung der *Styloiditis radii* meist nicht erforderlich. Prinzipiell können bei einer Operation Teile des chronisch gereizten Sehnenansatzes und der Knochenhaut *(Periost)* entfernt werden. Zusätzlich können durch eine *Verödung* dünne, den Schmerz leitende Nervenfasern durch Strom und Hitze unterbrochen werden.

## Prognose und Verlauf

Die *Styloiditis radii* hat eine **gute Prognose**. Akute Fälle klingen unter der Behandlung nach wenigen Tagen oder Wochen ab. Beschwerden, die schon 6 Wochen vor der Behandlung bestanden, sind chronisch und erfordern meist eine Therapie über mehrere Wochen.

Auch wenn manche Behandlungen längere Zeit in Anspruch nehmen und verschiedene Behandlungsmethoden erfordern, so kann den Patienten in aller Regel gut geholfen und auf eine Operation verzichtet werden.

### Das Wichtigste für Sie:

- Der sog. *Griffelfortsatz* der Speiche wird als *Processus styloideus* bezeichnet und liegt etwas oberhalb des Handgelenks auf der Seite des Daumens.
- Als *Styloiditis radii* wird die schmerzhafte Reizung eines Sehnenansatzes an dieser Stelle bezeichnet.
- Ursache der Erkrankung ist meist eine Überlastung.
- Je früher eine Behandlung beginnt, desto schneller und zuverlässiger führt sie zum Erfolg.
- Die Anwendung verschiedener nicht-operativer Behandlungsmethoden hilft in fast allen Fällen.

# Der schnellende Finger

Als *schnellender* oder *springender* Finger wird eine Erkrankung bezeichnet, bei der die Streckung eines Fingers gehemmt ist. Erst nach Überwindung eines Widerstandes gelangt der gebeugte Finger durch ein *Schnellen* oder *Springen* wieder in die Streckung. Dabei handelt es sich nicht um eine Erkrankung der Gelenke, sondern um eine Erkrankung der Beugesehnen.

Die Muskeln, die das Handgelenk und die Finger beugen, befinden sich überwiegend an der Innenseite des Unterarms. Ihre Sehnen ziehen über das Handgelenk durch die Handinnenfläche bis zu den Fingerspitzen. An verschiedenen Stellen werden sie von Sehnenscheiden umgeben, die den Gleitvorgang der Sehnen verbessern, sie ernähren und schützen.

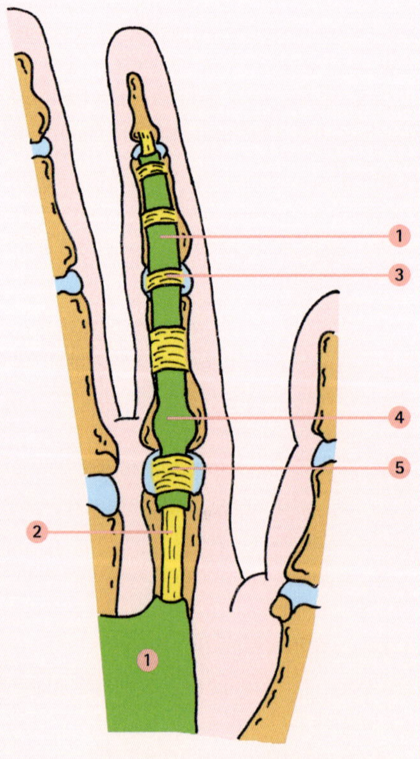

Die Abbildung zeigt die Innenfläche eines Zeigefingers. Sehnenscheiden (grün) 1 umgeben die Beugesehne 2. Diese wird u.a. von sog. *Ringbändern* 3 gehalten. In der Sehne ist es zu einer Verdickung 4 gekommen, die bei Beugung des Fingers in diesem Fall unter dem *Ringband (A1-Band)* 5 her gleitet und an dieser Stelle bei einer Streckung hängen bleiben kann.

Die Sehnenscheiden bestehen aus einer *inneren Hülle (Vagina synovialis)*, die mit einer Schleimhaut *(Synovialis)* ausgekleidet ist, und aus einer *äußeren Hülle (Vagina fibrosa)*. Diese äußere Hülle besteht aus einem festeren *(fibrösen)* Bindegewebe und gibt den Sehnen in ihrem Verlauf Halt und Führung. Teile dieser festeren Hülle verlaufen schräg zur Sehne und werden als *Kreuzbänder (Pars cruciformis vaginae fibrosae)* bezeichnet. Quer zur Sehne verlaufende Faserzüge werden als *Ringbänder (Pars anularis vaginae fibrosae)* bezeichnet.

## Ursachen und Herkunft

Ursache eines schnellenden Fingers ist eine **Verdickung** in einer Beugesehne. Die Verdickung gleitet bei Beugung unter das Ringband, bei Anspannung (Streckung) ist dann ein Zurückgleiten erschwert oder unmöglich. Betroffen ist meist das Ringband in der Handinnenfläche, das sog. *A1-Band*. Bänder am Finger können auch betroffen sein. Die Erkrankung kann an jedem Finger auftreten, gehäuft am Mittelfinger, Ringfinger und Daumen.

Zu einer Verdickung der Beugesehne kann es im Rahmen von Erkrankungen wie Diabetes mellitus, Bluthochdruck oder rheumatoider Arthritis kommen. Weiterhin führt eine hohe **Belastung** der Hand und der Handinnenfläche zu Verschleißerscheinungen und narbigen Veränderungen in der Sehne. Als Folge der Reparaturvorgänge der Sehne kommt es zu einer rundlichen Verdickung. Die Erkrankung tritt gehäuft nach dem 40. Lebensjahr auf und betrifft eher Frauen als Männer.

## Symptome und Beschwerden

Die Erkrankung beginnt mit einem schmerzfreien **Klicken** beim Strecken des betroffenen Fingers.

Mit der Zeit entwickelt sich eine Blockierung, die mehr und mehr eine Streckung des gebeugten Fingers verhindert. Oft sind die Beschwerden morgens nach dem Aufstehen ausgeprägter.

Beim Strecken des Fingers kommt es zu einem *schnellenden* oder *schnappenden* Gefühl. Gelingt die Streckung anfangs noch aktiv, kann der Finger später nur mit Hilfe der anderen Hand *(passiv)* in die Streckung gebracht werden.

In schweren Fällen ist auch das nicht mehr möglich. Neben diesen Symptomen kann es teilweise zu einer tastbaren und schmerzhaften Schwellung in der Handinnenfläche kommen.

## Untersuchung und Diagnostik

Die Diagnose kann durch Betasten der Handinnenfläche und der Finger gestellt werden. Vom Patienten kann der *schnellende* Finger demonstriert werden.

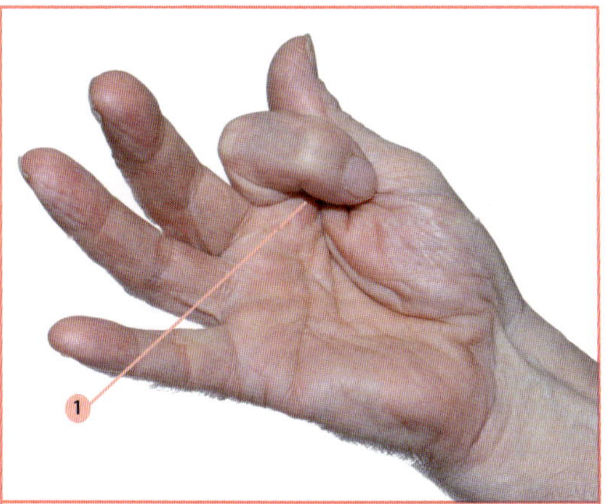


Das Foto zeigt die typische Situation bei einem *schnellenden* Finger. Während die anderen Finger gestreckt werden können, verbleibt der Zeigefinger aufgrund einer Verdickung der Sehne (1) in Beugestellung. Häufig kann der Finger erst wieder mit Hilfe der anderen Hand in die Streckung gebracht werden.

Weitere Untersuchungen wie Röntgen, Ultraschall oder eine Kernspintomographie sind in der Regel nicht erforderlich, da sie für die Behandlung keine wichtigen Zusatzinformationen liefern. Erst in unklaren Fällen und bei ungewöhnlichen Krankheitsverläufen kommen sie zur Anwendung.

## Therapie

Die Behandlung eines schnellenden Fingers erfolgt in der Regel zunächst nicht-operativ, entweder durch Schonung oder durch eine Spritzenbehandlung.

### Nicht-operative *(konservative)* Therapie

Besteht ein schmerzfreies leichtes *Klicken* bei der Fingerstreckung, sollte die Hand geschont werden. Vor allem einer direkten Belastung durch Werkzeuge oder ähnliches sollte die verdickte Sehne nicht ausgesetzt werden. Lässt sich körperliche Arbeit nicht vermeiden, kann zur Verringerung einer Belastung der Beugesehnen ein gepolsterter Handschuh getragen werden, wie er beim Radsport oder beim Krafttraining Verwendung findet. Diese Maßnahme ist auch geeignet, nach Abklingen der Beschwerden einer erneuten Reizung vorzubeugen.

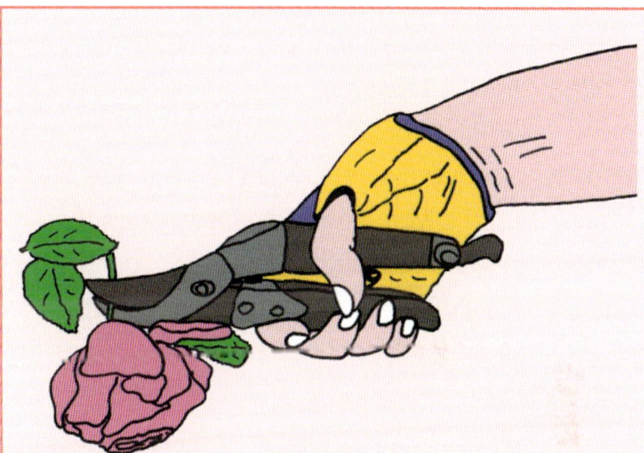

Bei Tätigkeiten, die die Handinnenflächen (und damit die Beugesehnen) direkten Druckkräften aussetzen, wie hier bei Benutzung einer Gartenschere, kann ein mechanischer Schutz sinnvoll sein. Dazu können in der Handinnenfläche gepolsterte Handschuhe *(Radfahrerhandschuhe)* verwendet werden.

**Tabletten** mit entzündungshemmenden Wirkstoffen wie *Ibuprofen, Diclofenac* oder ähnlichen können über 1-2 Wochen gegeben werden, um ein Abklingen der Reizung zu unterstützen. Den gleichen Effekt sollen **Salben** oder **Schmerzöle** haben. Beide Maßnahmen tragen teilweise zu einer Linderung der Beschwerden bei.

***In vielen Fällen ist eine nicht-operative Behandlung vorübergehend oder anhaltend erfolgreich.***

Klingen die Schmerzen und das Springen des Fingers nicht ab, kann als nächster Schritt eine **Spritzenbehandlung** *(Injektion)* erfolgen. Dazu wird ein Gemisch aus einem Kortisonpräparat und einem örtlichen Betäubungsmittel in geringer Dosis an die verdickte Sehne gespritzt. Mehr als 80% der Patienten sind danach für 1 Jahr ohne Beschwerden. Ist der Erfolg der ersten Spritze nicht ausreichend, kann innerhalb von 3 Wochen eine zweite Spritze gesetzt werden. Die Injektionen sollten nicht häufiger durchgeführt werden, da die Sehne sonst reißen kann.

War die Behandlung über viele Monate erfolgreich, kann sie wiederholt werden, wenn der Patient dies wünscht. Bei einem erneuten Auftreten *(Rezidiv)* der Beschwerden sollte er über die Möglichkeit einer operativen Behandlung informiert werden.

**Operative Behandlung**

Führt die Spritzenbehandlung zu keiner ausreichenden oder zu einer nur kurz anhaltenden Besserung, kann dem Patienten eine operative Therapie angeboten werden. Die operativen Maßnahmen reichen von einem mehrmaligen Anstechen des Ringbandes durch die Haut *(perkutanes Ringbandrelease)* bis zu einem offenen Hautschnitt mit nachfolgender Durchtrennung *(Spaltung)* des Ringbandes. Die operativen Verfahren sind zu 90% erfolgreich. In etwa 5% der Fälle können Komplikationen auftreten.

## Prognose und Verlauf

Der *schnellende Finger* hat eine **gute Prognose**. Führt er zu störenden Beschwerden, kann er durch eine nicht-operative Behandlung meist erfolgreich behandelt werden. In einigen Fällen ist der Erfolg jedoch nur vorübergehend, so dass dann operative Maßnahmen in Frage kommen. Diese sind meistens in der Lage, das *Springen* des Fingers anhaltend zu beseitigen.

### Das Wichtigste für Sie:

- Bei einem *schnellenden Finger* ist die Streckung des Fingers gehemmt.
- Ursache ist eine rundliche Verdickung an einer Beugesehne.
- Das Gleiten dieser Verdickung unter einem *Ringband* führt zum *Schnellen* des Fingers bei der Streckung.
- Bei vielen Patienten reicht eine nicht-operative Behandlung aus.
- Ist eine operative Therapie notwendig, ist sie in der Regel erfolgreich.

# Die Einklemmung des Mittelarmnervs am Handgelenk – Das *Karpaltunnelsyndrom*

Beim *Karpaltunnelsyndrom* handelt es sich um eine Bedrängung des *Mittelarmnervs* (*Medianus-Nerv* oder *Nervus medianus*) im *Karpaltunnel* (auch *Karpalkanal*). Ursache ist ein Missverhältnis zwischen der Weite des Kanals und des durch ihn ziehenden Inhalts. Als Folge der Bedrängung kann es zu Funktionsstörungen des Nervs kommen, was mit einem Kribbeln in der Hand, einer muskulären Schwäche und Schmerzen in der Hand sowie im Arm einhergehen kann.

Ein Teil der Handwurzelknochen bildet den Boden des Karpaltunnels. Das Dach wird von einem festen Streifen Bindegewebe, dem sog. *Retinakulum* (*Retinaculum flexorum* oder *Ligamentum carpi transversum*) gebildet. Durch den Kanal ziehen alle wichtigen Beugesehnen des Unterarms sowie der Medianus-Nerv weiter bis zu den Fingern.

Der *Mittelarmnerv* oder *Mittelhandnerv (Medianus-Nerv)* wird von den aus dem Rückenmark zu beiden Seiten abgehenden *Spinalnerven* der Halswirbelsäule gebildet. Er verläuft entlang der Innenseite des Unterarms und zieht durch den Karpaltunnel bis in die Innenfläche der Hand. Im Karpaltunnel teilt der Nerv sich auf und steuert *(innerviert)* einen Teil der Muskeln des Daumenballens und der Zwischenknochenmuskeln. Weiterhin vermittelt er das Gefühl für den Daumen, den Zeigefinger und einen Teil des Mittelfingers. Wird er im Karpaltunnel eingeklemmt, sind diese Funktionen gestört.

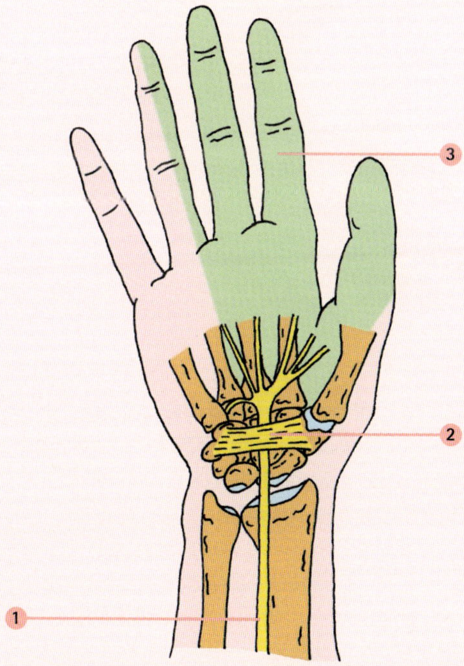

Die Abbildung zeigt die Innenfläche einer rechten Hand. Der *Medianus-Nerv* (1) zieht, vom Unterarm kommend, unter einem Streifen auf festem Bindegewebe, dem sog. *Retinakulum* (2), bis in die Innenfläche der Hand. Wird er bedrängt, kann es zu Gefühlsstörungen wie einem Kribbeln kommen, was meist den hier hellgrün dargestellten Bereich (3) der Hand betrifft.

Das Karpaltunnelsyndrom wird häufig als *KTS* oder – auf Basis der Schreibweise *Carpaltunnelsyndrom* - als *CTS* abgekürzt. Eine weitere Bezeichnung ist *Brachialgia paraesthetica nocturna*, auf die später noch eingegangen wird. Die Schreibweise für den Medianus-Nerv kann *Nervus medianus* oder abgekürzt *N. medianus* lauten.

## Ursachen und Herkunft

Beim Karpaltunnelsyndrom handelt es sich um eine **häufige** Erkrankung, von der fast 10% der Bevölkerung betroffen sind.

Ursache des Karpaltunnelsyndroms ist eine Bedrängung des Medianus-Nervs im Karpaltunnel. Durch den knöchernen Boden, den die Handwurzelknochen bilden, und das feste Dach aus Bindegewebe *(Retinakulum)* kann sich der Tunnel in seinem Umfang nicht ausdehnen. Damit wirkt sich jede Veränderung, die mit einer Zunahme des Volumens im Tunnel einhergeht, im Sinne einer **Druckerhöhung** auf den Nerv aus.

Zu einer solchen Volumenzunahme der Strukturen im Karpaltunnel kann es bei **Stoffwechselstörungen** wie Diabetes oder Gicht kommen, ebenso bei hormonellen Veränderungen, z. B. in der Schwangerschaft. Sehnenscheidenentzündungen, Erkrankungen des rheumatischen Formenkreises oder ein Verschleiß *(Arthrose)* sowie ein Bruch *(Fraktur)* des Handgelenks sind weitere Ursachen, die zu einer Verengung im Karpaltunnel führen können.

Starke **Belastungen** des Handgelenks in Beruf oder Sport sind weitere Auslöser eines Karpaltunnelsyndroms. Dies sind vor allem Tätigkeiten, die mit wiederholten Drehbewegungen im Handgelenk, einem häufigen Beugen und Strecken oder mit einem hohen Kraftaufwand der Hände einhergehen.

**Frauen** sind mehr als dreimal so häufig betroffen wie Männer. Die Erkrankung tritt gehäuft ab einem Alter von 40-50 Jahren auf und ist in vielen Fällen an beiden Händen festzustellen.

## Symptome und Beschwerden

Die Beschwerden beginnen typischerweise mit einem **Taubheitsgefühl** und einem **Kribbeln** in Daumen, Zeige- und Mittelfinger in den **frühen Morgenstunden** *(Erstsymptom)*. Sie sind Ausdruck einer Störung der Gefühlsweiterleitung *(sensible Funktion)* des Nervs. Weiterhin kann ein Schwellungsgefühl und Spannungsgefühl bestehen, das sich bis in den Oberarm ausdehnt. Zum Teil erwachen die Patienten davon und haben das Bedürfnis, die Hand auszuschütteln. Mit dem Schütteln der Hände klingen die Beschwerden anfangs ab. Dies hat der Erkrankung die Bezeichnung *Brachialgia paraesthetica nocturna* gegeben. Übersetzt bedeutet der Begriff *nächtlicher (nocturna) Armschmerz (Brachialgie) mit Missempfindung (Paraesthesie)*. Wegen des sperrigen Begriffs wird diese Bezeichnung im Alltag kaum verwendet.

***Das typische Erstsymptom eines Karpaltunnelsyndroms ist eine Missempfindung in Daumen, Zeige- und Ringfinger in den frühen Morgenstunden, die sich durch Schütteln der Hände bessert.***

Im weiteren Verlauf treten die nadelstichartigen oder elektrisierenden Missempfindungen im **Alltag** bei bestimmten Tätigkeiten wie z. B. Motorrad- oder Fahrradfahren auf, bei denen die Hände längere Zeit stark gebeugt oder überstreckt werden. Das Bewegen der Hände oder eine Kühlung mit kaltem Wasser lassen die Beschwerden anfangs noch abklingen.

Hält die Erkrankung an, hat dies auch Auswirkungen auf die Funktion des Nervs, Muskeln zu steuern *(motorische Funktion)*. Eine mögliche Folge ist ein **Kraftverlust** beim Faustschluss und beim sog. *Spitzgriff*. Beim Spitzgriff kann normalerweise der Daumen fest gegen den Kleinfinger gepresst werden, beim Karpaltunnelsyndrom kann diese Fähigkeit abgeschwächt sein. Tätigkeiten wie Schreiben oder Nähen können schwerer fallen, weil die Geschicklichkeit *(Feinmotorik)* der Hände durch die Schwäche gestört ist.

In **fortgeschrittenen Stadien** der Erkrankung zeigt sich eine Größenabnahme *(Atrophie)* des Daumenballens und eine zunehmende Taubheit der Finger, die an den Fingerkuppen beginnt.

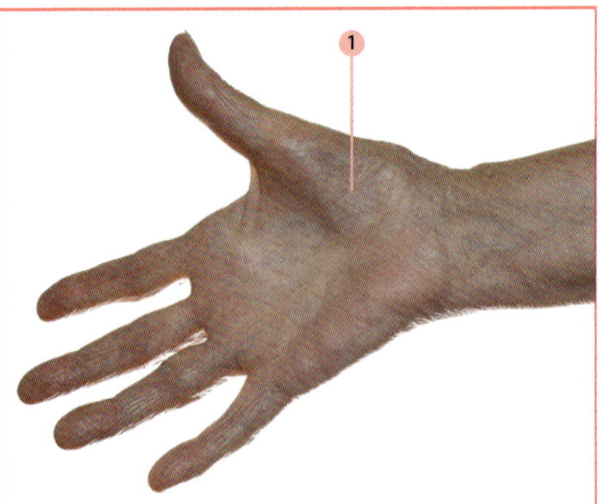


Das Foto zeigt die rechte Hand einer Patientin mit einem Karpaltunnelsyndrom. Als Folge ist es zu einer erkennbaren Abnahme der Größe der Muskeln *(Atrophie)* des Daumenballens (1) gekommen.

## Untersuchung und Diagnostik

Bei der Betrachtung der Hände kann eine Größenabnahme *(Atrophie)* des Daumenballens auffallen. Gefühlsstörungen lassen sich am Daumen, Zeigefinger und zum Teil am Ringfinger feststellen. Das leichte Beklopfen des Karpaltunnels wird in manchen Fällen vom Patienten als schmerzhaft angegeben. Man spricht dann von einem *positiven Tinel-Zeichen* oder *Hofmann-Tinel-Zeichen.*

Mit Hilfe von speziellen **Tests**, wie dem Überbeugen oder Überstrecken des Handgelenks *(Phalen-Test)*, lassen sich Kribbeln und Schmerzen provozieren. Das Ellenbogengelenk und die Halswirbelsäule werden immer mit untersucht.

*Beschwerden, die von einem Bandscheibenvorfall an der Halswirbelsäule oder von muskulären Störungen der Schulter-Nacken-Region ausgehen, können den Beschwerden, die durch ein Karpaltunnelsyndrom ausgelöst werden, sehr ähnlich sein.*

Weitere diagnostische Maßnahmen:

- **Röntgen, Kernspintomographie (Magnetresonanztomographie, MRT) und Computertomographie (CT)**

Diese diagnostischen Maßnahmen sind in der Regel nicht notwendig. Sie werden eingesetzt, um Besonderheiten im Karpaltunnel darzustellen, wie knöcherne Veränderungen, Tumore etc.

- **Elektrodiagnostik**

Ein Arzt für Nervenheilkunde *(Neurologe)* prüft die Funktion des Nervs für das Hautgefühl *(Sensibilität)* und vor allem für die Muskeln *(Motorik)* durch eine Messung der sog. *sensiblen* und *motorischen Nervenleitgeschwindigkeit (NLG)*. Diese ist bei einem Karpaltunnelsyndrom in unterschiedlichem Ausmaß verringert. Eine starke Verringerung der Nervenleitgeschwindigkeit kann einen drohenden oder bestehenden Nervenschaden anzeigen. Dies ist für die weiteren therapeutischen Maßnahmen wichtig.

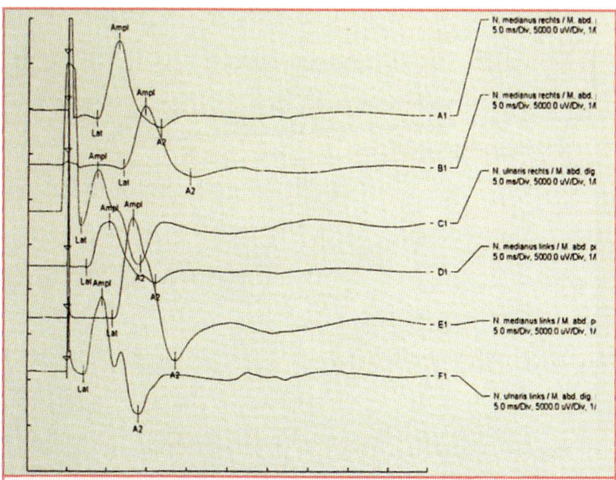

Hier ist eine Messung der *Nervenleitgeschwindigkeit (NLG)* zu sehen, die ein Arzt für Nervenheilkunde *(Neurologe)* angefertigt hat. Als Ergebnis teilte er das Vorliegen eines leichten Karpaltunnelsyndroms auf der rechten Seite mit.

## Therapie

Für die Entscheidung, welche Therapie eingeleitet wird, sind verschiedene Faktoren ausschlaggebend. Wichtig ist die Elektrodiagnostik, die einen drohenden oder bestehenden Schaden des Nervs anzeigen kann. Weiterhin werden das Alter und der Allgemeinzustand des Patienten berücksichtigt.

Hält der Druck auf den Nerv an oder nimmt weiter zu, kommt es zu seiner **bleibenden Schädigung**. Die Folgen sind anhaltende Missempfindungen und eine zunehmende Schwäche *(Atrophie)* der Muskulatur des Daumens. Dadurch ist die Funktion der Hand gestört. Dies gilt es durch eine **rechtzeitige Therapie** zu verhindern. Daher ist es in manchen Fällen sinnvoll, auf eine nicht-operative Therapie zu verzichten und schon frühzeitig eine operative Behandlung einzuleiten, da sie die zuverlässigere Methode zur Entlastung des Nervs ist.

- **Nicht-operative *(konservative)* Therapie**

Nicht-operative *(konservative)* Verfahren werden bei **leichten Beschwerden**, einem fehlenden Nervenschaden und bei älteren Patienten angewendet, die keine Operation möchten. Dann können sie in 50-80% der Fälle die Beschwerden lindern.

*Die nicht-operative Behandlung kann dann versucht werden, wenn noch keine Gefahr besteht, dass der Nerv in baldiger Zeit bleibende Schäden behält.*

Die betroffene Hand sollte vor einer Überlastung in Beruf und Freizeit geschützt werden. Zur Nacht ist es ratsam, eine spezielle **Nachtlagerungsschiene** zu tragen, die das Handgelenk und die Fingergrundgelenke in einer *Neutralstellung* hält. In dieser *neutralen* Position ist das Handgelenk gestreckt, weder gebeugt, noch überstreckt. Auf diese Weise wird der Nerv am wenigsten gespannt und kann sich beruhigen.

In den Karpaltunnel kann ein **Kortisonpräparat** gespritzt werden *(Injektion)*, was oftmals eine

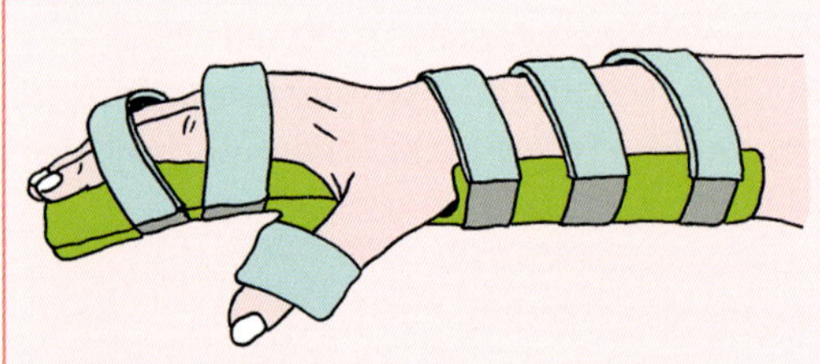

Die Abbildung zeigt eine Nachtlagerungsschiene, die das Handgelenk in einer geraden *(neutralen)* Stellung hält. Tagsüber wird die Schiene nicht getragen.

abschwellende Wirkung hat, die über lange Zeit zu einer Besserung führt. Mehr als zwei Injektionen sollten vermieden werden, um den Nerv und das ihn umgebende Gewebe nicht zu schädigen.

Kurzfristig können entzündungshemmende **Medikamente** wie *Ibuprofen* oder *Diclofenac* eingesetzt werden. Auch pflanzliche Präparate werden angewendet. Kortison kann in Tablettenform über einen Zeitraum von etwa 2 Wochen gegeben werden und zum Abklingen der Beschwerden beitragen.

Die **Akupunktur** kann wie eine Behandlung mit **Magnetfeldern** zur Linderung der Beschwerden beitragen. Eine zuverlässige anhaltende Wirksamkeit beider Verfahren ist nicht sicher belegt.

### Operative Behandlung

Können die Beschwerden durch die genannten Maßnahmen nicht gelindert werden oder zeigt der Nerv in der Elektrodiagnostik bereits eine Schädigung, dann ist in den meisten Fällen eine Operation sinnvoll.

Bei der Operation wird der feste Bindegewebsstreifen *(Retinakulum)*, der das „Dach" der Karpaltunnels bildet, durchtrennt. Sehnen und Nerv haben dadurch mehr Platz und der Druck auf den Nerv lässt nach. Daher wird der Eingriff allgemein als *Dekompression* bezeichnet. Die Operation kann über einen Hautschnitt *(offenes Verfahren)* über dem Karpaltunnel oder mit Hilfe eines Endoskops *(endoskopisches Verfahren)* erfolgen.

In 80-95% der Fälle können die Beschwerden der Patienten durch eine Operation anhaltend gelindert werden. Der Nerv erholt sich meistens und über Tage oder Wochen klingen Missempfindungen und Schmerzen ab.

## Prognose und Verlauf

Ein **leichtes** Karpaltunnelsyndrom klingt in vielen Fällen durch eine nicht-operative Behandlung ab und hat eine gute Prognose.

***Je ausgeprägter die Bedrängung des Nervs ist und je länger sie anhält, desto eher kann der Nerv geschädigt werden.***

In **schweren** Fällen kann der Druck auf den Nerv diesen nachhaltig beeinträchtigen. Ohne Therapie nimmt der Nerv dadurch auf Dauer Schaden, wodurch auch die Funktion der Hand dauerhaft eingeschränkt wird. In solchen Fällen ist die Prognose ohne Therapie eher ungünstig. Eine Operation kann diesen ungünstigen Verlauf in den meisten Fällen aufhalten und führt zur Erholung des Nervs.

## Das Wichtigste für Sie:

- Beim *Karpaltunnelsyndrom* handelt es sich um eine Einengung des *Mittelarmnervs* am Handgelenk.
- Typisch ist ein nächtliches Kribbelgefühl an Daumen und Zeigefinger.
- Eine Elektrodiagnostik ist zur Diagnosestellung notwendig.
- Leichte Fälle können nicht-operativ behandelt werden.
- Um einem dauerhaften Nervenschaden vorzubeugen, werden schwere Fälle häufig operiert.

## Die Einklemmung des Ellennervs am Handgelenk – Das *Guyon-Logensyndrom*

Bei dieser Erkrankung handelt es sich um eine Einklemmung *(Kompression)* des *Ellennervs* (*Ulnaris-Nerv* oder *Nervus ulnaris*) am Handgelenk. Dabei bezeichnet die *Guyon'sche Loge* bzw. die *Loge de Guyon* einen anatomischen Raum. Die Bezeichnung geht auf den französischen Chirurgen *Jean Casimir Félix Guyon* († 1920) zurück.

Der Ellennerv bildet sich aus Nervenfasern, die im Rückenmark der Halswirbelsäule entspringen. Er verläuft durch die Achselhöhle, entlang der Innenseite des Armes bis zum Handgelenk. In der *Guyon'sche Loge* oder kurz dahinter teilt sich der Nerv in einen tiefen Ast *(Ramus profundus)* und einen oberflächlichen Ast *(Ramus superficialis)*.

Der „Boden" der *Guyon'schen Loge*, die zwischen Hakenbein und Erbsenbein liegt, wird von festen Bändern gebildet, das „Dach" von einem Bindegewebsstreifen *(Faszie)* des Unterarms. Von dort ziehen die Nervenfasern entlang der Innenseite des *Erbsenbeins* in die Handinnenfläche.

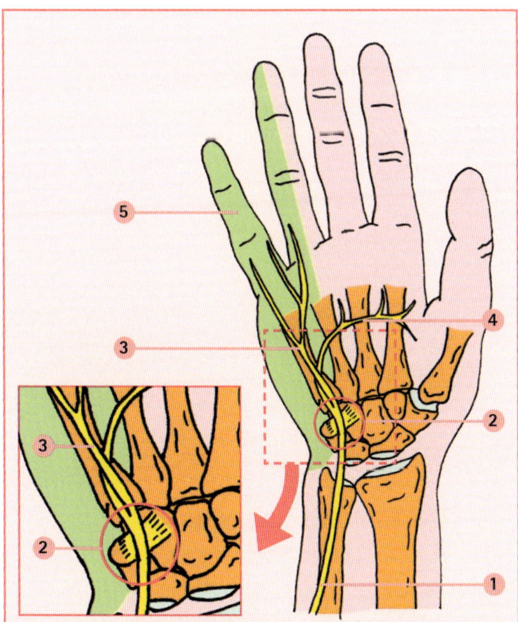


Die Abbildung zeigt die Innenfläche einer rechten Hand. Der Ellennerv ① teilt sich in der *Guyon'schen Loge* ② in einen oberflächlichen *(Ramus superficialis)* ③ und einen tiefen Nervenast *(Ramus profundus)* ④ auf. Grün ⑤ dargestellt ist der Bereich, in dem es zu Gefühlsstörungen kommen kann.

Weitere Bezeichnungen für die Erkrankung sind *Loge de Guyon-Syndrom*, *Ulnartunnelsyndrom* oder *körperfernes (distales) Ulnaris-Kompressionssyndrom*. Letztgenannte Bezeichnung nimmt Bezug auf das *Kubitaltunnelsyndrom* als *körpernahes (proximales) Ulnaris-Kompressionssyndrom* am Ellenbogen. Dieser Erkrankung ist ein eigenes Kapitel gewidmet.

### Ursachen und Herkunft

Ursache dieser **seltenen Erkrankung** ist eine Bedrängung des Nervs in der beschriebenen Loge. Dafür sind Ausstülpungen der umgebenden Gelenke (sog. *Ganglien*), Verletzungen, Muskelstränge, hormonelle Ursachen oder andere Krankheiten verantwortlich.

Der Nerv vermittelt das Hautgefühl und steuert die Muskeln an. Durch den stetigen Druck auf den Nerv wird er in seiner Funktion gestört. Die Folge können Taubheitsgefühle und eine Schwäche der Finger sein.

Anhaltender Druck von außen, wie er bei **Radfahrern**, die sich lange am Lenker abstützen, oder bei der Verwendung von Werkzeugen oder Gehstöcken vorkommt, kann den Nerv ebenfalls schädigen (sog. *Radfahrerlähmung*).

***Kommt es zu einer häufig wiederkehrenden Belastung der Handinnenfläche durch anhaltenden Druck, ist das Tragen von Handschuhen mit Polstern an der Handinnenfläche zur Prophylaxe sinnvoll.***

### Symptome und Beschwerden

Ist der das Hautgefühl leitende *(sensible)* Ast des Nervs *(Ramus superficialis)* betroffen, geben die Patienten anfänglich ein Kribbelgefühl und später ein Taubheitsgefühl an. Betroffen sind davon der Ballen des kleinen Fingers, der kleine Finger und die ihm zugewandte Seite des Ringfingers. Dieses Taubheitsgefühl betrifft nur die Handinnenfläche, nie die Außenseite der Hand.

Wird der die Muskeln steuernde *(motorische)* Ast *(Ramus profundus)* beeinträchtigt, kann es zum Muskelschwund *(Atrophie)* des Ballens am kleinen Finger und zur Schwäche der an der Hand liegenden sog. *kleinen Handmuskeln* kommen. Das Abspreizen und Zusammenführen der Finger ist dann erschwert. Ein Teil der Daumenmuskeln kann ebenfalls betroffen sein.

## Untersuchung und Diagnostik

Bei der Betrachtung kann ein Muskelschwund *(Atrophie)* sowohl am Ballen des kleinen Fingers als auch an den Muskeln zwischen den Mittelhandknochen ebenso auffallen wie eine Schwäche der Finger beim Abspreizen und Zugreifen. Das kräftige Betasten des betroffenen Nervs wird von den Patienten als schmerzhaft empfunden.

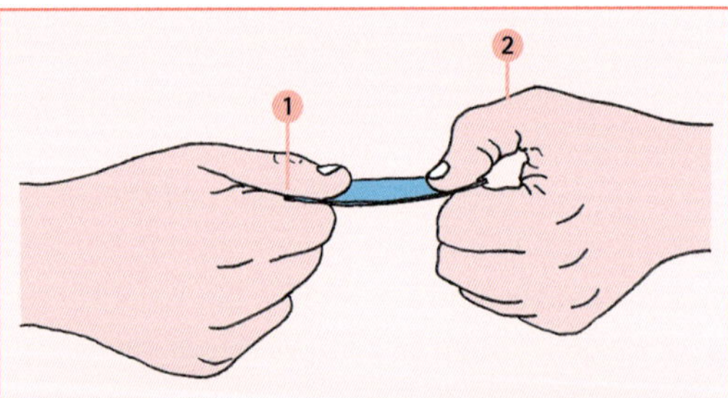


Die Abbildung zeigt einen Test, mit dessen Hilfe man eine Schwäche der Muskulatur bei einer Schädigung des Ellennervs erkennen kann. In diesem Fall kann die rechte Hand ein Stück Papier festhalten 1. Der linke Daumen dagegen krümmt sich aufgrund einer Schwäche der Muskulatur unwillkürlich beim Zupacken 2. In diesem Fall spricht man von einem *positiven Froment-Zeichen.*

Weitere diagnostische Maßnahmen:

### Röntgen, Kernspintomographie (Magnetresonanztomographie, MRT) und Computertomographie (CT)

Diese diagnostischen Maßnahmen können zur Klärung der Ursache dieses Kompressionssyndroms notwendig sein. So kann ein Röntgenbild Veränderungen am Knochen durch z. B. einen Verschleiß zeigen. Die Computertomographie stellt Veränderungen der Knochen nach Verletzungen gut dar und in der Kernspintomographie werden vor allem Veränderungen am Weichgewebe wie z. B. Ganglien sichtbar. Es wird im Einzelfall entschieden, ob und welche dieser Untersuchungen notwendig ist.

### Elektrodiagnostik

Ein Arzt für Nervenheilkunde *(Neurologe)* misst die Funktion des Nervs *(Nervenleitgeschwindigkeit)* und ggf. auch die der Muskeln. Daraus ergeben sich Hinweise auf einen drohenden oder bestehenden Nervenschaden.

***Je deutlicher ein Nervenschaden besteht, umso wichtiger ist eine Therapie. Deshalb ist die Feststellung eines Nervenschadens für die Therapieentscheidung von besonderer Bedeutung.***

## Therapie

Die Therapie richtet sich nach dem Ausmaß der Beschwerden, der Ursache und dem Ergebnis der Elektrodiagnostik.

### Nicht-operative *(konservative)* Therapie

Bei Fällen mit einer **leichten Symptomatik** ist oft eine nicht-operative Behandlung ausreichend. Dazu wird die Hand geschont und für einige Tage bis Wochen auf einer abnehmbaren **Schiene** *(Orthese)* ruhiggestellt.

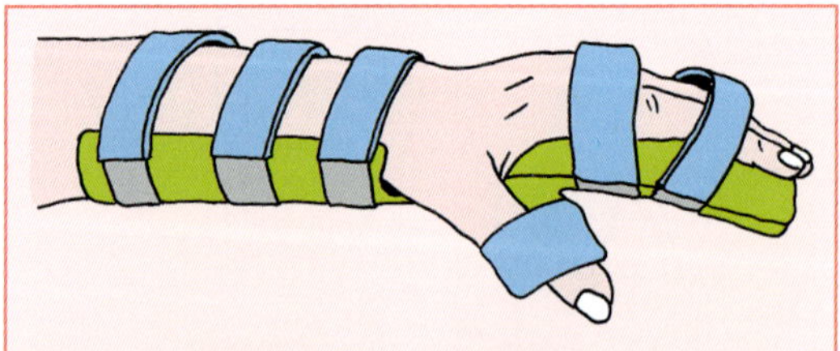

Dies ist ein Beispiel für eine Schiene *(Orthese)*, die vorwiegend nachts getragen werden kann, um das Handgelenk in einer gestreckten Position zu halten. Damit kann es zu einer verminderten Belastung und damit Beruhigung des Nervs kommen.

Entzündungshemmende **Medikamente** wie *Ibuprofen, Diclofenac* oder pflanzliche Präparate können abschwellend wirken und damit zur Linderung beitragen.

Ergänzend können Therapien wie eine Akupunktur oder Behandlungen mit Magnetfeldern durchgeführt werden.

Wird mit diesen Maßnahmen keine Besserung erreicht, ist das **Einspritzen** *(Injektion)* eines kortisonhaltigen Präparats in die *Guyon'sche Loge* möglich. Damit kann eine Abschwellung der den Nerv einengenden Strukturen erreicht werden. Um Gewebeschäden des Nervs und seiner Umgebung durch das Kortison zu vermeiden, sollte höchstens zweimal gespritzt werden.

■ **Operative Behandlung**

Bei über Wochen anhaltenden Beschwerden oder einem drohenden bzw. bereits bestehenden Nervenschaden kann eine operative Therapie notwendig werden. Dazu wird das *Dach* der *Guyon'schen Loge* aufgeschnitten, der Nerv freigelegt und die störende Ursache, wenn möglich, entfernt.

## Prognose und Verlauf

Die Prognose ist insgesamt **gut**, leichte Fälle klingen häufig mit Hilfe der nicht-operativen Therapie ab. Schwere Fälle sind einer Operation gut zugänglich und erholen sich meist von dem anhaltenden Druck.

### Das Wichtigste für Sie:

- Beim *Guyon-Logensyndrom* handelt es sich um eine Einklemmung *(Kompression)* des Ellennervs am Handgelenk.
- Die Erkrankung ist selten.
- Symptome sind Taubheitsgefühle und vor allem Schwächen der Finger.
- Leichte Fälle werden nicht-operativ therapiert.
- In schweren Fällen kann der Nerv operativ von seinem Druck befreit werden.

# Bandverletzungen und Verschleiß an Handgelenk und Handwurzel

Das Handgelenk besteht aus mehreren Einzelgelenken. Das größte Einzelgelenk ist das *körpernahe (proximale) Handgelenk*, das sog. *Radiokarpalgelenk*. Es wird von der Speiche *(Radius)* und der Elle *(Ulna)* auf der einen Seite sowie von Kahnbein (*Skaphoid* oder *Navikulare*), Mondbein *(Lunatum)* und Dreiecksbein *(Triquetrum)* auf der anderen Seite gebildet. Auch Elle und Speiche bilden an ihren körperfernen Enden gemeinsam ein kleines Gelenk, das sog. *Radioulnargelenk*.

Das Kahnbein *(Skaphoid)*, das Mondbein *(Lunatum)* und das große Vieleckbein *(Trapezium)* bilden mit dem Kopfbein *(Kapitatum)* und dem Hakenbein *(Hamatum)* das *körperferne (distale)* Handgelenk, das *Mediokarpalgelenk*.

Die Zeichnung zeigt rot markiert einen Verschleiß *(Arthrose)* zwischen der Speiche *(Radius)* 1, dem Kahnbein *(Skaphoid)* 2 und dem Mondbein *(Lunatum)* 3.

Die Gelenkverbindung zwischen Kahnbein *(Skaphoid)*, großem Vieleckbein *(Trapezium)* und kleinem Vieleckbein *(Trapezoideum)* wird als *STT-Gelenk* bezeichnet. Die Großbuchstaben stehen dabei als Kürzel für die am Gelenk beteiligten Knochen.

Weitere ausführliche Informationen zur Anatomie der Hand können dem Kapitel *Die Hand – Anatomische Grundlagen* entnommen werden.

## Ursachen und Herkunft

Der Verschleiß eines Gelenks *(Arthrose)* kann prinzipiell alle Gelenke des Handgelenks betreffen. Mit 95% sind die Gelenkverbindungen des **Kahnbeins** mit den es umgebenden Knochen am häufigsten betroffen. Davon entwickelt sich am häufigsten zwischen dem Kahnbein und der Speiche eine Arthrose.

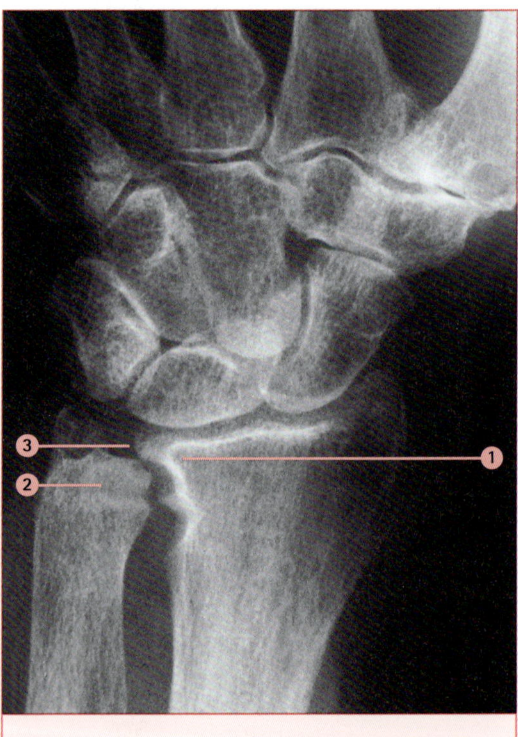


Röntgenbild einer 78-jährigen Frau mit sichtbaren Veränderungen am Gelenk zwischen den körperfernen Enden von Speiche *(Radius)* 1 und Elle *(Ulna)* 2, dem sog. *Radioulnargelenk* 3.

***Am häufigsten entwickelt sich am Handgelenk ein Verschleiß an den Gelenkflächen von Kahnbein und Speiche.***

In den meisten Fällen beginnt die Arthrose an dieser Stelle mit einer Schädigung des Gelenks durch einen **Unfall**. Dies können Brüche, Verrenkungen oder Bandverletzungen sein. Weil die Bandverletzungen am Handgelenk für die Entstehung des Verschleißes eine große Bedeutung haben, werden sie besonders erwähnt.

Die **Bandverbindungen** können überdehnen, teilweise *(partiell)* oder vollständig *(komplett)* reißen. Ein Riss wird als *Ruptur* bezeichnet. Die Folge sind schwache *(instabile)* oder fehlende Verbindungen zwischen den Knochen. Dann besteht eine *Instabilität*, die zu einer Fehl- und Überbelastung der Gelenke führt. Durch die Fehl- und Überbelastung treten Schäden am Gelenkknorpel auf. Mit der Zeit können sich die Schäden ausdehnen und zum Gelenkverschleiß *(Arthrose)* führen. Auf die Entstehung und den Verlauf eines Gelenkverschleißes wird ausführlich im Kapitel *Der Gelenkverschleiß – Die Arthrose* eingegangen.

Durch einen **Sturz** auf das gestreckte Handgelenk oder im Rahmen eines Bruchs der Speiche am Handgelenk kann es besonders zu einer Schädigung der Bandverbindung *(skapholunäres Band, SL-Band)* zwischen dem Kahnbein und dem Mondbein kommen. Aus der Lockerung oder dem Zerreißen dieser Bandverbindung entwickelt sich durch die Instabilität eine zunehmende Fehlstellung von Kahnbein und Mondbein. Die daraus folgende unnatürliche Belastung der Gelenkflächen schädigt sie und führt zur Arthrose. Dies hat auch negative Auswirkungen auf die umgebenden Gelenkverbindungen. Sie nehmen auf Dauer ebenfalls Schaden, so dass es im Laufe der Erkrankung zu einem zunehmenden Schaden der Handwurzel *(Karpus)* kommt. Im Endstadium wird dies als *karpaler Kollaps* bezeichnet.

Im Rahmen einer **Verletzung der Hand** kann es zu Schäden des sog. *ulnokarpalen Komplexes* kommen, der auch *Discus triangularis* oder (mit der englischen Bezeichnung) *Triangular Fibrocartilage Complex (TFCC)* genannt wird. Damit ist ein Komplex aus Bändern, Sehnen, einer meniskusähnlichen Struktur *(Meniscus ulnocarpalis)* und einer faserknorpeligen Scheibe *(Discus ulnocarpalis)* gemeint. Der Komplex hat große Bedeutung für die Stabilität und Beweglichkeit des Handgelenks. Wird er geschädigt, kann es in seiner Umgebung zu Verlagerungen von Knochen, Instabilitäten und später zu Knorpelschäden *(Arthrose)* kommen.

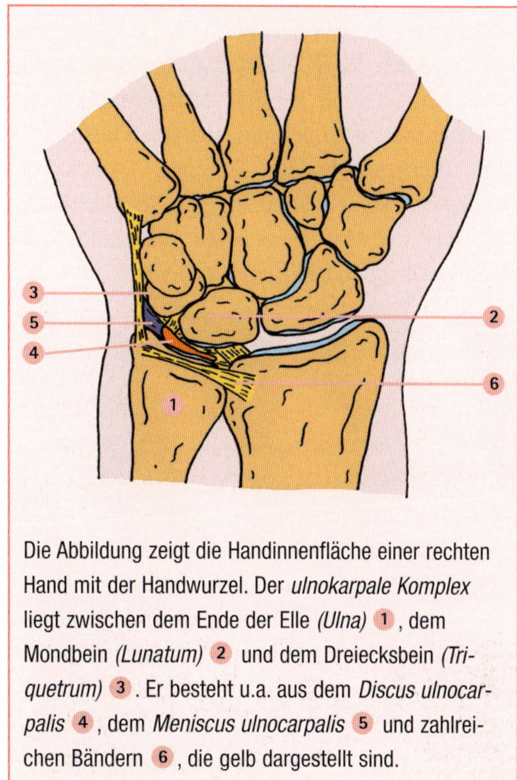


Die Abbildung zeigt die Handinnenfläche einer rechten Hand mit der Handwurzel. Der *ulnokarpale Komplex* liegt zwischen dem Ende der Elle *(Ulna)* 1, dem Mondbein *(Lunatum)* 2 und dem Dreiecksbein *(Triquetrum)* 3. Er besteht u.a. aus dem *Discus ulnocarpalis* 4, dem *Meniscus ulnocarpalis* 5 und zahlreichen Bändern 6, die gelb dargestellt sind.

Die Verletzungen des ulnokarpalen Komplexes werden in einer **Klassifikation** nach *Palmer* eingeteilt. Dabei beschreibt die Klasse 1 *(I)* Schäden *(Läsionen)*, die auf Grund eines Unfalls *(Trauma)* entstanden sind, sog. *traumatische Schäden*. Die Klasse 2 *(II)* unterscheidet davon Schäden, die nicht durch einen Unfall entstanden sind. Sie werden meist als Schäden durch Verschleiß *(Degeneration)* beschrieben, sog. *degenerative Läsionen*. Klasse 1 und 2 werden in weitere Untergruppen A bis D bzw. A bis E unterteilt.

Eine weitere häufige Verletzung am Handgelenk ist der **Bruch des Kahnbeins**. Wird dieser nicht erkannt, wächst das gebrochene Kahnbein nicht zusammen. Es entsteht ein Falschgelenk, was als *Pseudarthrose* bezeichnet wird. Die Fehlstellung der Knochenstücke führt zu einer Überlastung und Schädigung der Gelenkverbindung zur Speiche *(Radius)*. Aus dieser zunehmenden Schädigung entwickelt sich ein Verschleiß des Handgelenks und der Handwurzel.

Weitere Gründe für eine Arthrose am Handgelenk sind *rheumatische Erkrankungen* oder eine *Gicht*. Schwere **Belastungen der Gelenke** im Rahmen einer handwerklichen oder sportlichen Tätigkeit können zu Rissen im Gelenkknorpel des Handgelenks führen, die sich mit der Zeit zu einer starken Arthrose ausdehnen. Auch das Absterben des Mondbeins führt unbehandelt zu einer Arthrose am Handgelenk. Diese Erkrankung wird im Kapitel *Das Absterben des Mondbeins – Die Mondbeinnekrose (Morbus Kienböck, Lunatumnekrose)* erläutert.

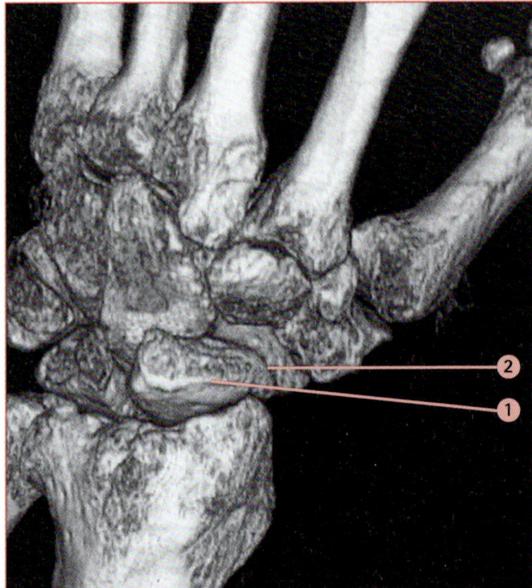


Computertomographie einer linken Hand in der Betrachtung von oben. Am Kahnbein 1 ist es zu einem Bruch 2 gekommen, der längere Zeit nicht erkannt wurde.

## Symptome und Beschwerden

Zu den ersten Symptomen einer Arthrose des Handgelenks gehört der **Schmerz**. Er tritt anfänglich vor allem bei stärkerer Belastung und zum Ende bestimmter Bewegungen auf. Bei Zunahme der Arthrose werden schon kleinere Belastungen schmerzhaft und der Schmerz hält auch in Ruhe oder nachts an.

Im Laufe der Erkrankung nimmt die **Beweglichkeit** des betroffenen Gelenks ab. Das Beugen und Strecken im Handgelenk ist nur noch eingeschränkt möglich. In schmerzhaften Phasen ist das Gelenk geschwollen und überwärmt, manchmal auch leicht gerötet. Die Beschwerden führen insgesamt zu einem **Kraftverlust** im Handgelenk und erschweren den normalen Gebrauch der Hand erheblich.

Bandverletzungen treten häufig im Rahmen eines **Unfalls** auf, bei dem das Handgelenk stark anschwillt und schmerzt. Nach Abklingen der Beschwerden geben Schmerzen und eine Schwäche bei bestimmten Bewegungen Hinweise auf eine Schädigung der Bandverbindungen am Handgelenk.

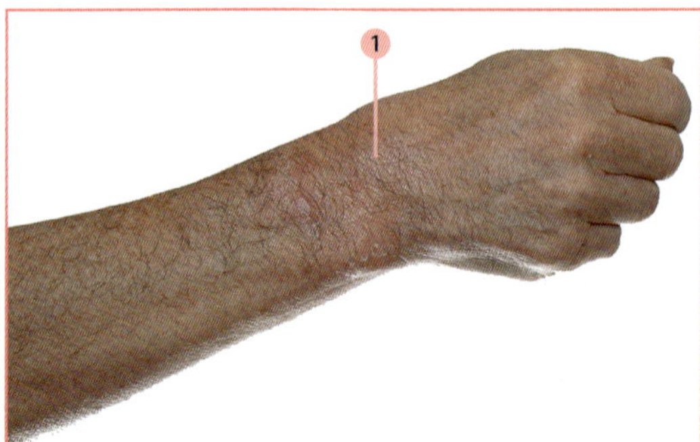


Das Foto zeigt die Hand einer 68-jährigen Patientin mit einem Verschleiß am Handgelenk. Erkennbar ist eine Vergrößerung des Handgelenks 1. Zudem ist das Gelenk nur noch eingeschränkt beweglich.

**Verletzungen** und Schäden am *ulnokarpalen Komplex* lösen Schmerzen bei Belastung und bei Drehbewegungen des Handgelenks aus. Das Neigen des Handgelenks in Richtung Kleinfinger *(Ulnarabduktion)* wird häufig als schmerzhaft empfunden.

## Untersuchung und Diagnostik

Bei der **Befragung** des Patienten *(Anamnese)* wird genau geklärt, wann und welche Beschwerden auftreten. Wichtig ist festzuhalten, wie stark das Gelenk noch belastet werden kann und welche Ansprüche der Betroffene an sein Gelenk hat. Es wird gezielt nach Unfällen gefragt, an denen das Handgelenk beteiligt war.

Die anschließende **körperliche Untersuchung** des Handgelenks erfasst Schwellungen, Überwärmungen und eventuell Rötungen. Druckschmerzhafte Stellen weisen auf den Ort einer möglichen Schädigung. Die Funktion und der Bewegungsumfang der einzelnen Gelenke sowie die Stabilität der Bandverbindungen werden durch spezielle Tests geprüft.

Zur Klärung der genauen Veränderungen am Handgelenk sind in aller Regel weiterführende Untersuchungen notwendig. Ihnen gelingt zum Teil die genaue Abbildung der Beschwerdeursache.

***Geringe Veränderungen bzw. Schäden am Handgelenk und an den Bändern können durch eine körperliche Untersuchung nur eingeschränkt erfasst werden.***

Weitere diagnostische Maßnahmen:

### Röntgen

Die Röntgenuntersuchung ist eine **wichtige Methode** zur Darstellung von Verschleißerscheinungen *(Arthrose)* am Handgelenk. Mit ihr kann das Ausmaß der Schädigung am Knochen gut dargestellt werden. Aus den sichtbaren Schäden lassen sich jedoch keine direkten Rückschlüsse auf die Beschwerden des Patienten ziehen. Viele Patienten mit schweren Zeichen einer Arthrose haben keine oder nur geringe Beschwerden.

Die im Röntgenbild erkennbaren Veränderungen ergeben zudem Hinweise auf die mögliche Ursache der Arthrose wie Gicht, rheumatische oder andere Erkrankungen. Aus der Stellung der Knochen zueinander und mit Hilfe spezieller Funktionsaufnahmen lassen sich Rückschlüsse auf die Stabilität von Bandverbindungen ziehen.

Eine direkte Abbildung von Schäden am Knorpel und an den Bändern sowie Schäden am *ulnokarpalen Komplex* sind durch das Röntgen nicht möglich, da diese Strukturen strahlendurchlässig sind.

### Ultraschalluntersuchung

Eine Ultraschalluntersuchung kann wertvolle Informationen über Schwellungen der Gelenkinnenhaut *(Synovialis)*, das Vorliegen von Kapselausstülpungen *(Ganglien)* oder eine Ansammlung von Flüssigkeiten im Gelenk *(Gelenkerguss)* liefern. Aussagen zum Gelenkknorpel und zu den Bändern sind jedoch kaum möglich.

### Kernspintomographie (Magnetresonanztomographie, MRT)

Mit Hilfe der Kernspintomographie können Veränderungen am Gelenkknorpel, im Knochen und an

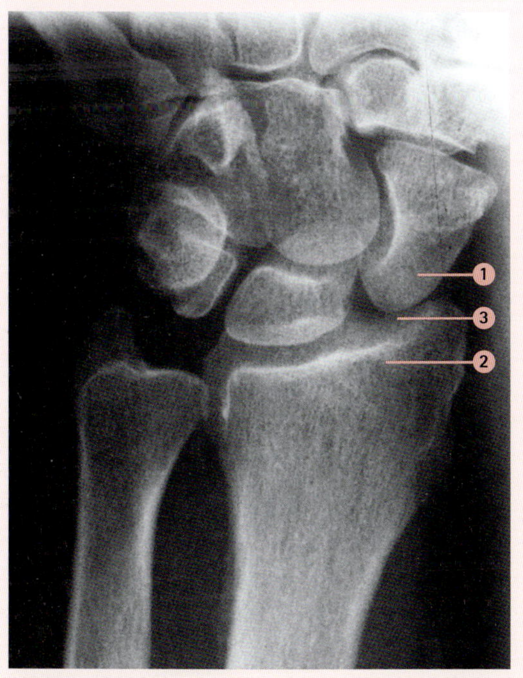

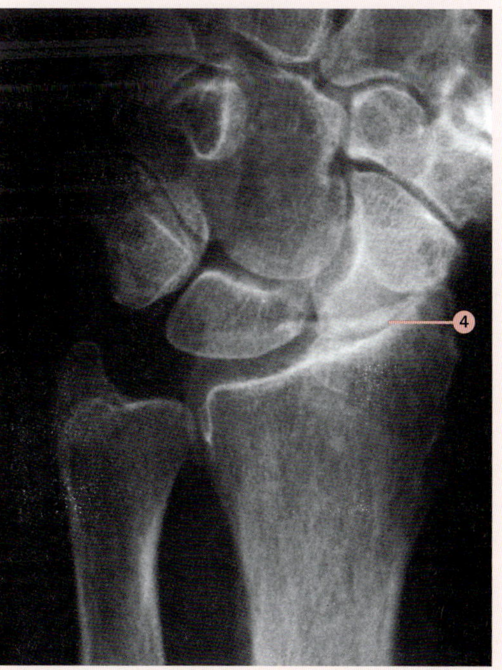


Röntgenbild des Handgelenks einer 71-jährigen Frau. Da Knorpel strahlendurchlässig ist, wirkt es im Röntgenbild, als sei ein *Spalt* zwischen den Knochen. Dies wird als sog. *Gelenkspalt* bezeichnet. Er ist auf der linken Abbildung zwischen dem Kahnbein (1) und der Speiche (2) noch gut zu erkennen (3). Im rechten Röntgenbild, welches 7 Jahre später aufgenommen wurde, besteht an dieser Stelle ein Verschleiß, der Gelenkspalt (4) ist hier kaum noch zu erkennen.

den umgebenden Weichgeweben **gut** dargestellt werden. In Fällen von unklaren Schmerzen am Handgelenk oder bei möglichen Bandverletzungen ist diese Untersuchung unentbehrlich. Bei einer im Röntgenbild klar zu erkennenden Arthrose ist sie jedoch kaum erforderlich, da sie keine bedeutsamen zusätzlichen Informationen liefert.

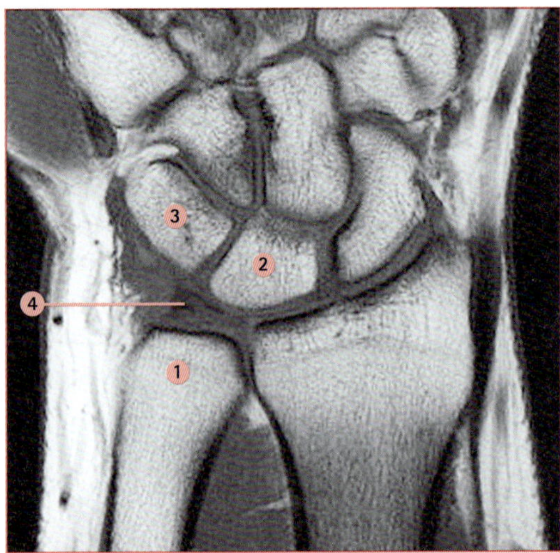


Kernspintomographie einer Handwurzel. Zwischen dem körperfernen Ende der Elle (1), dem Mondbein (2) und dem Dreiecksbein (3) liegt der sog. *ulnokarpale Komplex* (4).

Zur Klärung bestimmter Fragestellungen kann während der Untersuchung **Kontrastmittel** entweder über die Venen *(intravenös, i.v.)* oder direkt in das Gelenk *(intraartikulär, i.a.)* verabreicht werden. Damit können Veränderungen am Gewebe noch deutlicher sichtbar gemacht werden.

### Computertomographie (CT)

Die Computertomographie gibt einen guten Überblick über die Stellung der einzelnen Knochen zueinander. Auch sie ist bei einer „einfachen" Arthrose selten notwendig, wenn diese im Röntgenbild bereits gut sichtbar ist. Zur Planung operativer Eingriffe oder zur Abklärung feiner Veränderungen am Knochen liefert sie hingegen wertvolle Informationen.

### Gelenkspiegelung *(Arthroskopie)*

Obwohl die Kernspintomographie bereits wichtige Hinweise auf mögliche Verletzungen von Bändern und Schäden an den Gelenkflächen liefert, ist sie zur Festlegung mancher Therapien nicht ausreichend. Die **sicherste Beurteilung** von Bandverletzungen und Gelenkschäden gelingt durch eine Gelenkspiegelung *(Arthroskopie)*. Während der Gelenkspiegelung können gleichzeitig schon therapeutische Maßnahmen ergriffen werden.

***Die Gelenkspiegelung (Arthroskopie) wird zur Festlegung der für den Patienten aussichtsreichsten Behandlungsmethode häufig eingesetzt, da sie vorliegende Schäden am genauesten erkennen lässt.***

## Therapie

Um dem Verschleiß des Handgelenks als Folge einer **Bandverletzung** mit anschließender Instabilität vorzubeugen, ist es wichtig, die Bandverletzungen frühzeitig zu erkennen und zu behandeln. Dies erfolgt in den meisten Fällen durch eine Operation.

Kommt es als Folge einer Verletzung im Laufe der Zeit zu einem **Verschleiß**, ist das Röntgenbild für die Therapie weniger maßgebend. Selbst fortgeschrittene Arthrosen können den Betroffenen kaum stören und müssen dann auch nicht therapiert werden.

***Die Therapie der Handgelenkarthrose richtet sich nach den Beschwerden und den Anforderungen des Patienten an sein Handgelenk.***

Im Kapitel *Der Gelenkverschleiß – Die Arthrose* wird auf viele der nachfolgend genannten Therapieverfahren noch genauer eingegangen.

### Nicht-operative *(konservative)* Therapie

Eine Hand mit einer Handgelenkarthrose sollte vor **Überlastungen** im Beruf und in der Freizeit geschützt werden. Schwere körperliche Arbeiten werden vermieden. Bei leichten Arbeiten helfen verschiedene **Bandagen** und **Schienen** durch ihre stützende und entlastende Funktion. Oft erleichtert bereits eine einfache Gummizug-Bandage das tägliche Leben, ohne die Hand in ihrer Funktion stark einzuschränken.

In stark schmerzhaften Phasen wird das Handgelenk auf einer stabilen Schiene *(Orthese)* für kurze

Zeit ruhiggestellt. Zur Schmerzlinderung werden **Salben**, salbenhaltige Pflaster und eine **kühlende Therapie** angewendet. Zur Kühlung können mit Gel gefüllte Kompressen, kalte und nasse Umschläge oder mit Quark gefüllte Beutel angewendet werden. Sie sollten nicht bei Gefrierschranktemperatur, sondern bei einer Kühlschranktemperatur von etwa 7°C angewendet werden. Bei kaltem und nassem Wetter wird von vielen Betroffenen **Wärme** als schmerzlindernd empfunden.

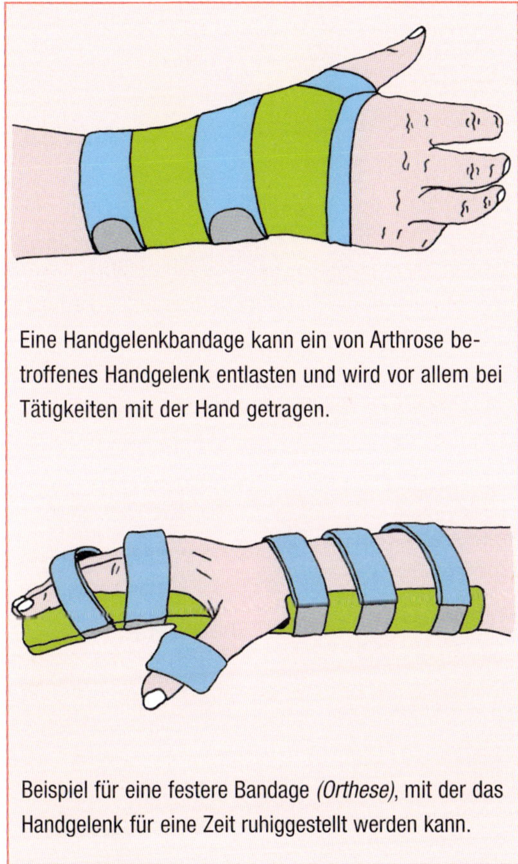

Eine Handgelenkbandage kann ein von Arthrose betroffenes Handgelenk entlasten und wird vor allem bei Tätigkeiten mit der Hand getragen.

Beispiel für eine festere Bandage *(Orthese)*, mit der das Handgelenk für eine Zeit ruhiggestellt werden kann.

Elektrische Ströme, Magnetfelder oder eine Akupunkturbehandlung können in allen Stadien der Arthrose zur Schmerzlinderung angewendet werden.

Bei akuten Schmerzen werden **Tabletten** mit Wirkstoffen wie *Ibuprofen*, *Diclofenac* oder anderen für die Dauer von 1-2 Wochen eingesetzt. In der chronischen Phase der Arthrose mit anhaltenden Schmerzen kommen eher pflanzliche Medikamente oder Wirkstoffe wie *Novaminsulfon*, *Paracetamol*, *Tramadol* oder andere zum Einsatz. Sie sind für eine langfristige Einnahme besser geeignet.

In Phasen der Gelenkentzündung bildet sich oftmals Flüssigkeit im Gelenk *(Gelenkerguss)*, die mit einer **Spritze** aus dem Gelenk entfernt werden kann *(Punktion)*. Gleichzeitig wird meist ein Gemisch aus Kortison und einem örtlichen Betäubungsmittel gespritzt *(Injektion)*. Dies führt häufig zu einer guten und zum Teil anhaltenden Besserung der Beschwerden. Die wiederholte Gabe von Kortison in kurzen Zeitabständen ist nicht empfehlenswert, da es den Knorpel weiter schädigen kann. 1-2 Injektionen im Jahr gelten dagegen als wenig bedenklich.

Wenn mit der Injektion von Kortison ein guter Effekt erzielt wurde, die Beschwerden jedoch rasch wiederkehren, kann das mehrmalige Einspritzen von **Hyaluronsäure** in das Gelenk zur Linderung beitragen. Eine Heilung der Arthrose ist damit nicht möglich, und dass der Verschleiß durch die Maßnahme verlangsamt wird, ist wenig wahrscheinlich. Dennoch kann die Hyaluronsäure das Gelenk in vielen Fällen über einen unterschiedlich langen Zeitraum von wenigen Wochen bis Monaten beruhigen.

Wiederkehrende Entzündungen des Gelenks gehen auf eine starke Schwellung der Gelenkinnenhaut *(Synovialis)* zurück. Das Einspritzen einer **radioaktiven Substanz** in das Gelenk *(Radiosynoviorthese)* führt zum Absterben der Gelenkinnenhaut und damit teilweise zum Nachlassen von Beschwerden. Die Arthrose bleibt unbeeinflusst. Auch durch die Bestrahlung des Handgelenks mit **Röntgenstrahlen** *(Schmerzbestrahlung, Röntgen-Reizbestrahlung)* kann teilweise eine Schmerzlinderung erreicht werden. Aufgrund der Strahlenbelastung wird sie eher bei Patienten im höheren Lebensalter angewendet.

### Operative Behandlung

Bei der **Verletzung von Bändern** und des ulnokarpalen Komplexes sind meist operative Maßnahmen notwendig, um der Entwicklung einer Arthrose am Handgelenk vorzubeugen. Zur genauen Diagnosestellung und eventuell zur gleichzeitigen Therapie wird dazu vielfach eine Gelenkspiegelung *(Arthroskopie)* vorgenommen.

Am ulnokarpalen Komplex können Schäden zum Teil mit einer Naht repariert werden *(repair)*, indem z.B. Risse genäht werden. Die Teilentfernung *(Teilresektion)* oder die vollständige Entfernung *(Dis-*

*kektomie)* des *Discus ulnocarpalis* sind weitere operative Behandlungsmöglichkeiten.

Bei **frischen Bandverletzungen** dient das Einbringen von Drahtstiften der Ruhigstellung über einige Wochen. In dieser Zeit kann das betroffene Band heilen. Kann im Rahmen der Gelenkspiegelung nicht ausreichend therapiert werden, erfolgt eine Operation mit Eröffnung der Haut, was als *offene Operation* bezeichnet wird. Dabei können Nähte der Bänder oder der Kapsel durchgeführt werden.

Der Patient mit einer **Handgelenkarthrose** kann sich zu einer operativen Therapie entschließen, wenn Schmerzen und Funktionseinschränkungen nicht in einem für ihn tolerablen Ausmaß durch andere Therapien zu bessern sind. Am Handgelenk gibt es eine Vielzahl von Arthrosen an unterschiedlichen Stellen. Sie können jeweils unterschiedlich stark ausgeprägt sein. Daher wird von Fall zu Fall ein individuelles operatives Vorgehen gewählt. Nachfolgend wird ein Überblick über die möglichen Behandlungsarten gegeben.

Eine Maßnahme zur Linderung der Schmerzen ist die **Durchtrennung von den Schmerz leitenden Nerven** durch die Haut *(Denervierung, Denervation)*. Nerven, die das Hautgefühl weiterleiten oder die Muskeln steuern, werden dabei nicht durchtrennt. Vor der Operation wird mit einer Testinjektion eines örtlichen Betäubungsmittels versucht abzuschätzen, wie erfolgreich eine Ausschaltung der Nerven ist. Mit dieser *Denervierung* kann in manchen Fällen für einige Monate oder Jahre eine Schmerzlinderung erreicht werden. Da es sich um eine kleinere Operation handelt, die den Patienten wenig belastet, wird sie oft größeren Operationen zunächst vorgezogen.

Ein weiteres operatives Verfahren ist die Entfernung *(Resektion)* von Gelenkanteilen einzelner oder mehrerer Handwurzelknochen. Der Eingriff erfolgt über einen Hautschnitt *(offenes Verfahren)* oder durch eine Gelenkspiegelung *(Arthroskopie)*.

Gelenke, die von einer Arthrose betroffen sind, können mit ihrem Gelenkpartner operativ verbunden werden. Der Eingriff wird als *Versteifung (Arthrodese)* bezeichnet. Dazu werden Schrauben oder Drähte verwendet, die die betroffenen Knochen fest miteinander verbinden und zusammenwachsen lassen. Eine Kombination mit knochenentfernenden *(resezierenden)* Verfahren ist möglich. Es können wenige Handwurzelknochen *(Teil-Arthrodese)* miteinander oder auch das gesamte Handgelenk *(Komplett-Arthrodese)* versteift werden.

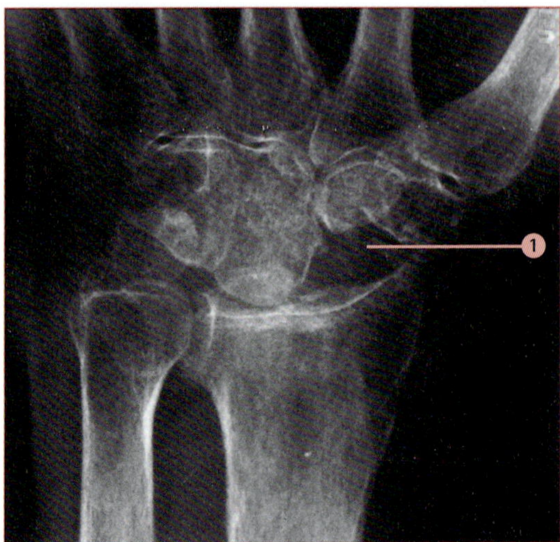


Auf dem Röntgenbild ist zu erkennen, dass das Kahnbein *(Skaphoid)* durch eine Operation entfernt wurde 1.

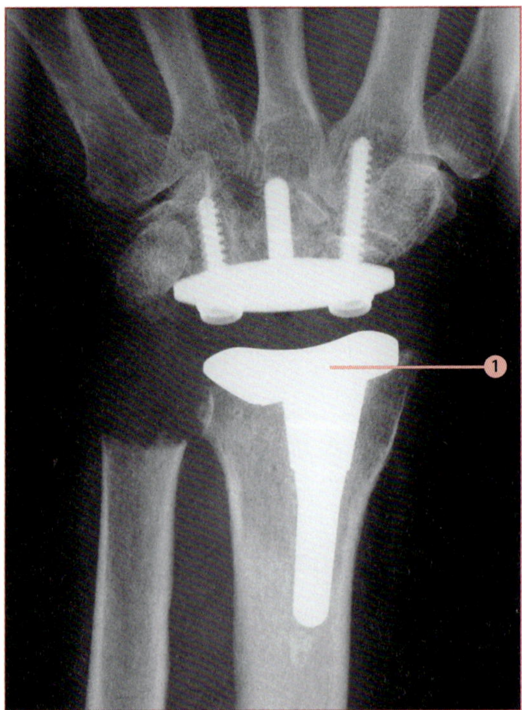


Röntgenbild einer rechten Hand. Das Handgelenk ist durch ein künstliches Gelenk 1 ersetzt worden. Es lag ein starker Verschleiß *(Arthrose)* des Gelenks vor.

Prinzipiell ist auch ein **künstlicher Ersatz** des Handgelenks möglich. Da es langfristig zu häufigen Problemen wie Lockerungen und Verschiebungen kommt, wird dieser Eingriff bisher kaum durchgeführt.

## Prognose und Verlauf

**Verletzungen von Bändern** und des ulnokarpalen Komplexes können zum Teil durch nicht-operative, meist jedoch durch operative Methoden gut behandelt werden. Sie sollten **frühzeitig erkannt** und therapiert werden, um weiteren Schäden und damit letztendlich auch einem Verschleiß *(Arthrose)* am Handgelenk vorzubeugen.

Der **Verschleiß des Handgelenks** schreitet wie jeder andere Gelenkverschleiß mit der Zeit fort. Eine Heilung ist nicht möglich. In welchem Ausmaß und in welcher Zeit ein Verschleiß zunimmt, kann nicht zuverlässig abgeschätzt werden. Bei vielen Patienten besteht eine fortgeschrittene Arthrose des Handgelenks, die den Betroffenen nicht stört und dann keiner Behandlung bedarf.

Andere Patienten haben Beschwerden und eine spürbare Einschränkung der Funktion ihres Handgelenks und damit ihrer Lebensqualität. Auch wenn die Erkrankung nicht geheilt werden kann, so können dem Patienten in jeder Phase der Erkrankung Therapien angeboten werden, die seine Beschwerden deutlich lindern können.

### Das Wichtigste für Sie:

- Von einem Verschleiß am Handgelenk sind meistens Gelenke betroffen, an denen das Kahnbein beteiligt ist.
- Die häufigste Ursache einer Arthrose am Handgelenk ist eine Verletzung.
- Verletzungen der Bänder sollten rechtzeitig erkannt und behandelt werden.
- Bandverletzungen werden häufig operiert. Arthrosen können nicht-operativ gut behandelt werden.
- Bei anhaltenden Schmerzen sind auch bei Arthrosen operative Maßnahmen möglich.

# Der Verschleiß der Fingergelenke – Die *Heberden-* und die *Bouchard-Arthrose*

Bei jedem Gelenk des Menschen kann es durch eine Schädigung des Gelenkknorpels zu einem zunehmenden *Verschleiß*, einer *Arthrose*, kommen. So können auch alle Gelenke der Finger (Grund-, Mittel- und Endgelenke) betroffen sein. Zur Bezeichnung der Arthrosen an den Fingern werden besondere Eigennamen verwendet.

Der Befall der **Fingerendgelenke** wird als *Heberden-Arthrose* bezeichnet. Sind die **Fingermittelgelenke** betroffen, wird dafür der Name *Bouchard-Arthrose* verwendet.

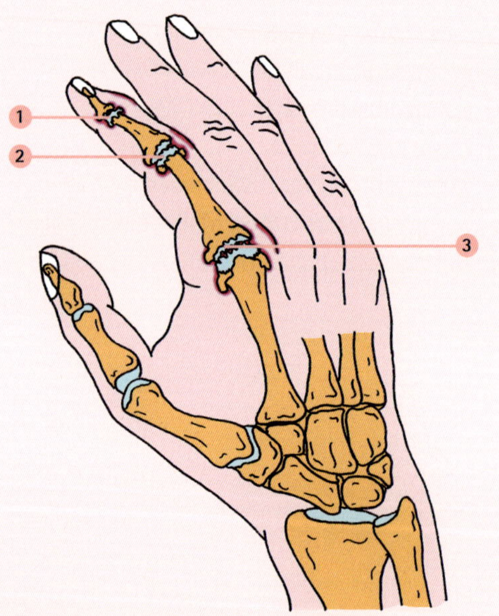

1
2
3

Die Abbildung zeigt eine rechte Hand mit Verschleiß an einem Fingerendgelenk 1, einem Fingermittelgelenk 2 und einem Fingergrundgelenk 3.

Der Begriff der *Heberden-Arthrose* geht auf den Londoner Mediziner *William Heberden* zurück, der im 18. Jahrhundert lebte. Ein französischer Mediziner, *Charles J. B. Bouchard,* beschrieb die nach ihm benannte Arthrose der Fingermittelgelenke im 19. Jahrhundert.

Finden sich insgesamt an mehreren Gelenken der Hand Arthrosen, wird von einer *Polyarthrose* gesprochen. Dies leitet sich vom griechischen *poly* für *viel* ab.

Die Arthrose des Daumensattelgelenks heißt *Rhizarthrose* und wird im Kapitel *Der Verschleiß des Daumensattelgelenks – Die Rhizarthrose* ausführlich beschrieben.

## Ursachen und Herkunft

Arthrosen an den Händen sind bei vielen Menschen festzustellen. Die Fingerend- und Fingermittelgelenke sind dabei häufiger betroffen als die Fingergrundgelenke. Vor allem bei **Frauen** treten Arthrosen der Hände auf.

***Im Röntgenbild finden sich bei Patienten über 75 Jahre in mehr als 80% Arthrosezeichen an den Händen, was nicht zu Beschwerden führen muss.***

Vor allem bei Frauen wird die Arthrose der **Fingerendgelenke** *(Heberden-Arthrose)* häufig vererbt und entsteht aus noch ungeklärter Ursache *(idiopathisch).* Sie sind etwa 10-mal häufiger als Männer betroffen und erkranken meist nach oder mit Einsetzen der Menopause. Insgesamt wird geschätzt, dass bei mehr als 10% der Bevölkerung eine Heberden-Arthrose vorkommt.

Auch bei der Arthrose der **Fingermittelgelenke**, der *Bouchard-Arthrose*, ist die Ursache ihrer Entstehung noch nicht abschließend geklärt. Sie ist aber viel seltener als die Heberden-Arthrose und betrifft Männer wie Frauen gleichermaßen. **Erkrankungen** wie Gicht, rheumatoide Arthritis oder Schuppenflechte können alle Fingergelenke betreffen und zur Arthrose führen. **Verletzungen** durch Knochenbrüche sowie hohe berufliche oder sportliche Belastungen sind weitere Ursachen eines Knorpelschadens, der sich mit der Zeit zu einer Arthrose ausweitet.

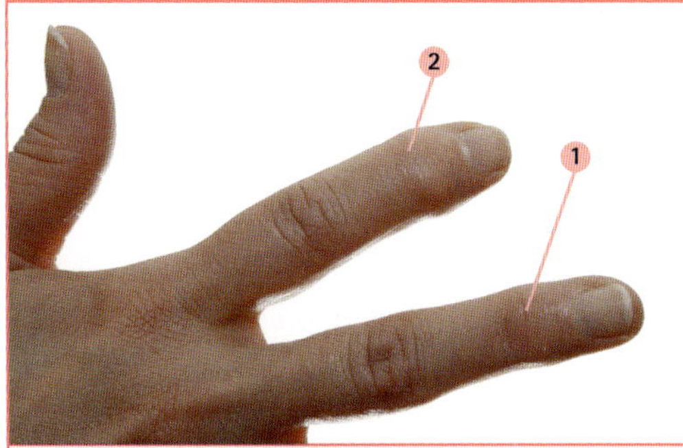

Auf diesem Foto der Hand einer 52-Jährigen sind Veränderungen der Fingerendgelenke *(Heberden-Arthrose)* zu erkennen - am Mittelfinger ① beginnend und am Zeigefinger ② deutlich.

## Symptome und Beschwerden

Am **Anfang** der Erkrankung kommt es zu einem Steifigkeitsgefühl der Finger, zu Schwellungen der Gelenke und zu Schmerzen bei belastenden Tätigkeiten. Besonders an den **Endgelenken** der Finger bilden sich auf der Streckseite kleine Bläschen und Schwellungen. Dabei handelt es sich um Ausstülpungen *(Zysten)* aus dem betroffenen Gelenk, die Gelenkflüssigkeit enthalten. Sie werden als *Heberden-Knoten* bezeichnet.

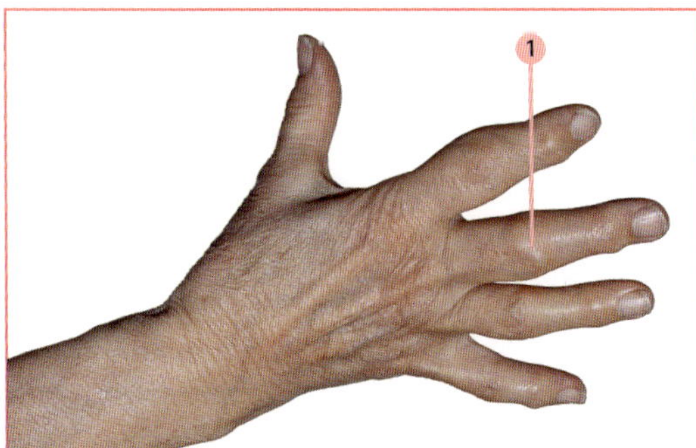

Das Foto zeigt die Hand einer 75-Jährigen. An fast allen Fingermittelgelenken ① bestehen Arthrosen. Es liegt eine sog. *Bouchard-Arthrose* vor.

In **späteren Stadien** verformt sich das Gelenk. Es wird größer und der Finger weicht im betroffenen Gelenk zur Seite ab. Die Beweglichkeit im Gelenk verringert sich zunehmend. Schmerzen treten bereits bei kleinen Belastungen auf und werden auch in Ruhe verspürt. Die Gelenke reagieren empfindlich auf Kälte und Nässe.

*Mit einer Zunahme der Arthrose ist nicht automatisch eine Zunahme der Schmerzen verbunden.*

Es gibt Patienten, die kaum Schmerzen an durch Verschleiß veränderten Fingergelenken haben. Bei anderen führt die fortschreitende Einsteifung zu einer Verminderung von Schmerzen, weil die schmerzenden Bewegungen mit der Zeit immer weniger möglich sind.

## Untersuchung und Diagnostik

Die Diagnose einer Fingerarthrose kann meist durch **Betrachtung und Betastung** der Hände gestellt werden. Die Art und Weise, in der die Fingergelenke von Schwellungen betroffen sind, erlaubt zudem Rückschlüsse auf das Vorliegen anderer Erkrankungen wie eine rheumatoide Arthritis oder eine Schuppenflechte. Beides sind Erkrankungen, die zu Schmerzen und Gelenkschwellungen an den Fingern führen können.

Weitere diagnostische Maßnahmen:

- **Röntgen**
Das Röntgen ist die **Standardmethode**, um eine Arthrose und deren genaues Ausmaß festzustellen. Vor Anfertigen eines Röntgenbildes sollte jedoch geprüft werden, ob die bildliche Darstellung der Arthrose auch therapeutische Konsequenzen hat.

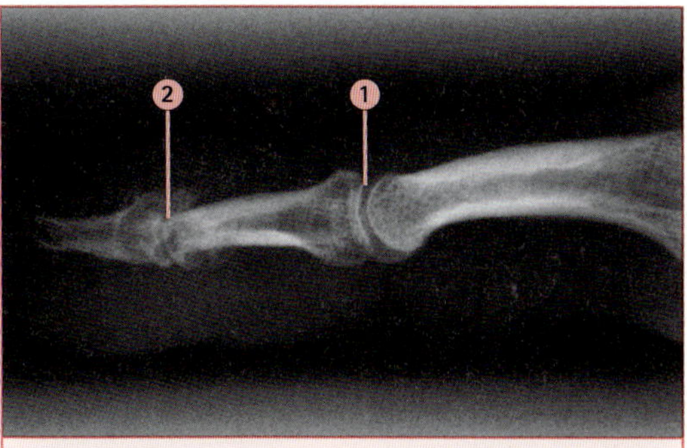

Das Röntgenbild zeigt einen Finger von der Seite betrachtet. Das Mittelgelenk ist normal und lässt einen sog. *Gelenkspalt* ① erkennen. Dagegen ist das Endgelenk stark von einer Arthrose betroffen *(Heberden-Arthrose)*, der sog. *Gelenkspalt* ② ist nicht mehr zu erkennen und an den Rändern des Gelenks haben sich knöcherne Wülste *(Osteophyten)* entwickelt.

Die Knorpeldicke an den Fingergelenken beträgt normalerweise 0,5 bis 1,5 mm. Im Röntgenbild zeigt sich diese strahlendurchlässige Knorpelschicht als sog. *Gelenkspalt,* weil das Röntgenbild nur den Knochen abbildet. Bei einer Arthrose nimmt die Breite dieses *Gelenkspalts* ab, zudem finden sich typische knöcherne Wülste *(Osteophyten).*

***In vielen Fällen kann die Diagnose mit ausreichender Sicherheit aus der Betrachtung und Betastung der Finger gestellt werden. Ein Röntgenbild ist dann häufig nicht notwendig.***

Bei Erkrankungen wie einer rheumatoiden Arthritis, Gicht oder Schuppenflechte lassen sich zusätzliche charakteristische Veränderungen ausmachen.

### Blutuntersuchung

Blutuntersuchungen werden bei Verdacht auf eine rheumatoide Arthritis oder erhöhte Harnsäurewerte durchgeführt. Bei „einfachen" Arthrosen finden sich keine Auffälligkeiten im Blut und ohne andere Hinweise auf eine weitere Erkrankung ist eine Untersuchung nicht notwendig.

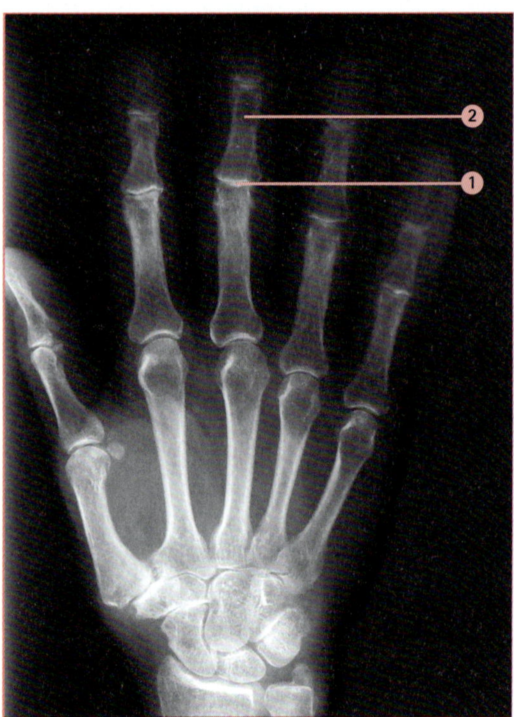


In dem Röntgenbild, das eine Hand von vorne zeigt, sind Arthrosen der Fingermittelgelenke ① zu erkennen. Es liegt eine *Bouchard-Arthrose* vor. Der Mittelfinger ② weicht bereits zur Seite ab.

### Knochenszintigraphie

Bei dieser Untersuchung wird eine radioaktiv markierte Substanz in die Venen gespritzt, die sich in entzündeten Gelenken anreichert. Die Untersuchung wird durchgeführt, um ein typisches Verteilungsmuster von Gelenkentzündungen bei Erkrankungen wie z. B. einer rheumatoiden Arthritis zu erkennen. Bei „einfachen" Arthosen der Hände ist sie selten notwendig.

### Kernspintomographie (Magnetresonanztomographie, MRT), Computertomographie (CT)

Diese Methoden werden zur Feststellung von Fingerarthrosen in der Regel nicht angewendet, weil sie kaum wichtige Zusatzinformationen erbringen.

## Therapie

Arthrosen an den Fingergelenken lassen sich bei vielen Patienten bei Betrachtung der Hände und der Röntgenbilder erkennen. Die Arthrosen gehen aber nicht immer mit Beschwerden einher. Wenn keine Beschwerden bestehen, ist eine spezielle Behandlung auch nicht notwendig. Wie alle Arthrosen können auch die Arthrosen der Fingergelenke **nicht geheilt** werden. Mit Hilfe zahlreicher Maßnahmen lassen sich Schmerzen lindern und die Funktion verbessern. Ausführliche Informationen zum Gelenkverschleiß sind im Kapitel *Der Gelenkverschleiß – Die Arthrose* enthalten.

***Eine Behandlung richtet sich nicht nach den Veränderungen im Röntgenbild, sondern nach den Beschwerden, die ein Patient durch den Gelenkschaden der Fingergelenke erfährt.***

### Nicht-operative *(konservative)* Therapie

Durch Arthrose geschädigte Fingergelenke sollten geschont und vor Überlastungen geschützt werden. Sowohl berufliche Tätigkeiten (Handwerker) als auch Freizeitaktivitäten (etwa Sportarten wie z. B. Klettersport oder Volleyball), die die Finger stark belasten, sollten vermieden werden. Im Alltag erleichtern zahlreiche **Hilfsmittel** z. B. das Öffnen von Flaschen oder das Schreiben.

Auch bei einer Arthrose ist **Bewegung** zur Ernährung der Gelenke notwendig. Sie regt Stoffwechselprozesse an und wirkt einer Einsteifung entgegen. Vom Patienten sollte deshalb ein regelmäßiges Training der Hände durch einfache Bewegungs- und Greifübungen durchgeführt werden. Diese Übungen werden vorzugsweise in warmem Wasser ausgeführt.

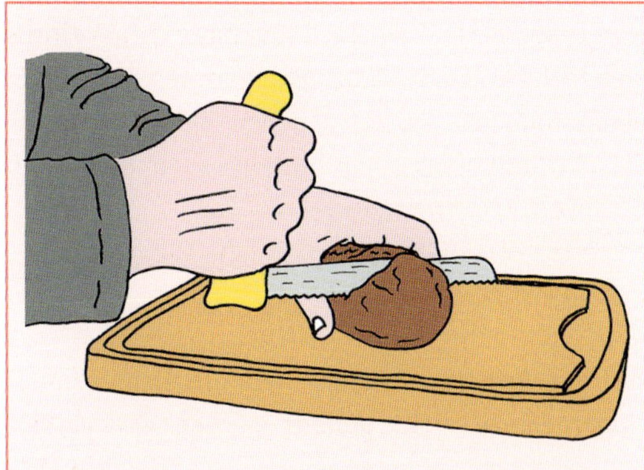

Die Abbildung zeigt, wie die Belastung von Handgelenk und Finger durch die Verwendung eines speziellen Messergriffs verringert werden kann.

**Akute Entzündungen** gehen mit Schmerzen, Schwellungen und einer Überwärmung der Gelenke einher. In diesen Phasen helfen Salben und eine kühlende Therapie. Kurzfristig können je nach Verträglichkeit Medikamente wie *Ibuprofen* und *Diclofenac* eingenommen werden. Ihre Einnahme wird auf wenige Tage begrenzt und auf die Verträglichkeit ist sorgfältig zu achten. Über längere Zeiträume werden eher pflanzliche Medikamente eingesetzt.

Ist ein Gelenk besonders schmerzhaft von der Entzündung betroffen, kann ein **Kortisonpräparat** in das betroffene Gelenk gespritzt werden *(Injektion)*. Dies führt häufig zu einer guten und zum Teil anhaltenden Besserung der Beschwerden und kann prinzipiell an allen Fingergelenken durchgeführt werden. Die wiederholte Gabe von Kortison in kurzen Zeitabständen ist nicht empfehlenswert, da es den Knorpel weiter schädigen kann. 1-2 Injektionen im Jahr je Gelenk gelten dagegen als wenig bedenklich.

Wenn mit der Injektion von Kortison ein guter Effekt erzielt wurde, die Beschwerden jedoch rasch wiederkehren, so kann das mehrmalige Einspritzen von **Hyaluronsäure** in das Gelenk zur Linderung beitragen. Eine Heilung der Arthrose ist damit nicht möglich, und dass der Verschleiß durch die Maßnahme verlangsamt wird, ist wenig wahrscheinlich. Dennoch kann die Hyaluronsäure das Gelenk in vielen Fällen über einen unterschiedlich langen Zeitraum von wenigen Wochen bis Monaten beruhigen. Die Anwendung an den Fingergelenken wird im Vergleich zur Anwendung an großen Gelenken wie z. B. dem Kniegelenk eher selten durchgeführt.

Häufig wiederkehrende, schmerzhafte Gelenkschwellungen sind auf eine Entzündung der Gelenkinnenhaut *(Synovialis)* zurückzuführen. Stehen diese Schwellungen im Vordergrund, ist das Einspritzen einer **radioaktiven Substanz** durch einen Röntgenarzt *(Radiologe)* in vielen Fällen auch anhaltend hilfreich. Die Behandlung wird als *Radiosynoviorthese* bezeichnet. Auf den Verschleiß hat die Behandlung eher einen ungünstigen Einfluss, da auch die Knorpelzellen durch die Radioaktivität in Mitleidenschaft gezogen werden. Schmerzen und Schwellungen bessern sich jedoch häufig.

Eine weitere Methode zur Schmerzlinderung ist die Anwendung von **Röntgenstrahlen** in höherer Dosis. Diese *funktionelle Röntgenreizbestrahlung* kommt bei älteren und weniger aktiven Patienten zum Einsatz.

Akupunktur, Magnetfeldtherapie und andere Verfahren sind weitere Behandlungsmöglichkeiten, die teilweise die Beschwerden lindern. Eine verlässliche Wirksamkeit ist nicht sicher belegt.

### Operative Behandlung

Eine operative Therapie kommt bei **anhaltenden Schmerzen**, Fehlstellungen und deutlichen Funktionseinschränkungen der Finger in Frage. Sie wird insgesamt eher selten durchgeführt.

Schmerzhafte kleine **Zysten** können operativ aus dem Fingerendgelenk entfernt werden. Bei einer fortgeschrittenen schmerzhaften Arthrose der **Fingerendgelenke** *(Heberden-Arthrose)* bietet sich eine **Versteifung** *(Arthrodese)* der Gelenke an. Dabei wird der restliche Knorpel des Endglieds und des Mittelglieds des Fingers entfernt und die

Knochen durch Schrauben oder Drähte dauerhaft verbunden. Sie verwachsen miteinander. Der damit einhergehende Verlust an Beweglichkeit wird am Endgelenk vom Patienten meist gut toleriert. Da die Bewegungen, die Schmerzen verursachen, durch die Versteifung nicht mehr möglich sind, nimmt diese Behandlung dem Patienten dauerhaft die Schmerzen.

Röntgenbild eines Zeigefingers von vorne betrachtet. Das Endgelenk (1) wurde mit Hilfe einer Drahtschlinge (2) versteift. In das Mittelgelenk des Fingers wurde ein künstliches Gelenk (3) eingesetzt.

Am **Fingermittelgelenk** sollte die Beweglichkeit eher erhalten werden. Die Verödung der den Schmerz leitenden Nerven *(Denervierung)* ist eine Möglichkeit, das Gelenk zu erhalten und Schmerzen über Monate oder Jahre zu lindern. Ein Teil der Gelenkfunktion kann durch den Einbau eines **Silikonplatzhalters** oder eines kleinen künstlichen Gelenks *(Endoprothese)* erhalten bleiben. Lockerungen dieser Implantate sind allerdings nicht selten. Daher ist die Versteifung *(Arthrodese)* eine weitere Möglichkeit der operativen Therapie am Fingermittelgelenk, auch wenn sie mit einem spürbaren Funktionsverlust einhergeht.

Die **Fingergrundgelenke** sind für die Funktion der Hand besonders wichtig. Deshalb wird einem künstlichen Gelenkersatz *(Endoprothese)* vor einer Versteifung der Vorzug gegeben. Die Problematik der Prothesenlockerung besteht auch an diesen Gelenken.

## Prognose und Verlauf

Wie alle Arthrosen können auch die Arthrosen der Fingergelenke **nicht geheilt** werden. Der Verlauf der Erkrankung ist nicht vorherzusehen, meist verläuft er langsam und führt bei vielen Patienten zu keinen oder geringen Beschwerden.

Bei einigen Patienten kommt es zu wiederkehrenden Schmerzschüben, die gut zu behandeln sind. In allen Phasen der Erkrankung gibt es geeignete Behandlungsmethoden. Durch eine Operation kann die Funktion des Gelenks häufig nicht erhalten oder verbessert werden, jedoch werden die Schmerzen in vielen Fällen anhaltend beseitigt.

### Das Wichtigste für Sie:

- Die Arthrose der Fingerendgelenke wird als *Heberden-Arthrose* bezeichnet.
- Arthrosen der Fingermittelgelenke heißen *Bouchard-Arthrosen.*
- Ursachen sind Vererbung, Überlastung und Verletzungen.
- Schonung, Hilfsmittel, Salben und Tabletten sind zur Behandlung geeignet.
- Bei fortgeschrittenen und schmerzhaften Arthrosen der Fingergelenke sind Operationen möglich.

## Der Verschleiß des Daumensattelgelenks – Die *Rhizarthrose*

Im Daumensattelgelenk sind das *große Vieleckbein (Os trapezium, Trapezium)* und der erste Mittelhandknochen miteinander verbunden. Es ist eines der funktionell wichtigsten Gelenke im menschlichen Körper, da es die Gegenüberstellung des Daumens zu den anderen Fingern ermöglicht. Erst damit sind eine präzise Tätigkeit und ein festes Zugreifen mit der Hand möglich.

Der Name *Daumensattelgelenk* beschreibt die besondere Form dieses Gelenks. Das große Vieleckbein ist wie ein *Sattel* geformt, auf dem der Mittelhandknochen in mehrere Richtungen umfangreich bewegt werden kann. Dabei haben die Gelenkflächen nur einen punktuellen Kontakt, weshalb zur Stabilisierung des Gelenks zahlreiche Bänder notwendig sind. Folge des punktuellen Kontakts der Gelenkflächen sind hohe Belastungen des Gelenkknorpels.

Die Abbildung zeigt eine rechte Hand von schräg oben betrachtet. Am Daumensattelgelenk 1, welches vom großen Vieleckbein *(Trapezium)* 2 und dem ersten Mittelhandknochen 3 gebildet wird, besteht ein Verschleiß, eine *Rhizarthrose*.

Für den Verschleiß dieses Gelenks wurde 1937 der Begriff *Rhizarthrose* eingeführt, was übersetzt *Wurzelarthrose* bedeutet. Der Begriff findet allgemeine Verwendung.

### Ursachen und Herkunft

Zur Stabilisierung des Gelenks tragen zahlreiche Bänder und die Gelenkkapsel bei. Bei einer angeborenen oder einer durch Überlastung erworbenen **Schwäche der Bänder** und der Gelenkkapsel kommt es zur Fehlbelastung im Gelenk. Die ohnehin schon hohe Druckbelastung des Knorpels steigt weiter an, weil die Gelenkpartner mehr als sonst gegeneinander verschoben werden. Die Folge ist ein zunächst kleiner Knorpelschaden (*Verschleiß* oder *Arthrose*), der sich mehr und mehr ausdehnt und nach Jahren das Gelenk zerstört.

Auch direkte **Verletzungen** des Gelenks durch Verrenkung oder Knochenbrüche können Auslöser einer Arthrose sein.

***Die Arthrose des Daumensattelgelenks ist neben der Arthrose der Fingerendgelenke (Heberden-Arthrose) die häufigste Arthrose an der Hand und betrifft etwa 10% der Bevölkerung.***

Möglicherweise sind **hormonelle Einflüsse** mitursächlich. Frauen sind mehr als 10-mal häufiger betroffen als Männer. Bei 30% der Frauen über 50 Jahre zeigt sich eine Arthrose des Daumensattelgelenks im Röntgenbild. In bis zu 30% der Fälle sind beide Hände betroffen.

In fast 40% der Fälle sind zusätzlich die Gelenkverbindungen des großen Vieleckbeins *(Trapezium)* mit dem Kahnbein *(Skaphoid)* und dem kleinen Vieleckbein *(Trapezoideum)* von einer Arthrose betroffen. Unter Verwendung der Anfangsbuchstaben der betroffenen Knochen wurde dafür der Begriff *STT-Arthrose* eingeführt.

### Symptome und Beschwerden

Die ersten Beschwerden äußern sich in einem **stichartigen Schmerz** beim festen Zupacken mit der Hand, wie es etwa beim Wringen eines Tuches, beim Heben einer schweren Pfanne oder beim Ergreifen eines Aktenordners oder einer Flasche vorkommt. Der Patient verspürt eine **Schwäche** beim Zugreifen und bemerkt eine Art *Verschiebung* im Gelenk. Dies ist ein Zeichen der Instabilität des Gelenks.

Beim festen Zupacken, wie in diesem Fall beim Halten eines schweren Aktenordners, kann es zu stichartigen Schmerzen im Daumensattelgelenk kommen.

Phasen der **Entzündung** gehen mit einer Schwellung, Überwärmung und Rötung des Gelenks einher. Der Schmerz ist dann besonders ausgeprägt und lässt auch in Ruhe nicht nach. Das Gelenk reagiert auf Druck sehr empfindlich.

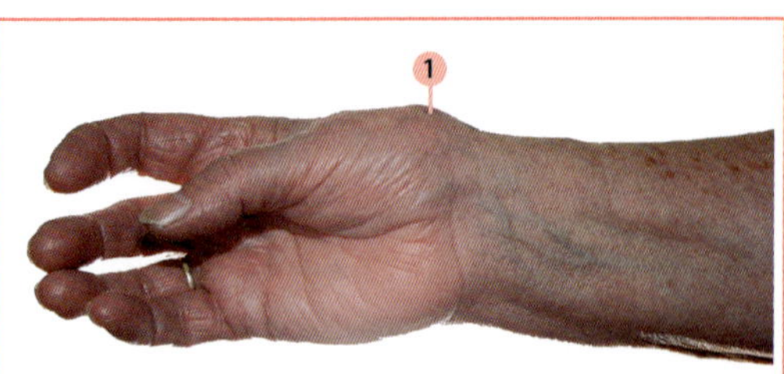


Auf diesem Foto ist ein geschwollenes und entzündetes Daumensattelgelenk (1) zu sehen. Bei der 70-jährigen Patientin besteht ein schmerzhafter Verschleiß des Daumensattelgelenks, eine *Rhizarthrose*.

Erst in **späten Stadien** wird eine Bewegungseinschränkung des Gelenks spürbar. Der Daumen bleibt zur Innenfläche der Hand geneigt und kann im betroffenen Daumensattelgelenk nicht mehr abgespreizt werden. Das Daumengrundgelenk versucht einen Teil der Funktion zu übernehmen. Dazu muss es stark überstreckt werden.

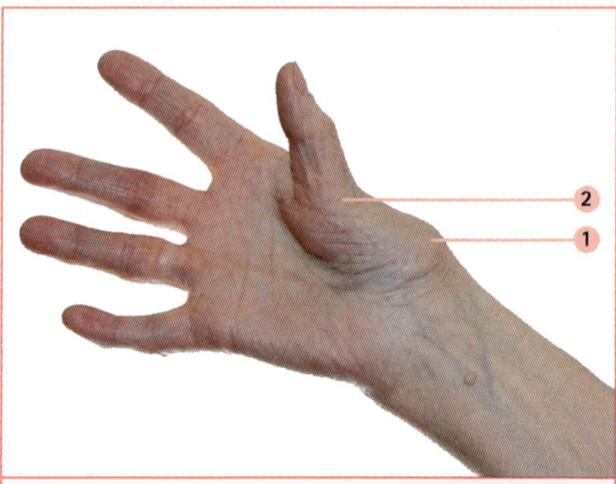


Dieses Foto zeigt die Hand einer 73-Jährigen mit einem starken Verschleiß am Daumensattelgelenk (1). Das Gelenk ist versteift, so dass der Daumen in diesem Gelenk nicht mehr abgespreizt werden kann. Um den Funktionsverlust auszugleichen, ist es zu einer ausgeprägten Überstreckung im Daumengrundgelenk (2) gekommen. Schmerzen bestehen kaum.

## Untersuchung und Diagnostik

Bei der Betrachtung der Hand können eine **Schwellung** und eine **Fehlstellung** des Gelenks auffallen. Das Gelenk ist auf Druck deutlich schmerzhaft und meist kann ein schmerzhaftes Reiben ausgelöst werden. Die Gelenkpartner lassen sich zu Beginn der Erkrankung vermehrt gegeneinander verschieben, was als *Instabilität* bezeichnet wird. In späten Stadien werden meist eine **Bewegungseinschränkung** oder eine Einsteifung festgestellt.

Weitere diagnostische Maßnahmen:

### Röntgen

Das Röntgenbild ist die **Standarduntersuchung** bei der Rhizarthrose. Frühe Veränderungen einer Arthrose, wie eine Schleimhautschwellung *(Synovialitis)* oder ein kleiner Defekt im Knorpel, lassen sich nicht darstellen, da die Röntgenstrahlen solche Weichgewebe nicht abbilden.

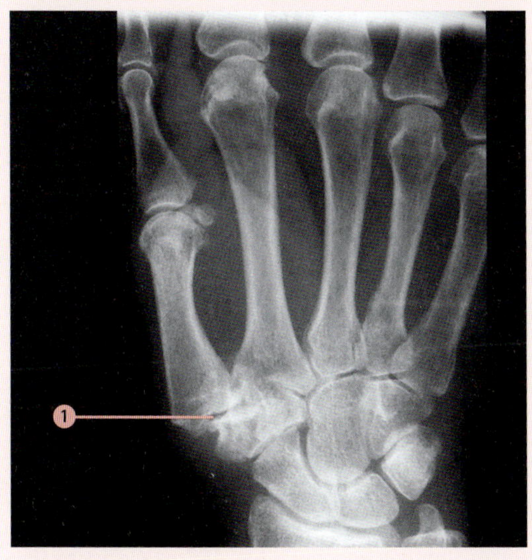


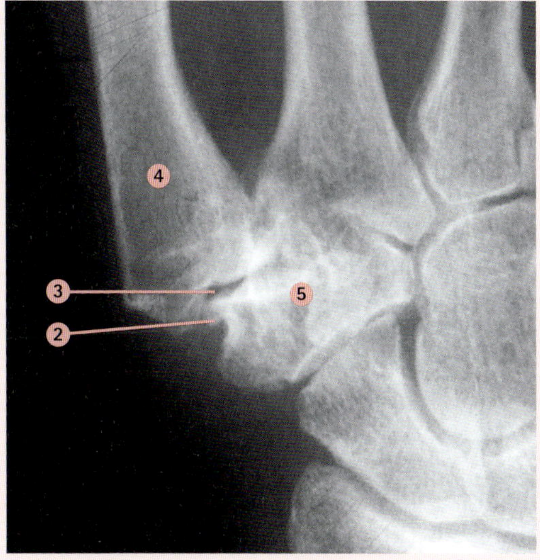


Die Röntgenbilder zeigen einen fortgeschrittenen Verschleiß des Daumensattelgelenks (1). Im Ausschnitt sind deutlich die durch den Verschleiß entstandenen Knochenwülste *(Osteophyten)* (2) zu erkennen. Der sog. *Gelenkspalt* (3) zwischen dem Mittelhandknochen (4) und dem großen Vieleckbein *(Trapezium)* (5) ist verschmälert und wellenförmig verändert.

Spätere Veränderungen am Knochen, wie etwa sich bildende Knochenwülste *(Osteophyten)* oder die Abnahme des Abstands der beiden Gelenkpartner voneinander (Abnahme des sog. *Gelenkspalts*), geben sichere Hinweise auf eine Arthrose.

*Ist der Verschleiß im Röntgenbild klar zu erkennen, sind weitere bildgebende Untersuchungsmethoden meist nicht notwendig.*

### Kernspintomographie (Magnetresonanztomographie, MRT), Computertomographie (CT) und Knochenszintigraphie

Mit Hilfe der **Kernspintomographie** können frühe Veränderungen am Knorpel und an der Gelenkinnenhaut sowie Veränderungen im Knochen festgestellt werden.

In der **Computertomographie** lassen sich vor allem Veränderungen am Knochen sehr gut darstellen.

Bei der **Knochenszintigraphie** wird eine radioaktiv markierte Substanz in die Blutbahn gespritzt und sammelt sich in entzündeten Gelenken mit einer hohen Stoffwechselaktivität.

Die genannten Untersuchungen werden zur Klärung spezieller Fragen und nicht routinemäßig eingesetzt. In den meisten Fällen ist ein Röntgenbild für die Diagnosestellung und die Entscheidung über weitere Therapiemaßnahmen ausreichend.

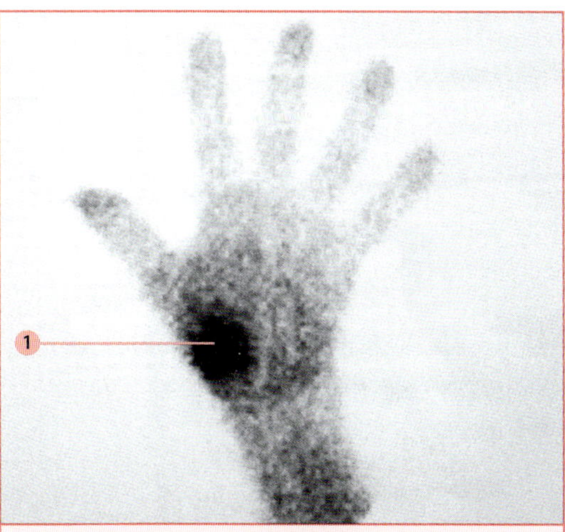


Die Abbildung zeigt eine Knochenszintigraphie der Hand. Dabei ist deutlich zu erkennen, dass sich die radioaktiv markierte Substanz am Daumensattelgelenk (1) anreichert.

## Therapie

Die Therapie richtet sich im Wesentlichen nach den Beschwerden des Betroffenen und nach den Anforderungen, die er an die Hand stellt. Weiterhin wird das Ausmaß des Verschleißes bei der Therapieplanung berücksichtigt.

Wie jede Arthrose kann auch die Daumensattelgelenksarthrose **nicht geheilt** werden, d.h. die Verschleißerscheinungen sind nicht wieder rückgängig zu machen. Auf die allgemeinen Ursachen, den Verlauf und die wichtigsten Therapiemöglichkeiten bei einem Gelenkverschleiß wird auch ausführlich im Kapitel *Der Gelenkverschleiß - Die Arthrose* eingegangen.

*In jedem Stadium einer Rhizarthrose beginnt die Therapie mit nicht-operativen Maßnahmen.*

### Nicht-operative *(konservative)* Therapie

Bei Schmerzen durch eine Rhizarthrose ist es wichtig, die Hand zu **schonen**. Ein festes Zupacken, Halten oder Greifen wird vermieden. Damit dies im Alltag umgesetzt werden kann, sind spezielle **Stützbandagen** *(Orthesen)* entwickelt worden, die das Daumensattelgelenk gezielt entlasten und eine Tätigkeit mit den anderen Fingern noch zulassen.

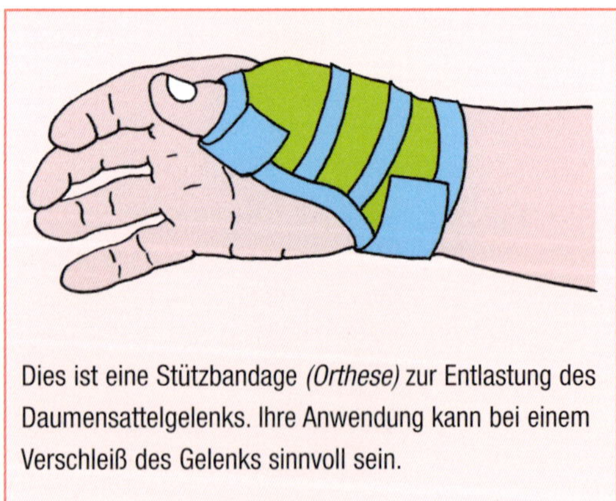

Dies ist eine Stützbandage *(Orthese)* zur Entlastung des Daumensattelgelenks. Ihre Anwendung kann bei einem Verschleiß des Gelenks sinnvoll sein.

In schmerzhaften Phasen kann die Bandage auch nachts getragen werden. Nach Abklingen der Akutphase ist das Tragen der Bandage vor allem bei Belastung sinnvoll, um einer schmerzhaften Überlastung des Gelenks vorzubeugen.

Zur Schmerzlinderung werden **Salben**, salbenhaltige Pflaster und eine **kühlende Therapie** angewendet. Zur Kühlung können mit Gel gefüllte Kompressen, kalte und nasse Umschläge oder mit Quark gefüllte Beutel angewendet werden. Die Temperaturen sollten denen in einem Kühlschrank und nicht denen eines Gefrierschranks entsprechen, also etwa 7°C betragen.

Für 1-2 Wochen können im akuten Fall je nach Verträglichkeit **Medikamente** wie *Ibuprofen, Diclofenac* oder ähnliche Wirkstoffe eingenommen werden. Die dauerhafte Einnahme ist wegen möglicher unerwünschter Wirkungen nicht empfehlenswert. Über einen längeren Zeitraum bietet sich die Einnahme pflanzlicher Präparate an.

Ist das Gelenk besonders schmerzhaft von der Entzündung betroffen, kann ein **Kortisonpräparat** in das Gelenk gespritzt werden *(Injektion)*. Dies führt häufig zu einer guten und zum Teil anhaltenden Besserung der Beschwerden. Die wiederholte Gabe von Kortison in kurzen Zeitabständen ist nicht empfehlenswert, da es den Knorpel weiter schädigen kann. 1-2 Injektionen im Jahr gelten dagegen als wenig bedenklich.

Wenn mit der Injektion von Kortison ein guter Effekt erzielt wurde, die Beschwerden jedoch rasch wiederkehren, so kann das mehrmalige Einspritzen von **Hyaluronsäure** in das Gelenk zur Linderung beitragen. Eine Heilung der Arthrose ist damit nicht möglich und dass der Verschleiß durch die Maßnahme verlangsamt wird, ist wenig wahrscheinlich. Dennoch kann die Hyaluronsäure das Gelenk in vielen Fällen über einen unterschiedlich langen Zeitraum von wenigen Wochen bis Monaten beruhigen.

Häufig wiederkehrende, schmerzhafte Gelenkschwellungen sind auf eine Entzündung der Gelenkinnenhaut *(Synovialis)* zurückzuführen. Stehen diese Schwellungen im Vordergrund, ist in vielen Fällen das Einspritzen einer **radioaktiven Substanz** durch einen Röntgenarzt *(Radiologe)* auch für längere Zeit hilfreich. Die Behandlung wird als *Radiosynoviorthese* bezeichnet. Auf den Verschleiß hat die Behandlung eher einen etwas ungünstigen Einfluss, da auch die Knorpelzellen durch die Radioaktivität in Mitleidenschaft gezogen werden.

Eine weitere Methode zur Schmerzlinderung ist die Anwendung von **Röntgenstrahlen** in höherer Dosis. Diese *funktionelle Röntgenreizbestrahlung* kommt bei älteren und weniger aktiven Patienten zum Einsatz.

Akupunktur, Magnetfeldtherapie oder auch der Einsatz von Blutegeln sind weitere Behandlungsmöglichkeiten.

Wie bei allen Arthrosen soll das Gelenk bewegt, jedoch nicht überlastet werden. Leichte **Bewegungsübungen** sind daher sinnvoll. Wenn sie unter leichtem Zug *(Traktion)* am Daumen durchgeführt werden, entlasten sie das Gelenk zusätzlich und wirken einer Einsteifung entgegen.

### Operative Behandlung

Führen die nicht-operativen Maßnahmen zu keiner für den Patienten ausreichenden oder anhaltenden Linderung, können ihm operative Möglichkeiten angeboten werden.

In **frühen Phasen** der Erkrankung steht die Bänderschwäche im Vordergrund, der Knorpelschaden ist noch wenig ausgeprägt. Das Gelenk wird stabilisiert, indem der Streifen einer Sehne der Hand durch den Mittelhandknochen eingezogen wird.

Zur Entlastung geschädigter Gelenkflächen kann die Stellung des Mittelhandknochens durch die **Entnahme eines Knochenkeils** verändert werden. Der Eingriff wird als *Osteotomie* oder *Umstellungsosteotomie* bezeichnet und kommt ebenfalls in frühen Stadien der Erkrankung zur Anwendung.

In **fortgeschrittenen Stadien** der Arthrose wird das große Vieleckbein *(Trapezium)* entfernt *(Trapezektomie)*. Damit sich der Mittelhandknochen nicht in die entstandene Lücke schiebt, wird die Stelle, an der das große Vieleckbein lag, mit einem Sehnenstreifen aus der Hand aufgefüllt. Die Operation mit Entfernung *(Resektion)* des großen Vieleckbeins und die Stabilisierung des 1. Mittelhandknochens durch einen Sehnenstreifen wird als *(Resektions-)Suspensionsarthroplastik nach Epping* bezeichnet. Das Verfahren wird **häufig** angewendet und erzielt in etwa 80-90% der Fälle gute Ergebnisse.

Bei einem anderen Verfahren wird der Mittelhandknochen durch einen Sehnenstreifen in seiner Position gehalten *(Fesselung)*, und an der Stelle des großen Vieleckbeins bildet sich in der Folge aus dem Bluterguss ein Narbengewebe. Der Mittelhandknochen steht dann mit diesem Narbengewebe in gelenkiger Verbindung.

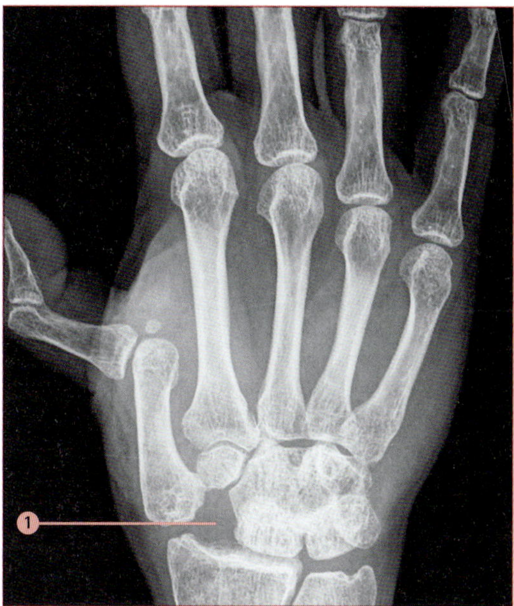


Auf dem Röntgenbild ist zu erkennen, dass das große Vieleckbein *(Trapezium)* operativ entfernt wurde *(Trapezektomie)* 1.

Weitere Möglichkeiten der Therapie bei einer fortgeschrittenen Arthrose sind die **Versteifung** *(Arthrodese)*, die wegen des Funktionsverlustes selten angewendet wird, und der Einsatz eines **künstlichen Gelenks**. Zurzeit scheint der künstliche Gelenkersatz im Vergleich zur Entfernung des großen Vieleckbeins und der *Fesselung* des Mittelhandknochens nicht vorteilhafter. Möglicherweise sind neuere Prothesenmodelle erfolgreicher und führen zu einem geringeren Kraftverlust nach der Operation. So gibt es auch die Möglichkeit, durch einen Platzhalter *(Spacer)* aus *Pyrocarbon* das entfernte große Vieleckbein zu ersetzen. Ob sich die Methode langfristig durchsetzt, bleibt abzuwarten.

***Durch die Operationen können Schmerzen gelindert und die Funktion des Gelenks im Vergleich zum Zustand vor der Operation oft deutlich gebessert werden. Nach einer oft Monate dauernden Erholung des Gelenks verbleibt in vielen Fällen eine Schwäche beim Zugreifen mit dem Daumen.***

## Prognose und Verlauf

Wie alle Arthrosen schreitet auch die Arthrose des Daumensattelgelenks fort. Wie schnell sie fortschreitet und mit welchen Beschwerden sie einhergeht, ist von Fall zu Fall unterschiedlich und kann nicht sicher vorhergesagt werden.

Der Fortschritt der Arthrose hängt jedoch wesentlich von der Belastung des betroffenen Gelenks ab. Hohe wiederkehrende Belastungen führen zur Verschlimmerung der Arthrose und zu häufigen Schmerzphasen. Sie sollten daher gemieden werden.

Junge und aktive Patienten sind häufiger therapiebedürftig als ältere Menschen, die nur leichte Alltagstätigkeiten ausführen. Im Alter steift das Gelenk zunehmend ein, was oft mit einer Abnahme der Schmerzen einhergeht.

## Das Wichtigste für Sie:

- Als *Rhizarthrose* wird der Verschleiß des Daumensattelgelenks bezeichnet.
- Sie ist eine der häufigsten Arthrosen an der Hand.
- Beschwerden hängen nicht vom Ausmaß der Arthrose ab.
- Nicht-operative Maßnahmen sind in vielen Fällen ausreichend.
- Mit Hilfe operativer Maßnahmen lassen sich Schmerzen lindern und die Gelenkfunktion verbessern.

Orthopädie für Patienten

# Erkrankungen an der Hüfte

Kapitel 9

Hüfte

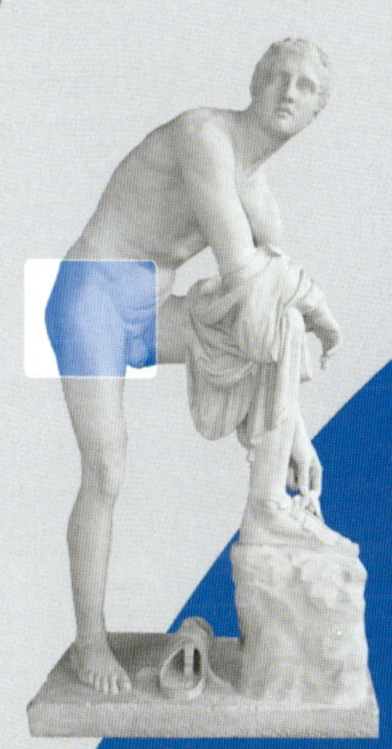

# Das Hüftgelenk – Anatomische Grundlagen

Für ein besseres Verständnis der Erkrankungen am Hüftgelenk werden in diesem Kapitel die wichtigsten anatomischen Strukturen benannt und ihre Funktionen erläutert. Auf die Anatomie der Blutgefäße und der Nerven wird bewusst nicht eingegangen. Obwohl deren genaue Kenntnis für die ärztliche Behandlung von größter Bedeutung ist, ist sie für den Patienten eher verwirrend, zu komplex und für das Verständnis von Erkrankungen an der Hüfte von geringerer Bedeutung.

Allgemein sei darauf hingewiesen, dass die anatomischen Bezeichnungen in Deutschland in lateinischer Sprache gelehrt werden. Wo im Lateinischen der Buchstabe *C* steht, wird im Deutschen das *K* verwendet. Daraus ergeben sich unterschiedliche Schreibweisen z. B. für den Hüftverschleiß, der im Lateinischen als *Coxarthrose* bezeichnet wird und in der deutschen Schreibweise *Koxarthrose* heißt.

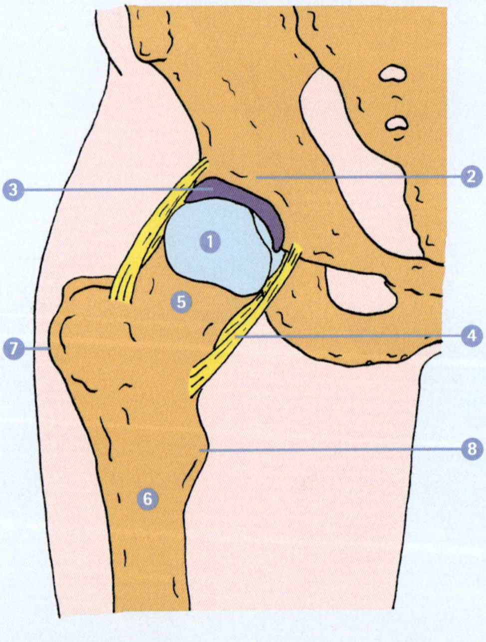

Die Abbildung zeigt ein rechtes Hüftgelenk von vorne. Das Hüftgelenk besteht aus dem *Hüftkopf* ❶, welcher in der *Hüftpfanne* ❷ sitzt. Auf dem Rand der Hüftpfanne befindet sich die Gelenklippe *(Labrum)* ❸. Umgeben ist das Hüftgelenk von einer *Gelenkkapsel* ❹. An den Hüftkopf schließen sich der *Schenkelhals* ❺ und der Schaft des *Oberschenkelknochens (Femur)* ❻ an. Seitlich außen am Oberschenkelknochen befindet sich der *große Rollhügel (Trochanter major)* ❼, innen der *kleine Rollhügel (Trochanter minor)* ❽.

Der Buchstabe *C* kann also durch den Buchstaben *K* ersetzt werden, was u. a. für das Verständnis von Abkürzungen wichtig sein kann. In anderen Fällen wird der lateinische Buchstabe *C* im Deutschen durch den Buchstaben *Z* ersetzt. So kann die Gelenkpfanne als *Azetabulum* oder auch *Acetabulum* bezeichnet werden. Als Abkürzung für den Begriff *Musculus (Muskel)* wird häufig das Kürzel *M.* verwendet.

Das Hüftgelenk stellt die gelenkige Verbindung zwischen Rumpf und Bein dar. In ihm werden die größten Massen des menschlichen Körpers, nämlich Rumpf und Bein, gegeneinander bewegt. Daher wirken **besonders starke Kräfte** auf das Gelenk. Im Einbeinstand wirkt eine Kraft vom 2,5-fachen des Körpergewichts auf das Gelenk, beim Joggen sogar das 5-fache.

Stabile Bänder schränken die Beweglichkeit der Hüfte ein. Ein Anheben des Beins nach vorne (*Beugung* oder *Flexion*) ist bis 140° möglich. Nach hinten kann das Bein um bis zu 15° gestreckt werden *(Extension)*. Die Abspreizung zur Seite *(Abduktion)* ist bis zu 80° möglich, das Heranführen des Beins zur Körpermitte *(Adduktion)* bis 30°. Das Bein kann in der Hüfte um 50° nach außen und um 40° nach innen gedreht werden (*Außenrotation* und *Innenrotation*).

## Knochen

Am oberen Ende des Oberschenkelknochens folgt dem Schenkelhals der *Schenkelkopf (Caput femoris)*. Üblicherweise wird er als *Hüftkopf* und nicht als *Schenkelkopf* bezeichnet. Dieser bildet zusammen mit der *Hüftpfanne*, die im knöchernen Becken liegt, das Hüftgelenk. Der Hüftkopf hat einen Durchmesser von etwa 5 cm und ist mit Knorpel überzogen. Die Hüftpfanne hat die Form einer Halbkugel und umschließt den Hüftkopf um fast die Hälfte oder mehr. Im Inneren ist sie bis auf einen kleinen zentralen Teil mit Gelenkknorpel ausgestattet. Der lateinische Begriff für die Hüftgelenkpfanne ist *Acetabulum*, was sich vom lateinischen *acetum* für Essig ableitet. Dies beruht auf einer Ähnlichkeit der Form mit einem Essignäpfchen, wie es im antiken Rom verwendet wurde. Hüftkopf und Hüftpfanne werden durch ein Band miteinander verbunden *(Ligamentum capitis femoris)*.

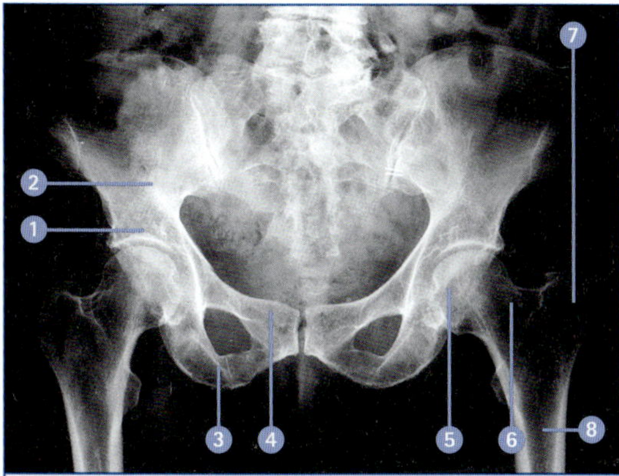


Röntgenbild des Beckens eines Erwachsenen. Die *Hüftpfanne* ❶ liegt mit ihrem oberen Anteil im *Darmbein* ❷ und mit ihrem unteren Anteil im *Sitzbein* ❸ und *Schambein* ❹. An den *Hüftkopf* ❺ schließen sich der *Schenkelhals* ❻, der *große Rollhügel (Trochanter major)* ❼ und schließlich der *Oberschenkelknochen (Femur)* ❽ an.

Der Hüftkopf ist gegenüber dem Oberschenkelschaft mehr zur Mitte des Körpers geneigt. Das Knochenstück, welches vom Schaft des Oberschenkelknochens bis zum Hüftkopf reicht, ist der *Schenkelhals*. Er kann in einem unterschiedlichen Winkel geneigt sein. Dieser Winkel *(Kollodiaphysenwinkel)* beträgt beim Erwachsenen normalerweise etwa 125°. Eine steilere Stellung des Schenkelhalses wird als *Coxa valga* und eine flachere Stellung als *Coxa vara* bezeichnet.

Betrachtet man die Hüfte von oben, kann man feststellen, dass der Schenkelhals zum Oberschenkelknochen um etwa 12° nach vorne geneigt steht. Dies wird als *Antetorsion* bezeichnet. Bei Kindern ist der Winkel wesentlich größer und kann dazu

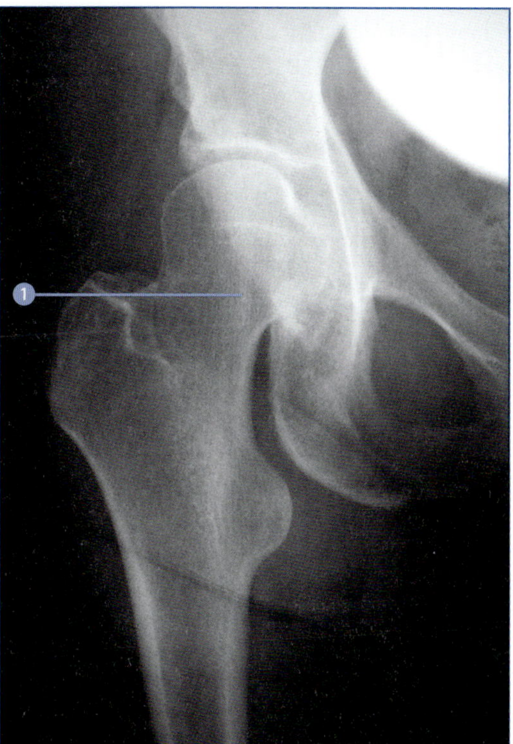


Zwei Röntgenbilder eines rechten Hüftgelenks. Im oberen Bild weist der Schenkelhals ❶ steil nach oben. Es liegt eine *Coxa valga* vor. Beim unteren Bild weist der Schenkelhals eher in die Waagerechte ❷, was eine *Coxa vara* kennzeichnet.

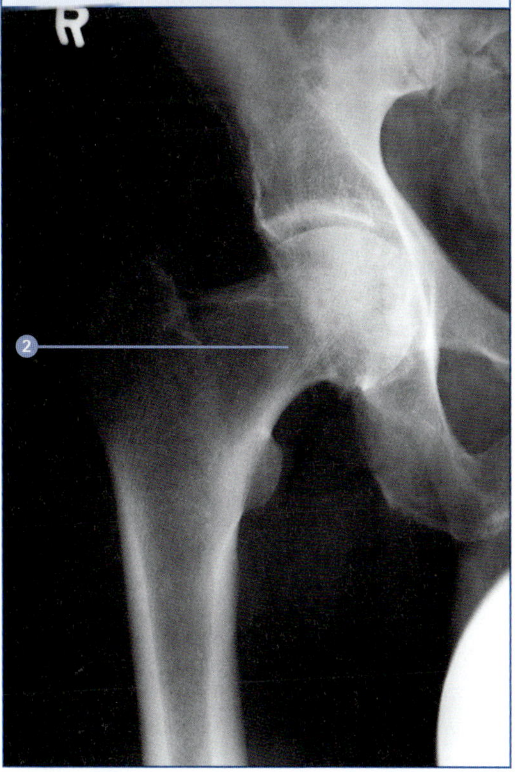

führen, dass die Füße häufig nach innen gedreht werden, es zu einer X-Bein-Stellung kommt und eine leichte Knick-Senkfuß-Deformität besteht. Dabei handelt es sich um eine normale Entwicklung.

Ein markanter Knochenteil ist der *große Rollhügel (Trochanter major)* an der Außenseite und am oberen Ende des Hüftknochens. Er kann durch die Haut getastet werden. An ihm setzen eine Vielzahl von Muskeln an, deren Sehnenansätze oder Schleimbeutel sich entzünden können. Die Entzündungen an dieser Stelle führen häufig zu Beschwerden und stellen eine der häufigsten Erkrankungen der Hüftregion dar. Darauf wird im Kapitel *Der schmerzende große Rollhügel der Hüfte – Das Trochanterreizsyndrom* eingegangen.

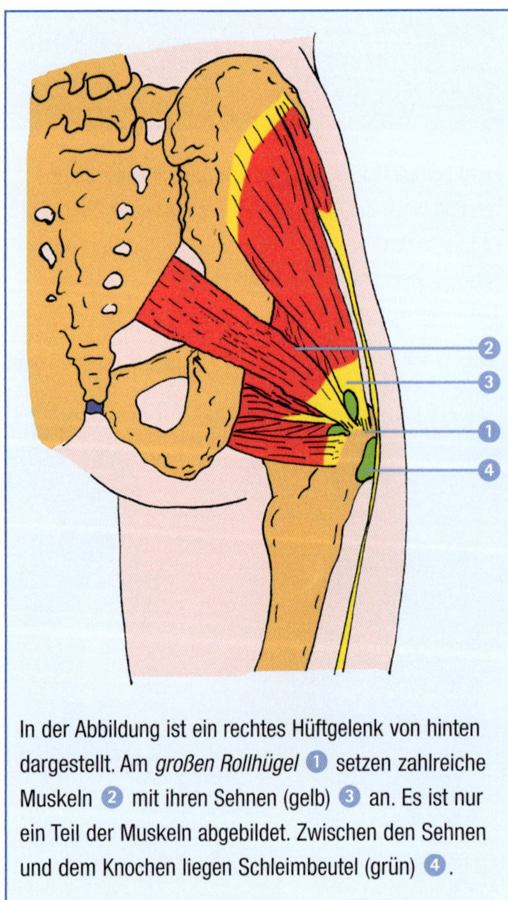


In der Abbildung ist ein rechtes Hüftgelenk von hinten dargestellt. Am *großen Rollhügel* 1 setzen zahlreiche Muskeln 2 mit ihren Sehnen (gelb) 3 an. Es ist nur ein Teil der Muskeln abgebildet. Zwischen den Sehnen und dem Knochen liegen Schleimbeutel (grün) 4.

## Gelenkkapsel, Gelenklippe und Bänder

Auf dem Rand der Hüftpfanne liegt die *Gelenklippe (Labrum acetabulare)*. Sie besteht aus einem Faserknorpel, ähnlich den Menisken am Kniegelenk, und ist 0,5 bis 1 cm breit. Sie wird häufig mit der Kurzform *Labrum* bezeichnet. Sie trägt zur Stabilität des Gelenks bei und hilft bei der gleichmäßigen Aufnahme der Belastung.

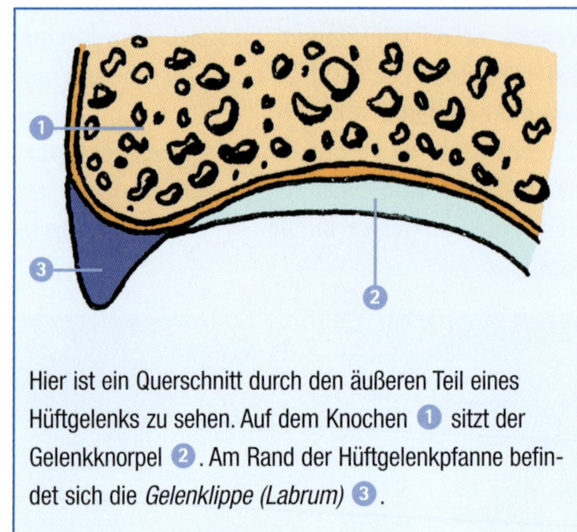


Hier ist ein Querschnitt durch den äußeren Teil eines Hüftgelenks zu sehen. Auf dem Knochen 1 sitzt der Gelenkknorpel 2. Am Rand der Hüftgelenkpfanne befindet sich die *Gelenklippe (Labrum)* 3.

Die *Gelenkkapsel* verläuft von der knöchernen Gelenkpfanne bis zum Schenkelhals. Sie besteht aus einem festen Bindegewebe und wird durch Bänder verstärkt, die zu den stärksten Bändern im menschlichen Körper gehören. Zur Gelenkinnenseite liegt die Gelenkinnenhaut *(Synovialis)*.

## Muskeln

Die Hüfte ist von einem **kräftigen Muskelmantel** umgeben. Daher ist ein direktes Abtasten des Gelenks nicht möglich. An der Vorderseite verlaufen der *Quadrizeps-Muskel* und der *Iliopsoas-Muskel*, die das Hüftgelenk beugen. Seitlich liegt ein fester Bindegewebsstreifen, der bis über das Knie zieht, der *Tractus iliotibialis*. Vom seitlichen Becken erreichen Teile der sog. *glutealen Muskulatur* den großen Rollhügel. Sie stabilisieren die Hüfte im Einbeinstand.

Weitere *gluteale* Muskeln liegen an der Rückseite der Hüfte. Der größte davon ist der *Musculus gluteus maximus*. Er ist der größte Muskel im menschlichen Körper und richtet das Becken auf. Weitere Muskeln verlaufen vom Becken an der Rückseite der Hüfte zum großen Rollhügel.

Sie alle können die Hüfte nach außen drehen und ermöglichen eine kraftvolle Hüftstreckung, wie sie z.B. beim Treppensteigen notwendig ist.

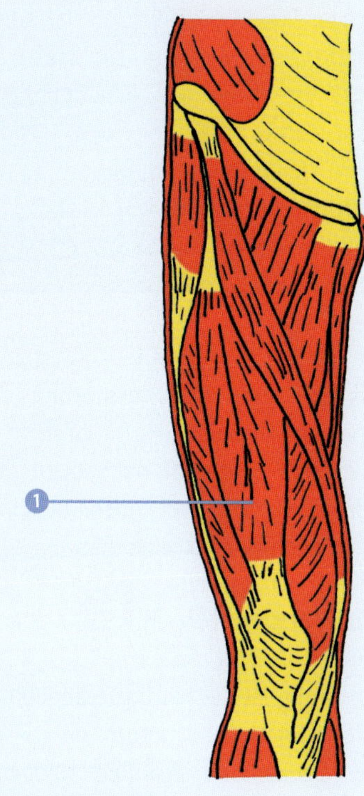


Darstellung der vorderen Beinmuskeln des rechten Beins. Gut zu erkennen sind die verschiedenen Anteile des *Quadrizeps-Muskels* ❶.

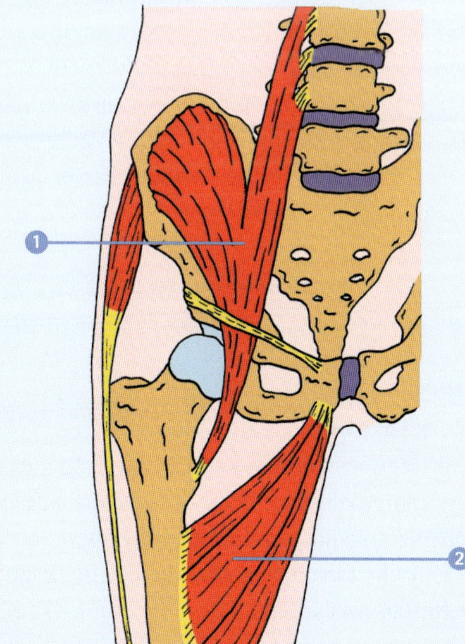


Tiefer im Körper liegt ein wichtiger Muskel, der das Hüftgelenk beugt, der *Iliopsoas-Muskel* ❶. An der Innenseite des Oberschenkels liegen die *Adduktoren-Muskeln* ❷.

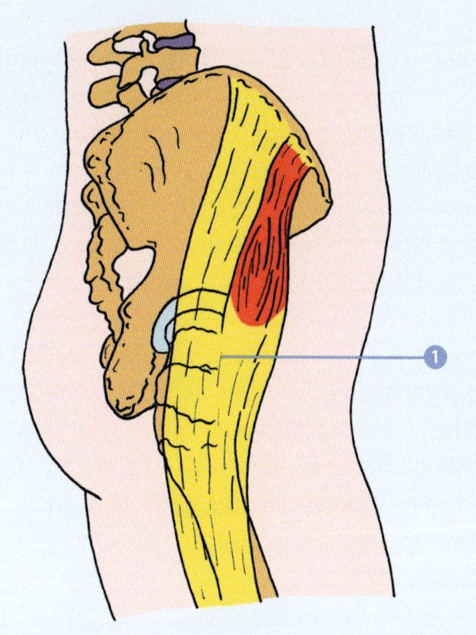


An der Außenseite des Oberschenkels zieht ein breiter Streifen aus festem Bindegewebe vom Beckenkamm bis zum Kniegelenk, der *Tractus iliotibialis* ❶.

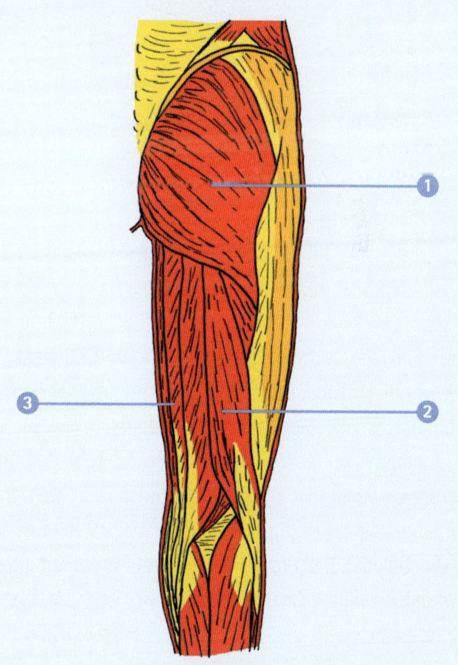


Rückseite eines rechten Beins. Der größte Muskel im menschlichen Körper ist der *große Gesäßmuskel*, der *Musculus gluteus maximus* ❶. Auf der Abbildung sind zusätzlich die Muskeln zu sehen, die das Kniegelenk beugen und das Hüftgelenk strecken, z. B. der *Bizeps-Muskel* des Beins *(M. biceps femoris)* ❷ oder der *Semitendinosus-Muskel (M. semitendinosus)* ❸.

# Reifungsstörungen des Hüftgelenks und Hüftdysplasie

Als *Hüftreifungsstörungen* werden Störungen in der Entwicklung der knöchernen Gelenkpfanne des Hüftgelenks bezeichnet. Im Wesentlichen kann sich dabei die Hüftpfanne *zu steil* entwickeln. Dann wird der Hüftkopf nicht wie normalerweise in seiner gesamten Breite, sondern nur zu einem Teil *überdacht*. Diese Folge einer Hüftreifungsstörung wird als *Dysplasie* bezeichnet.

Der Begriff *Dysplasie* wird in der Medizin ganz allgemein für Formen der Fehlgestaltung oder Fehlbildung verwendet, die Folge einer Entwicklungsstörung sind. Die Bezeichnung leitet sich von den griechischen Begriffen *dys (miss-)* und *plas (bilden)* ab.

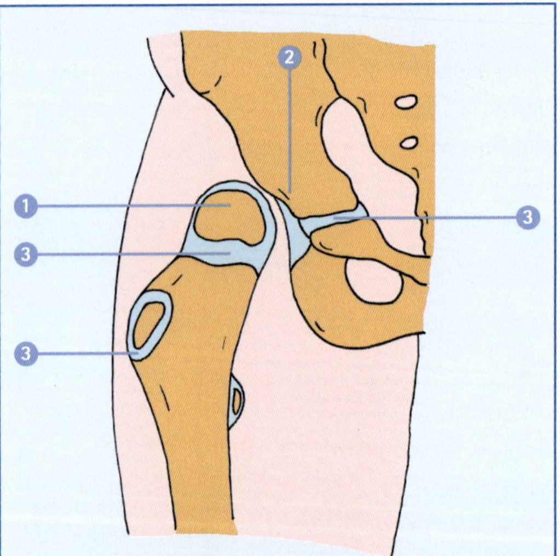


Die Abbildung zeigt ein kindliches rechtes Hüftgelenk von vorne. In blau ist der Knorpel dargestellt, der den Hüftkopf ❶ überzieht und die Hüftgelenkpfanne ❷ auskleidet. Auch die Wachstumsfugen ❸ bestehen aus Knorpelgewebe. Hier ist deutlich zu erkennen, wie der Hüftkopf aus der Hüftgelenkpfanne nach außen und oben abgleitet. Der Grund liegt in einer Steilstellung der Hüftgelenkpfanne, einer *Dysplasie*.

Durch die Störung in der Formgebung der Hüftgelenkpfanne verteilt sich der Druck zwischen Hüftkopf und Hüftpfanne auf eine kleinere Fläche des Gelenks als sonst. Der Gelenkknorpel kann dadurch überlastet werden und Schaden nehmen. In ausgeprägten Fällen kann sich aus diesen Schäden über Jahre ein Verschleiß des Hüftgelenks entwickeln *(Koxarthrose)*.

In schweren Fällen einer Reifungsstörung der Hüftgelenkpfanne kann diese den Hüftkopf nicht in seiner Stellung halten. Er gleitet nach oben und außen ab *(Luxation)*, wodurch das Gelenk in seiner Funktion erheblich gestört wird.

## Ursachen und Herkunft

Die Hüftreifungsstörung ist die häufigste angeborene Erkrankung des Skeletts und betrifft bis zu 4% der Neugeborenen. Sie kann durch äußere *(exogene)* und durch anlagebedingte / innere *(endogene)* Faktoren bedingt sein.

### Äußere Faktoren

Äußere *(exogene)* Faktoren hemmen die natürliche Entwicklung der knöchernen Hüftgelenkpfanne. Zu diesen Faktoren zählen vor der Geburt eine Beckenendlage, eine Fehllage des Fötus im Mutterleib, ein vorzeitiger Blasensprung und ein Mangel an Fruchtwasser. Nach der Geburt kann enges Wickeln der Beine des Säuglings ein hemmender Faktor in der Entwicklung der Hüftpfanne sein.

***Die äußeren (exogenen) Faktoren sind für den Großteil der Hüftreifungsstörungen verantwortlich.***

### Innere Faktoren

Die Hüftreifungsstörung kann auch Folge eines verzögerten Wachstums sein. Ursache ist eine genetische Veranlagung und somit eine innere *(endogene)* Störung. Davon sind Mädchen viermal häufiger betroffen als Jungen.

## Symptome und Beschwerden

Eine Hüftreifungsstörung bzw. eine Dysplasie ist für den Säugling **nicht schmerzhaft**. Selten und nur in sehr ausgeprägten Fällen gleitet der Hüftkopf langsam aus der Hüftgelenkpfanne *(Luxation)*, die ihm aufgrund ihrer gestörten Formgebung keinen Halt gibt. Da sich der Prozess langsam vollzieht, ist dies ebenfalls schmerzfrei. Wird die Erkrankung nicht rechtzeitig erkannt, verbleibt der Hüftkopf außerhalb der Hüftpfanne und stützt sich gegen den Beckenknochen ab. Damit besteht kein funktionsfähiges Hüftgelenk und das Kind wird später kaum laufen können. Nicht behandelte Kinder oder Erwachsene zeigen einen typischen *Watschelgang*, bei dem der Oberkörper beim Gehen zur Seite hin und her schwankt.

***Hüftreifungsstörungen führen im Säuglingsalter nicht zu Beschwerden, können später jedoch Schmerzen und Probleme beim Gehen zur Folge haben.***

Solche ausgeprägten Fälle einer Hüftreifungsstörung treten heutzutage dank der früh bei allen Säuglingen durchgeführten Ultraschalluntersuchung der Hüftgelenke und anschließender Therapiemaßnahmen so gut wie nicht mehr auf.

In leichteren Fällen einer Hüftreifungsstörung verbleibt eine Fehlstellung des Pfannendachs *(Dysplasie)*. Je nach Ausprägung dieser Fehlstellung kann sie zu einer Fehl- und Überlastung des Hüftgelenks führen. Über viele Jahre treten keine Symptome oder Beschwerden auf.

Im Erwachsenenalter kann es zu einem Schaden am Gelenkknorpel oder an der Gelenklippe *(Labrum)* kommen. Beides kann einen vorzeitigen Verschleiß des Hüftgelenks *(Koxarthrose)* begünstigen. Dann kommt es zu Schmerzen in der Leiste, die vor allem bei Belastung und bei bestimmten Bewegungen auftreten. Auf den Verschleiß des Hüftgelenks wird ausführlich im Kapitel *Der Verschleiß des Hüftgelenks – Die Koxarthrose* eingegangen.

## Untersuchung und Diagnostik

Die Hüftgelenke sollten spätestens im Rahmen der Vorsorgeuntersuchung U3 in der 4. bis 5. Woche mit Ultraschall untersucht werden. Das Ertasten einer Hüftreifungsstörung ist nicht möglich. Fehlstellungen der Beine, eine eingeschränkte *(gehemmte)* Abspreizung der Beine oder Veränderungen an den Füßen können Hinweise auf eine Erkrankung der Hüfte sein. Hat der Hüftkopf die Gelenkpfanne fast oder ganz verlassen *(Luxation)*, kann dies im Rahmen der Untersuchung durch spezielle Tests auffallen. Diese sind jedoch unsicher, so dass eine **Ultraschalluntersuchung das sicherste Verfahren** zur Feststellung einer Luxation und das beste Verfahren zur Feststellung einer Reifungsstörung der Hüftpfanne ist.

***Um die natürliche Wachstumspotenz des Hüftgelenks im Falle einer Therapie nutzen zu können, ist in Risikofällen eine Untersuchung kurz nach der Geburt wichtig. Im Normalfall kann sie im Rahmen der U 3 in der 4.–5. Lebenswoche durchgeführt werden. Zur Vermeidung von gesundheitlichen Schäden sollte diese Untersuchung für alle Kinder in Anspruch genommen werden.***

Weitere diagnostische Maßnahmen:

### ■ Röntgen

Dank der Ultraschalluntersuchung kann auf das Anfertigen eines Röntgenbildes beim Säugling weitgehend verzichtet werden. Es ist in diesem Alter nur noch in Einzelfällen notwendig.

Kann der Ultraschall das weiche Knorpelgewebe des Säuglings und Kleinkindes noch durchdringen, gelingt ihm dies bei knöchernem Gewebe im höheren Lebensalter nicht mehr. Der Hüftkopf besteht in den ersten Lebensmonaten vor allem aus Knorpel, dann ist eine Ultraschalluntersuchung gut möglich. Mit der zunehmenden Verknöcherung des Hüftkopfes kann der Ultraschall diesen nicht mehr durchdringen und erbringt nur noch eingeschränkte Informationen. Daher werden bei Kindern **ab etwa einem Jahr** Röntgenbilder notwendig, um die Hüftgelenke sicher beurteilen zu können.

Es wird allgemein empfohlen, alle Kinder, die aufgrund einer Hüftreifungsstörung behandelt wurden, im Alter zwischen 12 und 18 Monaten zur Beurteilung der Hüftgelenke zu röntgen.

Je nach Fall werden auch im höheren Lebensalter weitere Röntgenuntersuchungen notwendig. Dies ist von Bedeutung, um behandlungsbedürftige Hüftgelenke rechtzeitig zu erkennen.

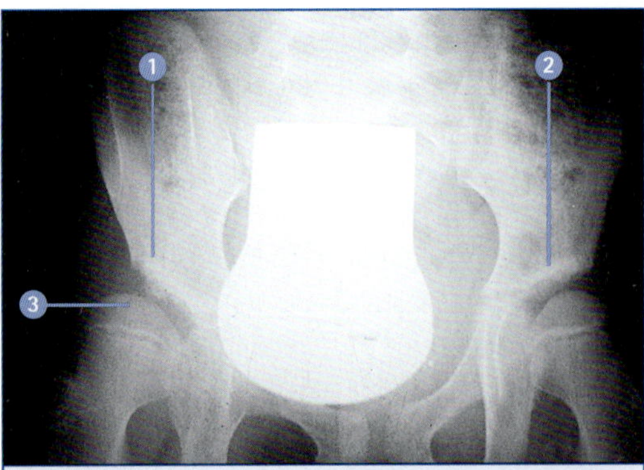

Röntgenbild des Beckens eines 7-jährigen Mädchens. Die Betrachtung erfolgt von vorne. Die rechte Hüftgelenkpfanne ➊ ist deutlich steiler geformt als die linke ➋. Zudem überragt die rechte Hüftpfanne den Hüftkopf ➌ nicht so weit wie die linke. Es besteht eine *Dysplasie* des rechten Hüftgelenks.

## Ultraschalluntersuchung

Die Ultraschalluntersuchung der Hüftgelenke sollte **bei jedem Kind** im Rahmen der Vorsorgeuntersuchung **U3** zwischen der 4. und der 5. Woche durchgeführt werden. In Risikofällen erfolgt die Untersuchung kurz nach der Geburt. Als **Risikofaktoren** gelten u.a. eine bekannte Hüftreifungsstörung in der Familie des Kindes, eine Beckenendlage, ein Fruchtwassermangel oder Fehlbildungen der Füße.

Das *Hüftdysplasie-Screening* wird seit 1996 in Deutschland durchgeführt und konnte die Zahl der früher notwendigen Operationen um 80% reduzieren.

Die Anwendung der Ultraschalluntersuchung erfolgt nach streng standardisierten Richtlinien. Das Neugeborene wird durch den Ultraschall in keiner Weise belastet.

***Erst diese Untersuchungstechnik hat es ermöglicht, Hüftreifungsstörungen früh zu erkennen, früh zu behandeln und damit späteren Schäden des Hüftgelenks vorzubeugen. Daher ist sie unentbehrlich.***

Nach der Untersuchung wird jedes Hüftgelenk durch die Bestimmung von Winkeln (*Alpha-Winkel* und *Beta-Winkel*) einem Typ *(Hüfttyp)* zugeordnet. Die Einteilung der **Hüfttypen** geht auf den österreichischen Orthopäden *Reinhard Graf* zurück, weshalb zum Teil der Zusatz *nach Graf* bei der Beschreibung des Hüfttyps erfolgt (z.B. *Typ I nach Graf*).

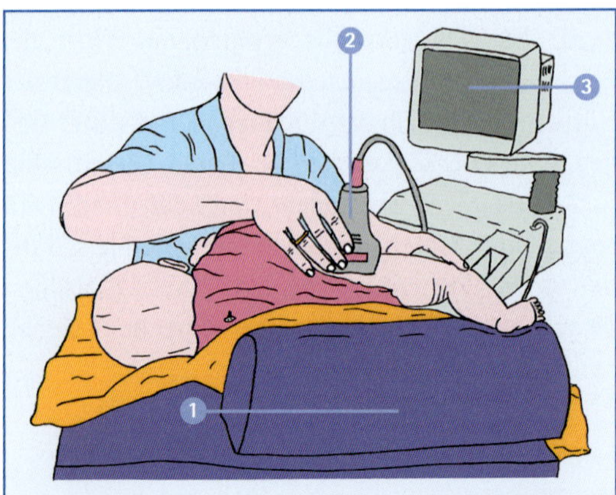

Der Säugling wird in eine spezielle Lagerungsschale ➊ gelegt, damit er stabil und bequem auf der Seite liegen kann. Der Ultraschallkopf ➋ wird in exakt senkrechter Position gehalten und die Untersuchung wird am Bildschirm ➌ betrachtet. Zur Führung des Schallkopfes kann eine mechanische *Schallkopfführung* verwendet werden, die hier nicht abgebildet ist.

Der *Typ I* beschreibt ein ausgereiftes gesundes Gelenk, das weder einer Therapie noch einer Kontrolle bedarf. Der Alpha-Winkel beträgt 60° oder mehr.

***Je größer der Alpha-Winkel ist, desto ausgereifter ist das Hüftgelenk.***

Mit einem *Typ II* wird ein Hüftgelenk beschrieben, das in seiner Form noch nicht ausgereift ist. Dabei liegt der gemessene Alpha-Winkel zwischen 50° und 59°. Sind die Säuglinge jünger als 3 Monate, liegt ein *Typ II a* vor, sind sie älter als 3 Monate ein *Typ II b.* In den meisten Fällen eines Typ II a liegt eine harmlose Verzögerung in der Entwicklung der Hüfte vor, die sich in den nächsten Wochen zu einem völligen Normalbefund weiterentwickelt. Ein Hüftgelenk mit einem Typ II b ist behandlungsbedürftig, wozu in den meisten Fällen eine *Spreizhose* verwendet wird.

Unabhängig vom Alter weisen Hüftgelenke vom *Typ II c* eine nicht ausreichende Formgebung der Hüftpfanne auf. Dabei liegt der Alpha-Winkel zwischen 43° und 49°. Sie werden umgehend durch die Anlage einer Spreizhose behandelt.

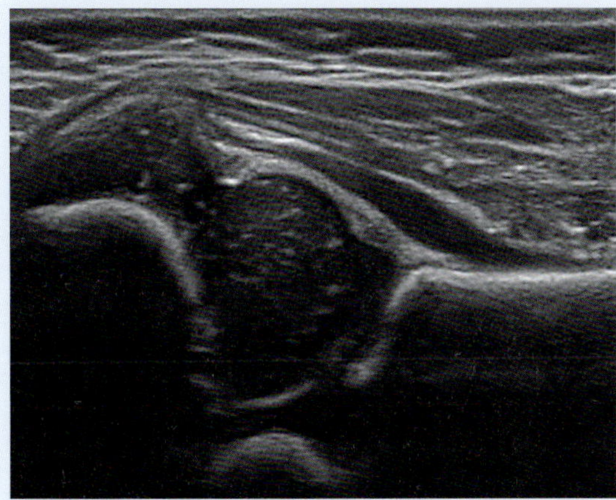

Zu sehen ist ein Ultraschallbild des Hüftgelenks eines Säuglings im Alter von 5 Wochen. So wird es bei der Untersuchung angefertigt und ausgewertet. Die rechte Bildhälfte weist zum Kopf, die linke zum Fuß. Für den Laien ist es schwierig, etwas zu erkennen, weshalb das Bild im Weiteren anschaulicher gemacht wird.

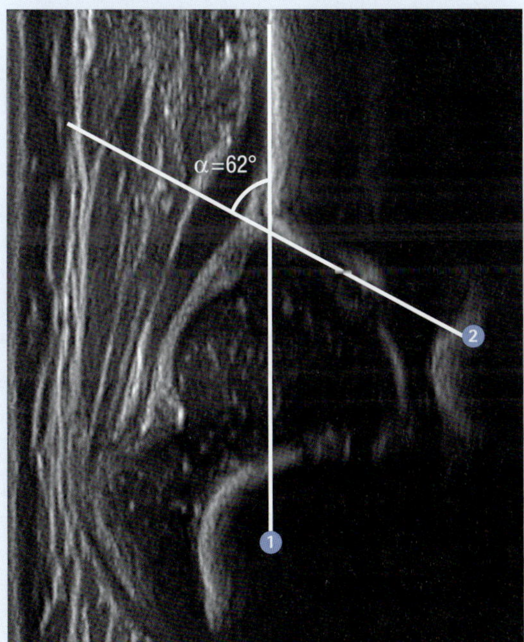


Das Bild wurde gedreht, so dass der obere Bildrand jetzt zum Kopf und der untere zu den Füßen zeigt. Eingezeichnet ist der *Alpha-Winkel*, der sich aus zwei Linien bildet: der sog. *Grundlinie* ①, die entlang des Darmbeinknochens eingezeichnet wird, und der sog. *Pfannendachlinie* ②, die vom Unterrand des Darmbeins bis zum knöchernen Rand der Gelenkpfanne läuft. Der Winkel beträgt hier 62° und weist ein gesundes Hüftgelenk *(Typ I)* nach. Der *Beta-Winkel* wurde der Übersicht wegen nicht eingezeichnet.

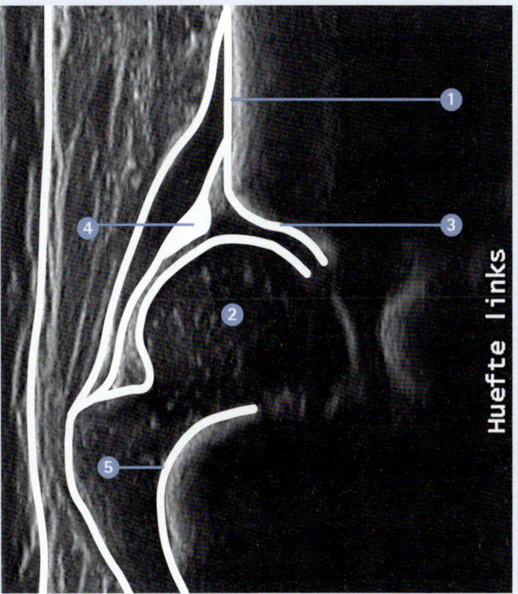


In dieser Abbildung sind die wichtigsten Strukturen schematisch nachgezeichnet. Man erkennt den Darmbeinknochen ①, den Hüftkopf ②, die Hüftgelenkpfanne ③, die Gelenklippe *(Labrum)* ④ und den Oberschenkelknochen ⑤.

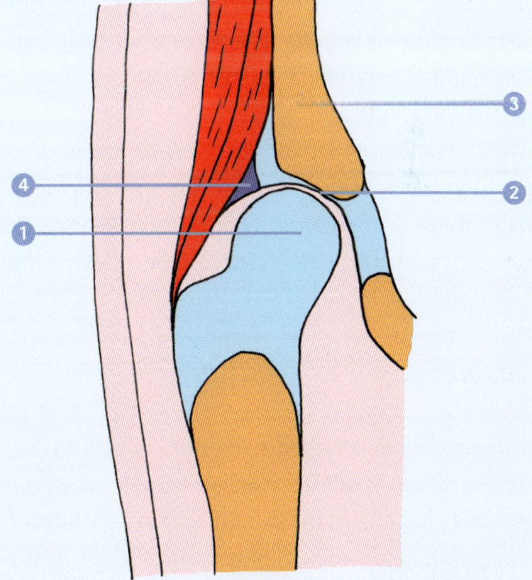


Diese Abbildung lässt die wichtigen Strukturen noch besser erkennen. Dargestellt ist das rechte Hüftgelenk eines Säuglings von vorne betrachtet. Der Hüftkopf ① besteht noch vollständig aus Knorpelgewebe (blau dargestellt). Die Hüftgelenkpfanne ② sowie der Darmbeinknochen ③ bestehen zum Teil schon aus Knochengewebe (braun dargestellt). Eine bei der Ultraschalluntersuchung sehr wichtige Struktur ist die Gelenklippe *(Labrum)* ④.

Hüftgelenke vom *Typ D* sind ebenfalls behandlungsbedürftig. *D* steht hier für *Dezentrierung*, der Hüftkopf hat die Tendenz, aus der Pfanne zu wandern. In der Regel erfolgt für 3-6 Wochen die Anlage eines Gipses (sog. *Fettweis-Gips*), der die Hüften zuverlässig in Beugung und Abspreizung hält.

Zeigen Hüftgelenke einen *Typ III* oder *Typ IV*, bedeutet dies, dass eine schlechte knöcherne Formgebung der Hüftpfanne vorliegt und der Hüftkopf sich bereits aus der Hüftpfanne verlagert. Die Form der Hüftpfanne ist sehr ungünstig und steil gestellt, der Alpha-Winkel beträgt weniger als 43°. Diese Hüftgelenke sind unbedingt zu behandeln, da sich sonst kein normales Hüftgelenk entwickeln kann.

Es gibt weitere Unterteilungen der einzelnen Hüfttypen, wozu auch regelmäßig der *Beta-Winkel* bestimmt wird. Aufgrund der hohen Komplexität wird darauf an dieser Stelle nicht näher eingegangen.

### Weitere Untersuchungen

Die Darstellung des Hüftgelenks durch das Einspritzen von Kontrastmittel *(Arthrographie)* sowie die Durchführung einer Computertomographie *(CT)* oder einer Kernspintomographie *(MRT)* ist im Säuglingsalter nur in Ausnahmefällen notwendig.

In späteren Jahren ist vor allem die Kernspintomographie eine wichtige Untersuchungsmethode zur Beurteilung von Knorpelschäden im Gelenk oder zum Nachweis von Schäden an der Gelenklippe *(Labrum)*.

## Therapie

In den ersten 6 Wochen nach der Geburt hat das Hüftgelenk die höchste Wachstumspotenz. In dieser Zeit haben Maßnahmen, die die Hüftentwicklung günstig beeinflussen sollen, einen enorm positiven Effekt. Diese Voraussetzungen sollten unbedingt für eine eventuelle Therapie genutzt werden. Es ist daher äußerst wichtig, nicht nur **rechtzeitig eine Diagnose** zu stellen, sondern auch unmittelbar danach mit einer Therapie zu beginnen. Eltern wird daher dringend dazu geraten, die Möglichkeit der Untersuchung in der 4.-5. Woche nach der Geburt zu nutzen und nicht wertvolle Zeit verstreichen lassen, die für eine eventuelle Therapie verloren wäre.

***Je früher die Therapie einsetzt, desto kürzer ist sie notwendig. Je später sie beginnt, desto uneffektiver ist sie und desto länger dauert sie.***

Der möglichst **frühe Behandlungsbeginn** ist für den Therapieerfolg von größerer Bedeutung als die Schwere der Reifungsstörung. So können *exogene Dysplasien* bei frühem Behandlungsbeginn vollständig behoben werden.

*Endogene Dysplasien* müssen meist länger behandelt werden und heilen zum Teil nicht vollständig aus. Sie werden über viele Jahre durch das Anfertigen von Röntgenbildern beobachtet und können operative Eingriffe erforderlich machen. Dabei ist in einigen Fällen schwer zu unterscheiden, ob eine exogene oder eine endogene Ursache vorliegt. Dies stellt sich häufig erst im Verlauf der Behandlung heraus.

### Leichte Hüftreifungsstörungen des Säuglings

Der Hüftkopf befindet sich bei einer leichten Reifungsstörung in einer normalen Position, die Hüftpfanne ist jedoch knöchern nicht ausreichend entwickelt (*Hüfttyp II b* und *II c*). Um die Entwicklung *(Nachreifung)* der Hüftgelenkpfanne zu unterstützen, wird der Rand der Hüftgelenkpfanne entlastet. Dazu werden die Hüftgelenke in eine gebeugte (mehr als 90°) und abgespreizte Position (ca. 60°) gebracht. In der Regel kann dies mit einer sog. *Spreizhose (Nachreifungsorthese)* erreicht werden.

Die Spreizhose wird 24 h am Tag getragen und nur zur Pflege des Kindes abgelegt. Alle 4-6 Wochen erfolgt eine Ultraschallkontrolle und alle 3 Wochen eine Kontrolle des korrekten Sitzes. Die Mindest-Tragedauer beträgt meistens 3 Monate, in einigen Fällen länger.

### Schwere Hüftreifungsstörungen des Säuglings

Die Therapie ist schwieriger und aufwendiger. Sie durchläuft verschiedene Phasen und ist bei jedem Kind unterschiedlich lang und jeweils individuell zu wählen.

In der ersten Phase wird der Hüftkopf wieder zurück in die Gelenkpfanne gebracht. Dies wird als *Reposition* bezeichnet und gelingt durch geeignete ärztliche Handgriffe *(manuelle Reposition)*,

Streckungen *(Extensionen)* für die Dauer von 2-3 Wochen, Bandagen, Apparate, Schienen oder durch eine Gipsanlage für die Dauer von mindestens 6 Wochen. Nur in sehr seltenen Fällen ist bei einer verschleppten Fehlstellung und bereits mehrere Monate alten Kindern eine Operation notwendig, um den Hüftkopf wieder in die Hüftpfanne zu bringen.

Daran schließt sich eine Phase an, in der die erreichte Stellung des Hüftkopfes gehalten wird *(Retention)*. Dazu werden Bandagen, Schienen oder Gipse angelegt. Dies ist meist für eine Dauer von 2-4 Wochen notwendig.

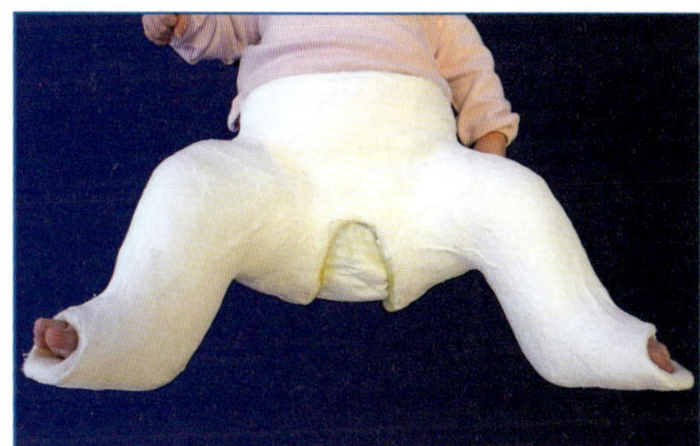

Das Foto zeigt einen Säugling, bei dem die Anlage eines Gipses (sog. *Fettweis-Gips*) notwendig war. Dadurch kann das Hüftgelenk *nachreifen*, d.h. seinen Entwicklungsrückstand aufholen. Für den Säugling ist die Behandlung nicht unangenehm oder schmerzhaft.

Nach Abschluss der Phase soll das Gelenk weiter *nachreifen*. Dies wird mithilfe von *Nachreifungsorthesen* wie Spreizhosen, Schienen oder Bandagen erreicht.

### ■ Hüftreifungsstörungen des Kleinkindes

Die Wachstumspotenz des Hüftgelenks ist in den ersten 3 Monaten am höchsten. Nach dem ersten Lebensjahr führen Behandlungen mit Bandagen, Schienen oder Spreizhosen daher kaum mehr zum Erfolg. Eine Behandlung kann mit einer Kombination aus einer Schienenbehandlung (über 22 Stunden pro Tag) und einer speziellen Krankengymnastik (*Vojta-Physiotherapie*, 4- bis 5-mal täglich) über einige Monate versucht werden.

In schweren Fällen ist schon nach dem 1. Lebensjahr eine **Operation** erforderlich. In anderen Fällen ist ein Zuwarten bis zum 4. Lebensjahr möglich. Zu diesem Zeitpunkt sollte nochmals überprüft werden, ob eine schlechte knöcherne Form der Gelenkpfanne nicht eine Operation erforderlich macht. Diese kann im Alter von 4-5 Jahren als sogenannte *Azetabuloplastik* durchgeführt werden. Dabei wird über dem knöchernen Pfannendach *(Azetabulum)* durch einen Meißel ein Spalt geschaffen *(Osteotomie)*, in den fremder menschlicher Knochen (z. B. von Patienten, die ein neues Hüftgelenk erhalten haben) eingesetzt wird. Dadurch „senkt" sich das zu steile natürliche Pfannendach und der Hüftkopf ist besser überbaut.

### ■ Hüftreifungsstörungen bei älteren Kindern

Kinder, die älter als 8 Jahre sind, werden mit anderen operativen Methoden behandelt. Bei diesen Methoden werden Teile des Beckens operativ durchtrennt *(Beckenosteotomie)*. Zusätzlich sind manchmal Eingriffe am Schenkelhals des Kindes notwendig, damit der Hüftkopf besser in der Gelenkpfanne steht.

***Die Indikation und die Durchführung solcher Operationen sollten einem darauf spezialisierten Zentrum vorbehalten sein.***

### ■ Hüftreifungsstörungen im Erwachsenenalter

Leichte Reifungsstörungen der Hüftgelenke können lange Zeit oder auch ein Leben lang ohne Beschwerden bleiben. Es ist nicht abschließend geklärt, mit welcher Wahrscheinlichkeit sie zu einem Verschleiß des Hüftgelenks führen.

Je stärker die Reifungsstörung bzw. die Fehlform der Hüftgelenkpfanne ausgeprägt ist, desto wahrscheinlicher sind eine Überlastung und eine nachfolgende Schädigung des Hüftgelenkknorpels. Auch die Gelenklippe *(Labrum)* kann geschädigt werden. Treten Schmerzen auf, können operative Behandlungen notwendig werden. Diese können in einigen Fällen im Rahmen einer Gelenkspiegelung *(Arthroskopie)* durchgeführt werden, in anderen Fällen kann es sinnvoll sein, die Stellung der Knochen durch eine aufwendigere Operation zu verändern.

Hat die Dysplasie zu einem schweren Schaden des Hüftgelenks geführt, kann es durch ein künstliches Hüftgelenk *(Hüft-Endoprothese)* ersetzt werden.

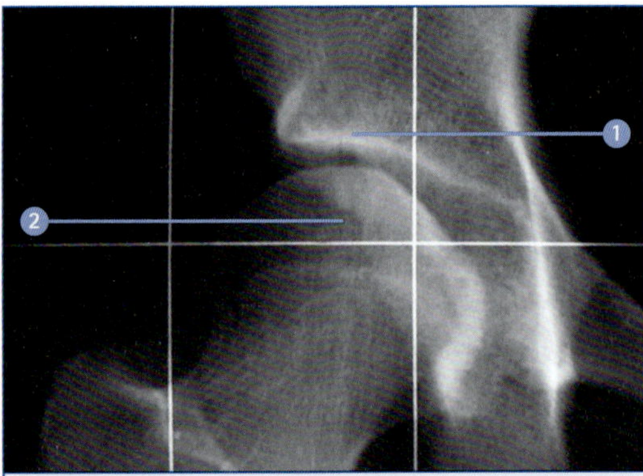


Röntgenbild eines rechten Hüftgelenks, welches von vorne betrachtet wird. Die Hüftgelenkpfanne 1 umschließt nur zum Teil den Hüftkopf 2. Es besteht eine *Dysplasie*.

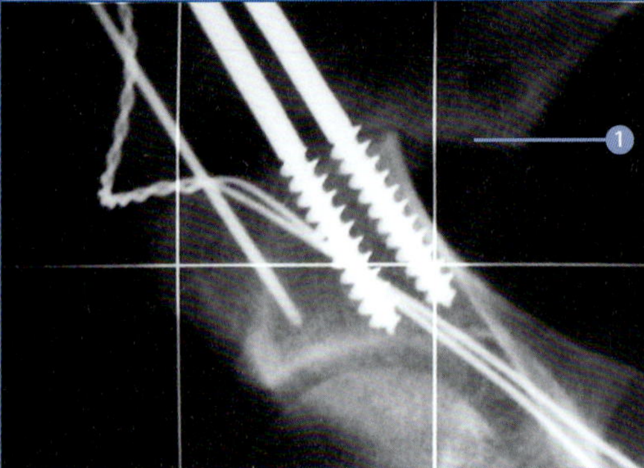


Dieses Röntgenbild des gleichen Hüftgelenks wurde kurz nach einer Operation aufgenommen. Das Becken wurde unter anderem an dieser Stelle 1 durchtrennt, was als *Beckenosteotomie* bezeichnet wird. Durch Schrauben und Drahtschlingen werden die Knochen so verbunden, dass sie in der veränderten Stellung wieder zusammenwachsen können.

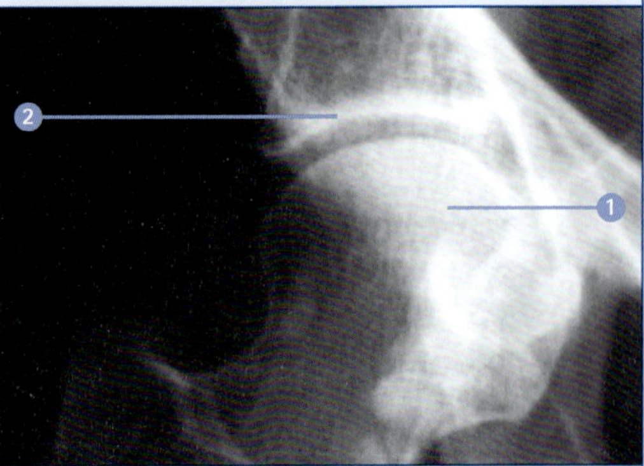


Dieses Röntgenbild wurde mehrere Jahre nach der Operation angefertigt. Es zeigt, dass der Hüftkopf 1 jetzt gut von der Hüftgelenkpfanne 2 überdeckt wird.

## Prognose und Verlauf

Die Prognose hängt entscheidend vom frühen Zeitpunkt der Diagnosestellung ab. Mit einer **frühen Diagnose** und einer konsequenten Therapie ist die Prognose sehr gut, so dass die Erkrankung in bis zu 95% der Fälle folgenlos ausheilt. Je früher die Therapie beginnt, desto kürzer ist sie. In den meisten Fällen beträgt die Behandlungsdauer wenige Wochen oder Monate. Das Kind wird sich normal entwickeln und kann sich normal belasten. Alle Sportarten werden ihm später möglich sein.

Damit eine verbleibende Wachstumsstörung *(Restdysplasie)* nicht übersehen wird, sind Röntgenaufnahmen im Alter von 12 Monaten und ggf. auch noch während des weiteren Wachstums sinnvoll. Es ist noch nicht abschließend geklärt, ob leichte Formen einer Dysplasie unweigerlich zu einem vorzeitigen Verschleiß des Gelenks führen.

Unbehandelte und schwere Fälle einer Hüftreifungsstörung können jedoch einen ungünstigen Verlauf nehmen, der im schlimmsten Fall ein normales Gehen erschwert oder gar unmöglich macht. Ein vorzeitiger Verschleiß des Hüftgelenks ist wahrscheinlich und kann schon im frühen Erwachsenenalter den Ersatz des Hüftgelenks durch eine *Hüft-Endoprothese* erforderlich machen. Durch eine frühe Diagnose und Therapie im Säuglingsalter lässt sich dies weitgehend verhindern.

### Das Wichtigste für Sie:

- Eine *Hüftreifungsstörung* beschreibt eine Störung in der Entwicklung des Hüftgelenks des Neugeborenen.
- Die Erkrankung kann früh bei einer Ultraschalluntersuchung festgestellt werden.
- Jedes Kind sollte im Rahmen der U3, 4-5 Wochen nach der Geburt, auf diese Erkrankung untersucht werden.
- Je früher die Behandlung beginnt, umso erfolgreicher und umso kürzer ist sie.
- In den meisten Fällen ist die Prognose gut und eine Operation nicht notwendig.

# Der Hüftschnupfen – Die *Coxitis fugax*

Der *Hüftschnupfen* ist eine entzündliche Reaktion des Hüftgelenks kleiner Kinder auf andere Erkrankungen wie z.B. Infektionen der Atemwege oder des Darmtraktes.

Die lateinische Bezeichnung lautet *Coxitis fugax*, was übersetzt *flüchtige Hüftgelenkentzündung* bedeutet.

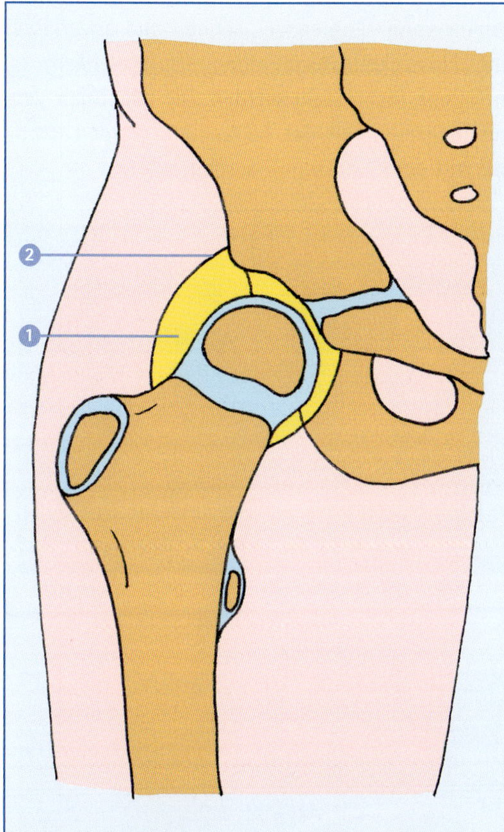


Die Abbildung zeigt ein kindliches rechtes Hüftgelenk in der Betrachtung von vorne. Im Gelenk hat sich ein Gelenkerguss gebildet, der gelb dargestellt ist 1. Dies führt zu einer Aufblähung und Vorwölbung der Gelenkkapsel 2, die das Hüftgelenk umgibt.

Der Hüftschnupfen unterscheidet sich damit wesentlich von sehr seltenen Fällen, in denen das Hüftgelenk eines Kindes von Bakterien befallen wird. Bei dieser sog. *septischen* oder *bakteriellen Koxitis* breiten sich Bakterien im Gelenk aus und können es stark schädigen. Dies ist beim Hüftschnupfen nicht der Fall.

## Ursachen und Herkunft

Der Begriff *Hüftschnupfen* enthält schon einige wichtige Aussagen über die Erkrankung. Nämlich, dass die Erkrankung einen *leichten Verlauf* nimmt, dass sie *vorübergehend* ist und meist als Folge einer vorausgegangenen viralen Infektion der oberen Atemwege auftritt. Infektionen des Darmtraktes können ebenfalls zu einem Hüftschnupfen führen.

Die Infektionen gehen dem Hüftschnupfen einige Tage bis Wochen voraus. Meist sind Kinder im Alter zwischen 2 und 8 Jahren betroffen, gehäuft tritt die Erkrankung im **Alter von 6 Jahren** auf. Jungen erkranken häufiger als Mädchen.

***Der Hüftschnupfen ist keine eigenständige Erkrankung des Hüftgelenks, sondern das Symptom einer anderen Erkrankung.***

Als Folge der Auseinandersetzung des Körpers mit den Erregern *(Viren)* der Infektion kommt es zu einer entzündlichen Mitreaktion der Gelenkinnenhaut des Hüftgelenks.

Es bildet sich ein **Gelenkerguss**, der je nach Ausprägung zu starken Schmerzen und zur Einschränkung der Beweglichkeit im Hüftgelenk führt.

## Symptome und Beschwerden

Kurze Zeit nach einem Infekt der oberen Atemwege oder des Magen-Darm-Traktes beginnen die Kinder die Hüfte zu schonen. Das Gangbild ändert sich und ein **Hinken** kann beobachtet werden. Die Kinder werden gehfaul und können in ausgeprägten Fällen gar nicht mehr laufen. Sie geben Schmerzen in der Leiste, dem Bein und dem Knie an.

***Wenn sonst gesunde Kinder gehäuft über Schmerzen beim Gehen klagen oder beginnen zu hinken, sollte dies immer durch einen Arzt abgeklärt werden.***

Abgesehen von den Schmerzen beim Laufen wirkt das Kind beim Hüftschnupfen wenig krank.

## Untersuchung und Diagnostik

Die Eltern werden gezielt nach einem vorausgegangenen Infekt der Kinder gefragt. Das Gangbild der Kinder wird bei der Untersuchung genau beobachtet. Dann werden Hüft- und Kniegelenke abgetastet und auf ihre Beweglichkeit sowie ihre Schmerzhaftigkeit geprüft.

Weitere diagnostische Maßnahmen:

### Röntgen

Eine Röntgenuntersuchung ist beim Hüftschnupfen anfangs **nicht notwendig**. Sie wird erst erforderlich und unentbehrlich, wenn sich Hinweise auf andere Erkrankungen des Hüftgelenks ergeben. Zu diesen zählen die *Perthes-Erkrankung*, die *kindliche Hüftkopflösung* oder eine *eitrige Entzündung*.

### Ultraschalluntersuchung

Dies ist die **wichtigste Untersuchungsmethode**. Mit ihr kann schmerzfrei, schnell und zuverlässig eine Flüssigkeitsansammlung *(Hüftgelenkerguss)* im Gelenk festgestellt werden. Die wichtigen Verlaufsbeurteilungen der Erkrankung werden ebenfalls mit dem Ultraschall durchgeführt.

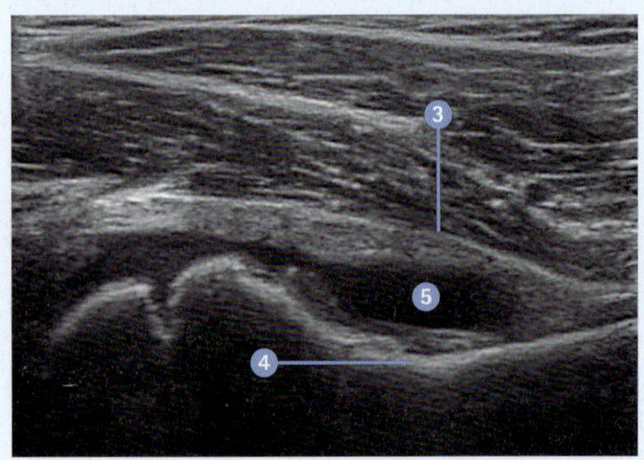


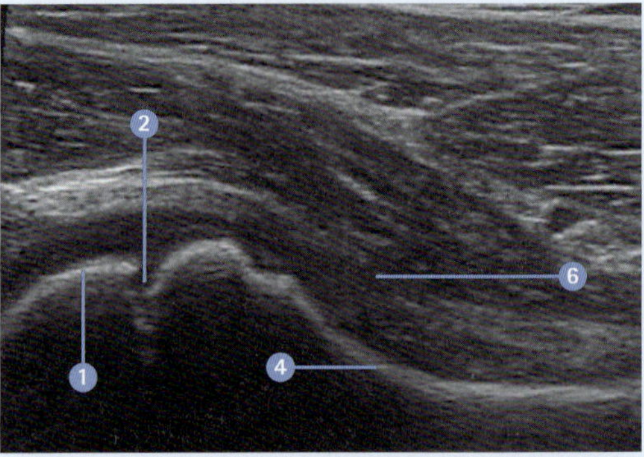


Hüftschnupfen

Normalbefund

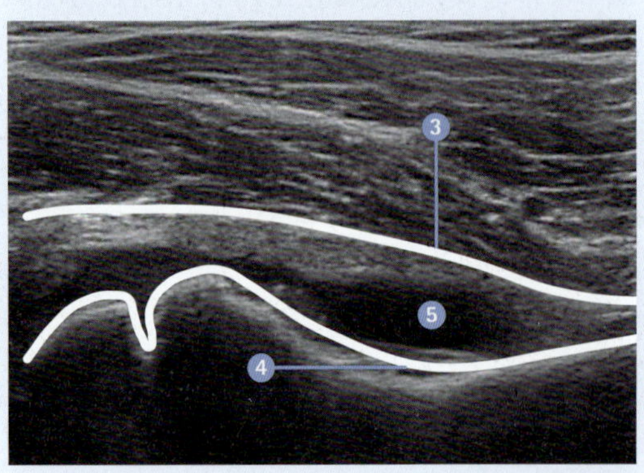


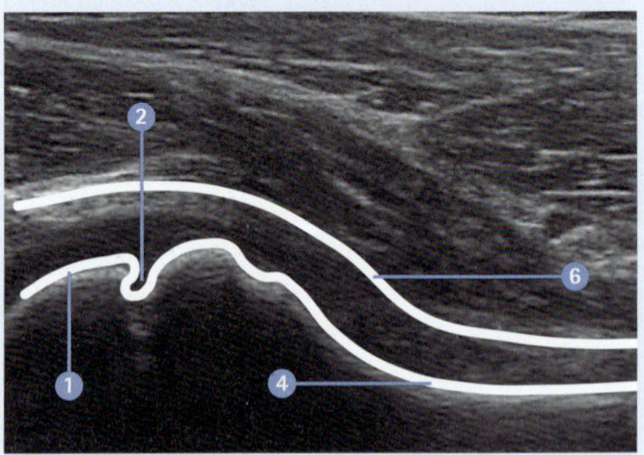


Die oberen Abbildungen zeigen Ultraschallaufnahmen der Hüftgelenke eines 9-Jährigen. Der linke Bildrand weist zum Kopf, der rechte zum Fuß. Zum Verständnis wurden die Aufnahmen in den unteren Bildern mit weißen Linien schematisiert. Man erkennt die runde Form des Hüftkopfes 1, eine kleine Einziehung durch die Wachstumsfuge 2 und die Gelenkkapsel 3.

Diese hebt sich bei der von einer Coxitis fugax betroffenen linken Hüfte deutlich vom Schenkelhals 4 ab, was auf den Erguss 5 im Gelenk zurückzuführen ist.
Im direkten Vergleich ist deutlich zu erkennen, dass die Gelenkkapsel bei der gesunden Hüfte 6 parallel zum Schenkelhals verläuft.

**Kernspintomographie (Magnetresonanztomographie, MRT)**

Die Durchführung einer Kernspintomographie ist beim Hüftschnupfen **nicht notwendig**. Sie wird erst eingesetzt, wenn sich Hinweise auf andere Erkrankungen des Hüftgelenks ergeben und das Röntgenbild keine ausreichende Erklärung liefert.

**Punktion des Hüftgelenks**

Bei einem krank wirkenden, sehr jungen Kind und begleitendem Auftreten von Fieber kann eine eitrige Entzündung des Hüftgelenks vorliegen (*septische* oder *bakterielle Koxitis*). Diese sehr selten auftretende, schwere Erkrankung sollte durch ein Absaugen der Flüssigkeit im Gelenk durch eine Spritze *(Punktion)* und eine Untersuchung dieser Flüssigkeit abgeklärt werden. Dies sollte in einer kurzen Narkose und im Krankenhaus erfolgen.

## Therapie

Eines der Kennzeichen des Hüftschnupfens ist seine Flüchtigkeit. Nach etwa 5 Tagen sind in den meisten Fällen die Hauptbeschwerden abgeklungen und der Hüftgelenkerguss bildet sich zurück.

Das Kind wird sich wegen der Schmerzen **schonen**, sportliche Tätigkeiten sollten zunächst unterbleiben. Zur Schmerzlinderung kann zunächst über 3 Tage *Ibuprofen* gegeben werden. Nur bei sehr starken Schmerzen oder dem Verdacht auf eine andere Erkrankung erfolgt das Absaugen des Gelenkergusses *(Punktion)*.

Am wichtigsten ist die **Beobachtung** des Krankheitsverlaufs sowie des Hüftgelenkergusses durch Ultraschalluntersuchungen. Deshalb erfolgen zunächst regelmäßige Kontrollen durch den Arzt in engen Zeitabständen.

***Der Hüftschnupfen heilt innerhalb kurzer Zeit folgenlos aus.***

Zu berücksichtigen ist, dass andere und schwerere Erkrankungen des Hüftgelenks die gleichen Symptome wie ein harmloser Hüftschnupfen verursachen können. Deshalb sind weitere Untersuchungen notwendig, wenn die Hüftbeschwerden länger anhalten oder sich verschlimmern.

## Prognose und Verlauf

Die Prognose des Hüftschnupfens ist **sehr gut**. Er heilt schnell aus und bleibt für das Hüftgelenk ohne Folgen. Ein wiederholtes Auftreten ist möglich. Dann sollte erneut die gleiche diagnostische Sorgfalt und Vorsicht angewendet werden, um andere Erkrankungen nicht zu übersehen.

### Das Wichtigste für Sie:

- Der *Hüftschnupfen* beschreibt eine entzündliche Mitreaktion des kindlichen Hüftgelenks als Reaktion auf eine andere Erkrankung.
- Die Erkrankung betrifft Kinder im Alter zwischen 2 und 8 Jahren.
- Der Verlauf des Hüftschnupfens ist kurz und unproblematisch.
- Hinter den Symptomen eines Hüftschnupfens verbergen sich in wenigen Fällen ernsthafte Erkrankungen.
- Der Verlauf der Erkrankung wird v.a. durch Ultraschalluntersuchungen überwacht.

# Die Perthes-Erkrankung – Der *Morbus Perthes*

Die *Perthes-Erkrankung*, auch *Morbus Perthes* genannt (lat. *morbus* bedeutet *Erkrankung*), ist eine Erkrankung des Hüftgelenks im Kindesalter. Sie ist nach dem deutschen Wissenschaftler *G.C. Perthes* benannt, der die Erkrankung 1910 entdeckte.

Bei der Erkrankung kommt es aus noch nicht ganz geklärten Umständen zu einer Durchblutungsstörung des Hüftkopfes, was eine zum Teil erhebliche Wachstumsstörung des Hüftkopfes zur Folge hat. Daraus entsteht das Risiko, im Erwachsenenalter einen voreilenden Verschleiß des Gelenks *(Arthrose)* zu erleiden.

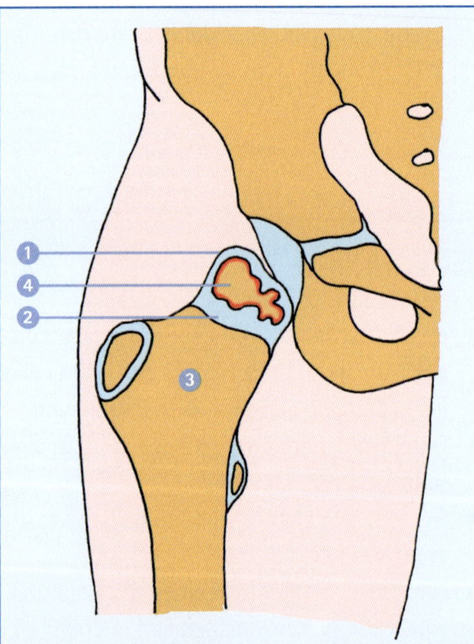


Die Abbildung zeigt ein kindliches rechtes Hüftgelenk von vorne betrachtet. Knorpelgewebe ist hellblau dargestellt. Das Ende eines wachsenden Röhrenknochens wird ganz allgemein als *Epiphyse* bezeichnet. In diesem Fall bildet der Hüftkopf 1 die *Epiphyse*. Er ist über eine Wachstumsfuge 2 mit dem Schenkelhals 3 verbunden. Der Hüftkopf ist deformiert und sein knöcherner Kern 4 zeigt eine unregelmäßige Struktur auf. Es liegt eine Perthes-Erkrankung vor.

Weitere Bezeichnungen für diese Erkrankung sind *juvenile Hüftkopfnekrose, idiopathische Hüftkopfnekrose* oder auch *Morbus Legg-Calvé-Perthes. J. Calvé* und *A. Legg* waren andere Wissenschaftler, die die Erkrankung im gleichen Jahr beschrieben.

## Ursachen und Herkunft

Beim Erwachsenen ist der Hüftkopf fest mit dem Oberschenkelknochen verwachsen, es liegt ein einheitlicher Knochen vor. Beim Kind wächst der Oberschenkelknochen noch und besteht daher aus mehreren Zonen. Die oberen und unteren Endstücke eines Röhrenknochens werden allgemein als *Epiphysen* bezeichnet. Über eine aus Knorpel bestehende Wachstumsfuge *(Epiphysenfuge)* sind sie mit dem Schaft der Röhrenknochen verbunden. Wie der Name sagt, wächst in dieser Fuge der Knochen, indem eine Umwandlung von Knorpelgewebe in Knochengewebe erfolgt.

Bei der Perthes-Erkrankung ist die obere Epiphyse des Oberschenkelknochens, der Hüftkopf, betroffen. Eine einzelne Ursache, die zu der Erkrankung führt, konnte noch nicht entdeckt werden. Das Zusammentreffen verschiedener Ursachen löst vermutlich eine vorübergehende **Störung der Durchblutung** des Hüftkopfes *(Epiphyse)* aus. Man spricht von einer *multifaktoriellen* Ursache. Als Folge der fehlenden Blutversorgung wird das Knochen- und Knorpelgewebe des Hüftkopfes nicht mehr ernährt. Das Gewebe wird weich, der Knochen bricht in sich zusammen und ein Teil des Hüftkopfes stirbt ab.

Das Absterben von Gewebe wird allgemein als *Nekrose* bezeichnet. Daher ist die Perthes-Erkrankung eine Form der *aseptischen Osteonekrose* oder *Osteochondrose. Aseptisch* bedeutet in diesem Zusammenhang, dass der Gewebsuntergang nicht durch Bakterien oder andere Erreger ausgelöst wird. Es sind verschiedene Faktoren bekannt, die zur Entstehung einer Perthes-Erkrankung beitragen können. Dazu gehört eine **genetische Veranlagung**, denn Kinder von betroffenen Patienten haben ein höheres Risiko für diese Erkrankung. Die Perthes-Erkrankung tritt gehäuft bei körperlich sehr aktiven Kindern auf, so dass eine wiederkehrende **Überlastung** des Hüftgelenks als ein möglicher Auslöser vermutet wird. Gerinnungsstörungen des Blutes und ein gestörter Stoffwechsel des Knochens sind ebenfalls mögliche Ursachen.

***Das Zusammentreffen mehrerer Faktoren führt wahrscheinlich zu einer Störung der Durchblutung des Hüftkopfes und damit zu einer Perthes-Erkrankung.***

Die Erkrankung tritt im Alter zwischen 3 und 10 Jahren auf, besonders häufig in der Altersklasse der 4-8-Jährigen. Jungen sind viermal häufiger betroffen als Mädchen und in bis zu 15% der Fälle erkranken beide Hüftgelenke.

In den ersten Wochen der Erkrankung können die Durchblutungsstörungen des Hüftkopfes zu einem Absterben von Knochen und Knorpelgewebe führen. Hält die Durchblutungsstörung an, verändert sich die Form des Hüftkopfes. Er verliert an manchen Stellen seine runde Form und das Gewebe wird dichter, es *kondensiert*. In dieser **frühen Phase** der Erkrankung beginnen die Schmerzen und ein Hinken kann auftreten. Die Frühphase dauert etwa ein halbes bis ein ganzes Jahr an. Kommt es dabei im Röntgenbild zu einer sichtbaren Verdichtung des Hüftkopfes, wird dieser Teil der frühen Phase als *Kondensationsstadium* bezeichnet.

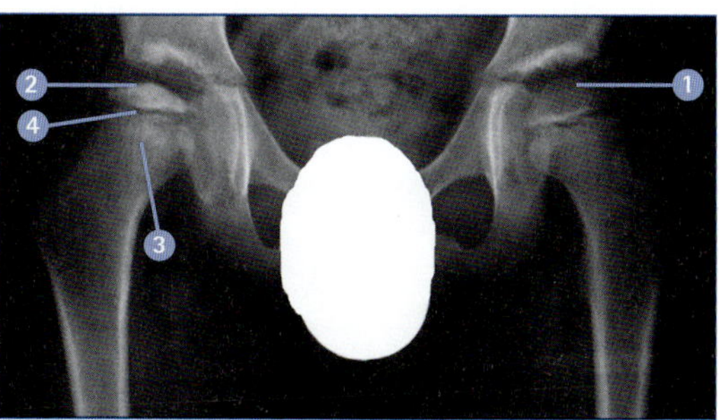


Röntgenbild des Beckens eines 6-jährigen Jungen. Der linke Hüftkopf ① ist normal geformt. Dagegen ist der rechte Hüftkopf ② abgeflacht und wirkt dichter. Es liegt eine Perthes-Erkrankung im *Kondensationsstadium* vor. Zwischen dem Hüftkopf und dem Schenkelhals ③ liegt die Wachstumsfuge *(Epiphysenfuge)* ④ .

An die Frühphase schließt sich die **mittlere Phase** an, in der der Körper das abgestorbene Gewebe abbaut und durch ein Gewebe aus Knorpel und Bindegewebe ersetzt. In diesem sog. *Fragmentationsstadium*, das etwa ein bis zwei Jahre dauert, zeigt sich im Röntgenbild eine krümelartige Struktur des Hüftkopfes. In der folgenden **Spätphase** beginnt der Teil des natürlichen Heilungsprozesses, in dem der Körper den Knorpel und das Bindegewebe des Hüftkopfes wieder zu Knochen umbaut *(Reparationsphase)*. Damit beginnt die Ausheilung der Erkrankung.

***Die Erkrankung verläuft selbstheilend über einen Zeitraum von 2-4 Jahren und durchläuft dabei verschiedene Stadien. Therapeutische Maßnahmen können den natürlichen Verlauf günstig beeinflussen.***

Ob es in der Ausheilungsphase zu einem Wiederaufbau eines runden Hüftkopfes kommt, hängt vor allem davon ab, ob der Hüftkopf möglichst weit von der Hüftpfanne umschlossen wird und eine gute Beweglichkeit des Hüftgelenks besteht. Sonst drückt der Rand der Hüftpfanne auf den weichen Hüftkopf und führt zu einer anhaltenden Deformierung.

## Symptome und Beschwerden

Die Perthes-Erkrankung kann zu ganz unterschiedlichen Beschwerden führen. In leichten Fällen klagen Kinder beim Gehen über **Schmerzen** in der **Leiste**, im **Oberschenkel** und im **Knie**. Beim Gehen ermüden sie oft schneller als sonst. Allgemein sollten bei allen Schmerzen, die von Kindern im Knie angegeben werden, immer die Hüftgelenke mit untersucht werden, um eine Erkrankung der Hüften nicht zu übersehen. Von manchen Kindern werden zu keinem Zeitpunkt der Erkrankung Schmerzen beklagt. Dann kann das veränderte Gangbild mit einem leichten Hinken Hinweise geben. Vermutlich bleiben einige Fälle der Perthes-Erkrankung auch unerkannt.

***Wenn sonst gesunde Kinder anfangen zu hinken, ist dies immer ein Grund zur orthopädischen Untersuchung der Hüft- und Kniegelenke.***

In schwereren Fällen beginnen die Kinder deutlich zu hinken und beklagen Schmerzen in der Leiste oder im Knie.

## Untersuchung und Diagnostik

Bei der Betrachtung des Gangbildes kann ein Hinken bereits auffallen. Beide Hüft- und beide Kniegelenke werden auf Schmerzen und Beweglichkeit überprüft. Das erkrankte Hüftgelenk weist häufig eine verminderte Beweglichkeit auf. Vor allem das Abspreizen *(Abduktion)* und das Nach-innen-Drehen *(Innenrotation)* des Beins sind nicht so gut möglich wie auf der gesunden Seite.

Da die Beine normalerweise die Form einer *4* bilden können und dies im Falle einer Perthes-Erkrankung häufig nicht möglich ist, spricht man von einem *positiven Vierer-Zeichen.*

Weitere diagnostische Maßnahmen:

### Röntgen

Da die Perthes-Erkrankung eine Erkrankung des Knochens ist, sind Röntgenaufnahmen wichtig. Sie zeigen das Stadium der Erkrankung und die Veränderungen am Hüftkopf an. Durch Röntgenbilder kann auch der weitere Verlauf der Erkrankung kontrolliert werden. Oftmals sind Röntgenuntersuchungen zur Beurteilung der Erkrankung ausreichend, so dass auf eine Kernspintomographie verzichtet werden kann. In frühen Stadien der Erkrankung und in unklaren Fällen kann die Kernspintomographie jedoch wichtig zur Früherkennung einer Hüfterkrankung sein.

Anhand des Röntgenbildes wird die Erkrankung in verschiedene Stadien eingeteilt und es werden Aussagen zur Therapie und zum Verlauf getroffen. Im Wesentlichen werden dabei das Ausmaß und die Lage des knöchernen Defekts am Hüftkopf beschrieben. Je ausgedehnter der Befall des Hüftkopfes ist und je weiter außen *(lateral)* er sich befindet, desto ungünstiger ist die Prognose der Erkrankung.

### Ultraschalluntersuchung

Der Ultraschall ist eine gute Methode, um schnell und ohne Strahlenbelastung eine Flüssigkeitsansammlung im Hüftgelenk festzustellen. Ein Hüftgelenkerguss kann bei der Perthes-Erkrankung, aber auch bei anderen Erkrankungen wie z. B. dem *Hüftschnupfen*, vorliegen und ist wichtiges Krankheitssymptom.

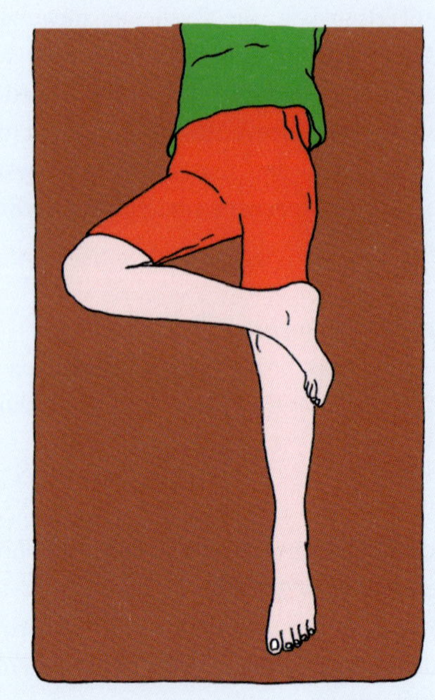

Die Abbildung zeigt einen Normalbefund, bei dem das rechte Bein in der Hüfte weit abgespreizt *(abduziert)* und nach innen gedreht *(innenrotiert)* werden kann. Dabei nehmen die Beine die Form einer *4* ein. Daraus leitet sich die Bezeichnung *Vierer-Zeichen* ab. Im Normalfall ist es *negativ*.

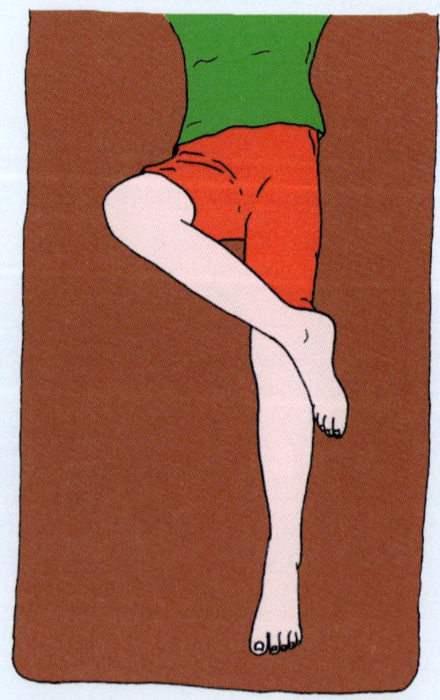

In diesem Fall kann das rechte Bein im Hüftgelenk nicht so weit abgespreizt und nach innen gedreht werden. Die Form einer *4* kann von den Beinen nicht mehr gebildet werden, das *Viererzeichen* ist *positiv*.

Bei der Perthes-Erkrankung können sich bei der Ultraschalluntersuchung bereits Veränderungen der Form des Hüftkopfes zeigen. Zur weiteren Abklärung ist eine Röntgenaufnahme aber unentbehrlich.

***Eine rasche Diagnosestellung ist zur Einleitung therapeutischer Maßnahmen, die die Krankheit positiv beeinflussen können, wichtig.***

**Kernspintomographie (Magnetresonanztomographie, MRT)**

Mit Hilfe der Kernspintomographie lässt sich die Erkrankung schon in sehr frühen Stadien erkennen. Zu diesem Zeitpunkt sind im Röntgenbild noch keine Veränderungen zu sehen. Liefern die Ultraschalluntersuchung und das Röntgenbild keine ausreichende Erklärung für Hüftschmerzen beim Kind, wird die Kernspintomographie zur weiteren Abklärung eingesetzt.

## Therapie

Die Therapiemaßnahmen haben das Ziel, eine bleibende Deformierung des sonst kugelrunden Hüftkopfes zu verhindern. Denn je stärker sich der Hüftkopf durch die Erkrankung deformiert, desto eher kommt es zum vorzeitigen Hüftgelenkverschleiß *(Koxarthrose)*. Der Hüftgelenkverschleiß ist schmerzhaft und schränkt das Gehvermögen und die Beweglichkeit ein. Er kann schon in jüngeren Jahren einen künstlichen Gelenkersatz *(Hüft-Totalendoprothese)* erforderlich machen. 50% aller Patienten über 50 Jahre, die in ihrer Kindheit an der Perthes-Erkrankung litten, benötigen ein künstliches Hüftgelenk. Bis zum 40. Lebensjahr haben 80% der Betroffenen kaum Beschwerden am betroffenen Hüftgelenk.

***Die Perthes-Erkrankung kann zu einem vorzeitigen Verschleiß des Hüftgelenks führen und im Erwachsenenalter einen künstlichen Gelenkersatz erforderlich machen.***

Die Therapiemaßnahmen richten sich nach dem Alter des Kindes, dem Ausmaß der Hüftkopfschädigung und der Bewegungseinschränkung. Bei einem Kind unter 6 Jahren kann unter günstigen Voraussetzungen alleine die Verminderung der Belastung zur Ausheilung der Erkrankung führen. Ältere Kinder mit einer schweren Deformierung des Hüftkopfes werden zum Teil operativ behandelt. Die Hälfte der von einer Perthes-Erkrankung betroffenen Kinder benötigt kaum eine Therapie und die Erkrankung heilt von alleine. Die anderen Kinder werden durch eine spezielle Therapie behandelt.

***Der Wiederaufbau eines runden Hüftkopfes kann dem Körper gelingen, wenn der Hüftkopf tief (zentriert) in der Hüftpfanne steht und das Gelenk frei beweglich ist. Diese günstigen Voraussetzungen für eine natürliche Ausheilung der Erkrankung können durch ärztliche und physiotherapeutische Maßnahmen geschaffen bzw. unterstützt werden.***

**Nicht-operative *(konservative)* Therapie**

Um eine Deformierung des Hüftkopfes als Folge der Perthes-Erkrankung zu verhindern, muss gewährleistet sein, dass der Hüftkopf möglichst tief *(zentriert)* in der Hüftpfanne steht. Dann ist es möglich, dass sich der Hüftkopf von alleine wieder zu einer fast runden Form umwandelt *(Remodellierung)*. In der Vergangenheit wurde das Hüftgelenk der Kinder häufig im Gips oder in Schienen- bzw. Gehapparaten ruhiggestellt oder entlastet. Diese Form der Behandlung ist umstritten und wird unterschiedlich praktiziert. Sie wird jedoch zunehmend seltener durchgeführt.

**Schmerzen** können in der akuten Phase zu Beginn der Erkrankung auftreten. Die Entlastung des Hüftgelenks durch die Verwendung von Gehstützen und die Gabe von Schmerzmitteln führen zum Abklingen der Beschwerden. *Ibuprofen* hat sich dabei als Schmerzmittel bewährt. Das Kind sollte sich schonen und anfangs keiner sportlichen Betätigung nachgehen. Nach wenigen Tagen klingen die Schmerzen meist ab und die Belastung kann langsam gesteigert werden. Dazu ist es sinnvoll, mit einer Krankengymnastik und mit einer leichten sportlichen Aktivität wie Fahrradfahren oder Schwimmen zu beginnen. Stärkere Belastungen des Hüftgelenks durch Sportarten wie Volleyball, Basketball, Fußball, Karate etc. sollten vermieden werden.

Die Einschränkung der **Hüftgelenkbeweglichkeit** ist ein typisches Merkmal der Erkrankung und wird in jedem Fall behandelt. Um die Hüftgelenkbeweglichkeit zu erhalten und verbessern, ist eine regelmäßige physiotherapeutische Therapie notwendig.

***Die Verbesserung der Beweglichkeit und der Erhalt einer freien Beweglichkeit sind ein wesentlicher Pfeiler in der Behandlung.***

Um eine bessere Beweglichkeit zu erreichen, wird in manchen orthopädischen Therapiezentren *Botulinumtoxin (BTX)* eingesetzt. Es wird in einen stark verkürzten Muskel gespritzt, wenn er die Hauptursache für die Bewegungseinschränkung ist. In anderen Fällen wird im Rahmen einer Operation eine sterile Flüssigkeit unter Druck in das betroffene Hüftgelenk gespritzt. Diese *hydraulische Mobilisation* soll den Bewegungsspielraum des Gelenks erweitern. Ob diese Methoden zur Anwendung kommen, sollte in jedem Einzelfall von einem in der Kinderorthopädie erfahrenen Arzt beurteilt werden.

Nach Abklingen der akuten Phase treten in der Zeit vom Kindesalter über das **Jugendalter** bis zum Erwachsenenalter keine oder kaum noch Schmerzen auf. Da das Hüftgelenk in der Regel jedoch eine Störung seiner runden Form zurückbehält, ist es für weitere Schäden anfälliger als ein gesundes Hüftgelenk. Sportarten wie Fußball, Leichtathletik oder andere, die das Hüftgelenk stark belasten und es in der Beweglichkeit stark beanspruchen, sind eher ungünstig. Die Belastung kann einen vorzeitigen Verschleiß des Knorpels fördern und zu einem *Einklemmungssyndrom* an der Hüfte führen. Dieses wiederum kann den Verschleiß des Gelenks zusätzlich begünstigen. Darauf wird ausführlich im Kapitel *Das Einklemmungssyndrom (Impingementsyndrom) der Hüfte* eingegangen.

Im **Erwachsenenalter** kann es zur Ausbildung eines vorzeitigen Gelenkverschleißes *(Koxarthrose)* kommen. Die Behandlung dieser Erkrankung wird ausführlich im Kapitel *Der Verschleiß des Hüftgelenks – Die Koxarthrose* beschrieben.

## Operative Behandlung

Wenn der Hüftkopf nicht tief *(zentriert)* in der Hüftgelenkpfanne steht, kann er nicht in seiner normalen Form nachwachsen. Der Rand der Gelenkpfanne würde durch Druck eine bleibende Delle im Hüftkopf hinterlassen. Die Folge wäre eine schlechte Beweglichkeit und ein frühzeitiger Verschleiß des Hüftgelenks. Die tiefe *(zentrierte)* Einstellung des Hüftkopfes in der Hüftgelenkpfanne wird häufig als *Containment* und die Therapie als *Containmenttherapie* bezeichnet.

Operative Maßnahmen betreffen den Oberschenkelknochen und den Beckenknochen. Durch eine Durchtrennung *(Osteotomie)* der Knochen und eine Änderung ihrer Stellung kann erreicht werden, dass der Hüftkopf wieder von der Hüftpfanne überdacht wird. Der durchtrennte Knochen wird anschließend durch Drähte oder Platten in seiner neuen Form gehalten und wächst wieder zusammen. Anschließend ist eine Gips-Behandlung für etwa 6 Wochen notwendig.

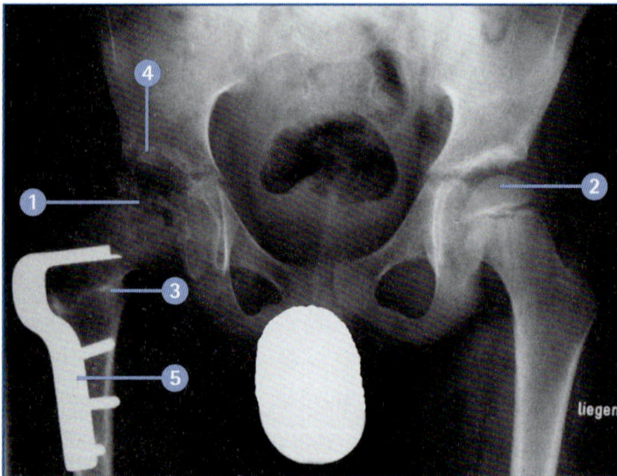


Röntgenbilder des nun 6 1/2-jährigen Jungen. Die Perthes-Erkrankung befindet sich im *Fragmentationsstadium*, der rechte Hüftkopf 1 ist krümelartig verändert, der linke 2 unverändert normal. Der Oberschenkel wurde an einer Stelle 3 durchtrennt *(osteotomiert)*, dann der Hüftkopf tiefer in die Hüftpfanne 4 geneigt und durch eine Platte 5 stabilisiert.

Am Schenkelhals wird dieses Verfahren meist in Form einer *intertrochantären Varisationsosteotomie (IVO)* durchgeführt. *Intertrochantär* beschreibt die Lage der Durchtrennung am Schenkelhals zwischen großem und kleinem Rollhügel *(Trochanter)*. Unter *Varisation* versteht man die Verkleinerung des Schenkelhalswinkels, wozu die Position des Hüftkopfes vermehrt in Richtung Boden gebracht wird.

Eingriffe an den Beckenknochen werden als *Beckenosteotomie* bezeichnet. Die Operationen erfolgen im Kindesalter oder im jugendlichen Alter, wenn nach Ausheilung der Erkrankung noch eine deutliche Deformität verblieben ist.

***Die wesentlichen Aspekte in der Therapie der Perthes-Erkrankung sind die Verminderung der Belastung, der Erhalt bzw. die Verbesserung der Beweglichkeit und die Wiederherstellung der Zentrierung des Hüftkopfes.***

In der Frühphase der Erkrankung können *Medikamente* eingesetzt werden, die einen positiven Einfluss auf die Durchblutung des Hüftkopfes haben. Es handelt sich dabei um sog. *Prostacyklin-Analoga*. Ihre Anwendung erfolgt bisher nur in spezialisierten Kliniken und eine abschließende Beurteilung über den Erfolg der Behandlung steht noch aus. Der behandelnde Orthopäde sollte die Kinder dort in der Frühphase der Erkrankung zur Mitbehandlung vorstellen. Weiterhin werden Untersuchungen mit der Medikamentengruppe der sog. *Bisphosphonate* oder mit *Vitaminpräparaten* durchgeführt. Sie sollen den Knochenabbau bremsen. Auch für diese Behandlung ist eine abschließende Bewertung noch nicht möglich.

## Prognose und Verlauf

Leichte Fälle einer Perthes-Erkrankung heilen ohne Therapie in 90-100% gut oder befriedigend aus. Je jünger die Kinder sind, desto besser ist die Prognose. Grund ist das noch höhere Potenzial des Hüftgelenks, sich nach der Erkrankung wieder normal zu entwickeln. Bei Kindern über 6 Jahren besteht eine schlechtere Prognose. Ebenso bei Mädchen, bei denen die Prognose generell etwas ungünstiger ist. Schwere Fälle können einen deformierten Hüftkopf hinterlassen, der zu einem vorzeitigen Verschleiß des Hüftgelenks führt. Die Dauer der Perthes-Erkrankung beträgt meist 2-4 Jahre.

Insgesamt sollte bedacht werden, dass der Körper selber in der Lage ist, den erkrankten Hüftkopf wieder aufzubauen und ihm dies oft erstaunlich gut gelingt. Die Therapie unterstützt die Möglichkeit der natürlichen Heilung.

***Der Verlauf der Erkrankung, das Ausmaß der bleibenden Hüftkopfdeformierung und die daraus entstehenden Folgen sind zu Beginn einer Behandlung nicht sicher vorherzusagen.***

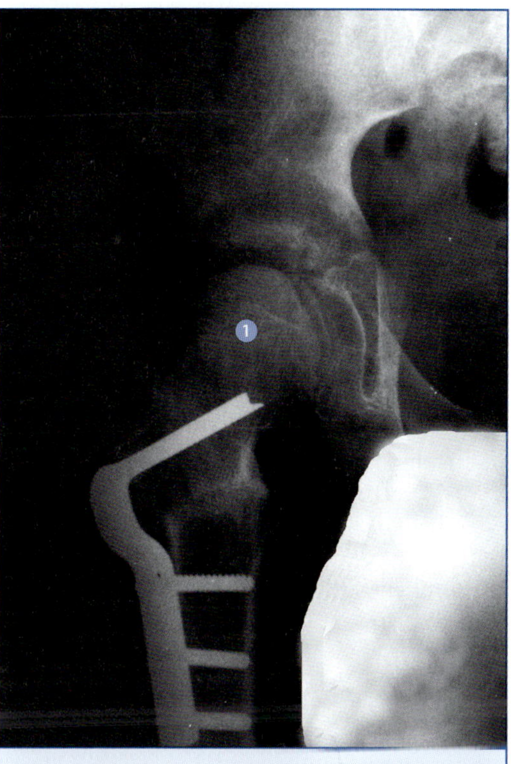


Auf dem Röntgenbild eines 14-jährigen Jungen ist zu erkennen, dass sich der Hüftkopf (1) wieder zu einer fast runden Form entwickelt hat.

### Das Wichtigste für Sie:

- Die *Perthes-Erkrankung* ist eine Erkrankung des Hüftgelenks im Kindesalter.
- Der Hüftkopf wird in seiner Entwicklung gestört, kann sich davon jedoch in der Regel wieder erholen.
- Es gibt leichte und schwere Formen der Erkrankung.
- Die Therapie besteht aus Entlastung, Bewegungstherapie und zum Teil aus operativen Maßnahmen.
- Ein deformierter Hüftkopf kann verbleiben und zu einem vorzeitigen Verschleiß des Hüftgelenks führen.

## Die Hüftkopflösung des Jugendlichen – Die *Epiphysenlösung*

Das Wachstum der Knochen findet in den sog. *Epiphysenfugen* statt. Diese Fugen oder Zonen bestehen aus Knorpelgewebe, welches sich mit der Zeit in Knochengewebe umwandelt. Aus der fortwährenden Neubildung von Knorpelgewebe und der nachfolgenden Umwandlung in Knochengewebe resultiert das Wachstum. Diese knorpeligen Wachstumszonen sind weicher und nicht so stabil wie Knochen.

Bei Kindern und Jugendlichen befindet sich auch am Hüftkopf eine solche Zone des Wachstums. Auf dieser Wachstumszone entwickelt sich der Hüftkopf. Generell wird das Ende eines langen Röhrenknochens als *Epiphyse* bezeichnet. Daher kann in diesem Fall mit gleicher Bedeutung von der *Epiphyse* oder vom *Hüftkopf* gesprochen werden. *Caput femoris* ist die lateinische Bezeichnung für den *Hüftkopf*.

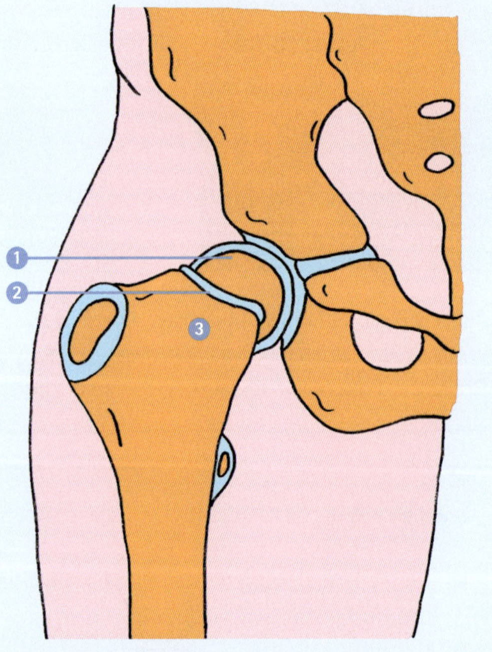

Die Abbildung zeigt ein rechtes Hüftgelenk in der Betrachtung von vorne. Der *Hüftkopf* bzw. die *Epiphyse* ❶ gleitet in der Wachstumsfuge *(Epiphysenfuge)* ❷ nach hinten ab und löst sich dabei vom Schenkelhals *(Metaphyse)* ❸.

Bei der *Hüftkopf-* oder *Epiphysenlösung* kommt es zu einer Verschiebung bzw. Lösung des Hüftkopfes in dieser Wachstumszone. Der vollständige medizinische Begriff für die Erkrankung lautet *Epiphyseolysis capitis femoris*. Teilweise wird er mit *ECF* abgekürzt. In der Umgangssprache ist auch unter Medizinern die Bezeichnung *Epiphysenlösung* üblich.

### Ursachen und Herkunft

Es handelt sich um die häufigste Hüftgelenkerkrankung des Jugendlichen, an der vorwiegend männliche Jugendliche im **Alter von 12 – 16 Jahren** erkranken. Die genaue Ursache der Erkrankung konnte noch nicht geklärt werden. Am wahrscheinlichsten ist das ungünstige Zusammenwirken von hormonellen Faktoren in der Pubertät, ungünstigen individuellen anatomischen Bedingungen am Hüftgelenk und einer zusätzlich erhöhten mechanischen Belastung durch hohes Körpergewicht sowie intensiven Sport.

***Von der Erkrankung sind typischerweise übergewichtige und sportlich aktive männliche Jugendliche im Alter zwischen 12 und 16 Jahren betroffen.***

Betroffene Jugendliche sind meist **übergewichtig** und größer als Gleichaltrige. Stoffwechsel- und hormonbedingt ist in diesem Alter häufig eine leichte Schwächung der Stabilität der Wachstumszone festzustellen. Kommt eine mechanische **Überlastung** durch Gewicht und sportliche Aktivität noch hinzu, überwiegen die einwirkenden Kräfte *(Scherkräfte)* die stabilisierenden Kräfte an der Wachstumszone.

Als Folge verschieben oder „lösen" sich die über die Wachstumsfuge miteinander verbundenen Knochenteile voneinander. Während der Hüftkopf bzw. die Epiphyse in der Hüftpfanne nach hinten gleitet, verlagert sich der Oberschenkelknochen nach vorne und zur Seite. Dieser sich an die Epiphyse anschließende Teil des Knochens wird allgemein als *Metaphyse* bezeichnet.

Der Verlauf der Erkrankung kann unterschiedlich sein. Es gibt drei Verlaufsformen:

■ **Akute Verlaufsform (ca. 10% der Fälle)**
Es kommt zu einer plötzlichen und starken Lösung des Hüftkopfes von der Wachstumsfuge.

■ **Chronische Verlaufsform (ca. 75% der Fälle)**
Über Monate entwickelt sich langsam eine zunehmende Lösung des Hüftkopfes.

■ **Akut auf chronische Verlaufsform (ca. 15% der Fälle)**
An die Phase der langsamen Lösung schließt sich eine akute Lösung des Hüftkopfes von der Wachstumsfuge an.

## Symptome und Beschwerden

Die Beschwerden sind je nach Verlaufsform unterschiedlich.

■ **Akute Verlaufsform**
Die plötzliche und starke Verschiebung in der Wachstumszone führt dazu, dass der Jugendliche **nicht mehr laufen** und nicht mehr stehen kann. Dies ähnelt einem Schenkelhalsbruch beim Erwachsenen. Die Gründe für die Schmerzen sind neben einer Zerreißung der Gelenkkapsel das Abgleiten in der Wachstumsfuge und zusätzlich eine Einblutung in das Gelenk. Der Gelenkerguss setzt das Hüftgelenk unter hohen Druck und ist enorm schmerzhaft.

■ **Chronische Verlaufsform**
Die sich über Wochen oder Monate entwickelnde langsame Verschiebung löst bei Jugendlichen Phasen mit milden **Knie- oder Hüftschmerzen** aus. Die Betroffenen können leicht hinken oder werden gehmüde. Daran schließen sich Phasen an, in denen keine Beschwerden bestehen.

***Wiederkehrende Knieschmerzen, Schmerzen in der Leiste oder ein auftretendes Hinken sollten bei Heranwachsenden immer orthopädisch untersucht werden.***

■ **Akut auf chronische Verlaufsform**
An die wechselnden Beschwerden einer chronischen Form schließt sich ein akut schmerzhaftes Ereignis wie bei der akuten Verlaufsform an.

## Untersuchung und Diagnostik

In allen Fällen werden der Jugendliche und die Eltern ausführlich nach Art und Häufigkeit von Beschwerden in der Leiste und an den Kniegelenken gefragt. Daran schließt sich eine Untersuchung der Hüft- und Kniegelenke an. Je nach Verlaufsform lassen sich bei der Untersuchung unterschiedliche Befunde erheben.

■ **Akute Verlaufsform**
Gehen oder Stehen ist den Betroffenen aufgrund starker Schmerzen nicht möglich. Jede Bewegung in der Hüfte wird als schmerzhaft angegeben und eine Untersuchung ist kaum möglich.

■ **Chronische Verlaufsform**
Bei der chronischen Verlaufsform kommt es darauf an, ob es zu einer leichten oder zu einer schweren Verschiebung in der Wachstumsfuge gekommen ist. Eine leichte Verschiebung bleibt bei der Untersuchung mit den Händen möglicherweise unentdeckt. Bei einer schweren Verschiebung zeigt sich eine typische Bewegungseinschränkung im Hüftgelenk. Beim Versuch, das Hüftgelenk zu beugen, dreht sich das Bein nach außen. Dieses Phänomen wird als *Drehmann-Zeichen* bezeichnet. Allgemein können ein Hinken und eine eingeschränkte Beweglichkeit der Hüfte auffallen.

■ **Akut auf chronische Verlaufsform**
Es werden zunächst die gleichen Beschwerden wie bei der chronischen Verlaufsform beklagt. Daran schließt sich ein akut schmerzhaftes Ereignis an, wie es bei der akuten Verlaufsform beschrieben wird.

***Je länger die Erkrankung besteht, desto mehr rutscht der Hüftkopf ab und die Prognose verschlechtert sich. Daher sollten alle diagnostischen und therapeutischen Maßnahmen ohne zeitlichen Verzug erfolgen.***

Weitere diagnostische Maßnahmen:

■ **Röntgen**
Bei Kindern und Jugendlichen erfolgt immer eine

besonders strenge Prüfung, ob Röntgenaufnahmen notwendig sind oder nicht. Ergibt sich bei der Untersuchung und im Ultraschall der Verdacht auf eine Epiphysenlösung, sollte allerdings nicht auf sie verzichtet werden. Das Risiko, eine Hüfterkrankung nicht zu erkennen, wäre zu hoch. Es sollten grundsätzlich beide Hüftgelenke geröntgt werden.

Im Röntgenbild lässt sich das Ausmaß des Abrutschens gut erkennen – eine zentrale Information für die Therapieplanung. Die Röntgenuntersuchung ist neben dem Ultraschall in den meisten Fällen die einzig notwendige Untersuchungsmethode.

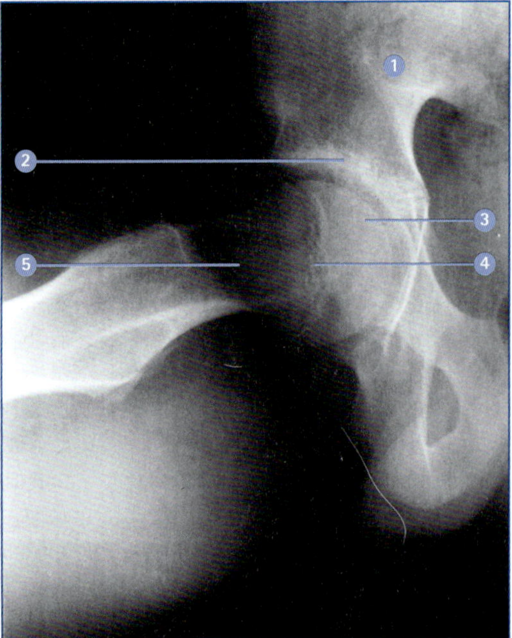


Röntgenbild der rechten Hüfte eines 15-jährigen Jugendlichen mit Darstellung des Beckenknochens ❶ und der Hüftpfanne ❷. Die Aufnahme wird in einer abgespreizten Position des Beins angefertigt. Dabei zeigt sich, wie sich der Hüftkopf ❸ in der Wachstumsfuge ❹ auf dem Schenkelhals ❺ nach hinten verlagert hat. Die Veränderungen sind hier gering ausgebildet und für den Ungeübten schwer zu erkennen.

### Ultraschalluntersuchung

Im Ultraschall kann eine Flüssigkeitsansammlung im Hüftgelenk *(Hüftgelenkerguss)* erkannt / diagnostiziert werden. Bei der Flüssigkeit handelt es sich bei einem akuten Geschehen um Blut, bei einem chronischen Geschehen um vermehrte Gelenkschmiere. Zum Teil zeigt sich die Verschiebung der Knochen. Der Ultraschall ist eine wichtige Untersuchungsmethode und wird in jedem Fall durchgeführt. Er kann jedoch Röntgenbilder nicht ersetzen.

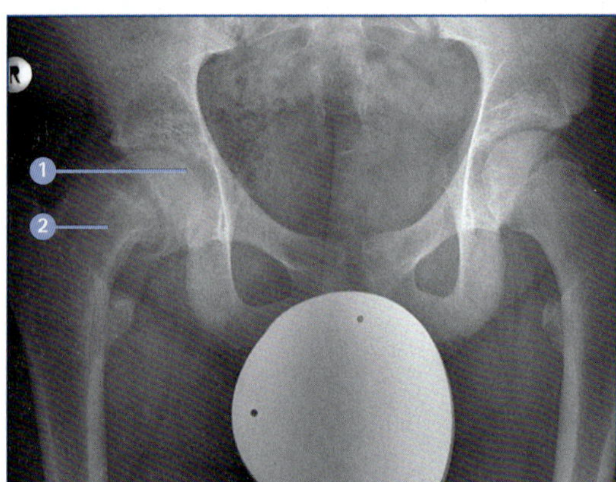


Das Röntgenbild zeigt beide Hüftgelenke eines 17-jährigen Patienten. Auf der rechten Seite ist deutlich zu erkennen, wie der Hüftkopf ❶ gegenüber dem Schenkelhals ❷ verschoben ist. Es handelt sich um eine spät erkannte chronische Verlaufsform.

### Kernspintomographie (Magnetresonanztomographie, MRT)

Sie gehört bei der Epiphysenlösung nicht zur Routineuntersuchung wie der Ultraschall oder das Röntgen, da sie meist keine für die Therapie wichtigen Informationen liefert. Das Warten auf einen Untersuchungstermin kann unter Umständen die frühzeitige Diagnosestellung unnötig verzögern.

In **unklaren Fällen** ist sie zur Erlangung weiterer Informationen jedoch unentbehrlich. Ihr kommt vor allem nach Durchlaufen der akuten Erkrankung eine enorme Bedeutung zu, wenn es um die rechtzeitige Klärung von Folgeschäden am Hüftgelenk des jungen Erwachsenen geht. Mit dieser Methode können frühzeitig Schäden an der Gelenklippe und am Knorpel erkannt werden, wie sie beim *Einklemmungssyndrom* der Hüfte *(Impingementsyndrom)* auftreten. Das Impingementsyndrom ist sehr häufig Folge einer Epiphysenlösung.

## Therapie

Wird die Diagnose einer Hüftkopflösung gestellt, ist immer eine **operative Therapie** notwendig. Weder Tabletten noch Gymnastik oder andere Therapieformen sind in der Lage, ein Abrutschen der Knochen aufzuhalten oder zu korrigieren. Die Nichtbehandlung der Erkrankung kann dazu führen, dass sich der Hüftkopf in der Wachstumszone stark verschiebt oder verschoben bleibt.

***Bei aller Aufgeschlossenheit gegenüber sanften und alternativen Behandlungsmethoden in der Orthopädie haben sie im Falle einer Epiphysenlösung keinen Stellenwert. Eine verzögerte Behandlung verschlechtert die Heilungsaussichten des Gelenks erheblich und fördert einen frühzeitigen Hüftgelenkverschleiß in hohem Maße.***

Je nach Befund sind die Ziele der Operation, ein weiteres Abrutschen zu verhindern, einen schweren Abrutsch wieder zu korrigieren und/oder einem drohenden Abrutsch der Gegenseite entgegenzuwirken.

***In mehr als 50% der Fälle muss im weiteren Verlauf mit einem Abrutschen der anderen Seite gerechnet werden.***

### ■ Akute Verlaufsform

Sie macht die **sofortige Aufnahme in einer orthopädischen Klinik** notwendig. Nach der plötzlichen Verschiebung in der Wachstumszone wird versucht, die beiden Knochen wieder in ihre ursprüngliche Position zueinander zu bringen. Diese *Reposition* erfolgt durch spezielle ärztliche Handgriffe *(manuelle Reposition)*. Sie kann auch im Rahmen einer *offenen Operation* erfolgen, bei der das Hüftgelenk aufgeschnitten wird. Mit dem gleichen Ziel werden von einigen Orthopäden Streckungen *(Extensionen)* des Hüftgelenks über wenige Tage vorgenommen.

Damit es zu keiner erneuten Verschiebung kommt, wird der Hüftkopf durch das Einbringen von 3 Drahtstiften *(Kirschnerdrähte)* mit dem anderen Knochen verbunden. Sie sind etwa 2 mm dick und werden durch den Schenkelhals in den Hüftkopf gebohrt. Alternativ und zunehmend häufiger wird eine einzige dickere (Gleit-)Schraube zur Stabilisierung verwendet. Der schmerzhafte Bluterguss im Gelenk wird meistens entfernt, weil er die Durchblutung des Hüftkopfes möglicherweise gefährdet. Nach der Operation kann das Bein schnell wieder bewegt werden. Die genaue Dauer der Entlastung wird vom Operateur festgelegt. Sie beträgt in der Regel 2 Wochen, für insgesamt 3 Monate wird das Gelenk nur teilbelastet.

***Die akute Epiphysenlösung des Jugendlichen ist ein Notfall und erfordert umgehend eine operative Behandlung in einer orthopädischen Klinik.***

### ■ Chronische Verlaufsform

Bei der chronischen Verlaufsform muss nicht umgehend operiert werden. Bestehende Schmerzen werden zunächst durch Schonung und durch die Gabe von *Ibuprofen* behandelt. Anschließend muss verhindert werden, dass der Hüftkopf sich weiter verschiebt. Dazu werden wie bei der akuten Form 3 Drahtstifte *(Kirschnerdrähte)* oder eine Schraube von der Seite über den Schenkelhals bis zum Hüftkopf vorgeschoben. Im Gegensatz zur akuten Form wird eine Korrektur des bisherigen Abrutschens zu diesem Zeitpunkt nicht durchgeführt. Nach der Operation kann das Hüftgelenk bewegt werden. Je nach Maßgabe des Operateurs ist eine Entlastung für 2 Wochen und eine Teilbelastung für 6 Wochen notwendig.

Das andere Huftgelenk ist mit einer Wahrscheinlichkeit von 50% mitbetroffen, weshalb es in den meisten Fällen bei der gleichen Operation prophylaktisch ebenfalls stabilisiert wird. Es kann nach der Operation voll belastet werden.

### ■ Akut auf chronische Verlaufsform

Diese Verlaufsform wird zunächst wie die akute Form, also rasch durch eine Operation, behandelt. Die gegeneinander verschobenen Knochen werden in ihre ursprüngliche Position zurückgebracht *(Reposition)* und mit Drahtstiften fixiert (s.o.). Dabei ist zu berücksichtigen, dass es vor Beginn der akuten Verschiebung schon zu einer chronischen Verschiebung gekommen ist. Die Verschiebung ist deshalb in den meisten Fällen stärker ausgeprägt, weshalb eine Normalposition des Hüftkopfes oftmals auch operativ nicht zu erreichen ist.

### ■ Weitere Maßnahmen

Die weitere Behandlung hängt davon ab, wie weit sich die Knochen gegeneinander verschoben haben. Eine leichte Verschiebung bis 30° wird

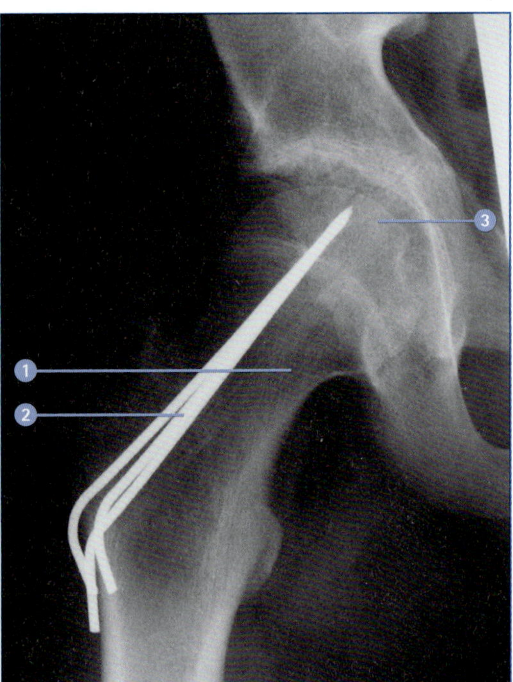

Das Röntgenbild zeigt das Hüftgelenk eines 15-jährigen Jungen nach der Operation. Über den Schenkelhals 1 wurden drei Drahtstifte *(Kirschnerdrähte)* 2 nach oben bis in den Hüftkopf 3 vorgeschoben und anschließend umgebogen.

meist belassen. Bei einer mittelstarken Verschiebung von 30-60° wird in Abhängigkeit von der Gelenkfunktion und dem Alter des Patienten entschieden, ob eine **weitere Operation** notwendig ist. Ist es zu einer starken Verschiebung von mehr als 50-60° gekommen, ist die Funktion des Hüftgelenks dauerhaft gestört und es ist abzusehen, dass sich Schäden entwickeln. In solchen Fällen wird die Stellung des Hüfkopfes durch einen operativen Eingriff am Schenkelhals verändert. Dabei wird der Schenkelhals durchtrennt *(Osteotomie)* und der Hüftkopf in eine bessere Position gebracht *(Umstellung)*. In dieser Position wird er durch Drähte *(Kirschnerdrähte)* oder Platten gehalten und verwächst wieder mit dem Schenkelhals. Es gibt verschiedene Methoden dieser sog. *Umstellungsosteotomien*.

## Prognose und Verlauf

Die Prognose und der Verlauf der Erkrankung hängen vom Ausmaß der nach der Therapie verbleibenden Formänderung *(Deformität)* des Hüftkopfes ab. Geringe Deformitäten können später ohne Symptome bleiben. Mäßige Deformitäten führen zu einer eingeschränkten Beweglichkeit und Belastbarkeit des Hüftgelenks. Oftmals entwickelt sich ein *Einklemmungssyndrom* der Hüfte. Das Einklemmungssyndrom schädigt die Gelenklippe und den Knorpel, es wird ausführlich im Kapitel *Das Einklemmungssyndrom (Impingementsyndrom) der Hüfte* beschrieben. In etwa 15% der Fälle entsteht innerhalb von 30 Jahren ein deutlicher Verschleiß *(Arthrose)* des Hüftgelenks *(Koxarthrose)*.

***Das Einklemmungssyndrom der Hüfte als häufige Folge einer Epiphysenlösung kann oftmals schon im jungen Erwachsenenalter behandelt werden. Die Behandlung kann das Auftreten einer Hüftgelenk-Arthrose verzögern und möglicherweise verhindern.***

Als schwere Komplikation einer Epiphysenlösung kann die **Durchblutung des Hüftkopfes** unterbrochen werden. Ursache ist ein Zerreißen der Blut-

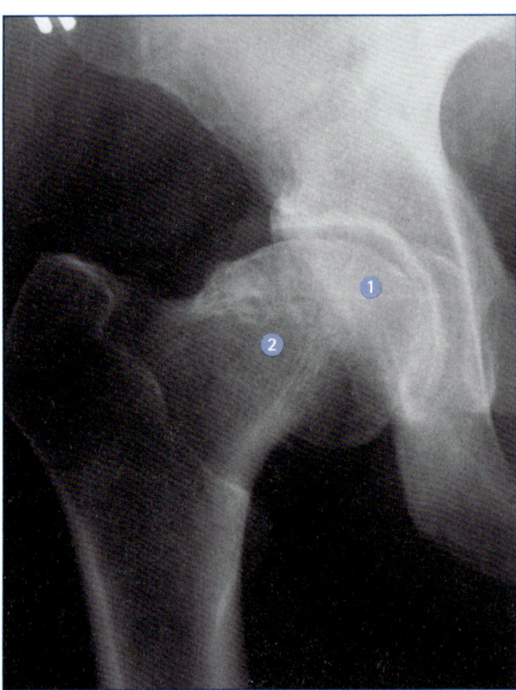

Röntgenbild der rechten Hüfte eines 56-jährigen Mannes in der Betrachtung von vorne. Er hat in seiner Jugend unbemerkt eine Epiphysenlösung durchlebt. Der Hüftkopf 1 ist auf dem Schenkelhals 2 nach hinten gerutscht und in dieser Position verwachsen. Als Folge der Fehlbelastung hat sich ein Gelenkverschleiß entwickelt.

gefäße durch die Erkrankung oder der hohe Druck durch den Bluterguss im Gelenk. Auch die operative Behandlung und das Korrigieren *(Reposition)* des abgerutschten Hüftkopfes können dazu führen. In solchen Fällen stirbt der Hüftkopf ab, was als *Hüftkopfnekrose* bezeichnet wird.

Dies zeigt sich meist wenige Monate nach der Behandlung und tritt in etwa 20% der Fälle auf. Bei einer unsachgemäßen ärztlichen Behandlung kann der Anteil auf über 40% steigen. Je älter der Betroffene ist, desto weniger kann sich der Hüftkopf von einer Hüftkopfnekrose erholen und es verbleibt ein deformiertes und in seiner Funktion stark eingeschränktes Gelenk. Die Hüftkopfnekrose kann in kurzer Zeit zu einem schweren Verschleiß des Gelenks führen. Als Folge kann ein künstlicher Ersatz des Gelenks schon in jungen Jahren notwendig werden.

***Ein Großteil der Hüftgelenkarthrosen (Koxarthrose) im Erwachsenenalter ist auf eine Epiphysenlösung im Jugendalter zurückzuführen.***

Schwerere Deformitäten führen bei etwa 25-50% der Patienten nach Ablauf von etwa 30 Jahren zu einer **Hüftarthrose**. Daher treten stärkere Beschwerden oft erst im Alter ab etwa 50 Jahren auf. Dann liegt bereits ein Verschleiß des Hüftgelenks vor. Patienten, die eine Hüftkopflösung durchgemacht haben, gehören zu den Patienten, die in einem Alter unter 50 Jahren schon mit einer Hüft-Endoprothese versorgt werden.

## Das Wichtigste für Sie:

- Die *Hüftkopflösung* tritt in der Wachstumsphase auf, vermehrt bei übergewichtigen männlichen Jugendlichen, die sportlich aktiv sind.
- Bei der Hüftkopflösung kommt es in der Wachstumszone der Hüfte zu einem Abgleiten des Hüftkopfes.
- In akuten Fällen kann der Jugendliche weder gehen noch stehen. Es handelt sich um einen Notfall.
- Bei der chronischen Verlaufsform treten über Wochen wiederkehrende Hüft- oder Knieschmerzen auf.
- Die Therapie der Hüftkopflösung ist immer operativ.

# Die schnappende Hüfte

Als *schnappende Hüfte* wird eine Erkrankung bezeichnet, bei der eine Sehne über einen Knochen am Oberschenkelknochen oder am Becken reibt und bei Bewegung ein spür- und hörbares *Schnappen* verursacht.

Die lateinische Bezeichnung für die Erkrankung lautet *coxa saltans*. Der Begriff leitet sich aus dem Lateinischen von *coxa* für *Hüfte* und von *saltare*, *hüpfen*, ab.

Die Abbildung zeigt ein gesundes rechtes Hüftgelenk von vorne. An der Außenseite des Oberschenkels liegt der *große Rollhügel* ①, der *Trochanter major*, über den eine Sehne „springen" kann.

## Ursachen und Herkunft

Es gibt **zwei Formen** der *schnappenden Hüfte*. Bei der *äußeren* Form reibt eine Sehne an der Außenseite des Oberschenkelknochens über den *großen Rollhügel (Trochanter major)*. Ursächlich kann eine Spannungsstörung eines äußeren Beinmuskels, des *Tractus iliotibialis*, sein oder eine Formstörung des großen Rollhügels. Besteht eine unterschiedliche Beinlänge, so kann dies ein Schnappen begünstigen.

Das Schnappen tritt häufig bei **weiblichen Jugendlichen** auf. Die Form der Beinachsen und des Schenkelhalses können eine Zeit lang ein Schnappen an der Hüfte begünstigen. Da sich das Hüftgelenk mit dem Schenkelhals ebenso wie die Beinachsen im Wachstum verändern, hört das Springen in vielen Fällen nach einer Zeit von alleine auf.

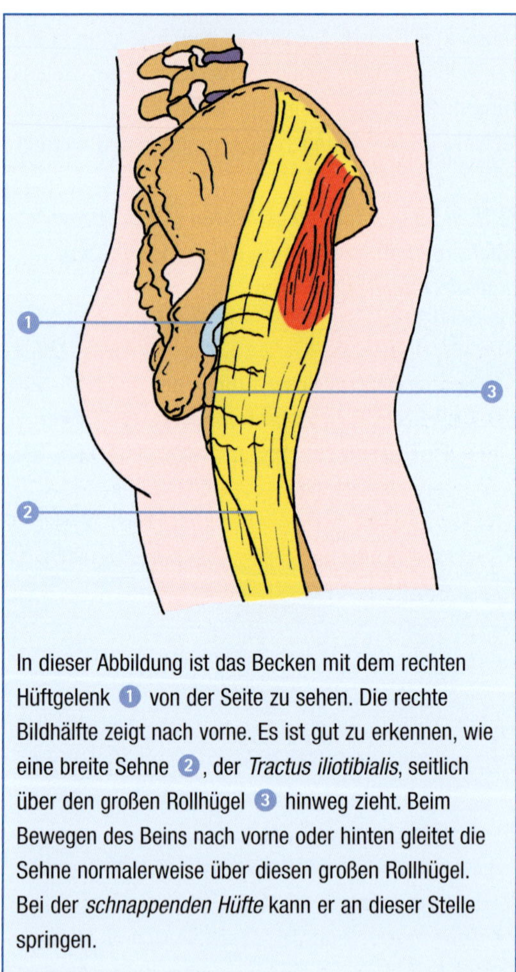


In dieser Abbildung ist das Becken mit dem rechten Hüftgelenk ① von der Seite zu sehen. Die rechte Bildhälfte zeigt nach vorne. Es ist gut zu erkennen, wie eine breite Sehne ②, der *Tractus iliotibialis*, seitlich über den großen Rollhügel ③ hinweg zieht. Beim Bewegen des Beins nach vorne oder hinten gleitet die Sehne normalerweise über diesen großen Rollhügel. Bei der *schnappenden Hüfte* kann er an dieser Stelle springen.

Die *innere* Form wird durch ein Springen der Sehne des *Iliopsoas-Muskels* am inneren Beckenrand ausgelöst. Davon sind vorwiegend sportlich aktive junge Menschen betroffen. Die genaue Ursache für das Springen ist bis heute nicht ganz geklärt. Möglicherweise spielt ein vergrößerter Schleimbeutel oder die Form des Beckenknochens eine Rolle.

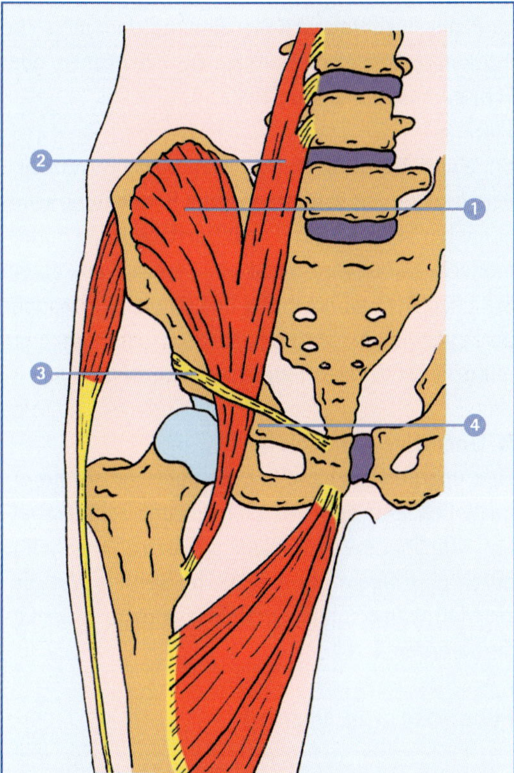


Diese Abbildung zeigt einige wichtige Muskeln in der Nähe des rechten Hüftgelenks. Es wird von vorne betrachtet. Der *Iliopsoas-Muskel* zieht von der Innenseite des Beckens 1 und von der Lendenwirbelsäule 2 unter dem Leistenband 3 bis zur Innenseite des Oberschenkelknochens. Am inneren Beckenrand 4 kann es zu einem Springen kommen.

***Bei beiden Formen der schnappenden Hüfte ist das eigentliche Hüftgelenk nicht von der Erkrankung betroffen.***

## Symptome und Beschwerden

Beide Formen der Erkrankung können ohne störende Schmerzen verlaufen. Es fällt den Betroffenen jedoch auf, dass sie ein Schnappen bei bestimmten Bewegungen des Hüftgelenks spontan auslösen können. Dieses Schnappen ist **spürbar** und zum Teil deutlich **hörbar**.

Wenn Schmerzen auftreten, liegen sie bei der *äußeren* Form der schnappenden Hüfte an der Außenseite der Hüfte, bei der *inneren* Form in der Leiste. Sie werden meist als dumpf empfunden.

## Untersuchung und Diagnostik

Das Schnappen kann der Untersucher durch das Auflegen seiner Hand ertasten, wenn der Betroffene die Hüfte bewegt. Zum Teil ist das Schnappen nur bei Gehbewegungen zu spüren. Die Hüftgelenke, die Leistengegend sowie die Lendenwirbelsäule mit dem Kreuzbein-Darmbein-Gelenk werden sorgfältig überprüft.

***Bestehen außer einem leichten Schnappen keine Beschwerden, kann in den meisten Fällen zunächst auf eine bildgebende Diagnostik verzichtet werden.***

Weitere diagnostische Maßnahmen:

**Röntgen**

Da meist Jugendliche betroffen sind, sollte eine strahlenbelastende Röntgenuntersuchung zurückhaltend erfolgen. Bestehen außer dem Schnappen keine Beschwerden, die auf einen Schaden am Gelenk schließen lassen, kann zunächst auf sie verzichtet werden. Erst bei anhaltenden Schmerzen und wenn eine Kernspintomographie zur weiteren Behandlung nicht ausreicht, ist eine Röntgenuntersuchung sinnvoll.

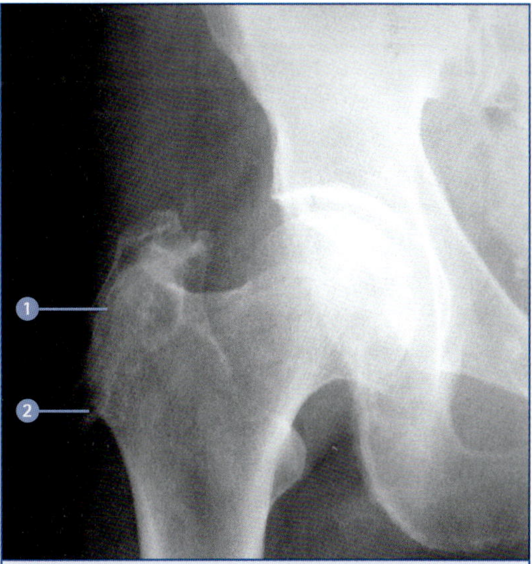


Röntgenbild der rechten Hüfte einer älteren Frau. Die Betrachtung erfolgt von vorne. Am *großen Rollhügel* 1 haben sich knöcherne Ausziehungen 2 gebildet. Es kam nur vorübergehend zu einem Springen und zu leichten Beschwerden in dieser Region.

### Ultraschalluntersuchung

Mit Hilfe der Ultraschalluntersuchung kann zum Teil eine Reizung im Hüftgelenk oder ein vergrößerter Schleimbeutel in der Umgebung der Hüfte dargestellt werden. Sie wird daher regelmäßig angewendet, erbringt aber eher selten einen wegweisenden Befund.

### Kernspintomographie (Magnetresonanztomographie, MRT)

Bestehen bei dem Betroffenen außer einem leichten Schnappen keine Beschwerden, ist eine Kernspintomographie zunächst nicht notwendig, da sie keine therapeutische Konsequenz hat. Kommt es jedoch zu anhaltenden Schmerzen, dann ist sie eine **gute Methode**, um einen Schaden im Hüftgelenk oder einen vergrößerten Schleimbeutel zu erkennen.

## Therapie

Die Therapie richtet sich nach den Beschwerden. Werden außer einem leichten Schnappen keine Schmerzen beklagt, ist eine Therapie nicht notwendig. Über die Harmlosigkeit des Phänomens der schnappenden Hüfte kann aufgeklärt und der weitere Verlauf zunächst abgewartet werden.

### Nicht-operative *(konservative)* Therapie

Treten **Schmerzen** durch eine schnappende Hüfte auf, so erfolgt zunächst eine körperliche **Schonung**. Schmerzhafte Bewegungen werden vermieden und sportliche Tätigkeiten werden eingestellt. Zur Schmerzlinderung kann *Ibuprofen* eingesetzt werden. Nach Abklingen der Symptome wird es rasch abgesetzt und höchstens über 7-14 Tage gegeben. Präparate mit pflanzlichen, entzündungshemmenden Wirkstoffen können alternativ und über einen längeren Zeitraum eingenommen werden.

Auf die Außenseite der Hüfte können mehrmals täglich kühlende **Kältepackungen** aufgelegt oder **Salben** aufgetragen werden. Medizinische Reizströme, Behandlungen mit Magnetfeldern sowie Ultraschallbehandlungen können zur Beruhigung beitragen.

Sollten die Beschwerden nicht innerhalb von 1-2 Wochen zunehmend abklingen, wird versucht, durch eine **physiotherapeutische Behandlung** mögliche muskuläre Ungleichgewichte wie Schwächen oder Fehlspannungen auszugleichen.

Bei einem hohen Schmerzniveau oder bei Versagen der Therapie mit Tabletten ist die Behandlung eines gereizten Schleimbeutels mit **Spritzen** *(Injektionen)* möglich. Dabei wird meist ein Gemisch aus einem örtlichen Betäubungsmittel und einem Kortisonpräparat verwendet. Statt des Kortisons kann auch ein pflanzlicher Wirkstoff eingesetzt werden.

### Operative Behandlung

Eine operative Behandlung ist nur **sehr selten** erforderlich. Erst bei einem langen und schmerzhaften Krankheitsverlauf kann die betroffene Sehne durch eine Operation eingekerbt werden. Mit dieser Maßnahme soll ein weiteres Schnappen verhindert werden.

## Prognose und Verlauf

In den meisten Fällen handelt es sich um eine **harmlose Erkrankung**, die von alleine ausheilt. Solange das Schnappen nicht zu Beschwerden führt, ist keine Therapie notwendig. Das Schnappen richtet weder an der Sehne noch am Knochen Schaden an und kann somit auch über mehrere Monate beobachtet werden, ohne dass bleibende Schäden zu befürchten sind. Treten doch Beschwerden auf, so ist die nicht-operative Therapie in aller Regel erfolgreich.

### Das Wichtigste für Sie:

- Die *schnappende Hüfte* bezeichnet das Springen einer Sehne in der Nähe des Hüftgelenks.
- Dabei ist das Hüftgelenk selbst nicht von der Erkrankung betroffen.
- In vielen Fällen hört das Schnappen wieder von alleine auf.
- Bei Beschwerden helfen meist Schonung und Medikamente.
- Operative Behandlungen sind selten notwendig.

## Die Schambeinentzündung - Die *Ostitis pubis*

Das rechte und das linke Schambein *(Os pubis)* sind als Teile des Beckenrings vorne über die *Symphyse* miteinander verbunden. Diese besteht aus einem Faserknorpel, der ähnlich wie eine Bandscheibe aufgebaut ist. Es ist eine elastische Verbindung, die Bewegungen der Schambeine von wenigen Millimetern gegeneinander zulässt.

In unmittelbarer Nähe der Symphyse entspringen die Sehnen der **Adduktoren-Muskeln** an den Schambeinen. Von dort ziehen sie bis zur Innenseite des Oberschenkelknochens. Sie führen ein abgespreiztes Bein wieder zum Körper heran, eine Bewegung, wie sie beispielsweise bei Schussbewegungen beim Fußball auftritt.

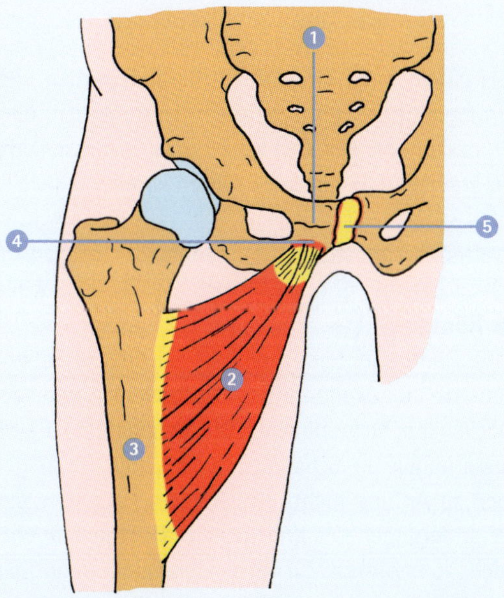

Die Abbildung zeigt ein rechtes Hüftgelenk von vorne betrachtet. Am Schambein 1 entspringen die Sehnen der Adduktoren-Muskeln 2, die bis zum Oberschenkel 3 ziehen. Es kann zu einer Entzündung des Schambeins, zu einer Entzündung der Sehnenursprünge 4 und zu einer Entzündung der Symphyse 5 kommen.

Kommt es am Schambein zu einer Reizung oder einer Entzündung, spricht man von einer *Schambeinentzündung* oder einer *Ostitis pubis*. Sind die Sehnen der Adduktoren-Muskeln in dieser Region (mit)betroffen, liegt eine sog. *Insertionstendinose* oder *Ansatztendinose* vor. Der Begriff leitet sich vom griechischen *tendo* für *Sehne* ab. Wird die Symphyse ebenfalls in einen entzündlichen Prozess miteinbezogen, so liegt eine *Symphysitis* vor. Die genannten Stellen können einzeln oder gemeinsam von der Entzündung betroffen sein.

Der Begriff der *Entzündung* wird in der Medizin sehr weit gefasst verstanden. In diesem Fall sind weder Bakterien noch andere Erreger Auslöser einer Entzündung. Eher gemeint ist eine *Reizung* der Strukturen, in deren Folge sich unter anderem Flüssigkeit im Gewebe einlagert. Am Knochen wird dies als *Knochenödem* bezeichnet.

### Ursachen und Herkunft

Ursache der Reizungen in den Schambeinen ist eine Überlastung oder ein Unfall. Zu einer **Überlastung** kommt es durch wiederholte einseitige Belastungen, wie sie häufig beim Fußball, Tennis, Laufen oder Gymnastik auftreten. Vor allem beim Fußball führen die Schussbewegungen, die schnellen Richtungswechsel und das Abspreizen der Beine zu einer hohen Beanspruchung der Adduktoren-Muskeln und der Symphyse.

Liegen Erkrankungen der Hüftgelenke, Beinverkürzungen, Muskelungleichgewichte oder Funktionsstörungen an einem Kreuzbein-Darmbein-Gelenk vor, können sie ebenfalls Ursache einer Überlastung sein. Möglicherweise ist eine Instabilität an der Symphyse ursächlich, wodurch sie höheren Belastungen auf Dauer nicht gewachsen ist und vorzeitig verschleißt.

***An einer Schambeinentzündung erkranken typischerweise männliche Fußballer im Alter zwischen 20 und 40 Jahren als Folge einer Überlastung. Dabei kommt es zu einer Art Stressreaktion des Knochens.***

Im Rahmen von **Unfällen** kann es zu einer direkten Gewalteinwirkung auf die Sehnen und die Symphyse durch Stauchungen, Zerrungen sowie Prellungen kommen. Erhält der Körper nicht ausreichend Zeit, die Schäden zu heilen, können sich daraus anhaltende schmerzhafte Reizungen entwickeln.

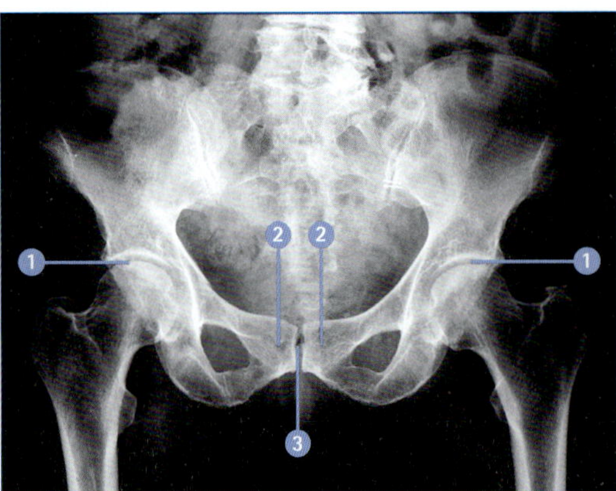


Das Röntgenbild zeigt ein Becken mit den Hüftgelenken ❶ von vorne betrachtet. Die Schambeine ❷ sind über die Symphyse ❸ miteinander verbunden. Da die Symphyse aus einem Faserknorpel besteht, der im Röntgenbild nicht zu sehen ist, stellt sie sich wie ein Spalt dar. Durch eine Schambeinentzündung hervorgerufene Veränderungen sind auf Röntgenaufnahmen nur selten zu finden. Sie liegen auch in diesem Fall nicht vor.

Als Folge der Überlastung kann es zusätzlich in den Sehnen zu feinen Rissen *(Mikrorisse)* kommen. Wiederkehrende Belastungen lassen den natürlichen Reparaturmechanismen des Körpers keine ausreichende Zeit für eine Heilung. Die Folge ist dann eine schmerzhafte Entzündung der Sehnen der Adduktoren-Muskeln.

## Symptome und Beschwerden

Die Patienten berichten über einen sich langsam entwickelnden Schmerz am Übergang der **Leiste** zur Innenseite des Oberschenkels. Der Schmerz tritt verstärkt bei bestimmten Beuge- und Drehbewegungen des Beines, oft bei Schussbewegungen, auf. Ebenso kann ein *Anlaufschmerz* bestehen, der nur für eine kurze Zeit besteht, wenn sich der Betroffene nach langem Sitzen erhebt.

Tritt der Schmerz zu Beginn der Erkrankung vor allem bei Belastung auf, kann er sich steigern und führt dann schon beim normalen Gehen oder Treppensteigen zu Beschwerden. Spätestens zu diesem Zeitpunkt wird der sportlichen Tätigkeit aufgrund der Schmerzen nicht mehr nachgegangen.

Die Schmerzen können in das Hüftgelenk, an die Außenseite der Hüften, in den Hodensack oder entlang des Damms bis zum Steißbein ausstrahlen. Ist die Symphyse mitbetroffen, strahlen die Beschwerden in Richtung Bauchnabel.

## Untersuchung und Diagnostik

Bei der Untersuchung werden die Hüftgelenke, die Lendenwirbelsäule und die Kreuzbein-Darmbein-Gelenke untersucht. Die schmerzhafte Region wird sorgfältig abgetastet. Über der gereizten Stelle kann zum Teil ein heftiger **Druckschmerz** ausgelöst werden.

Bei einem nicht eindeutigen Befund werden vom Urologen oder Chirurgen ein Leistenbruch oder Erkrankungen der Genitalien ausgeschlossen, die zu ähnlichen Symptomen führen können.

Weitere diagnostische Maßnahmen:

### Röntgen

Eine Röntgenuntersuchung ist bei älteren Patienten zur Beurteilung des Hüftgelenks und des Beckenknochens sinnvoll. Die entzündlichen Veränderungen an Schambein und Symphyse zeigen sich zu Anfang nicht. Bei jüngeren Patienten sind Veränderungen des Knochens im Röntgenbild eher nicht zu erwarten. Zur Vermeidung einer unnötigen Strahlenbelastung wird daher häufig auf ein Röntgenbild verzichtet.

### Ultraschalluntersuchung

Die Veränderungen im Knochen und in der Symphyse sind im Ultraschall nicht darstellbar. Zur Beurteilung einer Erkrankung des Hüftgelenks ist eine Ultraschalluntersuchung jedoch hilfreich und wird daher häufig durchgeführt, zumal sie den Patienten nicht belastet.

### Kernspintomographie (Magnetresonanztomographie, MRT)

Die Kernspintomographie ist die **beste Methode**, um Veränderungen im Schambein, an den Sehnen der Adduktoren-Muskeln und an der Symphyse darzustellen.

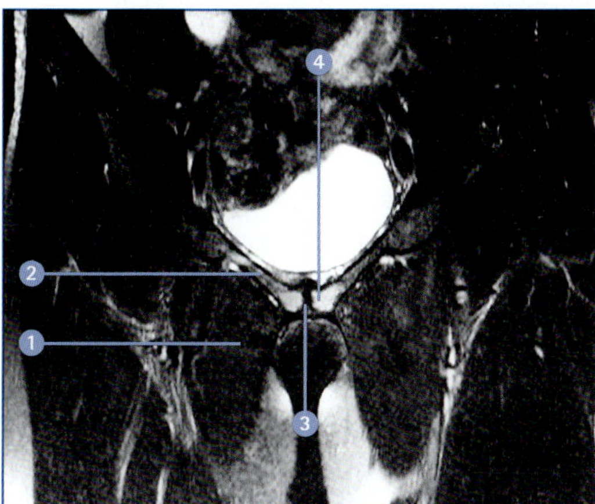


Kernspintomographie eines Beckens von vorne. Die Adduktoren-Muskeln ① entspringen an den Schambeinen ②. Diese sind vorne über die Symphyse ③ miteinander verbunden. In den Schambeinen zeigen sich auf beiden Seiten weiße Stellen ④. Dies entspricht einer Ansammlung von Flüssigkeit im Knochen, einem *Knochenmarködem*, wie es bei einer Schambeinentzündung vorliegt.

## Therapie

Die Therapiemaßnahmen bei der Schambeinentzündung, der Reizung der Sehnenursprünge der Adduktoren-Muskeln und der Reizung der Symphyse sind anfänglich die gleichen.

### Nicht-operative *(konservative)* Therapie

Die wichtigste Maßnahme besteht darin, eine ursächliche Überlastung auszuschalten. Daher ist eine **Sportpause** notwendig. Dies ist für die Betroffenen meist problematisch: zum einen, weil sie sportlich ambitioniert sind, und zum anderen, weil zu Beginn der Behandlung nicht abzusehen ist, wie lange die Sportpause andauert. Leichte Übungen, die den Beckengürtel nicht belasten, können zur Erhaltung der Fitness fortgeführt werden.

Die erste Sportpause beträgt etwa 2-4 Wochen. Bestehen weiterhin Beschwerden und lassen sich bei der Kontrolluntersuchung Schmerzen auslösen, wird die Sportpause um weitere 2-4 Wochen verlängert. Die Phase der Entlastung reicht von 2 Wochen bis hin zu vielen Monaten. Eine erneute sportliche Belastung kann nur in dem Maß erfolgen, wie es die Beschwerden zulassen. Treten wieder Beschwerden auf, wird die Belastung erneut verringert. Manche Betroffene sind auf Dauer nicht mehr in der Lage, ihren Sport in der früher gewohnten Intensität auszuführen.

***Die Behandlung einer Schambeinentzündung ist in vielen Fällen langwierig und macht häufig die Anwendung verschiedener Behandlungsmethoden notwendig.***

Durch eine **physiotherapeutische Behandlung** können die Adduktoren-Muskeln gedehnt und muskuläre Ungleichgewichte ausgeglichen werden. Zur Entlastung und Stabilisierung der Symphyse sind spezielle Bandagen / Hosen entwickelt worden. Sie können angewendet werden, wenn sich nach 4 Wochen keine oder nur eine geringe Besserungstendenz zeigt.

Zur Hemmung der Reizungen werden **Medikamente** wie *Ibuprofen, Diclofenac* oder andere eingesetzt. Die Dauer der Einnahme wird auf einen Zeitraum von etwa 14 Tagen beschränkt. Auch die Gabe von Kortison ist möglich. Präparate mit pflanzlichen, entzündungshemmenden Wirkstoffen können alternativ und über einen längeren Zeitraum eingenommen werden.

Behandlungen mit Kälte, Salben und Reizstrom sind in der betroffenen Region kaum oder gar nicht anwendbar. Ultraschallbehandlungen oder Behandlungen mit Magnetfeldern können zur Linderung beitragen.

Bei einem hohen Schmerzniveau oder bei Versagen der Therapie mit Tabletten können nach etwa 2 Wochen **Spritzen** *(Injektionen)* gegeben werden. Diese beeinflussen jedoch nur eine Entzündung der Adduktoren-Muskeln oder der Symphyse – eine Entzündung im Schambeinknochen ist nicht mit Spritzen zu behandeln, da die Entzündung im Knochen einer Spritze nicht zugänglich ist. An den schmerzenden Sehnenansatz der Adduktoren oder in die Symphyse wird ein Gemisch aus einem örtlichen Betäubungsmittel und einem Kortisonpräparat gespritzt. Die Anzahl der Injektionen mit Kortison wird möglichst gering gehalten und erfolgt in einem zeitlichen Abstand von mindestens zwei Wochen. Alternativ oder zur Ergänzung dieser Therapie können pflanzliche Präparate gespritzt werden. Sie haben eine nicht so hohe Entzündungshemmung wie Kortison, dafür aber ein deutlich geringeres Risiko, Schäden am Gewebe zu verursachen.

### Operative Behandlung

Eine operative Behandlung kommt als letzte Möglichkeit in Frage, wenn sich nach Monaten der Therapie keine Besserung einstellt. Die Empfehlungen zu einer operativen Therapie werden zurückhaltend gegeben, da sie nicht immer zum Erfolg führen. Möglich sind eine (Teil-)Ablösung der Sehnen der Adduktoren-Muskeln, eine Teilentfernung der Schambeinknochen oder andere Operationsverfahren.

## Prognose und Verlauf

Ist die Erkrankung Folge einer einmaligen Überlastung oder eines Unfalls, besteht eine gute Prognose, dass es innerhalb weniger Wochen zu einer vollständigen Ausheilung kommt.

Bestehen die Beschwerden jedoch über Monate, dann kann es **viele Wochen** dauern, bis die Reizungen abklingen. Wird die sportliche Belastung zu früh oder zu intensiv wieder aufgenommen, kann es zu einer erneuten Überlastung kommen und die Behandlung beginnt von Neuem.

***Erst wenn die Erkrankung vollständig ausgeheilt ist, kann versucht werden, die gewünschte Sportart wieder in vollem Umfang auszuüben.***

Wiederkehrende Schmerzperioden zwingen einige Patienten, die sportliche Betätigung für eine längere Zeit aufzugeben. Solche Krankheitsverläufe können sich über Monate hinziehen und sind für den Betroffenen und die Therapeuten zum Teil enttäuschend.

## Das Wichtigste für Sie:

- Bei der Schambeinentzündung *(Ostitis pubis)* kommt es zu einer schmerzhaften Reizung der an die Symphyse angrenzenden Schambeinknochen.
- Zusätzlich oder auch einzeln kann es zu einer Reizung der Sehnen der Adduktoren-Muskeln und der Symphyse kommen.
- Die Reizungen sind meistens Folge einer Überlastung und führen zu einer Stressreaktion des Knochens.
- Eine Entlastung ist die wichtigste therapeutische Maßnahme.
- Die Dauer der Erkrankung kann Wochen oder Monate betragen.

# Das Einklemmungssyndrom *(Impingementsyndrom)* der Hüfte

Von einem Einklemmungssyndrom an der Hüfte spricht man, wenn es bei bestimmten Bewegungen in der Hüfte zu einem Kontakt des Hüftkopfes mit dem äußeren Rand der Hüftpfanne *(Azetabulum)* und der ihr aufsitzenden Gelenklippe *(Labrum)* kommt. Die Einklemmung führt zu einer starken punktuellen und ungleichmäßigen Belastung, was Schäden an der Gelenklippe und am Knorpel des Hüftgelenks zur Folge haben kann.

Der Begriff *Impingement* leitet sich aus dem Englischen ab und bedeutet *Einklemmung*. Die Bezeichnung *Impingementsyndrom der Hüfte* ist üblich, der Begriff *Einklemmung* wird zur Bezeichnung der Erkrankung eher nicht verwendet.

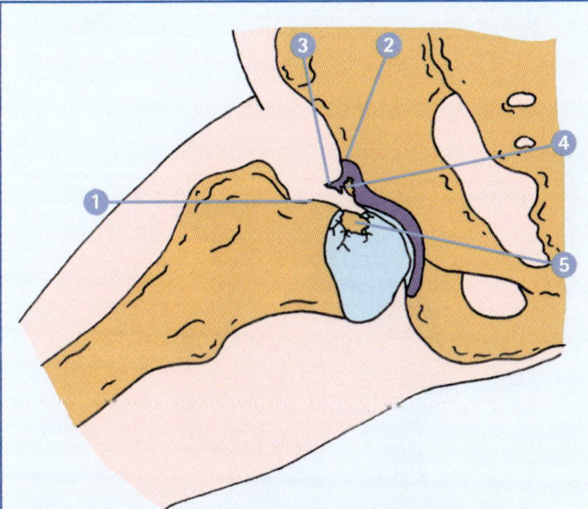


Die Abbildung zeigt ein rechtes Hüftgelenk von vorne. Es ist zu erkennen, dass es bei einer Abspreizung des Beins zu einem Kontakt der Region Hüftkopf/Schenkelhals ❶ mit dem Rand der Hüftgelenkpfanne ❷ und der ihr aufsitzenden Gelenklippe ❸ kommt. Diese zeigt bereits einen Riss ❹, am Oberschenkelkopf finden sich Schäden an der Knorpelschicht ❺.

Der vollständige medizinische Begriff lautet *femoroazetabuläres Impingement* und kann mit den Buchstaben *FAI* abgekürzt werden. Er setzt sich aus den lateinischen Bezeichnungen *femur (Oberschenkelknochen)* und *acetabulum (Hüftgelenkpfanne)* zusammen.

## Ursachen und Herkunft

Die Ursache der Erkrankung kann in einer veränderten Form oder Position der **Hüftpfanne** liegen oder ist auf eine Formveränderung des **Hüftkopfes** sowie des Schenkelhalses zurückzuführen. Liegt die Ursache eher an Veränderungen der Hüftpfanne, spricht man von einem *Beißzangen-Impingement (Pincer-Impingement)*, liegt sie eher in einer Veränderung des Hüftkopfes begründet, wird dies als *Nockenwellen-Impingement (Cam-Impingement)* bezeichnet. Der Begriff *pincer* bedeutet im Englischen *Zange*, *cam* bedeutet *Nocke*.

### ■ Beißzangen-Impingement *(Pincer-Impingement)*

Die Gelenkpfanne kann zu weit nach vorne geneigt oder zu tief ausgeformt sein. Dies kann anlagebedingt und ohne eine erkennbare Ursache der Fall sein. Die veränderte Form der Hüftpfanne kann aber auch die Folge eines Unfalls oder einer Erkrankung des Hüftgelenks sein.

Beim *Beißzangen-Impingement* umgreift die Hüftpfanne den Hüftkopf mehr als üblich und kann dabei die Form einer (Beiß-)Zange haben. Vor allem bei Abspreizbewegungen des Beins schlägt die Region zwischen Hüftkopf und Schenkelhals an diesen vorstehenden äußeren Hüftpfannenrand an.

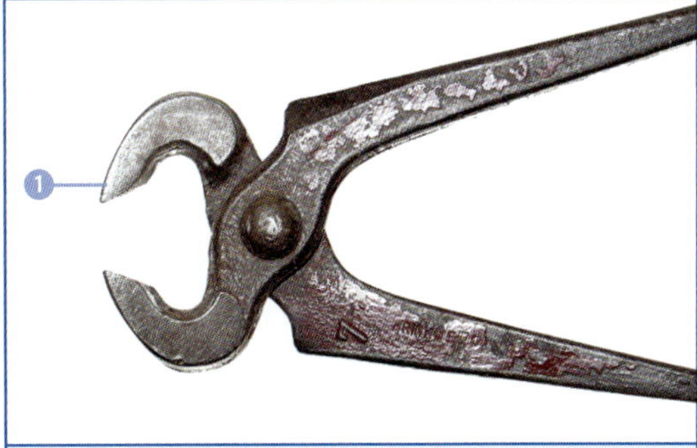


Das Foto zeigt eine Beißzange. Ihre Form ❶ ähnelt durchaus der Form der im Röntgenbild zu sehenden Hüftgelenkpfanne.

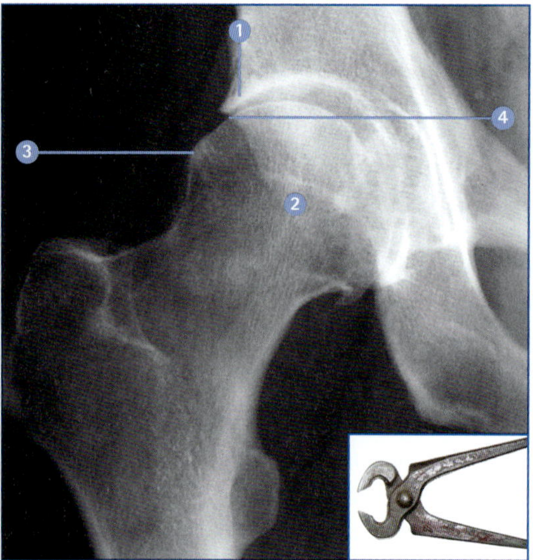


Röntgenbild des rechten Hüftgelenks eines 55-jährigen Mannes von vorne betrachtet. Es ist gut zu erkennen, wie der Rand der Hüftgelenkpfanne 1 wie eine Beißzange über den Oberschenkelkopf 2 reicht. Am Oberschenkelkopf befindet sich zudem eine kleine knöcherne Erhebung 3. An der Stelle zwischen dem Rand der Pfanne und dieser Erhebung 4 kommt es bei bestimmten Bewegungen des Beins zu einer Einklemmung.

Veränderungen ausschließlich an der Gelenkpfanne sind eher selten ein Grund für das Vorliegen eines Einklemmungssyndroms der Hüfte.

## Nockenwellen-Impingement *(Cam-Impingement)*

Eine *unrunde (asphärische)* oder eine weit nach außen gezogene Form des Hüftkopfes kann angeboren sein. Viel häufiger ist sie die Folge von Knochenbrüchen, einer *Perthes-Erkrankung* oder einer *Hüftkopflösung*. Auf diese Erkrankungen wird in den Kapiteln *Die Perthes-Erkrankung – Morbus Perthes* und *Die Hüftkopflösung des Jugendlichen – Die Epiphysenlösung* ausführlich eingegangen. Auch Wachstumsstörungen können zu Formänderungen an Hüftkopf und Schenkelhals führen.

Als Folge der genannten Erkrankungen verbleibt eine knöcherne Erhebung zwischen Hüftkopf und Schenkelhals. Diese Erhebung oder Höcker wird als *Bump* bezeichnet. Damit verliert der Hüftkopf seine sonst runde Form. Vielmehr ähnelt er einer Nockenwelle, bei der aus der runden Form auch ein Teil hervorsteht. Daraus leitet sich die Bezeichnung *Nockenwellen-Impingement* ab.

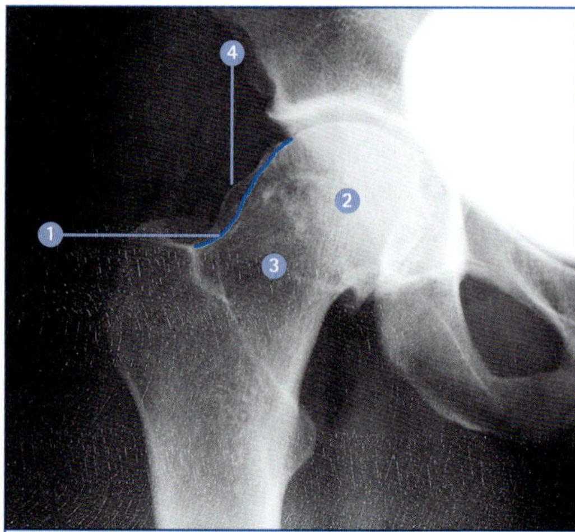


Röntgenaufnahme der rechten Hüfte einer 40-jährigen Frau. Es ist deutlich zu erkennen, dass die sonst vorhandene Taillierung 1 zwischen Hüftkopf 2 und Schenkelhals 3 fehlt. Stattdessen liegt hier eine knöcherne Vorwölbung *(Bump)* 4 vor, die bei einem Abspreizen des Beins gegen den oberen Rand der Hüftgelenkpfanne schlägt.

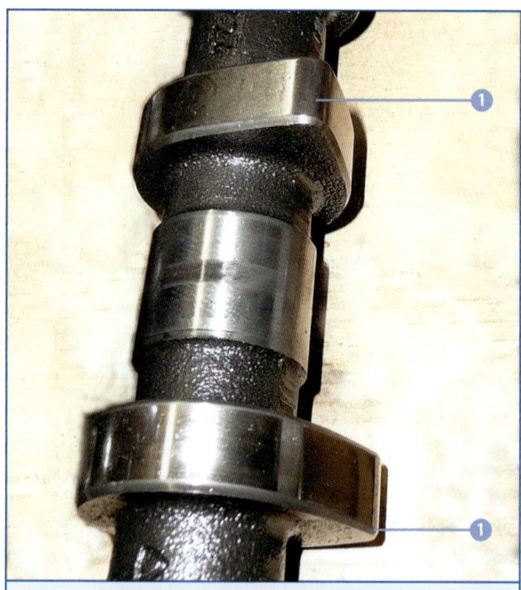


Das Foto zeigt die Nockenwelle eines Autos. Der vorstehende Teil der Nockenwelle 1 ähnelt der Form des vorstehenden Knochens zwischen Hüftkopf und Schenkelhals.

Bei einer starken Beugung oder Drehung im Hüftgelenk nähert sich der Hüftkopf dem äußeren Rand der Hüftpfanne zunehmend an. Der dort liegende Gelenkknorpel und die Gelenklippe werden bei dieser Erkrankung eingeklemmt. Die dadurch entstehende punktuelle Überlastung hat einen **vorzeitigen Verschleiß des Knorpels** *(Arthrose)* sowie eine **Beschädigung der Gelenklippe** *(Labrum)* zur Folge. Die Gelenklippe löst sich dabei von ihrer Anheftung am Rand der Hüftgelenkpfanne und kann zusätzlich reißen. Die anfänglich gering ausgeprägten Knorpelschäden dehnen sich weiter aus und können zu einer fortgeschrittenen Knorpelschädigung *(Arthrose)* des ganzen Hüftgelenks *(Koxarthrose)* führen.

***Die häufigere Ursache für ein Einklemmungssyndrom der Hüfte sind Veränderungen der Region zwischen Hüftkopf und Schenkelhals im Sinne eines Nockenwellen-Impingement. In 80% der Fälle liegen jedoch Mischformen eines Beißzangen-Impingement und eines Nockenwellen-Impingement vor.***

Von der Erkrankung sind vorwiegend Jugendliche und junge Erwachsene betroffen, die ihre Hüfte beim Sport umfangreich bewegen. Männer erkranken meist im Alter von 20-30 Jahren, Frauen im Alter von 30-40 Jahren. Frauen erkranken häufiger an einem Beißzangen-Impingement, Männer häufiger an einem Nockenwellen-Impingement.

## Symptome und Beschwerden

Zu den ersten Beschwerden, die ein Einklemmungssyndrom des Hüftgelenks auslösen kann, gehört ein **Schmerz in der Leiste** *(Leistenschmerz)*. Dieser fällt bei Bewegungen auf, bei denen das Hüftgelenk stark gebeugt und gedreht wird. Typische Sportarten, bei denen es zu solchen Beschwerden kommt, sind Fußball und Reiten. Hinzu können Schmerzen an der Außenseite der Hüfte und Schmerzen bei langem Sitzen kommen. Die Schmerzen treten anfänglich nur bei einer stärkeren Belastung auf. Schreitet die Erkrankung fort und schädigt das Gelenk, lösen bereits leichte Belastungen Beschwerden aus. Dann ist auch ein nächtlicher Schmerz möglich.

***Möglicherweise lassen sich zahlreiche Arthrosen des Hüftgelenks (Koxarthrose), bei denen sich bisher keine erkennbare Ursache fand, auf die Langzeitfolgen eines Einklemmungssyndroms der Hüfte zurückführen.***

Dehnt sich die Erkrankung auf das ganze Hüftgelenk aus, kommt es einer **Arthrose der Hüfte** *(Koxarthrose)*. Typisch sind dann Einlaufschmerzen der Hüfte nach einer Ruhezeit, der zunehmende Verlust an Beweglichkeit und Schmerzen bei Belastung. Auf die Arthrose des Hüftgelenks wird ausführlich im Kapitel *Der Verschleiß des Hüftgelenks – Die Koxarthrose* eingegangen.

## Untersuchung und Diagnostik

Bei der Untersuchung kann die betroffene Hüfte häufig nur in geringem Umfang nach innen gedreht und abgespreizt werden. Ruckartige Bewegungen werden dabei vom Patienten als schmerzhaft empfunden.

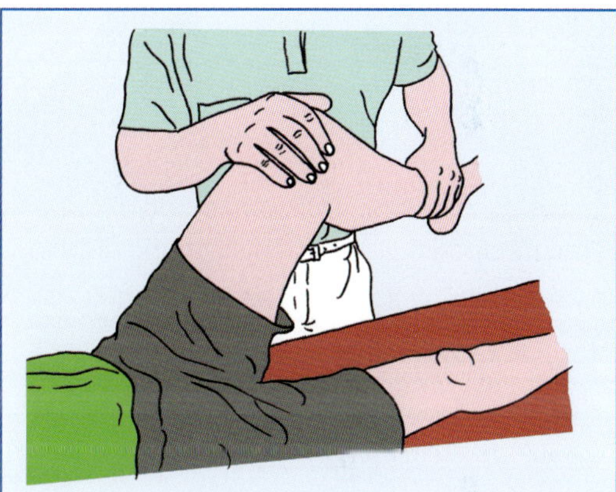

Bei der Untersuchung des Hüftgelenks wird häufig eine eingeschränkte und zum Teil schmerzhafte Bewegung des Hüftgelenks festgestellt.

Das Gangbild des Betroffenen ist auffällig verändert, es kann leicht hinkend sein und die Länge der Schritte ist oft verkürzt. Dies kann auf Schmerzen in der Leiste oder auf eine verminderte Beweglichkeit des Hüftgelenks zurückgeführt werden.

Weitere diagnostische Maßnahmen:

**■ Röntgen**

Besteht der Verdacht auf ein Einklemmungssyndrom der Hüfte, werden verschiedene Röntgenbilder angefertigt. Sie geben zahlreiche Informationen über Form und Lage von Gelenkpfanne und Hüftkopf. Besteht bereits ein Gelenkverschleiß *(Arthrose)*, so zeigt das Röntgenbild das Ausmaß der Schädigung.

### Kernspintomographie (Magnetresonanztomographie, MRT)

Die Kernspintomographie liefert weitere wertvolle Informationen über das Hüftgelenk und wird daher in den meisten Fällen durchgeführt. Mit ihrer Hilfe lassen sich Schäden an der Gelenklippe und am Knorpel besonders gut erkennen.

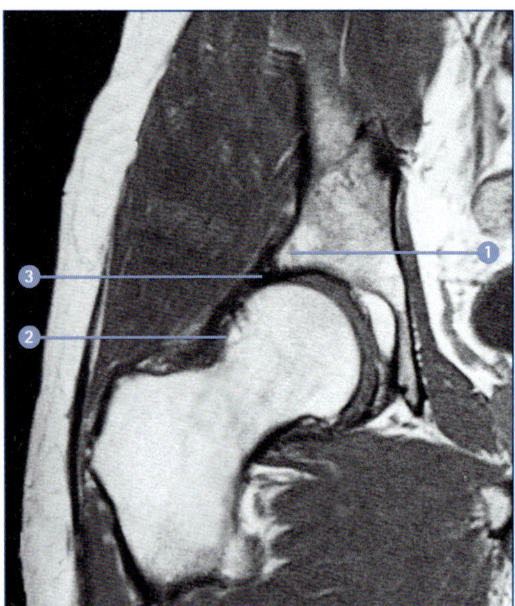


Kernspintomographie des rechten Hüftgelenks eines 49-jährigen Mannes. Die Betrachtung erfolgt von vorne. Durch die Form der Hüftgelenkpfanne (1) kommt es zu einem *Beißzangen-Impingement*, durch die Form des Hüftkopfes / Schenkelhalses (2) zu einem leichten *Nockenwellen-Impingement*. Dies kann zu Schäden an der Gelenklippe (3) führen.

In Fällen, in denen das Röntgenbild die Beschwerden des Betroffenen nicht erklären kann, ist eine sog. *Arthro-Kernspintomographie (Arthro-MRT, MR-Arthrographie)* notwendig. Dabei wird ein Kontrastmittel direkt in das Gelenk gespritzt, was vor allem eine genauere Darstellung von Schäden an der Gelenklippe und am Knorpel gestattet.

## Therapie

Die Behandlung von Patienten mit einem Einklemmungssyndrom der Hüfte richtet sich nach der Ursache der Einklemmung, dem Alter des Betroffenen, nach seinen Beschwerden und nach den eventuell bereits vorhandenen Schäden am Gelenk.

### Nicht-operative *(konservative)* Therapie

Die beschriebenen Veränderungen von Hüftkopf und Hüftpfanne kommen besonders bei **sportlichen Tätigkeiten** mit starker Bewegung des Hüftgelenks zum Tragen. So z. B. bei Aerobic, Gymnastik oder Reiten sowie bei Sportarten mit häufigen Ausfallschritten wie Tennis, Fußball oder Volleyball. Ein Unterlassen solcher Bewegungen und eine Reduktion der sportlichen Belastung können dazu führen, dass es nicht mehr zur Einklemmung kommt. Bestehen noch keine größeren Gelenkschäden, kann diese Maßnahme bereits zum Abklingen der Beschwerden führen. Ist der Patient mit der geringeren sportlichen Tätigkeit zufrieden oder wechselt er auf andere Sportarten, sind weitere Maßnahmen zumindest vorübergehend nicht notwendig.

Bei **schmerzhaften Reizungen** des Gelenks können über einen kurzen Zeitraum entzündungshemmende Wirkstoffe wie *Ibuprofen, Diclofenac* oder andere eingenommen werden. In dieser Phase sollte das Gelenk nicht sportlich belastet, sondern lediglich durch leichtes Fahrradfahren oder einfaches Gehen bewegt werden.

Eine Behandlung mit **Spritzen** wird nur in Ausnahmefällen bei einem anhaltend stark schmerzenden Gelenk durchgeführt. Dabei wird einmalig ein Gemisch aus einen örtlichen Betäubungsmittel und einem gering dosierten Kortisonpräparat gespritzt. Mit dieser Therapie wird lediglich der schmerzhafte Reizzustand, nicht jedoch die Ursache der Erkrankung behandelt. Zu beachten ist, dass es als Folge einer Behandlung mit Kortison an der Hüfte zu einer Durchblutungsstörung des Hüftkopfes kommen kann. Dies kann zu einem Absterben des Hüftkopfes und zu einem nachfolgenden Gelenkverschleiß führen. Darauf wird im Kapitel *Das Absterben des Hüftkopfes (Hüftkopfnekrose) des Erwachsenen* ausführlich eingegangen.

Die Gabe einer Spritze kann auch als diagnostische Maßnahme angewendet werden, wenn es trotz durchgeführter Untersuchungen unklar ist, ob Beschwerden durch eine Hüftgelenkerkrankung ausgelöst werden. Verschwinden Beschwerden nach dem Einspritzen eines örtlichen Betäubungsmittels zumindest über einen kurzen Zeitraum, dann kann davon ausgegangen werden, dass die Ursache der Schmerzen in einem erkrankten Hüftgelenk liegt.

### Operative Behandlung

Form und Lage von Hüftkopf und Hüftpfanne können nur durch eine operative Behandlung beeinflusst werden. Damit kann es gelingen, Beschwerden zu lindern und ein Fortschreiten der Erkrankung mit einer zunehmenden Schädigung des Gelenks zu verhindern.

Weil gerade jüngere Menschen betroffen sind, kommt dem **rechtzeitigen** und **frühzeitigen** Ausschalten der schädigenden Faktoren eine große Bedeutung zu. Sonst können sich die Schäden im Gelenk bereits in jungen Jahren ausdehnen und zu einem künstlichen Ersatz des Hüftgelenks führen.

***Um einem zunehmenden Schaden am Hüftgelenk vorzubeugen, kann es sinnvoll sein, bereits in jüngeren Jahren eine operative Behandlung vorzunehmen.***

Bereits eingetretene Schäden am Gelenkknorpel sind auch operativ nicht mehr rückgängig zu machen. Jedoch kann eventuell ein Fortschreiten dieser Schäden verhindert werden, indem störender Knochen an der Gelenkpfanne, am Hüftkopf oder am Schenkelhals abgetragen wird.

Je nach Ausprägung der Erkrankung wird die Operation durch eine *Hüftgelenkspiegelung (Hüft-Arthroskopie)* oder eine *offene Operation* durchgeführt. Bei der Hüftgelenkspiegelung wird das Gelenk von innen mit optischen Instrumenten betrachtet. Fräsen können gleichzeitig in das Gelenk eingeführt werden. Damit gelingt eine Glättung oder Entfernung von Teilen des Knochens sowie der Gelenklippe. Bei der *offenen Operation* wird das Hüftgelenk über einen kleinen Hautschnitt *(Miniarthrotomie)* geöffnet. Anschließend können störende Knochenwülste entfernt werden. In einigen Fällen gelingt es, eine beschädigte Gelenklippe *(Labrum)* wieder am Rand der Pfanne zu befestigen *(refixieren)*. Eingriffe an der Gelenkpfanne und der Gelenklippe werden häufig mit dem Begriff *Pfannenrandtrimming* zusammengefasst.

Da im Rahmen einer Gelenkspiegelung teilweise nicht alle notwendigen Behandlungen am Hüftgelenk durchgeführt werden können, schließt sich häufig eine offene Operation unmittelbar an die Gelenkspiegelung an.

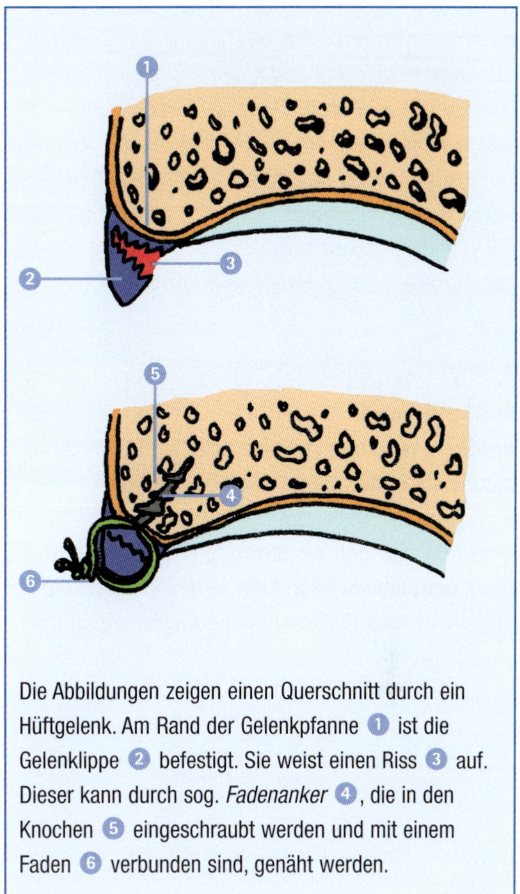


Die Abbildungen zeigen einen Querschnitt durch ein Hüftgelenk. Am Rand der Gelenkpfanne 1 ist die Gelenklippe 2 befestigt. Sie weist einen Riss 3 auf. Dieser kann durch sog. *Fadenanker* 4, die in den Knochen 5 eingeschraubt werden und mit einem Faden 6 verbunden sind, genäht werden.

Hat das Einklemmungssyndrom der Hüfte bereits zu einem fortgeschrittenen Schaden am Gelenk geführt, sind die genannten Operationsverfahren nicht mehr erfolgversprechend. Häufig wird das Hüftgelenk dann durch ein künstliches Gelenk ersetzt *(Hüftgelenk-Totalendoprothese, Hüft-TEP)*.

## Prognose und Verlauf

Prognose und Verlauf der Erkrankung hängen von der Ausprägung der ursächlichen Deformität, dem vorliegenden Gelenkschaden, dem Alter und der Belastung durch Sport und Beruf ab. **Leichte Deformierungen** und eine geringe Belastung der Hüfte können eine Zeit lang ohne Beschwerden bleiben.

Eine Heilung von alleine ist jedoch nicht möglich. Ob und wie schnell ein Gelenkschaden im Einzelfall fortschreitet, kann kaum vorhergesagt werden. Eine frühzeitige Operation oder zumindest der Verzicht auf eine hohe Belastung des Hüftgelenks können einem vorzeitigen Verschleiß vorbeugen.

***Es kann schwer fallen, sich aus rein prophylaktischen Gründen für oder gegen eine operative Behandlung zu entscheiden. Denn auf der einen Seite besteht zwar durch die Operation die Aussicht, einem weiteren Gelenkschaden vorzubeugen, auf der anderen Seite bestehen immer gewisse Operationsrisiken, die man bei geringen oder gar keinen Beschwerden nur ungern eingeht.***

**Starke Deformierungen** und eine hohe Belastung des Gelenks führen zu Schmerzen und einer zunehmenden Schädigung des Gelenkknorpels.

Ungünstig für den weiteren Verlauf sind ein hohes Alter, deutliche Schäden am Gelenkknorpel und ein überwiegendes Beißzangen-Impingement.

## Das Wichtigste für Sie:

- Als *Impingementsyndrom* der Hüfte wird ein krankhafter punktueller Kontakt zwischen Hüftkopf und Hüftpfanne bezeichnet, der zum *Einklemmen* von Gelenkknorpel und Gelenklippe führt.
- Das Einklemmen schädigt den Gelenkknorpel und die Gelenklippe.
- Kleine Schäden können sich über Jahre zu einer Schädigung des gesamten Hüftgelenks ausdehnen.
- Eine verminderte Belastung kann zu einer Beruhigung der Erkrankung beitragen.
- Um ein Fortschreiten der Schäden zu verhindern, können operative Maßnahmen in der Frühphase der Erkrankung sinnvoll sein.

## Der schmerzende große Rollhügel der Hüfte – Das *Trochanterreizsyndrom*

An der Außenseite des Oberschenkelknochens befindet sich eine knöcherne Erhebung, die *großer Rollhügel (Trochanter major)* genannt wird. Dieser Anteil des Oberschenkelknochens kann durch die Haut getastet werden. Er ist nicht Bestandteil des eigentlichen Hüftgelenks. An ihm setzen zahlreiche Muskeln an und über ihn zieht ein fester Streifen aus Bindegewebe hinweg. Zwischen den sehnigen Ansätzen der Muskeln und dem großen Rollhügel liegen zahlreiche Schleimbeutel.

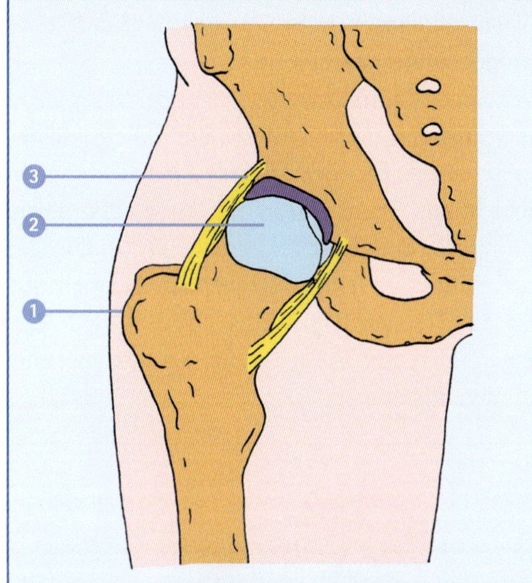


Dies ist ein rechtes Hüftgelenk von vorne betrachtet. An der Außenseite des Oberschenkelknochens liegt der *große Rollhügel*, der *Trochanter major* ①. Er ist nicht Bestandteil des eigentlichen Hüftgelenks ②, das von einer Gelenkkapsel ③ umgeben ist.

Beschwerden in der Umgebung des großen Rollhügels treten **sehr häufig** auf und veranlassen viele Patienten, einen Arzt aufzusuchen.

Es besteht eine verwirrende **Vielfalt an Bezeichnungen** für Schmerzen in der Umgebung des großen Rollhügels. Dies liegt auch darin begründet, dass nicht immer festzustellen ist, was letztendlich Ursache der Beschwerden ist.

Häufig sind die Sehnenansätze am Knochen schmerzhaft gereizt. Im akuten Fall wird eine solche Erkrankung als *Tendinitis*, als *Ansatztendinitis* oder auch als *Insertionstendinitis* bezeichnet. Bestehen die Beschwerden schon mehrere Wochen, dann liegt eine chronische Reizung vor und es werden die Begriffe *Tendinose*, *Ansatztendinose* oder *Insertionstendinose* verwendet.

Fügt man zu diesen Begriffen noch den Ort der Erkrankung hinzu, nämlich den *Trochanter (major)*, dann ergeben sich Diagnosen wie *Trochantertendinitis* oder *Trochantertendinose*.

Steht eher die schmerzhafte Entzündung eines Schleimbeutels im Vordergrund, werden häufig die Begriffe *Trochanterbursitis* oder *Bursitis trochanterica* verwendet. *Bursitis* bedeutet *Schleimbeutelentzündung*.

Um diese Vielfalt der Begriffe zu vermeiden, wird von vielen Orthopäden der Begriff *Trochanterreiz-*

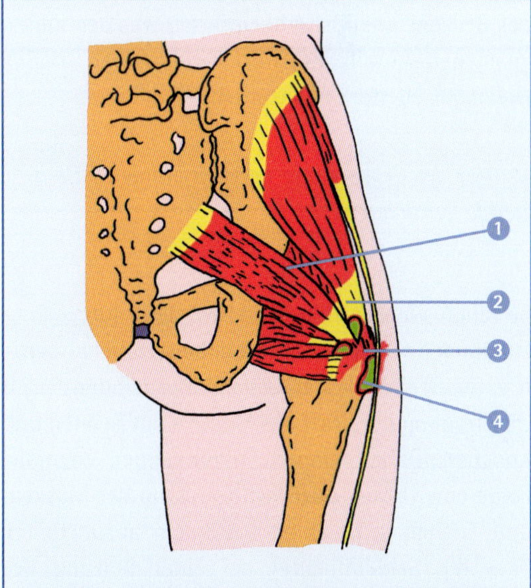


Die Abbildung zeigt ein rechtes Hüftgelenk von hinten betrachtet. Zahlreiche Gesäß-Muskeln ① setzen mit ihren Sehnen ② am *großen Rollhügel* ③ an. Zwischen den Sehnen und dem Knochen liegen Schleimbeutel ④, die sich entzünden können.

*syndrom* verwendet. Er beschreibt zwar lediglich die Region der Beschwerden, was jedoch zu vertreten ist, da die genaue Ursache der Beschwerden zum Teil unklar bleibt.

***Für die Erkrankung gibt es eine Vielzahl an verschiedenen Bezeichnungen.***

## Ursachen und Herkunft

In vielen Fällen liegt eine Reizung der am *großen Rollhügel* ansetzenden Sehnen vor. Ursache kann eine **akute Überlastung** der Sehnenfasern ein. Dies wird ausgelöst durch eine ungewohnt starke Tätigkeit im Alltag oder Sport. Zu langes Gehen und Wandern auf hartem Boden sowie das Tragen neuen Schuhwerks kann zu den Beschwerden führen.

Zu einer **chronischen Überlastung** der Sehnen kann es in Folge einer Störung am Bewegungsapparat durch einen Gelenkverschleiß, muskuläre Verkürzungen und Fehlspannungen kommen. Erkrankungen der Lendenwirbelsäule, Funktionsstörungen der Kreuzbein-Darmbein-Gelenke, Übergewicht, Beinverkürzungen oder Erkrankungen der Beine sind weitere mögliche Auslöser eines Trochanterreizsyndroms. Vielfach wird die Statik des Beckens ungünstig beeinflusst, was den außen gelegenen Anteil des Hüftknochens, den *großen Rollhügel*, zu stark beansprucht.

***Der Auslöser der Erkrankung kann in einigen Fällen nicht genau ermittelt werden.***

Seltener werden die Beschwerden durch Entzündungen einzelner **Schleimbeutel** hervorgerufen. Die Schleimbeutel dienen einer reibungsfreien Übertragung der Kraft des Muskels auf Sehnen und Knochen. Daher können Entzündungen ebenfalls Folge einer Über- oder Fehlbelastung der Muskeln und Sehnen sein. Es ist außerdem anzunehmen, dass die Schleimbeutel bei einer Reizung der Sehnen schmerzhaft mitreagieren.

Knöcherne Veränderungen am großen Rollhügel selbst sowie Verschleiß oder Teilrisse der ihn umgebenden Sehnen sind weitere mögliche Ursachen der Erkrankung.

Die meisten Patienten mit einem Trochanterreizsyndrom sind zwischen **40 und 65 Jahren** alt. Frauen sind häufiger betroffen.

## Symptome und Beschwerden

Die Beschwerden werden von den Patienten hauptsächlich an der **Außenseite der Hüfte** angegeben und als *Hüftgelenkschmerzen* beschrieben. Das trifft jedoch insofern nicht zu, weil das Gelenk nicht betroffen ist und Schmerzen, die vom Hüftgelenk ausgehen, eher in der Tiefe der Leiste wahrgenommen werden.

Die Schmerzen können entlang der Außenseite des Oberschenkels bis über das Knie hinaus oder auch leicht in das Gesäß und in die Leiste ausstrahlen. Bestimmte Beuge- oder Drehbewegungen des Beins führen zu einem stechenden Schmerz. So wird das Treppensteigen oder das Ein- und Aussteigen aus dem Auto häufig als unangenehm wahrgenommen.

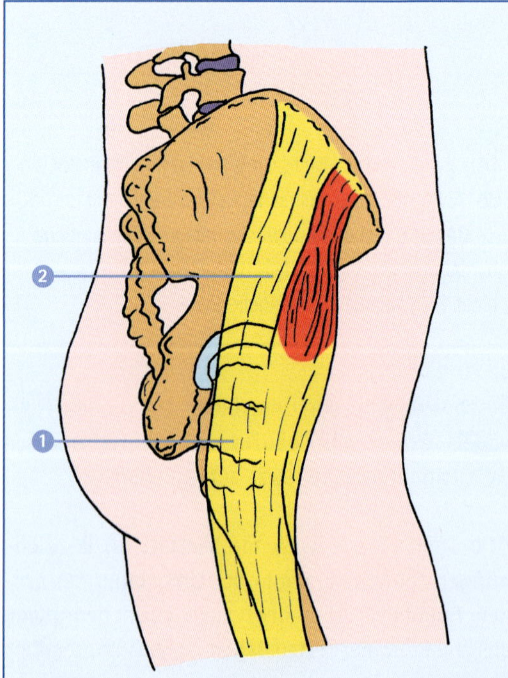


Beim Trochanterreizsyndrom werden die Schmerzen an der Außenseite des Oberschenkels über dem *großen Rollhügel (Trochanter major)* 1 angegeben. Dieser ist aufgrund seine äußeren Lage wichtig für die Beckenstatik. So stabilisiert ein breiter Sehnenstreifen 2, der über den großen Rollhügel zieht, das Becken.

Je nach Ausprägung kann der Schmerz bei den ersten Bewegungen auftreten, sich dann wieder verlieren, um bei längerer Belastung erneut in Erscheinung zu treten. In Ruhe lassen die Beschwerden nach.

In schweren Fällen besteht ein starker Dauerschmerz, der nachts anhält und bei Bewegung zunimmt. Das Schlafen auf der erkrankten Seite wird als schmerzhaft empfunden. Der Patient kann aufwachen, wenn er nachts seine Lage ändert.

## Untersuchung und Diagnostik

Starke Beschwerden können den Patienten zu einem Hinken veranlassen. Von außen sind in der Regel keine Veränderungen zu sehen.

Die Untersuchung des Hüftgelenks ergibt meist eine freie Beweglichkeit des Gelenks, wenn nicht gleichzeitig ein Verschleiß vorliegt. Die Drehbewegung kann Schmerzen an der Außenseite auslösen. Das Abtasten der Sehnen sowie des großen Rollhügels ist typischerweise schmerzhaft.

Neben dem Hüftgelenk werden auch die Lendenwirbelsäule sowie das Kreuzbein-Darmbein-Gelenk mit untersucht. Dies ist zum einen von Bedeutung, weil sie ähnliche Beschwerden auslösen können, zum anderen, weil sie möglicherweise an der Entstehung der Erkrankung beteiligt sind.

Weitere diagnostische Maßnahmen:

### Röntgen

Zeigt sich das Hüftgelenk bei der Untersuchung vollständig unauffällig, kann zunächst auf ein Röntgenbild verzichtet werden. Es sollte jedoch dann angefertigt werden, wenn sich Hinweise auf eine Gelenkerkrankung ergeben, sich der Heilverlauf verzögert oder ungewöhnliche Beschwerden bestehen. Das Röntgen zeigt Veränderungen am Hüftgelenk, Verkalkungen, knöcherne Sporne und Knochenfehlstellungen.

### Ultraschalluntersuchung

Mit Hilfe des Ultraschalls kann das Hüftgelenk auf eine Flüssigkeitsansammlung im Gelenk *(Reizerguss)* überprüft werden. Auch Schleimbeutelentzündungen lassen sich manchmal darstellen, ebenso Sehnenverdickungen.

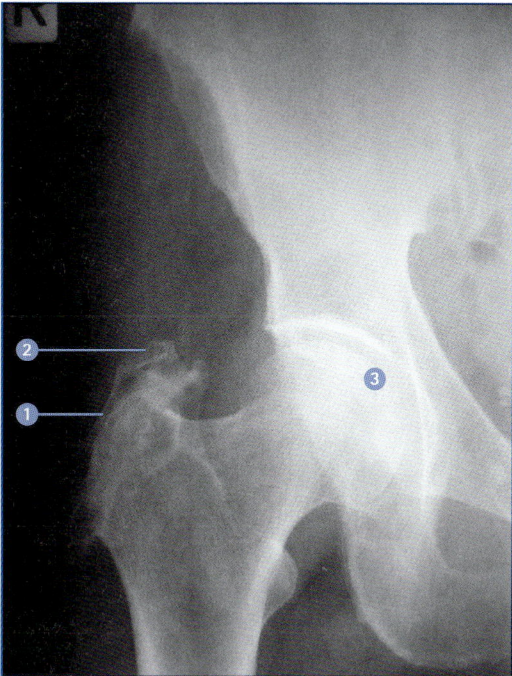


Das Röntgenbild zeigt eine rechte Hüfte von vorne betrachtet. Am *großen Rollhügel* ① sind zahlreiche Ausziehungen des Knochens ② zu sehen, die nicht zwangsläufig zu Beschwerden führen müssen. Das Hüftgelenk ③ ist weitgehend gesund.

### Kernspintomographie (Magnetresonanztomographie, MRT)

Zu Beginn der Erkrankung ist die Kernspintomographie **nicht notwendig**. Sie wird erst in Fällen durchgeführt, in denen sich der therapeutische Erfolg stark verzögert, die Erkrankung ungewöhnlich verläuft oder ein Röntgenbild keine Erklärung für die Beschwerden liefert. Mit ihr lassen sich Veränderungen der Sehnen, der Schleimbeutel und des Knochens beurteilen.

## Therapie

Zur Therapie eines Trochanterreizsyndroms werden meist **mehrere Maßnahmen** miteinander kombiniert. Die Erkrankung kann im akuten Fall schneller und erfolgreicher behandelt werden als im chronischen Fall. Dann verläuft sie über Wochen und Monate.

### Nicht-operative *(konservative)* Therapie

Da die Erkrankung häufig Folge einer Überlastung ist, werden allgemeine und vor allem sportliche

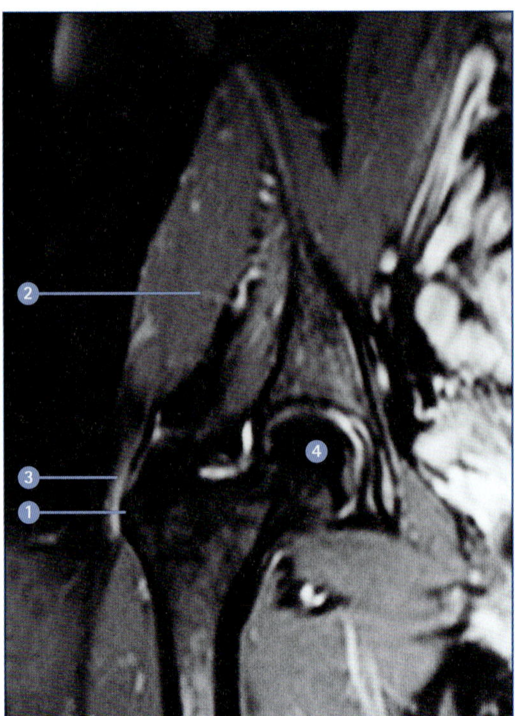


Kernspintomographie-Aufnahme eines rechten Hüftgelenks in der Betrachtung von vorne. Am großen Rollhügel ① setzen zahlreiche Muskeln ② mit ihren Sehnen an. An der Außenseite des großen Rollhügels findet sich eine Reizung des Gewebes, was sich als weiße Aufhellung ③ darstellt. Das Hüftgelenk ④ ist gesund.

**Beanspruchungen der Hüfte verringert.** Langes Gehen und Stehen sollte ebenso vermieden werden wie anhaltende Belastungen durch Fahrradfahren, Schwimmen etc. Alltäglichen Dingen wie Autofahren, Einkaufen, leichtes Fahrradfahren etc. kann nachgegangen werden.

In akuten Fällen erfolgt die Anwendung milder **Kälte** mit Kühlschrank-Temperaturen von etwa 7° Celsius. Kältere Temperaturen (Gefrierfach) werden vermieden, da es zu Hauterfrierungen kommen kann und aggressive Kälte eher schadet. Geeignet sind kalte Umschläge, Wickel aus Quark oder fertige Kühlkompressen mit einer Gel-Füllung. Die Anwendung erfolgt täglich 3- bis 5-mal für die Dauer von 5-10 Minuten. Bei chronischen Fällen wird eher eine milde Erwärmung der Region als angenehm empfunden.

Sowohl in der akuten wie auch in der chronischen Phase der Erkrankung wird eine **entzündungshemmende Behandlung** durchgeführt. Dazu können Wirkstoffe wie *Ibuprofen, Diclofenac* oder ähnliche Stoffe eingesetzt werden. Die Dauer der Therapie beträgt 10-14 Tage. Präparate mit pflanzlichen, entzündungshemmenden Wirkstoffen können alternativ und über einen längeren Zeitraum eingenommen werden.

Bei einem hohen Schmerzniveau oder bei Versagen der Therapie mit Tabletten ist eine Behandlung mit **Spritzen** *(Injektionen)* möglich und häufig gut wirksam. An den schmerzenden Sehnenansatz wird ein Gemisch aus einem örtlichen Betäubungsmittel und einem Kortisonpräparat gespritzt. Die Anzahl der Injektionen mit Kortison wird möglichst gering gehalten, da es zu Schäden an der Sehne kommen kann. Alternativ oder zur Ergänzung dieser Therapie können pflanzliche Präparate gespritzt werden. Sie haben eine nicht so hohe Entzündungshemmung wie Kortison, dafür aber ein geringeres Risiko, Schäden am Gewebe zu verursachen.

***Je früher die Therapie beginnt, je effektiver und kürzer ist sie.***

Die **Behandlung der Muskulatur** durch Physiotherapie, Massage, Manuelle Therapie oder Osteopathie ist bei chronischen Fällen sinnvoll. Damit wird gleichzeitig eine mögliche Erkrankungsursache, die muskuläre Verkürzung und Fehlspannung, behandelt. Nach Anleitung kann der Patient auch selbstständig Übungen ausführen.

Die Anwendung von medizinischen Reizströmen, Magnetfeldern und therapeutischem Ultraschall trägt ebenfalls zu einer Linderung der Beschwerden bei.

In chronischen Fällen kann versucht werden, durch **Einlagen** eine Stellungsänderung des Fußes und eine Polsterung der Ferse zu erreichen. Dies beeinflusst die muskulären Spannungsverhältnisse an der Hüfte möglicherweise günstig.

Mit der Anwendung von sog. *Stoßwellen* können gereizte Sehnenansätze und schmerzhafte Stellen in der Muskulatur *(Myogelosen, Triggerpunkte)* behandelt werden. Die Anwendung ist weitgehend schmerzfrei und nicht belastend. **Stoßwellen** können in Form von Druckwellen oder als kleine elektrische Impulse verabreicht werden.

Kann die Erkrankung über Wochen nicht erfolgreich behandelt werden, stellt die sog. *Röntgenreizbestrahlung* eine weitere Behandlungsoption dar. Wegen der Strahlenbelastung durch die Verwendung von Röntgenstrahlen wird sie bei jüngeren Patienten nicht angewendet. Die Bestrahlung ist schmerzfrei und wird mehrfach im Abstand von einigen Tagen durchgeführt. Erst 4-6 Wochen nach der letzten Bestrahlung kann der Erfolg der Behandlung abschließend beurteilt werden.

### Operative Behandlung

Eine operative Therapie wird äußerst selten durchgeführt. Sie kann in Frage kommen, wenn die nicht-operativen Behandlungsmethoden versagen und eine Ursache der Schmerzen in anatomischen Veränderungen zu erkennen ist. Je nach Befund werden Schleimbeutel entfernt, Knochen geglättet oder Verwachsungen gelöst.

## Prognose und Verlauf

Die Schmerzen an der Außenseite der Hüfte stellen **keine schwerwiegende Erkrankung** dar, da sie nicht wie ein Gelenkverschleiß fortschreiten und auch in aller Regel nicht zur Operation führen. Dennoch kann die Erkrankung für den Patienten schmerzhaft sein und ihn über **lange Zeit** in seinen Aktivitäten einschränken.

Daher ist teilweise ein hohes Maß an Geduld von Patient und Therapeut sowie häufig ein Durchlaufen mehrerer Therapieverfahren erforderlich, bis eine Linderung eintritt. Je rascher und konsequenter die Erkrankung behandelt wird, umso schneller heilt sie aus.

### Das Wichtigste für Sie:

- Schmerzen an der Außenseite der Hüfte gehen meist auf eine Sehnen- oder Schleimbeutelreizung zurück.
- Diese befinden sich am *großen Rollhügel*, dem *Trochanter major*, woraus sich die Bezeichnung *Trochanterreizsyndrom* ableitet.
- Ursache der Reizung ist eine Fehl- oder Überlastung.
- Das Hüftgelenk ist von der Erkrankung nicht betroffen.
- Oft dauert die Behandlung längere Zeit und erfordert die Anwendung verschiedener Therapieverfahren.

## Das Absterben des Hüftkopfes des Erwachsenen - Die *Hüftkopfnekrose*

Bei einer *Hüftkopfnekrose* kommt es zum Absterben von Knochengewebe im Hüftkopf. Der Hüftkopf bildet zusammen mit der Hüftpfanne das Hüftgelenk. Ist er beschädigt, nimmt das gesamte Hüftgelenk Schaden, was zu Schmerzen und einer Funktionseinschränkung führt.

*Osteonekrose* ist die allgemeine Bezeichnung für das Absterben von Knochengewebe. *Os* (lat.) steht für *Knochen* und *Nekrose* bedeutet das *Absterben* von Körpergewebe.

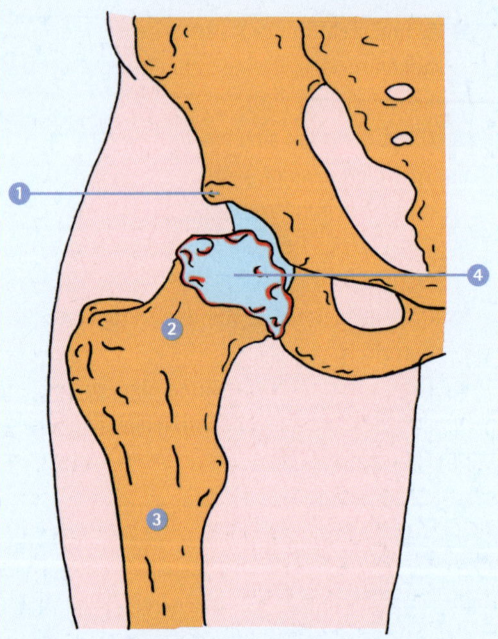

Die Abbildung zeigt ein rechtes Hüftgelenk mit der Hüftpfanne ①, dem Schenkelhals ② und dem Oberschenkelknochen ③. Am Hüftkopf ④ liegt eine fortgeschrittene *Hüftkopfnekrose* vor. Der Hüftkopf ist nicht mehr rund und von einer glatten Knorpelfläche umgeben, sondern stark deformiert und stellenweise eingebrochen.

Die Erkrankung wird auch *Osteonekrose des Hüftkopfes* oder kürzer und üblicher *Hüftkopfnekrose* genannt. Zum Teil wird der Zusatz *aseptisch* beigefügt, um zu unterstreichen, dass die Erkrankung nicht auf einer Infektion des Gelenks durch Bakterien beruht.

Im Kindesalter wird diese Form der Hüftkopferkrankung als *Perthes-Erkrankung* bezeichnet. Ihr ist ein eigenes Kapitel *Die Perthes-Erkrankung – Der Morbus Perthes* gewidmet.

### Ursachen und Herkunft

Verschiedene Ursachen können zu einem Absterben des Hüftkopfes führen. Dabei kommt es zu einer Beeinträchtigung bzw. **Unterbrechung der Durchblutung** und damit der lebenswichtigen Sauerstoffversorgung des Hüftkopfes. Gewebe, welches nicht durchblutet und damit nicht mehr ernährt wird, stirbt ab. An der Hüfte ist der äußere *(konvexe)* Anteil des Hüftkopfes betroffen. Der abgestorbene Knochen wird weich. Damit kann er einer normalen Belastung im Gelenk nicht mehr standhalten. Der Knochen und der ihm aufsitzende Gelenkknorpel brechen ein. Die Gelenkfunktion wird dadurch erheblich gestört und der Gelenkschaden kann sich bis zum völligen Verschleiß des Gelenks *(Arthrose)* ausdehnen.

***Die Hüftkopfnekrose kann eine Ursache für eine Arthrose des Hüftgelenks sein, was als Koxarthrose bezeichnet wird. In Deutschland sind etwa 10% der Hüftgelenkersatz-Operationen bedingt durch einen Verschleiß als Folge einer Hüftkopfnekrose.***

Die Erkrankung verläuft sehr unterschiedlich. In leichten Fällen sind nur kleine Regionen des Hüftkopfes betroffen, in schweren Fällen große Areale. Für den Verlauf der Erkrankung ist der Zeitpunkt der Diagnosestellung wesentlich. In frühen Stadien kann sich der Knochen wieder durch eine Entlastung oder eine Operation erholen. In späten Stadien kann das Absterben nicht mehr aufgehalten werden und der weitere Gelenkverschleiß wird unvermeidlich.

Zu den Ursachen, die zu einem Absterben des Hüftkopfes führen können, gehören **Unfälle** wie Brüche des Schenkelhalses, starke Stauchungen des Hüftgelenks oder ein Ausrenken des Gelenks.

Fettstoffwechselstörungen, starker **Alkoholgenuss** oder eine krankhafte Erhöhung der Harnsäure im Blut sind weitere mögliche Auslöser der Erkrankung. Ebenso Blutgerinnungsstörungen, Nierenerkrankungen oder eine langfristige Einnahme von **Kortison**. Auch in der Schwangerschaft kann eine Hüftkopfnekrose auftreten. Ist eine Ursache nicht zu erkennen, wird häufig von einer *idiopathischen Hüftkopfnekrose* gesprochen.

***Die häufigsten Ursachen für eine Hüftkopfnekrose sind hoher Alkoholkonsum und eine Kortisonbehandlung. Meist sind mehrere gleichzeitig auftretende Ursachen Auslöser der Erkrankung, die sich im Einzelnen nicht immer feststellen lassen. Man spricht dann von einer multifaktoriellen Ursache.***

Männer sind viermal häufiger betroffen als Frauen und erkranken typischerweise um das 35. Lebensjahr. Die Hüftkopfnekrose ist keine Krankheit des hohen Alters. Deutschlandweit kommt es jährlich zu etwa 5.000 Fällen. In bis zu 70% sind beide Hüftgelenke betroffen, ein Grund, warum bei einer Kernspintomographie beide Hüftgelenke untersucht werden sollten.

Die Hüftkopfnekrose durchläuft **verschiedene Stadien**, deren Kenntnis für das Verstehen der Erkrankung, ihrer Folgen und der Therapiemöglichkeiten hilfreich ist und die deshalb im Folgenden kurz skizziert werden. Die hier verwendete, allgemein übliche Einteilung folgt einem Vorschlag der internationalen Gesellschaft *ARCO (Association Research Circulation Osseus)*.

**■ Stadium 0 - Anfangsstadium *(ARCO 0)***

Hier beginnt die Durchblutungsstörung. Kommt sie bereits in dieser Phase wieder zum Stillstand, kann das kranke Gewebe vom Körper ersetzt werden und die Störung heilt folgenlos aus. Schmerzen treten in diesem Stadium nicht auf. Die Erkrankung kann weder im Röntgenbild, noch mit Hilfe der Kernspintomographie dargestellt werden.

**■ Stadium I - Umkehrbares *(reversibles)* Frühstadium *(ARCO I)***

Die Durchblutungsstörung dauert an und der Knochen reagiert mit einer Ansammlung von Gewebeflüssigkeit in seinem Markraum. Die Ansammlung von Flüssigkeit im Knochen wird *Knochenödem* genannt. Die Druckerhöhung durch das Ödem kann zur weiteren Verschlechterung der Durchblutung beitragen. Gleichzeitig setzen Reparaturmechanismen im Gewebe ein. Diese Vorgänge sind meist schmerzhaft. Die Erkrankung ist in diesem Stadium durch eine Knochenszintigraphie oder eine Kernspintomographie erkennbar.

**■ Stadium II - Nicht-umkehrbares *(irreversibles)* Frühstadium *(ARCO II)***

Die Reparaturmechanismen des Körpers waren nicht erfolgreich, so dass Teile des Knochens absterben. Es kommt zu Verdichtungen im Knochengewebe *(Sklerose)*, was sich nun auch im Röntgenbild und in der Computertomographie zeigt.

**■ Stadium III - Übergangsstadium *(ARCO III)***

Das Absterben des Knochengewebes setzt sich fort. Der Knochen hat keine Festigkeit mehr und es kommt zu Einbrüchen. Damit hat auch der auf dem Knochen liegende Knorpel keine feste Unterlage mehr und bricht ebenfalls ein. Die Folge ist eine Abflachung des Hüftkopfes.

**■ Stadium IV - Spätstadium *(ARCO IV)***

Die Gelenkschäden dehnen sich weiter aus. Sie betreffen auch den Knorpel der Gelenkpfanne. Damit wird zunehmend das gesamte Gelenk in Mitleidenschaft gezogen, ein schwerer Gelenkverschleiß *(Arthrose)* ist die Folge. Die Stadien *ARCO Stadium V* und *ARCO Stadium VI* beschreiben die weitere Schädigung des Gelenks.

## Symptome und Beschwerden

In den unterschiedlichen Stadien sind auch die Beschwerden unterschiedlich. In den Frühstadien treten meist **Schmerzen** in der Tiefe der Leiste auf. Diese können bei Belastung auftreten oder so stark ausgeprägt sein, dass ein Dauerschmerz besteht und das Gehen kaum noch möglich ist.

Werden von der Erkrankung nur kleine Knochenareale erfasst, wechseln sich über Jahre leicht schmerzhafte Phasen mit schmerzfreien Phasen ab. Daher kann es Jahre dauern, bis die Erkrankung festgestellt wird. Dehnt sich die Erkrankung im Hüftgelenk aus, werden die schmerzfreien Phasen kürzer und die Belastbarkeit der Hüfte nimmt ab.

In fortgeschrittenen Fällen entwickelt sich das Vollbild einer Arthrose des Hüftgelenks *(Koxarthrose)* mit ihren typischen Beschwerden. Der *Koxarthrose* ist ein umfangreiches eigenes Kapitel gewidmet, *Der Verschleiß des Hüftgelenks - Die Koxarthrose*.

## Untersuchung und Diagnostik

Bei der Befragung des Patienten ist es wichtig, mögliche Ursachen der Erkrankung zu erkennen. Daher wird gezielt nach Stoffwechselerkrankungen, Störungen der Blutgerinnung sowie nach der Einnahme von Kortison und großen Mengen Alkohols gefragt.

Meist führen Schmerzen den Patienten in die Praxis. Das Hüftgelenk schmerzt bei Belastung und auch bei der Untersuchung. Die Beweglichkeit ist wenig bis erheblich eingeschränkt und das Gangbild der Betroffenen kann hinkend sein.

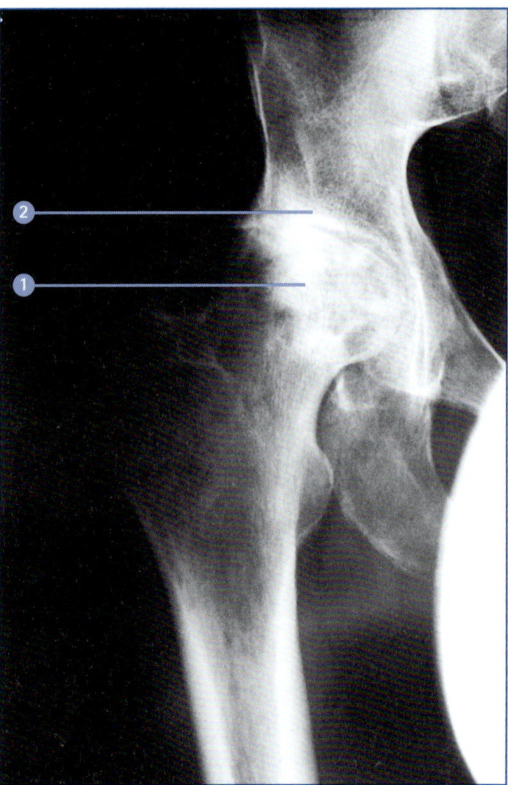


Zu sehen ist das Röntgenbild eines Hüftgelenks eines 48-jährigen Mannes mit einer Hüftkopfnekrose im fortgeschrittenen Stadium. Die Betrachtung erfolgt von vorne. Der Hüftkopf ① ist eingebrochen und infolgedessen abgeflacht. Die Knorpelschicht ist zerstört, so dass jede Bewegung des Hüftkopfes in der Hüftgelenkpfanne ② schmerzhaft ist.

Weitere diagnostische Maßnahmen:

### Röntgen

Bei einem Schmerz im Hüftgelenk wird meist ein Röntgenbild angefertigt. In den frühen Phasen der Erkrankung sind die Veränderungen im Knochen jedoch so gering, dass sie nicht oder kaum zu sehen sind. Mit zunehmendem Verlauf der Erkrankung zeigen sich die Veränderungen am Knochen auch im Röntgenbild. Daher werden Verlaufskontrollen in späteren Stadien der Erkrankung vorwiegend mit Hilfe von Röntgenbildern durchgeführt.

***Ist die Erkrankung im Röntgenbild zu erkennen, befindet sie sich bereits in einer Phase, in der sie nicht mehr ohne Folgen ausheilt.***

### Ultraschalluntersuchung

Der Ultraschall kann keine Veränderungen im Knochen anzeigen, da die Schallwellen nicht durch den Knochen gelangen. Er ist jedoch eine gute Hilfe, weil sich mit ihm eine Ansammlung von Flüssigkeit im Gelenk *(Gelenk-Erguss)* gut darstellen lässt. Die Flüssigkeit weist immer auf eine Erkrankung des Gelenks hin und kann auch bei der Hüftkopfnekrose vorliegen. Da die Methode schnell zur Hand ist und den Patienten nicht belastet, wird sie regelmäßig durchgeführt.

### Kernspintomographie (Magnetresonanztomographie, MRT)

Nur mit Hilfe der Kernspintomographie lassen sich die **frühen Stadien** der Erkrankung erfassen. Die Methode liefert die genauesten Angaben, wie es um den Zustand des Knochens steht. Sie ist die Methode der Wahl und anderen Untersuchungsmethoden überlegen, wenn der Verdacht auf eine Hüftkopfnekrose besteht. Da es häufig zu einem Befall beider Seiten kommt, wird die (noch) nicht betroffene Hüfte immer mit untersucht.

In den späten Stadien der Erkrankung ist das Röntgenbild so aussagekräftig, dass eine Kernspintomographie meist keine wichtigen zusätzlichen Informationen mehr liefert.

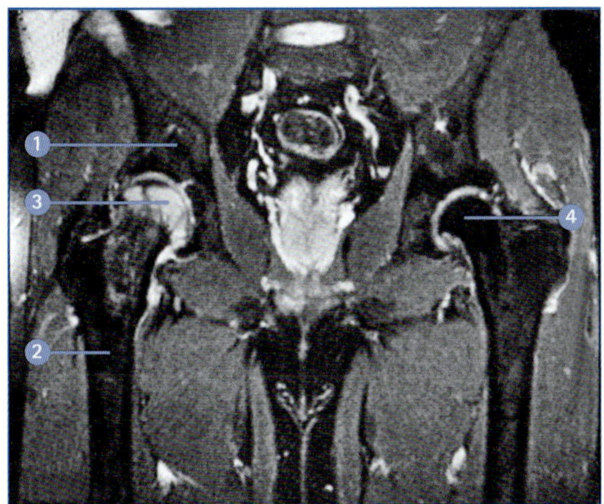


Kernspintomographie der Hüftgelenke eines 55-jährigen Mannes. Die Betrachtung erfolgt von vorne, so dass sich das rechte Hüftgelenk mit dem Beckenknochen 1 und dem Oberschenkel 2 in der linken Bildhälfte befindet. Im rechten Hüftkopf 3 stellt sich eine Wassereinlagerung *(Knochenmarködem)* in der Kernspintomographie weiß dar, im Kontrast zum sonst schwarz dargestellten Knochenmark. Dies ist das Anfangsstadium einer Hüftkopfnekrose. Der andere Hüftkopf ist gesund 4.

***Die Kernspintomographie ist die beste Methode, um ein Absterben des Hüftkopfes frühzeitig zu erkennen.***

### Computertomographie (CT)

Die Computertomographie kommt seltener zum Einsatz. Ihre Vorteile liegen in einer sehr genauen Darstellung der Veränderungen im Knochen, wie feine Einbrüche und Verdichtungen. Zur Planung operativer Eingriffe und zur weiteren Therapieentscheidung ist sie vor allem im Stadium II der Erkrankung wertvoll.

### Knochenszintigraphie

Bei der Knochenszintigraphie wird dem Patienten eine radioaktiv markierte Substanz gespritzt, die sich im ganzen Körper verteilt. In Regionen mit einem hohen Knochenstoffwechsel reichert sich die Substanz an. Diese Anreicherung kann sichtbar gemacht werden. Die Methode zeigt sehr sensibel Veränderungen in der Durchblutung und deren Folgen für den Knochenstoffwechsel an, manchmal sogar früher als die Kernspintomographie. Aufgrund der Strahlenbelastung der Knochenszintigraphie sollte die Kernspintomographie jedoch vorrangig zum Einsatz kommen.

## Therapie

Die Therapie hängt im Wesentlichen von dem Stadium ab, in dem die Erkrankung festgestellt wird. Sie richtet sich weiterhin nach der Lage und der Ausdehnung des betroffenen Knochen-Areals, nach der zur Erkrankung führenden Ursache und dem Alter des Patienten. Die auslösende Ursache kann teilweise weder ermittelt noch beeinflusst werden.

***Eine ursächliche Therapie der Hüftkopfnekrose gibt es nicht. Das Ziel der Therapie ist es, ein Fortschreiten der Erkrankung so früh wie möglich zu verhindern, Schmerzen zu lindern und dem Betroffenen wieder zu Mobilität zu verhelfen.***

Entgegen der sonst verwendeten Einteilung der Therapie in *nicht-operative (konservative)* und *operative Therapie*, ist es bei der Hüftkopfnekrose sinnvoller, eine Einteilung nach dem Stadium der Erkrankung vorzunehmen.

### Stadium 0 - Anfangsstadium *(ARCO 0)*

Da die Erkrankung zu Beginn keine Beschwerden verursacht, wird das Anfangsstadium so gut wie nie diagnostiziert. Spontane Heilungen durch körpereigene Reparaturmechanismen sind möglich.

### Stadium I - Umkehrbares *(reversibles)* Frühstadium *(ARCO I)*

In diesem Stadium bestehen Aussichten, ein weiteres Fortschreiten zu verhindern. Eine häufig angewendete Maßnahme ist die **Entlastung** des Gelenks durch die Verwendung von Unterarmgehstützen. Etwa 3 Monate lang wird das betroffene Bein beim Gehen nur leicht auf den Boden aufgesetzt. Weiche Sohlen und Absätze federn den Auftritt ab. Ohne Belastung kann das Gelenk frei bewegt werden. Mit Hilfe der Physiotherapie werden Muskeln gelockert, das Gelenk wird durch leichte Streckungen entlastet. Übungen im warmen Wasser ermöglichen eine gute Bewegung des Gelenks ohne Belastung.

Nach einigen Wochen zeigt die erneute Kernspintomographie, ob die Erkrankung sich zurückbildet oder fortschreitet. Bildet sie sich zurück, wird die Entlastung bis zum Abklingen der Erkrankung fortgeführt.

Möglicherweise können *durchblutungsfördernde Medikamente* die Erkrankung positiv beeinflussen *(vasoaktive Mittel, Prostazyklinanaloga)*, über den Effekt dieser Medikamente besteht jedoch noch keine einheitliche Meinung. Die Medikamente können eingesetzt werden, wenn die Erkrankung trotz der Entlastung nicht abklingt.

Die Wirksamkeit von *hyperbarem Sauerstoff* konnte ebenfalls noch nicht zuverlässig gesichert werden.

Der Einsatz einer Magnetfeldtherapie erscheint sinnvoll, um die Durchblutung im Hüftkopf zu erhöhen. Sie ist unschädlich und schmerzlos, ihr Einfluss auf das Fortschreiten der Erkrankung ist jedoch ebenfalls noch nicht abschließend geklärt.

***Der Verlauf der Erkrankung kann nur durch die regelmäßige Durchführung einer Kernspintomographie kontrolliert werden.***

Führen die Entlastung und die medikamentöse Therapie nicht zum Abklingen des Ödems im Knochen, wird als **operative Maßnahme** eine *Hüftkopfentlastungsbohrung* empfohlen. Dafür wird auch der Begriff der *Dekompression* verwendet. Dabei werden von außen über den Schenkelhals ein Drahtstift von 2,5 mm und ein Bohrer von etwa 5 mm Dicke bis in das betroffene Areal des Hüftkopfes vorgebracht. Das Gelenk wird dazu weder durch einen Schnitt geöffnet, noch wird die Knorpelfläche verletzt. Die Bohrung soll den Druck im Hüftkopf senken und die körpereigenen Reparaturmechanismen mit Neubildung von Gefäßen und Knochen fördern. Eine Heilung ist auch mit dieser Methode nicht zu garantieren. Sie ist aber eine der wenigen Möglichkeiten, den sonst ungünstigen Verlauf der Erkrankung aufzuhalten oder zu verlangsamen. In bis zu 80% der Fälle kann sie im Stadium I der Erkrankung erfolgreich sein. Es gibt Hinweise, dass das zusätzliche Einbringen eines Konzentrats aus körpereigenem Knochenmark in die Bohrkanäle das Entstehen neuen Knochengewebes fördern kann.

### Stadium II - Nicht-umkehrbares *(irreversibles)* Frühstadium *(ARCO II)*

Ist nur ein kleines Areal vom Hüftkopf betroffen, kann wie im Stadium I vorgegangen werden.

Bei einem Areal von mittlerer Größe wird die bereits erwähnte *Hüftkopfentlastungsbohrung* eingesetzt. Sie hat in diesem Stadium eine Erfolgsrate von über 60%.

Hat die Erkrankung bereits zu großen Defekten geführt, wird in diesem Stadium der betroffene Knochen durch ein Knochentransplantat ersetzt. Dazu wird beim Betroffenen meist Knochengewebe aus dem Beckenknochen *(Beckenkamm)* entnommen und an die Stelle des abgestorbenen Knochens gebracht.

### Stadium III - Übergangsstadium *(ARCO III)*

Eine entlastende Therapie oder eine Therapie mit Medikamenten ist in diesem Stadium nicht mehr erfolgversprechend. Die Schädigung ist schon so weit fortgeschritten, dass der Knochen sich nicht mehr erholen kann.

Ist ein kleines Knochenareal betroffen, kann die Stellung des Hüftkopfes operativ verändert werden. Dazu wird der Schenkelhals durchtrennt *(Osteotomie)* und der Hüftkopf so zur Hüftpfanne gestellt, dass das erkrankte Areal entlastet wird *(Umstellungsosteotomie)*. Durch die Entlastung des erkrankten Areals wird versucht, die Ausdehnung des Gelenkschadens zu verhindern oder zu verlangsamen. Diese aufwendige Behandlung kommt eher bei Patienten in Frage, die jünger als 40 Jahre sind. Bei Älteren treten gehäuft Komplikationen auf, so dass der Ersatz des Gelenks durch ein künstliches Hüftgelenk oftmals die zuverlässigere Alternative ist.

### Stadium IV - Spätstadium *(ARCO IV)*

In diesem Stadium können nur noch kleine Defekte so behandelt werden, dass das Gelenk erhalten bleibt. Die Behandlung erfolgt wie beim Stadium III.

Sind die Defekte größer, sind die natürlichen Gelenkflächen nicht mehr zu retten. Dann werden Teile des Gelenkknorpels oder der gesamte Gelenkknorpel des Hüftkopfes entfernt und durch einen *Teiloberflächenersatz* oder einen *Totaloberflächenersatz* ersetzt. Hat der Verschleiß bereits auf die Hüftpfanne übergegriffen, wird das gesamte Hüftgelenk durch eine *Hüft-Totalendoprothese (Hüft-TEP)* ersetzt.

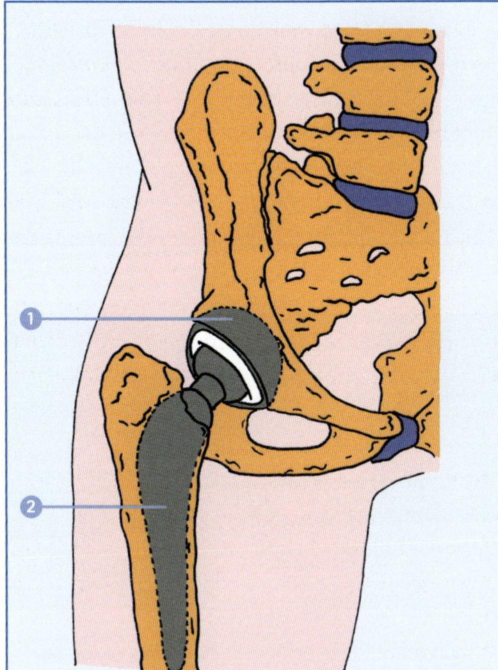


Die Abbildung zeigt ein künstliches rechtes Hüftgelenk von vorne betrachtet. In fortgeschrittenen Stadien einer Hüftkopfnekrose ist das Gelenk zerstört. Dann wird die Gelenkfläche der Hüftgelenkpfanne aufgefräst und eine künstliche Gelenkpfanne 1 eingesetzt. Der zerstörte Hüftkopf wird ebenfalls entfernt. In den Schaft des Oberschenkelknochens wird dann die künstliche Hüftprothese 2 eingesetzt. Beides zusammen wird als *Hüft-Totalendoprothese (Hüft TEP)* bezeichnet.

## Prognose und Verlauf

Die Erkrankung sollte **dringend behandelt** werden. Ohne Therapie besteht eine Wahrscheinlichkeit von bis zu 80%, dass der Hüftkopf innerhalb weniger Jahre einbricht, was eine schwere Schädigung des Gelenks zur Folge hätte. Die Folge wäre ein ausgeprägter Verschleiß *(Arthrose)* des Hüftgelenks *(Koxarthrose)* mit der Notwendigkeit des künstlichen Gelenkersatzes *(Endoprothese).*

In frühen Stadien kann die Erkrankung mit der geeigneten Therapie geheilt oder aufgehalten werden. In späten Stadien kann auch mit einer umgehend eingeleiteten Therapie der Verschleiß oft nur herausgezögert und ein künstlicher Gelenkersatz nicht verhindert werden. Dies hängt wesentlich davon ab, in welchem Stadium die Erkrankung entdeckt wird und wie ausgedehnt die Schäden am Gelenk sind. Dennoch können die Therapieverfahren dazu beitragen, dass bei dem Betroffenen nicht schon in jungen Jahren ein künstliches Hüftgelenk notwendig wird.

### Das Wichtigste für Sie:

- Als *Hüftkopfnekrose* wird das Absterben des Hüftkopfes bezeichnet.
- Ursächlich ist eine Durchblutungsstörung des Hüftkopfes.
- Die Erkrankung durchläuft verschiedene Krankheitsstadien.
- In Abhängigkeit vom Krankheitsstadium erfolgt eine nicht-operative oder operative Therapie.
- Die Erkrankung kann ausheilen oder bis zur Zerstörung des Hüftkopfes fortschreiten.

## Der Verschleiß des Hüftgelenks – Die *Koxarthrose*

Allgemein wird eine zunehmende Schädigung oder ein Verschleiß des Gelenkknorpels als *Arthrose* bezeichnet. Die Arthrose des Hüftgelenks wird *Hüftarthrose, Hüftgelenkarthrose* oder *Koxarthrose* genannt. Um die Erkrankung näher zu beschreiben, werden verschiedene Einteilungen vorgenommen.

Nach ihrer **Ausprägung** im Röntgenbild wird eine *leichte* oder *beginnende* Hüftarthrose von einer *mittleren* oder *mäßigen* und einer *schweren* oder *fortgeschrittenen* Hüftarthrose unterschieden.

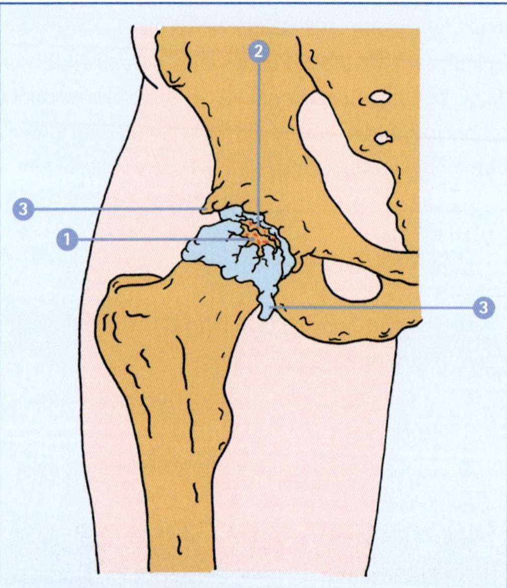


Die Abbildung zeigt ein rechtes Hüftgelenk von vorne. Am hellblau dargestellten Knorpel ist es bereits zu starken Schäden gekommen. In der Mitte des Hüftkopfes 1 und der Hüftgelenkpfanne 2 ist die Knorpelschicht schon so stark geschädigt, dass der darunterliegende Knochen zum Vorschein kommt. Als Folge des Gelenkverschleißes bilden sich knöcherne Wülste, sog. *Osteophyten* 3.

Je nach **Lage** der Arthrose am Hüftgelenk werden verschiedene Bezeichnungen gewählt. Bei einer *lateralen Hüftarthrose* liegt der Schwerpunkt der Arthrose am äußeren Rand der Hüftpfanne, bei einer *medialen Hüftarthrose* befindet er sich in der Tiefe der Hüftpfanne. Eine *inferiore Hüftarthrose* beginnt am unteren Rand der Hüftpfanne und die *konzentrische Hüftarthrose* schließlich betrifft alle Teile des Gelenks gleichermaßen.

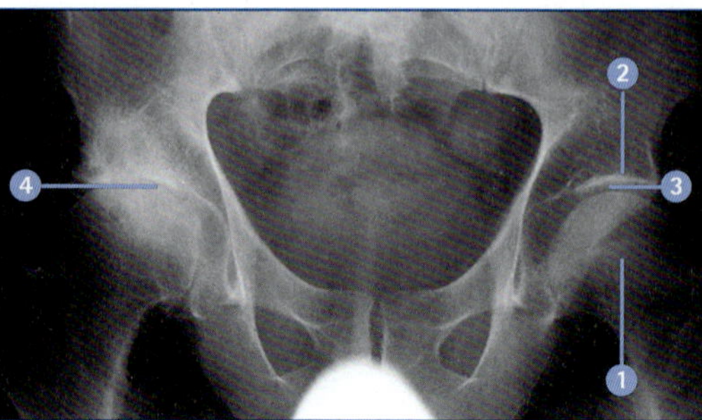


Das Röntgenbild zeigt beide Hüftgelenke von vorne betrachtet. Gut zu erkennen ist, dass der linke Hüftkopf 1 und die linke Gelenkpfanne 2 noch mit einer dicken Knorpelschicht überzogen sind. Da der Knorpel im Röntgenbild strahlendurchlässig ist, erscheint im Röntgenbild ein sog. *Gelenkspalt* 3 zwischen den Knochen. An der rechten Hüfte ist dieser Gelenkspalt 4 nicht mehr zu sehen, da es keine Knorpelschicht mehr gibt. Diese Hüfte hat einen fortgeschrittenen Verschleiß.

Alleine aus dem Röntgenbild kann nicht unbedingt auf die Beschwerden des Patienten geschlossen werden. Daher werden verschiedene Begriffe verwendet, um zu beschreiben, welche Beschwerden von der Hüftarthrose ausgehen. So liegt bei der *stummen* Hüftarthrose zwar eine Arthrose vor, sie führt aber nicht zu Beschwerden. Eine *beginnende* Hüftarthrose zeichnet sich durch die ersten leichten Beschwerden aus. Befindet sich die Hüftarthrose in einer stark schmerzhaften Phase, wird von einer *aktivierten* Hüftarthrose gesprochen. Anhaltende Beschwerden sind das Kennzeichen einer *manifesten* Hüftarthrose, und schließlich wird bei einer erheblichen Verschlechterung mit maximaler Ausprägung der Symptome von einer *dekompensierten* Hüftarthrose gesprochen.

### Ursachen und Herkunft

Das Hüftgelenk ist einer besonderen **Druckbelastung** ausgesetzt. Treten Schäden am Knorpel auf, wird der angrenzende gesunde Knorpel überlastet. Diese

Überlastung führt zu einer Schädigung des noch gesunden Knorpels und damit zu einer Ausdehnung der Arthrose. Sie erfasst im Verlauf sowohl den Gelenkknorpel des Hüftkopfes wie auch den der Gelenkpfanne. Damit nimmt das gesamte Hüftgelenk Schaden, was zu Schmerzen und zu einer starken Einschränkung der Funktion führen kann.

Eine Arthrose der Hüfte findet sich bei fast jedem 5. Europäer. Davon sind **Männer häufiger** betroffen als Frauen. Fast 70% der Patienten, bei denen Zeichen einer Arthrose im Röntgenbild zu sehen sind, beklagen jedoch kaum oder gar keine Beschwerden.

***Sehr häufig finden sich im Röntgenbild Zeichen einer Arthrose des Hüftgelenks, ohne dass der Betroffene über Schmerzen klagt.***

Hüftarthrosen, die aus **keiner erkennbaren Ursache** heraus entstehen, werden als *primäre* oder als *idiopathische Hüftarthrose* bezeichnet. Risikofaktoren, die das Auftreten einer Hüftarthrose begünstigen, sind steigendes Lebensalter sowie eine starke berufliche oder sportliche Belastung. So sind häufig Landwirte oder auch Fußballspieler betroffen. Zudem trägt eine genetische Veranlagung zur Ausbildung einer Hüftarthrose bei.

Die Hüftarthrose ist häufig die erkennbare **Folge einer anderen Erkrankung**. Ist dies der Fall, wird von einer *sekundären Hüftarthrose* gesprochen. Erkrankungen, die zu einer Arthrose des Hüftgelenks führen können, sind Hüftreifungsstörungen *(Hüftdysplasie)*, das Absterben des kindlichen Hüftkopfes *(Perthes-Erkrankung)*, ein Abrutschen des kindlichen Hüftkopfes *(Epiphysenlösung)*, das Absterben des Hüftkopfes des Erwachsenen *(Hüftkopfnekrose)*, eine Infektion des Hüftgelenks *(Koxitis)*, rheumatische Erkrankungen, Erkrankungen des Stoffwechsel sowie Unfälle mit Beteiligung des Hüftgelenks. *Einklemmungssyndrome (Impingementsyndrome)* des Hüftgelenks können ebenfalls einen Knorpelschaden zur Folge haben.

Den Erkrankungen *Hüftdysplasie*, *Perthes-Erkrankung*, *Epiphysenlösung*, *Hüftkopfnekrose*, *rheumatisches Hüftgelenk* und *Einklemmungssyndrom* sind jeweils eigene Kapitel gewidmet.

Im Gegensatz zur Arthrose des Kniegelenks gilt bei der Entstehung einer Hüftarthrose **Übergewicht** nicht als Risikofaktor. Den weiteren Verlauf der Hüftarthrose beeinflusst es jedoch ungünstig, da der Schaden am Knorpel durch hohes Körpergewicht rascher fortschreitet.

***Wahrscheinlich entsteht die Hüftarthrose nicht aufgrund einer einzelnen Ursache. Es ist anzunehmen, dass das Zusammenwirken mehrerer, den Gelenkknorpel schädigender Faktoren den Gelenkverschleiß auslöst. Man spricht von einer multifaktoriellen Ursache.***

Auf die genauen Mechanismen, die zu einer Schädigung des Gelenkknorpels und zum Ausdehnen einer Arthrose führen, wird ausführlich im Kapitel *Der Gelenkverschleiß – Die Arthrose* eingegangen.

## Symptome und Beschwerden

Die Beschwerden bei einer Hüftarthrose können **unterschiedlich** ausgeprägt sein. Ein Großteil der im Röntgenbild zu sehenden Hüftarthrosen führt zu keinen Beschwerden. Selbst stärkere und im Röntgenbild deutlich zu erkennende Hüftarthrosen können ohne Symptome bleiben.

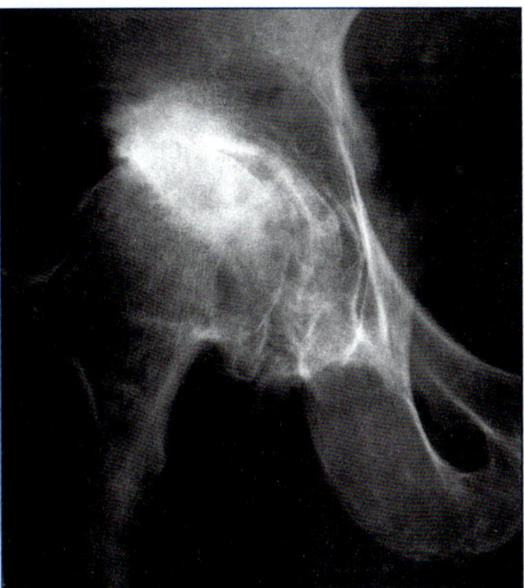

Dies ist das Röntgenbild eines 72-jährigen Patienten, der angibt, seit 20 Jahren zu hinken. Trotz einer fortgeschrittenen Hüftarthrose klagt er kaum über Beschwerden.

Dagegen können leichte Arthrosen in Phasen zum Teil sehr schmerzhaft sein. Daher sind immer die Beschwerden, und weniger das Röntgenbild wegweisend für die einzuschlagende Therapie.

Bei einer **stummen Hüftarthrose** ist die Arthrose im Röntgenbild zu erkennen, führt aber nicht zu Symptomen, sie bleibt *stumm.* Wie lange diese Phase anhält, lässt sich kaum einschätzen. Möglicherweise bleibt sie über viele Jahre in dieser stummen Form. Ohne erkennbaren Anlass kann es jedoch jederzeit zu einer Verschlechterung und zum Auftreten von Symptomen kommen.

Die **beginnende Arthrose** des Hüftgelenks kann sich durch ein Stechen in der **Leiste**, eine Kraftlosigkeit im Bein oder ein leichtes **Hinken** nach längerer Belastung bemerkbar machen. Das Gehvermögen beträgt noch mehrere Stunden. Die Symptome halten über Tage und Wochen an, dann klingen sie für viele Wochen wieder ab. Mit zunehmender Erkrankung werden die Phasen ohne Beschwerden kürzer.

Vielen Patienten fällt zudem eine **Einschränkung der Hüftgelenkbeweglichkeit** auf. Die Hüfte lässt sich weniger beugen und drehen. Dies erschwert die Verrichtung von Alltagstätigkeiten. Die Fußpflege oder das Schnüren der Schuhe ist erschwert, weil die Beugung der Hüfte nicht mehr gelingt. Das Ein- und Aussteigen in das Auto wird für den Patienten mühsamer. Diese Anfangsphase der Erkrankung dauert in der Regel viele Jahre an.

Daran schließt sich die Phase der **mäßigen Arthrose** des Hüftgelenks an, in der nach langem Ruhen die ersten Schritte stark schmerzhaft sind *(Anlaufschmerz).* Klingen die Schmerzen nach wenigen Metern ab, so treten sie nach einer längeren Belastung erneut auf *(Belastungsschmerz).* Das Vermögen, länger zu gehen, nimmt im Verlauf zunehmend ab. Ein Hinken fällt Außenstehenden oft früher auf als dem Patienten selbst. Es ist Folge der Schmerzen und der verminderten Beweglichkeit des Gelenks. Die Dauer der Phase beträgt wenige Wochen und Monate oder viele Jahre. Sie geht fließend in die nachfolgende Phase über.

Dann kommt es bei der **fortgeschrittenen Hüftarthrose** zu einer langsamen, aber stetigen Verschlechterung der Symptome mit mehr Schmerzen, einer schlechteren Beweglichkeit und einer weiteren Einschränkung der Gehfähigkeit. Jeder Schritt ist schmerzhaft und die Schmerzen halten nachts und in Ruhe an. Ein Hinken ist nicht mehr zu übersehen und das Gelenk steift stark ein. Reibe- und Knackgeräusche aus dem Hüftgelenk sind zu spüren und zu hören. In dieser Phase wirkt sich der Hüftgelenkverschleiß stark auf den Alltag aus. Die Lebensqualität nimmt durch Schmerzen und die eingeschränkten Bewegungsmöglichkeiten deutlich ab. Viele Patienten erwägen in dieser Phase eine Operation und den künstlichen Gelenkersatz.

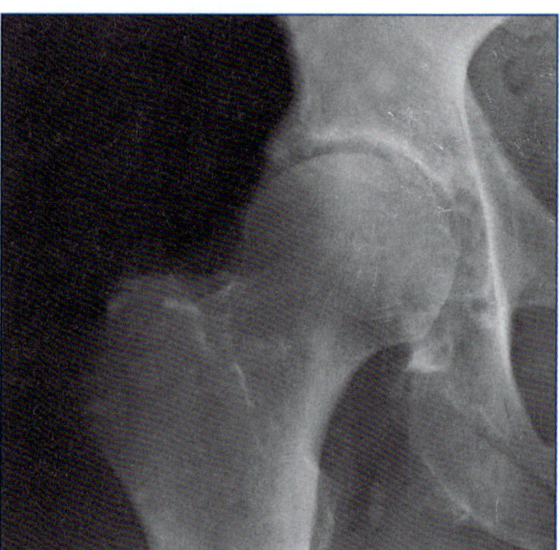

Die Röntgenbilder zeigen das rechte Hüftgelenk einer 74-jährigen Patientin. Im oberen Bild sind bereits Zeichen einer Hüftarthrose zu erkennen. Nur 2 Monate später wurde das untere Röntgenbild angefertigt, welches nun einen fortgeschrittenen Verschleiß zeigt. Der Gelenkspalt ① zwischen Hüftkopf ② und Gelenkpfanne ③ ist kaum noch zu erkennen.

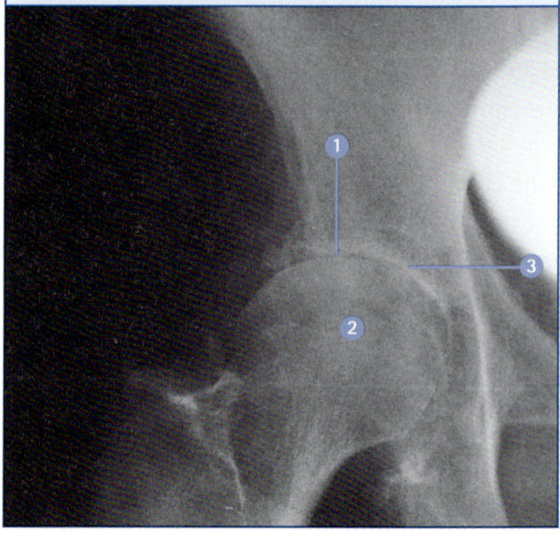

Aus unklaren Gründen verläuft bei etwa 10% der Patienten die Hüftarthrose sehr schnell, so dass es trotz Therapie zu einer raschen und vollständigen Zerstörung des Hüftgelenks innerhalb von nur wenigen Monaten kommt.

## Untersuchung und Diagnostik

Durch die Befragung des Patienten werden seine Beschwerden und die damit verbundenen Einschränkungen in seinem Leben erfasst. Sie sind für die einzuleitende Therapie maßgebend.

Die Untersuchung des Patienten prüft sein Gangbild und umfasst eine Untersuchung beider Hüftgelenke, beider Kniegelenke und der Wirbelsäule. Typisch für eine Hüftarthrose ist eine stark **verminderte Beweglichkeit** des Gelenks und ein Schmerz, der sich bei der Innendrehung *(Innenrotation)* des Beins auslösen lässt.

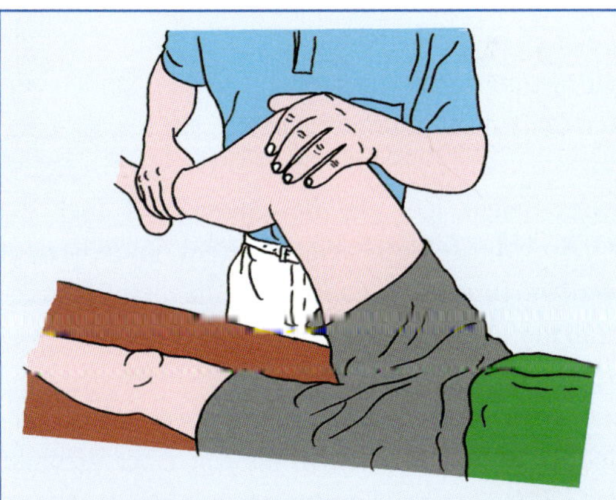

Bei einer Arthrose des Hüftgelenks ist die Beweglichkeit meist stark eingeschränkt und eine Innendrehung des Beins, wie in der Abbildung dargestellt, ist schmerzhaft.

Weitere diagnostische Maßnahmen:

■ **Röntgen**

Mit Hilfe der Röntgenuntersuchung können die Verschleißerscheinungen der Hüftgelenke **sehr gut** beurteilt werden. Sie wird bei einem Verdacht auf das Vorliegen einer Arthrose regelmäßig durchgeführt. Röntgenaufnahmen, die im zeitlichen Abstand voneinander aufgenommen wurden, geben wichtige Informationen über den Verlauf der Erkrankung. Damit sind weitere Untersuchungen, wie z. B. teure Kernspintomographien, meist entbehrlich.

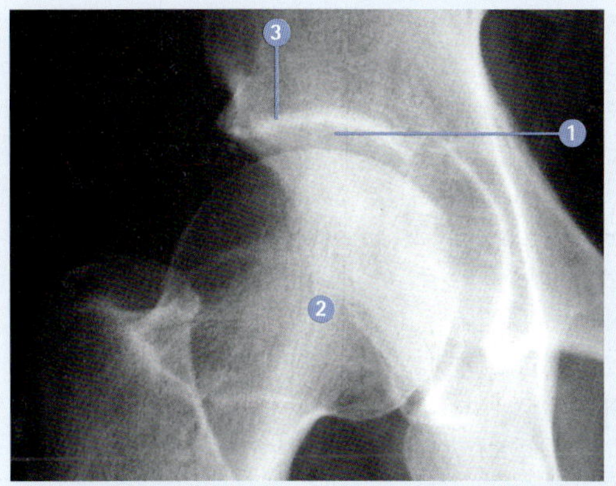


Leichte Hüftarthrose eines 59-jährigen Patienten. Der Gelenkspalt ① zwischen Hüftkopf ② und Hüftpfanne ③ ist noch gut erhalten.

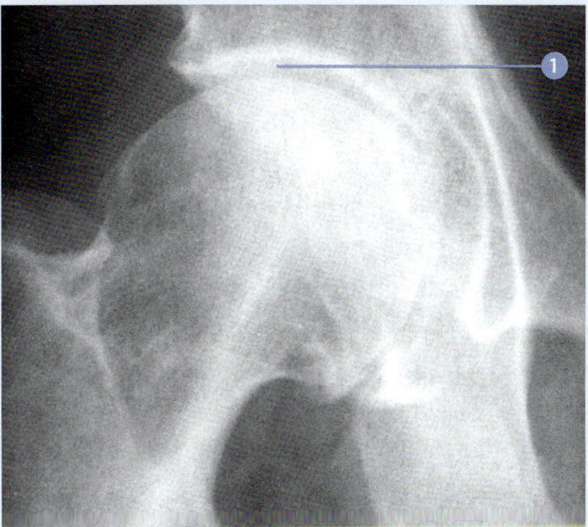


Mäßige Hüftarthrose des nun 69-Jährigen. Es ist zu einer Verschmälerung des Gelenkspalts ① gekommen.

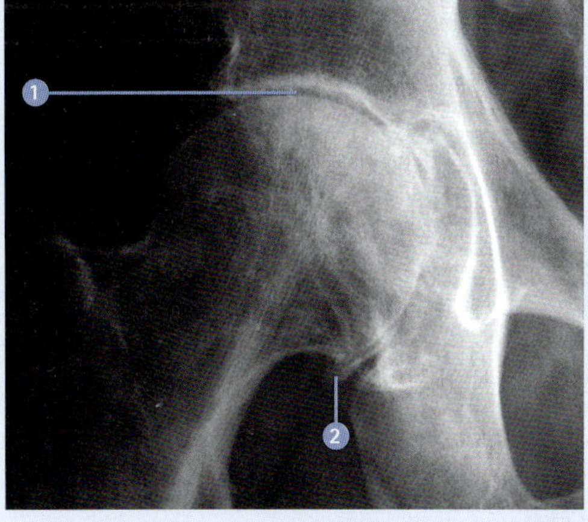


Der jetzt 74-Jährige hat eine fortgeschrittene Hüftarthrose. Neben einer weiteren Verschmälerung des Gelenkspalts ① haben sich knöcherne Wülste *(Osteophyten)* ② gebildet.

### Ultraschalluntersuchung

Der Ultraschall zeigt deutlich und einfach das Vorhandensein von Flüssigkeit im Gelenk *(Gelenkerguss)* als Hinweis auf einen Reizzustand des Gelenks an. Zudem ist er eine wertvolle Hilfe, um Spritzen sicher in das Gelenk zu führen. Zur Darstellung der Veränderungen am Knorpel und Knochen ist er kaum geeignet.

### Kernspintomographie (Magnetresonanztomographie, MRT)

Die Kernspintomographie wird durchgeführt, wenn sich Beschwerden durch das Röntgenbild nicht ausreichend erklären lassen. Sie zeigt früher als das Röntgenbild Veränderungen im Gelenkknorpel an. Zudem kann Weichgewebe ebenso dargestellt werden wie Veränderungen im Knochenmark.

Zur Klärung bestimmter Erkrankungen an der Hüfte ist sie unentbehrlich, zur Erfassung einer Arthrose beim älteren Menschen dagegen selten notwendig.

### Knochenszintigraphie

Bei der Knochenszintigraphie wird eine radioaktiv markierte Substanz in die Blutbahn des Patienten gespritzt. Diese verteilt sich im Körper und sammelt sich in Zonen eines verstärkten Knochenstoffwechsels, wie er bei einer Arthrose auftritt, vermehrt an. Diese Methode wird häufig zur Feststellung einer möglichen Lockerung einer Hüft-Endoprothese oder zur Beurteilung einer rheumatischen Erkrankung eingesetzt. Zur Feststellung einer Arthrose ist sie in der Regel nicht notwendig.

## Therapie

Die Therapie richtet sich nach den Beschwerden und dem daraus entstehenden Leidensdruck für den Patienten. Dabei werden Faktoren wie Alter, Beruf, sportliche Aktivitäten und familiäre Situation berücksichtigt. Leidet der Patient an anderen Erkrankungen, kann dies einen großen Einfluss auf die Durchführbarkeit einer Operation haben. Hohes Alter und schwere Vorerkrankungen erhöhen das allgemeine Operationsrisiko.

Sehr wichtig ist es, Angstgefühle mancher Patienten vor gewissen Therapieformen zu erkennen. Vor allem ältere Patienten lehnen oftmals operative Eingriffe aus Angst vor der Narkose, vor dem Aufenthalt im Krankenhaus oder auf Grund der Größe der Operation ab. Viele Patienten trauen sich eine Operation mit Ersatz des Hüftgelenks aus verschiedenen Gründen nicht zu.

***Es ist weder Aufgabe des Arztes noch der Angehörigen, diese Patienten zu einer Operation zu überreden. Sie sollten neutral und realistisch informiert werden, um sich dann für oder gegen eine Operation zu entscheiden.***

### Nicht-operative *(konservative)* Therapie

Ist ein Hüftgelenk von einer Arthrose betroffen, sollte es **entlastet** und vor Belastungen geschützt werden. So führt Übergewicht zu einer anhaltenden Überlastung des geschädigten Gelenks. Eine **Gewichtsreduktion** bei deutlich Übergewichtigen ist daher sehr empfehlenswert. Belastungen beim Gehen gelangen kaum bis zum Hüftgelenk. Aus diesem Grund haben weiche Fersenpolster und weiche Schuhe wenig entlastenden Einfluss auf die Hüftarthrose. Springen oder heftiges Stoßen mit den Beinen sollte unterbleiben.

Jedes Gelenk lebt von **Bewegung**, und auch ein durch Arthrose geschädigtes Gelenk sollte bewegt werden. Dazu sind Radfahren, Wandern, Nordic-Walking, leichtes Joggen, Ski-Langlauf und Schwimmen geeignet. Beim Brustschwimmen sollten starke Abspreizbewegungen vermieden werden. Ungeeignet für Patienten mit einer Arthrose der Hüften sind Sportarten mit einer hohen Gelenkbeanspruchung wie Fußball oder Tennis.

In welchem Ausmaß das Gelenk noch bewegt werden kann, ohne überlastet zu werden, kann nur der Patient selber feststellen. Schmerzen bei der Bewegung, nach der Bewegung oder ein schmerzendes Gelenk am Folgetag weisen auf eine zu hohe Beanspruchung hin.

***Durch Arthrose geschädigte Gelenke sollten bewegt, aber nicht belastet werden.***

Bei schweren Hüftarthrosen entlasten **Hilfsmittel** wie ein Handstock, Unterarmgehstützen oder ein Gehwagen *(Rollator)* das Gelenk. Sie bieten zudem Halt, wenn es zu einem plötzlichen Gelenkschmerz und zum Einknicken im Gelenk kommt. Ein Sturz mit schweren Folgen ist damit vermeidbar.

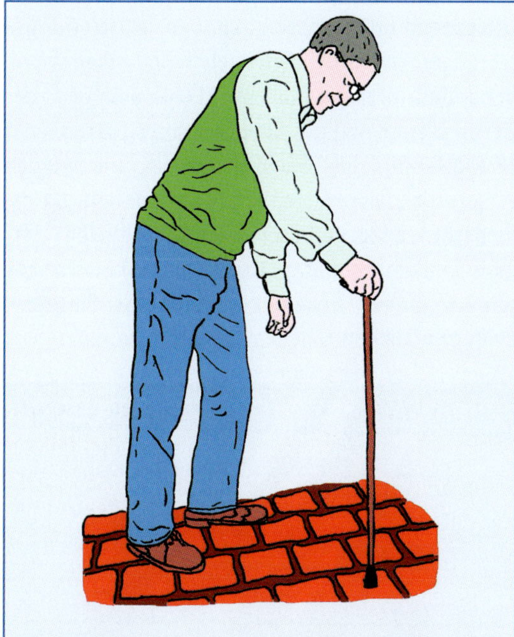

Die Verwendung eines Gehstocks führt zur Entlastung des Hüftgelenks und gibt dem Patienten mehr Halt und Sicherheit.

**Physiotherapie** und Manuelle Therapie dienen dazu, das Gelenk beweglich zu halten und die muskuläre Situation zu verbessern. Fehlhaltungen, Fehlbelastungen und muskuläre Verkürzungen, die auch zu Beschwerden an der Lendenwirbelsäule oder am Knie führen, werden behandelt. Das Gangbild, Koordination und Ausdauer werden trainiert. Eine Bewegungstherapie im warmen Wasser wird als besonders lindernd und wohltuend empfunden. Massagen und Wärmeanwendungen entkrampfen die Muskulatur und wirken schmerzlindernd.

In einer **akut schmerzhaften Phase** werden häufig entzündungshemmende Präparate eingesetzt. Diese Medikamentengruppe wird als *Nichtsteroidale Antirheumatika (NSAR)* bezeichnet und umfasst zahlreiche Wirkstoffe, unter anderem *Ibuprofen* oder *Diclofenac*. Aufgrund ihrer möglichen unerwünschten Wirkungen werden sie möglichst kurz und bei älteren Patienten sehr zurückhaltend eingesetzt. Präparate mit pflanzlichen, entzündungshemmenden Wirkstoffen wie *Teufelskralle*, *Bromelain*, *Brennnessel* etc. können alternativ und über einen längeren Zeitraum eingenommen werden.

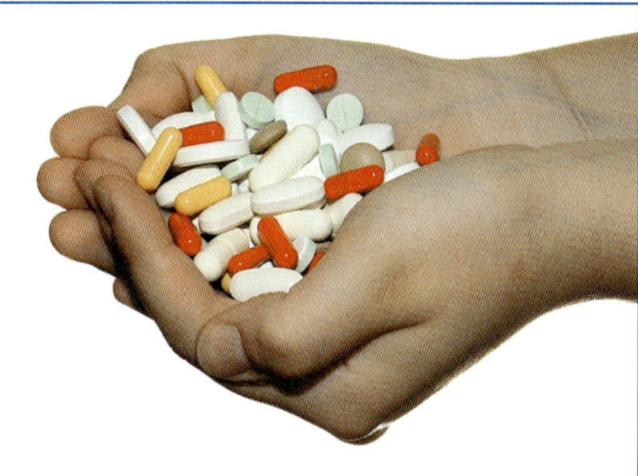

Es gibt keine Tabletten, die eine Hüftarthrose heilen. Tabletten sind jedoch eine Möglichkeit, sowohl akute als auch chronische Beschwerden durch eine Hüftarthrose zu lindern.

Bestehen auf Grund der Hüftarthrose **Dauerschmerzen**, können Wirkstoffe wie *Paracetamol*, *Novaminsulfon/Metamizol* oder *Tramadol* gegeben werden. In schweren Fällen ist die Einnahme von *Tilidin* oder *Morphin-Präparaten* möglich.

Mit **Spritzen** *(Injektionen)* lassen sich schmerzhafte Muskelpunkte *(Triggerpunkte)*, gereizte Muskelansätze, Bänder und Schleimbeutel am erkrankten Hüftgelenk behandeln. Dazu werden örtliche Betäubungsmittel, pflanzliche Präparate und zum Teil auch *Kortison* verwendet. *Kortison* sollte möglichst selten an Bänder, Sehnen oder Schleimbeutel gespritzt werden, da es das Gewebe auf Dauer schädigt. Zur Behandlung von muskulären Problemen wird Kortison nie angewendet.

Befindet sich das Hüftgelenk in der **stark schmerzhaften Phase** einer *aktivierten Hüftarthrose*, bildet sich vielfach ein Gelenkerguss. Durch eine Spritze kann der Erguss entfernt werden *(Punktion)*, was das Gelenk umgehend entlastet. Das gleichzeitige Einspritzen von Kortison ist umstritten. Zwar klingt der schmerzhafte Reizzustand gut und oft anhaltend ab, es besteht jedoch die Gefahr, dass der Hüftkopf abstirbt *(Hüftkopfnekrose)*. Mehr als einmal sollte Kortison daher im Hüftgelenk nicht gegeben werden.

In Fällen, in denen die Arthrose noch nicht zu weit fortgeschritten, aber anhaltend schmerzhaft ist, kann eine Behandlung durch Spritzen mit *Hyalu-*

*ronsäure* sinnvoll sein. Das Präparat wird mehrmals im wöchentlichen Abstand in das Hüftgelenk gespritzt und führt insgesamt zu einer Beruhigung des Gelenks.

Inwieweit die ihm zugesprochenen knorpelverbessernden Eigenschaften zutreffen, ist nicht abschließend geklärt. So reagieren manche Patienten mit einer guten und länger anhaltenden Besserung, andere Patienten profitieren nicht von der Behandlung. Eine Heilung der Arthrose ist mit Hyaluronsäure sicher nicht zu erreichen und auch ein Fortschreiten der Erkrankung kann wahrscheinlich nicht verzögert werden.

***Durch zahlreiche nicht-operative Therapieverfahren kann die Arthrose des Hüftgelenks zwar nicht geheilt, die Beschwerden aber oftmals gut gelindert werden.***

Auf die Therapiemaßnahmen bei einer Arthrose wird noch ausführlicher im Kapitel *Der Gelenkverschleiß – Die Arthrose* eingegangen.

### Operative Behandlung

Durch *gelenkerhaltende* Operationen wird eine Behandlung von schmerzhaften Fehlstellungen und Erkrankungen der Hüftgelenkpfanne und des Hüftkopfes bei jüngeren Patienten vorgenommen. Diese Fehlstellungen können auf Entwicklungsstörungen der Hüfte wie bei einer *Dysplasie* ebenso beruhen wie auf Erkrankungen des Hüftgelenks wie einer *Epiphysenlösung*, einem *Absterben des Hüftkopfes (Hüftkopfnekrose)* oder einem *Einklemmungssyndrom.* Unbehandelt führen diese Erkrankungen zu einem vorzeitigen Verschleiß des Hüftgelenks.

Den Erkrankungen *Hüftdysplasie*, *Epiphysenlösung*, *Hüftkopfnekrose* und *Einklemmungssyndrom* sind jeweils eigene Kapitel gewidmet.

Zu den das Gelenk erhaltenden Eingriffen zählt die Durchtrennung der Knochen *(Osteotomie)* am Schenkelhals *(Femurosteotomie)* und am Becken *(Beckenosteotomie).* Nach Durchtrennen der Knochen wird ihre Stellung zueinander korrigiert und durch Schrauben, Platten und Drähte fixiert. Es sind zum Teil aufwendige und schwierige Eingriffe, die in speziellen orthopädischen Kliniken durchgeführt werden.

Diese Eingriffe wurden früher häufig durchgeführt und sind heutzutage nur noch selten notwendig. Dank des Hüftgelenk-Screenings durch eine Ultraschalluntersuchung können Hüftreifungsstörungen schon beim Neugeborenen erkannt und behandelt werden. Leichte Fehlstellungen der Gelenkpfanne und des Schenkelhalses führen nicht zwangsläufig zum Gelenkverschleiß und werden sehr zurückhaltend prophylaktisch operiert. Da die modernen Endoprothesen für das Hüftgelenk oftmals Jahrzehnte halten, ist auch schon bei Patienten im jungen Erwachsenenalter das Einsetzen eines künstlichen Gelenks möglich.

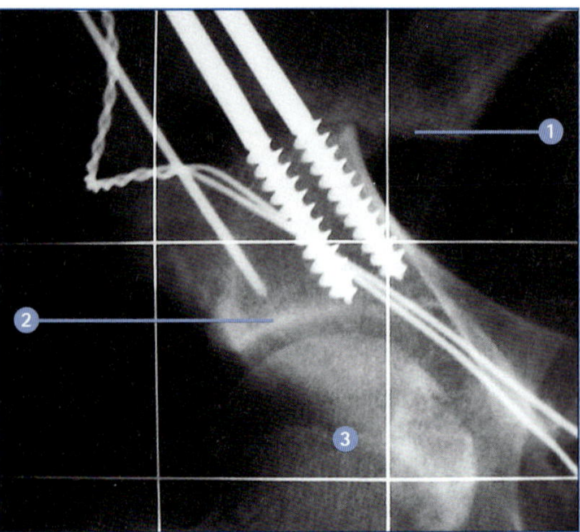


Röntgenbild eines rechten Hüftgelenks von vorne betrachtet. Bei der Operation wurde der Beckenknochen u.a. an dieser Stelle ① durchtrennt. Er wurde so geneigt, dass die Hüftgelenkpfanne ② den Hüftkopf ③ besser umgibt, und anschließend mit Schrauben und Drähten fixiert. Die Indikation zur Operation war eine Wachstumsstörung der Hüftgelenkpfanne, eine sog. *Hüftdysplasie.*

Die Möglichkeiten, geschädigten Knorpel zu ersetzen oder durch spezielle Techniken das Wachstum von Knorpelgewebe zu fördern, wie sie an Gelenken wie dem Kniegelenk gut durchführbar sind, sind am Hüftgelenk vor allem aufgrund der anatomischen Gegebenheiten nur eingeschränkt möglich. Im Vergleich zum Kniegelenk wird bei einer Arthrose am Hüftgelenk seltener eine Gelenkspiegelung *(Arthroskopie)* durchgeführt. Zur Behandlung eines Einklemmungssyndroms *(Impingementsyndrom)* an der Hüfte ist sie oftmals jedoch sehr gut geeignet. In den letzten Jahren konnten die operativen Behandlungsmöglichkeiten durch eine Gelenkspiegelung am Hüftgelenk deutlich verbessert werden.

Weist das Hüftgelenk einen **fortgeschrittenen Verschleiß** auf und wünscht der Patient eine operative Behandlung, weil seine Lebensqualität durch die Symptome des Hüftgelenkverschleißes stark leidet, wird ein künstliches Hüftgelenk *(Hüft-Endoprothese)* eingesetzt. Es gibt Möglichkeiten, nur Teile des Hüftkopfes zu entfernen *(Oberflächenersatz)* und die natürliche Gelenkpfanne zu belassen *(Hemiprothese)*. Beim Großteil der Patienten wird das gesamte *(totale)* Hüftgelenk durch eine *Totalendoprothese* ersetzt *(Hüft-Totalendoprothese*; kurz *Hüft-TEP)*.

***Im Jahr 2010 wurden in Deutschland 209.000 künstliche Hüftgelenke eingesetzt.***

Bei der Operation wird der aufgebrauchte Restknorpel in der Gelenkpfanne mit einer Fräse so weit entfernt, bis der Schwammknochen zum Vorschein

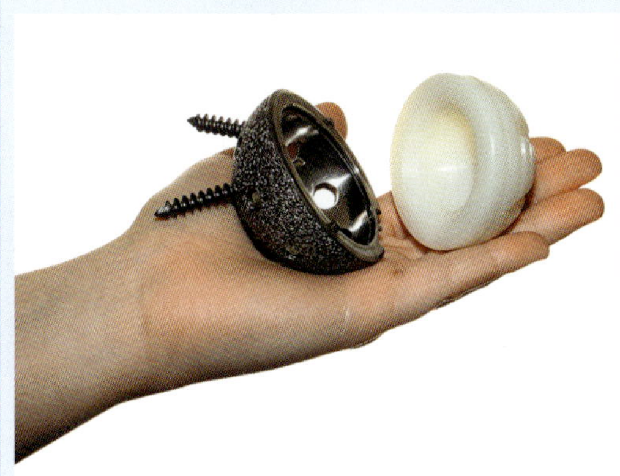

Das Foto zeigt zwei Hüftpfannen eines künstlichen Hüftgelenks. Neben der Pfanne aus Metall, die mit dem Knochen verwächst, liegt eine Pfanne aus Polyäthylen, die mit Knochenzement im Knochen befestigt wird.

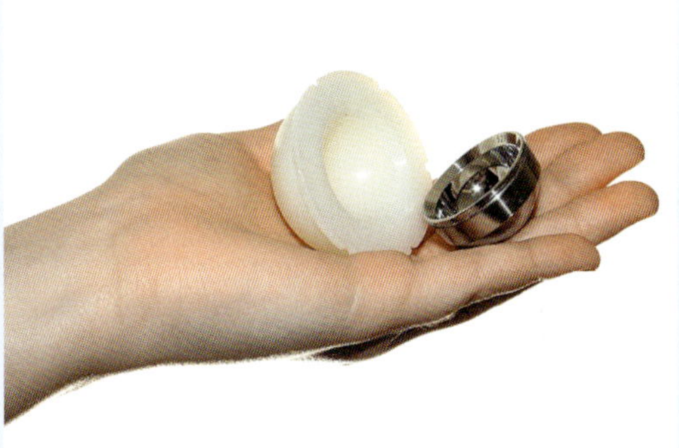

Auf diesem Foto sind ein Einsatz *(Inlay)* aus weißem Kunststoff und ein Einsatz aus Metall zu sehen. Sie werden in eine künstliche Hüftgelenkpfanne aus Metall eingesetzt.

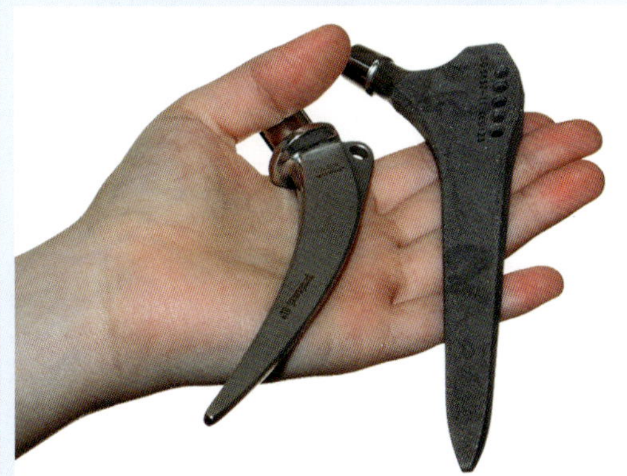

Dies sind zwei ältere Modelle von Hüftprothesenschäften. Die linke wird mit Knochenzement im Oberschenkel verankert, die Oberfläche der rechten Prothese verwächst mit dem Knochen.

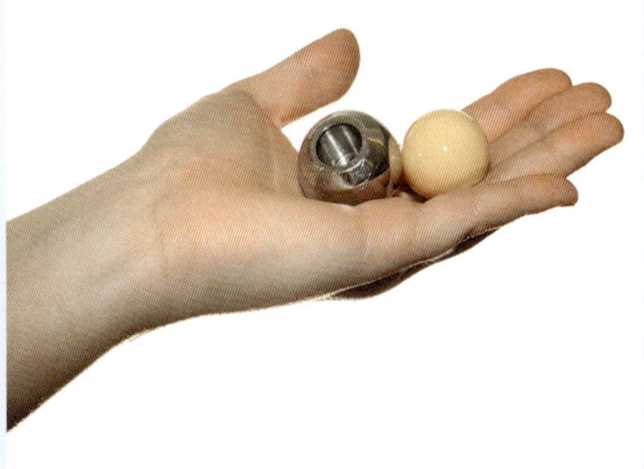

Das Foto zeigt zwei Prothesenköpfe eines künstlichen Hüftgelenks. Neben dem Kopf aus Metall liegt ein Kopf aus Keramik. Sie werden auf den Prothesenschaft gesteckt.

kommt. Die künstliche Hüftpfanne *(Hüftschale)* kann durch verschiedene Techniken befestigt werden. Bei der *zementierten Technik* wird eine etwa 6 mm dicke Pfanne aus Kunststoff *(Polyäthylen)* mit Knochenzement in die ausgefräste Hüftpfanne *einzementiert.*

Zum Einsetzen der Pfanne wird jedoch überwiegend eine *zementfreie Technik* verwendet. Die Hüftpfanne wird mit einer Fräse ausgefräst, darin wird eine Metallpfanne aus Titan eingeschlagen, die sich verklemmt *(Pressfitpfannen).* Dazu hat die Metallpfanne einen etwas größeren Durchmesser als das ausgefräste Knochenbett.

Um die Pfanne gegen ein Verrutschen zu sichern, werden zum Teil zusätzlich Schrauben verwendet. Andere Metallpfannen weisen an ihrer Außenseite ein Gewinde auf und werden damit in die ausgefräste Hüftpfanne eingeschraubt *(Schraubpfanne).* In alle Pfannen wird eine Schale (*Inlay* oder *Insert*) aus Polyäthylen, Keramik oder Metall eingesetzt.

Bei der Operation werden der verschlissene Hüftkopf, der Schenkelhals oder nur Teile des Schenkelhalses entfernt. Nachdem aus dem Markraum des Oberschenkels der Schwammknochen entfernt wurde, wird der Prothesenschaft *(Stiel)* in den Markraum eingesetzt. Dieser kann wie bei der Hüftpfanne mit und ohne Zement eingesetzt werden.

In Abhängigkeit von der gewählten Verankerung der Hüft-Totalendoprothese *(Hüft-TEP)* wird von einer *zementfreien Hüft-Totalendoprothese* oder einer *zementierten Hüft-Totalendoprothese* gesprochen. Wird die Gelenkpfanne zementfrei und der Schaft zementiert eingesetzt, liegt eine *Hybrid-Hüft-Totalendoprothese* vor.

Neu entwickelte Implantate haben einen kürzeren Schaft *(Kurzschaft-Prothese)* und werden vorwiegend im Schenkelhals verankert, reichen also nicht so weit in den Oberschenkelknochen. Sie werden vor allem bei jüngeren Patienten verwendet und sollen für eine in vielen Jahren eventuell notwendige Wechseloperation wichtige Knochensubstanz erhalten.

Auf den Prothesenschaft wird zum Ende der Operation ein künstlicher Gelenkkopf gesteckt. Er

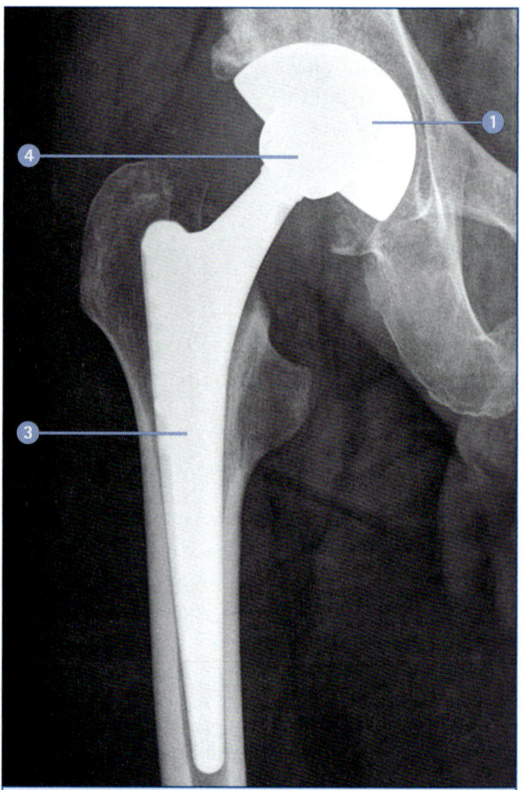


Die obere Abbildung zeigt ein Röntgenbild einer Hüft-Totalendoprothese der rechten Hüfte von vorne betrachtet. Unten befindet sich eine Schemazeichnung. Die Totalendoprothese besteht aus der Hüftgelenkpfanne ①, in der ein Kunststoffeinsatz *(Inlay)* ② befestigt wird, und dem Prothesenschaft ③, auf dem der Prothesenkopf ④ sitzt.

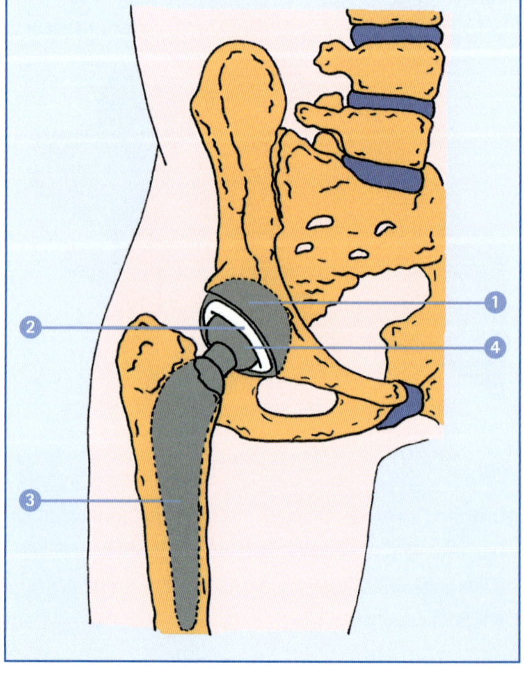

besteht aus Metall oder Keramik. Aus der Verwendung unterschiedlicher Materialien für den Kopf (Metall oder Keramik) und für den Pfannen-Einsatz (Polyäthylen, Metall oder Keramik) ergeben sich unterschiedliche *(Gleit-)Paarungen.*

Welche Gleitpaarung für den Patienten die beste ist und welches Prothesenmodell für ihn in Frage kommt, wird von Operateuren unterschiedlich gesehen. Bei der Wahl wird sich der Patient auf die Erfahrungen und Empfehlungen des Operateurs verlassen müssen.

***Die Wahl des Prothesenmodells hängt neben individuellen Faktoren, wie dem Alter des Patienten, davon ab mit welchen Modellen der Operateur die besten Erfahrungen gemacht hat.***

Unmittelbar nach der Operation beginnt die Phase der **Rehabilitation**. Nach Entlassung aus der Klinik nach 10-14 Tagen wird die Rehabilitation stationär, ambulant oder teilstationär fortgeführt. Damit wird eine Wiedereingliederung in die persönliche Lebenssituation und in den Beruf ermöglicht.

Sportarten mit geringer Belastung wie Radfahren, Wandern, Schwimmen oder Golf sind nach der Operation eher zu empfehlen als solche mit starker Belastung wie Tennis oder Joggen.

Zur **Lockerung** eines künstlichen Hüftgelenks kann es kommen, wenn sich Teile der eingesetzten Materialien abnutzen. Die dabei entstehenden winzigen Abriebprodukte *(Partikel)* werden von Fresszellen *(Makrophagen)* des Körpers aufgenommen.

Diese geben Boten-Stoffe ab, die Knochen abbauende Zellen *(Osteoklasten)* stimulieren. Durch den Knochenabbau bilden sich im Knochen Hohlräume *(Osteolysen)*, die der Prothese keinen Halt mehr bieten. Nehmen diese Hohlräume zu, lockert sich der Hüftschaft, die Hüftpfanne oder beides.

***Nach der Operation sind lebenslange regelmäßige Röntgenkontrollen notwendig.***

Eine Lockerung der Pfanne bleibt vom Patienten oft lange unbemerkt, da sie anfänglich zu keinen Beschwerden führt. Ist es zu einer fortgeschrittenen Lockerung gekommen, treten Schmerzen in der Leiste, in der Gesäßregion oder im Oberschenkel auf. Sie sind vor allem beim Gehen deutlich zu spüren.

Um dies rechtzeitig zu erkennen, werden nach der Operation in regelmäßigen Abständen Röntgenaufnahmen des Kunstgelenks durchgeführt. Dabei kann ein Abrieb des Kunststoffeinsatzes (*Inlay* oder *Insert*) erkannt und rechtzeitig behandelt werden. Zeigt sich ein rascher Abrieb des Kunststoffeinsatzes, kann dieser ausgewechselt werden *(Inlay-Wechsel).*

Wird der Abrieb nicht erkannt, kann der Kunststoffeinsatz ganz zerstört werden und eine Beschädigung weiterer Teile des Kunstgelenks ist möglich. Dies kann eine umfangreiche Operation zur Folge haben. Bei weniger als 5% der Patienten ist in den ersten 10 Jahren eine Wechsel-Operation notwendig.

***Insgesamt zählt der Ersatz eines kranken Hüftgelenks durch ein künstliches zu den erfolgreichsten Eingriffen in der Medizin. Es ermöglicht dem Patienten in der überwiegenden Zahl der Fälle wieder ein schmerzfreies und aktives Leben. Bei mehr als 95% der Patienten kommt es in den zehn Jahren nach dem Ersatz nicht zu einer Lockerung der Prothese.***

## Prognose und Verlauf

Wie alle Arthrosen kann auch die Hüftarthrose **nicht geheilt** werden. Vorhersagen über den Verlauf der Arthrose und der damit einhergehenden Beschwerden sind nicht zuverlässig möglich. Führt bei manchen Patienten schon ein leichter Verschleiß zu Schmerzen, leiden andere Patienten trotz eines deutlichen Verschleißes kaum an Schmerzen.

Unbehandelt kommt es meist zu einer steten Zunahme der Schmerzen und zu einer Abnahme der Gebrauchsfähigkeit des Hüftgelenks. Ohne Operation steift das Gelenk nach vielen Jahren vollständig ein und schmerzt nicht mehr. Dann kommt es durch den Funktionsverlust des Hüftgelenks häufig zu Beschwerden an der Wirbelsäule und anderen Gelenken.

***Die Therapie der Hüftarthrose hängt im Wesentlichen von den Beschwerden des Patienten und von den Ansprüchen an sein Hüftgelenk ab.***

In jeder Phase der Erkrankung gibt es **gute Behandlungsmöglichkeiten**, auch wenn sich das Fortschreiten der Hüftarthrose nicht aufhalten lässt.

Viele Patienten entscheiden sich aufgrund anhaltender Schmerzen und einer starken Beeinträchtigung ihrer Lebensqualität zu einem künstlichen Gelenkersatz und profitieren davon.

## Das Wichtigste für Sie:

- Als *Hüft(gelenk)arthrose* oder *Koxarthrose* wird ein Verschleiß des Gelenkknorpels am Hüftgelenk bezeichnet.
- Viele Patienten mit Zeichen einer Hüftarthrose im Röntgenbild haben keine Beschwerden.
- Die Therapie richtet sich nach den Beschwerden des Patienten.
- In jeder Phase der Erkrankung gibt es gute Behandlungsmöglichkeiten.
- Der künstliche Gelenkersatz ermöglicht vielen Patienten wieder ein schmerzfreies und aktives Leben.

Orthopädie für Patienten

# Erkrankungen am Knie

## Kapitel 10

Knie

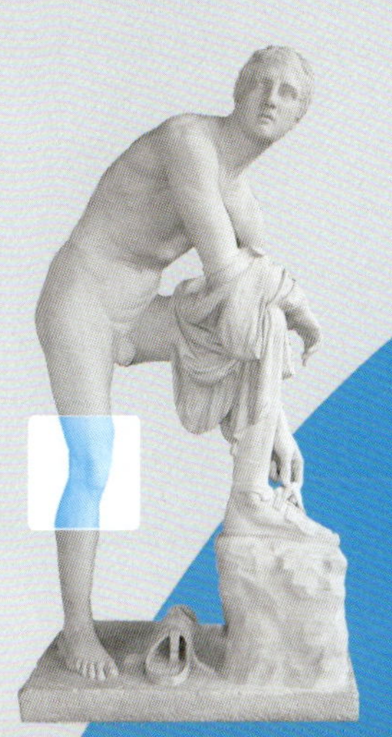

# Das Kniegelenk - Anatomische Grundlagen

Für ein besseres Verständnis der Erkrankungen am Kniegelenk werden in diesem Kapitel die wichtigsten anatomischen Strukturen benannt und ihre Funktionen erläutert. Auf die Anatomie der Blutgefäße und der Nerven wird bewusst nicht eingegangen. Obwohl deren genaue Kenntnis für die ärztliche Behandlung von größter Bedeutung ist, ist sie für den Patienten eher verwirrend, zu komplex und für das Verständnis von Erkrankungen am Knie von geringerer Bedeutung.

Allgemein sei darauf hingewiesen, dass die anatomischen Bezeichnungen in Deutschland in lateinischer Sprache gelehrt werden. Wo im Lateinischen der Buchstabe „C" steht, wird im Deutschen das „K" verwendet. Daraus ergeben sich unterschiedliche Schreibweisen, z. B. für den Innenmeniskus, der im Lateinischen als *Meniscus medialis* bezeichnet wird. Der Buchstabe *C* kann also durch den Buchstaben *K* ersetzt werden, was u.a. für das Verständnis von Abkürzungen wichtig sein kann. In anderen Fällen wird der lateinische Buchstabe *C* im Deutschen durch den Buchstaben *Z* ersetzt. Als Abkürzung für den Begriff *Musculus (Muskel)* wird häufig das Kürzel *M.* verwendet.

Die Hauptbewegungen im Kniegelenk sind die Beugung *(Flexion)* und die Streckung *(Extension).* Gebeugt werden kann bis ca. 130°, passiv, also mit Einwirkung von außen, sogar bis 150°. Eine Überstreckung ist bis 10° möglich. Bei gebeugtem Knie kann der Unterschenkel nach innen und nach außen gedreht werden. Man spricht von einer *Innen-* bzw. *Außenrotation.*

Im Wesentlichen funktioniert die Beugung und Streckung wie bei einem Scharnier, mit einem wichtigen Unterschied. Die Oberschenkelrolle rollt nicht einfach auf dem Schienbeinplateau ab, sondern sie gleitet gleichzeitig auf ihm. Bei einer Beugung rollt die Oberschenkelrolle nach hinten ab, gleitet aber gleichzeitig auf dem Schienbeinplateau nach vorne. Wie bei einem Getriebe ist für diesen Gleitvorgang ein Schmiermittel notwendig. Beim Kniegelenk ist das die Gelenkschmiere *(Synovialflüssigkeit)*, die den Knorpel überdeckt. Sie bleibt wie ein Gleitfilm zwischen den knorpelüberzogenen Gelenkflächen und ermöglicht ein fast reibungsfreies Gleiten aufeinander. Im belasteten Zustand, z. B. im Stand, wird die Flüssigkeit zwar verdrängt, es verbleibt aber eine winzige Molekülschicht aus großen Eiweißen auf dem Knorpel und schützt ihn so. Der Effekt ist nur möglich, weil die Gelenkflüssigkeit sehr zäh *(viskös)* ist. Bei einem Gelenkverschleiß *(Arthrose)* geht diese Viskosität zunehmend verloren. Die Folge ist eine erhöhte Reibebelastung des Knorpels, was den weiteren Verschleiß beschleunigt.

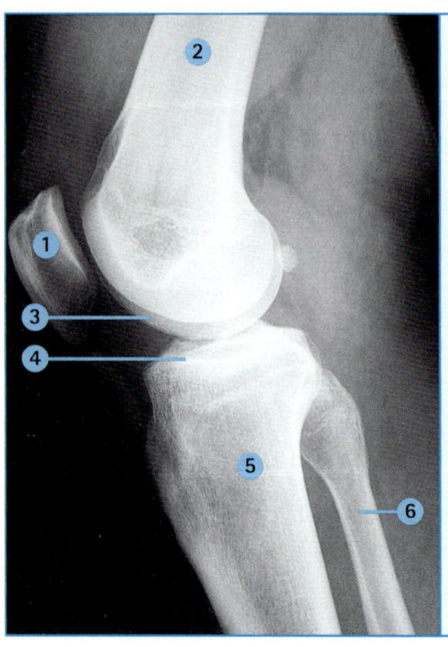


Röntgenbilder eines Kniegelenks. Die Aufnahme links zeigt ein Knie von der Seite, die Aufnahme rechts zeigt das rechte Knie von vorne. Vorne liegt die Kniescheibe *(Patella)* 1. Der Oberschenkel 2 rollt und gleitet mit seinen Oberschenkelrollen *(Kondylen)* 3 auf dem sog. *Schienbeinplateau (Tibiaplateau)* 4 des Schienbeins *(Tibia)* 5. Das Wadenbein *(Fibula)* 6 ist nicht direkt am Kniegelenk beteiligt.

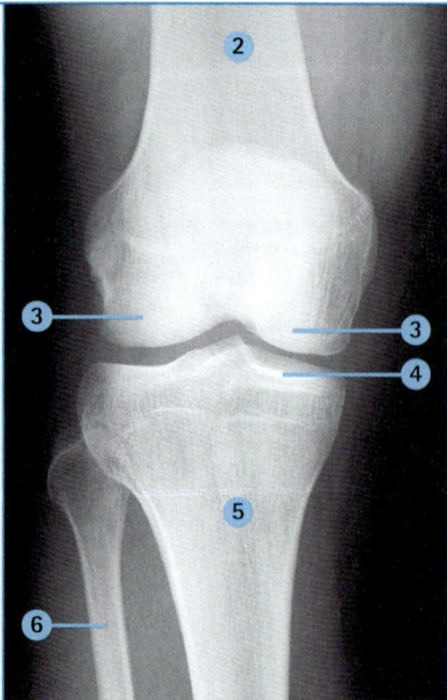

## Knochen

Das Kniegelenk ist das größte Gelenk im menschlichen Körper. Es wird aus **drei Knochen** gebildet: dem Oberschenkelknochen *(Femur)*, dem Schienbein *(Tibia)* und der Kniescheibe *(Patella)*. Das Wadenbein *(Fibula)* bildet an der Außenseite des Kniegelenks mit dem Schienbein eine eigene gelenkige Verbindung. Es steht nur selten direkt mit dem Kniegelenk in Verbindung und ist von seinen Erkrankungen daher meist nicht mitbetroffen. Auf die seltenen Erkrankungen des Gelenks zwischen Schienbein und Wadenbein wird im Weiteren nicht eingegangen.

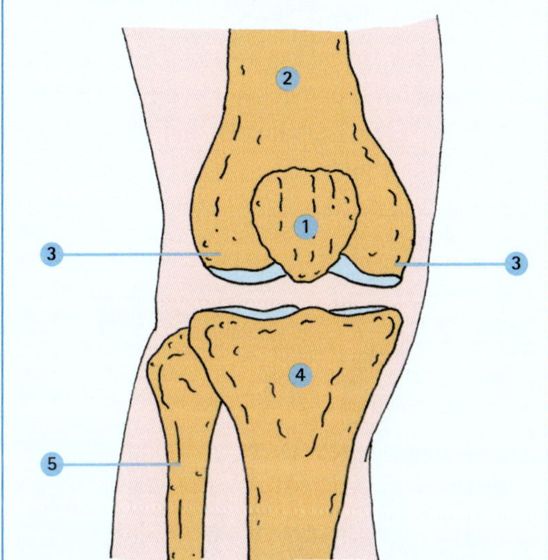


Die Abbildung zeigt ein rechtes Knie von vorne betrachtet. Dargestellt sind die Kniescheibe *(Patella)* 1, der Oberschenkel *(Femur)* 2 mit den Oberschenkelrollen *(Kondylen)* 3, das Schienbein *(Tibia)* 4 sowie das Wadenbein *(Fibula)* 5. Blau dargestellt sind die Knorpelflächen des Kniegelenks.

Am Ende des Oberschenkelknochens sitzen eine innere *(mediale)* und eine äußere *(laterale) Oberschenkelrolle*. Sie werden als *Kondylen* bezeichnet. Sie sind mit Knorpel überzogen und bilden mit den Knorpelflächen des Schienbeins das Kniegelenk. Der zum Knie hin gelegene Teil des Schienbeins wird häufig als *Tibiakopf* bezeichnet und sein weiter zum Gelenkinneren gewandter Anteil als *Tibiaplateau*. Auch am Schienbeinkopf werden ein innerer *(medialer)* und ein äußerer *(lateraler)* Anteil unterschieden. Fasst man die innere Oberschenkelrolle und den inneren Anteil des Schienbeinplateaus als Funktionseinheit zusammen, spricht man von einem inneren *(medialen) Kompartiment*. Entsprechend gibt es auch ein äußeres *(laterales) Kompartiment*. Im klinischen Alltag wird diese Einteilung häufig verwendet, da von einer Erkrankung häufig das gesamte Kompartiment betroffen ist. So führt z. B. ein Knorpelschaden der inneren Oberschenkelrolle auf Dauer auch zu einem Knorpelschaden am inneren Schienbeinplateau.

Die Gelenkflächen des Oberschenkelknochens und des Schienbeins sind mit **Knorpel** überzogen. Der Knorpel hat eine Dicke von 2 bis 4 mm. Zwischen den Rollen am Oberschenkel liegt eine Rinne, in der die Kniescheibe gleitet.

Die Rückfläche der **Kniescheibe** ist von einer bis zu 7 mm dicken Knorpelschicht bedeckt. An keiner anderen Stelle im Körper ist der Knorpel so dick. Grund dafür ist die hohe Druckbelastung, der die Kniescheibe ausgesetzt ist. Sie wird beim Aufstehen aus dem Sitzen mit einer Kraft belastet, die etwa dem Fünffachen des Körpergewichts entspricht.

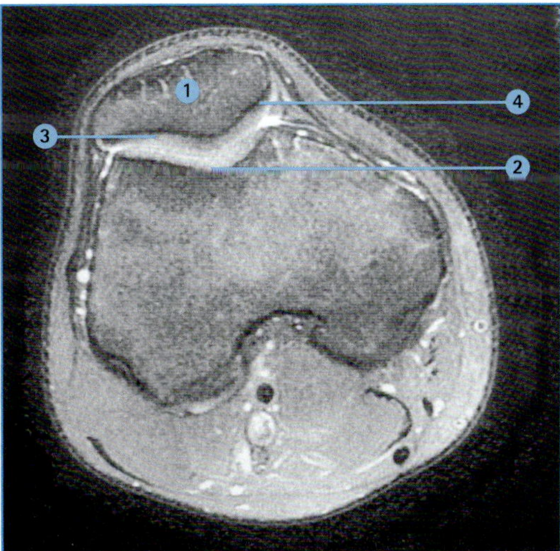


Kernspintomographie eines Kniegelenks. Der obere Bildrand weist nach vorn, wo die Kniescheibe *(Patella)* 1 liegt. Sie gleitet in einer Rinne am Oberschenkel 2. Der zur Außenseite des Knies weisende Teil der Kniescheibe wird als *laterale Facette* 3 bezeichnet und ist meist größer als die zur Innenseite gelegene *mediale Facette* 4.

Durch eine kleine Erhebung *(First)* wird die Gelenkfläche in einen inneren und einen äußeren

Bereich unterteilt. Der äußere Bereich wird als *laterale Facette* bezeichnet und ist meist größer als der innere Bereich, der als *mediale Facette* bezeichnet wird. Bei der Beugung des Knies wird je nach Stellung immer eine andere Region der Kniescheibe belastet. Die Kniescheibe ist in die Sehne des Quadrizeps-Muskels eingelagert. Sie ermöglicht dem Muskel eine bessere Kraftübertragung. Das Strecken des Unterschenkels wird damit wesentlich einfacher.

## Gelenkkapsel und Bänder

Die Gelenkkapsel des Kniegelenks beginnt oberhalb der Rollen des Oberschenkels und endet unterhalb des Schienbeinplateaus. Der äußere Anteil der Gelenkkapsel besteht aus einem derben und festen Bindegewebe, der *Membrana fibrosa.* Mit ihr sind wichtige Bänder des Kniegelenks, wie z.B. das Kniescheibenband verbunden.

Die Abbildung zeigt einen Ausschnitt aus einem Gelenk. Unter der Haut befindet sich die Gelenkkapsel ① aus festem Bindegewebe. Die Innenseite eines Gelenks ist mit einer Schleimhaut ausgekleidet, der Gelenkinnenhaut oder *Synovialis* ②. Sie produziert die Gelenkflüssigkeit *(Synovia)* ③, die hier rosa gezeichnet ist. Der Knorpel (hellblau) liegt auf dem Knochen (braun).

Der innere Anteil der Gelenkkapsel wird von einer Schleimhaut gebildet, die als *Membrana synovialis, Synovialmembran* oder als *Synovialis* bezeichnet wird. Ihre Schleimhautzellen produzieren die Gelenkflüssigkeit, die *Synovialflüssigkeit* oder *Synovia* (auch als *Gelenkschmiere* bezeichnet). Für die Ernährung und Funktion des Knorpels ist diese Flüssigkeit von wesentlicher Bedeutung.

Bei vielen Kniegelenk-Erkrankungen kommt es zu einer Reizung der Gelenkinnenhaut, was mit einer Überproduktion an Gelenkflüssigkeit einhergeht. Sammelt sich die Flüssigkeit im Gelenk an, wird von einer *Ergussbildung* gesprochen. Der Erguss verteilt sich vor allem in einer Aussackung des Gelenks *(Recessus)* oberhalb der Kniescheibe. Er fällt dort als deutliche weiche Schwellung auf. Je nach Ausmaß wird er durch das Einbringen einer Spritze in das Gelenk entfernt. Die Spritze durchdringt die Haut, die feste Gelenkkapsel und die Schleimhaut (Gelenkinnenhaut) und gelangt in die Gelenkhöhle, wo sich der Erguss gesammelt hat. Dies wird als *Punktion* bezeichnet.

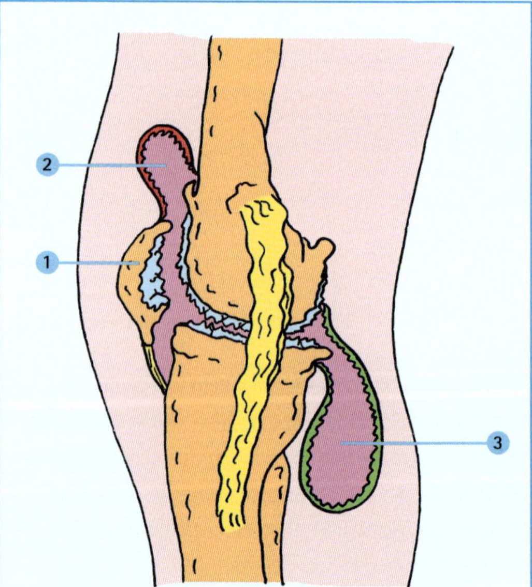


Die Abbildung zeigt ein rechtes Kniegelenk mit einer starken Arthrose von der Seite betrachtet. Vorne und damit links im Bild liegt die Kniescheibe ①. Darüber hat sich im sog. *oberen Recessus* ② Gelenkflüssigkeit gesammelt (rosa dargestellt). In der Kniekehle befindet sich die Gelenkflüssigkeit in einem stark vergrößerten Schleimbeutel ③, einer sog. *Baker-Zyste.*

Das Kniegelenk wird durch die **Seitenbänder** *(Kollateralbänder)* stabilisiert. Das *innere Seitenband*, auch als *Innenband* bezeichnet, ist ein flaches und breites Band von ca. 7 cm Länge. Es zieht von der Innenseite der Oberschenkelrollen bis hinunter zum Schienbeinkopf, seine hinteren Anteile sind mit dem Innenmeniskus verwachsen. Das Band verhindert, dass sich Ober- und Unterschenkel an der Innenseite voneinander entfernen – geschieht dies aufgrund einer Krafteinwirkung doch, wird dieser Effekt als „Aufklappen" bezeichnet.

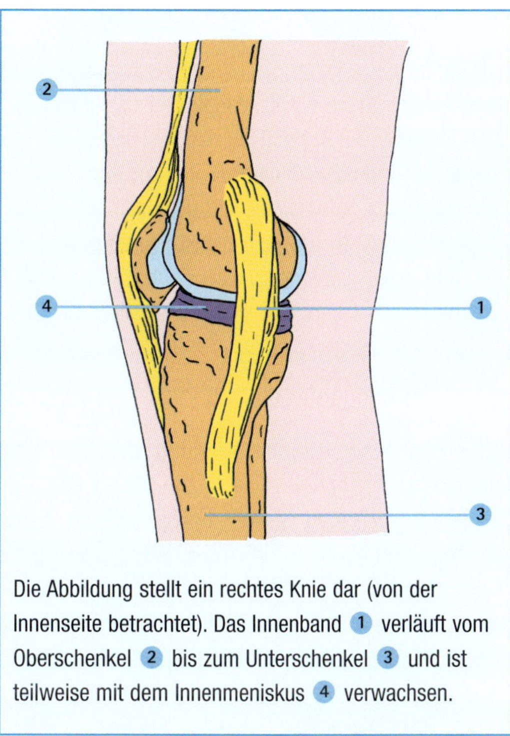


Die Abbildung stellt ein rechtes Knie dar (von der Innenseite betrachtet). Das Innenband ① verläuft vom Oberschenkel ② bis zum Unterschenkel ③ und ist teilweise mit dem Innenmeniskus ④ verwachsen.

Von der Außenseite der Oberschenkelrolle bis zum Beginn des Wadenbeins *(Wadenbeinköpfchen)* spannt sich das *äußere Seitenband*, das *Außenband*. Es ist rundlich, etwa bleistiftdick und dünner als das Innenband. Man kann es im Schneidersitz leicht tasten, da es in dieser Position angespannt wird. Seine Funktion besteht darin, das Kniegelenk gegen ein Wegknicken nach außen zu sichern. Eine wesentliche Verbindung zum Außenmeniskus besteht nicht.

Übersteigt eine äußere seitliche Krafteinwirkung auf das Knie die Festigkeit der Bänder, so können sie überdehnt oder gezerrt werden *(Distorsion)*. Sie können teilweise einreißen oder vollständig zerreißen *(Teilruptur, Ruptur)*.

Weitere wichtige Bänder geben der Kniescheibe Halt und ermöglichen ihr ein Gleiten in der Rinne des Oberschenkelknochens. Zu diesen Bändern zählen die sog. *Retinakula*. Es gibt ein äußeres *(laterales)* Retinakulum und ein inneres *(mediales)* Retinakulum. Auf der Innenseite verläuft ein weiteres Band, welches verhindert, dass die Kniescheibe bei Beugung im Knie nach außen abweicht. Dies ist das sog. *mediale patellofemorale Band (Ligament)*, auch *MPFL* abgekürzt. Es zieht von der Innenseite des Oberschenkelknochens zum Innenrand des oberen Drittels der Kniescheibe. Kommt es durch einen Unfall zu einem Herausspringen der Kniescheibe, wird dieses Band häufig zerrissen.

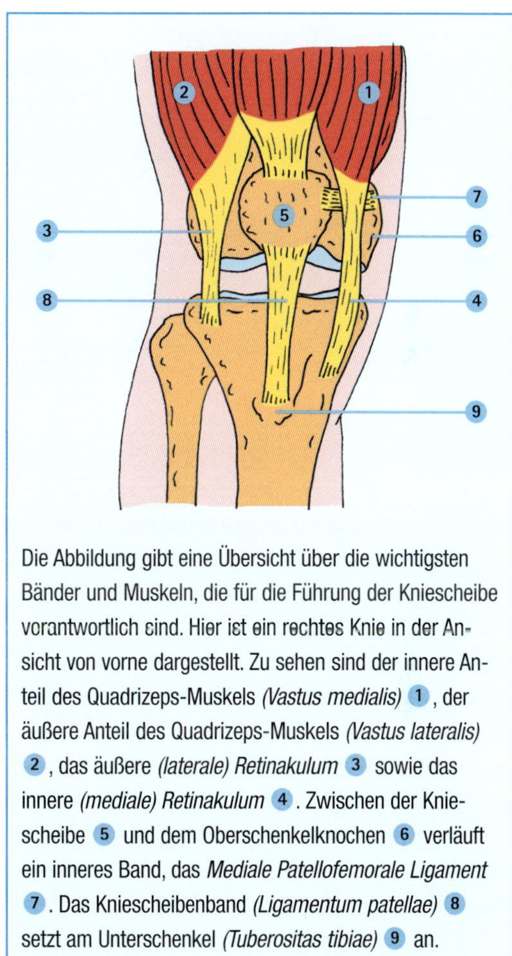


Die Abbildung gibt eine Übersicht über die wichtigsten Bänder und Muskeln, die für die Führung der Kniescheibe verantwortlich sind. Hier ist ein rechtes Knie in der Ansicht von vorne dargestellt. Zu sehen sind der innere Anteil des Quadrizeps-Muskels *(Vastus medialis)* ①, der äußere Anteil des Quadrizeps-Muskels *(Vastus lateralis)* ②, das äußere *(laterale) Retinakulum* ③ sowie das innere *(mediale) Retinakulum* ④. Zwischen der Kniescheibe ⑤ und dem Oberschenkelknochen ⑥ verläuft ein inneres Band, das *Mediale Patellofemorale Ligament* ⑦. Das Kniescheibenband *(Ligamentum patellae)* ⑧ setzt am Unterschenkel *(Tuberositas tibiae)* ⑨ an.

## Menisken

Die Menisken bestehen aus einem elastischen Faserknorpel und einem festen Bindegewebe. Sie liegen zwischen der Oberschenkelrolle und dem Plateau des Schienbeinkopfes. Es gibt einen außen gelegenen Meniskus, den *Außenmeniskus (Meniscus lateralis)* und einen innen gelegenen Meniskus, den *Innenmeniskus (Meniscus medialis)*. Der Innenmeniskus ist größer als der Außenmeniskus. Von oben betrachtet hat er die Form eines „C". Der Außenmeniskus bildet dagegen einen fast geschlossenen Kreis. Die Menisken sind je nach Stelle 5-15 mm breit und bedecken 50-70% der Gelenkfläche des Schienbeinkopfes. Im Querschnitt weisen beide Menisken die Form eines Keils auf. Zur Gelenkmitte liegt der sehr dünne Teil, zur Außenseite der mit 7 mm dicke Teil, der als *Meniskusbasis* bezeichnet wird.

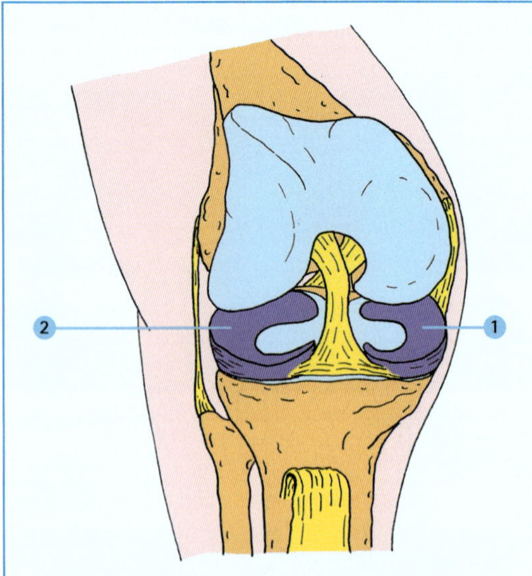


Die Abbildung zeigt ein rechtes Kniegelenk von vorne. Für eine bessere Übersicht ist die Kniescheibe hier nicht abgebildet. Der Innenmeniskus (1) und der Außenmeniskus (2) haben einen dickeren äußeren Rand und laufen zum Inneren des Gelenks dünn aus.

Den vorderen Teil eines Meniskus bezeichnet man als *Vorderhorn*, den hinteren Teil als *Hinterhorn*. Der Bereich zwischen Vorder- und Hinterhorn heißt *Pars intermedia* („Mittelteil"), einen geläufigen deutschen Begriff hierfür gibt es nicht. Die äußeren Schichten der Menisken bestehen aus Faserknorpel im Inneren und zunehmend nach außen zur Meniskusbasis hin befindet sich straffes Bindegewebe. Die Blutversorgung der Menisken reicht nur bis in die Zone des Bindegewebes, ein Grund, warum die meisten Meniskusrisse nicht von alleine heilen.

Die Menisken gleichen die unterschiedlichen Formen der Oberschenkelrollen und des Schienbeinplateaus aus. Ohne die Menisken würde die Oberschenkelrolle nur punktuell dem Schienbeinplateau aufliegen, was eine hohe Druckbelastung des Knorpels bedeuten würde.

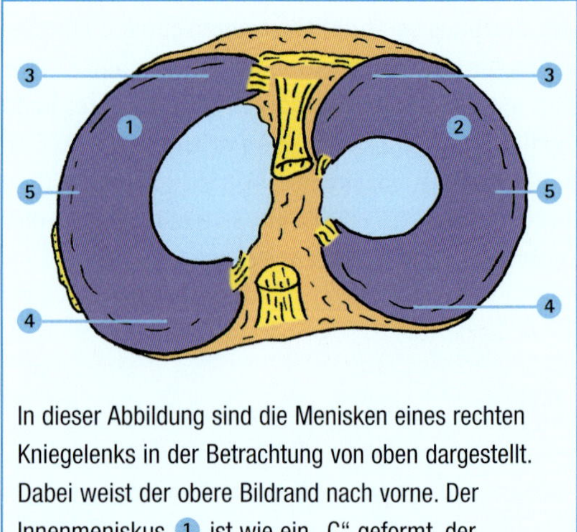


In dieser Abbildung sind die Menisken eines rechten Kniegelenks in der Betrachtung von oben dargestellt. Dabei weist der obere Bildrand nach vorne. Der Innenmeniskus (1) ist wie ein „C" geformt, der Außenmeniskus (2) wie ein fast geschlossener Ring. Der vordere Teil eines Meniskus wird als *Vorderhorn* (3) und der hintere Teil als *Hinterhorn* (4) bezeichnet. Dazwischen liegt die sog. *Pars intermedia* (5).

Durch die ausgleichende Wirkung der Menisken wird die Last flächig verteilt. Die direkt auf den Gelenkknorpel einwirkenden Kräfte werden durch die Menisken um mindestens 50% verringert. Durch ihre puffernde Wirkung fangen sie außerdem Stoßbelastungen ab, ähnlich wie ein weicher Absatz beim Schuh den Auftritt der Ferse dämpft.

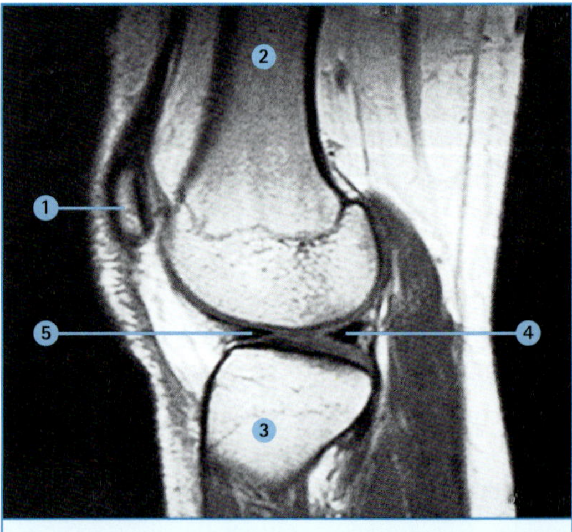


Hier ist eine seitliche Kernspintomographie-Aufnahme eines Knies zu sehen. Der linke Bildrand weist nach vorne, wo die Kniescheibe (1) liegt. Zwischen dem Oberschenkel (2) und dem Schienbein (3) liegen die Menisken. Auf diesem Bild sind der hintere Teil *(Hinterhorn)* (4) und der vordere Teil *(Vorderhorn)* (5) des Innenmeniskus im Querschnitt zu sehen.

Bei Operationen an den Menisken bemüht sich der Operateur daher, möglichst wenig gerissenes Meniskus-Gewebe zu entfernen und größere Risse nach Möglichkeit zu schließen. Werden große Teile der Menisken entfernt, steigt die Belastung der Gelenkflächen auf weit mehr als das Doppelte. Dies führt zu einer Überlastung des Knorpels, woraus sich über Jahre ein vorzeitiger Kniegelenkverschleiß *(Arthrose)* entwickeln kann.

Neben der die Last verteilenden und ausgleichenden Funktion haben die Menisken eine große Bedeutung für die Stabilität und Führung des Kniegelenks. Bei Streckung des Kniegelenks wandern sie etwas nach vorne, bei Beugung nach hinten. Sie stützen die Gelenkrollen des Oberschenkels und wirken wie ein Bremsklotz beim Autoreifen einer Verschiebung entgegen. Bei einer starken Beugung der Kniegelenke treten hohe Druck- und Scherkräfte am Hinterhorn der Menisken auf. Da die Menisken mit zunehmendem Alter spröder werden, kann eine tiefe Kniehocke zu einem Einreißen der Menisken führen. Ältere Menschen sollten solche Bewegungen aus diesem Grunde meiden.

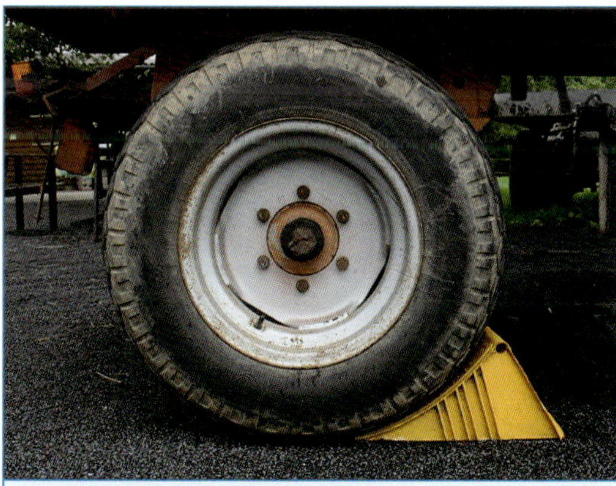

Der gelbe Bremsklotz hat eine ähnliche Funktion wie der Meniskus. Er stabilisiert das Rad und verhindert das Rollen in eine unerwünschte Richtung. Im Querschnitt ähnelt der Bremsklotz dem Meniskus.

## Kreuzbänder

Jedes Kniegelenk hat zwei Kreuzbänder, ein *vorderes Kreuzband* (abgekürzt *VKB*) und ein *hinteres Kreuzband* (abgekürzt *HKB*). Das **vordere Kreuzband** entspringt von der Innenseite der äußeren Oberschenkelrolle und zieht hier von hinten nach vorne unten zum Schienbeinplateau. Das hintere Kreuzband reicht von der Außenseite der inneren Oberschenkelrolle und verläuft von vorne nach hinten unten zum Schienbeinplateau.

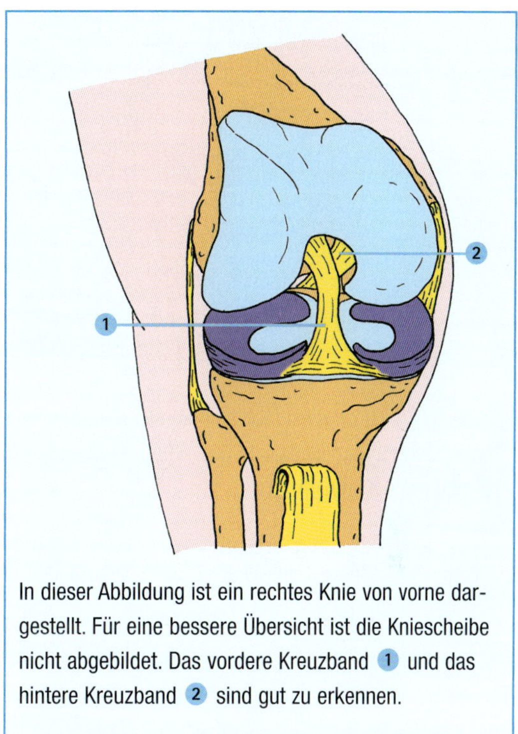


In dieser Abbildung ist ein rechtes Knie von vorne dargestellt. Für eine bessere Übersicht ist die Kniescheibe nicht abgebildet. Das vordere Kreuzband (1) und das hintere Kreuzband (2) sind gut zu erkennen.

Das vordere Kreuzband verhindert ein Nach-Vorne-Gleiten des Schienbeins gegenüber dem Oberschenkel. Zudem schränkt die Anspannung des vorderen Kreuzbandes eine Überstreckung des Knies ein. Zusammen mit dem Innenband sichert es das Knie vor einem Einknicken nach innen. Es ist von Verletzungen wesentlich häufiger betroffen als das hintere Kreuzband.

Fehlt das vordere Kreuzband, kommt es zu sonst nicht möglichen Schiebebewegungen im Kniegelenk. Auf Dauer belastet dies sowohl Menisken als auch Gelenkknorpel. Meniskusrisse und ein vorzeitiger Kniegelenkverschleiß *(Arthrose)* können die Folge sein.

Das kräftigste Band im Kniegelenk ist das **hintere Kreuzband**. Es verhindert ein Nach-Hinten-Gleiten des Schienbeinkopfes gegenüber dem Oberschenkel. Bei einem Riss gleitet der Schienbeinkopf unerwünscht nach hinten. Folgen können Knorpel-Schäden an der Rückfläche der Kniescheibe und Risse der Menisken sein.

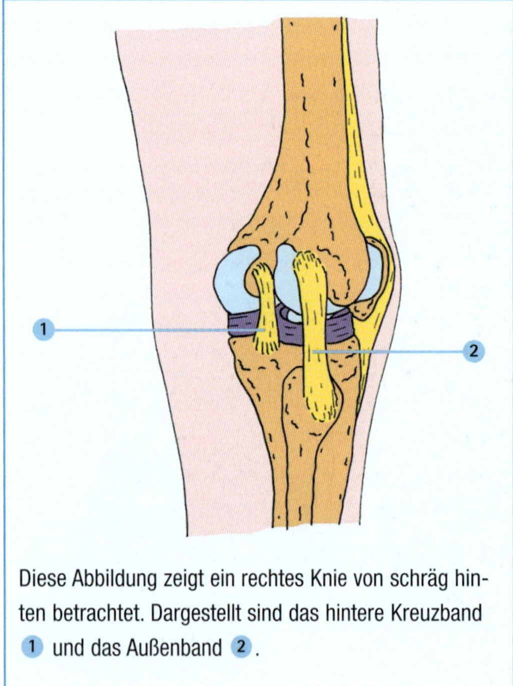


Diese Abbildung zeigt ein rechtes Knie von schräg hinten betrachtet. Dargestellt sind das hintere Kreuzband (1) und das Außenband (2).

## Muskeln

An der Vorderseite des Oberschenkels liegen die **Streckmuskeln** des Kniegelenks, die *Extensoren.* Der wichtigste Streckmuskel ist der Quadrizeps-Muskel, der *vierköpfige Muskel.* Er besteht aus vier Muskelteilen und trägt zur Beugung des Hüftgelenks bei. An der Innenseite des Oberschenkels heißt der Muskelteil *Vastus medialis (Musculus vastus medialis),* an der Außenseite *Vastus lateralis.* Mittig liegen der *Vastus intermedius* und der *Rectus femoris.* Schräg über den Oberschenkel zieht der *Schneidermuskel (Musculus sartorius),* an der Innenseite des Beines der *Gracilis-Muskel.* Vom Becken zum Oberschenkel zieht eine aus drei Anteilen bestehende Muskelgruppe, die *Adduktoren.* Sie führen das Bein zur Körpermitte hin, z. B. beim Treten gegen einen Ball.

Die Beugung des Kniegelenks wird durch Muskeln gewährleistet, die an der Oberschenkelrückseite verlaufen und am Unterschenkel ansetzen. Sie werden als **Beugemuskeln** *(Flexoren)* bezeichnet. Zu ihnen zählt der *zweiköpfige Muskel,* der *Musculus biceps femoris.* Weitere Beuger sind der *Semitendinosus-Muskel* und der *Semimembranosus-Muskel.* Die Sehne des Semitendinosus-Muskels wird häufig bei einer Ersatz-Operation *(Rekonstruktion)* des vorderen Kreuzbandes verwendet.

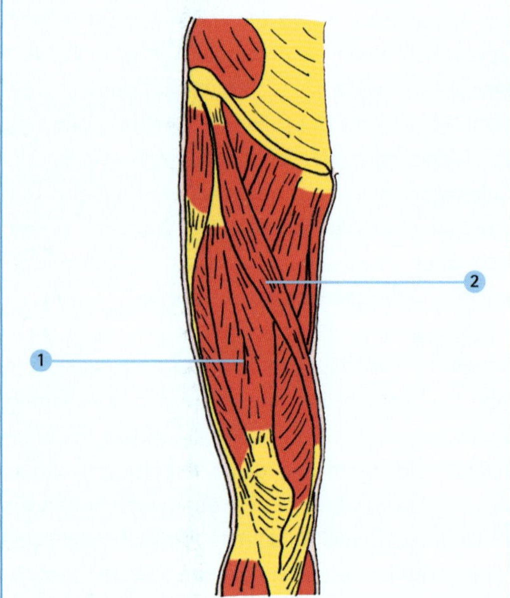


Muskeln an der Vorderseite eines rechten Beins. Neben den verschiedenen Teilen des *Quadrizeps-Muskels* (1) und anderen Muskeln ist der *Schneidermuskel* (2) gut zu erkennen.

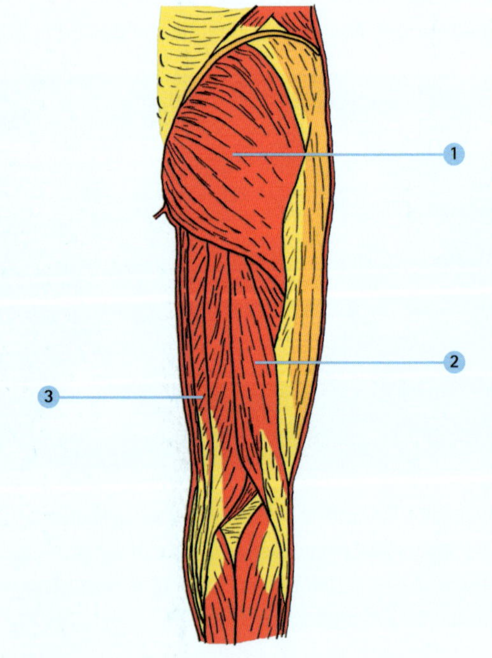


Rückseite eines rechten Beins. Der größte Muskel im menschlichen Körper ist der *große Gesäßmuskel*, der *Musculus gluteus maximus* (1). Auf der Abbildung sind zusätzlich die Muskeln zu sehen, die das Kniegelenk beugen und das Hüftgelenk strecken, z. B. der *Bizeps-Muskel* des Beins *(M. biceps femoris)* (2) oder der *Semitendinosus-Muskel (M. semitendinosus)* (3).

## Beinachsen und Beinachsenfehlstellungen

In der Entwicklung des Menschen vom Säugling bis zum Erwachsenen unterliegen die Beinachsen einem natürlichen Wandel ihrer Ausrichtung. Dies hat u. a. auch Auswirkungen auf die Stellung der Füße, welche je nach Entwicklungsphase vermehrt nach innen gedreht werden oder einen deutlichen Knick-Senkfuß aufweisen. Dies ist ein völlig normaler und nicht beunruhigender Vorgang. Im Erwachsenenalter verändern sich die Beinachsen normalerweise nicht mehr, außer es entwickelt sich ein zunehmender Verschleiß *(Arthrose).*

Liegt eine ausgeprägte Abweichung der Achsen der Beine von den normalen Maßen vor, spricht man von einer *Achsenfehlstellung* oder *Beinachsenfehlstellung.* Dies gilt für Heranwachsende genauso wie für Erwachsene.

Die Längsachsen des Oberschenkelknochens und des Unterschenkelknochens weichen von vorne betrachtet um 5-9° voneinander ab. Sie bilden die Form eines leichten „X". Daher ist ein leichtes X-Bein bei Erwachsenen der Normalzustand. Im Stand berühren sich die Innenseiten der Knie und die Innenknöchel der Füße.

Ein X-Bein wird als *Genu valgum* (lat. *valgus = schief*) bezeichnet, die X-Bein-Achse entsprechend als *valgische* Achse. Das O Bein heißt im Lateinischen *Genu varum* (lat. *varus = auseinandergebogen*) und eine O-Bein-Achse ist eine *varische Achse.*

Die Bezeichnungen *valgus* und *varus* werden nicht nur am Knie verwendet, sondern bezeichnen am ganzen Körper Achsabweichungen des Knochens im Verhältnis zur Mittellinie in der *Frontalansicht* (sog. *Frontalebene*). Bekannt ist beispielsweise der *Hallux valgus*, die *schiefe Großzehe.* Dabei weicht die Großzehe von der Mittellinie nach außen ab, wie der Unterschenkel beim X-Bein.

Neben den Abweichungen der Beinachsen zur Seite im Sinne eines X-Beins und O-Beins kann es auch zu einer **Verdrehung** *(Rotation, Torsion)* der Beinachsen kommen. Damit sind Veränderungen gemeint, bei denen sich die Stellung des oberen und unteren Anteils eines Knochens (z. B. der Oberschenkelknochen) zueinander verdreht. Ist dies krankhaft ausgeprägt, spricht man von einer *Rotationsdeformität.* Diese Veränderungen vollziehen sich in der *Querschnittebene* (sog. *Transversalebene*).

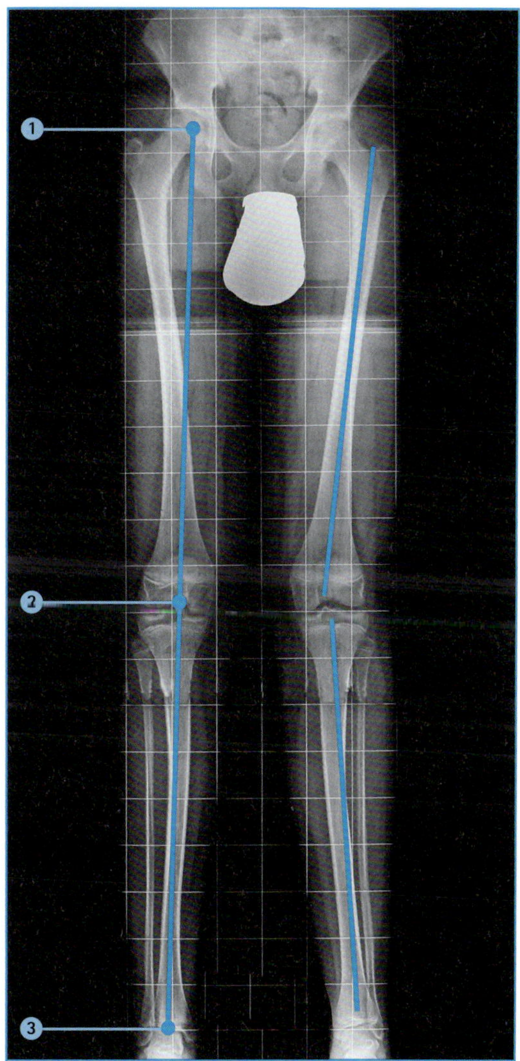


Dies ist ein Röntgenbild eines 15-jährigen Jungen. Es zeigt eine normale Stellung von Oberschenkel und Unterschenkel zueinander. Die Achsen des Oberschenkelknochens *(Femur)* und des Schienbeins *(Tibia)* bilden ein leichtes X-Bein *(Genu valgum)* von 5-9°. Die Mittelpunkte von Hüftgelenk (1), Kniegelenk (2) und Sprunggelenk (3) liegen auf einer Linie.

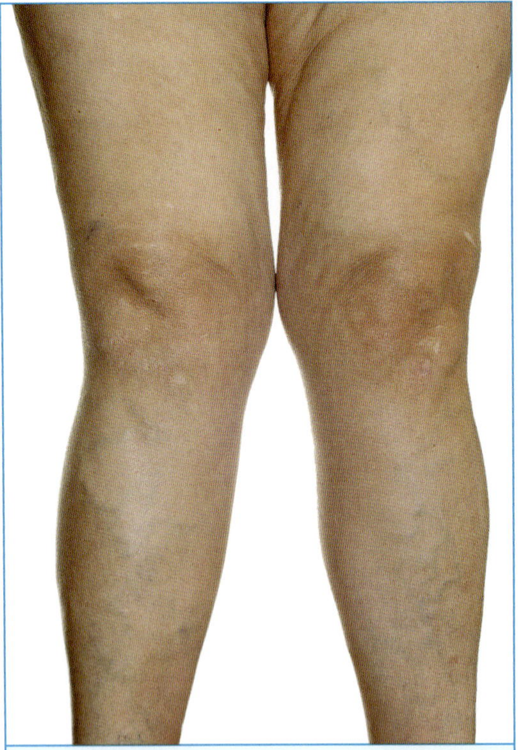

Das Foto zeigt X-Beine einer 55-jährigen Patientin. Diese Veränderung der Beinachse ereignet sich in der sog. *Frontalebene.*

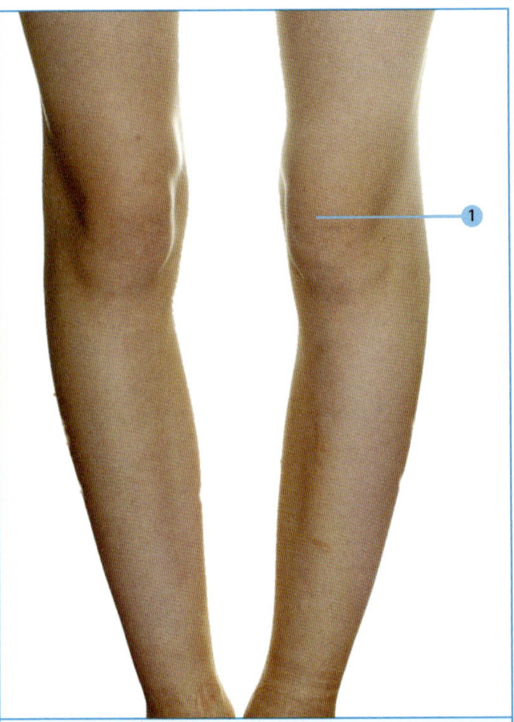


Das Foto zeigt die Beine eines 13-jährigen Mädchens. Es besteht ein O-Bein und die Knie sind zur Innenseite verdreht. Dies ist an der nach innen und nicht nach vorne geneigten Position der Kniescheibe (1), zu erkennen.

Schließlich gibt es noch Veränderungen in der *seitlichen Ebene*, der sog. *Sagittalebene.* Damit sind Veränderungen gemeint, bei denen sich bspw. ein Knochen vermehrt nach vorne oder hinten verbogen hat. Auch Abweichungen eines Gelenks, welches z. B. mehr gestreckt *(überstreckt)* werden kann, sind gemeint.

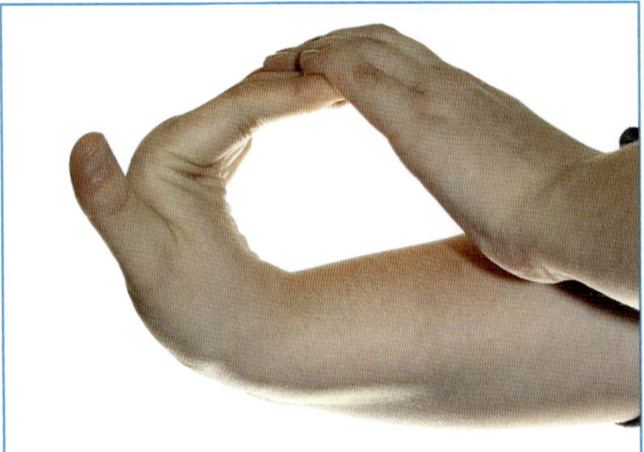

Das Foto zeigt, wie Gelenke an der Hand *überstreckt* werden können. Diese Veränderung vollzieht sich in der seitlichen Ebene, der *Sagittalebene.*

**Säuglinge** haben bei der Geburt und in den weiteren Lebensmonaten ein deutliches O-Bein von 15°. Im Liegen haben die Knieinnenseiten keinen Kontakt zueinander. Vor allem die Unterschenkel weisen eine zum „O" gebogene Form auf.

***Bis zum Erreichen des Erwachsenenalters verändert sich die Beinachse in der Entwicklung der Kinder stetig. Bis zu einem Alter von etwa 2 Jahren ist ein leichtes O-Bein normal, im Alter zwischen 2 und 10 Jahren ein leichtes X-Bein.***

**Kleinkinder** beginnen im Alter von etwa einem Jahr zu laufen. Häufig bestehen zu diesem Zeitpunkt schon keine O-Beine mehr. In einigen Fällen kommt es zum Gehbeginn zu einer Zunahme der O-Beine. Auch dies ist in der Regel nicht krankhaft und verliert sich im weiteren Wachstum. Die Natur kennt hier eine große Streubreite. Mit zunehmender Gehbelastung der Beine bildet sich die O-Bein-Stellung zurück und ist mit 2 Jahren meist verschwunden.

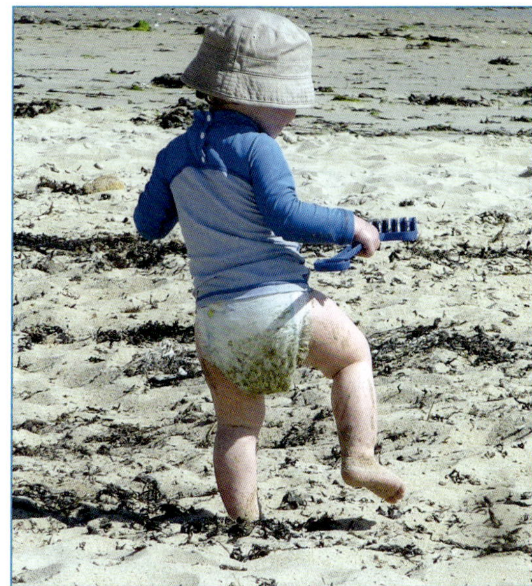

Das Foto zeigt ein Kleinkind, das erst kurze Zeit alleine laufen kann. Es hat noch leichte O-Beine, ein völlig normaler Zustand. Die Beinachsen ändern sich mit zunehmendem Alter.

Bis zum **3. und 4. Lebensjahr** entwickeln sich aus den „geraden" Beinen leichte X-Beine. Im Stand berühren sich die Knieinnenseiten, die Innenknöchel der Füße jedoch nicht. Die Beinachse beträgt etwa 10° valgus (X-Stellung). Sie ist stärker ausgeprägt als im Erwachsenenalter. In diesem Alter fällt bei Kindern beim Gehen oft eine vermehrte Drehung der Beine nach innen auf. Ebenso wie die Kniescheiben zeigen auch die Füße vermehrt nach innen *(Innenrotationsstellung)* und werden in eine Knick-Senkfuß-Stellung gedrängt. Bisweilen ergibt sich der Eindruck, die Kinder würden über ihre eigenen Füße stolpern.

Dazu trägt zum einen die X-Bein-Stellung bei. Zum anderen bestehen am **Schenkelhals** in diesem Alter besondere Winkelverhältnisse. Der Schenkelhals ist zur Längsachse des Oberschenkelknochens mit 20-25° noch stark nach vorne verdreht. Dieser Winkel wird als *Antetorsionswinkel* bezeichnet. Folge ist die stark vermehrte Innendrehung der Beine. Dies stellt in den meisten Fällen eine völlig normale Entwicklung dar. Im Alter von 6-14 Jahren bildet sich der Winkel auf 15° zurück. Damit geht auch eine Verminderung des Innenrotationsganges einher und die Füße weisen weniger nach innen, sondern mehr nach außen.

Bei der Entwicklung von Kindern zwischen **5 und 10 Jahren** beobachtet man, dass sich die Beinachse zunehmend begradigt. Die X-Beine sind weniger ausgeprägt, und im Alter von 10 Jahren ist eine normale X-Beinstellung von 5-9° erreicht. Dies ist dann auch die normale Beinachse des Jugendlichen und Erwachsenen.

***Eine leichte X-Bein-Stellung und ein Innenrotationsgang, bei dem die Füße des Kindes deutlich aufeinander zu weisen, stellt in der Entwicklung des Kindes eine normale Entwicklung dar.***

**Krankhafte Entwicklungen** der Beinachsen sind insgesamt selten. Die normale Entwicklung unterliegt großen Schwankungen. Daher können Aussagen über eine krankhafte Entwicklung zum Teil erst nach einer Beobachtung über einen Zeitraum von Monaten gemacht werden. Als auffällig wird gewertet, wenn sich eine Deformität der Achse nur an einem Bein entwickelt. Dann und in allen Zweifelsfällen sollten die Kinder einem in der Kinderorthopädie erfahrenen Arzt vorgestellt werden.

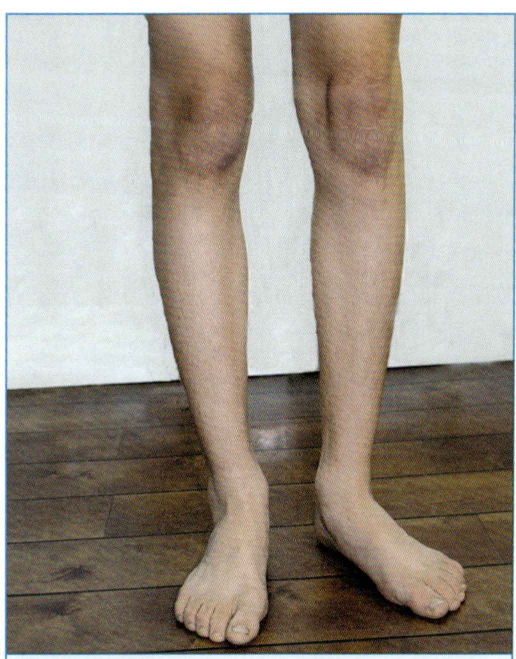

Das Foto zeigt die Beine eines 12-jährigen Jungen. Neben einem Knick-Senkfuß weisen die Kniescheiben vermehrt zur Innenseite der Kniegelenke. Beides kann zu einer vorübergehenden schmerzhaften Fehlbelastung der Knie führen.

## Ursachen und Herkunft

In den meisten Fällen einer krankhaften Entwicklung der Beinachsen beim Kind ist **keine Ursache** zu erkennen. Man spricht dann von einer *idiopathischen* Ursache. Wahrscheinlich wird ein Teil der Anlagen genetisch vererbt.

Werden die **Wachstumsfugen** geschädigt, kann das Wachstum unkontrolliert verlaufen. Ursache einer Schädigung sind z. B. Infektionen durch Bakterien, Unfälle oder Lähmungen. (Geistige) Entwicklungsstörungen, Stoffwechselerkrankungen, Knochentumore und Übergewicht sowie rheumatische Erkrankungen im Kindesalter können sich ebenfalls schädigend auf die Entwicklung der Beinachsen auswirken.

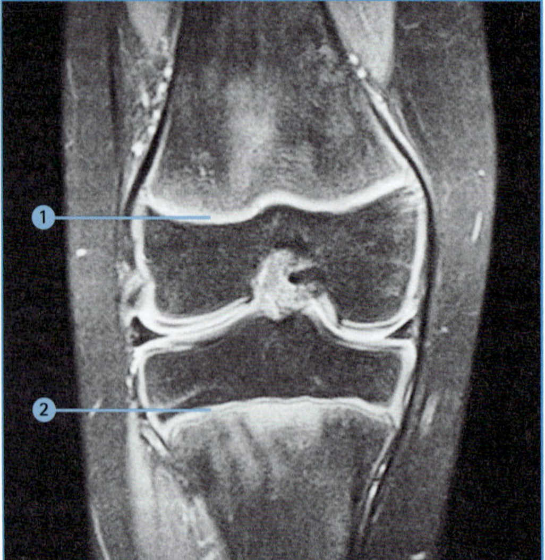


Kernspintomographie des rechten Kniegelenks eines Kindes in der Betrachtung von vorne. Am Ende des Oberschenkels *(Femur)* liegt eine Wachstumsfuge 1, ebenso im *Kopf* des Schienbeins *(Tibia)* 2. Die Wachstumsfugen bestehen aus Knorpel und stellen sich in dieser Abbildung weiß dar. Werden sie geschädigt, kann ein ungleiches Wachstum mit den Folgen einer Beinachsenfehlstellung auftreten.

Kommt es nach Gehbeginn zu einer stetigen Zunahme des O-Beins, so sollte eine seltene Erkrankung ausgeschlossen werden, die vor allem übergewichtige Kinder betrifft: die sog. *Blountsche-Erkrankung (Morbus Blount, Tibia vara infantum).* Dabei handelt es sich um eine Störung der innenseitigen Wachstumszone des Schienbeinkopfes. Bei der Erkrankung wird zu wenig Knochen gebildet, so dass die O-Bein-Deformität weiter zunimmt.

Im **Erwachsenenalter** kann eine schon im Kindesalter bestehende Deformität zunehmen. Auch durch eine hohe **sportliche Belastung**, etwa bei Profi-Fußballern, kann sich ein O-Bein ausbilden. **Knorpelschäden** können sich im Kniegelenk aus vielen Gründen entwickeln, sei es durch Unfälle oder nach Operationen, bei denen ein Teil der Menisken entfernt wird. Je mehr Meniskusgewebe entfernt wird, desto höher ist die anschließende Belastung des Knorpels, was zu dessen Schädigung führt. Eine deutliche einseitige Höhenabnahme des Knorpels führt zu einer Veränderung der Beinachsen.

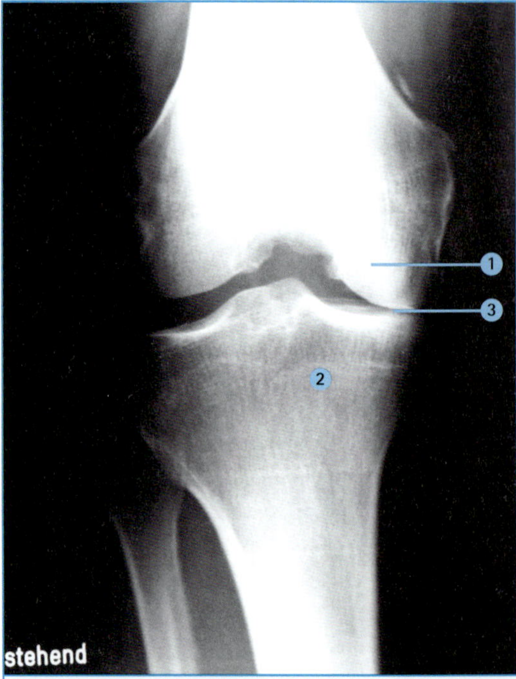


Zu sehen ist das Röntgenbild des rechten Kniegelenks eines 54-jährigen Mannes. Es zeigt das Gelenk mit der Oberschenkelrolle 1 und dem Schienbein 2 von vorne betrachtet. 10 Jahre vorher war eine Operation des Innenmeniskus notwendig. Wahrscheinlich hat sich als Folge der Entfernung ein Verschleiß entwickelt. Der sonst durch den mehrere Millimeter dicken Knorpel bestehende *Gelenkspalt* fehlt an der Innenseite 3. Hier ist der Knorpel abgerieben, so dass sich Ober- und Unterschenkel fast vollständig annähern und der Gelenkspalt beinahe verschwindet. Als Folge hat sich auch ein O-Bein ausgebildet.

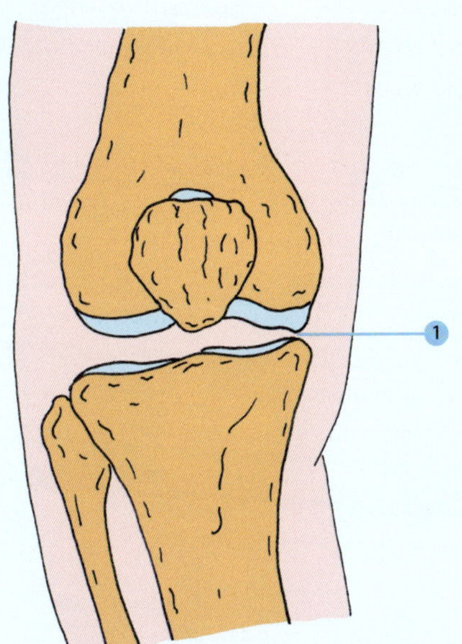


Die Abbildung zeigt ein rechtes Kniegelenk von vorne. Es liegt ein O-Bein *(Genu varum)* vor. Damit geht eine höhere Belastung der Knorpelflächen an der Innenseite 1 des Gelenks einher.

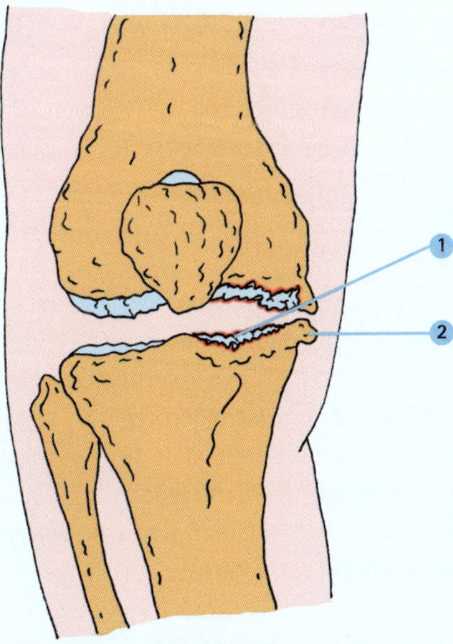


Durch die hohe Belastung des Knorpels auf der Innenseite kann dieser Schaden nehmen. Daraus entwickelt sich zunehmend ein Verschleiß der Gelenkflächen 1 innenseitig, Knochenwülste *(Osteophyten)* 2 bilden sich. Durch die zunehmende Knorpelschädigung verstärkt sich das O-Bein, was wiederum die Innenseite noch mehr belastet und daraufhin wieder den Knorpelschaden beschleunigt.

Eine ausgeprägte Fehlstellung der Beinachsen führt zu einer ungleichmäßigen Belastung in den Kniegelenken. Als Folge dieser Fehlbelastung kann der Knorpel überlastet werden und Schaden nehmen. Da der Knorpel kaum Heilungspotential hat, können sich die Schäden ausdehnen und zu einem zunehmenden Verschleiß *(Arthrose)* des Gelenks führen. Fehlstellung und Verschleiß verstärken sich gegenseitig. So nimmt ein **O-Bein** weiter zu und schädigt zunehmend den Knorpel an der Innenseite des Knies. Da dieser damit an Höhe verliert, verstärkt dies wiederum das O-Bein.

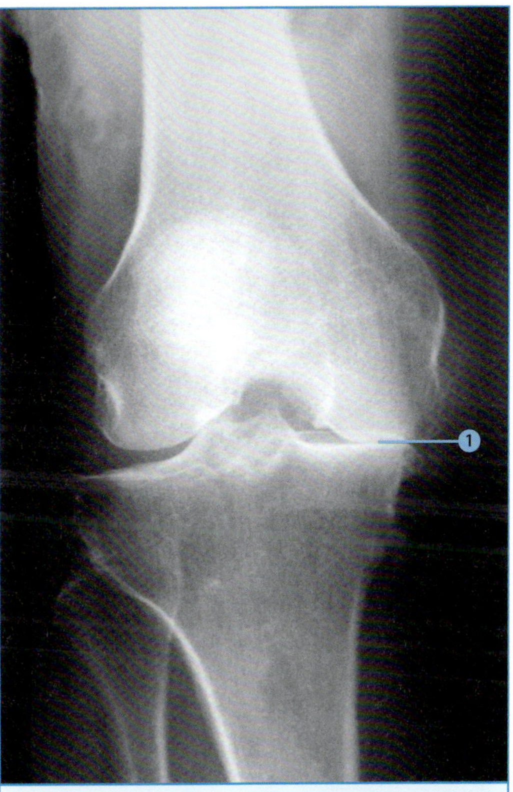


Röntgenbild eines rechten Knies von vorne betrachtet. Es liegt ein O-Bein *(Genu varum)* vor und an den innen *(medial)* gelegenen Knorpelflächen 1 hat sich ein Verschleiß *(Arthrose)* gebildet. Die Arthrose des Kniegelenks wird als *Gonarthrose* bezeichnet. In diesem Fall spricht man von einer *medialen Gonarthrose* oder einer *Varus-Gonarthrose.*

Bei einem **X-Bein** ist wird die Außenseite des Kniegelenks mehr belastet. Zunehmende Schäden am Knorpel bewirken eine Verstärkung des X-Beins, was wiederum den geschädigten Knorpel mehr belastet und weiter schädigt.

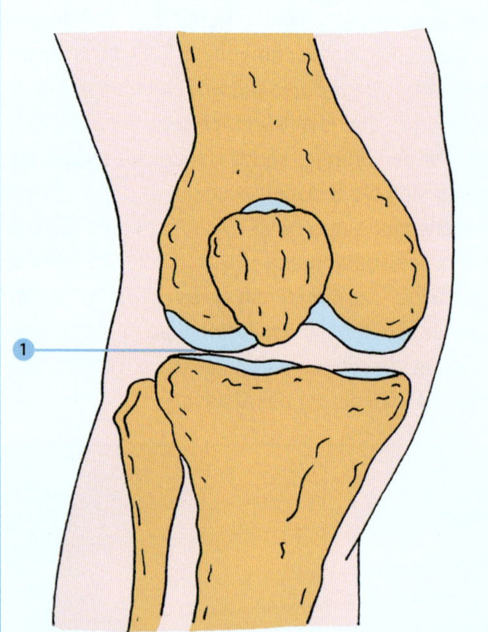


In diesem Fall erkennt man ein X-Bein *(Genu valgum)*. Durch diese Stellung werden die äußeren Bereiche 1 des Gelenks vermehrt belastet.

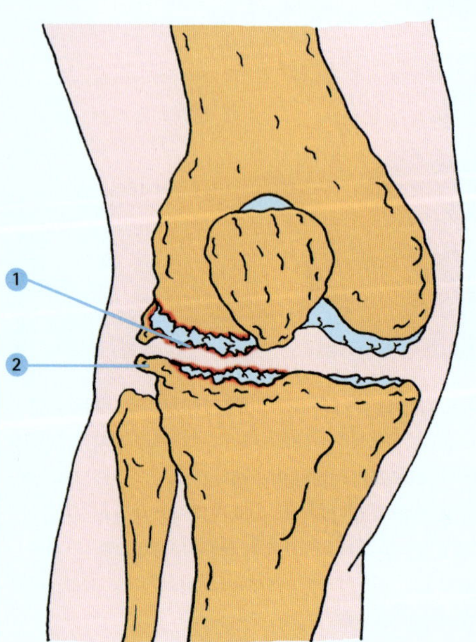


Aus der vermehrten Belastung kann sich ein Verschleiß *(Arthrose)* auf der Außenseite des Kniegelenks entwickeln. Dabei nehmen die Knorpelschichten 1 Schaden und es bilden sich knöcherne Wülste, sog. *Osteophyten* 2.

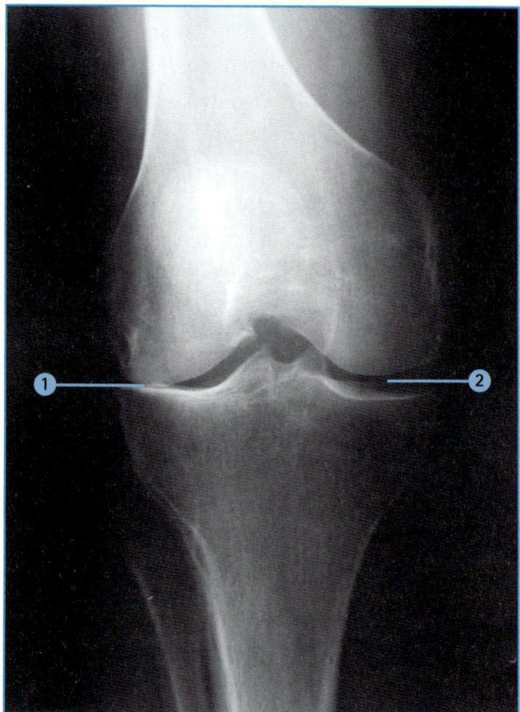


Das Röntgenbild zeigt ein rechtes Knie mit einem X-Bein von vorne. Als Zeichen des Knorpelschadens ist der sog. *Gelenkspalt* auf der Außenseite 1 deutlich geringer als an der Innenseite 2. Dabei handelt es sich nicht um einen wirklichen Spalt, sondern um die Knorpelschichten von Ober- und Unterschenkel, die *strahlendurchlässig* sind und deshalb von Röntgenstrahlen nicht dargestellt werden.

Eine operative Korrektur der Beinachsen kann durchgeführt werden, um einem Knorpelschaden vorzubeugen und um zu verhindern, dass ein bestehender Knorpelschaden weiter zunimmt. Die Heilung einer bestehenden Arthrose kann damit nicht erreicht werden, jedoch häufig eine Linderung von Beschwerden und eine Verlangsamung der Zunahme der Arthrose.

## Symptome und Beschwerden

Im **Kindesalter** bestehen bei einer normalen Entwicklung der Beinachsen keine Beschwerden. Auch etwas deutlichere O-Beine oder X-Beine sind nicht schmerzhaft. Meist fällt den Eltern auf, dass ihre Kinder vermehrt die Füße nach innen drehen, oder sie bemerken den damit einhergehenden Knick-Senkfuß. Ist dieser stärker ausgeprägt, ermüden Kinder bisweilen bei längeren Spaziergängen oder beklagen beim Sport leichte Schmerzen am Fuß. Bei einer stärkeren Innendrehung der Beine können die Großzehen beim Gehen aneinander stoßen, selten stolpern die Kinder über ihre eigenen Füße.

***Die normalen Veränderungen der Beinachsen im Kindesalter führen meist nicht zu Beschwerden und die weitere Entwicklung kann in aller Regel abgewartet werden.***

Durch eine veränderte Beinachse und das rasche Wachstum der Beine kann es vor allem bei Mädchen im **Jugendalter** zeitweise zu einer Überlastung des Knorpels hinter der Kniescheibe kommen. Dies geht mit Schmerzen hinter der und um die Kniescheibe einher, die vor allem bei Belastung der Knie auftritt. Darauf wird ausführlich im Kapitel *Der vordere Knieschmerz* eingegangen.

Selten führen Veränderungen der Stellung des **Schenkelhalses** zu Beschwerden *(Coxa retrotorta).* Dies kann zu einem Einklemmungssyndrom der Hüfte führen, was Schmerzen bei Beugung und gleichzeitiger Drehung des Hüftgelenks auslöst. Die Schmerzen werden in der Leistengegend oder im Knie wahrgenommen. Daraus kann sich eine *Hüftkopflösung (Epiphysenlösung)* entwickeln, die ein ernstes Krankheitsbild darstellt und Kinder bzw. Jugendliche im Alter zwischen 12 und 16 Jahren betrifft. Wiederkehrende Knie- oder Leistenschmerzen, Hinken oder ein einseitig nach außen gestellter Fuß sollten an diese Erkrankung denken lassen. Sie wird ausführlich im Kapitel *Die Hüftkopflösung des Jugendlichen - Die Epiphysenlösung* erklärt.

Im **Erwachsenenalter** können die Fehlstellungen der Beinachsen zu einem Verschleiß des Gelenkknorpels, einer *Arthrose,* führen. Umgekehrt kann eine Arthrose Ursache einer Fehlstellung sein. Beschwerden treten in Form von Schmerzen, Schwellungen, Verlust an Beweglichkeit und Überwärmung des Gelenks auf.

Auf die Symptome eines Gelenkverschleißes wird ausführlich im Kapitel *Der Gelenkverschleiß – Die Arthrose* und auf die Beschwerden durch eine Kniearthrose ausführlich im *Kapitel Der Verschleiß des Kniegelenks – Die Gonarthrose* eingegangen.

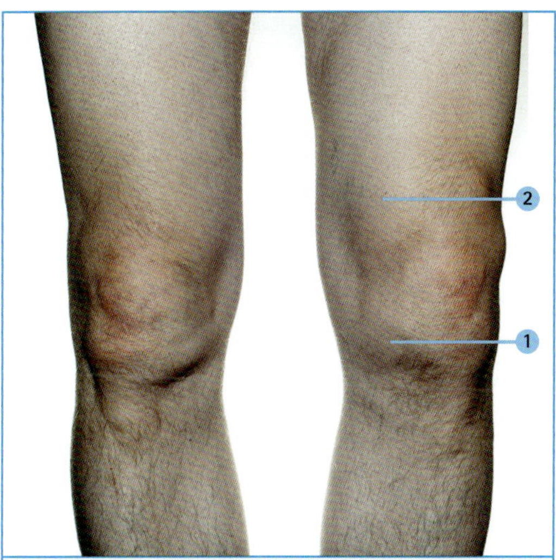


Das Foto zeigt die Kniegelenke eines 51-Jährigen. Vor allem das linke Bein weist Zeichen einer Kniearthrose auf. So besteht eine O-Bein-Stellung und der Knochen ist sichtbar verbreitert ①. Zudem findet sich oberhalb der Kniescheibe eine Schwellung ②. Wenn es z.B. im Rahmen einer Arthrose zur vermehrten Bildung von Gelenkflüssigkeit kommt, sammelt diese sich hier. Dann liegt ein sog. *Gelenkerguss* vor.

## Untersuchung und Diagnostik

Sowohl bei Kindern wie auch bei Erwachsenen wird beobachtet, wie der Betroffene geht. Die Achsenverhältnisse werden zudem im Stehen und im Liegen beurteilt und ggf. ausgemessen. Es erfolgt eine Untersuchung der betroffenen Gelenke und auch der Wirbelsäule, was gerade bei Jugendlichen wichtig ist, um Abweichungen von einer normalen Form der Wirbelsäule nicht zu übersehen.

***In den allermeisten Fällen ist eine bildgebende Diagnostik zur Darstellung einer Beinachsendeformität beim Kind und Jugendlichen nicht notwendig. Bei ausgeprägten Veränderungen und bei Erwachsenen kann sie jedoch sinnvoll werden.***

Krankheitsverläufe werden bei Kindern auch durch **Fotos** und **Skizzen** dokumentiert, um Veränderungen im Laufe der Zeit erkennen zu können. Aufgrund der Strahlenbelastung werden **Röntgenuntersuchungen** bei Kindern und Jugendlichen möglichst zurückhaltend eingesetzt, sind jedoch manchmal nicht zu umgehen.

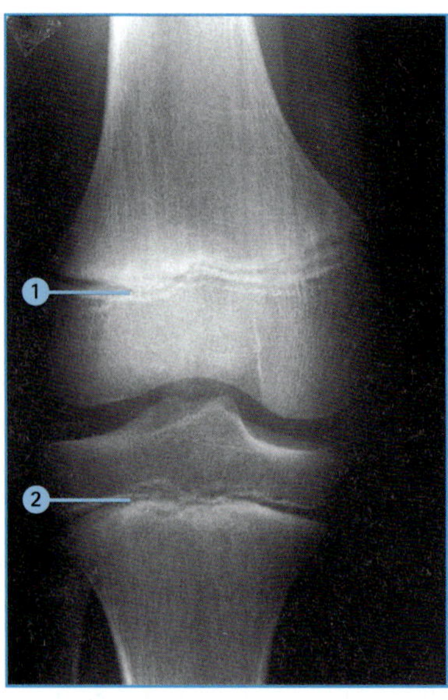


Normale Röntgenaufnahme der Knie eines 11-jährigen Mädchens.

In der linken Bildhälfte ist das Knie von vorne, in der rechten Bildhälfte von der Seite dargestellt.

Die Wachstumsfugen *(Epiphysenfugen)* sind am Oberschenkel ① und am Schienbein ② gut zu erkennen.

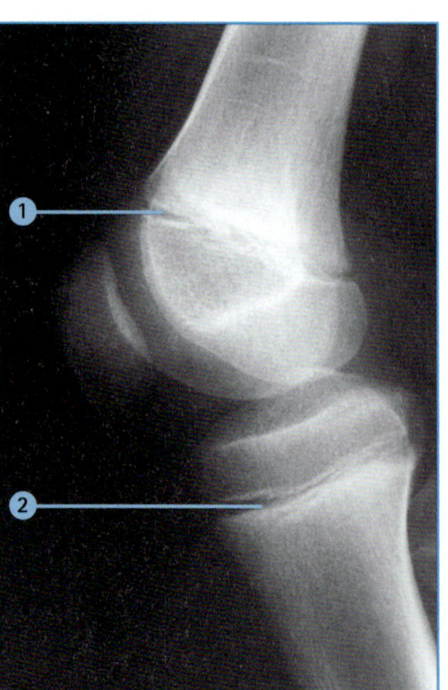


Röntgenbilder zeigen zum einen die genaue Stellung der Knochen zueinander an und bilden gleichzeitig die sog. *Wachstumsfugen (Epiphysenfugen)* ab. Die Kenntnis über den Zustand der Wachstumsfugen ist wichtig, um die Auswirkungen eines operativen Eingriffs einschätzen zu können.

In seltenen Fällen werden zusätzlich Untersuchungen wie die **Kernspintomographie** (Magnetresonanztomographie, MRT) oder eine **Computertomographie** (CT) notwendig. Mithilfe der Kernspintomographie, die keine Strahlenbelastung mit sich bringt, können bspw. Fehlstellungen in der Querschnittebene (Rotationsfehlstellungen, Torsionsfehlstellungen) am Oberschenkelknochen abgebildet werden. Dazu wird der Knochen von „oben nach unten" in Schichtbildern dargestellt.

## Therapie

In den meisten Fällen einer Veränderung der Beinachse bei **Kindern und Jugendlichen** handelt es sich um einen vorübergehenden Zustand, der sich im Laufe einer normalen Entwicklung von alleine wieder ausgleicht. Sind die Veränderungen besonders deutlich ausgeprägt, ist eine regelmäßige **Kontrolluntersuchung** wichtig, um den Übergang von normal zu krankhaft rechtzeitig zu erkennen.

***Die meisten Fälle einer Veränderung der Beinachse sind harmlos, korrigieren sich von selber und bedürfen keiner Behandlung.***

Führen Veränderungen in diesem Alter zu Beschwerden an den Kniegelenken oder den Füßen, gibt es spezielle Behandlungsmöglichkeiten. Auf diese wird in den Kapiteln *Der vordere Knieschmerz* und *Der Knick-Senkfuß und der Knick-Plattfuß* eingegangen.

Beim **Erwachsenen** richtet sich die Behandlung nach den Beschwerden und dem Ausmaß des Knorpelschadens. In den allermeisten Fällen ist das Kniegelenk betroffen, weniger die Hüfte oder das Sprunggelenk. Die vielfältigen Möglichkeiten der Behandlung einer Arthrose am Knie, von O-Beinen und X-Beinen, sind im Kapitel *Der Verschleiß des Kniegelenks – Die Gonarthrose* detailliert aufgeführt.

### Nicht-operative *(konservative)* Therapie

Schienen, Einlagen mit Erhöhung des Innen- oder Außenrandes sowie eine physiotherapeutische Behandlung beeinflussen die Beinachsen von **Kindern und Jugendlichen** wahrscheinlich nicht oder nur unwesentlich. Ihre Anwendung ist daher umstritten und wird kaum praktiziert. Möglicherweise stören Korrekturschienen eine natürliche Entwicklung und behindern das Kind beim Laufen.

***Es gibt kaum eine Möglichkeit, ohne Operation auf die Beinachsen Einfluss zu nehmen.***

Im **Erwachsenenalter** können Bandagen, stabilere Schienen *(Orthesen)* oder eine Erhöhung des Innen- oder Außenrandes des Schuhs in manchen

Fällen zu einer Linderung von Beschwerden beitragen. Eine Korrektur der Beinachse ist mit diesen Maßnahmen nicht möglich.

### Operative Behandlung

Ein starkes Fehlwachstum der Beinachsen im **Kindes- und Jugendalter** kann operativ korrigiert werden. Damit soll verhindert werden, dass die Deformität mit dem Wachstum noch weiter zunimmt. Zudem ist es wahrscheinlich, dass ein durch die Fehlstellung überlasteter Meniskus oder Gelenkknorpel durch vorzeitigen Verschleiß zu Schaden kommt. Dies kann zu einem Riss des Meniskus führen. Dehnt sich der Schaden am Gelenkknorpel aus, ist eine nicht mehr umkehrbare *(irreversible)* Schädigung des Knorpels, eine *Arthrose*, bereits in jungen Jahren möglich. Dies sollte verhindert werden.

Dazu kann der operative Eingriff entweder direkt am Knochen oder an den **Wachstumsfugen** *(Epiphysenfugen)* durchgeführt werden. Wie der Name besagt, wächst der Knochen an diesen Fugen. Werden sie einseitig durch eine Operation verschlossen, wird damit das Wachstum an dieser Stelle gehemmt. Die andere Seite wächst jedoch ungehindert, was bei weiterem Wachstum mit der Zeit (im Laufe von einem halben bis zu 2 Jahren) zu einer Korrektur der Achse führen kann. Der Verschluss der Fuge wird als *(Hemi-)Epiphyseodese* bezeichnet. Er erfolgt in der Regel zeitlich begrenzt *(temporär)* und wird z. B. durch das Anbringen von Platten, Klammern oder Schrauben erreicht. Bei Jungen wird er im Alter von 11 bis 14 Jahren, bei Mädchen im Alter von 9 bis 12 Jahren am Kniegelenk durchgeführt. Die Wahl des operativen Verfahrens und des Zeitpunkts, zu dem der Eingriff stattfindet, erfordert viel Erfahrung und sollte speziellen orthopädischen Zentren vorbehalten sein.

***Die operative Korrektur eines O-Beins oder X-Beins kann einem starken Knorpelverschleiß vorbeugen oder das Fortschreiten eines bestehenden Knorpelverschleißes verzögern.***

Mit zunehmendem Alter schließen sich die Wachstumsfugen, beim Erwachsenen sind sie nicht mehr vorhanden. Daher erfolgt bei (jungen) Erwachsenen der Eingriff direkt am Knochen. Durch eine Durchtrennung *(Osteotomie)* des Ober- oder Unterschenkelknochens und durch die Entnahme oder das Einfügen eines Knochenkeils wird die Beinachse verändert *(umgestellt)*. Dieser Eingriff wird als *Umstellungsosteotomie* bezeichnet. Je nach vorliegender Achsenabweichung wird die Umstellung am Schienbein *(Tibia)* oder am Oberschenkel *(Femur)* durchgeführt. Bei einem O-Bein wird häufig eine *Tibiakopfosteotomie* durchgeführt, eine Durchtrennung des Schienbeinkopfes. Mit Hilfe spezieller Platten und Schrauben wird der Knochen in seiner neuen Stellung stabilisiert. Zur Heilung sind eine anfängliche Entlastung des Knies und eine anschließend langsam zunehmende Belastung notwendig.

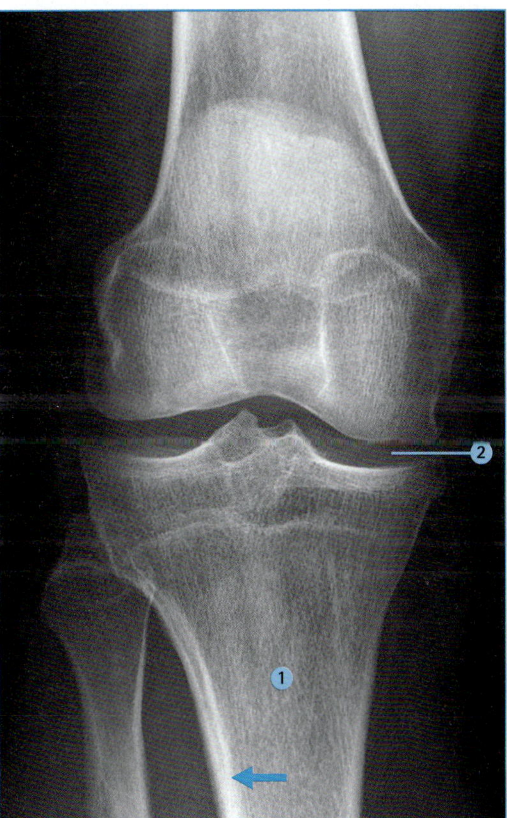


Röntgenbild des rechten Kniegelenks eines erst 35-jährigen Mannes. Es wurde im Stehen aufgenommen und zeigt ein O-Bein. Durch die Abweichung des Schienbeins *(Tibia)* 1 nach innen kommt es zu einer vermehrten Belastung des innen gelegenen *(medialen)* Anteils 2 des Kniegelenks. Es bestehen Beschwerden und eine erkennbare Arthrose. Durch eine Operation kann die Stellung des Schienbeins in Richtung Pfeil verändert werden.

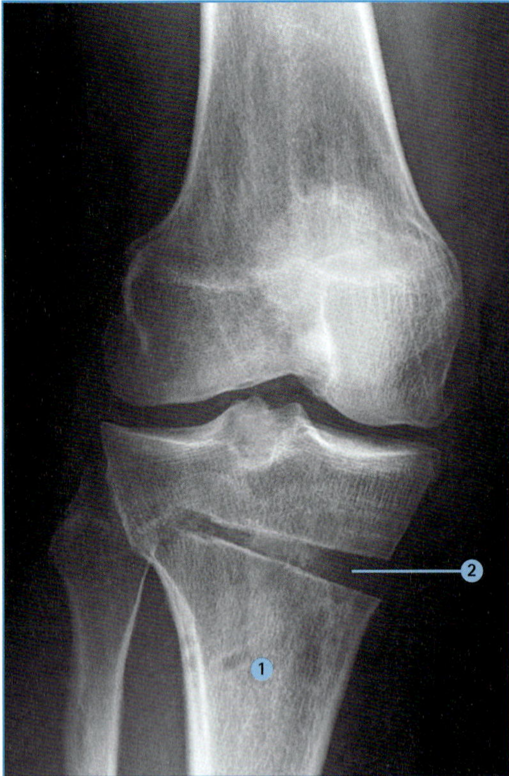


Das Röntgenbild zeigt das Kniegelenk nach der Operation. Das Schienbein *(Tibia)* ① wurde im Rahmen einer sog. *Tibiakopfosteotomie* mit einer Säge fast vollständig durchtrennt *(osteotomiert)* und an der durchtrennten Stelle „aufgeklappt". Bei der gezeigten Operationstechnik wird der Knochen in dieser veränderten Stellung durch eine Platte und Schrauben aus Kunststoff gehalten, die im Röntgenbild nicht sichtbar sind. Der entstandene „Spalt" ② wird mit körpereigenem Knochen aufgefüllt und verwächst später.

## Prognose und Verlauf

Die meisten Veränderungen der Beinachse von Kindern sind vorübergehend und korrigieren sich im Laufe des Wachstums von alleine. Daher besteht in den allermeisten Fällen eine **gute Prognose**. Geringe Fehlstellungen gehen häufig ein Leben lang nicht mit Beschwerden einher und der Betroffene kann auch uneingeschränkt allen beruflichen und sportlichen Tätigkeiten nachgehen. Es ist noch nicht ganz geklärt, ob und in welchem Ausmaß ein leichtes O-Bein oder ein X-Bein zu einem vorzeitigen Verschleiß am Kniegelenk führen. Bei ausgeprägten Achsabweichungen sind Verschleißerscheinungen zu erwarten.

Bestehen aufgrund eines Unfalls oder einer Entzündung ausgeprägte Veränderungen der Beinachsen, dann ist eine Korrektur durch das Wachstum alleine häufig nicht zu erwarten. Um dem Betroffenen eine möglichst uneingeschränkte Beweglichkeit zu ermöglichen und wahrscheinlichen Gelenkschäden vorzubeugen, kann eine operative Behandlung notwendig werden. Dies gilt auch für Erwachsene.

### Das Wichtigste für Sie:

- Die Beinachsen verändern sich normalerweise während des Wachstums bis zum Jugendalter stetig.
- Unfälle, Entzündungen oder andere Ursachen können zu einer starken Fehlstellung führen.
- Bis zum Alter von 2 Jahren sind leichte O-Beine und bis zum 10. Lebensjahr leichte X-Beine normal.
- In fast allen Fällen kommt es während des Wachstums von alleine zu einer Korrektur.
- Schwere Fehlstellungen können die Gelenke schädigen und Anlass für eine Operation im Kindes-, Jugend- oder Erwachsenenalter sein.

# Die Osgood-Schlatter-Erkrankung – Der *Morbus Osgood-Schlatter*

Bei der *Osgood-Schlatter-Erkrankung* handelt es sich um eine Erkrankung des Kniegelenks, die bei Kindern und Jugendlichen meist als Folge einer Überlastung auftritt. Es kommt zu Schmerzen und zur Schwellung an der Vorderseite des Knies in Höhe des Schienbeins.

Der auf den ersten Blick verwirrende Name der Erkrankung ergibt sich aus dem Begriff *Morbus* (Lateinisch für *Erkrankung*) der häufig auch mit „M." abgekürzt wird, und den Namen von zwei Wissenschaftlern. *Robert Bayley Osgood* war ein Orthopäde aus Boston und *Carl Schlatter* ein Chirurg aus Zürich. Da sie die Erkrankung als erste beschrieben, wurde sie nach ihnen benannt.

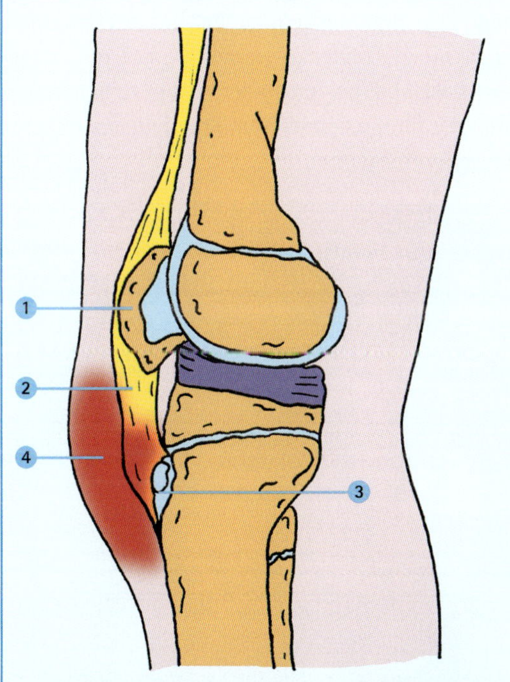


Die Abbildung zeigt die Innenseite eines kindlichen rechten Knies. Links im Bild liegen die vorderen Teile des Knies, darunter die Kniescheibe *(Patella)* 1. Von der Spitze der Kniescheibe zieht das Kniescheibenband *(Ligamentum patellae)* 2 nach unten bis an das Schienbein *(Tibia)*. Diese Stelle am Schienbein wird als *Tuberositas tibiae* 3 bezeichnet und besteht beim Kind / Jugendlichen noch aus weichem Knorpelgewebe (hellblau abgebildet). Durch eine Überlastung kann es zu einer Entzündung kommen 4, die mit Schmerz, Schwellung und Überwärmung einhergeht.

Geläufig sind auch die Begriffe *Morbus Schlatter (M. Schlatter)* oder nur *Schlatter*(-Erkrankung). Komplizierter und korrekt, aber unüblich, ist die Verwendung der Begriffe *juvenile Osteonekrose, Überlastung der Apophyse* oder *Osteochondrose der Tuberositas tibiae.*

## Ursachen und Herkunft

Der Quadrizeps-Muskel ist der kräftigste Kniestrecker. Er liegt an der Vorderseite des Oberschenkels und überträgt seine Kraft über die Kniescheibe auf den Unterschenkel. Endpunkt der Kraftübertragung am Unterschenkel ist ein kleiner Knochenwulst *(Tuberositas)* am Schienbein *(Tibia)*, der als *Tuberositas tibiae* bezeichnet wird. An ihm setzt das Kniescheibenband *(Ligamentum patellae, Patellarsehne)* an. Im Kindes- und Jugendalter liegt an dieser Stelle aufgrund des Wachstums noch kein fester Knorpel vor, sondern eine knorpelige Knochen-Vorstufe *(Apophyse)*. Da dieser Knorpel bei Erwachsenen zu Knochen geworden ist, kann diese Erkrankung im Erwachsenenalter nicht mehr auftreten. Jungen sind 3-mal häufiger betroffen als Mädchen. Sie erkranken meist im Alter zwischen 11 und 15 Jahren, Mädchen etwas früher im Alter zwischen 8 und 13 Jahren. In bis zu 50% der Fälle tritt die Erkrankung an beiden Kniegelenken auf.

***Ursache der Osgood-Schlatter-Erkrankung ist die Überlastung eines Sehnenansatzes am Schienbein.***

Die Ursache liegt in einer **Überlastung** der Ansatzstelle des Kniescheibenbands, was meist durch häufigen Sport (z. B. Fußball) oder Übergewicht ausgelöst wird. Typischerweise erkranken häufig übergewichtige Jungen im Alter von 12 Jahren, die oft Fußball spielen. Muskuläre Verkürzungen der Streckmuskeln durch rasches Längenwachstum des

Beines sind weitere Ursachen dieser Erkrankung und betreffen dann auch schlanke Kinder. Die Überlastung führt zu kleinen Zerreißungen im knochenbildenden Knorpel. Darauf folgt eine Entzündungsreaktion mit Schmerz, Schwellung und Überwärmung. Das Kniegelenk ist in seinem „Inneren" nicht von der Erkrankung betroffen.

## Symptome und Beschwerden

Zu Beginn treten nach einer Belastung **Schmerzen** am vorderen Schienbeinkopf auf. In der Anfangsphase der Erkrankung klingen sie nach kurzer Zeit wieder ab. Dieses typische Auftreten und Abklingen der Beschwerden kann dazu führen, dass die Kinder und ihre Eltern erst nach Wochen oder Monaten ärztlichen Rat suchen.

Im weiteren Verlauf der Erkrankung nehmen die Schmerzen zu und halten längere Zeit an. Eine sportliche Belastung ist dann meist nicht mehr möglich. Alltägliche Dinge, wie das Treppensteigen, fallen den Betroffenen ebenfalls schwer. Durch die Entzündung kommt es zu einer **Schwellung** und **Überwärmung** am Bandansatz, was den Kindern auch nachts Beschwerden machen kann.

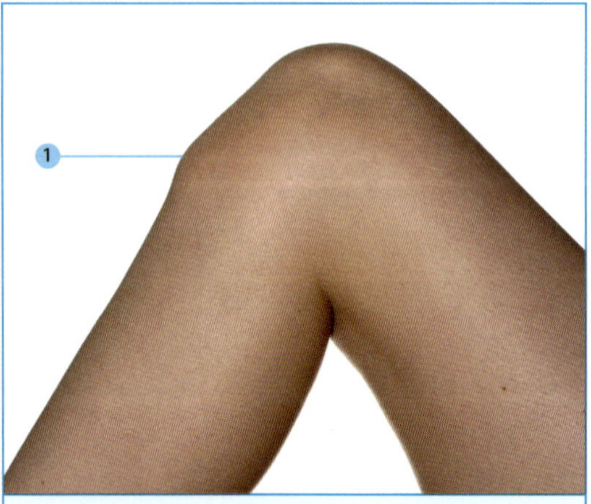


Auf dem Foto ist eine deutliche Schwellung 1 unterhalb des Kniegelenks zu sehen. An dieser Stelle setzt das Kniescheibenband an. Bei der Osgood-Schlatter-Erkrankung kommt es hier zu einer schmerzhaften Überlastung.

Die Erkrankung kann eine Störung der Verknöcherung zur Folge haben, was die Funktion und die Belastbarkeit des Knies jedoch in keiner Weise beeinträchtigt. In den folgenden Jahren bilden sich abgerundete Knochenstücke *(Ossikel)* oder knöcherne Ausziehungen, die auch im Erwachsenenalter zu einem Vorstehen *(Prominenz)* des Knochens an dieser Stelle führen. Auch dies führt in der Regel nicht zu Beschwerden. Erst bei häufig kniender Belastung (etwa bei Fliesenlegern oder Parkettlegern) kann es an dieser Stelle zu schmerzhaften Reizungen kommen.

## Untersuchung und Diagnostik

Die Diagnose kann in der Regel mit ausreichender Sicherheit auf Basis der Schilderung der Beschwerden und der Tast-Untersuchung gestellt werden. Bei der Untersuchung fällt die Schwellung an der Vorderseite des Schienbeins auf. Sie ist zum Teil überwärmt und druckempfindlich. Auf **Verkürzungen der Beinmuskeln** sollte geachtet werden. Auch die Hüftgelenke werden immer mit untersucht, weil Erkrankungen der Hüften zu Schmerzen am Knie führen können. Am Knie finden sich sonst keine Auffälligkeiten.

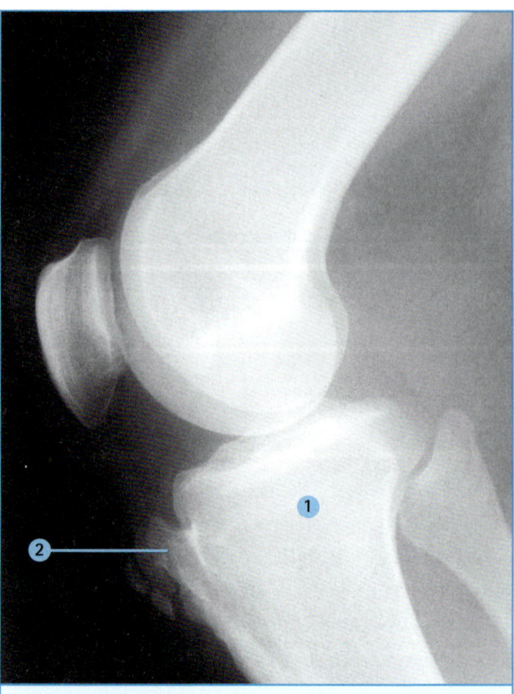


Seitliches Röntgenbild des Knies eines jungen Erwachsenen. An der Vorderseite des Schienbeins 1 ist eine ausgeprägte Verknöcherung 2 zu erkennen, die Folge einer *Osgood-Schlatter-Erkrankung* im Kindes- bzw. Jugendalter ist.

Weitere diagnostische Maßnahmen:

### Röntgen

Auf ein Röntgenbild kann zu Beginn der Erkrankung verzichtet werden, da es keine Bedeutung für die anfängliche Behandlung hat und für die jungen Patienten eine unnötige Strahlenbelastung bedeutet. Es wird erst bei einem untypischen oder stark verzögerten Heilungsverlauf angefertigt.

Bei Erwachsenen können mit dem Röntgenbild Knochenteilchen *(Ossikel)* und knöcherne Ausziehungen sichtbar gemacht werden, die sich in den Jahren nach der Erkrankung gebildet haben. Wird im Erwachsenenalter eine Operation notwendig, werden zur Planung des Eingriffs Röntgenbilder angefertigt.

***Bei Kindern oder Jugendlichen ist in den meisten Fällen einer Osgood-Schlatter-Erkrankung weder das Anfertigen eines Röntgenbildes noch die Durchführung einer Kernspintomographie notwendig.***

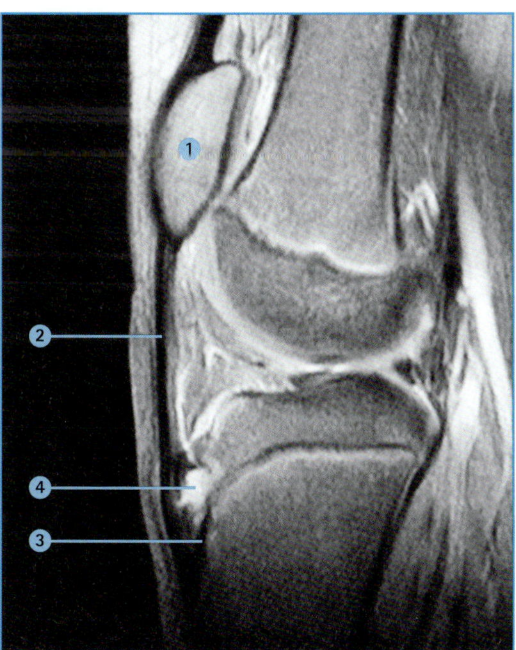


Seitliche Kernspintomographie-Aufnahme des Kniegelenks eines 11-jährigen Jungen. Von der Kniescheibe (1) zieht das Kniescheibenband (2) bis zur Vorderseite des Schienbeins (3). An dieser Stelle besteht ein deutlicher Reizzustand, was sich an der hier weiß dargestellten Ansammlung von Flüssigkeit im Gewebe zeigt (4).

### Kernspintomographie (Magnetresonanztomographie, MRT)

In der Kernspintomographie lässt sich die Erkrankung deutlich abbilden. Für die Diagnosestellung ist sie allerdings meistens nicht erforderlich und wird nur in unklaren Fällen oder bei einem verzögerten Heilverlauf eingesetzt.

## Therapie

Die Osgood-Schlatter-Erkrankung wird bei Kindern und Jugendlichen immer nicht-operativ behandelt. Im Erwachsenenalter kann in seltenen Fällen eine operative Behandlung notwendig werden.

### Nicht-operative *(konservative)* Therapie

Da eine Überlastung des Knies die Ursache der Erkrankung ist, steht die **Entlastung** des Knies in der Therapie an erster Stelle. Sport ist daher zunächst zu vermeiden, ebenso eine Belastung durch häufiges Hin- und Herspringen oder Hinknien. Leichte Tätigkeiten wie Fahrradfahren oder Schwimmen sind möglich, sofern sie schmerzfrei durchgeführt werden können und das Knie nicht zu stark beanspruchen.

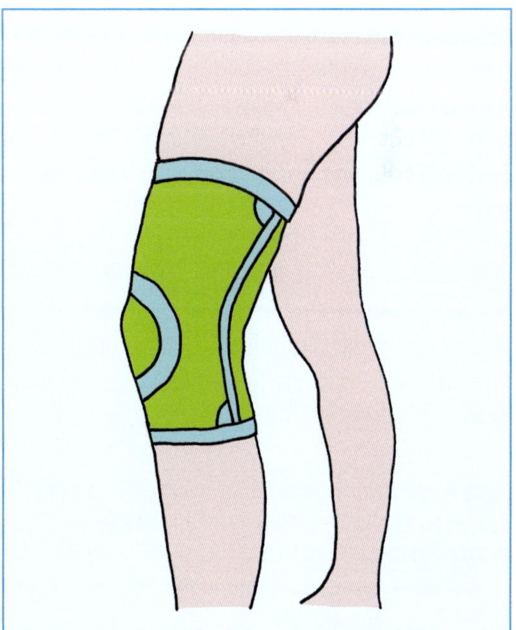

Das Tragen einer speziellen Kniebandage kann das Kniescheibenband an seinem Ansatz am Schienbein entlasten. Zu Beginn wird sie regelmäßig tagsüber getragen, später nur noch bei Belastungen, bis zum vollständigen Verschwinden der Beschwerden.

Die strenge Ruhigstellung des Knies in einer Streckschiene kann meist vermieden werden. Sie kann ausnahmsweise in schweren Fällen notwendig werden.

Mit Hilfe spezieller **Bandagen** kann das Kniescheiben-Band *(Ligamentum patellae)* im Alltag entlastet werden. Das Tragen weicher Absätze entlastet zusätzlich.

Tagsüber wirkt eine wiederholt durchgeführte **Kältetherapie** der Schwellung am Schienbein beruhigend. Verwendet werden kalte Umschläge oder Kompressen mit Temperaturen von etwa 7° C aus dem Kühlschrank, keine tiefen Temperaturen aus dem Gefrierfach.

Ergänzend können Elektrotherapie, Magnetfeldtherapie und Akupunktur eingesetzt werden. Vor dem Zubettgehen werden regelmäßig **Salben** aufgetragen.

Besteht eine verkürzte Oberschenkelmuskulatur, wird diese nach anfänglicher Anleitung durch einen Physiotherapeuten regelmäßig gedehnt.

Ein überhöhtes **Körpergewicht** kann nicht auf Anhieb gesenkt werden. Die Erkrankung sollte jedoch für die Eltern und die Kinder Anlass sein, über falsche Ernährungsgewohnheiten und Übergewicht nachzudenken und Änderungen einzuleiten.

Die Therapie einer Osgood-Schlatter-Erkrankung erfordert vor allem **Geduld**. Die meisten Fälle heilen ohne weitere Probleme aus und hinterlassen keinen Schaden. Beruhigen sich manche Knie innerhalb von Wochen, benötigen andere Monate dazu.

***Die Erkrankung dauert manchmal Wochen, manchmal aber auch Monate, so dass vor allem Geduld erforderlich ist.***

Wenn die Schmerzen und die Schwellung deutlich nachlassen, wird die Belastung vorsichtig über Wochen gesteigert. Sie sollte umgehend wieder reduziert werden, wenn unter der steigenden Belastung wieder Beschwerden auftreten. Erst wenn keinerlei Beschwerden mehr bestehen, kann der Betroffene seine gewohnte sportliche Tätigkeit wieder aufnehmen. Anfangs sollte dabei für einige Wochen die Bandage verwendet werden, auch die Beibehaltung der muskulären Dehnübungen kann sinnvoll sein.

**Operative Behandlung**

Im Kindesalter bestehen keine operativen Therapie-Möglichkeiten. Kommt es im Erwachsenenalter zu Beschwerden aufgrund einer Verknöcherungsstörung, werden die Knochenstücke *(Ossikel)* oder Verknöcherungen operativ entfernt.

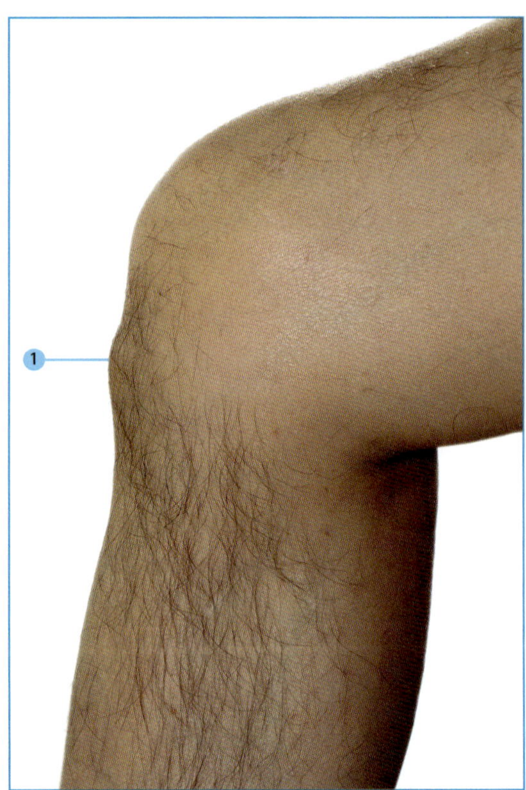


Foto des Kniegelenks eines Erwachsenen. Als Folge der Osgood-Schlatter-Erkrankung ist bis in das Erwachsenenalter eine sichtbare Verknöcherung (1) geblieben. Bei Tätigkeiten, die mit einem häufigen Knien einhergehen, kann diese zu Beschwerden führen.

## Prognose und Verlauf

Die Osgood-Schlatter-Erkrankung hat eine **sehr gute Prognose**. Unter konsequenter Einhaltung der Therapiemaßnahmen klingen die Beschwerden meist innerhalb weniger Wochen ab. Teilweise dauert der Heilvorgang auch deutlich länger.

Ebenso ist es möglich, dass die Erkrankung bei einer anhaltenden Überlastung erneut auftritt. Dies tritt zunehmend seltener auf, je älter die Kinder bzw. Jugendlichen werden, da die empfindliche Stelle an der Vorderseite des Schienbeins im Wachstum verknöchert und damit belastbarer wird.

Zu Schäden im Kniegelenk kommt es zu keinem Zeitpunkt der Erkrankung. Eine knöcherne Vorwölbung kann jedoch im Erwachsenenalter bestehen bleiben und in manchen Fällen zu Beschwerden führen.

## Das Wichtigste für Sie:

- Die *Osgood-Schlatter-Erkrankung* beschreibt die entzündliche Reizung von Knorpelgewebe am Ansatz des Kniescheibenbandes am Vorderrand des Schienbeinkopfes.
- Ursache ist eine Überlastung des weichen Knorpels, der erst im Erwachsenenalter zu Knochen wird.
- Durch Entlastung kommt es zur Beruhigung und zur folgenlosen Ausheilung.
- Die Heilungsdauer beträgt einige Wochen oder Monate.
- Im Erwachsenenalter kann eine verbleibende Verknöcherung in manchen Fällen stören.

# Der vordere Knieschmerz

Beim *vorderen Knieschmerz* handelt es sich um keine klar definierte Erkrankung, der Begriff beschreibt lediglich den Ort, an dem Beschwerden bestehen. *Vorne* am Knie befindet sich die Kniescheibe *(Patella)*. Der *vordere Knieschmerz* beschreibt Erkrankungen, die mit dem Knorpel, der Lage, der Form, dem Verlauf und der Belastung der Kniescheibe zu tun haben.

Völlig **verschiedene Erkrankungen** können zum gleichen Symptom, eben zu einem *vorderen Knieschmerz*, führen. Daher ist die Diagnose *vorderer Knieschmerz* eigentlich zu ungenau, um eine gezielte Therapie einzuleiten, und sollte möglichst genauer gestellt werden. Dies ist leider nicht in allen Fällen möglich. Bei kaum einem anderen Krankheitsbild werden von verschiedenen Ärzten so unterschiedliche Diagnosen gestellt und entsprechend unterschiedliche Therapievorschläge gemacht.

Gleichbedeutende Begriffe sind *Patellofemorales* oder *Femoropatellares Schmerzsyndrom*. Die Bezeichnungen gehen auf die Wörter *patella (Kniescheibe)* und *femur (Oberschenkelknochen)*, zurück. Der Name *Chondropathia patellae* wird heute nur noch selten verwendet. Er beschreibt eine Erkrankung des Knorpels der Kniescheibe, was für die meisten Fälle eines vorderen Knieschmerzes nicht zutrifft.

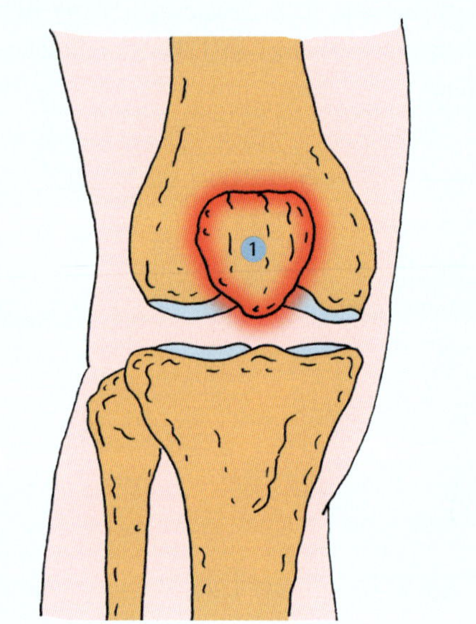


Die obere Abbildung zeigt ein rechtes Knie von vorne betrachtet. In der Abbildung darunter ist das Knie in gebeugter Stellung zu sehen. Die rote Umrandung um die Kniescheibe (1) zeigt, wo die Beschwerden beim *vorderen Knieschmerz* angegeben werden.

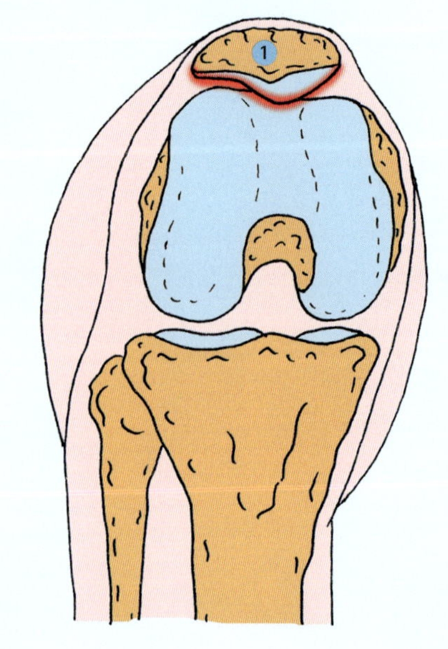


## Ursachen und Herkunft

Die Ursachen, die zu Beschwerden in Projektion auf die Vorderseite des Knies oder *um die Kniescheibe herum* führen, sind sehr **vielfältig**.

### Der vordere Knieschmerz im Wachstumsalter (Kinder und Jugendliche)

Eine mögliche Ursache für den vorderen Knieschmerz bei jungen Patienten ist eine erhöhte **Druckbelastung** des Knorpels und des Knochens hinter der Kniescheibe. Typischerweise sind sportlich aktive Mädchen nach der Pubertät betroffen. Die Druckbelastung steigt, wenn die Kniescheibe ungleichmäßig belastet wird. Bei vorliegenden X-Beinen oder deutlichen Knick-Senkfüßen weicht die Kniescheibe in ihrem Verlauf nach außen ab. Der äußere Teil der Kniescheibenrückfläche *(laterale Facette)* wird überlastet.

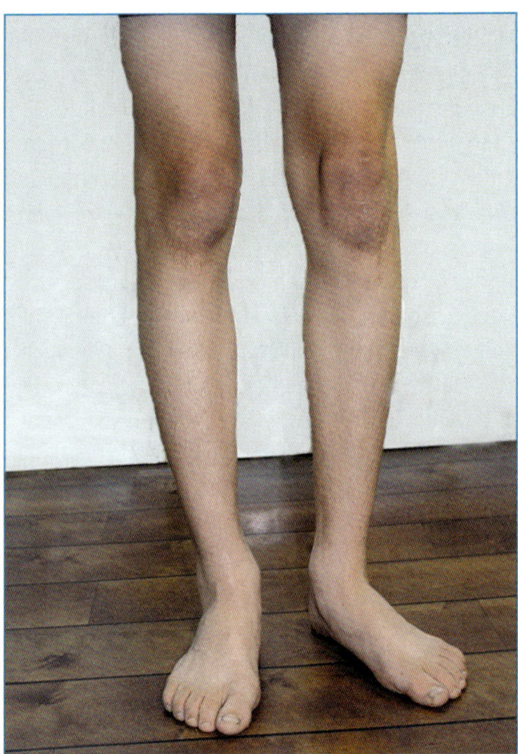

Das Foto zeigt die Beine eines 12-jährigen Jungen. Neben einem Knick-Senkfuß weisen die Kniescheiben vermehrt zur Innenseite der Kniegelenke. Beides kann zu einer vorübergehenden schmerzhaften Fehlbelastung der Knie führen.

X-Beine und Knick-Senkfüße können im Rahmen einer völlig normalen Entwicklung der Beinachsen vorübergehend auftreten. Darauf wird im Kapitel über die Beinachsen und ihre Entwicklung eingegangen. Wenn sie sich im weiteren Wachstum normalisieren, klingen auch die Beschwerden am Knie ab.

***Der vordere Knieschmerz tritt oftmals vorübergehend als Folge einer wachstumsbedingten Fehlbelastung am Kniegelenk auf. Er verliert sich dann im weiteren Wachstum von alleine.***

### ■ Der vordere Knieschmerz durch anatomische Veränderungen

Liegt eine deutliche **Verkippung** der Kniescheibe nach außen vor, spricht man von einer *Patellakippung* oder einem *Tilt*. Die Fehllage kann zu Schmerzen durch die Fehlbelastung und zu Schäden am Knorpel führen. Schreitet der Knorpelschaden fort, entsteht ein Verschleiß *(Arthrose)* hinter der Kniescheibe. Eine weitere Folge der Fehllage der Kniescheibe ist eine Verkürzung der äußeren Bänder *(laterales Retinakulum)*, was möglicherweise zu einer schmerzhaften Neubildung von Nerven in dieser Region führt.

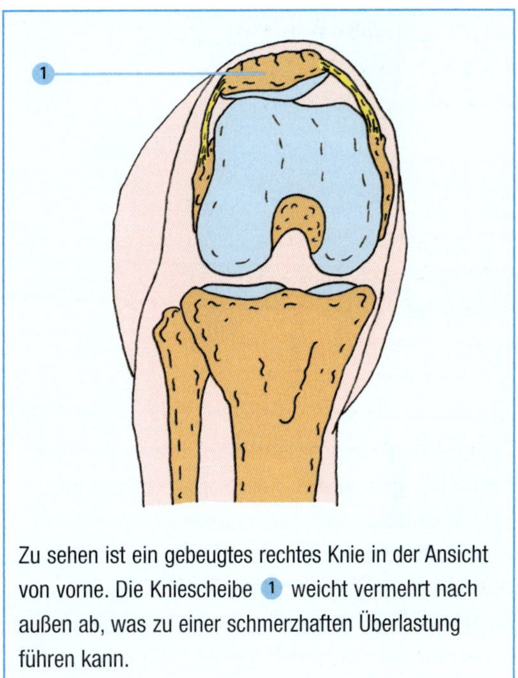


Zu sehen ist ein gebeugtes rechtes Knie in der Ansicht von vorne. Die Kniescheibe (1) weicht vermehrt nach außen ab, was zu einer schmerzhaften Überlastung führen kann.

Für Erkrankungen, die zu einer **Verlagerung** der Kniescheibe nach außen und damit zu einem erhöhten Anpressdruck an der Außenseite des Knies führen, wird häufig der Begriff des *lateralen Hyperkompressionssyndroms* verwendet.

***Nicht jede Fehllage der Kniescheibe führt zu Beschwerden, als alleinige Ursache von Beschwerden ist sie nicht wahrscheinlich.***

Eine krankhafte **Form** *(Dysplasie)* der Kniescheibe und ihres Gleitlagers am Oberschenkel sowie eine falsche Drehung *(Torsion)* von Ober- und Unterschenkel können zu Beschwerden führen. Auch in diesen Fällen gleitet die Kniescheibe zu weit nach außen und bedingt eine schmerzhafte Überlastung.

### ■ Der vordere Knieschmerz im Sport

Sportliche Tätigkeit oder Übergewicht können den Knorpel der Kniescheibe so stark belasten, dass es zu Schmerzen kommt. Den gleichen Effekt kann die anhaltende Beugung des Kniegelenks bewirken, wie sie bei langen Kinobesuchen oder Autofahrten auftritt. Bei gebeugtem Knie wird die Kniescheibe gegen die Oberschenkelrolle gepresst.

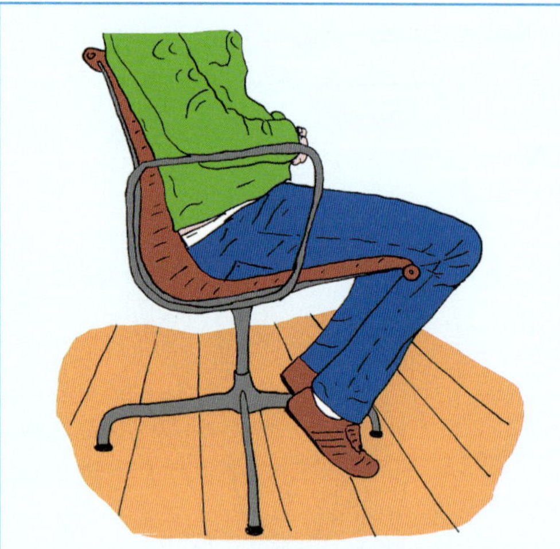

Langes Sitzen mit gebeugten Knien kann zu Schmerzen hinter der Kniescheibe führen. Dieses Symptom wird als *signe de cinéma* (frz., *Kinoeffekt*) bezeichnet.

Muskuläre Verkürzungen und ein unausgewogenes Verhältnis von Muskeln, die ein Knie beugen und strecken, sind eine weitere Ursache für den vorderen Knieschmerz. Ebenso kann eine Schwäche derjenigen Muskeln bestehen, die die Hüfte nach außen drehen *(Außenrotatoren)* oder für ihre Abspreizung sorgen *(Abduktoren-Muskeln)*. Ein weiteres Ungleichgewicht kann zwischen dem am Knie innen *(Vastus medialis)* und dem außen gelegenen Anteil *(Vastus lateralis)* des Quadrizeps-Muskels bestehen. Oft ist der innere Anteil zu schwach oder der äußere zu stark. In vielen Fällen hilft daher ein Training des inneren Anteils, des *Vastus medialis*.

Auch das rasche **Wachstum** der Beine kann über eine Änderung der Hebelverhältnisse dazu führen, dass die Kniescheibe eine Zeit lang stärker belastet wird.

Erkrankungen der an der Kniescheibe ansetzenden **Bänder** können ebenfalls zum Symptom des vorderen Knieschmerzes führen. Überlastungsbedingt kommt es zu Reizungen der Sehnenansätze am oberen Rand der Kniescheibe oder an ihrer Spitze. Diese Erkrankungen werden unter dem Begriff *Springerknie* zusammengefasst. Ihnen ist das Kapitel *Das Springerknie* gewidmet.

### Der vordere Knieschmerz bei einer instabilen Kniescheibe

Eine Instabilität der Bänder um die Kniescheibe kann ebenfalls zum Symptom des vorderen Knieschmerzes führen. Mit dieser Erkrankung befasst sich das Kapitel *Die instabile Kniescheibe*.

### Der vordere Knieschmerz des Erwachsenen

Nachweisbare Schäden oder Veränderungen im Kniegelenk sind beim jungen Patienten mögliche, aber seltene Ursachen. Ein vorzeitiger Verschleiß des Knorpels *(Arthrose)*, Durchblutungsstörungen des Knochens *(Osteochondrosis dissecans)* oder Beschwerden aufgrund einer Schleimhautfalte *(Plika)* sind möglich. Ohne einen vorausgehenden Unfall sind wirkliche Schäden im Kniegelenk bei jungen Patienten eine Ausnahme. Beim Erwachsenen sind Verschleißerscheinungen am Knorpel der Kniescheibe häufige Gründe für einen vorderen Knieschmerz. Dem Verschleiß *(Arthrose)* des Kniegelenks ist ein eigenes Kapitel gewidmet, ebenso dem *Plikasyndrom*.

Erkrankungen der **Hüftgelenke** können sowohl bei jungen wie auch bei älteren Patienten bis zum

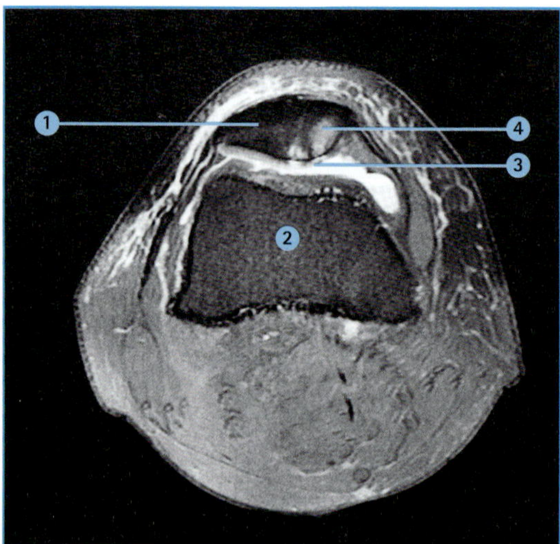


Kernspintomographie des Kniegelenks eines 53-jährigen Mannes. Im oberen Anteil des Bildes liegt die Kniescheibe (1), die in einer Mulde des Oberschenkels (2) gleitet. Der Knorpel der Kniescheibe zeigt tiefe Risse (3). Im Knochen hat sich Flüssigkeit eingelagert (4), was sich hier als weiße Veränderung in dem sonst dunkel dargestellten Knochen zeigt. Dies wird als *Knochenödem* bezeichnet und führt zu Schmerzen.

Kniegelenk ausstrahlen. Dabei wird der Schmerz oft im Knie- und nicht im Hüftgelenk wahrgenommen. Die Hüftgelenke werden deshalb, wie bei jeder Erkrankung der Knie, mit untersucht.

Wird bei der klinischen Untersuchung, im Röntgenbild oder in der Kernspintomographie **keine Ursache** für die Schmerzen gefunden, spricht man von einem *idiopathischen vorderen Knieschmerz.*

## Symptome und Beschwerden

Die Schmerzen treten an der Vorderseite des Kniegelenks um die Kniescheibe herum auf. Sie können meist **nicht genau lokalisiert** werden. Der Ort der Beschwerden wechselt häufig, mal werden sie eher innen, mal eher außen wahrgenommen. Auch die Intensität ist unterschiedlich ausgeprägt. Werden in manchen Phasen (Tage oder Wochen) heftige Schmerzen beklagt, können diesen wieder Phasen ohne Beschwerden folgen.

Relativ typisch ist das Auftreten des vorderen Knieschmerzes nach **Belastung** wie Sport oder langem Sitzen mit gebeugten Knien (Kinobesuch, lange Autofahrt). Das Treppaufgehen und vor allem das Treppabgehen werden als schmerzhaft angegeben. Das Gehen zu ebener Erde führt nicht zu Problemen. In ausgeprägten Fällen beruhigt sich das Knie nach wiederholten Belastungen nicht mehr ausreichend, so dass der Schmerz auch in der Ruhephase bleibt.

Als *giving way* bezeichnet man ein **plötzliches Einknicken** im betroffenen Kniegelenk als Folge eines kurzzeitigen Schmerzes. Über einen Reflex verliert der Quadrizeps-Muskel seine Spannung und das Knie gibt nach *(giving way)*. Dieses Phänomen kann beim vorderen Knieschmerz ebenso auftreten wie bei anderen Erkrankungen des Knies wie Verschleiß oder Meniskusverletzungen.

Bis auf eine leichte Schwellung und Überwärmung treten beim vorderen Knieschmerz keine äußeren Veränderungen am Knie auf.

## Untersuchung und Diagnostik

Die Beinachsen, die Stellung der Kniescheibe und der Füße werden im Stand und im Gang betrachtet. Das Hüftgelenk wird regelmäßig mit untersucht. Am Kniegelenk wird die Kniescheibe nach schmerzhaften Stellen abgetastet. Die Stellung der Kniescheibe, ihr Verlauf bei Beugung und die Art und Weise, wie sie verschoben werden kann, geben wichtige Aufschlüsse über die Ursache der Beschwerden. Die Bänder und die Menisken des Kniegelenks werden als mögliche Schmerzursache überprüft.

***Die Untersuchung des Patienten durch den Arzt hat den höchsten Stellenwert in der Diagnostik.***

Häufig kommt es zu einem **spontanen Abklingen** der Beschwerden. Daher kann zu Beginn der Erkrankung auf ein Übermaß an Diagnostik wie Röntgen oder Kernspintomographie verzichtet werden. Die Untersuchungen sind jedoch notwendig, wenn sich bei der Untersuchung Hinweise auf einen Schaden ergeben oder wenn die eingeleitete Therapie auf Dauer erfolglos bleibt.

Weitere diagnostische Maßnahmen:

### Röntgen

Eine Röntgenuntersuchung ist zu Beginn der Erkrankung meist nicht notwendig. Da gerade junge Patienten betroffen sind, ist bei der Anwendung von Röntgenstrahlen besondere Zurückhaltung geboten. Erst wenn es zu anhaltenden Beschwerden kommt oder operative Maßnahmen

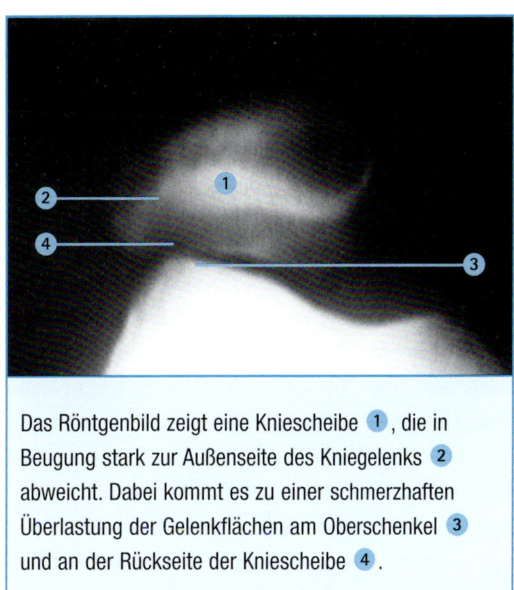


Das Röntgenbild zeigt eine Kniescheibe (1), die in Beugung stark zur Außenseite des Kniegelenks (2) abweicht. Dabei kommt es zu einer schmerzhaften Überlastung der Gelenkflächen am Oberschenkel (3) und an der Rückseite der Kniescheibe (4).

geplant werden, kann ein Röntgenbild erforderlich werden. Es liefert Aussagen über die Form, den Verlauf und die Lage der Kniescheibe. Feine Veränderungen des Knorpels hinter der Kniescheibe können nicht dargestellt werden, da sich der Knorpel als Weichgewebe nicht direkt im Röntgenbild abbilden lässt.

#### Kernspintomographie (Magnetresonanztomographie, MRT)

Die Kernspintomographie wird durchgeführt, wenn sich bei der Untersuchung Hinweise auf einen Schaden im Gelenk ergeben. Ebenso, wenn sich keine Ursache der Beschwerden finden lässt und eine Therapie auf Dauer nicht erfolgreich ist. Die Untersuchung wird selten zu Beginn der Erkrankung eingesetzt und sollte kein Mittel sein, um Patienten und Eltern zu beruhigen. Vor einer Operation ist sie dagegen unerlässlich.

Mit Hilfe der Kernspintomographie können die Lage der Kniescheibe sowie Veränderungen der Bänder, des Knorpels und des Knochens sehr gut beurteilt werden. Zeichen einer Überlastung, wie die Ansammlung von Flüssigkeit im Knochen *(Knochenödem)* und Schäden am Knorpel, sind im Röntgenbild nicht, in der Kernspintomographie jedoch gut zu erkennen. Daher bringt die Kernspintomographie bei Erkrankungen mit dem Symptom des vorderen Knieschmerzes die aussagekräftigsten Ergebnisse.

## Therapie

Aufgrund der vielen möglichen Ursachen, die zum vorderen Knieschmerz führen können, ergibt sich eine **Vielzahl von Therapiemöglichkeiten**. Die Therapie wird nach dem Ergebnis der Untersuchung durch den Arzt und der eventuell angefertigten Röntgen- oder Kernspintomographie-Bilder ausgerichtet. Auf die spezielle Therapie des *Springerknies*, der *instabilen Kniescheibe*, einer schmerzhaften *Plika* oder einer Verschleißerkrankung des Knies *(Arthrose)* wird in den jeweiligen Kapiteln speziell eingegangen.

Nachfolgend werden die Behandlungsmöglichkeiten beim vorderen Knieschmerz bei Kindern und Jugendlichen, bei Fehllagen der Kniescheibe und bei muskulären Störungen beschrieben.

#### Nicht-operative *(konservative)* Therapie

Besteht ein akut schmerzhafter vorderer Knieschmerz, wird das Gelenk **geschont**. Ist das Knie leicht geschwollen, kann es durch die Anwendung von Kälte in Form von Quarkumschlägen oder Kühl-Kompressen behandelt werden. Temperaturen aus dem Kühlschrank und nicht aus dem Gefrierfach sind dabei ausreichend.

Die Gabe von *Ibuprofen* kann zur Linderung beitragen. Aufgrund des oft jungen Alters der Patienten ist unbedingt auf die richtige Dosierung zu achten, die Anwendung sollte einen Zeitraum von 3-7 Tagen nicht überschreiten.

Bestehen die Beschwerden schon über einen Zeitraum von Wochen oder Monaten, wird das Knie keinen weiteren Belastungen ausgesetzt. Dazu gehört das Einstellen von sportlichen Tätigkeiten und auch die Vermeidung einer ständigen Beugehaltung des Knies im Sitzen. Stattdessen sollte das Knie in leichter **Streckstellung** gehalten werden.

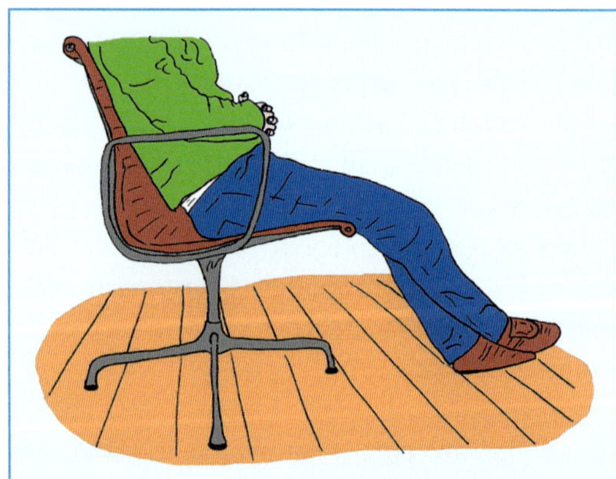

Bei allen Formen des vorderen Knieschmerzes bewirkt Sitzen mit gestreckten Beinen eine Entlastung der Kniescheibe und beugt einer Überlastung vor.

Mit Hilfe einer **Kniebandage** können Stellung und Verlauf der Kniescheibe beeinflusst werden. Die Bandage kann im Alltag und beim Sport getragen werden, nachts ist sie nicht notwendig. Ist mit ihr keine Besserung zu erreichen oder verstärken sich die Beschwerden, wird sie nicht weiter getragen. Die Anwendung von Pflasterstreifen, sog. *Tapes*, kann ebenfalls helfen, ist jedoch häufig unpraktisch, da die Tapes nach jeder Körperpflege erneut angebracht werden müssen.

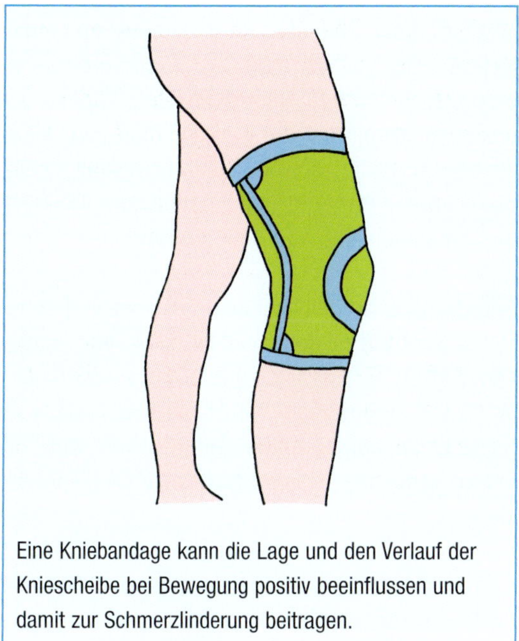

Eine Kniebandage kann die Lage und den Verlauf der Kniescheibe bei Bewegung positiv beeinflussen und damit zur Schmerzlinderung beitragen.

Besteht beim Patienten ein ausgeprägter Knick-Senkfuß, kann das Anheben des inneren Längsgewölbes des Fußes durch **Einlagen** einen entlastenden Effekt auf das Knie haben. Ist dies erfolgreich, sollten nach Wochen oder Monaten die Füße wieder von den Einlagen entwöhnt werden. Sonst kann es dazu kommen, dass die Einlagen noch in höherem Alter getragen werden, obwohl sie vielleicht nicht mehr notwendig sind.

**Muskuläre Ungleichgewichte** und Verkürzungen sind häufige Ursachen des vorderen Knieschmerzes. Lässt dieser unter Schonung und unter Anwendung einer Bandage nicht nach, wird eine physiotherapeutische Behandlung begonnen. Dabei behandelt zunächst der Physiotherapeut die muskulären Probleme und leitet dann den Patienten zu eigenständigen Dehnübungen und zu einem gezielten Muskeltraining an. Oftmals wird der an der Innenseite des Beins gelegene Anteil des Quadrizeps-Muskels, der *Vastus medialis*, trainiert. Damit soll die Kniescheibe vermehrt zur Innenseite des Knies gezogen werden. Zum Training des Muskels kann unterstützend ein Elektrostimulationsgerät eingesetzt werden.

Ergeben sich bei der Untersuchung Hinweise, dass die Kniescheibe sehr straff durch Bänder geführt wird, kann eine *manuelle Therapie* sinnvoll sein. Im Gegensatz zur Physiotherapie *mobilisiert* der Manualtherapeut die Kniescheibe. Sie wird durch die Behandlung häufig beweglicher und ihr Anpressdruck auf den Oberschenkel sinkt. Dies kann zur Linderung der Schmerzen führen.

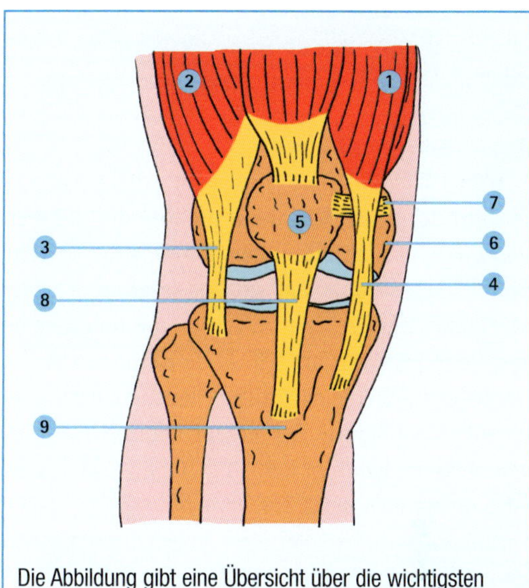


Die Abbildung gibt eine Übersicht über die wichtigsten Bänder und Muskeln, die für die Führung der Kniescheibe verantwortlich sind. Hier ist ein rechtes Knie in der Ansicht von vorne dargestellt. Zu sehen sind der innere Anteil des Quadrizeps-Muskels *(Vastus medialis)* 1, der äußere Anteil des Quadrizeps-Muskels *(Vastus lateralis)* 2, das äußere *(laterale) Retinakulum* 3 sowie das innere *(mediale) Retinakulum* 4. Zwischen der Kniescheibe 5 und dem Oberschenkelknochen 6 verläuft ein inneres Band, das *Mediale Patellofemorale Ligament* 7. Das Kniescheibenband *(Ligamentum patellae)* 8 setzt am Unterschenkel *(Tuberositas tibiae)* 9 an.

In allen Phasen kann die Anwendung von Elektrotherapie, Magnetfeldern und Akupunktur zur Beruhigung des Kniegelenks begleitend eingesetzt werden.

## Operative Behandlung

Wenn die bisher genannten Behandlungsmethoden auch nach Monaten nicht zu einer ausreichenden Besserung führen oder erkennbare Schäden die Ursache des vorderen Knieschmerzes sind, kann eine operative Behandlung erwogen werden. Sie ist insgesamt nur **selten** notwendig.

Bei der Operation wird versucht, die Lage und den Verlauf der Kniescheibe zu verbessern. Dazu können Bänder durchtrennt, Bänder gerafft oder

Bandansätze am Knochen versetzt werden. Dies vermindert die schmerzhafte Fehlbelastung der Kniescheibe.

***Voraussetzung für eine Operation ist, dass die Ursache der Erkrankung mit hoher Wahrscheinlichkeit ausgemacht werden konnte und diese operativ zu behandeln ist.***

So wird bei einem Verfahren ein Teil der äußeren *(lateralen)* Haltebänder der Kniescheibe durchtrennt. Dieses Vorgehen wird als *laterales Release* bezeichnet und bewirkt, dass sich die Kniescheibe aus ihrer Fehllage an der Außenseite des Knies wieder besser in die natürliche Gleitrinne des Oberschenkels verlagert. Bei einem *lateralen Hyperkompressionssyndrom* kann der Eingriff in bis zu 90% erfolgreich sein. Zur Vermeidung von Nachblutungen wird er meistens über einen kleinen Hautschnitt durchgeführt *(offenes Verfahren)*.

Sind die operativen Verfahren an Bändern und Muskeln nicht erfolgversprechend, kann der Knochen, an dem das Kniescheibenband ansetzt *(Tuberositas tibiae)*, mit diesem versetzt werden. So kann der Bandansatz zur Innenseite des Knies *(Medialisierung)*, in Richtung Fuß *(Distalisierung)* oder weiter nach vorne *(Ventralisierung)* verlagert werden. Durch das Einbringen von Schrauben wird gewährleistet, dass die Knochenflächen wieder miteinander verwachsen.

Beim *Springerknie*, bei einer *instabilen Kniescheibe* und bei *Verschleiß* hinter der Kniescheibe werden spezielle operative Verfahren eingesetzt. Auf diese wird in den jeweiligen Kapiteln eingegangen.

## Prognose und Verlauf

Prognose und Verlauf des vorderen Knieschmerzes hängen von der Ursache ab. Im Wachstumsalter und ohne vorhandene Schäden am Gelenk kommt es mit einer hohen Wahrscheinlichkeit nach Wochen oder Monaten **von alleine zu einer Heilung**. Der genaue Verlauf ist nicht vorherzusagen und von Fall zu Fall verschieden. Klingen bei manchen Patienten die Beschwerden mit einer leichten Therapie nach wenigen Wochen ab, benötigen andere Patienten eine intensivere Therapie und die Erkrankung hält über Monate an.

Gerade dann sollten der junge Patient und seine Eltern über die in den meisten Fällen bestehende Gutartigkeit der Erkrankung informiert werden. Oft ist Geduld erforderlich. Die Erkrankung hinterlässt meist **keine Folgeschäden** und das Knie kann im Erwachsenenalter uneingeschränkt beansprucht werden.

Bestehen anatomische Veränderungen, kann die Erkrankung oft durch eine nicht-operative Therapie erfolgreich behandelt werden. Operationen sind selten notwendig, wenn sie doch nötig sind, haben sie in der Regel gute Erfolgsaussichten.

Über die Prognose und den Verlauf des vorderen Knieschmerzes durch Überlastungsschäden im Sport *(Springerknie)*, durch *Instabilitäten der Kniescheibe* und durch Verschleiß hinter der Kniescheibe *(Arthrose)*, sind in den jeweiligen Kapiteln nähere Informationen zusammengestellt.

### Das Wichtigste für Sie:

- Der *vordere Knieschmerz* beschreibt Beschwerden in der Region der Kniescheibe.
- Verschiedene Ursachen führen zu einer schmerzhaften Fehlbelastung der Kniescheibe.
- Sportliche Mädchen in der Pubertät sind häufig von einem vorderen Knieschmerz betroffen.
- Die Erkrankung wird in den meisten Fällen erfolgreich nicht-operativ behandelt.
- Operationen sind selten erforderlich.

# Das Plikasyndrom des Kniegelenks

Unter einem *Plikasyndrom* oder *Plicasyndrom* versteht man Beschwerden an der vorderen Seite des Kniegelenks. *Plica* (im Deutschen häufig auch *Plika* geschrieben) ist das lateinische Wort für *Falte.* Betroffen ist hier eine Falte der *Gelenkinnenhaut*, der *Synovialis* oder *Synovialmembran* im Knie.

Die Gelenkinnenhaut ist eine Schleimhaut, die der Bildung der Gelenkschmiere *(Synovia)* dient. Daher spricht man häufig auch von einer *Schleimhautfalte.* Das Vorhandensein solcher Falten ist **normal**, weshalb man erst von einem *Plikasyndrom* spricht, wenn sie zu Beschwerden führen.

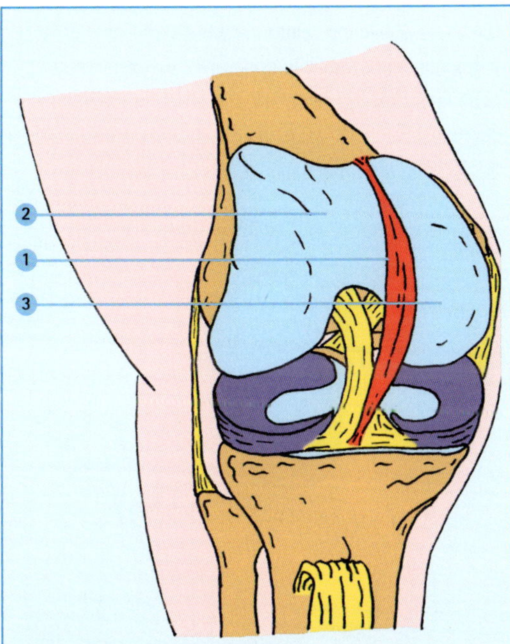


Die Abbildung zeigt ein rechtes Knie von vorne. Für eine bessere Übersicht ist die Kniescheibe hier nicht abgebildet. Eine Falte *(Plika)* der Gelenkinnenhaut (1) zieht von der Innenseite des Kniegelenks nach schräg unten. Dabei kann sie sich zwischen der Rückfläche der Kniescheibe und der Gleitrinne (2) im Oberschenkel einklemmen oder bei Beugung über die Oberschenkelrolle (3) springen.

Im Englischen und zum Teil auch im deutschen Sprachraum kommen für die Erkrankung die Begriffe *medial-shelf* oder *Medial-Shelf-Syndrom* zur Anwendung. Die Bezeichnung der Schleimhautfalte lautet *Plica mediopatellaris.*

## Ursachen und Herkunft

In der frühen Entwicklung des Kniegelenks wachsen normalerweise mehrere Gelenkhöhlen zu einer einzigen zusammen. Wenn sich deren Scheidewände nicht vollständig zurückbilden, können Schleimhautfalten *(Plicae)* an verschiedenen Stellen zurückbleiben. Dies ist nicht ungewöhnlich und findet sich in bis zu 50% aller Kniegelenke. Nur in wenigen Fällen führen diese Falten zu Beschwerden.

***Die Plika ist eine normale anatomische Struktur im Kniegelenk und führt nur selten zu Beschwerden.***

Zu Beschwerden kommt es, wenn sich die weiche Schleimhautfalte entzündet oder sich durch wiederkehrende Reizungen in ein festes Bindegewebe umwandelt. Dies kann bei der *Plica mediopatellaris* der Fall sein. Sie verläuft im Gelenk innenseitig von oben nach unten und kann bei der Beugung des Knies über die innere Oberschenkelrolle reiben oder springen. Ebenso kann sie zwischen der Kniescheibe und dem Oberschenkelknochen eingeklemmt werden, was als *Shelf-Syndrom* bezeichnet wird.

Dies führt zur Reizung der Falte und kann an dem Knorpel oder Knochen, an dem sie reibt, dauerhafte Schäden verursachen.

Zu den Reizungen kann es bei Sportarten kommen, die mit einer häufigen Beugung des Kniegelenks oder einer anhaltenden Belastung einhergehen. Die Erkrankung betrifft meist Jugendliche oder junge Erwachsene.

## Symptome und Beschwerden

Typische Beschwerden gibt es nicht. Das Plikasyndrom zählt zu den Erkrankungen, die für einen *vorderen Knieschmerz* verantwortlich sein können.

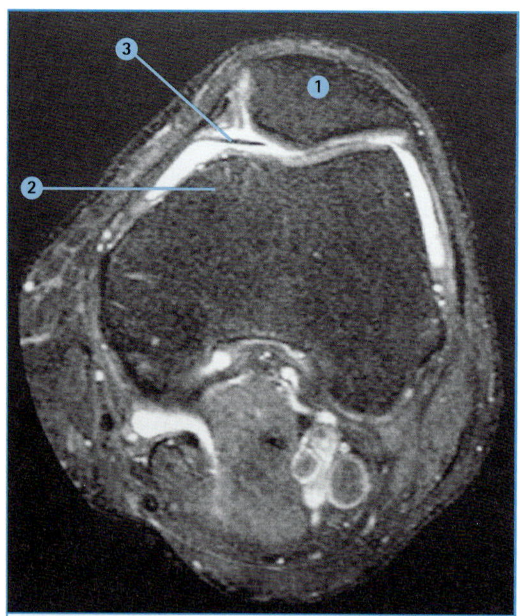


Kernspintomographie eines Kniegelenks. Im oberen Bildrand liegt die Kniescheibe ①. Zwischen dieser und dem Oberschenkelknochen ② liegt eine Schleimhautfalte *(Plika)* ③, die hier wie ein schwarzer Strich abgebildet wird.

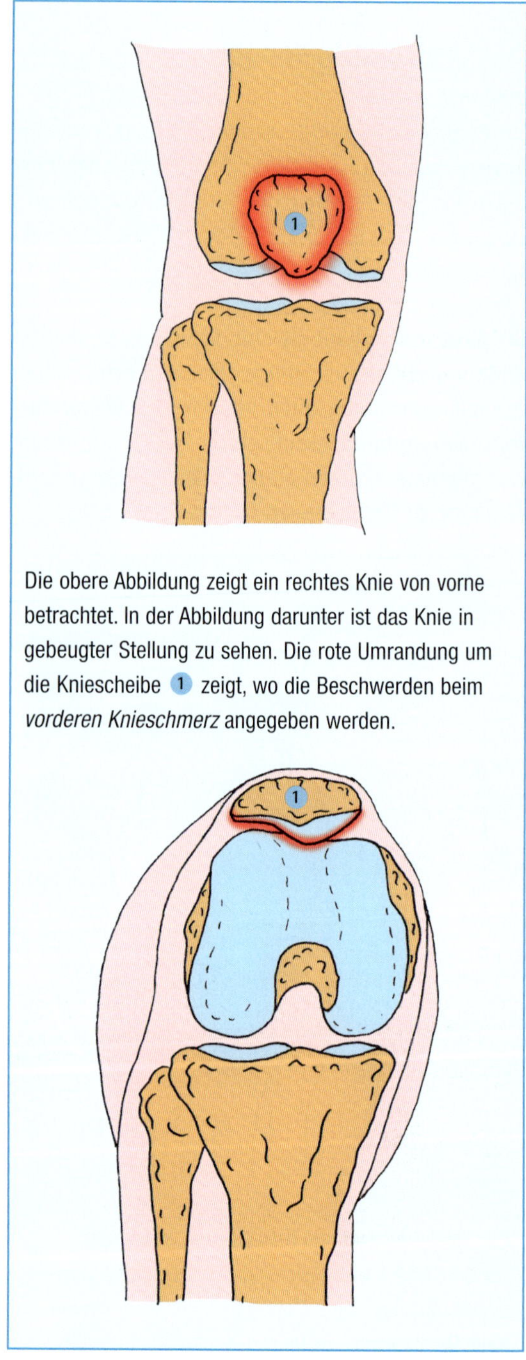


Die obere Abbildung zeigt ein rechtes Knie von vorne betrachtet. In der Abbildung darunter ist das Knie in gebeugter Stellung zu sehen. Die rote Umrandung um die Kniescheibe ① zeigt, wo die Beschwerden beim *vorderen Knieschmerz* angegeben werden.

Unter diesem Begriff werden Erkrankungen zusammengefasst, die sich durch einen an der Kniescheibe und um sie herum wahrgenommenen Schmerz auszeichnen. Mit diesem Symptom beschäftigt sich ausführlich das Kapitel *Der vordere Knieschmerz*.

Bei Belastungen durch Sport oder bspw. Treppensteigen verstärken sich **Schmerzen**, die in der Region um die Kniescheibe wahrgenommen werden. Zum Teil bestehen auch an der Innenseite des Knies Schmerzen. Bei Beugung des Gelenks kann es zu einem **Springen** der Falte hinter der Kniescheibe kommen. Entzündet sich die Schleimhautfalte, schwillt das Kniegelenk leicht an und ist überwärmt.

## Untersuchung und Diagnostik

Bei der Schilderung ihrer Beschwerden berichten manche Patienten über einen schwer zu lokalisierenden Schmerz um die Kniescheibe. Teilweise geben sie ein spür- und zum Teil hörbares Schnappen hinter der Kniescheibe an. Dieses Schnappen kann schmerzhaft sein.

Die Tast-Untersuchung zeigt nur selten eindeutige Befunde, die auf das Vorhandensein einer störenden Schleimhautfalte schließen lassen. In der Region um die Kniescheibe oder an der Innenseite des Knies kann ein Druckschmerz ausgelöst werden. Das Gelenk ist zum Teil leicht geschwollen und überwärmt. Durch Auflegen der Handfläche auf die Kniescheibe wird in einigen Fällen bei Beugung des Gelenks ein Springen und Schnappen hinter der Kniescheibe bemerkt.

Weitere diagnostische Maßnahmen:

### Röntgen

Da es sich bei der Schleimhautfalte um Weichgewebe handelt, ist sie im Röntgenbild nicht sichtbar. Unter dem Verdacht eines Plikasyndroms kann vor allem bei jüngeren Patienten daher zunächst auf das Röntgen verzichtet werden.

### Kernspintomographie (Magnetresonanztomographie, MRT)

Größere Falten können sich in der Kernspintomographie zeigen. Da in vielen Fällen auf Basis der beschriebenen Beschwerden und der Tastuntersuchung noch keine Diagnose gestellt werden kann, wird diese Methode häufig zur Klärung nicht eindeutiger Schmerzzustände eingesetzt. Vor einer Operation eines vermuteten Plikasyndroms ist diese Untersuchung unerlässlich.

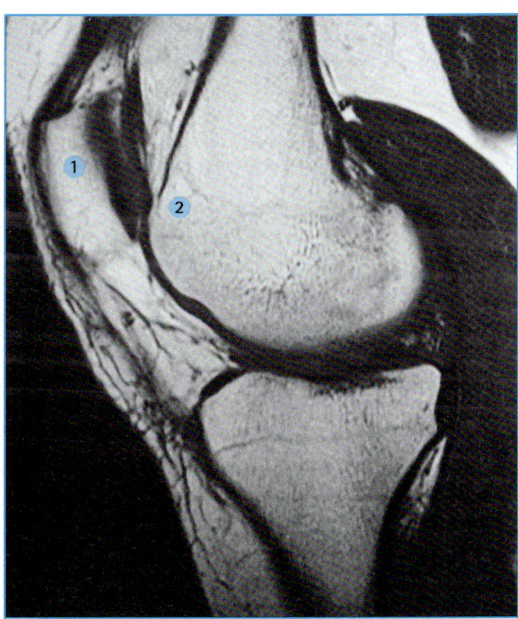


Seitliche Kernspintomographie-Aufnahme eines Kniegelenks. Eine *Plika* kann zwischen der Rückfläche der Kniescheibe *(Patella)* 1 und der innen gelegenen *(medialen)* Oberschenkelrolle *(Femurkondyle)* 2 verlaufen und zu Beschwerden führen.

## Therapie

Auch wenn in bis zu 50% aller Kniegelenke eine nicht zurückgebildete Schleimhautfalte *(Plika)* zu finden ist, so löst sie nur selten Beschwerden aus. Die meisten Falten werden auch nicht entdeckt, da sie nicht zu Beschwerden führen. Sie bedürfen dann keiner Therapie.

*Die Behandlung einer Plika ist nur erforderlich, wenn sie zu Beschwerden führt.*

### Nicht-operative *(konservative)* Therapie

Bestehen am Kniegelenk Beschwerden, die durch eine Entzündung der Schleimhautfalte ausgelöst werden, sollte das Gelenk **geschont** werden. Sportliche Tätigkeiten und Bewegungen, bei denen das Knie oft gebeugt wird, sollten vermieden werden, um die schmerzende Schleimhautfalte nicht weiter zu reizen.

Die Anwendung von milder **Kälte** in Form von Kühlkompressen, Gel-Kissen oder mit Quark gefüllten Cellophanbeuteln lindert Schmerzen und trägt zum Abklingen der Reizung bei. Temperaturen aus dem Kühlschrank und nicht aus dem Gefrierfach sind dabei ausreichend.

Entzündungshemmende **Tabletten** mit den Wirkstoffen *Ibuprofen*, *Diclofenac* oder anderen dieser Wirkgruppe können über 7-14 Tage verordnet werden. Präparate mit pflanzlichen, entzündungshemmenden Wirkstoffen können alternativ und über einen längeren Zeitraum eingenommen werden.

Halten die Beschwerden mehr als 2 Wochen an, kann durch eine **physiotherapeutische Behandlung** versucht werden, die Kniescheibe beweglicher zu machen *(Patellamobilisation)* und die vorderen und hinteren Beinmuskeln zu dehnen. Beide Maßnahmen sollen helfen, den Druck der Kniescheibe auf die Schleimhautfalte zu verringern.

Erst bei anhaltenden Schmerzen kann auch die einmalige Gabe einer **Spritze** *(Injektion)* erwogen werden. Durch die Verwendung eines kortisonhaltigen Medikaments kann häufig eine anhaltende Beruhigung der gereizten Schleimhautfalte erreicht werden.

### Operative Behandlung

Treten trotz einer nicht-operativen Therapie über 3-6 Monate wiederkehrende Beschwerden und Reizungen durch die Schleimhautfalte auf, ist eine operative Behandlung möglich. Im Rahmen einer Gelenkspiegelung *(Arthroskopie)* wird die Falte entfernt. Dabei handelt es sich um einen eher kleineren Eingriff.

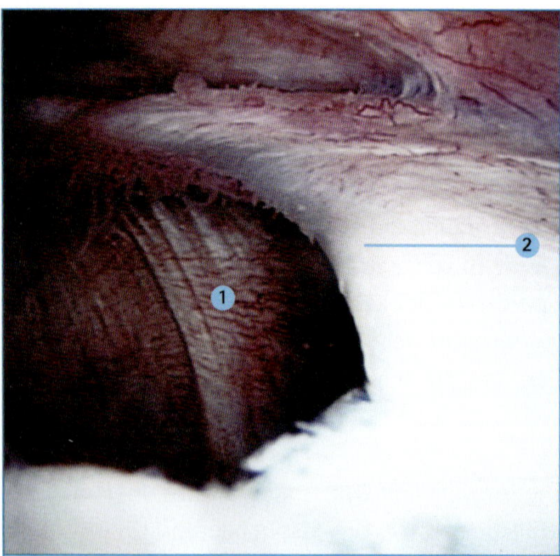


Das Foto wurde während einer Kniegelenkspiegelung *(Arthroskopie)* aufgenommen. Es zeigt die Gelenkinnenhaut *(Synovialis)* 1 und eine von ihr abgehende Falte *(Plika)* 2. Aufgrund von Beschwerden durch diese Falte lag bei dem Betroffenen ein *Plikasyndrom* vor.

Zu einem erneuten Auftreten der Schleimhautfalte kann es nicht kommen, da die Falte keine Neubildung ist, sondern Ergebnis einer Rückbildungsstörung in der frühen Entwicklungsphase des Kniegelenks.

## Prognose und Verlauf

Das Plikasyndrom des Kniegelenks hat eine **sehr gute Prognose**. Das Vorliegen einer Plika ist sehr häufig, führt jedoch nur selten zu Beschwerden und bedarf auch nur dann einer Behandlung.

Treten Beschwerden durch eine Plika auf, können sie in den allermeisten Fällen durch eine nicht-operative Therapie erfolgreich behandelt werden, nur selten ist ein kleiner operativer Eingriff nötig.

### Das Wichtigste für Sie:

- Unter einem *Plikasyndrom* versteht man Beschwerden am Kniegelenk, die durch eine Schleimhautfalte ausgelöst werden.
- Bei einer *Plika* handelt es sich um eine Falte in der Gelenkinnenhaut, die sich in der frühen Entwicklung des Knies nicht zurückgebildet hat.
- Sie liegt in etwa 50% aller Kniegelenke vor, bleibt meist ohne Symptome und bedarf dann keiner Behandlung.
- Unfälle oder Überlastungen können zu schmerzhaften Reizungen der Falte führen.
- Dann ist meist eine nicht-operative Behandlung erfolgreich, eine Operation ist selten notwendig.

# Die instabile Kniescheibe

Als *instabil* wird eine Kniescheibe *(Patella)* bezeichnet, die ihre normale Lage in der Gleitrinne *(Trochlea)* des Oberschenkels verlässt. Das Ausmaß der Instabilität kann dabei sehr unterschiedlich sein. Ein leichtes Abweichen der Kniescheibe nach außen bei Beugung des Knies ist normal. Dabei verlässt sie aber nicht ihre durch die Knochenform vorgegebene Führung in der Gleitrinne.

Weicht die Kniescheibe teilweise aus dieser vorgegebenen Führung ab, wird von einem *Fehlgleiten* oder einer *Subluxation* gesprochen. Das vollständige Verlassen der Gleitrinne wird als *Luxation (Ausrenken)* bezeichnet. In den meisten Fällen verlässt die Kniescheibe die Gleitrinne nach außen *(lateral)*.

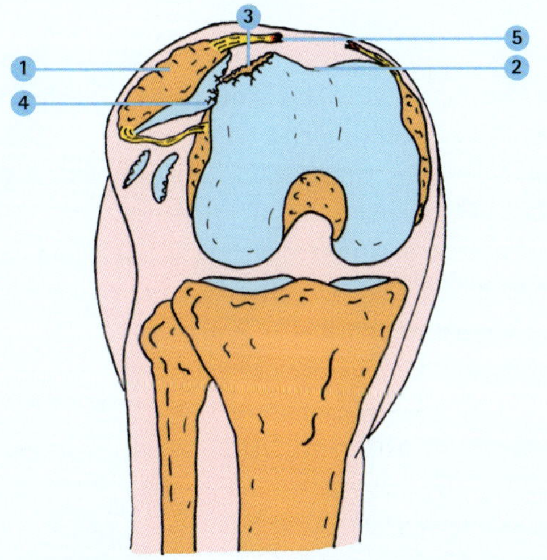

In der Abbildung ist ein rechtes Knie in der Betrachtung von vorne dargestellt. Die Kniescheibe ① ist nach außen abgewichen und hat ihre natürliche Gleitrinne *(Trochlea)* ② verlassen. Dabei ist es zu Schäden am Knochen ③, am Knorpel ④ und an den Bändern ⑤ gekommen.

## Ursachen und Herkunft

Eine *instabile Kniescheibe* kann unterschiedliche Ursachen haben. Sie kann Folge eines **Unfalls** *(Trauma)* sein, bei dem es zu einem Zerreißen der Haltebänder der Kniescheibe und damit zu ihrem Herausspringen kommt. Dies wird als *traumatische Luxation* bezeichnet. Da die Kniescheibe in aller Regel nach außen *(lateral)* herausspringt, kommt es zu einem Zerreißen der an der Innenseite des Knies gelegenen Haltebänder. Dies ist vor allem das Band zwischen Kniescheibe und Oberschenkelknochen *(Mediales Patellofemorales Ligament, MPFL)*.

Diese Schäden können dazu führen, dass die Kniescheibe im Weiteren schon bei kleinen Belastungen erneut herausspringt, sie wird *instabil*. Dann spricht man von einer *wiederkehrenden (rezidivierenden) traumatischen Luxation*. Hiervon sind vor allem jüngere Patienten betroffen.

***Kommt es durch einen Unfall zu einem Herausspringen der Kniescheibe, ist die Wahrscheinlichkeit erhöht, dass die Kniescheibe im Weiteren erneut herausspringt.***

Je häufiger eine Kniescheibe ihr Gleitlager verlässt, desto höher wird die Wahrscheinlichkeit für ein weiteres Herausspringen: Die Situation wird zunehmend instabiler. Da es jedes Mal zu Schäden im Gelenk kommen kann, sollte dies verhindert werden.

Kommt es **ohne Unfall** im Rahmen einer Alltagsbelastung (z.B. einer abrupten Bewegung) zu einem Herausspringen, spricht man von einer *habituellen Luxation*. Sie ist wesentlich häufiger als die Luxation durch einen Unfall. Von der habituellen Luxation sind meist weibliche Jugendliche und junge Erwachsene betroffen. Begünstigend sind eine starke X-Bein-Achse sowie Drehfehler im Ober- oder Unterschenkelknochen. Ebenso kann eine angeborene zu flache Gleitrinne *(Trochlea)* dafür verantwortlich sein, dass die Kniescheibe zu wenig Führung gegen eine Abweichung nach außen erhält. Normalerweise weist die Rückfläche der Kniescheibe eine Form auf, die einem Dachfirst ähnelt. Diese Form sichert ein stabiles Gleiten in der Gleitrinne des Oberschenkels. Liegt eine solche Form nicht vor, ist die Rückfläche der Kniescheibe eher flach und weist die Form eines Keils auf. Dies lässt eine Wanderung der Kniescheibe nach außen zu und kann zu einem Herausspringen der Kniescheibe führen.

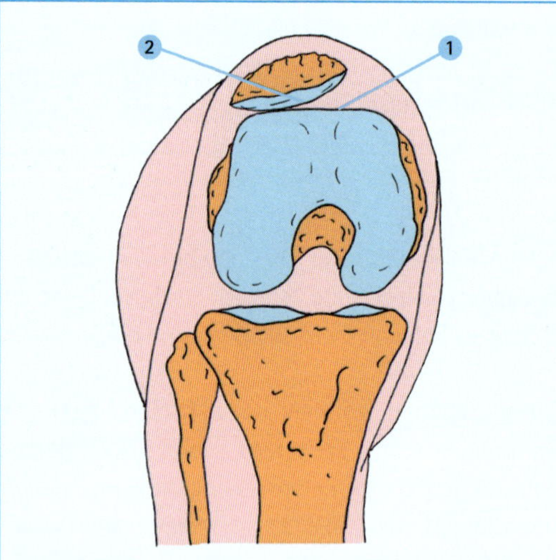


Dargestellt ist ein rechtes Knie in der Betrachtung von vorne. Die normalerweise deutlich ausgeprägte Gleitrinne ist in diesem Fall kaum vorhanden 1. Der Kniescheibe fehlt der natürliche First, der für ein sicheres Gleiten in der Gleitrinne notwendig ist. Stattdessen ist sie abgeflacht und leicht rund 2.

Ein bestehendes Ungleichgewicht der Haltebänder der Kniescheibe kann ebenfalls zu einer Abweichung nach außen beitragen. Dabei können entweder die Bänder an der Außenseite der Kniescheibe *(laterales Retinakulum)* zu straff oder die Bänder an der Innenseite zu schlaff sein.

## Symptome und Beschwerden

Kommt es im Rahmen eines Unfalls zu einem vollständigen Ausrenken der Kniescheibe, zerreißen Haltestrukturen wie Bänder und Kapsel. Die Kniescheibe kann brechen oder Teile ihres Knorpels können beschädigt werden. Das Knie kann stark **schmerzhaft** anschwellen und kaum zu bewegen oder zu belasten sein. Verbleibt die Kniescheibe in der ausgerenkten Stellung, ist dies sehr schmerzhaft. Keinerlei Bewegung des Gelenks ist dann möglich. Die Symptome sind bei einer sog. *habituellen Luxation*, wenn also kein Unfall der Auslöser war, meist deutlich geringer ausgeprägt. Häufig kommt es zu einem spontanen Rückgleiten der Kniescheibe in ihre alte Position. Dies wird als *(spontane) Reposition* bezeichnet. Innerhalb von 12 Stunden nach dem Unfall und der Reposition bildet sich meist ein Bluterguss im Gelenk.

Das Herausspringen der Kniescheibe kann zu einer bleibenden **instabilen Situation** am Kniegelenk führen. Dann kommt es im Anschluss an die akute Phase zu weiteren häufig wiederkehrenden, leichten Verschiebungen der Kniescheibe. Dieses nicht vollständige Ausrenken der Kniescheibe wird als *Subluxation* bezeichnet und geht mit Stichen hinter der Kniescheibe einher. Ebenso können Schmerzen an der Vorderseite des Knies auftreten, besonders beim Treppensteigen und bei langem Sitzen mit gebeugten Knien. Die instabile Kniescheibe kann zum Symptom des *vorderen Knieschmerzes* führen. Diesem Thema ist ein eigenes Kapitel gewidmet.

Bestimmte Bewegungen oder wechselnde Belastungen führen zu einem **plötzlichen Wegknicken** des Knies, dem *giving way*-Phänomen. Dabei kommt es über einen Reflex zu einem Verlust der Muskelanspannung im Oberschenkel. Das Knie kann nicht gestreckt gehalten werden und *gibt nach* (giving way). Schließlich wird durch die instabile Situation auch ein erneutes vollständiges Ausrenken der Kniescheibe begünstigt.

## Untersuchung und Diagnostik

Das akute Ausrenken der Kniescheibe ist ein stark schmerzhafter Vorgang. In den meisten Fällen gleitet die Kniescheibe wieder von alleine in ihre Lage zurück. Geschieht dies nicht, ist die veränderte Form des Knies erkennbar und die Fehllage der Kniescheibe tastbar. Weitere Untersuchungen des Knies sind aufgrund von Schmerzen nicht möglich. Das Zurückführen der Kniescheibe wird als *Reposition* bezeichnet und ist die erste Maßnahme, die durchgeführt wird.

Nach dieser Reposition werden eine Röntgen- und eine Kernspintomographie-Untersuchung durchgeführt. Erst sie zeigen die entstandenen Verletzungen im Inneren des Knies. Bei einem Herausspringen der Kniescheibe schrammt die Rückfläche der Kniescheibe mit Kraft über die äußere Kante des Oberschenkels. Dabei kann ein Knochenstück am Oberschenkel abbrechen und größere Knorpelstücke können sich von den Gelenkflächen lösen.

Meist kommt es zu einem Zerreißen von Bandstrukturen um die Kniescheibe.

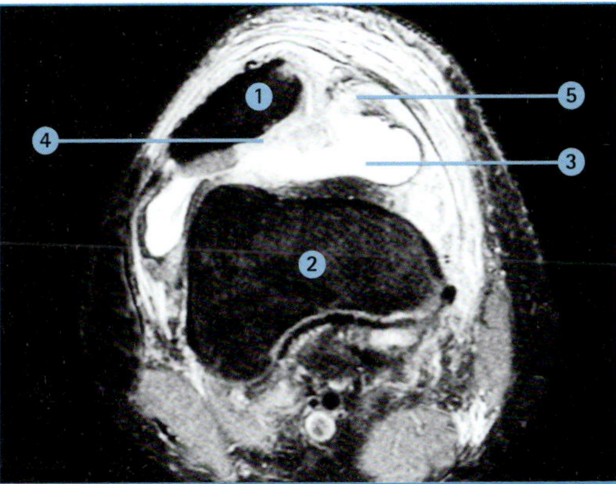


Dies ist eine Kernspintomographie-Aufnahme des Knies eines 13-jährigen Mädchens und zeigt einen Querschnitt des Knies mit Kniescheibe (1) und Oberschenkelknochen (2). Es kam zu einem Herausspringen der Kniescheibe. Der obere Bildrand weist zur Vorderseite des Knies, der untere zur Kniekehle. Im Kniegelenk hat sich ein großer Bluterguss (3) gebildet, der sich in der Aufnahme weiß darstellt. Zudem ist es zu einem Knorpelschaden hinter der Kniescheibe gekommen (4) und Teile der innen gelegenen Bänder (5) sind gerissen.

Liegt das Herausspringen der Kniescheibe schon längere Zeit zurück oder kommt es wiederkehrend zu leichten Verschiebungen der Kniescheibe bei Belastungen, dann ist eine genaue Tastuntersuchung wichtig. Dabei wird das Gleitverhalten der Kniescheibe bei der Beugung des Knies genau erfasst. Ebenso werden die Spannung der sie umgebenden Bänder und die Achsen von Ober- und Unterschenkel geprüft.

Weitere diagnostische Maßnahmen:

- **Röntgen**

Bei einer akuten Verletzung werden durch das Röntgen Verletzungen des Knochens festgestellt. Zudem lassen sich mit Röntgenbildern die Form der Kniescheibe und der Gleitrinne am Oberschenkel abbilden. Dazu werden Aufnahmen in verschiedenen Beugestellungen des Kniegelenks angefertigt.

- **Kernspintomographie (Magnetresonanztomographie, MRT)**

Bei einem akuten Herausspringen der Kniescheibe *(Luxation)* liefert die Kernspintomographie die **besten Informationen** über Begleitverletzungen an Bändern, Knochen und Knorpel. Daher sollte sie immer durchgeführt werden, wenn es im Rahmen eines Unfalls zum ersten Mal zu einer Luxation kommt.

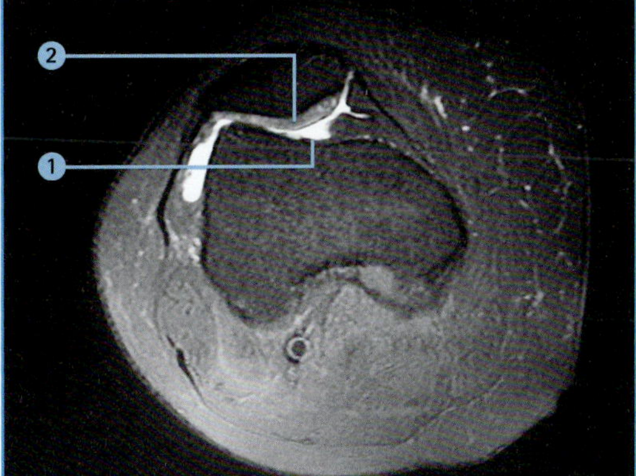


Kernspintomographie des rechten Kniegelenks eines 19-jährigen Jungen. Bei einer leichten sportlichen Betätigung kam es zum Herausspringen der Kniescheibe mit geringen Gelenkschäden. Begünstigend für das Herausspringen sind die flache Form der Gleitrinne am Oberschenkel (1) und die Form der Kniescheibe (2).

In Fällen, in denen die Kniescheibe ohne Unfall teilweise oder ganz ihre Gleitrinne verlässt, kann die Form, die Lage sowie die Beschaffenheit der Knorpelfläche der Kniescheibe durch eine Kernspintomographie dargestellt werden.

## Therapie

Gleitet die Kniescheibe nach dem Herausspringen nicht von alleine in ihre ursprüngliche Position zurück, wird dieses Zurückführen, die sog. *Reposition*, durch den Arzt vorgenommen. Dazu wird das Knie vorsichtig in eine gestreckte Stellung gebracht, aus der die Kniescheibe dann wieder zurückgleitet. Ist das Knie stark angeschwollen, kann mit Hilfe einer Spritze Blut aus dem Gelenk entfernt *(punktiert)* werden. Dies lindert die Schmerzen. Das Knie wird in einer Schiene *(Orthese)* gelagert. Die regelmäßige Anwendung von Kälte aus dem Kühlschrank (nicht aus dem Gefrierfach) durch Kühlkompressen oder Gel-Packungen führt zur Abschwellung und Schmerzlinderung. Schmerztabletten wie *Ibuprofen* können in den ersten Tagen in einer dem Alter entsprechenden Dosis verordnet werden.

An das akute Unfallgeschehen schließt sich in der Regel eine Röntgen- und eine Kernspintomographie-Untersuchung an, um entstandene Schäden im Gelenk rechtzeitig zu erkennen. Die weitere Therapie richtet sich dann nach der Ursache des Hinausspringens der Kniescheibe und den eventuell nachgewiesenen Verletzungen im Knie. Bei einer schweren Verletzung der Bandführung der Kniescheibe, des Knochens oder des Knorpels ist meist eine operative Behandlung notwendig. Erfolgt diese nicht, kann eine hohe Wahrscheinlichkeit bestehen, dass es zu einem erneuten Herausspringen der Kniescheibe oder zu einem frühzeitigen Gelenkverschleiß *(Arthrose)* kommt.

### Nicht-operative *(konservative)* Therapie

Wenn keine Schäden im Gelenk vorliegen und deshalb keine Operation notwendig ist, wird das Knie nach dem erstmaligen Herausspringen der Kniescheibe für eine Zeit in einer Schiene ruhiggestellt. Über die Dauer der **Ruhigstellung** besteht in Fachkreisen keine einheitliche Meinung. Sie wird mit wenigen Tagen bis zu 6 Wochen angegeben. Geht man davon aus, dass es durch die Ruhigstellung zu einer Heilung der zerrissenen Bänder kommen soll, so wird das Knie häufig für 4-6 Wochen in einer leichten Beugestellung von 30 Grad ruhiggestellt. Anschließend hat das Gelenk an Beweglichkeit verloren und wird durch eine physiotherapeutische Behandlung wieder beweglich gemacht.

Auch geringe Instabilitäten der Kniescheibe werden anfangs nicht operativ behandelt. An die akute Phase schließt sich eine intensive Dehnung und Kräftigung insbesondere der Streckmuskeln am Oberschenkel an. Der Schwerpunkt des Trainings besteht in einer **Stärkung der Muskeln**, die die Kniescheibe zur Innenseite des Kniegelenks ziehen. Dafür ist vor allem der innen gelegene Anteil des Quadrizeps-Muskels wichtig, der *Vastus medialis (Musculus vastus medialis obliquus)*. Daneben werden auch geschwächte Muskeln an der Hüfte trainiert. An das Krafttraining kann sich ein spezielles Training mit Schulung der Koordination anschließen. Verschiedene **Bandagen** mit einem Ring um die Kniescheibe geben dieser einen gewissen Halt und verhindern teilweise ein Abweichen der Kniescheibe nach außen. Es ist darauf zu achten, dass der Ring eng an der Außenseite der Kniescheibe liegt, um das Abweichen nach außen zu verhindern. Nach einiger Zeit wird versucht, die Bandage wegzulassen.

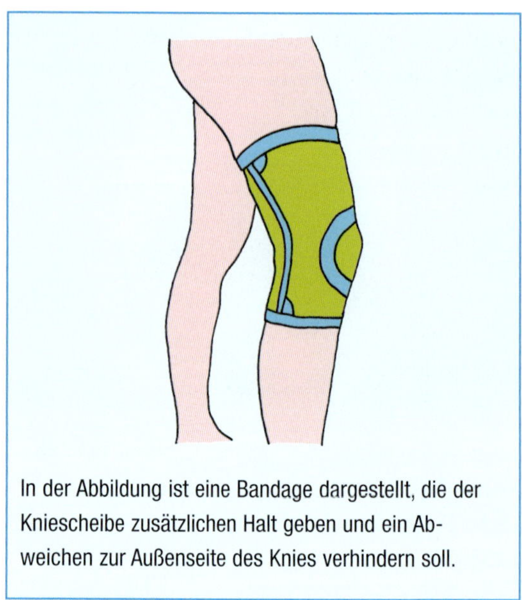

In der Abbildung ist eine Bandage dargestellt, die der Kniescheibe zusätzlichen Halt geben und ein Abweichen zur Außenseite des Knies verhindern soll.

***Ziel der nicht-operativen Therapie ist ein in jeder Situation schmerzfreies und stabiles Kniegelenk.***

Trotz einer nicht-operativen Therapie kann es in etwa 20-30% zu einem erneuten Herausspringen der Kniescheibe kommen.

### Operative Behandlung

Wenn es durch das Herausspringen der Kniescheibe zu **schweren Schäden** an Bändern, am Knochen oder am Gelenkknorpel gekommen ist, macht dies in der Regel eine Operation erforderlich. Je nach Verletzung wird eine Gelenkspiegelung *(Arthroskopie)* oder eine *offene Operation* mit Eröffnung des Gelenks durchgeführt. Im Rahmen der Operation können Bänder genäht und Knochen- bzw. Knorpelstücke entweder entfernt oder an ihrer ursprünglichen Stelle wieder angebracht *(refixiert)* werden.

Treten nach dem Herausspringen der Kniescheibe wiederkehrend Schmerzen und Situationen auf, bei denen die Kniescheibe ihr Lager zum Teil verlässt *(Subluxation)*, besteht eine **instabile Situation**. Auch diese kann eine operative Behandlung erforderlich machen, wenn die nicht-operative Therapie ohne Erfolg bleibt. Dazu wird ein Operationsverfahren ausgewählt, welches die Kniescheibe wieder in die richtige Balance bringt. Die Operation kann Bänder und Muskeln betreffen, die für die Führung der Kniescheibe von Bedeutung sind. Besonders wichtig ist ein funktionsfähiges Band zwischen dem inneren Rand der Kniescheibe und dem Oberschenkelknochen, das sog. *Mediale Patellofemorale Ligament*, abgekürzt *MPFL*.

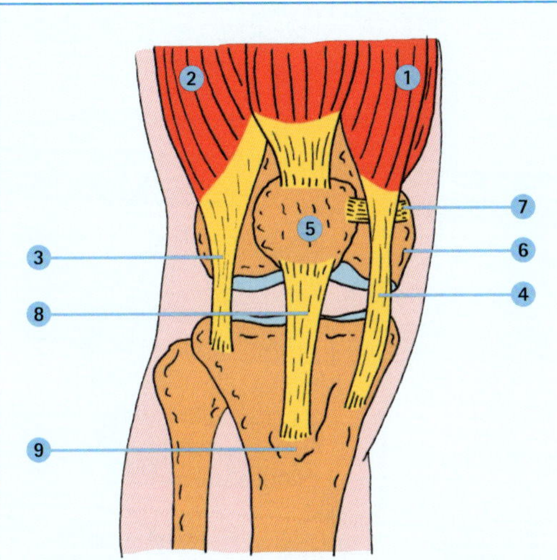


Die Abbildung gibt eine Übersicht über die wichtigsten Bänder und Muskeln, die für die Führung der Kniescheibe verantwortlich sind. Hier ist ein rechtes Knie in der Ansicht von vorne dargestellt. Zu sehen sind der innere Anteil des Quadrizeps-Muskels *(Vastus medialis)* 1, der äußere Anteil des Quadrizeps-Muskels *(Vastus lateralis)* 2, das äußere *(laterale) Retinakulum* 3 sowie das innere *(mediale) Retinakulum* 4. Zwischen der Kniescheibe 5 und dem Oberschenkelknochen 6 verläuft ein inneres Band, das *Mediale Patellofemorale Ligament* 7. Das Kniescheibenband *(Ligamentum patellae)* 8 setzt am Unterschenkel *(Tuberositas tibiae)* 9 an.

Ebenso ist eine Versetzung von Bandansätzen um die Kniescheibe und am Unterschenkel *(Tuberositas tibiae)* möglich, um dem Lauf der Kniescheibe eine neue Richtung zu geben. Dabei ist sowohl ein erneutes Abweichen der Kniescheibe nach außen als auch eine Überkorrektur möglichst zu vermeiden. In seltenen Fällen kann die Form der Gleitrinne *(Trochlea)* am Oberschenkel operativ verändert werden. Dies wird als *Trochleaplastik* bezeichnet.

## Prognose und Verlauf

Die Prognose und der Verlauf bei einer instabilen Kniescheibe hängen wesentlich von den vorliegenden Schäden im Gelenk nach einem Herausspringen der Kniescheibe und von anatomischen Gegebenheiten ab, die ein Abgleiten der Kniescheibe nach außen begünstigen. Kommt es beim Herausspringen *(Luxation)* der Kniescheibe nicht zu einem Schaden an Knochen oder Knorpel, bestehen gute Möglichkeiten, dass eine nicht-operative Therapie erfolgreich ist. Das gleiche gilt für Fälle, in denen die Ursache einer instabilen Kniescheibe in einer Störung der Balance von Muskeln und Bändern liegt.

***Bei der instabilen Kniescheibe kommen verschiedene Ärzte zum Teil zu unterschiedlichen Einschätzungen über ihre Ursachen und die besten Behandlungsmöglichkeiten.***

Ist es durch das Herausspringen der Kniescheibe zu schweren Schäden im Gelenk gekommen, ist eine Operation meist nicht zu umgehen. Es sollte bedacht werden, dass sich unbehandelte Schäden weiter ausdehnen und zu einem vorzeitigen Verschleiß *(Arthrose)* führen können. Das gleiche gilt für Fälle, in denen es trotz langer nicht-operativer Therapie wiederholt zu einem teilweisen oder vollständigen Herausspringen der Kniescheibe sowie zu Schmerzen im Knie kommt. Bestehen Schäden am Gelenkknorpel, können diese im Laufe der Jahre trotz Behandlung zunehmen und zu einem Verschleiß hinter der Kniescheibe führen *(retropatellare Arthrose)*.

### Das Wichtigste für Sie:

- Das Herausspringen der Kniescheibe aus ihrer Führung wird als *Luxation* bezeichnet.
- Schmerzen und ein wiederholt teilweises oder vollständiges Herausspringen der Kniescheibe kennzeichnen die *instabile Kniescheibe*.
- Neben Unfällen gibt es zahlreiche Gründe, die zu einer instabilen Kniescheibe führen können.
- Ziel der Behandlung ist es, ein erneutes Herausspringen und damit Schäden am Gelenk zu verhindern.
- Je nach Ausmaß der Schäden kann die Therapie nicht-operativ oder operativ sein.

## Verletzungen der Kreuzbänder

Die wichtigste Funktion der Kreuzbänder besteht in einer Stabilisierung des Kniegelenks. Bewegungen der Oberschenkelrolle auf dem Schienbeinplateau werden durch die Kreuzbänder sicher geführt. Das *vordere Kreuzband* verhindert, dass sich der Unterschenkel gegenüber dem Oberschenkel zu weit nach vorne schiebt. Durch das *hintere Kreuzband* wird eine Verschiebung des Unterschenkels gegenüber dem Oberschenkel nach hinten begrenzt.

Für das vordere Kreuzband ist die Abkürzung *VKB* üblich, für das hintere Kreuzband das Kürzel *HKB*. Ein Riss wird als Ruptur bezeichnet, entsprechend ergeben sich geläufige Formulierungen wie *VKB-Ruptur* oder *HKB-Ruptur*.

Weitere Abkürzungen für das vordere Kreuzband sind *LCA* (lateinisch, *Ligamentum cruciatum anterius*) oder *ACL* (englisch, *anterior cruciate ligament*).

Der operative Ersatz des vorderen Kreuzbandes wird als *VKB-Ersatzoperation* oder als *VKB-Plastik* oder *VKB-Ersatzplastik* bezeichnet. Das Wort *Plastik* hat mit der Verwendung von *Plastik-Kunststoffen* nichts zu tun, sonder beschreibt ganz allgemein den Ersatz von geschädigtem Körpergewebe.

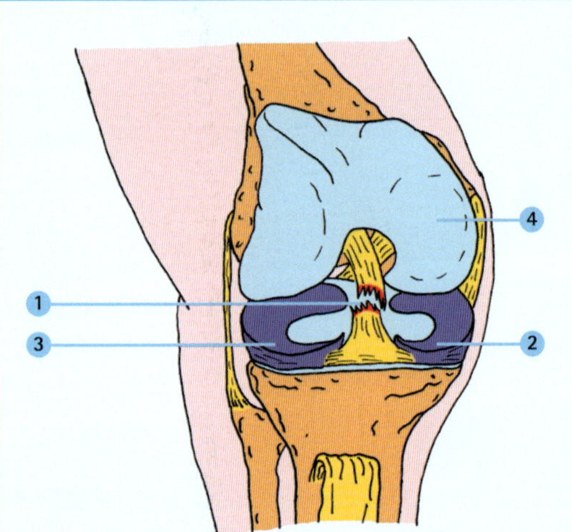


Die Abbildung zeigt ein rechtes Knie von vorne. Das vordere Kreuzband (1) ist gerissen. Der Innenmeniskus (2) und der Außenmeniskus (3) sind nicht verletzt. Auch der blau dargestellte Gelenkknorpel (4) ist unbeschädigt. Für eine bessere Übersicht ist die Kniescheibe nicht dargestellt.

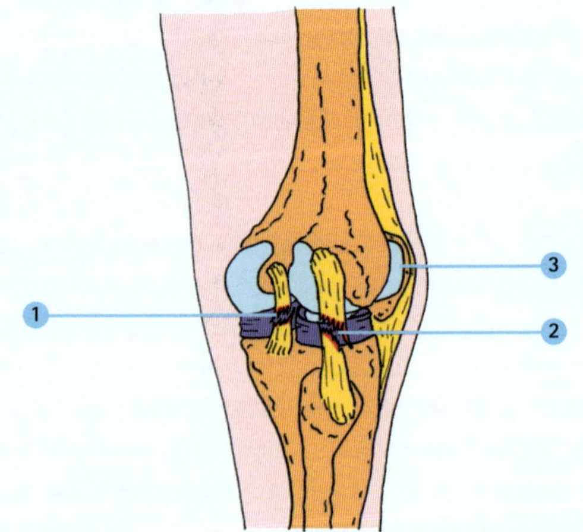


In dieser Abbildung ist ein rechtes Knie von schräg hinten dargestellt. Neben dem hinteren Kreuzband (1) ist auch das äußere Seitenband (2) gerissen. Vorne liegt die Kniescheibe (3).

### Ursachen und Herkunft

Die häufigste Verletzung der Kreuzbänder besteht in einem **Riss** – meist des vorderen Kreuzbandes –, darüber hinaus können Teilrisse und Überdehnungen auftreten.

***Ein Riss des vorderen Kreuzbandes ereignet sich etwa zehnmal häufiger als im hinteren Kreuzband.***

Der Kreuzbandriss stellt damit die **häufigste Bandverletzung** am Knie dar. In Deutschland kommt es jährlich zu etwa 80.000 Rissen des vorderen Kreuzbandes.

Ursache für einen Riss des **vorderen Kreuzbandes** sind Unfälle, bei denen die Krafteinwirkung auf das Band so groß ist, dass es zerreißt. Dabei befindet sich das Knie meist in einer gebeugten Stellung mit nach außen gedrehtem Unterschenkel und Fuß. Kommt es in dieser Position zusätzlich zu einem

Einknicken nach innen, reißt das Band. Ein typisches Verletzungsmuster, wie es z.B. beim Fußballspiel auftreten kann.

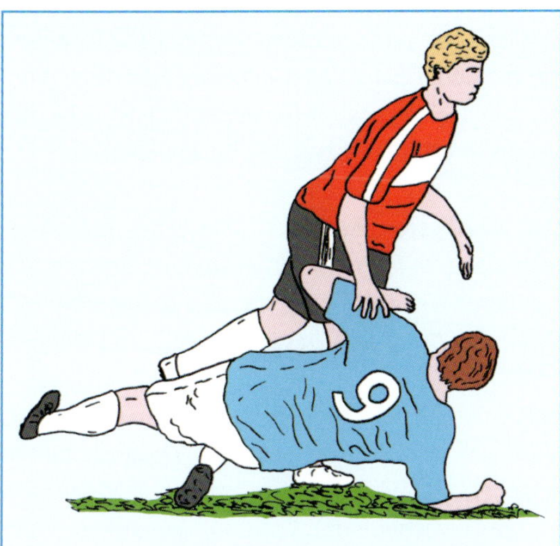


Beim Fußballspiel kann es zu einer Verletzung der Kreuzbänder kommen. In diesem Fall kann das rechte Knie des Spielers mit der Nummer 9 betroffen sein.

Auch ein Unfall mit Überstreckung oder Überbeugung des Knies kann zum Riss führen. Skianfänger sind davon häufig betroffen. Das **hintere Kreuzband** kann reißen, wenn der Unterschenkel bei gebeugtem Knie durch ein Anprallen ruckartig nach hinten gedrängt wird. Dazu kann es beispielsweise bei einem Autounfall kommen, wenn das Schienbein gegen das Armaturenbrett stößt.

Die Ausheilung eines vorderen Kreuzbandrisses ohne Behandlung ist eher unwahrscheinlich, bei einem hinteren Kreuzbandriss ist sie eher möglich. Zwar kann es zu einer stabilen Narbenbildung kommen, jedoch bleibt meist ein verlängertes *(elongiertes)* Band zurück. Als Folge fehlt die stabilisierende Funktion der sonst sehr straffen Bänder.

## Symptome und Beschwerden

Reißt das vordere Kreuzband, kommt es in der Regel zu einer Einblutung in das Kniegelenk. Innerhalb von Stunden schwillt das Gelenk schmerzhaft an. Beugung und Streckung sind nur eingeschränkt möglich. Starke Schmerzen zwingen den Patienten, zu humpeln oder Gehstützen zu verwenden. Der Riss des Bandes wird vom Patienten oft bemerkt, indem er ein *plopp-artiges* Phänomen hört oder spürt.

Bei einer **Verletzung des vorderen Kreuzbandes** können gleichzeitig weitere Schäden am Gelenk entstehen. So können gleichzeitig Menisken oder Seitenbänder reißen. Auch Knochenbrüche und schwere Knorpelverletzungen können Folge des Unfalls sein. Schmerz und Schwellung sind entsprechend der Schwere der Knieverletzung dann stärker ausgeprägt.

***Neben der Verletzung des vorderen Kreuzbandes kann es zu weiteren Schäden im Gelenk kommen.***

Bei der akuten **Verletzung des hinteren Kreuzbandes** stehen häufig Schmerzen und Schäden am direkt betroffenen Unterschenkel im Vordergrund.

Liegt die Verletzung der Kreuzbänder mehr als 3 Monate zurück, wird sie als *chronisch* bezeichnet. Beschwerden können sich in Form wiederkehrender **Reizzustände** des Kniegelenks mit Schwellung, Ergussbildung und Überwärmung entwickeln. Sie können mit und ohne Belastung im Alltag und im Sport auftreten. Die Reizzustände sind Folge von Knorpelschäden, Meniskusschäden oder ergeben sich aus der Instabilität durch den Kreuzbandriss.

Eine *Instabilität* äußert sich in dem Gefühl, keinen sicheren Halt im Gelenk zu haben. Es kann zu einem spontanen **Einknicken im Kniegelenk** kommen (häufig als *giving way-Phänomen* bezeichnet). Dabei verliert die Oberschenkelmuskulatur über einen Reflex plötzlich an Spannung und kann das Knie nicht mehr halten, es gibt nach *(giving way)*. Eine Instabilität macht sich vor allem auf unebenem Gelände bemerkbar, etwa auf Kopfsteinpflaster oder einem Stoppelfeld. Sie ist bei einer Verletzung des vorderen Kreuzbandes ausgeprägter als bei einer des hinteren Kreuzbandes.

Unbehandelt kann der Riss des vorderen Kreuzbandes zu Knorpelschäden am innen *(medial)* gelegenen Gelenkanteil und zu Rissen v. a. im hinteren Anteil des Menisken *(Hinterhorn)* führen. Risse des hinteren Kreuzbandes überlasten auf Dauer den Knorpel hinter der Kniescheibe *(retropatellar)* und am inneren *(medialen)* Gelenkanteil. Als Folge kann ein sich ausdehnender Gelenkverschleiß *(Arthrose)* am Knie *(Gonarthrose)* entstehen. Die Menisken können an ihren vorderen Anteilen *(Vorderhörner)* Schaden nehmen. Grund für die Folgeschäden an Knorpel und Menisken sind die mit der höheren Anfälligkeit für Verschiebungen von Ober- und Unterschenkel einhergehenden stark erhöhten Reibekräfte. Es ist wahrscheinlich, dass sie sich mit zunehmender Instabilität schneller entwickeln, das konkrete Ausmaß der Schäden ist jedoch nicht genau vorherzusagen.

## Untersuchung und Diagnostik

Aus der genauen Schilderung eines Unfalls können bereits Schlüsse über mögliche Schäden am Knie gezogen werden. Dann folgen Betrachtung und Untersuchung des Gelenks. Der Erguss kann beim Riss des vorderen Kreuzbandes so ausgeprägt sein, dass das Gelenk prall mit Blut oder Gelenkflüssigkeit gefüllt und kaum beweglich ist. In einer solchen Situation ist eine gezielte Untersuchung kaum möglich. Mit Hilfe einer Spritze kann die Flüssigkeit aus dem Gelenk entfernt werden. Dies wird als *Punktion* bezeichnet und entlastet das Gelenk. Handelt es sich bei der abgesaugten Flüssigkeit um Blut, liegt ein *Hämarthros* vor.

***Kommt es bei einer Knieverletzung zur Einblutung in das Gelenk, ist in 70% der Fälle ein Riss des vorderen Kreuzbandes die Ursache.***

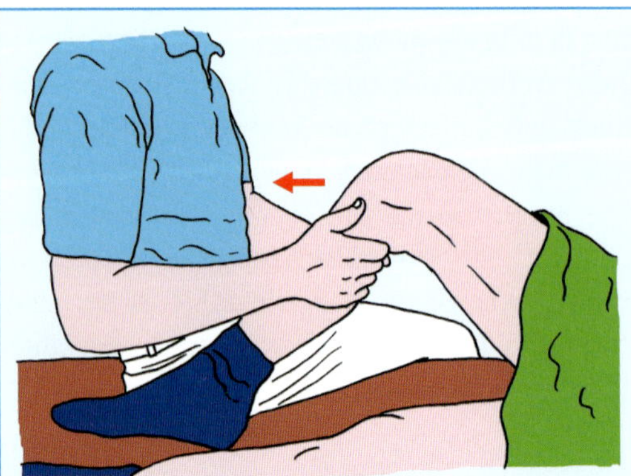

Die Abbildung zeigt den Test der *vorderen Schublade.* Dabei zieht der Untersucher den Unterschenkel zu sich heran. Ist das vordere Kreuzband gerissen, ist dies im Vergleich zu gesunden Seite vermehrt möglich.

Bei der Untersuchung wird die Stabilität der Kreuz- und Seitenbänder geprüft. Der Verdacht auf ein gerissenes vorderes Kreuzband ergibt sich, wenn der Unterschenkel gegenüber dem Oberschenkel stärker nach vorne gezogen werden kann (sog. Test der *vorderen Schublade*) oder der Roll-Gleit-Vorgang im Gelenk gestört ist. Wesentlich ist dabei der Vergleich mit dem gesunden Kniegelenk.

Die wichtigsten Aussagen über eine Instabilität lassen sich durch diese Untersuchung und die Anwendung weiterer Tests wie des *Lachmann-Tests* sowie des *Pivot-Shift Tests* machen.

Bei einer Verletzung des hinteren Kreuzbandes lässt sich der Unterschenkel stärker nach hinten schieben. Häufig befindet er sich schon in der nach hinten verschobenen Position, worauf bei der Untersuchung besonders geachtet wird.

Weitere diagnostische Maßnahmen:

**Röntgen**

Nach einer schwereren Knieverletzung oder bei Vorliegen eines starken Kniegelenkergusses sollte ein Röntgenbild angefertigt werden. Darauf sind Knochenbrüche ebenso zu erkennen wie Risse von Bändern, wenn sie einen Teil ihrer Verankerung im Knochen herausgerissen haben. So kann das vordere Kreuzband einschließlich seiner knöchernen Verankerung im Schienbeinplateau herausgerissen werden. Das Band selbst ist als Weichgewebe im Röntgenbild nicht sichtbar.

Zur Überprüfung der Funktion des hinteren Kreuzbandes können *gehaltene Aufnahmen* durchgeführt werden, die eine Verlagerung des Unterschenkels nach hinten gut dokumentieren.

**Ultraschalluntersuchung**

In der Beurteilung von Kreuzbandrissen hat die Ultraschalluntersuchung nur eine geringe Bedeutung. Die Ansammlung von Flüssigkeit im Gelenk ist mit dem Ultraschall allerdings gut zu erkennen.

**Kernspintomographie (Magnetresonanztomographie, MRT)**

Die Kernspintomographie ist die **beste Methode** zur Darstellung der Kreuzbänder. Sie wird bei schwereren Knieverletzungen und Schäden der Kreuzbänder regelmäßig eingesetzt. Dabei kann ein Riss der Kreuzbänder ebenso dargestellt werden wie Begleitverletzungen an Menisken, Knorpel und Knochen.

***Mit Hilfe der Kernspintomographie lassen sich Verletzungen der Kreuzbänder sehr gut darstellen.***

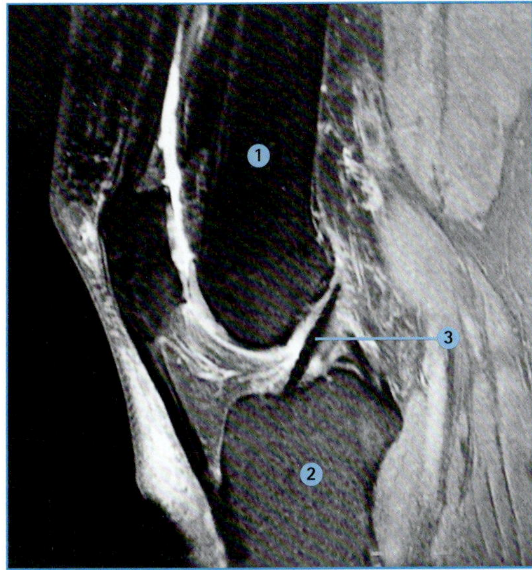


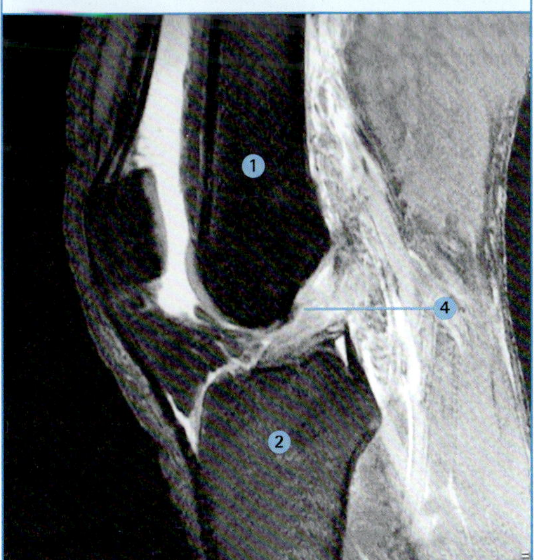


Zu sehen sind zwei seitliche Kernspintomographie-Aufnahmen. Die linken Bildhälften weisen jeweils nach vorne, die rechten jeweils zur Kniekehle. Das vordere Kreuzband verläuft vom Oberschenkel (1) zum Schienbein (2). Oben stellt sich ein gesundes vorderes Kreuzband als ein dunkler Strang dar (3). In der Kernspintomographie-Aufnahme unten dagegen fehlt der dunkle Strang (4), das vordere Kreuzband ist gerissen.

Aussagen über die Stabilität des Gelenks liefert die Kernspintomographie dagegen kaum. Die klinische Untersuchung hat daher in der Beurteilung von Instabilitäten durch Kreuzbandverletzungen wesentlich mehr Bedeutung als die Kernspintomographie. Dies gilt vor allem bei Kreuzbandschäden, die bereits länger zurückliegen.

## Therapie

Die Entscheidung zu einer operativen oder nicht-operativen *(konservativen)* Therapie wird individuell vom Patienten mit seinem behandelnden Arzt getroffen. Eine allgemeingültige Therapieempfehlung gibt es nicht. Folgende Faktoren und Aspekte werden bei der Entscheidung berücksichtigt:

Die Kreuzbänder haben eine große Bedeutung für die **Stabilität** des Knies. Sind sie gerissen, heilen sie in der Regel nicht mehr von sich aus stabil zusammen. Stabilität und ein normaler Roll-Gleit-Mechanismus des Kniegelenks fehlen. Damit kann es zur Überlastung und Schädigung von Strukturen wie Menisken und Gelenkknorpel kommen. Folgen können Meniskusrisse und ein vorzeitiger Gelenkverschleiß *(Arthrose)* sein. Ob und wann diese Schäden auftreten, kann nicht vorhergesagt werden. Bei Jüngeren sind sie wahrscheinlicher und kommen eher zum Tragen als bei Älteren. Daher fällt bei jüngeren Patienten häufiger eine Entscheidung zugunsten einer Operation.

Bei der Entscheidung für oder gegen eine Operation ist außerdem von Bedeutung, wie der Patient das Knie sportlich und beruflich belasten will oder muss. Sportarten wie Fußball oder Skifahren stellen höhere Anforderungen an ein Kniegelenk als Radfahren oder Schwimmen. Leistungssportler und Patienten mit handwerklichen Berufen beanspruchen ein Knie ungleich mehr als Gelegenheitssportler sowie Patienten mit vorwiegend sitzenden Tätigkeiten.

***Je mehr ein Knie bei den genannten Tätigkeiten belastet werden soll oder muss, desto eher entscheiden sich Patient und Arzt für eine operative Wiederherstellung des gerissenen Kreuzbandes.***

Kommt es nach einem Kreuzbandriss zu wiederkehrenden Reizzuständen des Gelenks oder zu einem starken Gefühl der **Instabilität**, sind dies Gründe, die eine Operation erforderlich machen können. Neben dem Kreuzbandriss können weitere Verletzungen an Bändern, Knorpel oder Menisken Anlass für eine Operation sein. Dann ist es oft sinnvoll, ein gerissenes Kreuzband im gleichen Zug zu ersetzen.

Es gibt also keine festen Regeln, wann und in welchem Alter operiert wird. Auch der 50- oder 60-jährige Patient mit hohen Ansprüchen an sein Knie kann von einer Operation profitieren. Aufgrund der guten operativen Möglichkeiten, Kreuzbänder zu ersetzen, besteht aktuell die Tendenz, vor allem Aktive und Jüngere durch eine Operation zu behandeln. Für Patienten, die weder beruflich noch sportlich höhere Anforderungen an ihr Kniegelenk stellen, kann eine nicht-operative Therapie ausreichend sein.

***Ob operiert werden soll oder nicht, ist immer eine individuelle Einzelfallentscheidung.***

Eine besondere Situation liegt vor, wenn es im **Kindes- oder Jugendalter** zu einem Riss des Kreuzbandes kommt. Wenige Zentimeter unterhalb der Gelenkfläche des Schienbeins befindet sich die Wachstumsfuge – hier findet ein Teil des Wachstums des Unterschenkels statt. Diese Fuge wird bei einem operativen Ersatz des Kreuzbandes durchbohrt, was zu Wachstumsstörungen führen kann. Deshalb muss hier eine besonders sorgfältige Risiko-Nutzen-Abwägung erfolgen: Einer möglichen Wachstumsstörung wird die ohne Operation verbleibende Instabilität des Kniegelenks mit den möglichen Folgen eines schweren Knorpelschadens gegenübergestellt. In den meisten Fällen wird aufgrund der stark beeinträchtigenden Folgen eines solchen Knorpelschadens auch im Kindes- und Jugendalter zur Operation eines gerissenen Kreuzbandes geraten.

## Nicht-operative *(konservative)* Therapie

In der ersten Phase nach einer akuten Verletzung wird das Gelenk geschont und je nach Beschwerden über 2-6 Wochen nur zum Teil belastet. Anfangs wirkt die Anwendung von Kälte in Form von (Gel-)Kompressen abschwellend und schmerzlindernd. Dem gleichen Zweck dient die Gabe von entzündungshemmenden Medikamenten wie *Diclofenac* oder *Ibuprofen* über einen Zeitraum von 7-10 Tagen. Um das Gelenk zu stabilisieren, wird empfohlen, für etwa 3 Monate eine stabile Stütze *(Orthese)* zu tragen.

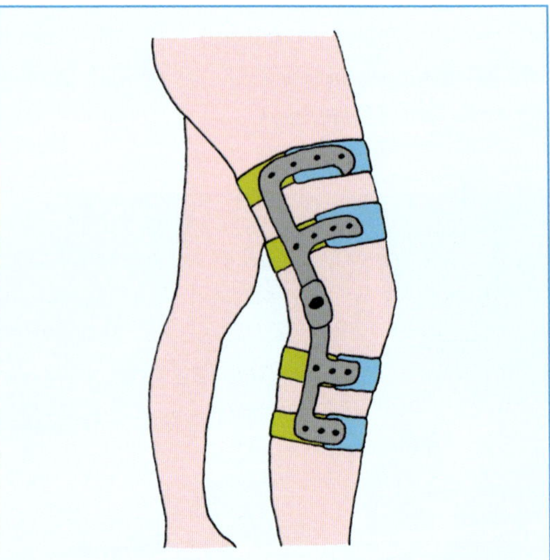

Eine Stütze *(Orthese)* dieser Art stabilisiert das Gelenk und übernimmt einen Teil der Funktion des vorderen Kreuzbandes. Durch eine variable Einstellung an der Schiene kann die Fähigkeit zum Beugen des Knies individuell begrenzt werden.

Mit Hilfe eines Physiotherapeuten wird die Muskulatur gekräftigt und die Funktion des Knies langsam wiederhergestellt. Leichte sportliche Tätigkeiten wie Schwimmen und Fahrradfahren sind nach einigen Wochen wieder möglich, starke Belastungen für das Knie werden über einen Zeitraum von etwa 6 Monaten vermieden.

Das Defizit an Stabilität durch ein fehlendes vorderes Kreuzband kann durch muskuläres Training kaum ausgeglichen werden, im Gegenteil. Ein intensives Training des Oberschenkelmuskels *(Quadrizeps-Muskel)* bringt das Knie wiederholt in die Position, die durch ein intaktes vorderes Kreuzband sonst verhindert wird, das vermehrte Gleiten schadet eher. Allenfalls kann ein leichtes, muskuläres Training unter Einbeziehung der Kniebeuger und ein Training der Koordination sowie der Gelenk-Wahrnehmung *(Propriozeption)* erfolgen.

Führt ein gerissenes **hinteres Kreuzband** zu einer leichten Instabilität ohne Beschwerden, wird zunächst auf eine Operation verzichtet. Es erfolgt ein ausgewogenes Training der Beinmuskeln durch einen Physiotherapeuten und eine längere Behandlung in einer Schiene, die in den ersten 6 Wochen keine Beugung zulässt. Zusätzlich kann eine mobilisierende Therapie des Gelenks erforderlich werden. Bestehen bei jungen Patienten starke Instabilitäten und Beschwerden, ist die nicht-operative Therapie in den meisten Fällen nicht erfolgreich.

Ein beschwerdefreies Intervall von Monaten oder Jahren nach einer nicht-operativ versorgten Verletzung des vorderen Kreuzbandes bedeutet nicht, dass es nicht schon zu Schäden an Knorpel und Menisken gekommen ist. Sie werden möglicherweise noch nicht schmerzhaft wahrgenommen. Die Schäden können fortschreiten und sind durch ein muskuläres Training wahrscheinlich nicht aufzuhalten. Führen sie nach Jahren zu Schmerzen, liegt ein meist irreparabler Schaden am Knorpel vor *(Arthrose)*.

***Um ein Auftreten von Schäden im Gelenk rechtzeitig feststellen zu können, werden nicht-operativ behandelte Patienten regelmäßig untersucht.***

Bei älteren Patienten ist eine abwartende Haltung gegenüber einer Operation eher zu vertreten als bei Jugendlichen und jungen Erwachsenen.

### Operative Behandlung

Ziel der operativen Therapie einer **vorderen Kreuzbandverletzung** ist die Wiederherstellung eines stabilen und funktionsfähigen Kniegelenks.

***Es gilt als sehr wahrscheinlich, dass bei einer erfolgreichen Operation das Auftreten von Schäden an Knorpel und Menisken verhindert oder zumindest hinausgezögert werden kann.***

Die Operation wird heute fast ausschließlich im Rahmen einer Gelenkspiegelung *(Arthroskopie)* durchgeführt. Das vordere Kreuzband wird in seinem Verlauf durch körpereigene Sehnen ersetzt. Dazu können entweder ein Teil des Kniescheibenbandes *(Ligamentum patellae)* oder Sehnen, die an der Innenseite um das Kniegelenk verlaufen, verwendet werden *(Sehne des Semitendinosus-Muskels)*. Beide Methoden haben Vor- und Nachteile. Am häufigsten wird heutzutage die *Semitendinosus*-Sehne verwendet. Das Transplantat ist mindestens genauso reißfest wie ein natürliches Kreuzband.

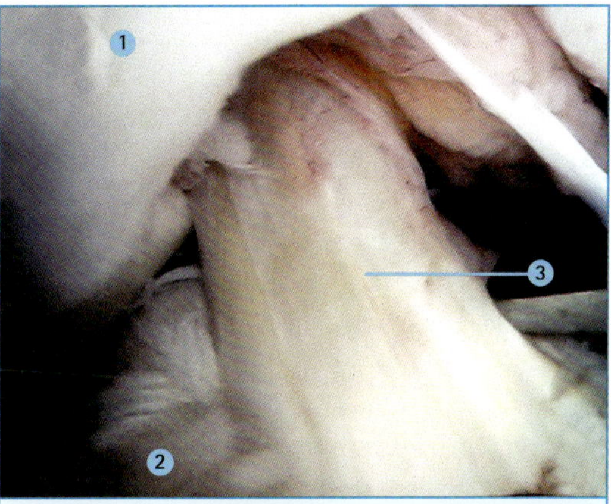


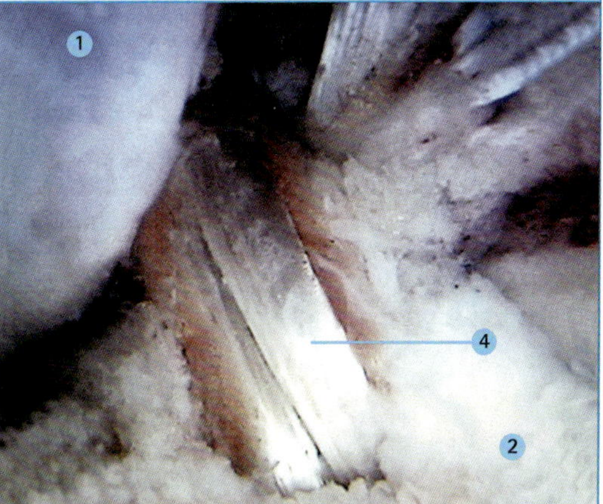


Die Aufnahmen wurden während einer Gelenkspiegelung angefertigt (Betrachtung von vorne). Jeweils oben im Bild stellt sich weiß der Knorpel des Oberschenkels ① dar. Im unteren Bildanteil liegt der Schienbeinkopf ②. In der oberen Abbildung ist ein gesundes vorderes Kreuzband ③ zu sehen. Im unteren Bild wurde ein gerissenes Kreuzband durch körpereigene Sehnen ④ ersetzt.

Die Durchführung der Operation muss nicht sofort nach dem Unfall erfolgen. Der Zeitpunkt ist günstig, wenn das Knie abgeschwollen, schmerzfrei und gut beweglich ist. Dies ist meist 4-6 Wochen nach dem Unfall der Fall. Berufliche und persönliche Gründe können zu einer Verschiebung der Operation führen, ohne dass damit wesentliche Nachteile verbunden sind. Bis zur Operation sollte das Gelenk durch das Tragen einer stabilen Stütze *(Orthese)* stabilisiert werden. Durch den operativen Ersatz des vorderen Kreuzbandes kann in 70-90% der Fälle ein stabiles Kniegelenk wiederhergestellt werden. 80-90% der Patienten können ihre frühere sportliche Aktivität wieder voll aufnehmen.

Der operative Ersatz des **hinteren Kreuzbandes** ist aufwendiger und komplizierter. Dies ist ein Grund, warum die Ergebnisse nach einer Operation nicht so gut sind wie beim Ersatz des vorderen Kreuzbandes. In vielen Fällen besteht jedoch keine Behandlungsalternative. Der Ersatz wird ebenfalls durch körpereigene Sehnen im Rahmen einer Gelenkspiegelung vorgenommen.

Die Art und das Ausmaß der Nachbehandlung nach erfolgter Operation eines Kreuzbandes werden ausschließlich vom Operateur festgelegt.

## Prognose und Verlauf

Eine Selbstheilung ist bei einem Riss des vorderen Kreuzbandes sehr unwahrscheinlich, bei einem Riss des hinteren Kreuzbandes eher möglich. Durch ein gerissenes Kreuzband kann ein Kniegelenk erheblich an Stabilität verlieren, was nur bedingt durch ein muskuläres Training ausgeglichen werden kann. Im Laufe der Zeit kann eine Instabilität zu Schäden am Gelenkknorpel und an den Menisken führen, was schließlich in einem schmerzenden und wenig belastbaren Gelenk mündet. Ob und in welchem Ausmaß es zu diesen Schäden kommt, ist von Fall zu Fall unterschiedlich und nicht vorhersehbar.

Je aktiver ein Patient ist, je jünger er ist, und je mehr Schmerzen und Zeichen einer Instabilität nach einem Kreuzbandriss verbleiben, desto mehr bietet sich der operative Ersatz des Kreuzbandes als beste Behandlungsmethode an. Körperlich wenig aktive Patienten, ältere Patienten und Patienten, die nach einem Riss des Kreuzbandes keine Beschwerden mehr am Knie verspüren, entscheiden sich oft für eine nicht-operative Behandlung und profitieren von ihr.

### Das Wichtigste für Sie:

- Die häufigste Bandverletzung am Kniegelenk ist ein Riss des vorderen Kreuzbandes.
- Das vordere Kreuzband ist zehnmal häufiger von einem Riss betroffen als das hintere Kreuzband.
- Die Entscheidung für oder gegen eine Operation wird in jedem Fall einzeln getroffen.
- Bei aktiven und bei jüngeren Patienten fällt die Entscheidung häufiger für eine Operation.
- Durch eine Operation kann die Funktion des Gelenks meist vollständig wiederhergestellt werden.

# Erkrankungen der Menisken

Erkrankungen der Menisken gehören zu den häufigsten orthopädischen Krankheitsbildern. Den meisten Fällen einer Meniskuserkrankung liegt eine Rissbildung zugrunde. Weitere Veränderungen sind sog. *Meniskusganglien* und *Scheibenmenisken.*

Im Kapitel *Das Kniegelenk - Anatomische Grundlagen* wird die Funktion der Menisken ausführlich erläutert. Im Wesentlichen gleichen sie die Formunterschiede der Gelenkflächen von Oberschenkel und Unterschenkel aus.

Die Abbildung zeigt ein rechtes Kniegelenk von vorne. Für eine bessere Übersicht ist die Kniescheibe hier nicht abgebildet. Der Innenmeniskus ① und der Außenmeniskus ② haben einen dickeren äußeren Rand und laufen zum Inneren des Gelenks dünn aus.

Jedes Knie hat einen Innenmeniskus und einen Außenmeniskus. Beide bestehen aus einem **elastischen Faserknorpel** und einem **festen Bindegewebe.** Damit sind sie in der Lage, einen Großteil der im Knie auftretenden Druckkräfte aufzufangen und abzufedern.

Ihr vorderer Anteil wird als *Vorderhorn* und ihr zur Kniekehle gelegener, hinterer Anteil als *Hinterhorn* bezeichnet. Aufgrund ihrer Keilform im Querschnitt stabilisieren sie das Gelenk bei der Bewegung wie ein **Bremsklotz.**

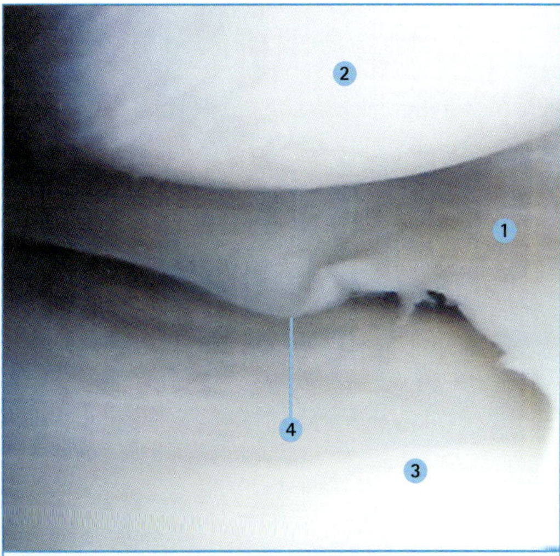


Das Foto wurde während einer Gelenkspiegelung *(Arthroskopie)* aufgenommen und zeigt einen intakten Innenmeniskus ① des rechten Knies. Oben im Bild ist der Knorpel der Oberschenkelrolle ② und unten die Knorpelfläche des Schienbeinkopfes ③ zu sehen. Dazwischen sieht man den dünnen Rand des Meniskus ④.

Werden Menisken entfernt, kann das Gelenk Schaden nehmen. Es verliert an Stabilität und der nicht mehr vor Druck geschützte Knorpel wird überlastet und verschleißt auf Dauer. Folge ist die Entstehung eines frühzeitigen Gelenkverschleißes *(Arthrose).*

***Jede Therapie einer Meniskuserkrankung hat zum Ziel, möglichst viel Meniskusgewebe zu erhalten. Sei es durch sparsames Entfernen, durch den Versuch der Wiederherstellung des Meniskus (Rekonstruktion) oder durch den künstlichen Ersatz eines vollständig zerrissenen Meniskus.***

## Erkrankungen der Menisken: Der Meniskusriss

Meniskusrisse sind die häufigsten Schäden an Innen- und Außenmeniskus. Ein Schaden wird allgemein auch als *Läsion* bezeichnet (z.B. *Meniskusläsion*). Liegen mehrere Risse an einem Meniskus vor, wird häufig der Begriff der *Komplexläsion* verwendet.

Bei der Beschreibung von Meniskusrissen sind verschiedene Abkürzungen gebräuchlich. So wird der Innenmeniskus mit *IM* abgekürzt, der Außenmeniskus mit *AM*, das Hinterhorn eines Meniskus mit *HH* und das Vorderhorn mit *VH*. In Operationsberichten oder Entlassungsbriefen sind daher Abkürzungen wie *IM-HH-Komplexläsion* üblich.

### Ursachen und Herkunft

Für eine Rissbildung an Innen- oder Außenmeniskus sind im Wesentlichen die gleichen Gründe verantwortlich. Aus anatomischen Gründen ist der **Innenmeniskus deutlich häufiger** betroffen als der Außenmeniskus. Ursachen für einen Meniskusriss sind:

#### Unfälle

Führt ein Unfall *(Trauma)* zu einer Verletzung des Meniskus, wird dies als *traumatische Ursache* bezeichnet. Unfälle entstehen häufig bei Sportarten wie Fußball oder Skifahren, ebenso im Alltag beim Verdrehen des Kniegelenks. Zu hohen Beanspruchungen der Menisken kommt es, wenn das Knie gebeugt und belastet ist und plötzlich eine starke unkontrollierte Drehbewegung hinzukommt. Der Druck und die gleichzeitige Drehung führen zu einer Scherbewegung, die den Meniskus zerreißen kann.

#### Dauerbelastungen

Die Menisken stabilisieren das Gelenk durch ihre Eigenschaft als *Bremsklotz*. Diese Eigenschaft wird bei jeder Beugung des Gelenks in Anspruch genommen. In kniender Position mit Überbeugung des Gelenks werden die hinteren Abschnitte der Menisken *(Hinterhörner)* wiederholt gequetscht und überlastet. Dies führt zu kleinsten Verletzungen, die nicht mehr heilen *(Mikrotraumata)*. Nach Monaten oder Jahren können sich solche kleinen Verletzungen zu einem großen Riss ausweiten. Aus diesem Grunde sind Meniskusverletzungen bei Berufen mit stark kniender Tätigkeit (Fliesenleger, Parkettverleger etc.) oder einer hohen Kniebelastung (Profi-Fußballer) teilweise als Berufskrankheit anerkannt.

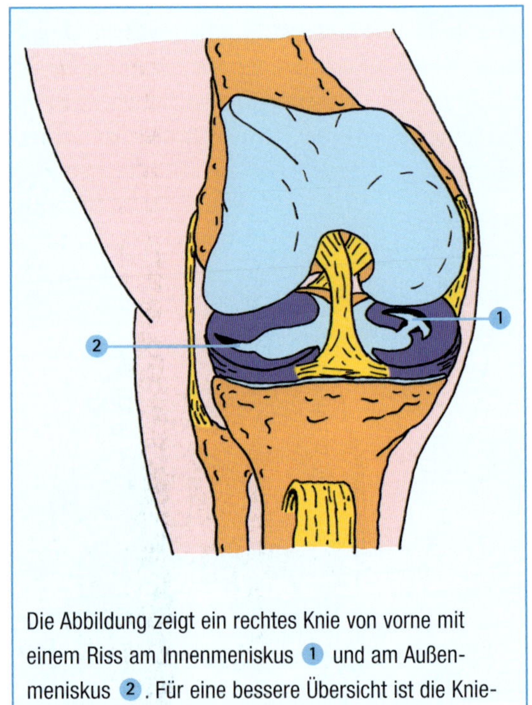


Die Abbildung zeigt ein rechtes Knie von vorne mit einem Riss am Innenmeniskus (1) und am Außenmeniskus (2). Für eine bessere Übersicht ist die Kniescheibe hier nicht abgebildet.

#### Natürlicher Verschleiß

Wie jedes Gewebe im menschlichen Körper unterliegt auch der Meniskus einem Verschleiß *(Degeneration)*. Die Elastizität des Faserknorpels geht verloren und das sonst straffe Bindegewebe verfettet oder wird spröde. Damit sind die Menisken manchen Belastungen nicht mehr gewachsen. Dann kann eine einfache tiefe Kniebeuge oder ein Verdrehen des Gelenks beim Aussteigen aus dem Auto zu einer Rissbildung führen.

Solche Veränderungen werden als *degenerative Veränderungen* und der Riss als *degenerativer Riss* bezeichnet.

*Im Alter über 45 Jahre haben 35% der Menschen einen Riss im Meniskus, der keine Beschwerden macht und dann keiner Behandlung bedarf.*

Je nach Verlauf des Risses wird ein *Radiärriss* von einem *Längsriss* und einem *Horizontalriss* unterschieden. Eine besondere Form ist der *Lappenriss*, bei dem ein Teil des Meniskus abreißt. Reißt ein Meniskus der Länge nach ein, ohne dass ein Teil abreißt, wird dies als *Korbhenkelriss* beschrieben.

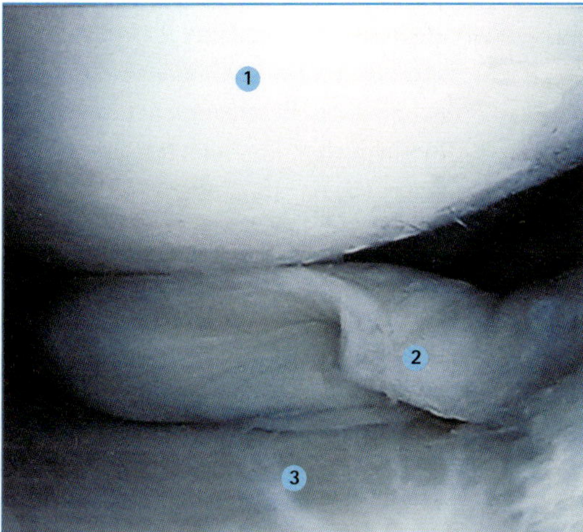


Das Foto wurde während einer Gelenkspiegelung *(Arthroskopie)* aufgenommen. Im oberen Bildanteil ist die runde und mit Knorpel überzogene Oberschenkelrolle 1 zu sehen. Darunter wölbt sich ein verdrehter und zerrissener Anteil des Innenmeniskus 2 nach vorne. Unten liegt der mit Knorpel überzogene Schienbeinkopf 3.

## Symptome und Beschwerden

Bei einer unfallbedingten Schädigung des Meniskus kann das **Knie stark anschwellen**. Manche Meniskusrisse gehen mit einer Einblutung in das Gelenk einher. Oft werden durch den Unfall weitere Strukturen im Gelenk geschädigt. Es können Verletzungen am Knorpel und an den Bändern (Seitenbänder, Kreuzbänder) auftreten.

Schäden am Meniskus durch eine Dauerbelastung führen zu einer wiederkehrenden Reizung des Gelenks mit **Schmerz** und Schwellung. Die Beschwerden entwickeln sich langsam und anhaltend.

Der alleinige Verschleiß des Meniskus löst keine Beschwerden aus. Erst bei Auftreten einer größeren Rissbildung kommt es zu Schmerzen. Die Symptomatik reicht von einem plötzlichen Schmerzereignis mit nachfolgender Knieschwellung bis zu sich langsam entwickelnden und anhaltenden Beschwerden.

Ein gemeinsames Symptom aller Rissarten kann die Unfähigkeit sein, das Bein zu strecken. Dann klemmen sich Teile des gerissenen Meniskus zwischen Ober- und Unterschenkel ein. Beim Gehen ist ein **plötzliches Wegsacken** des Kniegelenks möglich. Dieses Phänomen wird als *giving way* bezeichnet.

Weiterhin führen Schäden am Innenmeniskus häufig zu **Schmerzen** an der Innenseite des Knies, Außenmeniskusschäden entsprechend zu Schmerzen an der Außenseite. Drehbewegungen des Knies im Stand, wie sie beim Tanzen, beim Sport oder auch im Alltag auftreten, führen zu Schmerzen. Unangenehm ist bei einem Innenmeniskusschaden die Position des Schneidersitzes.

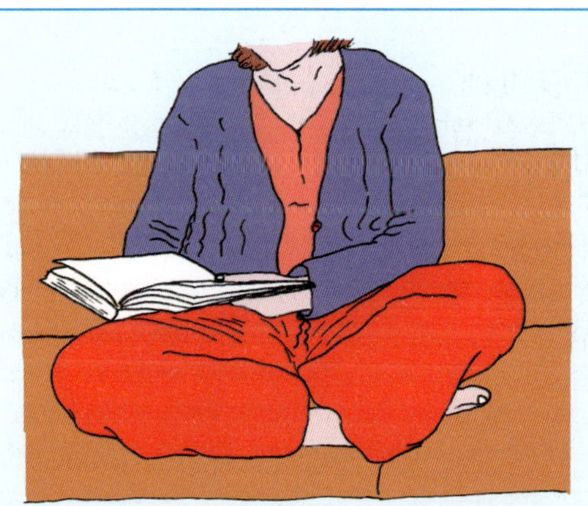

Im Schneidersitz werden die Knie stark gebeugt und ihre Innenseite einer Druckbelastung ausgesetzt. Bei einem vorliegenden Schaden des Innenmeniskus kann dies zu Schmerzen führen.

Bei einer starken Beugung des Gelenks können Schmerzen durch Schäden am Hinterhorn eines Meniskus auftreten.

## Untersuchung und Diagnostik

Im Rahmen der Befragung des Patienten *(Anamnese)* wird nach Unfällen, nach beruflichen und sportlichen Belastungen sowie nach Dauer und Art der Beschwerden gefragt.

Bei der Untersuchung des Kniegelenks gibt es eine Vielzahl von **Meniskustests**, die auf einen Schaden des Meniskus hinweisen. Die meisten Tests beruhen darauf, einen Schmerz am Meniskus auszulösen, indem er unter Druck oder Zug gesetzt wird, ähnlich wie bei der Einnahme des Schneidersitzes. Die äußeren Anteile des Meniskus enthalten Nervenfasern. Wahrscheinlich gehen Schmerzen von diesem Rand des Meniskus und der angrenzenden gereizten Schleimhaut aus. Damit erklärt sich auch ein Schmerz, der bei einem vorliegenden Riss durch Druck eines Fingers des Untersuchenden auf die Innen- oder Außenseite des Knies ausgelöst werden kann.

***Trotz sorgfältiger Untersuchung durch den Arzt lässt sich ein Meniskusriss nicht immer von anderen Erkrankungen des Kniegelenks abgrenzen.***

Weitere diagnostische Maßnahmen:

### Röntgen

Außer bei sehr jungen Patienten wird in fast allen Fällen ein Röntgenbild angefertigt. Es liefert wichtige Informationen über den Zustand des Gelenks. Aussagen über einen Verschleiß *(Arthrose)*, Veränderungen am Knochen und Aussagen über die Beinachsen sind möglich. Die Menisken selber sind als Weichgewebe im Röntgenbild nicht zu sehen. Nur wenn sie im Rahmen einer Erkrankung verkalken *(Chondrokalzinose)* sind sie im Röntgenbild sichtbar.

### Ultraschalluntersuchung

Das Verfahren ist zur Rissdiagnostik am Meniskus zu ungenau und zu unsicher. Es dient der Beurteilung von Veränderungen der Schleimhaut, der Schleimbeutel sowie von Gelenkergüssen und kann Bandverletzungen nachweisen.

### Kernspintomographie (Magnetresonanztomographie, MRT)

Zum Nachweis eines Meniskusrisses ist die Kernspintomographie die **beste Methode**. Sie liefert zusätzlich Informationen über weitere Verletzungen oder Schäden im Knie, die Ursache von Knieschmerzen sein können. Nur wenige Meniskusrisse sind auch in der Kernspintomographie nicht zu erkennen und werden erst bei einer Operation entdeckt.

***Bei älteren Menschen sind häufig Risse im Meniskus festzustellen. Ob sie Ursache von bestehenden Beschwerden sind, wird nicht anhand der Kernspintomographie, sondern durch die Untersuchung des behandelnden Arztes geklärt.***

Schäden am Meniskus *(Läsionen)* werden in der Kernspintomographie von **Grad 1 (I) bis Grad 4 (IV)** eingeteilt. Grad 1 (I) und Grad 2 (II) beschreiben leichte und meist harmlose Veränderungen im Meniskus, die nicht zu Beschwerden führen und keiner Therapie bedürfen. Ein Schaden Grad 3 (III) (Grad III-Läsion; Läsion III°) oder Grad 4 (IV),

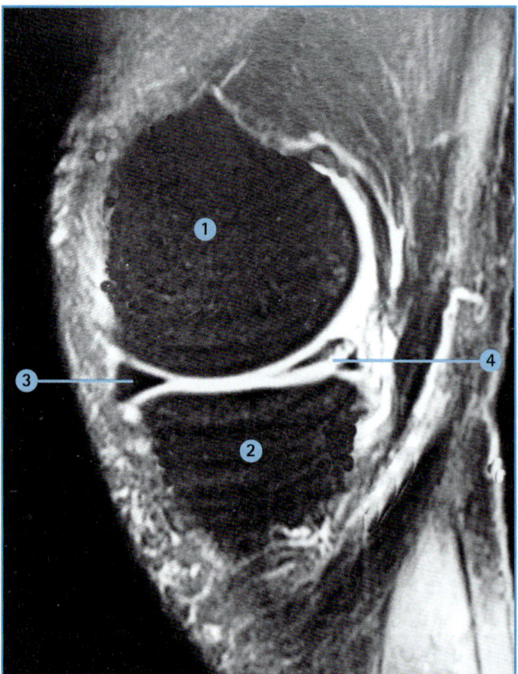


Das Bild zeigt die Kernspintomographie des rechten Kniegelenks eines 45-jährigen Mannes. Er hat sich beim Sport das Knie verdreht. In dieser Schicht sieht man das Kniegelenk von der Seite. Der linke Bildrand weist nach vorn, der rechte nach hinten. Zwischen der runden Oberschenkelrolle (1) und dem Schienbeinkopf (2) liegt der Innenmeniskus. Sein vorderer Anteil *(Vorderhorn)* ist als intaktes schwarzes Dreieck (3) zu sehen. In seinem hinteren Anteil *(Hinterhorn)* weist er eine deutliche Rissbildung auf. Sie zeigt sich als weiße Linie im schwarzen Dreieck (4).

beschreibt einen oder mehrere Meniskusrisse, die für Beschwerden verantwortlich sein können. Neben dieser Einteilung (nach *Stoller*) werden noch andere verwendet.

***Nicht jeder in der Kernspintomographie nachgewiesene Riss ist therapiebedürftig. Bei mehr als 30% beschwerdefreier Kniegelenke werden in der Kernspintomographie Risse diagnostiziert.***

## Therapie

Meniskusrisse verheilen in aller Regel **nicht von alleine**. Dies liegt zum einen daran, dass sie meist in einem Anteil des Meniskus liegen, der nicht durchblutet ist. Zum anderen führt die ständige Bewegung im Knie dazu, dass die Ränder nicht verwachsen können. Mit der Zeit dehnen sich die Risse eher aus und abgerissene Meniskusanteile können sich sperrend in das Gelenk einschlagen. Dies führt zu bleibenden **Schäden am weichen Gelenkknorpel** mit den Folgen eines zunehmenden Gelenkverschleißes *(Arthrose)*.

Aus diesen Gründen werden große Meniskusrisse, die zu anhaltenden oder wiederkehrenden Beschwerden führen, vor allem bei jungen und sportlich-aktiven Patienten meistens operiert.

Auch wenn die Meniskusrisse nicht heilen, klingen bei einigen Patienten die durch sie verursachten Beschwerden ab. Der gerissene Meniskus verbleibt in seiner Position und muss bei leichten Belastungen zu keinen weiteren Beschwerden führen. Bei sportlichen Aktivitäten besteht eine gewisse Gefahr, dass Scher- und Druckkräfte, die beim Sport auf den gerissenen Meniskus einwirken, zu erneuten Beschwerden führen. Diese wiederkehrenden Beschwerden können dann Anlass für eine Operation sein.

### ■ Nicht-operative *(konservative)* Therapie

***Je älter der Patient, je kleiner der Riss und je weniger Beschwerden durch ihn ausgelöst werden, desto eher kann mit einer Operation gewartet werden.***

Vor allem bei älteren Patienten zwingt nicht jeder in der Kernspintomographie sichtbare Meniskusriss unmittelbar zu einem operativen Eingriff. Häufig ist dieser aufgrund von anderen Erkrankungen nicht möglich oder wird vom Patienten nicht gewünscht.

In diesen Fällen wird das Gelenk über einige Wochen geschont und physiotherapeutisch behandelt. Die Verwendung von Gehstützen zur **Entlastung** kann dabei sinnvoll sein. Entzündungshemmende Tabletten wie *Ibuprofen* oder *Diclofenac*, alternativ auch pflanzliche Entzündungshemmer, tragen zur Beruhigung des Gelenks bei. Je nach Alter und Vorerkrankung des Patienten können die **Tabletten** aufgrund ihrer unerwünschten Wirkungen nicht eingesetzt werden.

Ist das Gelenk geschwollen und überwärmt, sollte es 3- bis 5-mal täglich mit milder **Kälte** (etwa 7° C) behandelt werden. Dazu eignen sich fertige Kühlkompressen, Quarkwickel oder kalte Umschläge. Bei starken Reizungen können **Spritzen** in das Gelenk oder an die Basis des Meniskus zur Schmerzlinderung angewendet werden. Eine Heilung des Risses im Meniskus ist mit diesen Maßnahmen nicht zu erreichen.

Beruhigt sich das Gelenk anhaltend, sind trotz nachgewiesenen Risses keine weiteren Maßnahmen notwendig. Treten jedoch immer wieder, ausgelöst durch Sport oder körperliche Aktivität, Beschwerden auf, die auf den Meniskusriss zurückzuführen sind, kann eine operative Therapie auch im höheren Alter sinnvoll sein.

### ■ Operative Behandlung

***Vor einer Operation sollte immer Gewissheit darüber bestehen, dass die vorliegenden Beschwerden am Knie auch tatsächlich durch den Meniskusriss verursacht sind und nicht andere Gründe wie Verschleiß, Erkrankungen des Knochens oder eine akute Reizung des Gelenks für die Beschwerden verantwortlich sind. Zur Klärung tragen die sorgfältige orthopädische Untersuchung und die Kernspintomographie wesentlich bei.***

Die operative Therapie wird fast ausnahmslos durch eine **Gelenkspiegelung** *(Arthroskopie)* durchgeführt. Dabei wird das gesamte Gelenk auf Schäden untersucht. Teile des gerissenen Meniskus

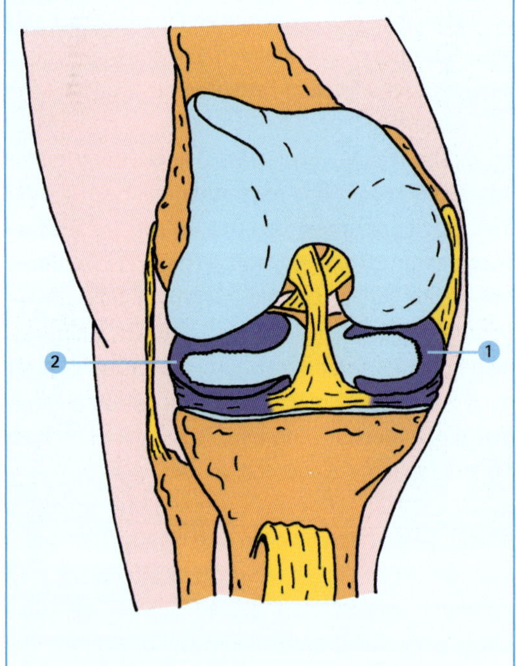


Die Abbildung zeigt den Innenmeniskus 1 und den Außenmeniskus 2 nach erfolgter Operation der Risse. Auf beiden Seiten konnte der dickere äußere Rand *(Basis)* der Menisken erhalten werden.

werden mit einer rotierenden Fräse entfernt. Ein weiteres Einreißen soll so verhindert werden. Damit der Meniskus wenig von seiner Funktion

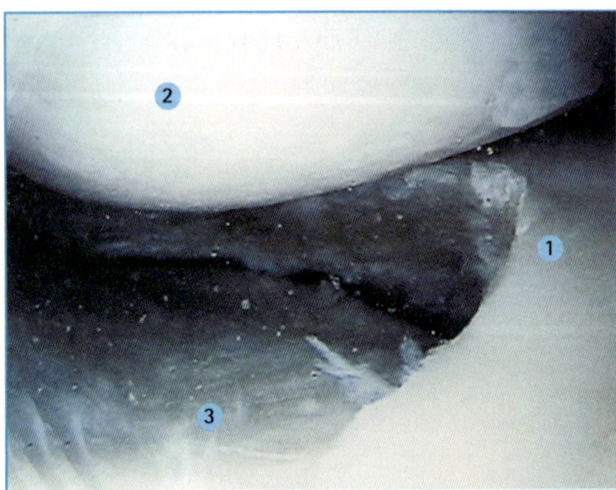


Wie die Abbildung zeigt auch dieses Foto, welches während einer Kniegelenkspiegelung *(Arthroskopie)* aufgenommen wurde, einen Meniskus, bei dem gerissene Anteile entfernt wurden. Verblieben ist der stabile äußere Rand *(Basis)* 1, der für die Funktion des Meniskus so wichtig ist. Im oberen Bildrand liegt die mit Knorpel überzogene Oberschenkelrolle 2, unten der Schienbeinkopf 3.

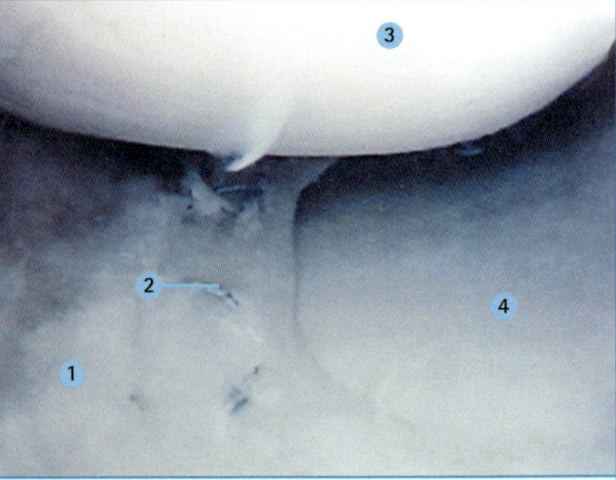


Das Foto wurde während einer Gelenkspiegelung aufgenommen. Es zeigt den Außenmeniskus 1 eines rechten Knies von oben betrachtet. Mit Hilfe eines stabilen Fadens 2 wurde ein großer Riss im Meniskus vernäht. Im oberen Bildrand liegt die mit Knorpel überzogene Oberschenkelrolle 3, unten der Schienbeinkopf 4.

verliert, wird möglichst wenig Gewebe entfernt *(reseziert)*.

Risse in den durchbluteten äußeren Anteilen der Menisken *(Basis)* können zum Teil genäht oder mit speziellen kleinen Stiften, Pfeilen oder Schrauben wieder verschlossen werden. Gerade bei jüngeren Patienten lohnt sich der Versuch dieser **Reparatur** *(Refixation)*. In fast einem Viertel der Fälle ist sie jedoch nicht erfolgreich. Bei älteren Patienten lässt die schlechtere Substanz des Meniskus eine Reparatur meist nicht mehr zu.

In den meisten Fällen eines Meniskusrisses werden nur die gerissenen Anteile entfernt. Dieses teilweise *(partielle)* **Wegschneiden** des Meniskus wird als *partielle Meniskektomie* bezeichnet. Ist das Abtragen von mehr als der Hälfte des Meniskus notwendig, wird von einer *fast vollständigen* oder *subtotalen Meniskektomie* gesprochen. Eine *totale Meniskektomie* liegt vor, wenn ganze Teile der breiten Meniskusbasis entfernt werden müssen. Damit verliert der Meniskus seine wichtigsten Funktionen. Wird er vollständig entfernt, steigt die direkte Belastung des Gelenkknorpels um das 2- bis 3-Fache an, was auf Dauer zu einem Gelenkverschleiß *(Arthrose)* führt.

Bei jüngeren Patienten, bei denen eine Arthrose nach (Teil-)Entfernung eines Meniskus sonst rasch beginnen würde, besteht die Möglichkeit, den Meniskus ganz oder teilweise zu ersetzen. Zum vollständigen **Ersatz** werden Transplantate von menschlichen Spendern *(allogenes Transplantat)* verwendet. Der Außenmeniskus wird häufiger und erfolgreicher ersetzt als der Innenmeniskus.

***Je mehr Meniskusgewebe bei einer Operation entfernt wird, desto mehr büßt der Meniskus seine Funktion ein, was einen vorzeitigen Verschleiß (Arthrose) des Gelenks zur Folge haben kann.***

Der teilweise *(partielle)* Ersatz des Meniskus erfolgt durch das Einbringen eines Gerüstes aus Polyurethan an die Stelle des entfernten Meniskusanteils. Körpereigenes Gewebe wächst in das Gerüst ein und lässt eine Art Ersatzmeniskus entstehen. Bei einer anderen Methode des teilweisen Meniskusersatzes wird das Transplantat aus der Achillessehne des Rindes hergestellt.

In allen Fällen hat das Transplantat nicht die stabil-elastischen Eigenschaften eines natürlichen Meniskus. Die Maßnahmen scheinen geeignet, die Funktion des Kniegelenks zu verbessern und Schmerzen zu reduzieren. Das Auftreten einer Arthrose können sie langfristig wahrscheinlich nicht verhindern. Ob und inwieweit sie die Entstehung einer Arthrose verzögern können, ist noch nicht abschließend geklärt.

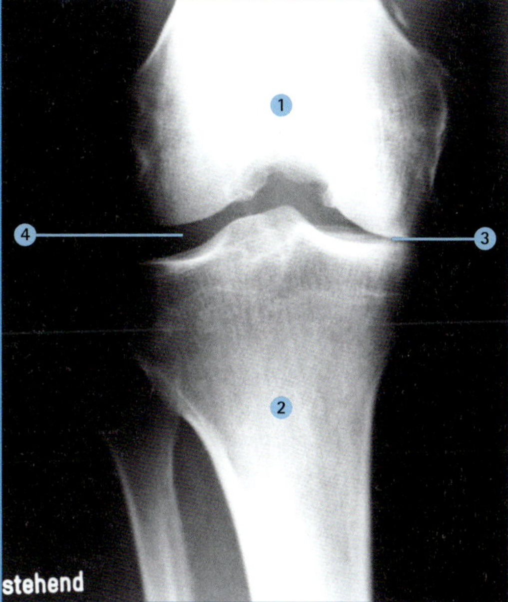


Zu sehen ist das Röntgenbild des rechten Kniegelenks eines 54-jährigen Mannes. Es zeigt das Gelenk mit der Oberschenkelrolle 1 und dem Schienbein 2 von vorne betrachtet. 10 Jahre vorher war eine Operation des Innenmeniskus notwendig. Wahrscheinlich hat sich als Folge der Entfernung ein Verschleiß entwickelt. Der sonst durch den mehrere Millimeter dicken Knorpel bestehende *Gelenkspalt* fehlt an der Innenseite 3. Hier ist der Knorpel abgerieben, so dass sich Ober- und Unterschenkel fast vollständig annähern und der Gelenkspalt fast verschwindet. An der Außenseite des Knies ist der *äußere Gelenkspalt* 4 noch normal weit.

## Erkrankungen der Menisken: Das Meniskusganglion

*Meniskusganglion* wird ein mit Gelenkflüssigkeit oder mit einer gallertartigen Masse gefüllter Sack *(Zyste)* aus Bindegewebe genannt, der sich an der Außenseite *(Basis)* eines Meniskus ausbilden kann.

Das Ganglion stülpt sich nach außen bis unter die Haut vor. Meist besteht eine Verbindung zu einem Riss im betroffenen Meniskus. Die Begriffe *Zyste* und *Ganglion* werden gleichbedeutend verwendet.

### Ursachen und Herkunft

Ein *Meniskusganglion* entwickelt sich häufig im Rahmen eines Meniskusverschleißes oder Risses. Es kann Folge einer vermehrten **Kniebelastung** sein und am Innen- oder Außenmeniskus auftreten. Mit einer bösartigen Erkrankung hat die Ausbildung eines Ganglions nichts zu tun.

### Symptome und Beschwerden

Die Symptome ähneln denen eines Meniskusschadens. Hinzu kann eine **Schwellung** an der Innen- oder Außenseite des Kniegelenks kommen. Die Schwellung ist weich und kann auf Druck schmerz-

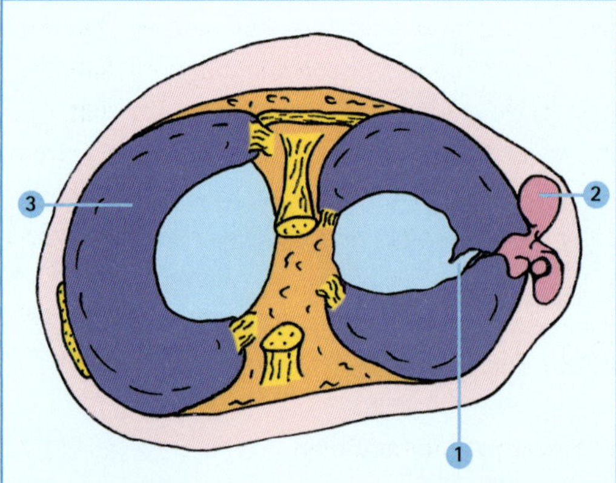


Hier ist ein Riss im Außenmeniskus 1 eines rechten Knies dargestellt. Durch diesen Riss zwängt sich ein Sack aus Bindegewebe 2 nach außen. Er besteht aus mehreren Kammern und ist mit Gelenkflüssigkeit oder einer gallertartigen Masse gefüllt. Der Innenmeniskus 3 ist völlig intakt.

haft reagieren. Der Füllungszustand des Ganglions schwankt, so dass es an einigen Tagen prall gefüllt und an anderen Tagen weniger gefüllt ist.

## Untersuchung und Diagnostik

Bei der Untersuchung des Kniegelenks kann oft eine örtlich begrenzte Schwellung an der Innen- oder Außenseite tastbar und zum Teil sichtbar sein.

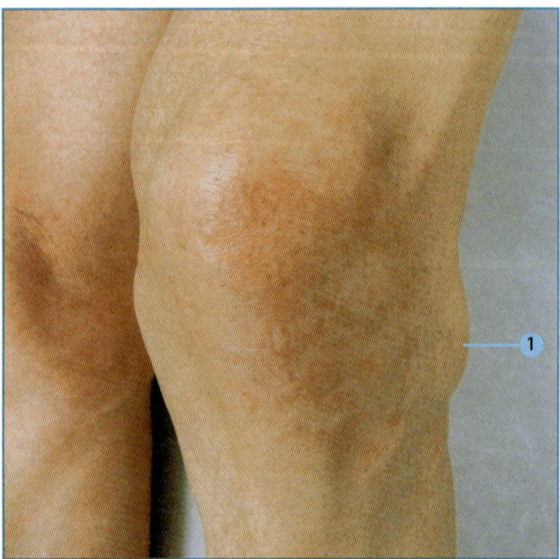


An der Außenseite des linken Knies dieses 54-jährigen Patienten sieht man eine rundliche Schwellung 1. Sie ist auf ein unter der Haut liegendes Ganglion des Außenmeniskus zurückzuführen.

Meist ergeben sich weitere Hinweise, die einen Schaden am Meniskus vermuten lassen.

Weitere diagnostische Maßnahmen:

### Röntgen

Ein Ganglion ist ein Weichgewebe und zeigt sich deshalb nicht im Röntgenbild. Da das Röntgenbild jedoch andere wichtige Informationen über das Gelenk liefert, wird es bei älteren Patienten dennoch angefertigt.

### Ultraschalluntersuchung

In der Ultraschalluntersuchung ist das Ganglion meist gut zu sehen. Nähere Auskünfte über den Meniskus können mit dieser Methode kaum gewonnen werden.

### Kernspintomographie (Magnetresonanztomographie, MRT)

Die Kernspintomographie ist die **beste Methode**, ein Ganglion in seiner Ausdehnung darzustellen. Zudem werden wichtige Informationen über den Zustand der Menisken sowie eventuelle weitere Veränderungen im Knie gewonnen. Daher wird die Kernspintomographie regelmäßig zur Diagnosestellung eingesetzt.

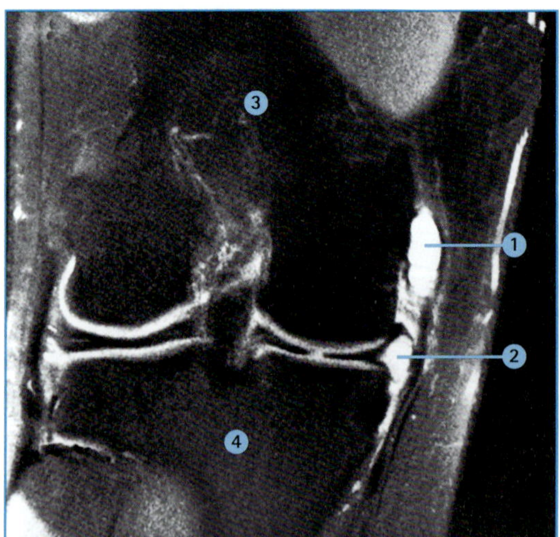


Zu sehen ist die Kernspintomographie des rechten Kniegelenks eines 39-jährigen Mannes. Die Betrachtung erfolgt von vorne. An der Innenseite des Knies sieht man deutlich weiße rundliche Veränderungen *(Ganglion)* 1, die sich bis in den Innenmeniskus 2 ausdehnen. Im oberen Bildteil liegt der Oberschenkel 3 und im unteren der Unterschenkel 4.

## Therapie

Das alleinige Vorhandensein eines Meniskusganglions zwingt nicht zu einer Behandlung. Bestehen keine Schmerzen und ist nur eine geringe Schwellung vorhanden, die den Patienten nicht stört, kann abgewartet werden. Der Patient kann sein Knie normal belasten, sollte sich jedoch bei auftretenden Beschwerden in ärztliche Behandlung begeben. Je nach Befund erfolgt dann eine nicht-operative oder operative Therapie.

### Nicht-operative *(konservative)* Therapie

Bei leichten Schmerzen wird das Gelenk über wenige Wochen **geschont** und weder beruflich noch sportlich stark belastet. Das schmerzhafte Ganglion kann durch die regelmäßige Anwendung von milder **Kälte** und das Auftragen von schmerzstillenden Salben etwas beruhigt werden. Für wenige Tage ist die Einnahme von entzündungshemmenden Tabletten wie *Ibuprofen* oder *Diclofenac* möglich. Halten die Schmerzen an und ist das Ganglion prall gefüllt, kann mit einer **Spritze** zähe Flüssigkeit daraus entfernt werden *(Punktion)*. In einigen Fällen führt dies zu einem lang anhaltenden und selten sogar zu einem vollständigen Verschwinden des Ganglions. Es besteht jedoch die Wahrscheinlichkeit, dass es sich erneut füllt *(Rezidiv)* und zu Beschwerden führt.

### Operative Behandlung

Ist der Meniskus stark geschädigt oder kommt es nach einer Punktion in kurzer Zeit zu einem Rezidiv, kann die operative Behandlung sinnvoll sein. Dabei werden die Schäden am Meniskus behandelt und das Ganglion gleichzeitig entfernt. Dies gelingt in den meisten Fällen durch eine **Gelenkspiegelung** *(Arthroskopie)*. Manchmal ist ein zusätzlicher Hautschnitt zur Entfernung des Ganglions notwendig.

# Erkrankungen der Menisken: Der Scheibenmeniskus

Als Scheibenmeniskus bezeichnet man einen Meniskus, der sich in seiner Entwicklung nicht zu einer normalen *C-förmigen Form* (Innenmeniskus) oder zu einem leicht offenen Ring (Außenmeniskus) entwickelt hat.

Anstatt sich zur normalen Form zu entwickeln, behält der Meniskus die Form einer Scheibe, die zum Teil ganz oder fast geschlossen ist. Ein Scheibenmeniskus überdeckt damit fast den gesamten mit Knorpel überzogenen Schienbeinkopf an der Innen- oder Außenseite des Knies.



Die Abbildung zeigt einen normal geformten Innenmeniskus ① eines rechten Knies und einen Außenmeniskus als Scheibenmeniskus ②. Im Unterschied zur normalen Meniskusform besteht nur eine kleine Öffnung.

## Ursachen und Herkunft

Der Scheibenmeniskus ist Folge einer **Entwicklungsstörung** des Meniskus. Im Laufe des kindlichen Wachstums bleibt die normale Umformung aus. Dies geschieht beim Außenmeniskus häufiger als beim Innenmeniskus. Die Ausbildung eines Scheibenmeniskus ist kein Hinweis auf weitere Entwicklungsstörungen am Körper. Insgesamt wird ein Scheibenmeniskus **selten** festgestellt, wahrscheinlich auch, weil er nicht immer zu Beschwerden führt und so unerkannt bleibt.

## Symptome und Beschwerden

Ein Scheibenmeniskus muss nicht zwangsläufig zu Beschwerden führen. Er kann ein ganzes Leben lang unentdeckt bleiben und das betroffene Knie ist in seiner Funktion nicht eingeschränkt.

Symptome, die auf das Vorliegen eines Scheibenmeniskus hinweisen können, sind im Kindes- und Jugendalter ein **Schnappen** im Gelenk oder Schmerzen. Durch die hohe Druckbelastung, die auf die Menisken wirkt, kann der Scheibenmeniskus leichter einreißen als ein normal geformter Meniskus. Mit zunehmendem Alter steigt die Wahrscheinlichkeit, dass das spröde werdende Meniskusgewebe Belastungen nicht mehr gewachsen ist und einreißt. Dann kommt es zu den Symptomen eines Meniskusrisses. Die Streckfähigkeit des Kniegelenks kann eingeschränkt sein, das Knie kann wiederholt anschwellen, Drehbewegungen können schmerzen.

## Untersuchung und Diagnostik

Bei der Tastuntersuchung des Knies kann ein **Schnappen** bei der Bewegung ein Hinweis auf einen Scheibenmeniskus sein. Dieses Schnappen tritt jedoch auch bei harmlosen Schleimhautfalten auf, die durch das Kniegelenk ziehen. Bei der Untersuchung können sich auch Hinweise auf einen Riss des Meniskus ergeben.

Weitere diagnostische Maßnahmen:

- **Röntgen**

Ein Scheibenmeniskus kann in einem Röntgenbild nicht erkannt werden. Daher wird ein Röntgenbild meist nur bei Erwachsenen angefertigt, um zusätzliche Informationen über den Zustand des Knies zu erhalten.

- **Kernspintomographie (Magnetresonanztomographie, MRT)**

Die Diagnose eines Scheibenmeniskus ist nur durch eine Kernspintomographie möglich. Sie liefert die **besten Informationen** über den Zustand des Meniskus und weitere Veränderungen im Knie.

## Therapie

Der Scheibenmeniskus kann sich nicht mehr zu einem *normalen Meniskus* umformen. Vermutlich haben einige Menschen einen Scheibenmeniskus, der zu keinen Beschwerden führt, unentdeckt bleibt und dann keiner Therapie bedarf. Wird ein Scheibenmeniskus durch eine Kernspintomographie festgestellt, so ist es für den weiteren Verlauf wichtig, ob er unbeschädigt ist oder einen großen Riss aufweist.

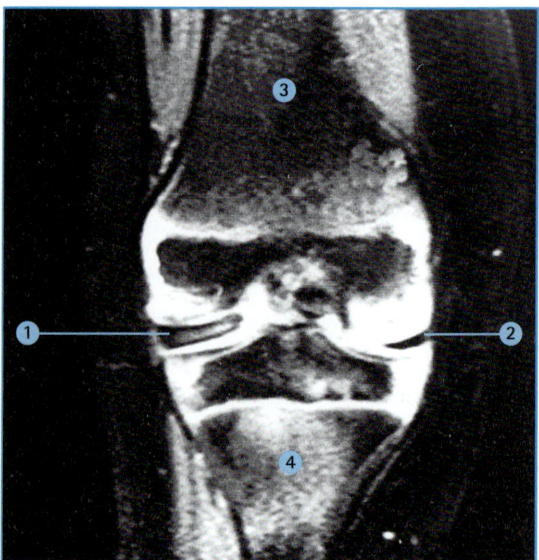


Kernspintomographie des rechten Knies eines 5-jährigen Jungen. Er beklagte ein Springen im rechten Kniegelenk und leichte Schmerzen. Zu sehen ist ein sehr dicker Außenmeniskus 1, der nicht wie der Innenmeniskus 2 keilförmig geformt ist. Der Oberschenkel 3 ist oben im Bild dargestellt und das Schienbein 4 unten im Bild.

*Ein Scheibenmeniskus, der nicht zu Beschwerden führt, muss nicht behandelt werden.*

- **Nicht-operative *(konservative)* Therapie**

Weist der Scheibenmeniskus keine Rissbildung auf und führt zu leichten Beschwerden oder einem Schnappen im Knie, wird meist empfohlen, das Knie zu schonen. Über einen Zeitraum von 2-3 Wochen sollte es keinen größeren Belastungen oder sportlichen Tätigkeiten ausgesetzt werden. Die Einnahme von Schmerzmitteln sollte, wenn überhaupt, nur kurzfristig zur Linderung von akuten Beschwerden erfolgen.

Kommt es zu einer anhaltenden Beruhigung des Gelenks, erfolgt keine weitere Therapie. Es ist jedoch immer möglich, dass der Scheibenmeniskus zu einem späteren Zeitpunkt einreißt und zu Beschwerden führt.

- **Operative Behandlung**

Kommt es zu einem deutlichen Riss im Scheibenmeniskus und führt dieser zu anhaltenden oder wiederkehrenden Beschwerden, ist meist eine operative Therapie notwendig. Im Rahmen einer Gelenkspiegelung *(Arthroskopie)* wird er so beschnitten, dass er einem normalen Meniskus in Form und Funktion gleicht.

## Prognose und Verlauf der Meniskuserkrankungen

Die Prognose von Erkrankungen der Menisken ist **allgemein gut**. Dass ein Riss wieder zusammenwächst, ist nicht zu erwarten, dennoch beruhigen sich in höherem Alter kleine Risse oft wieder. Ebenso kann bei Erkrankungen wie einem Meniskusganglion und einem Scheibenmeniskus, die zu keinen oder geringen Beschwerden führen, oft zunächst abgewartet werden.

Führen Meniskusrisse jedoch zu starken Schmerzen und wiederkehrenden Beschwerden, können sie unbehandelt den Knorpel im Knie anhaltend schädigen. Dann ist in der Regel eine operative Behandlung notwendig.

Am häufigsten werden die gerissenen Anteile der Menisken im Rahmen einer Kniegelenkspiegelung entfernt. Das Vorhandensein von Ganglien verschlechtert nicht die Prognose nach einem Eingriff am Meniskus. Je weniger vom Meniskus entfernt wird, desto geringer ist die Wahrscheinlichkeit für Folgeschäden am Knie. Problematisch ist, wenn bei jungen Patienten große Teile des Meniskus entfernt werden müssen. Dann ist das Auftreten von Folgeschäden *(Arthrose)* im Erwachsenenalter wahrscheinlich.

### Das Wichtigste für Sie:

- Risse sind die häufigsten Erkrankungen der Menisken.
- Die Rissbildung reicht von kleinen, meist beschwerdefreien Rissen bis zu großen Rissen, die die Funktion der Menisken stören, zu Beschwerden führen und den Gelenkknorpel irreparabel schädigen können.
- In höherem Alter muss nicht jeder in der Kernspintomographie festgestellte Riss operiert werden. Ebenso wenig sind Meniskusganglien oder ein Scheibenmeniskus ohne Beschwerden Grund für eine Operation.
- Größere Meniskusrisse, Meniskusganglien und Scheibenmenisken, die Beschwerden verursachen, werden meist durch eine Gelenkspiegelung *(Arthroskopie)* operativ behandelt.
- Operativ wird so wenig Meniskusgewebe wie möglich entfernt, nach Möglichkeit wird der Meniskus wieder zusammengefügt oder ganz ersetzt.

# Verletzungen der Seitenbänder am Kniegelenk

Jedes Kniegelenk wird seitlich von einem *Innenband* und einem *Außenband* gestützt. Das *innere (mediale) Seitenband* wird als *Innenband* bezeichnet. Es stabilisiert das Kniegelenk vor allem im gestreckten Zustand gegen ein Einknicken nach innen.

Die Funktion des *Außenbandes* (*äußeres* oder *laterales Band*) ist es, das Kniegelenk vor allem im gebeugten Zustand gegen ein Einknicken nach außen zu stabilisieren.

Eine ausführliche Beschreibung der Anatomie findet sich im Kapitel *Das Kniegelenk – Anatomische Grundlagen*.

## Ursachen und Herkunft

**Unfälle**, vor allem beim Sport, sind die häufigsten Ursachen für Verletzungen der Seitenbänder am Kniegelenk. Das **Innenband** kann einreißen, wenn das Knie nach innen wegknickt. Eine typische Situation, wie sie beim Fußballspiel oder beim Skifahren vorkommen kann.

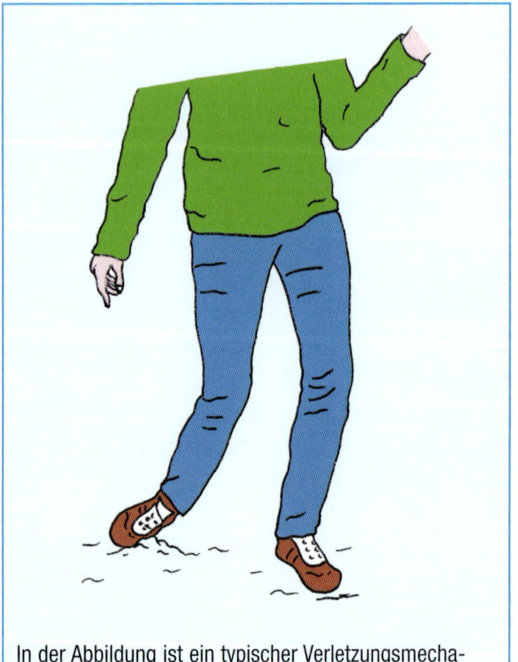

In der Abbildung ist ein typischer Verletzungsmechanismus des Innenbandes dargestellt. Der rechte Fuß bleibt hängen und die Innenseite des Knies wird überdehnt. Dabei kann das Innenband reißen.

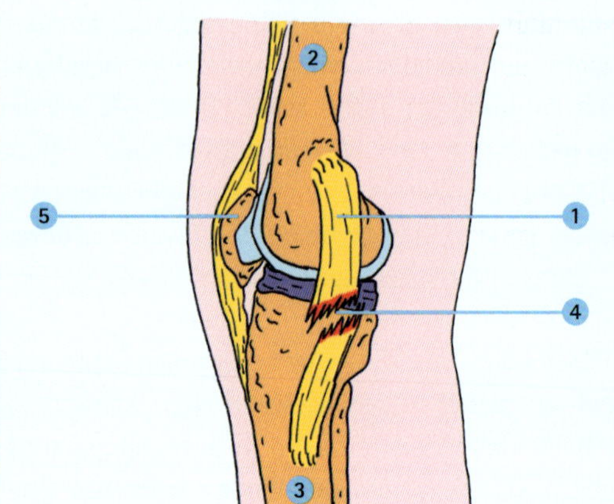


Die Abbildung zeigt die Innenseite eines rechten Kniegelenks. Das breite Innenband 1 zieht vom Oberschenkel 2 zum Unterschenkel 3. Dargestellt ist ein vollständiger Riss *(Ruptur)* des Bandes 4. An der Vorderseite des Knies liegt die Kniescheibe *(Patella)* 5.

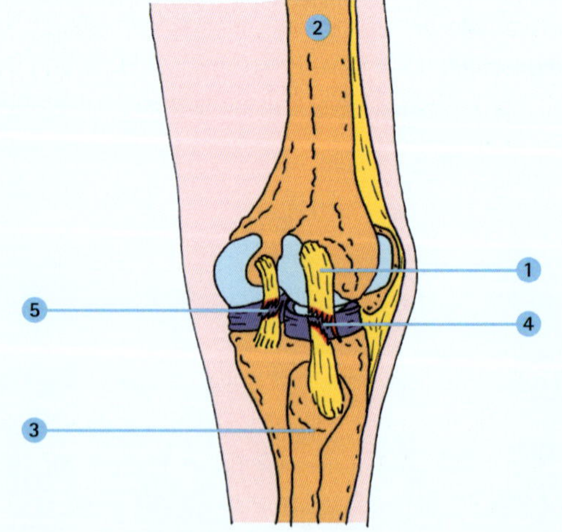


Diese Zeichnung stellt ein rechtes Kniegelenk dar, welches von schräg außen betrachtet wird. Das Außenband 1 zieht vom Oberschenkel 2 bis zum Wadenbein 3. Es ist mit einem vollständigen Riss dargestellt 4. Außerdem ist ein vollständiger Riss im hinteren Kreuzband 5 zu sehen. Die Kreuzbänder sind bei schweren Verletzungen des Außenbandes häufig mitbetroffen.

Wesentlich seltener ist das **Außenband** von einem Riss betroffen. Kommt es im Rahmen eines Unfalls zu einer Verdrehung und einem Wegknicken des Knies nach außen, ist eine Rissbildung im Außenband möglich. Oftmals kommt es dann gleichzeitig zu einer Schädigung der Kreuzbänder.

## Symptome und Beschwerden

Eine **akute Verletzung** des Innenbandes führt zu Schmerzen an der Innenseite des Kniegelenks, Verletzungen des Außenbandes führen zu Beschwerden an der Außenseite. Die Region um die Seitenbänder ist geschwollen und überwärmt. Je nach Schwere des Unfalls kommt es zu einer Einblutung in das Gewebe, was sich als Bluterguss *(Hämatom)* über den Seitenbändern zeigt. Reißen Teile der inneren Gelenkkapsel, ist eine Einblutung in das Gelenk *(Hämarthros)* möglich. Das Knie schwillt dann deutlich an. Die Schmerzen führen dazu, dass der Patient eine Belastung und eine Bewegung des Knies vermeidet.

Liegt die Verletzung Wochen oder Monate zurück, kann sich als Folge einer schweren Überdehnung oder eines nicht behandelten Risses eine unzureichende Stabilisierung des Kniegelenks entwickeln. Daraus ergibt sich eine sog. *Instabilität*. Liegt eine Instabilität vor, kann das Knie bei Belastung erneut wegknicken und ist damit im Sport oder in Berufen mit körperlicher Tätigkeit nur bedingt einsetzbar. Aus dem wiederholten Einknicken des Gelenks können sich weitere Schäden an Bändern, Gelenkkapsel und am Knorpel ergeben.

## Untersuchung und Diagnostik

Für die Diagnosestellung ist die genaue Erfragung des Unfallhergangs von Bedeutung. Daran schließt sich die Betrachtung und Untersuchung des Kniegelenks an.

Ein akuter Riss eines Seitenbandes führt zu einer schmerzhaften **Schwellung** an der Innen- oder Außenseite des Knies. Begleitend können Blutergüsse *(Hämatome)* vorliegen. Die Abtastung des Innenbandes oder des Außenbandes ist schmerzhaft. Verschiedene Funktionstests geben Aufschluss über das Ausmaß der Verletzung. Durch festen seitlichen Druck von der Außenseite auf das Knie prüft man die **Stabilität** des Innenbandes, durch Druck von der Innenseite des Knies die des Außenbandes. Dabei testet man die sog. *Aufklappbarkeit* als Maß für die Stabilität der Bänder.

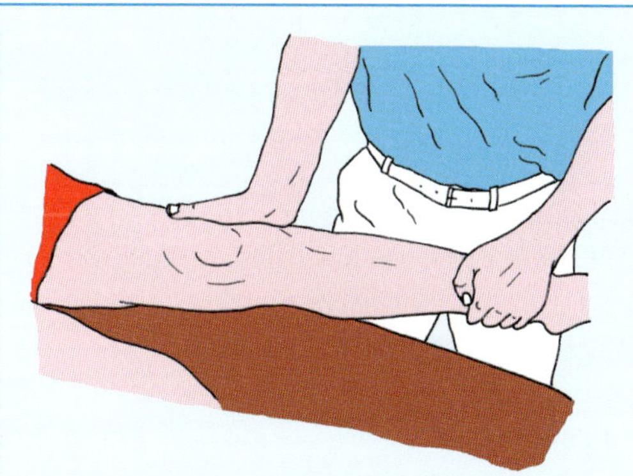

Der Arzt prüft durch Druck auf der Außenseite des linken Knies die Stabilität des Innenbandes. Die andere Hand hält den Fuß fest. Bei einem Riss des Innenbandes kann das Knie so nach innen *aufgeklappt* werden.

Das Knie wird auf weitere Verletzungen der Menisken oder Kreuzbänder untersucht. Sind die Kreuzbänder betroffen, ist das Knie meist stark geschwollen und im Gelenk hat sich ein Erguss gebildet.

Liegt die Verletzung der Seitenbänder länger zurück *(chronischer Verlauf)*, liegen akute Symptome wie Schwellung, Bluterguss und Schmerz nicht mehr vor. Die Stabilität der Bänder kann jedoch anhaltend geschädigt sein, was durch eine Untersuchung mit den Händen geprüft wird. Im akuten wie auch im chronischen Fall einer Seitenbandverletzung erfolgt eine Einteilung in **3 Schweregrade**. Die Einteilung gilt für das Innenband wie für das Außenband und beschreibt die Aufklappbarkeit als Maß der Instabilität.

Bei einer *Verletzung 1. Grades* ist das Band gezerrt *(Distorsion)* und gedehnt. Das Kniegelenk kann um bis zu 5 mm (oder bis zu 5°) weiter als sonst zur Seite bewegt werden. Diese Aufklappbarkeit besteht normalerweise gar nicht oder nur sehr gering, weil die Seitenbänder eben diese Bewegung verhindern. Die Aufklappbarkeit ist bei einer Verletzung *2. Grades* um bis zu 10 mm (oder 10 °) möglich. Ursache ist ein Teilriss des Bandes *(Partialruptur)*.

Bei einer schweren Verletzung, die als Verletzung

*3. Grades* bezeichnet wird, kann das Knie vom Untersuchenden um mehr als 10 mm nach außen oder innen geklappt werden. In diesem Fall kann von einem Riss *(Ruptur)* des gesamten Bandes ausgegangen werden.

***Die Untersuchung des Kniegelenks und die Prüfung der Bandstabilität im Vergleich zum gesunden Knie dienen als Wegweiser der Therapie bei Seitenbandverletzungen am Knie.***

Weitere diagnostische Maßnahmen:

**Röntgen**
Bei jeder schweren Verletzung des Kniegelenks wird ein Röntgenbild angefertigt. Damit werden Brüche des Knochens und Ausrisse der Seitenbänder mit Knochenanteilen *(knöcherner Ausriss)* festgestellt.

**Ultraschalluntersuchung**
Der Verlauf der Seitenbänder sowie Risse im Band können mit Hilfe einer Ultraschalluntersuchung sichtbar gemacht werden. Verletzungen der Menisken und des Knochens sind mit dieser Methode nicht sicher zu erkennen, weshalb bei einer schwereren Knieverletzung eine Kernspintomographie zuverlässiger ist.

**Kernspintomographie (Magnetresonanztomographie, MRT)**
Durch die Kernspintomographie lassen sich Verletzungen der Seitenbänder **sehr gut** nachweisen. Gleichzeitig können weitere Schäden im Kniegelenk diagnostiziert werden. Diese können die Kreuzbänder, die Menisken, den Knochen und den Knorpel betreffen. Daher ist die Durchführung einer Kernspintomographie bei jeder schwereren Verletzung am Kniegelenk sinnvoll.

Aussagen über die Stabilität der Seitenbänder können mit dieser Methode kaum getroffen werden. Dazu ist die Untersuchung mit den Händen durch den behandelnden Arzt wesentlich besser geeignet.

## Therapie

Die Therapie einer **Verletzung des Innenbandes** erfolgt in den meisten Fällen nicht-operativ *(konservativ)*. Aufgrund der Breite des Bandes sind die Heilungsaussichten sehr gut. Die Behandlung erfolgt in Abhängigkeit vom Ausmaß des Risses.

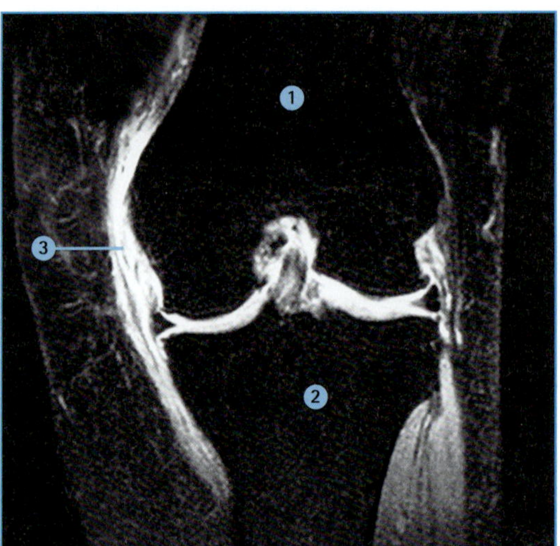


Dargestellt ist eine Kernspintomographie mit Oberschenkel 1 und Unterschenkel 2 des linken Knies einer 55-jährigen Frau. Sie war auf einer Treppe mit dem Bein nach innen weggeknickt. Der Betrachter blickt von vorne auf das Knie. Die weiß dargestellte Struktur an der Seite ist das deutlich verdickte Innenband 3, welches zum Teil eingerissen ist *(Partialruptur)*.

Zu einer **Schädigung des Außenbandes** kommt es meist im Rahmen einer schwereren Knieverletzung, so dass operative Maßnahmen häufiger notwendig werden.

**Nicht-operative *(konservative)* Therapie**
Die Beschwerden bei einer akuten **Schädigung 1. Grades** *(Zerrung, Distorsion)* des Innenbandes klingen meist innerhalb weniger Tage oder Wochen ab. Das Knie wird über wenige Tage geschont und regelmäßig gekühlt. Dazu werden mehrmals täglich kühlende Umschläge oder Packungen mit einer Temperatur von etwa 7° C aufgebracht. Kühlende Salben tragen zur Linderung bei. Wirkstoffe wie *Ibuprofen, Diclofenac* oder auch pflanzliche Präparate dienen der Schmerzlinderung und fördern die Abschwellung nach der Verletzung. Therapeutische Ultraschall-Behandlungen oder die Anwendung von Magnetfeldern unterstützen die Stoffwechselvorgänge und können so die Heilung fördern. Das Kniegelenk kann nach einigen Tagen wieder zunehmend belastet werden und auch sportliche Aktivitäten sind möglich, solange sie nicht schmerzen.

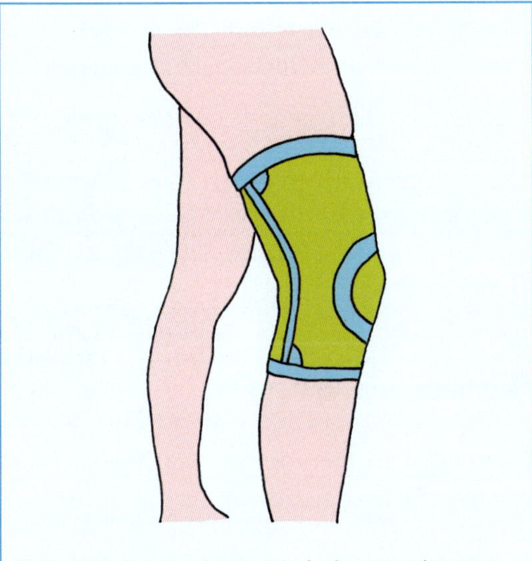

Eine leichte Kniebandage wird oft als angenehm empfunden. Sie stützt nicht direkt die Bänder, führt aber durch eine unbewusste Anspannung der Beinmuskeln zu einem stabileren Gefühl im Knie.

Ähnlich wird bei einer akuten **Schädigung 2. Grades** des Innenbandes verfahren. Schmerzen und Schwellung können insgesamt stärker ausgeprägt sein, so dass eine Ruhigstellung des Kniegelenks in einer Schiene oder einer Bandage mit seitlichen Stützen erfolgt. Dies ist meist nur für wenige Tage notwendig. Nach Abklingen der Schmerzen kann mit einer leichten sportlichen Tätigkeit wieder begonnen werden.

Ist es zu einer akuten schweren **Verletzung 3. Grades** des Innenbandes gekommen, liegt eine Instabilität vor und es bedarf neben den genannten Therapiemaßnahmen einer zusätzlichen Stütze von außen. Dazu werden *Orthesen* verwendet, stabile Stützapparate mit seitlichen Metall- oder Kunststoffschienen. Sie verhindern, dass das Knie nach innen wegknickt und ermöglichen eine Heilung des Risses. Die Tragedauer beträgt bis zu 6 Wochen. Zum Teil ist das Tragen der Schiene auch in der Nacht erforderlich. Um eine bessere Heilung zu ermöglichen, wird das Gelenk in den ersten Wochen durch die Orthese an einer zu starken Beugung gehindert. Die Beugestellung kann an der Orthese eingestellt werden. Je nach Schmerzintensität ist die zunehmende Belastung des Beines von Tag zu Tag möglich. Wichtig ist eine regelmäßige Bewegung des Gelenks, die täglich mindestens fünfmal durchgeführt wird. Wenn es die Schmerzen zulassen, ist dazu ein leichtes Training auf einem Standfahrrad oder im Wasser ideal. Nach 6-8 Wochen kann der sportlichen Tätigkeit meist wieder nachgegangen werden. Je nach Sportart ist das Tragen der Orthese beim Sport noch sinnvoll, im Alltag jedoch nicht mehr erforderlich.

***Ein gerissenes Innenband muss in den wenigsten Fällen operiert werden.***

Die **Verletzung des Außenbandes** wiegt in aller Regel schwerer. Akute Verletzungen 1. und 2. Grades werden durch Schonung und durch die Anlage einer Orthese behandelt. Je nach Ausmaß der Verletzung sollte sie über 6 Wochen getragen werden. In den ersten Wochen wird die Belastung des Gelenks mit dem vollen Körpergewicht vermieden. Ebenso wird die Beugung des Knies anfangs durch die Schiene begrenzt. Eine Kältetherapie, Schmerztabletten und weitere Maßnahmen werden wie bei den Verletzungen des Innenbandes zur Linderung der Symptome angewendet.

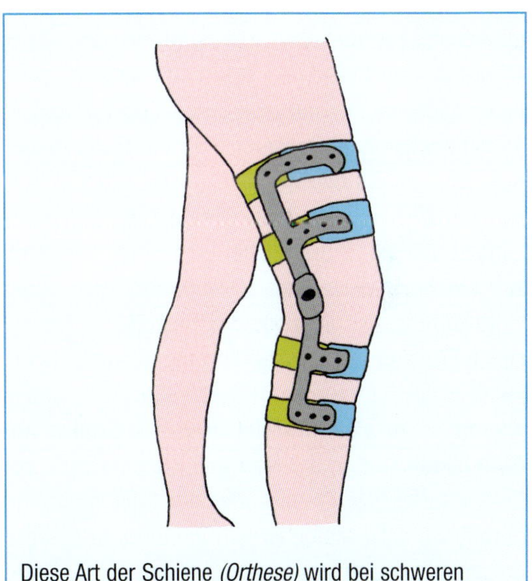

Diese Art der Schiene *(Orthese)* wird bei schweren Innenbandverletzungen 3. Grades und bei Außenbandverletzungen 2. Grades eingesetzt. Sie gibt dem Kniegelenk Halt und übernimmt in der Phase der Heilung die Aufgabe der Seitenbänder.

Verbleibt eine geringe Instabilität an der Außenseite des Knies, die nur in Situationen stärkerer Belastung zu bemerken ist, wird ein gezieltes Muskeltraining durchgeführt. Vor allem der Quadrizeps-Muskel wird dazu trainiert. Eine leichte Anhebung des Schuhaußenrandes wirkt der Tendenz, nach außen zu knicken, entgegen. Dazu wird unter die äußere Hälfte der Schuhsohle eine Kunststoffrolle von ca. 6 mm geklebt und verschliffen.

***Allgemein wiegen Verletzungen des Außenbandes schwerer als Verletzungen des Innenbandes.***

### Operative Behandlung

Kommt es zu einem vollständigen **Abriss des Innenbandes** vom Unterschenkel (Schaden 3. Grades) und verlagert sich das abgerissene Ende des Bandes von seinem Ursprung, kann eine Operation notwendig werden. Sonst besteht die Gefahr, dass das Innenband nicht mehr stabil verwächst. Bei der Operation werden meist kleine Schrauben verwendet, an denen sich Fäden befinden *(Fadenanker)*, mit denen das Band wieder am Knochen befestigt wird. Auch die Verwendung von Plättchen oder anderen Materialien zur Befestigung ist möglich.

Ein weiterer Grund, eine Innenbandverletzung zu operieren, liegt vor, wenn sich durch den Unfall der Meniskus vom Innenband gelöst hat. Er wird dann durch Fäden wieder mit dem Innenband verbunden. **Alte Innenbandverletzungen**, die nicht stabil ausgeheilt sind und zu Beschwerden *(Instabilität)* führen, können durch verschiedene operative Verfahren behandelt werden. Diese reichen von einer Anregung zur erneuten Vernarbung *(Mikroperforation)* über eine Raffung des verlängerten Bandes bis hin zu einem Ersatz des Bandes durch körpereigene Sehnen.

Kommt es zu akuten Verletzungen **3. Grades am Außenband** sind in der Regel gleichzeitig Teile der Gelenkkapsel, der Kreuzbänder oder der Menisken mitbetroffen. Die Folge ist häufig eine ausgeprägte Instabilität des Kniegelenks. Eine Instabilität kann auch auf eine alte, nicht ausgeheilte Verletzung des Außenbandes zurückgehen. Sie führt zu Schmerzen und einer stark eingeschränkten Belastbarkeit des Knies. Dies macht in der Regel eine operative Behandlung der verletzten Strukturen notwendig. Reißt das Band mitsamt seiner Verankerung im Knochen ab *(knöcherner Ausriss)*, kann es mit Schrauben und kleinen Plättchen wieder befestigt werden. Reißt das Band durch, ist eine Naht des Außenbandes aufgrund seiner bleistiftförmigen Anatomie nur selten möglich - die Naht würde nicht halten. Stattdessen wird das Band dann durch Sehnen von Muskeln ersetzt oder verstärkt *(Augmentation)*, die an der Innenseite des Kniegelenks des Patienten entnommen werden.

***Das Außenband reißt sehr selten allein. Meist sind die Kreuzbänder oder die Menisken zusätzlich verletzt, was eine operative Behandlung erforderlich machen kann.***

## Prognose und Verlauf

Verletzungen des **Innenbandes** am Kniegelenk haben **sehr gute Heilungsaussichten**. Bei einer konsequenten nicht-operativen Therapie heilen sie meist folgenlos aus und das Knie ist anschließend sowohl beruflich wie auch sportlich wieder voll einsetzbar. Bei einer Verletzung 1. Grades ist dies meist nach 2 Wochen, bei einer Verletzung 2. Grades nach 3 Wochen und bei einer Verletzung 3. Grades in der Regel nach 6-8 Wochen möglich. Ein operatives Vorgehen ist bei Innenbandverletzungen selten notwendig.

Leichte Verletzungen des **Außenbandes** heilen meist nach 4-6 Wochen ebenfalls ohne Probleme aus und ermöglichen dem Betroffenen im Alltag und im Sport wieder den vollen Einsatz des Gelenks. Deutlich schwerer wiegt ein vollständiger Riss des Außenbandes. Er ist häufig mit weiteren Schäden am Gelenk kombiniert, was eine operative Behandlung erforderlich machen kann. Als Folge der Verletzung kann eine verminderte Belastbarkeit im Alltag und im Sport verbleiben.

### Das Wichtigste für Sie:

- Das Innenband stabilisiert das Knie im gestreckten, das Außenband im gebeugtem Zustand.
- Unfälle beim Sport sind die Hauptgründe für eine Verletzung der Seitenbänder am Knie.
- Innenbandverletzungen sind deutlich häufiger als Außenbandverletzungen und heilen meist folgenlos aus.
- Außenbandverletzungen erfordern eine längere und häufiger eine operative Behandlung.
- Schwere Bandverletzungen führen zu einer Instabilität und werden operativ behandelt.

# Das Springerknie

Als *Springerknie* bezeichnet man eine schmerzhafte Erkrankung der Kniescheibensehne *(Patellasehne)* und der Sehne des Oberschenkelstreckmuskels *(Quadrizeps)* an der Kniescheibe *(Patella)*.

Dabei können drei unterschiedliche Stellen von einem sog. *Springerknie* betroffen sein: der Ansatz des Quadrizepsmuskels an der Oberkante der Kniescheibe, der Ursprung des Kniescheibenbandes an der Kniescheibenspitze und der Ansatz des Kniescheibenbandes am Schienbein.

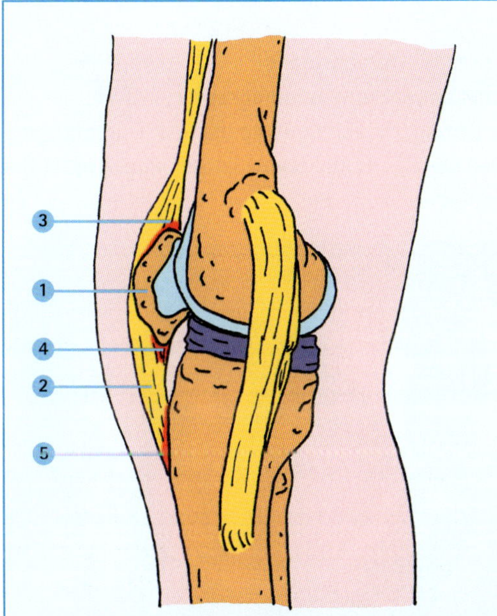


In der Abbildung ist ein rechtes Knie dargestellt, der Blick fällt auf seine Innenseite. Rechts im Bild liegt die Kniekehle, links im Bild liegen die Kniescheibe ① und das von ihr abgehende Kniescheibenband ②. Rot sind die Stellen gezeichnet, an denen ein *Springerknie* auftreten kann: am Ansatz des Quadrizepsmuskels an der Oberkante der Kniescheibe ③, am Ursprung des Kniescheibenbandes an der Kniescheibenspitze ④ und am Ansatz des Kniescheibenbandes am Schienbein ⑤.

Mit über 50% ist der Sehnenursprung an der **Spitze der Kniescheibe** am häufigsten betroffen. Für die Erkrankung an dieser Stelle wird gleichbedeutend der Begriff *Patellaspitzensyndrom* verwendet. Eine einheitliche Bezeichnung der Erkrankungen gibt es nicht. Häufig wird auch die englische Bezeichnung *Jumper's knee (Springerknie)* verwendet. Ist die Sehne an der Kniescheibenspitze betroffen, kann auch von einem *oberen (proximalen) Jumper's knee* gesprochen werden. Von einem *unteren (distalen) Jumper's knee* spricht man, wenn der Sehnenansatz am Schienbein *(Tuberositas tibiae)* betroffen ist.

## Ursachen und Herkunft

Das Springerknie zählt zu den Erkrankungen des Sehnenursprungs und des Sehnenansatzes. Darauf wird ausführlich im allgemeinen Kapitel über Erkrankungen der Sehnen eingegangen. Anhaltend hohe **Belastungen** des Knies führen zu Schäden (Einrisse, Verschleiß) in der Sehne und an den Sehnenfasern, die in den Knochen eintreten. Die Sehne wandelt sich von einem straff-elastischen Bindegewebe in ein fettiges und instabiles, teilweise knorpelartiges Gewebe um. Zumindest zeitweise bestehen Veränderungen, wie sie bei Entzündungen auftreten. Im Rahmen der chronischen Überlastung kommt es oft zur Bildung neuer Blutgefäße in der Sehne *(Neogefäße)*. Neben diesen Blutgefäßen verlaufen auch kleine Nerven, die möglicherweise eine Bedeutung für die Schmerzen haben.

Ein Springerknie tritt häufig bei **Sprungdisziplinen**, in der Leichtathletik und bei **Ballsportarten** (Volleyball, Basketball, Fußball etc.) auf, die häufige Antritts- und Stopp-Bewegungen mit sich bringen. Daraus leitet sich der Name der Erkrankung *Springerknie* ab. Die Sehne des Oberschenkelmuskels ist bis zu einem Drittel dicker als die Sehne der Kniescheibe. So können größere Kräfte auf die Kniescheibensehne übertragen werden als diese unbeschadet aufnehmen kann.

***Eine Überlastung der Sehnenansätze, hervorgerufen z.B. durch Sportarten mit häufigen Antritts- und Stopp-Bewegungen, führt zur Entstehung eines Springerknies.***

Weitere Ursachen können zu intensive Trainingseinheiten, Fußfehlstellungen und verkürzte Sehnen bzw. Muskeln des Beins sein. Typischerweise sind Personen betroffen, die nach längerer Sportpause zu rasch mit einem zu intensiven Training beginnen. Aus Zeitgründen werden häufig Aufwärm- und Dehnübungen vernachlässigt. Da mit dem Alter die elastischen Fähigkeiten der Sehnen abnehmen, tritt die Erkrankung häufig in einer Altersklasse von 30-50 Jahren auf.

## Symptome und Beschwerden

Die Krankheit beginnt mit **stichartigen Schmerzen** am oberen oder unteren Rand der Kniescheibe, selten am Sehnenansatz am Schienbein. Die Beschwerden treten zunächst zu Beginn einer Bewegung auf, klingen dann nach wenigen Schritten ab und beginnen bei längerer Belastung erneut. Diese Phase kann viele Wochen andauern.

Kommt es zu weiteren Überlastungen, nehmen Häufigkeit und Intensität der Schmerzen zu. Diese werden dann zunehmend bei Belastung und auch in Ruhe spürbar. Den sportlichen Tätigkeiten kann nicht mehr wie gewünscht nachgegangen werden. Am Ansatz der Sehne kommt es zur Schwellung, Rötung und Überwärmung. Jeder Schritt kann in diesem Stadium schmerzhaft werden, es besteht ein Dauerschmerz. Nur in seltenen Fällen reißt die Sehne.

## Untersuchung und Diagnostik

Aus der Schilderung der Beschwerden und der Belastung sowie der Untersuchung ergibt sich meist die Diagnose. Am Sehnenansatz kann ein **Druckschmerz** ausgelöst werden. Außerdem können an dieser Stelle Schwellungen und Rötungen vorliegen. Das Knie kann frei bewegt werden, Schäden im Gelenk werden nicht festgestellt. Hüftgelenke, die Füße und die Muskulatur werden mit untersucht, um mögliche Ursachen der Erkrankung zu erkennen.

Weitere diagnostische Maßnahmen:

### Röntgen

Zumindest bei älteren Patienten wird meist ein Röntgenbild des Kniegelenks angefertigt. Es liefert Informationen über den Zustand des Gelenks, die Stellung der Kniescheibe und über mögliche Verkalkungen der Sehne. Die Sehne selber kann im Röntgenbild nicht dargestellt werden, da es sich um Weichgewebe handelt.

### Ultraschalluntersuchung

Im Ultraschall kann die Sehnenverdickung sichtbar gemacht werden. Die Methode eignet sich gut, um im Lauf der Erkrankung einen Rückgang der Verdickung zu erkennen.

Bei einer *Farbdoppler-Ultraschalluntersuchung* zeigen sich häufig sog. *Neogefäße*, Blutgefäße, die sich als Reaktion auf die chronische Reizung neu gebildet haben.

### Kernspintomographie (Magnetresonanztomographie, MRT)

Zu Beginn der Erkrankung ist die Durchführung einer Kernspintomographie in der Regel nicht erforderlich.

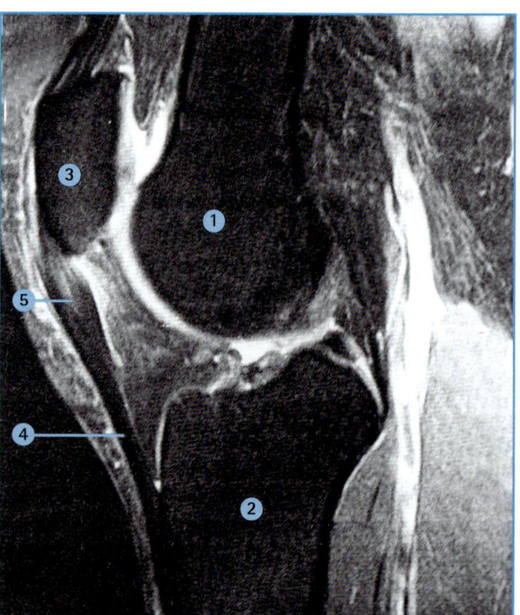


Zu sehen ist die Kernspintomographie des Kniegelenks einer 52-jährigen sportlich aktiven Frau. Die Betrachtung erfolgt von der Seite. Neben dem Oberschenkelknochen (1) und dem Schienbein (2) ist die Kniescheibe (3) gut zu erkennen. Unterhalb der Kniescheibe beginnt das Kniescheibenband *(Ligamentum patellae)* (4). Es ist an dieser Stelle deutlich verdickt (5) und entzündlich verändert, was sich als weißliche Veränderung in dem sonst schwarz dargestellten Band zeigt.

Die Diagnose eines Springerknies lässt sich meist bereits aus der Schilderung der Beschwerden und durch die Untersuchung des Knies stellen. In unklaren Fällen, bei einem langwierigen Krankheitsverlauf oder zur Planung einer Operation ist die Kernspintomographie unentbehrlich. Mit ihr können Veränderungen in der Sehne, im Gleitgewebe und am Sehnenansatz sichtbar gemacht werden.

## Therapie

Die Erkrankung wird **zu Beginn immer nicht-operativ** behandelt. Eine Ausnahme wäre ein Riss der Sehne, der sich auszuweiten droht.

### ■ Nicht-operative *(konservative)* Therapie

Die wichtigste Maßnahme ist die konsequente **Verminderung der Belastung** für mehrere Wochen. Die Dauer der Entlastung hängt dabei vom Verlauf der Erkrankung ab. Die Belastung sollte erst dann wieder gesteigert werden, wenn keinerlei Schmerzen mehr bestehen. Dies ist meist nach 4-8 Wochen der Fall. Die Ruhigstellung in einer Schiene ist sehr schmerzhaften und akuten Verläufen vorbehalten. Sie ist nur selten notwendig.

Unterstützend erfolgt die Anwendung von milder **Kälte** mit Kühlschrank-Temperaturen von etwa 7 Grad. Kältere Temperaturen werden vermieden, da aggressive Kälte schadet und es zu Hauterfrierungen kommen kann. Geeignet sind kalte Umschläge, Wickel aus Quark oder fertige Kühlkompressen mit einer Gel-Füllung. Die Anwendung erfolgt täglich 3- bis 5-mal für die Dauer von 5-10 Minuten.

Aufgrund der schmerzhaften Reizung können **Medikamente** wie *Ibuprofen, Diclofenac* oder andere eingesetzt werden. Die Dauer wird meist auf 1-2 Wochen beschränkt. Präparate mit pflanzlichen entzündungshemmenden Wirkstoffen können alternativ und über einen längeren Zeitraum eingenommen werden.

**Salben** können mehrmals täglich aufgetragen werden. Alternativ bieten sich salbenhaltige Pflaster an, die den Wirkstoff über viele Stunden abgeben.

***Die erste Behandlungsphase besteht meist aus Schonung, Kühlung, Einnahme von Medikamenten und Auftragen von Salben.***

In vielen Fällen reichen die genannten Maßnahmen bereits aus, um eine anhaltende Beruhigung der Beschwerden zu erreichen. Gelingt dies nicht, sind weitere Therapiemaßnahmen erforderlich.

So reduzieren weiche Absätze die Impulsbelastung am Knie und lindern Schmerzen. Den gleichen Effekt haben **weiche Einlagen**, die sich zudem über eine Korrektur der Fußstellung günstig auf die Erkrankung auswirken können. Mit Hilfe von Knie-Bandagen oder Tape-Verbänden können Regionen am Knie gezielt entlastet werden.

Sehnen und Muskeln werden zunächst unter physiotherapeutischer Anleitung aufgewärmt und gedehnt. Die erlernten **Übungen** sollte der Betroffene regelmäßig und selbstständig fortführen. Örtliche (Friktions-)Massagen können vom Physiotherapeuten ergänzend angewendet werden. Daneben werden Übungen des sog. *exzentrischen Muskel-Trainings* bzw. *exzentrischen Kraft-Trainings* vermittelt.

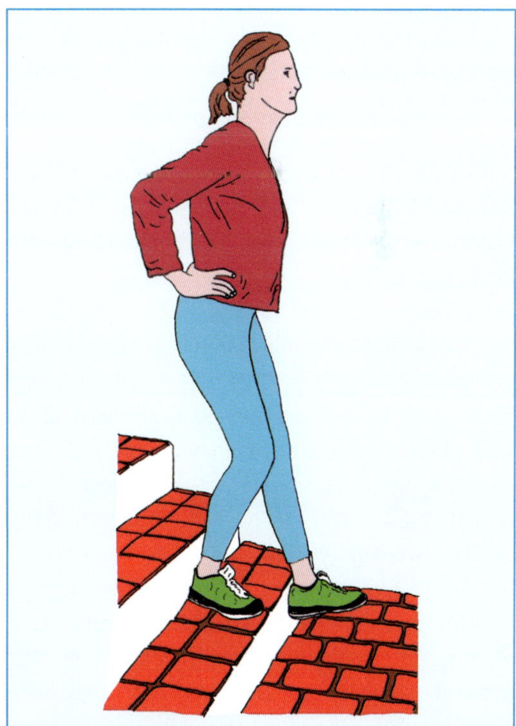

Die gezeigte Übung sollte zweimal täglich mit drei Serien von jeweils 15-20 Wiederholungen durchgeführt werden. Dabei wird das betroffene Knie (hier das rechte) langsam um etwa 60 Grad gebeugt und anschließend wieder gestreckt. Die Hände stabilisieren dabei das Becken.

Dieses spezielle Training soll dazu beitragen, dass sich Blutgefäße, die sich als Folge der Erkrankung in der Sehne gebildet haben *(Neogefäße)* zurückbilden. Das Training wird über 12 Wochen täglich durchgeführt. Dass es in den ersten 2-4 Wochen beim Training zu leichten Schmerzen kommt, ist bei dieser Trainingsform vorgesehen.

Das Aufwärmen und Dehnen der Sehnen sollte auch nach Abklingen der Beschwerden vor weiteren Belastungen beibehalten werden. Damit kann möglicherweise einer erneuten Erkrankung *(Rezidiv)* vorgebeugt werden.

Maßnahmen der **physikalischen Therapie** umfassen die Anwendung von therapeutischem Ultraschall, von Iontophorese und Reizstrom. Magnetfeldbehandlungen oder der Einsatz eines Lasers sind ebenfalls möglich. Auch mit Hilfe der Akupunktur kann die Erkrankung günstig beeinflusst werden.

***Die zweite Behandlungsphase beinhaltet Physiotherapie, exzentrisches Krafttraining und Therapien der physikalischen Therapie.***

Anhaltende Beschwerden können die Anwendung weiterer Therapien erfordern. Bisher ist nicht bekannt, welcher Patient von welchen Maßnahmen am besten profitiert.

Durch eine *Sklerosierungstherapie* werden die neugebildeten Blutgefäße *(Neogefäße)* **verödet** und damit auch Schmerzen günstig beeinflusst. Dazu wird ein Präparat etwa zweimal an die Rückseite der Sehne gespritzt. Ob und wie lange diese Therapie erfolgreich ist, kann noch nicht abschließend beurteilt werden.

Die *(extrakorporelle)* **Stoßwellentherapie** stellt eine weitere Behandlungsmöglichkeit dar. Vor allem in langwierigen chronischen Phasen kann eine positive Beeinflussung erreicht werden. Vermutlich kann die Behandlung die Sehne zum Wachstum neuer Bindegewebsfasern anregen.

In Ausnahmefällen (bei heftigen Schmerzen und zur Vermeidung einer Operation) kann das **Spritzen** *(Injektion)* von kortisonhaltigen Mitteln an die Sehnenansätze sinnvoll sein. In der Regel sollte allerdings darauf verzichtet werden, da es die Heilung verzögert und die Sehne so stark schwächen kann, dass sie reißt. Oft ist die schmerz- und entzündungshemmende Wirkung des Kortisons nicht von Dauer.

***Eine Behandlung des Springerknies mit kortisonhaltigen Spritzen sollte möglichst nicht erfolgen.***

Injektionen mit pflanzlichen Präparaten oder Eigenblutplasma sind eher möglich, da sie die Stabilität der Sehne in der Regel nicht gefährden.

### Operative Behandlung

Kommt es nach 3-6 Monaten nicht-operativer Behandlung zu keiner wesentlichen Besserung, ist die Sehne erheblich verändert oder droht zu reißen, dann stellt die Operation eine Therapiemöglichkeit dar. Dabei wird gereiztes und verschlissenes Sehnengewebe entfernt.

Beim häufig auftretenden Befall der Sehne an der Kniescheibenspitze kann die Operation im Rahmen einer **Gelenkspiegelung** *(Arthroskopie)* erfolgen. Das verschlissene Sehnengewebe und ein kleiner Teil des Knochens an der Spitze der Kniescheibe werden mit einer Fräse entfernt.

Den Eingriff an der Sehne bezeichnet man als *Débridement*, die Entfernung von Knochengewebe als *Resektion*. Bei anderen Operationsverfahren wird ausschließlich entzündetes Gewebe um den Ansatz der Sehne entfernt *(Shaving)* und kleine, den Schmerz weiterleitende Nervenfasern durchtrennt *(Denervation)*.

Ist es bereits zu einem Riss der Sehne gekommen, stellt die operative Naht der Sehne das einzige Therapie-Verfahren dar, da die Funktion des Kniegelenks sonst anhaltend eingeschränkt bliebe.

## Prognose und Verlauf

Die Prognose der Erkrankung ist **gut**, die Behandlung kann jedoch Wochen oder Monate dauern. Dies erfordert oftmals viel Geduld vom Patienten, dem vor allem die vorübergehende Einstellung seiner sportlichen Tätigkeit schwerfällt.

Leichte Fälle können nach einigen Wochen abklingen und erlauben dem Betroffenen wieder eine normale Belastung des Gelenks. Schäden bleiben nicht zurück. Jedoch besteht die Gefahr, dass es bei einer erneuten Überlastung auch zu erneuten Beschwerden kommt.

Schwere Fälle können eine monatelange Therapie erforderlich machen. Meist werden verschiedene Behandlungsmöglichkeiten angewendet, deren Wirksamkeit von Fall zu Fall unterschiedlich ist. In etwa 10% der Fälle eines Springerknies wird eine operative Behandlung gewählt. Sie ist in 70-90% erfolgreich.

## Das Wichtigste für Sie:

- Das *Springerknie* bezeichnet eine Erkrankung der Sehnen um die Kniescheibe.
- Ursache ist eine Überlastung dieser Sehnenansätze an ihrem Übergang in den Knochen.
- Betroffen sind meist 30- bis 50-jährige sportlich aktive Menschen.
- Die Therapie kann langwierig sein und verschiedene Maßnahmen umfassen.
- Eine operative Behandlung ist nur selten notwendig.

# Das Läuferknie

Als *Läuferknie* bezeichnet man die schmerzhafte Reizung eines Schleimbeutels an der Außenseite des Kniegelenks. Der Schleimbeutel (lateinisch *bursa*) liegt zwischen einem festen Muskel-Sehnen-Streifen, dem sog. *Tractus iliotibialis*, und der etwas vorstehenden äußeren Oberschenkelrolle, dem sog. *lateralen Femurkondylus*.

Der Schleimbeutel ist bei jedem Menschen vorhanden und ermöglicht dem Muskel-Sehnen-Streifen bei der Beugung des Kniegelenks ein besseres Gleiten entlang der Oberschenkelrolle.

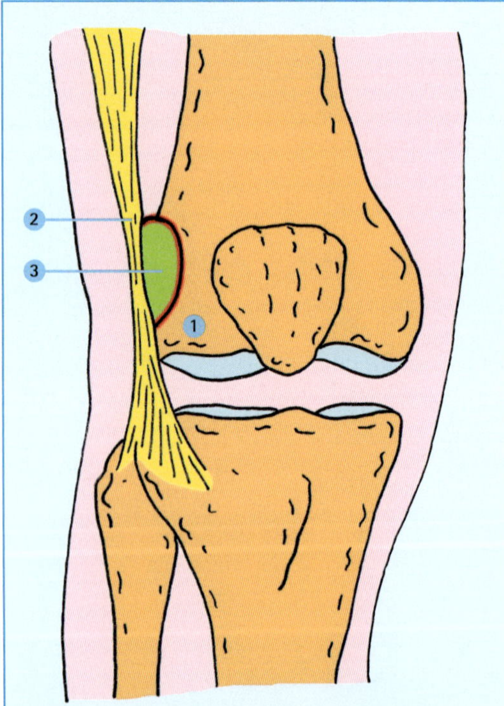


Die Abbildung zeigt ein rechtes Knie von vorne. Zwischen der äußeren *(lateralen)* Oberschenkelrolle *(Femurkondylus)* 1 und einem festen Streifen aus Bindegewebe, dem sog. *Tractus iliotibialis* 2, liegt ein Schleimbeutel 3, der sich beim *Läuferknie* entzündet.

Beim Läuferknie kommt es zu einer schmerzhaften Reizung dieses Schleimbeutels.

## Ursachen und Herkunft

Ursächlich für die Entzündung des Schleimbeutels ist eine **Überlastung** durch häufiges Beugen des Knies sowie ein hoher Druck auf den Schleimbeutel durch den Muskel-Sehnen-Streifen (*Tractus iliotibialis*, kurz *Tractus*). Wird die Reibebelastung zu hoch, wird der Schleimbeutel gereizt. Er schwillt schmerzhaft an und entzündet sich. Dazu kann es sowohl bei einer einmaligen ungewohnt hohen Belastung oder einer anhaltend höheren Belastung kommen. Zum Teil besteht auch eine erworbene Verkürzung des *Tractus*, was dann seine vermehrte Anspannung zur Folge hat.

*Ursache des Läuferknies ist eine schmerzhafte Schleimbeutelreizung durch Überlastung.*

Zu häufigem Beugen kommt es zum Beispiel bei **Läufern**, **Joggern** und bei **Radfahrern**. Der Druck auf den Schleimbeutel steigt darüber hinaus bei Sportlern mit O-Beinen sowie bei einer Tendenz, den äußeren Fußrand anzuheben. Dies kann beim Laufen der Fall sein oder wenn ein deutlicher Knick-Senkfuß vorliegt.

Unterschiedliche Beinlängen können zu einem Schiefstand des Beckens und damit zu einer vermehrten Anspannung des *Tractus* auf der Seite des längeren Beins führen.

## Symptome und Beschwerden

Bei einem Läuferknie treten während oder nach dem Laufen Schmerzen an der **Außenseite des Knies** auf. In ausgeprägten Fällen kommt es hier zu einer sichtbaren Schwellung, Rötung und Überwärmung. Dann kann schon eine einfache Gehbelastung schmerzhaft sein. Viele Patienten berichten, dass es beim starken Beugen des Knies (etwa bei einer Kniebeuge) zu einem stichartigen Schmerz kommt. Wird das Bein gestreckt gehalten, treten dagegen kaum Schmerzen auf.

## Untersuchung und Diagnostik

Die Beine mit ihren Gelenken werden untersucht. Dabei wird besonders auf Fehlstellungen der Beinachsen, des Fußes und des Beckens geachtet. An der Außenseite des Kniegelenks lässt sich über dem entzündeten Schleimbeutel meist ein Druckschmerz auslösen. Im Falle einer akuten Entzündung liegt an dieser Stelle eine Schwellung, Rötung und Überwärmung vor. In einigen Fällen finden sich Verkürzungen des *Tractus* und der Beinmuskeln.

Meist kann unter Berücksichtigung der Krankengeschichte schon anhand der Untersuchung eine ausreichend sichere Diagnose gestellt werden, so dass weitere Untersuchungen häufig nicht notwendig sind.

Weitere diagnostische Maßnahmen:

**Röntgen**

Auf einem Röntgenbild sind die Schleimbeutel generell nicht zu sehen. Zur Gesamtbeurteilung des Kniegelenks und zur Darstellung eines möglichen Knochenhöckers oder einer Verkalkung kann es sinnvoll sein, ein Röntgenbild anzufertigen.

**Ultraschalluntersuchung**

Mit Hilfe der Ultraschalluntersuchung ist in einigen Fällen ein geschwollener oder mit Flüssigkeit gefüllter Schleimbeutel zu sehen.

**Kernspintomographie (Magnetresonanztomographie, MRT)**

In der Kernspintomographie lässt sich der gereizte Schleimbeutel gut erkennen. Eine Kernspintomographie wird in unklaren Fällen und zur Planung einer Operation durchgeführt.

## Therapie

In den allermeisten Fällen ist eine nicht-operative Behandlung des Läuferknies erfolgreich und eine Operation nicht notwendig.

**Nicht-operative *(konservative)* Therapie**

Da das Läuferknie meist Folge einer Überlastung ist, sollten alle unnötigen Tätigkeiten, die mit einem häufigen Beugen und Strecken des Kniegelenks einhergehen, vermieden werden. Auch beim einfachen Gehen kommt es zu einer Reibung, so dass auch dieses eingeschränkt werden sollte. Eine Ruhigstellung in einer Schiene ist meist nicht erforderlich.

***Eine der wichtigsten Therapiemaßnahmen ist die vorübergehende Vermeidung einer Kniebelastung.***

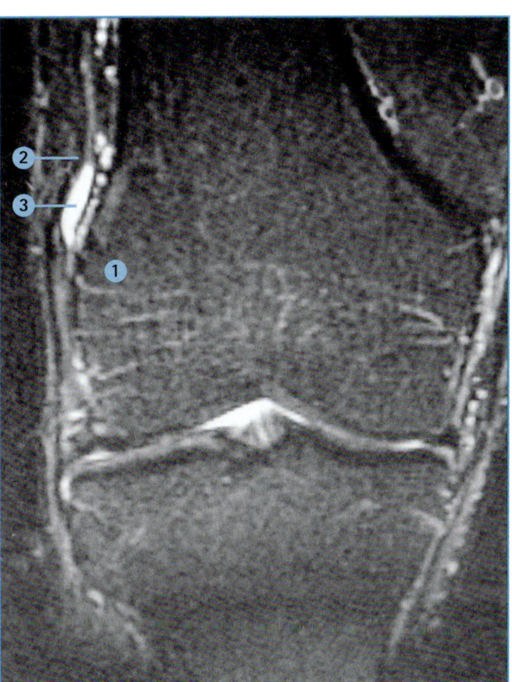


Kernspintomographie eines rechten Knies in der Betrachtung von vorne. Zwischen der äußeren Oberschenkelrolle (1) und einem Streifen aus Bindegewebe *(Tractus iliotibialis)* (2) zeigt sich ein mit Flüssigkeit (weiß) gefüllter Schleimbeutel (3).

**Einlagen** mit einer Stütze des inneren Fußrandes können die Spannung an der Außenseite des Knies günstig beeinflussen. Im Rahmen einer **physiotherapeutischen Behandlung** werden Bänder und Sehnen an der Außenseite des Beins gedehnt. Dadurch lässt der Druck auf den Schleimbeutel nach. Der Betroffene sollte die Übungen nach Anleitung selbstständig fortführen und ggf. auch nach Abklingen der Beschwerden zur Vorbeugung beibehalten.

Eine gute und einfache Behandlungsmöglichkeit besteht in der Anwendung von milder **Kälte** mit

Temperaturen von etwa 7° Celsius. Geeignet sind kalte Umschläge, Wickel aus Quark oder fertige Kühlkompressen mit einer Gel-Füllung. Die Anwendung erfolgt 3- bis 5-mal täglich für die Dauer von 5-10 Minuten.

Mehrmals täglich können auch kühlende und entzündungshemmende **Salben** zur Anwendung kommen. Diese gibt es auch in Pflasterform, was vor allem nachts die Anwendung vereinfacht.

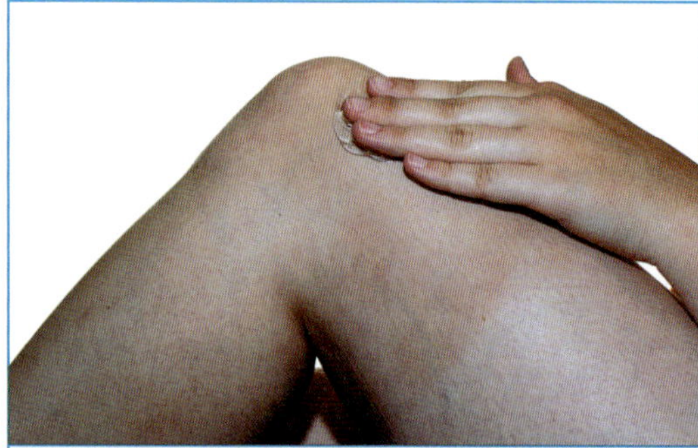

Die regelmäßige Anwendung von Salben und Kälte an der schmerzhaften Stelle kann zu einer Linderung der Beschwerden beitragen.

Therapeutische Verfahren wie die Anwendung von **Reizstrom** oder **Iontophorese** können ebenfalls zu einer Beruhigung der Schmerzen beitragen.

Zur Hemmung der Entzündung werden häufig **Medikamente** wie *Ibuprofen*, *Diclofenac* oder andere Stoffe der Wirkgruppe eingesetzt. Die Dauer sollte wegen möglicher unerwünschter Wirkungen möglichst auf 7-14 Tage beschränkt bleiben. Präparate mit pflanzlichen entzündungshemmenden Wirkstoffen können alternativ und über einen längeren Zeitraum eingenommen werden.

Ist der Schleimbeutel mit Flüssigkeit gefüllt, zeigt sich dies in der Ultraschalluntersuchung. Die Flüssigkeit kann mit einer **Spritze** abgesaugt werden *(Punktion)*. Nach Entfernen der Flüssigkeit wird durch die gleiche Nadel ein Gemisch aus Kortison und einem örtlichen Betäubungsmittel verabreicht. Damit ist häufig eine anhaltende Beruhigung der Entzündung möglich. Pflanzliche Präparate können ebenfalls verwendet werden, sind jedoch meist nicht so effektiv. Kann mit 1-3 Injektionen keine anhaltende Beruhigung erreicht werden, wird meist auf weitere Injektionen verzichtet.

### Operative Behandlung

Zu einer Operation kann es kommen, wenn es **trotz wochenlanger Therapie** zu keiner anhaltenden Besserung kommt und dem Patient dadurch keine schmerzfreie sportliche Betätigung mehr möglich ist. Bei der Operation wird der Schleimbeutel entfernt und der darunter liegende Knochen geglättet. Der seitliche Muskel-Sehnen-Streifen *(Tractus)* wird eingekerbt, um ein weiteres Reiben zu verhindern. Das operative Vorgehen ist selten erforderlich.

## Prognose und Verlauf

Beim Läuferknie handelt es sich um eine Erkrankung mit einer **guten** Prognose. In den meisten Fällen führt eine nicht-operative Behandlung zum Erfolg.

Sind die akuten Beschwerden abgeklungen, sollte die sportliche Tätigkeit langsam wieder aufgenommen und vorsichtig gesteigert werden. Faktoren, die zum Läuferknie geführt haben, werden berücksichtigt, um einem erneuten Auftreten vorzubeugen. So kann es u.a. sinnvoll sein, Dehnübungen weiter fortzuführen oder Einlagen zu tragen.

### Das Wichtigste für Sie:

- Beim *Läuferknie* handelt es sich um die schmerzhafte Entzündung eines Schleimbeutels an der Außenseite des Knies.
- Wie der Name sagt, tritt die Erkrankung gehäuft bei Läufern und Joggern auf.
- Die Diagnose wird meist durch eine Tastuntersuchung gestellt.
- In aller Regel ist die nicht-operative Therapie erfolgreich.
- Selten ist eine Operation zur Behandlung notwendig.

# Die Ahlbäck-Erkrankung – Der *Morbus Ahlbäck*

Der *Morbus Ahlbäck* (lat. *morbus = Krankheit*) ist nach dem Wissenschaftler *Ahlbäck* benannt, der diese Erkrankung entdeckte. *Morbus* wird häufig auch mit *M.* abgekürzt, woraus sich die ebenfalls viel verwendete Bezeichnung *M. Ahlbäck* ableitet.

Genauere medizinische Bezeichnungen sind *Kondylennekrose* oder *adulte Osteonekrose der Femurkondylen. Adult* bedeutet dabei *im Erwachsenenalter, Nekrose* beschreibt das *Absterben* von Knochen und die *Kondylen* sind die knöchernen *Oberschenkelrollen*, die zum Knie gehören. Als *Osteonekrose* wird allgemein das *Absterben von Knochengewebe* bezeichnet. Alle genannten Bezeichnungen für die Erkrankung werden im medizinischen Alltag mit gleicher Bedeutung verwendet.

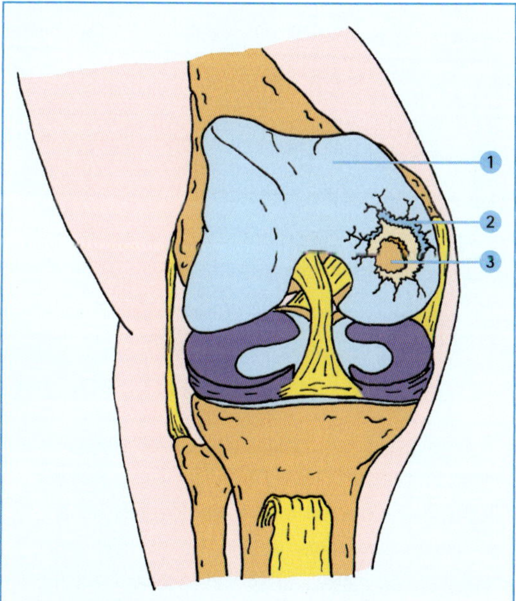


Die Abbildung zeigt ein rechtes Kniegelenk von vorne. Für eine bessere Übersicht ist die Kniescheibe hier nicht dargestellt. Die Ahlbäck-Erkrankung hat hier den inneren Anteil der Oberschenkelrolle *(Kondyle)* ① erfasst. Sie befindet sich im fortgeschrittenen Stadium. Die Knorpelschicht ② ist komplett eingebrochen und der darunterliegende Knochen weist eine kraterartige tiefe Zerstörung auf ③.

Aus der Übersetzung ergibt sich bereits, worum es sich bei dieser Erkrankung handelt. Der *Morbus Ahlbäck* beschreibt das **Absterben von Knochengewebe** an der inneren oder äußeren Oberschenkelrolle im Erwachsenenalter.

## Ursachen und Herkunft

Zu den Ursachen, die zu einem Absterben der Knochensubstanz führen können, zählen Unfälle, Erkrankungen des Stoffwechsels oder Tumorerkrankungen. Häufig tritt die Erkrankung jedoch **spontan** und ohne eine erkennbare Ursache auf.

Wahrscheinlich kommt es bei der Ahlbäck-Erkrankung zu einer **Durchblutungsstörung** des Knochens. Als Folge der mangelnden Blutversorgung sterben Teile des Knochens ab *(Nekrose)*. Damit fehlt dem darüberliegenden Gelenkknorpel der stabile Untergrund und er bricht ein. Man kann diesen Effekt mit einer unterspülten Straße vergleichen, deren Teerdecke danach einbricht, weil der feste Untergrund fehlt.

Das Erkrankungsalter liegt im Durchschnitt bei 65 Jahren. Frauen sind 3- bis 4-mal häufiger betroffen als Männer.

## Symptome und Beschwerden

Die Erkrankung beginnt mit **Schmerzen** im Kniegelenk, meist begleitet von einer **Schwellung** und Überwärmung. Je nach Ausmaß des betroffenen Knochenareals sind die Beschwerden leicht bis sehr stark. Belastung und Bewegung des Knies schmerzen den Betroffenen.

Der weitere Verlauf der Erkrankung kann sehr unterschiedlich sein. Ist nur eine kleine Region mit einem Durchmesser von wenigen Millimetern betroffen, kann sich das Gelenk nach der Akutphase wieder beruhigen. Schreitet der Einbruch des Knochens jedoch fort und betrifft eine größere Region, halten schmerzhafte Reizzustände des Knies an. Mit dem

Knochen bricht auch die Knorpelschicht ein. Es können tiefe, kraterartige Defekte von mehreren Zentimetern Durchmesser entstehen. Mit der Zeit dehnt sich der Verschleiß auf das gesamte Kniegelenk aus. Damit kommt es zu einer schweren **Knie-Arthrose** *(Gonarthrose)* mit all ihren Folgen.

## Untersuchung und Diagnostik

In der akuten Phase liegt ein schmerzendes, geschwollenes und überwärmtes Gelenk vor. Die Bewegung ist schmerzhaft und eingeschränkt. Typische Befunde, die nur auf eine Ahlbäck-Erkrankung hinweisen, gibt es nicht. Jede Knie-Arthrose kann genauso wie andere Ursachen einer Kniegelenkentzündung zu den gleichen Beschwerden führen. Die Diagnose kann daher ohne eine bildgebende Diagnostik nicht gestellt werden.

Weitere diagnostische Maßnahmen:

### Röntgen

Das Röntgenbild liefert wesentliche Befunde über das Ausmaß der Knochenzerstörung. In der Frühphase, wenn der Knochen beginnt abzusterben, ist dieser Vorgang zum Teil nicht oder nur undeutlich zu erkennen. Dies ist ein Grund, warum es manchmal zu einer verzögerten Diagnosestellung kommt. In den späteren Phasen der Erkrankung ist der M. Ahlbäck im Röntgenbild gut erkennbar.

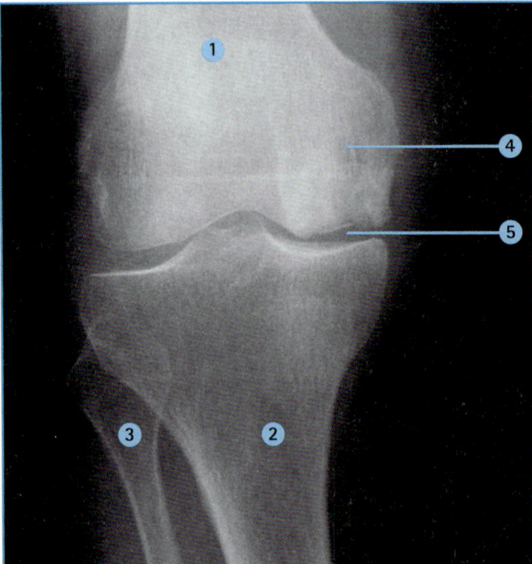


Röntgenbild eines rechten Kniegelenks in der Darstellung von vorne mit dem Oberschenkel 1, dem Schienbein 2 und dem Wadenbein 3. Die innere Oberschenkelrolle 4 hat ihre runde Form verloren und der Knochen zeigt bereits eine kraterartige Veränderung 5. Damit befindet sich die Ahlbäck-Erkrankung bereits in einem fortgeschrittenen Stadium.

### Kernspintomographie (Magnetresonanztomographie, MRT)

Mit Hilfe dieser Methode ist auch die Frühphase der Erkrankung gut zu erkennen. Sie wird daher durchgeführt, wenn das Röntgenbild keine ausreichende Erklärung für Schmerzen am Knie bietet und anhaltende Beschwerden bestehen. Ist es bereits zu einer deutlichen Gelenkzerstörung gekommen, ist das Röntgenbild in der Regel ausreichend.

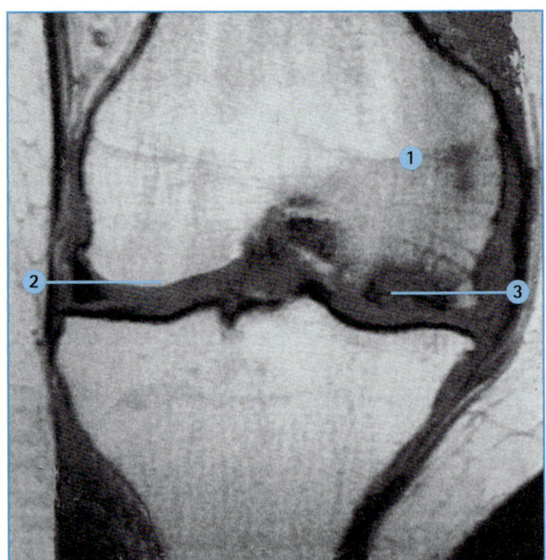


Zu sehen ist die Kernspintomographie-Aufnahme des rechten Kniegelenks einer 79-jährigen Patientin in der Betrachtung von vorne. Die Oberschenkelrolle 1 an der Innenseite des Knies ist betroffen und zeigt einen Verlust der normalerweise 2 vorhandenen Rundung. Stattdessen sind der Knorpel und der Knochen kraterartig eingebrochen 3.

## Therapie

Die Therapie richtet sich nach dem Stadium der Erkrankung. Zu Beginn der Erkrankung und wenn die Erkrankung nur leichte Schäden am Knie hinterlässt, erfolgt eine nicht-operative *(konservative)* Behandlung. Schwere und anhaltend schmerzende Gelenkzerstörungen machen häufig eine Operation erforderlich.

## Nicht-operative *(konservative)* Therapie

Im Anfangsstadium ist das Gelenk schmerzhaft gereizt und geschwollen, der Knochen beginnt abzusterben. Dann ist eine **Entlastung** durch Einsatz von Unterarmgehstützen notwendig. Leichtes Abrollen des Fußes mit einer Teilbelastung des Kniegelenks von 20 kg ist möglich. In der Verwendung der Gehstützen sollte der Patient durch einen Physiotherapeuten angeleitet werden. Für die Gelenkernährung ist es wichtig, das Gelenk weiterhin zu bewegen, jedoch nicht zu belasten. Zu diesem Zweck können täglich etwa 5-mal über jeweils 10 Minuten Übungen auf einem Standfahrrad gegen leichten Widerstand durchgeführt werden.

Unterstützend erfolgt die Anwendung milder **Kälte** mit Temperaturen von etwa 7° Celsius. Kältere Temperaturen (Gefrierfach) werden vermieden. Geeignet sind kalte Umschläge, Wickel aus Quark oder fertige Kühlkompressen mit einer Gel-Füllung. Die Anwendung erfolgt täglich 3- bis 5-mal für die Dauer von 5-10 Minuten. Zur Schmerzlinderung und Bekämpfung der Entzündung werden ggf. für 7-14 Tage **Medikamente** wie *Ibuprofen* oder *Diclofenac* eingesetzt. Präparate mit pflanzlichen entzündungshemmenden Wirkstoffen können alternativ und über einen längeren Zeitraum eingenommen werden.

***Da von der Ahlbäck-Erkrankung vorwiegend Patienten betroffen sind, die älter als 65 Jahre sind, ist die Anwendung von Wirkstoffen wie Ibuprofen oder Diclofenac aufgrund des Alters oder aufgrund von Erkrankungen des Herzens, der Niere oder des Magens häufig nicht möglich.***

Ob die Anwendung von Magnetfeldern, von Akupunktur oder von elektrischen Strömen den Verlauf der Erkrankung günstig beeinflusst, ist nicht geklärt. Die Maßnahmen können zu einer Schmerzlinderung beitragen. Weiche Absätze oder Fersenpolster dämpfen die Gelenkbelastung. Meist ist die innere Oberschenkelrolle betroffen, so dass eine Erhöhung des äußeren Schuhrandes um 5 mm zur Entlastung der geschädigten Region beiträgt.

Bei einer ausgeprägt schmerzhaften Entzündung bildet die Gelenkinnenhaut häufig große Mengen an Flüssigkeit. Dieser Gelenkerguss kann mit Hilfe einer Spritze abgesaugt *(punktiert)* werden. Zur Schmerzlinderung wird gleichzeitig ein kortisonhaltiges Medikament gespritzt *(Injektion)*. Da die Erkrankung im Knochen liegt, hat die Injektion auf die Ursache keine direkte Auswirkung. Sie wirkt schmerzstillend und beruhigend auf die Gelenkinnenhaut.

Ein deutlich erhöhtes Körpergewicht sollte gesenkt werden, um das Gelenk weniger zu belasten und um ein Fortschreiten der Gelenkzerstörung zu verlangsamen.

Für den weiteren Verlauf der Erkrankung ist es entscheidend, ob der Knochen weiter abstirbt oder nicht. Im günstigen Fall ist nur ein kleines Areal des Knochens betroffen und die Beschwerden klingen nach Wochen ab. Das Gelenk kann jahrelang beschwerdefrei bleiben. Kommt es dagegen zu einem Fortschreiten der Knochenzerstörung, bricht der darüberliegende Knorpel vollständig ein und es bleibt ein kraterartiger Defekt. Dieser kann nicht wieder von alleine heilen und führt zu einem erheblichen Gelenkverschleiß.

## Operative Behandlung

Eine operative Behandlung beginnt in der Regel erst dann, wenn die Erkrankung nach Wochen zum Stillstand gekommen ist und sich zeigt, welche Schäden sie am Gelenk angerichtet hat. Häufig wird weiter abgewartet, um festzustellen, ob und wie schnell sich der Gelenkschaden ausdehnt.

Kleinere Defekte im Gelenkknorpel können im Rahmen einer Gelenkspiegelung geglättet, angebohrt oder durch eine Transplantation von Knochen-Knorpelgewebe ersetzt werden. Bei großen Defekten ist dies nicht mehr möglich. Dann bleibt häufig nur der Teil-Gelenkersatz *(Teil-Endoprothese)* oder der vollständige Gelenkersatz *(Endoprothese)*. Die operativen Behandlungsmethoden entsprechen denen bei einer *Arthrose*. Im Kapitel *Der Verschleiß des Kniegelenks – Die Gonarthrose* werden nicht-operative und operative Behandlungsmethoden ausführlich erläutert.

# Prognose und Verlauf

Der Verlauf der Ahlbäck-Erkrankung kann ganz **unterschiedlich** sein und ist nicht vorhersagbar. Während die akute Phase über wenige Tage oder Wochen in fast allen Fällen schmerzhaft verläuft, kommt es im Weiteren darauf an, wie groß der Gelenkanteil ist, der von der Erkrankung zerstört wurde.

In leichten Fällen beruhigt sich das Gelenk und führt auch in den nachfolgenden Jahren zu keinen oder nur zu geringen Beschwerden. Aufgrund des höheren Alters der Patienten ist das Knie meist keinen höheren Belastungen mehr ausgesetzt. Das Knie belastende Tätigkeiten oder Sportarten wie z.B. Tennis sollten vermieden werden. Dagegen ist eine regelmäßige Bewegung durch Gehen, Walken oder Radfahren empfehlenswert.

Kommt es zu einem schweren Verlauf, dann halten die Beschwerden am Knie an und es entwickelt sich innerhalb weniger Wochen oder Monate ein ausgeprägter Verschleiß *(Arthrose)* des Gelenks. Operative Maßnahmen können dann notwendig werden.

## Das Wichtigste für Sie:

- Als *Ahlbäck-Erkrankung* wird das Absterben von Knochengewebe an den Oberschenkelrollen im Knie bezeichnet.
- Die Erkrankung trifft vorwiegend ältere Menschen.
- Betrifft die Erkrankung eine kleine Region, kann sich das Gelenk wieder beruhigen.
- Ist eine große Region betroffen, entstehen tiefe, kraterartige Defekte, die nicht mehr heilen.
- Schwere Fälle können später durch das Einsetzen einer (Teil-) Endoprothese behandelt werden.

# Der Verschleiß des Kniegelenks – Die *Gonarthrose*

Als *Arthrose* werden der Verschleiß des Gelenkknorpels und die sich anschließende Schädigung des Gelenks bezeichnet. *Genu* bedeutet im Lateinischen *Knie*. Daraus setzt sich der Begriff *Gonarthrose* für den *Knorpelverschleiß* des *Kniegelenks* zusammen.

Eine Arthrose des Kniegelenks kann das gesamte Gelenk erfassen und wird dann als *Pangonarthrose* (griech. *pan = gesamt*) bezeichnet. Liegt der Schwerpunkt der Arthrose auf dem zur Körpermitte *(medial)* gelegenen Anteil des Gelenks, liegt eine *mediale Gonarthrose* vor. Sie entwickelt sich häufig bei einem O-Bein, weil dabei die Belastung dieses Gelenkanteils besonders hoch ist. Seltener ist eine Arthrose, die den zur Körperaußenseite *(lateral)* gelegenen Anteil des Knies befällt, die *laterale Gonarthrose*.

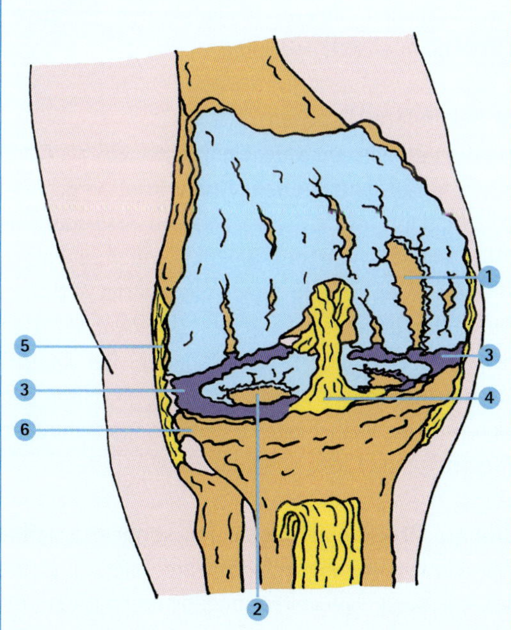


Die Abbildung zeigt ein rechtes Knie von vorne betrachtet. Für eine bessere Übersicht ist die Kniescheibe hier nicht abgebildet. Der blau dargestellte Knorpel weist starke Schäden an der Oberschenkelrolle (1) und am Schienbein auf, am sog. *Schienbeinplateau* (2). Die Menisken (3) sind aufgefasert und zerrieben, die Kreuzbänder (4) und Seitenbänder (5) nicht mehr straff. An den Rändern der Gelenkflächen haben sich Knochenwülste (6) gebildet, sog. *Osteophyten*.

Ist die Arthrose vorwiegend hinter der Kniescheibe *(retropatellar)* ausgeprägt, besteht eine *retropatellare* oder *patellofemorale Arthrose (Retropatellararthrose)*. Dies leitet sich vom lateinischen *patella* für *Kniescheibe*, *retro* für *zurück* und *femur* für *Oberschenkel* ab.

Der Begriff *Arthritis* wird allgemein verwendet, wenn sich ein Gelenk in einem *entzündeten* Zustand befindet. Dies kann im Rahmen einer rheumatischen Erkrankung, einer bakteriellen Infektion oder aus anderen Gründen auftreten. Die Bezeichnung *Gonarthritis* für das entzündete Kniegelenk ist zwar korrekt, wird jedoch eher selten verwendet. Bei einem entzündlichen Zustand des Kniegelenks, zu dem es im Rahmen einer Arthrose am Knie kommen kann, spricht man besser von einer *aktivierten Gonarthrose*.

## Ursachen und Herkunft

Jede Arthrose beginnt mit einer Schädigung der sonst spiegelglatten Knorpelschicht. Da sich Knorpelgewebe nur in sehr geringem Maße regenerieren kann, bleiben einmal entstandene Schäden am Knorpel bestehen. Der Knorpelschaden dehnt sich auf größere Knorpelflächen aus, bis die wenige Millimeter dicke Knorpelschicht ganz zerstört ist. Es kommt im Weiteren zu Veränderungen am Knochen, an den Bändern und an der gesamten Gelenkform. Am Ende einer Arthrose stehen eine schwere Schädigung des Gelenks sowie der Verlust seiner Funktion.

**Auslöser** der Arthrose können Ursachen sein, in deren Folge sich Schäden am Knorpel entwickeln. Dann spricht man von einer *sekundären Arthrose*. Ist ein solcher Auslöser nicht zu erkennen und die Arthrose entsteht aus sich heraus, wird sie als eine *primäre Arthrose* bezeichnet. Die genauen Mechanismen, die dazu führen, sind noch nicht vollständig bekannt.

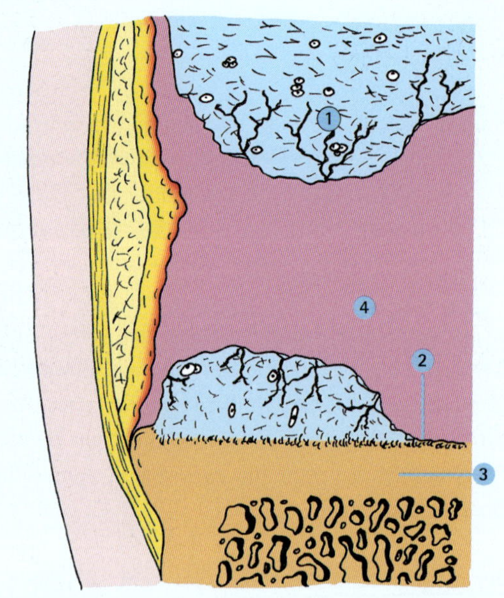


Dies ist ein schematischer Ausschnitt aus einem Gelenk, welches von Verschleiß *(Arthrose)* betroffen ist. Die hellblau dargestellte Knorpelschicht (1) zeigt Risse und hat erheblich an Höhe verloren. An manchen Stellen ist die Knorpelschicht nicht mehr vorhanden (2), so dass der darunterliegende Knochen (3) zum Vorschein kommt. Im Gelenk kommt es häufig zur Ansammlung von Gelenkflüssigkeit (4), die hier rosa dargestellt ist.

Auf den Verlauf und die genauen Vorgänge, die sich bei einer Arthrose ereignen, wird sehr ausführlich im Kapitel *Der Gelenkverschleiß – Die Arthrose* eingegangen. Beim Kniegelenkverschleiß bestehen einige erwähnenswerte Besonderheiten.

### Alter und Geschlecht

Die Arthrose des Kniegelenks ist **eine der häufigsten Arthrosen** des Menschen. Sie nimmt im Alter zu. Unter 45 Jahren sind Männer häufiger betroffen als Frauen. In höherem Alter befällt die Kniearthrose mehr Frauen als Männer. Bei 20% der über 65-jährigen Frauen zeigen sich im Röntgenbild Zeichen einer Kniearthrose. Die Häufigkeit steigt im Alter zwischen 70 und 75 Jahren auf 40% an. In dieser Altersklasse sind Frauen 2- bis 3-mal häufiger betroffen als Männer.

***Höheres Alter und weibliches Geschlecht sind wichtige „Risikofaktoren" für die Entwicklung einer Kniearthrose.***

### Körpergewicht

Im Gegensatz zur Arthrose an der Hüfte kann eine Kniearthrose durch **Übergewicht** ausgelöst werden. Zu hohes Körpergewicht ist zudem der wichtigste Faktor, der ein Fortschreiten des Verschleißes begünstigt. Somit kann der Verschleiß durch eine Gewichtsabnahme verlangsamt werden. Wegen der hohen Bedeutung des Körpergewichts für den Krankheitsprozess sollten unbedingt Anstrengungen unternommen werden, bestehendes Übergewicht zu verringern.

***Hohes Körpergewicht kann zur Entstehung eines Gelenkverschleißes am Knie beitragen und fördert das Fortschreiten des Verschleißes erheblich.***

### Vererbung

Es besteht eine genetische Veranlagung zur Entwicklung einer Kniearthrose. Wahrscheinlich sind die Veränderung mehrerer Gene und das gleichzeitige Vorliegen anderer Risikofaktoren für deren Entstehung ausschlaggebend.

### Sekundäre Ursachen

Häufig entsteht ein Kniegelenkverschleiß als Folge einer **vorausgegangenen Knieerkrankung**. Man spricht dann von einer *sekundären Arthrose*. Unfälle, Verletzungen des Gelenks und ihre Folgen sind die Hauptgründe dieser sekundären Arthrose. Durch Verletzungen kann es zu einem direkten Schaden der Knorpelschicht kommen. Der Knorpel kann gestaucht werden *(Kontusion)*, einreißen und sich in Form kleiner oder großer Knorpelschuppen *(Knorpel-Flake)* vom Knochen lösen.

Erhöhte **Druckbelastungen** und vermehrte seitliche Reibekräfte *(Scherkräfte)* am Knorpel treten bei knienden Tätigkeiten und beim häufigen *In-die-Hocke-Gehen* auf und können ebenfalls zur Arthrose führen. Manche Berufe, die mit hohen und langjährigen kniebelastenden Tätigkeiten einhergehen, können zu einer Arthrose des Kniegelenks führen. Daher wurde die *Gonarthrose* unter der Nummer BK 2112 in die Liste der Berufskrankheiten-Verordnung aufgenommen.

**Meniskusschäden** sind häufig, und ein großer, unbehandelter Riss des Meniskus kann auch den Knorpel direkt schädigen. Werden Teile des Meniskus als Folge einer Operation entfernt, ist der sonst vom Meniskus vor Druck geschützte Knorpel höheren Belastungen ausgesetzt und nimmt Schaden. Dies umso mehr, je mehr Meniskusgewebe entfernt wird. Daher wird gerade bei jüngeren Patienten versucht, Meniskusgewebe zu erhalten oder zu ersetzen.

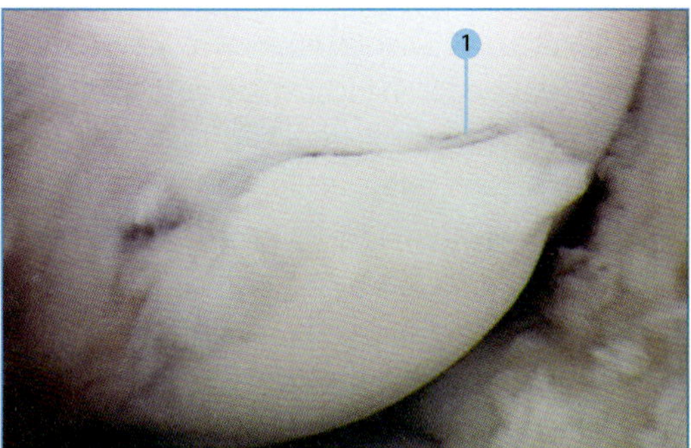


Die Fotos wurden während einer Gelenkspiegelung des Kniegelenks aufgenommen. Sie zeigen einen großen Riss (1) im Knorpel der Oberschenkelrolle. Mit einem Tasthaken (2) wurde festgestellt, dass sich ein großes Knorpelstück (3) von dem darunter liegenden Knochen (4) gelöst hat. Ohne Behandlung bliebe ein großer Defekt in der Knorpelschicht. Die Folge wäre ein rasch fortschreitender Schaden am Gelenkknorpel *(Arthrose).*

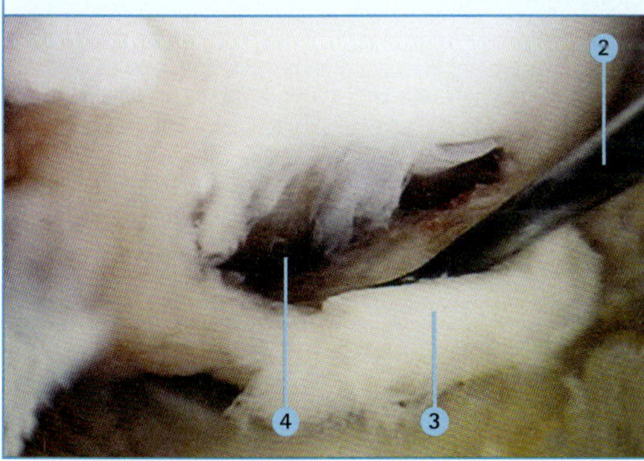


Verletzungen der **Seitenbänder** und insbesondere unbehandelte Verletzungen der **Kreuzbänder** führen zu einer erhöhten Belastung des Knorpels, der dadurch Schaden nehmen kann. Dabei ist schwer abzusehen, in welchem Zeitraum diese Schäden sich entwickeln und wann daraus eine Arthrose entsteht.

Ähnlich wirken sich hohe Belastungen des Knorpels durch eine Abweichung der **Beinachse** in Form eines O- oder X-Beins aus. Ein **O-Bein** belastet die innere Gelenkhälfte des Knies *(mediales Kompartiment)* mehr als die äußere Hälfte.

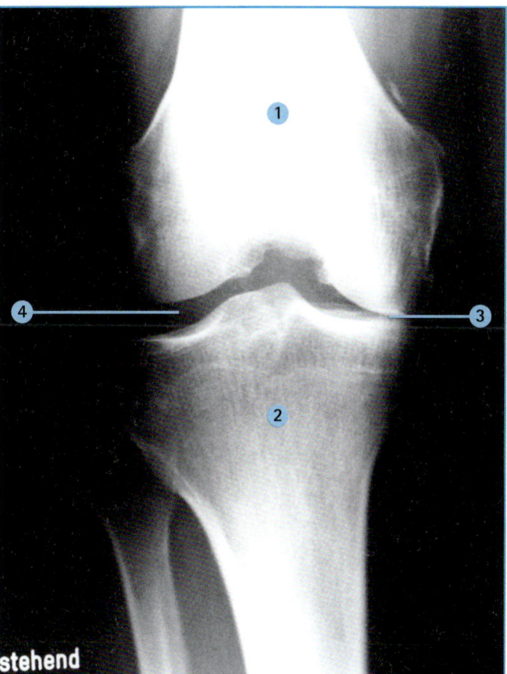


Zu sehen ist das Röntgenbild des rechten Kniegelenks eines 54-jährigen Mannes. Es zeigt das Gelenk mit Oberschenkelrolle (1) und Schienbein (2) von vorne betrachtet. 10 Jahre vorher war eine Operation des Innenmeniskus notwendig. Wahrscheinlich hat sich als Folge der Entfernung ein Verschleiß entwickelt. Der sonst durch den mehrere Millimeter dicken Knorpel bestehende *Gelenkspalt* fehlt an der Innenseite (3). Hier ist der Knorpel abgerieben, so dass sich Ober- und Unterschenkel fast vollständig annähern und der Gelenkspalt fast verschwindet. An der Außenseite des Knies ist der *äußere Gelenkspalt* (4) noch normal weit.

Beim **X-Bein** ist es umgekehrt, der äußere Gelenkanteil, das *laterale Kompartiment,* wird mehr belastet. Durch die Kniearthrose kann es zu einem ungleichmäßigen Knorpelabrieb und damit zur Ausbildung eines O-Beins oder eines X-Beins kommen. Die durch die Achsenfehlstellung entstandene Fehlbelastung verstärkt den Verschleiß, bei zunehmendem Verschleiß nimmt wiederum die Achsenfehlstellung zu. Gelenkverschleiß und Achsenfehlstellung verstärken sich gegenseitig.

Ist bei einem **Knochenbruch** die Knorpelschicht mitbeteiligt, verbleibt ein Riss im Knorpel oder es bleiben Unebenheiten wie z. B. eine Stufe zurück. Diese Knorpelschäden können sich auf Dauer ausdehnen und den Knorpel zunehmend schädigen.

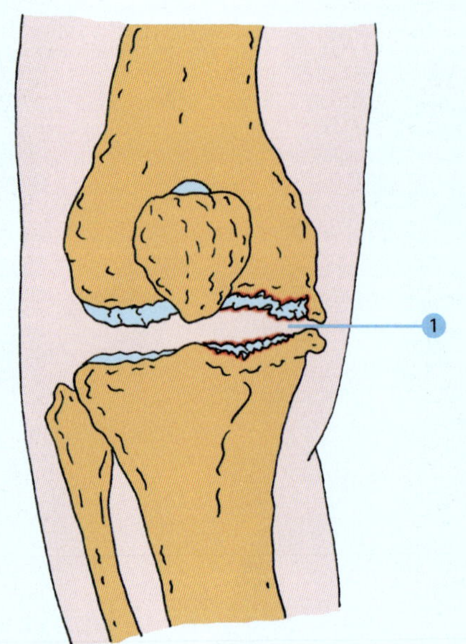


Die Abbildung zeigt ein rechtes Knie mit einer O-Bein-Stellung von vorne. Durch das O-Bein wird der innere *(mediale)* Anteil des Kniegelenks (1) vermehrt belastet. Diese Überlastung kann dort zu einem Verschleiß des Knorpels führen *(mediale Gonarthrose)*, was wiederum die O-Bein-Stellung verstärken kann.

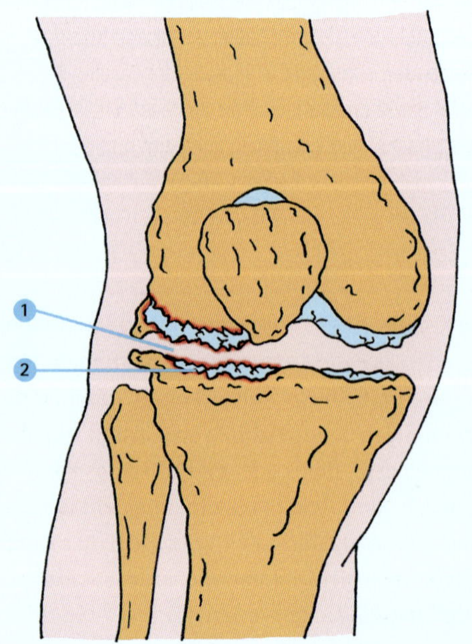


Schematische Darstellung eines X-Beins. Dabei wird der äußere *(laterale)* Gelenkanteil (1) des Knies vermehrt belastet, so dass es zur Ausbildung eines Knorpelschadens (2) kommen kann. Dann liegt eine *laterale Gonarthrose* vor.

## Symptome und Beschwerden

Die Arthrose des Kniegelenks entwickelt sich über viele Jahre oder Jahrzehnte. Wann die ersten Beschwerden beklagt werden, ist von Fall zu Fall unterschiedlich. Es gibt Patienten, die bereits früh Symptome angeben, wenn im Röntgenbild gerade die ersten Veränderungen zu erkennen sind. Und es gibt Patienten, die über erst wenige Wochen bestehende Beschwerden berichten, obwohl das Röntgenbild bereits eine sehr starke Arthrose zeigt. Die Ausprägung der Arthrose im Röntgenbild entspricht keineswegs immer den beklagten Beschwerden.

***Bis zu 40% der Patienten, bei denen sich im Röntgenbild ein Kniegelenkverschleiß zeigt, haben keine Beschwerden.***

Daher sind die Beschwerden des Patienten für eine Therapie wichtiger als der Befund im Röntgenbild.

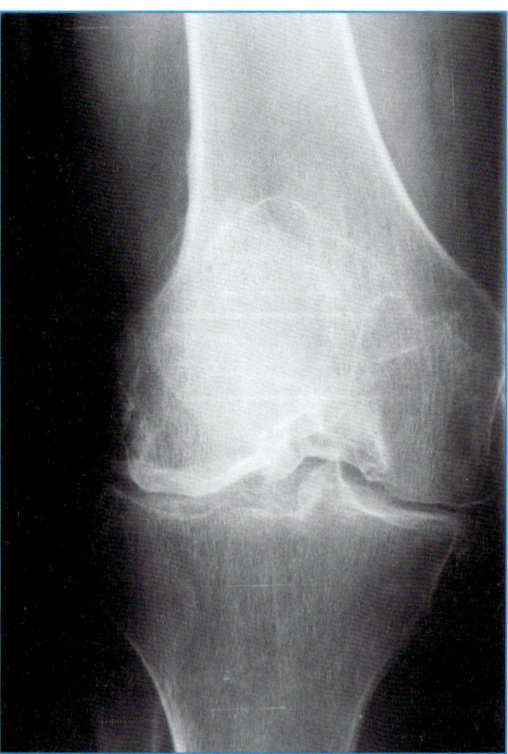

Dies ist das Röntgenbild des rechten Kniegelenks einer 79-jährigen Patientin. Bis vor wenigen Wochen hatte sie keine Beschwerden am Knie, obwohl deutliche Veränderungen einer fortgeschrittenen Kniearthrose vorliegen, die sich über viele Jahre entwickelt haben.

## Symptome einer leichten Arthrose

Das erste Symptom eines Kniegelenkverschleißes ist meist ein **Steifigkeitsgefühl** im Gelenk. Es tritt typischerweise morgens auf oder nach langem Sitzen. Es kann 20 Minuten und länger anhalten. Im Weiteren entwickelt sich ein sog. *Einlaufschmerz*, bei dem es nach einer Ruhephase zu Schmerzen im Knie kommt, die sich nach kurzem Gehen *(Einlaufen)* wieder verlieren. Diese Symptome können Monate oder Jahre anhalten.

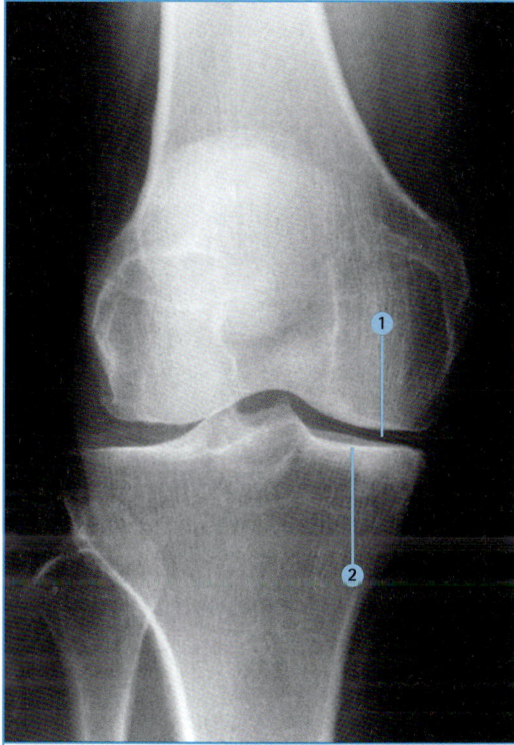


Röntgenbild des rechten Knies einer 69-Jährigen mit einer leichten Kniearthrose. Der sog. *Gelenkspalt* 1 ist an der Innenseite leicht verringert. An dem darunterliegenden Knochen liegen bereits Verdichtungen *(Sklerosen)* 2 vor.

## Symptome einer mäßigen Arthrose

Bei einer Verschlimmerung der Arthrose wird das Kniegelenk **weniger belastbar**. Spaziergänge werden kürzer, das Treppensteigen wird mühsam und schmerzhaft und es treten auch äußere Zeichen einer Arthrose auf. Dazu zählt eine Verbreiterung des Gelenks durch Knochenanbauten der Gelenkflächen *(Osteophyten)*, ein Muskelschwund und zum Teil eine Änderung der Beinachse. Die Beinachse kann sich zu einem O-Bein oder X-Bein entwickeln.

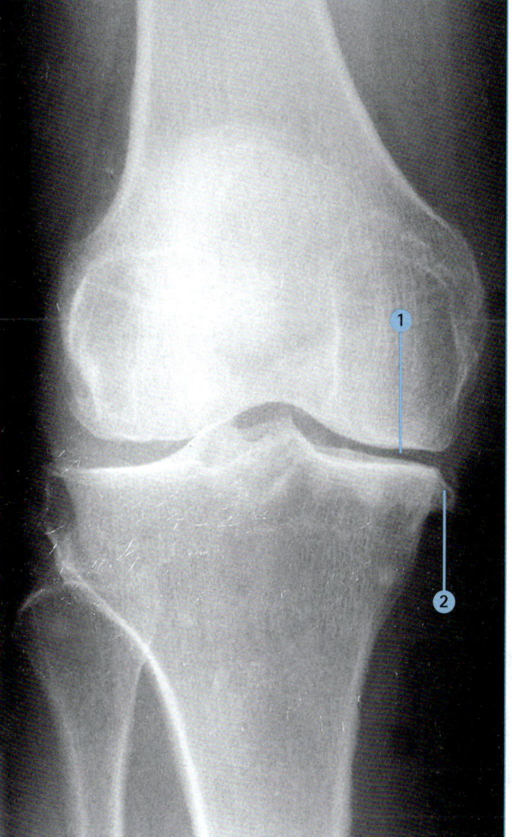


Das Röntgenbild zeigt das Knie der gleichen Patientin, jetzt im Alter von 74 Jahren. Der sog. *Gelenkspalt* 1 hat sich weiter verschmälert und die Knochenneubildungen am Gelenkrand *(Osteophyten)* 2 haben zugenommen. Es liegt eine mäßige Kniearthrose vor.

## Symptome einer fortgeschrittenen Arthrose

Der fortschreitende Kniegelenkverschleiß führt zu einem zunehmenden **Verlust der Beweglichkeit**. Sind anfangs die Streckung und die Beugung vor allem schmerzhaft, sind sie in späteren Stadien deutlich eingeschränkt. Das Knie kann nicht mehr ganz gebeugt werden, eine Kniehocke wird fast unmöglich (und sollte auch vermieden werden). Auch die *Streckfähigkeit* des Gelenks geht verloren. Die Patienten gehen mit zunehmend gebeugten Kniegelenken, was beschwerlich ist.

Im fortgeschrittenen Stadium einer Kniearthrose kann jeder Schritt schließlich schmerzhaft sein und es treten knackende Geräusche im Gelenk auf. Sie sind Folge des Aufeinanderreibens der Knochen von Ober- und Unterschenkel aufgrund des vollständigen Knorpelabriebs.

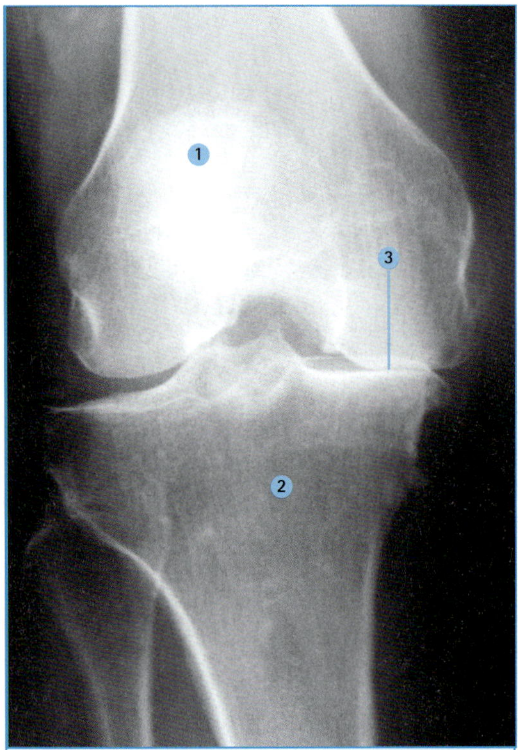

Als dieses Röntgenbild aufgenommen wurde, war dieselbe Patientin 76 Jahre alt. Der Knorpel an Oberschenkel ① und Unterschenkel ② ist aufgebraucht, die Knochenflächen berühren sich. Der sog. *Gelenkspalt* ③ ist damit auf der Innenseite nicht mehr zu erkennen. Es liegt eine fortgeschrittene Kniearthrose vor.

Die Kniegelenkarthrose verläuft in verschiedenen **Phasen**. Eine Zeit lang ist das Gelenk eher kühl und schlank, in anderen Phasen ist es überwärmt und geschwollen. Besteht eine Überwärmung, Rötung und Schwellung des Gelenks, wird von einer *aktivierten Arthrose* gesprochen. Dabei kann es zu einer übermäßigen Produktion von Gelenkflüssigkeit kommen, die sich im Gelenk ansammelt *(Gelenkerguss)*. Das Gelenk ist dann prall gefüllt, kaum beweglich und stark schmerzhaft.

Die bei einer Arthrose auftretenden genauen Veränderungen an Knorpel und Gelenk werden ausführlich im Kapitel *Der Gelenkverschleiß – Die Arthrose* erläutert.

## Untersuchung und Diagnostik

Aus der Befragung *(Anamnese)* des Patienten ergeben sich wichtige Hinweise, die bereits auf die Diagnose Kniearthrose weisen. Zum einen liegt bereits ein verändertes Gangbild vor. Die Beweglichkeit und die Stabilität des Gelenks werden geprüft, beim Abtasten wird auf Deformierungen, Schwellungen und schmerzhafte Stellen geachtet. Nicht selten werden Schmerzen aus dem Hüftgelenk in das Knie projiziert, weshalb die Hüften regelmäßig mit untersucht werden.

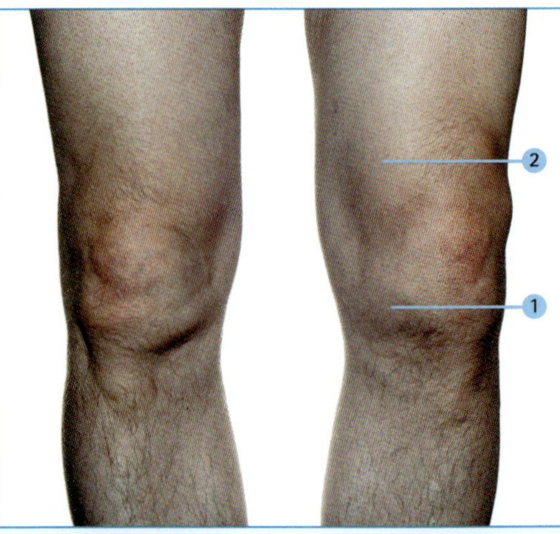

Das Foto zeigt die Kniegelenke eines 51-Jährigen. Vor allem das linke Bein weist Zeichen einer Kniearthrose auf. So besteht eine O-Bein-Stellung und der Knochen ist sichtbar verbreitert ①. Zudem findet sich oberhalb der Kniescheibe eine Schwellung ②. Wenn es z. B. im Rahmen einer Arthrose zur vermehrten Bildung von Gelenkflüssigkeit kommt, sammelt diese sich hier. Dann liegt ein sog. *Gelenkerguss* vor.

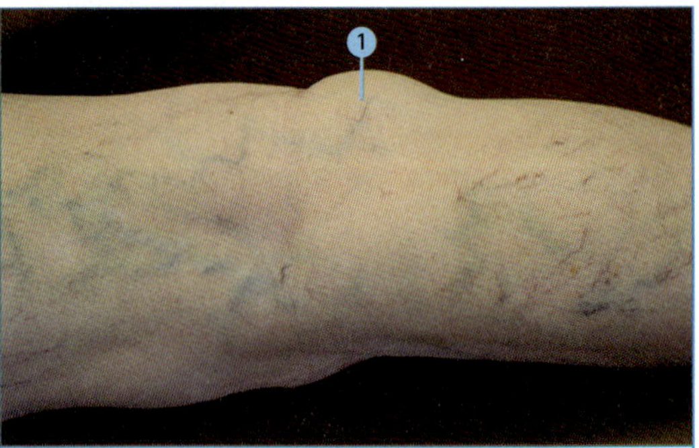

Das Foto zeigt die Kniekehle einer Patientin mit einer fortgeschrittenen Kniearthrose. Rechts im Bild ist die Wade zu erkennen. Als Folge der Arthrose hat sich eine gut tast- und sichtbare Wölbung ① in der Kniekehle gebildet. Dabei handelt es sich um einen mit Gelenkflüssigkeit gefüllten Schleimbeutel, eine sog. *Baker-Zyste*.

Weitere diagnostische Maßnahmen:

### Röntgen

Der Knorpel ist strahlendurchlässig und zeigt sich nicht im Röntgen. Dies ist der Grund, weshalb sehr frühe Stadien einer Arthrose oder eine akute Absprengung von Knorpelstücken im Röntgenbild nicht immer zu sehen sind. Da Knorpelschäden sich aber mit der Zeit auch auf die Knochen auswirken, ist das Röntgenbild dennoch eine wichtige Untersuchungsmethode zur Sichtbarmachung von Veränderungen am Knochen. Folgen der Arthrose sind eine Abnahme der Knorpeldicke, die Bildung von Knochenwülsten *(Osteophyten)* zur Vergrößerung der Gelenkfläche, Verdichtungen *(Sklerosen)* im Knochen als Folge der Mehrbelastung und die Ausbildung von Höhlen im Knochen *(Zysten)*.

***Röntgenaufnahmen eignen sich gut, um den Verlauf einer Arthrose über Jahre zu verfolgen. In den mittleren und späten Stadien der Arthrose sind sie zur Diagnosestellung und Therapieplanung häufig ausreichend und machen weitere Untersuchungen dann meist entbehrlich.***

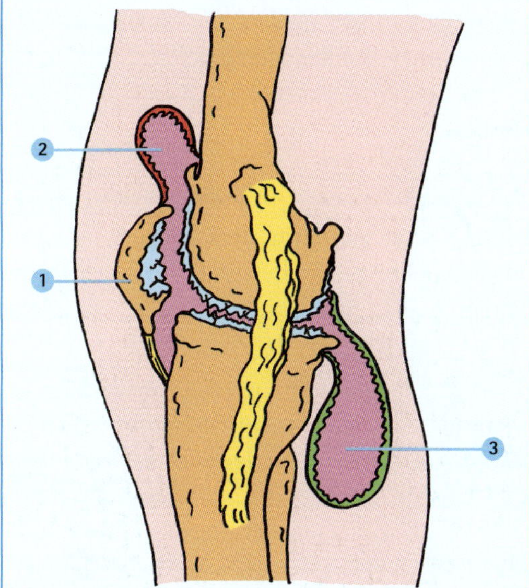


Die Abbildung zeigt ein rechtes Kniegelenk mit einer starken Arthrose von der Seite betrachtet. Vorne und damit links im Bild liegt die Kniescheibe ①. Darüber hat sich im sog. *oberen Recessus* ② Gelenkflüssigkeit gesammelt (rosa dargestellt). In der Kniekehle befindet sich die Gelenkflüssigkeit in einem stark vergrößerten Schleimbeutel ③, einer sog. *Baker-Zyste*.

### Ultraschalluntersuchung

Der Ultraschall kann eventuelle Flüssigkeitsansammlungen im Gelenk *(Gelenkerguss)* und in Schleimbeuteln anzeigen. In der Kniekehle kommt es bei vielen Patienten mit einer Kniearthrose zu einer Ansammlung von Gelenkflüssigkeit in einem Schleimbeutel. Dieser mit Flüssigkeit gefüllte Schleimbeutel wird als *Baker-Zyste* bezeichnet.

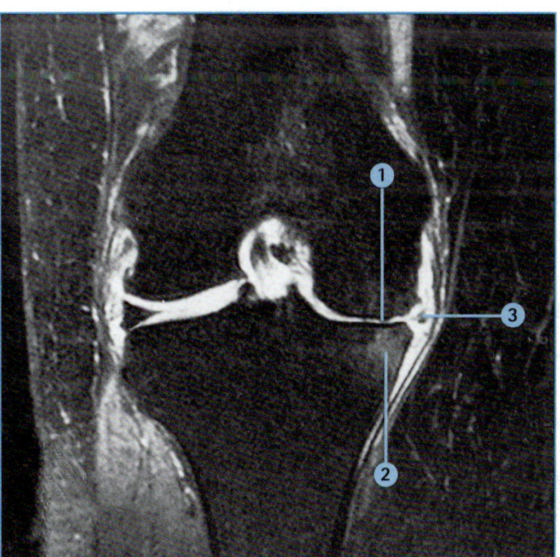


Kernspintomographie des rechten Knies einer 58-jährigen Patientin. Die Betrachtung erfolgt von vorne. Neben der deutlichen Höhenabnahme der Knorpelschicht am inneren *(medialen)* Anteil *(Kompartiment)* ① des Gelenks erkennt man zusätzlich eine weiß dargestellte Flüssigkeitsansammlung im Knochen ②, ein sog. *Knochenödem*. Zusätzlich weist der Innenmeniskus einen deutlichen Riss ③ auf.

### Kernspintomographie (Magnetresonanztomographie, MRT)

Die Kernspintomographie erfasst bereits frühe Veränderungen am Knorpel, die zu diesem Zeitpunkt im Röntgenbild noch nicht erkennbar sind. Sie ist die beste Methode zur direkten Darstellung der Knorpelschicht. Ihre Anwendung ist daher vor allem in der Frühphase einer Arthrose sinnvoll.

Auch andere Ursachen von Knieschmerzen wie Meniskusrisse, Veränderungen im Knochen oder Bandverletzungen lassen sich mit Hilfe der Kernspintomographie sehr gut darstellen. In Fällen einer schweren Arthrose, die sich deutlich im Röntgenbild erkennen lässt, wird diese Untersuchung nur selten durchgeführt, da sie kaum zusätzliche Informationen von Bedeutung liefert.

## Therapie

Die Behandlungsmöglichkeiten der Kniegelenkarthrose sind **vielfältig** und können in vielen Fällen zu einer guten Linderung der Beschwerden führen.

***Wichtige Ziele der Therapie sind die Schmerzbehandlung und das Bemühen, ein Fortschreiten der Arthrose am Kniegelenk zu verlangsamen.***

Der Gelenkknorpel kann nicht mehr in seinen ursprünglichen Zustand zurückversetzt werden, eine *Heilung* der Arthrose ist nicht möglich. Anderslautende Versprechungen der Hersteller von Salben und Tabletten mit angeblichen Wirkstoffen, die zu einer Heilung der Arthrose führen, sind nicht erwiesen und haben vorwiegend kommerziellen Charakter.

### Nicht-operative *(konservative)* Therapie

Die **Verringerung der Kniegelenkbelastung** ist ein wesentlicher Bestandteil der Therapie. Dabei spielt die Belastung durch das Körpergewicht die größte Rolle. **Übergewicht** führt bei jedem Schritt zur Überlastung des Gelenks und sollte daher reduziert werden. Ein Gewichtsverlust von 5 kg entlastet das Knie um bis zu 15 kg und senkt das Fortschreiten der Arthrose erheblich. Wenn eigenständige Versuche einer Gewichtsabnahme erfolglos enden, sollte eine professionelle Ernährungsberatung erfolgen.

***Die Verringerung bestehenden Übergewichts ist eine der wichtigsten Maßnahmen, um ein Fortschreiten der Kniearthrose zu verlangsamen.***

Bezüglich der Belastung im Alltag und beim Sport gilt der Grundsatz: *Bewegen ja, belasten nein.* Der Umfang des Gehens sollte der Arthrose angepasst werden. Bei einer leichten Arthrose kann das Gehen noch über Stunden möglich sein. Bei einer schweren Arthrose sind teilweise wenige Meter schon schmerzhaft. Bis in den Schmerz hinein sollte das Knie nicht belastet werden. Zeigt sich am Tag nach der Belastung ein geschwollenes und schmerzhaftes Knie, war die Gehstrecke zu lang und sollte verringert werden. Ähnlich verhält es sich beim **Sport**. Günstig sind Sportarten wie Fahrradfahren (mit geringem Widerstand und hoch eingestelltem Sattel), Wandern, Walken oder Aquajogging, bei denen das Knie leicht und regelmäßig beansprucht wird. Ungünstig sind Sportarten, die zu kurzzeitigen Spitzenbelastungen im Knie führen oder mit starken Dreh- und Stoßkräften verbunden sind, wie dies beim Tennis, Badminton, Volleyball oder ähnlichen Sportarten vorkommt. Eine starke Beugung des Knies sollte bei Arthrose generell vermieden werden, da es den Knorpel stark belastet. Hinknien, Hinhocken oder tiefe Kniebeugen belasten das Gelenk ungünstig.

Die regelmäßige und leichte **Bewegung** des Knies dagegen ist wichtig. Sie verbessert die Ernährung des Knorpels und wirkt einer Schwächung der Muskulatur und einer Verkürzung von Kapseln und Bändern entgegen. Das Training der Oberschenkelmuskulatur *(Quadrizeps-Muskel)* führt zu einer verbesserten Kniefunktion und zur Linderung von Schmerzen. Nach einer Anleitung durch einen Physiotherapeuten können die Übungen zu Hause oder in einer Sportstätte fortgeführt werden.

Bereits bestehende **Bewegungseinschränkungen** können mit Hilfe der *Manuellen Therapie* verbessert werden. Dazu dehnt der Manualtherapeut (ein Arzt oder Physiotherapeut) sanft die geschrumpfte Gelenkkapsel und die verkürzten Bänder. Durch eine Kniearthrose kann der Patient in vielen Fällen das Knie nicht mehr ganz strecken *(Streckdefizit)*. Damit liegt eine Fehlstellung in vermehrter Beugehaltung vor (sog. *Beugekontraktur*). Sie führt zu einer weiteren Überlastung des Gelenks und zu einem Fortschreiten der Arthrose. Die Manuelle Therapie kann helfen, diese Fehlstellung zu verringern.

Bei starker Arthrose können **Hilfsmittel** im Alltag die Belastung am Knie verringern. Das Aufstehen aus dem tiefen Sitzen kann durch die Verwendung von sog. *Keilkissen* oder ein zusätzliches Kissen erleichtert werden. Eine Toilettensitzerhöhung vereinfacht das Aufstehen von der Toilette. Stehhilfen in der Küche oder bei Haushaltstätigkeiten wie z. B. Bügeln entlasten die Kniegelenke.

## Kleines Bewegungsprogramm für Patienten mit einer Arthrose des Kniegelenks

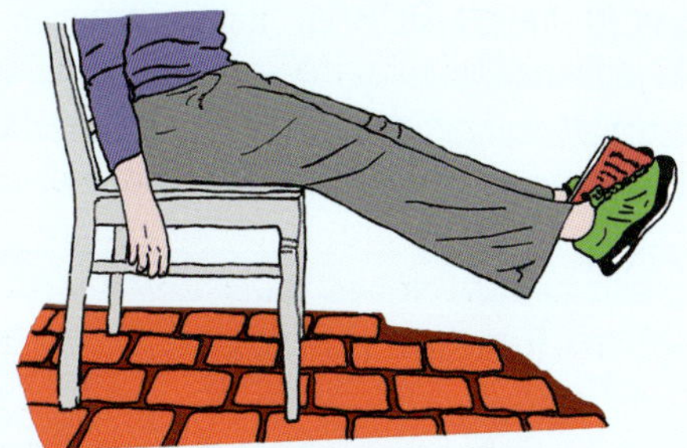

Zwischen die Füße wird z.B. ein Buch geklemmt. Dieses wird anschließend mit gestreckten Knien hochgehoben und für etwa 5 Sekunden in der Höhe gehalten. Dann werden die Beine wieder abgesenkt und eine Pause von etwa 10 Sekunden eingehalten. Die Übung sollte langsam 5- bis 10-mal wiederholt werden.

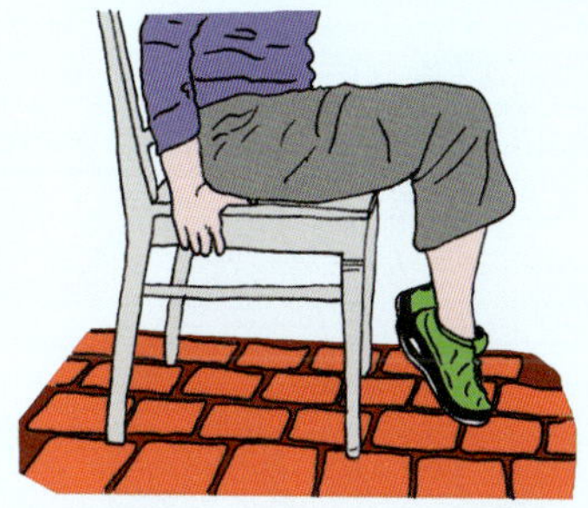

Im Sitzen werden abwechselnd die Zehen und, wie abgebildet, anschließend die Fersen beider Füße nach oben gezogen und gegen den Fußboden heruntergedrückt. Diese Übung kann 10- bis 15-mal langsam wiederholt werden.

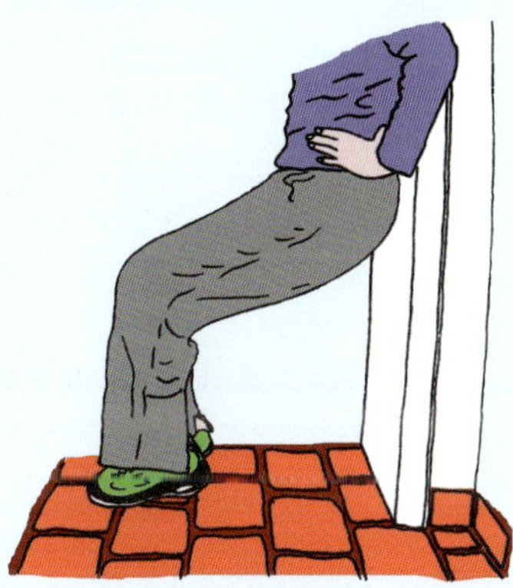

Mit dem Rücken gegen eine glatte Wand, z.B. einen Türrahmen, lehnen. Dann langsam in die Knie gehen, wobei der Rücken angelehnt bleibt und an der glatten Wand nach unten rutscht. Dabei werden die Oberschenkel höchstens um 90° gebeugt bzw. so weit, bis der Oberschenkel waagerecht zum Boden steht. Diese Stellung sollte etwa 10 Sekunden gehalten werden. Anschließend werden die Beine wieder gestreckt und etwa 10 Sekunden pausiert. Diese Übung kann 5- bis 10-mal wiederholt werden.

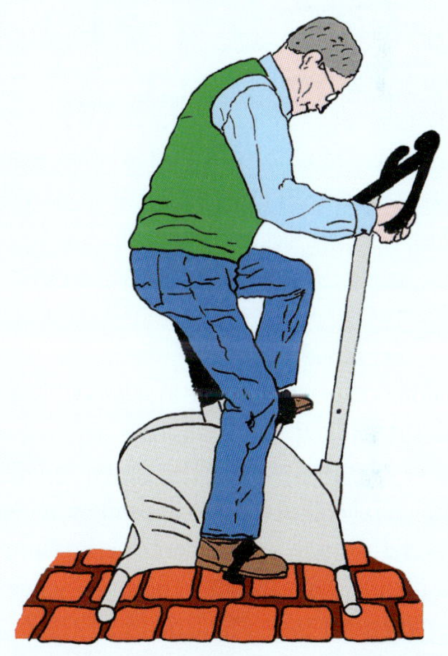

Das Training auf einem Standfahrrad ist bei einer Kniearthrose ideal. Der Sattel sollte hochgestellt und der Widerstand, gegen den man tritt, gering gehalten werden. 10-20 Minuten Fahrradfahren sind empfehlenswert.

**Alle gezeigten Übungen sollen langsam und schmerzfrei durchgeführt werden. Werden sie 2- bis 3-mal täglich durchgeführt, verbessern sie die Eigenschaften des Gelenkknorpels, kräftigen die Muskulatur und fördern die Ausdauer.**

Vor der Verwendung von **Gehstöcken**, Unterarmgehstützen oder auch Gehwagen *(Rollatoren)* sollte der Patient nicht zurückschrecken. Sie entlasten die Gelenke und schützen vor Stürzen. Nicht selten knickt ein von Arthrose befallenes Kniegelenk durch einen plötzlichen Schmerz ein. Ohne Halt kann es dann leicht zu einem folgenschweren Sturz kommen. Ein Gehstock wird bei einem Verschleiß des linken Knies rechts verwendet und umgekehrt. Durch breite Handstücke sollte ein fester Halt gewährleistet sein und einer Überlastung des Daumensattelgelenks vorgebeugt werden.

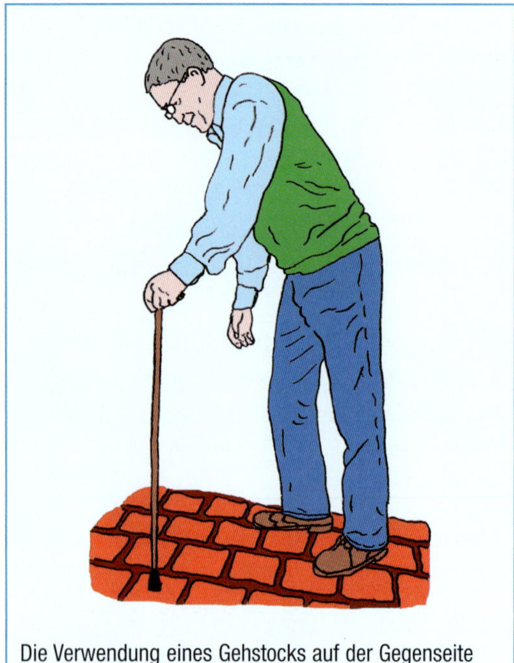

Die Verwendung eines Gehstocks auf der Gegenseite des geschädigten Knies führt zu Entlastung und gibt dem Patienten mehr Halt und Sicherheit.

Weiches **Schuhwerk**, weiche Einlagen, Fersenpolster und auch die Anfertigung von weichen Schuhabsätzen (sog. *Pufferabsätze*) verringern die Belastung des Kniegelenks. Der durch ein O-Bein entstehenden Mehrbelastung des innen gelegenen Gelenkanteils kann durch eine Erhöhung des Schuhaußenrandes von 3-5 mm entgegengewirkt werden. Ebenso können Einlagen mit einer seitlichen Erhöhung versehen werden. Beschwerden durch ein X-Bein können durch eine Anhebung des Innenrands des Schuhs in einigen Fällen gelindert werden. Ein zuverlässiger Effekt dieser Maßnahmen besteht nicht, dennoch lindern sie bei einigen Patienten die Beschwerden. Ein Fortschreiten der Arthrose verhindern sie jedoch nicht.

Das Tragen von **Kniebandagen** wird von vielen Patienten mit Kniegelenkverschleiß als angenehm empfunden. Schmerzen können zum Teil um bis zu 15% reduziert werden. Auch der Ausbildung von Flüssigkeitsansammlungen im Gelenk *(Gelenkergüsse)* können die Bandagen aus hochwertigen Strickgeweben *(Gestricken)* entgegenwirken. Leichte Führungsstäbe an den Seiten der Bandage verbessern die Stabilität des Gelenks. Zudem wärmen die Bandagen das Gelenk und verbessern die körpereigene Gelenkwahrnehmung *(Propriozeption)*. Es gibt Stützen *(Orthesen)* mit einem stabilen Rahmen, die das Knie besonders an der Innen- oder Außenseite entlasten können. Aufgrund eines recht geringen Tragekomforts werden sie jedoch selten verwendet.

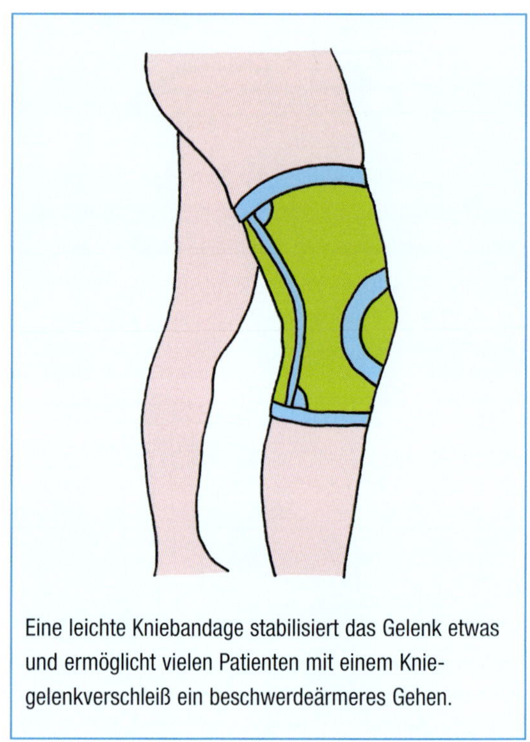

Eine leichte Kniebandage stabilisiert das Gelenk etwas und ermöglicht vielen Patienten mit einem Kniegelenkverschleiß ein beschwerdeärmeres Gehen.

Patienten mit einer Kniearthrose berichten häufig von Wetterfühligkeit - kaltes und nasses Wetter löst Beschwerden aus. **Wärmende Maßnahmen** werden dann als angenehm empfunden. Dies können warme Bäder oder Wickel sein, ebenso Salben, die zu einer leichten Erwärmung der Haut führen. Praktikabel sind auch wärmende Stulpen aus Wolle oder Angora.

Ist das Gelenk überwärmt, gerötet und geschwollen, besteht eine *aktivierte Arthrose*. Zur Linderung von Beschwerden ist dann eher die Anwendung **milder Kälte** mit Kühlschrank-Temperaturen von etwa 7° Celsius geeignet. Kältere Temperaturen aus dem Gefrierfach werden vermieden, da aggressive Kälte eher schadet und zu Hauterfrierungen führen kann. Geeignet sind neben kalten Umschlägen auch Wickel mit Quark oder fertige Kühlkompressen mit einer Gel-Füllung. Die Anwendung erfolgt täglich 3- bis 5-mal für die Dauer von 5-10 Minuten.

In Schmerzphasen führt die regelmäßige Behandlung mit kühlenden und die Entzündung hemmenden **Salben** zu einer oft schon ausreichenden Schmerzlinderung. Sie hilft, den Verbrauch an Schmerzmitteln zu verringern und ist auch für ältere Patienten gut geeignet.

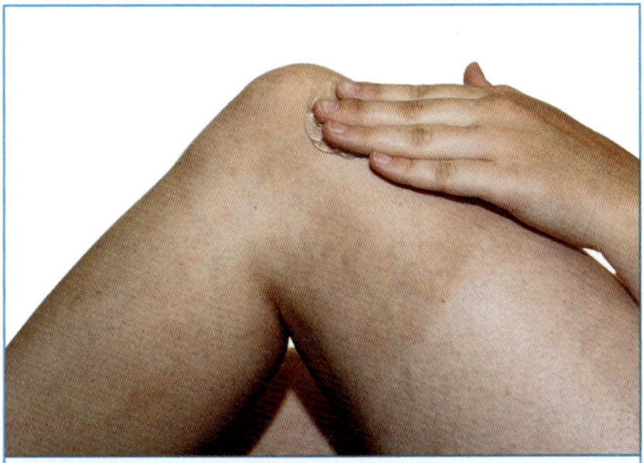

Die Behandlung mit schmerzmittelhaltigen Salben ist langfristig wirksam und kann auch in höherem Lebensalter empfohlen werden. Es ist eine sanfte Art, Beschwerden zu lindern.

Behandlungen mit einer **Elektrotherapie** (Reizstrom, Iontophorese oder Magnetfelder) lindern in manchen Fällen Beschwerden. Für den häuslichen Gebrauch ist die *Transkutane elektrische Nervenstimulation (TENS)* gut geeignet, da sie mit einem handlichen, batteriebetriebenen Gerät durchgeführt wird. Es kann täglich oder bei Bedarf zur Behandlung von Schmerzen eingesetzt werden. Manche Geräte haben eine zusätzliche Funktion zur Stimulation der Muskeln, was dem mit der Arthrose einhergehenden Muskelschwund entgegenwirkt.

Bei der Therapie mit **Schmerzmitteln** wird unterschieden, ob sie bei Bedarf eingenommen oder als Dauertherapie regelmäßig verwendet werden. Bei einer *Bedarfstherapie* von **akuten Knieschmerzen** werden meist entzündungshemmende Präparate eingesetzt. Dies sind Wirkstoffe wie *Ibuprofen, Diclofenac* oder andere Stoffe der Wirkgruppe der sog. *Nicht-Steroidalen-Antirheumatika (NSAR).* Die regelmäßige Einnahme sollte in einer schmerzhaften Phase auf 7-14 Tage beschränkt bleiben. In geringer Dosierung können diese Medikamente dann wenige Male in der Woche verwendet werden. Es ist streng auf die Verträglichkeit zu achten und die Einnahme sollte stets ärztlich angeordnet und überwacht werden. Zur langfristigen Behandlung der Kniearthrose sind diese Medikamente wegen ihrer möglichen unerwünschten Wirkungen an Magen, Darm, Herz und Niere vor allem für ältere Patienten ungeeignet.

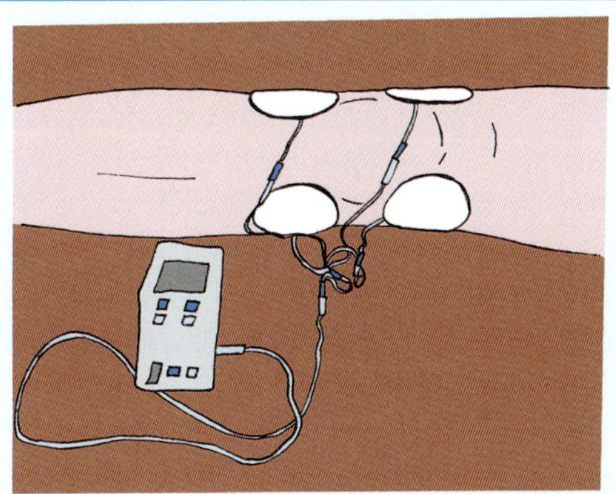

Anwendung der *Transkutanen elektrischen Nervenstimulation (TENS)* bei einer Arthrose des Kniegelenks. Die Behandlung kann zur Linderung der Beschwerden beitragen.

Präparate mit **pflanzlichen entzündungshemmenden Wirkstoffen** können alternativ und über einen längeren Zeitraum eingenommen werden (z. B. *Teufelskralle, Bromelain,* etc.).

Werden entzündungshemmende Schmerzmittel nicht vertragen oder besteht der Wunsch nach einer **dauerhaften Schmerztherapie** *(Dauertherapie)* durch Medikamente, werden andere Mittel eingesetzt. Dies sind Substanzen wie *Paracetamol, Novaminsulfon (Metamizol)* und *Tramadol.* In Fällen, in denen eine Operation nicht gewünscht oder nicht möglich ist, können bei sehr starken Schmerzen *Tilidin* und *Morphium*-Präparate eingesetzt werden. Verschiedene Schmerzmittel können vom Arzt miteinander kombiniert werden, was die Schmerzlinderung steigert, ohne die Nebenwirkungen durch zu hohe Dosierungen zu verstärken.

***Eine medikamentöse Behandlung der Kniearthrose ist möglich, sollte in jedem Fall aber mit dem behandelnden Arzt abgesprochen werden.***

Die Einnahme von **Nahrungsergänzungsmitteln** wie *Glucosamin(-sulfat)* und *Chondroitin* kann in den Frühphasen des Verschleißes zu einer ausreichenden Linderung der Beschwerden führen. Bei einer fortgeschrittenen Arthrose werden eine leichte Verbesserung der Gelenkfunktion und eine Schmerzlinderung beschrieben. Je stärker eine Kniearthrose fortschreitet, desto weniger Knorpelgewebe ist vorhanden, das überhaupt noch auf die Substanzen reagieren kann. Mit zunehmender Arthrose nimmt die Wirksamkeit der Substanzen meist ab. Um eine Wirkung zu erreichen, ist die Einnahme über mindestens 3 Monate notwendig. Tritt danach kein spürbarer Effekt ein, kann die Einnahme beendet werden, da dann auch im Weiteren nicht mit einer Besserung zu rechnen ist. Ist der Effekt jedoch spürbar, kann bei erneut auftretenden Beschwerden die erneute Einnahme versucht werden. Akute Schmerzen werden damit nicht behandelt. Ob die Substanzen den Verlauf der Arthrose verzögern können, ist nicht bekannt. Heilen können sie die Arthrose nicht, allenfalls günstig beeinflussen. Zur Vorbeugung einer Arthrose wird die Einnahme der Substanzen nicht empfohlen.

***Substanzen wie Glucosamin und Chondroitin können in einigen Fällen Beschwerden durch eine Arthrose lindern. Zur Heilung oder Vorbeugung einer Arthrose sind sie nicht geeignet.***

Ist das Gelenk in der Phase der aktivierten Arthrose **stark schmerzhaft geschwollen** und hat sich ein Erguss im Gelenk gebildet, führt das Absaugen der Flüssigkeit *(Punktion)* zu einer raschen Entlastung. Meist wird gleichzeitig die Kombination eines örtlichen Betäubungsmittels mit einem Kortisonpräparat in das Gelenk gespritzt *(Injektion)*. In den meisten Fällen kann damit eine erhebliche Linderung der Schmerzen erreicht und eine erneute Bildung des Gelenkergusses zumindest eine Zeit lang unterdrückt werden.

Dabei ist die Wirkdauer der Injektion unterschiedlich und reicht von wenigen Tagen bis zu vielen Monaten. Die Anzahl der Kortisoninjektionen wird auf 3 bis 4 pro Jahr begrenzt. Kortison hemmt zwar die Entzündung und den Schmerz sehr gut, hat aber auf den Knorpel-Stoffwechsel einen ungünstigen Einfluss. Die Entscheidung über die Anzahl der Injektionen wird individuell getroffen.

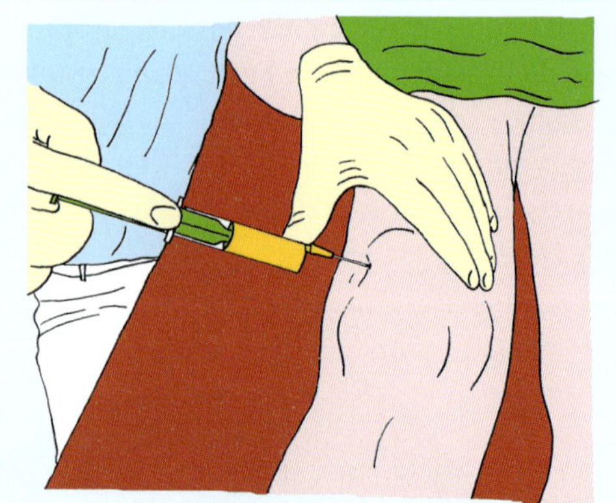

Die Abbildung zeigt, wie aus einem Gelenkerguss am Kniegelenk Flüssigkeit abgesaugt *(punktiert)* wird. Über die gleiche Nadel kann anschließend ein schmerz- und entzündungshemmendes Präparat wie Kortison gespritzt *(injiziert)* werden.

Eine weitere Möglichkeit der Arthrosetherapie besteht in der Gabe von Spritzen mit **Hyaluronsäure** in das Kniegelenk. Sie werden meist in einer Phase gegeben, in der die Arthrose mäßig fortgeschritten ist, zu wiederkehrenden Schmerzen führt und eine Operation nicht gewünscht ist. Auf die Wirkung der Hyaluronsäure wird ausführlich im Kapitel *Der Gelenkverschleiß - Die Arthrose* eingegangen. Je nach Präparat werden 1-5 Injektionen im wöchentlichen Abstand durchgeführt.

Die Verwendung von *Autologem konditioniertem Plasma (ACP)* ist ein weiterer Versuch der Arthrosebehandlung. Dazu wird dem Patienten Blut abgenommen und zur Entfernung der roten Blutkörperchen zentrifugiert. Das gewonnene Eigenplasma enthält Wachstumsfaktoren in einer höheren Konzentration. In wöchentlichen Abständen wird es etwa 6-mal in das Kniegelenk gespritzt und soll zu einer Schmerzlinderung führen. Die Wirksamkeit dieses Verfahrens kann zurzeit noch nicht abschließend beurteilt werden.

Aus dem Blut des Patienten können weitere Substanzen gewonnen werden, die dem Fortschreiten der Arthrose entgegenwirken sollen. Dabei handelt es sich um Stoffe, die das Eiweiß *Interleukin-1 (IL-1)* in seiner Funktion hemmen. Interleukin-1 ist ein Faktor, der zum Abbau des Knorpels beiträgt. Wird er gehemmt, soll die Arthrose weniger rasch fortschreiten, die Schmerzen nachlassen und eine Entzündungshemmung eintreten. Ob und wie lange eine Wirkung eintritt, kann nicht vorhergesagt werden.

***Bei jeder Spritze (Injektion) in das Gelenk sollte das Verhältnis zwischen dem möglichen Nutzen sowie dem möglichen Risiko, dass bei der Injektion versehentlich Bakterien in das Gelenk gelangen, sorgfältig abgewogen werden.***

Vermehren sich Bakterien, die durch eine Spritze in das Gelenk eingeschleppt wurden, können sie zu einer **Infektion des Kniegelenks** führen, einer schweren Erkrankung, die das Gelenk und den Patienten erheblich schädigen kann. Das Infektionsrisiko nach einer Spritze in das Kniegelenk liegt bei etwa 0,04%. Damit kommt es statistisch betrachtet bei 2.500 Injektionen in das Gelenk zum Auftreten einer Infektion. Ausführlich wird auf diese mögliche Komplikation im Kapitel *Die Infektion eines Gelenks* eingegangen.

**Pflanzliche Präparate** können in das Gelenk oder in die gelenknahe Umgebung gespritzt werden. Über eine leichte Entzündungshemmung entfalten sie eine schmerzlindernde Wirkung. Nachteilig ist die Notwendigkeit der häufigen Gabe. So sind bis zu 10 Behandlungen oder mehr notwendig. An die Ansätze von Sehnen, in die Umgebung der Gelenkkapsel oder in schmerzhafte Muskelpunkte *(Triggerpunkte, Tenderpoints)* können neben pflanzlichen Wirkstoffen auch örtliche Betäubungsmittel *(Lokalanästhetika, LA)* gespritzt werden.

Treten bei einer mittleren bis schweren Arthrose häufig schmerzhafte Entzündungszustände auf, können sie durch eine *Radiosynoviorthese (RSO)* behandelt werden. Bei dieser Methode wird von einem Röntgenarzt *(Radiologe)* eine **radioaktive Substanz** in das Gelenk gespritzt. Die gespritzte Substanz wird von den Zellen der Gelenkinnenhaut aufgenommen und zerstört diese durch ihre nur wenige Millimeter reichende Strahlenwirkung. Ziel der Behandlung ist eine Schmerzlinderung sowie eine Verminderung der Ergussbildung und der Schwellung.

Die Anwendung von **Röntgenstrahlen** in gebündelter Form lindert Schmerzen bei chronischen Gelenkbeschwerden. Dabei kommt es zu einer entzündungshemmenden Wirkung durch eine direkte Schädigung von Entzündungszellen und zu einer Beeinflussung von Zellen und Eiweißen. Die Anwendung erfolgt durch einen Strahlentherapeuten. Für die Therapie werden mit gleicher Bedeutung verschiedene Begriffe verwendet: *Schmerzbestrahlung, Radiotherapie, Tiefenbestrahlung, (funktionelle) (Röntgen-)Reizbestrahlung* oder *Röntgenentzündungsbestrahlung.* In 5-10 Einzelsitzungen im Abstand von wenigen Tagen wird das Kniegelenk bestrahlt. Die Bestrahlung ist schmerzfrei und dauert wenige Sekunden.

Zur Behandlung einer Kniearthrose können auch **Blutegel** eingesetzt werden. Bei ihrem Biss geben sie verschiedene Stoffe in das menschliche Gewebe ab. Die bekanntesten Stoffe sind das *Hirudin* und das *Calin.* Die Therapie dauert 30-90 Minuten, dann fällt der vollgesogene Egel ab. Die Wunde blutet noch über Stunden nach, so dass ein dicke Verband notwendig ist. Die Behandlung wird im Abstand von einigen Wochen 1- bis 3-mal wiederholt. Zum Teil kann sie zu einer monatelangen Linderung von Arthrosebeschwerden führen.

Die **traditionelle chinesische Medizin** *(TCM)* besteht aus verschiedenen Behandlungsmethoden. Bei der *Akupunktur* werden Punkte unter der Haut, im Muskel, in der Gelenkkapsel oder in Nervennähe mit dünnen sterilen Einmalnadeln stimuliert. Die Akupunktur ist in der Regel frei von Nebenwirkungen und viele Patienten profitieren von einer anhaltenden Schmerzlinderung.

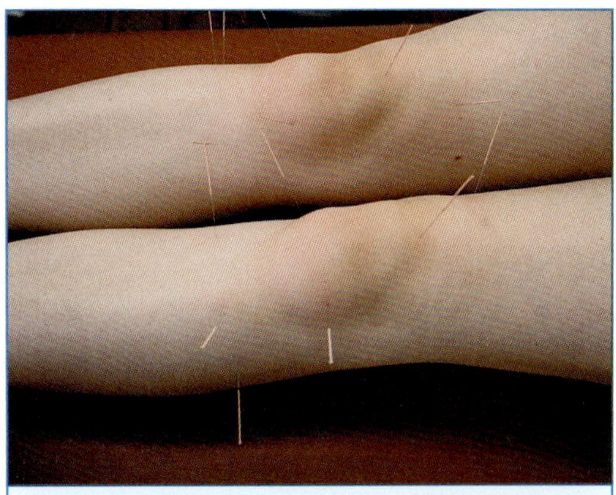

Das Foto zeigt Akupunkturnadeln in beiden Kniegelenken. Akupunktur kann zur Linderung von Beschwerden beitragen, die durch Arthrose hervorgerufen werden.

Eine Wärme- und Kräutertherapie am Knie, ebenfalls Bestandteil der traditionellen chinesischen Medizin, kann mit glimmenden Stängeln aus Beifußkraut, ähnlich einer Zigarre, durchgeführt werden. Dies wird als *Moxibustion* bezeichnet und dicht über der Hautoberfläche des Patienten an speziellen Punkten durchgeführt. *Schröpfen* ist ebenfalls Bestandteil der traditionellen chinesischen Medizin. Dazu können Glasgefäße oder Saugnäpfe aus Gummi verwendet werden. Eine weitere chinesische Behandlungsmethode ist der Einsatz von Kräutern oder Tees sowie die Empfehlung einer Ernährungsumstellung.

Auf die genannten nicht-operativen *(konservativen)* Behandlungsmöglichkeiten einer Arthrose wird noch ausführlicher im Kapitel *Der Gelenkverschleiß - Die Arthrose* eingegangen.

### Operative Behandlung

In den Anfangsstadien der Kniearthrose kann auf den geringen Knorpelschaden operativ kaum Einfluss genommen werden. Operative Maßnahmen werden bei mäßigen und fortgeschrittenen Kniearthrosen eingesetzt, wenn die nicht-operative *(konservative)* Therapie keinen ausreichenden Erfolg bringt. Auf die einzelnen Methoden wird im Kapitel *Der Gelenkverschleiß – Die Arthrose* genau eingegangen.

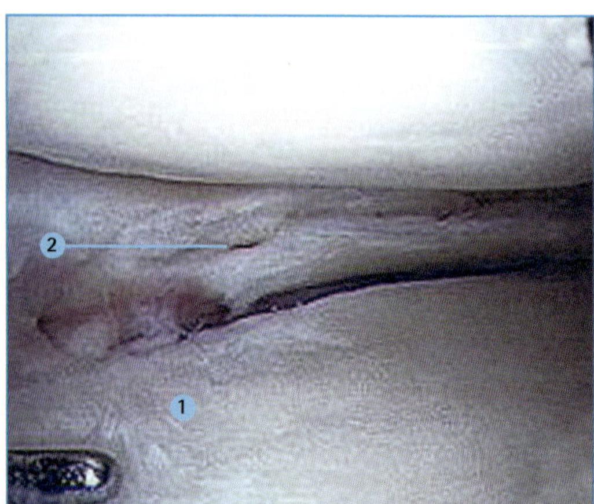


Die Knorpeloberfläche des Unterschenkels weist leichte Auffaserungen 1 auf. Das Foto wurde während einer Kniegelenkspiegelung aufgenommen, die wegen eines Meniskusschadens 2 durchgeführt wurde. Eine spezielle operative Behandlungsmethode solcher geringen Knorpelschäden gibt es nicht.

Die **Kniegelenkspiegelung** *(Arthroskopie)* ist die Methode der Wahl zur Behandlung von Meniskusschäden. Bestehen gleichzeitig Knorpelschäden, können diese nur teilweise mitbehandelt werden. Vorspringende Knorpelteile werden geglättet *(Shaving)*. Dies ähnelt der Entfernung eines Holzspans, der sich von einem Balken abhebt. So wird verhindert, dass sich der Knorpelschaden ausdehnt. Weiterhin können Teile der Gelenkinnenhaut und sog. *freie Gelenkkörper* entfernt werden. Diese freien Gelenkkörper sind kleine Knochen-Knorpel-Kugeln und bilden sich im Gelenk aus dem bei Arthrose entstehenden Knorpelabrieb. Das Glätten des Knorpels und der Gelenkinnenhaut sowie die Entfernung freier Gelenkkörper werden unter dem Begriff *Gelenk-Débridement* zusammengefasst.

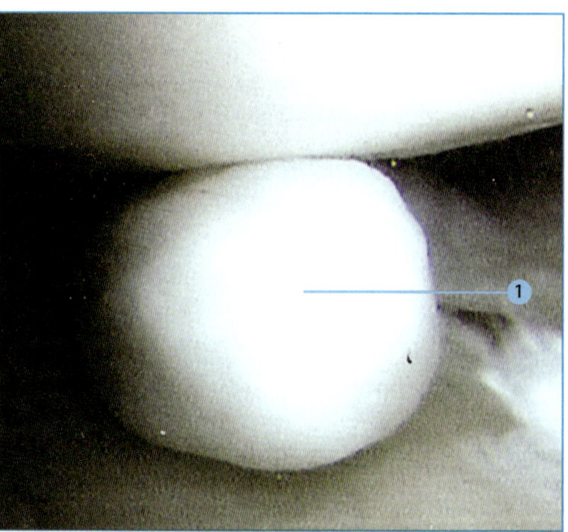


Das Foto zeigt einen sog. *freien Gelenkkörper* 1. Er ist wenige Millimeter groß und bildet sich aus den Abriebprodukten des Knorpels, die bei einer Arthrose entstehen.

Bei der Gelenkspiegelung ist die regelmäßige Zuführung einer Spülflüssigkeit notwendig. Durch die Spülung werden Abriebprodukte des Knorpels, die zu einer Reizung der Gelenkinnenhaut führen, aus dem Gelenk gespült. Dies trägt zur Schmerzlinderung des Gelenks bei und wird als *Gelenk-Lavage* (frz. *laver* = *waschen*) bezeichnet.

***Operationen, die ausschließlich der Spülung eines Gelenks und der Glättung des Knorpels dienen, werden heute kaum noch durchgeführt, da sie langfristig selten Erfolg haben.***

Behandlungsmethoden, bei denen **Bohrungen** *(Pridie-Bohrung, Mikrofrakturierung)* durchgeführt werden, kommen in Frage, wenn eine bis zum Knochen reichende Knorpelschädigung auf einer Fläche bis zu 3 $cm^2$ vorliegt. Dann besteht eine sog. *Knorpelglatze*, das schwerste Stadium einer Arthrose. In tief reichenden Knorpelschäden kann das Wachstum von *Faserknorpel* angeregt werden, eine Art Ersatzgewebe anstelle des gesunden Knorpels. Dazu werden Löcher in den unter der Knorpelschicht liegenden Knochen gebohrt (sog. *Pridie-Bohrung*) oder mit einer Ahle geschlagen *(Mikrofrakturierung, Microfracture)*.

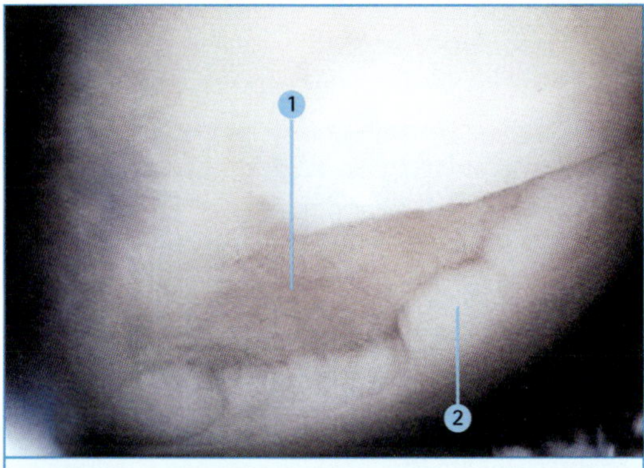


Das Foto zeigt einen schweren Knorpelschaden, eine sog. *Knorpelglatze*. An dieser Stelle ist der Knorpel in seiner gesamten Dicke verschwunden, so dass die unter dem Knorpel liegende *(subchondrale)* Knochenschicht 1 zu sehen ist. Die direkte Umgebung des Defekts weist noch eine ausreichend hohe Knorpelschicht mit einem intakten Knorpelrandwall 2 auf, Voraussetzung für das Gelingen der *Mikrofrakturierung*.

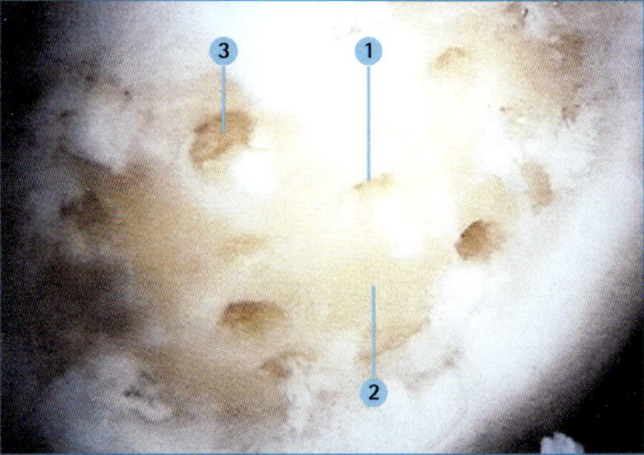


Auf diesem Foto sind die eingeschlagenen *Mikrofrakturierungen* 1 zu erkennen. Die Löcher reichen durch die direkt unter dem Knorpel liegende *(subchondrale)* Knochenschicht 2 bis in das Knochenmark 3.

Werden größere Knochen-Areale durch eine Fräse freigelegt, wird von einer *Abrasion* oder *Abrasionsarthroplastik* gesprochen. Das Ersatzgewebe *(Faserknorpel)* soll den Knorpeldefekt schließen, ist jedoch von deutlich schlechterer Qualität als natürlicher Knorpel. Großflächigere Defekte werden besser durch ein Verfahren mit Transplantation von Knorpelzellen behandelt.

Die Eigenschaften des natürlichen Knorpels werden von gezüchtetem Knorpel oder nachwachsendem Faserknorpel nicht erreicht. Daher wird mit der **Transplantation** von körpereigenen Knochen-Knorpel-Zylindern versucht, einen tiefen Knorpelschaden durch körpereigenes Gewebe von hoher Qualität zu ersetzen. Mit Hilfe einer Hohl-Stanze werden der defekte Knorpel und einige Millimeter des darunterliegenden Knochens entfernt. Das Vorgehen ähnelt dem Ausstanzen eines Apfelkerns. Die Stanzen haben einen Durchmesser von 0,5 bis 1,5 cm. Von Stellen im Gelenk, die keiner hohen Belastung unterliegen, werden gering größere und intakte Knochen-Knorpel-Stücke ausgestanzt. Diese werden anschließend in den defekten Bereich eingepresst *(transplantiert)*. Da die den Knorpel ernährende Knochenschicht mit verpflanzt wird, wachsen die Zylinder in der Regel gut ein. Zu einem Verwachsen des Knorpels mit der umliegenden Knorpelschicht kommt es nicht. Die verbleibende Lücke an der Entnahmestelle verschließt sich in den nächsten Wochen mit Faserknorpel. Je nach Größe des Knorpelschadens werden mehrere der Knochen-Knorpel-Zylinder nebeneinander eingebracht. Dies ähnelt einem Mosaik, woraus sich der Begriff der *Mosaikplastik* abgeleitet hat. Üblich ist ebenso die Abkürzung *OATS* (*Osteochondrales Autograft Transfer System* oder *Osteochondral Autologous Transfer System*).

**Transplantation von Knorpelzellen:** *Autologe Chondrozytentransplantation (ACT) / matrixgebundene Verfahren (MACI, MACT) / AMIC / Sphäroide.* Zur Züchtung von Knorpelzellen *(Chondrozyten)* können diese von körpereigenem *(autologem)* Gewebe entnommen werden. Mit Hilfe dieses Verfahrens werden bei jüngeren Patienten Knorpeldefekte bis 4 $cm^2$ behandelt. Es ist kein Verfahren zur Behandlung einer über Jahre entstandenen Arthrose, da hierbei die Knorpelschicht großflächig ausgedünnt ist und Knorpelzellen nicht anwachsen würden. Ein tiefer Defekt im Knorpel (z. B. durch einen Unfall) kann dagegen mit diesem Verfahren aufgefüllt werden, da der umgebende Knorpel noch in voller Dicke erhalten ist. Um Knorpelgewebe im Labor zu züchten, wird bei der ersten Operation gesundes Knorpelgewebe an einer Stelle im Gelenk entnommen, die wenig beansprucht wird. Die Knorpelzellen werden über 2-3 Wochen im Labor vermehrt und bei einer zweiten Operation in den Defekt gespritzt. Damit die Zellen vor Ort bleiben, werden sie mit einer Membran aus Bindegewebe *(Kollagenmembran)* abgedeckt. Die Membran wird mit feinen Nähten eingenäht. Die *autologe Chondrozytentransplantation (ACT)* wird häufig auch *Autologous Chondrocyte Implantation* oder *ACI* genannt.

In einer anderen Technik, den *matrixgebundenen* Verfahren (*MACI, Matrixgekoppelte autologe Chondrozyten-Implantation* oder *MACT, Matrixgekoppelte autologe Chondrozyten-Transplantation*), werden bei der ersten Operation entnommene Knorpelzellen über einige Wochen vermehrt. Anschließend werden sie in ein dreidimensionales Trägermaterial *(Matrix)* eingebracht, das der Matrix des natürlichen Knorpelgewebes ähneln soll. Dort werden sie weiter zur Vermehrung angeregt. Bei der notwendigen zweiten Operation wird das Gewebe mit den Zellen in den Knorpeldefekt eingeklebt oder eingenäht.

Bei der *AMIC-Methode (Autologe Matrixinduzierte Chondrogenese)* wird die Knochenschicht in der Defektzone wie bei der Mikrofrakturierung eröffnet. Damit die Zellen in der Zone des Knorpelschadens bleiben, wird diese Zone mit einer Membran abgedeckt. Diese Membran bzw. *Kollagenmatrix* enthält Bindegewebsfasern, sog. *Kollagenfasern*, mit denen die einwachsenden Zellen aus dem Knochenmark verwachsen sollen.

Kommt es im Rahmen eines Unfalls zu einer Absprengung von Knorpel-Knochen-Stücken *(Knorpel flake)*, können diese an ihren Ursprung gebracht und dort mit winzigen Schrauben oder Stäbchen *(pin)* wieder befestigt *(refixiert)* werden.

Starke **Fehlstellungen der Beinachse** können zu einer Arthrose führen und diese verstärken. Ein **O-Bein** belastet die innere Gelenkhälfte des Knies, das *mediale Kompartiment*, mehr als die äußere Hälfte. Beim X-Bein ist es umgekehrt, der äußere Gelenkanteil, das *laterale Kompartiment*, wird stärker belastet. Durch die Kniearthrose kann es wiederum zu einem ungleichmäßigen Knorpelabrieb und damit zur Ausbildung eines O-Beins oder eines X-Beins kommen. Die durch die Achsenfehlstellung entstandene Fehlbelastung verstärkt den Verschleiß und bei zunehmendem Verschleiß nimmt die Achsenfehlstellung zu. Gelenkverschleiß und Achsenfehlstellung verstärken sich gegenseitig.

***Die operative Korrektur eines O-Beins oder X-Beins kann einem starken Knorpelverschleiß vorbeugen oder das Fortschreiten eines bestehenden Knorpelverschleißes verzögern.***

Um diesen Teufelskreislauf zu durchbrechen, kann die Beinachse operativ durch eine Durchtrennung *(Osteotomie)* des Ober- oder Unterschenkelknochens und durch die Entnahme oder das Einfügen eines Knochenkeils verändert *(umgestellt)* werden. Dieser Eingriff wird als *Umstellungsosteotomie* bezeichnet. Voraussetzung ist, dass die andere Gelenkhälfte noch weitgehend unbeschädigt ist, denn sie soll einen größeren Teil der Belastung übernehmen und den verschlissenen Teil des Gelenks entlasten.

Je nach vorliegender Achsenabweichung wird die Umstellung am Schienbein *(Tibia)* oder am Oberschenkel *(Femur)* durchgeführt. Bei einem O-Bein wird häufig eine *Tibiakopfosteotomie* durchgeführt, eine Durchtrennung des Schienbeinkopfes. Mit Hilfe spezieller Platten und Schrauben wird der Knochen in seiner neuen Achse stabilisiert. Zur Heilung sind eine anfängliche Entlastung des Knies und eine anschließende langsam zunehmende Belastung notwendig.

Der große Vorteil der Methode ist der Erhalt des eigenen Gelenks. Ein künstlicher Ersatz kann bei jüngeren Patienten zwischen 30 und 50 Jahren auf diese Weise im Durchschnitt über etwa 10 Jahre hinausgezögert oder ganz vermieden werden. Nachteilig ist, dass es bis zu 3 Monate dauert, bis das Knie wieder voll belastet werden kann. Dies ist einer der Gründe, warum die Methode bei älteren Patienten nicht mehr angewandt wird. Eine feste Altersgrenze gibt es jedoch nicht.

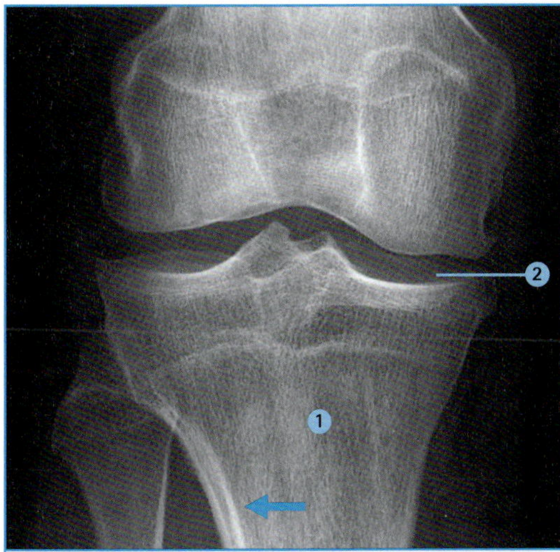


Röntgenbild des rechten Kniegelenks eines erst 35-jährigen Mannes. Es wurde im Stehen aufgenommen und zeigt ein O-Bein. Durch die Abweichung des Schienbeins *(Tibia)* 1 nach innen kommt es zu einer vermehrten Belastung des innen gelegenen *(medialen)* Anteils 2 des Kniegelenks. Es bestehen Beschwerden und eine erkennbare Arthrose. Durch eine Operation kann die Stellung des Schienbeins in Richtung Pfeil verändert werden.

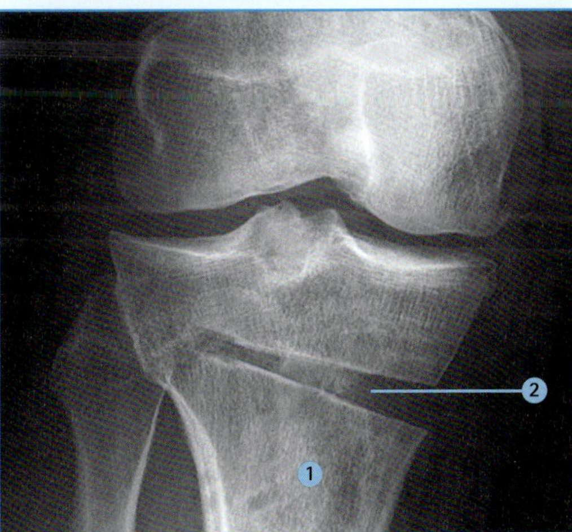


Das Röntgenbild zeigt das Kniegelenk nach der Operation. Das Schienbein *(Tibia)* 1 wurde im Rahmen einer *Tibiakopfosteotomie* mit einer Säge fast vollständig durchtrennt *(osteotomiert)* und an der durchtrennten Stelle „aufgeklappt". Bei der gezeigten Operationstechnik wird der Knochen in dieser veränderten Stellung durch eine Platte und Schrauben aus Kunststoff gehalten, die im Röntgenbild nicht sichtbar sind. Der entstandene „Spalt" 2 wird mit körpereigenem Knochen aufgefüllt und verwächst später.

Ab dem 60. Lebensjahr wird man in der Regel dem künstlichen (Teil-)Gelenkersatz den Vorzug geben. Im Einzelfall können auch sportlich aktive Patienten über 60 Jahren mit einer Umstellungsosteotomie behandelt werden.

Als **künstlichen Gelenkersatz** bezeichnet man die (Teil-)Entfernung der Gelenkflächen und deren Ersatz durch Metall- und Kunststoffteile *(Implantate)*. Die Begriffe *(künstlicher) Gelenkersatz, Knieprothese, Knie-Endoprothese, Knie-Totalendoprothese* und *Alloarthroplastik* werden alle gleichbedeutend verwendet. *TEP* steht als Abkürzung für *Totalendoprothese*, das gleichbedeutende *TCP* für den englischen Begriff *Total Condylar Prothesis.*

***Im Jahr 2010 erhielten nach Angaben des Statistischen Bundesamtes 157.000 Patienten in Deutschland ein künstliches Kniegelenk.***

Wird nur ein Teil des Gelenks ersetzt, werden die Begriffe der *unikompartimentellen* oder *unikondylären Endoprothese*, der *Schlitten-* oder auch der *Hemischlitten-Prothese* verwendet. Der vollständige Ersatz des Gelenks wird als *vollständiger Oberflächenersatz* bezeichnet. Dabei werden beim *bikompartimentellen Oberflächenersatz* die Gelenkoberflächen von Ober- und Unterschenkel ersetzt, beim *trikompartimentellen Oberflächenersatz* zusätzlich noch die Gelenkfläche der Kniescheibe.

Voraussetzung für einen **Teilgelenkersatz** ist, dass der andere Gelenkanteil und die Kniescheibe keinen wesentlichen Verschleiß aufweisen. Der Vorteil eines Teilgelenkersatzes besteht darin, dass der Eingriff nicht so umfangreich ist wie bei einem vollständigen Gelenkersatz. Dadurch sind Schmerzen nach der Operation geringer, das Gelenk erholt sich schneller und kann häufig besser bewegt werden. Innenseitige Kniearthrosen können erfolgreicher mit dieser Methode behandelt werden als außenseitige Kniearthrosen. Bei der Operation werden die Gelenkflächen der jeweiligen Oberschenkelrolle und des Schienbeinplateaus entfernt. Der Rest der Oberschenkelrolle wird durch ein hoch poliertes Metallimplantat ersetzt. Am ausgesägten Schienbeinplateau wird eine Metallplatte befestigt, auf die ein Kunststoffteil gesetzt wird *(Inlay)*, welches mit der Metall-Oberschenkelrolle ein Gelenk bildet.

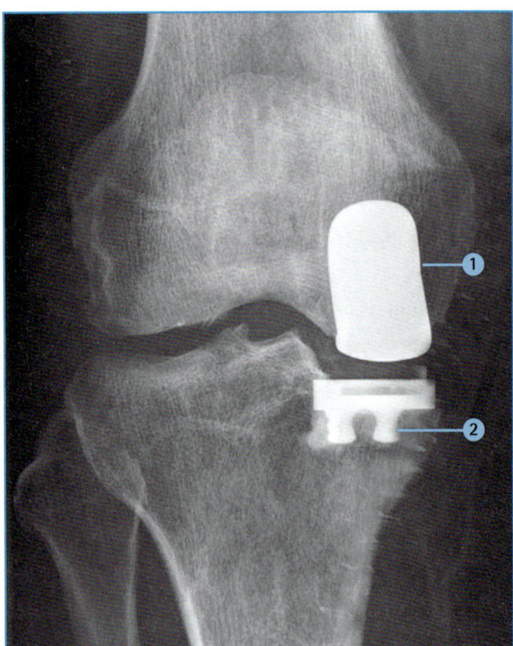


Röntgenbild eines rechten Kniegelenks von vorne betrachtet. Die innen *(medial)* gelegenen Anteile des Kniegelenks wurden am Oberschenkel *(Femur)* 1 und am Schienbein *(Tibia)* 2 ersetzt. Diesen *Teilgelenkersatz* bezeichnet man auch als *Schlittenprothese.*

***Der einseitige Gelenkersatz (Teilgelenkersatz) kann dem Patienten über viele Jahre ein schmerzfreies Gehen und eine gute Beweglichkeit ermöglichen. Bei großen Abweichungen der Beinachse, hohem Übergewicht, hohem Alter oder einer starken Osteoporose wird der Teilersatz nicht durchgeführt.***

Mögliche Komplikationen sind unter anderem ein vorzeitiger Verschleiß der Kunststoffteile, eine Lockerung der Prothese und eine Zunahme der Arthrose der anderen Gelenkanteile. Sollte der einseitige Gelenkersatz auf Dauer nicht ausreichen, sind ein Ausbau und der Ersatz durch eine Knievollprothese möglich.

Bleibt eine Arthrose auf die **Rückfläche der Kniescheibe** und ihr Gleitlager am Oberschenkel beschränkt, liegt eine *isolierte patellofemorale Arthrose (Retropatellararthrose)* vor. Sie kann z. B. Folge eines Bruchs der Kniescheibe sein. Die Gelenkflächen der Kniescheibe und ihres Gleitlagers können unabhängig vom Rest des Kniegelenks durch eine *Patellofemoralprothese* ersetzt werden.

Ob ein vollständiger Ersatz des Kniegelenks dieser Methode vorzuziehen ist, ist noch strittig.

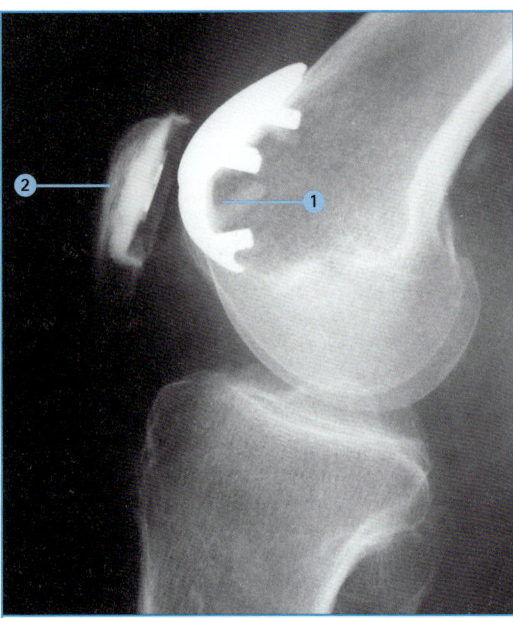


Röntgenbild des rechten Knies einer 47-jährigen Patientin, die an einer schweren Arthrose hinter der Kniescheibe litt. Lediglich die Gelenkflächen am Oberschenkel 1 und hinter der Kniescheibe 2 wurden ersetzt.

Werden **alle Gelenkflächen** der Oberschenkelrolle und des Schienbeinplateaus ersetzt, spricht man von einer *Oberflächenendoprothese* oder einer *Knie-Endoprothese.* Dabei werden sämtliche Gelenkflächen entfernt.

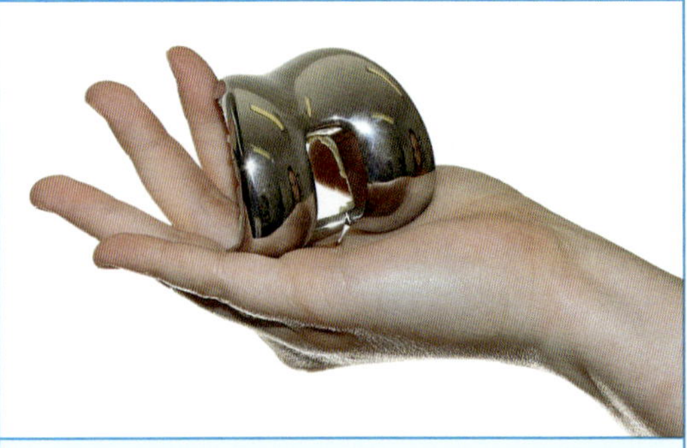

Das Foto zeigt den Teil einer Knie-Endoprothese, der die Gelenkfläche am Oberschenkelknochen ersetzt.

Die Bänder und die Kapsel des Kniegelenks bleiben dabei bis auf das hintere Kreuzband erhalten und übernehmen später die Führung des Kunstgelenks.

Bei einigen Prothesenmodellen ist auch die Entfernung des hinteren Kreuzbands vorgesehen. Der Knochenstumpf am Oberschenkel wird durch ein hoch poliertes Metallimplantat ersetzt. Dies ähnelt der *Überkronung* eines Zahns.

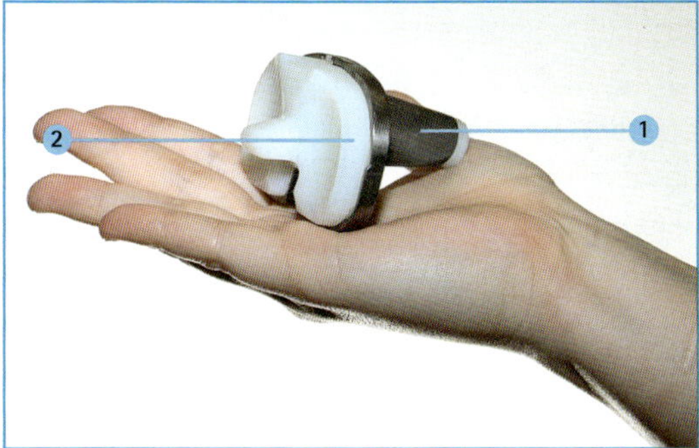


Auf diesem Foto ist der Teil einer Knie-Endoprothese zu sehen, der in das Schienbein eingesetzt wird. Dabei wird die Platte aus Metall mit dem Zapfen ① im Kopf des Schienbeins befestigt. Auf die Platte wird ein Block aus Kunststoff ② gesetzt, das sog. *Inlay*. In dessen Vertiefung gleitet der obere Anteil der Knie-Endoprothese.

Im verbliebenen Schienbeinkopf wird eine Metallplatte verankert, auf der dann ein fester Block aus Kunststoff *(Inlay)* befestigt wird. Dieser bildet die künstliche Gelenkfläche zur metallenen Oberschenkelrolle. Ober- und Unterschenkelkomponente sind bei den meisten Prothesenmodellen mechanisch nicht miteinander verbunden.

Ob ein Ersatz der Knorpelfläche der Kniescheibe notwendig ist, ist von Fall zu Fall unterschiedlich. Dies wird zum Teil erst während der Operation entschieden. Ist es durch die Arthrose des Kniegelenks zu einer erheblichen **Abweichung der Beinachsen** mit Überdehnung der Seitenbänder gekommen, wird häufig eine Prothesenart verwendet, die eine eigene stabile Führung aufweist und damit unabhängig von den Bändern des Knies ist, die sog. *achsgeführte Totalendoprothese.* Dabei wird die Traglast wie bei anderen Prothesen von den Gelenkflächen des Kunstgelenks übernommen. Die Kräfte, die das Knie seitlich belasten, werden von einem zentralen Kopplungsmechanismus und nicht von den Bändern übernommen.

Zur stabilen Verankerung in Ober- und Unterschenkelknochen sind lange Prothesen-Stiele notwendig. Häufig wird bei Rheumatikern auf diesen Prothesentyp zurückgegriffen, da durch die Rheumaerkrankung die Substanz des Knochens und der Bänder schlecht ist. Kommt es zur Lockerung oder Infektion einer anderen Knieprothese, dann wird diese operativ entfernt und kann durch eine achsgeführte Totalendoprothese ersetzt werden.

Für den Ersatz des Kniegelenks wurde und wird eine Vielzahl von Prothesen-Modellen entwickelt. Welche verwendet wird, entscheidet der Operateur aufgrund seiner Kenntnis und persönlichen Erfahrung.

***Mehr als 95% der Knieprothesen zeigen nach 15 Jahren keine Zeichen einer Prothesenlockerung.***

Komplikationen nach einer Knie-Endoprothese können anhaltende Schmerzen, eine Bewegungseinschränkung und eine Infektion sein. Die Häufig-

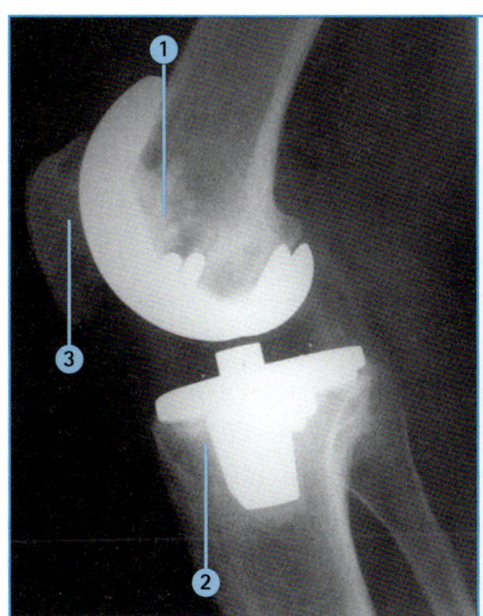


Röntgenbilder einer Knie-Endoprothese. Das linke Bild zeigt das Knie von der Seite, das rechte das Knie von vorne. Die Gelenkflächen wurden am Oberschenkel ① und am Schienbein ② ersetzt.

Auf einen Ersatz der Gelenkfläche der Kniescheibe ③ hat man in diesem Fall verzichtet.

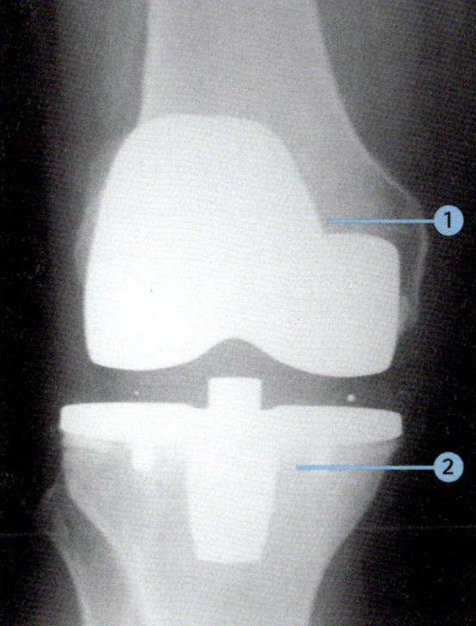

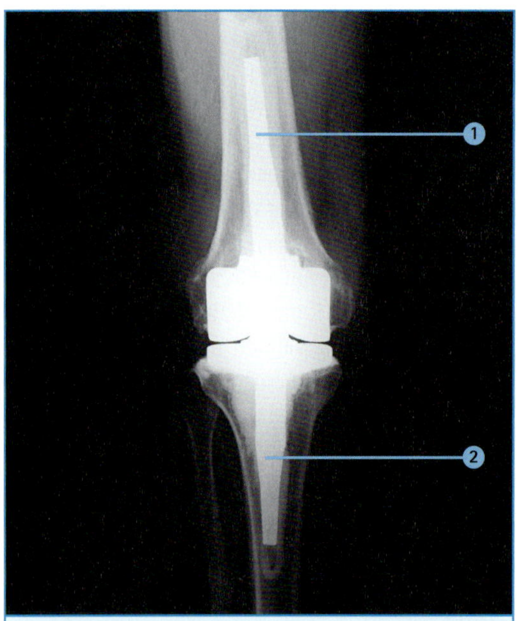


Röntgenbild eines Kniegelenks, in das eine *achsgeführte Prothese* eingesetzt wurde. Die langen Prothesen-Stiele in Oberschenkel 1 und Unterschenkel 2 bieten eine feste Verankerung.

keit einer Infektion schwankt zwischen 0,5 und 5%. Es kann von einer durchschnittlichen Infektionsrate von etwa 1,5% ausgegangen werden.

Auch bei Patienten mit einer Knie-Endoprothese ist prinzipiell die Ausübung von **Sport** möglich und sinnvoll. Sport unterstützt die Koordination und die Muskelkraft und stärkt den Knochen. Es bleibt aber zu berücksichtigen, dass ein Kunstgelenk bei extremer Belastung früher verschleißt. Ein Knochenbruch in der Nähe der Prothese kann folgenschwer sein und eine große Operation nach sich ziehen. Das Risiko eines Sturzes sollte daher möglichst nicht eingegangen werden. Unter diesen Aspekten sind Sportarten wie Wandern, Walken, Schwimmen, Gymnastik, Golf, Radfahren und Skilanglauf empfehlenswert. Weniger zu empfehlen, aber bei langsamer Ausführung und in geringer Intensität möglich, sind Reiten, Joggen, Tennis und alpines Skifahren. Vermieden werden sollten Sportarten wie Fußball, Basketball, Volleyball, Kampfsport oder andere Sportarten, bei denen es zu einer stoßartigen Belastung des Kunstgelenks kommt.

Als **Gelenkversteifung** *(Arthrodese)* bezeichnet man am Knie das operative Zusammenführen von Oberschenkel und Schienbein. Dazu werden die Gelenkflächen mit Menisken und Kreuzbändern entfernt. Die Knochen von Ober- und Unterschenkel werden bei der Operation zusammengefügt und von Platten oder Stäben zusammengehalten. Sie verwachsen fest miteinander, womit keinerlei Bewegung im Knie mehr möglich ist, es ist *versteift.* Zur Behandlung des Gelenkverschleißes wird diese Methode kaum noch verwendet. Bei chronischen, bakteriellen Infektionen des Kniegelenks wird sie angewendet, wenn ein künstliches Gelenk nicht mehr eingesetzt werden kann.

## Prognose und Verlauf

Die Arthrose des Kniegelenks *(Gonarthrose)* hat wie alle anderen Arthrosen prinzipiell die Tendenz, zuzunehmen. Eine Zurückentwicklung der Knorpelschäden oder eine Heilung ist nicht möglich. Bei vielen Patienten mit einer nachgewiesenen Arthrose bestehen jedoch keine oder nur leichte Beschwerden, die keiner Therapie bedürfen. Kommt es zu Beschwerden durch eine Kniearthrose, so können dem Patienten in jedem Stadium der Erkrankung wirksame nicht-operative und operative Therapieverfahren angeboten werden. Durch eine frühzeitige Behandlung kann in vielen Fällen ein Fortschreiten der Arthrose günstig beeinflusst werden. Auch der Patient kann den Verlauf der Arthrose wesentlich beeinflussen.

### Das Wichtigste für Sie:

- Die Arthrose des Kniegelenks tritt häufig in höherem Alter und als Folge anderer Erkrankungen auf.
- Viele Patienten mit einer Kniearthrose haben keine oder nur geringe Beschwerden.
- Beschwerden durch eine Arthrose des Kniegelenks können in allen Stadien behandelt werden.
- In vielen Fällen sind die nicht-operativen Therapiemöglichkeiten ausreichend.
- Operationen können ein Fortschreiten der Arthrose verlangsamen oder durch den Einsatz von Kunstgelenken wieder ein schmerzfreies Gehen ermöglichen.

Orthopädie für Patienten

# Erkrankungen am Fuß

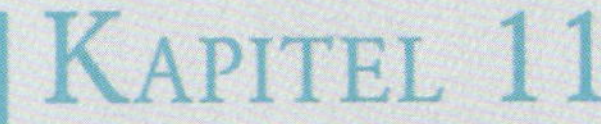

Kapitel 11

FUSS

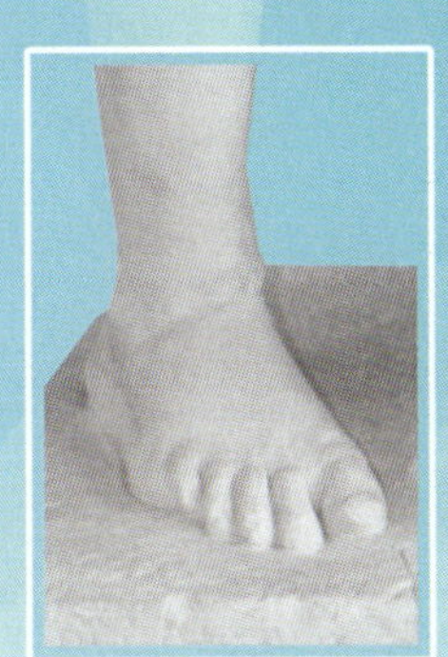

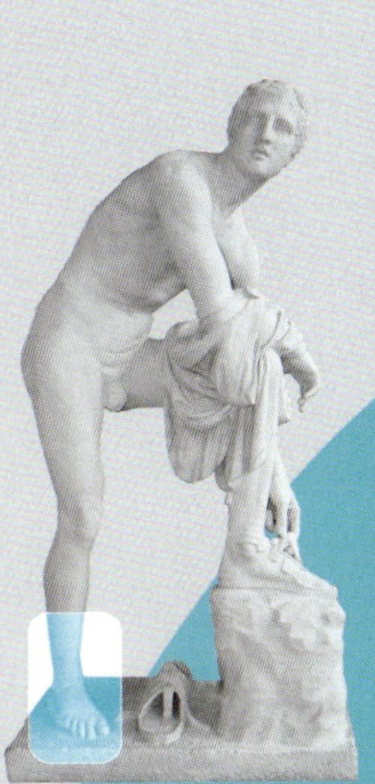

# Der Fuß – Anatomische Grundlagen

Für ein besseres Verständnis der Erkrankungen am Fuß werden in diesem Kapitel die wichtigsten anatomischen Strukturen benannt und ihre Funktionen erläutert. Auf die Anatomie der Blutgefäße und der Nerven wird bewusst nicht eingegangen. Obwohl deren genaue Kenntnis für die ärztliche Behandlung von größter Bedeutung ist, ist sie für den Patienten eher verwirrend, zu komplex und für das Verständnis von Erkrankungen am Fuß von geringerer Bedeutung.

Allgemein sei darauf hingewiesen, dass die anatomischen Bezeichnungen in Deutschland in lateinischer Sprache gelehrt werden. Wo im Lateinischen der Buchstabe *C* steht, wird im Deutschen das *K* verwendet. Daraus ergeben sich unterschiedliche Schreibweisen, z. B. das *Fersenbein – Kalkaneus*, das im Lateinischen als *Calcaneus* bezeichnet wird. Der Buchstabe C kann also durch den Buchstaben *K* ersetzt werden, was u.a. für das Verständnis von Abkürzungen wichtig ist. In anderen Fällen wird der lateinische Buchstabe *C* im Deutschen durch den Buchstaben *Z* ersetzt. Als Abkürzung für den Begriff *Musculus (Muskel)* wird häufig das Kürzel *M.* verwendet.

## Knochen

Die Einteilung des Fußes in verschiedene Abschnitte ist etwas verwirrend und wird **nicht einheitlich** gehandhabt. Häufig wird in der täglichen Praxis der Fuß in einen **Rückfuß**, einen **Mittelfuß** und einen **Vorfuß** gegliedert.

*Täglich geht ein gesunder Erwachsener im Durchschnitt 3–5 km oder 4.000–6.000 Schritte. Bis zum 75. Lebensjahr legt er so etwa 1–1,5 Milliarden Schritte zurück – eine Zahl, die die besondere Belastung und Bedeutung des Fußes unterstreicht.*

### Rückfuß

Der Rückfuß besteht aus dem *Sprungbein (Talus)* und dem *Fersenbein (Kalkaneus)* sowie den diese Strukturen umgebenden Weichteilen.

### Mittelfuß

Ihm werden in dieser Einteilung das *Kahnbein (Navikulare, Os naviculare)*, das *Würfelbein (Ku-*

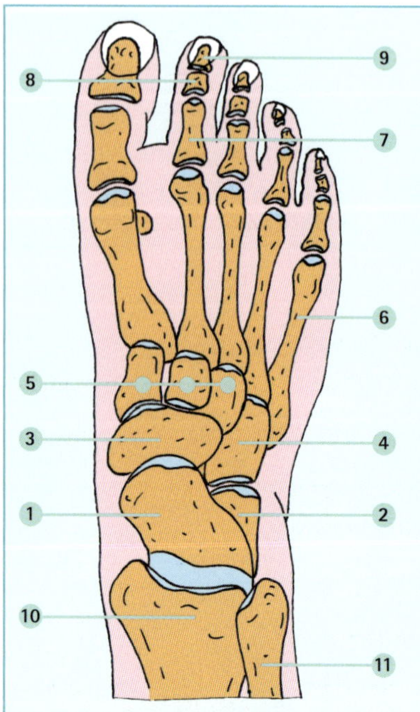


Die Abbildung und das Röntgenbild zeigen einen rechten Fuß von oben bzw. schräg oben. Die einzelnen Knochen sind: Sprungbein *(Talus)* 1, Fersenbein *(Kalkaneus)* 2, Kahnbein *(Navikulare)* 3, Würfelbein *(Kuboid)* 4, drei Keilbeine (Kuneiformia) 5, Mittelfußknochen *(Metatarsale)* 6, Zehengrundglied 7, Zehenmittelglied 8 und Zehenendglied 9. Weiterhin sind das Schienbein *(Tibia)* 10 und das Wadenbein *(Fibula)* 11 zu erkennen.

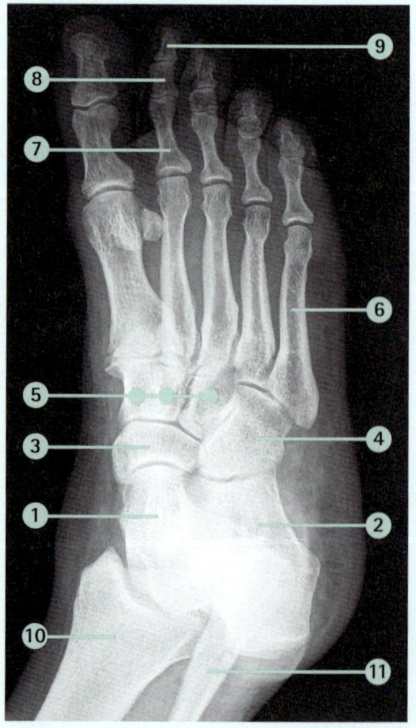

*boid, Os cuboideum)* und die drei *Keilbeine* (*Kuneiforme* als Einzahl; *Kuneiformia oder Ossa cuneiformia* als Mehrzahl) sowie die umgebenden Weichteile zugerechnet.

**Vorfuß**

Der Vorfuß besteht aus den *Mittelfußknochen (Metatarsalknochen; Metatarsale; Ossa metatarsi)* und den Zehen mit den zugehörigen Weichteilen.

Anatomisch erfolgt dagegen die Einteilung in die **Fußwurzel**, den **Mittelfuß** und die **Zehen**. Je nach Bezeichnung werden daher die einzelnen Fußknochen unterschiedlich zugeordnet.

**Fußwurzel *(Tarsus)***

Die Fußwurzel besteht aus 7 Knochen. Dies sind: das *Sprungbein (Talus)*, das *Fersenbein (Kalkaneus)*, das *Kahnbein (Navikulare, Os naviculare)*, das *Würfelbein (Kuboid, Cuboideum, Os cuboideum)* und die drei *Keilbeine* (*Kuneiforme* als Einzahl; *Kuneiformia* oder *Ossa cuneiformia* als Mehrzahl). Das Sprungbein überträgt die Last des Körpers auf den Fuß. Oft werden auch noch das obere Sprunggelenk, die Knöchelgabel und das untere Sprunggelenk dazu gezählt.

Einige Ärzte zählen nur das Kahnbein, das Würfelbein und die Keilbeine zur Fußwurzel. In der Fußchirurgie wird zudem der *Rückfuß* üblicherweise mit der *Fußwurzel* gleichgesetzt, gemeint sind dann das Sprungbein, das Fersenbein, das Würfelbein und die Keilbeine.

***In der Bezeichnung der einzelnen Fußabschnitte und der ihnen zugeordneten Fußknochen herrscht keine Einheitlichkeit.***

**Mittelfuß *(Metatarsus)***

Ihm werden in dieser anatomischen Einteilung die fünf Mittelfußknochen zugerechnet. Diese haben jeweils eine *Basis*, die mit den Knochen des Rückfußes in gelenkiger Verbindung steht. Darüber hinaus haben sie jeweils ein *Köpfchen*, welches mit den Zehen die sog. *Zehengrundgelenke* bildet. Die Mittelfußknochen werden wie die Zehen von der Fußinnenseite aus gezählt. Innen (an der Großzehe) liegt der 1. Mittelfußknochen, außen der 5. Mittelfußknochen.

**Zehen *(Digiti pedis)***

Die Zehen werden von innen nach außen gezählt. Die **Großzehe** ist die 1. Zehe. Sie besteht aus 2 Knochen, dem *Zehengrundglied* und dem *Zehenendglied*. Das Zehengrundglied bildet mit dem Köpfchen des 1. Mittelfußknochens das *Großzehengrundgelenk*.

Unter dem Großzehengrundgelenk liegen zwei kleine Knochen, die in Form und Größe einer Bohne ähneln, die *Sesambeine*. Sie dienen der Druckverteilung und der Führung von Sehnen. Sie sind nur unter der Großzehe, nicht unter den anderen Zehen vorhanden.

Die übrigen Zehen (Zehen 2 bis 5) werden auch als *Kleinzehen* bezeichnet. Sie bestehen jeweils aus 3 Knochen: dem *Zehengrundglied (Grundphalanx)*, dem *Zehenmittelglied (Mittelphalanx)* und dem *Zehenendglied (Endphalanx)*. Die (Zehen-) Grundgelenke werden von den Zehengrundgliedern und den Mittelfußknochen gebildet. Untereinander bilden die Zehenknochen das *Zehenmittelgelenk* und das *Zehenendgelenk*.

***Das Grundgelenk der 2. Zehe wird besonders stark belastet, ein Viertel des Gesamtdrucks unter den Zehen verteilt sich hier.***

## Bänder und Sehnen

Es gibt eine Vielzahl an Bandverbindungen zwischen den einzelnen Knochen des Fußes. Sie sichern den festen Zusammenhalt und gewährleisten dennoch ein gewisses Maß an Elastizität. Vor allem die Knochen des Rückfußes sind über straffe Bänder vielfach untereinander verbunden.

Die nachfolgend aufgeführten Bänder sind von Erkrankungen häufig betroffen und werden daher einzeln aufgeführt.

**Die Bänder des oberen Sprunggelenkes (u. a. die *Außenbänder*)**

Sie sind bei einem Umknicken des Fußes im oberen Sprunggelenk häufig betroffen. Dabei können sie überdehnt oder gezerrt werden, zum Teil einreißen oder vollständig durchreißen. An der Außenseite des oberen Sprunggelenks liegen die *Außenbänder*.

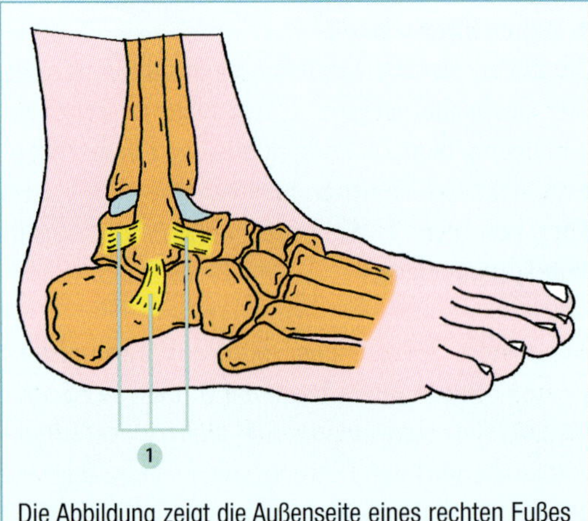


Die Abbildung zeigt die Außenseite eines rechten Fußes mit den drei Außenbändern ①. Sie werden im Text einzeln benannt.

Mit dem Begriff *Außenbänder* sind vor allem drei Bänder gemeint. Sie ziehen jeweils vom unteren Ende des Wadenbeins *(Fibula)* nach vorne zum Sprungbein *(Talus)* (vorderes *talofibulares* Band; *Ligamentum talofibulare anterius*) bzw. nach hinten zum Sprungbein (hinteres *talofibulares* Band; *Ligamentum talofibulare posterius*).

Das dritte Band zieht an die Außenseite des Fersenbeins *(Kalkaneus)* (*calcaneofibulares* Band; *Ligamentum calcaneofibulare*). Auf diese Bänder wird näher im Kapitel *Außenbandverletzungen am oberen Sprunggelenk* eingegangen.

An der Innenseite des Sprunggelenks liegt das *Deltaband (Ligamentum deltoideum),* welches das Schienbein mit dem Kahnbein, dem Fersenbein und dem Sprungbein verbindet.

## Die Plantarfaszie

Von der Unterkante der Ferse bis zu den Unterseiten der Zehen und der Fußwurzelknochen zieht ein breiter Streifen aus festem Bindegewebe bzw. Sehnengewebe. Er wird als *Plantarfaszie* oder *Plantaraponeurose (Aponeurosis plantaris)* bezeichnet und stabilisiert die Wölbung der Fußsohle am Innenrand des Fußes *(Längsgewölbe).* Zudem hat er eine Schutzfunktion für die unter ihm laufenden Muskeln und Blutgefäße. Erkrankungen dieses Sehnenstreifens am Ansatz des Fersenbeins werden umgangssprachlich als *Fersensporn* bezeichnet. Auf diese Erkrankung wird ausführlich im Kapitel *Der Fersensporn* eingegangen.

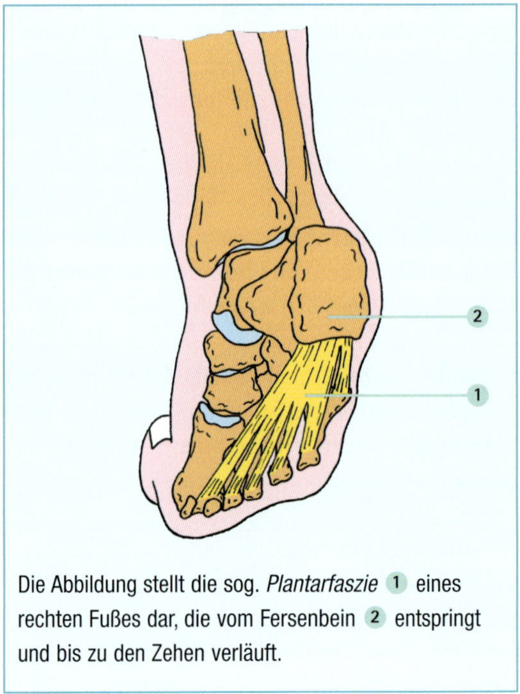


Die Abbildung stellt die sog. *Plantarfaszie* ① eines rechten Fußes dar, die vom Fersenbein ② entspringt und bis zu den Zehen verläuft.

## Die Strecksehnen

Die Strecksehnen verlaufen über den Fußrücken bis zu den Zehen. Sie sind die Ausläufer der Muskeln an der Vorderseite des Unterschenkels und strecken die Zehen nach oben. Zudem heben sie den Fuß im Sprunggelenk nach oben. Diese Bewegung wird als *Extension* oder als *Dorsalflexion* bezeichnet. Die Muskeln und ihre Sehnen werden auch kurz *Extensoren* genannt.

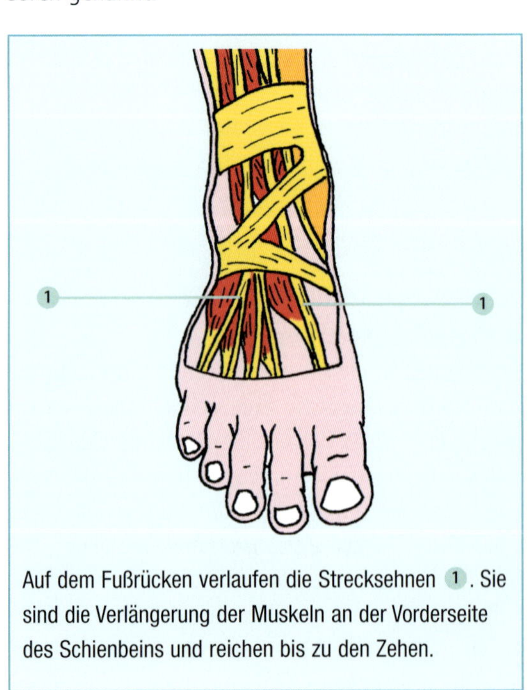


Auf dem Fußrücken verlaufen die Strecksehnen ①. Sie sind die Verlängerung der Muskeln an der Vorderseite des Schienbeins und reichen bis zu den Zehen.

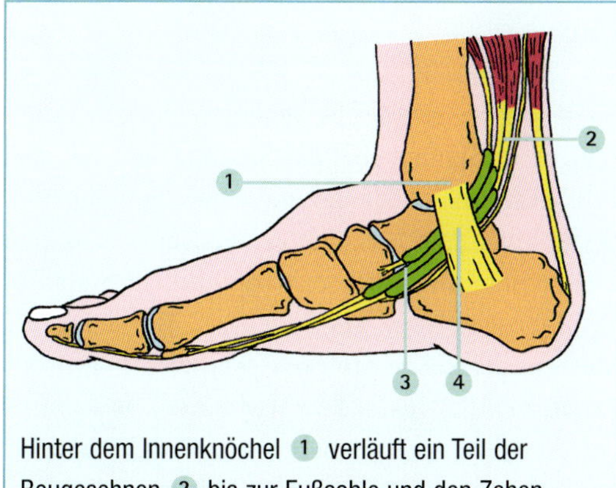


Hinter dem Innenknöchel 1 verläuft ein Teil der Beugesehnen 2 bis zur Fußsohle und den Zehen. Sie sind von Sehnenscheiden 3 umgeben, die von einem Band 4 geführt und gehalten werden.

### Die Beugesehnen

An der Unterseite des Fußes verlaufen die Beugesehnen. Sie gelangen von den Muskeln der Wade hinter dem Innen- und Außenknöchel zu den Zehen. Ihre Funktion ist das Beugen der Zehen und das Absenken des Fußes im oberen Sprunggelenk, was als *Flexion* oder *Plantarflexion* bezeichnet wird. Weiterhin tragen sie wesentlich zur Aufrechterhaltung des Fußlängsgewölbes bei.

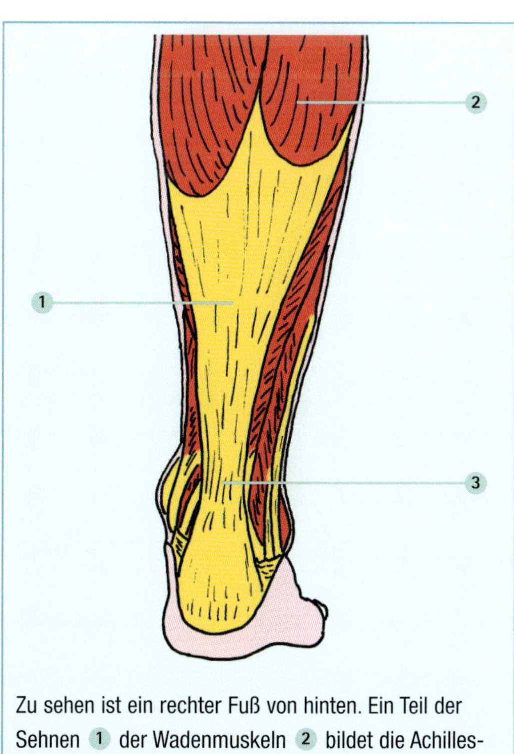


Zu sehen ist ein rechter Fuß von hinten. Ein Teil der Sehnen 1 der Wadenmuskeln 2 bildet die Achillessehne 3, die an der Rückfläche des Fersenbeins ansetzt.

### Die Achillessehne

Die Achillessehne ist die stärkste Sehne des Menschen. Sie hält eine Belastung von mehr als dem Dreifachen des Körpergewichts aus. Im Querschnitt misst sie etwa 70-80 mm². Die Sehnen eines Teils der Wadenmuskeln bilden gemeinsam die Achillessehne.

Dies sind der zweiköpfige Wadenmuskel *(Musculus gastrocnemius)* und der Schollenmuskel *(Musculus soleus)*. In Höhe des Außenknöchels verschmälert sich die Achillessehne und setzt an der Rückfläche des Fersenbein *(Kalkaneus)* an.

Die Hauptaufgabe der Achillessehne besteht darin, den Fuß kraftvoll nach unten zu senken *(Plantarflexion)* bzw. die Ferse anzuheben, wie es beim Gehen erforderlich ist. Zusätzlich zieht und dreht sie den Fuß nach innen und unten, eine Bewegung, die als *Supination* bezeichnet wird.

## Fußgelenke

Alle Knochen des Fußes stehen mit den benachbarten Knochen in einer gelenkigen Verbindung. Dazu ist jeder Knochen an den Stellen, an denen er mit anderen Knochen in Berührung kommt, mit Knorpel überzogen. Zusätzlich sind die Gelenke von straffen Bändern und Gelenkkapseln umgeben, was nur eine geringe Bewegung zulässt. Zwei stärker bewegliche Gelenke sind dagegen das *obere* und das *untere Sprunggelenk.*

### Das obere Sprunggelenk

Das obere Sprunggelenk (häufig *OSG* abgekürzt) wird von Schienbein *(Tibia)*, Wadenbein *(Fibula)* und Sprungbein *(Talus)* gebildet. Es ermöglicht das Anheben und Senken des Fußes in einem Umfang von insgesamt etwa 70°. Seine Funktion lässt sich gut mit einem Scharnier vergleichen.

### Das untere Sprunggelenk

Unter dem oberen Sprunggelenk liegt das untere Sprunggelenk (häufig *USG* abgekürzt). Im hinteren Anteil dieses Gelenks bilden das Fersenbein und das Sprungbein ein Gelenk. Der vordere Anteil wird von Fersenbein, Sprungbein und Kahnbein gebildet. Im unteren Sprunggelenk finden Drehbewegungen des Fußes statt.

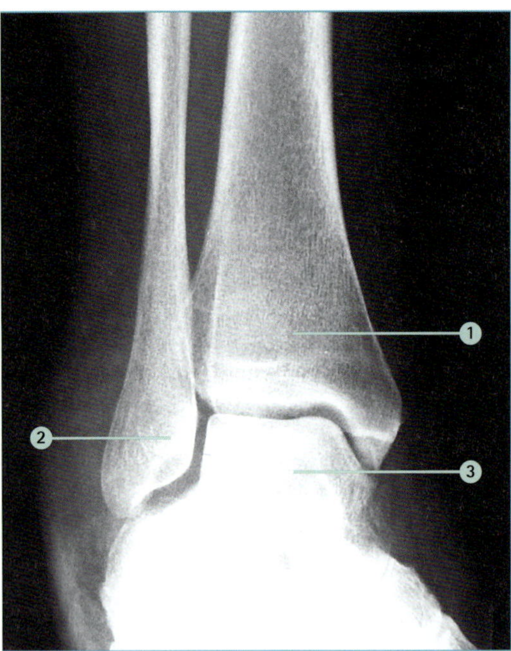


Röntgenbild eines rechten oberen Sprunggelenks von vorne betrachtet. Es wird vom Schienbein *(Tibia)* 1, vom Wadenbein *(Fibula)* 2 sowie vom Sprungbein *(Talus)* 3 gebildet.

Dabei bezeichnet man die Drehung des Fußes mit gleichzeitigem Anheben des Fußaußenrandes als *Pronation.* Die Drehung des Fußes nach innen und das gleichzeitige Anheben des Fußinnenrandes werden als *Supination* bezeichnet. Der Bewegungsumfang beträgt insgesamt bis 60°.

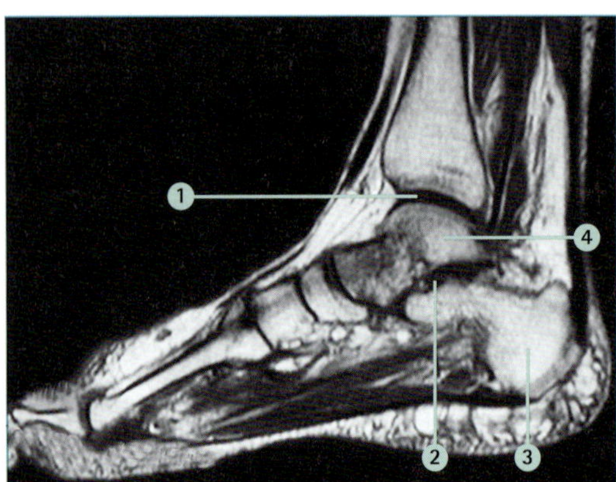


Seitliche Ansicht einer Kernspintomographie eines Fußes. Unterhalb des oberen Sprunggelenks 1 liegt das untere Sprunggelenk 2. Sein hier gezeigter hinterer Anteil wird vom Fersenbein 3 und vom Sprungbein 4 gebildet.

## Muskeln

An der Vorderseite des Schienbeins liegen die Muskeln, deren Sehnen über das Sprunggelenk und den Fußrücken bis zu den Zehen ziehen. Ihre Funktion besteht aus dem Anheben der Fußspitze und dem Drehen des Fußes. Zudem tragen sie zur Stabilität des Längsgewölbes des Fußes bei. Da einige der Muskeln die Zehen strecken, werden sie auch als *Extensoren* (lat. *extendere = strecken*) bezeichnet. Vor den *Extensoren* liegt der *vordere Schienbeinmuskel,* der *Musculus tibialis anterior,* an der Außenseite die *Peronaeus-Muskeln.* Es gibt einen langen und einen kurzen *Peronaeus-Muskel,* den *Musculus peronaeus longus* (lat. *longus = lang*) und *brevis* (lat. *brevis = kurz*). Ihre Aufgabe besteht in der Senkung des Fußes und darin, den Außenrand des Fußes nach oben zu ziehen *(Pronation).*

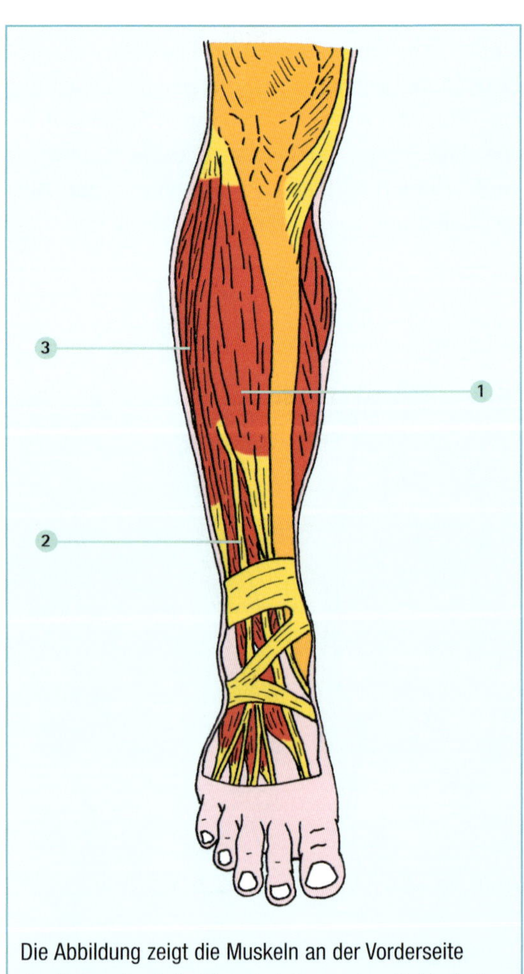


Die Abbildung zeigt die Muskeln an der Vorderseite des Unterschenkels. Dies sind der *vordere Schienbeinmuskel (Musculus tibialis anterior)* 1, die *Extensoren* 2 und die *Peronaeus-Muskeln* 3.

An der Rückseite des Unterschenkels liegt die Wadenmuskulatur. Sie besteht aus großen Muskeln, deren Sehnen die Achillessehne bilden. Dies sind der zweiköpfige Wadenmuskel *(Musculus gastrocnemius)* und der Schollenmuskel *(Musculus soleus)*. Darunter liegen weitere Muskeln, die den Fuß senken und die Zehen beugen, die sog. *Flexoren*.

Die Abbildung zeigt einen Teil der hinteren Muskeln des Unterschenkels. Gut zu erkennen sind der zweiköpfige Wadenmuskel *(Musculus gastrocnemius)* 1 und der Schollenmuskel *(Musculus soleus)* 2. Die Sehnen der *Flexoren* und des *hinteren Schienbeinmuskels* verlaufen unterhalb des Innenknöchels 3.

Von besonderer Bedeutung ist der *hintere Schienbeinmuskel*, der *Musculus tibialis posterior*. Er entspringt von der Rückseite (lat. *posterior = hinterer*) des Schienbeins *(Tibia)*, des Wadenbeins *(Fibula)* und von einer beide Knochen verbindenden Membran.

Seine Sehne verläuft wie ein *Steigbügel* hinter dem Innenknöchel bis unter die Fußsohle, wo sie sich verzweigt. Sie setzt unter anderem am Kahnbein *(Navikulare)*, an den Würfelbeinen *(Kuneiforme)* und an den Mittelfußknochen *(Metatarsale)* an.

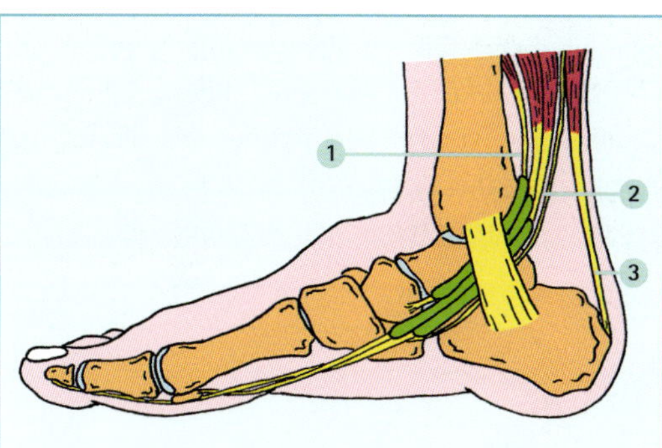


Auf dieser Abbildung ist der Verlauf der Sehnen des hinteren Schienbeinmuskels *(Musculus tibialis posterior)* 1 und der sog. *Flexoren* 2 zu erkennen. Mit abgebildet ist die Achillessehne 3.

Der hintere Schienbeinmuskel besitzt am Fuß wichtige und vielfältige Funktionen. So hebt er den inneren Fußrand an, senkt den Vorfuß nach unten ab und dreht ihn nach innen. Diese Bewegung wird als *Supination* bezeichnet. Weiterhin hilft der Muskel beim Abstoßen des Fußes vom Boden. Für die Stabilität des Mittelfußes und des auf der Innenseite des Fußes liegenden *Längsgewölbes* ist seine Sehne vor allem in der Gangphase von großer Bedeutung. Sie ist deshalb maßgeblich für eine normale Funktion und eine normale Fußform verantwortlich.

An der Fußsohle und zwischen den Mittelfußknochen liegen noch zahlreiche kürzere Muskeln, die für die Funktion der Zehen und die Stabilität des Fußes von Bedeutung sind. Sie werden häufig unter dem Oberbegriff der *kurzen Fußmuskulatur* zusammengefasst.

# Der angeborene Klumpfuß

Als *Klumpfuß* wird eine Deformität des Fußes bezeichnet, die aus mehreren Einzelkomponenten von Fehlstellungen besteht. Die lateinische Bezeichnung für den Klumpfuß lautet *Pes equinovarus.*

*Pes* bedeutet im lateinischen *Fuß* und *equinus* beschreibt einen Teil der Fehlstellung, nämlich die *Spitzfußstellung.* Ein weiteres Kennzeichen des Klumpfußes ist die Verkippung des Fußes zur Innenseite, daher der Begriff *varus (= auseinandergebogen)* in der lateinischen Bezeichnung.

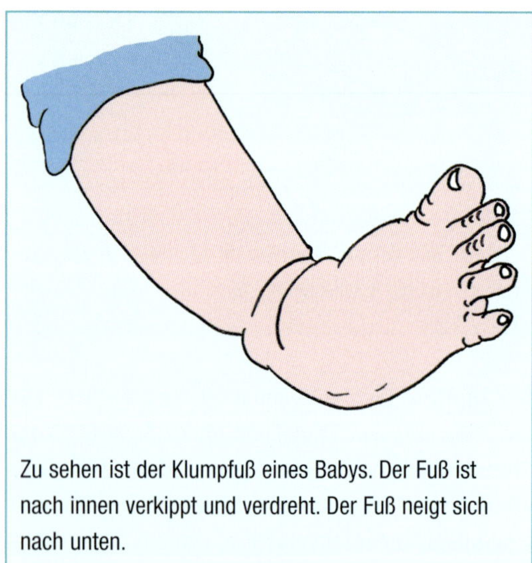

Zu sehen ist der Klumpfuß eines Babys. Der Fuß ist nach innen verkippt und verdreht. Der Fuß neigt sich nach unten.

Anstelle des Begriffs *angeborener Klumpfuß* wird häufig die Bezeichnung *kongenitaler Klumpfuß* verwendet, der das gleiche bedeutet.

## Ursachen und Herkunft

Der Klumpfuß zählt zu den häufigsten **angeborenen Fehlbildungen**. Er entsteht wahrscheinlich durch das Zusammentreffen mehrerer Ursachen. Daher spricht man von einer *multifaktoriellen* Herkunft *(Genese).* Innere *(endogene)* Ursachen können eine genetische Veranlagung, Erkrankungen des Nervensystems oder des Bindegewebes sein. Als äußere *(exogene)* Ursachen kommen u.a. Umwelteinflüsse, Rauchen oder Erkrankungen durch Viren in Frage. Eine genaue Ursache für die Entwicklung eines Klumpfußes konnte noch nicht gefunden werden.

*Das Zusammenwirken von inneren und äußeren Einflüssen führt wahrscheinlich zur Entstehung eines Klumpfußes.*

Von 1.000 Neugeborenen sind etwa 1-2 von einem Klumpfuß betroffen, Jungen etwa dreimal häufiger als Mädchen. In etwa der Hälfte der Fälle tritt ein Klumpfuß an beiden Füßen auf.

Bei einem Klumpfuß finden sich veränderte Formen der Knochen, verkürzte Muskeln und Sehnen sowie Fehlstellungen der Gelenke. Vor allem das Sprungbein *(Talus)*, ein Knochen des Fußes, ist beim Klumpfuß gegenüber einem normalen Sprungbein deutlich verformt. Folge der Veränderungen ist eine komplexe Verdrehung vor allem des hinteren Teils des Fußes *(Rückfuß).* Von einer Verkürzung sind besonders der hintere Schienbeinmuskel *(Musculus tibialis posterior)* und die Achillessehne betroffen. Die Wadenmuskulatur ist oft unterentwickelt.

Neben dem angeborenen Klumpfuß gibt es noch den erworbenen oder *sekundären* Klumpfuß. Am häufigsten ist er die Folge von Erkrankungen der Muskeln und Nerven, kann aber auch durch Unfälle oder durch Stoffwechselerkrankungen hervorgerufen werden.

## Symptome und Beschwerden

Der Klumpfuß ist eine **komplexe Deformität** und besteht aus mehreren Fehlstellungen.

- Die Fußspitze ist nach unten geneigt. Dies entspricht einem *Spitzfuß*, der im Lateinischen als *Pes equinus* bezeichnet wird.

- Vor allem der hintere Teil des Fußes *(Rückfuß)* ist nach innen gebogen und verkippt. Diese Stellung des Fußes beschreibt man als eine *Varus*-Fehlstellung.

- Das Längsgewölbe des Fußes ist wie beim Hohlfuß stärker ausgeprägt. Dafür wird der lateinische Begriff *excavatus* verwendet.
- Der Innenrand des Fußes ist angehoben. Diesen Zustand beschreibt man allgemein als *Supination.*
- Der Vorfuß ist nach innen gedreht *(adductus).*

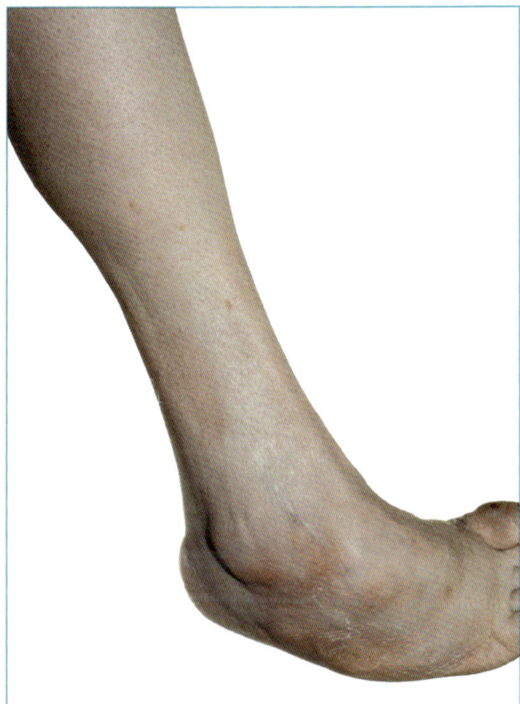

Das Foto zeigt den Klumpfuß eines Erwachsenen. Die typischen Veränderungen sind zu erkennen und die Muskulatur der Wade ist dünn *(atroph).*

Wird ein angeborener Klumpfuß nicht behandelt, führt dies dazu, dass das Kind aufgrund der Fußfehlstellung nicht normal laufen kann. Die Ferse hätte durch die Spitzfußstellung keinen Bodenkontakt und die Belastung würde nicht auf der Fußsohle, sondern auf dem Außenrand und dem Fußrücken ruhen.

## Untersuchung und Diagnostik

Die Diagnose wird **unmittelbar nach der Geburt** oder wenige Tage danach durch Betrachten und Abtasten des Fußes gestellt. Bei einem Klumpfuß ist die Achillessehne verkürzt und die Fehlstellungen lassen sich nur zum Teil ausgleichen. Dagegen kann ein Fuß mit einer sog. *Klumpfußhaltung* bei der Untersuchung vollständig in eine normale Fußstellung gebracht werden. Die Klumpfußhaltung ist oft Folge einer ungünstigen Lage im Mutterleib, der Fuß entwickelt sich in der Regel innerhalb weniger Wochen normal.

Eine **frühe Diagnosestellung** ist beim Klumpfuß sehr wichtig, da die Therapie umso erfolgreicher ist, je früher sie einsetzt. Bei der Untersuchung wird der Klumpfuß in verschiedene Schweregrade eingeteilt. Häufig wird dazu die Einteilung nach *Diméglio* verwendet. Dabei gibt es 4 Grade, wobei der 1. Grad einen gut korrigierbaren Fuß und der 4. Grad einen kaum zu korrigierenden, sog. *kontrakten Klumpfuß* beschreibt.

Weitere diagnostische Maßnahmen:

- **Röntgen**

Mittels Röntgenbildern kann die Lage der Fußknochen zueinander beurteilt werden. Da sich die Knochen im Laufe des Lebens erst aus Knorpelgewebe entwickeln, ist unmittelbar nach der Geburt auf Röntgenaufnahmen eher wenig zu erkennen. Meist werden Röntgenbilder daher erst nach dem 3. Lebensmonat oder zur Planung einer Operation angefertigt. Über die Notwendigkeit einer Röntgenuntersuchung wird in jedem Einzelfall entschieden.

- **Ultraschalluntersuchung**

In manchen Fällen kann ein Klumpfuß bereits vor der Geburt *(intrauterin)* im Rahmen einer Ultraschalluntersuchung festgestellt werden. Nach der Geburt können Gelenke und Sehnen mit Hilfe des Ultraschalls dargestellt werden. Neben dem Klumpfuß können andere Fehlbildungen bestehen. Vor allem die Hüftgelenke werden nach der Geburt mittels Ultraschall auf eine unzureichende Ausbildung des Gelenks *(Hüftdysplasie)* untersucht.

## Therapie

Es gibt unterschiedliche Ausprägungen des Klumpfußes. Zum einen eher *weiche* Klumpfüße (Grad 1 und 2 nach *Diméglio*), die besser zu therapieren sind, und zum anderen *steifere* Klumpfüsse (Grad 2 und 4 nach *Diméglio*), bei denen eine Lenkung der

Entwicklung schwerer fällt. Die Entscheidung zu Therapieverfahren, zur Dauer der Behandlung und zu eventuellen Operationen wird bei jedem Kind individuell getroffen. Es wird zunächst versucht, ohne operative Verfahren ein gutes Ergebnis zu erreichen. Dazu ist ein hohes persönliches **Engagement** des Arztes, der Eltern und der Physiotherapeuten notwendig.

### Nicht-operative *(konservative)* Therapie

Je jünger der Säugling zu Beginn der Behandlung ist, desto weicher und formbarer sind die Gelenkkapseln, Bänder und Sehnen. Diese Formbarkeit des Gewebes wird genutzt, um den Fuß in eine normale Stellung zu bringen. Je nach Ausprägung des Klumpfußes ist eine fast vollständige Normalisierung der Fußform möglich.

Durch behutsamen Druck mit den Händen wird über 10-20 Minuten versucht, die verschiedenen Fehlstellungen langsam zu korrigieren. Diese Behandlungsmethode wird als *Redression* bezeichnet. Sie findet als Behandlungsmethode nach *Ponseti* zunehmend Verbreitung. Damit der Fuß nach der Behandlung nicht wieder in seine Ausgangsstellung zurückfällt, wird das Bein bis zum Oberschenkel eingegipst. So kann die erreichte Korrektur gehalten werden, die weitere Behandlung kann auf dem bereits Erreichten aufbauen. Die Behandlungen erfolgen anfangs im Abstand von wenigen Tagen, später im Abstand von Wochen.

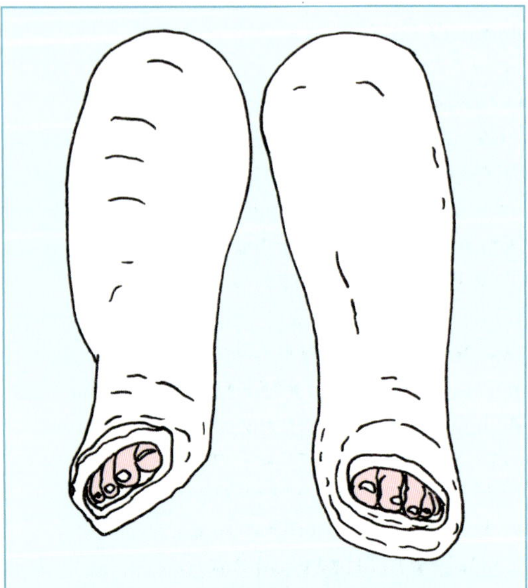

Die Abbildung zeigt die Beine eines Säuglings, die mit Gipsbinden in einer korrigierten Stellung gehalten werden.

Nach wenigen Monaten ist die Gipsbehandlung abgeschlossen. Gelingt es nicht, die Spitzfußstellung ausreichend zu beheben, wird auch während der Behandlungsmethode nach *Ponseti* die Achillessehne operativ durchtrennt und verlängert.

> ***Ein Großteil der angeborenen Klumpfüße kann mit der Behandlungsmethode nach Ponseti und einer häufig notwendigen operativen Verlängerung der Achillessehne erfolgreich behandelt werden.***

Für einige weitere Monate folgt eine gymnastische Beübung mit Dehnen der verkürzten Bänder und Sehnen. Schienen oder Wickel werden unterstützend eingesetzt. Konnte durch die bisherige Therapie bereits ein gutes Ergebnis erreicht werden, setzt sich die **gymnastische Behandlung** durch die Eltern und Physiotherapeuten bis zum Gehbeginn des Kindes fort. Um einem erneuten Auftreten *(Rezidiv)* der Deformität vorzubeugen, werden dem Kind häufig spezielle Schienen zunächst über 24 Stunden und später nur zur Nacht angelegt. Diese bestehen aus Schuhen, die über Metallschienen miteinander verbunden sind und den Fuß in einer korrigierten Stellung halten. Sie werden meist bis zum Alter von 3-4 Jahren getragen.

Spezielle Schuhe und Schienen können auch im höheren Lebensalter eingesetzt werden, wenn während des Wachstums festgestellt wird, dass sich erneut Fehlstellungen des Fußes entwickeln.

Entwickelt sich ein Klumpfuß aufgrund einer Erkrankung der Nerven oder Muskeln *(neuromuskuläre Erkrankung)* oder bestehen im Erwachsenenalter schwere, nicht operable Klumpfüße, werden Schienen und orthopädische Maßschuhe eingesetzt. Sie betten und stabilisieren den Fuß möglichst so, dass es dem Betroffenen das Gehen ermöglicht.

### Operative Behandlung

War die Therapie unzureichend und besteht noch eine deutliche Fußdeformität, werden meist im Alter von etwa 7 Monaten operative Verfahren eingesetzt. Vor einer Operation werden Röntgenbilder angefertigt, die den Stand der Fußknochen zueinander sichtbar machen. Im Rahmen der Operation werden Sehnen verlängert. Dies wird häufig an der Achillessehne durchgeführt, um ein Anheben der Fußspitze und damit eine Verbesserung der Spitzfußstellung zu ermöglichen.

Meist ist eine Korrektur der zum Teil sehr umfangreichen Knochenfehlstellungen durch Durchtrennen von Bändern und Gelenkkapseln notwendig. Nach der Operation sind für ca. 6 Wochen eine Gipsbehandlung und eine anschließende Schienenversorgung notwendig. Eine gymnastische Behandlung erfolgt im Anschluss. Je nachdem wie sich der Fuß im Weiteren entwickelt, kann bei erneuten deutlichen Fehlstellungen ein zweiter operativer Eingriff notwendig werden.

## Prognose und Verlauf

Zusammen mit eventuell notwendigen Operationen können durch eine Behandlung in ca. 80% der Fälle **gute Ergebnisse** erreicht werden. Ohne eine Behandlung wäre dem Kind ein freies Gehen kaum möglich. Mit Behandlung kann ein funktions- und belastungsfähiger Fuß erreicht werden. Die Entwicklung des Kindes ist dann in keiner Weise gestört, es wächst normal, lernt ganz normal laufen und kann später wie andere Kinder auch Sport treiben. Eine leichte Fußdeformität, eine Verkürzung des Fußes und eine schwächere Wadenmuskulatur der betroffenen Seite können verbleiben. Sie stören nur selten, so dass orthopädische Hilfsmittel oder orthopädische Schuhe kaum erforderlich sind.

### Das Wichtigste für Sie:

- Als *Klumpfuß* wird eine umfassende Fehlstellung des Fußes bezeichnet.
- Die Therapie des angeborenen Klumpfußes setzt möglichst unmittelbar nach der Geburt ein.
- Unbehandelt wird ein Kind nicht oder nur sehr schwer laufen können.
- Durch ein hohes Engagement aller Beteiligten kann meistens eine gute Korrektur erreicht werden.
- Häufig verbessern operative Maßnahmen die Fehlstellungen.

# Der Hackenfuß

Beim *Hackenfuß* handelt es sich um eine Fußdeformität, bei der der Fuß im oberen Sprunggelenk vermehrt nach oben geneigt ist und nicht oder nur eingeschränkt nach unten geneigt werden kann. Die Wadenmuskeln sind geschwächt oder gelähmt und das Fersenbein *(Kalkaneus)* steht steil gestellt.

Es sind verschiedene Formen und Ursachen eines Hackenfußes zu unterscheiden. Bei einem *angeborenen Hackenfuß* ist das Fersenbein *(Kalkaneus)* steil gestellt, weshalb auch der Begriff des *Pes calcaneus* (lat. *pedis = Fuß*) verwendet wird.

Bildet sich im höheren Lebensalter eine solche Deformität aus, spricht man von einer *erworbenen Hackenfußdeformität.*

Bei Neugeborenen wird eine *Hackenfußfehlstellung* von einem *angeborenen Hackenfuß* unterschieden. Manche Ärzte treffen diese Unterscheidung nicht und sprechen nur von einem angeborenen *(kongenitalen)* Hackenfuß.

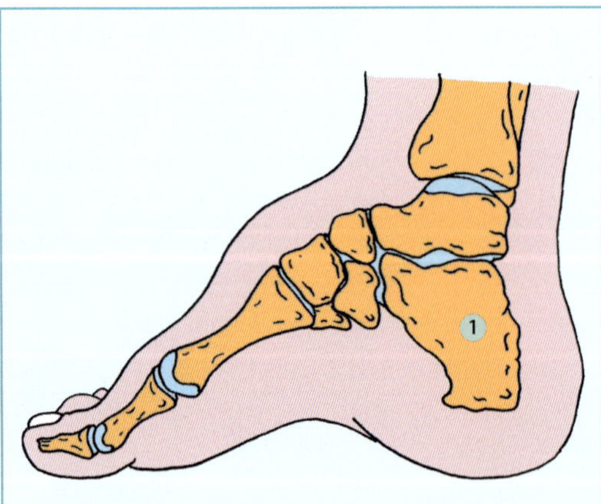


Die Abbildung zeigt den *(Rückfuß-)Hackenfuß* eines Erwachsenen. Gut zu erkennen ist die Steilstellung des Fersenbeins *(Kalkaneus)* 1. Es besteht eine gewisse Ähnlichkeit mit dem *Hackenhohlfuß*, auf den im Kapitel *Der Hohlfuß* eingegangen wird.

Die *Hackenfußfehlstellung* ist Folge einer Fehllage des Fußes im Mutterleib und nicht Folge einer Entwicklungsstörung, wie die anderen Formen des Hackenfußes. Im Gegensatz zum Hackenfuß ist sie meist nur vorübergehend vorhanden.

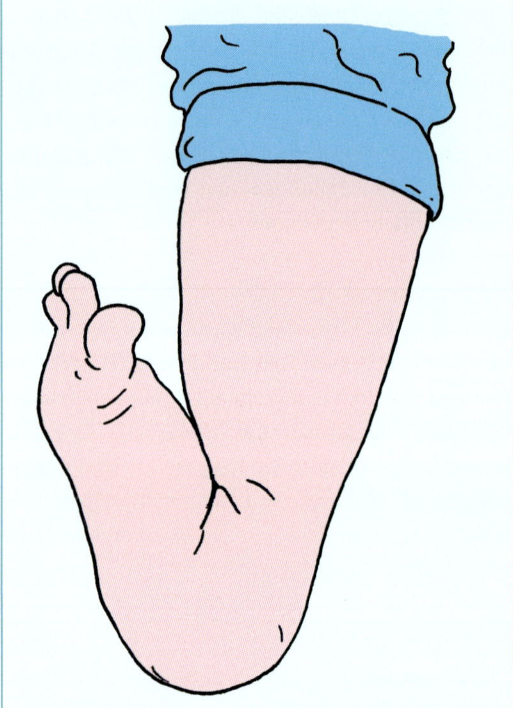

Zu sehen ist der rechte Fuß eines Neugeborenen in einer *Hackenfußfehlstellung.* Dies ist eine häufige und vorübergehende Fehlstellung, die von alleine heilen kann oder mit Hilfe von regelmäßigen Dehnübungen durch Physiotherapeuten und Eltern behandelt wird.

## Ursachen und Herkunft

Eine *Hackenfußfehlstellung* findet sich recht häufig bei Neugeborenen. Sie kann leicht oder stark ausgeprägt sein. Ihr liegt keine echte knöcherne Deformität des Fußskeletts zugrunde. Meist ist sie Folge eines Platzmangels im Mutterleib, als dessen Folge sich der Fuß nach oben gestellt hat. Dies ist möglich, weil der Fuß weich und formbar ist. Zum Teil legt sich der Fußrücken an der Vorderseite des Unterschenkels an. Der *angeborene Hackenfuß* wiederum ist selten. Ihm liegt eine echte knöcherne Deformität mit Steilstellung des Fersenbeins zugrunde. Eine solche *Hackenfußdeformität* kann sich auch bei Erkrankungen der Nerven und Muskeln (*neuromuskuläre* Erkrankungen), Entwicklungsstörungen oder nach Unfällen ausbilden. In diesen Fällen spricht man von einem *erworbenen Hackenfuß*.

*Es gibt verschiedene Formen, verschiedene Ursachen und verschiedene Schweregrade eines Hackenfußes.*

## Symptome und Beschwerden

Die Hackenfußfehlstellung und der angeborene Hackenfuß des Neugeborenen bleiben zunächst beschwerde- und schmerzfrei.

Unbehandelt kann in einigen Fällen jedoch später kein normales Gehen erreicht werden. Das Kind würde auf der Ferse laufen und wäre nicht in der Lage, die Fußspitze zu senken. Um dies zu verhindern, ist eine **Behandlung notwendig**.

Die erworbene Hackenfußdeformität führt bei Kindern und Erwachsenen zu einer erheblichen **Behinderung des Gehens**. Der Abrollvorgang des Fußes ist gestört, das Gangbild ist stampfend und ein Gang auf Zehenspitzen *(Zehenstand)* unmöglich. Bei der Betrachtung des Fußes fällt eine meist deutlich verdickte Ferse auf.

## Untersuchung und Diagnostik

Die Diagnose wird unmittelbar **nach der Geburt** bei der Untersuchung des Säuglings gestellt. Bei der Hackenfußfehlstellung ist der Fuß mehr oder weniger stark angehoben.

In schweren Fällen liegt der Fußrücken auf der Vorderkante des Schienbeins auf. Bei der Untersuchung kann der Fuß, wenn auch deutlich eingeschränkt, nach unten abgesenkt werden.

Beim angeborenen Hackenfuß ist das Absenken des Fußes dagegen kaum möglich. Dabei ist eine Unterscheidung zur Hackenfußfehlstellung nicht immer möglich, weshalb im Zweifelsfall weitere Untersuchungen durchgeführt werden.

Weitere diagnostische Maßnahmen:

- **Ultraschalluntersuchung, Röntgen, Kernspintomographie (Magnetresonanztomographie, MRT)**

Mit Hilfe einer Ultraschalluntersuchung können v.a. im Kindesalter Veränderungen am Fuß sichtbar gemacht werden. Die **Röntgenuntersuchung** gewinnt mit zunehmendem Alter an Bedeutung und zeigt die knöchernen Veränderungen eines Hackenfußes, wie z.B. das steil gestellte Fersenbein. Zur Planung von Operationen wird meist auch die Kernspintomographie eingesetzt.

## Therapie

Die Therapie richtet sich nach der Ursache des Hackenfußes, dem Alter der Patienten und der Ausprägung der Deformität. Sie wird daher stets individuell festgelegt und durchgeführt.

*Je leichter ein Hackenfuß ausgeprägt ist, desto eher wird er nicht-operativ behandelt. Je schwerer er ausgeprägt ist, desto eher kommen operative Behandlungsmethoden in Frage.*

- **Nicht-operative *(konservative)* Therapie**

Leichte Fälle einer Hackenfußfehlstellung heilen zum Teil von alleine oder können nach entsprechender Anleitung selbstständig durch die Eltern therapiert werden. Dazu werden mehrmals täglich über wenige Monate **Dehnübungen** des Fußes durchgeführt, damit dieser zunehmend wieder nach unten gesenkt werden kann.

Beim angeborenen Hackenfuß wird aufgrund der knöchernen Fehlstellung eine **Gipsbehandlung** durchgeführt. Der Gips hält den Fuß in der gewünschten Korrekturstellung.

In leichten Fällen eines Hackenfußes kann in Kindes-, Jugend- oder Erwachsenenalter die Versorgung mit **orthopädischen Hilfsmitteln** wie Einlagen, Bettungen oder hohen orthopädischen Schuhen ausreichen.

Stabile (Unterschenkel-)**Orthesen** aus Kunststoff sind bei einem mäßig ausgeprägten Hackenfuß zum Teil erfolgreich. Sie sind auch nach einem operativen Eingriff notwendig, um dem Betroffenen das Gehen zu ermöglichen.

*In vielen Fällen eines Hackenfußes ist die Behandlung von begleitenden Beugefehlstellungen an Knie und Hüftgelenk notwendig, um ein besseres Gehen zu ermöglichen.*

**Operative Behandlung**

Gelingt durch die Gipsbehandlung im **Säuglingsalter** keine ausreichende Korrektur des Fußes, sind etwa ab dem 3. Lebensmonat operative Maßnahmen möglich. Operative Maßnahmen kommen in schweren Fällen auch bei **Jugendlichen und Erwachsenen** in Frage, wenn sie an einem angeborenen oder einem erworbenen Hackenfuß leiden.

Bei der Operation werden vor allem die Verläufe von Sehnen verändert *(Muskeltransfer)*, um die Funktion der erkrankten Wadenmuskeln zu verbessern. Es ist jedoch kaum möglich, die Funktion einer normalen Wadenmuskulatur zu erreichen. Eingriffe an den Fußknochen sind ebenfalls möglich. Auch nach einer Operation sind meist orthopädie-technische Maßnahmen notwendig, um das Gangbild des Betroffenen zu verbessern.

## Prognose und Verlauf

Die häufige Hackenfußfehlstellung hat eine sehr gute Prognose. Sie kann in aller Regel erfolgreich behandelt werden und hinterlässt keine Fehlstellungen. Die Kinder können später normal laufen.

Der angeborene Hackenfuß ist seltener und muss aufwendiger behandelt werden. Auch dann hat er noch eine gute Prognose.

Prognostisch eher ungünstig sind die erworbenen Fälle eines Hackenfußes, die sich als Folge einer meist schweren (neuromuskulären) Erkrankung der Nerven und Muskeln entwickeln. Sie sind deshalb nicht ursächlich zu behandeln.

### Das Wichtigste für Sie:

- Der *Hackenfuß* ist durch eine vermehrt nach oben gerichtete Stellung der Fußspitze gekennzeichnet.
- Beim Neugeborenen liegt häufig eine *Hackenfußfehlstellung* vor.
- Die Hackenfußfehlstellung kann durch regelmäßige Übungen gut behandelt werden.
- Ein unbehandelter Hackenfuß kann das Gehen erheblich erschweren oder unmöglich machen.
- Meist sind zur Behandlung orthopädie-technische Maßnahmen notwendig, in schweren Fällen auch Operationen.

# Der Sichelfuß

Als *Sichelfuß* wird eine angeborene Abweichung des Vorfußes zur Fußinnenseite hin bezeichnet. Die lateinische Bezeichnung ist *Pes adductus*, was sich vom lateinischen *pedis* für *Fuß* und *adductus* für *herangeführt* ableitet.

Ebenso wird die Bezeichnung *Metatarsus varus* verwendet, was übersetzt der *nach innen abweichende Vorfuß* bedeutet.

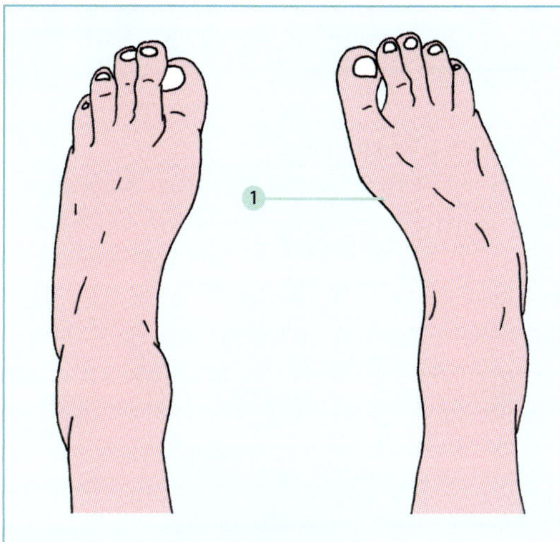


Die Abbildung zeigt leichte *Sichelfüße*. Die Großzehe und der 1. Mittelfußknochen (1) weisen vermehrt zur Innenseite des Fußes.

## Ursachen und Herkunft

Der Sichelfuß ist eine **häufige** angeborene Fußdeformität. Hauptgrund ist eine Fehllage der Füße im Mutterleib. Dies kann auf einen Platzmangel des Ungeborenen zurückgeführt werden, wie er z.B. bei Zwillingsschwangerschaften oder einem Fruchtwassermangel auftritt.

## Symptome und Beschwerden

Die Deformität führt beim Neugeborenen nicht zu Beschwerden. Bleibt der Sichelfuß jedoch unbehandelt, kann je nach Ausprägung der Deformität das spätere Gehvermögen eingeschränkt sein. Bei einem ausgeprägten Sichelfuß müsste das Kind mit stark nach innen geneigten Füßen oder sogar auf dem Fußaußenrand laufen.

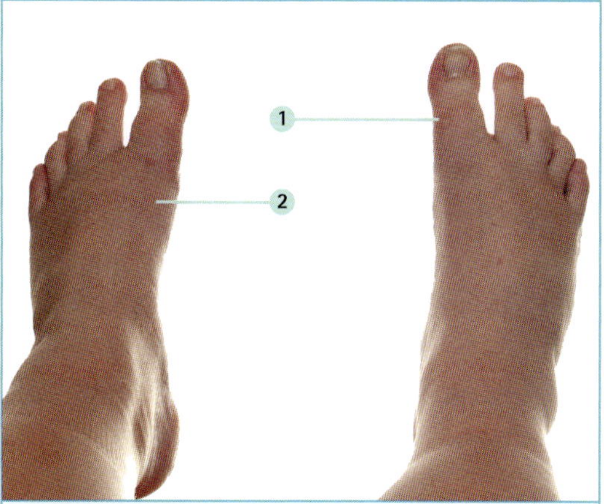


Das Foto zeigt leicht ausgeprägte *Sichelfüße*. Dabei weisen Großzehe (1) und 1. Mittelfußknochen (2) vermehrt zur Innenseite des Fußes.

Da die Fehlstellung durch eine Behandlung im Kindesalter meist **erfolgreich therapiert** werden kann, sind Beschwerden im Erwachsenenalter eher nicht zu erwarten. Teilweise verbleibt eine leichte Fehlstellung der Großzehe, die auf Dauer stärker zum Innenrand des Fußes weist. Es kann zu Druckproblemen im Schuh kommen.

## Untersuchung und Diagnostik

Die Deformität fällt in der Regel bei der **Untersuchung des Säuglings** nach der Geburt auf. Der Vorfuß kann leicht oder deutlich zur Fußinnenseite abweichen. In leichten Fällen eines Sichelfußes spricht man von einer *Sichelfußfehlhaltung*. Teilweise sind nur die Mittelfußknochen von der Abweichung betroffen, teilweise auch die Gelenke der Fußwurzel. Der Rückfuß steht in einer normalen Stellung oder ist nach außen verkippt. Wichtig ist die Unterscheidung von einer angeborenen **Klumpfußdeformität**. Liegt ein Sichelfuß vor, sollte besonders auf begleitende **Erkrankungen der Hüftgelenke** wie bspw. eine sog. *Hüftdysplasie* geachtet werden.

Deshalb wird bei Vorliegen eines Sichelfußes in der Regel unmittelbar nach der Geburt eine Ultraschalluntersuchung beider Hüftgelenke durchgeführt. Bis zum regulären Termin im Rahmen der U3 nach der 4.-5. Woche sollte nicht gewartet werden. Mit dem wichtigen Thema der Hüftreifungsstörungen befasst sich das Kapitel *Reifungsstörungen des Hüftgelenks und Hüftdysplasie*.

***Liegt ein Sichelfuß vor, sollten Reifungsstörungen des Hüftgelenks umgehend durch eine Ultraschalluntersuchung ausgeschlossen werden.***

Weitere diagnostische Maßnahmen:

**Röntgen**
In schwereren Fällen eines Sichelfußes ist eine Röntgenuntersuchung notwendig, weil sie Aufschluss über das Ausmaß der Fehlstellung und die Lage der Fußknochen gibt.

## Therapie

Eine Therapie des Sichelfußes **unmittelbar nach der Geburt** ist notwendig, um dem Kind später ein problemloses Laufen zu ermöglichen. Je früher die Therapie beginnt, umso erfolgreicher und weniger belastend ist sie für das Kind. Insgesamt sind die Heilungsaussichten gut. Bis zum 6. Lebensjahr sind fast 90% und bis zum 15. Lebensjahr 95% der Sichelfüße verschwunden.

**Nicht-operative *(konservative)* Therapie**
In leichten Fällen einer Sichelfußfehlhaltung werden die Eltern angelernt, täglich mehrmals **Dehnübungen** des Fußes durchzuführen. Nach wenigen Monaten kann damit eine normale Fußstellung erreicht werden. Zudem kommt es in vielen Fällen von alleine zu einer Besserung.

Bei stärkerer Ausprägung der Deformität sollte verhindert werden, dass der Fuß in seiner Fehlstellung bleibt oder nach der Dehnbehandlung wieder in diese zurückfällt. Zu diesem Zweck ist eine Lenkung durch das Anlegen eines Gipses möglich. Die **Gipsbehandlung** erfolgt meist im Alter von 3-8 Monaten und dauert mehrere Wochen. Anschließend kann die Verordnung von speziellen **Schienen**, **Einlagen** oder **Orthesen** erforderlich werden, um das weitere Wachstum des Fußes steuernd zu beeinflussen. Im Laufe des Wachstums kann sich der Sichelfuß erneut ausbilden *(Rezidiv)* oder eine Rest-Fehlstellung verbleiben. Daher sind in den ersten Lebensjahren regelmäßige Kontrollen der Fußentwicklung sinnvoll. Um später einen ungestörten Gang zu ermöglichen, erfolgt begleitend zu allen ärztlichen Maßnahmen eine **physiotherapeutische Mitbehandlung**.

Verbleibt im Erwachsenenalter mit oder ohne Operation ein deutlicher Sichelfuß, kann es schwer sein, in konfektioniertem Schuhwerk zu gehen. Dies kann ein **orthopädischer Schuh** den Betroffenen häufig wieder ermöglichen.

**Operative Behandlung**
Gelingt mit Hilfe der nicht-operativen Maßnahmen keine ausreichende Korrektur des Sichelfußes oder kommt es zum Rezidiv, dann sind operative Maßnahmen nach dem 1. Lebensjahr möglich. Dabei werden Knochen durchtrennt *(osteotomiert)* und in veränderter Stellung wieder zusammengefügt sowie Eingriffe an den Sehnen vorgenommen.

## Prognose und Verlauf

Da ein Sichelfuß meist unmittelbar nach der Geburt erkannt und behandelt wird, hat er eine **sehr gute Prognose** auszuheilen. Verbleiben leichte Fehlstellungen am Fuß, müssen diese auch im Erwachsenenalter nicht zu Beschwerden führen. Lediglich schwere Fehlstellungen können eine Operation erforderlich machen.

### Das Wichtigste für Sie:

- Als *Sichelfuß* wird eine angeborene Abweichung des Vorfußes zur Fußinnenseite bezeichnet.
- Bei einem Sichelfuß sollte auf begleitende Erkrankungen der Hüftgelenke geachtet werden.
- Die frühe Behandlung mit Dehnübungen oder Gips führt in den meisten Fällen zu einer guten Korrektur.
- Bis zum 15. Lebensjahr sind 95% aller Sichelfüße verschwunden.
- Operative Maßnahmen sind selten erforderlich.

## Der Spitzfuß

Als *Spitzfuß* wird eine Fußdeformität bezeichnet, bei der der Fuß stark nach unten gesenkt ist. Die Fußspitze kann vom Patienten *(aktiv)* nicht oder nur eingeschränkt angehoben werden. In einigen Fällen ist auch das Anheben der Fußspitze in eine normale Stellung durch den Untersucher *(passiv)* nicht möglich. Damit besteht eine *(teil-)fixierte* Fehlstellung.

Die lateinische Bezeichnung für den Spitzfuß lautet *Pes equinus*, was sich vom lateinischen *pedis* für *Fuß* und von *equinus* für *Pferd* ableitet und darauf zurückzuführen ist, dass in der Anordnung der Skelettelemente untereinander beim Spitzfuß eine gewisse Ähnlichkeit mit der Anatomie eines Pferdefußes besteht.

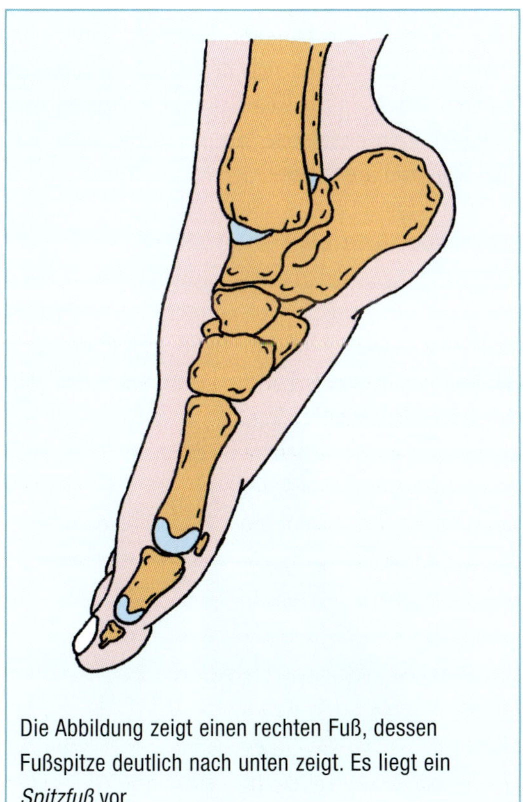

Die Abbildung zeigt einen rechten Fuß, dessen Fußspitze deutlich nach unten zeigt. Es liegt ein *Spitzfuß* vor.

Eine **Sonderform** des Spitzfußes ist der sog. *Fallfuß* oder *Hängefuß*. Der Fuß kann durch den Untersucher *(passiv)* angehoben werden, vom Patienten aber aufgrund einer Störung der den Fuß hebenden Muskeln nicht in die Position gebracht oder darin gehalten werden. Er „fällt" wieder nach unten.

### Ursachen und Herkunft

Die Spitzfuß-Deformität ist in seltenen Fällen angeboren. Sie kann später als Folge einer Kinderlähmung *(Poliomyelitis)*, einer sog. *Polyneuropathie* (Erkrankung der Nerven) oder als Folge von Erkrankungen auftreten, die mit einer starken muskulären Fehlspannung *(Spastik)* einhergehen *(spastischer Spitzfuß)*. Zu einer solchen Spastik kommt es häufig als Folge einer Schädigung des unreifen Gehirns im frühen Kindesalter, z.B. bei der *infantilen Zerebralparese*. Weitere Erkrankungen des Nervensystems und der Muskulatur, sog. *neuromuskuläre Erkrankungen*, gehen ebenfalls häufig mit einem Spitzfuß einher.

*Die Ursachen, die zu einem Spitzfuß führen können, sind vielfältig und zum Teil sehr unterschiedlich.*

Ein Fallfuß oder Hängefuß ist Folge eines Nervenschadens, der zur **Lähmung** der den Fuß anhebenden Muskeln führt. Ein Nerv (z.B. der sog. *Peronaeus-Nerv* am Knie) kann durch eine direkte Verletzung *(Trauma)* oder durch eine Infektion geschädigt werden. Er kann auch als Folge eines lang andauernden Drucks auf eine Nervenwurzel durch einen Bandscheibenvorfall an der Lendenwirbelsäule entstehen.

Auch ein Schlaganfall *(Apoplex)* und andere Nervenerkrankungen können einer Lähmung zugrunde liegen. Aus einem anfänglich passiv noch beweglichen Fallfuß kann sich ein Spitzfuß entwickeln, der nicht mehr beweglich ist, weil sich Sehnen und Gelenkkapsel mit der Zeit verkürzen.

Kommt es als Folge eines Unfalls oder bspw. einer Hüftgelenkerkrankung zu einer ausgeprägten einseitigen **Beinverkürzung**, gleicht der Patient durch die Absenkung der Fußspitze am verkürzten Bein die Verkürzung ganz oder zum Teil aus. Aufgrund der dauernden Fehlhaltung der Fußspitze nach unten kann sie nach Monaten und Jahren nicht mehr angehoben werden. Ursache ist eine Schrumpfung der Gelenkkapsel und eine Verkürzung der Achillessehne. Das Gelenk ist in der Stellung fixiert, es ist *kontrakt*.

Als Folge eines Bandscheibenvorfalls kann es dazu kommen, dass die Nerven, die zur Anhebung der Fußspitze notwendig sind, gelähmt werden. Dann kann die Fußspitze nicht mehr, wie hier beim linken Fuß, aktiv gehoben werden. Es besteht ein lähmungsbedingter *Fallfuß*.

Bei lange **bettlägerigen** und **teilweise gelähmten Patienten** weisen die Fußspitzen im Liegen häufig nach unten und innen. Nach wenigen Tagen oder Wochen können sie kaum noch angehoben werden. Ein Gehen nach der Gesundung wäre dann mit erheblichen Problemen verbunden. Aus diesem Grund ist eine sog. *Spitzfußprophylaxe* bei bettlägerigen Patienten notwendig.

Dabei werden die Fußgelenke regelmäßig durch die pflegende Person oder einen Physiotherapeuten bewegt und gedehnt. Der Fuß wird zudem durch Kissen in einer Rechtwinkelstellung zum Unterschenkel gelagert, um einer Sehnenverkürzung vorzubeugen.

*Bei Patienten, die wochenlang unbeweglich im Krankenbett liegen, besteht die Gefahr der Entwicklung eines Spitzfußes.*

## Symptome und Beschwerden

Ein Spitzfuß führt zu einer erheblichen Störung des Bewegungsablaufs, da die Ferse beim Gehen nicht auf den Boden abgesenkt werden kann, sondern der Patient nur auf den Zehenspitzen steht. Stehen und Gehen wird unsicher bis unmöglich. Lange bettlägerige Patienten, bei denen sich ein Spitzfuß ausgebildet hat, sind daher zunächst nicht in der Lage, alleine zu gehen, wenn sie sich von ihrer Erkrankung erholt haben. Besteht der Spitzfuß bereits im Kindesalter, so können sich Begleitdeformitäten an anderen Gelenken (meist Knie- und Hüftgelenk mit Beugefehlhaltungen) oder an der Wirbelsäule (z.B. eine Skoliose) ausbilden.

## Untersuchung und Diagnostik

Die Diagnose wird bei der Betrachtung des Fußes und des Gangbildes gestellt. Der Spitzfuß wird vom lähmungsbedingten Fallfuß unterschieden. Ein

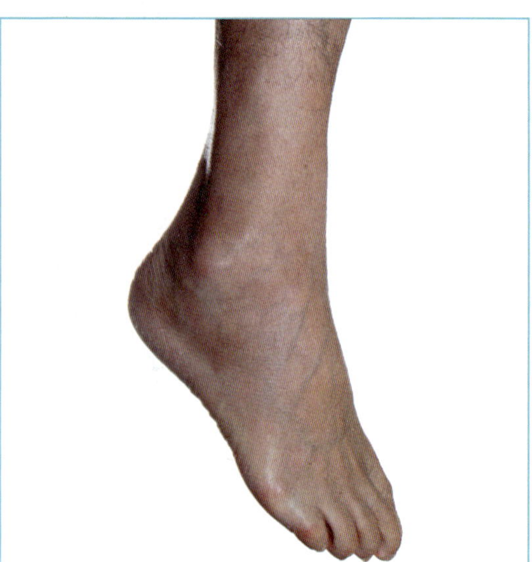

Das Foto zeigt einen rechten Fuß, bei dem die Fußspitze deutlich nach unten weist. Es liegt ein Spitzfuß vor.

**Spitzfuß** ist in seiner Stellung weitgehend fixiert, kann jedoch teilweise korrigiert werden, wenn eine muskuläre Fehlspannung *(Spastik)* vorliegt. Dagegen ist der **Fallfuß** eine schlaffe Fehlhaltung. Der Untersucher kann den Fallfuß *(passiv)* anheben und in eine normale Stellung bringen. Der Patient kann den Fallfuß jedoch nicht *(aktiv)* halten, er sinkt wieder nach unten.

Da sich ein Spitzfuß häufig im Rahmen einer anderen schweren Erkrankung entwickelt, ist meist die Untersuchung des gesamten Bewegungsapparats erforderlich.

Weitere diagnostische Maßnahmen:

- **Röntgen, Ultraschalluntersuchung, Kernspintomographie (Magnetresonanztomographie, MRT), Computertomographie (CT)**

Zur Diagnosestellung eines Spitzfußes oder eines Hängefußes sind die genannten bildgebenden Maßnahmen meist nicht notwendig. Sie werden jedoch zur Planung eines operativen Eingriffs oder bei starken Beschwerden am Fuß eingesetzt.

## Therapie

Im Vordergrund der Therapie steht die Behandlung der Erkrankung, die den Spitzfuß verursacht. Der Spitzfuß selber wird häufig durch eine Kombination verschiedener Methoden behandelt.

- **Nicht-operative *(konservative)* Therapie**

Durch regelmäßige **Physiotherapie** kann die Ausbildung eines Spitzfußes bei einem bettlägerigen Patienten und bei Patienten mit schlaffen Lähmungen verhindert werden. Viele Fehlstellungen lassen sich durch die Behandlung der Muskeln, der Sehnen und der Gelenkkapseln deutlich verbessern oder beheben. Einige Übungen können nach Anleitung durch Angehörige oder den Patienten durchgeführt werden, wodurch die Behandlungsintensität wesentlich gesteigert wird.

Mit Hilfe einer **orthopädie-schuhtechnischen** Versorgung wird vielen Patienten das Gehen ermöglicht. Ein leichter Fallfuß kann mit einer festen Bandage *(Orthese)* gehalten werden. In schweren Fällen eines Fallfußes sind spezielle Kunststoffschienen oder Metall-Federn, sog. *Fußheberorthesen*, am Schuh notwendig, die verhindern, dass die Fußspitze beim Gehen nach unten geneigt bleibt. Sie halten den Fuß in einem rechten Winkel zum Unterschenkel, so dass der Patient den Fuß mit der Ferse aufsetzen kann.

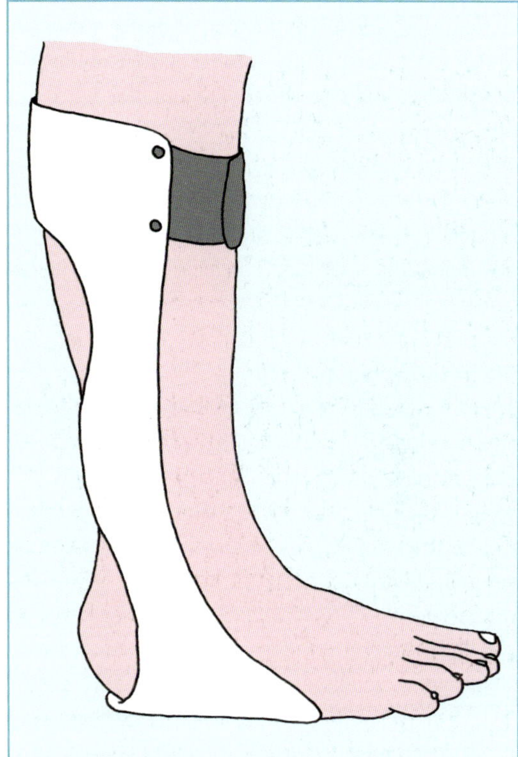

Die Abbildung zeigt ein Beispiel für eine sog. *Fußheberorthese*. Durch den rechten Winkel und das feste Kunststoffmaterial wird verhindert, dass die Fußspitze bei einem Fallfuß nach unten fällt.

Bei einem gering ausgeprägten Spitzfuß kann durch eine **Absatzerhöhung** der Auftritt der Ferse erreicht werden. Eine Fehlstellung der Ferse kann mit **Einlagen** korrigiert werden. Gleichzeitig wird der Vorfuß gestützt und gepolstert. Zurichtungen am Schuh mit Aufbringen von **Abrollsohlen** verbessern die Gehfähigkeit. In schweren Fällen stabilisiert ein speziell gefertigter sog. *Innenschuh* oder eine *Unterschenkel-Orthese* den Spitzfuß. Der Innenschuh ist eine Art Schuh im Schuh, der den Fuß eng umschließt und in normalem Schuhwerk getragen werden kann. Auch die Unterschenkel-Orthese wird in einem Schuh getragen und besteht aus einem stabilen Kunststoff, der den Fuß und den Unterschenkel fest umschließt und in der gewünschten Stellung hält.

Ein maßgefertigter **orthopädischer Schuh** kann Patienten mit einem schweren Spitzfuß das Gehen wieder ermöglichen. Dazu weist er in der Regel eine feste Hinterkappe auf, die das gesamte obere Sprunggelenk einschließt und stabilisiert.

Ist eine erhöhte Muskelanspannung *(Spastik)* Ursache des Spitzfußes, kann die Verwendung von **Botulinumtoxin-A** sinnvoll sein. Dabei wird das Mittel in den von der Spastik betroffenen Muskel gespritzt, wodurch dieser nach 1-3 Wochen für einen Zeitraum von etwa 3-6 Monaten seine Fähigkeit verliert, sich zusammenzuziehen *(zu kontrahieren)* und so den Fuß nicht mehr in die Spitzfußstellung zieht.

### Operative Behandlung

Operative Maßnahmen umfassen in leichten Fällen einen Eingriff an der Achillessehne. Durch eine Verlängerung der Sehne kann das Ausmaß der Spitzfußstellung verringert werden. In schweren Fällen eines Spitzfußes sind häufig gleichzeitige Sehnendurchtrennungen *(Tenotomien)*, Sehnenverlagerungen *(Transpositionen)* oder Eingriffe an den Gelenkkapseln und an den Knochen notwendig, um eine günstigere Fußstellung zu erreichen.

## Prognose und Verlauf

Da es ganz unterschiedliche Gründe für einen Spitzfuß gibt, ist eine allgemeingültige Aussage über die Prognose und den Verlauf kaum möglich. In vielen Fällen ist es am wichtigsten, einem Spitzfuß durch geeignete Maßnahmen vorzubeugen.

***In den meisten Fällen eines Spitzfußes kann den Patienten durch geeignete Maßnahmen gut geholfen werden.***

Liegen einem Spitzfuß anhaltende Lähmungen zugrunde, kann er sich nicht wieder zurückbilden, da die Muskelfunktion auf Dauer erloschen bleibt. In solchen Fällen helfen orthopädie-schuhtechnische Maßnahmen den Patienten sehr.

Schwere Erkrankungen von Gehirn und Nerven im Kindesalter können zunächst einen operativen Eingriff und anschließend orthopädie-schuhtechnische Maßnahmen erforderlich machen.

## Das Wichtigste für Sie:

- Beim *Spitzfuß* weist die Fußspitze nach unten.
- Fällt der Fuß aufgrund einer Lähmung in eine Spitzfußstellung, spricht man von einem *Fallfuß* oder *Hängefuß*.
- Die Ursachen für einen Spitzfuß sind sehr unterschiedlich.
- Orthopädie-schuhtechnische Maßnahmen ermöglichen vielen Patienten das Gehen.
- Operative Eingriffe können in schweren Fällen notwendig werden.

# Der Hohlfuß

Als *Hohlfuß* oder *Pes cavus* wird eine Fußform bezeichnet, bei der der Fuß ein ausgeprägtes und hochgezogenes Längsgewölbe aufweist. Der Begriff leitet sich vom lateinischen *pedis* für *Fuß* und *cavum* für *Höhlung* ab.

Hat die Fußdeformität ihre stärkste Ausprägung am Vorfuß mit Verbreiterung des Vorfußes und einer nach unten geneigten Stellung des Vorfußes gegenüber dem Rückfuß, so liegt ein *Ballenhohlfuß* vor.

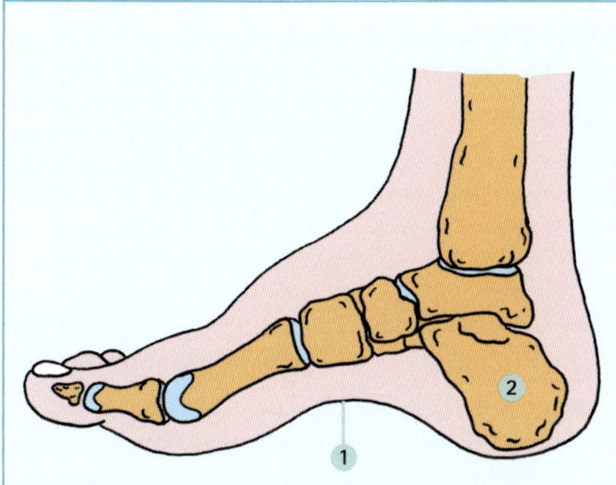


Die Abbildung zeigt die Innenseite eines rechten Fußes. Es ist gut zu erkennen, dass das Längsgewölbe des Fußes stark gewölbt ist 1. Zudem steht das Fersenbein *(Kalkaneus)* 2 steiler nach oben als sonst. Es liegt ein *Hackenhohlfuß* vor.

Führt vor allem eine Steilstellung des Fersenbeins *(Kalkaneus)* zu einem erhöhten Längsgewölbe, wird die Bezeichnung *Hackenhohlfuß* verwendet.

## Ursachen und Herkunft

Ein Teil der leicht ausgeprägten Hohlfüße bildet sich ohne eine erkennbare Ursache, man spricht dann auch von einem *idiopathischen* Hohlfuß.

Familiär findet sich ein gehäuftes Auftreten dieser Fußform. Der leichte Hohlfuß ist häufig eine **harmlose Formvariante** des Fußes, die oft zufällig bei einer Untersuchung des Fußes entdeckt wird und den Betroffenen selten Probleme macht.

*In vielen Fällen handelt es sich bei einem leichten Hohlfuß um eine harmlose Fußdeformität, die zu keinen oder geringen Beschwerden führt.*

Auch ein **muskuläres Ungleichgewicht** der Waden- und Fußmuskeln kann zur Ausbildung von Hohlfüßen führen. Dann sind die Zehen oft mitbetroffen, die sich zu *Krallenzehen* umformen. Auf die Deformierungen der Zehen wird ausführlich im Kapitel *Hammerzehen, Krallenzehen und der Mittelfußschmerz (Metatarsalgie)* eingegangen.

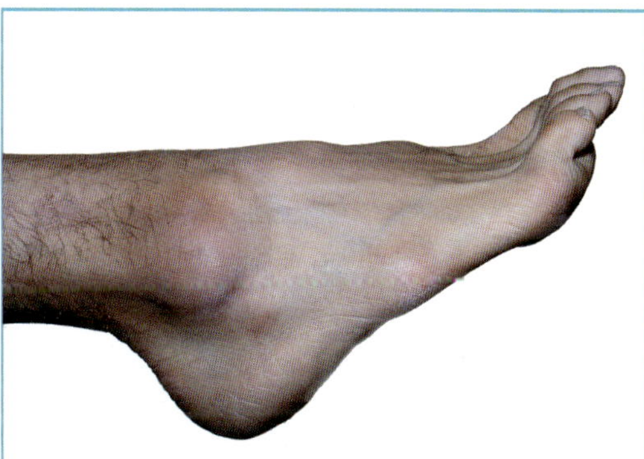

Das Foto zeigt einen leichten Hohlfuß und lockere Krallenzehen eines 35-jährigen Patienten, der an einer Erkrankung der Nerven leidet.

Eine stark ausgeprägte Hohlfuß-Deformität kann als ein **Begleitsymptom** einer schweren Erkrankung der Nerven, des Rückenmarks oder der Muskeln auftreten *(neuromuskuläre Erkrankungen)*. Diese Erkrankungen sind selten und betreffen meist den gesamten Bewegungsapparat. Ebenso können neben einer Hohlfußdeformität noch weitere Fußdeformitäten am gleichen Fuß vorliegen. Der Hohlfuß, der in Begleitung einer schweren Erkrankung auftritt, kann so stark ausgeprägt sein, dass er ein Gehen unmöglich macht.

## Symptome und Beschwerden

Der leichte Hohlfuß führt nicht immer zu Beschwerden. Im Alltag können sich beim **Schuhkauf** Schwierigkeiten ergeben, da der erhöhte Fußrücken, der sog. *Spann*, das Anziehen und das Zuschnüren der Schuhe erschwert. Die Wadenmuskulatur und die Achillessehne sind häufig verkürzt, so dass der Fuß nur eingeschränkt angehoben werden kann. Meist fällt den Patienten dies nicht auf und stellt im Alltag keine Behinderung dar. Lediglich das Gehen auf den Fersen ist den Patienten meist nicht möglich und das Stehen auf einem Bein ist etwas unsicher.

Bei Zunahme des Hohlfußes kann es zu **Schmerzen unter dem Vorfuß** kommen. Der Grund ist die Steilstellung der Mittelfußknochen mit einer Mehrbelastung der an ihrem Ende sitzenden Zehengrundgelenke. Als Folge bilden sich Schwielen unter dem Vorfuß, typischerweise unter dem Grundgelenk der Großzehe.

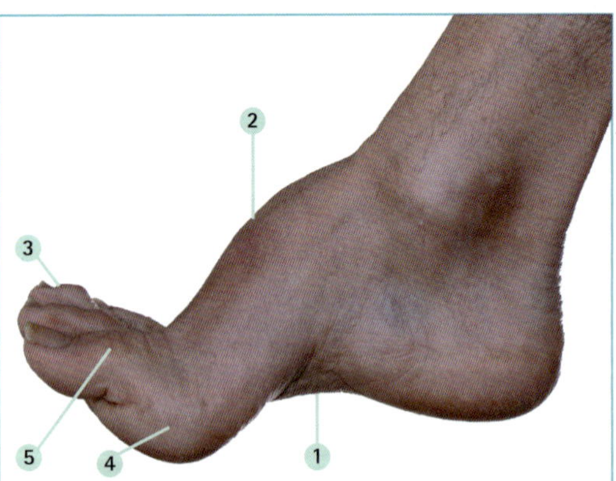


Typisches Bild eines *(Ballen-)Hohlfußes* bei einem erwachsenen Mann. Das Längsgewölbe des Fußes 1 und der Fußrücken *(Spann)* 2 sind stärker ausgeprägt als normal. An den kleinen Zehen bilden sich Krallenzehen 3 und auch die Großzehe zeigt in ihrem Grundgelenk 4 und Endgelenk 5 eine veränderte Stellung.

**Krallenzehen** führen zu Druckbeschwerden im Schuh und zur Ausbildung von schmerzhaften Verhornungen. Neben den Krallenzehen kann es zu einer starken Fehlstellung der Großzehe in ihrem Grund- und Endgelenk kommen. Die Strecksehne der Großzehe hebt sich deutlich sichtbar vom Fußrücken ab.

Schwere Hohlfußdeformitäten können bei Erkrankungen des Nervensystems oder der Muskulatur auftreten. Sie erschweren dem Betroffenen das normale Gehen oder machen es unmöglich. Auf diese seltenen und schweren Erkrankungen kann in diesem Rahmen nicht genauer eingegangen werden.

## Untersuchung und Diagnostik

Der Hohlfuß fällt bei der Betrachtung durch das stark erhöhte Fußlängsgewölbe auf. Die Geh- und Stehfähigkeit wird geprüft. In leichten Fällen hat der Betroffene keine oder nur leichte Schwierigkeiten, in schweren Fällen kann er ohne Hilfsmittel nicht gehen. Eine Tastuntersuchung des Fußes zeigt schmerzhafte Druckstellen, erfasst die Gelenkmobilität und den Spannungszustand der Muskulatur.

Weitere diagnostische Maßnahmen:

### Röntgen

Liegt bei einem sonst gesunden Patienten ein leichter Hohlfuß vor, ist eine Röntgenuntersuchung nicht erforderlich. Sie gibt zwar über die knöcherne Fehlstellung Auskunft, ist aber für die ersten Therapiemaßnahmen nicht richtungweisend. Erst wenn störende Beschwerden bestehen, wenn eine starke Deformität besteht oder eine Operation geplant ist, wird ein Röntgenbild angefertigt.

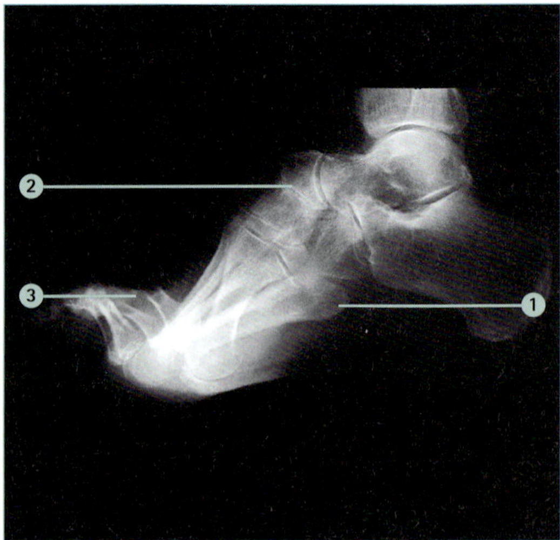


Seitliches Röntgenbild eines *(Ballen-)Hohlfußes*. Die Veränderungen am Fußlängsgewölbe 1, am Fußrücken 2 und an den Zehen 3 sind gut zu erkennen.

**Kernspintomographie (Magnetresonanztomographie, MRT); Computertomographie (CT)**

Bei Patienten mit schweren neurologischen Erkrankungen sind zur Planung von Fußoperationen neben einer Röntgenuntersuchung auch eine Kernspintomographie oder eine Computertomographie erforderlich. Sie stellen die Deformität mit ihren veränderten Stellungen von Knochen und Sehnen sehr genau dar.

**Messverfahren**

Messverfahren, die die Belastung der Fußsohle erfassen, werden v.a. für die schuhtechnische Versorgung eingesetzt. Dazu zählen die *Blaupause (Trittspur)*, die elektronische (Fuß-)Druckverteilungsmessung *(Pedobarographie)* sowie ein sog. *Spiegelpodometer*, mit dessen Hilfe die Fußsohle beim stehenden Patienten von unten betrachtet wird.

Die Verfahren machen die Hauptbelastungszonen des Fußes sichtbar. Der Hohlfuß wird mehr als der normale Fuß an der Ferse und unter dem Vorfuß belastet.

## Therapie

Die seltenen und schweren Verlaufsformen eines Hohlfußes, meist Hackenhohlfüße, die im Rahmen anderer Erkrankungen auftreten, werden in der Regel in Spezial-Kliniken betreut. Sie erfordern häufig die Kombination aus einer operativen Therapie und einer anschließenden orthopädieschuhtechnischen Versorgung.

Eine Therapie des **leichten (Ballen-)Hohlfußes** ist nur erforderlich, wenn er zu Beschwerden führt. Stört er den Betroffenen nicht, sind **keine Behandlungen** notwendig. Auch das Tragen von Einlagen muss nicht erfolgen, solange keine Beschwerden bestehen. Sie haben weder eine prophylaktische noch eine korrigierende Wirkung auf den Hohlfuß.

*Die Behandlung eines leichten Hohlfußes ist nur notwendig, wenn er zu Beschwerden führt.*

**Nicht-operative *(konservative)* Therapie**

Maßnahmen am normalen **Schuh** *(Konfektionsschuh)* können bei Beschwerden die Fehlbelastungen ausgleichen, zu denen es durch einen Hohlfuß kommen kann. Solche Maßnahmen am Schuh werden allgemein als *Schuhzurichtung* bezeichnet. Eine Abrollsohle *(rückversetzte Abrollung, Mittelfußrolle)*, ggf. mit Sohlenversteifung, vereinfacht das Gehen und entlastet den Vorfuß mit den schmerzhaft überlasteten Zehengrundgelenken.

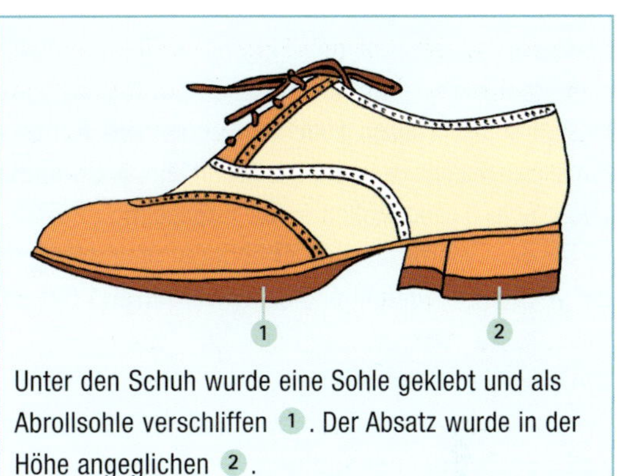


Unter den Schuh wurde eine Sohle geklebt und als Abrollsohle verschliffen 1. Der Absatz wurde in der Höhe angeglichen 2.

Von Patienten mit einem Hohlfuß wird ein höherer Absatz häufig als angenehm empfunden, da er den Rückfuß gegenüber dem Vorfuß etwas anhebt und die leicht eingeschränkte Beweglichkeit des oberen Sprunggelenks verbessert.

**Einlagen** oder **Bettungen** werden meist in einer Weichschaumtechnik angefertigt. Dann bestehen sie aus einem dickeren und weich-elastischen Material. Damit können die Zehen, die beim Hohlfuß im Stand häufig den Kontakt zum Boden verloren haben, wieder in die Stützfunktion des Fußes einbezogen werden. Der Vorfuß wird zudem gestützt und gepolstert, da er beim Hohlfuß stärker belastet wird.

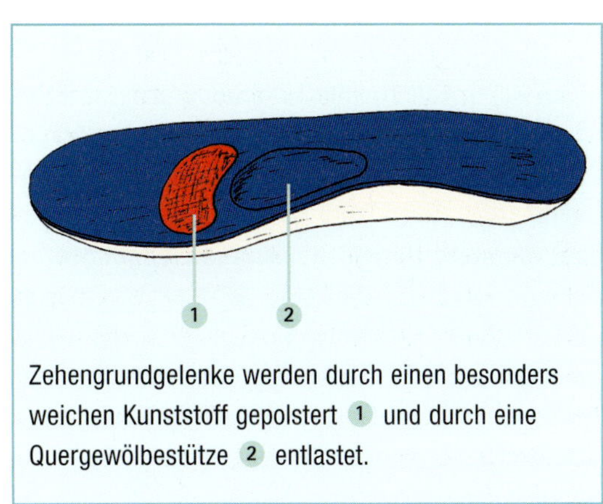


Zehengrundgelenke werden durch einen besonders weichen Kunststoff gepolstert 1 und durch eine Quergewölbestütze 2 entlastet.

Schuhe, die bis über die Fußknöchel reichen, geben dem Betroffenen häufig mehr **Stabilität**. Dem gleichen Zweck dient eine Verbreiterung von Absatz oder Sohle.

***Die Funktion von Einlagen und Bettungen besteht beim Hohlfuß darin, den Druck des Körpergewichts auf eine größere Fläche an der Fußsohle zu verteilen.***

In sehr ausgeprägten Fällen, in denen ein Konfektionsschuh nicht mehr passt, bietet ein **orthopädischer Schuh** Möglichkeiten der Anpassung und Korrektur der Deformität. Dies ermöglicht vielen Patienten wieder ein weitgehend beschwerdefreies Gehen.

### Operative Behandlung

Bei sonst gesunden Patienten mit Hohlfüßen ist eine operative Behandlung selten notwendig. Patienten, die an einer schweren *(neuromuskulären)* Erkrankung der Nerven und Muskeln leiden, weisen meist einen ausgeprägten Hackenhohlfuß auf und können von einer Operation profitieren, da diese ein besseres Gehen ermöglichen kann.

Durch die Durchtrennung des Knochens *(Osteotomien)* und die Entnahme von Knochenkeilen kann beim **Ballenhohlfuß** die zu starke Abwärtsneigung der Mittelfußknochen korrigiert werden. Beim **Hackenhohlfuß** ist eine Änderung der zu aufrechten Stellung des Fersenbeins operativ möglich. Bei der Operation werden zusätzliche Eingriffe an Sehnen und Bändern des Fußes vorgenommen.

***Auch mit einer Operation kann jedoch meist keine völlig normale Fußform erreicht werden.***

In schweren Fällen einer Hohlfußdeformität ist es häufig sinnvoll, rechtzeitig zu operieren bevor es zu einer weiteren Zunahme und damit zu ungünstigeren operativen Voraussetzungen kommt. Zudem kann eine Operation bessere Bedingungen für die weitere orthopädie-schuhtechnische Versorgung schaffen, die in aller Regel notwendig ist, um das Gehen wieder möglich zu machen.

## Prognose und Verlauf

In den meisten Fällen liegt mit dem Hohlfuß eine **harmlose Fußdeformität** vor, die zu keinen oder zu geringen Beschwerden führt. Werden keine Schmerzen beklagt, ist eine Therapie nicht notwendig. Mit dem Alter kann die Deformität zunehmen, ohne dass dies mit Symptomen verbunden ist. Leichte Beschwerden können durch orthopädie-schuhtechnische Maßnahmen meist erfolgreich behandelt werden, Operationen sind die Ausnahme. Auch im Verlauf der Erkrankung ist eher nicht mit einer stärkeren Zunahme der Hohlfuß-Deformität zu rechnen.

Ausgeprägte Hohlfüße treten meist in Begleitung einer schweren Erkrankung der Nerven und Muskeln auf. Sie können den Betroffenen beim Gehen so stark behindern, dass sie eine Operation und / oder eine aufwendige schuhtechnische Versorgung erfordern. Wenn sie bereits im Kindesalter auftreten, besteht im Wachstum die Gefahr, dass die Deformität weiter zunimmt.

## Das Wichtigste für Sie:

- Kennzeichen eines *Hohlfußes* ist ein ausgeprägtes Fußlängsgewölbe.
- Leichte Hohlfüße machen geringe oder keine Beschwerden.
- Schwere Fälle eines Hohlfußes können bei Erkrankungen von Nerven und Muskeln auftreten.
- Orthopädie-schuhtechnische Maßnahmen werden erfolgreich zur Behandlung eingesetzt.
- In schweren Fällen eines Hohlfußes kann eine operative Behandlung erforderlich sein.

## Der Knick-Senkfuß und der Knick-Plattfuß

Unter einem *Knick-Senkfuß* und einem *Knick-Plattfuß* versteht man Fußdeformitäten, bei denen es zu einer Abflachung bzw. einem Einsinken des auf der Innenseite des Fußes gelegenen sog. *Fußlängsgewölbes* kommt. Zusätzlich verändert sich die Stellung der Ferse, sie neigt sich unter Belastung nach innen und der Vorfuß weicht etwas nach außen ab. Dabei sind die Ausprägung der Deformität, die Beschwerden und die Auswirkungen für den Patienten sehr unterschiedlich.

In der Regel wird eine leichte Form dieser Deformität als *Knick-Senkfuß* bezeichnet und eine schwere Form, die der Körper nicht mehr ausgleichen kann (*dekompensierte* Form), als *Knick-Plattfuß*. Die Übergänge von der einen Form in die andere sind fließend und eine genaue Festlegung, wann von einem Knick-Senkfuß und wann von einem Knick-Plattfuß gesprochen wird, gibt es nicht. Dies ist ein Grund, warum diese Deformität von verschiedenen Ärzten mit zum Teil unterschiedlichen Begriffen belegt wird.

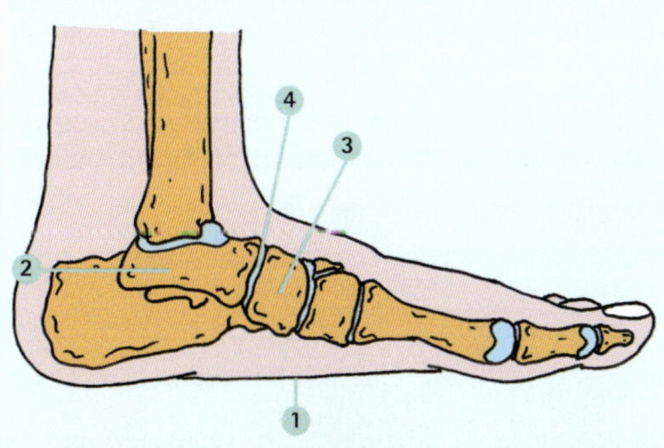


Die Abbildung zeigt die Innenseite eines rechten Fußes mit einer Knick-Senkfuß-Deformität. Das sog. *Längsgewölbe* des Fußes (1) ist abgeflacht. Dabei wird das Gelenk zwischen Sprungbein *(Talus)* (2) und Kahnbein *(Navikulare)* (3) besonders belastet. Es wird als *Talonavikulargelenk* (4) bezeichnet und ist das Schlüsselgelenk dieser Fußdeformität.

Weitere Bezeichnungen dieser Fußdeformität sind *Plattfuß, Senkfuß* oder *Knickfuß*. Sie werden im Folgenden näher erläutert. Es ist für die Behandlung von großer Bedeutung, in welchem Alter die Deformität auftritt, wie ausgeprägt und wie korrigierbar sie ist und ob sie zu Beschwerden führt. Die verschiedenen Ausprägungen dieser Deformität lassen sich wie folgt unterteilen:

- **Angeborener Plattfuß**
- **Flexibler Knick-Senkfuß (Knick-Plattfuß) des Kindes und Jugendlichen**
- **Kontrakter Knick-Plattfuß des Kindes und Jugendlichen**
- **Flexibler und kontrakter Knick-Senkfuß (Knick-Plattfuß) des Erwachsenen**

Der Begriff *kontrakt* bezeichnet einen festen, fixierten und damit unbeweglichen Zustand von Gelenken.

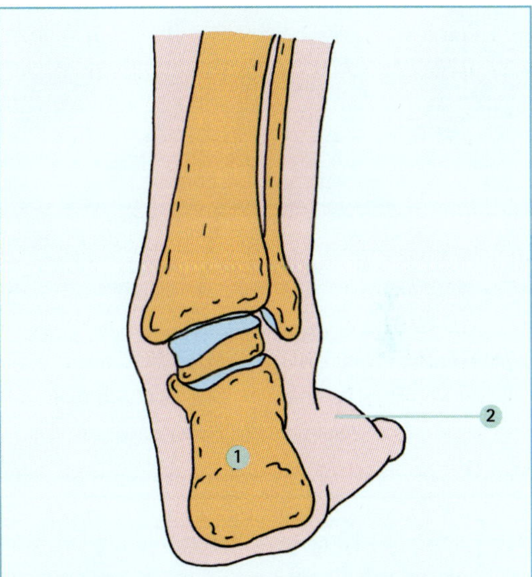


Die Abbildung zeigt einen rechten Knick-Senkfuß von hinten. Neben dem Absinken des Fußlängsgewölbes kommt es zur Verkippung des Fersenbeins *(Kalkaneus)* (1) nach innen und zu einem Abweichen des Vorfußes (2) nach außen.

### Angeborener Plattfuß

Beim Neugeborenen liegt aufgrund eines natürlicherweise stark ausgeprägten Fettpolsters an der Fußsohle in den ersten Lebensmonaten kein sichtbares Fußlängsgewölbe vor. Dass bei Geburt ein leichter Knick-Senkfuß vorliegt, ist normal. Beim seltenen angeborenen Plattfuß (lat. *pes planus*) jedoch wölbt sich der Innenrand des Fußes zur Sohle vor. Ursächlich ist eine ausgeprägte **Fehlstellung der Knochen** zueinander. Das Sprungbein ist stark nach unten geneigt und das Kahnbein schiebt sich auf dem Sprungbein nach oben. Aufgrund der gebogenen Fußform werden auch die Begriffe *Schaukelfuß* (Ähnlichkeit zu den Kufen eines Schaukelstuhls) und *Tintenlöscherfuß* (in Anlehnung an die früher zum schnelleren Trocknen der Tinte verwendeten konvexen Wiegelöscher) verwendet.

### Flexibler Knick-Senkfuß (Knick-Plattfuß) des Kindes und Jugendlichen

Im Gegensatz zum angeborenen Plattfuß liegen beim flexiblen Knick-Senkfuß des Kindes keine angeborenen Fehlstellungen der Knochen vor. Vielmehr handelt es sich um eine Veränderung des Fußes, die nur **beim Gehen und Stehen** auftritt.

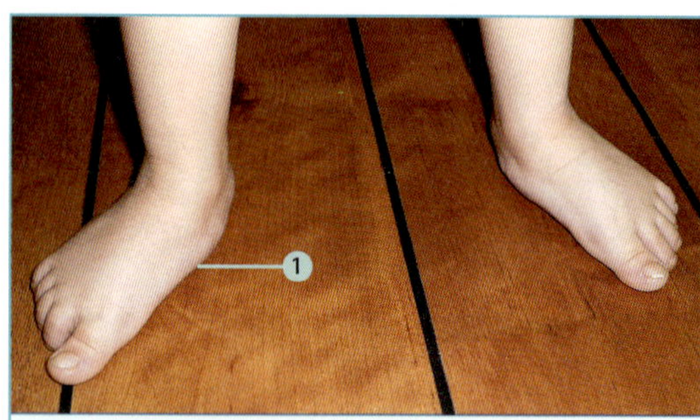


Das Foto zeigt einen leichten Knick-Senkfuß eines Kleinkindes. Es ist zu erkennen, dass das Längsgewölbe (1) an der Innenseite des Fußes eingesunken ist.

Dabei sinkt das Längsgewölbe des Fußes ein, was als *Senkfuß* bezeichnet wird. Kippt die Ferse bzw. das Fersenbein nach innen, wird der Begriff *Knickfuß* verwendet (lat. *pes valgus*). Da beide Abweichungen oft gleichzeitig vorliegen, ergibt sich die Bezeichnung *Knick-Senkfuß*. Im unbelasteten Zustand, also im Liegen und Sitzen, zeigt sich eine normale Fußform, der Fuß ist *flexibel.*

Bei einem *Plattfuß* ist das Längsgewölbe des Fußes stärker eingesunken und der Vorfuß weicht nach außen ab. Mit dem angeborenen Plattfuß besteht kein Zusammenhang. In der Regel liegt gleichzeitig auch ein Knickfuß vor, so dass von einem *Knick-Plattfuß* gesprochen wird (lat. *pes planovalgus*).

*Knick-Senkfuß und Knick-Plattfuß beschreiben gleiche Veränderungen in unterschiedlicher Ausprägung. Der Begriff Knick-Plattfuß wird eher zur Beschreibung einer stärker ausgeprägten Fehlstellung verwendet, der Begriff Knick-Senkfuß für leichte Veränderungen.*

### Kontrakter Knick-Plattfuß des Kindes und Jugendlichen

Der Begriff *kontrakt* bezeichnet einen festen, fixierten und damit unbeweglichen Zustand von Gelenken. Bei einem kontrakten Plattfuß ist das Längsgewölbe des Fußes eingesunken. Es bleibt andauernd abgeflacht und richtet sich nicht wie beim flexiblen Knick-Senkfuß im Liegen oder Sitzen wieder auf.

### Flexibler und kontrakter Knick-Senkfuß (Knick-Plattfuß) des Erwachsenen

Beim flexiblen Knick-Senkfuß oder Knick-Plattfuß des Erwachsenen liegen die gleichen Veränderungen wie beim Jugendlichen vor. Die harmlose Formabweichung hat sich im Laufe des Wachstums nicht zurückgebildet.

Auch der kontrakte Knick-Senkfuß des Jugendlichen bleibt im Erwachsenenalter bestehen oder bildet sich als Folge einer anderen Ursache.

## Ursachen und Herkunft

### Angeborener Plattfuß

Der angeborene Plattfuß ist sehr **selten**. Er liegt bei weniger als 1% der Neugeborenen vor. Ursächlich wird eine Vererbung oder eine Fehllage des Ungeborenen im Mutterleib vermutet.

### Flexibler Knick-Senkfuß (Knick-Plattfuß) des Kindes und Jugendlichen

Der Knick-Senkfuß des Kindes kann im Rahmen einer **normalen Entwicklungsphase** der Beinachsen auftreten. Er ist damit nicht krankhaft. Die Winkelverhältnisse am Schenkelhals der Hüfte können bei Kindern zu einer vermehrten Innendrehung des Beins führen.

Die Folge ist ein *Nach-Innen-Drehen* der Füße beim Gehen und eine vermehrte X-Bein-Stellung. Daraus ergibt sich ein stärkeres Einsinken des Fußlängsgewölbes. Damit ist der Knick-Senkfuß des

Jugendlichen ein normaler, fast zwangsläufiger und nicht beunruhigender Ausgleichsmechanismus.

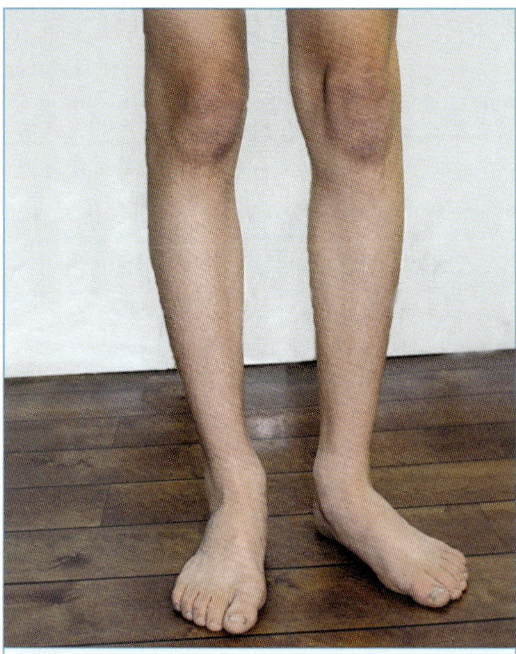

Das Foto zeigt die Beine eines 12-jährigen Jungen. Neben einem Knick-Senkfuß weisen die Kniescheiben vermehrt zur Innenseite der Kniegelenke.

Weitere Ursachen sind eine allgemeine **Bänderschwache** sowie **Übergewicht**. In diesen Fällen kann der Rückfuß nicht ausreichend durch die Bänder gehalten werden und knickt nach innen leicht ab. Eine **verkürzte Wadenmuskulatur** bewirkt beim Kind eine Verkippung des Fersenbeins. Dies begünstigt einen Knick-Senkfuß.

*Bei Kindern und Jugendlichen tritt ein Knick-Senkfuß im Rahmen der normalen Entwicklung und Veränderung der Achsenverhältnisse am Bein auf und stellt damit keinen krankhaften Befund dar.*

Ungünstig ist auch das zu häufige Tragen von **Schuhen** im Kleinkindalter. Je kleiner das Kind ist, umso flexibler ist der Fuß und umso mehr kann vor allem festes Schuhwerk den Fuß ungünstig beeinflussen. Immer dann, wenn der Fuß nicht vor äußeren Einflüssen (Kälte, Verletzungsgefahr) geschützt werden muss, sollte das Kind deshalb barfuß laufen. In höherem Alter können Schuhe, die dem Fuß keinen Halt geben, wie Gummistiefel oder Sandalen aus Gummi, die Ausbildung eines Knick-Senkfußes fördern, wenn eine entsprechende Veranlagung besteht.

### Kontrakter Knick-Plattfuß des Kindes und Jugendlichen

Dieser Deformität können Störungen des Fußskeletts zugrunde liegen. Zwischen dem 3. und 16. Lebensjahr entwickeln sich die Fußknochen normalerweise einzeln und getrennt voneinander. Bleibt die Trennung der Knochen aus und die Knochen wachsen zusammen, spricht man von einer *Koalition.* Beispielsweise kann das Fersenbein mit dem Kahnbein oder das Sprungbein mit dem Fersenbein verwachsen. Der Fuß wird unbeweglicher *(kontrakter)* und kann Fehlstellungen, wie z. B. einen Knick-Plattfuß aufweisen. Davon kann auch nur ein Fuß betroffen sein.

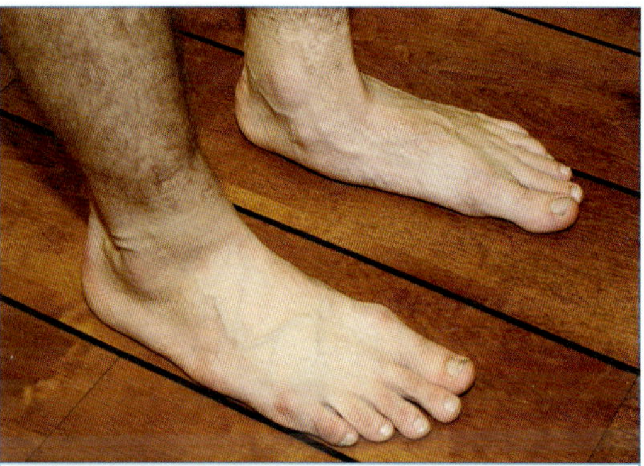

Auf diesen Fotos ist ein deutlicher Knick-Plattfuß eines Jugendlichen zu erkennen.

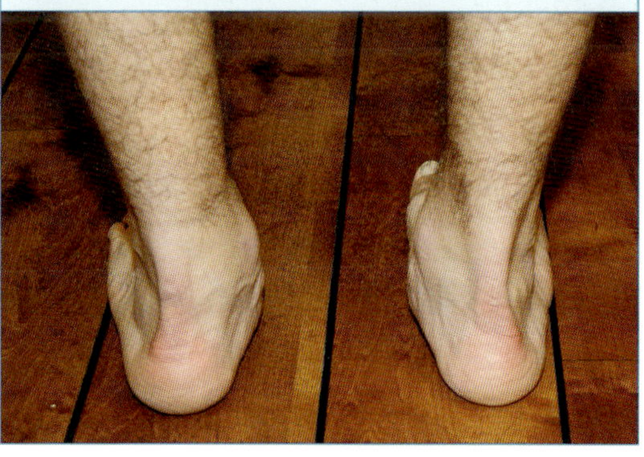

Auch **Unfälle** mit Knochenbrüchen am Fuß können im Kindes- und Jugendalter zu einem kontrakten Knick-Plattfuß führen.

### Flexibler und kontrakter Knick-Senkfuß (Knick-Plattfuß) des Erwachsenen

Die schon im Kindes- und Jugendalter vorliegende Deformität bleibt häufig im Erwachsenenalter bestehen. Sie kann sich durch Gewichtszunahme oder durch starke Belastung verschlimmern. Ist die Deformität leicht und flexibel ausgebildet, führt sie **selten zu Beschwerden**. Eine stärkere Ausprägung der Deformität kann zu Beschwerden nach längerer Belastung durch langes Stehen oder Gehen führen. Geht die Flexibilität des Fußes im Laufe der Zeit verloren, kann sich aus dem flexiblen Knick-Plattfuß ein unbeweglicher *(kontrakter)* Knick-Plattfuß entwickeln.

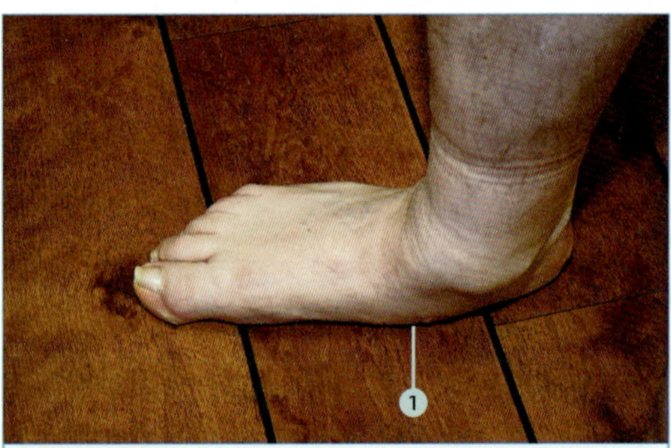


Die Fotos zeigen den Fuß eines 60-Jährigen, bei dem ein Riss der Sehne des hinteren Schienbeinmuskels zu einem starken Knick-Plattfuß geführt hat. Das sog. *Längsgewölbe* des Fußes ist stark abgeflacht (1) und die Ferse nach innen verkippt (2) *(sog. Valgusstellung)*.

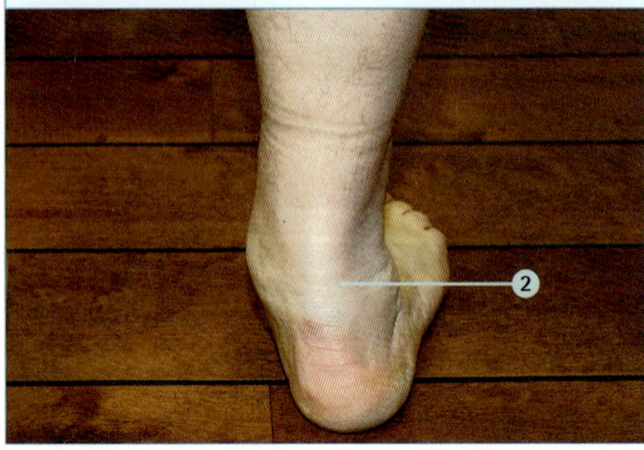


Kommt es im höheren Erwachsenenalter innerhalb kurzer Zeit zur Ausbildung eines Knick-Plattfußes, obwohl ein Leben lang eine normale Fußform bestand, kann dies an einer **Sehnenerkrankung** liegen. Der *hintere Schienbeinmuskel (Musculus tibialis posterior)* und seine Sehne stabilisieren normalerweise das Fußlängsgewölbe vor allem in der Gangphase. Im Stand wird es v. a. durch Bandverbindungen gehalten. Kommt es zu einem Schaden der Sehne und zu einer Schwäche der Bandverbindungen, sinkt das Längsgewölbe ein. Ursachen für den Sehnenschaden sind Entzündungen der Sehnenscheide, Verletzungen und Unfallfolgen.

Schmerzen und Schwellungen unterhalb des Innenknöchels gehen der Entwicklung des Knick-Plattfußes in diesen Fällen häufig voraus. Im Gegensatz zu anderen Formen des Knick-Plattfußes liegt diese Form meist nur an einer Seite vor. Auf die Erkrankung wird ausführlich im Kapitel *Erkrankungen der Sehne des hinteren Schienbeinmuskels – der Tibialis posterior-Sehne* eingegangen.

## Symptome und Beschwerden

### Angeborener Plattfuß

Wird der angeborene Plattfuß des Säuglings nicht ausreichend behandelt, so führt er später zu erheblichen Problemen beim Stehen und Gehen.

### Flexibler Knick-Senkfuß (Knick-Plattfuß) des Kindes und Jugendlichen

Meist fällt den Eltern das Einknicken des Fußes auf. Die Kinder beklagen **selten Beschwerden**. Kinder mit leichtem Knick-Senkfuß haben weder im Alltag noch bei Belastung Beschwerden. Ist der Knick-Senkfuß stärker ausgeprägt, können bei langen Spaziergängen Beschwerden an der Innenseite des Fußes auftreten. Die Kinder beklagen zudem ein müdes Gefühl der Füße. Der Übergang von einem leichten zu einem stärkeren Knick-Senkfuß ist fließend.

### Kontrakter Knick-Plattfuß des Kindes und Jugendlichen

Trotz der deutlichen Fehlstellung werden von manchen Kindern keine Beschwerden angegeben. Andere Kinder beklagen einen Schmerz an der Innenseite des Fußes und im Rückfuß. Nach langem Gehen ermüdet der Fuß und die Schmerzen nehmen zu. In ausgeprägten Fällen bilden sich an der Fußinnenseite Druckschwielen.

***Bei einem Knick-Senkfuß oder einem Knick-Plattfuß kann die Innenseite des Schuhabsatzes stärker abgelaufen sein. Normalerweise läuft sich die Außenseite eines Absatzes mehr ab.***

### Flexibler und kontrakter Knick-Senkfuß (Knick-Plattfuß) des Erwachsenen

Ein leichter Knick-Senkfuß führt selten zu Beschwerden. Bei stärkerer Ausprägung der Deformität (Knick-Plattfuß) und einer höheren Belastung durch langes Stehen und Gehen kann der Fuß ermüden und schmerzen.

Liegt der Deformität eine Erkrankung der Sehne des hinteren Schienbeinmuskels *(Musculus tibialis posterior)* zugrunde, bestehen zu Beginn Schmerzen und Schwellungen unterhalb des Innenknöchels. Je nach Ausmaß der Sehnenschädigung kommt es zu einem zunehmenden Kraftverlust der Sehne. Sie kann reißen und verliert ihre stabilisierende Funktion für das Längsgewölbe. Die Folge ist ein zunehmender Knick-Plattfuß. Beschwerden vor und unterhalb des Außenknöchels sind dabei auf ein schmerzhaftes Anstoßen des Außenknöchels an das Fersenbein zurückzuführen. Die Deformität nimmt mit der Zeit zu und wird unbeweglicher *(kontrakter)*.

## Untersuchung und Diagnostik

### Angeborener Plattfuß

Der Begriff *Tintenlöscherfuß* beschreibt anschaulich die Wölbung der Fußsohle nach unten. Der Vorfuß weicht etwas nach außen ab. Die Diagnose wird bei der Untersuchung unmittelbar nach der Geburt gestellt. Ultraschalluntersuchungen und Röntgenaufnahmen können notwendig werden. Da sich der Knochen aus Knorpel entwickelt und dieser im Röntgenbild nicht sichtbar ist, ist damit zunächst jedoch nur eine eingeschränkte Beurteilung möglich.

### Flexibler Knick-Senkfuß (Knick-Plattfuß) des Kindes und Jugendlichen

Bei Kindern bis 3 Jahren zeichnet sich das Längsgewölbe des Fußes aufgrund eines noch natürlicherweise ausgeprägten Fettpolsters kaum ab. Die Ausbildung der Fußform dauert bis zum 6. Lebensjahr an. Daher sollte nicht voreilig von einer Fußproblematik gesprochen werden, wenn die normale Entwicklung des Fußes noch nicht abgeschlossen ist. Die Entwicklung des Fußes kann sehr unterschiedlich ausfallen, es gibt eine große Streubreite.

Bei der Betrachtung und Untersuchung des gehenden Kindes fällt bei einem Knick-Senkfuß das Einsinken des Fußlängsgewölbes auf. Der Vorfuß weicht etwas nach außen ab und die Ferse kippt nach innen. Häufig finden sich gleichzeitig eine Innendrehung der Beine und eine X-Stellung der Kniegelenke. In der Regel stellt dies eine völlig **normale Phase der Entwicklung** dar, die stark von einer Änderung der Winkelverhältnisse am Hüftgelenk abhängt.

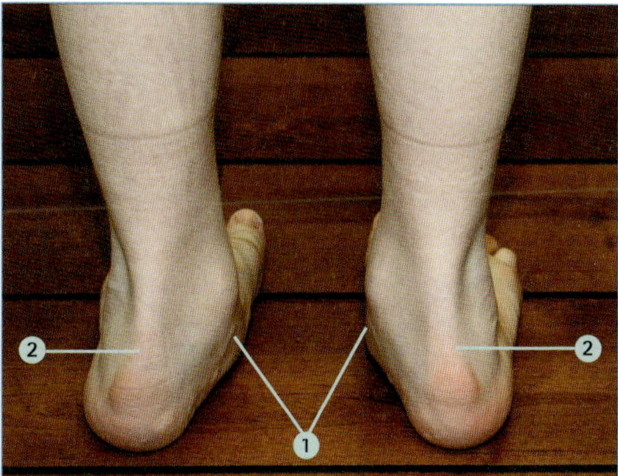


Auf den Fotos sind ausgeprägte Knick-Senkfüße eines kleinen Jungen zu sehen. Die Fußlängsgewölbe (1) an der Innenseite sind eingesunken und die Fersen (2) kippen zur Innenseite ab. Im Zehenstand kann er sowohl das abgeflachte Fußlängsgewölbe wie auch die Fehlstellung der Ferse ausgleichen.

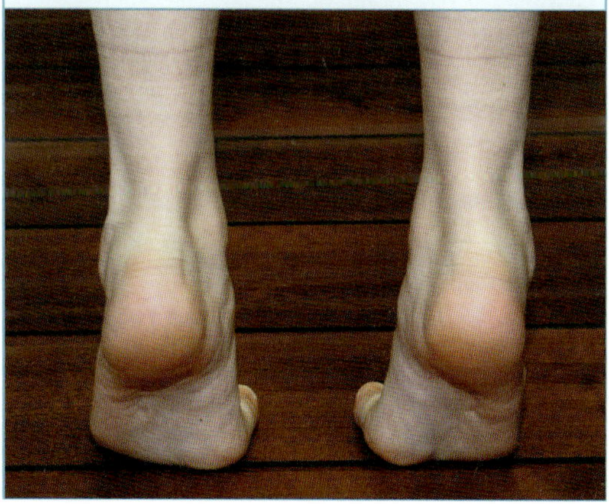

Im Rahmen der Untersuchung wird geprüft, ob der Knick-Senkfuß eine lockere Deformität ist und es dem Kind gelingt, diese aktiv auszugleichen. Dazu wird das Kind aufgefordert, sich auf die Zehen zu stellen. Bei einem flexiblen Knick-Senkfuß richtet sich das Längsgewölbe dabei vollständig auf. Das Fersenbein verändert seine X-Stellung oder *Valgus-Stellung* zu einer O-Stellung bzw. *Varus-Stellung.*

Ein passives Anheben der Großzehe im Stand durch den Arzt kann die Deformität ebenso aufheben wie eine maximale Rumpf-Drehung des Kindes, wobei der Fuß in unveränderter Stellung bleibt. Führen auch diese Tests zum Aufrichten des Längsgewölbes, ist dies als günstig zu werten. Gelingt der Ausgleich nicht, besteht eine muskuläre Schwäche oder ein unbeweglicher *(kontrakter)* Knick-Plattfuß.

*Die Untersuchung des Ganges, der Beinachsen und der Knie- und Hüftgelenke sowie die ausführliche Untersuchung und Betrachtung des Fußes machen eine weitere Diagnostik in aller Regel überflüssig.*

Bei allen Kindern sollte gleichzeitig auf die Form der Wirbelsäule und die gleiche Länge der Beine geachtet werden.

### Kontrakter Knick-Plattfuß des Kindes und Jugendlichen

Beim flexiblen Knick-Senkfuß sinkt das Fußlängsgewölbe nur unter Belastung ein. Beim kontrakten Knick-Plattfuß ist das Längsgewölbe auch im Liegen eingesunken. Die zuvor beschriebenen Tests führen nicht zu einem Ausgleich der Abflachung. Besteht ein einseitiger Knick-Plattfuß, ist dies ein wichtiger Hinweis auf ein mögliches Zusammenwachsen von Fußknochen. Auffallend ist dann auch eine Bewegungseinschränkung im unteren Sprunggelenk.

Ergibt sich der Verdacht auf eine knöcherne Ursache, werden **Röntgenbilder** angefertigt. In schweren Fällen oder zur Planung einer Operation wird zusätzlich eine Computertomographie oder eine Kernspintomographie veranlasst.

### Flexibler und kontrakter Knick-Senkfuß (Knick-Plattfuß) des Erwachsenen

Die Betrachtung des Gangs und der Füße sind neben der Tastuntersuchung die wichtigsten diagnostischen Maßnahmen. Wie beim flexiblen Knick-Senkfuß des Jugendlichen zeigen Tests an, ob und wie gut die Deformität ausgeglichen werden kann. Knie- und Hüftgelenke werden in die Untersuchung miteinbezogen.

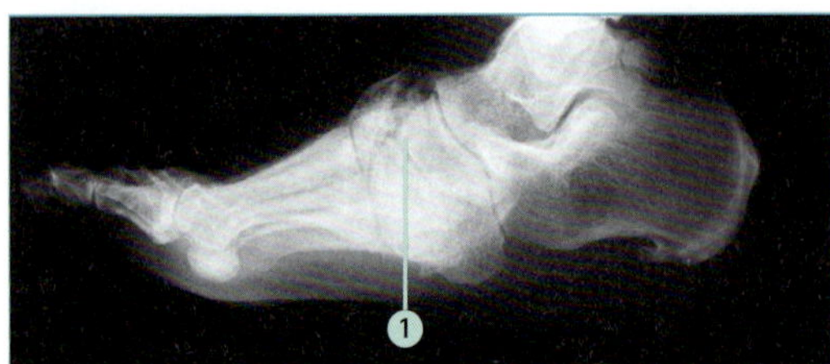


Seitliches Röntgenbild des Fußes eines Patienten, dessen Fuß als Folge einer schweren Schädigung der Fußwurzelknochen (1) im Längsgewölbe eingesunken ist.

Bei einem leicht ausgeprägten Knick-Plattfuß ohne Beschwerden sind Röntgenaufnahmen oder eine Kernspintomographie nicht notwendig. Liegt eine starke Fehlstellung mit Beschwerden vor, kann eine Ultraschalluntersuchung, eine Röntgenaufnahme oder das Anfertigen einer Computertomographie sowie einer Kernspintomographie notwendig sein.

## Therapie

### Angeborener Plattfuß

Der angeborene Plattfuß ist eine Erkrankung, die einer umgehenden Behandlung bedarf. In den Wochen nach der Geburt werden spezielle **Verbände** angelegt und es werden mehrmals täglich dehnende Behandlungen durchgeführt. Damit kann es gelingen, den noch weichen Fuß in seiner Entwicklung richtig zu lenken. Dies wird als *Redression* bezeichnet. Sind die Maßnahmen nicht ausreichend, ist eine **Operation** notwendig.

Ohne Behandlung würde die Fehlstellung das Laufen und Stehen des Kindes erheblich erschweren. Ab dem 3. Lebensmonat kann eine operative Korrektur der Knochenstellung durch Eingriffe an Gelenkkapseln und Bändern erfolgen. Dies wird als *Release* bezeichnet. Trotz einer Operation können Restfehlstellungen verbleiben.

### Flexibler Knick-Senkfuß (Knick-Plattfuß) des Kindes und Jugendlichen

Beim flexiblen Knick-Senkfuß des Kindes liegt meist keine „Erkrankung" vor. Eine Therapie ist daher auch nur selten erforderlich. Der verständlichen Vorstellung der Eltern, dass eine Stütze des Fußes erfolgen müsste, sollte mit einer Erläuterung der Harmlosigkeit und Normalität des Knick-Senkfußes begegnet werden. Einlagen führen nicht zu einer dauerhaften Verbesserung des Fußlängsgewölbes. Sie schwächen den Fuß in seiner normalen Entwicklung, da sie die Funktion der Muskeln übernehmen und werden daher nur in ausgeprägten Fällen oder bei Beschwerden verordnet.

Mit einem leichten Knick-Senkfuß kann jeder sportlichen Tätigkeit uneingeschränkt nachgegangen werden. Der Sport fördert die normale Fußentwicklung und wirkt sich günstig auf einen Knick-Senkfuß aus. Eine klare Definition, wann von einem „leichten" und wann von einem „schweren" Knick-Senkfuß gesprochen wird, gibt es nicht.

*Bei einem leichten Knick-Senkfuß ohne Beschwerden erfolgt keine spezielle Therapie und vor allem keine Einlagenversorgung.*

Bestehen leichte Beschwerden am Fuß, ist es sinnvoller, einen flexiblen Knick-Senkfuß durch Sport, Barfußlaufen (auch mit Antirutschsocken) und leichte **Übungen** aktiv zu unterstützen, als ihn durch passive Maßnahmen wie Einlagen zu schwächen.

Führt ein Knick-Senkfuß trotz der Übungen bei längerem Gehen und Stehen zu einer Ermüdung des Fußes und zu **Schmerzen** an der Innenseite, werden **vorübergehend Einlagen** verordnet. Die Einlagen stützen das Fußlängsgewölbe und richten den Fuß auf. Sie werden auch als *Stützeinlagen* oder *Kopieeinlagen* bezeichnet. Für den Sportschuh werden weiche Einlagen angefertigt, die sich der Elastizität des Schuhs anpassen.

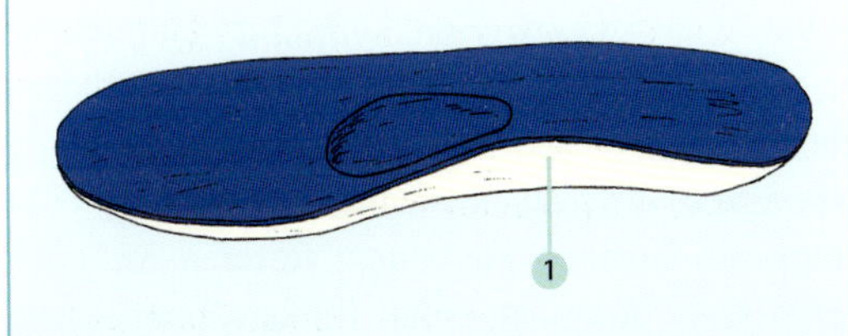


Modell einer einfachen Einlage, die das Längsgewölbe an der Innenseite des Fußes durch eine Erhebung 1 stützt.

Bei festeren Schuhen werden Einlagen aus Kork und Leder verwendet. Die Einlagen müssen nicht den ganzen Tag getragen werden, sondern nur bei längerer Belastung. Mit der Zeit werden die Füße belastungsfähiger und auf die Einlagen kann zunehmend verzichtet werden.

*Einlagen, die im Kindes- oder Jugendalter verordnet werden, sind im Erwachsenenalter meist nicht mehr notwendig, da die Betroffenen auch ohne Einlagen keine Beschwerden haben.*

### Übungen zur Stärkung der Fuß- und Wadenmuskulatur

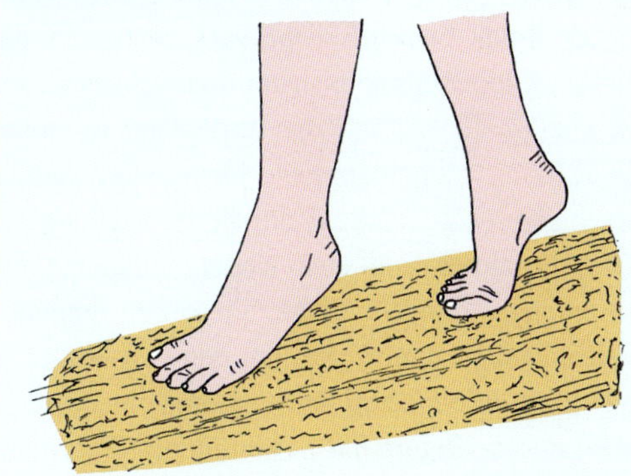

Auf einem weichen Untergrund (Teppich oder Rasen) geht der Patient 50 Schritte auf den Zehen im sog. *Zehenspitzengang.*

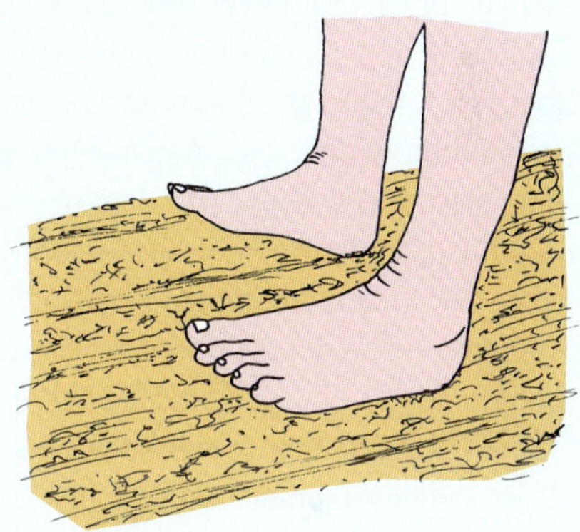

Anschließend geht er 50 Schritte auf den Fersen. Dies dehnt auch die Wadenmuskulatur.

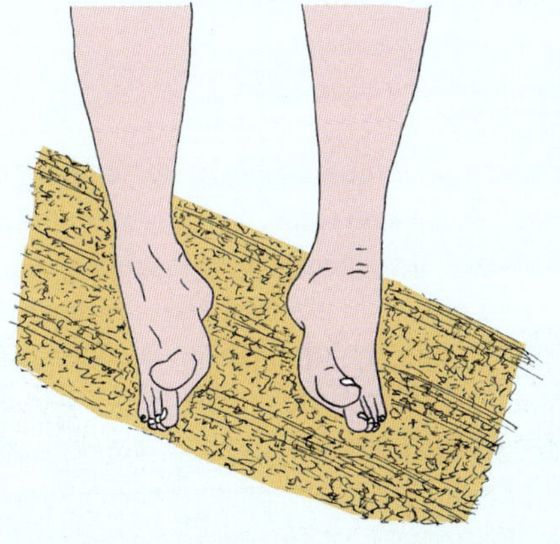

Zum Schluss werden 50 Schritte auf den Außenrändern der Füße gegangen.

Jeweils zwei Durchläufe dieser Übungen sollten möglichst morgens und abends wiederholt werden.

Damit Einlagen nicht unnötig lange getragen werden, sollte halbjährlich eine Überprüfung der Notwendigkeit beim Orthopäden erfolgen. Ein **ausgeprägter Knick-Senkfuß** liegt vor, wenn sich das Längsgewölbe im Stand bis zum Boden absenkt und dem Kind im Zehenstand kein muskulärer Ausgleich gelingt. Dann können spezielle Einlagen notwendig werden *(Korrektureinlagen)*, die die Fehlstellung des Fußes korrigieren und eine weitere Zunahme der Fehlstellung verhindern sollen. Sie weisen Erhöhungen des Einlagenrandes auf, um den Fuß besser zu fassen *(Schaleneinlagen)*. Auch sie sind nur begrenzt in der Lage, die Deformität zu korrigieren. Eine stabilere Stütze ist durch sog. *Orthesen* zu erreichen. Dies sind individuell angefertigte stabile Stützen aus Kunststoff. Sie umschließen neben der Fußsohle auch den Rückfuß bis über das Sprunggelenk und korrigieren die Deformität effektiver.

Eine **Übungsbehandlung** des Fußes durch Fußgymnastik, Barfußlaufen und in schweren Fällen auch mit physiotherapeutischer Begleitung ist sinnvoll. Anfangs sollten die Eltern die Kinder bei den Übungen begleiten und motivieren. Nach einiger Zeit können die Kinder die Übungen selbstständig umsetzen. Weder Einlagen oder Orthesen noch regelmäßige Übungen sind in der Lage, die Fehlstellung zu heilen. Therapeutisches Ziel ist ein Aufhalten der Deformität.

*Auch ein ausgeprägter flexibler Knick-Senkfuß, der zu keinen Beschwerden führt, bedarf meist keiner operativen Behandlung.*

Sehr selten ist aufgrund einer schweren Deformität mit starken Beschwerden die **operative Wiederherstellung** des Längsgewölbes notwendig. Die Operation wird dann meist im Alter zwischen 8 und 13 Jahren durchgeführt. Beim flexiblen Knick-Senkfuß kann durch eine Bänderraffung und durch Eingriffe an den Sehnen des Fußes die Fehlstellung von Sprung- und Kahnbein ausgeglichen werden *(Weichteileingriff)*. Ist dies nicht ausreichend, sind Korrekturen durch Eingriffe am Knochen möglich. Dabei können Knochen zusammengeführt *(Arthrodesen)* oder teilentfernt werden *(Resektion)* oder es wird eine Stellungsänderung der Knochen vorgenommen *(Osteotomie)*. Beispielsweise kann das Fersenbein *(Kalkaneus)* durch eine Operation verlängert werden (*Kalkaneus-Verschiebeosteotomie* oder *Verlängerungsosteotomie*), womit einem vermehrten Kippen des Sprungbeins *(Talus)* entgegengewirkt wird.

Eine weitere Möglichkeit stellt die sog. *Gelenksperre (Arthrorise)* dar. Dabei wird eine Schraube in das Fersenbein *(Kalkaneus)* oder in den sog. *Sinus tarsi* gedreht. Der *Sinus tarsi* bezeichnet eine Region kurz vor und unterhalb des oberen Sprunggelenks zwischen Sprungbein und Fersenbein. Die Schraube verbessert die Stellung des Sprungbeins *(Talus)* und blockiert das Einsinken des inneren Fußrandes. Damit wird eine unnormal vermehrte Beweglichkeit eingeschränkt. Der Eingriff wird meist im Alter zwischen 8 und 13 Jahren durchgeführt. Je nach Operationsverfahren wird die Schraube nach einigen Monaten bzw. Jahren wieder entfernt oder ein Leben lang belassen.

#### Kontrakter Knick-Plattfuß des Kindes und Jugendlichen

Welche Behandlung vorgenommen wird, hängt entscheidend von den Beschwerden ab. Bestehen auch bei stärkerer Belastung keine Beschwerden, ist keine Therapie notwendig. Treten jedoch unter Belastung Beschwerden auf, erfolgt eine Einlagenversorgung, die das Längsgewölbe des Fußes leicht stützt und polstert. Eine Korrektur kann damit nicht erreicht werden, da die Deformität ja fixiert, eben *kontrakt* ist. Eine zu starke Stütze würde schmerzen. Weichschaumeinlagen kommen eher in Frage als Einlagen aus einem festeren Material. Schmerzen aufgrund einer starken Überlastung können eine vorübergehende Ruhigstellung des Fußes erfordern.

Kommt es bei Belastungen zu wiederkehrenden Fußschmerzen, die die Kinder und Jugendlichen dauerhaft einschränken, kommen operative Maßnahmen in Betracht. Liegt der Deformität ein Zusammenwachsen von Fußknochen zugrunde *(Koalition)*, werden Teile der verbundenen Knochen entfernt *(Resektion)*. In anderen Fällen wird die Stellung der Knochen operativ so verändert, dass am Fuß ein Längsgewölbe entsteht.

#### Flexibler und kontrakter Knick-Senkfuß (Knick-Plattfuß) des Erwachsenen

Zum Teil haben Patienten mit flexiblen Knick-

Senkfüßen oder auch mit ausgeprägten Knick-Plattfüßen auch bei Belastung keine oder nur geringe Beschwerden. Eine Therapie ist dann nicht erforderlich. Führt der leichte bis mäßige Knick-Plattfuß bei längerer Steh- und Gehbelastung zu Beschwerden, können Einlagen helfen. Sie richten das Längsgewölbe des Fußes auf und stützen es bei Belastung. Einlagen aus Kork-Leder sind für den Alltag geeignet, solche aus Kunststoff und Weichschaummaterial werden beim Sport eingesetzt.

Bei einem unbeweglichen *(kontrakten)* Knick-Plattfuß kann das Längsgewölbe nicht aufgerichtet werden. Einlagen würden durch ihre Wölbungen eher drücken und schmerzen. Daher werden bei Beschwerden sog. *Fußbettungen* der Fußform angepasst. Sie entlasten schmerzhafte Druckstellen und geben dem Fuß etwas Stütze. Unter die Schuhsohle kann eine Abrollsohle aufgeklebt werden, die das Gehen erleichtern. Stark ausgeprägte Knick-Plattfüße machen die Verordnung von **orthopädischen Schuhen** notwendig. Operative Maßnahmen werden im Erwachsenenalter selten durchgeführt.

Eine Ursache des Knick-Plattfußes im höheren Lebensalter kann die Erkrankung der **Sehne des hinteren Schienbeinmuskels** *(Musculus tibialis posterior)* sein. Auf diese Erkrankung wird ausführlich im Kapitel *Erkrankungen der Sehne des hinteren Schienbeinmuskels – der Tibialis posterior-Sehne* eingegangen.

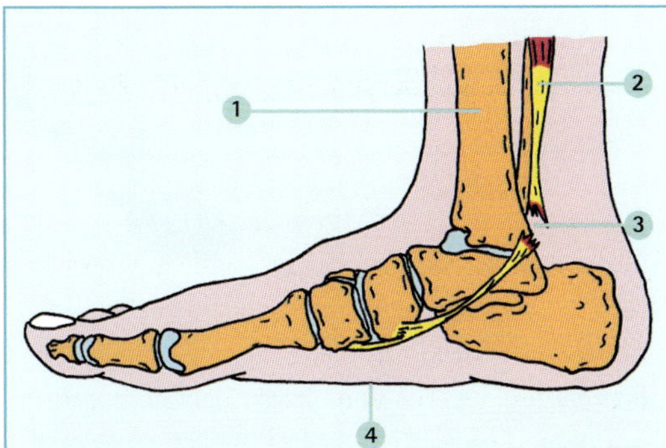


Die Abbildung zeigt die Innenseite eines rechten Fußes. Hinter dem Schienbein (1) liegt der Muskel, seine Sehne (2) verläuft hinter dem Innenknöchel bis zur Innen- und Unterseite des Fußes. Es ist zu einem Riss (3) der Sehne gekommen, in dessen Folge sich das Längsgewölbe (4) des Fußes abgeflacht hat.

## Prognose und Verlauf

Der **angeborene Plattfuß** bedarf einer umgehenden Behandlung. Den meisten Betroffenen wird damit eine nicht oder nur gering eingeschränkte spätere Gehfähigkeit ermöglicht.

Am häufigsten findet sich im Kindes- und Jugendalter eine **harmlose flexible Knick-Senkfuß-Deformität**, die zu keinen Beschwerden führt. Auch wenn die Deformität bis in das Erwachsenenalter bestehen bleibt, treten nur selten Probleme auf. Bei leichten Beschwerden sind Übungen für den Fuß sinnvoll und das vorübergehende Tragen von Einlagen kann sie lindern. Daher besteht in den meisten Fällen eine gute Prognose.

Schwere Deformitäten im Kindes- und Jugendalter, die zudem zu **Beschwerden** führen, können Anlass für eine Operation sein. Diese ist meist in der Lage, ein natürliches Fußlängsgewölbe wieder herzustellen, so dass auch diese Patienten keine besondere Einschränkung der Fußbelastung befürchten müssen.

Im Erwachsenenalter führen auch ausgeprägte Deformitäten selten zu Beschwerden und häufig ist die Verwendung von Einlagen zur Behandlung ausreichend. Eine Ausnahme bildet die sich erst im höheren Alter entwickelnde Erkrankung der Sehne des hinteren Schienbeinmuskels. Sie kann fortschreiten, zu Beschwerden führen und einen operativen Eingriff notwendig machen.

### Das Wichtigste für Sie:

- Als *Knick-Senkfuß* oder *Knick-Plattfuß* wird das Absinken des Fußlängsgewölbes und die vermehrte Neigung der Ferse nach innen bezeichnet.
- Der Knick-Plattfuß ist die stärkere Ausprägung des Knick-Senkfußes.
- Die Deformität hat unterschiedliche Gründe und kann in jedem Alter auftreten.
- In vielen Fällen ist keine Behandlung notwendig.
- Sonst erfolgt sie in Abhängigkeit von Alter, Ausprägung der Deformität und Beschwerden nicht-operativ *(konservativ)* oder operativ.

# Zusätzliche Fußknochen – *Os tibiale externum – Os trigonum*

Ein *zusätzlicher* Fußknochen ist ein rundlicher und etwa 2-10 mm großer Knochen, der an verschiedenen Stellen des Fußskeletts zu finden ist. Meist ist er ohne Bedeutung, verursacht keine Schmerzen und wird in der Regel zufällig auf einem Röntgenbild entdeckt. Es werden etwa 40 verschiedene Zusatzknochen am Fuß beschrieben.

Für die Praxis sind besonders zwei zusätzliche Fußknochen von Bedeutung, weil sie im Gegensatz zu anderen zusätzlichen Fußknochen häufiger zu Beschwerden führen können. Zusätzliche Fußknochen werden häufig auch als *akzessorische Knochenkerne* bezeichnet.

- Das *Os tibiale externum* liegt an der Innenseite des Fußes in Verlängerung des **Kahnbeins** *(Navikulare)*. Es ist in den Ansatz der Sehne des hinteren Schienbeinmuskels eingebettet *(Tibialis posterior-Muskel)*. Ein Zusammenwachsen mit dem Kahnbein im Laufe des Wachstums ist möglich. Dann spricht man von einem *Os naviculare cornutum*.

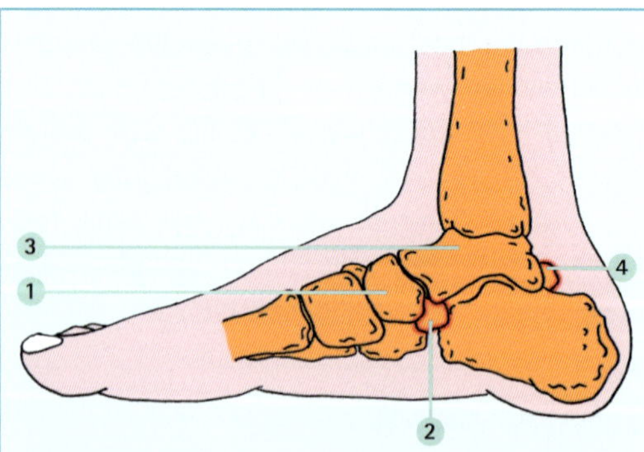


Die Abbildung zeigt die Innenseite eines rechten Fußes. In Verlängerung des Kahnbeins *(Navikulare)* 1 liegt das *Os tibiale externum* 2. Am hinteren Rand des Sprungbeins *(Talus)* 3 ist das *Os trigonum* 4 eingezeichnet. Dies sind die beiden wichtigsten *zusätzlichen* Fußknochen.

- Das *Os trigonum (Dreieckknochen)* liegt am hinteren Rand des **Sprungbeins** *(Talus)*, oberhalb der Verbindung zum Kahnbein.

## Ursachen und Herkunft

Die genaue Herkunft der Zusatzknochen ist **nicht genau bekannt**. Sie sind meist angeboren oder die Folge einer Wachstumsstörung. In den meisten Fällen führen sie zu keinen Beschwerden, können jedoch aufgrund ihrer Lage zu Reizungen oder Einklemmungen führen.

*Erst wenn die zusätzlichen Fußknochen zu Beschwerden führen, erlangen sie als Krankheitsursache eine Bedeutung.*

## Symptome und Beschwerden

Zusatzknochen sind zwar häufig vorhanden, zählen jedoch zu den **seltenen Ursachen von Fußerkrankungen**. Vor allem beim jugendlichen Sportler kann das *Os tibiale externum* aufgrund seiner Lage und Vorwölbung am Innenrand des Fußes zu Druckproblemen im Schuh und zu schmerzhaften Reizungen führen. Dies ist auch schon im Kindesalter möglich, wenn der Schuh an der Stelle reibt.

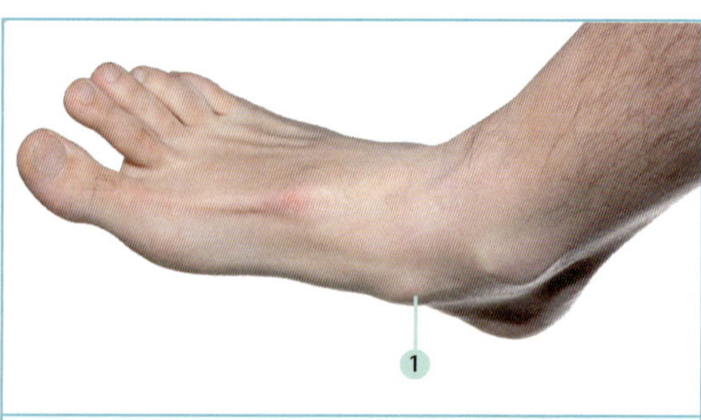


Das Foto zeigt den Fuß eines jungen Mannes. An der Innenseite ist deutlich zu erkennen, wie ein *Os tibiale externum* 1 vorsteht.

Ein **Umknicken** im Sprunggelenk kann an dieser Stelle zu einer schmerzhaften Reizung führen, auch wenn vorher hier noch keine Beschwerden bestanden. Dies ist in jedem Lebensalter möglich.

Das *Os trigonum* führt beim Absenken der Fußspitze in seltenen Fällen an der Hinterkante des Sprungbeins zu einer schmerzhaften Einklemmung.

## Untersuchung und Diagnostik

Bei der Betrachtung des Fußes kann eine Vorwölbung an der Innenseite des Fußes, die durch ein *Os tibiale externum* hervorgerufen wird, meist gut erkannt werden. Es können Zeichen einer Reizung wie Rötung, Schwellung und Überwärmung bestehen. Der Druck auf den Zusatzknochen und seine nähere Umgebung ist dann auch schmerzhaft.

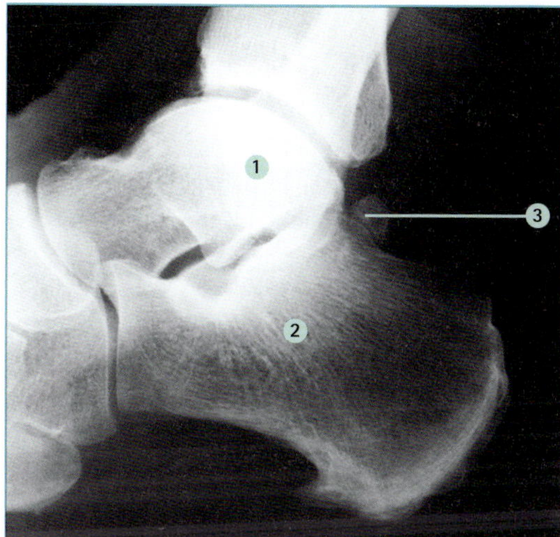


Das Röntgenbild zeigt einen Fuß von der Seite. Zwischen dem Sprungbein *(Talus)* 1 und dem Fersenbein *(Kalkaneus)* 2 liegt ein *Os trigonum* 3, ein zusätzlicher Fußknochen.

Ein *Os trigonum* ist von außen in der Regel nicht zu erkennen. Oberhalb der Ferse kann es zu einem Schmerz kommen, wenn der Untersucher den Fuß des Patienten nach unten senkt, weil dabei eine unangenehme Einklemmung des Zusatzknochens möglich ist.

Weitere diagnostische Maßnahmen:

**Röntgen**

Beklagt der Patient anhaltende Beschwerden und wird ein Zusatzknochen als Ursache vermutet, ist das Anfertigen eines Röntgenbildes sinnvoll. Es macht die Zusatzknochen gut sichtbar. Auch wenn im Kindes- und Jugendalter besonders sorgfältig auf die Vermeidung einer Belastung durch Röntgenstrahlen geachtet wird, ist die Röntgenuntersuchung zur Diagnosestellung auch in dieser Altersklasse gerechtfertigt.

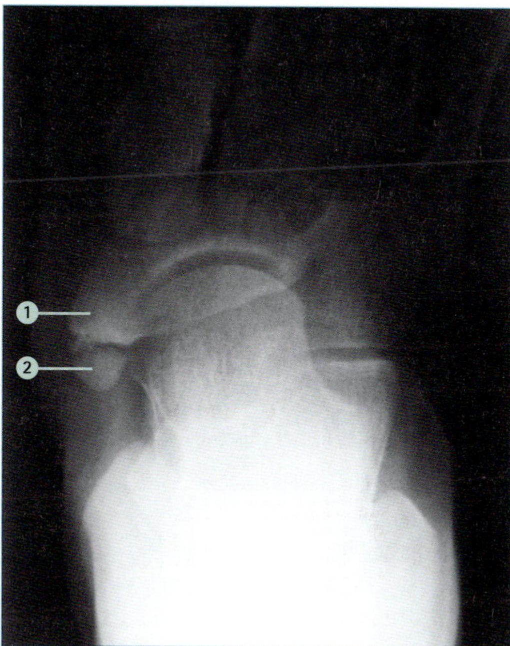


Das Röntgenbild zeigt einen rechten Fuß von oben betrachtet. An der Fußinnenseite, die sich am linken Bildrand befindet, liegt in Verlängerung des Kahnbeins *(Navikulare)* 1 ein *Os tibiale externum* 2 als zusätzlicher Fußknochen vor.

*Außer einer Tastuntersuchung und einem Röntgenbild sind Untersuchungen wie eine Kernspintomographie nur in seltenen unklaren Fällen zur Diagnostik notwendig.*

## Therapie

Reizungen der Zusatzknochen beruhigen sich meist nach kurzer Zeit **von alleine** wieder. Einige Behandlungsmethoden können den Heilverlauf jedoch unterstützen und die Beschwerden des Patienten lindern.

**Nicht-operative *(konservative)* Therapie**

Hilfreich sind eine **Schonung** des Fußes, **kühlende Maßnahmen** und eine Therapie mit **Salben**. Für eine kurze Zeit können auch entzündungshemmende Tabletten wie z.B. *Ibuprofen* verordnet werden. Bei der Wahl des Präparates und der Dosis ist u.a. das Alter des Patienten zu berücksichtigen.

**Schuhe** sollten an der schmerzhaften Stelle nicht noch zusätzlich drücken. **Einlagen** mit einer weichen Stütze des Längsgewölbes beruhigen häufig ein gereiztes *Os tibiale externum*. Sie können zunächst für einen Zeitraum von wenigen Wochen getragen werden. Treten ohne Einlagen erneut Beschwerden auf, können sie auch langfristig verwendet werden.

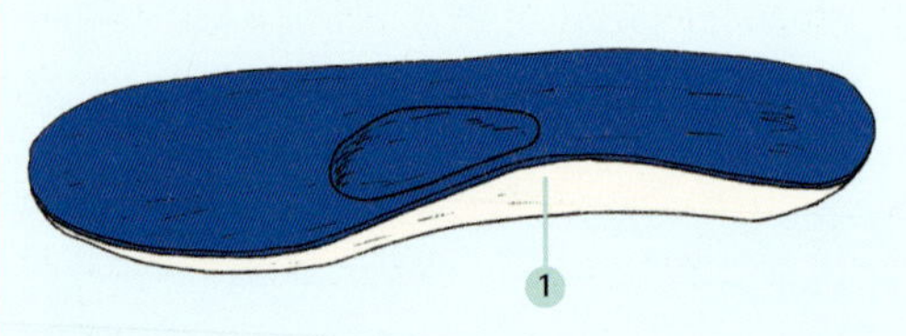


Das Bild zeigt das Modell einer Einlage, die durch eine Stütze *(Längsgewölbestütze)* 1 an der Innenseite des Fußes zur Entlastung eines *Os tibiale externum* beitragen kann. Die Einlage wird aus einem weichen Kunststoff oder den etwas festeren Materialien Kork und Leder gefertigt.

Die **Ruhigstellung** im Gips mit einer vollständigen Entlastung ist nur selten nötig und stark schmerzhaften Reizungen vorbehalten.

Erst bei starken Schmerzen, die über einen längeren Zeitraum anhalten, kann eine Behandlung mit **Spritzen** *(Injektionen)* erfolgen. Sie enthalten ein Kortisonpräparat, welches die Reizzustände in der Umgebung der Zusatzknochen oft anhaltend beruhigt. Da Kortison bei einer häufigeren Anwendung das Gewebe schädigt, sollten höchstens 1-2 dieser Injektionen erfolgen. Spritzen mit einem pflanzlichen Wirkstoff können häufiger angewendet werden, sind jedoch teilweise nicht so wirkungsvoll.

Da das stärkere Absenken der Fußspitze bei einem *Os trigonum* eine Einklemmung zur Folge haben kann, kann es hilfreich sein, auf das Tragen höherer **Absätze** zu verzichten. In flachem Schuhwerk kommt es weniger häufig zu einer schmerzhaften Einklemmung.

### Operative Behandlung

Stellen sich häufig wiederkehrende störende Beschwerden ein oder bleibt die Therapie über Wochen erfolglos, kann der Zusatzknochen operativ entfernt werden.

## Prognose und Verlauf

Beschwerden, die durch zusätzliche Knochen am Fuß ausgelöst werden, haben eine **gute Prognose**. Meist klingen sie von alleine wieder ab oder können durch nicht-operative Behandlungsmethoden therapiert werden. Anhaltende Beschwerden machen in seltenen Fällen eine operative Entfernung notwendig.

## Das Wichtigste für Sie:

- *Zusätzliche Fußknochen* sind kleine runde Knochen von wenigen Millimetern Größe.
- Sie werden oft zufällig im Röntgenbild entdeckt und haben häufig keine Bedeutung.
- Die beiden wichtigsten zusätzlichen Fußknochen sind das *Os tibiale externum* und das *Os trigonum*.
- Selten führen sie zu Reizungen, die in aller Regel von alleine wieder abklingen.
- Eine operative Entfernung kann bei wiederkehrenden Beschwerden notwendig werden.

# Außenbandverletzungen am oberen Sprunggelenk

Das obere Sprunggelenk wird an seiner Außenseite vor allem von 3 Bändern stabilisiert. Sie werden als *Außenbänder* bezeichnet. Kommt es durch Umknicken des Fußes zu einer *Zerrung* der Bänder, spricht man von einer *Distorsion (Sprunggelenksdistorsion).* Kommt es zu einem *Zerreißen* eines oder mehrerer Bänder, wird von einer *Ruptur* gesprochen (Bänderriss, Außenbandruptur).

Das obere Sprunggelenk wird von Schienbein *(Tibia)*, Wadenbein *(Fibula)* und Sprungbein *(Talus)* gebildet. Es ermöglicht das Anheben und Senken des Fußes in einem Umfang von insgesamt ca. 70°. Seine Funktion lässt sich gut mit einem Scharnier vergleichen. Häufig wird die Abkürzung *OSG* für *oberes Sprunggelenk* verwendet.

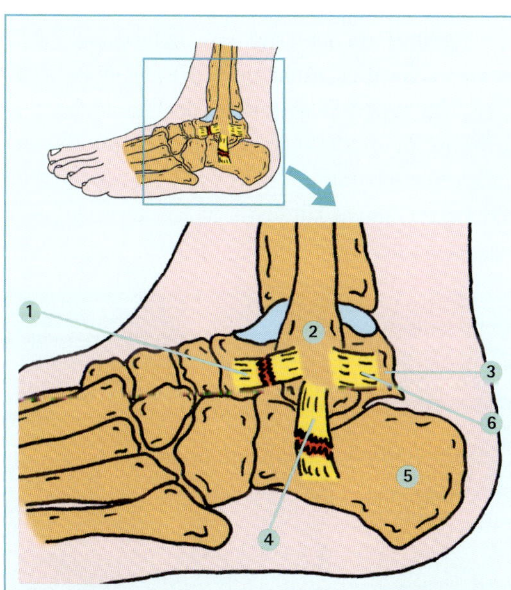


Die Abbildung zeigt die Außenseite eines Fußes mit den Außenbändern. Das vordere Außenband 1 zieht vom Ende des Wadenbeins 2 zum Sprungbein 3, das mittlere 4 vom Wadenbein zum Fersenbein 5 und das hintere 6 vom Ende des Wadenbeins zum Sprungbein. Am vorderen und mittleren Außenband ist ein mit rot markierter Riss eingezeichnet.

Die Drehung des Fußes nach innen mit gleichzeitigem Anheben des Fuß-Innenrands wird als *Supination* bezeichnet. Eine unkontrollierte Bewegung in diese Richtung führt oft zu einem typischen Umknicken des Fußes, weshalb häufig von einem *Supinationstrauma* gesprochen wird.

## Ursachen und Herkunft

Die Außenbandverletzung des oberen Sprunggelenks ist die **häufigste Sportverletzung**. Sie ereignet sich vor allem bei Sportarten wie Fußball, Volleyball und Basketball. Auch im Alltag kann es rasch zu einer solchen Verletzung kommen. Ein Umknicken des Fußes an einer Treppe, einem Bordstein oder in unebenem Gelände ist häufig. Typischerweise verdreht sich der Vorfuß nach unten und zur Fußinnenseite *(Supination).* Dadurch kommt es zu einer plötzlichen Verdrehung des Rückfußes mit Dehnung oder möglichem Riss der Haltestrukturen. Davon betroffen sind meist die Kapsel des oberen Sprunggelenks und die Außenbänder.

Kommt es zu einem **Riss** der Bänder, so ist in über 90% der Fälle das vordere Außenband betroffen. Ist dies der Fall, kommt es in der Hälfte der Fälle gleichzeitig zu einer Dehnung oder einem Riss des mittleren Außenbandes. Nur bei einem sehr heftigen Unfall reißt auch noch das hintere Außenband zusätzlich.

## Symptome und Beschwerden

Aufgrund der akuten Verletzung kommt es rasch zu **Schmerzen** und einer zunehmenden **Schwellung** am Außenknöchel. Häufig berichten Patienten, dass unmittelbar nach dem Unfall eine Belastung noch möglich war. Verletzte Fußballspieler spielen häufig trotz der Verletzung bis zum Schluss des Spiels weiter, viele Wanderer beenden ihre Wanderung ohne starke Beschwerden.

Die Ausprägung der Verletzung kann unterschiedlich sein. Ist sie **leicht**, bestehen eine geringe Schwellung und ein Schmerz beim Neigen des Fußes nach unten und innen *(Supination).* Bei **mittlerer** Ausprägung der Verletzung ist die Schwellung deutlicher ausgeprägt, es findet sich ein Bluterguss *(Hämatom)* unterhalb des Außenknöchels und das Auftreten ist schmerzhaft. **Schwere** Fälle sind durch eine massive Schwellung des gesamten Sprunggelenks und des Fußes gekennzeichnet. Der Bluterguss ist ausgeprägt und eine Belastung des Fußes unmöglich.

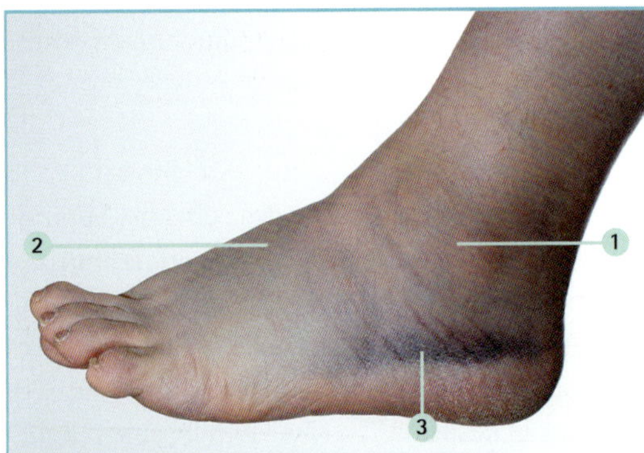


Das Foto zeigt einen Fuß mit einer Verletzung der Außenbänder durch ein Umknicken vor 2 Tagen. Neben der deutlichen Schwellung am Außenknöchel (1) ist auch der Fußrücken (2) angeschwollen und ein Bluterguss *(Hämatom)* (3) zu erkennen.

*Bei der Verletzung der Außenbänder kann es zu Begleitverletzungen an weiteren Bändern, Sehnen, Knochen und am Knorpel kommen.*

Zeigt sich die Heilung verzögert, bestehen nach Wochen noch deutliche Beschwerden am Fuß oder erbringt die Tastuntersuchung einen ungewöhnlichen Befund, dann sollten mittels weiterer Untersuchungen (Röntgen, Kernspintomographie) **Begleitverletzungen** an Knorpel, Knochen, Sehnen, Gelenkkapsel und den Bändern des Fußes überprüft werden.

Nicht selten kommt es zu einer Verletzung der sog. *Syndesmose*, einer Bandverbindung zwischen Wadenbein und Schienbein. Weiterhin kann es zu einem Schaden des Knorpels im oberen Sprunggelenk oder zu einer zusätzlichen Schädigung des inneren Knöchelbandes (*Ligamentum mediale* oder *deltoideum*) am Innenknöchel kommen. Am Knochen ist vor allem an der sog. *Basis* des 5. Mittelfußknochens ein Bruch möglich. Auch Verletzungen der Sehnen der Peronealmuskeln können sich ereignen.

## Untersuchung und Diagnostik

Eine Tastuntersuchung wird in vielen Fällen erst dann vorgenommen, wenn durch ein Röntgenbild ein **Bruch** des Außenknöchels ausgeschlossen wurde. Unmittelbar nach der Verletzung wird die Stabilität der Bänder eher nicht geprüft, da dies für den Patienten schmerzhaft ist und auf die Therapie zunächst keinen Einfluss hat. Je nach Verlauf und Ausprägung der Erkrankung wird die **Stabilität der Bänder** zu einem späteren Zeitpunkt ausführlich geprüft.

Weitere diagnostische Maßnahmen:

### Röntgen

Nach einer kurzen Betrachtung und Betastung des Fußes wird häufig eine Röntgenuntersuchung durchgeführt. In ca. 10% der Außenbandverletzungen kommt es zu einem Bruch des Außenknöchels. Da dies nur mit Hilfe der Röntgenuntersuchung beurteilt werden kann, wird bei der Umknickverletzung nur selten auf ein Röntgenbild verzichtet. Zudem können sich Hinweise auf eine Verletzung der *Syndesmose* ergeben.

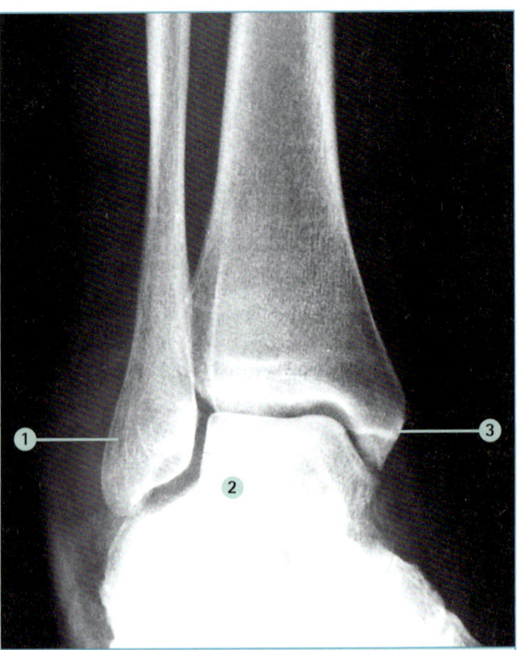


Normales Röntgenbild eines rechten Sprunggelenks von vorne betrachtet. Der Außenknöchel (1) ist unverletzt. Auch am Sprungbein *(Talus)* (2) und am Innenknöchel (3) liegen keine Schäden am Knochen vor.

Konnte ein Bruch auf dem Röntgenbild ausgeschlossen werden, wurden früher weitere Röntgenaufnahmen angefertigt, die die Stabilität der Außenbänder zeigen (sog. *gehaltene Aufnahmen*). Dies ist für die Patienten zum Teil schmerzhaft, bedeutet eine zusätzliche Strahlenbelastung und bleibt meist ohne eine therapeutische Konsequenz, so dass heute in der Regel darauf verzichtet wird.

**Ultraschalluntersuchung**

Aussagekräftiger und für den Patienten nicht belastend ist eine Ultraschalluntersuchung. Damit kann ein gerissenes Band in vielen Fällen nachgewiesen werden.

**Kernspintomographie (Magnetresonanztomographie, MRT)**

Die Kernspintomographie kommt zum Einsatz, wenn der Heilverlauf verzögert ist und nach wenigen Wochen noch starke Beschwerden bestehen. Sie ist ebenfalls sinnvoll, wenn sich eine chronische Instabilität entwickelt hat. Mit ihrer Hilfe lassen sich die Außenbänder und Begleitverletzungen an Knorpel, Knochen und Gelenkkapseln sehr gut darstellen.

## Therapie

In den allermeisten Fällen einer Außenbandverletzung erfolgt zuerst eine nicht-operative Behandlung. Wenn es zu einer Verletzung des Knochens gekommen ist, ist häufiger eine operative Behandlung nötig.

**Nicht-operative *(konservative)* Therapie**

Im Rahmen der **Erstmaßnahmen** nach dem Unfall sollte der verletzte Fuß **geschont** und rasch **hoch gelagert** werden, um eine Schwellung zu verringern. Die Anwendung von milder **Kälte** lindert die Schmerzen und führt zur Abschwellung. Dazu können kalte Kompressen, Quarkumschläge und kalte mit Gel gefüllte Kissen verwendet werden. Eis sollte wegen möglicher Erfrierungen nicht direkt auf die Haut gelegt werden. Zusätzlich ist eine **Kompression** des Fußes mit Wickeln sinnvoll, weil sie der Schwellung ebenfalls entgegenwirkt. Wenn vorhanden, kann bereits eine Schiene oder Bandage zum Schutz und zur **Stabilisierung** angelegt werden.

***Sinnvolle Erstmaßnahmen nach einer Umknickverletzung des Fußes sind Stabilisierung, Schonen, Hochlagern, Kühlen und das Anlegen eines Verbands zur Kompression.***

Im Englischen ist hierfür die leicht merkbare Abkürzungsform *P.R.I.C.E.-Konzept* gängig: *protection* (Schutz), *rest* (Ruhe), *ice* (Kühlung), *compression* (Kompression), *elevation* (Hochlagerung).

Sportliche Belastungen sollten vor der ärztlichen Untersuchung unterlassen werden, bis die Schwere der Verletzung bekannt ist. Ist die Belastung des Fußes kaum schmerzhaft, kann der Fuß bis zur Untersuchung vorsichtig weiter belastet werden.

Auf den Genuss von **Alkohol** sollte nach einer frischen Verletzung generell verzichtet werden, da Alkohol die Schwellneigung verstärkt.

In den **darauffolgenden Tagen** wird die Anwendung von kühlenden **Sportsalben** ebenso empfohlen wie der Einsatz von Tabletten zur Entzündungshemmung. **Tabletten** mit Wirkstoffen wie *Ibuprofen*, *Diclofenac* oder andere Präparate dieser Wirkgruppe können 5-10 Tage genommen werden. Werden sie nicht gut vertragen oder ist eine Tabletteneinnahme über einen längeren Zeitraum notwendig, werden Tabletten auf pflanzlicher Basis eingesetzt.

Bei einer **leichten Verstauchung** *(Distorsion)* reicht eine Salbentherapie in Kombination mit einem Verband. Schonen, Kühlen und Hochlagern sollten weiter erfolgen. Nach etwa 3-4 Wochen sind die meisten Beschwerden abgeklungen und die Belastung kann zunehmend gesteigert werden.

In **mittelschweren Fällen** können das vordere und das mittlere Außenband angerissen oder gerissen sein. Neben den bisher genannten Maßnahmen erfolgt eine Stabilisierung des oberen Sprunggelenks, damit die angerissenen oder gerissenen Bänder ausheilen können. Dazu werden spezielle **Gelenk-Stützen** aus Kunststoff *(Orthesen)* verordnet. Diese sollten je nach Schwere der Verletzung 3-6 Wochen getragen werden. Das Tragen über den Strümpfen ist möglich und aus hygienischen Gründen empfehlenswert. Die Orthesen können zur

Körperpflege abgenommen werden. Nachts sollten sie weiter getragen werden, damit es während des Schlafs nicht zu einer unbemerkten Verdrehung des Fußes kommt.

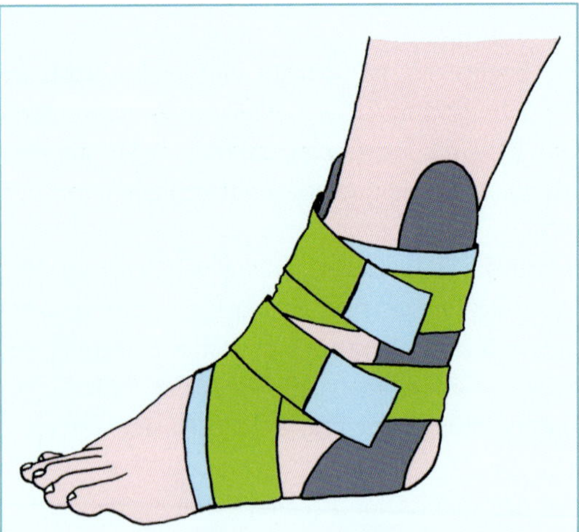

Beispiel für eine Stütze *(Orthese)* des oberen Sprunggelenks. Dadurch wird das Gelenk vor allem bei Bewegungen zur Seite stabilisiert, das Gehen ist noch gut möglich. Wichtig ist zu Anfang auch, das Absenken des Fußes nach unten einzuschränken.

Mit den Gelenkstützen ist ein fast normales Gehen möglich, da sie die Auf- und Abwärtsbewegung des oberen Sprunggelenks wenig einschränken, die Außenbänder jedoch ausreichend entlasten. Auch die Bewegung des Fußes nach unten *(Plantarflexion)* sollte in den ersten Wochen eingeschränkt werden, um das häufig betroffene vordere Außenband zu entlasten.

Ist das Aufsetzen des Fußes schmerzhaft, werden zu Beginn Unterarmgehstützen zur Entlastung verordnet. Je nach Ausmaß der Entlastung erfolgt als Schutz vor einer Beinvenenthrombose die Gabe von Heparin-Spritzen. Nach Anleitung können die Spritzen im Weiteren täglich selbstständig vom Patienten verabreicht werden.

**Schwere Verletzungen** der Außenbänder und des oberen Sprunggelenks können aufgrund der starken Schwellung eine kurzzeitige Ruhigstellung in einer Gipsschiene erforderlich machen. Zur Entlastung werden Unterarmgehstützen verordnet. Regelmäßig werden Heparin-Spritzen zur Vermeidung einer Beinvenenthrombose gegeben. Als Folge einer schweren Bandverletzung kann sich in etwa 20% eine **anhaltende** *(chronische)* **Instabilität** entwickeln, in deren Folge es zu einem weiteren Umknicken des Sprunggelenks kommt.

Therapeutische Ultraschallbehandlungen, die Anwendung von elektrischen Strömen, Magnetfeldbehandlung und Akupunktur werden als **ergänzende Therapiemaßnahmen** angewendet. Sie fördern die Abschwellung und die Heilung und lindern Schmerzen. Bei einer Verletzung von zwei oder allen Außenbändern ist eine Schienen-Therapie über 6 Wochen meist ausreichend.

Nach Abschluss der Behandlung erfolgt eine **Untersuchung der Bandstabilität** mit den Händen. Verbleibt nach einer Außenbandverletzung eine **Instabilität** oder bemerkt der Patient eine Neigung, leichter als vor dem Unfall umzuknicken, so sind weitere Therapien notwendig. Diese können eine physiotherapeutische Behandlung ebenso umfassen wie ein spezielles Training, um eine ausreichende Stabilität im Gelenk zu erreichen. Dazu werden vor allem die Muskeln trainiert, die für ein Anheben des Außenrands des Fußes verantwortlich sind *(Pronatorentraining)*. Zudem wird die Reaktionsfähigkeit am Sprunggelenk trainiert, um einem erneuten Umknicken entgegenzuwirken, sog. *Propriozeptionstraining*.

Übergangsweise gibt eine leichte Sprunggelenks-Bandage den Patienten das Gefühl der Stabilität und unterstützt die muskuläre Sicherung des Sprunggelenks (sog. *propriozeptiver Effekt*). Die Stabilisierung von außen ist dabei weniger wichtig. Sportler profitieren meist von der Anlage eines sog. *Tapeverbandes*, der aus zahlreichen pflasterähnlichen Streifen besteht, nicht so dick wie eine Bandage aufträgt und das Sprunggelenk ausreichend stabilisiert.

Eine **Einlage** und eine leichte **Anhebung des Fußaußenrands** stabilisieren das Gelenk zusätzlich. Die Außenranderhöhung von 2-5 mm kann in die Einlage eingebaut oder unter das Schuhwerk gearbeitet werden. Sie verbessert die Stabilität, indem sie einem Umknicken nach außen entgegenwirkt.

### Operative Behandlung

Gelingt durch die nicht-operative Therapie keine

ausreichende Stabilisierung im Sprunggelenk, dann kann es zu **wiederkehrenden** *(rezidivierenden)* **Verstauchungen** der Außenbänder kommen. Dadurch werden sie zunehmend überdehnt und instabil. Um dem vorzubeugen oder die **Instabilität** zu beheben, kann eine operative Stabilisierung der Bänder notwendig werden.

***Die Ergebnisse einer operativen Behandlung sind nicht schlechter, wenn sie erst Wochen oder Monate nach der Verletzung durchgeführt werden. Daher kann in vielen Fällen abgewartet werden, ob eine Operation überhaupt notwendig wird.***

Bei der Operation werden die Bänder über Bohrlöcher mit dem Knochen vernäht oder durch Teile der Knochenhaut *(Periost-Lappen)* oder mit Sehnen *(Tenodese)* verstärkt bzw. ersetzt.

Liegt ein **Bruch** an Wadenbein oder Schienbein vor, wird dieser entweder ruhiggestellt oder operativ stabilisiert. Starke Zerreißungen der Gelenkkapsel, der Syndesmose oder aller Außenbänder können ebenfalls eine Operation erforderlich machen.

## Prognose und Verlauf

Die Verletzungen der Außenbänder des oberen Sprunggelenks haben insgesamt eine **gute** Prognose. Sie heilen in den meisten Fällen ohne Folgen aus. Es kann jedoch Wochen dauern, bis alle Beschwerden abgeklungen sind. Zudem dauert es mehrere Monate, bis das Band seine alte Festigkeit wieder erreicht.

In wenigen Fällen verbleibt eine **Instabilität**, die dann Anlass für eine weitere Behandlung ist. Noch seltener sind die Verletzungen so schwer oder die Instabilität so ausgeprägt, dass eine Operation erfolgt.

### Das Wichtigste für Sie:

- Das Wegknicken des Fußes nach innen ist die häufigste Sport-Verletzung.
- Erste Maßnahmen bestehen aus Stabilisierung, Schonung, Hochlagerung, Kühlung und Kompression mit einem Wickel.
- Neben Verletzungen der Außenbänder kann es zu Verletzungen an Knochen, Knorpel, Sehnen und weiteren Bändern kommen.
- Die meisten Fälle werden mit einer mehrwöchigen Schienenbehandlung behandelt.
- Operative Maßnahmen sind selten notwendig.

# Der Riss der Achillessehne

Die Achillessehne bildet sich aus den Sehnen der Wadenmuskeln und setzt an der Hinterkante des Fersenbeins *(Kalkaneus)* an. Es ist die Sehne im menschlichen Körper, die den stärksten Belastungen ausgesetzt ist. Bei jedem Schritt hebt sie durch Senken der Fußspitze den gesamten Körper an. Während des Laufens ist ihre Belastung noch wesentlich höher und kann bis zum 8-Fachen des Körpergewichts betragen.

Für den Begriff *Riss* wird in der medizinischen Fachsprache das Wort *Ruptur* verwendet. Das Ausmaß eines Risses ist für den Erkrankungsverlauf und die Behandlung wesentlich. Bei einem *Teilriss (Teilruptur)* der Achillessehne sind nicht alle Sehnenfasern der Sehne betroffen, bei einem *kompletten Riss (Komplettruptur)* ist die Achillessehne vollständig durchgerissen.

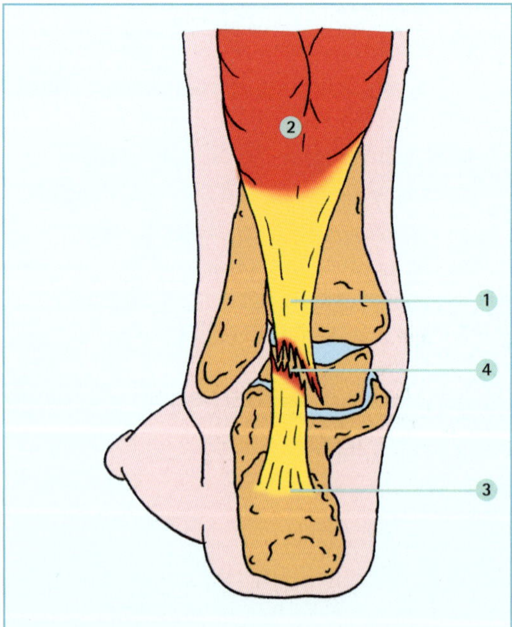


Die Abbildung zeigt einen linken Fuß von hinten betrachtet. Die Achillessehne 1 bildet sich aus mehreren Sehnen der Wadenmuskeln 2 und setzt an der Rückfläche des Fersenbeins 3 an. Sie ist hier an einer typischen Stelle gerissen 4.

## Ursachen und Herkunft

In Deutschland erleiden jährlich etwa 20.000 Patienten einen Riss der Achillessehne. Vor allem **Männer** sind davon betroffen. Das typische Erkrankungsalter liegt zwischen dem 30. und 50. Lebensjahr. Die linke Achillessehne reißt häufiger, was vermutlich daran liegt, dass das linke Bein als Sprungbein eingesetzt wird.

Die überwiegende Zahl der Achillessehnen-Risse beruht auf **Verschleißerscheinungen** der Sehne und einer gleichzeitig zu hohen **Beanspruchung**. Die vorgeschädigte Sehne ist einer plötzlichen höheren Belastung nicht gewachsen und reißt. Solche Belastungen treten typischerweise beim Abstoßen des Fußes oder beim Abbremsen mit dem Fuß auf, Bewegungen, zu denen es z.B. beim Fußballspielen und im Tennis-Sport regelmäßig kommt.

Selten führen direkte Verletzungen der Sehne zu einem Riss. Interessanterweise sind Patienten mit der **Blutgruppe 0 und A** häufiger von einem Riss der Achillessehne betroffen. Der Grund hierfür ist bislang unbekannt.

Leidet der Patient an rheumatischen Erkrankungen oder Gicht oder wird aus verschiedenen Gründen längere Zeit Kortison eingenommen, so besteht ein erhöhtes **Risiko** für einen Sehnenriss. Auch manche Antibiotika *(Fluorchinolole)* greifen negativ in den Stoffwechsel der Sehne ein und begünstigen einen Riss.

## Symptome und Beschwerden

Die meisten Achillessehnen, die reißen, sind durch Verschleiß vorgeschädigt. Die Verschleißerscheinungen führen vor einem Riss zu Beschwerden wie Entzündung, Schwellung und Schmerz. Sie werden im Kapitel *Schmerzen der Achillessehne - Die Achillodynie* beschrieben.

Bei einer stärkeren Beanspruchung kann die vorgeschädigte Sehne plötzlich reißen. Dies geht mit einem stichartigen **Schmerz** und einem **Schlag** am unteren Ende der Wade einher. Oft wird das Zerreißen gespürt, manchmal sogar wie ein Knall gehört. Der Patient kann nach dem Ereignis kaum gehen, weil das Abstoßen des Fußes fast unmöglich ist. Es bildet sich ein Bluterguss *(Hämatom)* und es bleiben Schmerzen an der Wade.

## Untersuchung und Diagnostik

Die Schilderung des Ereignisses gibt bereits wichtige Hinweise auf das Vorliegen eines Risses an der Achillessehne. Der Patient hat beim normalen Gehen schon Schwierigkeiten und kann sich am betroffenen Bein nicht auf die Zehen stellen. Ein Abtasten der Sehne sowie einfache Funktionstests, die ein Unvermögen der Wade zur Senkung des Fußes aufzeigen, ermöglichen meist die Diagnosestellung.

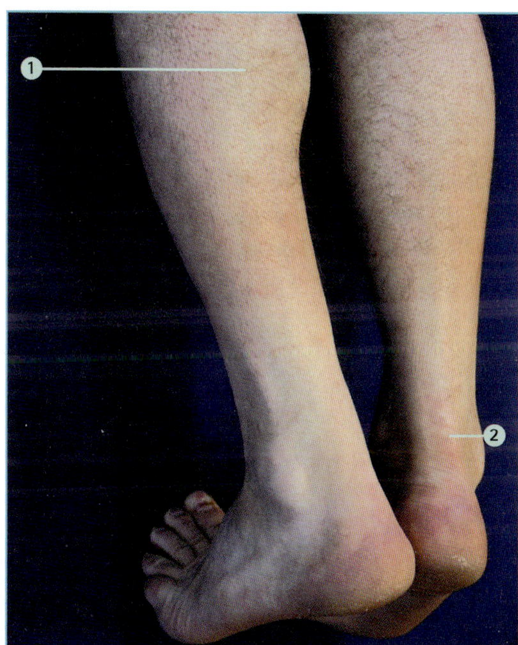


Das Foto zeigt einen schon länger zurückliegenden Riss der linken Achillessehne. Der Muskelbauch der Wadenmuskeln ist nach oben gewandert (1), anders als auf der rechten Seite (2) ist die Sehne nicht zu erkennen.

Weitere diagnostische Maßnahmen:

### Röntgen

Bei umfangreicheren Verletzungen des Fußes oder wenn bei leichten Verletzungen der Verdacht auf eine Knochenverletzung besteht, werden Röntgenaufnahmen durchgeführt. Die Sehne und damit auch ein eventueller Riss sind in einem Röntgenbild kaum zu erkennen, da es sich um Weichgewebe handelt.

### Ultraschalluntersuchung

Eine Ultraschalluntersuchung der Sehne ist **unverzichtbar**. Sie ist schnell verfügbar, für den Patienten nicht belastend und liefert meist ausreichende Informationen. Mit dem Ultraschall wird beurteilt, ob die Sehne vollständig gerissen ist und in welcher Position sich die Enden der Sehnen befinden. Auch lässt sich beurteilen, ob sich die Enden bei einem Absenken des Fußes aneinander annähern. Für die Therapie ist dies eine wesentliche Information, denn wenn dies der Fall ist, kann eine Behandlung ohne Operation möglich sein.

> *Die Untersuchung des Patienten und die Ultraschalluntersuchung sind die wichtigsten Methoden zur Feststellung eines Risses der Achillessehne.*

### Kernspintomographie (Magnetresonanztomographie, MRT)

Die Kernspintomographie ist zum Nachweis eines Sehnenrisses häufig nicht notwendig, da die Diagnose meist durch die Tastuntersuchung und die Ultraschalluntersuchung gestellt werden kann.

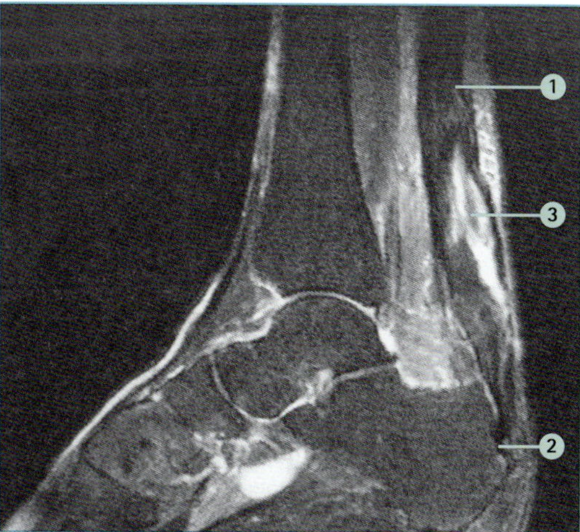


Kernspintomographie eines Fußes in der Betrachtung von der Seite. Die Achillessehne (1) setzt an der Rückfläche des Fersenbeins (2) an. Sie ist seit langem schon erheblich verdickt und es hat sich mit der Zeit ein (weiß dargestellter) deutlicher Riss (3) in der Sehne gebildet.

Bestehen länger anhaltende, unklare Beschwerden oder müssen für eine eventuelle Operation weitere Informationen gewonnen werden, kann die Kernspintomographie die Sehne und ihre Verletzung sehr gut darstellen. Sie wird deshalb in diesen Fällen regelmäßig eingesetzt.

## Therapie

Eine komplett gerissene Achillessehne kann **nicht ohne Therapie** heilen. Die Sehnen-Enden würden durch die Wadenmuskeln auseinandergezogen und könnten nicht verwachsen. Auch wenn der Körper in der Lage ist, über ein größere Distanz ein Narbengewebe zu bilden, so würde die Achillessehne durch die Narbe so stark verlängert, dass sie ihre Funktion der Fußsenkung verlieren würde.

***Eine komplett gerissene Achillessehne heilt nicht von alleine und sollte immer behandelt werden.***

Die Therapie richtet sich nach der Lage der Enden der Sehnen, der Lokalisation des Risses, dem Alter des Patienten, seinen sonstigen Erkrankungen und seiner körperlichen Aktivität.

### Nicht-operative *(konservative)* Therapie

Berühren sich die Enden der Sehnen bei einer Fußsenkung, was bei der Ultraschalluntersuchung festgestellt werden kann, dann können sie wieder **verwachsen**. Dazu muss gewährleistet sein, dass sich die Enden für die nächsten Wochen nicht wesentlich auseinanderbewegen. Früher wurde dazu eine wochenlange Gipsbehandlung durchgeführt. Heutzutage findet meist eine sog. *primär funktionelle Behandlung* Anwendung.

Dazu wird nach 1-3 Tagen Ruhigstellung in einer Gipsschiene eine spezielle **Kunststoffschiene** oder ein spezieller **Schuh** angepasst, der durch einen Keil unter der Ferse den weiteren Kontakt der Sehnen-Enden miteinander gewährleistet. Je nach Ausprägung der Schmerzen sind damit das Gehen und die volle Belastung des Fußes möglich. Der Fuß wird in seiner Funktion kaum eingeschränkt, daher der Begriff *funktionelle Behandlung*.

Bei dieser Behandlungsform ist es notwendig, dass die Sehnenheilung regelmäßig mittels **Ultraschalluntersuchung** kontrolliert wird. Ebenso muss für die gesamte Dauer der Therapie vermieden werden, dass die Sehne durch ein Anheben der Fußspitze erneut reißt. Damit stellt diese nicht-operative Therapie hohe Anforderungen an den Patienten und das behandelnde Team.

Verläuft die Heilung problemlos, dann kann im Abstand von wenigen Wochen der zunächst hohe Keil im Schuh zunehmend verkleinert werden. Nach 6-12 Wochen ist die Behandlung abgeschlossen. Im Anschluss wird mit Hilfe der Physiotherapie und durch Übungen, die der Patient selber durchführt, einer bleibenden Verkürzung der Achillessehne entgegengewirkt.

***Manche Risse der Achillessehne können mit der geeigneten Therapie ohne Operation wieder zusammenwachsen.***

Als **Nachteile** des Verfahrens kann es im Vergleich zur operativen Behandlung zu einer höheren Rate (ca. 20%) an erneuten Rissen *(Reruptur)* und einer ungünstigen Verlängerung der Sehne kommen. Der **Vorteil** liegt jedoch in der Vermeidung sämtlicher operativer Risiken. Zurzeit besteht eher die Tendenz, sportlich wenig Aktive und Patienten ohne (körperliche) berufliche Belastung mit dieser Methode zu behandeln.

### Operative Behandlung

Liegen die Enden der Sehnen weit auseinander und nähern sie sich auch beim Senken der Fußspitze nicht aneinander an, so kann nicht von einer Heilung ohne Operation ausgegangen werden. In diesen Fällen werden die Sehnen-Enden operativ zusammengenäht.

Es gibt verschiedene **Nahttechniken**, die in *offener* Technik oder in einer Technik *durch die Haut (perkutan)* durchgeführt werden können. Bei der *offenen* Technik werden die Sehnen-Enden nach einem größeren Hautschnitt freigelegt und miteinander vernäht.

Für die Naht *durch die Haut (perkutan)* werden wenige kleine Hautschnitte benötigt, durch die mittels einer gebogenen Stahlnadel *(Ahle)* oder anderer Instrumente die Naht der Sehne erfolgt.

Durch die kleinen Hautschnitte wird von manchen Operateuren zusätzlich ein Endoskop eingeführt, um einer Nervenverletzung vorzubeugen.

*Das operative Vorgehen wird aktuell eher sportlich aktiven Patienten empfohlen und solchen, bei denen eine hohe berufliche Belastung des Fußes besteht.*

Nach der Operation muss für 6-8 Wochen ein spezieller Schuh mit einem Keilabsatz getragen werden. Diese Zeit braucht das Sehnengewebe zur Heilung. Die Nähte sichern nur die für das Zusammenwachsen notwendige Nähe der Sehnen-Enden zueinander, eine frühe Belastung würde zum (Aus-)Reißen der Naht führen. Erst das Verwachsen der Sehnen-Enden führt zu einer belastbaren Sehne, nicht die Naht.

Den allgemeinen **Operationsrisiken** wie Wundheilungsstörungen, dem Eindringen von Bakterien *(Infektion)* und Nervenverletzungen stehen die Vorteile einer verlässlicheren Heilung und einer geringeren Rate an erneuten Rissen gegenüber.

*Ob eine operative oder nicht-operative Behandlung erfolgt, wird in jedem Einzelfall individuell zusammen mit dem Patienten entschieden.*

Im Rahmen des Heilungsprozesses kommt es nach der Operation für 2-3 Monate zu einer deutlichen Verdickung der Achillessehne. Nach einem Jahr ist die Achillessehne immer noch doppelt so dick wie vor dem Riss. Die Verdickung kann als Folge der Vernarbung bestehen bleiben, muss die Funktion der Sehne jedoch nicht stören.

## Prognose und Verlauf

Den allermeisten Patienten kann mit oder ohne Operation gut geholfen werden, daher ist die Prognose eines Risses der Achillessehne allgemein **gut**. Eine frühzeitige Behandlung ist jedoch wichtig. In jedem Einzelfall müssen die Vor- und Nachteile des jeweiligen Therapieverfahrens abgewogen werden.

Ohne Behandlung würde regelmäßig eine schwere Funktionsstörung am Bein bestehen bleiben, weil die Funktion der Achillessehne für das Gehen kaum von anderen Muskeln oder Sehnen übernommen werden kann.

Für die lange Dauer der Therapie ist der natürliche Heilungsverlauf der Sehne verantwortlich, welcher nicht künstlich verkürzt werden kann. In wenigen Fällen bleiben Beschwerden und eine Einschränkung der Belastbarkeit zurück.

### Das Wichtigste für Sie:

- Sportliche Belastung führt am häufigsten zu einem Riss *(Ruptur)* der meist vorgeschädigten Achillessehne.
- Ist die Sehne vollständig gerissen, ist ein normales Gehen unmöglich.
- Wenn die gerissenen Sehnen-Enden aneinander liegen, ist eine nicht-operative Behandlung möglich.
- Haben sie keinen Kontakt zueinander, können die Sehnen-Enden operativ vernäht werden.
- In den allermeisten Fällen kann den Patienten durch eine Therapie gut geholfen werden.

## Schmerzen der Achillessehne – Die *Achillodynie*

Der Begriff *Achillodynie* ist eine Sammelbezeichnung für schmerzhafte Erkrankungen der Achillessehne und ihres Sehnengleitgewebes sowie Schmerzzustände in der Umgebung der Achillessehne.

Die Bezeichnung *Achillodynie* bedeutet *Schmerz der Achillessehne* und ist damit keine eigenständige Diagnose. Die dahintersteckenden Krankheitsbilder sollten genauer erkannt werden, um sie gezielt behandeln zu können.

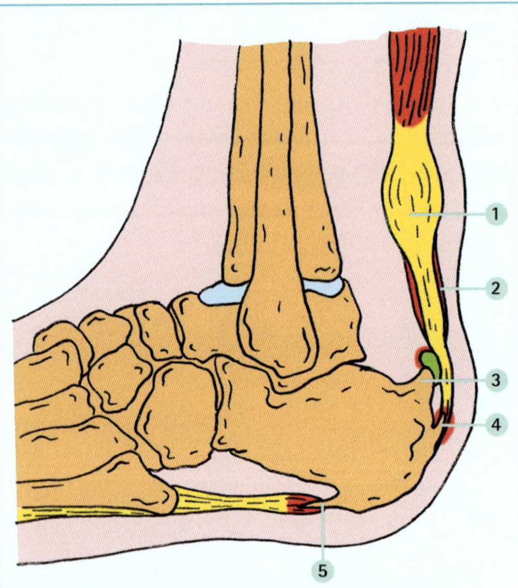


Die Abbildung gibt eine Übersicht über Erkrankungen an der Achillessehne und der Ferse: chronische Entzündung der Achillessehne *(Tendinose)* 1, akute Entzündung des Gleitgewebes der Achillessehne *(Paratendinitis)* 2, knöcherne Ausziehung am hinteren Oberrand des Fersenbeins *(Haglund-Ferse)* 3, Entzündung am Ansatz der Achillessehne am hinteren Fersenbein *(Ansatztendinosen, oberer Fersensporn)* 4, Entzündung der sog. *Plantarfaszie* am Fersenbein *(Plantarfasziitis, Fersensporn)* 5.

Unter dem Begriff Achillodynie werden die nachfolgenden Erkrankungen zusammengefasst:

### Paratendinitis

Die Achillessehne wird nicht wie andere Sehnen von einer Sehnenscheide, sondern von einem dünnen Gleitgewebe umgeben. Dieses Gleitgewebe wird als *Paratendineum* bezeichnet, die Entzündung des Gleitgewebes als *Paratendinitis* oder mit gleicher Bedeutung *Peritendinitis.* Diese Erkrankung beschreibt die akute Form der Entzündung an der Achillessehne. Davon ist das Innere der Sehne kaum betroffen, weshalb der früher verwendete Begriff einer *Tendinitis* nicht mehr verwendet wird.

### Tendinose

Kommt es zu Verschleißerscheinungen in der Sehne, können sie zu einer chronischen Entzündung der Achillessehne führen. Für diese **häufigste Form** der Achillodynie wird der Begriff der *Tendinose* verwendet.

### Ansatztendinosen / Oberer Fersensporn

Schließlich kann sich die Region um den Ansatz der Achillessehne am hinteren Fersenbein schmerzhaft entzünden. Diese Erkrankung zählt zu den *Ansatztendinosen* oder mit gleicher Bedeutung den *Insertionstendinosen.* Am hinteren Fersenbein wird für diese Erkrankung häufig der Begriff *oberer Fersensporn* verwendet.

### Haglund-Ferse

Die *Haglund-Ferse* beschreibt eine knöcherne Ausziehung am hinteren Oberrand des Fersenbeins. Ein zwischen dieser Stelle und der Achillessehne gelegener Schleimbeutel kann sich entzünden und zu Beschwerden führen.

Die **häufigsten Formen** der Achillodynie sind die **akute Entzündung des Gleitgewebes** *(Paratendinitis)* und vor allem die **chronische Entzündung der Sehne** *(Tendinose),* worauf im Weiteren eingegangen wird. Die Erkrankungen *oberer Fersensporn* und *Haglund-Ferse* werden in eigenständigen Kapiteln erläutert.

Oftmals liegen mehrere Veränderungen der Achillessehne gleichzeitig vor. Daraus dass sich die verschiedenen Erkrankungen zudem in unmittelbarer Nähe befinden, ist ggf. zu erklären, dass die einzelnen Erkrankungen nicht genau unterschieden, sondern häufig unter dem Sammelbegriff der Achillodynie diagnostiziert werden, was für eine erfolgreiche Therapie jedoch nicht ausreicht.

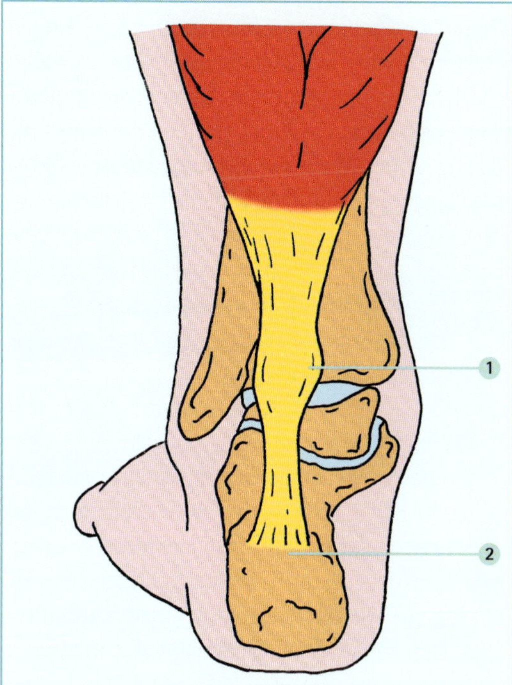


Das Bild zeigt einen linken Fuß mit der Achillessehne von hinten. Die Achillessehne ist als Folge einer chronischen Entzündung *(Tendinose)* spindelförmig aufgetrieben 1. Sie ist intakt und zeigt keinen Riss. Auch der Ansatz der Sehne am Fersenbein 2 ist nicht krankhaft verändert.

## Ursachen und Herkunft

Die Achillessehne bildet sich aus den Sehnen der Wadenmuskeln und setzt an der Hinterkante des Fersenbeins *(Kalkaneus)* an. Sie ist die stärkste Sehne des Menschen und ist den stärksten Belastungen ausgesetzt. Bei jedem Schritt hebt sie durch Senken der Fußspitze den gesamten Körper. Während des Laufens ist ihre Belastung noch wesentlich höher und kann bis zum 8-Fachen des Körpergewichts betragen.

Durch eine kurzfristige hohe Beanspruchung der Sehne kann es zu einer **akuten Entzündung des Gleitgewebes** *(Paratendinitis)* kommen. Sie klingt meist nach einer Phase der Schonung wieder ab.

Häufiger ist die Entstehung einer **chronischen Sehnenentzündung** der Achillessehne *(Tendinose)* durch ein Missverhältnis von Belastung und Belastbarkeit. Dies kann durch eine zu hohe Belastung ebenso ausgelöst sein wie durch eine verminderte Belastbarkeit. In den meisten Fällen trifft beides zu. Eine eigentliche *Entzündung* liegt hier nicht vor, weil keine typischen Entzündungszellen und Entzündungseiweiße vorliegen.

Es handelt sich eher um Veränderungen durch Verschleiß *(Degeneration)* sowie Reizungen. Dennoch wird der Begriff *Entzündung* im Text weiter benutzt, weil er im Praxisalltag häufig noch verwendet wird.

Die Belastbarkeit der Sehne nimmt mit dem **Alter** ab, da die Sehne zunehmend elastische Fasern verliert. Sie kann Belastungen dann nicht mehr genügend abfedern, was zur Überlastung mit kleinen Einrissen der Sehnenfasern führt. Zudem strukturiert sich die Sehne im Alter um. Stabile Bindegewebsfasern werden schwächer oder werden in Fettgewebe umgewandelt.

Meist führen hohe Lauf- oder Sprungbelastungen zur **Überlastung** der Sehne. Auf hartem und unebenem Boden wird die Achillessehne besonders gefordert. Weitere ungünstige Faktoren sind ein mangelnder Trainingszustand – also eine Überforderung der untrainierten Muskeln- und ein Trainingseinstieg mit zu schnellen, zu hohen und ungewohnten Belastungen. Bei vielen Betroffenen sind die Wadenmuskeln und Sehnen verkürzt oder es bestehen muskuläre Ungleichgewichte *(Dysbalancen)* an Fuß und Bein. Die Ausübung eines sitzenden Berufs begünstigt das Auftreten der Erkrankung.

Fußfehlstellungen, Fehlbelastungen der Sehne durch ungeeignete Schuhe, Erkrankungen oder anatomische Besonderheiten der Fußgelenke beanspruchen die Sehne zu stark. Dies bewirkt eine sog. *asymmetrische* und damit ungünstige (Über-) Belastung der Achillessehne während des Abrollens des Fußes.

Schließlich können auch Erkrankungen wie eine Harnsäureerhöhung, rheumatische Erkrankungen oder Übergewicht die Sehne direkt schädigen.

*Zu einer Erkrankung der Achillessehne kommt es meist durch das Zusammentreffen mehrerer (multifaktorieller) Ursachen, wie Überlastung, Alter und anatomische Gegebenheiten von Skelett und Muskeln. Die genauen Zusammenhänge sind noch nicht vollständig geklärt.*

Durch die genannten Ursachen kann es zu kleinen Einrissen der Sehne kommen, die nicht mehr ausreichend heilen, sondern vernarben. Diese **Narbe** ist wiederum vermindert belastbar. Hinzu kommt eine ungünstige Durchblutungssituation an der Achillessehne, was die Heilungsvorgänge zusätzlich erschwert. Die Sehne verschleißt, sie *degeneriert* - man spricht von einem *Degenerationsschaden.* Dieser Verschleiß kann sich bis zu einer ausgedehnten Vernarbung oder einem Riss *(Ruptur)* der Sehne ausweiten.

Gleichzeitig verdickt sich das Sehnengleitgewebe als Folge der Reizung. Es kann sichtbar anschwellen, ist überwärmt und zum Teil gerötet. Klingen diese Reizzustände anfangs noch ab, so kommt es bei einer anhaltenden Überlastung zu einer chronischen Verdickung und Verhärtung des Gleitgewebes, das sich nicht mehr normalisiert. Im Rahmen dieser Verdickung wachsen **neue Blutgefäße** und schmerzleitende Nerven mit in das Gewebe der Sehne ein.

Von einer *Tendinose* der Achillessehne sind meist Männer zwischen dem 35. und 50. Lebensjahr betroffen, die einem Freizeitsport nachgehen. Aufgrund der höheren Belastung erkranken Leistungssportler in einem deutlich jüngeren Alter.

*Der typische Patient, bei dem sich eine Tendinose der Achillessehne entwickelt, ist etwa 45 Jahre alt und beginnt nach einer langjährigen Sportpause wieder mit dem Laufen.*

Zur **Vorbeugung** einer Überlastung der Achillessehne sollte auf ein gründliches Aufwärmen mit Dehnübungen, auf geeignetes Schuhwerk und auf eine langsame Steigerung der Belastung geachtet werden. Beschwerden an der Achillessehne sollten von Anfang an ernst genommen, keinesfalls ignoriert werden und Anlass sein, sich frühzeitig in ärztliche Behandlung zu begeben.

## Symptome und Beschwerden

Zu **Beginn** der Erkrankung werden Schmerzen, eine Überwärmung und eine Schwellung der Achillessehne während oder nach der Belastung beklagt. Morgens und nach längeren Ruhephasen treten stichartige Schmerzen auf, die nach einigen Schritten wieder verschwinden. Es kann zu einer Anschwellung der gesamten Sehne kommen *(Paratendinitis)* oder zu einer spindelförmigen Verdickung in der Mitte der Sehne *(Tendinose)*, etwa eine Handbreit über dem Boden.

*Es ist typisch, dass der Schmerz und die Schwellung anfänglich nach einer Phase der Schonung verschwinden, dann jedoch bei der nächsten Belastung erneut auftreten.*

Klingen die Schwellung und der Schmerz anfänglich noch nach einer Schonpause ab, so bleiben sie mit **Fortschreiten** der Erkrankung zunehmend bestehen. Dann kann jeder Schritt schmerzhaft sein und die Schwellung verschwindet nicht mehr. Sportliche Tätigkeiten können schließlich unmöglich werden.

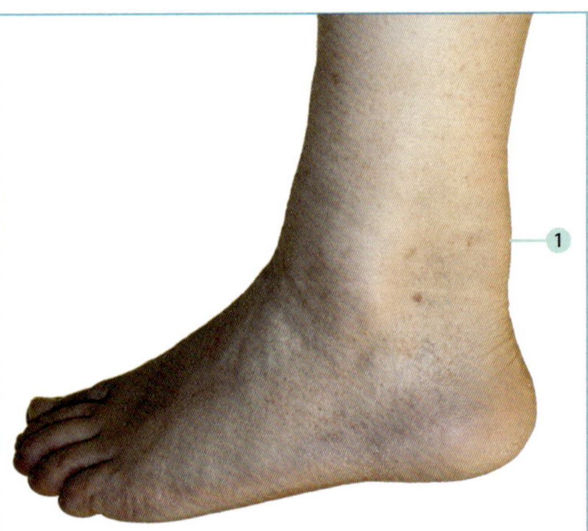


Das Foto zeigt den Fuß eines 48-Jährigen. Die Achillessehne ist an einer typischen Stelle (1) spindelförmig verdickt. Es liegt eine chronische Sehnenentzündung der Achillessehne vor *(Tendinose)*.

## Untersuchung und Diagnostik

Bei der Untersuchung wird auf **Fehlstellungen** der Beine und der Füße im Stand sowie beim Gehen geachtet. So kann eine steife Großzehe oder ein schwerer Knick-Senkfuß zu einer Fehlbelastung der Sehne führen. Die **Funktion** von Hüft-, Knie- und Fußgelenken wird ebenfalls überprüft. Auf muskuläre Verkürzungen sowie eine Verkürzung der Achillessehne wird geachtet.

Bei der sorgfältigen **Abtastung** der gesamten Achillessehne können zum Teil Schwellungen, Rötungen oder Überwärmungen festgestellt werden. Ein Knirschen bei der Bewegung der Sehne ist ein Hinweis auf eine akute Entzündung *(Paratendinitis)*. Verhärtungen weisen auf eine länger bestehende, chronische Sehnenerkrankung hin.

Je nach Krankheitsstadium ist das Gleitgewebe oder die Sehne selbst in unterschiedlichem Maße druckempfindlich. So kann im akuten Fall jede Berührung schmerzen, im chronischen Fall löst erst starker Druck Beschwerden aus. Beim Tasten ergeben sich möglicherweise Hinweise auf einen Riss der Sehne.

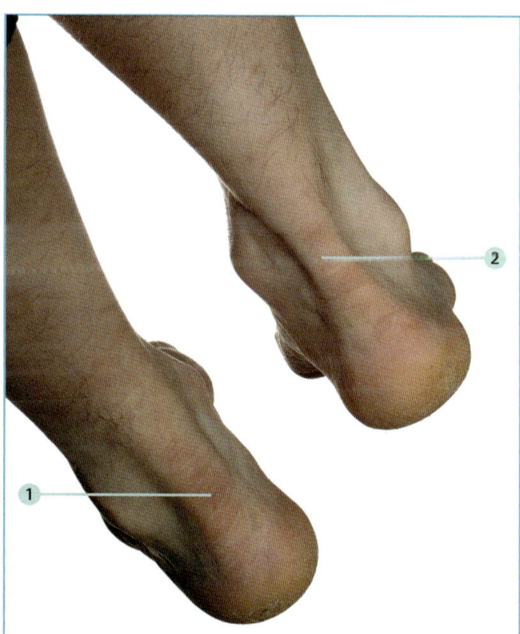


Das Foto zeigt am linken Fuß eine chronische Sehnenentzündung der Achillessehne *(Tendinose)*. Die Sehne ist deutlich verdickt 1. Rechts hat die Achillessehne eine normale Kontur 2.

Das Gehen auf den **Zehenspitzen** kann für den Patienten schmerzhaft sein und einen Hinweis auf eine Erkrankung der Achillessehne geben.

Weitere diagnostische Maßnahmen:

### Röntgen

Zu Beginn der Erkrankung ist eine Röntgenuntersuchung nicht immer notwendig, sie sollte jedoch bei länger bestehenden Beschwerden durchgeführt werden. Die Röntgenbilder können knöcherne Veränderungen wie z. B. einen oberen Fersensporn oder Veränderungen der Fußgelenke abbilden. Die Sehne selbst stellt sich im Röntgenbild nicht dar, allenfalls in ihr liegende Verkalkungen oder Verknöcherungen, die als Folge des Verschleißes auftreten können.

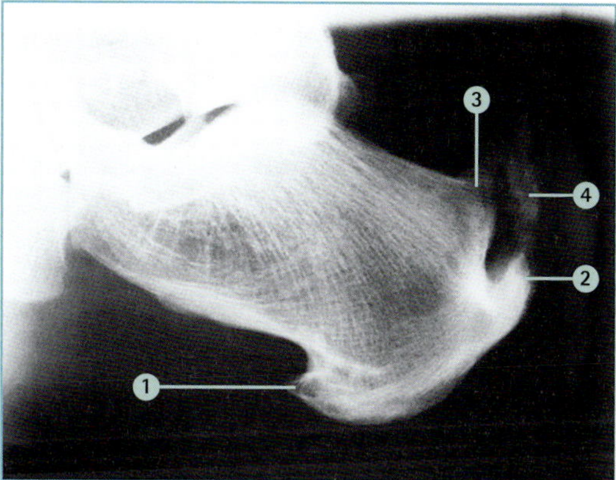


Röntgenbild einer Ferse von der Seite betrachtet. Es sind zahlreiche Veränderungen zu erkennen: ein (unterer) Fersensporn 1, ein oberer Fersensporn 2, ein etwas vorstehender Knochen am Fersenbein 3 und eine Verkalkung 4 in der Achillessehne.

### Ultraschalluntersuchung

Mit Hilfe einer Ultraschalluntersuchung können das Gleitgewebe der Sehne, die Sehnenstruktur sowie Verletzungen der Sehne dargestellt werden. Der Ultraschall ist neben der Tastuntersuchung und der Funktionsprüfung die wichtigste Untersuchungsmethode.

Spezielle Ultraschallgeräte *(Farbdoppler-Ultraschall)* können eine im chronischen Stadium erhöhte Zahl an Blutgefäßen sichtbar machen.

***Die Diagnose einer Erkrankung der Achillessehne kann in den meisten Fällen durch eine Tastuntersuchung, eine Funktionsprüfung und eine Ultraschalluntersuchung gestellt werden.***

### Kernspintomographie (Magnetresonanztomographie, MRT)

In unklaren Fällen oder zur Planung einer operativen Therapie liefert die Kernspintomographie Hinweise über den Zustand der Sehne. In den meisten Fällen einer Erkrankung der Achillessehne ist sie jedoch zunächst nicht notwendig.

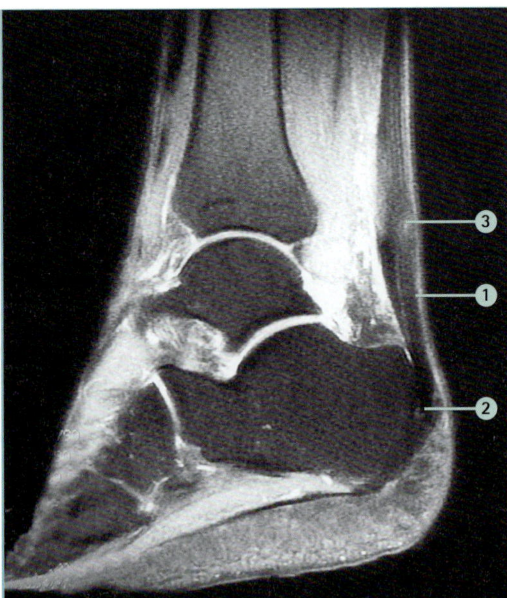


Kernspintomographie eines Fußes in der Betrachtung von der Seite. Die Achillessehne 1 setzt am Fersenbein 2 an. Sie ist in der Mitte spindelförmig aufgetrieben 3. An dieser Stelle liegt eine chronische Entzündung der Achillessehne *(Tendinose)* vor.

### Gang- und Laufanalyse, Videoanalyse

Durch eine Gang- und Laufanalyse, die mit Video aufgezeichnet werden kann, ist es möglich, Verkippungen des Fußes sowie Fehlstellungen zu erkennen. Dies kann helfen, diesen durch geeignetes Schuhwerk oder durch Einlagen entgegenzuwirken, da Verkippungen oder Fehlstellungen des Fußes möglicherweise zu einer Über- bzw. Fehlbelastung der Achillessehne beitragen.

## Therapie

Die Behandlung der akuten und chronischen Entzündung der Achillessehne ist **zunächst immer nicht-operativ**. Je früher die Behandlung einsetzt, desto kürzer und erfolgreicher ist sie. Die Therapie einer chronischen Sehnenerkrankung kann **langwierig** sein. Häufig holen sich Patienten erst nach vielen Wochen oder Monaten ärztlichen Rat ein, wenn es bereits zu häufigen Phasen der Reizung und Entzündung gekommen ist. Dann befindet sich die Erkrankung in der chronischen Phase, die schwerer zu behandeln ist als die akute Phase.

*Zur Behandlung von Erkrankungen der Achillessehne sind häufig mehrere Behandlungsmethoden nacheinander oder gleichzeitig notwendig.*

### Nicht-operative *(konservative)* Therapie

Befindet sich die Erkrankung in der **akuten Entzündungsphase** mit Schwellung, Rötung und Überwärmung, ist die Anwendung von Kälte hilfreich. Sie kann in Form von Kältekompressen mit Kühlschranktemperatur oder Abreibungen mit Eiswasser erfolgen. Zusätzlich werden entzündungshemmende Wirkstoffe wie *Ibuprofen, Diclofenac* oder andere eingesetzt. Kühlende und entzündungshemmende Salben werden mehrmals täglich aufgetragen, nachts können alternativ salbenhaltige Pflaster verwendet werden.

Die akute Phase kann Tage bis Wochen anhalten. Danach ist eine vollständige Ausheilung möglich. Ein stärkeres sportliches Training sollte erst begonnen werden, wenn sämtliche Symptome abgeklungen sind. Die Belastungen werden über Wochen langsam gesteigert und bei den ersten Schmerzen erneut reduziert. Trainingsfehler und andere Gründe für das Auftreten der Erkrankung sollten erkannt werden, um einem erneuten Auftreten vorzubeugen.

In allen akuten und chronischen Fällen ist es wesentlich, die **Belastung** der Sehne zu reduzieren. Dazu werden sämtliche sportliche Belastungen stark reduziert oder zunächst ganz eingestellt. Zur Erhaltung der Fitness kann im Wasser geübt oder ein Standfahrrad verwendet werden.

Faktoren, die die Erkrankung mit ausgelöst haben, z. B. Fuß- oder Beinfehlstellungen, sollten möglichst behandelt werden. Dabei ist die Anpassung von speziellen **Einlagen** mit Polsterung und Erhöhung der Ferse sowie Stützung des Fußlängsgewölbes oft eine gute Hilfe. Ggf. sollte der Sportschuh gewechselt werden.

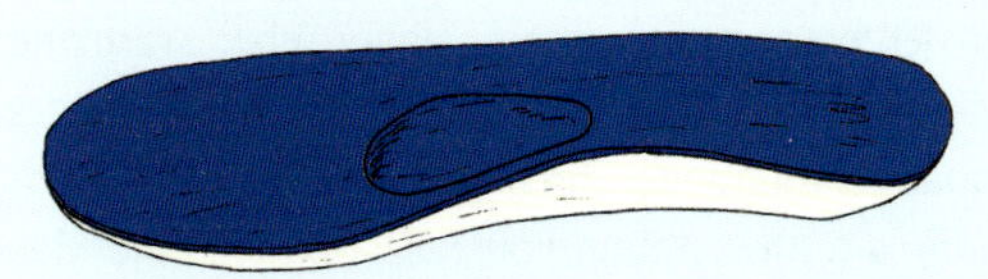

Mit Hilfe einer Einlage kann die Fußstellung korrigiert und die Achillessehne entlastet werden.

Zumindest auf die Erhöhung der Ferse um 5-10 mm durch Keile aus Kork oder weichem Kunststoff sollte nicht verzichtet werden. Zusätzlich existieren zahlreiche Modelle an **Bandagen** für die Achillessehne, die die Sehne entlasten können.

In der **chronischen Phase** der Erkrankung bleiben Sehne und Gleitgewebe geschwollen und verhärtet. Es findet sich keine Überwärmung und Rötung mehr. Da sich dieser Zustand über Monate entwickelt hat, ist die Therapie schwieriger und langwieriger. Entzündungshemmende Tabletten und Salben erbringen kaum noch einen Effekt. Die Verordnung von **Einlagen** ist zur Entlastung der Sehne weiterhin sinnvoll, ebenso spezielle **Bandagen**, die die Sehne vor Druck durch das Schuhwerk schützen und möglicherweise eine massierende Wirkung haben. Sie werden jedoch nicht von allen Patienten als hilfreich empfunden und sollten dann nicht getragen werden.

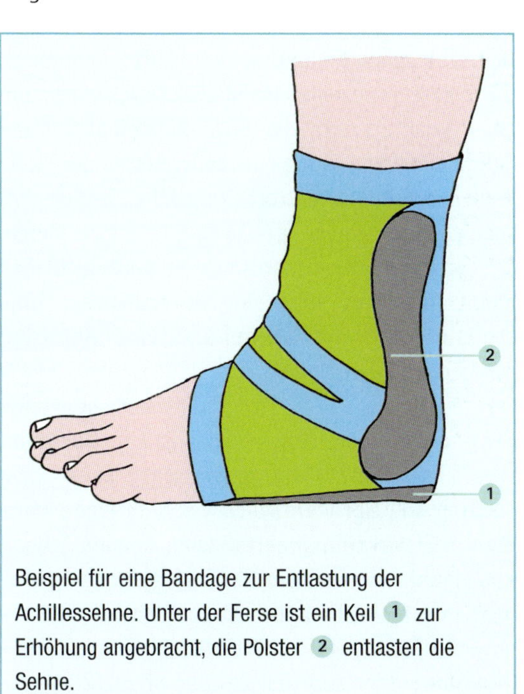


Beispiel für eine Bandage zur Entlastung der Achillessehne. Unter der Ferse ist ein Keil (1) zur Erhöhung angebracht, die Polster (2) entlasten die Sehne.

***(Exzentrische)* Übungen zur Dehnung der Achillessehne und der Plantarfaszie**

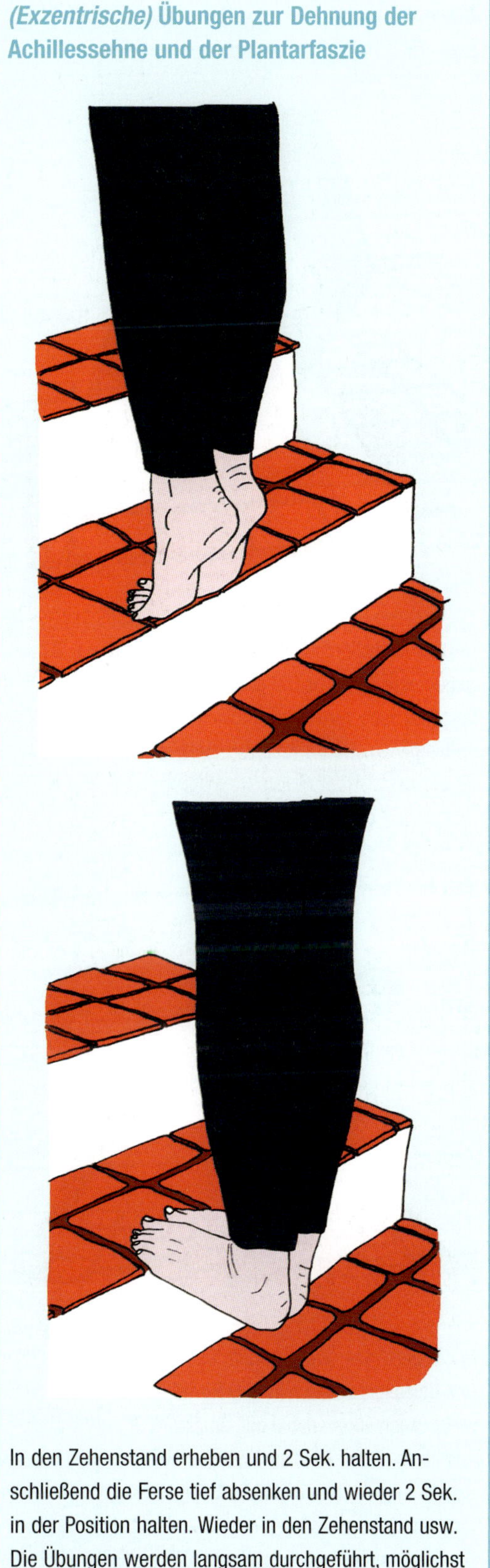

In den Zehenstand erheben und 2 Sek. halten. Anschließend die Ferse tief absenken und wieder 2 Sek. in der Position halten. Wieder in den Zehenstand usw. Die Übungen werden langsam durchgeführt, möglichst 3 x täglich und mit jeweils 3 x 20 Wiederholungen mit Pausen von 1-3 Minuten zwischen den Sätzen.

### Übungen zur Dehnung der Achillessehne und der Plantarfaszie

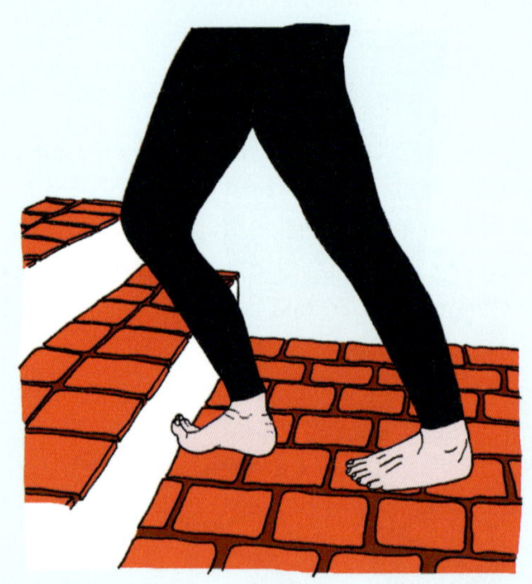

Bei der abgebildeten Übung wird die Großzehe z. B. gegen eine Treppenstufe gestellt und dann das Knie langsam nach vorne geschoben. In der Position 5 Sek. verbleiben, dann das Knie zurückführen und erneut beginnen.

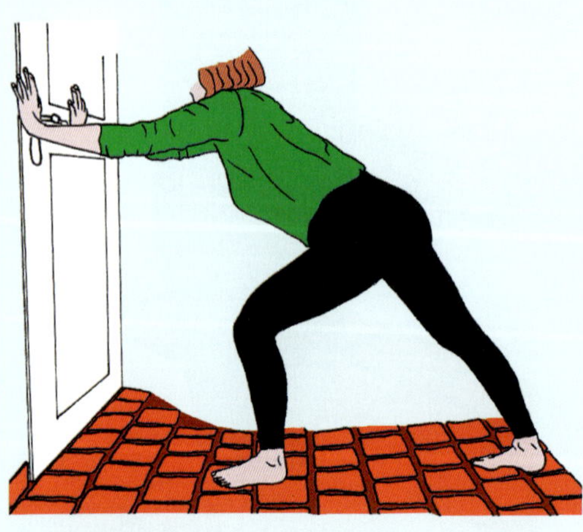

In der gezeigten Übung behält die Ferse Bodenkontakt und das andere Bein macht langsam einen Ausfallschritt nach vorne, dabei ggf. an einer Tür oder Wand abstützen. In der Position 5 Sek. verbleiben, dann einen Schritt zurückgehen und erneut beginnen.

Die Übungen werden möglichst 3 x täglich mit jeweils 3 x 20 Wiederholungen und 1-3 Minuten Pause zwischen den Sätzen durchgeführt.

In der chronischen Phase tragen eher wärmende Maßnahmen zur Linderung bei. Ebenso sind Ultraschallbehandlungen, örtliche Massagen *(Querfriktion)*, die Anwendung von Reizströmen, eine Magnetfeldtherapie oder Akupunktur weitere Behandlungsmöglichkeiten. Eine sichere Wirksamkeit dieser Maßnahmen ist nicht bewiesen.

**Dehnübungen** der Achillessehne und der Beinmuskeln sind in allen Phasen der Erkrankung unerlässlich und sollten 3- bis 5-mal täglich für einige Minuten durchgeführt werden. Zunehmend werden *exzentrische Übungen* eingesetzt, die eine Neustrukturierung des Sehnengewebes bewirken sollen. Die im Rahmen der Entzündung entstandenen neuen Blutgefäße sollen sich zurückbilden, die Schmerzen sollen abklingen. Die Übungen werden auch dann durchgeführt, wenn sie leichte Schmerzen verursachen. Anfänglich werden sie von einem Physiotherapeuten angelernt. Sie werden über die Dauer von mindestens 6 Wochen und bis zu 2-3 Monaten täglich 3-mal durchgeführt.

Eine Behandlung mit **Schockwellen**, sog. *Stoßwellen*, ist in vielen Fällen einer chronischen Achillessehnenentzündung *(Tendinose)* und besonders in Kombination mit den exzentrischen Übungen in vielen Fällen hilfreich. Dazu wird die Sehne im wöchentlichen Abstand 3- bis 5-mal mit niedrig-energetischen sog. *radialen Stoßwellen* behandelt. Über einen Kompressor wird Luft komprimiert, die in einem speziellen Handstück Druckwellen von ca. 2,5 bar erzeugt, die etwa 2000-mal auf die Sehne einwirken. Auch eine andere Form der Stoßwellentherapie *(elektromagnetische Stoßwellen)* scheint einen ebenso positiven Einfluss zu haben. Der genaue Wirkmechanismus ist noch nicht bekannt. Vermutet wird eine Anregung zur Umstrukturierung der Sehne und eine Abtötung schmerzleitender Nerven.

Bleibt ein Therapieerfolg aus und ist eine Operation vom Patienten nicht gewünscht, kann eine Therapie mit **Spritzen** *(Injektionen)* in Frage kommen. Sie wirken schmerzstillend, können jedoch das eigentliche Problem der veränderten Struktur der Sehne nicht lösen. Die Spritzen enthalten örtliche Betäubungsmittel *(Lokalanästhetika)*, Hyaluronsäure oder zum Teil Zusätze pflanzlichen Ursprungs. Das Einspritzen von Kortison sollte möglichst unterbleiben, weil es den Heilverlauf verzögert und die Rissbildung der Sehne fördert. Die Anwendung von Kortison bleibt Einzelfällen vorbehalten und erfolgt dann in das Gleitgewebe, nie in die Sehne.

Es gibt Substanzen, die in die durch die Entzündung vermehrt entstandenen Blutgefäße gespritzt werden, um sie zu veröden *(Sklerosierung)*. Ob damit ein anhaltender Therapieerfolg zu erreichen ist, kann jedoch noch nicht abschließend gesagt werden.

***Mit den genannten Maßnahmen können die meisten Fälle einer Sehnenerkrankung der Achillessehne erfolgreich behandelt werden. Ein längerer Behandlungszeitraum von Wochen oder Monaten sollte von Beginn an einkalkuliert werden.***

**Operative Behandlung**

Führen die genannten Methoden über 3-6 Monate zu keiner anhaltenden Besserung, kann dem Patienten eine operative Therapie angeboten werden. Sie wird nicht in akuten Fällen eingesetzt, sondern ist einer **chronischen Sehnenerkrankung** mit derber Schwellung und anhaltenden Beschwerden vorbehalten.

Über einen oder mehrere kleine Hautschnitte *(minimalinvasive Operationstechnik)* werden das Sehnengleitgewebe und geschädigte Teile der Achillessehne entfernt. Je nach Ausmaß der Veränderungen ist jedoch ein langer Hautschnitt innen neben der Achillessehne notwendig, um größere Bereiche der Sehne behandeln zu können. Ist durch den Eingriff die Stabilität der Sehne gefährdet, erfolgt eine Verstärkung durch die Sehne eines kleinen Wadenmuskels.

Völlige Beschwerdefreiheit und eine volle sportliche Belastbarkeit sind auch mit operativen Maßnahmen nicht immer zu erreichen.

## Prognose und Verlauf

Entscheidend für die Prognose und den Verlauf sind der **frühzeitige Behandlungsbeginn** und eine ausreichend lange Behandlung bis zum Abklingen aller Symptome. Meist ist es notwendig, mehrere Behandlungsmethoden nacheinander oder gleichzeitig einzusetzen.

***Die Erkrankung benötigt bis zur Ausheilung vor allem Zeit und Geduld seitens des Patienten.***

Bei älteren Patienten kann es sich ergeben, dass die Achillessehne auf Dauer nicht mehr in der Lage ist, der gewünschten Belastung Stand zu halten. Das kann zur Folge haben, dass der Trainingsumfang reduziert oder eine Sportart aufgegeben werden muss. In hartnäckigen Fällen kann eine operative Behandlung notwendig werden.

### Das Wichtigste für Sie:

- Die *Achillodynie* bezeichnet verschiedene schmerzhafte Erkrankungen der Achillessehne.
- Die häufigste Form ist die chronische Entzündung *(Tendinose)* der Sehne.
- Ursache ist ein Ungleichgewicht von Belastung und Belastbarkeit, das zur Überlastung führt.
- Die meisten Fälle können durch eine nichtoperative Therapie behandelt werden.
- Wenige Fälle werden operiert.

# Die Haglund-Ferse

Die *Haglund-Ferse* (benannt nach dem schwedischen Orthopäden *Patrik Sims Emil Haglund*, der diese Erkrankung 1928 beschrieb) ist eine schmerzhafte Schleimbeutelentzündung *(Bursitis)* zwischen Achillessehne und Fersenbein. Sie ist bedingt durch eine knöcherne Vergrößerung am hinteren Teil des Fersenbeins.

Die Vergrößerung oder Ausziehung eines Knochens wird allgemein als *Exostose* bezeichnet. Daher spricht man auch von der *Haglund-Exostose*. Der medizinische Begriff für einen Schleimbeutel ist *Bursa*, die Entzündung eines Schleimbeutels wird *Bursitis* genannt.

Die Abbildung zeigt, wie der Schleimbeutel (1) zwischen Achillessehne (2) und Fersenbein (3) durch die knöcherne Ausziehung *(Haglund-Exostose)* (4) eingeklemmt und gereizt wird. Die Entzündung kann sich auf die Rückseite der Ferse ausdehnen (5).

## Ursachen und Herkunft

Bei der knöchernen Vorwölbung *(Exostose)* handelt es sich um eine von der üblichen Form abweichende Ausprägung des Fersenbeins. Anstatt einer eher runden Form nimmt das Fersenbein an dieser Stelle eine **recht- oder spitzwinklige Form** an. Bei vielen Patienten liegt diese knöcherne Variante vor, führt aber zeitlebens zu keinen Beschwerden.

Die Achillessehne setzt in der Mitte der Rückfläche des Fersenbeins an, nicht an dessen Oberkante. Zwischen dieser Oberkante und der Achillessehne liegt ein Schleimbeutel *(Bursa)*. Beschwerden entstehen durch den Druck des Schuhwerks auf diese Stelle. Die Fersenkappe des Schuhs quetscht den Schleimbeutel zwischen Achillessehne und dem bei der Haglund-Exostose besonders vorstehenden Knochen, was zur Entzündung des Schleimbeutels *(Bursitis)* führt.

Auslöser kann eine Reizung durch neues **Schuhwerk** sein oder ein häufiges und starkes Anheben des Fußes, bspw. bei regelmäßiger und intensiver **sportlicher Aktivität**. Davon können bereits Kinder und Jugendliche betroffen sein. Typischerweise erkranken Patienten im Alter zwischen 20 und 40 Jahren. Frauen sind häufiger betroffen als Männer.

## Symptome und Beschwerden

Der Druck durch die Fersenkappe des Schuhs führt zur **Entzündung des Schleimbeutels** *(Bursitis)* und der umliegenden Weichteile. Dies geht mit deutlichen Schmerzen sowie einer Rötung, Schwellung und Überwärmung einher.

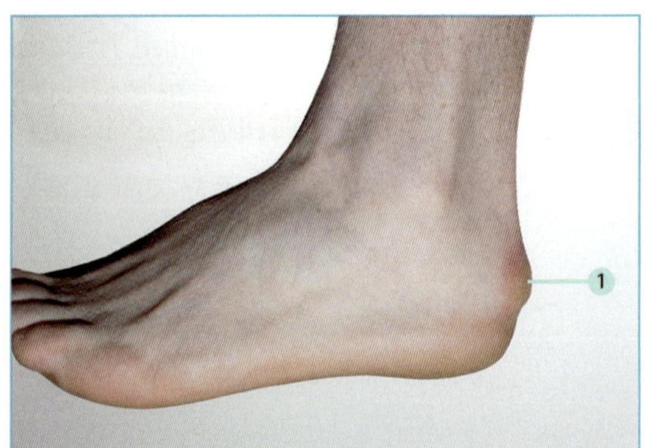


Das Foto zeigt die Ferse eines 42-jährigen Mannes mit einer *Haglund-Ferse*. Der vorstehende Knochen des Fersenbeins (1) ist deutlich zu erkennen.

Die Schwellung führt zu noch mehr Enge im Schuh, so dass Schuhe mit einer Fersenkappe kaum noch zu tragen sind. Da es immer wieder zu Reizungen kommt, verdicken sich Schleimbeutel und die darüberliegende Haut. Es kommt zu einer chronischen Schwellung mit anhaltenden Druckproblemen im Schuh.

## Untersuchung und Diagnostik

Die Diagnose wird bei **Betrachtung** und **Abtastung** des Fußes und der Ferse gestellt. Durch die sorgfältige Untersuchung kann die Schleimbeutelentzündung von anderen Erkrankungen der Achillessehne unterschieden werden. Im entzündeten Zustand reagiert der Schleimbeutel stark schmerzhaft auf Druck. Häufig liegt gleichzeitig eine Erkrankung der Achillessehne und ihres Sehnengleitgewebes vor.

Weitere Untersuchungen:

### Röntgen

Zur Diagnosestellung wird ein Röntgenbild angefertigt. Es zeigt neben der nach oben ausgezogenen Form des Fersenbeins auch mögliche Veränderungen wie Verkalkungen der Sehnenansätze oder eine Spornbildung am Fersenbein.

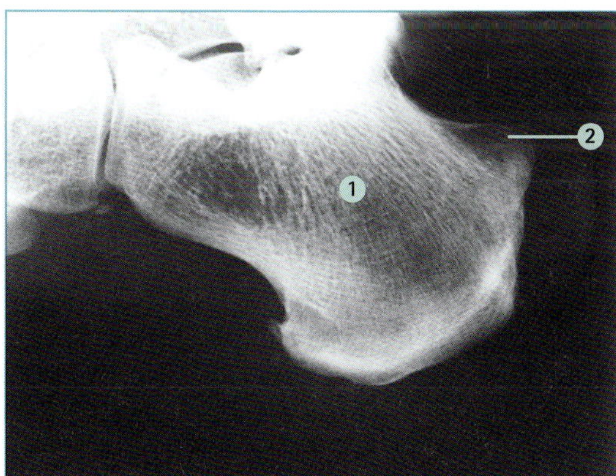


Zu sehen ist das seitliche Röntgenbild des Fersenbeins ① eines 45-jährigen Mannes. Der hintere Teil des Fersenbeins ist nach oben ausgezogen *(Haglund-Exostose)* ②. Es kam zu häufig wiederkehrenden Beschwerden.

### Ultraschalluntersuchung

Mittels einer Ultraschalluntersuchung werden der angeschwollene Schleimbeutel und Veränderungen der Achillessehne dargestellt.

### Kernspintomographie (Magnetresonanztomographie, MRT)

In unklaren Fällen, in denen Röntgen und Ultraschall nicht ausreichende Informationen liefern oder der Erkrankungsverlauf ungewöhnlich ist, wird eine Kernspintomographie eingesetzt.

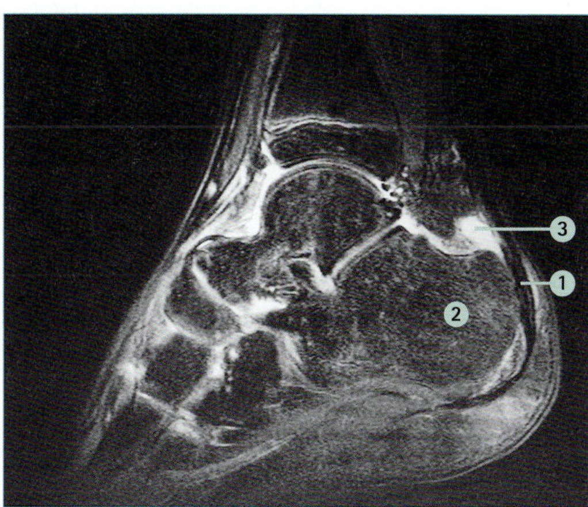


Kernspintomographie des Fußes eines 10-jährigen Mädchens. Die Betrachtung erfolgt von der Seite. Zwischen der Achillessehne ① und dem Fersenbein ② ist ein Schleimbeutel ③ als weiße Struktur gut zu erkennen. Die Kernspintomographie wurde in diesem Fall aus einem anderen Grund durchgeführt. Eine typische *Haglund-Exostose* besteht nicht und das Kind hat an dieser Stelle auch keine Beschwerden.

## Therapie

Die Therapie richtet sich ausschließlich nach den Beschwerden.

*Das bloße Vorhandensein einer Haglund-Exostose ist kein Anlass für eine Behandlung.*

### Nicht-operative *(konservative)* Therapie

Im akuten Stadium ist die Haglund-Ferse eine äußerst schmerzhafte Erkrankung. Oft kann der Patient nur in hinten offenen Schuhen laufen, die keinen Druck auf den entzündeten Schleimbeutel ausüben. Im Alltag, in dem der Fuß Kälte und Nässe ausgesetzt ist oder auf der Arbeit geschützt werden muss, ist dies kaum praktikabel. In solchen Fällen kann durch einen orthopädischen Schuhmacher der störende Teil der Hinterkappe im Schuh entfernt oder zumindest stark aufgeweitet werden. Eine Absatzerhöhung oder eine

Fersenerhöhung durch Einlagen oder Korkkeile von 0,5-1 cm entlasten den Schleimbeutel.

Der Fuß sollte geschont, unnötige Belastungen und vor allem Sport zunächst vermieden werden. Regelmäßiges **Kühlen** und das Auftragen von Salben lindern die Beschwerden. Über einen kurzen Zeitraum von 7-10 Tagen können entzündungshemmende Medikamente mit den Inhaltsstoffen *Ibuprofen* oder *Diclofenac* sinnvoll sein. Sie lindern die Schmerzen und lassen die Reizung abklingen. Alternativ und über einen längeren Zeitraum können pflanzliche Präparate eingenommen werden. Eine Elektrotherapie und eine Ultraschallbehandlung können helfen, die Reizung zu beruhigen.

Die Therapie mit **Spritzen** *(Injektionen)* wird selten durchgeführt. Dabei wird in den Schleimbeutel eine geringe Menge an Kortison gespritzt, um Schwellung und Entzündung zu beruhigen. Sie bietet sich an, wenn der entzündete Schleimbeutel mit Flüssigkeit gefüllt und im Ultraschall gut zu sehen ist.

*Nach einer akuten Entzündung sollten intensive sportliche Aktivitäten (besonders Laufen) für mindestens 4-8 Wochen ausgesetzt werden. Anschließend erfolgt eine langsame Steigerung der Belastung. Falls erneute Beschwerden auftreten, sollte die Belastung umgehend wieder vermindert werden.*

Kommt es nicht zu andauernden Reizungen und kann der Patient ohne Probleme in seinen Schuhen gehen, ist eine Weiterbehandlung nicht notwendig. Um einem erneuten Auftreten von Beschwerden vorzubeugen, ist es jedoch empfehlenswert, regelmäßig Übungen zur **Dehnung der Wadenmuskeln** und der Achillessehne durchzuführen. Dies kann den Druck der Sehne auf den Schleimbeutel vermindern.

#### Operative Behandlung

Kehren schmerzhafte Reizungen immer wieder und gelingt auch nach einer Therapie von mindestens 6 Monaten keine anhaltende Linderung, ist die operative Entfernung des entzündeten Schleimbeutels möglich. Gleichzeitig wird der vorstehende Teil des Fersenbeins als Ursache der Erkrankung abgetragen. Bei einer anderen Operationstechnik wird das Fersenbein mit einer Säge durchtrennt *(Osteotomie)* und ein Knochenkeil entnommen. Nach Entfernung des Knochenkeils werden die Knochenteile wieder zusammengefügt. Damit wird ebenfalls eine Veränderung der Form des Fersenbeins erreicht und der Raum zwischen Knochen und Achillessehne vergrößert. Restbeschwerden sind auch nach einer Operation nicht selten. Gute Ergebnisse durch die Operation werden in bis zu 70% der Fälle erreicht.

Neuere Operationsverfahren setzen Instrumente ein, die sonst für eine Spiegelung *(Arthroskopie)* von Gelenken verwendet werden. Dieses Vorgehen ist möglicherweise schonender und erfolgreicher, weil der Eingriff nur über kleine Hautschnitte durchgeführt wird. Man spricht von einer *endoskopischen* oder *minimalinvasiven Kalkaneoplastik.*

### Prognose und Verlauf

Das Vorliegen einer knöchernen Ausziehung am Fersenbein muss nicht zwangsläufig zu Beschwerden führen. Erst eine intensive Belastung kann Beschwerden auslösen, die meist durch nicht-operative Maßnahmen ausreichend zu lindern sind. Auch wenn bis zur Beruhigung der Entzündung und der Wiederaufnahme einer sportlichen Tätigkeit viele Wochen vergehen können, ist die Prognose der Erkrankung gut.

Bei wiederkehrenden Beschwerden besteht durch eine Operation die Möglichkeit, die Ursache der Erkrankung zu beseitigen.

### Das Wichtigste für Sie:

- Die *Haglund-Ferse* ist eine Schleimbeutelentzündung zwischen Achillessehne und Fersenbein.
- Ursache ist eine knöcherne Ausziehung *(Exostose)* am Fersenbein.
- Die Beschwerden werden durch intensive Belastung des Fußes und äußere Reizung durch den Schuh ausgelöst.
- Die nicht-operative Therapie führt meistens zu einer ausreichenden Linderung.
- Löst die knöcherne Ausziehung wiederkehrende Entzündungen aus, kann sie operativ entfernt werden.

## Der Fersensporn

Als *Fersensporn* bezeichnet man eine meist spitze knöcherne Ausziehung *(Sporn)* an der Rückseite oder der Unterseite des Fersenbeins. Die Spornbildung ist Folge einer vermehrten Belastung der dort ansetzenden Sehne. Der Sporn selber führt dabei zu keinen Beschwerden.

Der am häufigsten vorkommende Sporn befindet sich an der Unterseite des Fersenbeins und zeigt zu den Zehen. Er wird als *unterer* oder *plantarer Fersensporn* bezeichnet. Wegen seiner Häufigkeit ist dieser Sporn in der Regel gemeint, wenn allgemein von einem *Fersensporn* die Rede ist.

Seltener ist der *obere* oder *dorsale Fersensporn*, der sich an der Ansatzstelle der Achillessehne an der Rückseite des Fersenbeins bildet.

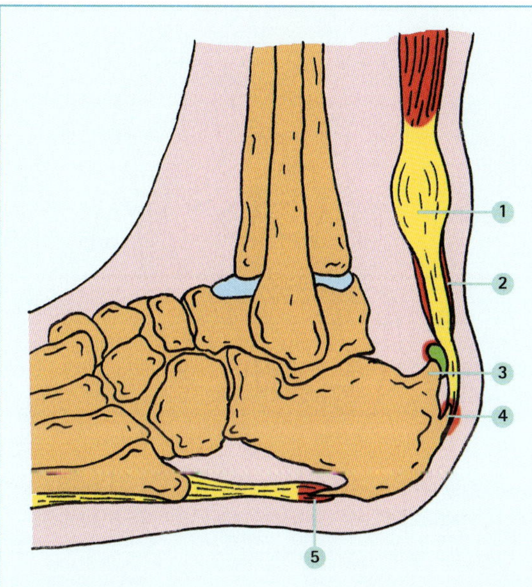


### Erkrankungen an der Achillessehne und der Ferse

Die Abbildung gibt eine Übersicht über Erkrankungen an der Achillessehne und der Ferse: chronische Entzündung der Achillessehne *(Tendinose)* 1, akute Entzündung des Gleitgewebes der Achillessehne *(Paratendinitis)* 2, knöcherne Ausziehung am hinteren Oberrand des Fersenbeins *(Haglund-Ferse)* 3, Entzündung am Ansatz der Achillessehne am hinteren Fersenbein *(Ansatztendinosen, oberer Fersensporn)* 4, Entzündung der sog. *Plantarfaszie* am Fersenbein *(Plantarfasziitis, Fersensporn)* 5.

## Der untere Fersensporn – Die *plantare Fasziitis*

Der Begriff *Fersensporn* ist zur Bezeichnung dieser Erkrankung nicht ganz korrekt. Er beschreibt lediglich das Auftreten einer zum Teil wenige Millimeter bis zu 2 Zentimeter großen Verknöcherung am Fersenbein, die die Form eines Rosendorns hat. Ein solcher Sporn findet sich bei mindestens 10% der Bevölkerung und führt meist zu keinen Beschwerden.

Die Verknöcherung tritt am Ursprung der *Plantarfaszie* oder *Plantaraponeurose* am Unterrand des Fersenbeins auf. Diese Plantarfaszie ist ein fester Bindegewebsstreifen (Sehnenstreifen), der bis zu den Zehen zieht. Er verspannt den Fuß in Längsrichtung und stabilisiert das an der Innenseite des Fußes gelegene Gewölbe *(Fußlängsgewölbe)*.

**Schmerzen** entstehen nicht durch das Vorhandensein des knöchernen Dorns, sondern durch eine entzündliche Reizung dieser Sehne an ihrem Ursprung. Entsprechend findet sich nur bei etwa der Hälfte der Patienten mit „Fersensporn-Beschwerden" auch wirklich ein Fersensporn im Röntgenbild. Die Erkrankung wird daher korrekter als *plantare Fasziitis* oder *Fasciitis plantaris* (Entzündung der Plantarfaszie) bezeichnet. Der Einfachheit halber wird im Weiteren jedoch der Begriff *Fersensporn* verwendet, was auch in Fachkreisen durchaus üblich ist.

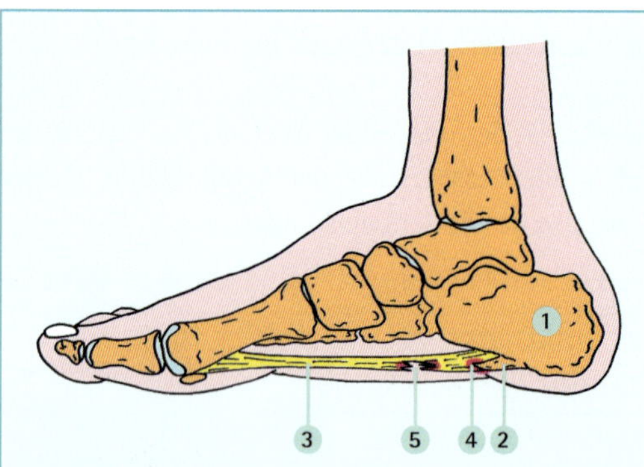


Die Abbildung stellt die Innenseite eines rechten Fußes dar. An der Unterseite des Fersenbeins (1) hat sich ein Sporn (2) gebildet. Von ihm und dem Fersenbein zieht die sog. *Plantarfaszie* (3) nach vorne zu den Zehen. Sie kann an ihrem Ursprung am Fersenbein gereizt sein (4) und in ihrem Verlauf einreißen (5).

## Ursachen und Herkunft

Die Sehnenfasern der Plantarfaszie entspringen direkt am Knochen. Der Knochen ist an dieser Stelle nicht von Knochenhaut *(Periost)* überzogen, was eine Spornbildung begünstigt. Durch das Anheben der Zehen, wie es bei jedem Schritt erfolgt, kommt es zur vermehrten Anspannung der Sehne. **Spannungsspitzen** und **Überlastungen** führen am Ursprung der Sehne zu kleinen Verletzungen *(Mikrotraumen)* mit Ein- und Ausrissen von Sehnenfasern. Sie heilen durch das Einwachsen von Bindegewebszellen und Blutgefäßen. Dabei kann sich in der Sehne zunächst Knorpel bilden, der später zu Knochen, dem eigentlichen Fersensporn, umgewandelt wird. Mit der Zeit kann der Sporn immer größer werden.

*Der knöcherne Fersensporn ist nicht die Ursache von Beschwerden, sondern Folge einer anhaltenden Zugbelastung der am Fersenbein ansetzenden Sehne (Faszie).*

Meist führen **mehrere Ursachen** durch wiederkehrende Zugimpulse in Längsrichtung zu einer Überlastung des Sehnenansatzes *(multifaktorielle* Ursache). Die Summe der vermehrten Belastung löst den Beginn der Erkrankung aus. Es ist oft der berühmte Tropfen, der das Fass zum Überlaufen bringt: schon eine geringe zusätzliche Belastung kann den Beginn der Schmerzen auslösen.

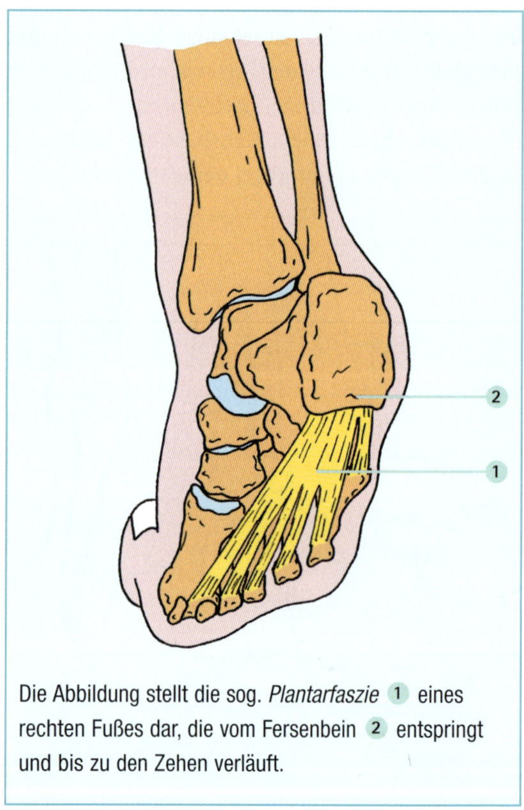


Die Abbildung stellt die sog. *Plantarfaszie* (1) eines rechten Fußes dar, die vom Fersenbein (2) entspringt und bis zu den Zehen verläuft.

Sehnengewebe verliert im **Alter** an Elastizität und ist nicht mehr so belastbar wie in jungen Jahren. Daher liegt das typische Erkrankungsalter beim Fersensporn zwischen **40 und 50 Jahren**. Im Alter nehmen Dicke und elastische Eigenschaften des derben Fersenpolsters ab, so dass Druckbelastungen der Ferse nicht mehr so gut abgefedert werden können. Auch eine mit dem Alter schwächer werdende Fußmuskulatur kann zur Überlastung der Sehne beitragen.

Zur Überlastung führen vor allem ungewohnte, starke und lange **Belastungen** durch Gehen, Laufen, Springen oder auch Walken. Beginnen Patienten nach langer Sportpause zu schnell und zu intensiv mit einer sportlichen Aktivität, kann die schmerzhafte Überlastung des Sehnenansatzes die

Folge sein. Auch das Tragen neuen Schuhwerks mit hartem Absatz, langes Gehen auf festem Untergrund (Städte) und langes Arbeiten im Stehen können auslösend sein.

Verkürzte Wadenmuskeln, eine verkürzte Achillessehne, ein Muskelungleichgewicht oder eine Muskelschwäche bedingen eine vermehrte Belastung der Sehne. **Fußdeformitäten**, wie z. B. ein Knick-Plattfuß oder ein Hohlfuß verstärken die Fehlbelastung ebenso wie Erkrankungen der Fuß-, Knie- oder Hüftgelenke und Übergewicht.

*Die Entzündung des Sehnenursprungs, die plantare Fasziitis, ist meist Folge einer zu hohen Belastung und einer altersbedingt verminderten Belastbarkeit.*

Erkrankungen, die zur **Entzündung** von Sehnenansätzen führen, sind z.B. eine Harnsäureerhöhung (Gicht) und rheumatische Erkrankungen, wie die *Bechterew-Erkrankung* und die *rheumatoide Arthritis.*

## Symptome und Beschwerden

Der typische Schmerz beim Fersensporn ist ein punktuell **stechender Schmerz** direkt unter der Ferse. Er tritt bei den ersten Schritten auf, typischerweise **morgens** nach dem Aufstehen oder nach längerem Sitzen. Anfangs lässt der Schmerz nach wenigen Schritten nach.

Im Weiteren verspürt der Patient dann Schmerzen bei längerem Gehen, Stehen oder bei sportlichen Aktivitäten. Schließlich kann jeder Schritt schmerzhaft werden, so dass schmerzfreies Gehen oder sportliche Aktivitäten kaum noch möglich sind.

Äußerlich sind meist keine Veränderungen zu sehen. Selten kommt es zu einer Überwärmung oder Schwellung an der Unterseite der Ferse.

## Untersuchung und Diagnostik

Bei der Befragung des Patienten *(Anamnese)* wird gezielt nach möglichen Ursachen einer Überlastung gefragt. Die Untersuchung umfasst die Betrachtung des Fußes, der Beine und des Gangbildes. Meist lässt sich direkt unter der Ferse oder etwas weiter zu den Zehen hin durch **Druck** ein stechender Schmerz auslösen. Auch ein größerer Sporn kann durch das feste Fettpolster der Ferse nicht ertastet werden. Werden der Fuß und die Zehen durch den Untersucher nach oben gezogen, kann dies einen Schmerz an der Ferse auslösen.

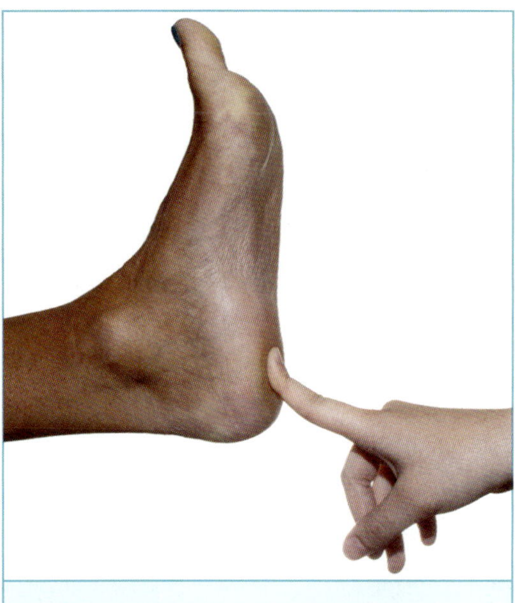

Das Foto zeigt, an welcher Stelle der Ferse beim Fersensporn ein typischer Schmerz auftritt.

*Die Diagnose kann zu Beginn der Erkrankung mit ausreichender Sicherheit durch Befragen, Betasten und eine Ultraschalluntersuchung gestellt werden.*

Weitere diagnostische Maßnahmen:

- **Röntgen**

Es kommt nicht bei jeder plantaren Fasziitis zu einer Spornbildung. Da zudem der Sporn nicht für die Beschwerden verantwortlich ist, bringt eine unmittelbare Röntgenuntersuchung meist keine für die Therapie notwendigen Informationen. Sie ist damit zumindest **anfänglich entbehrlich**.

In **unklaren Fällen**, bei ausbleibendem Therapieerfolg oder bei lange anhaltenden Beschwerden wird jedoch geröntgt, um Veränderungen am Fersenbein nicht zu übersehen.

- **Ultraschalluntersuchung**

Mittels Ultraschall kann eine entzündlich verdickte

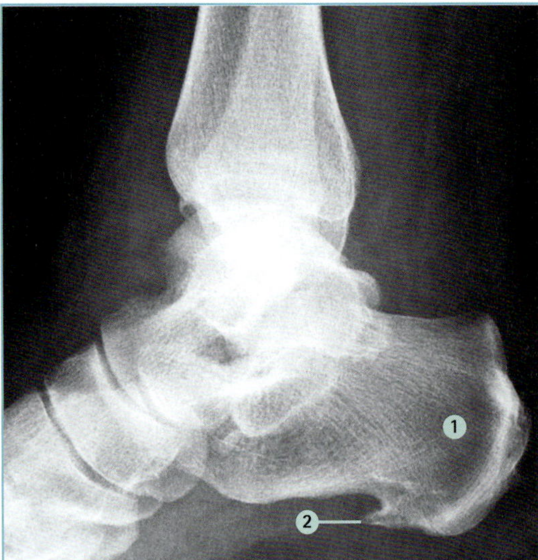


Röntgenbild eines Fußes in der Betrachtung von der Seite. Am Fersenbein 1 hat sich in Richtung Fußspitze (links im Bild) ein typischer (unterer) *Fersensporn* 2 gebildet.

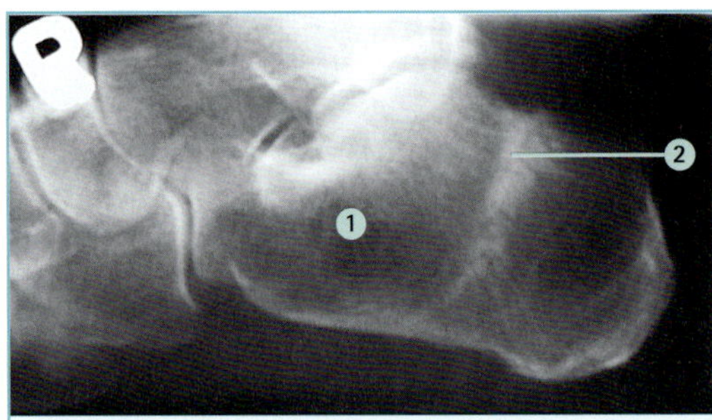


Das Röntgenbild zeigt ein Fersenbein 1 von der Seite. Der linke Bildrand weist in Richtung Zehen. Als Folge einer Überlastung ist es zu einem Ermüdungsbruch des Fersenbeins gekommen. Man erkennt ihn als einen weißen Streifen 2, der quer durch das Fersenbein zieht.

Sehne erkannt werden. Eine Verdickung von mehr als 4 mm gilt als krankhaft. Die Anwendung eines sog. *Farb-Doppler-Ultraschalls* kann in chronischen Fällen neu entstandene Blutgefäße der Plantarfaszie sichtbar machen.

### Kernspintomographie (Magnetresonanztomographie, MRT)

Auch die Kernspintomographie wird in unklaren Fällen, bei einem stark verzögerten Heilverlauf oder unter dem Verdacht eines Sehnenrisses eingesetzt. Sie zeigt Veränderungen an der Sehne wie Entzündungen oder Risse. Am Knochen werden Wassereinlagerungen (sog. *Knochenödeme*) oder Knochenbrüche, die im Röntgenbild nicht immer sichtbar sind, sog. *Ermüdungsbrüche*, abgebildet.

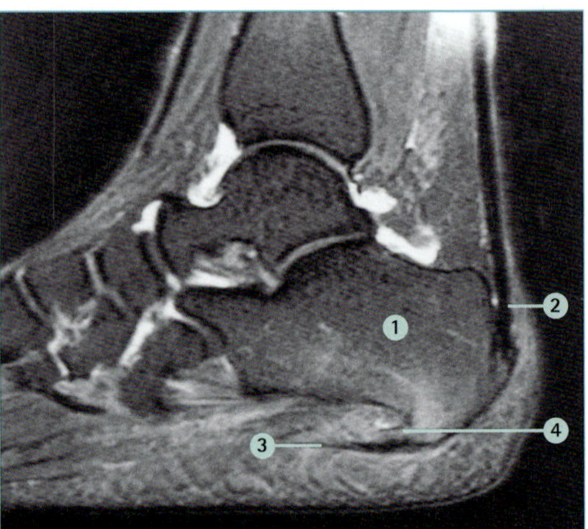


Kernspintomographie-Aufnahme eines Fußes. Die Fußspitze weist nach links, rechts im Bild liegt das Fersenbein 1. An seinem hinteren Rand setzt die Achillessehne 2 an, am unteren Rand die sog. *Plantarfaszie* 3. Am Ursprung dieser Faszie hat sich ein Fersensporn 4 gebildet.

## Therapie

Je früher und konsequenter eine Therapie der Beschwerden durchgeführt wird, desto schneller und zuverlässiger tritt eine Heilung ein. Es sollten nicht Wochen oder Monate vergehen, bis eine Diagnose gestellt und eine Therapie eingeleitet wird. In vielen Fällen begeben sich Patienten erst in Behandlung, wenn Beschwerden über Wochen nicht abklingen oder nach einer kurzen Phase der Schonung erneut auftreten. Dann ist die Therapie schwieriger und dauert länger.

*Ziel der Behandlung ist die Beseitigung der schmerzhaften Reizung an Sehne und Fersenbein, nicht die Beseitigung eines eventuell vorhandenen Sporns.*

Die Behandlung eines Fersensporns erfolgt **zunächst immer nicht-operativ** und führt in den allermeisten Fällen zum Erfolg, auch wenn die Behandlung **einige Zeit** in Anspruch nehmen kann

## Nicht-operative *(konservative)* Therapie

Zur **Entlastung** des Sehnenansatzes sollten Belastungen wie längere Spaziergänge, Wanderungen, Laufen und andere sportliche Aktivitäten erheblich reduziert oder ganz vermieden werden. Bereits das normale Gehen beansprucht die Sehne, was jedoch nicht zu vermeiden ist. Damit dies schmerzfrei möglich ist, werden **Fersenpolster** aus einem weichen Material (meist Silikon) oder **Einlagen** aus Weichschaum mit einer längsovalen Aussparung unter dem Fersensporn verordnet. Beide entlasten den gereizten Sehnenansatz. Einlagen können den Fuß zusätzlich durch eine Stütze des Längsgewölbes aufrichten und stabilisieren.

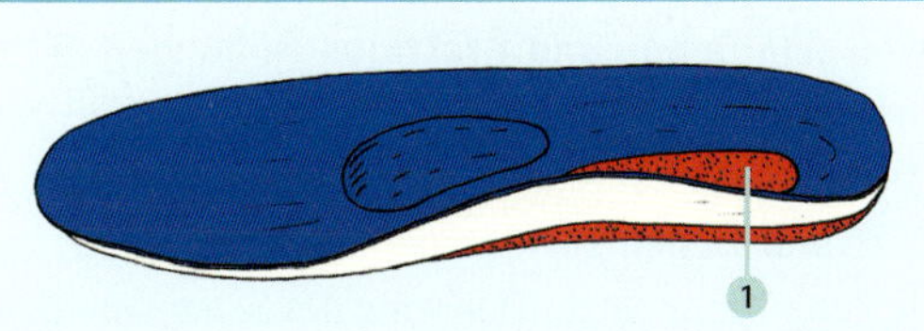


Eine Einlage, wie sie beim Fersensporn verwendet wird. Sie besteht aus verschieden weichen Kunststoffen. Unter dem Sporn ist der Kunststoff besonders weich (1) (rot dargestellt) und füllt eine längs-ovale Aussparung im umgebenden etwas festeren Kunststoff aus.

**Schuhe** sollten möglichst weiche Sohlen und einen Absatz von 2-3 cm Höhe haben. Durch die Absatzhöhe verringert sich die Spannung der Plantarfaszie und der Wadenmuskeln.

Die Anwendung von **Kälte** führt zur Schmerzlinderung und zum Abklingen der Entzündung. Es wird eine milde Kälte mit Kühlschrank-Temperaturen von etwa 7° Celsius empfohlen. Kältere Temperaturen (Gefrierfach) können zu Hauterfrierungen führen und beeinflussen den Heilverlauf negativ. Besonders gut eignen sich z. B. kalte Getränkedosen, auf denen die Ferse hin- und hergerollt wird.

Geeignet sind auch kalte Umschläge, Wickel aus Quark oder Kompressen mit einer Gel-Füllung. Die Anwendung erfolgt 3- bis 5-mal täglich für die Dauer von 5-10 Minuten.

Zur Verminderung des Reizzustandes können **Medikamente** wie *Ibuprofen* oder *Diclofenac* für 7-14 Tage verordnet werden. Präparate mit pflanzlichen entzündungshemmenden Wirkstoffen können alternativ und über einen längeren Zeitraum eingenommen werden.

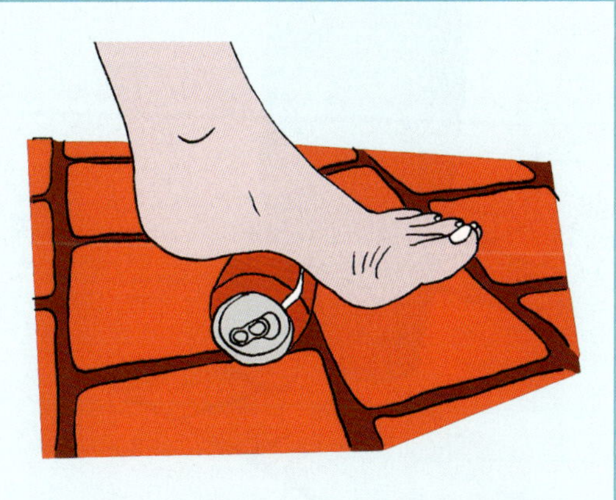

Mit Hilfe einer im Kühlschrank aufbewahrten vollen Getränkedose kann die schmerzhafte Region gekühlt und gleichzeitig die sog. *Plantarfaszie* gedehnt werden.

Führen die Maßnahmen nicht innerhalb weniger Wochen zu einer deutlichen Besserung, kann eine Behandlung mit **Spritzen** *(Injektionen)* erfolgen. Üblicherweise wird dabei eine Kombination aus einem örtlichen Betäubungsmittel und einem Kortisonpräparat verwendet. Pflanzliche Präparate sind eine mögliche Alternative, oftmals aber nicht so effektiv. Die Anzahl der Kortisoninjektionen wird auf höchstens zwei begrenzt, da die Gefahr eines Sehnenrisses und einer Schädigung des Fersenfettpolsters besteht. Generell wird die Sehnenstruktur durch das Kortison ungünstig beeinflusst und von einigen Ärzten gänzlich abgelehnt. In Einzelfällen kann sie erfolgreich sein und helfen, eine Operation zu vermeiden.

***Die Behandlung eines Fersensporns mit Kortisonspritzen sollte möglichst vermieden werden, da sie das Gewebe schädigen und den Heilverlauf verzögern kann.***

Die Verwendung von *Autologem konditioniertem Plasma (ACP)* ist eine weitere Möglichkeit der Behandlung. Dazu wird dem Patienten Blut abgenommen, das zur Entfernung der roten Blutkörperchen anschließend zentrifugiert wird. Das gewonnene **Eigenplasma** enthält Blutplättchen *(Thrombozyten)* und weiße Blutkörperchen *(Leukozyten)* in

**(*Exzentrische*) Übungen zur Dehnung der Achillessehne und der Plantarfaszie**

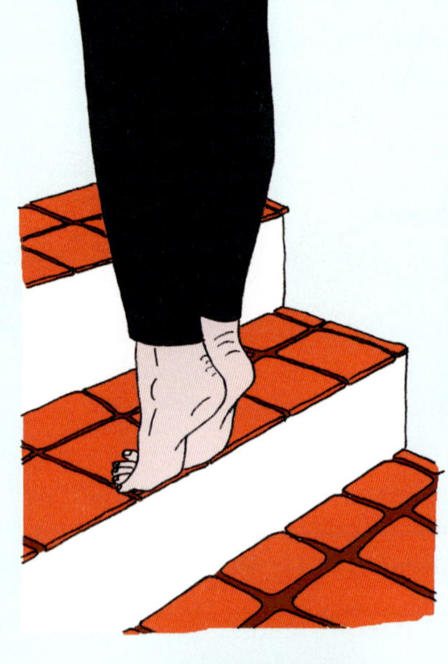

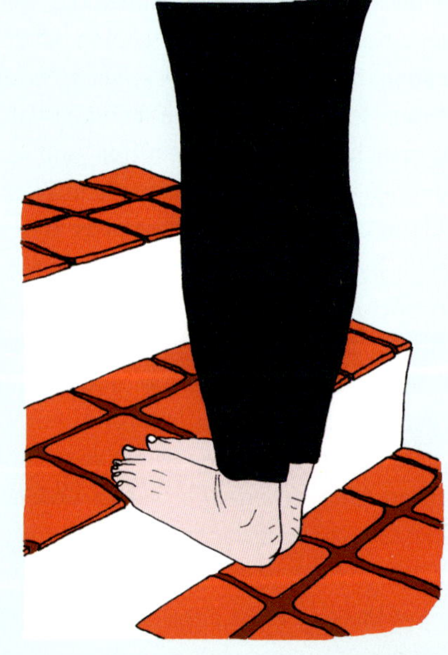

In den Zehenstand erheben und 2 Sek. halten. Anschließend die Ferse tief absenken und wieder 2 Sek. in der Position halten. Wieder in den Zehenstand usw. Die Übungen werden langsam durchgeführt, möglichst 3 x täglich und mit jeweils 3 x 20 Wiederholungen mit Pausen von 1-3 Minuten zwischen den Sätzen.

erhöhter Konzentration. Diese Zellen enthalten Wachstumsfaktoren und Eiweiße, die normalerweise für eine Wundheilung notwendig sind. Sie können heilend auf erkrankte Sehnen und Bänder wirken. In ähnlicher Weise wird das sog. *Platelet-rich plasma (PRP)* verwendet, ein Konzentrat aus Blut, das eine 2-fach erhöhte Konzentration an Blutplättchen *(Thrombozyten)* und anderen Zellen sowie Eiweißen enthält. Eine abschließende Bewertung dieser Verfahren zur Behandlung des Fersensporns ist zurzeit noch nicht möglich.

Die Therapie mit Kälte, Tabletten und Spritzen ist vor allem **in den ersten Wochen** der Erkrankung gut wirksam. Bestehen die Beschwerden über Monate, zeigen diese Maßnahmen kaum noch Wirkung.

Dann sind **Dehn- und Kräftigungsübungen** wichtiger. Massageübungen der Fußsohle werden mit einem Fußmassageroller oder einem Ball durchgeführt und tragen zur Entspannung der Sehne bei. Die Zehen können zur Dehnung der Sehne auch mit den Händen nach oben gezogen werden. In manchen Fällen kann eine sog. *Nachtlagerungsschiene* helfen, die Sehne nachts unter Spannung zu halten. Dies wird jedoch zum Teil als schmerzhaft empfunden und ist dann wenig praktikabel.

Sinnvoll sind **spezielle Übungen** für die Wadenmuskeln, die Achillessehne und die Fußsohle. Sie können im Stand z. B. an einer Treppenstufe durchgeführt werden. Neben dem Dehneffekt wird die Belastung auf andere Sehnenfasern verlagert, eine krankhaft gesteigerte Durchblutung am Sehnenansatz wird vermindert und die Heilung gefördert. Sie werden als *exzentrische Dehnübungen* oder als *exzentrisches Krafttraining* bezeichnet.

Die *exzentrischen Dehnübungen* sollen eine Neustrukturierung des Sehnengewebes bewirken. Zudem sollen sich die im Rahmen der Entzündung entstandenen neuen Blutgefäße zurückbilden und die Schmerzen abklingen. Die Übungen werden auch dann durchgeführt, wenn sie leichte Schmerzen verursachen. Anfänglich werden sie von einem Physiotherapeuten angelernt. Sie werden über die Dauer von mindestens 6 Wochen und bis zu 2-3 Monaten täglich 3-mal durchgeführt.

Neben den vom Patienten eigenständig durchgeführten Dehnübungen können Ärzte, Physiotherapeuten oder Osteopathen weitere Behandlungen der Muskeln und Sehnen durchführen, die ebenfalls zunächst der Dehnung und dann der Kräftigung dienen.

Vor allem ältere Patienten können mit **Röntgenstrahlen** behandelt werden. Für die Behandlung gibt es verschiedene Bezeichnungen: *Schmerzbestrahlung, Radiotherapie, Tiefenbestrahlung, (funktionelle) (Röntgen-)Reizbestrahlung, Röntgenentzündungsbestrahlung* oder *(funktionelle) Röntgenreizbestrahlung.* Die Bestrahlung ist schmerzfrei und wird 6- bis 8-mal im Abstand von wenigen Tagen von einem Strahlentherapeuten vorgenommen. Nachteilig ist die Belastung durch Röntgenstrahlen, weshalb sie für jüngere Patienten nicht in Frage kommt.

Eine Behandlung mit **Schockwellen**, sog. *(extrakorporalen) Stoßwellen*, ist in vielen Fällen eines chronischen Fersensporns und besonders in Kombination mit den exzentrischen Übungen hilfreich. Dazu wird die Sehne im Abstand von wenigen Tagen oder einer Woche 3- bis 5-mal mit niedrigenergetischen sog. *radialen Stoßwellen* behandelt. Über einen Kompressor wird Luft komprimiert, die in einem speziellen Handstück Druckwellen von ca. 2,5 bar erzeugt, die etwa 2000-mal auf die Sehne einwirken. Auch eine andere Form der Stoßwellentherapie *(elektromagnetische Stoßwellen)* scheint einen ebenso positiven Einfluss zu haben.

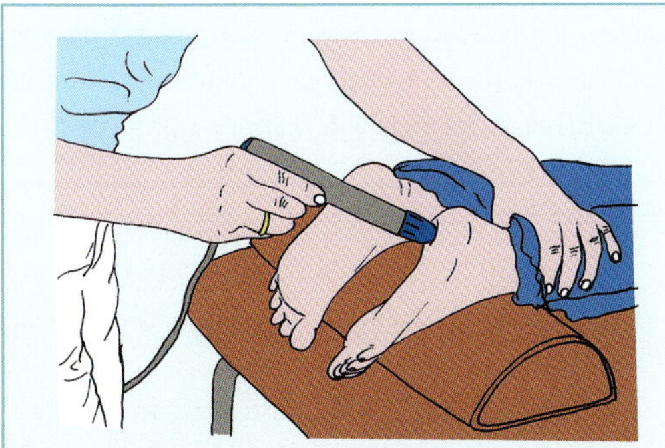

Die Abbildung zeigt die Anwendung von Schockwellen, sog. *(extrakorporalen) Stoßwellen*, bei einem Fersensporn.

Der genaue Wirkmechanismus ist noch nicht bekannt. Vermutet wird eine Anregung zur Umstrukturierung der Sehne und eine Abtötung schmerzleitender Nerven. Die Schockwellen sind nicht gesundheitsschädlich und die Anwendung wenig schmerzhaft.

**Übungen zur Dehnung der Achillessehne und der Plantarfaszie**

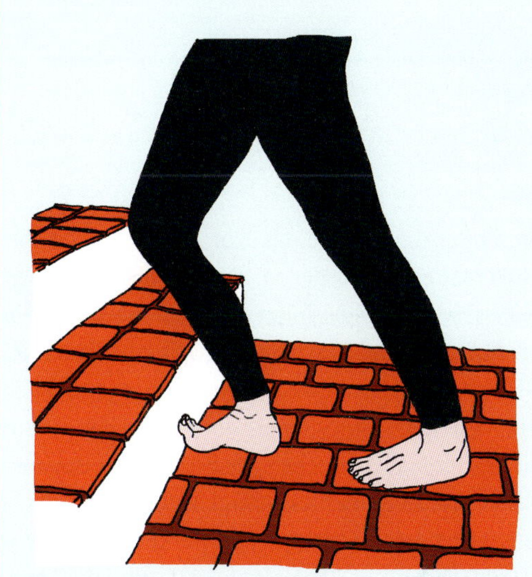

Bei der abgebildeten Übung wird die Großzehe z. B. gegen eine Treppenstufe gestellt und dann das Knie langsam nach vorne geschoben. In der Position 5 Sek. verbleiben, dann das Knie zurückführen und erneut beginnen.

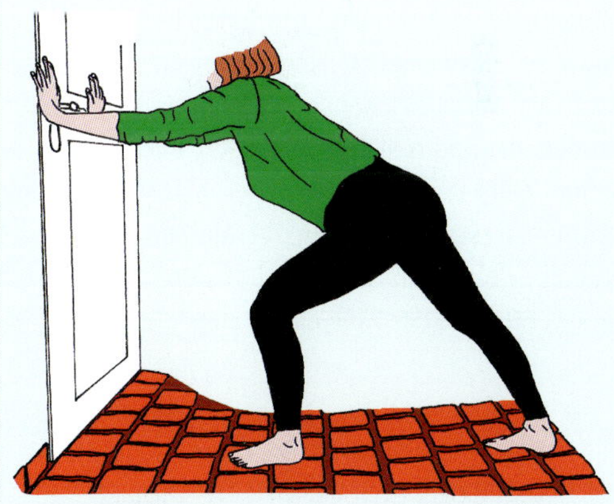

In der gezeigten Übung behält die Ferse Bodenkontakt und das andere Bein macht langsam einen Ausfallschritt nach vorne, dabei ggf. an einer Tür oder Wand abstützen. In der Position 5 Sek. verbleiben, dann einen Schritt zurückgehen und erneut beginnen. Die Übungen werden möglichst 3 x täglich mit jeweils 3 x 20 Wiederholungen und 1-3 Minuten Pause zwischen den Sätzen durchgeführt.

**Weitere Therapiemöglichkeiten**, die in Einzelfällen helfen können, sind Akupunktur, Magnetfeldtherapie, Elektrotherapie, Laser und therapeutischer Ultraschall. Auch die Verwendung von **Botulinumtoxin-A** kann in einigen Fällen Erfolg bringen.

*In 70-90% der Fälle kann durch nicht-operative Therapien und die Selbstheilung der Erkrankung Beschwerdefreiheit erreicht werden.*

Die Erkrankung sollte bis zur vollständigen Beschwerdefreiheit ausheilen. Eine erfolgreich abgeschlossene Therapie schützt nicht vor einem **erneuten Auftreten** der Beschwerden. Wird die Belastung zu früh und zu intensiv wieder aufgenommen, beginnen Reizung, Schmerz und Therapie erneut. Daher sollten die Ursachen der Erkrankung ermittelt und im Weiteren berücksichtigt werden. Sportliche Aktivitäten oder sonstige Belastungen müssen in einigen Fällen auf Dauer reduziert und dehnende Übungen regelmäßig beibehalten werden.

#### Operative Behandlung

Bestehen trotz monatelanger Therapie Beschwerden, die die Lebensqualität des Patienten stark beeinträchtigen, so ist ein operatives Vorgehen möglich. In einem sog. *offenen Verfahren* wird über einen Hautschnitt der Fersensporn erreicht, abgetragen und ein Teil der Sehne eingeschnitten. Möglich ist auch ein *geschlossenes (endoskopisches)* Vorgehen, bei dem der Sporn nicht abgetragen, aber ein Teil der Sehne eingeschnitten wird. Bei beiden Verfahren können Restbeschwerden verbleiben oder sich erneute Reizungen *(Rezidive)* bilden. Operationen sind in 80-90% der Fälle erfolgreich.

### Prognose und Verlauf

Wenn der Fersensporn rechtzeitig erkannt sowie gezielt und ausreichend lange behandelt wird, hat er eine **gute Prognose**. Dennoch kann sich die Behandlung über Wochen und Monate hinziehen und erfordert zum Teil die Anwendung verschiedener Behandlungsmethoden. Weder der Patient noch der Arzt sollten die **Geduld** verlieren und sich in einigen Fällen auf eine lange Behandlung einstellen. Am Ende kann dann in fast 90% der Fälle eine Heilung erreicht werden.

*Beim Fersensporn gibt es nicht „die" eine Behandlungsmethode, die allen Patienten immer hilft. Oft müssen verschiedene Methoden versucht werden.*

### Das Wichtigste für Sie:

- Als *(unterer) Fersensporn* wird eine knöcherne Ausziehung an der Unterseite der Ferse bezeichnet.
- Nicht der Sporn führt zu Beschwerden, sondern die entzündliche Reizung der dort ansetzenden Sehne.
- Das Zusammenkommen mehrerer Ursachen löst den Beginn der Erkrankung mit Schmerzen aus.
- Die Therapie umfasst zahlreiche Maßnahmen und kann sich über viele Wochen hinziehen.
- Bis zu 90% der Fälle können ohne Operation erfolgreich behandelt werden.

## Der obere Fersensporn

Der Begriff *oberer Fersensporn* wird für eine Erkrankung des Ansatzes der Achillessehne am Fersenbein verwendet. Ob sich im Rahmen der Erkrankung ein Sporn ausbildet, ist dabei nicht wesentlich. So muss ein großer Sporn nicht zu Beschwerden führen und oft bestehen Beschwerden, ohne dass ein Sporn vorliegt.

Zutreffender ist daher der Begriff der *achillären Insertionstendopathie*, was übersetzt *Sehnenerkrankung der Achillessehne an ihrem Ansatz* bedeutet. Die Verwendung der Bezeichnung *oberer Fersensporn* ist jedoch einfacher und durchaus üblich.

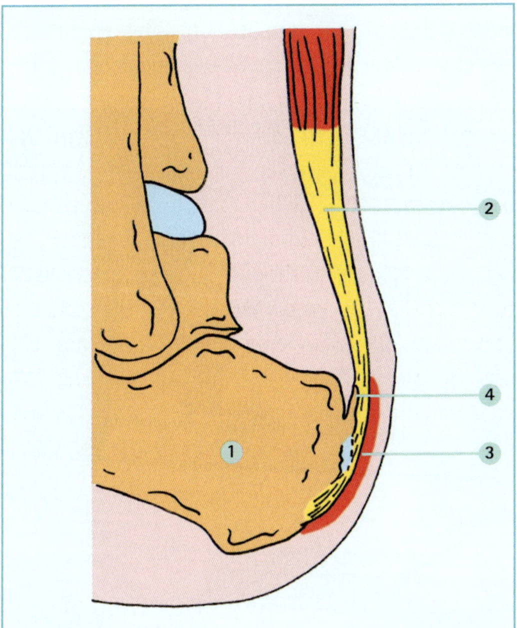


Die Abbildung zeigt eine Ferse von der Seite betrachtet. Am hinteren Teil des Fersenbeins 1 setzt die Achillessehne 2 an. Kommt es zu einer anhaltenden Überlastung, können eine schmerzhafte Entzündung 3 und die Ausbildung eines oberen Fersensporns 4 die Folge sein.

## Ursachen und Herkunft

Die Wadenmuskeln laufen über breite Sehnenstreifen in der Achillessehne aus. Diese setzt an der Rückfläche des Fersenbeins in einer Breite von einigen Zentimetern an. Sie überträgt die gesamte Kraft der Wade auf den Fuß und senkt ihn beim Gehen und Laufen kraftvoll nach unten. Damit ist der Sehnenansatz einer starken Zugbelastung ausgesetzt. Hauptursache für den oberen Fersensporn ist eine Schädigung dieses Sehnenansatzes durch **Überlastung**. Dazu kommt es durch vermehrte Lauf- und Gehbelastung, Übergewicht, Fußerkrankungen und verändertes Schuhwerk. Stoffwechselerkrankungen wie Harnsäureerhöhung, Zuckerkrankheit, Fettstoffwechselstörungen oder rheumatische Erkrankungen sind ebenfalls mögliche Ursachen.

Am Übergang der Sehne in den Knochen führt die Überlastung zu Rissen, Einblutungen, Vernarbungen und Entzündungen. Im Rahmen der Heilung kann es auch zu einer Verkalkung und damit zu einer Spornbildung kommen, was sich im Röntgenbild als oberer Fersensporn zeigt.

## Symptome und Beschwerden

Die Erkrankung tritt meist im mittleren Lebensalter auf und betrifft Männer wie Frauen gleichermaßen. Morgens nach dem Aufstehen, nach längerem Sitzen oder bei längerer Belastung treten **stichartige Schmerzen** an der Rückseite des Fersenbeins auf. Klingen die Beschwerden anfangs noch nach wenigen Schritten ab, treten sie mit zunehmender Erkrankungsdauer auch in Ruhe auf, später bei jedem Schritt.

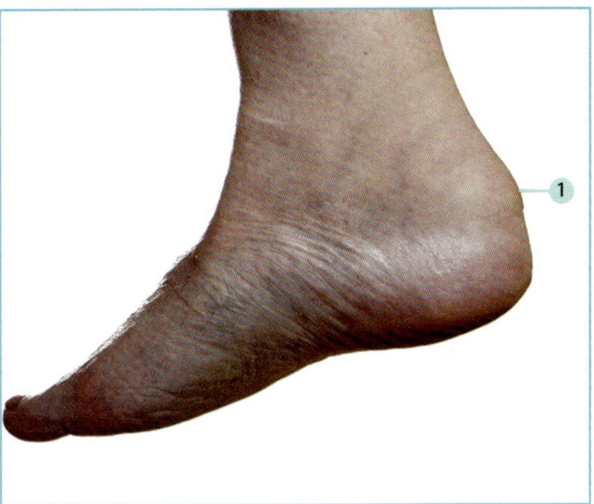


Das Foto zeigt einen Fuß, bei dem es an der Rückseite des Fersenbeins zur Ausbildung eines oberen Fersensporns 1 gekommen ist.

Die Fersenkappe im **Schuh** kann zu einer Verstärkung der Reizung führen. Rötung, Schwellung und Überwärmung der Ferse zeigen einen schmerzhaften, akut entzündlichen Zustand an.

Ist der Fersensporn ausgeprägt, dann kann er auf Dauer zu wiederkehrenden Beschwerden führen, wenn er sich fortwährend gegen die feste Fersenkappe im Schuh reibt.

## Untersuchung und Diagnostik

Nach der Befragung des Patienten *(Anamnese)* sowie der Betrachtung und Tastuntersuchung des Fußes kann meist die Diagnose gestellt werden. In der Regel lässt sich ein Druckschmerz an der Rückseite des Fersenbeins auslösen. Bei einer **akuten Entzündung** liegt eine Schwellung, Überwärmung und Rötung vor. Der Schmerz ist dann besonders stark. Hüften, Knie und Füße werden mit untersucht. Gezielt sollte nach Stoffwechselerkrankungen gefragt bzw. ihr Vorliegen durch eine Blutuntersuchung überprüft werden.

*In der akuten Phase kann eine Unterscheidung von der sog. Haglund-Ferse schwierig sein, da beide Erkrankungen in einer eng benachbarten Region auftreten.*

Auf die *Haglund-Ferse* und andere Ursachen von Schmerzen an der Ferse wird ausführlich in den Kapiteln *Die Haglund-Ferse* und *Schmerzen der Achillessehne – Die Achillodynie* eingegangen.

Weitere diagnostische Maßnahmen:

**Röntgen**
Bei dieser Erkrankung erfolgt in der Regel eine Röntgenuntersuchung, vor allem um andere Erkrankungen an der Ferse nicht zu übersehen. Ein Sporn findet sich beim Röntgen nicht immer.

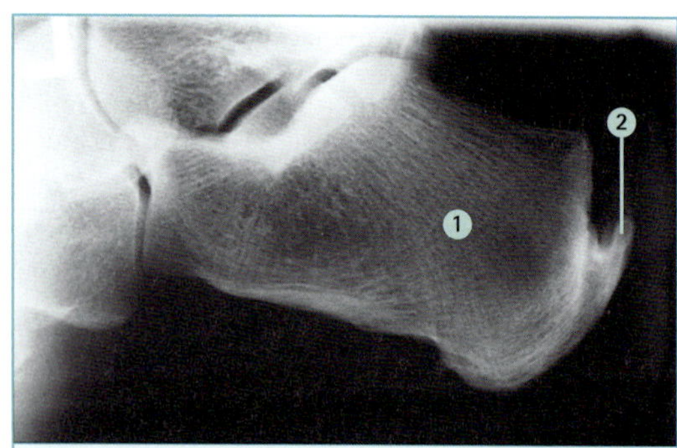


Das Röntgenbild zeigt ein Fersenbein (1) von der Seite. Der linke Bildrand weist in Richtung Zehen. Am Ansatz der Achillessehne an der Rückfläche des Fersenbeins hat sich ein *oberer Fersensporn* (2) gebildet.

**Ultraschalluntersuchung**
Mit Hilfe der Ultraschalluntersuchung können die Achillessehne, das Sehnengleitgewebe und Schleimbeutel dargestellt werden. Diese Untersuchung wird in der Regel routinemäßig durchgeführt.

**Kernspintomographie (Magnetresonanztomographie, MRT)**
In **unklaren Fällen** ist die Durchführung einer Kernspintomographie sinnvoll. Sie kann neben Informationen über den Knochen vor allem auch Informationen über die Sehnen, über entzündete Schleimbeutel oder andere Schmerzursachen liefern.

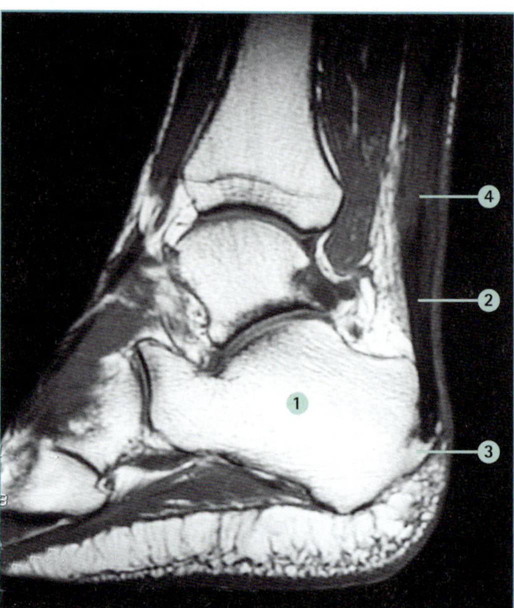


Die Kernspintomographie zeigt das Fersenbein (1) von der Seite. Der linke Bildrand weist in Richtung Zehen. Zu erkennen ist die Achillessehne (2), die an der Rückseite des Fersenbeins ansetzt. Hier hat sich ein *oberer Fersensporn* (3) gebildet. Zudem besteht noch eine Verdickung der Achillessehne (4) *(Tendinose)*.

## Therapie

Im Wesentlichen entspricht die Therapie des oberen Fersensporns der des unteren Fersensporns und wurde weiter oberhalb im Text bereits erläutert. Auf einige Besonderheiten wird im Weiteren noch eingegangen.

**Nicht-operative *(konservative)* Therapie**
Zur **Entlastung** der Sehne werden längere Geh- und Laufbelastungen vermieden. Das Schuhwerk wird so gewählt, dass kein Druck auf die Ferse ausgeübt wird. Vor allem zu Hause können hinten offene Schuhe getragen werden. Einlagen, die die Ferse anheben und das Längsgewölbe stützen, entlasten den Sehnenansatz.

Im **Stadium der Entzündung** mit Überwärmung und Rötung ist eine kühlende Therapie mit Umschlägen, Kältepackungen und Quarkanwendungen sinnvoll. Auch entzündungshemmende Tabletten wie *Ibuprofen* oder *Diclofenac* können über einen begrenzten Zeitraum verordnet werden. Liegt eine schmerzhafte Reizung ohne Überwärmung, Rötung oder Schwellung vor, lindern oft wärmende Therapien, Reizstromanwendungen und Ultraschallbehandlungen die Beschwerden.

Im Rahmen einer **physiotherapeutischen Behandlung** werden die Achillessehne und die Wadenmuskeln gedehnt. Die Übungen sollten nach Erlernen selbstständig zu Hause umgesetzt werden.

Bleiben trotz der genannten Maßnahmen die Beschwerden bestehen, so können eine (funktionelle) **Röntgenreizbestrahlung** oder eine **Stoßwellentherapie** zur Besserung beitragen.

**Spritzen** *(Injektionen)* mit Zusatz von Kortison werden sehr zurückhaltend oder gar nicht eingesetzt. Das Sehnengewebe kann durch eine Kortisoninjektion so stark geschwächt werden, dass die Achillessehne reißt. Zur Vermeidung einer Operation kann in Ausnahmefällen die Anwendung einer sehr geringen Dosis an einem eng umschriebenen Bereich erfolgreich sein. Mehr als 1-2 Injektionen sollten jedoch nicht erfolgen. Pflanzliche Injektionen kommen alternativ zum Einsatz.

### Operative Behandlung

Konnte nach Monaten keine ausreichende Besserung erzielt werden, ist eine operative Therapie möglich. Dabei wird gealtertes und entzündlich verändertes Sehnengewebe am Ansatz der Ferse entfernt, wenn vorhanden auch der obere Fersensporn. Wenn zuviel Gewebe bei der Operation entfernt werden muss, wird während der Operation gesundes Sehnengewebe verlagert und am Fersenbein befestigt. Sonst kommt es zu einem Reißen der Sehne.

## Prognose und Verlauf

Wird die Erkrankung früh erkannt, der richtigen Therapie zugeführt und lange genug behandelt, dann ist sie in den meisten Fällen ohne eine Operation heilbar. Sie hat damit eine **gute Prognose**.

### Das Wichtigste für Sie:

- Der *obere Fersensporn* ist eine knöcherne Ausziehung an der Rückseite des Fersenbeins.
- Die entzündliche Reizung der dort ansetzenden Achillessehne führt zu Beschwerden, weniger der Sporn.
- Ursache ist häufig eine Überlastung des Sehnenansatzes.
- Eine nicht-operative Behandlung führt meist zum Erfolg.
- Operationen sind selten notwendig.

## Die Plantarfibromatose – Der *Morbus Ledderhose*

Bei der *Plantarfibromatose* handelt es sich um eine Erkrankung eines Sehnenstreifens der Fußsohle, bei der es zur Ausbildung von knotigen Veränderungen kommt.

Einen einfachen und verständlichen Begriff für diese Erkrankung gibt es leider nicht. Daher wird häufig der Eigenname des Wissenschaftlers verwendet, der sich mit der Erkrankung (lat. *morbus*) beschäftigt hat, *Georg Ledderhose*. Entsprechend lautet die Bezeichnung *Morbus Ledderhose*.

Die Abbildung zeigt einen rechten Fuß von schräg-hinten betrachtet. Der gelb gezeichnete Bindegewebsstreifen wird als *Plantarfaszie* (1) bezeichnet und ist bei vorliegender *Plantarfibromatose* mit knoten- und strangförmigen Veränderungen (2) durchsetzt.

Von der häufig beschwerdefrei verlaufenden Plantarfibromatose ist ein Bindegewebsstreifen an der Fußsohle betroffen, der am Fersenbein beginnt und bis in die Zehen zieht. Dieser Streifen wird als *Plantarfaszie* bezeichnet und hat eine stabilisierende und schützende Funktion für den Fuß.

### Ursachen und Herkunft

Die Ursache der Erkrankung ist bis heute weitgehend **unklar**. Vermutet werden eine Störung des Immunsystems, genetische Faktoren oder Veränderungen des Stoffwechsels. Es handelt sich um eine gutartige Erkrankung.

***Beim Morbus Ledderhose handelt es sich um eine seltene und meist harmlose Erkrankung an der Fußsohle.***

Die Erkrankung, in der kleine knoten- und strangförmige Veränderungen im Bindegewebsstreifen entstehen, gleicht einer an der Hand häufig auftretenden Erkrankung, der *Dupuytren-Erkrankung (Morbus Dupuytren)*, die auch als *palmare Fibromatose* bezeichnet wird. Bei mehr als 50% der Patienten kann diese Erkrankung zusätzlich vorliegen. Insgesamt ist die Plantarfibromatose selten und kommt seltener als die Dupuytren-Erkrankung vor.

### Symptome und Beschwerden

Die Erkrankung führt selten zu Beschwerden und wird oft **zufällig** im Rahmen einer Untersuchung des Fußes aufgrund anderer Beschwerden entdeckt. Manchmal beklagen die Patienten ein Druck- und Spannungsgefühl unter dem Fuß bei langem Stehen oder Gehen.

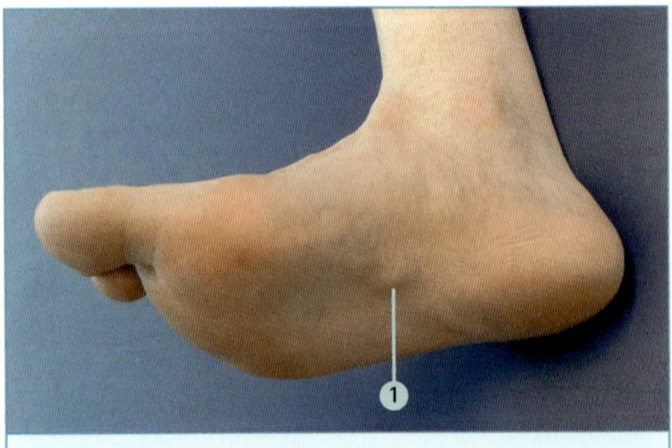

Das Foto zeigt die Fußsohle eines 35-jährigen Mannes. Ihm war die Knotenbildung (1) an der Fußsohle aufgefallen, die jedoch zu keinen Beschwerden führte.

## Untersuchung und Diagnostik

Bei der Untersuchung finden sich meist in der Mitte der Fußsohle kleine **Knötchen** von wenigen Millimetern Größe. Sie sind zum Teil entlang eines Strangs angeordnet und fühlen sich etwas hart an. Manchmal verschmelzen die Knoten zu einem größeren welligen Strang. Die Betastung ist für den Patienten **nicht schmerzhaft**. Die Innenflächen der Hände des Betroffenen werden gleichfalls untersucht, da nicht selten parallel eine *Dupuytren-Erkrankung* vorliegt.

Weitere Untersuchungen sind in der Regel nicht notwendig. Kommt es jedoch zu Schmerzen, zu Schwellungen oder sonstigen Veränderungen der Fußsohle, dann sollte eine Kernspintomographie (Magnetresonanztomographie, MRT) erfolgen, um andere mögliche Veränderungen der Fußsohle zu erkennen. Da es sich um Veränderungen im Weichgewebe handelt, sind sie auf einfachen Röntgenbildern nicht zu erkennen.

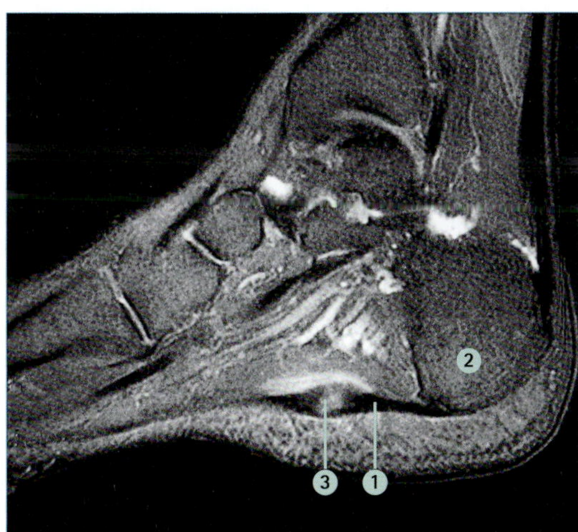


Kernspintomographie mit seitlicher Darstellung des hinteren Teils des Fußes eines 30-jährigen Mannes. Ein Bindegewebsstreifen an der Fußsohle, die *Plantarfaszie* (1), entspringt am Fersenbein (2). In ihr hat sich eine rundliche Verdickung (3) gebildet. Diese Knotenbildung wird als *Plantarfibromatose* bezeichnet.

## Therapie

Werden die Veränderungen zufällig entdeckt und machen dem Betroffenen keine Beschwerden, so ist eine Therapie nicht notwendig.

### Nicht-operative *(konservative)* Therapie

Bestehen Beschwerden unter der Fußsohle, die auf diese Erkrankung zurückzuführen sind, dann werden weiche **Einlagen** verordnet. Die Einlagen polstern und entlasten die Knötchen. Sie reichen meist als einzige Therapiemaßnahme aus.

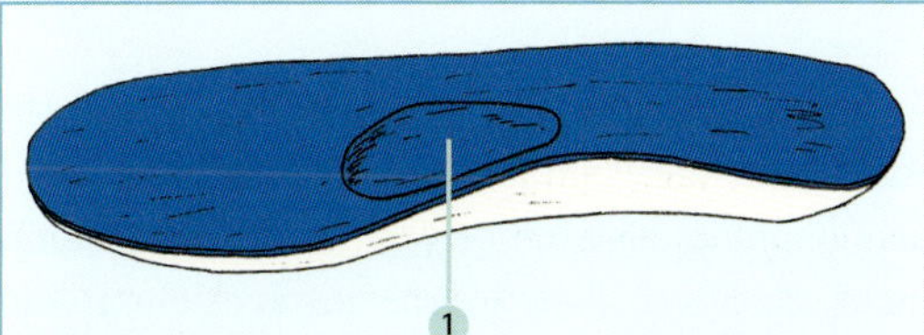


Abbildung einer Einlage aus einem weichen Kunststoff (weiß). Der Überzug (blau) ist ebenfalls aus einem weichen Material gefertigt. In der Mitte befindet sich die Pelotte, eine Stütze für den Mittelfuß (1).

Schmerzen können zur Nacht mit entzündungshemmenden Salben oder auch kurzfristig mit Tabletten wie *Ibuprofen* oder *Diclofenac* behandelt werden. Alternativ kommen entzündungshemmende Tabletten auf pflanzlicher Basis in Frage, die dann über einige Wochen eingenommen werden.

*Klingen die Beschwerden bei einem Morbus Ledderhose nicht ausreichend durch eine Einlagenversorgung und die kurzfristige Gabe von Tabletten ab, sollte eine Kernspintomographie durchgeführt werden, um andere Erkrankungen nicht zu übersehen.*

Weist die Kernspintomographie eine Plantarfibromatose nach, können anhaltende Beschwerden bei älteren Patienten mit einer **Strahlentherapie** *(Radiotherapie)* behandelt werden. Dabei wird die Fußsohle mehrmals im Abstand von einigen Tagen von einem Strahlentherapeuten bestrahlt. Die Bestrahlung ist von kurzer Dauer und für den Patienten schmerzfrei. Sie geht jedoch mit einer Strahlenbelastung durch Röntgenstrahlen einher und kann zu Hautreizungen führen.

### Operative Behandlung

Eine operative Entfernung der Knötchen ist **selten** notwendig und sollte möglichst vermieden werden. Die Gefahr eines erneuten Auftretens der Knötchen *(Rezidiv)* nach der Operation ist hoch.

## Prognose und Verlauf

Die Plantarfibromatose hat eine **sehr gute** Prognose. Zum einen treten selten Beschwerden auf und zum anderen kommt es allenfalls langsam zu einer Zunahme der Knötchen. Die Knötchen bilden sich allerdings auch nicht wieder zurück.

Anders als bei der Dupuytren-Erkrankung an der Hand führt die Plantarfibromatose nicht zu einer Schrumpfung der Stränge *(Kontraktur)* und damit nicht zu einer Funktionsbeeinträchtigung von Fußsohle oder Zehen.

## Das Wichtigste für Sie:

- Als *Plantarfibromatose* oder *Morbus Ledderhose* bezeichnet man eine Bindegewebserkrankung an der Fußsohle.
- Es handelt sich in den meisten Fällen um eine harmlose Erkrankung.
- Die Erkrankung führt nur selten zu Beschwerden.
- Eine Einlagenversorgung und leichte Schmerzmittel reichen zur Behandlung häufig aus.
- Operationen sind in der Regel nicht notwendig.

## Erkrankungen der Sehne des hinteren Schienbeinmuskels – der *Tibialis posterior-Sehne*

Der hintere Schienbeinmuskel *(Musculus tibialis posterior)* entspringt von der Rückfläche (lat. *posterior = hinterer*) des Schienbeins *(Tibia)*, des Wadenbeins *(Fibula)* und von einer beide Knochen verbindenden Membran. Seine Sehne verläuft wie ein Steigbügel hinter dem Innenknöchel bis unter die Fußsohle, wo sie sich verzweigt. Sie setzt unter anderem am Kahnbein *(Navikulare)*, an den Würfelbeinen *(Kuneiforme)* und an den Mittelfußknochen *(Metatarsale)* an.

Der hintere Schienbeinmuskel besitzt am Fuß wichtige und vielfältige **Funktionen**. So hebt er den inneren Fußrand an, senkt den Vorfuß nach unten ab und dreht ihn nach innen. Diese Bewegung wird als *Supination* bezeichnet. Weiterhin hilft der Muskel beim Abstoßen des Fußes vom Boden.

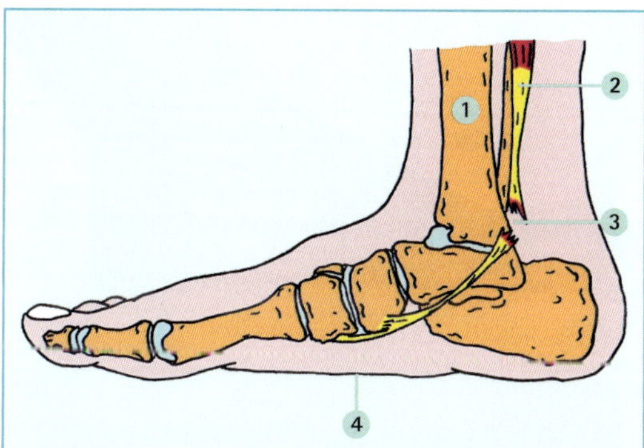


Die Abbildung zeigt die Innenseite eines rechten Fußes. Hinter dem Schienbein 1 liegt der Muskel, seine Sehne 2 verläuft hinter dem Innenknöchel bis zur Innen- und Unterseite des Fußes. Es ist zu einem Riss 3 der Sehne gekommen, in dessen Folge sich das Längsgewölbe 4 des Fußes abgeflacht hat.

Die Sehne ist von großer Bedeutung für die **Stabilität** des Mittelfußes und des auf der Innenseite des Fußes liegenden *Längsgewölbes* und damit auch für eine normale Funktion und eine normale Fußform.

Zunehmender Verschleiß *(Degeneration)* führt zu einer Schwäche *(Insuffizienz)* der Sehne, die schließlich reißen *(rupturieren)* kann. Daher wird diese Erkrankung der Sehne als *Tibialis posterior-Insuffizienz* (lat. *sufficere = ausreichen, in- = nicht*), bezeichnet.

### Ursachen und Herkunft

Sehr selten kann es im Rahmen von Unfällen zu einer direkten Verletzung der Sehne kommen. Eine Erkrankung der Sehne ist auch bei einer *rheumatoiden Arthritis* möglich, was im Kapitel *Rheumatische Erkrankungen* beschrieben ist.

Viel häufiger sind mit dem **Alter** oder bei starken Belastungen zunehmende Veränderungen in der Sehne durch **Verschleiß** *(Degeneration)*. Dabei verliert das sonst feste und straffe Sehnengewebe an Elastizität, wodurch es Belastungen weniger gewachsen ist und sich die Sehne verlängert. Es kommt zu kleinen Rissen, die mit der Zeit zunehmen, da die Reparaturvorgänge nicht mehr zu einer vollständigen Heilung ausreichen. Gleichzeitig kommt es zu wiederkehrenden Entzündungen der Sehne und ihrer Umgebung, was mit Schmerzen, einer Schwellung und zum Teil einer Überwärmung der Region hinter dem Innenknöchel einhergeht. Meist sind Frauen über 45 Jahre betroffen.

Die Verschleißerscheinungen können eine so starke **Schwächung** *(Insuffizienz)* der Sehne durch Auffaserung zur Folge haben, dass sie schließlich reißt. Ihre Funktion, den Mittelfuß, Teile des Rückfußes und das Längsgewölbe des Fußes auf der Innenseite zu stabilisieren, kann sie dann nicht mehr erfüllen und es bildet sich ein zunehmender Knick-Plattfuß.

### Symptome und Beschwerden

Zu **Beginn** der Erkrankung kommt es zu Schmerzen hinter oder unter dem Innenknöchel. Die Sehne schwillt an. Überwärmung und Rötung der Region sind möglich. Neben diesen Schmerzphasen kann die zunehmende Ausbildung eines Knick-Plattfußes beobachtet werden.

Im Gegensatz zu einem im Kindes- oder Jugendalter auf beiden Seiten ausgebildeten Knick-Plattfuß entwickelt sich bei einem zunehmenden Sehnenschaden des hinteren Schienbeinmuskels der Knick-Plattfuß meist nur **auf einer Seite**. Vergleicht man die Fußform beider Füße miteinander, so fällt der Unterschied auf.

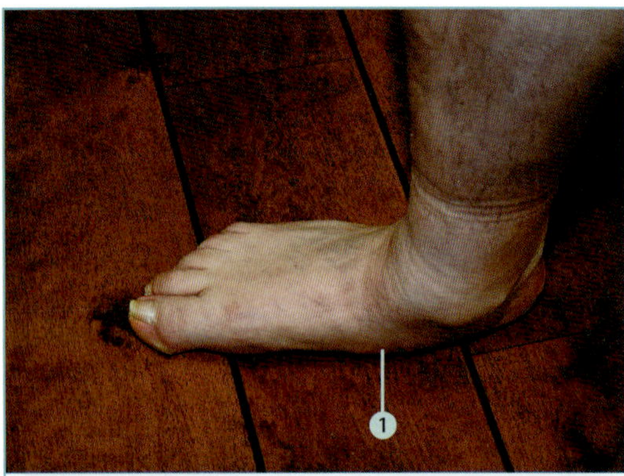


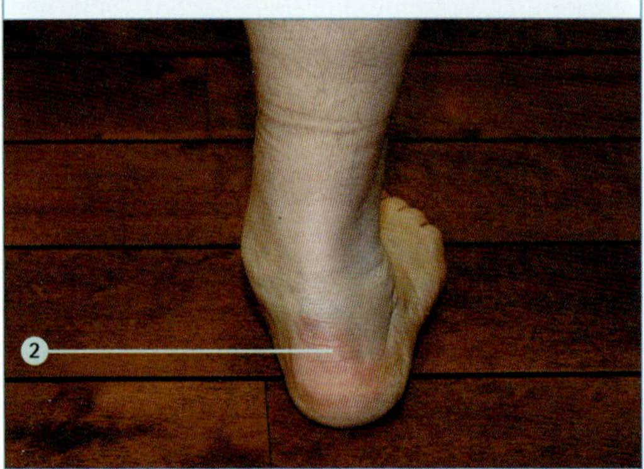


Das Foto zeigt den Fuß eines 60-Jährigen, bei dem ein Riss der Sehne zu einem starken Knick-Plattfuß geführt hat. Das sog. *Längsgewölbe* des Fußes ist stark abgeflacht (1) und die Ferse nach innen verkippt (2) (sog. *Valgusstellung*).

Mit der zunehmenden Entwicklung eines Knick-Plattfußes kann es vor allem nach einer längeren Geh- oder Stehbelastung zu Schmerzen an der Innenseite des Fußes kommen.

*Kommt es im Alter zur Entstehung eines Knick-Plattfußes, so ist meist ein Riss der Tibialis posterior-Sehne die Ursache.*

Bei Zunahme des Verschleißes kann die Sehne reißen. Damit verlieren der Fuß und sein Längsgewölbe einen wesentlichen Stabilisator, wodurch sich das Längsgewölbe abflacht, die Ferse nach innen kippt *(valgisiert)* und sich der Vorfuß mehr nach außen dreht. Ein ausgeprägter Knick-Plattfuß ist die Folge.

## Untersuchung und Diagnostik

Der Fuß wird betrachtet und die Sehne auf schmerzhafte Stellen und ihre Funktionsfähigkeit untersucht. Im **Anfangsstadium** der Erkrankung können sich hinter dem Innenknöchel eine Schwellung, Überwärmung und Schmerzen feststellen lassen. Die Funktion der Sehne ist noch nicht beeinträchtigt und die Form des Fußes normal.

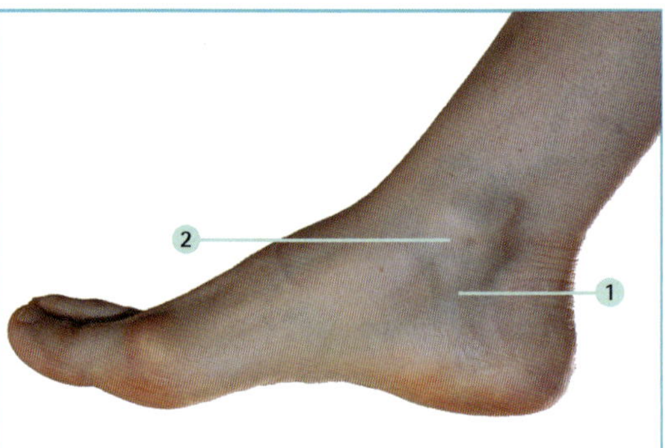


Auf dem Foto des Fußes einer 40-Jährigen ist eine leichte Schwellung (1) hinter dem Innenknöchel (2) zu sehen. Es lag eine kurzfristige Entzündung der Sehne und ihrer Sehnenscheide vor.

Schreitet die Erkrankung weiter fort, kann eine zunehmende Abflachung des Längsgewölbes und eine Veränderung des Fußes im Sinne eines **Knick-Plattfußes** beobachtet werden.

Durch die zunehmende Schwächung der Sehne gelingt es dem Patienten häufig nicht mehr, den sog. *Einbeinzehenspitzenstand* einzunehmen. Dabei soll er versuchen, sich auf einem Bein stehend auf die Zehenspitzen zu stellen.

Auch das Fußlängsgewölbe, welches sich im Zehenstand normalerweise stärker ausbildet, kann sich bei den Erkrankten häufig nicht mehr aufrichten, wenn sie sich auf die Zehen stellen.

Weitere diagnostische Maßnahmen:

**Röntgen**
Im Röntgenbild kann die zunehmende Fehlstellung des Fußskeletts aufgezeigt werden, weshalb die Röntgenuntersuchung regelmäßig durchgeführt wird. Gleichzeitig sind mögliche andere Veränderungen am Fuß wie Verschleiß, Verkalkungen oder Verknöcherungen zu erkennen.

**Ultraschalluntersuchung**
Im Ultraschallbild können sich Verdickungen und Risse der Sehne zeigen. Ist die Diagnose nicht mit ausreichender Sicherheit zu stellen, liefert die Kernspintomographie weitere Einzelheiten.

**Kernspintomographie, (Magnetresonanztomographie, MRT)**
Die Kernspintomographie ist eine **sehr gute** Methode zur Darstellung der Veränderungen an der Sehne des hinteren Schienbeinmuskels. Sowohl die zu Beginn bestehenden entzündlichen Veränderungen wie auch die später auftretenden Veränderungen durch Verschleiß *(Degeneration)* und mögliche Risse *(Ruptur)* lassen sich mit keiner anderen Methode so gut abbilden.

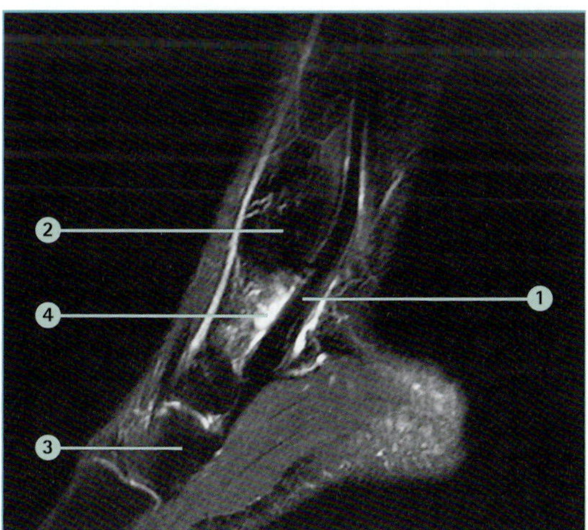


Kernspintomographie des Fußes eines 32-Jährigen in der Betrachtung von der Seite. Die linke Bildhälfte weist nach vorne zu den Zehen, die rechte zur Ferse. Die Sehne des hinteren Schienbeinmuskels (1), die sich schwarz darstellt, verläuft hinter dem Innenknöchel (2) und zieht bis zu den Knochen der Fußwurzel (3). Um die Sehne hat sich als Zeichen einer Entzündung Flüssigkeit (weiß dargestellt) (4) eingelagert.

## Therapie

Die Behandlung richtet sich nach dem Stadium der Erkrankung, in dem die Diagnose gestellt wird. Zudem werden das Alter des Patienten, andere Erkrankungen und seine Ansprüche an körperliche sowie sportliche Aktivitäten berücksichtigt.

***Übergewicht begünstigt ein Fortschreiten der Erkrankung und sollte in jeder Phase möglichst verringert werden.***

**Nicht-operative *(konservative)* Therapie**
Zu **Beginn** der Erkrankung werden wiederkehrende Entzündungen und Schmerzen der Sehne durch eine Schonung und Kühlung des Fußes behandelt. Dazu können mit Gel gefüllte Kompressen, kalte und nasse Umschläge oder mit Quark gefüllte Beutel angewendet werden. Die Temperaturen sollten denen in einem Kühlschrank und nicht denen eines Gefrierschranks entsprechen, also etwa 7°C betragen. Zusätzlich werden **Salben** oder zur Nacht salbenhaltige Pflaster angewendet.

Für 1-2 Wochen können im akuten Fall je nach Verträglichkeit **Medikamente** wie *Ibuprofen, Diclofenac* oder ähnliche Wirkstoffe eingenommen werden. Die dauerhafte Einnahme ist wegen möglicher unerwünschter Wirkungen nicht empfehlenswert. Über einen längeren Zeitraum bietet sich die Einnahme pflanzlicher Präparate an.

Starke Schmerzen und Entzündungen an der Sehne können zum Teil mit **Spritzen** *(Injektionen)* behandelt werden. Dabei werden eher pflanzliche Wirkstoffe oder Eigenblutplasma eingesetzt, Kortison kann die Sehne so stark schwächen, dass sie reißt. Es wird, wenn überhaupt, sehr zurückhaltend und in geringer Dosis eingesetzt.

Wesentlich ist eine stützende Therapie des Fußlängsgewölbes durch **Einlagen.** In den meisten Fällen ist mit diesen Maßnahmen zunächst eine ausreichende Beruhigung der Beschwerden zu erreichen. Das Fortschreiten des Sehnenverschleißes kann damit jedoch meist nicht aufgehalten werden.

Ist eine ausreichende Stütze des Fußes mit Einlagen nicht mehr möglich und wünscht der

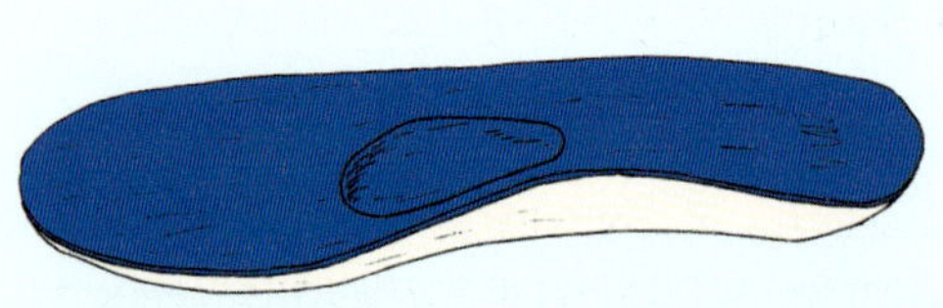

Einlagen können den inneren Fußrand stützen und die Sehne des hinteren Schienbeinmuskels entlasten. Sie werden aus festeren Kunststoffen oder aus einer Kombination von Kork und Leder angefertigt.

Patient keine Operation, dann kann ein **orthopädischer Schuh** oder ein sog. *Innenschuh (Innenschuhorthese)* dem Fuß besseren Halt geben. Die in einem orthopädischen Schuh liegende Bettung ist oft wirkungsvoller als Einlagen. Zudem kann in den Schuh eine stabile Hinterkappe eingearbeitet werden, die den Rückfuß stabilisiert.

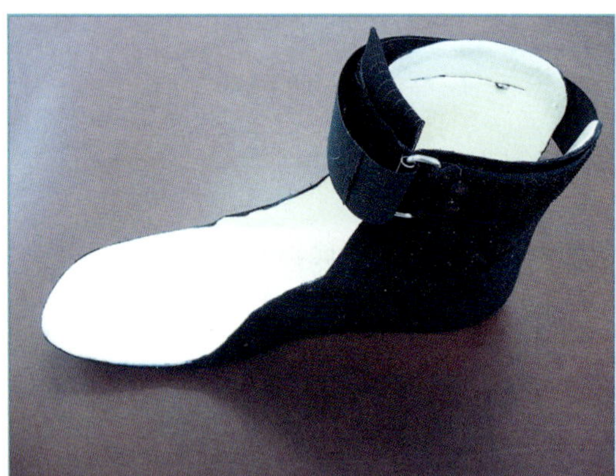

Das Foto zeigt einen sog. *Innenschuh*, der den rückwärtigen Teil des Fußes und das Längsgewölbe stützt. Er kann im Schuh getragen werden.

Der sog. *Innenschuh* wird ebenfalls individuell für den Patienten gefertigt und passt sich wie eine Bandage, nur bedeutend stabiler, der Fußform an. Er ist so dünn, dass er, wie der Name sagt, in einem normalen Konfektionsschuh getragen werden kann.

### Operative Behandlung

Kommt es zu einem Fortschreiten der Erkrankung, dann nimmt der Schaden der Sehne zu und die bisherigen Maßnahmen reichen nicht mehr aus. Der Fuß kann in dieser **mittleren Phase** in seiner Stellung noch korrigiert werden. Dies kann genutzt werden, um den Fuß durch eine Operation wieder zu stabilisieren und einer weiteren Zunahme des Knick-Plattfußes vorzubeugen.

Dazu werden miterkrankte Bänder am Fuß durch Nähte stabilisiert *(gerafft)* und die Sehne des hinteren Schienbeinmuskels durch andere Sehnen verstärkt *(augmentiert)*. Sehnen am Fuß können verlagert werden *(Sehnentransfer)*, um einen Teil der Funktion der erkrankten Sehne zu übernehmen. Eine einfache Naht der Sehne ist nicht möglich, da die Nähte in dem verschlissenen Sehnengewebe keinen ausreichenden Halt finden und ein Fortschreiten der Erkrankung nicht aufhalten würden.

Um eine dauerhafte Verbesserung zu erreichen und um zu verhindern, dass die bestehende Fußfehlstellung zu einem erneuten Reißen führt, wird häufig zeitgleich ein Eingriff an den Knochen durchgeführt. Dazu wird beispielsweise das Fersenbein *(Kalkaneus)* mit einer Säge durchtrennt *(osteotomiert)* und der Fuß in eine verbesserte Stellung gebracht. Das Fersenbein wird durch Schrauben zusammengefügt und verwächst wieder.

Im **stark fortgeschrittenen Stadium** der Erkrankung ist der Knick-Plattfuß so stark ausgeprägt, dass er nicht mehr zu korrigieren ist. Dann werden verschiedene Gelenke am Fuß versteift. Dies kann die Gelenke der Fußwurzel und das untere Sprunggelenk betreffen, in schweren Fällen auch das obere Sprunggelenk. Bei der **Versteifung** *(Arthrodese)* wird der Knorpel zwischen den Gelenken entfernt, so dass sich die Knochenflächen berühren. Durch Schrauben werden sie zusammengefügt und verwachsen miteinander.

## Prognose und Verlauf

Eine Reizung der Sehne kann sich wieder beruhigen und hat eine gute Prognose. Kommt es zu deutlichen Veränderungen der Sehne durch Verschleiß und zu wiederkehrenden Reizungen, einer Auffaserung der Sehne und einem Riss, dann ist eine zunehmende Deformierung des Fußes ohne Operation wahrscheinlich.

Wie rasch sich die Vorgänge entwickeln, ist schwer vorherzusagen und hängt von der Belastung des

Fußes ab. Dabei spielt das Körpergewicht eine große Rolle.

Kann mit den nicht-operativen Verfahren dem Patienten zunächst gut geholfen werden, dann sollten regelmäßige Kontrolluntersuchungen sicherstellen, dass eine zunehmende Schwäche der Sehne rechtzeitig festgestellt wird.

Die Entscheidung, ob und wann operiert werden sollte, ist in jedem Fall individuell zu treffen. Jedoch ist zu berücksichtigen, dass die Operation aufwendiger und damit auch komplikationsträchtiger wird, je weiter die Deformität des Fußes fortschreitet.

## Das Wichtigste für Sie:

- Die Sehne des hinteren Schienbeinmuskels wird *Tibialis posterior-Sehne* genannt.
- Ihre häufigste Erkrankung ist der Verschleiß.
- Durch den Verschleiß kann es zu einer Schwäche und einem Riss der Sehne kommen.
- Aus der Schwäche und dem Riss entwickelt sich ein Knick-Plattfuß.
- Zur Behandlung werden nicht-operative und operative Verfahren angewendet.

## Erkrankungen der Peronealsehnen

An der Außenseite der Wade liegen die beiden *Peronealmuskeln*: der *kurze Peronealmuskel* (*Musculus peronaeus brevis*, lat. *brevis* = *kurz*) und der *lange Peronealmuskel* (*Musculus peronaeus longus*, lat. *longus* = *lang*). Sie bilden einen Teil der Wadenmuskeln. Ihre Sehnen verlaufen hinter dem Außenknöchel und werden hier u.a. durch feste Streifen aus Bindegewebe *(Retinakula)* in ihrer Position gehalten. In Höhe des Außenknöchels sind beide Sehnen von einer gemeinsamen Sehnenscheide umgeben.

Die Sehne des kurzen Peronealmuskels zieht bis zur Außenseite des Fußes an die sog. *Basis* des 5. Mittelfußknochens, während die Sehne des langen Peronealmuskels um das Würfelbein herum unter der Fußsohle weiter bis zum Innenrand des Fußes verläuft.

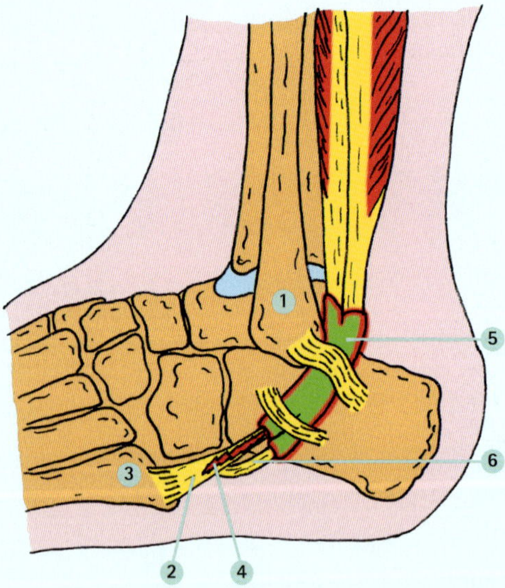

Die Abbildung zeigt die Außenseite eines linken Fußes. Hinter dem Außenknöchel 1 zieht die Sehne des kurzen Peronealmuskels 2 bis zur sog. *Basis* des 5. Mittelfußknochens 3. Hier weist die Sehne einen Riss 4 auf. Durch die gemeinsame und in diesem Fall entzündete Sehnenscheide 5 zieht die Sehne des langen Peronealmuskels 6 weiter bis zum inneren Fußrand.

Die Funktion der Peronealmuskeln besteht in der Senkung des Fußes sowie in der Anhebung des äußeren Fußrandes, eine Bewegung, die als *Pronation* bezeichnet wird. Die Muskeln sind zudem für die **Stabilität des oberen und unteren Sprunggelenks** wichtig und wirken einem Umknicken des Fußes nach außen entgegen.

Neben der Schreibweise *Peronealsehne* werden auch die Schreibweisen *Peronäalsehne* und *Peronaealsehne* verwendet. Teilweise wird auch von *Fibularsehnen* gesprochen. *Fibular* bzw. *peroneal* bedeutet *das Wadenbein (Fibula) betreffend* bzw. *wadenbeinseitig*.

### Ursachen und Herkunft

Es gibt verschiedene Erkrankungen der Peronealsehnen. Durch einen **Unfall** kann es zu einer Schädigung der Bindegewebsstrukturen kommen, die die Peronealsehnen hinter dem Außenknöchel halten *(Retinakula)*. Dann verlagern sich eine oder beide Sehnen nach vorne vor den Außenknöchel *(Luxation)*. Zu einer solchen Verletzung kann es z.B. im Rahmen einer Verstauchung *(Distorsion)* des oberen Sprunggelenks kommen. Aus anatomischen Gründen und bei einem starken Knick-Senkfuß ist eine Verlagerung der Sehnen auch ohne Unfall möglich.

***Von Rissen im Längsverlauf der Sehne (Längsrisse) ist am häufigsten die Sehne des kurzen Peronealmuskels betroffen.***

Zu **Reizungen oder Schäden der Peronealsehnen bzw. der Sehnenscheide** kommt es meist durch eine Überlastung im Sport. Sportarten, die am Fuß zu einer starken Belastung dieser Sehnen führen, sind z.B. Badminton, Tischtennis oder Tennis. Auch ein Umknicken im Sprunggelenk kann Reizungen und Verletzungen auslösen. Schäden bestehen meist in Form von **Längsrissen** in der Sehne des kurzen Peronealmuskels. Risse in der Sehne können sich mit der Zeit ausdehnen und zu einem vollständigen Riss *(Ruptur)* führen.

An der Außenseite des Fersenbeins *(Kalkaneus)* kann eine **knöcherne Erhebung** *(peroneales Tuberkel)* vorhanden sein, die zu einer schmerzhaften Reizung führt. In der Sehne des langen Peronealmuskels findet sich bisweilen ein kleiner runder Knochen *(Os peroneum)*. Auch er kann Ursache von Beschwerden sein.

## Symptome und Beschwerden

Erkrankungen der Peronealsehnen bzw. ihrer Sehnenscheiden lösen meist Schmerzen **hinter dem Außenknöchel** oder an der Außenseite der Ferse aus. Bei einem entzündlichen Reizzustand ist die Region geschwollen und leicht überwärmt, selten gerötet. Bei Reizungen oder Längsrissen der Sehne verstärken Belastungen die Beschwerden deutlich.

***Schmerzen hinter dem Außenknöchel geben Hinweise auf eine Erkrankung der Peronealsehnen.***

Da die Peronealsehnen eine stabilisierende Funktion für die Sprunggelenke haben, kann eine Erkrankung der Sehnen zu einem **Gefühl der Instabilität** in diesen Gelenken führen. Spürbar ist dies z.B. beim Gehen auf unebenem Gelände oder beim Sport.

## Untersuchung und Diagnostik

Der Patient wird zu seinen Beschwerden, seiner sportlichen Belastung und zu Unfällen befragt *(Anamnese)*. Daran schließt sich die körperliche Untersuchung an, bei der das obere und untere Sprunggelenk sowie die umgebenden Bänder und Sehnen überprüft werden.

Bei Erkrankungen der Peronealsehnen ist das **Abtasten** der Region hinter dem Außenknöchel schmerzhaft. Teilweise kann eine Überwärmung, Schwellung und auch Rötung festgestellt werden. Ist es zur Verlagerung einer Sehne *(Luxation)* vor den Außenknöchel gekommen, ist dies zum Teil sichtbar.

Kann die Diagnose nicht mit ausreichender Sicherheit durch die körperliche Untersuchung gestellt werden, erbringen die Ultraschalluntersuchung und die Kernspintomographie wichtige Aussagen über die Erkrankung der Sehne.

Weitere diagnostische Maßnahmen:

### Röntgen

Da es sich bei Sehnengewebe um strahlendurchlässiges Weichgewebe handelt, ist eine direkte Abbildung im Röntgenbild nicht möglich. Im Rahmen von Unfällen werden häufig Röntgenuntersuchungen des Fußes durchgeführt. Sie dienen der Beurteilung des Knochens sowie des oberen und unteren Sprunggelenks.

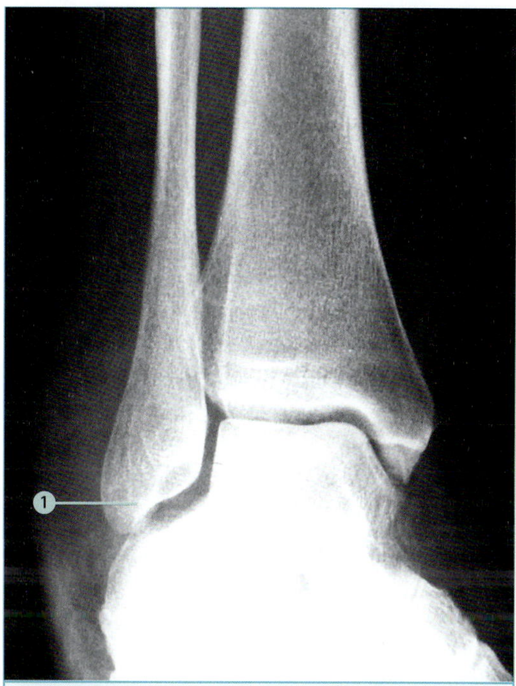


Normales Röntgenbild eines rechten Sprunggelenks von vorne betrachtet. Hinter bzw. unter dem Außenknöchel (1) verlaufen die Peronealsehnen.

### Ultraschalluntersuchung

Die Sehnen, die Sehnenscheiden und auch die Haltebänder können teilweise anhand einer Ultraschalluntersuchung beurteilt werden. So genau und zuverlässig wie eine Kernspintomographie ist diese Untersuchungsmethode allerdings nicht.

### Kernspintomographie (Magnetresonanztomographie, MRT)

Mit Hilfe der Kernspintomographie lassen sich Erkrankungen der Peronealsehnen am besten darstellen. Sowohl Verletzungen der Haltebänder wie auch Risse der Sehnen oder Entzündungen der Sehnenscheiden sind sehr gut zu erkennen.

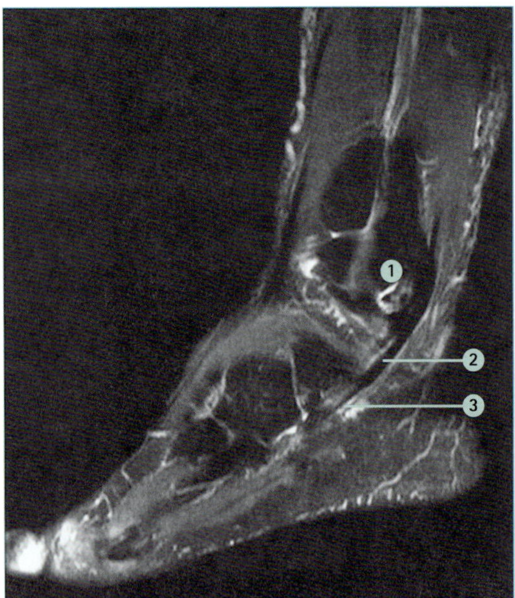


Kernspintomographie eines Fußes von der Seite betrachtet. Der linke Bildrand weist zu den Zehen, der rechte zur Ferse. Hinter dem Außenknöchel ① verlaufen die beiden Peronealsehnen ②. Die Sehnenscheiden sind leicht entzündet (weiß) ③.

*Zur Abbildung von Erkrankungen der Peronealsehnen wird meist eine Kernspintomographie durchgeführt.*

## Therapie

Die Behandlung richtet sich nach der Ausprägung der Erkrankung, ihrer Dauer und dem Anspruch des Patienten an die Belastbarkeit des Fußes.

### Nicht-operative *(konservative)* Therapie

Ist es im Rahmen einer akuten Verletzung zu einer **Verlagerung der Sehne** vor den Außenknöchel *(Luxation)* gekommen, so kann das Gelenk über einen Zeitraum von wenigen Wochen ruhiggestellt werden. Der mögliche Nachteil dieser nicht-operativen Behandlung ist die recht hohe Wahrscheinlichkeit, dass die Sehne sich erneut verlagert *(Rezidiv)*. Daher wird meist einer operativen Therapie der Vorzug gegeben (s.u.).

Bei einer **Reizung der Peronealsehnen** oder einer Entzündung der Sehnenscheiden sollte der Patient seinen Fuß schonen und keinen unnötigen Belastungen aussetzen. Hilfreich ist in der Phase der Entzündung die Anwendung von milder **Kälte** mit Kühlschrank-Temperaturen von etwa 7° Celsius.

Kältere Temperaturen aus dem Gefrierfach werden vermieden, da es zu Hauterfrierungen kommen kann und aggressive Kälte schadet. Geeignet sind kalte Umschläge, Wickel aus Quark oder fertige Kühlkompressen mit einer Gel-Füllung. Die Anwendung erfolgt mindestens 3- bis 5-mal täglich für die Dauer von 10-15 Minuten.

Entzündungshemmende **Medikamente** wie *Ibuprofen, Diclofenac* oder andere Wirkstoffe dieser sog. *nichtsteroidalen Antirheumatika (NSAR)* tragen zur Schmerzlinderung bei. Dabei ist streng auf die Verträglichkeit dieser Wirkstoffe v.a. bei älteren Patienten und Patienten mit einem „empfindlichen" Magen zu achten.

Für die Dauer von 2-4 Wochen kann das Gelenk in einem **Gips** oder in einer **stabilen Schiene** *(Orthese)* ruhiggestellt werden.

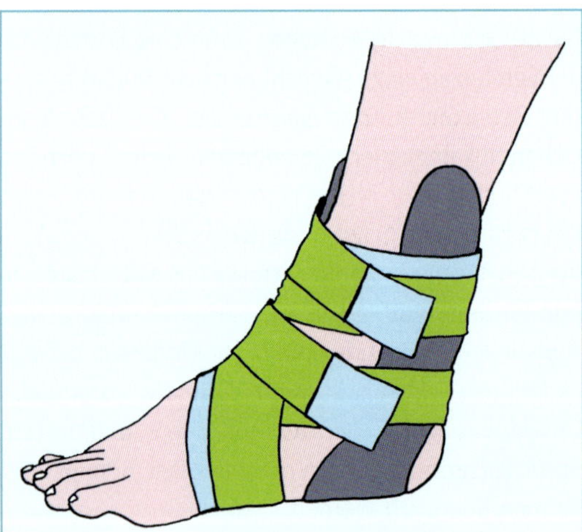

Beispiel für eine Stütze *(Orthese)* des oberen Sprunggelenks. Dadurch wird das Gelenk vor allem bei Bewegungen zur Seite stabilisiert, das Gehen ist noch gut möglich.

Die leichte **Anhebung des Fußaußenrands** durch eine sog. *Fußaußenranderhöhung* kann die Peronealsehnen entlasten und einem Umknicken nach außen entgegenwirken. Die Außenranderhöhung von 2-5 mm kann in eine Einlage oder unter das Schuhwerk gearbeitet werden.

Starke Schmerzen und Entzündungen können zum Teil mit **Spritzen** *(Injektionen)* behandelt werden. Dabei werden eher pflanzliche Wirkstoffe eingesetzt. Kortison kann die Sehnen so stark schwächen, dass sie reißen. Es wird, wenn überhaupt, sehr zurückhaltend und in geringer Dosis eingesetzt.

In gleicher Weise kann bei **kleinen Längsrissen** der Sehne vorgegangen werden. Auch wenn eine Heilung der Risse durch diese Maßnahmen nicht erreicht werden kann, so können die Beschwerden doch abklingen. Höhere Belastungen des Fußes führen jedoch zum Teil zu erneuten Beschwerden und machen teilweise operative Maßnahmen erforderlich.

Die genannten Maßnahmen können auch bei Reizungen durch einen vorstehenden **Knochen** *(peroneales Tuberkel)* oder durch einen Knochen in der Sehne *(Os peroneum)* helfen.

**Operative Behandlung**

Die bei einem **Unfall** beschädigten Haltestrukturen *(Retinakula)* können im Rahmen einer Operation wieder so hergestellt werden, dass sie den Peronealsehnen Halt geben.

**Risse** der kurzen Peronealsehne, die anhaltend oder wiederkehrend zu Beschwerden führen, können zum Teil genäht werden. Ist eine Naht aufgrund des stark geschädigten Gewebes nicht möglich, werden Teile der Sehne entfernt *(reseziert)* und die Enden der Sehne auf die lange Peronealsehne genäht *(Tenodese)*. Ist mit diesen Methoden keine stabile Situation zu erreichen, können andere Sehnen des Fußes zur Stabilisierung miteinbezogen werden *(Sehnentransfer)*.

Bei einer therapieresistenten und schmerzhaften **Reizung der Sehnenscheide** kann diese operativ entfernt werden *(Synovektomie)*.

Eine anhaltend störende **knöcherne Erhebung** *(peroneales Tuberkel)* oder ein **Knochen** in der Sehne *(Os peroneum)* können ebenfalls im Rahmen einer Operation entfernt *(reseziert)* werden. Krankhafte Veränderungen der Sehnen werden bei der Operation mitbehandelt.

## Prognose und Verlauf

Kurzzeitige Reizungen von Sehnen und Sehnenscheide klingen nach entsprechender Behandlung meist rasch ab. Auch kleine Risse können ohne Beschwerden bleiben, meist jedoch nur, wenn der Fuß nicht zu stark belastet wird.

Führen Risse oder knöcherne Veränderungen zu anhaltenden Beschwerden oder kommt es zu einer verletzungsbedingten Verlagerung der Sehnen vor den Außenknöchel *(Luxation)*, können dies Gründe für eine Operation sein. Mit der Operation besteht eine gute Aussicht, dass dem Patienten geholfen werden kann.

### Das Wichtigste für Sie:

- Als *Peronealsehnen* werden die Sehnen des kurzen und des langen Peronealmuskels bezeichnet.
- Sie verlaufen hinter dem Außenknöchel bis zum Fuß.
- Ihre Funktion ist das Anheben des äußeren Fußrandes sowie die Stabilisierung der Sprunggelenke.
- Reizungen und kleine Risse werden zunächst nicht-operativ behandelt.
- Anlass zu einer Operation können anhaltende Beschwerden oder Verletzungen sein.

# Das Morton-Neurom

Der Begriff *Neurom* beschreibt eine gutartige Vergrößerung eines Nervs. Im Nerv und um den Nerv herum vermehrt sich Bindegewebe, was zu seiner Größenzunahme führt. Beim *Morton-Neurom* ist ein Zwischenzehennerv betroffen.

Gleichbedeutend mit dem Begriff *Morton-Neurom* werden *Morton-Neurinom*, *Interdigitalneurom* oder auch *Morton-Neuralgie* verwendet.

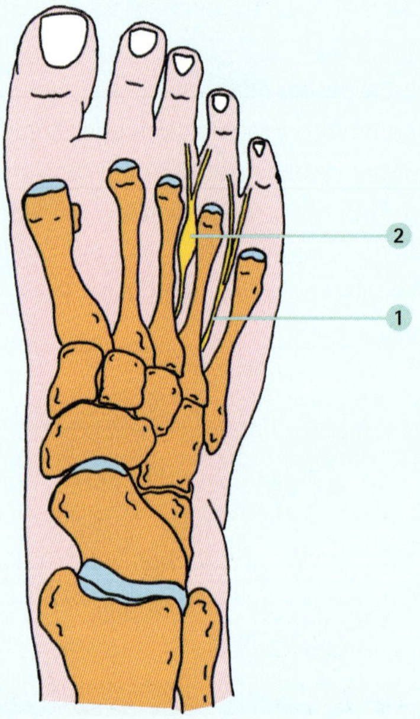

In der Abbildung ist ein normaler Zwischenzehennerv zwischen der 4. und der 5. Zehe dargestellt (1). Der Nerv zwischen der 3. und der 4. Zehe ist deutlich verdickt (2). Diese Verdickung stellt das *Morton-Neurom* dar. (Für eine bessere Übersicht sind die Knochen der Zehen nicht mit abgebildet.)

*Thomas G. M. Morton* ist der Name eines Wissenschaftlers, der sich im 19. Jahrhundert mit der Entstehung der Erkrankung beschäftigt hat.

## Ursachen und Herkunft

Wiederholte mechanische **Belastung und Reizung** eines Zwischenzehen-Nervs *(Nervus plantaris)* führt zu einer Vermehrung von Bindegewebe um den Nerv herum. Dies führt wiederum zu Platzproblemen. Zwischenzehennerven sind sog. *sensible*, das Hautgefühl vermittelnde Nerven, sie leiten die Wahrnehmung von Berührung, Kälte und Schmerz weiter. Ist ihre Funktion gestört, kommt es zu einem Taubheitsgefühl im Zwischenzehenraum.

*Beim Morton-Neurom kommt es zu einer gutartigen Zunahme von Bindegewebe um den Nerv herum.*

Das Tragen engen Schuhwerks und hoher Absätze führt zu dieser erhöhten mechanischen Beanspruchung des Vorfußes. Weitere Belastungen entstehen durch das Gehen auf harten Böden, durch dauerndes Stehen und durch Fußdeformitäten wie einen Spreizfuß, eine schiefe Großzehe oder Zehenverkrümmungen.

Die Erkrankung ist eher selten und tritt im mittleren oder höheren Lebensalter auf. 80-90% der Betroffenen sind Frauen. Das Morton-Neurom bildet sich meist zwischen dem dritten und vierten Mittelfußknochen, seltener zwischen dem zweiten und dritten Mittelfußknochen.

## Symptome und Beschwerden

Das Morton-Neurom zählt zu den Erkrankungen, die Ursache des **Mittelfußschmerzes** *(Metatarsalgie)* sind. Da ein Nerv betroffen ist, wird ein spitzer oder brennender Schmerz in Höhe der Mittelfußköpfchen beklagt. Manche Patienten geben eher diffuse Beschwerden in der Mitte des Vorfußes an.

Die Beschwerden treten vorzugsweise bei Belastung des Vorfußes durch hohe Schuhe, enges Schuhwerk, harten Boden und langes Stehen auf. Entlang des Nervs kann es zu einer Ausstrahlung der Schmerzen vom Vorfuß bis in den Unterschenkel kommen. Klingen die Beschwerden anfangs in Ruhephasen ab, bleiben sie in späteren Stadien bestehen. Da Schuhwerk den Fuß und damit auch den betroffenen Nerv zusammendrückt, bewirken das Ausziehen der Schuhe und ein Wechsel des Schuhwerks oft bereits eine Linderung der Beschwerden.

Unter dem Fuß oder zwischen den Zehen kann ein Taubheitsgefühl entstehen. Ebenso kann sich das Gefühl einstellen, wie auf einem kleinen Fremdkörper oder einer Strumpffalte zu gehen.

## Untersuchung und Diagnostik

Bei der Abtastung des Fußes fällt ein starker **Druckschmerz** zwischen den Mittelfußknochen / Mittelfußköpfchen auf. Durch einen pinzettenartigen Griff lässt sich durch Druck ein stechender Schmerz auslösen. Teilweise kommt es bei der Untersuchung zu einer leichten Verlagerung des Nervs, die hör- und tastbar sein kann. Typischerweise findet sich ein Taubheitsgefühl an der Außenseite der 3. Zehe und an der Innenseite der 4. Zehe. In der Regel ist dies dem Patienten bis dahin nicht aufgefallen. Im Rahmen der Diagnostik wird gezielt danach gesucht. Durch die Nähe des Nervs zu den Zehengrundgelenken ist eine Abgrenzung von einem starken Reizzustand dieser Gelenke oftmals schwierig. Eine **Testinjektion** mit einem örtlichen Betäubungsmittel an den Nerv ist zur Diagnosesicherung sinnvoll. Gelingt es, durch die Injektion den Schmerz zeitweise auszuschalten, ist dies ein wichtiger Hinweis auf das Vorliegen eines Morton-Neuroms.

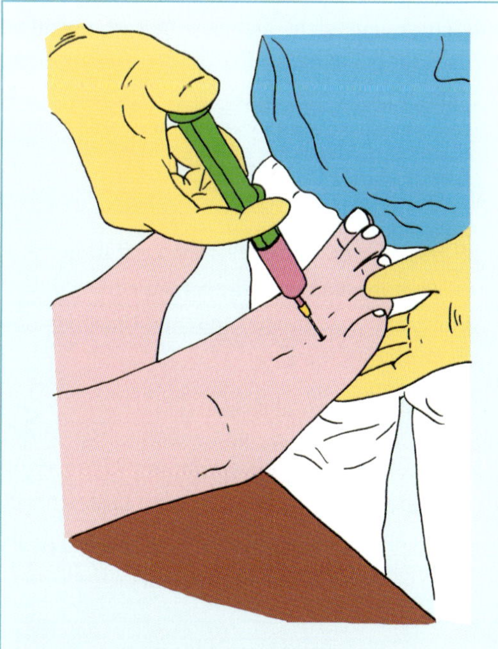

Hier wird eine Injektion zwischen zwei Mittelfußknochen vorgenommen, wo ein *Morton-Neurom* vermutet wird. Liegt ein Morton-Neurom vor, verschwindet der Schmerz zumindest für einige Zeit.

Weitere diagnostische Maßnahmen:

- **Röntgen**

Da es sich beim Morton-Neurom um Weichgewebe handelt, lässt es sich im Röntgenbild, welches nur knöcherne Veränderungen zeigt, nicht darstellen.

- **Kernspintomographie (Magnetresonanztomographie, MRT)**

Die **genaueste Untersuchungsmethode** zur Darstellung eines *Morton-Neuroms* ist die Kernspintomographie. Auch mit ihr lässt sich jedoch nicht jedes Neurom darstellen.

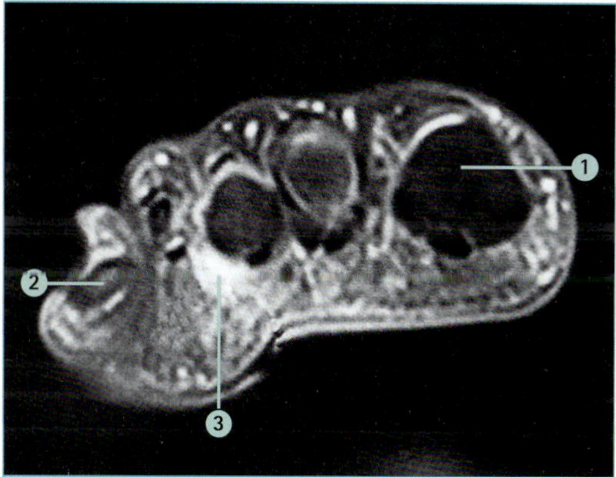


Zu sehen ist die Kernspintomographie eines Fußes. Die Betrachtung erfolgt von vorne und zeigt den Fuß im Querschnitt. Die Mittelfußknochen stellen sich als fast runde Strukturen dar. Rechts im Bild ist der Mittelfußknochen der Großzehe (1), links im Bild der Mittelfußknochen der Kleinzehe (2) zu sehen. Bei der weiß dargestellten Struktur (3) zwischen dem 3. und 4. Mittelfußknochen kann es sich um ein *Morton-Neurom* handeln.

*Da das Morton-Neurom nicht immer bildlich darzustellen ist, wird die Diagnose durch Befragung, eine Tastuntersuchung und ggf. durch das Ergebnis einer Testinjektion gestellt.*

## Therapie

### Nicht-operative *(konservative)* Therapie

Die nicht-operative *(konservative)* Therapie zielt darauf ab, eine weitere Bedrängung des Nervs zu vermeiden und ihm **mehr Platz** zu schaffen. Dazu wird weiches, ausreichend großes und vor allem weites Schuhwerk empfohlen. Flache Absätze sind zu bevorzugen, da bei hohen Absätzen die Belastung im Vorfuß zunimmt.

In schmerzhaften Phasen der Erkrankung sollte langes Gehen, langes Stehen und eine sportliche Aktivität mit Belastung des Vorfußes vermieden werden.

Oval geformte Gummistücke, sogenannte *Quergewölbestützen* oder *Pelotten*, die in den Schuh geklebt werden, entlasten den Vorfuß. Dem gleichen Zweck dienen auch weiche Einlagen. Halten die Schmerzen an, wird der Boden des Schuhs ausgefräst, gepolstert und die Sohle mit einer speziellen Abrollsohle versehen *(Schmetterlingsrolle)*.

Eine mobilisierende Behandlung *(manuelle Therapie)* des Vor- und Mittelfußes durch den Arzt oder Physiotherapeuten dehnt verkürzte Bänder und kann den Druck auf den Nerv verringern.

War die **Testinjektion** mit einem örtlichen Betäubungsmittel erfolgreich, kann die Injektion eines Kortisonpräparats erfolgen. Damit bessern sich die Schmerzen häufig über Monate hinweg. Wiederholungen in größeren Zeitabständen sind möglich, können jedoch zu einer Schädigung von Bandstrukturen mit den Folgen einer anhaltenden Abweichung der Zehenstellung führen. Daher sollte so selten wie möglich Kortison injiziert werden. Die Verwendung von pflanzlichen Präparaten ist häufiger möglich.

### Operative Behandlung

Bei anhaltenden und störenden Schmerzen kann dem Patienten die operative Entfernung der Nervenauftreibung angeboten werden. Dabei ist es nicht möglich, nur das vermehrte Bindegewebe abzutragen. Mehrere Zentimeter des Nervs werden entfernt und es verbleibt ein Taubheitsgefühl in dem Zehenzwischenraum, der von dem Nerv versorgt wurde. Restbeschwerden bestehen in etwa 15% der Fälle auch nach der Operation. Eine erneute Ausbildung *(Rezidiv)* des Neuroms ist ebenfalls möglich.

***Wünscht der Patient unabhängig vom Morton-Neurom die Operation einer bestehenden Fußdeformität, dann sollte diese vor einer Operation des Morton-Neuroms durchgeführt werden, da Symptome des Neuroms nach der Korrektur einer Zehendeformität oft abklingen.***

## Prognose und Verlauf

Durch geeignetes Schuhwerk und orthopädische Hilfsmittel gelingt es meist, die durch ein Morton-Neurom ausgelösten Beschwerden ausreichend zu lindern. Lässt die mechanische Reizung auf Dauer nach, wächst das Gewebe nicht weiter und kann sich anhaltend beruhigen. Damit hat die Erkrankung eine gute Prognose.

Zu einer bösartigen Veränderung kommt es auch im weiteren Verlauf nicht. Daher wird eine operative Therapie nur bei anhaltend störenden Beschwerden durchgeführt.

### Das Wichtigste für Sie:

- Das *Morton Neurom* ist eine gutartige Vergrößerung eines Nervs am Fuß.
- Es zählt zu den eher seltenen Ursachen des Mittelfußschmerzes.
- Hauptursache ist die mechanische Belastung des Nervs durch Einengung des Mittelfußes.
- In den meisten Fällen lindern nicht-operative Maßnahmen die Beschwerden ausreichend.
- Bei anhaltenden Beschwerden kann die operative Entfernung des Neuroms erfolgen.

# Das Tarsaltunnelsyndrom

Das *Tarsaltunnelsyndrom* bezeichnet eine mechanische Bedrängung *(Engpasssyndrom)* des unterhalb des Innenknöchels verlaufenden Nervs, des *Tibialnervs (Nervus tibialis posterior)* oder dreier von ihm abgehenden kleinen Nerven.

*Tarsus* ist die lateinische Bezeichnung für die *Fußwurzel.* Die Knochenstruktur der Fußwurzel besteht aus dem Sprungbein, den Fersenbein, drei Würfelbeinen und dem Kahnbein. Daran schließen sich die Mittelfußknochen und die Zehen an. Der *Tarsaltunnel* beschreibt einen Raum unterhalb des Innenknöchels, in dem Blutgefäße, Sehnen und Nerven verlaufen. Er wird von einem festen Bindegewebsstreifen *(Retinakulum)* überzogen.

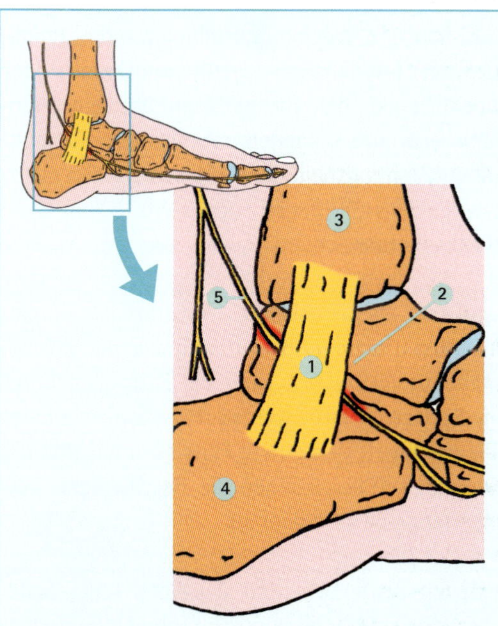


Die Abbildung zeigt die Innenseite eines linken Fußes. Die breite gelbe Struktur stellt das *Retinakulum* (1) dar, welches sich über den *Tarsaltunnel* (2) spannt und vom Innenknöchel (3) zum Fersenbein (4) zieht. Darunter läuft der *Tibialnerv* (5) und zieht bis zur Großzehe. Sehnen und Gelenkkapseln sind nicht dargestellt.

Ist der Tibialnerv betroffen, spricht man von einem *hinteren Tarsaltunnelsyndrom.* Beim *vorderen Tarsaltunnelsyndrom* wird ein Nerv auf dem Fußrücken irritiert. Im Folgenden wird das häufigere *hintere Tarsaltunnelsyndrom* beschrieben.

## Ursachen und Herkunft

Der **Platz** im Tarsaltunnel kann durch Schwellungen der Sehnenscheiden, durch eine Ausstülpung der Gelenkinnenhaut *(Ganglion)*, durch Blutergüsse oder durch Verschleiß des unteren und oberen Sprunggelenks verringert werden.

Lange Laufbelastungen in Verbindung mit einem Knickfuß können ebenfalls zu einer **Einengung** des Tarsaltunnels führen. Davon sind häufig Jogger betroffen, daher die Bezeichnung *Jogger's foot.* Zu einer Überlastung kann es auch im Rahmen eines starken Übergewichts oder vorübergehend während einer Schwangerschaft kommen.

Der feste Bindegewebsstreifen *(Retinakulum)*, der das Dach des Tarsaltunnels bildet, kann der Volumen-Zunahme kaum nachgeben. Der so **erhöhte Druck** überträgt sich auf den Nerv, was zu seiner Reizung und Funktionsstörung führt. Die Erkrankung ist dem an der Hand häufig auftretenden *Karpaltunnelsyndrom* ähnlich, tritt jedoch viel seltener auf und zählt auch am Fuß zu den seltenen Erkrankungen.

***Das Tarsaltunnelsyndrom zählt zu den seltenen Erkrankungen am Fuß.***

## Symptome und Beschwerden

Die Patienten beklagen brennende, kribbelnde oder taube **Missempfindungen** sowie **Schmerzen** an der Fußinnenseite. Teile der Fußsohle, der Großzehe und der beiden daneben liegenden Zehen können mitbetroffen sein. Die Beschwerden verstärken sich durch langes Gehen oder Stehen.

Bei Fortschreiten der Erkrankung schädigt der anhaltende Druck den Nerv und es kann zu einem Druckschaden kommen. Folge dieses Druckschadens sind Muskelschwächen in der Zehenspreizung und in der Zehenbeugung.

## Untersuchung und Diagnostik

Durch sorgfältiges Abtasten und Beklopfen der Region lassen sich Schmerzen oder Missempfindungen an der Fußinnenseite auslösen. Eine Diagnosestellung ist nicht immer sofort möglich, weil andere Gelenk- oder Sehnenerkrankungen am Fuß zu ähnlichen Beschwerden führen. In manchen Fällen ist daher eine Überprüfung der **Nervenfunktion** durch einen Facharzt für Nervenheilkunde *(Neurologe)* sinnvoll. Dort erfolgt die Messung der Nervenleitgeschwindigkeit des betroffenen Nervs. Bei einem Tarsaltunnelsyndrom kann sie verlangsamt sein.

Weitere diagnostische Maßnahmen:

### Röntgen

Da es knöcherne Ursachen (Verschleiß, Knochenvorsprünge) für ein Tarsaltunnelsyndrom gibt, ist eine Röntgenuntersuchung des Fußes sinnvoll.

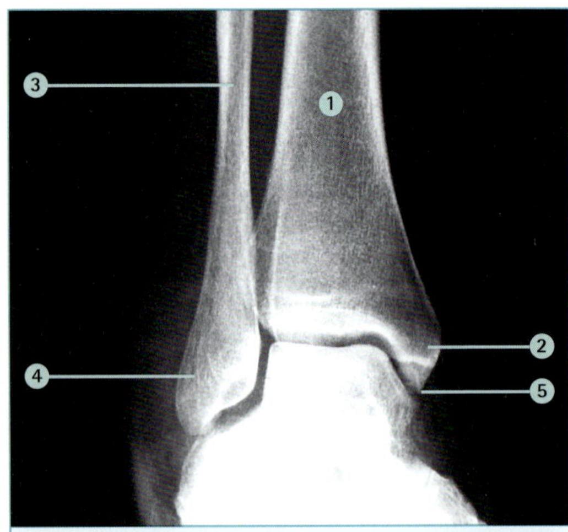


Das Röntgenbild zeigt ein normales Sprunggelenk in der Betrachtung von vorne. Das Schienbein 1 und der Innenknöchel 2 liegen am Bein innen. Außen befinden sich Wadenbein 3 und Außenknöchel 4. Unterhalb des Innenknöchels liegt der Tarsaltunnel 5.

### Ultraschalluntersuchung

Verdickungen von Sehnen und Bändern lassen sich im Ultraschall abbilden. Er wird daher regelmäßig eingesetzt, wenn sich der Verdacht auf das Vorliegen eines Tarsaltunnelsyndroms ergibt.

### Kernspintomographie (Magnetresonanztomographie, MRT)

Mit Hilfe der Kernspintomographie wird versucht, die Ursache der Enge festzustellen. Ihr Vorteil liegt in der Möglichkeit, Sehnen, Sehnenscheiden und andere Weichgewebe abzubilden. Außerdem können Veränderungen der Gelenke und ihre Auswirkungen auf den Tarsaltunnel erkannt werden.

## Therapie

Die Therapie richtet sich nach der für ein Tarsaltunnelsyndrom ursächlichen Veränderung.

### Nicht-operative *(konservative)* Therapie

Sehnenscheidenentzündungen bessern sich durch Schonung und durch eine entzündungshemmende Therapie mit **Medikamenten** wie *Ibuprofen* oder *Diclofenac*. Sie können über einen begrenzten Zeitraum von 1-2 Wochen verordnet werden. Präparate mit pflanzlichen entzündungshemmenden Wirkstoffen können alternativ und über einen längeren Zeitraum eingenommen werden. Kühlende und entzündungshemmende Salben werden mehrmals täglich aufgetragen oder nachts in Form eines Pflasters verabreicht.

Zeigt sich als Ursache des Tarsaltunnelsyndroms eine flüssigkeitsgefüllte Ausstülpung der Gelenkinnenhaut *(Ganglion)*, kann die Flüssigkeit durch eine **Spritze** entfernt werden *(Punktion)*. In einigen Fällen sammelt sich erneut Flüssigkeit an *(Rezidiv)*, in anderen Fällen klingen die Beschwerden über einen längeren Zeitraum ab.

Bestehen beim Patienten deutliche Knick-Senkfüße, dann sollten diese durch **Einlagen** aufgerichtet werden. Schwere Fußdeformitäten können das Tragen orthopädischer Schuhe notwendig machen.

***In den meisten Fällen ist eine nicht-operative Therapie erfolgreich und ausreichend.***

Zur Linderung starker Beschwerden stellt eine Spritze *(Injektion)* in den Tarsaltunnel unter Zusatz eines Kortisonpräparates eine Behandlungsmöglichkeit dar. Wiederholungen werden möglichst vermieden, um Schäden durch das Kortison an Sehnen und Bändern zu vermeiden.

Lindernden Effekt können eine Behandlung mit Magnetfeldern, eine Elektrotherapie oder eine Akupunkturbehandlung haben.

**Operative Behandlung**

Halten die Beschwerden an und wird durch einen Nervenarzt das Tarsaltunnelsyndrom bestätigt, kann dem Patienten die operative Spaltung des festen Bindegewebsstreifens *(Retinakulum-Spaltung)* angeboten werden. Damit haben der Nerv und die zur Enge führenden Strukturen wieder ausreichend Platz und die Beschwerden klingen ab. Schäden der Sehnen, Ganglien oder störende knöcherne Veränderungen werden bei dem Eingriff mit entfernt.

## Prognose und Verlauf

In den meisten Fällen klingen die Beschwerden unter der nicht-operativen Therapie ab. Daher ist die Prognose insgesamt **gut**. In therapieresistenten Fällen, bei denen der Neurologe eine Schädigung des Nervs feststellen kann, sollte zur Vermeidung von Folgeschäden am Nerv eine Operation erwogen werden.

### Das Wichtigste für Sie:

- Als *Tarsaltunnelsyndrom* wird die Bedrängung eines Nervs an der Innenseite des Fuß bezeichnet.
- Die Erkrankung ist selten.
- Überlastungen und Fußfehlstellungen sind die häufigsten Gründe.
- Durch eine nicht-operative Therapie werden die meisten Fälle erfolgreich behandelt.
- Anhaltende Beschwerden können eine Operation erforderlich machen.

# Erkrankungen der Sesambeine der Großzehe

Als *Sesambeine (Sesamoid)* werden Knochen bezeichnet, die *in einer Sehne* liegen. Sie ermöglichen eine günstigere Druckverteilung in der Sehne und verbessern ihre Funktion. Das bekannteste Beispiel ist die Kniescheibe *(Patella)*. Sie ist das größte Sesambein des Menschen und ist in der Sehne der Streckmuskulatur des Oberschenkels eingebettet. Bei der Streckung des Beins überträgt sie die Kraft auf den Unterschenkel.

Zwei Sesambeine, in der Größe von jeweils 1-1,5 cm, liegen unter dem Großzehengrundgelenk. Sie haben etwa die Form einer Bohne. Zwischen ihnen läuft die Sehne des langen Großzehenbeuger-Muskels.

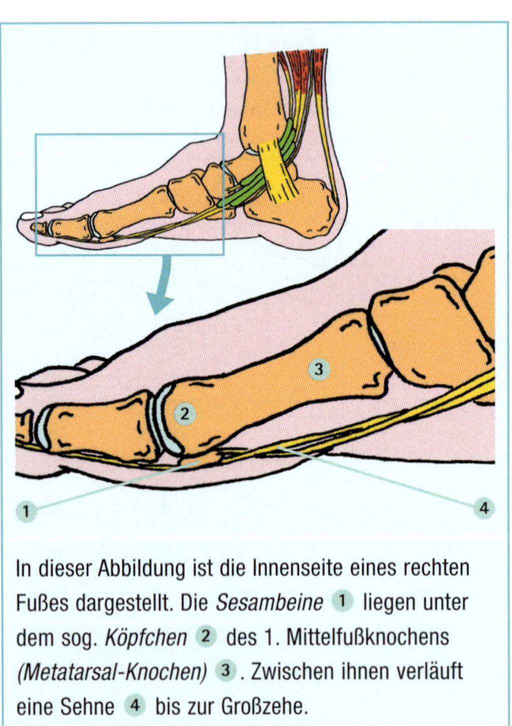


In dieser Abbildung ist die Innenseite eines rechten Fußes dargestellt. Die *Sesambeine* ① liegen unter dem sog. *Köpfchen* ② des 1. Mittelfußknochens *(Metatarsal-Knochen)* ③. Zwischen ihnen verläuft eine Sehne ④ bis zur Großzehe.

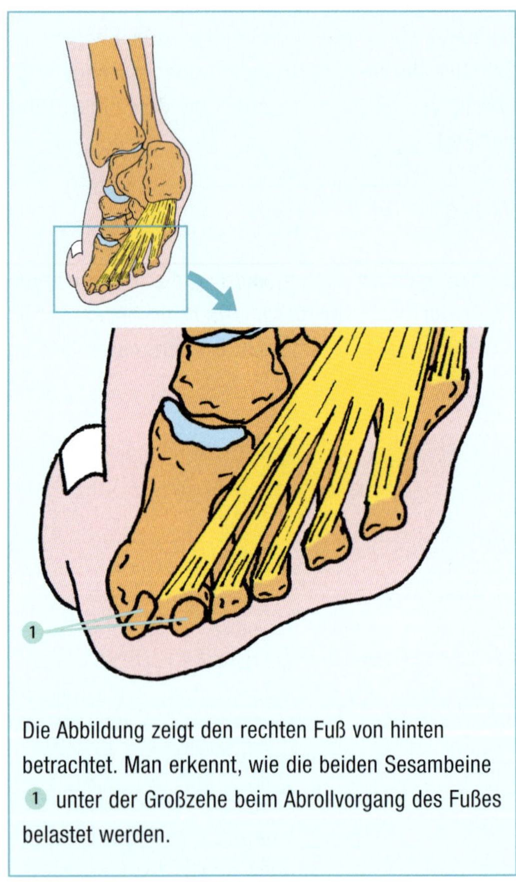


Die Abbildung zeigt den rechten Fuß von hinten betrachtet. Man erkennt, wie die beiden Sesambeine ① unter der Großzehe beim Abrollvorgang des Fußes belastet werden.

## Ursachen und Herkunft

Die Sesambeine unter der Großzehe können im Rahmen eines **Unfalls** oder durch wiederholte **Belastungen** (z.B. beim Laufsport) gereizt werden. Diese Reizung wird als *Sesamoiditis* bezeichnet. Rheumatische Erkrankungen oder eine Gicht können ebenfalls eine Reizung auslösen. Auf beide Erkrankungen wird ausführlich in den Kapiteln *Rheumatische Erkrankungen* und *Die Harnsäureerhöhung und die Gicht* eingegangen.

In seltenen Fällen kommt es, meist aufgrund einer Durchblutungsstörung eines Sesambeins, zu dessen Absterben *(Osteonekrose)*. Unfallbedingt ist ein Bruch dieser kleinen Knochen möglich.

## Symptome und Beschwerden

Die betroffenen Patienten geben einen lokalen, **stichartigen Schmerz** an der Fußsohle, direkt unter der Großzehe an. Der Schmerz tritt bei Belastung im Stehen und im Gehen auf. Je härter der Untergrund ist, desto eher wird der Schmerz verspürt.

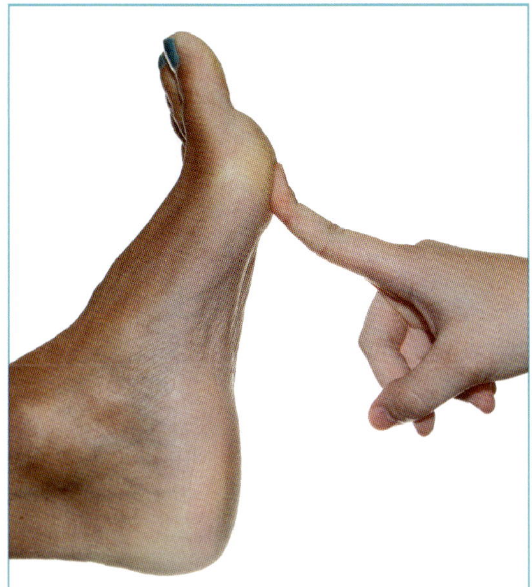

Das Foto zeigt, wo die Sesambeine liegen und wo sich bei der Untersuchung häufig ein Schmerz durch Druck auslösen lässt.

In Ruhe lassen die Beschwerden häufig nach, da die Sesambeine dann nicht mehr belastet sind. Schmerzhafte Reizungen können in ausgeprägten Fällen aber auch anhalten und zu Beschwerden auch in der Nacht und beim Sitzen führen.

## Untersuchung und Diagnostik

Die Patienten werden bei der Erhebung der Krankengeschichte *(Anamnese)* nach möglichen Auslösern für eine Überlastung oder nach Unfällen des Fußes gefragt. Dann werden der Fuß und vor allem das Großzehengrundgelenk betrachtet und abgetastet. Bei der Betrachtung fällt kaum etwas Außergewöhnliches auf, da die Sesambeine von einem dicken Ballenpolster umgeben sind. Rötungen oder Schwellungen sind daher kaum zu erkennen. Meist ist das Gelenk selber schmerzfrei beweglich. Das Strecken der Großzehe nach oben kann zu einer schmerzhaften Reizung an den Sesambeinen führen. Auf Druck reagieren die Sesambeine bei einer Erkrankung deutlich schmerzhaft.

*Bei der Untersuchung ist vor allem die Druckempfindlichkeit der Sesambeine ein wichtiges Symptom ihrer Erkrankung.*

Bestehen nur leichte Beschwerden über einen kurzen Zeitraum von wenigen Tagen, so kann zunächst eine Behandlung erfolgen, ohne dass weitere diagnostische Maßnahmen durchgeführt werden. Liegen jedoch deutliche oder schon länger anhaltende Beschwerden vor, sollte nicht auf weitere Untersuchungen verzichtet werden.

Weitere diagnostische Maßnahmen:

### Röntgen

Röntgenbilder werden angefertigt, um Erkrankungen des Großzehengrundgelenks wie Arthrose oder Gicht erkennen zu können, da diese zu ähnlichen Beschwerden führen können. Durch eine spezielle Aufnahmetechnik lassen sich die kleinen Sesambeine und Veränderungen an ihnen gut darstellen.

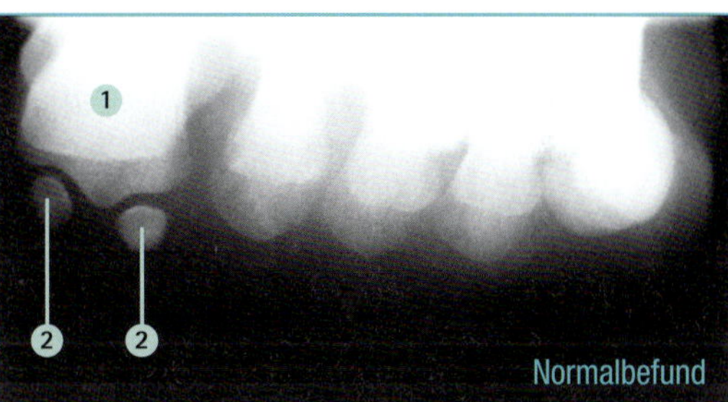


Beide Röntgenbilder zeigen einen Fuß von vorne. Durch die Überlagerung der Knochen im Röntgenbild sind einzelne Strukturen nur schwer zu erkennen. Unter den sog. *Köpfchen* (1) des 1. Mittelfußknochens liegen die beiden Sesambeine (2). Die Abbildung oben zeigt einen Normalbefund. In der unteren Abbildung ist das äußere Sesambein (3) krankhaft verändert.

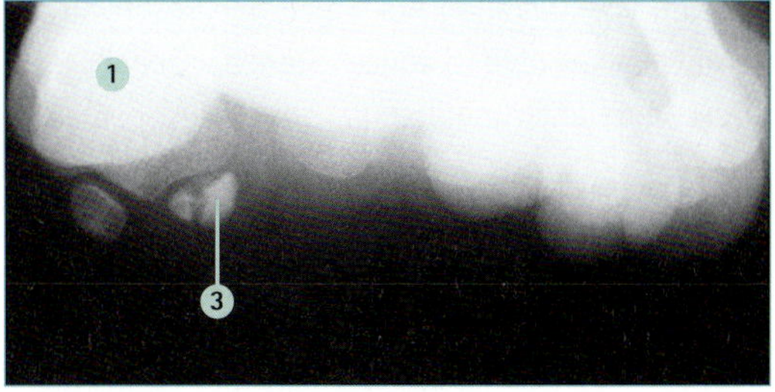


### Kernspintomographie (Magnetresonanztomographie, MRT)

Lässt sich durch die Tastuntersuchung und das Röntgenbild keine sichere Diagnose stellen, kann eine Kernspintomographie durchgeführt werden. Dieser Untersuchungsmethode gelingt eine **sehr gute Darstellung** der Sesambeine. Auch geringe

Veränderungen im Knochen, wie z.B. Wasseransammlungen *(Ödeme)*, sind gut zu erkennen.

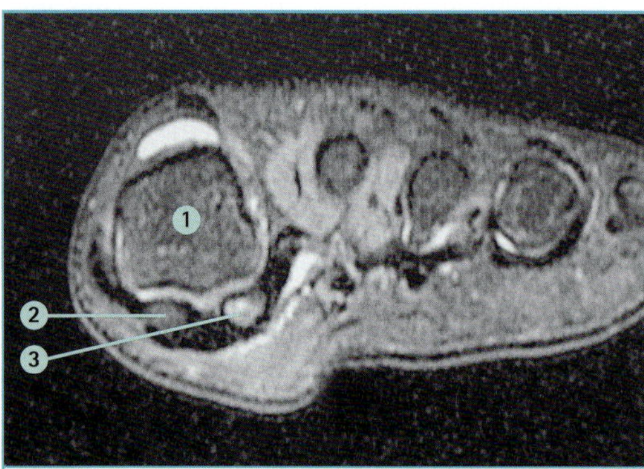


Kernspintomographie eines Fußes. Die Betrachtung erfolgt von vorne auf einen Querschnitt durch den Fuß. Unter dem 1. Mittelfußknochen (1) sind deutlich das innere (2) und das äußere (3) Sesambein zu erkennen. Als Ausdruck einer schmerzhaften Stressreaktion hat das äußere Sesambein vermehrt Wasser eingelagert. Dies wird *Knochenödem* genannt und stellt sich auf dieser Aufnahme vermehrt weiß dar.

## Therapie

Die Behandlung einer Erkrankung der Sesambeine ist in aller Regel **zu Beginn nicht-operativ**. Mit dieser Behandlung kann den Betroffenen in den meisten Fällen geholfen werden.

### Nicht-operative *(konservative)* Therapie

Da eine **Belastung** des Fußes automatisch auch die Sesambeine betrifft, sollte jede unnötige Aktivität bis zum vollständigen Abklingen der Beschwerden vermieden werden. Langes Stehen, Gehen oder Sport sind daher ungünstig.

Unterstützend erfolgt die Anwendung von milder **Kälte** mit Kühlschrank-Temperaturen von etwa 7° Celsius. Kältere Temperaturen aus dem Gefrierfach werden vermieden. Geeignet sind kalte Umschläge, Wickel aus Quark oder fertige Kühlkompressen mit einer Gel-Füllung. Die Anwendung erfolgt täglich 3- bis 5-mal für die Dauer von 5-10 Minuten.

Zur Hemmung der Entzündung bzw. Reizung können **Medikamente** wie *Ibuprofen, Diclofenac* oder andere Stoffe dieser Wirkgruppe eingesetzt werden. Die Dauer sollte wegen möglicher unerwünschter Wirkungen auf 7-14 Tage beschränkt bleiben. Präparate mit pflanzlichen, entzündungshemmenden Wirkstoffen können alternativ und über einen längeren Zeitraum eingenommen werden.

***Die meisten Erkrankungen der Sesambeine können erfolgreich nicht-operativ behandelt werden.***

Bestehen die Beschwerden schon seit Wochen, können **Einlagen** verordnet werden. Durch die Verwendung eines weichen Polstermaterials und die Aussparung der schmerzhaft gereizten Stelle in der Einlage gelingt meist eine rasche Schmerzlinderung.

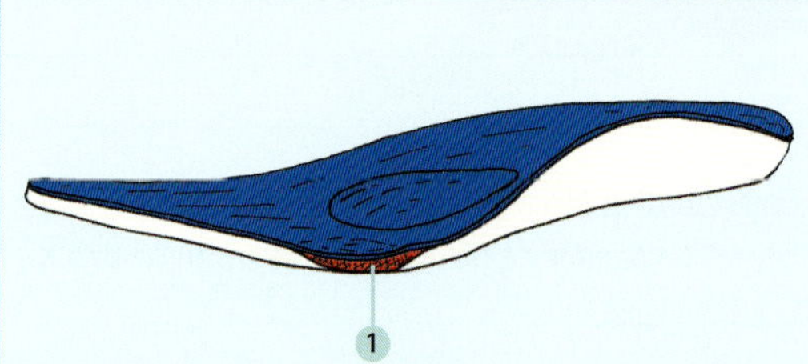


Dies ist das Modell einer Einlage aus verschieden weichen Kunststoffen. Unter den Sesambeinen wird ein besonders weicher, hier rot dargestellter Kunststoff (1) eingesetzt. Die Last des Fußes wird dadurch von den Sesambeinen mehr auf den Vorfuß verteilt.

Erst bei starken Schmerzen, die über einen längeren Zeitraum anhalten, kann eine Behandlung mit **Spritzen** *(Injektionen)* erfolgen. Sie enthalten ein Kortisonpräparat, welches die Reizzustände in der Umgebung der Sesambeine oft anhaltend beruhigt.

Da Kortison bei einer häufigeren Anwendung das Gewebe schädigt, sollten höchstens 1-2 dieser Injektionen erfolgen. Spritzen mit einem pflanzlichen Wirkstoff können häufiger angewendet werden, sind jedoch teilweise nicht so wirkungsvoll.

### Operative Behandlung

Ist es nach Monaten der nicht-operativen Behandlung zu keiner ausreichenden Besserung gekommen, kann das schmerzhafte Sesambein operativ entfernt werden.

Auch ohne ein Sesambein ist der Fuß später wieder belastbar, es wird durch sich bildendes Narbengewebe ersetzt.

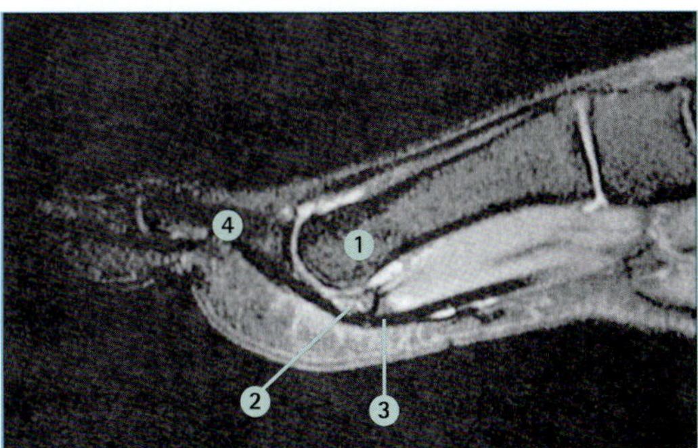


Kernspintomographie eines Fußes in der Betrachtung von der Seite. Unter dem 1. Mittelfußknochen 1 liegt ein Sesambein 2. Gut zu erkennen ist, wie eine Sehne 3 zur Großzehe 4 zieht.

## Prognose und Verlauf

Die Prognose und der Verlauf von Erkrankungen der Sesambeine sind in aller Regel **gut**. Durch die nicht-operativen Behandlungsmethoden ist den meisten Betroffenen gut zu helfen und eine Operation ist die Ausnahme.

### Das Wichtigste für Sie:

- *Sesambeine* sind kleine Knochen, die sich im Verlauf von Sehnen befinden.
- Unter der Großzehe befinden sich zwei etwa bohnengroße Sesambeine.
- Ihre Reizung bzw. Entzündung wird als *Sesamoiditis* bezeichnet.
- Ursache der Reizung ist häufig eine Überlastung.
- Durch Schonung und eine Einlagenversorgung wird in den meisten Fällen eine Besserung erreicht.

# Der Spreizfuß

Der Begriff *Spreizfuß* beschreibt eine Verbreiterung des Vorfußes. Dabei weichen die Mittelfußknochen wie ein Fächer auseinander. Die mittleren Zehengrundgelenke werden dadurch mehr als sonst belastet, was häufig als *durchgetretener Fuß* bezeichnet wird.

Unter dem sog. *Quergewölbe* des Vorfußes versteht man eine Wölbung, bei der die Grundgelenke der Großzehe und der Kleinzehe tiefer zum Boden stehen als die übrigen Grundgelenke. Es ist beim gesunden Fuß im entlasteten Zustand zu erkennen, beim Spreizfuß nicht. Im Stand ist das Quergewölbe weder beim gesunden Fuß noch beim Spreizfuß vorhanden.

Die Abbildung zeigt einen rechten Fuß von oben betrachtet. Das Auseinanderweichen der Mittelfußknochen *(Metatarsale)* (1) führt zu einer Verbreiterung des Vorfußes, was als *Spreizfuß* bezeichnet wird. Häufig kommt es dadurch zu einer Überlastung der hier rot unterlegten Grundgelenke der kleinen Zehen (2).

## Ursachen und Herkunft

Einen wesentlichen Faktor in der Entstehung des Spreizfußes und auch einer *schiefen Großzehe (Hallux valgus)* stellt die zunehmende Abweichung des ersten Mittelfußknochens zur Innenseite des Fußes dar. Daher treten der Spreizfuß und die *schiefe Großzehe* häufig gemeinsam auf. Dies kann durch eine genetische Veranlagung bedingt sein. Bereits 5% der Jugendlichen weisen einen Spreizfuß auf.

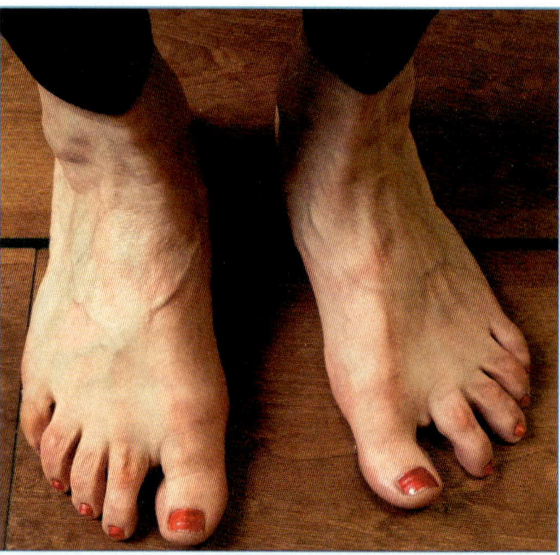

Das Foto zeigt die Füße einer 60-jährigen Frau. Auf beiden Seiten besteht eine Spreizfußdeformität, der linke Fuß (hier rechts im Bild) ist stärker betroffen.

Neben der Abweichung des ersten Mittelfußknochens kann es mit zunehmendem Alter zu einem Auseinanderweichen auch der übrigen Mittelfußknochen kommen. Ursache ist ein Nachlassen der muskulären Stabilisierung und der Bänderspannung am Fuß. Ungeeignetes **Schuhwerk** und das Laufen auf **unelastischen Böden** aus Beton oder Fliesen fördern diese Veränderungen.

*Frauen sind wesentlich häufiger betroffen als Männer, was zum Teil der Schuhmode geschuldet ist.*

Das Auseinanderweichen der Mittelfußknochen am Vorfuß führt zu einer Verlagerung der Belastung von allen Mittelfußköpfchen zu den Mittelfußköpfchen der zweiten und dritten Zehe. So werden sie schmerzhaft überlastet, schwellen an und können sich entzünden. Es entsteht das Symptom des **Vorfuß- und Mittelfußschmerzes** *(Metatarsalgie)*. Weiterhin begünstigt der Spreizfuß auch das Auftreten von **Zehendeformitäten** wie *Krallen- und Hammerzehen*. Damit beschäftigt sich ausführlich das Kapitel *Hammerzehen, Krallenzehen und der Mittelfußschmerz (Metatarsalgie)*.

## Symptome und Beschwerden

Viele im Vorfuß verbreiterte Füße machen den Betroffenen **keine Beschwerden** und stellen dann weder eine beunruhigende noch eine behandlungsbedürftige Situation dar.

In anderen Fällen kommt es jedoch durch die Verbreiterung des Vorfußes zu Platzproblemen im Schuh. Es entstehen schmerzhafte Druckstellen an Groß- und Kleinzehe, was häufig mit der Ausbildung von schmerzhaften Verhornungen einhergeht.

Durch die Überlastung der mittleren Zehengrundgelenke entsteht der typische Vorfuß- bzw. Mittelfußschmerz *(Metatarsalgie)*. Dies ist ein stechender **Schmerz unter dem Vorfuß**, der anfangs nur leicht und später bei jedem Schritt deutlich zu spüren ist. Der Zehengang und das Tragen hoher Absätze verstärken den Schmerz. Er kann so stark werden, dass der Vorfuß schon in Ruhe schmerzt. Als Folge der Druckbelastung unter dem Vorfuß bildet sich eine zunehmend festere und größere Verhornung.

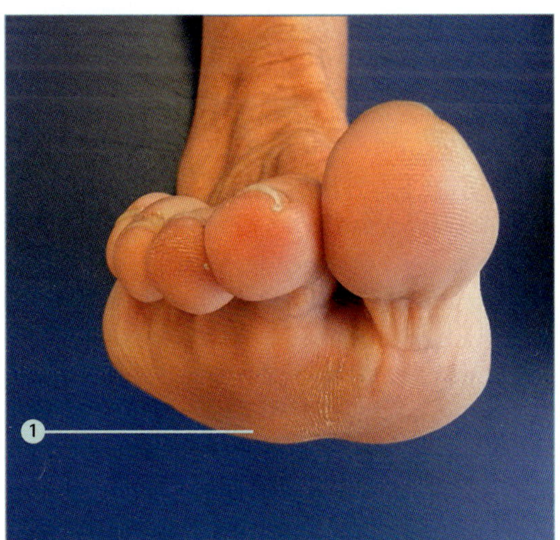


Das Foto zeigt einen rechten Fuß von vorne. Zu erkennen ist, wie sich vor allem das Zehengrundgelenk der 2. Zehe nach unten abgesenkt hat (1). Durch die Belastung kommt es zur Verhornung unter dem Vorfuß.

Die oft begleitend auftretende *schiefe Großzehe* sowie Krallen- oder Hammerzehen führen ihrerseits zu schmerzhaften Druckstellen und Verhornungen.

Ein weiteres Symptom eines Spreizfußes kann ein **diffuser Schmerz** im Vorfuß sein. Er ist auf die Zunahme der Bänder-Spannung zwischen den Mittelfußknochen zurückzuführen. Dies löst einen Reizzustand aus, der bei längerem Stehen oder längerem Gehen zunimmt.

## Untersuchung und Diagnostik

Für die Diagnostik und Therapie ist die Erfassung der vom Patienten geschilderten Beschwerden wichtig *(Anamnese)*. Bei der Untersuchung sind der verbreiterte Vorfuß und das Auseinanderweichen der Zehen gut zu erkennen. Durch sorgfältiges Ertasten lassen sich die Problemzonen am Fuß erfassen und unterscheiden.

Häufig sind die Grundgelenke der 2.–4. Zehe gereizt, geschwollen und leicht überwärmt. Druck löst einen heftigen Schmerz aus, der ebenfalls entsteht, wenn der Patient im **Zehengang** geht und damit diese Gelenke stark belastet. Die Betrachtung der getragenen Schuhe liefert Informationen über die Hauptbelastungsstellen des Fußes.

Weitere diagnostische Maßnahmen:

- **Röntgen**

Alleine zur Darstellung eines Spreizfußes sind bildgebende Untersuchungen nicht erforderlich. Ergeben sich bei der Untersuchung jedoch Hinweise auf mögliche knöcherne Veränderungen der Mittelfußköpfchen oder der Mittelfußknochen, werden Röntgenbilder angefertigt. Bei der Planung operativer Eingriffe kann nicht auf sie verzichtet werden.

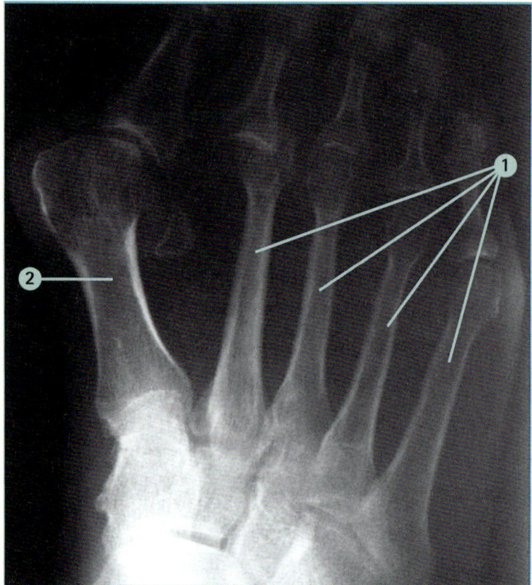


Röntgenbild eines rechten Fußes von oben betrachtet. Es liegt ein deutlicher Spreizfuß vor, die Mittelfußknochen ① weichen fächerförmig auseinander. Vor allem der 1. Mittelfußknochen ② weicht zum inneren Rand des Fußes.

### Kernspintomographie (Magnetresonanztomographie, MRT) und Computertomographie (CT)

Eine Kernspintomographie wird durchgeführt, wenn sich durch die Untersuchung und ein Röntgenbild die Ursache der Beschwerden nicht klären lässt. Mit dieser Methode können Veränderungen in den Knochen, in den Gelenkkapseln und in den Sehnen zuverlässig dargestellt werden. Für die Durchführung einer Computertomographie besteht sehr selten ein Anlass.

## Therapie

Wenn ein Spreizfuß keine Beschwerden macht, bedarf er keiner Therapie. Vorbeugende Maßnahmen wie das Tragen von Einlagen oder Schuhen mit Bettungen sind nicht notwendig, da sie zu keiner dauerhaften Änderung der Fußform führen. Wenn es zu Beschwerden kommt, kann mit den nachfolgend genannten Methoden behandelt werden.

### Nicht-operative *(konservative)* Therapie

Führt der Spreizfuß zu einer schmerzhaften Überlastung des Vorfußes, so sind meistens die Grundgelenke der 2.-4. Zehe betroffen. Zu ihrer Entlastung kann eine **Stütze im Schuh** angebracht werden, die den Druck von den Gelenken nimmt und ihn mehr auf die Mittelfußknochen verteilt. Diese Stütze wird als *Quergewölbestütze* oder *Pelotte* bezeichnet. Sie wird von einem orthopädischen Schuhmacher in die Schuhe eingearbeitet. Ein Vorteil der Pelotte ist ihr geringer Platzbedarf im Schuh, so dass sie auch in leichteren Schuhen getragen werden kann.

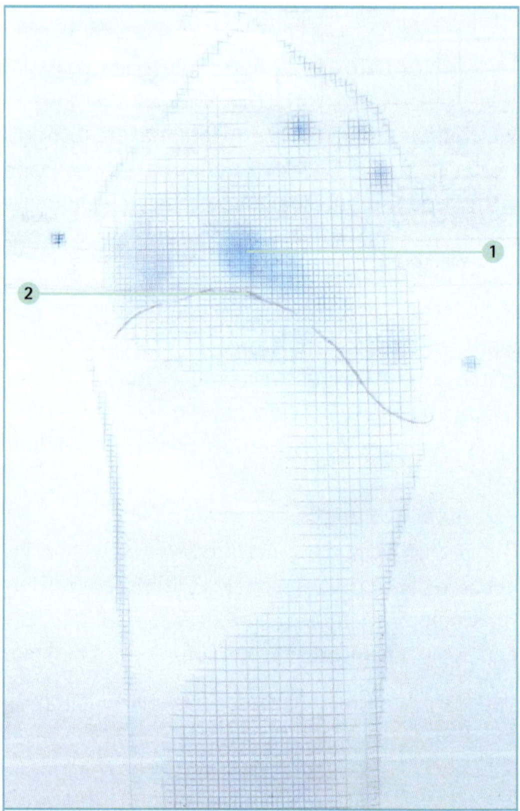


Mit Hilfe dieser einfachen *Blaupause* kann der orthopädische Schuhmacher die Zonen der Überlastung am Fuß erkennen. In diesem Fall liegen sie unter dem Grundgelenk der 2. Zehe ①. Der Lage der eingezeichneten Linie ② entsprechend wird eine Stütze *(Quergewölbestütze, Pelotte)* im Schuh bzw. in der Einlage hinter dem Grundgelenk in Richtung Ferse positioniert.

Bietet der Schuh etwas mehr Platz, kann mit **Einlagen** eine stärkere Stütze und zusätzlich eine Polsterung der schmerzhaften Mittelfußköpfchen erreicht werden. Form und Material der Einlage hängen von den Beschwerden, der Fußform und den Wünschen des Patienten ab. Sie sollte individuell angefertigt werden.

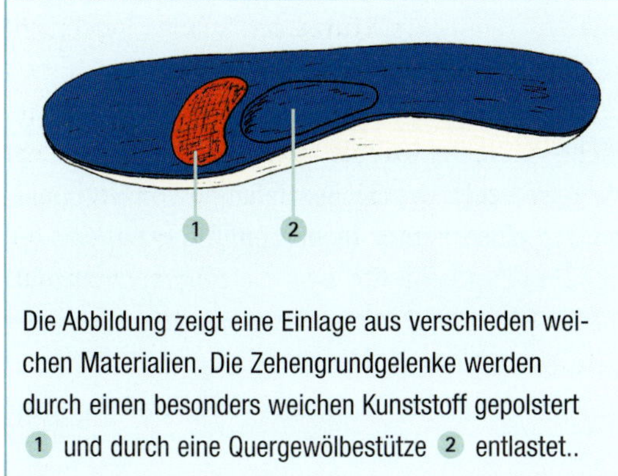


Die Abbildung zeigt eine Einlage aus verschieden weichen Materialien. Die Zehengrundgelenke werden durch einen besonders weichen Kunststoff gepolstert ① und durch eine Quergewölbestütze ② entlastet..

Reichen diese Maßnahmen zur Schmerzlinderung nicht aus, kann die Schuhsohle an der Stelle der schmerzhaften Belastung ausgeschnitten und mit einem Polstermaterial aufgefüllt werden. Unter den Schuh wird eine Sohle aufgeklebt und zu einer **Rolle** verschliffen *(Schmetterlingsrolle)*, die eine Aussparung unter den schmerzenden Mittelfußköpfchen aufweist. Eine Abbildung dazu findet sich im Kapitel *Hammerzehen, Krallenzehen und der Mittelfußschmerz (Metatarsalgie)*.

Bei einem **akut schmerzhaften** Spreizfuß wird der Patient den Fuß schonen und jede unnötige berufliche oder sportliche Belastung meiden. Der Fuß wird leicht erhöht gelagert und bei einer schmerzhaften Schwellung regelmäßig gekühlt. Für einige Tage können entzündungshemmende Schmerzmittel wie *Ibuprofen* oder *Diclofenac* angewendet werden.

In Ausnahmefällen kann bei anhaltenden Schmerzen in stark gereizte Zehengrundgelenke zur Linderung ein Kortisonpräparat **gespritzt** werden *(Injektion)*. Damit ist oft eine gute und anhaltende Schmerzlinderung zu erreichen. Wiederholte Injektionen werden vermieden, weil sie den Knorpel des Gelenks und seine Gelenkkapsel anhaltend schädigen können. Alternativ ist die Anwendung pflanzlicher Präparate möglich.

Schwere Spreizfüße können zu einer starken **Schwielenbildung** unter dem Vorfuß führen. Die starken Hornplatten führen zum Teil zu einer Verstärkung der Beschwerden und werden daher vom Patienten oder vorzugsweise einem Fußpfleger regelmäßig entfernt.

Die Behandlung spezieller Beschwerden, die durch eine schiefe Großzehe *(Hallux valgus)*, Krallen- oder Hammerzehen ausgelöst werden, wird in den entsprechenden Kapiteln ausführlich erläutert.

### Operative Behandlung

Operative Eingriffe bei Spreizfußbeschwerden werden **selten** durchgeführt. Sie können notwendig werden, wenn sich starke Fehlstellungen der Zehen entwickeln. Dann kommt entweder eine Teilentfernung *(Resektion)* der Mittelfußköpfchen in Frage oder Operationen, die zu einer Änderung der Stellung der Mittelfußköpfchen führen. Dazu werden die Mittelfußknochen durchtrennt *(Osteotomie)* und mit Hilfe kleiner Schrauben oder Stifte in veränderter Stellung wieder zusammengefügt.

## Prognose und Verlauf

Insgesamt hat der Spreizfuß eine **gute** Prognose. Er kann sich zwar nicht mehr zurückbilden, verschlechtert sich jedoch nicht kontinuierlich und führt nicht immer zu Beschwerden.

Treten diese dennoch auf, kann den meisten Betroffenen mit schuhtechnischen Maßnahmen und Einlagen gut geholfen werden. Operationen eines Spreizfußes bleiben die Ausnahme.

### Das Wichtigste für Sie:

- Das Auseinanderweichen der Mittelfußknochen am Vorfuß wird als *Spreizfuß* bezeichnet.
- Spreizfüße ohne Beschwerden bedürfen keiner Behandlung.
- Ein häufiges Symptom des Spreizfußes sind Schmerzen am Vorfuß.
- Schuhtechnische Maßnahmen reichen zur Behandlung meist aus.
- Operative Maßnahmen sind selten erforderlich.

## Hammerzehen, Krallenzehen und der Mittelfußschmerz *(Metatarsalgie)*

Alle Zehen außer der Großzehe werden als *Kleinzehen* bezeichnet. Die Zehe neben der Großzehe ist die 2. Zehe, gefolgt von der 3., der 4. und der 5. Zehe, die *kleine Zehe* heißt. Bei der Bezeichnung von Deformitäten der Kleinzehen bestehen unterschiedliche Definitionen und eine uneinheitliche Begrifflichkeit, was leider oft zu Verwirrungen führt. Die häufigsten Deformitäten an den Kleinzehen sind die *Hammerzehe* und die *Krallenzehe*.

### Hammerzehe

Hierbei steht eine Beugefehlstellung, also eine Neigung der Zehe zum Boden hin, im Vordergrund. Davon ist vor allem das **Endgelenk** der Zehe betroffen. Die Zehenkuppe hat im Stand Bodenkontakt, so dass sich an dieser Stelle eine Hornschwiele bildet. Von manchen Orthopäden wird auch die gleichzeitige Beugefehlstellung des Zehenmittelgelenks und Zehenendgelenks als Hammerzehe bezeichnet.

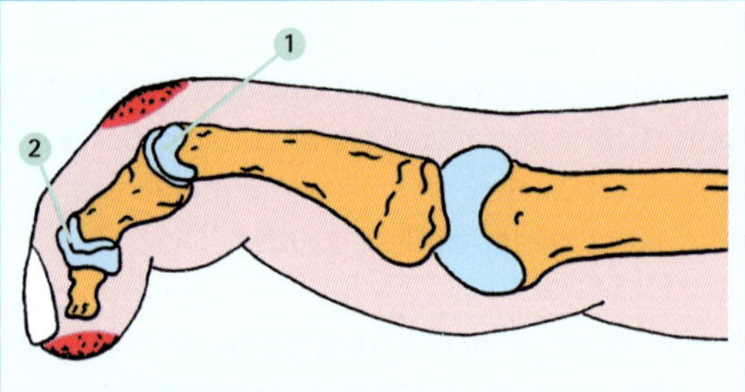


Die Abbildung zeigt eine *Hammerzehe* von der Seite betrachtet. Das Zehenmittelgelenk (1) und vor allem das Zehenendgelenk (2) sind gebeugt. Aufgrund der Fehlstellungen kann es zu Verhornungen und Reizungen kommen, die hier rot dargestellt sind.

### Krallenzehe

Bei der *Krallenzehe* steht eine Beugefehlstellung im **Zehenmittelgelenk** im Vordergrund. Von einigen Orthopäden wird ein nach oben gerichtetes Zehengrundglied als typisches Merkmal der Krallenzehe betrachtet. Im Stand verliert die Zehenkuppe den Kontakt zum Boden. Es bilden sich typische Verschwielungen (umgangssprachlich *Hühneraugen*) an den Oberseiten der Zehengelenke, was zu Druckproblemen im Schuh führt.

Der Begriff *Klauenzehe* wird zum Teil gleichbedeutend verwendet. Da dieser Begriff auch bei Fehlstellungen im Rahmen von Nervenerkrankungen verwendet wird, ist der weniger missverständliche und gebräuchlichere Begriff *Krallenzehe* vorzuziehen.

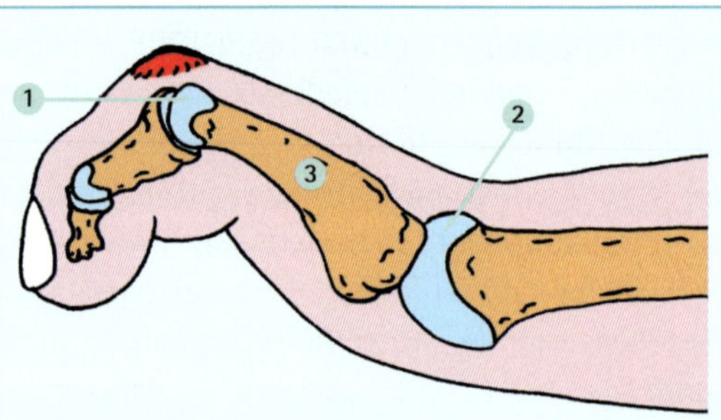


Darstellung einer *Krallenzehe* von der Seite betrachtet. Das Zehenmittelgelenk (1) ist stark gebeugt und im Zehengrundgelenk (2) besteht eine Überstreckung mit Hochstand des Zehengrundglieds (3). Über dem Zehenmittelgelenk kann es zu Reizungen und Verhornungen kommen (rot dargestellt).

Kann die Fehlstellung der Zehen nicht mehr mit den Händen korrigiert werden, spricht man von *kontrakten* Gelenken. *Kontrakt* bedeutet dabei, dass sie in der Fehlstellung fixiert sind.

### Metatarsalgie

Der Begriff *Metatarsalgie (Mittelfußschmerz)* beschreibt eine starke Schmerzhaftigkeit des Mittelfußes, was die Mittelfußknochen, die Mittelfußköpfchen und die Zehengrundgelenke betreffen kann. Dabei bezeichnet der Begriff lediglich den **Ort der Beschwerden**, nämlich den Übergang vom Mittelfuß zum Vorfuß. Aussagen über die Ursachen ergeben sich aus dem Begriff nicht. Damit ist die Metatarsalgie ein **Symptom** unterschiedlicher Erkrankungen und kein einheitliches Krankheitsbild.

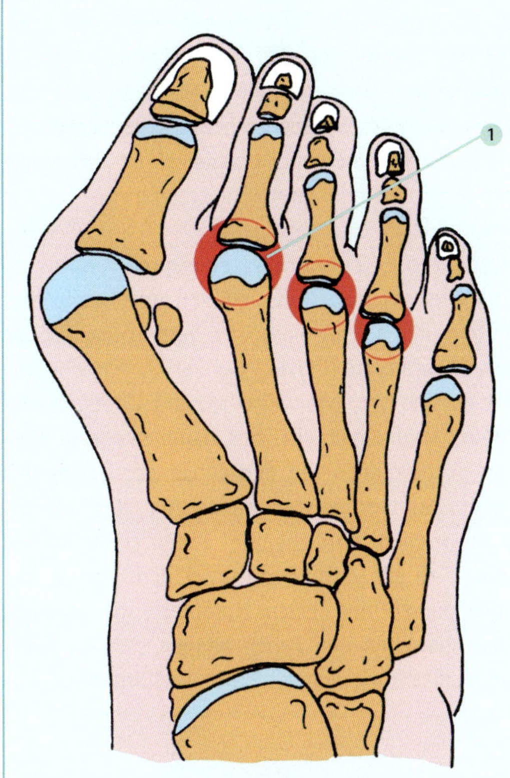


Die Abbildung zeigt einen rechten Fuß von oben. Als ein Beispiel für einen Mittelfußschmerz oder Vorfußschmerz sind hier die Zehengrundgelenke rot hinterlegt 1. Zu deren Reizung kann es z.B. beim hier dargestellten Spreizfuß kommen.

## Ursachen und Herkunft

### Hammerzehe und Krallenzehe

**Ungeeignetes Schuhwerk** mit spitzem Zuschnitt am Vorfuß und ein zu hoher Absatz sind häufige Auslöser der Zehendeformitäten. Sie verursachen eine vermehrte Belastung der Zehengrundgelenke und eine dauernde Fehlstellung der Zehen in Überstreckung. Es kommt zu einem muskulären Ungleichgewicht der Zehenbeuger, der Zehenstrecker und der kleinen Fußmuskeln. Zusätzlich kommt es zu einer anhaltenden Überlastung und Schwächung der Gelenkkapseln und der Sehnenplatten der Grundgelenke, was die Gelenkfehlstellungen begünstigt.

Eine **schiefe Großzehe** *(Hallux valgus)* oder auch Veränderungen des Fußes durch Verletzungen können die Kleinzehen so stark bedrängen, dass sich eine bleibende Fehlstellung entwickelt. So bedingen **Hohlfüße** häufig über eine erhöhte Spannung der Zehenstrecker die Ausbildung von Hammer- und Krallenzehen. Die **rheumatoide Arthritis** führt zur Schwächung von Kapsel- und Bandstrukturen und leitet so Verkrümmungen der Zehen ein.

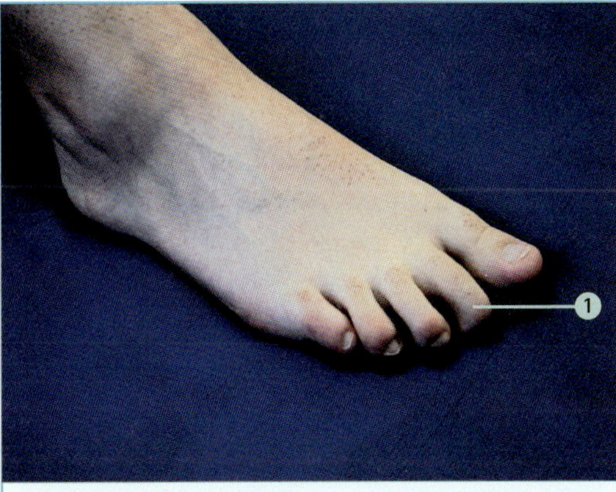


Auf dem Foto ist zu erkennen, dass an der 2., 3. und 4. Zehe *Hammerzehen* bestehen. Vor allem bei der 2. Zehe 1 ist die Erkrankung stark ausgeprägt.

Zu **Beginn** der Erkrankung können bereits Schmerzen am Vorfuß auftreten, ohne dass eine Fehlstellung auffällt. Die Schmerzen liegen meist unter dem Grundgelenk der 2. Zehe und nehmen bei Belastung des Vorfußes zu. Bei der Untersuchung fällt auf, dass die Elemente des Gelenks sich stärker als üblich verschieben lassen – man spricht von einer *vermehrten Verschieblichkeit* oder *Instabilität*.

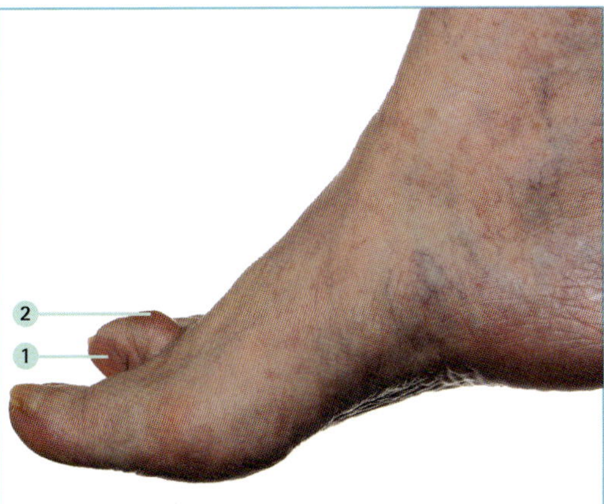


Das Foto zeigt, wie sich eine 2. Zehe 1 zu einer Krallenzehe verformt hat. An der Haut über dem Zehenmittelgelenk besteht eine Reizung und Schwielenbildung 2.

Im Laufe von Monaten und Jahren nimmt die Fehlstellung der Zehen weiter zu, die Hammer- und Krallenzehen prägen sich stärker aus. Fehlstellung und Fehlbelastung lösen im betroffenen Gelenk eine schmerzhafte Entzündung der Gelenkinnenhaut und einen **Gelenkverschleiß** *(Arthrose)* aus.

### Metatarsalgie

Der Mittelfußschmerz *(Metatarsalgie)* hat verschiedene Ursachen. Die häufigsten sind eine Überlastung der Grundgelenke der Kleinzehen als Folge der beschriebenen Zehendeformitäten oder als Folge eines Spreizfußes. Vor allem die Steilstellung des Zehengrundgliedes erhöht bei der Krallenzehe den Druck im Grundgelenk, was seine Überlastung und Schmerzhaftigkeit verstärkt.

Je stärker eine *schiefe Großzehe (Hallux valgus)* ausgebildet ist, desto mehr verschiebt sich die Belastung von der Großzehe zu den Kleinzehen. Diese Überlastung führt wiederum zu Schmerzen.

Als Folge der anhaltenden Fehl- und Überlastung kommt es zu einer **Entzündung** der Gelenkinnenhaut *(Synovialitis)* der Grundgelenke und manchmal auch zu einer Entzündung des bodenwärts unter dem Gelenk gelegenen Schleimbeutels. Eine vermehrte Schwielenbildung an der Fußsohle ist Ausdruck der krankhaften Überlastung.

Weitere Gründe einer Metatarsalgie sind Erkrankungen der Mittelfußknochen wie Überlastungen oder Ermüdungsbrüche, Veränderungen der Mittelfußköpfchen durch *Knochenödeme* oder durch die sog. *Köhler-Freiberg-Erkrankung*, Gelenkverschleiß *(Arthrose)* der Grundgelenke oder eine schmerzhafte Auftreibung eines Nervs *(Morton Neurom)*. Bei der *Köhler-Freiberg-Erkrankung* kommt es zu einer Schädigung des Knochens im Köpfchen des Mittelfußknochens. Den Erkrankungen *Ermüdungsbruch* und *Morton Neurom* sind jeweils eigene Kapitel gewidmet.

## Symptome und Beschwerden

Die Zehendeformitäten führen besonders beim Gehen zu einem **Schmerz unter dem Vorfuß**, wo die Grundgelenke der Kleinzehen liegen. Das Gehen auf den Zehenspitzen verstärkt den Schmerz, ebenso das Tragen von Schuhen mit hohen Absätzen. Die Gelenkinnenhaut der Zehengrundgelenke entzündet sich, was mit einer Überwärmung und Schwellung des Gelenks einhergeht. Das Gelenk ist stark druckschmerzhaft und auch die Bewegung der Zehe nach oben löst Schmerzen aus.

Ausgeprägte **Zehenfehlstellungen** führen zu Druckstellen im Schuh und zur Ausbildung von Verhornungen. Eine Form der Verhornung ist das sog. *Hühnerauge (Clavus)*. Bei der Krallenzehe findet es sich typischerweise auf der Oberseite des Zehenmittelgelenks. Bei der Hammerzehe entstehen Verhornungen an der Kuppe der Zehen. Als Folge der vermehrten Belastung der Zehengrundgelenke durch beide Zehenfehlstellungen kommt es zur Verhornung unter dem Vorfuß. Die Ausbildung einer festen Hornplatte ist möglich. Auch zwischen den Zehen können sich als Folge der Fehlstellung schmerzhafte Verhornungen bilden.

## Untersuchung und Diagnostik

Die Diagnose einer Zehenfehlstellung wird durch Betrachtung und Tastuntersuchung gestellt. Der Gang auf Zehenspitzen ist für die Patienten meist schmerzhaft und weist auf das Symptom der Metatarsalgie hin. Die Untersuchung stellt fest, inwieweit die Zehenfehlstellung zu korrigieren ist oder ob bereits eine fixierte Fehlstellung vorliegt *(Kontraktur)*, was für die Therapieauswahl wichtig ist. Das Schuhwerk wird auf seine Eignung hin betrachtet und liefert Informationen über Druckstellen und Stellen erhöhter Belastung am Fuß.

Mit Hilfe der Tastuntersuchung können einige der unterschiedlichen Ursachen des Mittelfußschmerzes *(Metatarsalgie)* aufgedeckt werden.

Weitere diagnostische Maßnahmen:

### Röntgen

Ergeben sich Hinweise auf Erkrankungen der Fußknochen und Fußgelenke, sind Röntgenaufnahmen sinnvoll. Sie zeigen einen Gelenkverschleiß *(Arthrose)*, Brüche und andere Veränderungen des Knochens an. Zur Planung einer operativen Korrektur der Zehen sind sie unerlässlich.

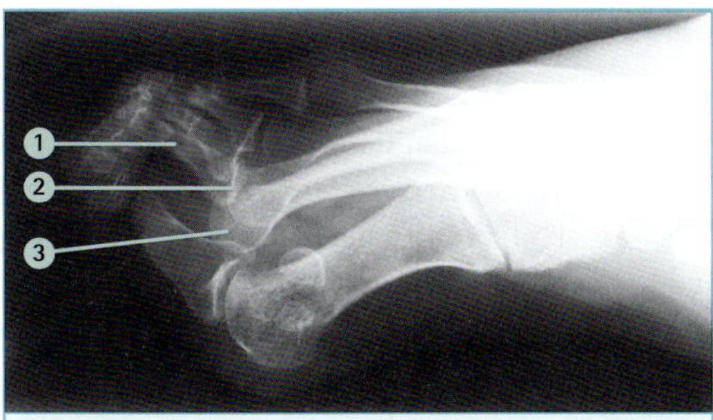


Das Röntgenbild zeigt einen rechten Fuß von der Seite betrachtet. Es bestehen typische Krallenzehen, was vor allem an der 2. Zehe gut zu erkennen ist. Das Grundglied 1 der 2. Zehe ist steil nach oben gestellt und hat sich im Zehengrundgelenk 2 über das Köpfchen 3 des Mittelfußknochens nach oben zum Fußrücken verlagert.

### Ultraschalluntersuchung

Mit einer Ultraschalluntersuchung lassen sich Flüssigkeitsansammlungen im Gelenk und Schwellungen der Kapsel nachweisen. Veränderungen im Knochen können nicht dargestellt werden.

### Kernspintomographie (Magnetresonanztomographie, MRT) und Computertomographie (CT)

Zur Sichtbarmachung von Zehendeformitäten sind beide Methoden in der Regel nicht notwendig, da die Betrachtung, die Untersuchung und ein Röntgenbild meist ausreichende Informationen liefern. Bei der Suche nach der **Ursache** eines Mittelfußschmerzes jedoch liefert vor allem die Kernspintomographie wesentliche Hinweise. Sie kann Veränderungen im Knochen durch Brüche, Ermüdungsbrüche oder Ansammlung von Flüssigkeit im Knochen *(Knochenödem)* gut sichtbar machen. Ebenso sind Veränderungen der Weichteile im Rahmen einer Gelenkentzündung oder bei einem *Morton Neurom* gut zu erkennen. Eine Computertomographie wird nur noch selten durchgeführt.

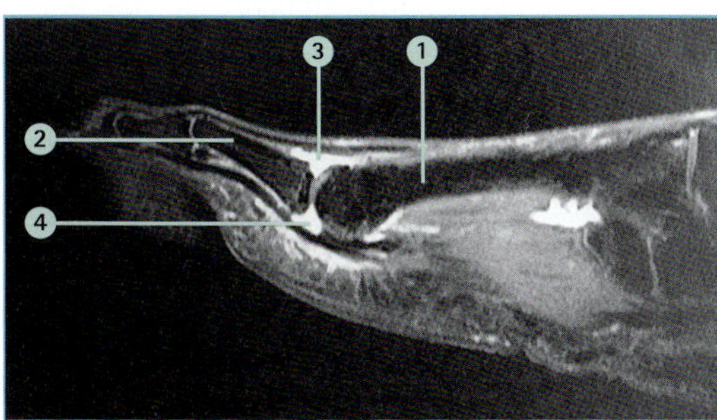


Kernspintomographie einer Zehe in der Betrachtung von der Seite. Mittelfußknochen 1 und Zehengrundglied 2 bilden das Zehengrundgelenk 3. Im Gelenk besteht ein Reizerguss als Ausdruck einer schmerzhaften Reizung, er stellt sich hier leuchtend weiß dar 4.

### Elektronische (Fuß-)Druckverteilungsmessung *(Pedobarographie, Podometrie)*

Mit Hilfe einer (Fuß-)Druckverteilungsmessung *(Pedobarographie, Podometrie)* werden Zonen hoher Belastung an der Fußsohle gemessen und sichtbar gemacht. Mit Hilfe ihrer Ergebnisse lassen sich Einlagen besser anfertigen und auf ihre Effektivität prüfen.

## Therapie

Die Therapie richtet sich nach den vom Patienten beklagten Beschwerden. Dies können Schmerzen an den Zehen oder am Mittelfuß oder auch kosmetische Aspekte aufgrund der veränderten Zehen sein.

Eine Rückbildung der Zehen-Fehlstellungen von alleine ist nicht möglich. Leichte Fehlstellungen sind in **geeignetem Schuhwerk** weder störend noch behandlungsbedürftig. Durch Tragen von weichen und ausreichend weiten Schuhen aus Leder ohne hohen Absatz und mit einem Fußbett kann versucht werden, einem Fortschreiten der Deformität entgegenzuwirken. Im vorderen Teil des Schuhs sollten keine festen Nähte verlaufen, da diese nicht nachgeben. Eine kleine und flexible Vorderkappe ist empfehlenswert. Ein solcher Schuh passt sich dem Fuß an und kann bei Bedarf durch den Orthopädie-Schuhmacher geweitet werden, was ein schmerzhaftes Einlaufen der Schuhe erspart und ein beschwerdefreies Gehen ermöglicht.

### Nicht-operative *(konservative)* Therapie

Führen die Fehlstellungen zu Schmerzen und Druckproblemen, können **Einlagen** die betroffenen Grundgelenke der Kleinzehen entlasten und geringe Zehen-Fehlstellungen ausgleichen. In die Einlage ist eine sog. *Quergewölbestütze* eingearbeitet, die den Druck von den Mittelfußköpfchen nimmt und auf den Mittelfußknochen verteilt *(retrokapitale Stütze)*. Eine weiche Polsterung beruhigt und entlastet die gereizten Grundgelenke zusätzlich. Einlagen sollten stets individuell an den Patienten und seine Schuhe angepasst werden.

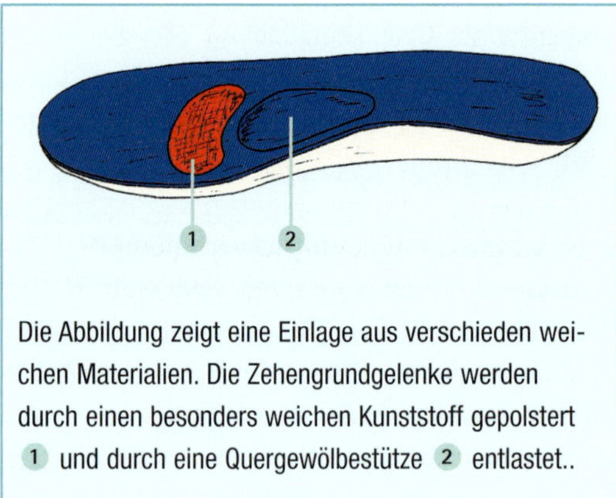


Die Abbildung zeigt eine Einlage aus verschieden weichen Materialien. Die Zehengrundgelenke werden durch einen besonders weichen Kunststoff gepolstert (1) und durch eine Quergewölbestütze (2) entlastet..

Leichte Schuhe bieten Einlagen kaum Platz. Dann kann zumindest die Quergewölbestütze in Form eines oval geformten Stücks Schaumgummi *(Pelotte)* in den Schuh geklebt werden.

Reichen diese Maßnahmen zur Schmerzlinderung nicht aus, kann die Schuhsohle an der Stelle der schmerzhaften Belastung ausgeschnitten und mit einem Polstermaterial aufgefüllt werden. Unter den Schuh wird eine **Sohle** aufgeklebt und zu einer Rolle verschliffen *(Schmetterlingsrolle)*, die eine Aussparung unter den schmerzenden Mittelfußköpfchen aufweist.

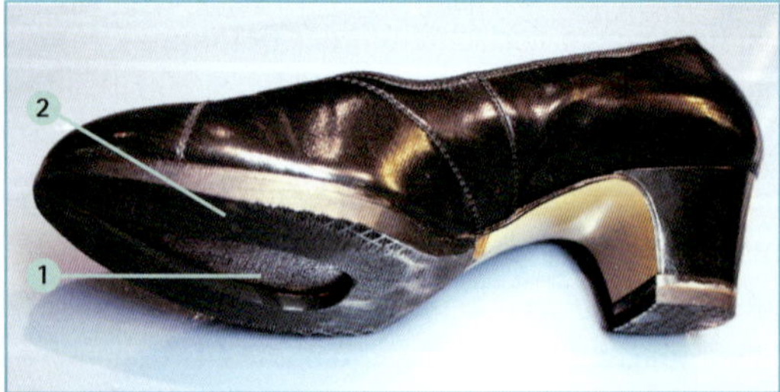


Das Foto zeigt einen Konfektionsschuh, an dem eine sog. *Schmetterlingsrolle* angebracht wurde. Diese Rolle hat in ihrer Mitte eine Aussparung (1). Durch diese Aussparung wird beim Gehen der Druck auf die Seiten des Schuhs gelenkt (2) und somit die meist schmerzhaften Grundgelenke der 2. und 3. Zehe entlastet.

Im Falle eines **akuten Schmerzzustands** durch eine Entzündung eines der Grundgelenke sollte der Fuß geschont und hoch gelagert werden. Unnötige Belastungen werden vermieden. Die Anwendung von milder Kälte (Kühlschranktemperatur) in Form von Kompressen oder Packungen mit Gel lindert die Beschwerden. Unterstützend können für wenige Tage entzündungshemmende Medikamente wie *Ibuprofen* oder *Diclofenac* angewendet werden.

In Ausnahmefällen kann bei anhaltenden Schmerzen in stark gereizte Zehengrundgelenke zur Linderung ein Kortisonpräparat **gespritzt** werden *(Injektion)*. Damit kann oft eine gute und anhaltende Schmerzlinderung erreicht werden. Wiederholte Injektionen sollten vermieden werden, weil sie den Knorpel des Gelenks und seine Gelenkkapsel anhaltend schädigen können.

Druckstellen an den Zehen können durch das Tragen von **Ring- oder Zehenpolstern** aus Schaumstoff entlastet werden.

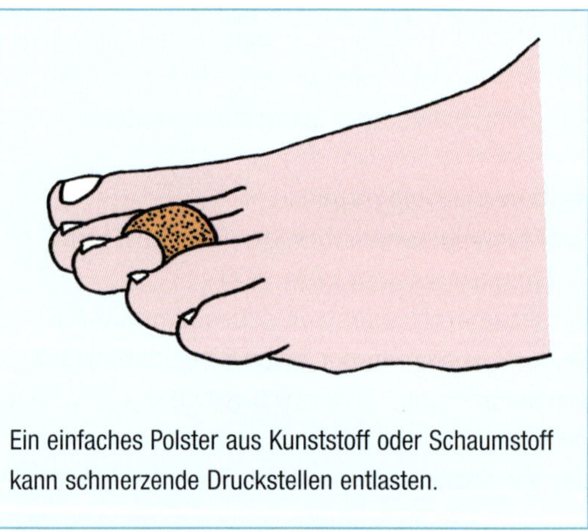

Ein einfaches Polster aus Kunststoff oder Schaumstoff kann schmerzende Druckstellen entlasten.

Störenden Schwielen und Hühneraugen wird durch Aufweiten der Schuhe durch den orthopädischen Schuhmacher Platz geschaffen. Auch deren gelegentliche Abtragung durch Fußpflege vermindert eine Druckbelastung. Die Ursachen der Schwielen werden durch diese Maßnahmen nicht beseitigt. Sie bilden sich wieder neu.

*Wenn den Patienten die regelmäßige Fußpflege, das verformte Schuhwerk, das Tragen von Einlagen und die Deformität der Zehen nicht stören, bedarf es keiner weiteren Therapie.*

Stark schmerzhafte und ausgeprägte Zehenfehlstellungen können die Verordnung eines **orthopä-**

**dischen Maßschuhs** erforderlich machen. In diesem haben die verkrümmten Zehen ausreichend Platz und die maßgefertigte Schuh-Bettung kann intensiv stützen und entlasten.

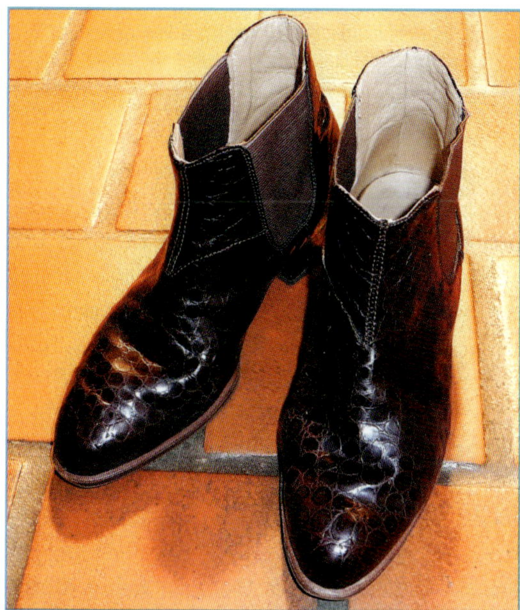

Orthopädische Schuhe einer Frau mit ausgeprägten Krallenzehen und schiefen Großzehen, die ihr ein schmerzfreies Gehen ermöglichen.

Heutige Fertigungstechniken ermöglichen die Herstellung auch von optisch anspruchsvollen orthopädischen Schuhen.

### Operative Behandlung

Führen die genannten Maßnahmen nicht zu einer ausreichenden Beschwerdelinderung oder stört den Patienten das optische Bild seiner Füße, so kommt eine operative Korrektur der Zehenfehlstellungen in Frage. In frühen Stadien können Eingriffe an den Sehnen ausreichen, um die Fehlstellungen zu beheben.

Krallen- und Hammerzehen werden je nach ihrer Ausprägung durch Eingriffe an der Kapsel der Grundgelenke (Einschnitte, Mobilisierung), an den Sehnen (Sehnentransfer, Sehnenverlängerung, Sehnendurchtrennung) und den Knochen (*Osteotomien*, Teilentfernung von Zehengliedern) korrigiert. Es stehen zahlreiche operative Verfahren zur Verfügung.

Für die Zehendeformitäten ursächliche Erkrankungen (z.B. der *Hallux valgus*) müssen oftmals mitkorrigiert werden, da es sonst zu einer erneuten Ausbildung der Fehlstellungen kommt.

## Prognose und Verlauf

Alle Zehendeformitäten haben die Tendenz, mit dem Alter zuzunehmen. In den meisten Fällen kann den Patienten trotz Zunahme der Verformungen mit Polsterungen der Zehen, Einlagen und Änderungen an den Schuhen gut geholfen werden.

Gerade in einem höheren Alter scheuen die Patienten einen operativen Eingriff. Dieser kann in vielen Fällen, wenn er gewünscht wird, ein schmerzfreieres Gehen wieder ermöglichen und die Deformität anhaltend beseitigen.

### Das Wichtigste für Sie:

- *Krallenzehen* und *Hammerzehen* sind häufige Deformitäten der Kleinzehen.
- Die Fehlstellungen können zu einer schmerzhaften Fehlbelastung der Zehengrundgelenke führen.
- Eine Rückbildung der Zehenfehlstellungen ist weder von alleine noch durch Hilfsmaßnahmen möglich.
- Orthopädie-schuhtechnische Maßnahmen lindern in den meisten Fällen die Beschwerden gut.
- Eine anhaltende Korrektur der Zehenfehlstellungen ist nur operativ möglich.

## Die schiefe Großzehe - Der *Hallux valgus*

Der Begriff *Hallux valgus* beschreibt die Abweichung der Großzehe in Richtung der kleineren Zehen. Diese häufigste Deformität am Fuß wird hervorgerufen durch die Abweichung des Großzehengrundgelenks in Richtung Fußinnenseite. Unter der Bezeichnung *valgus* (lat. *valgus = schief*) versteht man allgemein die Abweichung eines Gelenks zur Innenseite des Körpers hin.

Beim *Hallux valgus* liegen die Veränderungen im Großzehengrundgelenk, welches vom 1. Mittelfußknochen und dem Grundglied der Großzehe gebildet wird. Die Stellung des Mittelfußknochens weist nach innen, so dass sich eine Vorwölbung am Innenrand des Fußes bildet, die häufig als *Ballen* bezeichnet wird. Sie kann zu starken Schmerzen am Fuß führen. Daraus leitet sich auch der Begriff der *Ballenzehe* ab, der jedoch selten verwendet wird.

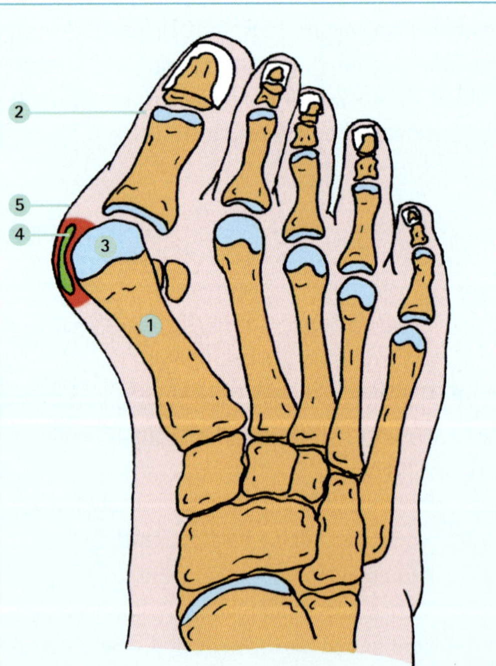


Die Abbildung zeigt einen rechten Fuß in der Betrachtung von oben. Der 1. Mittelfußknochen *(Metatarsale)* ① weicht zum Innenrand des Fußes ab, die Großzehe ② nach außen, in Richtung der kleineren Zehen. Als Folge kommt es zum Vorstehen des Köpfchens ③ des 1. Mittelfußknochens und teilweise zu einer Entzündung des unter der Haut gelegenen Schleimbeutels ④. Diese Region wird umgangssprachlich als *Ballen* ⑤ bezeichnet.

Schreitet die Abweichung der Großzehe fort, werden die benachbarten **Kleinzehen** bedrängt und verändern ihre Form und Stellung. Sie werden zu sog. *Krallenzehen*, die an ihrer Oberseite schmerzhafte Druckgeschwüre aufweisen können, umgangssprachlich auch als *Hühneraugen* bezeichnet.

### Ursachen und Herkunft

Häufig findet sich ein **familiär gehäuftes** Auftreten der schiefen Großzehe. Bei **Kindern** und **Jugendlichen** mit einer schiefen Großzehe weisen Mutter oder Vater meist ebenfalls diese Deformität auf. Genetische Faktoren spielen somit eine große Rolle.

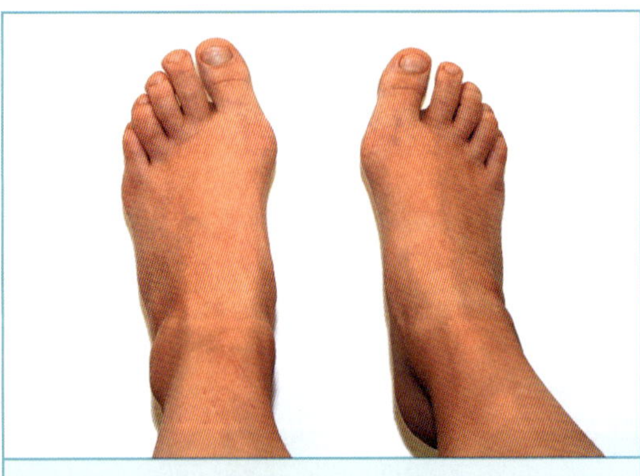

Das Foto zeigt die Füße eines 14-jährigen Mädchens. Auf beiden Seiten entwickelt sich eine *schiefe Großzehe*, der sog. *Ballen* ist bereits deutlich zu erkennen.

Bei anderen Patienten bildet sich in jungen Jahren ein **Spreizfuß** mit einer starken Abweichung des 1. Mittelfußknochens zur Innenseite des Fußes. Beim Spreizfuß kommt es zu einer Verbreiterung des Vorfußes durch ein Auseinanderweichen der Mittelfußknochen. Der Schuh zwängt die große Zehe in Richtung der kleineren Zehen, während der Mittelfußknochen weiter nach innen abweicht. Daraus ergibt sich eine Abweichung von der normalen fast geraden Achse hin zu der für den Hallux valgus typischen schiefen Achse.

Vorne enges und spitzes **Schuhwerk** trägt zur Entstehung und Verschlimmerung einer schiefen Großzehe bei. Hohe Absätze drängen den Vorfuß in die enge Schuhform. Zwangsläufig passt sich der Fuß der Schuhform an. Die erzwungene Fehlstellung im Großzehengrundgelenk stört auf Dauer das Gleichgewicht der Muskulatur und der Sehnen der Großzehe. Eine veränderte Zugrichtung ist die Folge: Sehnen und Muskeln „ziehen" die Großzehe vermehrt nach außen. Die Abweichung kann so stark sein, dass die Großzehenspitze auf die Kleinzehe weist.

*Die genauen Gründe, die zur Entstehung einer schiefen Großzehe führen, sind noch nicht ganz geklärt. Wahrscheinlich ist ein Zusammentreffen mehrerer Auslöser (multifaktorielle Ursache). So werden möglicherweise anatomische Voraussetzungen am Fuß vererbt, die durch das Einwirken anderer Faktoren, wie die Schuhform, zur Entwicklung einer schiefen Großzehe führen.*

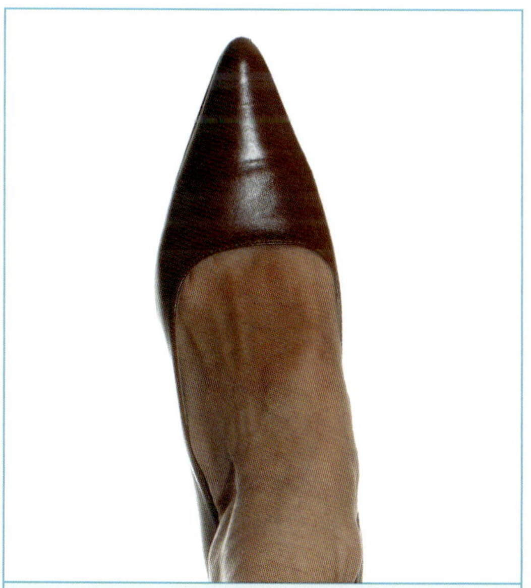

Elegantes, aber für den Fuß ungünstiges Schuhwerk ist einer der Gründe, weshalb es bei manchen Frauen mit entsprechender Veranlagung zur Ausbildung der Zivilisationskrankheit *schiefe Großzehe* kommt. Am Vorfuß ist der Schuh meist zu spitz und zu eng, am Absatz meist zu hoch.

Zusätzlich kommt es zu einer **Verdrehung der Großzehe**, erkennbar am Zehennagel, der dann nach innen und unten weist *(Pronationsstellung)*. Außerdem kommt es durch die Abweichung des 1. Mittelfußknochens zu einem deutlichen Vorstehen seines Gelenkköpfchens zur Fußinnenseite, was eine knöcherne Vorwölbung bildet und häufig als *Ballen* bezeichnet wird.

Wenn sich am Gelenkköpfchen noch zusätzlicher Knochen bildet, spricht man von einer *Pseudoexostose*. Der Fuß wird dadurch breiter und es kommt zu erheblichen Druckproblemen im Schuh. Über dem Ballen kann sich der Schleimbeutel vergrößern und entzünden, was mit einer schmerzhaften Schwellung einhergeht und die Enge im Schuh weiter verstärkt.

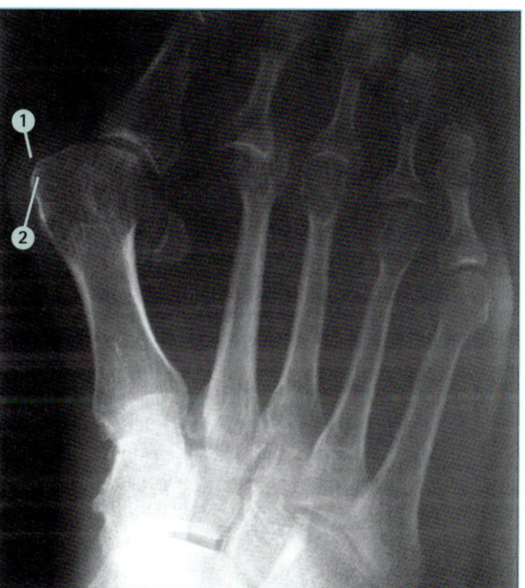


Auf diesem Röntgenbild eines rechten Fußes ist der sog. *Ballen* 1 deutlich zu erkennen. Ursache ist eine starke knöcherne Vorwölbung des Mittelfußköpfchens, was als *Pseudoexostose* 2 bezeichnet wird.

Die zum Fußaußenrand abweichende Großzehe bedrängt die **Kleinzehen**. Häufig schiebt sie sich unter die 2. Zehe und hebt diese an. Auf der Oberseite der 2. Zehe bildet sich dann ein Druckgeschwür *(Hühnerauge)* und sie kann sich zu einer *Krallenzehe* verformen. Auf diese und andere Zehendeformitäten wird ausführlich im Kapitel *Hammerzehen, Krallenzehen und der Mittelfußschmerz (Metatarsalgie)* eingegangen.

## Symptome und Beschwerden

Beschwerden entstehen vor allem durch den prominenten Ballen. Enges Schuhwerk führt zu erheblichen **Druckbeschwerden** und kann zur Entzündung mit Schmerz, Rötung und Schwellung des Ballens und des darauf liegenden Schleimbeutels führen. Durch die Abweichung der Großzehe bildet sich an der benachbarten Zehe häufig eine Krallenzehe. Auf ihrer Oberseite entsteht dann ein schmerzhaftes Druckgeschwür, ein sog. *Hühnerauge (Clavus)*. Der direkte Kontakt beider Zehen kann eine weitere schmerzhafte **Schwielenbildung** zwischen ihnen bewirken.

Die Fehlstellung der Großzehe begünstigt die Entstehung eines **Spreizfußes**. Damit ist eine Überlastung der Grundgelenke der Kleinzehen verbunden, die zu Schmerzen unter dem Vorfuß und Mittelfuß *(Metatarsalgie)* führt.

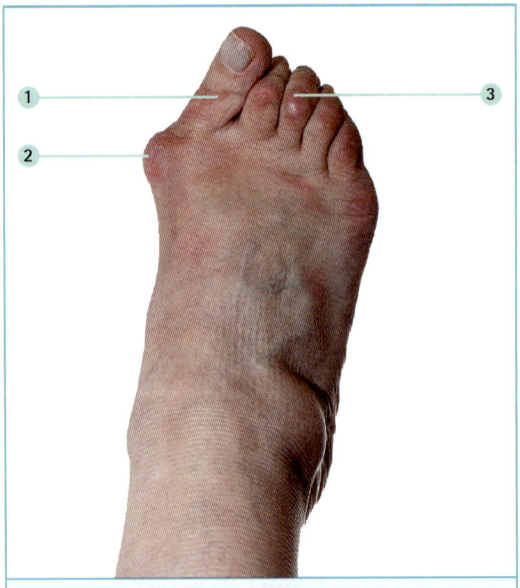


Auf diesem Foto einer 62-jährigen Frau ist eine typische *schiefe Großzehe* (1) zu erkennen. Die verkippte Stellung des Zehennagels zeigt die Verdrehung der Großzehe an. Der sog. *Ballen* (2) tritt deutlich hervor und es bestehen *Krallenzehen* (3) mit sog. *Hühneraugen (Clavus)*.

Besteht der Hallux valgus längere Zeit, löst die ungünstige Gelenkbelastung einen vorzeitigen Knorpelabrieb und in der Folge einen Verschleiß *(Arthrose)* des Gelenks aus. Gelenk und Ballen vergrößern sich durch den Verschleiß weiter und die Beweglichkeit des Gelenks nimmt ab. Durch diese Veränderungen kann es zu Schmerzen und zu Schwellungen kommen.

Beim **kindlichen** oder **jugendlichen** Hallux valgus bestehen vor allem Beschwerden in zu engem Schuhwerk. Schmerzen durch einen Spreizfuß sind selten, ebenso das Vorliegen einer Arthrose.

Oft beklagen Patienten ein **kosmetisches Problem** aufgrund der Zehenfehlstellung und des sichtbaren Ballens. Neben Beschwerden kann auch dieses Problem Anlass für eine Behandlung sein.

## Untersuchung und Diagnostik

Bei der Erhebung der Krankengeschichte *(Anamnese)* werden die Beschwerden des Patienten am Fuß erfragt. Sie sind für die die Beratung und die Therapie wesentlich. Aus der Betrachtung und dem Abtasten des Fußes ergibt sich die Diagnose einer schiefen Großzehe.

Die Beweglichkeit der Großzehe und die Möglichkeit der Korrektur werden ebenso untersucht wie die gesamte Fußform und die Gelenkverbindung des 1. Mittelfußknochens zur Fußwurzel *(Tarsometatarsalgelenk; TMT-Gelenk)*. An dieser Stelle besteht häufig eine instabile Situation, die bei der Behandlung berücksichtigt wird. Auch die Beobachtung des Gangbilds und eine Überprüfung der Hüft- und Kniegelenke sind regelmäßiger Bestandteil der Diagnose.

Weitere diagnostische Maßnahmen:

### Röntgen

Röntgenaufnahmen sind zur Diagnosestellung eines Hallux valgus zunächst nicht erforderlich. Die Diagnose kann durch Betrachtung und Tastuntersuchung gestellt werden. Treten jedoch deutliche Schmerzen und Beschwerden am Fuß auf, sind Röntgenuntersuchungen sinnvoll. Sie zeigen das Ausmaß der Fehlstellung, die Lage der Mittelfußknochen und den Zustand der Fußgelenke. Zur Abgrenzung von anderen Erkrankungen (z.B. einer Gicht) liefern sie ebenfalls wertvolle Informationen und vor einer geplanten korrigierenden Operation sind sie unverzichtbar.

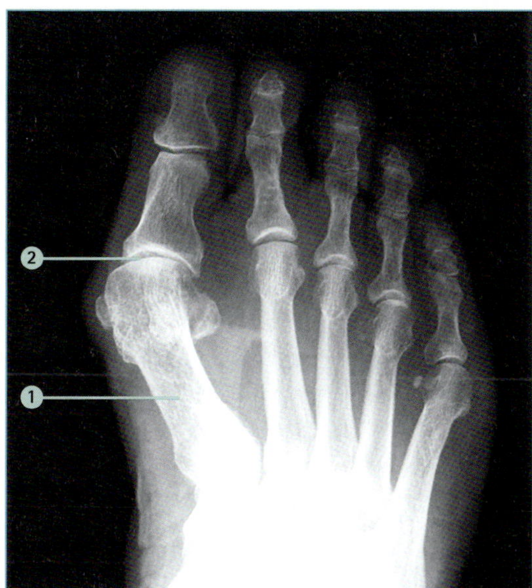


Das Röntgenbild stellt einen rechten Fuß in der Betrachtung von oben dar. Der 1. Mittelfußknochen 1 weicht deutlich zum Innenrand des Fußes. Am Großzehengrundgelenk 2 hat sich bereits ein deutlicher Verschleiß *(Arthrose)* gebildet.

### Kernspintomographie (Magnetresonanztomographie, MRT) und Computertomographie (CT)

Untersuchungen wie eine Kernspintomographie oder eine Computertomographie sind zur Diagnosestellung und zur Therapie einer schiefen Großzehe meist nicht erforderlich.

## Therapie

Ausschlaggebend für die Therapie sind die vom Patienten beklagten Beschwerden und Wünsche. Damit kann der Wunsch nach Schmerzfreiheit oder der Wunsch nach einer optischen Verbesserung verbunden sein.

### Nicht-operative *(konservative)* Therapie

Die Behandlung der schiefen Großzehe eines **Kindes** unterscheidet sich von der des Erwachsenen. Bei Kindern bis etwa 14 Jahre kann versucht werden, das Wachstum und die weitere Entwicklung der Deformität zu beeinflussen. Dazu werden Schienen angelegt, die die Großzehe nach innen ziehen. Je länger sie getragen werden, desto größer ist ihr Effekt. Sie werden vor allem nachts angelegt, falls möglich auch tagsüber.

*Wie stark die Deformität bei Kindern mit Schienen zu beeinflussen ist, kann abschließend noch nicht beurteilt werden.*

Möglicherweise kann ein Fortschreiten der Deformität aufgehalten werden, weshalb bei Kindern und Jugendlichen ein solcher Behandlungsversuch empfohlen wird. Besteht ein ausgeprägter Knick-Senkfuß, können Einlagen sinnvoll sein, die den inneren Fußrand anheben und damit der Entwicklung einer schiefen Großzehe möglicherweise etwas entgegenwirken können. Fußgymnastik und das Barfußgehen auf weichem Untergrund sind ratsam, um die Fußmuskeln zu kräftigen.

Beim Hallux valgus des **Erwachsenen** ist eine Korrektur der Fehlstellung mit Schienen kaum noch möglich. Die Knochenentwicklung ist abgeschlossen und das zunehmende Ungleichgewicht der Sehnen und Muskeln lässt sich durch eine Schienenbehandlung nicht rückgängig machen. Das Tragen einer Schiene kann allerdings zum Abklingen von Druckbeschwerden am Ballen beitragen und die Deformität flexibel halten, weil es der Schrumpfung der Gelenkkapsel entgegenwirkt. Eine anhaltende Korrektur der Deformität ist damit nicht möglich.

Generell wird beim Hallux valgus weites und weiches **Schuhwerk** empfohlen, das dem Fuß ausreichend Platz bietet. Beim Schuhkauf sollte auf störende Nähte über dem Ballen geachtet werden, da die Nähte meist nicht nachgeben und zu Beschwerden führen. Kunststoff-Schuhe oder Schuhe aus Lackleder können sich der Fußform kaum anpassen und sind eher ungeeignet. Ein Schuh aus weichem Leder mit einer nur kleinen Kappe über den Zehen passt sich dem Fuß an. Dies kann selbst Patienten mit einem ausgeprägten Hallux valgus ein beschwerdefreies Gehen ermöglichen. Neue Schuhe können vom (orthopädischen) Schuhmacher geweitet werden, was das schmerzhafte Einlaufen erspart.

Begleiterkrankungen wie Krallenzehen, ein Spreizfuß oder eine Arthrose der Großzehe können mit Einlagen und sog. *Zurichtungen* am Schuh (z.B. Abrollsohlen) behandelt werden. Schwielen und Hühneraugen werden vorsichtig vom Patienten oder besser vom Fußpfleger behandelt.

*Wird mit den genannten Maßnahmen ein beschwerdefreies Gehen erreicht und stört den Patienten der optische Eindruck seiner Füße und Schuhe nicht, muss keine weitere Therapie erfolgen.*

Es ist empfehlenswert, möglichst viel **barfuß** zu laufen, am besten auf natürlichem Untergrund wie Gras oder Sand. Dies trainiert die Muskulatur des Fußes. **Dehnübungen** können dazu beitragen, die Deformität flexibel zu halten. **Einlagen** entlasten und stützen einen Knick-Senkfuß und damit auch die Großzehe. Eine Korrektur der Deformität ist auch mit diesen Maßnahmen nicht zu erreichen. Ist geeignetes Schuhwerk nicht zu finden und ist die schiefe Großzehe stark ausgeprägt, können **orthopädische Schuhe** angefertigt werden.

Der maßangefertigte Schuh verhindert schmerzhafte Druckstellen, er unterstützt und entlastet durch eine entsprechende Bettung den Spreizfuß und bietet Krallenzehen ausreichend Platz.

*Eine anhaltende Korrektur der schiefen Großzehe ist durch nicht-operative Behandlungen nicht zu erreichen.*

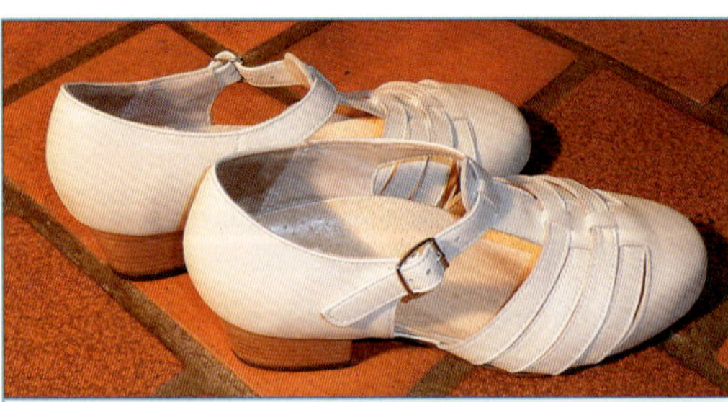

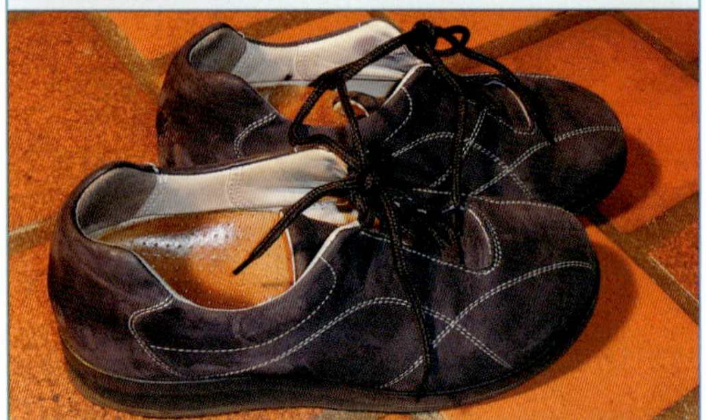

Die Fotos zeigen Beispiele für orthopädische Schuhe. Die Patientin hat seit Jahrzehnten einen ausgeprägten Hallux valgus und Krallenzehen. In diesen Schuhen kann sie ohne Beschwerden gehen.

Die heutigen Fertigungstechniken ermöglichen dem orthopädischen Schuh das Aussehen eines „normalen", konfektionierten Schuhs. Kann mit der Schuhversorgung ein schmerzfreies Gehen erreicht werden, müssen auch starke Deformierungen nicht operativ behandelt werden.

### Operative Behandlung

Bei **Kindern** und **Jugendlichen** werden operative Therapien mit großer Zurückhaltung durchgeführt und es besteht keine einheitliche Meinung, zu welchem Zeitpunkt eine Operation sinnvoll ist. Die Knochen befinden sich noch im Wachstum und es ist nicht immer absehbar, welchen Verlauf das Wachstum nach einer Operation nimmt.

Besteht beim **Erwachsenen** aufgrund von Beschwerden oder aus kosmetischen Gründen der Wunsch nach einer Korrektur der schiefen Großzehe, so ist dies nur operativ möglich. Besonders wenn optische Gründe im Vordergrund stehen, ist eine ausführliche Erläuterung des Für und Wider einer Operation notwendig. Auf einen gegebenenfalls langen Heilverlauf und mögliche Komplikationen sollte besonders hingewiesen werden.

*Aus medizinischer Sicht besteht kein zwingender Anlass, eine schiefe Großzehe zu operieren, die zu keinen Beschwerden führt.*

Für die Wahl des Operationsverfahrens sind zahlreiche Faktoren zu berücksichtigen. Darunter sind das Alter des Patienten, eine eventuelle Arthrose der Großzehe, das Ausmaß der Deformität, Stellung und Länge der Mittelfußknochen sowie Begleitdeformitäten der übrigen Zehen. Aus zahlreichen verschiedenen Operationsverfahren eines Hallux valgus wird für jeden Patienten individuell die beste Lösung ausgewählt.

*Die dauerhafte Korrektur eines Hallux valgus ist nur durch eine operative Behandlung möglich.*

Wurde früher noch ein Teil des Gelenks entfernt (Operation nach *Keller-Brandes*), so wird dieses Verfahren nur noch selten und nur bei älteren Patienten mit einer ausgeprägten Arthrose der Großzehe angewendet. Die meisten Operationsverfahren zielen heute auf einen **Erhalt des Großzehengrundgelenks** ab und werden daher als *gelenkerhaltend* bezeichnet.

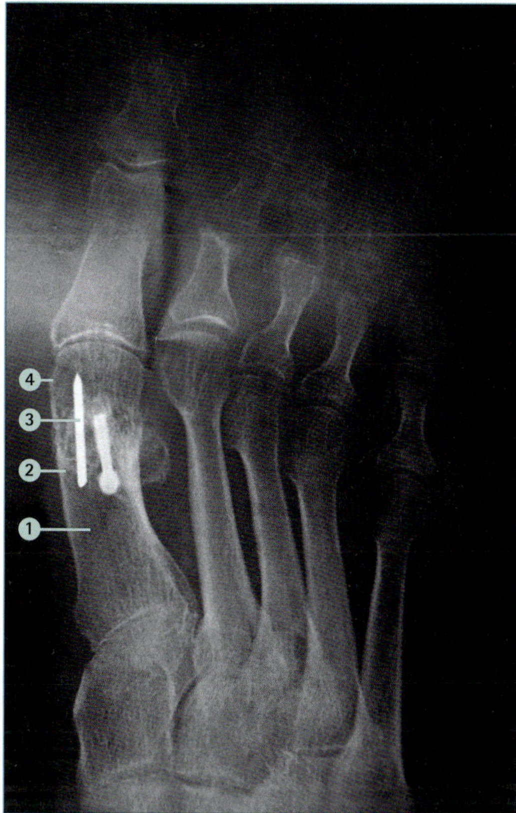


Das Röntgenbild zeigt einen rechten Fuß von oben betrachtet. Die Fehlstellung im 1. Mittelfußknochen 1 wurde korrigiert. Dazu wurde der Knochen an einer Stelle 2 durchtrennt, verschoben und mit Drahtstift 3 und Schraube wieder zusammengefügt. Vorstehender Knochen (sog. *Pseudoexostose*) 4 wurde entfernt.

Mittels einer Durchtrennung *(Osteotomie)* und anschließenden Verschiebung des Mittelfußknochens wird eine Korrektur der Fehlstellung erreicht. Je nach Verfahren wird der Mittelfußknochen an seinem Ende *(Mittelfußköpfchen, Metatarsalköpfchen)*, an seinem Schaft oder an seinem Anfang *(Basis)* durchtrennt und verschoben.

Das Einbringen von Drahtstiften, kleinen Schrauben oder Platten sichert die Stellung, bis die Knochenstücke wieder miteinander verwachsen sind. Solange es nicht stört, kann das Material nach der Operation im Knochen belassen werden. Gleichzeitig werden Eingriffe an Sehnen, Bändern, Muskeln und Gelenkkapsel vorgenommen (sog. *Weichteileingriff*). In seltenen Fällen reichen die Weichteileingriffe zur Korrektur eines Hallux valgus bereits aus.

***Ziel der Operation einer schiefen Großzehe ist die Wiederherstellung des ursprünglichen Gleichgewichts der Sehnen- und Muskelkräfte. Das Gleichgewicht dabei dauerhaft zu halten, stellt eine der größten Herausforderungen bei der Operation dar.***

Nach der Operation kann es zu einer lang anhaltenden Schwellung des Vorfußes kommen. Zeitweise ist eine Entlastung in einem speziellen Schuh notwendig. Je nach Beruf und Art der Operation ist der Patient 4-10 Wochen arbeitsunfähig. In vielen Fällen bestehen noch Beschwerden über 2-3 Monate.

Die Operation und die anschließende Ruhigstellung führen oft zu einer Einsteifung im Großzehengrundgelenk, der sobald wie möglich durch passende Übungen entgegengewirkt werden sollte.

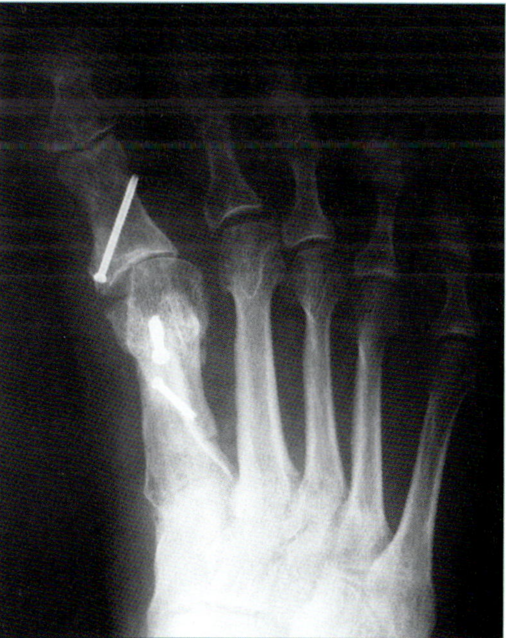

Röntgenbild eins rechten Fußes, bei dem eine *schiefe Großzehe (Hallux valgus)* durch eine Operation korrigiert wurde. Als Folge der Operation ist es zu einer zu starken Korrektur *(Überkorrektur)* gekommen, so dass die Großzehe jetzt zur Innenseite des Fußes zeigt.

Kommt es nach einer Operation zu einem erneuten Ungleichgewicht der Sehnen- und Muskelkräfte, bildet sich wieder eine schiefe Großzehe *(Rezidiv)*.

Bei einer Überkorrektur weicht die Großzehe nun zum Innenrand des Fußes ab, was als *Hallux varus* bezeichnet wird. Damit beschäftigt sich ein eigenes Kapitel *Der Hallux varus*.

## Prognose und Verlauf

Einmal vorhanden, hat die Deformität der schiefen Großzehe die Tendenz, über Jahre zuzunehmen. Eine Rückbildung von alleine ist nicht möglich. Manche Verläufe sind milde und stören den Betroffenen sein Leben lang weder durch Schmerzen noch durch den optischen Eindruck. In anderen Fällen kommt es zu Beschwerden und Begleitdeformitäten der Kleinzehen.

Vielen Patienten ist durch die Auswahl des geeigneten Schuhwerks, durch orthopädische Hilfsmittel oder orthopädische Schuhe ausreichend gut zu helfen.

Bei anhaltenden Beschwerden durch die schiefe Großzehe kann dem Patienten eine operative Behandlung angeboten werden. Diese kann er auch aus optischen Gründen wünschen. Mit zahlreichen Operationsverfahren ist es in vielen Fällen möglich, die Beschwerden zu lindern und die schiefe Großzehe anhaltend zu korrigieren.

### Das Wichtigste für Sie:

- Als *Hallux valgus* bezeichnet man das Abweichen der Großzehe zur Außenseite des Fußes, also in Richtung der kleineren Zehen.
- Sie ist die häufigste Fußdeformität, wird zum Teil vererbt und kann durch das Tragen von spitzen und hohen Schuhen verstärkt werden.
- Beschwerden entstehen durch den *Ballen*, einen Spreizfuß und durch Deformitäten der Kleinzehen.
- In den meisten Fällen lindern passendes Schuhwerk und orthopädische Hilfsmittel die Beschwerden.
- Schmerzen und Druckstellen sowie kosmetische Gründe können Anlass für eine Operation sein.

# Der Hallux varus

*Hallux varus* beschreibt das Abweichen der Großzehe im Großzehengrundgelenk in Richtung der Fußinnenseite. Er ist zu unterscheiden vom *Hallux valgus*, der das Abweichen der Großzehe nach außen bezeichnet. Auch wenn beide Abweichungen ähnlich *schief* sind, wird die für den *Hallux valgus* geläufige Bezeichnung *schiefe Großzehe* für den *Hallux varus* nicht verwendet.

Unter der Bezeichnung *valgus* (lat. *valgus* = *schief/krumm*) versteht man allgemein die Abweichung eines Gelenks zur Innenseite des Körpers hin. Weicht ein Gelenk zur Außenseite des Körpers ab, wird dafür die Bezeichnung *varus* (lat. *varus* = *auseinandergebogen*) verwendet. Beim *Hallux varus* weicht die Großzehe im Großzehengrundgelenk nach innen ab.

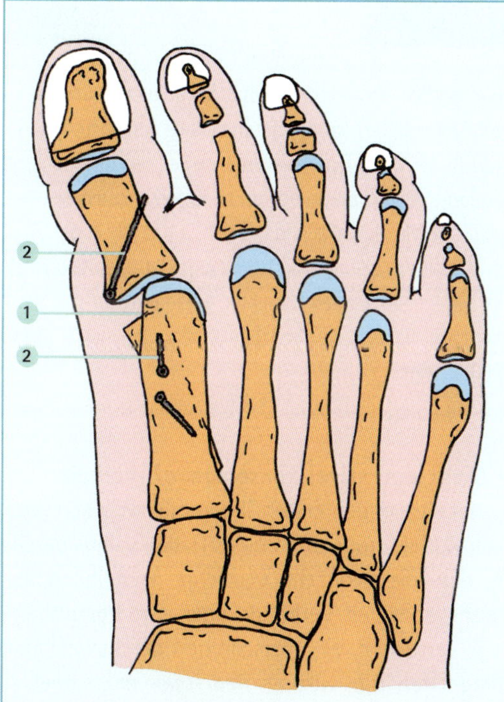


Die Abbildung zeigt einen rechten Fuß, dessen *schiefe Großzehe (Hallux valgus)* durch eine Operation korrigiert wurde. Bei der Operation wurde ein Teil des Knochens entfernt (1) und der Knochen durchtrennt *(osteotomiert)* sowie anschließend mit Schrauben (2) in der veränderten Stellung fixiert. Als Folge der Operation ist es zu einer zu starken Korrektur *(Überkorrektur)* gekommen, so dass die Großzehe jetzt zur Innenseite des Fußes zeigt und damit ein *Hallux varus* vorliegt.

## Ursachen und Herkunft

Im Gegensatz zur *schiefen Großzehe (Hallux valgus)* ist diese Deformität selten. Die meisten Fälle eines Hallux varus entstehen als **Folge einer Korrektur-Operation** eines Hallux valgus. Wird der Hallux valgus im Rahmen einer Operation nicht exakt korrigiert oder entwickelt sich nach der Operation ein Ungleichgewicht der Sehnen und Muskeln, so weicht die Großzehe zunehmend zur Seite ab.

Weicht sie zum Fußaußenrand ab, so ist es zu einem *Rezidiv* des Hallux valgus gekommen, weicht sie zum Innenrand des Fußes ab, so ist ein Hallux varus entstanden.

***Der Hallux varus ist meist Folge einer operativen Behandlung einer schiefen Großzehe, dem Hallux valgus.***

Sehr selten ist die Deformität angeboren. Sie kann außerdem im Rahmen von Verletzungen oder Erkrankungen wie z. B. einer rheumatoiden Arthritis entstehen.

## Symptome und Beschwerden

Eine Abweichung der Großzehe zum Innenrand des Fußes ist häufig problematischer als eine Abweichung zum Fußaußenrand. Der Grund liegt in der Form der meisten Schuhe, die eine Verschmälerung der Schuhspitze aufweisen. Entsprechend können sich beim Hallux varus schnell schmerzhafte Druckstellen an der Großzehe bilden. Geringe Fehlstellungen gehen ohne Beschwerden einher.

Optisch fällt der Hallux varus eher auf als ein leichter Hallux valgus, so dass die Patienten oft aus kosmetischen Gründen eine Korrektur wünschen.

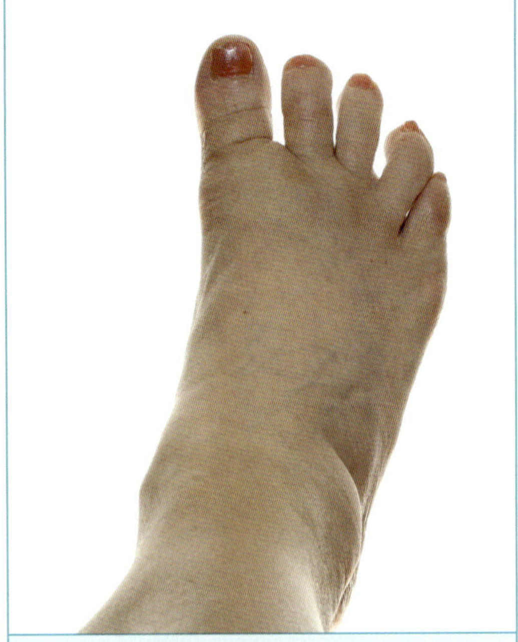

Das Foto zeigt den Fuß einer 68-jährigen Patientin wenige Monate nach der Operation einer *schiefen Großzehe (Hallux valgus)*. Durch eine zu starke Korrektur *(Überkorrektur)* weicht die Großzehe jetzt zum Innenrand des Fußes ab.

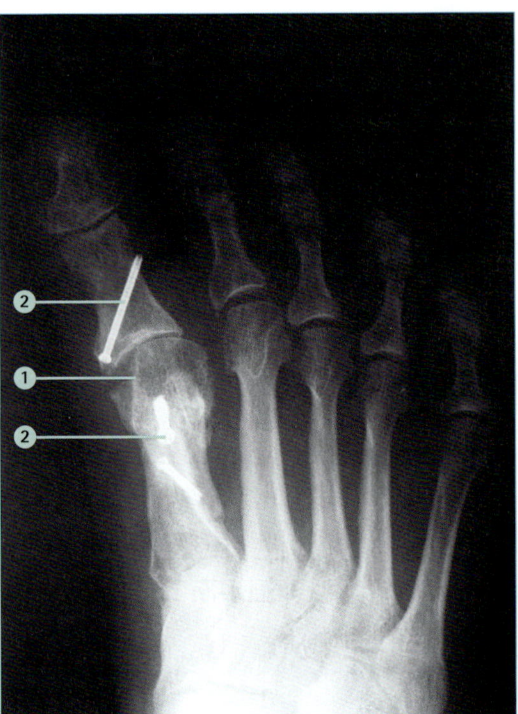


Röntgenbild eins rechten Fußes, bei dem eine *schiefe Großzehe (Hallux valgus)* durch eine Operation korrigiert wurde. Bei der Operation wurde ein Teil des Knochens entfernt ① und der Knochen durchtrennt *(osteotomiert)* sowie anschließend mit Schrauben ② in der veränderten Stellung fixiert. Als Folge der Operation ist es zu einer zu starken Korrektur *(Überkorrektur)* gekommen, so dass die Großzehe jetzt zur Innenseite des Fußes zeigt.

## Untersuchung und Diagnostik

Bei der Betrachtung des Fußes ist die Deformität häufig offensichtlich. Die Beweglichkeit und die Möglichkeiten der Korrektur des Großzehengrundgelenks können durch Tasten und Bewegen erfasst werden.

Weitere diagnostische Maßnahmen:

### Röntgen

Da es sich in den meisten Fällen um einen Folgezustand nach einer Vorfuß-Operation handelt, sind aktuelle Röntgenaufnahmen unerlässlich. Weiterführende Untersuchungen wie eine Kernspintomographie (Magnetresonanztomographie, MRT) oder eine Computertomographie (CT) sind selten notwendig.

## Therapie

Die Therapie richtet sich nach den Beschwerden und Wünschen des Patienten. Geringe Fehlstellungen bedürfen häufig keiner Therapie.

### Nicht-operative *(konservative)* Therapie

Deutet sich in den ersten Tagen oder Wochen nach einer Korrekturoperation eines Hallux valgus bereits an, dass die Großzehe vermehrt nach innen abweicht, so sollen **Verbände** oder eine **Vorfußbandage** versuchen, ein Fortschreiten der Abweichung aufzuhalten. Dies wird als *Redression* bezeichnet.

Begleitend kann eine **physiotherapeutische Behandlung** der Zehe erfolgen, bei der auch ein korrektes Gangbild geschult wird. Je länger die Operation zurückliegt, desto weniger erfolgreich sind diese Maßnahmen. Mehrere Monate nach der Operation bringen sie meist keine Besserung mehr.

Kommt es zu schmerzhaften Druckstellen durch die Fehlstellung der Großzehe, kann der **Schuh** an der zu engen Stelle aufgeweitet werden. Dies ist in der

Regel nur bei Lederschuhen möglich, deren Vorderkappe eine Umformung zulässt. Darüber hinaus können auch Zehenpolster aus Schaumstoff eine Hilfe sein.

***Ist nach erfolgter Operation eine Überkorrektur zu erkennen, sollte sie möglichst frühzeitig behandelt werden.***

**Operative Behandlung**

Eine Korrektur der Großzehe ist auf Dauer nur durch eine Operation zu erreichen. Der Eingriff erfolgt an der Gelenkkapsel, den Sehnen und zum Teil am Knochen. Ist eine ausreichende Korrektur nicht mehr möglich und hat das Gelenk an Beweglichkeit schon stark verloren, so stellt die Versteifung *(Arthrodese)* des Großzehengrundgelenks eine Alternative dar.

## Prognose und Verlauf

Leichte Fälle bereiten den Betroffenen kaum Probleme und bedürfen keiner Therapie. Bei einer stärkeren Ausprägung ist eine Besserung von alleine nicht zu erwarten, so dass bei anhaltenden Beschwerden eine operative Behandlung notwendig wird.

### Das Wichtigste für Sie:

- Beim *Hallux varus* weicht die Großzehe zur Fußinnenseite ab.
- Diese Fehlstellung ist selten.
- Sie ist meist Folge einer Korrekturoperation eines *Hallux valgus.*
- Die Abweichung der Großzehe zur Fußinnenseite bereitet vor allem Druckprobleme im Schuh.
- Eine anhaltende Korrektur ist meist nur operativ möglich.

## Die steife Großzehe – Der *Hallux rigidus*

Der *Hallux rigidus* beschreibt eine Bewegungseinschränkung des Großzehengrundgelenks auf dem Boden eines Gelenkverschleißes *(Arthrose)*. *Hallux* ist die lateinische Bezeichnung für die Großzehe, *rigidus* bedeutet *steif* oder *starr*. Der im medizinischen Alltag gängige Begriff *Hallux rigidus* beschreibt also die *steife Großzehe*.

Das Gelenkköpfchen des ersten Mittelfußknochens *(Metatarsal-Knochen)* und die Basis des Grundglieds *(Phalanx)* der Großzehe bilden gemeinsam das *Großzehengrundgelenk* oder *Metatarsophalangealgelenk (MTP-Gelenk)*. Das Großzehengrundgelenk spielt eine bedeutende Rolle bei der Fortbewegung, da es am Ende des Schritts stark gebeugt wird und einen Großteil der Kräfte überträgt, die zum Abstoßen des Fußes von der Erde notwendig sind. Damit ist es zum Teil recht hohen Belastungen ausgesetzt.

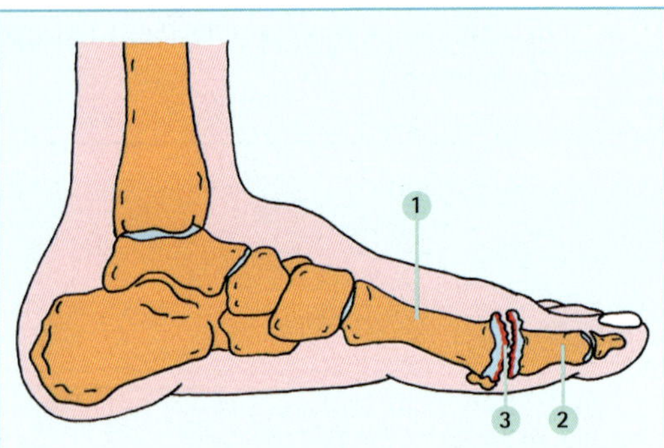


Die Abbildung stellt die Innenseite eines linken Fußes dar. Am Großzehengrundgelenk, welches vom ersten Mittelfußknochen (1) und vom Grundglied (2) der Großzehe gebildet wird, hat ein starker Verschleiß stattgefunden. Die Gelenkränder zeigen wulstige Veränderungen, der Gelenkknorpel ist zerfurcht und zum Teil zerstört (3).

### Ursachen und Herkunft

Nach der *schiefen Großzehe*, dem *Hallux valgus*, ist die steife Großzehe die zweithäufigste Vorfußdeformität. Sie tritt meist im Alter zwischen 40 und 50 Jahren auf. Frauen erkranken häufiger daran als Männer.

*Die steife Großzehe ist eine sehr häufige Erkrankung.*

Ursache einer zunehmenden Einsteifung des Großzehengrundgelenks ist ein **Gelenkverschleiß** *(Arthrose)*. Bei Jugendlichen mit einer steifen Großzehe liegt meist eine angeborene Abflachung des Gelenkköpfchens vor, was zu einem vorzeitigen Verschleiß des Gelenks führt. Stark belastet wird das Großzehengrundgelenk z.B. durch einen häufigen Zehenspitzenstand beim Ballett oder durch häufige Stauchbelastungen beim Fußballspiel.

Im Erwachsenenalter können **berufliche Beanspruchungen** durch kniende Tätigkeiten wie z.B. beim Fliesen- oder Parkettverlegen aufgrund der häufigen Überstreckung des Gelenks den Knorpel schädigen. Diese Überlastungen können zu einem zunächst noch geringen Knorpelschaden führen. Dieser dehnt sich im Laufe der Jahre auf das gesamte Gelenk aus und führt zu einer ausgeprägten Arthrose. Die Folgen sind eine starke Bewegungseinschränkung und eine Vergrößerung des Gelenks durch Knochenanbauten *(Osteophyten)*.

Die steife Großzehe ist kein Indiz für andere Arthrosen am Körper. Sie kann jedoch von rheumatischen Erkrankungen oder Stoffwechselerkrankungen wie der Gicht mitbetroffen sein.

### Symptome und Beschwerden

Die meisten Schmerzen treten beim Gehen oder Laufen auf. Die Bewegung des Großzehengrundgelenks wird durch die Arthrose so eingeschränkt, dass das Abknicken der Zehe beim Gehen einen stechenden **Schmerz** verursacht. Die **Bewegung** der Großzehe nach oben ist oft schmerzhafter als die Bewegung nach unten. Weiches Schuhwerk mit elastischer Sohle lässt die Großzehe stärker einknicken und wird als unangenehm empfunden. Schuhwerk mit einer festen Sohle *schient* das Gelenk und vermindert die Bewegung, so dass das Gehen weniger schmerzhaft ist. Auch bei einer deutlichen Arthrose müssen nicht unbedingt Schmerzen bestehen. Oft findet sich die steife Großzehe als Zufallsbefund, ohne dass der Patient diese bisher als störend wahrgenommen hat.

*Auch ein fortgeschrittener Verschleiß des Großzehengrundgelenks muss für den Betroffenen nicht schmerzhaft sein.*

Durch das Fortschreiten der Arthrose kommt es im Verlauf der Erkrankung zu einer zunehmenden **Einsteifung**, bis nur noch Bewegungen im geringen Umfang möglich sind.

Patienten fällt oft eine Vergrößerung des Gelenks auf, die **knöchernen Wülste** einer starken Arthrose sind gut zu tasten. Diese Knochenwülste *(Osteophyten)* können zu Druckproblemen im Schuhwerk führen. Weiterhin kann sich das Gelenk entzünden. Dann schwillt es schmerzhaft an, wird rot und warm. Die Symptome ähneln einem Gichtanfall an der Großzehe.

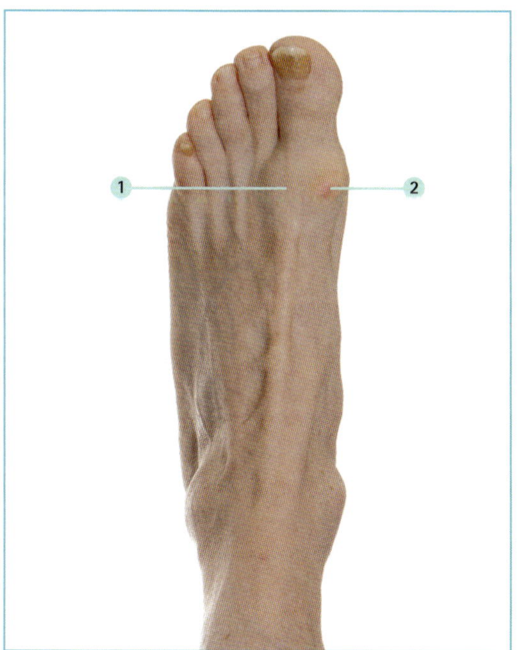


Zu sehen ist der Fuß einer 73-jährigen Frau mit einer steifen Großzehe. Das Großzehengrundgelenk 1 ist deutlich vergrößert und zeigt zur Innenseite hin einen besonders vorstehenden knöchernen Wulst 2 *(Osteophyt)*. Die Patientin hat dennoch keine Beschwerden und trägt normales Schuhwerk.

## Untersuchung und Diagnostik

Die Diagnose kann meist nach Schilderung der Beschwerden, einer Betrachtung der Füße und einer Tastuntersuchung gestellt werden. Das Ausmaß der Arthrose wird durch das Maß der **Bewegungseinschränkung** und der tastbaren Knochenvorsprünge bereits abgeschätzt. Schwellung, Rötung und Überwärmung weisen auf eine Entzündung der Gelenkinnenhaut hin. Dann spricht man auch von einer *aktivierten Arthrose*. Wenn die Entzündung stark ausgeprägt ist, kann sie ähnlich schmerzhaft wie ein akuter Gichtanfall an der Großzehe sein.

Ist der Verschleiß für den Patienten schmerzfrei, liegt eine sog. *stumme Arthrose* vor. Beklagt der Patient keine Beschwerden, sind weitere diagnostische Maßnahmen meist nicht notwendig.

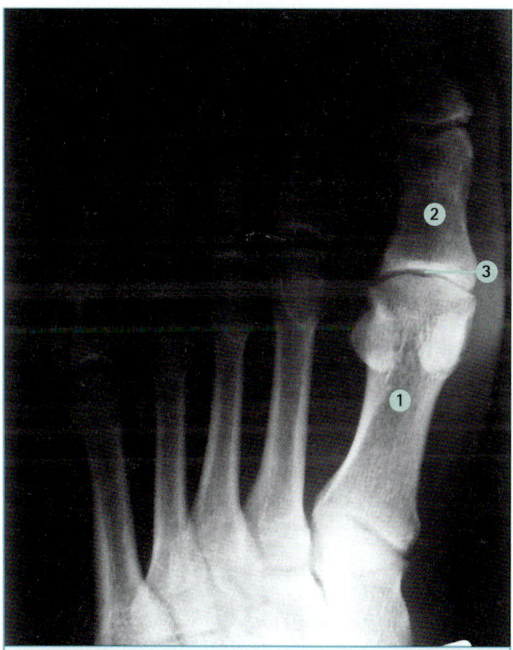


Zu sehen sind die Röntgenbilder des linken Fußes eines 45-jährigen Mannes. Er beklagte Schmerzen im Großzehengrundgelenk. Dieses wird vom ersten Mittelfußknochen 1 und dem Grundglied der Großzehe 2 gebildet. Der Abstand der beiden Knochen zueinander ist durch den Abrieb der Knorpelschicht *(Arthrose)* verschmälert, man spricht davon, dass der *Gelenkspalt* 3 verschmälert ist. Ein wirklicher Spalt liegt nicht vor, im Röntgenbild wirkt es so, da sich Knorpel im Röntgen nicht direkt darstellt.

Weitere diagnostische Maßnahmen:

**Röntgen**
Röntgenbilder liefern genaue Informationen über das Ausmaß der Arthrose und die Anatomie des Fußes. Mit ihrer Hilfe lassen sich auch andere Erkrankungen erkennen, die zu Schmerzen am Großzehengrundgelenk führen. Dazu zählt z.B. die Gicht oder eine rheumatische Erkrankung.

*Die Untersuchung mit den Händen und das Anfertigen von Röntgenbildern reichen in aller Regel aus, um die Diagnose einer steifen Großzehe zu stellen.*

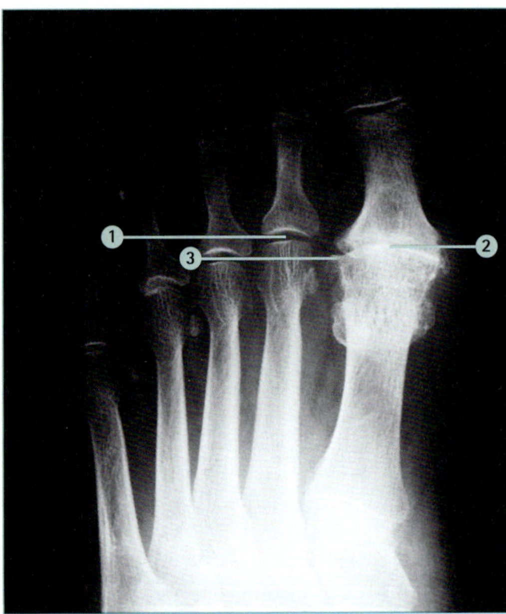


Das Röntgenbild zeigt den linken Fuß einer 74-jährigen Patientin. Es liegt ein stark fortgeschrittener Verschleiß des Großzehengrundgelenks vor. Der Gelenkspalt, der normalerweise zwischen den Mittelfußknochen und den Grundgliedern der Zehen besteht (1), ist am Großzehengrundgelenk (2) nicht mehr zu erkennen. Am Gelenk bestehen große knöcherne Randwülste *(Osteophyten)* (3).

**Kernspintomographie (Magnetresonanztomographie, MRT)**
Untersuchungen mittels Kernspintomographie oder Computertomographie sind nur in Ausnahmefällen notwendig. Sie können vor allem in frühen Stadien der Erkrankung zur Beurteilung der Knorpelschicht sinnvoll sein.

## Therapie

Die Therapie richtet sich nach den Beschwerden des Patienten. Häufig wird eine Arthrose der Großzehe im Rahmen einer Röntgenuntersuchung oder bei einer Tastuntersuchung des Fußes zufällig entdeckt. Werden vom Patienten keine Schmerzen an der Großzehe angegeben, so ist keine Therapie erforderlich.

*Viele Patienten mit einer steifen Großzehe haben keine Beschwerden und bedürfen dann auch keiner speziellen Therapie.*

**Nicht-operative *(konservative)* Therapie**
Ist das Gelenk gerötet, geschwollen und überwärmt, weist dies auf eine Entzündung und eine *Aktivierung* der Arthrose hin. **Entzündungshemmende Medikamente** wie *Ibuprofen* oder *Diclofenac* können über 1-2 Wochen verordnet werden. Kühlende Maßnahmen wie das Auflegen eines kalten Waschlappens, die Anwendung von Kältekompressen oder kalte Quarkumschläge ergänzen die Therapie.

**Schuhe** mit festen Sohlen aus Leder, Wanderschuhe oder auch Holz-Clogs erleichtern das Gehen, da sie die schmerzhafte Bewegung des Gelenks einschränken. Turnschuhe, deren Sohlen oft die Form einer leichten Rolle haben, werden häufig ebenfalls gut vertragen. Schuhe mit einem weichen Oberleder passen sich den Veränderungen an der Großzehe besser an und geben dem Druck durch knöcherne Wülste besser nach.

Liegt keine Röte oder Wärme vor und bestehen geringe Schmerzen durch die steife Großzehe, werden leicht wärmende Maßnahmen wie Rotlicht oder ein warmes Fußbad als angenehm empfunden.

In jedem schmerzhaften Zustand sollte das Gelenk **geschont** werden. Eine einfache Gehbelastung zur Erledigung der Alltagstätigkeiten ist möglich. Aktivitäten wie Joggen, Walken oder langes Wandern sollten vermieden werden. Eine Elektrotherapie, Magnetfeldbehandlungen und Akupunktur können ergänzend angewendet werden. Salbenbehandlungen (mehrmals täglich durchgeführt), sind in jedem Stadium der Erkrankung hilfreich. Schmerzmittel sollten nur eine kurzfristige Therapiemöglichkeit sein.

## Manuelle Mobilisierung der steifen Großzehe

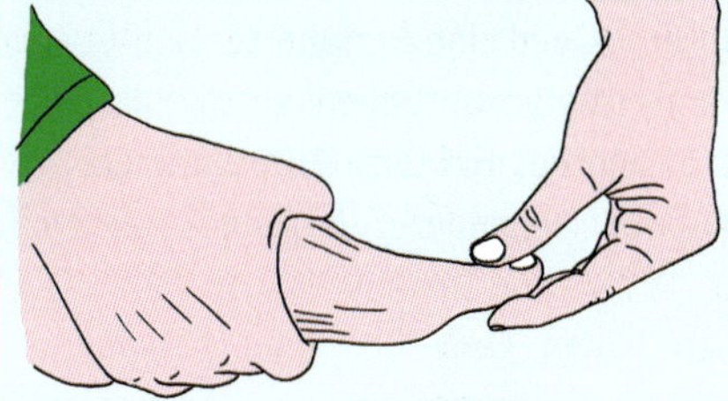

Die Zehe wird leicht nach vorne gezogen und in der Position gehalten.

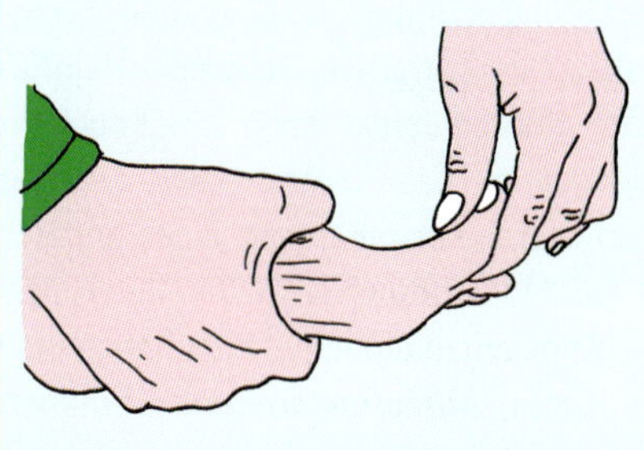

Unter Beibehaltung des leichten Zugs wird die Zehe langsam nach oben bewegt, bis leichte Schmerzen auftreten.

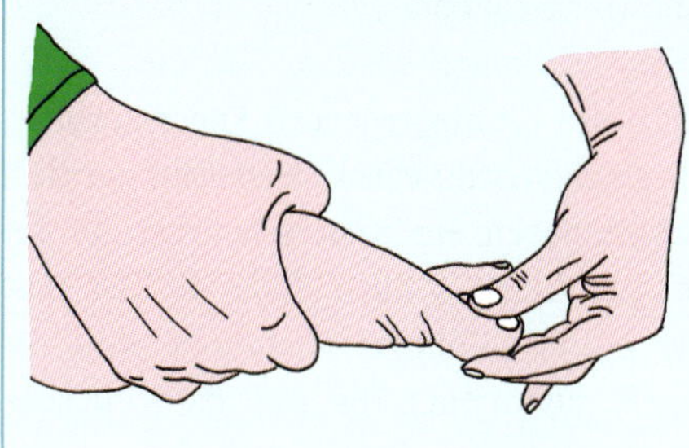

Dann wird die Zehe unter anhaltend leichtem Zug bis zur Schmerzgrenze langsam nach unten bewegt.

Um das Gelenk zu entlasten und einer zunehmenden Versteifung entgegenzuwirken, ist eine *manuelle Mobilisierung* hilfreich. Sie wird in allen Phasen der Erkrankung empfohlen. Dabei wird leicht an der Großzehe gezogen und diese unter Zug nach oben und unten bewegt. Schmerzhafte Bewegungen werden vermieden. Diese Behandlung kann von einer beliebigen Person und vom den Patienten selbst durchgeführt werden. Empfohlen wird die tägliche Anwendung für wenige Minuten (3 x 5 Minuten).

Die Abbildung zeigt eine Einlage für einen rechten Fuß von schräg unten betrachtet. Sie wird meist aus Kork und Leder hergestellt. An ihrer Unterfläche befindet sich unter der Großzehe gelegen zusätzlich eine feste Schicht aus z.B. Karbon (1). Diese bewirkt, dass das Großzehengrundgelenk beim Gehen nicht so stark gebeugt wird.

Bei häufigen Beschwerden ist eine Therapie mit **Einlagen** und **Abrollsohlen** sinnvoll. Sie entlasten das Gelenk, indem sie einen Teil seiner Funktion übernehmen. Dazu werden Einlagen mit einem festen Kunststoff, Karbon oder Glasfaser so verstärkt, dass sich die schmerzhafte Großzehe beim Abrollvorgang kaum noch bewegt.

Ähnlich wirkt das Aufkleben einer dicken Sohle aus Kunststoff unter den Schuh, die als Abrollsohle geschliffen wird. Dies bezeichnet man als *Zurichtung* des Schuhs. Sie wird auf jeweils beide Schuhe angebracht und der Absatz wird entsprechend angeglichen. Je nach Ausführung können Einlagen und Abrollsohlen einzeln oder gemeinsam getragen werden.

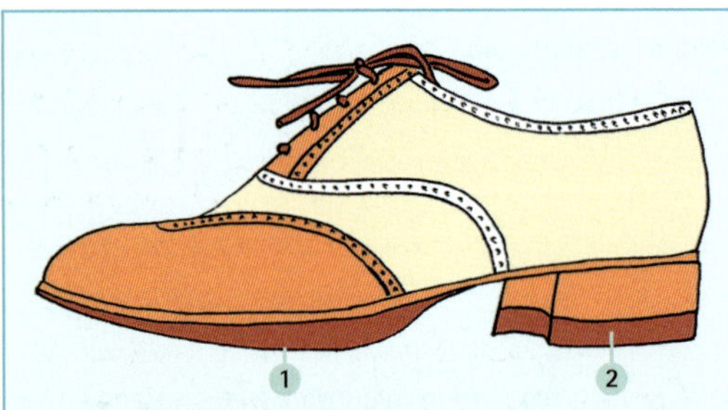


Unter den Schuh wurde eine Sohle geklebt und als Abrollsohle verschliffen 1. Der Absatz wurde in der Höhe angeglichen 2.

*Es sollten verschiedene Schuhe ausprobiert werden, festeres Schuhwerk kann das Gelenk durch eine Art Schienung entlasten und Schmerzen verhindern.*

In stark schmerzhaften Phasen der Gelenkentzündung reichen die geschilderten Maßnahmen manchmal nicht aus. Mit Hilfe einer **Spritze** in das Gelenk *(intraartikuläre Injektion)* lässt sich oft eine gute Schmerzlinderung erreichen. Wie effektiv die Injektion ist, hängt vom Ausmaß des Gelenkverschleißes ab. Die Wirkung kann Tage, aber auch Monate zufriedenstellend anhalten. Kortisonhaltige Präparate sollten nicht zu oft injiziert werden. Erweisen sie sich als wirksam, können je nach Ausmaß der Arthrose weitere Injektionen mit Hyaluronsäure durchgeführt werden. Eine Heilung der Arthrose ist damit sicher nicht möglich. Zum Teil gelingt aber eine anhaltende Beruhigung des Gelenks, die dem Patienten weniger Schmerzen beim Gehen bereitet.

*Den meisten Patienten mit einer steifen Großzehe kann mit Einlagen, einer Änderung am Schuhwerk und einer kurzfristigen Anwendung von Tabletten oder Spritzen ausreichend geholfen werden.*

### Operative Behandlung

Bestehen trotz Anwendung der genannten nichtoperativen Behandlungsmethoden anhaltende Schmerzen und fühlt sich der Patient in seiner Mobilität deutlich eingeschränkt, stellt die operative Therapie eine weitere Behandlungsmöglichkeit dar.

Die Wahl des Operationsverfahrens richtet sich nach dem Ausmaß des Gelenkverschleißes, dem Alter des Patienten und den Anforderungen, die vom Betroffenen an seinen Fuß gestellt werden.

In seltenen Fällen wird bei einer beginnenden Arthrose eine Gelenkspiegelung *(Arthroskopie)* durchgeführt, um das Gelenk zu spülen und störende Knorpelstücke zu entfernen. Bei einem kleinflächigen tiefen Knorpeldefekt kann ein Knochen-Knorpel-Zylinder in das Zentrum der Arthrose transplantiert werden. Im Rahmen eines anderen Verfahrens werden Öffnungen in die unter dem zerstörten Knorpel liegende Knochenschicht geschlagen. Diese *Mikrofrakturierung* stimuliert die Bildung von Ersatzknorpel.

Stören vor allem die vorstehenden Knochenwülste, kann das geschädigte Gelenk *modelliert* werden. Dabei werden neben den Knochenwülsten an der Oberseite des Gelenks auch Teile des Gelenkköpfchens entfernt. Dieses Verfahren wird als *Cheilektomie* bezeichnet. Es soll die Druckbeschwerden durch die Knochenwülste lindern und die Beweglichkeit des Gelenks verbessern. Zumindest in den ersten Jahren profitieren viele Patienten von diesem Eingriff. Die Arthrose schreitet dennoch fort.

Andere Operationstechniken betreffen eine Änderung der Länge und Ausrichtung von Zehengrundglied und Mittelfußknochen. Dies wird durch eine Durchtrennung *(Osteotomie)* der Knochen und eine anschließende Verschiebung erreicht. In der veränderten Stellung verheilt der durch Schrauben oder Drahtstifte wieder zusammengefügte Knochen.

Ein häufig durchgeführtes und bei einem fortgeschrittenen Gelenkverschleiß bewährtes Verfahren zur Schmerzlinderung ist die Versteifung des Gelenks, die sog. *Arthrodese*. Dabei werden der Mittelfußknochen und das Grundglied der Großzehe durch Schrauben oder Platten so zusammengefügt, dass beide Knochen fest miteinander verwachsen. Damit ist das schmerzhafte Gelenk entfernt, es ist jedoch nicht mehr beweglich. Nach einer solchen Operation können ganz hohe Absätze deshalb nicht mehr getragen werden.

Früher wurde häufig durch eine *Resektionsarthroplastik* die Basis des Grundglieds der Großzehe entfernt. Heute wird diese Methode nur noch selten durchgeführt.

Eine weitere Möglichkeit ist das Ersetzen des verschlissenen Gelenkes durch ein künstliches Gelenk *(Endoprothese)*. Bisher wird dieses Verfahren nur in Einzelfällen eingesetzt, da es nach der Operation noch zu häufig zu Komplikationen kommt, wie z.B. einer Lockerung oder einer Versteifung des Gelenks. Möglicherweise werden sich hier in Zukunft Verbesserungen erzielen lassen.

Weitere Details zu den operativen Behandlungsmöglichkeiten bei Arthrose können dem Kapitel *Der Gelenkverschleiß - Die Arthrose* entnommen werden.

## Prognose und Verlauf

Wie jede Arthrose schreitet auch die Arthrose am Großzehengrundgelenk mit der Zeit fort. Die Knorpelschicht wird immer dünner, die Knochenwülste *(Osteophyten)* werden größer und die Beweglichkeit nimmt ab. Dieser Prozess erstreckt sich über mehrere Jahre, konkrete Dauer und Geschwindigkeit des Verlaufs sind **individuell unterschiedlich** und nicht vorhersagbar. Starke Belastungen des Gelenks beschleunigen ihn. Der zunehmende Verschleißprozess muss allerdings nicht mit zunehmenden Beschwerden einhergehen. Im Gegenteil, bei vielen Patienten kommt es durch die Arthrose zu einer natürlichen Versteifung des Gelenks.

Die Jahre, die bis zu einem natürlichen Einsteifen des Gelenks vergehen, können jedoch für den Patienten eine so starke Beeinträchtigung mit sich bringen, dass eine Behandlung erforderlich ist. Auch wenn der Gelenkverschleiß weder durch nicht-operative Therapien noch durch operative Behandlung geheilt werden kann, bestehen in jeder Phase der Erkrankung meist erfolgreiche Behandlungskonzepte, die die Beschwerden lindern. Daher kann die Prognose der Erkrankung insgesamt als **gut** bezeichnet werden.

### Das Wichtigste für Sie:

- Als *Hallux rigidus* wird eine steife Großzehe als Folge eines Gelenkverschleißes bezeichnet.
- Es handelt sich um eine häufig auftretende Erkrankung des Fußes.
- Sie kann zu starken Beschwerden beim Gehen führen, bleibt in manchen Fällen jedoch schmerzfrei.
- Meistens sind nicht-operative Behandlungsmethoden zur Therapie ausreichend.
- Mit verschiedenen Operationsverfahren kann dem Patienten bei anhaltenden Schmerzen geholfen werden.

# Gelenkverschleiß am Fuß (Oberes und unteres Sprunggelenk sowie Fußwurzel)

Die Abnahme der Knorpeldicke und die zunehmende Schädigung des Knorpelüberzugs eines Gelenks werden als *Arthrose* bezeichnet. Sie kann prinzipiell an allen Gelenken des Fußes auftreten. Dieses Kapitel geht auf den Verschleiß am oberen und unteren Sprunggelenk sowie an der Fußwurzel ein.

Das *obere Sprunggelenk* (abgekürzt *OSG*) wird von Schienbein *(Tibia)*, Wadenbein *(Fibula)* und Sprungbein *(Talus)* gebildet. Das Gelenk ermöglicht das Anheben und Senken des Fußes. Für die normale Gangabwicklung ist es daher von wesentlicher Bedeutung. Bewegungen des Fußes zur Seite sind in diesem Gelenk nicht möglich.

Es ist ein rechter Fuß dargestellt, der von hinten betrachtet wird. Zwischen dem Schienbein *(Tibia)* 1 und dem Sprungbein *(Talus)* 2 hat sich ein Verschleiß ausgebildet 3. Es liegt eine Arthrose des oberen Sprunggelenks vor.

Unter dem oberen Sprunggelenk liegt das *untere Sprunggelenk* (abgekürzt *USG*). Im hinteren Anteil dieses Gelenks liegen sich das Fersenbein *(Kalkaneus)* und das Sprungbein *(Talus)* gegenüber. Der vordere Anteil wird von Fersenbein, Sprungbein und Kahnbein *(Navikulare)* gebildet. Im unteren Sprunggelenk finden Drehbewegungen des Fußes statt. Dabei bezeichnet man die Drehung des Fußes mit gleichzeitigem Anheben des Fußaußenrandes als *Pronation*. Die Drehung des Fußes nach innen und das gleichzeitige Anheben des Fußinnenrandes werden als *Supination* bezeichnet. Unter einer Arthrose des unteren Sprunggelenks versteht man die Knorpelschädigung zwischen Fersenbein, Sprungbein, Kahnbein und Würfelbein.

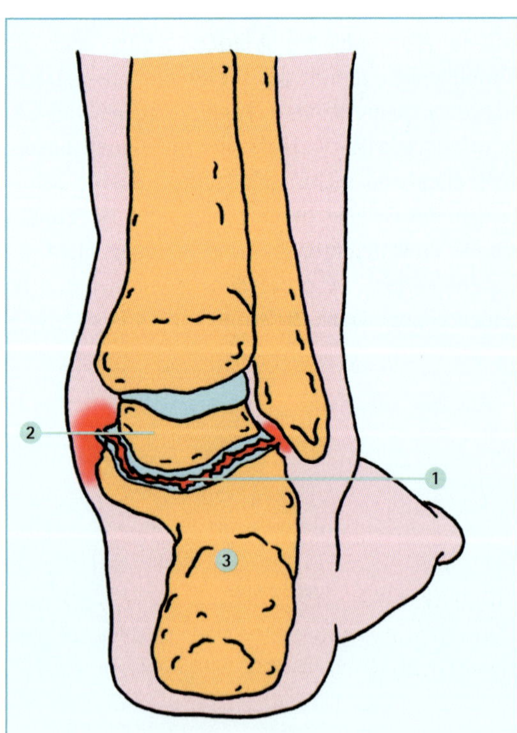


Erneut ist hier ein rechter Fuß von hinten dargestellt. Jetzt ist das untere Sprunggelenk 1 von einem Verschleiß betroffen. Es besteht ein Knorpelschaden zwischen dem Sprungbein *(Talus)* 2 und dem Fersenbein *(Kalkaneus)* 3.

Die *Fußwurzel* wird von Kahnbein *(Navikulare)*, Würfelbein *(Kuboid)* und den Keilbeinen *(Kuneiforme)* gebildet. Manchmal wird das Sprungbein *(Talus)* noch zur Fußwurzel gezählt. Zwischen diesen Fußwurzelknochen und den angrenzenden Mittelfußknochen sowie dem Fersenbein *(Kalkaneus)* kann es zu einem Verschleiß, einer Arthrose, kommen. Damit ist eine Vielzahl von Gelenken betroffen. Oftmals entwickelt sich der Verschleiß an mehreren Gelenken gleichzeitig.

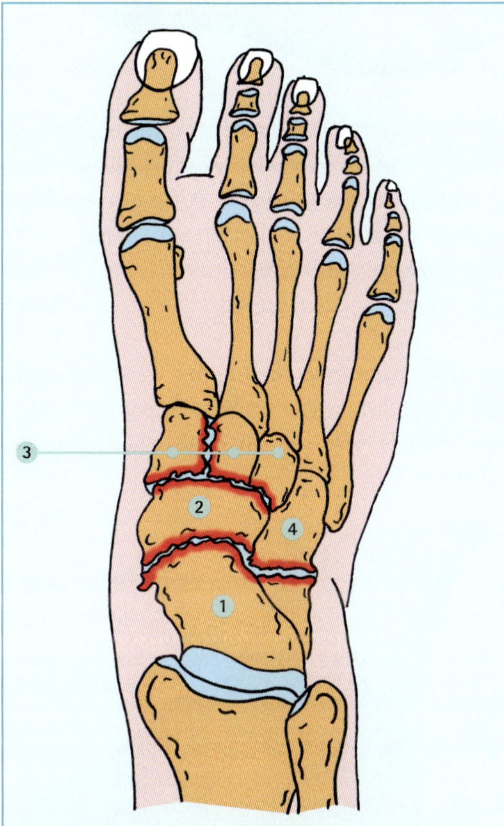


Diese Abbildung zeigt einen rechten Fuß in der Betrachtung von oben. Die rot markierten Bereiche zeigen die Gelenke, die bei einem Verschleiß *(Arthrose)* der Fußwurzel häufig betroffen sind. Zu erkennen sind u.a. das Sprungbein *(Talus)* 1, das Kahnbein *(Navikulare)* 2, die drei Keilbeine *(Kuneiforme)* 3 und das Würfelbein *(Kuboid)* 4.

Besonders häufig liegt zwischen dem Sprungbein *(Talus)* und dem Kahnbein *(Navikulare)*, im sog. *Talonavikulargelenk*, eine Arthrose vor. Ist das Gelenk zwischen Fersenbein *(Kalkaneus)* und Würfelbein *(Kuboid)* betroffen, spricht man von einer Arthrose im sog. *Kalkaneokuboidgelenk*.

Ein Verschleiß am *Großzehengrundgelenk* führt zu einer sog. *steifen Großzehe (Hallux rigidus)*. Dieser Erkrankung ist ein eigenes Kapitel gewidmet.

## Ursachen und Herkunft

Arthrosen am Fuß haben verschiedene Ursachen. Entstehen sie **ohne eine erkennbare Ursache**, werden sie als *primäre Arthrosen* bezeichnet. Vermutlich spielt eine genetische Veranlagung eine wichtige Rolle. Dies ist am oberen Sprunggelenk in höchstens 20% der Fall.

Entsteht der Verschleiß als erkennbare **Folge einer anderen Erkrankung**, spricht man allgemein von *sekundären Arthrosen*. 80% der Arthrosen am **oberen Sprunggelenk** sind Folge einer anderen Erkrankung, wie z.B. Risse oder Instabilitäten der Bänder sowie direkte Schädigungen der Gelenkfläche durch Knochenbrüche oder Knorpelverletzungen.

Ein wiederholtes Umknicken *(Distorsion)* im oberen Sprunggelenk kann zu Schäden an der Gelenkfläche führen. Der zunächst leichte Knorpelschaden dehnt sich im Laufe der Zeit aus und führt zu einer zunehmenden Schädigung des Knorpelüberzugs und damit zur Arthrose.

Am **unteren Sprunggelenk** ist ein Bruch des Fersenbeins mit Verletzung der Gelenkflächen häufig ein Grund für eine nachfolgende Arthrose.

***Die meisten Arthrosen am Fuß sind Folge einer anderen Erkrankung, z.B. einer Verletzung.***

Arthrosen der **Fußwurzel** sind meist Folge einer Verletzung oder Überlastung von Knochen und Bändern. Sie treten auch als Folge von schweren Fehlstellungen des Fußes auf.

Weitere Gründe für die Entstehung von Arthrosen am Fuß sind rheumatische Erkrankungen sowie Stoffwechselstörungen wie Gicht oder Diabetes.

Auf die Veränderungen an Knorpel und Gelenk sowie die genauen Vorgänge bei einer Arthrose wird ausführlich im Kapitel *Der Gelenkverschleiß – Die Arthrose* eingegangen.

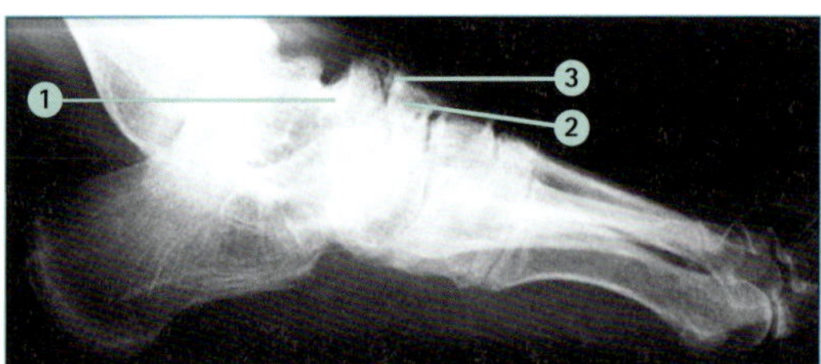


Das Röntgenbild zeigt einen Fuß von der Seite. Zwischen dem Sprungbein 1 und dem Kahnbein 2 hat sich ein Gelenkverschleiß entwickelt, als dessen Folge sich tastbare Knochenwülste *(Osteophyten)* 3 an den Gelenkflächen gebildet haben.

## Symptome und Beschwerden

Das wichtigste Symptom der Arthrosen des Fußes ist der **Schmerz**. Er hängt im Wesentlichen von der Belastung ab und nimmt bei langem Stehen oder längerem Gehen zu. Anfänglich tritt der Schmerz nur nach einer längeren Ruhephase (etwa nach langem Sitzen oder nach dem Schlafen) auf und verliert sich nach wenigen Schritten. Dies wird als sog. *Einlaufschmerz* bezeichnet. Später treten Schmerzen bei zunehmender Belastung auf *(Belastungsschmerz)*. Schließlich kann jeder Schritt schmerzen und auch in Ruhe hat der Patient Beschwerden. Dann liegt ein sog. *Ruheschmerz* vor.

***Das Hauptsymptom eines Gelenkverschleißes am Fuß sind belastungsabhängige Schmerzen.***

Mit den Schmerzen können Symptome wie eine Überwärmung, eine Schwellung und eine Rötung der betroffenen Region einhergehen. Man spricht dann von einer *aktivierten Phase* der Arthrose. Manchmal ist das Gehen in dieser Phase schmerzbedingt kaum noch möglich.

Am **oberen Sprunggelenk** ist bei einer Arthrose vor allem das Abrollen des Fußes schmerzhaft. Mit Zunahme der Erkrankung kann der Fuß nur noch eingeschränkt nach oben und unten gesenkt werden. Die Schmerzen werden meist um den Innen- und Außenknöchel lokalisiert.

Bei einer Arthrose des **unteren Sprunggelenks** werden Schmerzen häufig unterhalb des Außenknöchels wahrgenommen. Das Drehen und Kippen

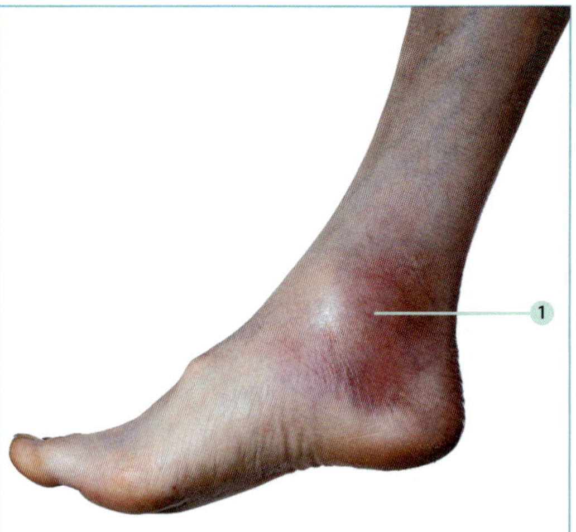


Das Foto zeigt den rechten Fuß eines 53-Jährigen. Das obere Sprunggelenk 1 ist geschwollen, gerötet und überwärmt. Der Verschleiß befindet sich in einer schmerzhaften *aktivierten* Phase.

des Fußes nach innen und außen ist schmerzhaft. Dies äußert sich besonders beim Gehen auf unebenem Gelände, wie z.B. auf Kopfsteinpflaster oder auf einem Feld.

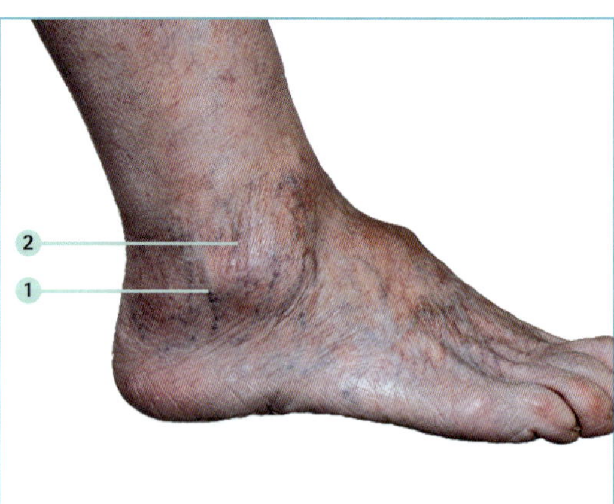


Auf diesem Foto eines 65-jährigen Patienten ist eine Schwellung 1 unterhalb des Außenknöchels 2 des rechten Fußes zu erkennen. Sie kann ein Hinweis auf einen Verschleiß des unteren Sprunggelenks sein.

Bei einem schmerzhaften Verschleiß an der **Fußwurzel** hängen die Beschwerden davon ab, welche Gelenke betroffen sind. So kommt es bei einer Arthrose zwischen Sprung- und Kahnbein zu Beschwerden am Übergang vom Fußrücken zur

Innenseite des Mittelfußes. Die Arthrose im Gelenk von Fersenbein- und Würfelbein kann zu Belastungsschmerzen am äußeren Fußrand führen. Arthrosen zwischen den anderen Fußwurzelknochen schmerzen vor allem am Fußrücken. Sie können zu Knochenwülsten *(Osteophyten)* führen, die einen *Höcker* am Fußrücken *(Fußhöcker)* bilden.

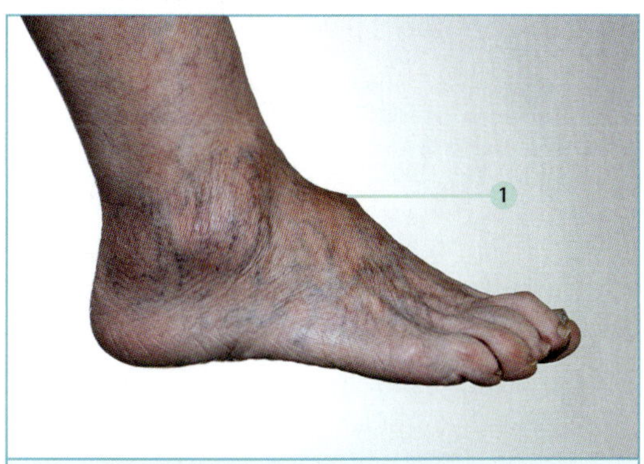


Dieses Foto des rechten Fußes eines älteren Mannes zeigt einen typischen Fußhöcker 1. Ursache ist ein Knochenwulst *(Osteophyt)*, der sich als Folge einer Arthrose der Fußwurzel gebildet hat.

Ein solcher Höcker kann schmerzhaft sein und zu Druck-Problemen im Schuh führen. Weitere Folgen der Arthrosen der Fußwurzel können Fehlstellungen des Fußes wie ein *Knick-Senkfuß* oder eine sog. *schiefe Großzehe (Hallux valgus)* sein.

## Untersuchung und Diagnostik

Die Art der Beschwerden des Patienten wird bei der Erhebung der Krankengeschichte *(Anamnese)* erfasst. Für die Therapie werden hieraus wichtige Informationen gewonnen. Es wird gezielt nach zurückliegenden Verletzungen am Fuß gefragt. So kann beispielsweise ein Unfall vor vielen Jahren Auslöser für die Entwicklung einer Arthrose sein.

Das Betrachten und das genaue Abtasten des Fußes auf Knochenvorsprünge *(Osteophyten)*, Schwellungen und Überwärmungen ermöglichen die Feststellung, welche Region von einer Arthrose befallen ist. Meist kann an diesen Stellen ein Druckschmerz ausgelöst werden. Sehnenansätze, Sehnen, Sehnenscheiden oder Bänder, die über den Gelenken liegen oder an der Gelenkkapsel ansetzen, sind oft schmerzhaft gereizt.

Bei einer Arthrose des **oberen Sprunggelenks** kann der Fuß durch die zunehmende Einsteifung nicht mehr normal abgerollt werden, ein hinkendes Gangbild fällt auf. Die Beweglichkeit im Gelenk ist bei der Untersuchung spürbar eingeschränkt. Eine Arthrose des **unteren Sprunggelenks** wiederum schränkt den Fuß spürbar in seinen Kipp- und Drehbewegungen ein.

Das untere Sprunggelenk und die Fußwurzelgelenke sind einer genauen Untersuchung durch die geringe Gelenkgröße und die geringe Gelenkbeweglichkeit nicht so zugänglich wie z.B. Knie- oder Schultergelenk. Durch das Einspritzen eines örtlichen Betäubungsmittels in das betroffene Gelenk kann der Schmerz bei Vorliegen einer Arthrose kurzfristig deutlich gemildert werden. In unklaren Fällen hilft dies, die Diagnose zu sichern, da ein Verschwinden der Schmerzen nach der Injektion nachweist, dass der Schmerz aus diesem Gelenk stammt.

Weitere Untersuchungen:

- **Röntgen**

Die Röntgenuntersuchung ist zur Feststellung einer Arthrose am Fuß sehr wichtig und reicht als bildgebendes Verfahren in vielen Fällen aus. Sie zeigt das Ausmaß der Arthrose und lässt Aussagen über die Knochenqualität und die Stellung der einzelnen Knochen zueinander zu.

- **Ultraschalluntersuchung**

Mit Hilfe des Ultraschalls lassen sich Ansammlungen von Flüssigkeit im Gelenk *(Gelenkergüsse)* und Schwellungen der Gelenkinnenhaut häufig gut darstellen. Die Schäden am Knorpel können mit dieser Methode kaum sichtbar gemacht werden.

- **Kernspintomographie (Magnetresonanztomographie, MRT), Computertomographie (CT)**

Aufgrund der komplexen Anatomie des Fußes sind nicht alle Gelenke im Röntgenbild gut darzustellen. Dann ist die Durchführung von Schichtuntersuchungen, wie sie mit der Kernspintomographie oder Computertomographie möglich sind, oft sinnvoll. Sie ermöglichen die genaue Beurteilung, welche Gelenke in welchem Ausmaß betroffen sind. Der Vorteil der Kernspintomographie liegt in einer exzellenten Darstellung der Weichteile des Fußes.

Eine Computertomographie ist zur Darstellung komplexer knöcherner Veränderungen am Fuß sehr gut geeignet. Sie kommt vor allem zur Planung von Operationen zum Einsatz.

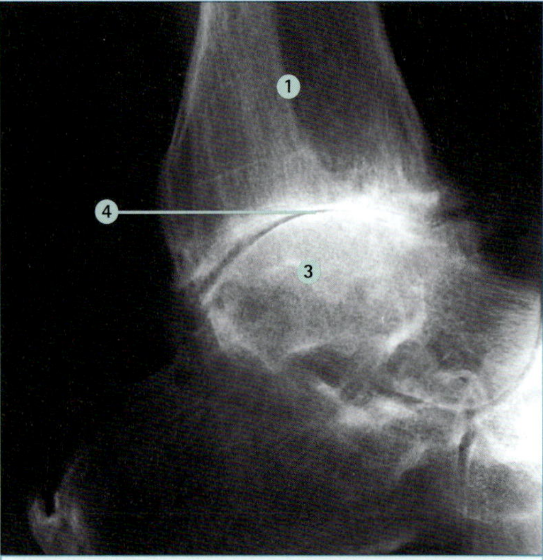


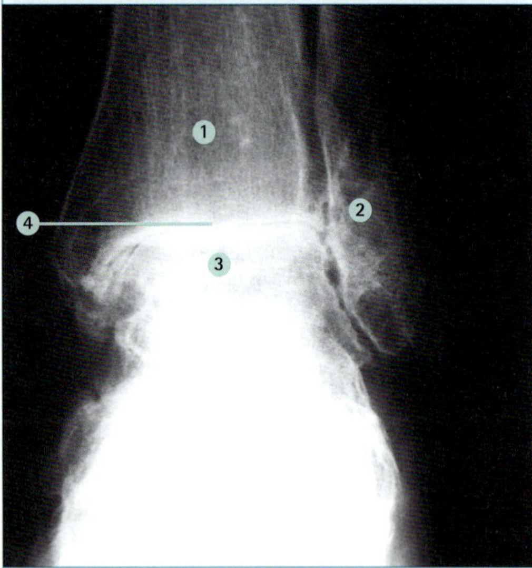


Röntgenbilder eines oberen Sprunggelenks, oben in der Darstellung von der Seite, unten in der Betrachtung von hinten. Zwischen dem Schienbein *(Tibia)* 1, dem Wadenbein *(Fibula)* 2 und dem Sprungbein *(Talus)* 3 hat der Knorpel an Höhe so stark verloren, dass die Knochen stellenweise aufeinander reiben. Der im Röntgenbild normalerweise vorhandene sog. *Gelenkspalt* 4 ist stark verschmälert oder ganz aufgehoben. Bei einem gesunden Gelenk ist er deutlich breiter und wird von der Dicke des Knorpels bestimmt. Da Knorpel strahlendurchlässig ist, wirkt es im Röntgenbild, als sei ein *Spalt* zwischen den Knochen, der sog. *Gelenkspalt*.

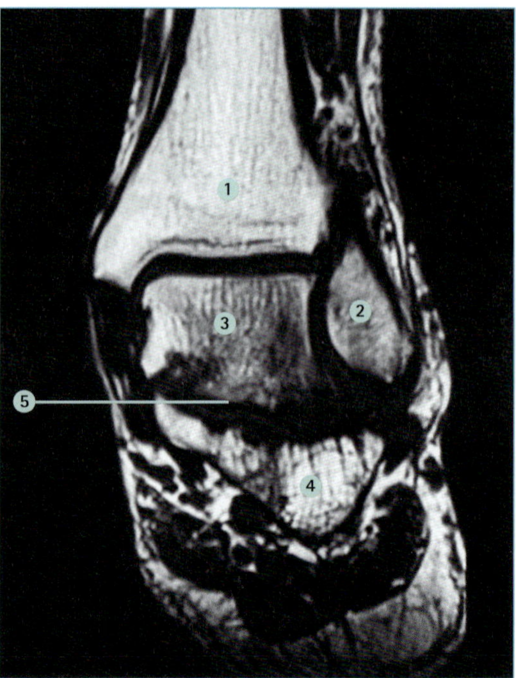


Kernspintomographie eines Fußes. Die Betrachtung erfolgt wie in den anderen Abbildungen von hinten. Zu erkennen sind das Schienbein 1, ein Teil des Wadenbeins 2 und das Sprungbein 3. Zwischen dem Sprungbein und dem darunter liegenden Fersenbein 4 hat sich ein Verschleiß 5 entwickelt – es liegt eine Arthrose des unteren Sprunggelenks vor.

### Knochenszintigraphie

Die Knochen- oder Skelettszintigraphie kann bei der Beurteilung helfen, welche Arthrose am Fuß schmerzhaft aktiviert ist und welche nicht. Die Durchführung dieser Untersuchung ist speziellen Fragestellungen vorbehalten und ist kein Routineverfahren bei *einfachen* Arthrosen.

## Therapie

Die Therapie richtet sich im Wesentlichen nach den vom Patienten beklagten Beschwerden. Sie soll seinen Ansprüchen und Wünschen entsprechen und ist damit zum Teil abhängig vom Alter und Gesundheitszustand des Betroffenen.

***Nicht das Ausmaß der Arthrose im Röntgenbild entscheidet über die Notwendigkeit einer Therapie, sondern die vom Patienten beklagten Beschwerden und seine Ansprüche an den Fuß.***

Die meisten Arthrosen am Fuß lassen sich durch nicht-operative Maßnahmen gut behandeln. Wie bei jeder Arthrose ist eine Heilung nicht möglich.

### Nicht-operative *(konservative)* Therapie

Kommt es zu **akuten Schmerzen** durch eine Arthrose am Fuß, sollte der Fuß geschont und etwas erhöht gelagert werden. Bei Schwellung und Überwärmung ist eine kühlende Therapie mit Umschlägen oder mit Gelkissen hilfreich. Temperaturen aus dem Kühlschrank sind dabei ausreichend. Die Anwendung von kühlenden und schmerzstillenden Salben wird von vielen Betroffenen als schmerzlindernd empfunden.

Entzündungshemmende **Medikamente** mit Wirkstoffen wie z.B. *Ibuprofen* oder *Diclofenac* werden vorübergehend eingesetzt. Eine dauerhafte Einnahme wird wegen möglicher unerwünschter Wirkungen vermieden. Alternativ bieten sich Schmerzmedikamente mit pflanzlichen Inhaltsstoffen oder andere Schmerzmittel, wie z.B. *Paracetamol*, *Novaminsulfon*, *Tramadol* oder andere an. Diese Wirkstoffe eignen sich auch zur Behandlung chronischer Beschwerden durch Arthrosen am Fuß.

Lassen sich akute Entzündungen mit den Maßnahmen nicht ausreichend behandeln, kann die Gabe von **Spritzen** in das betroffene Gelenk *(Injektion)* erheblich zu einer Linderung beitragen. Dabei sind die Gelenke der Fußwurzel aufgrund ihrer geringen Größe dieser Behandlung schwerer zugänglich als das obere Sprunggelenk. Je nach Patient kann ein Gemisch aus einem Kortison-Präparat und einem örtlichen Betäubungsmittel zu einer kurzen und geringen Linderung oder auch zu einer guten Beruhigung der Arthrose über viele Monate führen.

Bei gutem Erfolg ist die Behandlung mit Kortison 1- bis 2-mal im Jahr pro Gelenk möglich. Häufigere Anwendungen erhöhen die Infektionsgefahr durch die Spritze und schädigen den Knorpel. Pflanzliche Präparate können helfen, indem sie in die Umgebung des geschädigten Gelenks gespritzt werden. Dies kann häufiger erfolgen und die Gefahr einer Gelenkinfektion ist geringer.

Bei einer guten Besserung der Beschwerden durch die Spritze und je nach Ausmaß der Arthrose ist eine nachfolgende Behandlung mit **Hyaluronsäure** möglich, die ebenfalls in das Gelenk gespritzt wird. Wenn die Arthrose noch nicht massiv fortgeschritten ist, kann damit teilweise eine gute, aber zeitlich begrenzte Besserung der Beschwerden erreicht werden. Eine Heilung der Arthrose ist auch damit nicht möglich, und dass das Fortschreiten der Arthrose durch eine Behandlung mit Hyaluronsäure aufgehalten werden kann, ist eher unwahrscheinlich. Wegen der möglichen Schwierigkeiten der Injektion in die kleinen Gelenke der Fußwurzel wird die Behandlung an diesen Stellen selten durchgeführt. Am oberen und unteren Sprunggelenk sind sie eher möglich.

Bei **dauerhaften (chronischen) Beschwerden** durch einen Verschleiß der Fußgelenke ist eine Verminderung der Gelenkbelastung wichtig. Dies kann durch eine Gewichtsanpassung sowie durch Vermeidung von Überlastungen durch langes Stehen, langes Gehen oder ungeeignete Sportarten wie Tennis oder Fußball erreicht werden. Dennoch sollte der Fuß regelmäßig bewegt werden, da sonst die Ernährung des Knorpels leidet. Dazu sind Gehen kurzer Strecken, Schwimmen oder Fahrradfahren gut geeignet.

***Bestehen Arthrosen am Fuß, sollte dieser vor Überlastungen geschützt, aber dennoch regelmäßig bewegt werden.***

Den Betroffenen wird empfohlen, auszutesten, in welchem **Schuhwerk** sie am besten gehen können. Häufig bietet ein Schnürschuh mit fester Sohle (z.B. ein Wanderschuh) dem Fuß mehr Halt und erleichtert den Abrollvorgang.

Der Abrollvorgang des Fußes kann zudem durch das Anbringen von **Abrollsohlen** unter einen Konfektionsschuh erleichtert werden. Es gibt verschiedene Formen von Rollen, die sich in ihrer Position unter dem Schuh sowie in ihrer Dicke unterscheiden. Sie werden unter dem Begriff *Schuhzurichtung* zusammengefasst und von einem orthopädischen Schuhmacher angebracht. Schuhzurichtungen können eine große Hilfe zur Entlastung eines Gelenks sein. Abrollsohlen übernehmen einen Teil der Gelenkbewegung, weiche Absätze *(Pufferabsätze)* dämpfen den Auftritt.

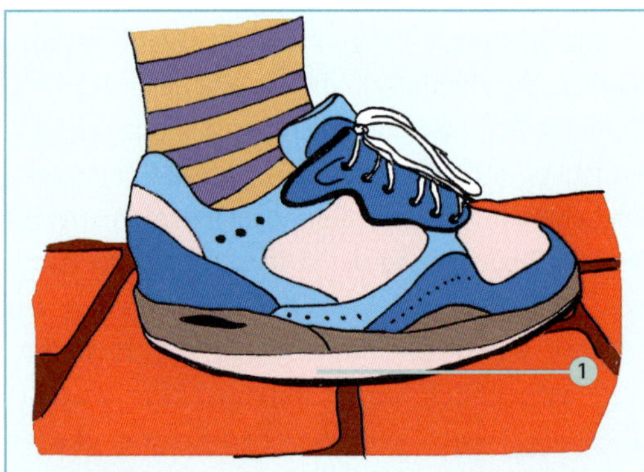


Dieser Schuh weist bereits eine fertige Sohle mit einer Abrollung unter dem Mittelfuß auf 1. Er kann in einigen Fällen das Gehen bei einer Arthrose am Fuß erleichtern, in anderen nicht.

Eine Absatzerhöhung entlastet das bei einer Arthrose im vorderen Teil verengte obere Sprunggelenk. Eine Änderung der Absatzform (Absatzverbreiterung, Flügelabsatz) kann den Rückfuß zusätzlich stabilisieren.

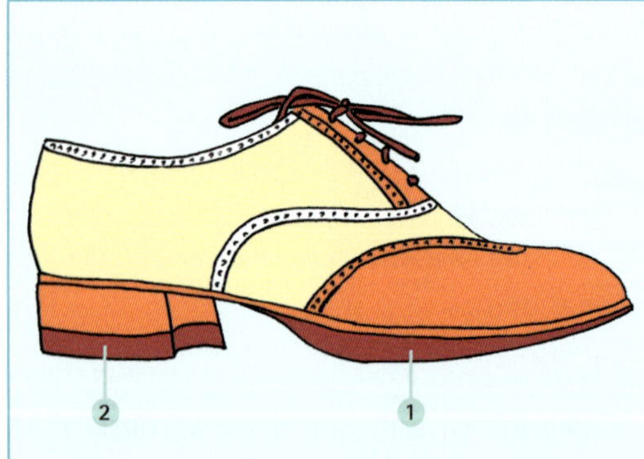


Diese Sohlenrolle 1 kann einen Teil der Funktion des oberen Sprunggelenks übernehmen und so bei einem Gelenkverschleiß zu einer Linderung der Beschwerden beitragen. Der Absatz wird entsprechend erhöht 2.

Je nach betroffenem Gelenk tragen leichte **Bandagen** oder festere Stützbandagen, sog. *Orthesen*, zu einer Entlastung des Fußes bei. Sie werden tagsüber getragen.

**Einlagen** können den Fuß stabilisieren, aufrichten und polstern. Dies entlastet schmerzhafte Arthrosen und trägt zu ihrer Beruhigung bei. Schmerzhafte Dreh- und Kippbewegungen des Fußes, wie sie vor allem bei einer Arthrose des unteren Sprunggelenks auftreten, können stabilisiert werden. Dazu muss ein Teil des Fersenbeins durch die Einlage mit gefasst werden, weshalb die Einlage in Form einer Schale um die Ferse greift.

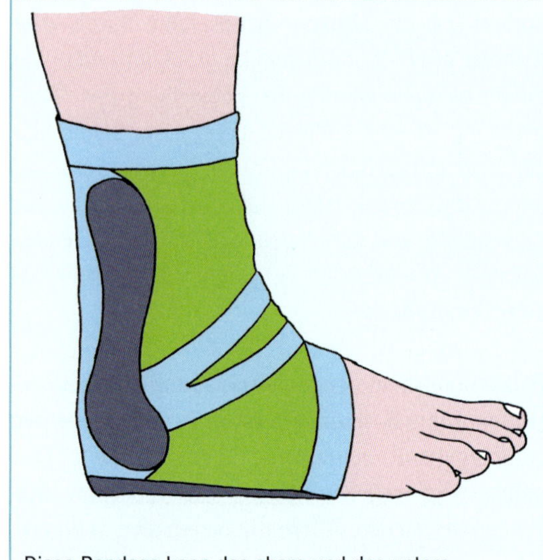

Diese Bandage kann das obere und das untere Sprunggelenk etwas stützen und entlasten. Patienten mit einem Verschleiß dieser Gelenke empfinden dies teilweise als angenehm.

Weitere **orthopädische Hilfsmittel** sind sog. *Innenschuhe*. Sie umschließen die Sprunggelenke und Teile der Fußwurzel durch eine feste Kappe und stabilisieren schmerzhafte Gelenke. Wie der Name sagt, können diese Innenschuhe in normalen Konfektionsschuhen getragen werden. Sie sind eine Art *Schuh im Schuh*.

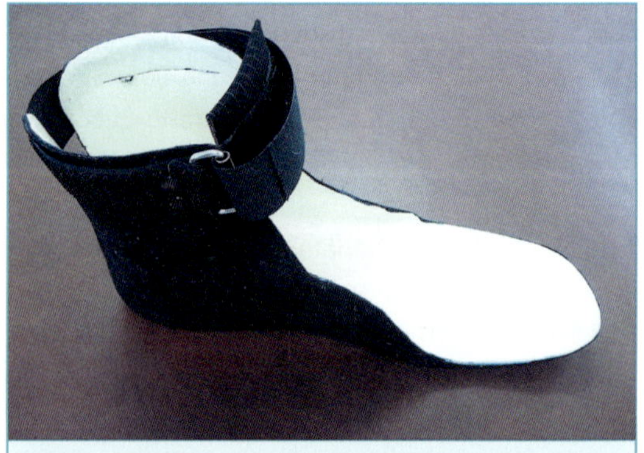

Beispiel für einen sog. *Innenschuh*. Er ist so gefertigt, dass er vor allem das untere Sprunggelenk fest umschließt und dennoch in einem herkömmlichen Konfektionsschuh getragen werden kann.

Bei starken Arthrosen kann eine feste Hinterkappe vor allem das obere Sprunggelenk so umschließen, dass eine schmerzhafte Bewegung nicht mehr möglich ist. Diese sog. *Arthrodesenkappe* bewirkt eine Gelenk-Versteifung und ist Bestandteil einer orthopädischen Schuhversorgung. **Orthopädische Schuhe** werden bei schweren Arthrosen angefertigt, die zu einer deutlichen Veränderung der Fußform oder stark schmerzhaften Bewegungen führen.

***Welche der zahlreichen schuhtechnischen Maßnahmen bei welcher Arthrose am besten eingesetzt werden, wird im Einzelfall entschieden.***

Unterstützend wirken **weitere Maßnahmen** wie Elektrotherapie, Magnetfeldtherapie, Salbenbehandlungen, Kälte- oder Wärmetherapie, Krankengymnastik, Osteopathie und Akupunktur.

Zur Schmerzlinderung kann die betroffene Region am Fuß mit **Röntgenstrahlen** im Rahmen einer sog. *funktionellen Röntgenreizbestrahlung* oder *Röntgentiefenbestrahlung* behandelt werden.

Kommt es zu häufigen Schwellungen und Entzündungen in einem von der Arthrose betroffenen Fußgelenk, kann in dieses Gelenk eine **radioaktiv wirksame Substanz** gespritzt werden. Bei dieser sog. *Radiosynoviorthese* wird die entzundete Gelenkinnenhaut zerstört, was zum Teil zu einer anhaltenden Linderung von Beschwerden führt. Der Verschleiß am Knorpel ändert sich dadurch nicht und die Knorpelzellen können durch die Bestrahlung Schaden nehmen. Es lassen sich jedoch in vielen Fällen die schmerzhaften Entzündungsphasen einer Arthrose erfolgreich behandeln.

Die erwähnten Behandlungsmethoden werden ausführlicher im Kapitel *Der Gelenkverschleiß – Die Arthrose* erläutert.

## Operative Behandlung

Ist mit den genannten Maßnahmen keine ausreichende Schmerzlinderung zu erreichen, kommen operative Maßnahmen in Frage. Sie richten sich nach den Beschwerden, dem Alter und den Ansprüchen des Patienten sowie nach dem Stadium der Arthrose.

Bei einem **Verschleiß des oberen Sprunggelenks** kann in den frühen und mittleren Stadien der Erkrankung die Abtragung störender Knochenwülste *(Osteophyten)* am Gelenkrand erfolgen. Vor allem in vorderen Gelenkabschnitten stören diese Knochenwülste, da sie die Gelenkbewegung einschränken und Teile der Gelenkinnenhaut schmerzhaft einklemmen können. Das Einklemmen wird als *Impingement* bezeichnet. Die Entfernung kann mittels einer **Gelenkspiegelung** *(Arthroskopie)* erfolgen. Im Rahmen der Gelenkspiegelung können zudem starke Unebenheiten des Knorpels geglättet und störende Teile der Gelenkinnenhaut entfernt werden.

In seltenen Fällen kann eine Züchtung und Transplantation von Knorpelzellen oder die Verpflanzung von Knochen-Knorpel-Gewebe am oberen Sprunggelenk gelingen. Auch Behandlungsmethoden, die das Knochenmark eröffnen, sind prinzipiell möglich. Die Verfahren werden ausführlich im Kapitel *Der Gelenkverschleiß - Die Arthrose* erläutert. Im Gegensatz zum Kniegelenk sind sie aufgrund der anatomischen Gegebenheiten am Fuß nur selten anzuwenden, manche Verfahren kommen am Fuß gar nicht zum Einsatz.

Ist die Arthrose Folge eines Bruchs oder einer Bänderverletzung, sind ggf. Eingriffe mit Stellungsänderung der Knochen oder stabilisierende Maßnahmen der Bänder sinnvoll. Ist dies nicht mehr erfolgversprechend und ist die Arthrose stark fortgeschritten, kann das Gelenk vollständig versteift werden. Die **Versteifung** eines Gelenks wird *Arthrodese* genannt. Dabei werden Schienbein, Sprungbein und Wadenbein nach Entfernen des restlichen Gelenkknorpels zusammengefügt. Meist werden dazu mehrere Schrauben verwendet.

Die Operation kann auch durch eine Gelenkspiegelung durchgeführt werden *(arthroskopische Arthrodese)*. Eine mögliche Komplikation der Versteifung ist, dass die Knochen nicht fest miteinander verwachsen. Dann kommt es zur Ausbildung eines Falschgelenks, seiner sog. *Pseudarthrose*, was in ca. 10% der Fälle vorkommt. Zudem fehlt dem Fuß die Beweglichkeit im oberen Sprunggelenk, was zu einem gestörten Gangbild und einer Überlastung der benachbarten Gelenke mit nachfolgendem Verschleiß *(Anschlussarthrose)* führen kann. Über

Jahrzehnte gesehen treten so in etwas mehr als der Hälfte der Fälle derartige Komplikationen auf.

Ein **künstlicher Gelenkersatz** des oberen Sprunggelenks durch eine Endoprothese ist möglich. Dabei werden heutzutage in der Regel sog. *3-Komponenten-Modelle* ohne Knochenzement *(zementfrei)* verwendet. Die Haltbarkeit des Kunstgelenks ist über viele Jahre noch nicht so sicher gegeben und die Endoprothetik am Sprunggelenk ist (noch) nicht so erfolgreich wie an Knie- oder Hüftgelenk.

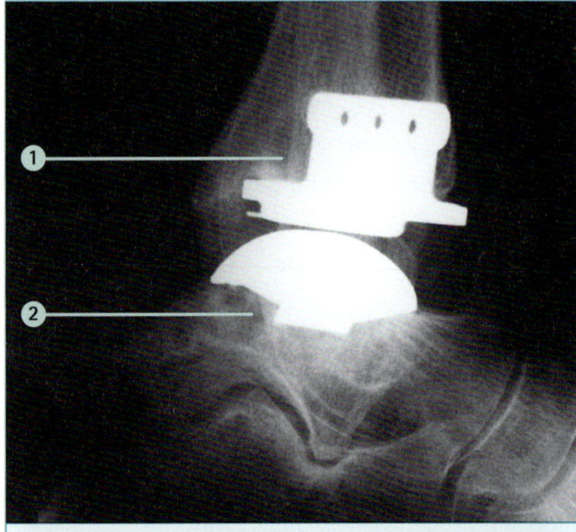


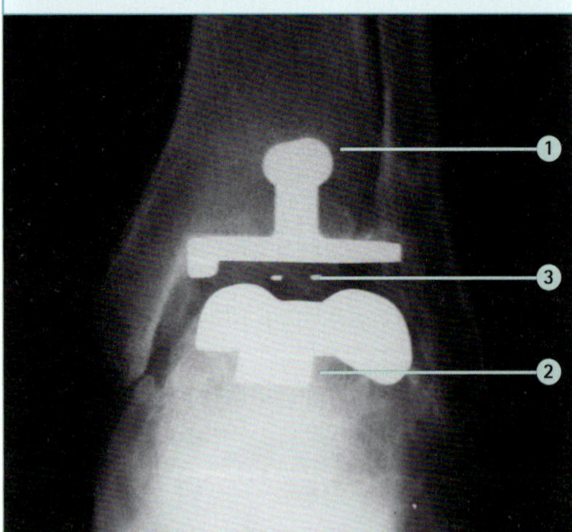


Röntgenbilder eines Fußes, bei dem das obere Sprunggelenk durch ein Kunstgelenk ersetzt wurde. Das obere Bild zeigt den Fuß von der Seite, das untere Bild zeigt ihn von hinten. Das Kunstgelenk besteht aus drei Teilen. Ein Metall-Teil wird in das Schienbein (1) eingesetzt, das andere in das Sprungbein (2). Dazwischen liegt ein Kunststoffteil, welches sich im Röntgenbild nicht darstellt und daher durch zwei kleine Metallstücke (3) markiert wird.

Bezüglich der Haltbarkeit der Endoprothesen ist eine positive Entwicklung zu erwarten. Im Vergleich zur Versteifung ist die Funktionalität des Gelenks nach Einsetzen einer Endoprothese besser.

*Aktuell wird für jeden Patienten mit einer schweren Arthrose am oberen Sprunggelenk individuell entschieden, ob ein Kunstgelenk mit seiner besseren Funktion einer Versteifung mit einem langfristig (noch) zuverlässigeren Ergebnis vorzuziehen ist.*

Auch bei einem **Verschleiß des unteren Sprunggelenks** können dem Patienten bei Versagen der nicht-operativen Behandlungsmethoden operative Maßnahmen angeboten werden. Dabei werden Sprungbein und Fersenbein mittels kräftiger Schrauben zusammengefügt und versteift *(Arthrodese)*. Damit werden die schmerzhaften Bewegungen im Gelenk unmöglich gemacht.

Die Versteifung ist auch die häufigste Methode zur Behandlung von stark durch **Arthrose geschädigten Gelenken der Fußwurzel**. Der verbliebene Knorpel der Gelenkflächen wird soweit entfernt, bis durchbluteter Knochen zum Vorschein kommt. Die betroffenen Gelenkpartner werden an diesen Stellen durch Schrauben, Klammern oder kleine Platten fest verbunden und verwachsen miteinander. Damit gibt es keine schmerzhafte Gelenkverbindung mehr und der Fuß kann wieder schmerzfrei belastet werden.

Auf diese Weise können mehrere Gelenke am Fuß gleichzeitig behandelt werden. So werden bei einer sog. *Triple-Arthrodese* das untere Sprunggelenk, das Gelenk zwischen Fersenbein und Würfelbein *(Kalkaneokuboidgelenk)* sowie das Gelenk zwischen Sprungbein und Kahnbein *(Talonavikulargelenk)* gleichzeitig versteift.

Damit der Knochen zusammenwächst, bedarf es bei einer Versteifung der Ruhigstellung über 6-12 Wochen. Mögliche Komplikationen der Operation sind vor allem Wundheilungsstörungen und das fehlende Verwachsen der Knochen miteinander. Wachsen die Knochen nicht wie gewünscht zusammen, entsteht nach mehr als 3 Monaten ein *Falschgelenk*, eine sog. *Pseudarthrose*. Sie kann Anlass für eine erneute Operation sein. Die

Versteifung der Gelenke kann zudem an den benachbarten Gelenken zu einer Überlastung führen und dort eine *(Anschluss-)Arthrose* auslösen.

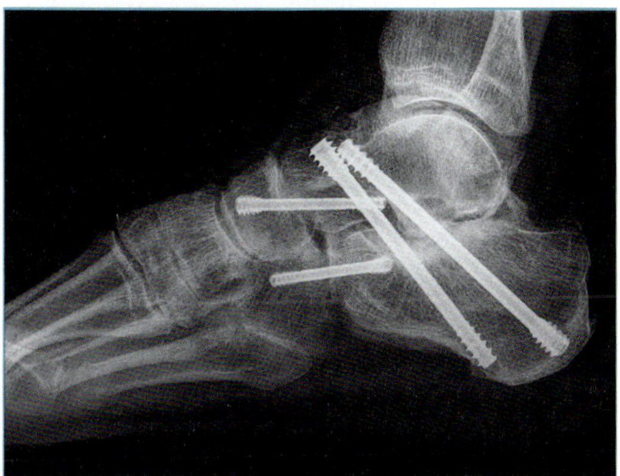

Seitliches Röntgenbild eines Fußes, bei dem durch das Einbringen von Schrauben eine Versteifung mehrerer Gelenke durchgeführt wurde.

## Prognose und Verlauf

Die Arthrosen am Fuß verlaufen meist langsam und über viele Jahre. Teilweise treten keine oder nur geringe Beschwerden auf. Dann ist eine Behandlung mit nicht-operativen Maßnahmen meist ausreichend und erfolgreich. Zudem lassen bei einigen Arthrosen die Beschwerden mit der Zeit nach, da es zu einer zunehmenden Einsteifung des Gelenks und damit zum Aufheben der schmerzenden Beweglichkeit kommt.

Ist die Lebensqualität des Betroffenen durch die Arthrose am Fuß sehr eingeschränkt, kann durch eine operative Behandlung oft geholfen werden.

### Das Wichtigste für Sie:

- Als *Arthrose des oberen Sprunggelenks* wird die Knorpelschädigung zwischen Sprungbein, Wadenbein und Schienbein bezeichnet.
- Die *Arthrose des unteren Sprunggelenks* beinhaltet einen Knorpelverschleiß an den 4 Fußknochen, die das untere Sprunggelenk bilden.
- Auch jede der zahlreichen Gelenkverbindungen der Fußwurzel kann von einem Verschleiß betroffen sein.
- In den meisten Fällen ist eine Gelenkverletzung der Auslöser des Verschleißes an den Fußgelenken, der dann zu belastungsabhängigen Schmerzen führen kann.
- Zahlreiche nicht-operative und operative Therapieverfahren stehen zur Verfügung.

## Der diabetische Fuß – Das *diabetische Fußsyndrom*

Als *diabetischer Fuß* oder *diabetisches Fußsyndrom* werden Veränderungen am Fuß bezeichnet, die sich als langjährige Folge der veränderten Stoffwechsellage beim Diabetiker entwickeln können. Sie betreffen Nerven, Blutgefäße, Fettgewebe, Muskeln, Bänder und Knochen.

Betroffen sind Patienten mit einem seit vielen Jahren bestehenden *Diabetes mellitus*. Das diabetische Fußsyndrom ist eines der Hauptprobleme, die sich als Langzeitfolge dieser Erkrankung entwickeln können.

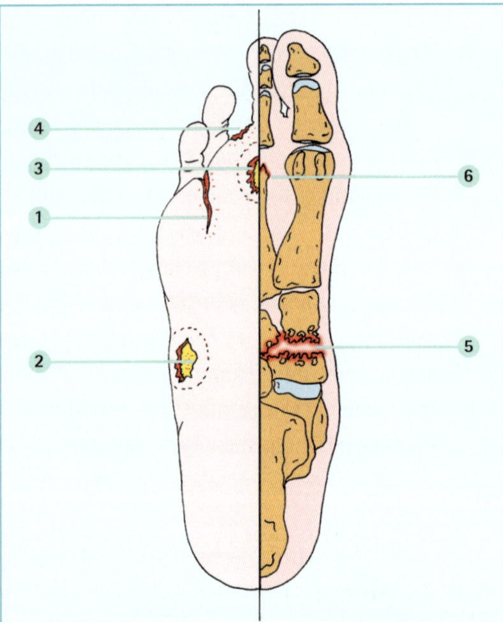


Die Abbildung zeigt einen rechten Fuß von unten betrachtet. In der linken Bildhälfte sind die Schäden an der Haut zu sehen. Dazu zählen Einrisse der Haut *(Rhagade)* 1, ein Geschwür *(Ulkus)* 2 und ein *Malum perforans-Geschwür* 3, ausgelöst durch einen spitzen Knochen. Die dritte Zehe fehlt, sie wurde amputiert 4. In der rechten Bildhälfte werden die Schäden an Knochen und Gelenken 5 aufgezeigt. Typisch ist ein zerstörtes Köpfchen eines Mittelfußknochens 6. Es bohrt sich von innen durch die Haut.

### Ursachen und Herkunft

Erhöhte Blutzuckerspiegel führen beim Diabetiker durch Bildung giftiger Stoffwechselprodukte in den Nervenzellen zu **Veränderungen der Nerven**. Die Folgen sind eine Störung der Nervenfunktion mit Herabsetzung der Hautempfindlichkeit, bis hin zum Verlust der Schmerzempfindung und der Temperaturwahrnehmung. Die *sensible Funktion* der Nerven ist betroffen. Das schmerzende Steinchen im Schuh, welches gesunde Patienten zum Öffnen der Schuhe zwingt, wird nicht wahrgenommen und kann den Fuß wund scheuern.

Die Muskeln des Fußes werden durch die *motorische Funktion* der Nerven gesteuert. Nehmen die Nerven Schaden, kommt es zur Verkrümmung der Zehen *(Hammerzehen, Krallenzehen)* und zu Veränderungen im Gangbild. Um die Weite der Blutgefäße zu regulieren oder Schweiß abzugeben, sind Nerven mit einer *autonomen Funktion* notwendig. Sind sie geschädigt, leidet die **Ernährung der Haut** und die Durchblutung des Fußes. Die Erkrankung der Nerven im Rahmen einer Diabetes-Erkrankung wird als *diabetische (Poly-)Neuropathie* bezeichnet. In Deutschland leiden etwa 1 Million Diabetiker an dieser Erkrankung.

***Die bedeutsamste Veränderung beim diabetischen Fußsyndrom ist die Erkrankung der Nerven, die diabetische Polyneuropathie.***

Hohe Blutzuckerspiegel schränken die weißen Blutkörperchen *(Leukozyten)* in ihrer Abwehrfunktion ein. Damit ist die Immunabwehr beim Diabetiker gestört und Bakterien können sich leichter in einer Wunde ausbreiten.

Die Störungen im Stoffwechsel betreffen auch die **Blutgefäße**. Zum einen ist die Regulation der Gefäßweite (ein Blutgefäß kann sich verengen und erweitern) aufgrund der Nervenschäden gestört. Zum anderen kommt es zu Ablagerungen an der Innenseite der Gefäßwand. Diese *arterielle Verschlußkrankheit (AVK)* ist nicht speziell auf die Zuckerkrankheit zurückzuführen. Sie kommt häufig vor und betrifft die Arterien des Beins und des Beckens. Die Erkrankung der Blutgefäße leistet einer Infektion des Fußes weiteren Vorschub und verschlechtert deutlich die Heilungsvorgänge. Daher ist häufig eine Behandlung der Durchblutungsstörung erforderlich. Folge der Durchblutungs- und Nervenstörung ist eine brüchige und schlecht ernährte **Haut**. Risse und Geschwüre können schnell entstehen und heilen schlechter. Da solche Risse Eintrittsstellen für Bakterien sind, kann auch hierdurch eine Infektion des Fußes die Folge sein.

Bei einer *Infektion* des Fußes dringen **Bakterien** in Haut und Muskeln *(Weichgewebe)* ein, breiten sich durch Vermehrung aus und führen zur Zerstörung des Gewebes. Aufgrund der schlechten Abwehrlage ist der Körper des Zuckerkranken kaum in der Lage, die Infektion aufzuhalten. Sie kann sich auf einen immer größeren Teil des Fußes ausdehnen, was zum Absterben und zum Verlust von Zehen und Teilen des Fußes führen kann. Streuen die Bakterien in die Blutbahn, kann es zu einer lebensgefährlichen Blutvergiftung *(Sepsis)* kommen. Häufig besteht die Gefahr, dass die Infektion auf den Knochen übergreift. Im Knochenmark kommt es zu einer weiteren Vermehrung der Keime, was als *Knochenmarkentzündung (Osteomyelitis)* bezeichnet wird. Unbehandelt führt sie zu einer Zerstörung des Knochens.

Die Veränderungen an Nerven und Gefäßen beeinträchtigen auch den Stoffwechsel des Knochens. Er entkalkt und verliert an Stabilität. **Knochen** können schon bei einer normalen Belastung einbrechen und damit Gelenke und die gesamte Fußstatik zerstören. Der Befall des Knochens am Fuß wird als *diabetisch-neuropathische Osteoarthropathie* oder als *Charcot (-Fuß)-Arthropathie* bezeichnet. Folge sind z. B. schwere Plattfußdeformitäten. Durch die Nervenveränderungen nimmt der Patient dabei kaum Schmerzen wahr. Von den Veränderungen sind vor allem die Knochen des Mittelfußes und der Fußwurzel betroffen. Bei etwa 1% aller Diabetiker entwickeln sich derartige Knochenschäden.

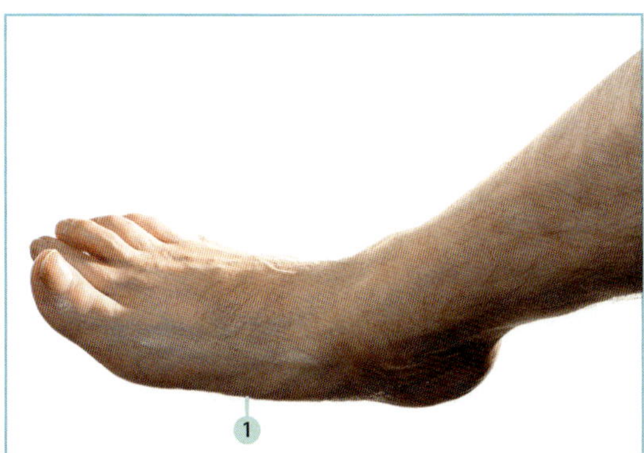


Das Foto zeigt den rechten Fuß eines Mannes mit einem sog. *Charcot-Fuß*. Dabei ist das Längsgewölbe, welches normalerweise an der Innenseite eines Fußes gut zu sehen ist, nicht mehr vorhanden. Stattdessen sinkt der Fuß an der Innenseite ein (1), was zu einer Plattfußdeformität führt.

Fettgewebe, Muskelgewebe und Bänder sind beim diabetischen Fußsyndrom ebenfalls betroffen. Das Fettgewebe wird dünner und verliert seine polsternden und schützenden Eigenschaften an der Fußsohle. Die Muskulatur am Fuß wird schwächer, wodurch ein muskuläres Ungleichgewicht entsteht. Die Folge sind **Zehendeformitäten** und eine verminderte Beweglichkeit der Gelenke. Bänder und Gelenkkapseln verlieren an Elastizität, was die Unbeweglichkeit der Gelenke verstärkt. Dies wirkt sich ungünstig auf den normalen Bewegungsablauf aus. Es führt zu einem Reiben des Fußes im Schuh und fördert die Entstehung von wunden Stellen beim Gehen durch eine ungewohnt hohe punktuelle Druckbelastung.

***Die wichtigsten Folgeerkrankungen beim diabetischen Fußsyndrom sind das Auftreten von Geschwüren (Ulkus), das Ausbreiten von Bakterien im Fuß (Infektion) und die Zerstörung des Knochens (Charcot-Arthropathie).***

Das diabetische Fußsyndrom entwickelt sich bei etwa einem Viertel der in Deutschland lebenden 7 Millionen Diabetiker.

## Symptome und Beschwerden

Aufgrund der Nervenschädigung empfindet der Diabetiker beim diabetischen Fußsyndrom **kaum Schmerzen** am Fuß. Damit ist der natürliche Schutzmechanismus ausgeschaltet. Kleine Verletzungen werden nicht bemerkt und können sich zu schweren Entzündungen der Weichteile und des Knochens ausdehnen. Der Fuß schwillt an, rötet sich und ist überwärmt.

Haut-Entzündungen entstehen oft in den Zehenzwischenräumen, Entzündungen an der Nagelfalz. Hautgeschwüre sind in der Regel an der Fußsohle festzustellen. Die Hautgeschwüre treten besonders über vorstehendem Knochen auf, was durch die Ausdünnung des Fettpolsters und der Haut begünstigt wird. Als *Malum perforans (pedis)* (lat. *pedis = Fuß*) bezeichnet man ein Geschwür unter dem Vorfuß. Es entsteht durch eine mechanische Reizung und Überbelastung der Haut, ausgelöst von einem verformten Mittelfußköpfchen. Die Knochenzerstörung verändert das Mittelfußköpfchen so stark, dass nur ein spitzer Stumpf übrigbleibt, der wie ein Dorn von innen gegen die Haut drückt und sie schließlich durchbricht.

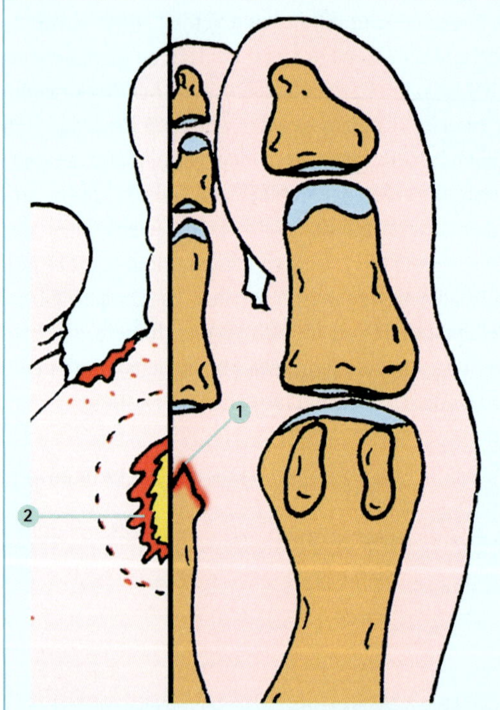


Zu sehen ist ein Ausschnitt aus der eingangs gezeigten Abbildung. In der rechten Bildhälfte sieht man einen spitz verformten Mittelfußknochen (1), der sich von innen durch die Haut bohrt. Er führt zu einem Geschwür *(Malum perforans)* unter dem Vorfuß, was in der linken Bildhälfte zu sehen ist (2).

Ist der Knochen entkalkt und instabil, kann er bei normaler Belastung oder Überlastung einbrechen. Davon ist zunächst der innere Teil des Knochens, der *spongiöse Knochen / Schwammknochen (Spongiosa)* betroffen. Im Knochen bildet sich eine Wasseransammlung *(Ödem)* und der ganze **Fuß schwillt** stark an. Ein gesunder Patient verspürt bei diesen Veränderungen erhebliche Schmerzen. Der Diabetiker dagegen kaum.

Werden die Veränderungen zu spät festgestellt, können sie zu ausgedehnten Brüchen und Verformungen der Knochen führen. Daher sollte jede Schwellung am Fuß eines Diabetikers ärztlich untersucht werden.

## Untersuchung und Diagnostik

Durch sorgfältiges Abtasten und Betrachten des Fußes lassen sich viele Informationen über den Zustand des Fußes und eine eventuelle Infektion sammeln. Spezielle Untersuchungen decken einen Nervenschaden auf. Unter anderem werden dazu das Hautgefühl und das Vibrationsempfinden geprüft.

Eine möglicherweise begleitende arterielle **Durchblutungsstörung** wird durch Ertasten der Fuß- und Beinpulse überprüft. Zum Teil sind weitere Untersuchungen wie eine Ultraschalluntersuchung *(Dopplersonographie)* oder eine Darstellung der Arterien *(Arteriographie)* notwendig. Eine schlechte Durchblutungssituation verschlechtert die Heilungsaussichten oder kann sogar Ursache für ein Geschwür *(Ulkus)* sein.

Weitere diagnostische Maßnahmen:

### Röntgen

Das Röntgenbild ist ein wesentlicher Teil der Diagnostik. Knöcherne Veränderungen lassen sich im Röntgenbild schnell und früh feststellen.

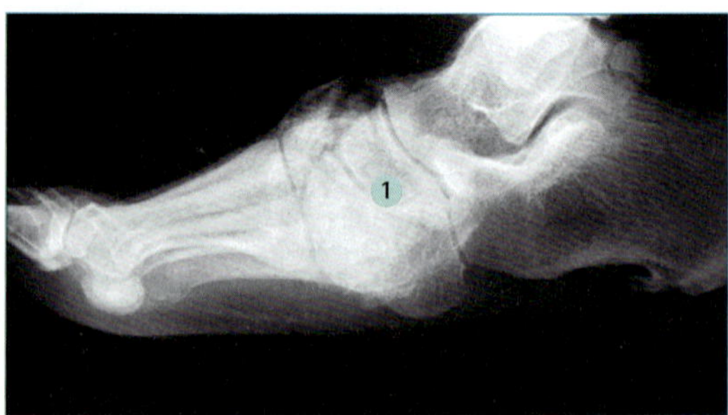


Seitliches Röntgenbild des oben bereits als Foto abgebildeten Charot-Fußes. Als Folge einer schweren Schädigung der Fußwurzelknochen (1) ist es zu einem Einsinken des natürlichen Längsgewölbes gekommen.

## Ultraschalluntersuchung

Sie kann angewendet werden, um Sehnen, Sehnenscheiden und Flüssigkeitsansammlungen in Gelenken zu beurteilen. Veränderungen des Knochens können kaum dargestellt werden. Daher wird der Ultraschall meist als ergänzende Untersuchung oder zur Kontrolle eines Krankheitsverlaufs eingesetzt. Die Ultraschalluntersuchung der Blutgefäße wird durch eine *farbkodierte Duplexsonographie* durchgeführt. Sie ist zur Beurteilung von Durchblutungsstörungen unverzichtbar.

## Kernspintomographie (Magnetresonanztomographie, MRT) und Computertomographie (CT)

Die Kernspintomographie zeigt sehr gut Veränderungen im Weichgewebe und auch im Knochenmark an. Gerade zur Feststellung früher Veränderungen ist sie unentbehrlich.

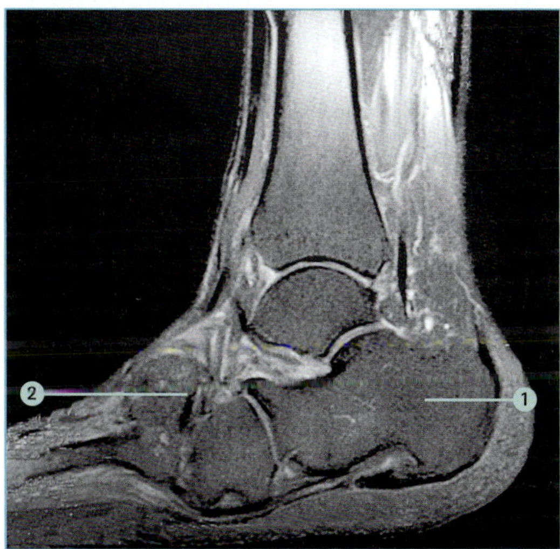


Kernspintomographie eines sog. *Charcot-Fußes*. Der Fuß wird von der Seite betrachtet, die linke Bildhälfte weist zu den Zehen. Das Fersenbein ① ist nach unten geneigt und mehrere Knochen der Fußwurzel ② sind stark geschädigt.

***Aufgrund der stark gestörten Schmerzwahrnehmung sollte bei Patienten mit einem diabetischen Fußsyndrom und einer unklaren Fußschwellung eine Kernspintomographie durchgeführt werden. Mit ihrer Hilfe lassen sich krankhafte Veränderungen am Knochen früh erfassen, bevor es zu bleibenden Schäden kommt.***

Die Computertomographie ist zur Beurteilung ausgedehnter Schäden am Knochen und zur Planung operativer Eingriffe hilfreich.

## Laboruntersuchungen

Die Untersuchung des Blutes ist regelmäßiger Bestandteil der Therapie eines Diabetes mellitus. Beim diabetischen Fußsyndrom können wichtige Informationen über das Vorliegen, das Ausmaß und den Verlauf eines Infektes gewonnen werden. Zusätzlich werden häufig Abstrichuntersuchungen von tiefen Wunden durchgeführt, mit denen ermittelt wird, welcher bakterielle Keim in der Wunde vorliegt. Danach richtet sich später die Wahl des Antibiotikums.

## Elektronische (Fuß-)Druckverteilungsmessung *(Pedobarographie)*

Mit Hilfe einer (Fuß-)Druckverteilungsmessung *(Pedobarographie)* werden Zonen hoher Belastung am Fuß gemessen. Sie können Ursache eines Druckgeschwürs sein und sollten daher rechtzeitig erkannt und behandelt werden. Bei der Anfertigung von speziellen und individuellen **Einlagen**, sog. *Bettungen*, erfolgt dies in Form einer elektronischen Druckverteilungsmessung mit Messfolien, die in den Schuh gelegt werden. Damit können auch im Schuh die kritischen Bereiche mit hohen Druckspitzen erkannt werden.

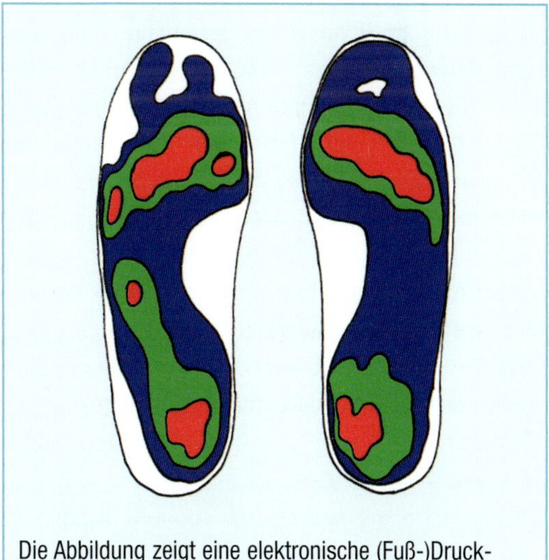

Die Abbildung zeigt eine elektronische (Fuß-)Druckverteilungsmessung *(Pedobarographie)* ohne Bettung des Fußes. Die roten Zonen weisen eine hohe, die grünen eine mäßige und die blauen eine leichte Belastung an der Fußsohle auf.

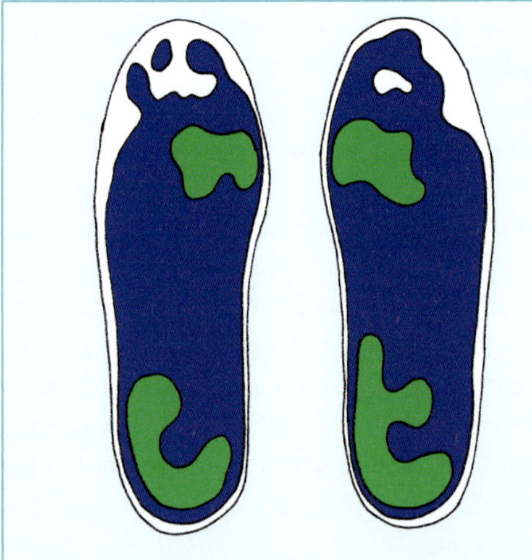

Mit dem Tragen einer *diabetischen Fußbettung* gibt es keine Zonen einer hohen Belastung mehr. Die Belastung der Fußsohle wurde gleichmäßiger und großflächiger verteilt. Daher überwiegen bei dieser Druckverteilungsmessung mit der Fußbettung die grünen und blauen Zonen.

Die Messung erfolgt im Stand und im Gehen. Anschließend überprüft die Messung, ob die Bettung den gewünschten entlastenden Effekt erbracht hat.

## Therapie

Ein wesentlicher Aspekt beim diabetischen Fuß ist die **Vorbeugung** *(Prophylaxe)*. Dazu gehören die **tägliche Betrachtung der Füße** durch den Patienten selber oder die Angehörigen, die Pflege durch Waschen und Eincremen sowie die Pflege der Zehennägel. Die Fußpflege erfolgt durch einen Fachmann, wenn der Patient oder die Angehörigen dazu nicht in der Lage sind. Die Strümpfe sollten täglich gewechselt und der Schuh abends von innen desinfiziert werden. Bei Auftreten von Schwellungen, Schäden an der Haut oder einem Pilzbefall sollte unmittelbar ärztlicher Rat eingeholt werden.

*Um das Ausbreiten von Entzündungen am Fuß zu verhindern, ist die regelmäßige Untersuchung des Fußes auf Verletzungen durch den Patienten oder Angehörige unentbehrlich.*

Geeignetes Konfektions-Schuhwerk soll verhindern, dass sich unbemerkt, weil schmerzlos, offene Stellen am Fuß bilden. Der **Schuh** sollte vor allem an den Zehen ausreichend groß sein und keine innen liegenden Nähte haben. Vorteilhaft ist ein weiches, atmungsaktives Leder, keine oder eine weiche Vorderkappe sowie ein weiches Fußbett. Die Hinterkappe des Schuhs dient der Stabilisierung des Fußes und darf den Fuß nicht einengen. Hohe Absätze sind zu vermeiden, um den Vorfuß nicht zu überlasten. Weiche und dünne Sohlen sind ungeeignet, da sie den Fuß nicht ausreichend vor Druck schützen und beim Gehen stark einknicken, was zu Reibungen des Fußes gegen das Fußbett führt. Der Schuh sollte so gefertigt sein, dass er bei Bedarf eine maßangefertigte Fußbettung aufnehmen kann.

Bestehen bereits **Fußdeformierungen**, ist eine *maßangefertigte Fußbettung für Diabetiker* sinnvoll. Diese Fußbettung wird der Fußform individuell angepasst und berücksichtigt Deformitäten wie Knochenvorsprünge, Verhornungen sowie Fußfehlstellungen. Sie wird aus verschieden weichen Kunststoffschichten aufgebaut *(Sandwich-Bauweise)*, wodurch manche Stellen am Fuß entlastet, andere gestützt werden können. Der an der Fußsohle bestehende Druck soll möglichst gleichmäßig und großflächig verteilt werden. Zur Herstellung der Bettung und zur Kontrolle ihrer Wirkweise hat sich die elektronische (Fuß-)Druckverteilungsmessung *(Pedobarographie)* bewährt.

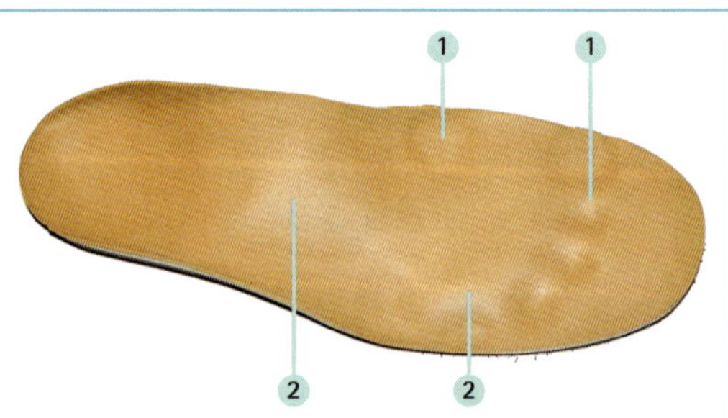


Zu sehen ist eine diabetische Fußbettung *(diabetesadaptierte Fußbettung)* für einen rechten Fuß. Die Bettung ist aus mehreren unterschiedlich weichen Schichten aufgebaut. Regionen hoher Belastung werden besonders gepolstert und durch Aussparung im Material hohl gelegt (1). Andere Regionen werden vorsichtig gestützt (2).

Schuhe mit weichen Sohlen werden ggf. mit einer Sohlenversteifung und einer Abrollsohle versehen, um den Druck beim Abrollvorgang besser zu verteilen.

Passen dem Patienten keine Konfektions-Schuhe mehr, wird zu speziellen *Diabetiker-Schuhen (Diabetesschutzschuhe)* geraten. Dies sind vorgefertigte Schuhe, die den erwähnten Erfordernissen entsprechen. Sie können mit einer individuellen diabetischen Fußbettung ausgestattet werden.

Liegen schwere Fußdeformitäten vor oder waren Amputationen notwendig, werden individuell für den Patienten *orthopädische Schuhe* angefertigt.

***Geeignetes Schuhwerk soll verhindern, dass es im Schuh zu Druckstellen und Geschwüren kommt, die sich zu einer starken Entzündung ausweiten können.***

Bei allen Schuhen sollte eine **feste Sohle** mit einer Rolle ein vermehrtes Anstoßen des Fußes im Schuh verhindern. Damit werden auch starke Druckspitzen, die z. B. durch spitze Steine entstehen, abgefangen. Vor dem Anziehen sollten die Schuhe auf innen liegende Druckstellen oder Fremdkörper wie kleine Steinchen untersucht werden.

Das mehrmalige Wechseln der Schuhe am Tag trägt zur Verminderung von Druckstellen bei. Barfuß laufen sollte wegen der Verletzungsgefahr ganz vermieden werden.

***Bestehen beim Diabetiker Störungen der Schmerz- und Gefühlswahrnehmung am Fuß, sollte nicht bis zur Ausbildung eines Druckgeschwürs gewartet werden, sondern bereits vorbeugend (präventiv) eine geeignete schuhtechnische Versorgung erfolgen.***

### Nicht-operative *(konservative)* Therapie

Findet sich eine kleine Verletzung oder eine beginnende Entzündung am Fuß, sollten diese umgehend ärztlich behandelt werden. Behandlungsversuche des Patienten mit Pasten oder Cremes sind nicht zu empfehlen. Es vergeht wertvolle Zeit, in der sich ein Infekt ausdehnen kann.

Die Behandlung wird meist in einer *diabetischen Fußambulanz* von speziell ausgebildeten Ärzten durchgeführt. Wunden werden gereinigt und sorgsam verbunden. Abgestorbenes Gewebe wird entfernt, was als *Débridement* bezeichnet wird. Eine zentrale Maßnahme ist die Entlastung des Fußes. Dazu werden offene und akute Geschwüre mit einem speziellen Therapieschuh *(Verbandschuh)* behandelt. Er bietet ausreichend Platz für den Verband und schützt den Fuß vor weiteren Verletzungen und der Witterung.

Bestehen größere Wunden und Geschwüre vor allem unter dem Fuß, ist oftmals die Entlastung durch einen *Vorfußentlastungsschuh* oder eine speziellen Gipsverband notwendig. Dieser Gipsverband, *Vollkontaktgips, Total-Kontakt-Gips* oder *Total Contact Cast* genannt, wird eng an den gesamten Fuß anmodelliert und entlastet damit das Geschwür durch Verteilung des Drucks auf eine größere Fläche.

Ergänzend ist in manchen Fällen die Gabe eines *Antibiotikums* notwendig, um die Infektion zu behandeln und das weitere Ausbreiten der Bakterien zu verhindern.

Durch die Entkalkung des Knochens im Rahmen des diabetischen Fußsyndroms sind die Füße größeren Belastungen nicht mehr gewachsen. Kommt es zu einer Schwellung des Fußes, ohne dass sich Hinweise auf eine Verletzung der Weichteile zeigen, kann eine knöcherne Verletzung vorliegen. In der Frühphase eines Überlastungsschadens zeigt die Kernspintomographie eine Wassereinlagerung *(Ödem)* oder kleine Einbrüche im Schwammknochen *(Spongiosa)*.

Da die Knochenheilung auch beim Diabetiker weitgehend ungestört verläuft, kann die Entlastung und Ruhigstellung des Fußes zu einer Ausheilung der Verletzung führen. Dazu werden häufig Unterarmgehstützen, Halteschienen oder ein Gipsverband angelegt. Die Zeit der Entlastung beträgt je nach Fall Wochen oder Monate.

Ohne Behandlung dehnen sich die Schäden am Knochen aus. Der Knochen bricht in seiner Form zusammen und führt zu starken Fehlstellungen. So senkt sich das Längsgewölbe des Fußes mit den Folgen eines schweren Plattfußes. Schwere **Fußdeformitäten**, Amputationen oder bestehende Geschwüre können Anlass sein, den Patienten mit orthopädischen Maßschuhen zu versorgen. Damit kann zum Teil wieder ein selbstständiges Gehen möglich werden.

### Operative Behandlung

Operative Maßnahmen werden notwendig, wenn viel Gewebe durch eine Infektion oder in einem Geschwür abgestorben ist *(Gewebe-Nekrose)*. Das abgestorbene Gewebe wird dann entfernt, um eine natürliche Wundheilung zu ermöglichen. Geschwüre können bis zum Knochen reichen und auf ihn übergreifen. Daher bleiben nach einer Operation oft tiefe Wunden zurück, die sich mit der Zeit wieder verschließen können.

Wird eine schwere Erkrankung der **Blutgefäße** festgestellt, können Operationen erforderlich werden, um die Durchblutung des Fußes wieder zu verbessern. Verengungen können durch ein sog. *Ballonverfahren* aufgeweitet und es können sog. *Stents* eingesetzt werden, die das Gefäß offen halten. Durch eine *Bypass-Operation* kann der Verschluss durch das Einsetzen einer körpereigenen Vene oder eines Gefäßimplantats umgangen werden.

Dehnen sich **Infektionen** auf die Zehen aus, kann dies zum Absterben führen. Ist ein Zeh trotz Behandlung abgestorben, wird er operativ entfernt *(amputiert)*. Das diabetische Fußsyndrom ist in den westlichen Ländern der häufigste Grund für eine Zehenamputation. Auch andere Teile des Fußes oder sogar der gesamte Fuß können von einer Amputation betroffen sein. In Deutschland führt dies jährlich zu bis zu 40.000 Amputationen am Fuß.

Beim diabetischen Fußsyndrom können sich Knochen so weit verformen, dass sie die Haut von innen durchspießen oder zu Druckgeschwüren führen. Bevor dies geschieht, sollten diese Knochenvorsprünge entfernt werden. Schwere Deformitäten am Fuß werden operativ korrigiert, um dem Patienten wieder ein weitgehend selbstständiges Gehen zu ermöglichen. Durch das Einbringen von Schrauben und Platten wird der Fuß in der korrigierten Stellung gehalten.

## Prognose und Verlauf

Je länger ein Diabetes mellitus besteht und je schlechter die Einstellung des Blutzuckerspiegels erfolgt, desto höher ist die Gefahr, dass sich ein diabetisches Fußsyndrom entwickelt. Ist es vorhanden, kann es nicht geheilt werden, da die Veränderungen nicht mehr umkehrbar sind. Dennoch muss der Verlauf keine schwerwiegenden Beeinträchtigungen mit sich bringen, wenn der Betroffene auf seinen Fuß achtet. Werden **frühzeitig** Symptome bemerkt, ist die Therapie des diabetischen Fußsyndroms erfolgreich. Wird zu lange mit einer Behandlung gewartet, ergeben sich lange Krankheitsverläufe und operative Eingriffe werden notwendig.

***Bei dieser Erkrankung kann der Patient viel dazu beitragen, um ihr Entstehen zu verhindern, um sie rasch zu erkennen und sie unverzüglich einer geeigneten Therapie zuzuführen.***

Auch wenn einzelne Verletzungen und Gewebeschäden ausheilen können, so kann es jederzeit zu erneuten Schäden kommen, die Gefahr eines Rezidivs ist hoch. Daher sollte der Diabetiker ein Leben lang sorgfältig auf seine Füße und sein diabetisches Fußsyndrom achten.

### Das Wichtigste für Sie:

- Beim *diabetischen Fuß* kommt es zu krankhaften Veränderungen verschiedener Gewebe des Fußes.
- Die Schädigung der Nerven führt unter anderem zu einer Schmerzunempfindlichkeit.
- Kleine Verletzungen können sich schnell zu starken Entzündungen ausdehnen.
- Zur Früherkennung ist die regelmäßige Selbst-Untersuchung notwendig.
- Je früher eine Therapie einsetzt, desto erfolgreicher ist sie.

## Sachverzeichnis

Seiten, die Zeichnungen, Fotos oder andere Abbildungen (z.B. Röntgen- oder Kernspintomographieaufnahmen) beinhalten, sind *kursiv* dargestellt. Seiten, die zentrale Informationen und Definitionen beinhalten, sind **fett** markiert.

## D

## E

## F

## G

## L

## P

## Q



## R

## T

## U

## V



## W

## X



## Y



## Z

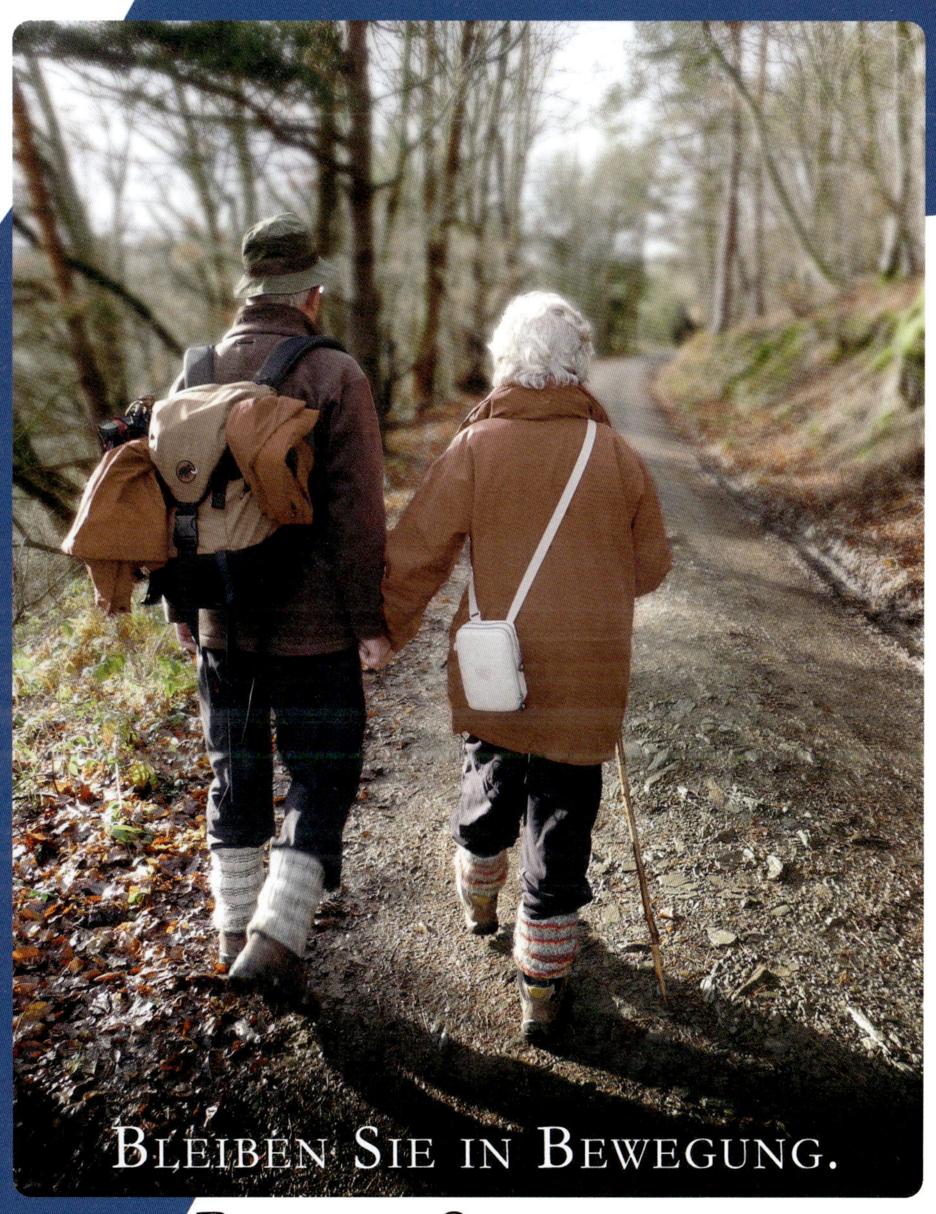


Bleiben Sie gesund.